作者简介

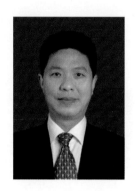

吴绪平，男，三级教授、主任医师，硕士研究生导师。现任中国针灸学会微创针刀专业委员会秘书长、世界中医药学会联合会针刀专业委员会学术顾问、湖北省针灸学会常务理事、湖北省针灸学会针刀专业委员会主任委员、湖北中医药大学针刀医学教研室主任、湖北中医药大学《针刀医学》重点学科带头人、国家自然科学基金评审专家。已被《针刀医学传承家谱》收录为中华针刀传承脉络第一代传承人。先后指导海内外硕士研究生 60 余名，2002 年 12 月赴韩国讲学，分别于 2003 年 3 月和 2011 年 5 月赴香港讲学。2013 年 11 月赴澳大利亚参加第八届世界针灸学术大会，并做学术报告。

40 年来，一直在湖北中医药大学从事针灸与针刀教学、临床及科研工作。主讲《经络腧穴学》《针刀医学》及《针刀医学临床研究》。研究方向：①针刀治疗脊柱相关疾病的临床研究；②针灸治疗心、脑血管疾病的临床与实验研究。先后发表学术论文 80 余篇，主编针灸、针刀专著 60 余部。获省级以上科研成果奖 6 项。主持的教学课题"针灸专业大学生最佳能力培养的探讨"，于 1993 年获湖北省人民政府颁发优秀教学成果三等奖。参加国家自然科学基金项目"电针对家兔缺血心肌细胞动作电位的影响及其机理探讨"，其成果达到国际先进水平，于 1998 年荣获湖北省人民政府颁发科学技术进步三等奖。参加的国家自然科学基金课题"电针对家兔缺血心肌细胞动作电位影响的中枢通路研究"达到国际先进水平，2007 年获湖北省科学技术进步三等奖。2005 年 10 月荣获湖北中医药大学"教书育人，十佳教师"的光荣称号。先后主编新世纪全国高等中医药院校规划教材《针刀治疗学》和《针刀医学护理学》，全国中医药行业高等教育"十二五"规划教材《针刀医学》《针刀影像诊断学》和《针刀治疗学》，新世纪全国高等中医药院校研究生教材《针刀医学临床研究》，全国高等中医药院校"十三五"规划教材《针刀医学》；主编

《针刀临床治疗学》《分部疾病针刀治疗丛书》（1套9部）及《专科专病针刀治疗与康复丛书》（1套16部）、《针刀医学临床诊疗与操作规范》《中华内热针临床诊断与治疗》《中华内热针大型系列临床教学视听教材（12集）》；总主编《分部疾病针刀临床诊断与治疗丛书》（1套10部）；编著大型系列视听教材《中国针刀医学（20集）》；主持研制的《针刀基本技术操作规范》行业标准于2014年5月31日由中国针灸学会发布，2014年12月31日实施。

主要临床专长：擅长运用针刀整体松解术治疗各种类型颈椎病、肩周炎、肱骨外上髁炎、腰椎间盘突出症、腰椎管狭窄症、强直性脊柱炎、类风湿关节炎、膝关节骨性关节炎、神经卡压综合征、腱鞘炎、跟骨骨刺及各种软组织损伤疼痛等症。

中国针刀治疗学

ZhongGuo

ZhenDao ZhiLiaoXue

吴绪平 著

中国医药科技出版社

内容提要

全书分为七篇，计 48 章。第一篇针刀医学基础理论介绍了针刀医学概述、针刀闭合性手术理论、慢性软组织损伤病因病理学理论、骨质增生病因病理学理论、慢性内脏疾病病因病理学理论、经络理论在针刀治疗中的作用、针刀医学对人体解剖学的新认识——人体弓弦力学解剖系统、脊柱区带病因病理学理论及肌筋膜理论新探讨。第二篇针刀临床应用解剖分别介绍了头颈部、胸背部、腰腹部、上肢部及下肢部针刀应用解剖。第三篇针刀医学影像诊断介绍了针刀医学影像诊断概述，并分别介绍了头颈部、胸背部、腰腹部、肩部、肘部、腕手部、髋部、膝部及踝足部针刀医学影像诊断。第四篇针刀操作技术介绍了针刀术前准备、针刀操作方法及针刀术后处理。第五篇针刀临床治疗介绍了针刀治疗学基础、慢性软组织损伤性疾病、骨关节疾病、关节畸形、手术后关节功能障碍、神经卡压综合征，涵盖了内科、妇科、儿科、五官科、美容减肥与整形外科、肛肠科及皮肤科，共计 224 种疾病。每种疾病按照概述、病因病理、临床表现、诊断要点、针刀治疗及针刀术后手法治疗进行介绍。第六篇针刀临证医案精选是作者近 10 年来在针刀临床治疗中的典型案例与经验总结，包括慢性软组织损伤性疾病、骨关节疾病、神经卡压综合征以及其他疾病针刀临证医案精选。第七篇针刀临床研究进展收集整理了 2006～2015 年在学术刊物上公开发表的临床研究论文，涵盖慢性软组织损伤、骨关节疾病、神经卡压综合征及其他疾病针刀临床研究进展，力求反映现阶段针刀临床研究现状。

全书内容丰富，资料翔实，图文并茂，言简意赅，实用性强。适用于广大针刀临床医师，全国高等中医药院校的针灸推拿学、针刀、骨伤及中医学专业大学生和研究生阅读参考。

图书在版编目（CIP）数据

中国针刀治疗学／吴绪平著．—北京：中国医药科技出版社，2017.6

ISBN 978－7－5067－8907－3

Ⅰ．①中…　Ⅱ．①吴…　Ⅲ．①针刀疗法　Ⅳ．①R245.31

中国版本图书馆 CIP 数据核字（2016）第 306475 号

美术编辑　陈君杞
版式设计　麦和文化

出版　中国医药科技出版社
地址　北京市海淀区文慧园北路甲 22 号
邮编　100082
电话　发行：010－62227427　邮购：010－62236938
网址　www.cmstp.com
规格　889×1194mm $\frac{1}{16}$
印张　72 $\frac{1}{2}$
字数　1700 千字
版次　2017 年 6 月第 1 版
印次　2017 年 6 月第 1 次印刷
印刷　三河市万龙印装有限公司
经销　全国各地新华书店
书号　ISBN 978－7－5067－8907－3
定价　228.00 元

石序

时光荏苒，岁月悠悠，自针刀诞生至今，已悄然历经 40 个春秋。40 年光阴，"襁褓中"的小针刀疗法如今已发展成为具有较为完整的理论体系、诊疗技术和临床应用三位一体的新兴医学学科——针刀医学。针刀医学是中西医结合的典范，不仅继承了中医经络理论和辨证施治的整体诊疗思路，又吸收了人体解剖学、微创外科学、生物力学等现代医学理论的精华，具有操作性强、临床疗效好的优势，值得临床大力推广应用。

湖北中医药大学吴绪平教授从医 40 余载，前 20 年从事中医针灸的教学、科研与临床工作，硕果累累，具有扎实的中医基本功，底蕴深厚。至 20 世纪 90 年代以来，他潜心钻研针刀医学，在湖北中医药大学率先开启了针刀医学本科教育之先河。在继承针刀医学创始人朱汉章教授学术思想的基础上，结合中医整体观，形成了独具一格的针刀整体松解学术理念及创新诊疗思路。

今吴绪平教授呕心沥血之作《中国针刀治疗学》出版在即，请余作序，甚感欣慰！细心阅览，认真思索，其文理清晰、重点突出、特色鲜明。归纳总结以下五个方面：在内容方面，体现了科学、严谨、全面、实用、安全、创新等特点；在理论方面，创新性地提出了人体弓弦力学解剖系统和网眼理论的整体辨证施治理念；在诊疗思路方面，从单一疾病认识观，上升为点、线、面、体的立体病理构架认识观，以分析疾病的发生和发展规律；由以痛为腧的压痛点治疗提升到针刀整体松解治疗，并凝练形成了颈肩腰腿痛等临床常见病、多发病的针刀基本术式；在治疗病种方面，由慢性软组织损伤和骨质增生类疾病扩展到内、妇、儿、五官、皮肤、美容与整形等临床各科疾病；在安全性方面，尤其注重人体精细解剖，强调"不知解剖，不做针刀"，从源头上避免了针刀治疗意外的发生。作者精选了临证医案 120 余例；并收集整理了近 10 年来在学术刊物上发表的针刀临床研究论文，为广大针刀医学科研、教学工作者及临床医师提供了借鉴。本书是一部全面、科学且实用性强的针刀医学专著，故乐为之序。

中国工程院院士

天津中医药大学教授

国医大师

石学敏

2016 年 10 月 10 日

王序

针刀医学是在针刀疗法的基础上发展起来的一门新兴医学学科。朱汉章先生于 1976 年首创针刀疗法，将中医针灸与现代医学紧密结合，融针灸针与手术刀于一体，发明了针刀，并创立了一整套较为系统而尤为实用的针刀操作技术，使传统的针刺工具和针刺手法得以改进而更加丰富，并使骨伤科常用的松解、剥离等由开放性手术转变为闭合性手术，扩大了针灸、骨伤适应证，提高了临床疗效，缩小了手术创面，减轻了患者痛苦，为我国医学的发展做出了积极的贡献。

朱汉章先生弟子众多，《中国针刀治疗学》作者吴绪平教授是其佼佼者，可谓朱先生之高足。上世纪 70 年代中期，作者就读于湖北中医学院（现湖北中医药大学）中医学专业，毕业后留校，长期在针灸教研室从事针灸教学、科研和临床工作，很有业绩。1996 年，作者在原湖北中医学院参加全国针刀培训班，培训结业后，即致力于针刀临床和研究。2004 年 8 月，作者在北京参加了由北京中医药大学针灸学院主办、朱汉章先生主讲的全国针刀培训班，深受教益。作者受先生台爱，培训班结业后即住朱宅半月有余，在先生指导下编写教材（新世纪全国高等中医药院校针刀医学系列教材，朱汉章教授任总主编，吴绪平教授任副总主编），并随先生门诊，深得先生真传。作者现为湖北中医药大学教授、针刀医学教研室主任，兼任中国针灸学会微创针刀专业委员会秘书长，曾主编多部针刀著作和教材，尤其在针刀教材编写方面，成果颇丰。如任针刀医学系列"十二五"规划教材《针刀影像诊断学》和《针刀治疗学》两部教材主编；任全国中医药行业高等教育"十二五"规划教材《针刀医学》主编；主编《针刀医学临床诊疗与操作规范》（中国针灸学会微创针刀专业委员会制订，2012 年由中国中医药出版社出版），为《针刀基本技术操作规范》（中国针灸学会和行业标准，2014 年由中国中医药出版社出版）主要起草人。我与绪平教授同事数十载，彼此很熟，他勤奋好学、刻苦钻研、学以致用、笔耕不辍的精神给我留下深刻印象。近闻绪平教授所著

《中国针刀治疗学》即将付梓出版，甚为欣喜；当绪平教授提着一捆数公斤重的书稿约我作序时，让我感动。

　　《中国针刀治疗学》一书，洋洋两百万字，洒洒四十八章，字字映印作者之心血，章章汇聚针刀之精华。从基础理论到应用解剖，从影像诊断到操作技术，从临床治疗到医案精选，从历史沿革到研究进展，《中国针刀治疗学》体系完整、内容丰富、病种广泛、资料翔实、图文并茂、实用性强，不失为针刀工作者临床参考之大作，故乐以为序。

中国针灸学会副会长

中国针灸学会微创针刀专业委员会主任委员

湖北中医药大学教授、博士生导师

2016 年 10 月 28 日

前言

自朱汉章教授开创小针刀疗法到针刀医学理论体系的建立，至今已40周年了。在全国广大针刀医学工作者的共同努力下，针刀医学事业取得了突破性进展。

20余年来，笔者在认真总结针刀教学、科研与临床经验的基础上，形成了独具一格的授课风格和对疾病的诊疗新理念与新思路，著写了《中国针刀治疗学》一书。本书在理论方面，以针刀医学四大基本理论为基础，补充了人体弓弦力学解剖系统与网眼理论、脊柱区带病因病理学理论及肌筋膜理论新探讨。在针刀诊疗疾病的思路上，从点、线、面的立体病理构架分析疾病的发生发展规律，由"以痛为腧"的压痛点治疗提升到针刀整体松解治疗，并设计了临床常见病、多发病的针刀基础术式。如"T"形针刀整体松解术治疗颈椎病，"C"形针刀整体松解术治疗肩周炎，"回"形针刀整体松解术治疗腰椎间盘突出症，"五指定位法"针刀整体松解术治疗膝关节骨性关节炎等，取得了显著疗效，其远期疗效更佳。治疗病种不断扩大，由初始的慢性软组织损伤和骨质增生类疾病扩展到内科、妇科、儿科、五官科、肛肠科、皮肤科、美容减肥与整形等临床各科。以人体解剖结构的力学改变为依据，阐述了每一支针刀治疗全过程，包括定点、定向、针刀手术入路及针刀刀法，规范每一次针刀的治疗点、治疗范围及其疗程。旨在为针刀临床医师提供一部科学、规范且临床实用性强的针刀医学专业书籍。

全书分为七篇，计48章。第一篇针刀医学基础理论介绍了针刀医学概述、针刀闭合性手术理论、慢性软组织损伤病因病理学理论、骨质增生病因病理学理论、慢性内脏疾病病因病理学理论、经络理论在针刀治疗中的作用、针刀医学对人体解剖学的新认识——人体弓弦力学解剖系统、脊柱区带病因病理学理论及肌筋膜理论新探讨。第二篇针刀临床应用解剖分别介绍了头颈部、胸背部、腰腹部、上肢部及下肢部针刀应用解剖。第三篇针刀医学影像诊断介绍了针刀医学影像诊断概述，并分别介绍了头颈部、胸背部、腰腹部、肩部、肘部、腕手部、髋部、膝部及踝足部针刀医学影像诊断。第四篇针刀操作技术介绍了针刀术前准备、针刀操作方法及针刀术后处理。第五篇针刀临床治疗介绍了针刀治疗学基础、慢性软组织损伤性疾病、骨关节疾病、关节畸形、手术后关节功能障碍、神经卡压综合征，涵盖了内科、妇科、儿科、五官科、美容减肥与整形外科、肛肠科及皮肤科，共计224种疾病。每种疾病按照概述、病因病理、临床表现、诊断要点、针刀治疗及针刀术后手法治疗进行介绍。第六篇针刀临证医案精选是作者近10年来在针刀临床治疗中的典型案例与经验总结，包括慢性软组织损伤性疾病、骨关节疾病、神经卡压综合征以及其他疾病针刀临证医案精选。第七篇针刀临床研究进展收集整理了2006～2015年在学术刊物上公开发表的临床研究论文，涵盖慢性软组织损伤、骨关节疾病、神经卡压综合征及其他疾病针刀临床研究进展，力求反映现阶段针刀临床研究现状。

全书内容丰富，资料翔实，图文并茂，言简意赅，实用性强。适用于广大针刀临床医师，全国高等中医药院校的针灸推拿学、针刀、骨伤及中医学专业大学生和研究生阅读参考。

笔者非常荣幸地邀请到中国工程院院士、国医大师、天津中医药大学石学敏教授和中国针灸学会副会长、中国针灸学会微创针刀专业委员会主任委员、湖北中医药大学博士生导师王华教授为本书写序，在此表示诚挚的谢意！

由于本书内容涉及范围广，而本人精力、能力有限，故疏漏之处在所难免，请广大同仁提出宝贵意见。

吴绪平

2016年11月8日

目录

第一篇 针刀医学基础理论

第二篇　针刀临床应用解剖

第三篇　针刀医学影像诊断

第四篇　针刀操作技术

第五篇　针刀临床治疗

第六篇　针刀临证医案精选

第七篇　针刀临床研究进展

第一篇

针刀医学基础理论

第一章

针刀医学概述

第一节　针刀的诞生

朱汉章教授在深切了解当今中西医的现状和人类医学发展趋势的情况下，通过理论思考和临床摸索，于1976年设计了将针灸针和手术刀融为一体的医疗器械，命名为针刀。在对某些疑难疾病的病因病理有了新的理解和认识的基础上，同年对一例需要进行手外科手术治疗的患者，应用针刀实施闭合性手术治疗，取得了满意效果，极大地增加了他的信心，他逐渐将此种方法应用于多种疾病的治疗上，都取得了很好的疗效。针刀从此诞生了。

第二节　针刀疗法的形成与发展

针刀疗法从诞生的那天起，便注定了它不平凡的艰难历程。伴随着朱汉章教授的艰辛探索和临床经验积累，于1978年，这一全新的探索领域被江苏省卫生厅列入了省级重点科研课题。从1979年开始，朱汉章教授将全部精力用于针刀疗法的研究和探索。1984年，在江苏省卫生厅组织数家省级大型医院进行严格临床论证的基础上，针刀疗法通过了专家鉴定，这标志着"针刀疗法"正式在临床上推广应用。同年，在江苏省卫生厅、省科协和省科技报的支持下，朱汉章教授在南京的玄武湖畔创立了以"针刀疗法"为特色的金陵中医骨伤科医院。

1987年，经江苏省政府批准，在南京举办了第一期全国针刀疗法培训班，针刀疗法开始在全国正式推广应用。自此，朱汉章教授不辞劳苦地常年办针刀医学培训班，把自己多年研究的成果毫无保留地传授给成千上万的医务工作者。迄今先后举办全国和地方性培训班1000余期，接受培训的医务人员达数万人，学员遍布全国（包括台湾在内）31个省、市、自治区。1991年，伴随着改革开放的步伐，这项新技术开始走出国门，为世界人民的健康服务。朱汉章教授及其学生通过出国讲学和学术交流等方式，培训了数百名来自泰国、马来西亚、韩国、新加坡、俄罗斯、日本、美国、印度尼西亚、澳大利亚、意大利、巴西和南非等二十多个国家和地区的医生。

在全面推广应用和大量的临床实践以及深入的理论探讨和学术交流的基础上，朱汉章教授著《小针刀疗法》一书，于1992年6月由中国中医药出版社以中、英文两种版本正式出版发行。

针刀疗法在进行全面推广应用的同时，也开始了它严谨求实的理论研究和学术争鸣。1990年5月，"中国小针刀疗法研究会"成立，并在深圳召开了首届全国小针刀疗法学术交流会。这一学术团体的成立，标志着小针刀疗法这一新的医学学术思想体系开始形成，朱汉章教授和他的同道们在这片新的学术领域中开始了孜孜不倦的辛勤耕耘和勤奋探索。1991年4月，第二届全国小针刀疗法学术交流大会在沈阳召开，大会上宣布成立了"中国中医药学会小针刀疗法专业委员会"，使原有的民间学术团体成为中国中医药学会的正式一员。之后，一些省、市也相继成立了分会，有力地推动了这一新学科的发展进程。

1993年10月，第三届全国小针刀疗法学术交流大会在北京隆重召开。全国人大常委会副委员长、当代医学泰斗吴阶平教授，以及尚天裕教授、王雪苔教授等著名医学专家莅临指导，这次群英荟萃的盛会掀开了针刀医学史上光辉的一页，树起了针刀医学的里程碑。这次大会正式提出了创立针刀医学新学科的理论构想和初步框架，并得到有关权威专家热情的支持和鼓励。他们殷切希望针刀医学工作者们继续努力，在不断扩大针刀治疗范围的同时，逐步完善其诊断和治疗常规，并进行深入的理论探索。会后，经上级有关部门批准，正式成立了中国中医药学会针刀医学分会。在广大针刀医务工作者的共同努力下，随着学术交流的日益频繁，针刀医学的理论与实践迅速得到极大的发展与提高。

在这种形势下，1994年2月中国中医研究院长城医院成立，专门从事针刀医学的临床和科研工作，朱汉章教授任院长。

1996年4月，在古都西安召开了第四届针刀医学学术交流大会。1997年8月，大型《针刀医学系列教学录像片》共15集相继出版发行。该片集普及班、提高班、研修班等内容为一体，以具体病例为中心，以针刀操作为主体，采用电化形象教学手段，在针刀操作规范化上做出了新的贡献。

2004年由教育部组织的有4位院士参加的关于"针刀医学原创性及其推广应用的研究"的鉴定会，进一步肯定了"针刀医学在理论、操作技术、器械方面都是原创性的成果，特别是在诊疗技术方面达到了世界领先水平"。这是目前我国政府对针刀医学的肯定和评价。

2004年11月，在北京中医药大学召开了世界中医药学会联合会针刀专业委员会成立暨第一届学术经验交流会，创建了针刀医学走向国际的学术平台。

2009年9月，在湖北中医药大学召开了中国针灸学会微创针刀专业委员会成立暨第一届学术经验交流会；2010年9月，在河南南阳召开了全国第二届微创针刀学术会议；2011年9月，在四川成都召开了全国第三届微创针刀学术会议；2012年9月，在湖北武汉召开了全国第四届微创针刀学术会议；2014年9月，在武汉召开了中国针灸学会微创针刀专业委员会第一届委员会换届暨全国第五届微创针刀学术研讨会；2016年10月，在广西桂林召开了全国第六届微创针刀学术研讨会。这些学术会议的胜利召开，提高了针刀医学学术交流水平，标志着针刀医学进入一个崭新的发展阶段。

第三节 针刀医学理论体系的创立

针刀疗法自1976年诞生以来，通过以朱汉章教授为首的几万名医务工作者的临床运用和研究，其理论和临床操作技术日趋完善。朱汉章教授编著的《针刀医学原理》于2002年由人民卫生出版社正式出版。2003年9月，国家中医药管理局组织"针刀疗法的临床研究"大型成果听证、鉴定会，将"针刀疗法"正式命名为"针刀医学"，与会专家一致认为针刀医学作为一门新兴学科已基本成熟，建议列入大学的正规教育。

2004年3月，朱汉章教授组织全国37所医学院校的专家、教授编写了新世纪全国高等中医药院校创新教材《针刀医学》上、下册，由中国中医药出版社出版发行。2005年，以北京中医药大学朱汉章教授任课题负责人的"针刀松解法的临床与基础研究"获国家重点基础研究"973计划"资助，正式开始了对针刀医学的实验研究。2006年9月湖北中医药大学率先招收了53名针灸推拿学针刀医学方向的五年制大学本科生，开启了针刀医学本科学历教育之先河。迄今已连续招收10届针刀医学方向本科大学生，共计 600 余名。由朱汉章教授任总主编，湖北中医药大学吴绪平教授、解放军总医院石现教授任副总主编的新世纪全国高等中医药院校针刀医学系列规划教材（共 5 本）于 2007 年 8 月由中国中医药出版社出版。本套教材的出版问世，标志着"针刀医学"作为一门新兴学科步入了全国高等中医药院校的殿堂。2008 年开始，湖北中医药大学招收针灸推拿学针刀医学方向硕士研究生，为针刀医学的发展壮大储备了雄厚的人才基础。

2007 ~ 2015 年，以湖北中医药大学为主导、中国针灸学会微创针刀专业委员会为依托，组织全国针刀专家编著了多部针刀医学相关教材及专著，其中具有代表性的著作如下。

①2007 年，吴绪平、张天民主编《针刀临床治疗学》由中国医药科技出版社出版发行。它是第一部以图文并茂的形式描述针刀治疗全过程的针刀医学专著。②2008 年，吴绪平主编新世纪全国高等中医药院校创新教材《针刀医学》由中国中医药出版社出版，成为高等医药院校非针刀医学专业学生学习针刀医学的教材。③2009 年上半年，《分部疾病针刀治疗丛书》一套 9 本正式出版。本套专著是首套按照人体解剖学分部撰写的针刀医学专著。④2009 年下半年，《中国针刀医学大型系列视听教材》一套 20 集正式出版。中国工程院副院长，中国医学科学院、北京协和医学院院校长，国务院学位委员会委员刘德培院士为该片题写了片名。该套教材开创了针刀医学可视化教育的先河。⑤2010 年，《专科专病针刀治疗与康复丛书》一套 16 本正式出版。本套专著是首套以人体弓弦力学系统和慢性软组织损伤病理构架的网眼理论为基础撰写的针刀医学专著，完善了针刀诊疗疾病的思路，补充了针刀术后康复的重要意义，针刀术后康复的设计及方法，填补了针刀术后康复的空白，新增了痉挛性脑瘫、脊柱侧弯等临床疑难病症的针刀整体松解术。⑥2010 年，新世纪全国高等中医药院校创新教材《针刀医学临床研究》（供针刀医学、针灸推拿学专业研究生使用）正式出版。本教材是第一部针刀医学专业研究生教材。⑦2012 年 2 月，由中国针

灸学会微创针刀专业委员会制订，吴绪平、张天民主编的《针刀医学临床诊疗与操作规范》出版问世。该书的核心内容在于对每种疾病的诊断标准和针刀治疗操作进行规范。全书以人体弓弦力学系统及慢性软组织损伤病理构架为基础，从点、线、面的立体病理构架分析疾病的发生发展规律，制定临床常见病多发病的针刀基础术式，如"T"形针刀整体松解术治疗颈椎病，"C"形针刀整体松解术治疗肩周炎，"回"形针刀整体松解术治疗腰椎间盘突出症，五指定位法针刀整体松解术治疗膝关节骨性关节炎等，对规范针刀治疗部位、针刀疗程都具有重要意义。同时，以人体解剖结构的力学改变为依据，阐述了每一支针刀治疗全过程，包括定点、定向、针刀手术入路、针刀刀法，规范每一支针刀的治疗点、治疗范围以及疗程，为针刀临床医生提供了一本科学、规范、权威而且临床实用性强的工具书。⑧2012 年，组织全国针刀专家撰写全国中医药行业高等教育针刀医学系列"十二五"规划教材。其中张天民主编《针刀医学基础理论》，吴绪平、张东友主编《针刀影像诊断学》，郭长青、叶新苗主编《针刀刀法手法学》，吴绪平主编《针刀治疗学》，郭长青主编《针刀医学护理学》，本套教材于 2012 年 8 月相继由中国中医药出版社出版，为提高针刀医学本科生的教学质量做出了重要贡献。⑨由湖北中医药大学牵头，北京中医药大学、武警北京总队第二医院、湖北省十堰市中医医院、武汉市中西医结合医院参与研制的中国针灸学会学会标准《针刀基本技术操作规范》，于 2014 年 5 月 31 日由中国针灸学会发布，2014 年 12 月 31 日实施，由中国中医药出版社出版。⑩吴绪平主编全国中医药行业高等教育"十二五"规划教材《针刀医学》，于 2014 年 9 月由中国中医药出版社出版。⑪吴绪平任总主编，组织针刀医学专家编写的《分部疾病针刀临床诊断与治疗》一套 10 本于 2015 年 9 月由中国医药科技出版社出版。⑫吴绪平主编的全国高等中医药院校"十三五"规划教材《针刀医学》，于 2016 年 12 月由中国医药科技出版社出版。

第二章
针刀闭合性手术理论

第一节 闭合性手术理论基础

开放性手术是在直视状态下进行的，而闭合性手术是在非直视状态下进行的，因此闭合性手术相对于开放性手术来说，难度较大，对人体解剖知识的要求更高。针刀解剖学的知识是针刀闭合性手术实施的基础，它包括5个方面的内容，即精细解剖学、立体解剖学、动态解剖学、体表定位学及应用解剖学。

一、精细解剖学

精细解剖学是一门系统描述全身性和局部性的微小解剖结构的科学。只有掌握精细入微的解剖学知识，才能准确施术，减少对健康正常组织的损伤，没有精细解剖学知识，做针刀闭合性手术是无法想象的，也是不可能操作的。

系统解剖学、局部解剖学及显微解剖学奠定了西医外科学和手术学的解剖学基础，对西医开放手术入路及病变的手术操作提供了强有力的解剖学支持。但对肌肉、肌腱、韧带、筋膜等软组织在骨面的起止点部位的认识，除了显示其位置以外，对此部位所引起的病变及它们在相关疾病中所表现的病理变化尚未有系统阐述。近年来，国内外学者对"末端病"有所认识，所谓"末端病"是指肌肉、肌腱、韧带、筋膜等软组织在骨的起止点部的慢性

损伤。肌腱与骨相连接处的结构依次是肌腱纤维－纤维软骨－潮线－钙化软骨质－骨质，当有较大的牵拉应力反复作用于腱的起止点，就会造成肌腱组织和骨质的病理改变，如腱组织外观变粗变硬，切开后可见玻璃样变、脂肪组织侵入或腱内钙化、血管增生、骨髓突纤维变，钙化软骨层与潮线因新的钙化呈不规则的前移、新生骨化现象及镜下撕脱骨折等，但对其损伤机制了解甚少。随着针刀医学理论和实践的不断深入，针刀闭合性手术的临床应用，以及针刀医学对慢性软组织损伤、骨质增生的病因、病理学新理论的创立，揭示出慢性软组织损伤的真正原因和病理变化是动态平衡失调所引起的软组织粘连、挛缩、瘢痕和阻塞，人体内力学平衡失调是骨质增生的发病基础，而软组织粘连、挛缩、瘢痕和阻塞有一大部分都发生在软组织所附着的骨面上；骨质增生是软组织在骨面起止点的应力集中导致的对抗性调节结果。

根据病理构架的网眼理论，慢性软组织损伤是人体自我代偿和自我修复的结果，骨质增生又是软组织损伤的结果，其发病机制是从粘连瘢痕点开始，逐渐连接为线，最终形成一个完整的代偿构架，当这个整体代偿超过人体自身的调节极限时，就会引起临床表现。而在软组织的起止点处的损伤非常多见，它们相互影响、相互作用。故只有掌握骨界面软组织解剖位置，才能用针刀对其进行精确治疗，从而治愈疾病。

比如，在肩胛骨喙突顶点约 0.8cm² 的平面上，就有 5 个重要的解剖结构，这些结构对西医外科来说不甚重要，未引起足够的重视，但对针刀医学而言，就非常重要，有的就是疾病发生的根本原因所在。比如，肱二头肌短头起于喙突顶点的外 1/3，喙肱肌起于喙突的中 1/3，而胸小肌止于喙突的内 1/3，肱二头肌短头肌腱炎就是肱二头肌短头在喙突起点处的粘连、瘢痕所致，它可以是一个单独的软组织损伤。根据网眼理论，随着病情的发展，肱二头肌短头的病变就会引起喙肱肌起点及胸小肌止点的粘连和瘢痕，在临床上出现喙肱肌损伤和胸小肌损伤的表现，如果对此骨界面解剖不熟悉，就不知道它的原因所在，更谈不上如何治疗这类疾病了。

二、立体解剖学

立体解剖学是系统描述与针刀入路相关的人体立体解剖结构。描述人体任何结构时，都应以标准的姿势为依据，称之为解剖学姿势。解剖学姿势是以人体立正姿势为基础，手掌向前、两足并立、足尖朝前的站立姿势。在解剖学姿势条件下，可将人体分为 3 个轴和 3 个面（图 2－1）。

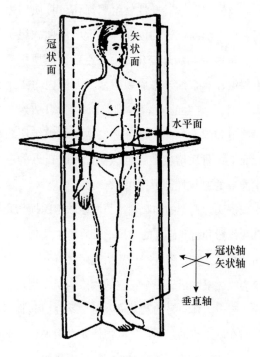

图 2－1　人体解剖轴面示意图

1. 轴　用于描述关节运动，可以做出相互垂直的 3 个轴。垂直轴：为上下方向并与地平面垂直的轴；矢状轴：为前后方向并与地平面平行的轴；冠状轴：或称额状轴，为左右方向与地平面平行的轴。

2. 面　在解剖学姿势的基础上，将人体作 3 个互相垂直的切面。矢状面：按前后方向将人体纵行切开的剖面，通过这个剖面，将人体分为左右两部；冠状面（额状面）：按左右方向将人体纵行切开的剖面，通过这个剖面，将人体分为前后两部；水平面（横切面）：按水平方向将人体横行切开分为上、下两部。

由于针刀闭合性手术是非直视下手术，从针刀进入皮肤，经过多层组织结构，最后到达病灶的过程都是在非直视下完成，故掌握人体局部立体解剖学结构是实施针刀闭合性手术的必要条件。关于人体各部立体解剖，将在针刀应用解剖部分阐述。

三、动态解剖学

动态解剖学是系统描述非解剖标准体位下人体组织器官解剖结构的相互毗邻关系的科学。研究由于疾病的原因，患者不能处于正常解剖姿势情况下的局部解剖比邻关系。如颈段强直性脊柱炎的病人，由于颈椎强直，不能低头，颈部活动明显受限，针刀治疗时，病人不能在常规的体位下进行针刀手术，其棘突间隙明显缩小，颈段关节突关节间隙模糊不清，如何找到这些解剖结构的位置就成为手术成败的关键。

四、体表定位学

体表定位学是描述体表与内在解剖结构相对应的点或线有关的表面解剖位置。针刀治疗是一种闭合性手术，要有效地避开针刀入路过程中的重要神经血管及重要脏器，就必须掌握进针点部位的解剖结构，才能安全有效地实施针刀闭合性手术操作。这里仅介绍有关人体体表标志的内容，其他内容将在各论中介绍。

骨骼的显著特征、肌肉肌腱形成的隆起以及诸如乳头、脐孔等皮肤特征都可以作为体表标志，使用已认真选择过的标志对测定和描述器官与结构的位置十分重要。在使用标志时，除了根据特定的目的要求加以选择，即应优先选择组织结构与体表标志之间存在相对恒定关系的体表标志作为参考，如解剖体位时，肩胛下角正对第七胸椎棘突等，还应注意两点：一是骨骼各个部分的相对位置对不同个体存在习惯姿态上的差别，如肩胛骨相对躯干的位置；二是就同一个体而言，相对位置也随身体姿势的改变而改变，如肩胛骨的位置随上肢的运动而改变，躯干部体表标志的相对位置较明显改变是由于呼吸运动及立位与卧位的相互更换而引起。

1. 头颈部体表标志（图2-2） 在头与颈交界的后正中线上，可摸到枕外隆凸，它是枕部向后最突出的隆起。自枕外隆凸向两侧的弓状骨嵴是左、右上项线，向前续于颞骨乳突的根部。乳突为耳郭后方向下的圆锥形突起。自外耳门前方向前可清楚地摸到颧弓。颧弓的前端为颧骨。自颧骨向内可摸到眶上缘和眶下缘。眶上缘的上方有隆起的眉弓，两弓之间的凹陷部为眉间。在眉弓上方约1.5cm的隆嵴称为额结节。在颧弓后端之下，外耳门之前可摸到下颌头，张口闭口时可感到它的活动。下颌底很容易摸到，沿下颌底向前在中线上可摸到颏隆凸；沿下颌底向后可摸到它与下颌支后缘相交处的

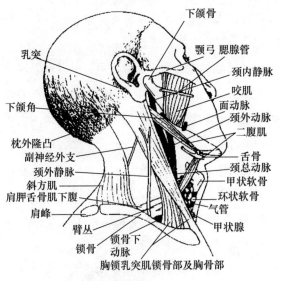

图2-2　头颈部体表标志示意图

下颌角。咬肌覆盖在下颌支外面，当咬紧牙关时它明显隆起。

在眶上缘内、中1/3交点，约距正中线两指宽处可摸到眶上切迹。有时此切迹成孔称眶上孔，则不易摸出。在眶下缘中点下方0.5～1cm处有眶下孔，它距鼻外侧缘约一指宽。在下颌体上、下缘间中点的水平线上，恰对第一、二前磨牙间，距正中线2～3cm处有颏孔。眶上切迹（眶上孔）、眶下孔和颏孔位于一垂直线上。

颈部最重要的肌性体表标志是胸锁乳突肌，当头转向一侧，就见此肌成一纵行隆起，自胸骨和锁骨的内侧端延至乳突，以此为界分为颈前区和颈外侧区。

在胸骨颈静脉切迹的上方可见到和摸到胸骨上窝。在锁骨中1/3的上方，胸锁乳突肌后方有锁骨上窝，在窝中可摸到第一肋。

在颈前正中线上，于中点处可摸到甲状软骨，其前上部在男性特别突出，称为喉结。甲状软骨约平齐第四至五颈椎，在它的上方是舌骨体，平齐第三颈椎、沿舌骨体向后可摸认出舌骨大角。甲状软骨下方为环状软骨，它是颈部一重要标志，平对第六颈椎及其横突结节，这个水平也是喉和气管、咽和食管的分界及颈交感干的颈中神经节的位置。在环状软骨以下可触及气管软骨环。

甲状腺分为两个侧叶和连接其间的峡部，峡部位于第二至四气管软骨环的前方，侧叶在喉的下部和气管上部的两侧，屈颈时，覆盖甲状腺表面的肌肉放松，可触及甲状腺，它随吞咽而上下移动。

2. 胸部体表标志及体表标志线（图2-3～图2-5） 胸部的体表标志与上肢有关的部分见上肢篇，此章不再赘述。在胸前壁，胸骨柄上缘有颈静脉切迹。胸骨柄、体相接处有一横嵴，为胸骨角，它平对第二肋，据此可作为数认肋骨和肋间隙的标志。胸骨体的下端为剑突，剑突两侧为肋弓。两侧肋弓的下角为胸骨下角，此角为70°～110°。大部分肋骨均可摸见，肋间隙位于相邻两肋骨之间。

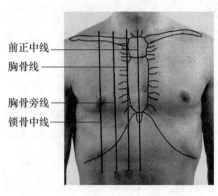

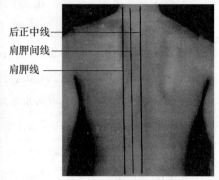

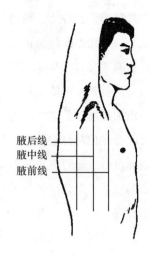

图 2-3　胸部体表标志（前面）　　　图 2-4　胸部体表标志（后面）　　图 2-5　胸部体表标志（侧面）

为了诊断和应用的方便，通常在胸部做下列垂线，以说明脏器的位置和体表投影：前正中线，胸骨正前的垂线；胸骨线，通过胸骨外侧缘最宽处所做的与前正中线平行的垂线；锁骨中线，通过锁骨中点的垂线；胸骨旁线，通过胸骨线和锁骨中线连线的中点的垂线（图 2-3）；腋前线，通过腋窝前壁（腋前襞）所做的垂线；腋后线，通过腋窝后壁（腋后襞）所做的垂线；腋中线，通过腋前、腋后线连线的中点的垂线（图 2-5）；肩胛线，通过肩胛骨下角的垂线；肩胛间线，后正中线与肩胛线之间；后正中线，沿身体后面中线（通过椎骨棘突）所做的垂线（图 2-4）。

3. 腹部体表标志　在腹壁上界从中线向两侧可触及胸骨的剑突、肋弓、第十一及十二肋游离端，肋弓是确定肝、脾大小的一个标志；同样，在下界可摸到耻骨联合的上缘、耻骨嵴、耻骨结节、髂前上棘和髂嵴等。两侧髂嵴最高点的连线，平对第三、四腰椎棘突间隙，是进行腰椎麻醉和穿刺的标志，髂嵴又是骨髓穿刺的常用部位。

腹前壁的正中线，位置与其深方的白线相当。白线由腹壁扁肌的腱膜在此与对侧互相交织愈合而成，附着于剑突与耻骨联合之间。在此中线上的脐，位置不恒定，一般相当第三、第四腰椎之间。当腹肌收缩时，在腹前壁正中线的两侧，可见腹直肌的隆起。

4. 背部体表标志　枕外隆凸在头颈交界处，自此向下沿后正中线，首先摸到第七颈椎棘突，当颈前屈时则更加明显，其余颈椎棘突由于上覆项韧带，不易触到。胸椎及腰椎的棘突均可逐个摸清。沿骶骨中线向下，可触及骶正中嵴和位于骶管裂孔两侧的骶角。尾骨尖在肛门后方约 2.5cm 处，骶管裂孔在尾骨尖上方约 5cm。骶管麻醉即借此骨性标志，经骶管裂孔向骶管内硬膜外腔注入麻醉药，进行阻滞麻醉。在背部可摸到肩胛骨的上角、下角、肩胛冈、肩峰以及髂嵴、髂后上棘。以下各连线可作为确定椎骨序数的标志：两侧肩胛骨下角的连线横过第七胸椎的棘突；左右髂嵴最高点的连线经过第三、四腰椎棘突间或第四腰椎的棘突；在背部还可以找到各肋的部位。在棘突的两侧，有纵行的肌性隆起，为竖脊肌的轮廓。

5. 小骨盆体表标志　在体表可以触及耻骨联合上缘，以及位于耻骨联合外方的耻骨结节。在后面可以清楚地确定骶骨和尾骨部分。在臀区范围内可以触到坐骨结节。男性的耻骨联合下缘和耻骨弓可以在阴囊根部后方摸到，女性的耻骨联合下缘和骶骨岬可以在阴道检查时确定。

6. 胸部、肩部及上肢体表标志（图 2-6、图 2-7）　肩部前面皮下可清楚地摸到锁骨全长，其内侧半凸向前，外侧半凸向后；胸骨端膨大，突出于胸骨颈静脉切迹的两侧；肩峰端向外与肩峰相连。肩峰为肩部最高点；肱骨大结节恰在肩峰的下外方，是肩部最外侧的骨性边界。在锁骨外、中1/3交界处的下方有一三角形小凹，为锁骨下窝，此窝的外侧部，约距锁骨2cm，自三角肌前缘向后可摸到肩胛骨的喙突。在喙突尖端的外侧2～5cm处，略低于喙突末端的水平，自三角肌的前面用拇指按压可触及肱骨小结节。在肩部的后面，自肩峰向内可摸到肩胛冈全长。肩胛冈上方为冈上窝，下方为冈下窝。自肩胛冈内侧端向下摸到肩胛骨内侧缘至下角，下角平对第七胸椎棘突（第七肋或第七肋间隙）。

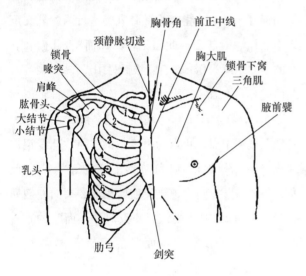

图2-6 胸部和肩部的体表标志（前面观）

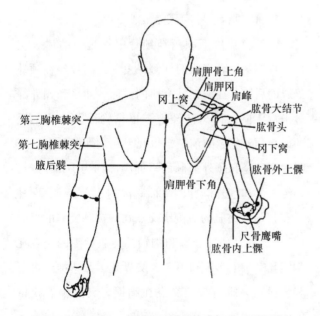

图2-7 肩胛区、肩部和肘部的体表标志（后面观）

肘部两侧可摸到肱骨内、外上髁；肘部后方可触及尺骨鹰嘴。肘伸直时，在肱骨外上髁远侧的凹陷处可摸到桡骨头，前臂旋转时，桡骨头亦随之转动。自鹰嘴沿前臂后面向下，可摸到尺骨后缘全长。

腕部外侧可摸到自桡骨末端向外突出的桡骨茎突；腕部内侧可摸到尺骨头及其后内侧向下突出的尺骨茎突。在腕的背侧面，桡骨下端背面可摸到桡骨背侧结节。腕前面的皮肤远侧横纹（皮纹）的稍下方可摸到两个骨性隆起，桡侧由舟骨和大多角骨构成，尺侧的由豌豆骨和钩骨构成。

7. 下肢体表标志 臀部左右圆隆，两侧之间为臀裂，下部皮肤的横行皱襞称臀皱襞（臀沟）。臀皱襞内端上可摸到坐骨结节，在坐位时，坐骨结节是支持体重的骨点。当大腿屈曲时，坐骨结节紧位于皮下，更易扪得。自髂前上棘沿髂嵴向后上，约距髂前上棘5～7cm处，可摸到髂结节。再向后到髂嵴中点稍后即为髂嵴的最高点，两侧髂嵴最高点连线平对第四腰椎棘突，此处是临床做腰椎穿刺的地点及针刀治疗椎间隙的常用部位。继续沿髂嵴向后触摸，它转向后下终于髂后上棘，此处在体表呈一凹陷，平第二骶椎棘突。

在腹股沟的内、外侧端分别摸到耻骨结节和髂前上棘。在髂前上棘的后下方，臀股交界处浅窝的前方，可摸到股骨大转子，当旋转髋关节时可扪得它亦随之转动；在腹股沟韧带中点下方2cm股动脉搏动处，用手指用力压向深方，同时使大腿做旋转运动，则可扪及肌肉下随之转动的股骨头。

在膝关节的前面，可摸到位居皮下的髌骨。在膝伸直位时，髌骨可被左右移动，屈膝时，髌骨紧贴股骨下端前面。在髌骨的下方，极易触及强韧的髌韧带，它向下附着于隆起的胫骨粗隆；髌骨两侧可扪到凸隆的股骨内、外侧髁，髁上最为突出处为内、外上髁。股骨内侧髁的上方可摸到收肌结节。

在股骨内、外侧髁的下方可摸到胫骨内、外侧髁，胫骨粗隆即位于两髁之间的前面，是髌韧带的止点。沿胫骨粗隆向下，续于胫骨的前缘，髌韧带及其内侧的胫骨前面都位于皮下，向下延至内踝，都可以在体表摸到。临床常测量下肢长度的方法有两种，一种是内踝至髂前上棘的距离，第二种是脐至两下肢内踝的距离。

胫骨外侧髁的后外方，约在胫骨粗隆的水平，可摸到腓骨头。腓骨体的下部和外踝形成一窄长隆起，位居皮下，也可扪到。

在足的内侧面，内踝顶端下方约 2.5cm 处，可摸到跟骨载距突。载距突的前方，可见到并摸到舟骨粗隆。在足的外侧面中部可摸到第五跖骨粗隆。在足跟处可摸到跟骨结节。

五、应用解剖学

在采用针刀进行闭合性手术时，有针刀解剖学和表面解剖的内容，就可以顺利进行了。但是，当疾病造成病人的肢体畸形或某种强迫体位时，闭合性手术又遇到了困难，因为上述立体解剖、精细解剖、体表定位都是在标准体位的情况下，确定它们内、外位置的，当无法使病人处于标准体位时，它们内部的解剖结构和体表定位就发生了很大的变化。所以必须建立一门新的解剖学学科来解决这一难题，应用解剖学就这样应运而生了。

在许多解剖学文献中尤其是运动解剖学文献中，已有不少部分的论述，其实就是应用解剖学的内容，只是没有明确应用解剖学概念和系统的内容罢了。

1. 颈部

（1）颈椎椎体的应用解剖　以颈椎棘突中点的连线为中线，以此中线作一矢状切面，这样所有椎体前面的正中点都在此矢状切面内。当头部向左侧旋转 $10°$ 时除第七颈椎外，其余椎体棘突的中点都将向右侧程度不同地偏离此矢状面，各个椎体棘突偏离矢状面的距离分别为：C_1 1.5cm、C_2 1.1cm、C_3 0.7cm、C_4 0.3cm、C_5 0.2cm、C_6 0.1cm；当头部向左侧旋转 $20°$ 时各个椎体棘突偏离矢状面的距离分别为：C_1 1.8cm、C_2 1.3cm、C_3 0.9cm、C_4

0.5cm、C_5 0.3cm、C_6 0.1cm；当头部向左侧旋转 $45°$ 时各个椎体棘突偏离矢状面的距离分别为：C_1 2.5cm、C_2 1.8cm、C_3 1.1cm、C_4 0.5cm、C_5 0.3cm、C_6 0.1cm；当头部转动不同角度时，其颈椎体的椎动脉节段移动的方向，一侧与其相应棘突移动的方向一致，移动的距离也是基本一致的（和转动方向相反的一侧）；另一侧的方向是相反的，移动的距离是缩短基本相同厘米数（和转动方向同侧）。头向左侧转动，左侧神经根前移，靠近神经孔的前缘；右侧神经根向后移，靠近神经孔的后缘。

（2）胸锁乳突肌的应用解剖　该肌起点为胸骨柄和锁骨胸骨端，止点为颞骨乳突，自两侧乳突下缘中点作一冠状面，此面记作"A 面"，此面和乳突的垂直距离为 0cm；自寰椎后弓中点作一矢状面，此面记作"B 面"，乳突至"B 面"的垂直距离约为 5.5cm，在此面上作一条线，这条线的起点为胸骨柄上端的中点，止点为下颌角的中点，此线记作 M 线，那么胸锁乳突肌和 M 线下端夹角为 $49°$，此角记作 α。当左侧胸锁乳突肌收缩时，头向左侧屈并转向左侧 $25°$ 时，则该肌止点离"A 面"的垂直距离约为 3cm，和"B 面"的垂直距离则约为 3.5cm，α 则变为 $93°$；与头向后仰 $15°$，两侧胸锁乳突肌同时收缩，两肌止点远离"A 面"约 1.8cm，与"B 面"距离保持不变，α 为 $39°$。

颈外静脉从下颌角至锁骨中点是它的体表定位，且在胸锁乳突肌的外侧缘皮下，副神经在颈外静脉的后侧，在胸锁乳突肌的深面，几乎和颈外静脉平行下降；臂丛神经主干也在胸锁乳突肌的深面，在颈外静脉的前侧，也几乎和颈外静脉平行下降。副神经和颈外静脉的平面距离约为 1cm，臂丛神经主干和颈外静脉的平面距离约为 1.2cm。副神经和胸锁乳突肌的后侧缘交点在胸锁乳突肌的上中 1/3 交界处，颈外静脉和胸锁乳突肌后缘的交点在胸锁乳突肌上 2/5 和下 3/5 交界处，臂丛神经主干和胸锁乳突肌后缘的交点在胸锁乳突肌中点稍偏下处。

当头向右侧旋转 $25°$ 时，左侧副神经、颈外静脉、臂丛神经主干和胸锁乳突肌的后侧缘交点分别上升约 1.1cm、0.3cm、0.5cm；右侧副神经、颈外静脉、臂丛神经主干和胸锁乳突肌的后侧缘交点分别下降约 1cm、0.4cm、0.6cm。当头向后仰 15°时，两侧副神经、颈外静脉、臂丛神经主干和胸锁乳突肌后缘的交点分别上升约 0.8cm、0.3cm、0.6cm。

2. 腰背部

胸腰椎的应用解剖　从前面看椎体由上向下依次加大，从侧面看胸段呈凸向后的胸曲，腰段呈凸向前的腰曲。胸椎椎体呈短柱状，其矢状径比横状径略长。椎体两侧面在横径上略为凸隆，上下各有一半圆形的浅窝，分别为上肋凹与下肋凹。上下位椎骨的肋凹与椎间盘相合构成一整个的凹，此凹与肋骨小头相关节，横突呈圆柱状，前面有一凹面，称横突肋凹，与肋结节相关节。胸椎横突自上而下逐渐变短，上部六个胸椎的横突肋凹均凹陷，向前外方；下部六个胸椎的横突肋凹则平坦，向前外上方。各胸椎棘突的长度和方向不一，第五胸椎至第八胸椎的棘突最长，呈垂直位，彼此相互重叠；上部及下部胸椎的棘突则略为倾斜。腰椎为所有椎骨中最大者，前面比后面略为凹陷。第一至第三腰椎的横突逐渐增长，以第三腰椎的为最长；而第四、五腰椎则逐渐变短，并且向上倾斜。腰椎棘突为长方形的扁板，呈水平位伸向后方，各棘突间距离约为：腰 1~2 为 1.3cm、腰 2~3 为 1cm、腰 3~4 为 1.5cm、腰 4~5 为 1cm。

从骶中嵴通过第三腰椎棘突尖部中点作一直线，然后从第六胸椎棘突尖部中点（此点为胸椎生理后曲的最高点）至第四颈椎棘突尖部中点（此点为颈椎生理前曲的最低点）作一直线，此两条线是接近于平行的线，它们的交点在人体的脊柱以上，当脊柱前屈时，此点就在脊柱以内，故上两条直线上、下方的夹角即可测量脊柱前屈的度数。

当脊柱前屈 20°时，第六至十肋骨前侧间距缩短 1/4，第十至十一、十一至十二肋骨在背侧的间距增宽 1/4，椎间盘的前侧缩短 1/5，椎间盘的后侧增宽 1/4，棘突间的间距增宽 1/5，横突间的间距变

化不大，神经根在神经孔内的位置变化不大。

当脊柱前屈 40°时，第六至十肋骨前侧间距缩短 1/3，第十至十一、十一至十二肋骨在背侧的间距增宽 2/5，椎间盘的前侧缩短 1/3（在弯曲度最大的部位），椎间盘的后侧增宽 2/5，棘突间的间距增宽 2/5，横突间的间距缩短 1/5（在弯曲度最大的部位），神经根在神经孔内的位置向前移动，贴近神经孔的前侧。

当脊柱前屈 80°时，第六至十肋骨前侧间距缩短 4/5，第十至十一、十一至十二肋骨在背侧的间距增宽 3/5，椎间盘的前侧缩短 1/2，椎间盘的后侧增宽 1/2，棘突间的间距增宽 1/2，横突间的间距缩短 1/4，神经根在神经孔内的位置进一步向前移动，紧贴在神经孔的前壁上。

3. 上肢部

（1）桡神经在上臂的应用解剖　桡神经为臂丛神经中较大的分支，其中含有第五、六、七、八颈神经的纤维，第一胸神经的纤维亦可加入其中。起于臂丛后束，在腋窝内位于腋动脉的背侧，经肩胛下肌、背阔肌及大圆肌的前面，至上臂与肱深动脉伴行，沿肱骨后面的桡神经沟，经肱骨肌管（由肱骨、肱三头肌内侧头、外侧头所围成），转至外侧，穿过臂外侧肌间隔。

桡神经在三角肌下缘的截面上，位于上臂背侧中分；在肱骨髁近侧，位于上臂背侧外、中 1/3 交点处。

当上臂上举 120°时，桡神经在上述两点处分别向内侧移动约 0.5cm、0.8cm；在上举 180°时，桡神经向内侧的移动的距离和在 120°时近似（上述所指移动距离为在体表的定位）。肱深动脉与桡神经的动态变化相同。

当上臂最大限度地后伸、内旋时，桡神经在上述两点向内侧移动的距离分别约 1.5cm、2.5cm（上述所指移动距离为在体表的定位），肱深动脉和桡神经的动态变化相同。

（2）正中神经在上臂部的应用解剖　由臂丛神经内、外侧根，约在腋动脉第三段前外侧合并构

成。在臂部，它先行于肱动脉外侧，而后经动脉前方（或后方）绕至动脉内侧下行至肘窝，向下穿旋前圆肌进入前臂。正中神经在上臂无分支，但其至旋前圆肌的分支常在穿过该肌之前发出。正中神经在前臂的体表定位：自肱动脉始端搏动点至肱骨内、外上髁连线中点稍内侧的连线。

正中神经在三角肌下缘的截面上，位于上臂掌侧内 2/5 与外 3/5 交点处；在肱骨髁近侧，位于上臂掌侧内、中 1/3 交点处。

当上臂上举 120° 时，正中神经在上述两点处分别向内侧移动约 0.7cm、1.1cm；在上举 180° 时，正中神经在上述两点处分别向内侧移动约 0.9cm、1.5cm（上述所指移动距离为在体表的定位）。肱动脉与正中神经的动态变化相同。

当上臂最大限度地后伸、内旋时，正中神经在上述两点向内侧移动的距离分别约 1.3cm、2.2cm（上述所指移动距离为在体表的定位）。肱动脉和正中神经的动态变化相同。

（3）桡侧腕屈肌的应用解剖　位于前臂前面中部皮下，外侧为旋前圆肌和肱桡肌，内侧为掌长肌，是一块典型的梭状肌。它以粗的肌腹，起自肱骨内上髁和前臂筋膜，肌纤维斜向外下方移行于细长的腱。其腱穿经屈肌支持带下面，沿大多角骨沟到手掌，止于第二至三掌骨基底部的掌侧面。肌腱经过大多角骨沟内时，周围包绕腱滑膜鞘，称桡侧腕屈肌腱鞘。此肌主要是屈腕关节，但因止点偏外，从而也可使手外展和前臂旋前。桡侧腕屈肌受正中神经支配。

正中神经自肘窝向下，穿过旋前圆肌两个起头之间，由肱二头肌腱膜内上方处进入桡侧腕屈肌肌腹的深面，偏于肌腹之外侧下行，于掌长肌腱和桡侧腕屈肌肌腱之间穿出，然后经腕管入掌。正中神经在前臂上 2/3 的一段，位置较深，在指浅屈肌与指深屈肌之间；在前臂下 1/3 的部分，位置比较表浅，仅被深筋膜和皮肤覆盖。

在肘横纹下 2.5cm 处正中神经位于前臂内 3/8 与外 5/8 的交界点，记作 Z_2 点，往下略向外行，至前臂上 2/3 与下 1/3 交界点（记作 Z_1 点）左右处垂直下降，在 Z_2 点处正中神经位于前臂掌侧的中点。

桡动脉、桡静脉与正中神经的外侧缘伴行，通过桡侧腕屈肌肌腹的外侧缘深面后，桡动、静脉即和正中神经分离（相距约 2cm），行于肱桡肌和桡侧腕屈肌肌腱之间入掌。

当肘关节屈曲 90° 并内旋 90° 时，肱桡肌即离开桡骨面，Z_1 点即向外侧移动约 1cm 左右，Z_2 点基本不变。当手掌外旋 45° 时，Z_1 点与 Z_2 点之间的正中神经基本成一条直线。桡动脉和桡静脉与正中神经的动态变化相同。

4. 下肢部

（1）坐骨神经的应用解剖　坐骨神经自梨状肌下孔穿至臀部，被盖于臀大肌深侧，约在坐骨结节与大转子之间中点处（此点记作 I_1 点）下降，临床上常用此点作为测验坐骨神经痛的压痛点。继经上孖肌、闭孔内肌、下孖肌及股方肌的后面至股部。在此神经的内侧有臀下动脉及股后皮神经。在股后部坐骨神经行于大收肌与股二头肌长头之间，下降至腘窝。一般于腘窝的上角处（在腘窝上角处的这个点位于大腿后侧之中分，此点记作 I_2 点），分为二终支，内侧者为胫神经，外侧者为腓总神经，胫神经较腓总神经为大。

当下肢外旋 60° 时，I_2 点向外移动 1.5cm，I_1 点基本不动。

当下肢上抬 60° 时，I_1 点向下移 1cm，I_2 点下移 1cm。

当下肢上抬 90° 时，I_1 点向下移 1.5cm，I_2 点向下移 1.5cm。

当下肢后伸 30° 时，I_1 点向上移 0.8cm，I_2 点向上移 0.8cm。

当下肢内旋 60° 时，I_2 点向内移动 1.5cm，I_1 点基本不动。

（2）髌骨的应用解剖　髌骨是人体最大的籽骨，全骨扁平，呈三角形，位于膝关节前方的股四头肌腱中。其前面粗糙而凸隆，表面上有许多血管孔。后面光滑，称为关节面，此面有一纵行钝峰，将此面分为内、外二部分，每个部分又分上、中、下三个小关节面；内侧三个关节面的内侧另有一纵行的小关节面。髌骨的关节面分成七个小关节面，关节面多而小，对运动有利，可以减少摩擦，但对髌骨本身来说，容易造成骨折。关节软骨厚薄不一致，最厚处达7mm。

膝关节完全伸直时，髌骨上部二个关节面与股骨髌面相吻合。

膝关节屈曲30°时，髌骨中部二个关节面与股骨髌面相吻合。

膝关节屈曲100°时，髌骨下部二个关节面与股骨髌面相吻合。

膝关节屈曲140°时，髌骨最内侧的关节面与股骨髁间切迹之内侧缘的月形面相吻合。

（3）胫神经的应用解剖　自坐骨神经分出后，经腘窝中间垂直下降，初位于腘动脉外侧；至腘窝中点（此点记作 T_1 点），跨过动脉背面至其内侧；下达腘肌下缘，与腘动脉共同穿过比目鱼肌腱弓深侧，至小腿后侧的上部，神经位于深浅屈肌之间（即位于腓肠肌及比目鱼肌的深侧）。至小腿后侧下 1/3 以下，该神经仅被皮肤及深筋膜覆盖。胫神经深侧，大部分贴在胫后肌的后面，而至小腿下部则贴在胫骨的后面。在内踝以上 4cm 处，胫神经位于小腿后侧中分（此点记作 T_2 点）。在内踝后侧，胫神经穿过分裂韧带的深侧，进入足底，于此，胫神经分为足底外侧神经及足底内侧神经。

胫后动脉在小腿后上部位于胫神经的外侧，继而由神经的前侧转至其内侧。在内踝后侧，与胫神经一同穿过分裂韧带的深侧，并行进入足底。

当下肢外旋45°时，T_1 基本不动，T_2 向内侧移动约0.5cm。

当下肢外旋90°时，T_1 向外侧移动约0.5cm，T_2 向内侧移动0.75cm。

当下肢内旋60°时，T_1 向内侧移动约0.3cm，T_2 向内侧移动0.5cm。

胫后动脉的动态变化与胫神经基本相同。

第二节　针刀作用原理

一、针刀机械原理

针刀以刺入的方式进入人体，在体内进行疏通、切割、剥离等操作。针刀刀刃具有切、割、削和分离作用，而针刀体前部参与了针刀分离的功能。比如，针刀刀法中的提插刀法、铲剥刀法、通透剥离刀法就是利用针刀刀刃的切、割、削的功能，而纵行疏通和横行剥离刀法则是利用了针刀刃和针刀体前部的分离功能（图2-8）。

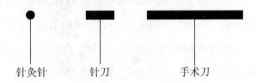

图2-8　针灸针、针刀、手术刀皮肤创伤示意图

由于针刀的刀刃宽度只有1mm，故可以将其看作是以针的方式刺入人体。针刀进入人体后，以线性结构在人体内进行切割、分离，所以针刀可以在针刀体刚度允许的情况下，沿直线方向对人体组织进行切割、分离。针灸针也是以刺入的方式进入人体，但它是以点的工作原理在人体内进行工作，其对人体的作用就是围绕这个点对人体进行刺激。手术刀在人体内的工作原理也是线性结构工作原理，但由于手术刀切开皮肤的范围大，人体不能靠自我修复和自我代偿封闭切口，必须通过缝合才能闭合切口。由此可见，针刀与针灸针及手术刀的工作原理是不同的（表2-1）。

表2-1　针灸针、针刀、手术刀的区别与联系表

工作原理＼器械	针灸针	针刀	手术刀
理论指导	经络理论	针刀医学理论	西医外科理论
进入人体方式	刺入	刺入	切开
工作原理	点	短线性结构	长线性结构
对人体的作用	刺激	切割，分离	切割，切除
术后缝合	不需要	不需要	需要
术后遗留瘢痕	无	无或很小	有或很大

二、针刀治疗原理

1. 针的作用　关于针灸的针为什么能够治病，从中医学角度解释，是因为针灸的针能够调节阴阳，疏通经络。实践证明，经络确实能够传递针灸的信息，比如针刺四肢的穴位可以治愈相应的内脏疾病，经过几千年的重复应用都是如此，说明了经络是客观存在的。针刀医学对经络的研究，证明经络是人体电生理线路的干线，这就为经络找到了客观存在的依据。

针刀在刺入人体时是一种针的理念，当它刺入人体不去发挥它的切开、剥离等刀的作用时，它发挥的就是一种针的作用，且比普通的针灸针略粗，故它对人体的刺激效应更大，又由于经络的本质是人体电流的线路，可以通过这个线路将刺激的信息传递到相应的部位，所以针刀治疗的效果比针灸针更好。此外，针刀同样也是金属做成，也就是说它是一个导电体，它能对生物电流的线路产生调节作用，因此针灸针所能发挥的治疗作用它都能达到，且比针灸针的治疗作用更强。

2. 刀的作用　针刀在治疗中首先发挥的是刀的治疗作用，这是众所周知的。但是它的特点是不同于普通的手术刀，它不需要切开皮肤，而是以针的方式刺入人体，到达病所后才开始发挥刀的作用进行切开、分离、铲剥等操作。在这个意义上，它和现代的手术刀是两个完全不同的概念，这也是它能够进行闭合性手术的重要特征。

由于针刀的刃非常小，仅有 1.0mm，在进行正常的手术操作时，有两点不同：第一，在需要长距离切开时，就不能像普通的手术刀一拉就可以完成，而是要沿着需要切开的线顺序一刀一刀地切开，有时虽然如此，还不能像手术刀那样利索地切成一条口，还需要配合针刀医学的手法，进行钝性分离才能达到目的；第二，此手术因为是在非直视下进行，对于需要进行切开的组织需要有精确的了解，这完全依靠医生深厚的解剖学知识和针刀医学已经研究出来的各种手术入路方法。针刀在临床上发挥手术刀的作用，又不损伤人体的健康组织，临床上取得了良好的疗效。

3. 针和刀的综合作用　针刀刺入人体到达病变部位的过程中，患者出现酸、麻、胀或放射感时，即发挥了针灸的刺激作用；到达病变部位后，应用切割等刀法对病变组织进行松解时，又发挥了刀的作用。

第三章

慢性软组织损伤病因病理学理论

第一节　慢性软组织损伤病因病理学理论概述

一、慢性软组织损伤的概述

（一）西医学对人体的分类（形态分类法）

人体是一个生命体，西医学根据人体组织结构不同将人体分为系统、器官、组织、细胞。由细胞组成四类组织即上皮组织、结缔组织、肌肉组织和神经组织，再由不同类型的组织联系形成具有一定形态特征和特定生理机能的结构，即器官；一些在机能上有密切联系的器官联合起来完成一定的生理机能就组成了系统。如心脏和血管组成了循环系统。人体有许多系统，在神经系统和内分泌系统的调节控制下，相互联系、相互配合完成其不同的生理功能来维持整个生命活动。这是一种从大到小的纵向性的分类，这种分类对详细了解人体的形态结构与功能的关系有重要作用。它们各自完成自身的功能，如运动系统完成运动功能，心血管系统完成动力供血等功能，消化系统完成食物的消化吸收功能。这种分类方法是对人体组织的简单叠加和拆分，各系统及组织之间缺乏内在的联系，比如，消化系统与循环系统的内在联系、泌尿系统与呼吸系统的联系、耳与足的关系、肺与膀胱的关系等等，这也是目前西医分科越来越细，而各科之间缺乏有效沟通的原因所在。

（二）中医学对人体的分类（功能分类法）

中医学具有 2000 多年的悠久历史，是世界传统医学中最具系统性，而且是应用最广泛的医学。中医学的基本特点之一是整体观念，其中包括对人体的认识。中医学认为人是天地之气和四时（四季）阴阳变化的产物。《内经》："人以天地之气生，四时之法成。"即人与天地（自然）是一个整体。另外，人体本身也是一个整体，是以心为主宰，五脏为中心的有机整体。中医学认为人体是由心、肝、脾、肺、肾五脏，胃、小肠、大肠、三焦、膀胱和胆六腑，皮、肉、筋、脉、骨五体，以及眼、耳、鼻、口、舌、前阴和肛门诸窍共同组成的。所有的这些组织器官都是通过全身经络互相联系起来的，而且这种联系有其独特的规律。即一脏、一腑、一体、一窍构成一个系统，如心、小肠、脉、舌构成心系统；肝、胆、筋、目构成肝系统，脾、胃、肉、口构成脾系统，肺、大肠、皮、鼻构成肺系统，肾、膀胱、骨、耳和二阴构成肾系统。每一个系统，均以脏为首领，故五大系统以五脏为中心。在各系统内，脏、腑、体、窍之间，具有非常密切的联系，脏腑所化生的精气，不但滋养脏腑本身，同时也滋养着形体和官窍，以共同完成人体的生理活动功能。而五脏之中，又以心为最高统帅，即在整个人体中，心对人的生命活动起着主宰作用。同时，五脏之间还存在着五行相生相克的关系，以此维持五大系统间的平衡。从构成物质的角度，中医认为气血津液是构成人体的基本物质，是维持人体生命活动的基本物质。气是不断运动的、极其细微的物质；血是循行于脉内的红色液体；津液是人体一切正常水液的总称。气血津液是人体脏腑生理活动的产物，又为脏腑经络进行生理活动提供所必需的物质和能量，所以，气血津液也是脏腑经络功能活动的物质基础。

（三）针刀医学对人体的分类（综合分类法）

针刀医学研究发现，人体是一个力学结构生命体，人体最根本的属性是运动性，人类从胚胎开始到死亡都离不开运动，运动是人体的固有属性。而力是运动中最基础最重要的元素。人体组织的形态结构都是建立在力学基础上的，如人体某一断面的形状近似圆形，因为圆形是几何形状中最能避免外力损伤的几何形状，人体的重要器官都在颅腔、胸腔、腹腔和盆腔的深层，避免受到外力的损伤。针刀医学根据人体组织的物理性能及外部物理形态，将人体分为刚体（骨组织）、柔体（软组织）和流体（人体的各种体液）。硬组织指骨组织。软组织包括肌肉、韧带、筋膜、关节囊、滑囊、腱鞘等运动系统的软组织，内脏器官以及神经、血管、大脑、小脑、延髓、脊髓等。体液包括血液、淋巴液、各种组织液。根据人体各部位的软组织和硬组织的形态结构和功能不同，将人体软组织和硬组织分为脊柱弓弦力学解剖系统，四肢弓弦力学解剖系统，脊——肢弓弦力学解剖系统和内脏弓弦力学解剖系统。这四个系统相互制约、相互联系，共同完成人体的力学功能，维持人体的力学平衡。

除硬组织（骨组织）之外的一切组织的损伤都可称为软组织损伤，由软组织损伤缓慢演变而成的疾病就称为慢性软组织损伤。包括脊柱弓弦力学解剖系统损伤，四肢弓弦力学解剖系统损伤，脊-肢弓弦力学解剖系统损伤和内脏弓弦力学解剖系统损伤。这个定义大大超过了常说的软组织损伤和慢性软组织损伤疾病的范围，但是这对于深刻认识目前临床上一些慢性疾病极为重要。

慢性软组织损伤这一概念的内涵是各系统软组织急性损伤后，在人体自我修复和自我调节过程中所出现的失代偿现象，即慢性软组织损伤。它的外延是一种迁延难愈的慢性疾病。所以要研究慢性软组织损伤疾病的病因病理，首先要研究软组织损伤后，人体的自我修复和自我调节过程及其结果，才有可能找到所有慢性软组织损伤的真正病因。

二、慢性软组织损伤的范围

过去对慢性软组织损伤疾病的范围认识不足，认为慢性软组织损伤就是运动系统组织器官的损伤。其实这种认识是极不完整的，慢性软组织损伤疾病不仅是指以上这些组织器官受到损害而导致的疾病，还包括内脏器官以及与其相联系的神经、血管、韧带、筋膜、大脑、小脑、延髓、脊髓等。这些组织既然是软组织，那么它们的损伤性疾病就应该是软组织损伤疾病，由此导致的慢性疾病，就属于慢性软组织损伤的范围。比如众所周知的慢性支气管炎、中风后遗症、慢性盆腔炎等，是不是慢性软组织损伤范围的疾病？回答应该是肯定的。

不是要把原来认为不是软组织损伤范围的疾病，一定说成是慢性软组织损伤的疾病，而是因为这些器官本来就属于软组织器官，当它受到各种损伤以后，导致的一些严重慢性病与通常所说的慢性软组织损伤疾病的病因病理完全一致。正因为过去不认识这一点，才使一些顽固性内脏器官损伤性疾病的病因病理难以认识，从而也就找不到有效的治疗方法。这一观点的改变至关重要，它会使我们重新认识这类疾病的本质，而不是被临床错综复杂的现象所迷惑，因而也就能够找到针对性极强的治疗措施，使绝大部分顽固的内脏器官的慢性病变得到治愈，为成千上万的患者解除痛苦。

三、软组织损伤的各种形式

损伤就是指人体组织受到程度不同的破坏，如破裂、断裂、变性、坏死、循环通道堵塞、缺损等。造成机体这些变化的形式大致有如下十一种。

1. 暴力性损伤　指人体受到外来的跌、打、碰、撞、挤、压、拉等所造成的损伤。

2. 积累性损伤　指人体受到的一种较轻微的持续性的反复的牵拉、挤压而造成的损伤，这种损伤通过长时间的积累，超过人体的自我恢复代偿能力，就成为一种积累性损伤疾病。

3. 情绪性损伤　由于情绪过分激动造成血管膨胀、肌肉强烈收缩或痉挛，导致血管壁损伤、肌纤维断裂；或者情绪过分抑制，造成人体内体液（包括血液）循环减慢，使之在某部位潴留、梗死，导致某些器官膨胀而造成损伤，并挤压附近器官，造成损伤的蔓延。

4. 隐蔽性损伤　这种损伤大部分不为患者所察觉，比如在一些娱乐性活动中或偶然的较轻微的跌、打、碰、撞所造成的损伤。当时有疼痛感受，但并未在意，过了一段时间后发觉疼痛，患者往往忽略损伤史，而容易被误诊为其他疾病。

5. 疲劳性损伤　指人体的四肢、躯干或内脏器官长时间超负荷工作所造成的损伤。如过度用脑造成大脑的有关部位的损伤，暴饮暴食造成消化系统（如肝、胃、脾等）有关器官超负荷运作所造成的损伤，长时间激烈的体育活动造成四肢、躯干和内脏有关器官（如心、肺等）超负荷工作所致的损伤，勉强搬抬重物所造成的损伤等等，皆属于疲劳性损伤。

6. 侵害性损伤　指吸烟（烟中的苯并芘、尼古丁）对肺组织的损伤，酗酒造成的肝脏及胃的损伤，药品所造成的肝肾等器官的损伤，食物内的有毒成分、空气中的毒性物质对人体造成的伤害等，最终都造成人体软组织的损伤。

7. 人体自重性损伤　这是指人体过于肥胖，超过正常体重，不仅使心脏负荷太大，造成心肌损伤，而且本身的超常重量也会使某些软组织器官长期处于超负重状态，造成损伤。

8. 手术性损伤　指目前外科手术的大量开展所造成的损伤。外科手术是为了治病，但它所造成的损伤也是不可避免的，外科手术必须破坏切开正常的组织结构才能达到病变就位，手术切口也要通过瘢痕组织才能愈合。所以，外科手术除了治病的积极意义之外，同时也对人体造成一种新的损伤。

9. 病损性损伤后遗症　指由某种疾病造成软组织损伤的结果。如类风湿关节炎引起关节周围的软组织炎性反应，渗出、水肿，最终导致软组织粘连、瘢痕和挛缩，骨关节变形；再如脑中风后引起的麻木、口歪眼斜、肢体瘫痪等。

10. 环境性损伤　指在高温、超高温、严寒环境中作业或由于火热灼伤等所造成的损伤。高温可以引起血管暴张、破裂；严寒可引起软组织痉挛、挛缩（都可以造成牵拉性损伤）并会引起血液、体液潴留、堵塞；火热灼伤造成组织坏死、大量渗出、阻塞循环通道。

11. 功能性损伤　目前西医的检查手段均不能查出器官的形态结构出现异常，但临床上却出现了该器官功能的异常。如阵发性心律失常、窦性心动过缓、神经官能症等。

以上所列举的造成人体软组织损伤的 11 种形式，只有暴力性损伤、积累性损伤是过去医学上研究软组织损伤所指的范围，其余都被列入其他疾病的研究之中，这不能不说是一种失误。因为以上所举各种形式的损伤对人体软组织破坏的性质都是一样的，更为重要的是从组织形态学上来说，它们的病理变化过程几乎都是相同的，而且这些损伤过了急性期之后，都会成为一个新的疾病的致病因素。人体在哪里损伤，人体的自我调节机制就在哪里发挥作用，进行自我修复，在自我修复的过程中，导致四大新的病理因素——粘连、瘢痕、挛缩、堵塞（包括微循环阻塞、淋巴管阻塞、体液通道阻塞等等）的产生。这些新的病理因素就导致了新的疾病，即常说的慢性软组织损伤疾病。以往所说的慢性软组织损伤疾病，都是指运动系统的肌肉、韧带、筋膜、腱鞘、滑囊、关节囊等软组织的慢性疾病，远远没有认识到大多数内脏器官的顽固性慢性病和运动系统的慢性软组织损伤疾病具有相同的病理因素。正因为如此，到目前为止对许多属于慢性软组织损伤的内脏病，还处于无能为力的状态。当然，在慢性软组织损伤新的病因病理学的理论出现之前，对运动系统慢性软组织损伤疾病也是无能为力的。正是因为研究了运动系统慢性软组织损伤疾病的病因病理，并在实践中取得了出乎意料的疗效之后，才使我们进一步发现许多严重的慢性内脏病的发病机制和运动系统慢性软组织损伤疾病是相同的，这给治疗这类慢性内脏病找到了根本的出路。

以上所列 11 种软组织损伤的形式，本身就包括了内脏的软组织损伤，从而使我们能够清楚认识到这类内脏病的根本病因是软组织损伤之后，在自我修复过程中产生的新的病理因素（粘连、瘢痕、堵塞、挛缩）造成的。

四、慢性软组织损伤的病因

关于慢性软组织损伤，多少年来人类在不断的探讨它的病因，并提出了各种理论，这些理论都从不同角度揭示了慢性软组织损伤病理变化过程，为进一步研究慢性软组织损伤的病因提供了条件，但是都没有从根本上解决慢性软组织损伤病因问题。

（一）中、西医学对慢性软组织损伤病因学的认识

关于慢性软组织损伤病因的各种学说颇多，在国内外比较有影响的有以下几种。

1. 无菌性炎症学说　任何刺激作用于机体，只要有适当的强度和时间，并超越了机体的防御能力都可引起炎症。一般致炎因子有如下四类。①生物性因子：致病微生物，如细菌、病毒、立克次体、真菌、螺旋体、寄生虫等。②物理性因子：高温、低温、放射线，以及各种机械损伤。

③化学性因子：包括酸、碱等腐蚀性化学物质和战争毒气。④过敏性因子：如花粉、皮毛、鱼、虾及其他粉尘可作为过敏原引起变态反应性炎症。此外，某些感染后，抗原抗体复合物亦可引起炎症。

慢性软组织损伤的炎症反应，致炎因子当然主要是非生物因子，亦即由非细菌之类的致炎因子所致，故称为无菌性炎症。

慢性软组织损伤所引起的无菌性炎症多为慢性的，一般在急性发作期才有局部疼痛加剧现象。其炎症的局部症状，在体表表现不突出，也不易看到，因为血管充血、氧合血红蛋白增多而呈现的红色，只在表皮下的慢性软组织损伤疾病的急性发作期才可偶尔见到，轻度者病灶处皮肤可见红晕，只有在触诊时才可触知块状、条索状肿物；热也是在触诊时才偶可触知。最主要的局部症状为痛（或麻、酸、胀），功能障碍也表现最为明显。

炎症的转归，有愈复、转变为慢性、扩散三种情况。慢性软组织损伤都是损伤后没有完全愈复，变为不完全愈复，成为经久不愈的慢性疾病。也就是说慢性软组织损伤主要病理机制是慢性无菌性炎症。

2. 闸门学说　即闸门控制学说，这是 1965 年 Melzack 和 Wall 在特异学说和型式学说的基础上，为疼痛控制所提出的，其基本论点是：粗纤维和细纤维的传导都能激活脊髓后角上行的脑传递细胞（T 细胞），但又同时与后角的胶质细胞（SG 细胞）形成突触联系。当粗纤维传导时，兴奋 SG 细胞，使该细胞释放抑制递质，以突触前方式抑制 T 细胞的传导，形成闸门关闭效应。而细纤维传达则抑制 SG 细胞，使其失去对 T 细胞的突触前抑制效应，形成闸门开放效应。另外粗纤维传导之初，疼痛信号在进入闸门以前先经背索向高位中枢投射（快痛），中枢的调控机制在通过下行的控制系统作用于脊髓的闸门系统，也形成关闭效

应。细纤维的传导使闸门开放，形成慢性钝通并持续增强。

3. 激发中心学说　激发中心学说是近 20 年来，国外在研究慢性软组织损伤疾病的病理机制中提出的一种学说。该学说认为慢性软组织损伤疾病的一些顽固性痛点处有一个疼痛的激发中心，这个激发中心是该种疼痛的根源，如果设法把这个激发中心破坏，疼痛就可消失。那么这个激发中心的内在原因是什么？它的组织学、形态学、生物化学和生理学基础是什么？目前只是借助于现代仪器测知，疼痛部位有一个激发疼痛的疼痛源。

4. 筋膜间室综合征学说　筋膜间室综合征（osteofascial compartment syndrome）是一个外来语，"compartment" 的英文原意为 "隔室" "隔间"，如译成间隔综合征，则易于和解剖学上的 "间隔" 相混淆（因为解剖学上一般将肢体内分隔肌肉群的筋膜板称为 "间隔"）而造成误解，所以在我国统一命名为 "筋膜间室综合征"，以表明病变发生在筋膜内的组织上。

此理论认为在肢体中，在骨和筋膜形成的间室内，因各种原因造成组织压升高，由于间室容量受筋膜的限制，压力不能扩散而不断升高，致使血管受压损伤，血液循环受阻，供应肌肉、神经组织的血流量减少，严重者发展为缺血坏死，最终导致这些组织功能损害，由此而产生一系列症候群，统称为 "筋膜间室综合征"。

各种致病因素，急性损伤（如骨折、严重软组织撕裂和挫伤、血管损伤或手术误伤等）和慢性损伤（如软组织劳损、肌肉疲劳，某些出血性、神经性疾病，药物刺激，肾性或医源性原因等）均可导致本病的发生。但其病理变化产生了一个共同的结果，即筋膜包围的间室内组织压不断增高，以致压迫血管，妨碍血液循环，肌肉和神经因此而缺血，甚至坏死。

5. 骨性纤维管卡压综合征学说　对慢性软组织损伤病理的研究发现，四肢许多骨性纤维管的狭窄卡压，可以引起错综复杂的临床症状。如骨间掌侧神经卡压综合征、肘管综合征、腕管综合征、踝管综合征、跗骨窦综合征等，都属骨性纤维管综合征范围。这一发现使我们认识到，途经这些纤维管的神经、血管、肌肉循行部位出现错综复杂的临床症状，其根源在于这些骨性纤维管受伤后变得狭窄，卡压了经过的神经、血管、肌肉。但对狭窄的由来及其在动态下的病理变化，还需进一步研究。

6. 痹证学说　慢性软组织损伤性疾病属于中医痹症范围。《灵枢·贼风》云："若有所堕坠，恶血在内而不去，卒然自怒不节……寒温不时，腠理闭而不通，其开而遇风寒，则血气凝结，与故邪相袭，则为寒痹"。

痹者，闭也，闭塞不通之义。外伤日久，再 "寒温不时"，则 "气血凝结，与故邪相袭"，闭而不通而为痹，这是讲暴力外伤后遗的软组织损伤疾病。对于劳损引起者，经文也有阐述，《素问·宣明五气篇》云："五劳所伤，久视伤血，久卧伤气，久坐伤肉，久立伤骨，久行伤筋，是谓五劳所伤"。所谓血、肉、筋都指软组织，所谓 "久" 就是时间长久，时间久而伤，即现代所说之劳损，亦即慢性软组织损伤。

关于痹证的临床症状，《素问·痹论》中说："痹，或痛，或不痛，或不仁"。又说："痛者寒气多也，有寒故痛也；其不通不仁者，病久入深，荣卫之行痹，经络时疏，故不通，皮肤不营故为不仁。"不仁，就是知觉不灵、麻木之意，与慢性软组织损伤的痛、麻症状完全一致。

当然，中医学所言之 "痹" 不是单指目前常说的慢性软组织损伤疾病，包括范围较广，有筋痹、骨痹、皮痹、脉痹、肌痹等多种疾病。

"痹" 是不通的意思，是气血运行郁滞而导致功能紊乱的病理概念；也是气血郁滞后产生局部疼痛和感觉迟钝、麻木不仁、运动障碍、无力、挛缩等症状的总称。清代医家沈金鳌在《杂病源流犀烛》一书中，对"痹"的说明更加清楚："痹者，闭也，三气杂至，壅蔽经络，血气不行，不能随时祛散，故久而为痹。或遍身或四肢挛急而痛者，病久入深也。"

对于慢性软组织损伤这一类疾病，在中医学"痹"证病理学的理论指导下，千百年来用"温通辛散、活血化瘀"等方法进行治疗，虽费时费药，但取得了一定的效果。

7. 筋出槽学说 皮肤、皮下组织、肌肉、肌腱、筋膜、韧带、关节囊、滑液囊以及神经、血管等在中医学中统称为筋，西医学中称为软组织。筋出槽，就是说这些软组织在损伤后离开原来的正常位置，故中医学有筋转、筋歪、筋走、筋翻等具体名称。软组织损伤的各种疾病，中医学统称为"伤筋"，筋出槽为其重要的病理变化。

筋出槽学说，是中医学在软组织损伤疾病病理方面的一大独特贡献，对临床治疗具有积极而有效的指导作用，提示急性软组织损伤疾病可完全性愈复。有一些急性软组织损伤未能完全性愈复，变为慢性软组织损伤疾病，一部分就是由于在治疗急性软组织损伤时，未能将筋转、筋歪、筋走、筋翻等病理变化纠正而造成的。当然急性软组织损伤并不都是筋转、筋歪、筋走、筋翻等筋出槽的问题，还有其他如筋断、筋柔、筋粗等问题。

急性损伤的筋出槽未纠正，变为慢性筋出槽问题依然存在，并且还会因自我修复、血肿机化而被固定下来。那么，到了慢性期，筋出槽问题还是不是主要病理因素？筋翻、筋歪、筋转等问题是否有办法解决？当然，慢性软组织损伤包括的另一类积累性劳损所引起的疾病，就很少有筋出槽的问题。筋出槽的病理学说能否给慢性软组织损伤的治疗提供有效的理论依据？又有何方法解决？这都是值得深思的问题。

8. 气滞血瘀学说 中医学对慢性软组织损伤所表现的疼痛，认为主要是由于"气滞血瘀"所引起，即所谓"不通则痛"。因为慢性软组织损伤疾病，显著的肿胀都不明显，皮肤颜色大都正常。不像急性损伤那样，伤肿严重，病情严峻急迫，疼痛剧烈，而是慢慢隐痛，亦有的时发时止，休息后减轻，劳作后加重，此即为气血凝滞、流通不畅使然。

这种对慢性软组织损伤的病理认识是有一定道理的。中医所讲的"气"，即现代所说的能量动力和呼吸之气。"血"，即血液、血流。损伤日久，局部和整体能量均受损耗，且加疼痛，动力无从发挥；损伤时络破血溢，日久不能恢复，局部组织变性，局部血液被阻，病变部位缺血缺氧，当然就是气滞血瘀了。

9. 肌筋紧张学说 近年来，中国学者对慢性软组织损伤的病理作了深入的观察和研究，根据中医学的有关理论，提出了可与气滞血瘀理论相媲美的肌筋紧张学说，并提出和"不通则痛"相对应的"不松则痛"的论断。这一病理观点，无疑更加接近慢性软组织损伤病理的本质，带给了临床更多的启迪和指导。损伤日久，在局部发生一连串生物物理学和生物化学变化，在自我修复过程中，局部缺氧缺血，软组织挛缩。中医学就有"大筋变短，小筋变粗"的说法。

这一学说的提出，对慢性软组织损伤的病理研究来说确是一大进步，它揭示了慢性软组织损伤疾病中一个重要的病理变化。

前文所述的九种病因学说，都是从静态的组织学、形态学、生物物理学和生物化学的角度对慢性软组织损伤的病理机制来研究的，主要针对某些运动系统软组织损伤的组织形态结构的及有效成分变化进行研究，没有从人体解剖组织的力学功能和力学关系角度进行研究，所以得出的结果共性小，差异性大。而且没有将内脏等组织器官列为软组织的范畴，所以，更谈不上研究慢性内脏疾病与软组织关系了。

（二）针刀医学对慢性软组织损伤病因学的认识

自1976年朱汉章教授发明针刀以来，针刀疗法经历了30多年的风风雨雨，历尽艰辛，几度浮沉，从农村到城市，从基层医院到三甲医院，从一种疗法发展成为一门新兴医学体系，从师带徒的培训模式发展到大学五年制本科学历教育，靠的是什么？靠的是针刀的疗效，疗效才是硬道理。针刀以其卓越的疗法治愈了困惑人类健康的两大病症，即慢性软组织损伤性疾病和骨质增生性疾病，同时，还治疗了大量内、外、妇、儿、五官、皮肤等多科临床疑难杂症，包括脊柱侧弯、痉挛性脑瘫、中风后遗症、扭转痉挛、慢性盆腔炎等近三百种疾病。实现了五个转变：变不治为可治、变开放性手术为闭合性手术、变复杂治疗为简单治疗、变痛苦治疗为几乎无痛苦治疗、变久治不愈为疗效立竿见影。针刀疗法以其器械简单、费用低廉、疗效神奇，充分证明了它的科学性，赢得了千百万患者和国内外医学专家学者的一致好评。只要使用过针刀疗法的大夫，无不为针刀神奇的疗效所折服。

很长一段时间以来，因针刀医学基础理论不够完善，导致针刀手术定位不准确、操作不规范而遭受到一些质疑。为此，在总结朱汉章教授针刀医学基础理论的基础上，经过大量的针刀临床实践，创新性地提出了人体骨与软组织之间存在一个力学解剖系统——人体弓弦力学解剖系统。这个解剖系统论证了骨与软组织的内在力学联系以及二者与内脏之间的内在联系，找到了慢性软组织损伤、骨质增生及慢性内脏疾病的内在联系，揭示了针刀治疗部位与人体解剖结构的内在联系，明确了粘连、瘢痕和挛缩形成的机制及部位，压痛点与疾病的关系，补充和完善了针刀医学基础理论，实现了针刀医学诊疗的可重复性。

针刀医学研究发现，各种原因引起人体相关弓弦力学系统解剖结构的形态变化，导致弓弦力学解剖系统的力平衡失调是导致慢性软组织损伤性疾病的根本原因。

五、慢性软组织损伤的病理机制——网眼理论

（一）网眼理论的定义

慢性软组织损伤不是一个点的病变，而是以人体弓弦力学解剖系统为基础，形成以点成线、以线成面的立体网络状的一个病理构架。我们可以将它形象地比喻为一张渔网，渔网的各个结点就是弓弦结合部，是软组织在骨骼的附着点，是粘连、瘢痕和挛缩最集中、病变最重的部位，是慢性软组织损伤病变的关键部位；连结各个结点网线就是弦（软组织）的行经路线。

由于软组织的附着部位不同，同一个骨骼又有多个软组织的附着，而这些软组织的行经路线也是各不相同，所以就形成了以软组织在骨骼的附着点为结点，以软组织的路线为网线的立体网络状病理构架。

慢性软组织损伤是人体对软组织损伤的自我修复和代偿的结果。当人体某一软组织受到异常应力的作用后，首先在病变部位造成局部的出血、渗出，人体会通过自身的调节系统，对损伤部位进行修复。如果这种修复是完全的、彻底的，人体就恢复正常的动态平衡状态；如果粘连、瘢痕和挛缩产生了异常应力，就会引起软组织挛缩，导致这个软组织的力平衡失调。由于同一骨平面有多个软组织的附着，一个软组织损伤后，就会引起周围软组织的受力异常，导致周围软组织的粘连和瘢痕。而同一骨平面所附着的软组织的行经路线各不相同，又会引起多个软组织的粘连、瘢痕和挛缩，从而形成一个以点成线，以线成面，以面成体的网络状病理构架。

慢性软组织损伤病理构架的网眼理论为研究慢性软组织损伤提供了形态病理学论据，为提高针刀治愈率，降低复发率提供了形态解剖学基础。

（二）现代创伤愈合的方式

1. 炎症反应期 软组织损伤后，局部迅速发生炎症反应，可持续 3～5 日。此过程中最主要的病理反应是凝血和免疫反应。凝血过程中，引发血小板被激活、聚集，并释出多种生物因子，如促进细胞增殖的血小板源性生长因子、转化生长因子，这些因子和血小板释放的花生四烯酸、血小板激活的补体 C5 片段等共同诱导吞噬细胞的趋化。血小板源性生长因子在炎症反应后期参与肉芽组织毛细血管的形成，增加血管通透性，使中性粒细胞、单核细胞游离出血管，并在趋化物的作用下到达损伤部位。免疫反应首先是中性粒细胞、单核 - 巨噬细胞的作用，中性粒细胞首先进入损伤组织，并分泌血小板活化因子和一些趋化物质，在各种生长因子和趋化物的联合作用下，随之单核细胞到达损伤部位，并转化为巨噬细胞。上述中性粒细胞和单核 - 巨噬细胞均具有很强的清除坏死组织、病原体的功能。单核 - 巨噬细胞是炎症阶段的主要分泌细胞，它可以分泌许多生长因子和刺激因子。这些因子为炎症后期的细胞增殖分化打好了坚实的基础。同时，巨噬细胞还可影响生长因子和细胞间的相互作用，没有巨噬细胞，它们将不易发挥作用。淋巴细胞和肥大细胞也参与炎症反应，它们对血管反应、组织再生修复能力等均有影响。

2. 细胞增殖分化期 此期的特征性表现是通过激活细胞的增殖分化活动来修复组织缺损。对表浅损伤的修复主要是通过上皮细胞的增殖、迁移并覆盖创面完成；对于深部其他软组织损伤则需要通过肉芽组织形成的方式来进行修复。肉芽组织的主要成分是成纤维细胞、巨噬细胞、丰富的毛细血管和丰富的细胞间基质。在普通软组织中，成纤维细胞是主要的修复细胞。肉芽组织内的血供来源于内皮细胞的增殖分化和毛细血管的形成，先是内皮细胞在多肽生长因子的趋化下迁移至伤处，迁移至伤处的内皮细胞在一些生物因子的刺激下开始细胞增殖，当内皮细胞增殖到一定数目时，在血管生成素等血管活性物质的作用下，分化成血管内皮细胞，并彼此相连形成贯通的血管。

3. 组织的修复重建期 肉芽组织形成后，伤口将收缩。而后，体表损伤由再生上皮覆盖或瘢痕形成；深部损伤则形成肉芽组织达到损伤的暂时愈合。在普通的软组织损伤中，再经过组织重建，即肉芽组织转变为正常的结缔组织，成纤维细胞转变为纤维细胞，从而实现损伤组织的最终愈合。

（三）慢性软组织损伤的本质

慢性软组织损伤后，人体通过自我修复、自我调节过程对受损软组织进行修复和重建，其修复重建方式有 3 种：一是损伤组织完全修复，即组织的形态、功能完全恢复正常，与原来组织无任何区别；二是损伤组织大部分修复，维持其基本形态，但有粘连或瘢痕或者挛缩形成，其功能可能正常或有所减弱；三是损伤组织自身无修复能力，必须通过纤维组织的粘连、瘢痕和挛缩进行修复，其形态和功能都与原组织不同或完全不同，成为一种无功能或有碍正常功能的组织。了解创伤愈合和过程，正确认识粘连、瘢痕和挛缩及堵塞的本质，对针刀治疗此类疾病具有重要临床指导作用。

1. 粘连的本质 粘连是部分软组织损伤或手术后组织愈合时必然经过的修复过程，它是人体自我修复的一种生理功能。但是，任何事物都有两面性，当急、慢性损伤后，组织的修复不能达到完全再生、复原，而在受伤害的组织中形成粘连、瘢痕或（和）挛缩，当这种粘连和瘢痕影响了组织、器官的功能，压迫神经、血管等，就会产生相关组织、器官的功能障碍，从而引发一系列临床症状。此时，粘连就超过了人体本身修复的生理功能，而成为慢性软组织损伤中的病理因素。粘连的表现形式有以下几种：

（1）肌束膜间的粘连 正常状态下，每块肌肉收缩时并非所有的肌纤维全部同时参与活动，而是部分舒张，部分收缩，这样交替运动才能保持肌张力。如果肌内部损伤，肌束间发生粘连，肌束间便会产生感觉或运动障碍，在肌内可产生条索或结节之类的病变，这种情况多发生在单一的肌肉组织肌腹部损伤。

（2）肌外膜之间的粘连　即相邻的肌肉外膜之间的粘连。如果是两块肌肉的肌纤维方向相同，而且是协同肌之间的粘连，可能不产生明显的运动障碍，也就不会引起较重症状；如果两块肌肉的肌纤维走行方向不同，当一块肌肉收缩时，这种粘连影响到收缩肌肉本身及相邻肌肉的运动，妨碍其正常功能，临床上可检查到压痛、条索、结节等改变，如肱二头肌短头与喙肱肌之间的粘连。

（3）肌腱之间的粘连　如桡骨茎突部肌腱炎引起拇长展肌腱与拇短伸肌腱之间的粘连。

（4）腱周结构之间的粘连　腱周结构包括腱周围疏松结缔组织、滑液囊、脂肪垫或软骨垫等组织，它是保护腱末端的组织结构，当肌腱末端受到损伤时，因出血、渗出、水肿等无菌性炎症而产生腱末端与腱周结构的紧密粘连，这种粘连可发生在腱与自身的腱周结构之间，也可发生于两个相邻的腱周围结构之间。

（5）韧带与关节囊的粘连　关节囊周围，有许多韧带相连，有的与关节囊呈愈着状态，密不可分，成为一体，而另一部分则多是相对独立、层次分明的。它们各自有独立的运动轨迹，当它们损伤之后，关节囊与韧带之间、韧带与韧带之间，会产生粘连。如踝关节创伤性关节炎，就是由于外伤引起踝关节囊与三角韧带及腓跟韧带的粘连。

（6）肌腱、韧带与附着骨之间的粘连　肌腱和韧带均附着于骨面上，有的肌腱行于骨纤维管道中，在肌腱、韧带的游离部损伤时，肌腱和韧带的起止点及骨纤维管会产生粘连，影响关节运动，造成关节运动障碍，产生一系列症状。如肩周炎，就是肩关节周围的肱二头肌短头起点、肱二头肌长头

通过结节间沟部，以及肩袖周围起止点之间的粘连，引起肩关节功能障碍。

（7）骨间的粘连　即骨与骨之间连接的筋膜、韧带和纤维组织之间的粘连，如胫腓骨间膜的粘连、尺桡骨间膜的粘连、腕关节内部韧带连接处的粘连等。

（8）神经与周围软组织的粘连　神经与周围软组织发生粘连或神经行经线路周围的软组织因为粘连对神经产生卡压，如神经卡压综合征、颈椎病、腰椎间盘突出症、腰椎管狭窄症、梨状肌综合征等疾病的症状、体征就是由此而引起的。

2. 瘢痕的本质　通过西医病理学的知识，知道损伤后组织的自我修复要经过炎症反应期、细胞增殖分化期和组织修复重建期才能完成。在急性炎症反应期和细胞增殖分化期后，损伤处会产生肉芽组织，其成分为大量的纤维母细胞，这些细胞分泌原胶原蛋白，在局部形成胶原纤维，最终，纤维母细胞转变为纤维细胞。随着胶原纤维大量增加，毛细血管和纤维细胞则减少，随之，肉芽组织变为致密的瘢痕组织。3周后胶原纤维分解作用逐渐增强，3个月后则分解、吸收作用明显增生，可使瘢痕在一定程度上缩小变软。在软组织（肌肉、肌腱、韧带、关节囊、腱周结构、神经、血管等）损伤的自我修复过程中，肌肉、肌腱纤维及关节囊等组织往往再生不全，代之以结缔组织填充。最后形成瘢痕组织。从病理学的角度看，瘢痕大都是结缔组织玻璃样变性。病变处呈半透明、灰白色、质坚韧，纤维细胞明显减少，胶原纤维组织增粗，形成均匀一致的玻璃样物。当这种瘢痕没有影响到损伤组织本身或者损伤周围的组织、器官的功能时，它是人体的一种自我修复的过程。然而，如果瘢痕过大、过多，造成了组织器官的功能障碍时，使相关弓弦力学系统力平衡失调，从而成为一种病理因素，这时，就需要针刀治疗了。

3. 挛缩的本质　挛缩是软组织损伤后的另一种自我修复形式，软组织损伤以后，引起粘连和瘢

痕，以代偿组织、器官的部分功能，如果损伤较重，粘连和瘢痕不足以代偿受损组织的功能时，特别是骨关节周围的慢性软组织损伤，由于关节周围应力集中，受损组织就会变厚、变硬、变短，以弥补骨关节的运动功能需要，这就是挛缩。瘢痕是挛缩的基础，挛缩是粘连、瘢痕的结果。他们都因为使相关弓弦力学系统力平衡失调，从而成为一种病理因素。

4. 堵塞的本质 针刀医学对堵塞的解释是软组织损伤后，正常组织代谢紊乱，微循环障碍，局部缺血缺氧，在损伤的修复过程中所形成的粘连、瘢痕、挛缩，使血管数量进一步减少，血流量锐减，导致局部血供明显减少，代谢产物堆积，影响组织器官的修复，使相关弓弦力学系统力平衡失调，从而成为一种病理因素。

综上所述，通过对慢性软组织损伤的病理构架分析，我们可以得出以下结论。

1. 慢性软组织损伤是一种人体自我代偿性疾病，是人体在修复损伤软组织过程中所形成的病理变化。人体的自我修复、自我代偿是内因，损伤是外因，外因必须通过内因才能起作用，针刀疗法的作用是调整人体自我修复、自我代偿，帮助恢复人体弓弦力学解剖系统的力平衡。

2. 粘连、瘢痕和挛缩的组织学基础有一个共同的特点，它们的结构都是纤维结缔组织，为什么呢？这是因为纤维结缔组织是软组织中力学性能最强的组织。由此可以看出，人体对外部损伤的修复和调节方式是一种力学的调节方式，意在加强人体对异常应力损害的对抗能力。如果纤维结缔组织都不能代偿异常的力学损害，人体就会通过硬化、钙化、骨化来代偿，这就是骨质增生的机制。

3. 慢性软组织损伤的病理过程是以点－线－面－体的形式所形成的立体网络状病理构架。它的病理构架形成的形态学基础是人体弓弦力学系统。慢性软组织损伤后，该软组织起止点即弓弦结合部的粘连、瘢痕、挛缩和堵塞，就会影响在此处附着的其他软组织，通过这些组织的行经路线即弦的走行路线向周围发展辐射，最终在损伤组织内部、损伤组织周围、损伤部位与相邻组织之间形成立体网状的粘连、瘢痕，导致弓弦力学系统形态结构异常，影响了相关弓弦力学系统的功能。

4. 内脏弓弦力学解剖系统的力平衡失调是引起慢性内脏疾病的重要原因。

第二节 慢性软组织损伤病因病理学理论对针刀治疗的指导作用

通过对慢性软组织损伤类疾病及骨质增生疾病的病因病理学研究得出了动态平衡失调是引起慢性软组织损伤的根本病因，力平衡失调是引起骨质增生的根本病因。针刀通过切开瘢痕、分离粘连与挛缩、疏通堵塞，从而恢复动态平衡、力平衡，使疾病得以治愈。也就是说慢性软组织损伤和骨质增生的病因病理是人体软组织和骨关节的运动功能受到限制。但针刀治疗与功能平衡的关系是什么？针刀手术如何调节平衡？病变的粘连瘢痕在什么部位？疼痛点或者压痛点就是粘连、瘢痕和挛缩的主要部位吗？针刀是通过什么方式去促进局部微循环的？针刀治疗脊柱相关疾病的机制是什么？一种疾病的针刀治疗点如何把握？选择多少个治疗点是合适的？一种疾病针刀治疗的疗程究竟如何确定？在同一部位反复多次做针刀治疗有没有限度？究其原因，其根本问题在于平衡只是一个功能概念，针刀治疗与功能平衡之间缺乏一个物质基础，没有这个基础，针刀疗法就变成了一种无序化过程，一种无法规范的盲目操作。

有研究表明，人体弓弦力学系统受损是引起慢性软组织损伤的根本原因。慢性软组织损伤的病理构架以后，针刀治疗的解剖部位及范围就迎刃而解了，针刀治疗就从盲视手术变为非直视手术，就能做到有的放矢，准确治疗，从源头上解决了针刀安全性的问题，对针刀医学的发展具有重要的现实意义和深远的历史意义。

综上所述，可以得出以下结论：

第一，根据慢性软组织损伤的网眼理论，针刀整体治疗也应通过点、线、面进行整体治疗，破坏疾病的整体病理构架，针刀治疗是以恢复生理功能为最终目的的平衡治疗，而不是仅以止痛作为治疗的目标。

第二，网眼理论将中医宏观整体的理念与西医微观局部的理念有机结合起来，既从总体上去理解疾病的发生发展，又从具体的病变点对疾病进行量化分析，对于制定针刀治疗慢性软组织损伤性疾病的整体思路、确定针刀治疗的部位、针刀疗程以及针刀手术后手法操作都具有积极的临床指导意义。

第三，慢性软组织损伤的病理构架所提出的网眼理论将针刀治疗从"以痛为俞"的病变点治疗提高到对疾病的病理构架治疗的高度上来，将治疗目的明确为扶正调平，显著提高了针刀治疗疾病的治愈率，降低了针刀治疗疾病的复发率。

下面我们就以肩周炎为例，分析慢性软组织损伤的病因、病理构架及针刀治疗整体松解全过程。

肩周炎是一种临床上的常见病和多发病，该病老年妇女较多见，严重影响患者的生活质量。关于该病的病因和病理机制争论很多，西医认为，该病是肩部软组织退行性变而引起肩关节的关节囊和关节周围广泛的慢性无菌性炎症，软组织广泛粘连，限制了肩关节的活动，因此，有"冻结肩""凝肩"之称。也有学者认为本病与内分泌、肥胖有关。有部分患者未通过任何治疗，3～6个月后自行痊愈，故有学术将其称为"自愈性疾病"。中医热敷、封闭、针灸、按摩等疗法对该疾病均有一定疗效。

针刀医学认为，肩周炎是一种典型的自我代偿性疾病，由于局部的一个病变点，如肱二头肌短头起点受到异常力学损伤后，人体为了保护和修复受伤的肱二头肌短头，就会在局部形成粘连、瘢痕和挛缩，而且为了使受伤的软组织得到休息和部分修复，必然限制肩关节的功能。关节活动受限的结果就是肩关节周围的结构如肱二头肌长头经过结节间沟处、小圆肌及肩胛下肌止点以及肩关节周围的韧带、关节长期在异常的解剖位置进行活动，导致肩关节周围的肌肉、韧带、滑液囊损伤，出现粘连、瘢痕和挛缩，造成肩关节周围软组织内广泛的粘连、瘢痕和挛缩，从而形成了以点成线、以线成面、以面成体的立体网络状的病理构架。最终导致肩关节功能严重障碍，甚至引起关节强直。根据原始损伤的严重程度不同，人体对损伤的反应不同，人体的修复调节的程度和快慢也会有不同，有的患者症状轻，经过自我修复和锻炼一段时间后，拉开了局部的粘连和瘢痕，没有经过医生治疗，肩关节功能得以恢复，临床表现自然消失，这就是有些学者提出的肩周炎是一种不需要治疗的自愈性疾病的原因。但有的患者，由于损伤重，自我修复功能差，肩关节周围的粘连、瘢痕就成了引起肩周炎的发病原因。其发病的关键部位是肱二头肌短头的附着点喙突处、肩胛下肌在小结节止点处、肱二头肌长头经过结节间沟处、小圆肌的止点，通过对这四个病变关键点进行针刀松解，1～2次就能治愈该病。

针刀之所以能在短时间内治愈肩周炎，是源于针刀医学对慢性软组织的重新认识。针刀医学研究发现，人体的骨连接类似于弓箭连接，骨是弓，连接骨的软组织是弦，软组织在骨的附着部称为弓弦结合部。一副弓本身就是一个密闭的力学系统，根据弓箭的受力分析，由于弓和弦的材料不同，所以弓弦结合部是应力集中部位，如果搭上箭，弦上又有一个应力集中点。应用于人体其应力集中点就在软组织在骨的附着处（弓弦结合部）以及软组织的行经路线与其他软组织产生摩擦的部位（弦的应力集中部）。肩关节周围有众多软组织的起止点，它们各自按照不同的方向走行。所以，当一个弓弦结合部（如肱二头肌短头起点损伤）受损后，就会引起邻近的弓弦结合部（如肱二头肌长头经过结节间沟处、小圆肌及肩胛下肌止点以及肩关节周围的韧带、关节囊）的粘连和瘢痕。从而形成立体网络状的病理构架，所以，只对压痛点实施的治疗方法有一定疗效，但由于不能破坏肩周炎的病理构架，故疗效有限。针刀松解病变的关键点，加上针刀术后手法彻底破坏了肩周炎的病理构架，从根本上阻断了疾病的发展，达到治疗目的。

第四章

骨质增生病因病理学理论

骨质增生疾病是全球性的疑难病症，中老年人群发病率很高，世界各国医学界对它的病因都进行了大量的研究，目前只有一种理论被广泛地接受，这种理论认为：骨质增生的根本病因是退行性变。所谓退行性变，就是老化的意思，而人的衰老是不可逆转的自然规律，那么老化也就是不可逆转的，老化不可逆转，退行性变也就不可逆转。因此，骨质增生疾病也就不可能得到根本的治疗。事实是不是这样呢？骨质增生的根本原因到底是什么？

第一节　骨质增生病因病理学理论概述

一、骨质增生的概述

（一）西医学对骨质增生的认识

关于骨质增生病因学的研究在世界范围内已有半个多世纪的历史，一直以来公认的理论认为骨质增生的病因是退行性变。但这种理论不能给临床提供治疗的帮助，人成年后随着年龄的增长，衰老是不可避免的，即老化是不可逆转的，即退行性变的理论，把骨质增生定位为一种不可逆转的疾病。另外退行性变的理论也不能圆满地解释许多临床现象，比如许多二十多岁的人就患了骨质增生，二十多岁的人怎么就老化了呢？那么骨质增生的真正病因是什么呢？长久以来，各国专家对骨质增生的病因进行了各种各样的研究探索，有的从骨化学方面进行研究，对增生的骨质进行化学分析，结果发现增生的骨质和人体正常的骨质其化学成分完全一样；有的从骨内压方面进行研究，用现代先进的仪器设备对骨质增生部位的内压进行测量，结果也未发现异常。因此骨质增生的病因目前尚不明了。

（二）中医学对骨质增生的认识

骨质增生属中医的"痹证"范畴，亦称"骨痹"。《素问·长刺节论》："病在骨，骨重不可举，骨髓酸痛，寒气至，名曰骨痹。"中医学认为本病的发生发展与肝肾亏虚、外伤与劳损、感受风寒湿邪、痰湿内阻、瘀血阻络等有关。

1. 肝肾亏虚　中医学认为"肾主藏精，主骨生髓"，若肾精充足则肌体强健，骨骼外形及内部结构正常，且可耐劳作。而"肝主藏血，主筋束骨利关节"，肝血充足则筋脉流利强劲，静可保护诸骨，充养骨髓；动则约束诸骨，免致过度活动，防止脱位。若肾精亏虚，肝血不足，则骨髓发育异常，更兼筋肉不坚，荣养乏源。久之关节在反复的活动过程中，可渐渐地受到损害而过早过快地出现退变。

2. 外伤与劳损　一时性承受超强度的外力，包括扭、挫、撞、跌等，或长时间承受超强度的外力劳损，如特定状态下采取不正确姿势持续紧张地劳作等，都可造成关节的急性或慢性损伤，以发生在颈、腰段脊柱及髋、膝、踝等负重关节较多。当外力作用于上述部位时，可引起受力最集中的关节局部发生气血逆乱，严重的导致筋损骨伤、血流不循常道而溢于脉外形成瘀血凝滞，导致关节骨骼结构受损，失去滋养，久之，退行性疾病便会出现。

3. 外感风寒湿邪 感受风寒、着凉、久居潮湿之地、冒雨涉水等，外邪乘机侵犯肌表经络，客于关节、筋骨，可引起气血运行阻滞，经脉阻痹，筋骨失养，渐成骨痹。

4. 痰湿内阻 "肥人多痰湿"，故体胖之人易患本病，肥胖之体，多阳虚湿盛，湿聚成痰，随经流注于关节部位；又体胖之人可加重关节之负重，二者均可造成关节局部血运不畅、筋骨失养，久则成痹。

（三）针刀医学对骨质增生病因病理的认识

过去的研究忽略了"力"在人体内的重大作用，更忽略了"力"在骨质增生发生当中的重大作用。针刀医学从人体力学解剖结构入手，提出了人体内存在一个以骨连接为中心的力学传导系统——人体弓弦力学解剖系统，通过研究人体弓弦力学解剖系统的力学特性，以及关节软骨和软组织的附着点处在持续长时间的高应力作用下的变化过程，发现骨质增生的真正原因是骨关节周围软组织的高应力，骨质增生是软组织损伤所造成的骨关节力平衡失调的结果。就此提出了骨质增生的根本原因是"骨关节力平衡失调"，是慢性软组织损伤在骨关节的特殊表现形式的新理论。并且研究了人体内不同的异常力学状态（压力、拉力、张力）所造成骨质增生的不同情况，同时证明这些骨质增生的特点都是符合力学规律的（即力的三要素，作用点、方向、大小），全面地揭开了骨质增生病因的本质。这一理论的建立，不仅揭开了骨质增生病因病理学之谜，更重要的是对治疗骨质增生疾病找到了根本的出路，那就是恢复人体内骨关节周围软组织的力学平衡。针刀医学全面系统地阐述了恢复人体内骨关节周围软组织的力学平衡的方法和治疗原则，并

且创造了一整套的治疗各种部位骨质增生的具体操作方法，使数以百万计的骨质增生病患者恢复了健康。

二、人体内的三种力学形式

人体在不断进化过程中，由于受到各种力学影响，逐渐形成自身的解剖力学系统。同时，人体又受到地球引力的影响，可以说人是生长在力的汪洋大海之中。力学因素每时每刻都影响着机体各层次的生命活动过程，所以研究人体的生理病理时，力是不可忽视的因素。力在维持正常生命活动中起着积极的作用，而不正常的力学状态是造成众多临床疑难杂症的主要原因。

人体内力学系统所表现的力学形式是多种多样的，但概括起来只有三种基本的力学形式，即拉力、压力和张力。力的反作用力，又称为应力，对于人体来说，各种力对它的作用都有反作用力，所以在研究力对人体的影响时，都采用应力这个概念，这样人体内的三种基本力学形式就称为拉应力、压应力和张应力。

1. 拉力和拉应力 拉力是沿一条线向两端方向相反的离心作用力，拉应力是拉力的反作用力（图 4 – 1）。

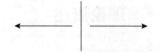

图 4 – 1　拉力与拉应力示意图

2. 压力和压应力 压力是沿一条线方向相对的向心作用力，压应力是压力的反作用力（图 4 – 2）。

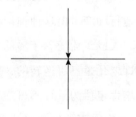

图 4 – 2　压力与压应力示意图

3. 张力和张应力 张力是从一个圆的中心或一

个球的中心向周围扩散的作用力，张应力是张力的反作用力（图4-3）。

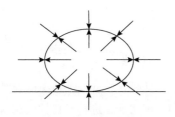

图4-3　张力与张应力示意图

4. 人体组织的力学结构　组成人体的各种物质从外部物理性质来分类，可分为刚体、柔体和流体。骨组织属于刚体；各种软组织，包括大脑、脊髓和各种内脏器官、肌肉、韧带、筋膜、腱鞘、神经、滑囊、关节囊等都属于柔体；各种体液包括血液都属于流体。由于压力是沿一条线方向相对的向心作用力，因此不管是刚体、柔体还是流体都可能受到压力的影响，但主要是刚体。而拉力主要作用于各种软组织。张力主要是流体在流动时由于管腔容量小而流体的流量大所产生的作用力和流体被堵塞、滞留时所产生的作用力。比如人体的所有关节都有骨性组织即刚体构成它的主要部分，故相对应的骨关节面会受到压应力的影响；大脑、脊髓和内脏器官在人体内都呈现悬挂式，因受地球引力的作用，其自身重量就形成了对抗性的拉力，所以都受到拉应力的影响；软组织的两端或周边都附着在其他组织结构上，因此也受到拉应力的影响；而体液包括血液容易产生张力，因此在组织器官内容易受到张应力的影响。

三、人体对异常力学状态的调节与适应

（一）人体的异常力学状态表现方式

理解了人体内正常的力学状态对人体生命活动具有重大意义。但是，任何事物都有两面性。当人体内的力学状态发生异常时，力对人的生命活动就会产生不良影响，甚至引起严重的疾病。人体的异常力学状态表现方式为力的作用点、力的方向、力的大小的改变。

通过人体弓弦力学解剖系统，使我们认识到，人

体的力学传导是通过骨连接进行传导的。不管是直接骨连接还是间接骨连接，它们的功能都是进行力的传导。后者是一个密闭的力学解剖系统。它同时传导三种力，即压应力、拉应力和张应力。单关节弓弦力学解剖系统就是人体内最小的力学传导系统。

（二）人体对异常应力的三种自我调节方式

人是有生命的活体，人体内一切组织结构的力学状态都是为生命活动服务的，当这些组织结构的力学状态发生改变时，就会对人的生命活动产生影响甚至破坏，人体就会发挥自己生命的本能，对影响或者破坏生命活动的力学状态进行调整或对抗，使这种影响和破坏的程度尽量降低或者是消失，只有当这种影响和破坏的程度完全超越了人体自身调整和对抗能力，人体的这种自身调节和对抗能力才无法有效发挥作用，这时人体的生命活动必将遭受严重的破坏甚至死亡。

下面以单关节为例，阐述人体对异常应力的调节过程。在一个关节中，同时受到张应力、压应力和拉应力的共同影响（图4-4）。三者之间既有区别，又有联系，不可分割。构成关节的骨骼主要承受压应力，关节周围的软组织（关节囊、韧带、筋膜）主要承受拉应力，关节内的滑液主要承受张应力。正常情况下，三个力相互平衡，相互渗透，相互制约，它们共同维持正常的关节位置及关节的运动功能。一旦

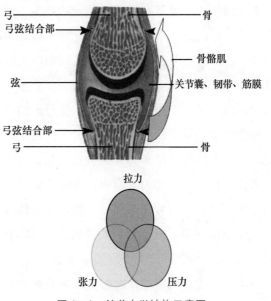

图4-4　关节力学结构示意图

其中的一个应力发生改变，就会影响关节的整体力学环境，最终导致三个应力平衡失调，引起关节功能障碍。

多数情况下，关节的损害都是从软组织开始的，根据人体弓弦力学解剖系统理论分析，弓弦结合部及弦的行经路线是应力的集中点，是最容易受到损伤的。临床上也是如此，外力首先损伤软组织，如肌肉、韧带、筋膜、关节囊。造成关节软组织的拉力平衡失调，出现局部软组织损伤出血、水肿、功能障碍，代谢产物堆积等，人体在损伤的同时就会产生自我修复和自我调节，首先动员体内凝血机制止血，同时在局部产生炎症样改变，最终通过粘连、瘢痕和挛缩形成纤维结缔组织代偿软组织所。如果是轻微损伤，粘连、瘢痕和挛缩的纤维组织就会转变成为正常组织，恢复软组织的拉力平衡，损伤在短时间内完全恢复正常。如果损伤重，就会遗留部分粘连、瘢痕和挛缩的组织，软组织的拉力平衡不能恢复，随着病情的发展，在弓弦结合部（软组织在骨骼的附着处）的粘连、瘢痕和挛缩组织逐渐增加，当这些纤维结缔组织达到一定的面积和体积，超过人体自身的代偿和调节能力时，就会牵拉关节两端的骨骼，导致关节间隙变窄；此时就不单单是软组织的问题了，关节间隙的变窄，会使骨骼承受更大的压力，如果人体不对其进行调节，就会引起关节面的破坏。此时人体动员另一种力学调节方式，即通过分泌大量滑液，达到润滑关节软骨的目的，在临床上，就会表现为关节积液。但大量的滑液又会产生巨大的张力，使周围的软组织承受更大的拉力，粘连、瘢痕和挛缩进一步加重。由于人体的代偿和调节能力是有限的，当超过人体的代偿能力和调节能力，人体就会通过将软组织变硬，甚至骨化来代偿，如果还不能代偿和调节异常应力，就会发生关节强直，以牺牲关节功能的代价来维持人体的生命活动。

综上所述，人体对异常力学损伤有三种调节方式。

第一种，将被异常力学状态所影响和破坏的组织结构和生理功能通过自我调节功能进行纠正，使人体的组织结构和生理功能恢复正常，这样既不会造成疾病也不会产生新的病理变化而造成另一种疾病，这是最佳的结果。

第二种，针对被异常力学状态所影响和破坏的组织结构和生理功能，进行对抗性的调节，即用增生、硬化、钙化、骨化和组织重建来对抗被异常力学状态所破坏的组织结构和生理功能，并阻止这种异常力学状态的继续影响和破坏，这是在没有纠正异常力学状态的情况下的自身保护性调节。如人们在劳动时，双手握镐柄，时间长了，手掌接触镐柄的部位就会长出老茧，老茧是什么？是角质。这角质就是人体代偿作用的结果，手掌通过角质增生的方式来抵抗摩擦。否则，手掌这些部位表皮就会让镐柄磨破。但是这种调节容易造成新的病理因素，形成新的疾病。如骨质增生、肌肉增生和各种软组织硬化、钙化、骨化都是这种对抗性调节的结果。

第三种，当异常的力学状态对人体的组织结构和生理功能产生较大强度的破坏时，以上两种调节方法已经无效，人体则被迫采取第三种调节方法，即使其适应的调节方法，这种适应性的调节方法中间也有时夹杂着对抗性的调节，这种适应性的调节可以理解为人体的一种无可奈何的选择，因为这种调节只能保持一部分组织结构和生理功能不被破坏，但另一部分组织结构和生理功能将被破坏。

（三）人体对异常力学状态的适应

当异常的力学状态对人体的组织结构和生理功能产生较大强度的破坏，人体的自我调节功能长时间不能使其纠正时，人体则发挥另一种调节功能，使其逐渐适应，这也是人体避免进一步损伤的一种调节，这种调节可使人体相应的组织器官相对的保留一部分生命活动中必需的功能，这也可以说是人体对异常力学状态所造成的破坏无能力纠正时的一种对策。

比如，小儿髋关节半脱位长期得不到正确治疗和纠正，直至长大成人，伴随终生，人体就通过适应性的调节功能使髋臼变形，股骨头变形，股骨头外侧肌肉硬化和钙化，来保持髋关节的伸屈功能和人的行走能力。但是，人虽能够行走，却是跛行，髋关节虽能伸屈，但达不到正常角度（特别是外旋、外展），髋部外观股骨粗隆外凸畸形。

了解人体对异常力学状态的适应性调节，对临床和科研都是重要的。因为懂得适应性调节这个道理，才能够知道哪些组织结构和生理功能的异常改变是人体自我适应性调节的结果，就知道该怎样处理了。在进行科学研究的时候，懂得了人体有自身适应性调节的生理功能，就知道从何入手来研究有关问题。

四、骨质增生的病因

骨质增生或称为骨刺，为临床常见的疾病。对它的发病原因，普遍说法都是退行性变，所谓退行性变就是骨骼老化退变。但是这一理论无法解释好多临床现象，如许多年轻人踝关节、髋关节、腰椎、颈椎等部位有骨质增生现象，这怎么能是老化退变呢？又如许多患风湿和类风湿关节炎的病人，他们的关节常有骨质增生，似乎也和老化退变联系不起来。如果把骨质增生或骨刺作为一种疾病，那么有好多中年人骨质增生很严重，但并无临床症状，这也无法解释。

那么骨质增生的根本原因到底是什么呢？通过多年的大量临床观察，并运用生物力学原理对骨关节炎的病因进行研究，发现临床上凡有骨质增生，大多都与以下几种软组织损伤或者疾病有关。

（一）软组织损伤与骨质增生的关系

1. 关节附近有软组织损伤、软组织挛缩　关于关节附近有软组织损伤，这种损伤大都是慢性的，或急性损伤后的慢性期。慢性软组织损伤中肌肉、韧带挛缩是常见的一种病理变化。挛缩的肌肉、韧带长期处于紧张状态，使得它们受到超常拉力的牵拉，引起肌肉或韧带损伤，甚至少量的肌纤维被拉

伤拉断。每块肌肉或韧带在被牵拉状态下，两端的肌腱及其附着点处是应力最集中的地方，所以在肌肉长期被紧张牵拉的过程中，两端的肌腱及其附着点就有可能被拉伤。这时候人体的代偿机制为了加强肌腱和附着点处的强度，避免它们被损伤，就将大量的钙质和磷输送到这儿来，就形成了骨刺或肌肉钙化、骨化。

2. 关节扭伤后遗症　关节扭伤，即中医所说之骨错缝。首先是关节周围软组织（包括肌肉、韧带、筋膜、关节囊）的损伤，如果未得到恰当治疗，必然造成关节内的力平衡失调，进而引起关节错位。

（1）从关节的形态结构可观察到人体任何一个关节都不是平面相连，关节面都是凹凸不平的，但相对的关节面都很吻合。就像每个人的上下牙齿一样，很少是平面相接触的，大多是长短不齐，厚薄不一前后倾斜的，但是一咬合的时候，都是很吻合的，如不吻合，就不能咀嚼东西。而且正常情况下，关节所承受的压力仅在很小的范围内变化，分布于关节面每一个单位面积上的压力也相对稳定。

（2）当关节骨错缝后，关节就不那么吻合了，有些地方负重增加，有些地方负重减少，甚至不负重了，然而关节承受的压力并没有变，甚至还有增大，负重区受力就大幅度增加。关节面的每一部分所能承受的最大压力是一个常数，不能承受增加部分的压力。按压强定律公式知道，压力不变，受力面积越小，压强越大。骨错缝以后，关节内的受力面减少了，压力没有变，受力部分的压强增高了，关节软骨不能承受，必将有大量的软骨细胞被压坏、压死。所以，关节骨错缝移位不需很大的距离，只要移动0.5mm以上的距离，就足以造成较严重的结果。如将人的下颌骨向任何方向移动0.5mm，上下两组牙齿就不能吻合。关节骨错缝与这个道理是一样的。

（3）引起关节力平衡失调的原因是骨关节周围软组织损伤。外力首先损伤软组织，然后引起骨组织的损伤。这里需要说明的是除了巨大的直

接快速暴力对人体的损伤可直接导致骨折、脱位外，绝大部分损伤都是从软组织损伤开始的。软组织损伤后，人体通过粘连、瘢痕和挛缩进行代偿和调节，在调节过程中，骨关节周围软组织的粘连和瘢痕就会引起关节的位置发生改变，导致关节错位。如果超过其代偿限度，人体会通过硬化、钙化、骨化的方式来代偿异常应力，钙化、骨化在影像学上就表现为骨质增生（骨刺）。Wolff定律也支持支持这个观点。Wolff定律指出，骨骼的生长会受到力学刺激影响而改变其结构，用之则强，废用则弱。

以上从各个方面、各个角度的分析论证，可得到这样的结论：扭伤的关节，发生骨质增生或骨刺是"骨关节力平衡失调"引起。也就是说骨质增生或骨刺发生的根本原因是"力平衡失调"，用这个理论可以圆满解释临床上所有骨质增生和骨刺这一病理现象。

3. 关节内骨折 关节周围或关节内骨折，在治疗时没有达到解剖对位；关节周围的软组织同样承受异常应力影响，使关节内的压力、拉力、张力平衡失调，最终导致骨质增生和骨刺。

4. 与罹患关节有力学关系的骨干畸形 骨干畸形，造成上下两端关节力线改变，使上下端关节不吻合，同样出现高应力集中点，软组织牵拉，出现关节骨质增生和骨刺，其机制与上述相同，特别是后天外伤成的骨干骨折畸形愈合，关节骨质增生的情况都较为严重。先天性骨干畸形，相关关节出现骨质增生和骨刺的就比较少见，因为它的畸形造成关节的力学变化，是生来就有的，关节大多能够适应的缘故。所以把骨质增生的病因概括为"力平衡失调"。先天性的力学关系建立以后，就是达到"平衡"了，只有后天破坏，才会打破原来的平衡、人体才通过代偿机制来调节。

5. 骨刺骨赘形成 单独的骨刺生长部位必定是某一肌肉和韧带的附着点处。如跟骨骨刺总是位于跟骨结节上跖长韧带和跖腱膜的附着点上。根据上述观点，马上可以认定这一肌肉韧带必然是挛缩变

性，处在紧张的牵拉状态。采取治疗措施将肌肉和韧带的紧张牵拉状态解除，症状即可消失。治愈后，经长时间观察，骨刺也自然变钝，变小。

6. 关节（肩、肘、腕、手、髋、膝、踝、足）内外翻畸形 此处所说的关节的内外翻畸形，主要是指后天造成而不是先天固有的。这些关节的内外翻畸形也必然造成关节内力线的偏移。软组织一侧牵拉一侧曲张，也即是造成力平衡失调的因素。在临床上此种情况造成骨质增生和骨刺形成的现象是比较普遍的。

7. 脊柱骨质增生 发生在颈、胸、腰椎的骨质增生是不是退行性变呢？也不是，仍然是个力学问题。

人体的重量需要骨组织来承担，但力学的传导则必须通过软组织（肌肉、韧带、筋膜、关节囊）来进行。人是一个复杂的力学结构生命体。既是生命，就会随着时间的推移，逐渐衰老。当人体的组织尤其是承担体重的脊柱与其周围的软组织长期持续受到重力的影响，脊柱周围的软组织会首先产生疲劳性损伤和积累性损伤，人体通过对异常应力的三种自我调节，最终导致骨质增生。而骨质增生的部位也是弓弦结合部（软组织在骨组织的附着处），因为根据人体弓弦力学解剖系统，弓弦结合部是应力集中的部位。

一般来说，脊柱骨质增生大多没有临床症状。一方面是因为脊柱的关节多，力学传导的方式也相应很多，而骨质增生的过程是一个很慢长的过程，在这个过程中，人体已经适应了这种异常的环境。另一方面是因为骨质增生已经代偿了异常的应力，所以没有临床表现。如果超过了人体的代偿和调节能力，就会出现临床症状。它的特点是，骨质增生可以出现在颈、胸、腰骶任何脊柱节段。

（二）疾病与骨质增生的关系

类风湿关节炎或风湿性关节炎关节周围常常有骨质增生出现。这两种病，如果得不到正确的治疗，关节周围的软组织就会由于炎性渗出、水肿、坏死，导致关节内力学平衡失调，最后引起

骨质增生。可见，疾病所引起骨质增生的关键，仍然是"力平衡失调"。

（三）骨质增生的本质

1. 骨质增生是人体力平衡失调的结果 力有3个要素：大小、方向、作用点。这3个要素缺一都不称之为力，没有无方向的力，没有无作用点的力，也没有无大小的力，力是矢"量"。同样，骨质增生是有方向、大小和作用点的。骨质增生的作用点：均发生在弓弦结合部（软组织在骨骼的附着处）；骨质增生的方向：沿着弦的行经路线生长；骨质增生的大小：根据人体自身的条件（性别、年龄、身高、胖瘦等）不同，所受外力损伤的程度不同，部位不同，骨质增生的大小、形状也是不同的，如鹰嘴形、钳夹形、圆锥形等等各种不同的形状。

2. 骨质增生是人体代偿的产物 骨质增生的本质是骨关节周围软组织的应力异常后，人体通过粘连、瘢痕和挛缩这种代偿方式已不能对抗异常的应力情况下，启动的第二套代偿调节机制。其病理基础是弓弦结合部软组织的力平衡失调，病理发展过程是硬化→钙化→骨化。骨质增生不是骨骼本身退变或者缺钙的结果，而是慢性软组织损伤在骨关节的特殊表现方式。

由此可见，骨质增生（骨赘）是为适应损伤后软组织所产生的异常应力改变而发生的，它既是生理的，又可转为病理的；它既可以使增生部位增加稳定性，但也可能成为对周围神经、血管等重要器官产生刺激和压迫的因素。而当消除骨关节周围软组织的异常高应力时，骨质增生则可缩小或甚至吸收。

五、骨质增生的病理机制

人体在骨关节周围软组织损伤后，人体首先通过粘连、瘢痕和挛缩对损伤软组织进行自我修复的代偿，当异常力学状态已超过人体的代偿限度，无法纠正时，人体就采取对抗性调节的对策。但是，这种对抗性调节也有三个阶段：第一阶段，当软组织受到异常拉力作用时，人体首先对抗措施是让受害的软组织本身增生大量强度大、弹性小的新的肌肉纤维，使该软组织变粗（肌肉）、变窄（筋膜、韧带）、变短（也就是挛缩），以避免异常拉力继续拉伤该软组织，这就是软组织的硬化阶段；如果这种对抗措施仍然抵抗不了这种持续强大的拉力，人体就将采取进一步的对抗措施，进一步加强软组织的强度，以求不被进一步损伤，于是就把大量的钙质输送到该软组织应力最集中的地方，使软组织钙化，此时软组织的强度就进一步加大了，这就是软组织对抗超过正常拉力的钙化阶段，即第二阶段；如果这种对抗措施，仍然对抗不了这种日益加强的超常拉力，人体就要采取更进一步的对抗措施，在应力最集中的部位生成许多新的骨细胞，骨细胞迅速分裂，使该处软组织骨化。这就是软组织对抗超过正常拉力的骨化阶段，也就是第三阶段。

第二节 骨质增生病因病理学理论对针刀治疗的指导作用

由于目前临床上是以退变理论为指导，认为疼痛是骨质增生本身造成的，所以对骨质增生的治疗主要是针对骨质增生本身的局部治疗。如理疗及药物止痛、开放性手术切除骨刺等，但疗程长，后遗症多，疗效有限。

针刀医学关于骨质增生的病因病理学理论明确了骨质增生的发生发展规律，为针刀治疗奠定了病理形态学基础。针刀治疗就是通过松解相关弓弦结合部的粘连、瘢痕，达到调节骨关节力平衡的目的。

第五章

慢性内脏疾病病因病理学理论

第一节　慢性内脏疾病病因病理学理论概述

一、慢性内脏疾病的概述

（一）中医学对慢性内脏疾病的认识

经络学说中的督脉和足太阳膀胱经，循行于脊背正中及两侧部位。历代医家认为督脉为"阳脉之海"，总督一身之阳气。足太阳膀胱经中五脏六腑均有腧穴走行于背部，《难经正义》记载："五脏之俞皆在背，肺俞在第三椎下，心俞在第五椎下，肝俞在第九椎下，脾俞在第十一椎下，肾俞在十四椎下，又有膈俞者，在七椎下，皆夹脊两旁，各同身寸之一寸五分，总属足太阳经也。"又注说："胃俞在十二椎间，大肠俞在十六椎间，小肠俞在十八椎之间，胆俞在十椎之间，膀胱俞在十九椎之间，三焦俞在十三椎之间。又有心包俞在四椎之间，亦俱夹脊两旁，各同身寸之一寸五分总属足太阳经也。"因而背部的督脉线可作为治疗疾病的中枢治疗线。中医学中有很多治疗内脏疾病所选用的腧穴通常都在背部，如中医的17对华佗夹脊穴，专用来治疗顽固的内脏疾病，根据现在的解剖学研究，这些夹脊穴都在相应椎体的横突上。这就是有记载的最早相关疾病的诊断与治疗。

（二）西医学对慢性内脏疾病的认识

西医学主要从慢性病和脊柱相关疾病去研究慢性内脏疾病。

1. 慢性内脏疾病

（1）定义　慢性内脏疾病即慢性非传染性疾病，是一类起病隐匿，病程长且病情迁延不愈，缺乏确切的微生物感染证据，病因复杂，且有些尚未完全被确认的疾病的概括性总称。美国疾病控制与预防中心对此病的定义是进行性的、不能自然痊愈及很少能够完全治愈的疾病。

（2）特点　不是由微生物引起，而是由于生活方式、环境因素等所引起的疾病。通常其病因不明，潜伏期长，病理改变不可逆，需要长期指导和治疗，严重损害人类健康。

（3）分类　以心脑血管疾病（高血压、冠心病、脑卒中等）、糖尿病、恶性肿瘤、慢性阻塞性肺部疾病（慢性气管炎、肺气肿等）、精神异常和精神病等为代表。

除此之外，慢性内脏疾病还包括内分泌及代谢疾病，偏头痛，脊髓损伤，动脉栓塞及血栓症，哮喘，消化性溃疡，慢性肝炎，胃肠功能障碍，慢性胆道炎，慢性肾炎，关节炎，多发性肌炎，骨质疏松症，干眼症等疾病。其病变部位涉及全身各大系统的组织和器官。

2. 脊柱相关疾病 脊柱相关性疾病是由于脊柱周围软组织损伤、造成脊柱力学平衡失调，直接或者间接刺激和压迫脊髓及周围的血管和神经，引起的内脏器官和其他器官出现相应的临床症状和体征。目前已了解的慢性内脏疾病中至少有40多种与脊柱的平衡失调有关，涉及循环、消化、呼吸、泌尿、生殖、内分泌、神经等多个系统。其病理特征为脊柱小关节在矢状位、冠状位和水平位上发生单一或者复合错位。其临床表现错综复杂，症状体征不一致。治疗方面以物理治疗为主，如整脊、针灸、理疗、牵引、中药等均有效果，但易复发。

（三）针刀医学对慢性内脏疾病的认识

从西医学对慢性病的定义中不难看出，几乎各大系统中内脏器官的慢性疾病都归属于慢性病的范围，但各个器官疾病之间缺乏内在联系。脊柱相关疾病论认为脊柱错位造成的神经血管压迫是引起内脏疾病的原因，其中又以脊柱错位导致自主神经功能紊乱所造成的内脏疾病最为多见。但临床上常常出现治疗的部位与自主神经的分布不相吻合，如肩部做推拿手法，腰痛好了；在胸段、腰段做针灸推拿治疗心律失常缓解了；在骶尾部做针刀、针灸治疗，头晕、恶心减轻了。这显然不符合自主神经的分布规律。

针刀医学在大量临床实践以及对人体组织进行重新分类的基础上提出了慢性内脏疾病的新概念。慢性内脏疾病是指内脏弓弦力学解剖系统受损所引起的内脏器官功能性或（和）器质性的慢性损害后所产生的临床症候群。它的病理基础是内脏弓弦力学解剖系统力平衡失调。针刀通过松解内脏弓弦力学解剖系统弓弦结合部及弦的应力集中部的粘连、瘢痕和挛缩，使内脏恢复正常位置，内脏的功能也就得到恢复。针刀医学从力学角度出发，将人体组织分为两部分，即硬组织和软组织。硬组织就是骨骼，除骨骼以外的组织都是软组织，包括了肌肉、韧带、筋膜。软组织的力学性能有其共性，它们主

要承受拉应力的影响。任何内脏都不是悬空的，它一定通过韧带、筋膜等软组织与骨关节连接在一起，所以，相关骨关节的移位是引起内脏移位的基础。慢性内脏疾病概念的提出，从力学角度阐明了如下几个方面的问题：首先，骨关节与内脏存在力学解剖连接；其次，骨关节疾病是引起内脏疾病的原因之一；最后，针刀等物理疗法的治疗原理是通过调节软组织的力学平衡，纠正内脏移位，从而恢复内脏的功能。

二、慢性内脏疾病的病因

人们在长期的生活工作实践过程中，逐渐发现脊柱及其周围软组织的病变可引起人体许多系统的疾病，中西医都意识到了它的存在，只是没有明确系统的论述，并将其应用到临床诊断和治疗中去。

针刀医学在临床研究中，将形象思维和抽象思维两种思维方法加以归纳、演绎，并将这些已总结出来的经验，又应用到实践中，加以反复验证，并通观中西医关于人体生理、病理的已知研究结果以及用目前知识无法解释的生理、病理现象，而提出了慢性内脏疾病这一新概念。针刀医学对于慢性内脏疾病的认识将内脏疾病与人体力学解剖结构紧密结合起来，首次从力学层面去研究慢性内脏疾病发生与人体骨关节移位的内在联系，并通过内脏弓弦力学系统研究慢性内脏疾病发生发展的规律。在此基础上，治愈了众多中西医都无法解决的内脏病疑难杂症。所以这一新概念不是无根之木、无源之水，它深深地扎根于现代科学的基础上，来源于中、西两大医学体系的源头。

（一）内脏弓弦力学解剖系统

人类在进化过程中，为了生存，形成了类似弓箭形状的力学解剖系统。脊柱是人体的中轴线，在脊柱的矢状面上逐渐形成了一个曲线形状，这就是脊柱弓弦力学系统，也就是常说的脊柱生理曲度。脊柱弓弦力学系统由多个单关节弓弦力学解剖系统

组成，由颈段、胸段、腰段、骶尾段的弓弦力学解剖系统组成脊柱弓弦力学解剖系统。脊柱弓弦力学解剖系统通过肩胛骨和髋骨与四肢弓弦力学解剖系统连接，所以以脊柱、肩胛骨、髋骨、四肢骨为弓，通过软组织将其连接起来就形成了脊－肢弓弦力学解剖系统。内脏位于颅腔、胸腔、腹腔和盆腔内，它们通过弦即软组织（肌肉、韧带、筋膜等）与颅骨、脊柱、肩胛骨、髋骨连接一起构成内脏弓弦力学解剖系统。后者的作用是保证各内脏的正常位置，并维持各内脏的运动功能，从而保证了内脏器官的正常生理功能。

（二）内脏弓弦力学解剖系统力平衡失调是引起慢性内脏疾病的直接原因

通过前面章节的阐述，我们已经知道，脊柱位置的异常可导致依靠脊柱来维持自身稳定的内脏的位置发生改变，从而引起相应的慢性内脏疾病。脊柱的位置异常包括脊柱生理曲度的改变，脊柱各关节的错位。下面我们就来具体分析脊柱位置的异常是如何引起慢性内脏疾病的（图5－1）。

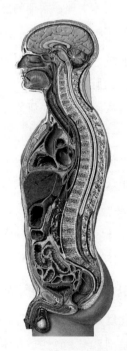

图5－1　脊柱生理曲度示意图

脊柱的生理曲度在数学中属于曲线的范畴。所以，它的变化也是按照数学曲率的变化规律而变化

的。数学的曲率规律规定：当一段曲线弧长一定时，这段曲线其中的任何一段曲度的变化，都是会由另外两个（或以上）曲度变化来代偿和调节。也就是说，一段曲线的曲率变小，剩下的两个（或以上）曲线的曲率会相应的增大。

内脏的位置也必须适应脊柱的曲度。所以当各种原因引起脊柱周围的软组织或者脊柱的损伤后，受损部位脊椎的应力平衡失调，人体就会对按照曲线的变化方式对受损脊椎进行代偿和修复，从而引起脊柱生理曲度的变化，如这种变化发生在胸段脊柱，就会导致胸廓变形，从而导致胸腔中的内脏器官（心、肺等）错位，肺等器官长期在异常位置，必然引起内脏功能的异常，从而引起内脏疾病的发生；同理，这种变化发生在胸腰结合部和腰段脊柱，就会牵拉膈肌，导致胸腹腔内脏器官的错位，心、胸腹腔器官长期在异常位置，必然引起内脏功能的异常，从而引起内脏疾病的发生。针刀整体松解调节了脊柱周围软组织力平衡失调所形成的粘连、瘢痕和挛缩，进而纠正脊柱的错位，恢复了脊柱的生理曲度，使错位的内脏恢复到正常位置，这样，内脏的生理功能也就恢复了正常。

比如，临床上慢性支气管炎的病人，多为驼背，除了慢性气管炎的临床表现外，在脊柱影像学上可发现颈段或胸段或腰段生理曲度发生改变，以及脊柱小关节错位的表现。这就是脊柱弓弦力学系统的变形，引起胸廓的变形，导致肺脏的弓弦力学解剖系统力平衡失调，肺不能正常扩张收缩，痰液积聚在肺及支气管中，不能排除，严重者可引起肺部感染，每年都要定期定时使用抗生素，但病情越来越重，最终因为呼吸衰竭而危及生命。针刀整体松解术通过松解颈段、胸段、胸腰段弓弦结合部的软组织，调节了脊柱的生理曲度和胸廓的错位，从而使肺脏能够重新扩张，残气量减少，痰液顺利排出，为慢性支气管炎的治疗开辟了一条绿色通道，避免滥用抗生素所造成的严重后遗症，使慢性支气管炎的治愈率显著增加。

同样，其他内脏器官的慢性疾病最基本的原因也是各自内脏弓弦力学解剖系统力平衡失调。

综上所述，脊柱弓弦力学解剖系统、脊－肢弓弦力学解剖系统的粘连、瘢痕和挛缩导致脊柱生理曲度的变化，脊柱小关节错位。骨盆错位，随着病情发展，最终导致内脏弓弦力学解剖系统的力平衡失调，造成内脏器官的错位，从而引起慢性内脏疾病。因此，内脏弓弦力学解剖系统的力平衡失调是引起慢性内脏疾病的根本原因。

三、常见慢性内脏疾病的病理机制

内脏弓弦力学解剖系统力平衡失调后，人体通过自我代偿和自我调节，对受损的内脏弓弦力学解剖系统进行修复，在弓弦结合部（骨与软组织的附着部）产生粘连、瘢痕和挛缩，导致弦的拉应力失调，引起弓的变形，最终导致内脏错位，出现内脏功能异常的临床表现。

（一）心律失常的病理机制

在心脏的弓弦力学解剖系统中，心包是固定心脏的重要装置，心包与膈肌也是韧带连接，两者还有直接融合部分，而膈肌附着在胸骨、肋骨、脊柱上，所以，当脊柱弓弦力学解剖系统受损时，首先引起弦（软组织）的应力异常，随着病情发展，最终导致弓（脊柱或者胸廓）的变形。弓的变形会引起膈肌的拉力异常，牵拉心包，导致心脏出现单向或者多向错位，错位的心脏超过人体自身的调节和代偿限度，就会引起心脏的功能异常，其中最常见的就是心律失常（如阵发性心律失常，心动过缓等），如果病情继续发展，必然引起心脏器质性损害。

（二）慢性支气管炎的病理机制

1. 肺脏的弓弦力学解剖系统以胸廓为弓，以连接肺脏和胸廓的软组织（肌肉、韧带、筋膜、关节囊）为弦。它的功能是保持肺脏正常位置，并完成肺脏的生理功能。胸背部软组织慢性损伤（如棘上韧带损伤、斜方肌损伤、胸大肌损伤等），引起这些软组织及周围软组织（弦）的应力异常，最终导致脊柱或者胸廓（弓）的变形，弓的变形就会引起膈肌的拉力异常，胸腔变形，影响肺的呼吸功能，并发展成为肺气肿和肺心病。

2. 慢性支气管炎的病理机制过程分为三个阶段。

第一阶段，各种原因引起胸廓软组织的损伤，在弓弦结合部及弦的应力集中部位出现粘连、瘢痕和挛缩，如果超过人体的代偿和调节能力时，就会引起胸段脊柱曲度发生改变或者错位，进而引起胸廓的变形，导致肺脏弓弦力学解剖系统力平衡失调，使肺不能正常扩张收缩，肺残气量增加，痰液积聚在肺及支气管中，不能排出，严重者可引起肺部感染，影响肺的正常功能。

第二阶段，随着慢性支气管炎病情的发展，逐渐导致肺通气、换气功能障碍。人体为了获得足够的氧气供应，就会通过收缩膈肌、增加胸段脊柱的曲度来改变胸廓的形态，以增加肺的扩张，吸进更多的氧气。这就是临床上桶状胸形成的机制。

第三阶段，桶状胸虽然改善了肺的通气功能，但由于胸廓由卵圆形变成了圆形，必然引起膈肌受到异常牵拉，而膈肌上面就是心包，膈肌的移位就会引起心脏移位，最终导致心脏产生功能性及器质性损害。这就是临床上肺心病形成的机制。

（三）慢性胆囊炎的病理机制

1. **肝脏、胆囊的弓弦力学解剖系统**　肝脏、胆囊的弓弦力学解剖系统以脊柱、肋骨为弓，以连接肝脏、胆囊和胸廓的软组织（肌肉、韧带、筋膜、关节囊）为弦。它的功能是保持肝脏、胆囊正常位置，并完成肝脏、胆囊的生理功能。

2. **慢性胆囊炎的病理机制**　西医学认为本病多

发生于胆石症的基础上，先有胆石症再继发慢性胆囊炎。针刀医学研究认为，慢性胆囊炎是肝、胆弓弦力学解剖系统力平衡失调所致。从肝、胆弓弦力学解剖系统可以看出，肝、胆都不是悬空的，而是被多条韧带及结缔组织固定于脊柱及肋骨上。其中，多条韧带（如镰状韧带、冠状韧带等）都与膈肌有直接的关系。所以，肝脏的位置不是固定不变的，它会受到韧带的牵拉而发生位置变化，而韧带本身的拉力变化与其附着处骨骼的变化是一致的。比如，当体位变化后，会引起膈肌的变化，肝脏的位置也会随之变化。而膈肌附着在胸骨、肋骨、脊柱上。所以，当脊柱弓弦力学解剖系统受损，首先引起弦（软组织）的应力异常，随着病情发展，最终导致弓（脊柱）的变形，弓的变形就会引起膈肌的拉力异常，牵拉肝脏，导致肝脏单向或者多向错位，肝脏的错位引起胆囊的错位。人体会通过在弦（如镰状韧带、冠状韧带、肝胃韧带等）的应力集中部位形成粘连、瘢痕和挛缩来调节和代偿弦上的异常应力，这时还不会出现临床表现。但由于胆囊颈狭窄而细长，先向前上方弯曲，然后急转弯向后下方成为胆囊管。所以，在胆囊颈与胆囊管之间相互延续处有一狭窄部。如果弦的异常拉力继续增加，就会引起原本胆囊颈与胆囊管狭窄处进一步狭窄，限制了胆汁的排泄。此时，人体又会启动代偿机制，通过胆囊壁的粘连和瘢痕，增加胆囊壁的厚度，加速胆汁的排泄。这就是 B 超影像上显示胆囊肿大、积液、胆囊周围渗出性改变的原因所在。如果肝、胆的错位没有得到纠正，胆汁排泄进一步受限，胆汁中的胆固醇沉淀，就形成了胆石症。

（四）慢性盆腔炎的病理机制

从子宫的弓弦力学解剖系统可以看出，子宫前有膀胱，后有直肠，子宫周围有多条韧带将子宫固定在盆腔中，并保持子宫的前倾前屈位。子宫的位置对膀胱及直肠的位置也有影响。如果固定子宫的韧带受到异常应力的牵拉，就会引起子宫的错位，

导致子宫的功能异常，又由于子宫前邻膀胱，后邻直肠，子宫的错位必然会引起膀胱及直肠的错位，出现膀胱及直肠的功能异常。什么原因是引起固定子宫的韧带受到异常应力呢？通过分析子宫的弓弦力学解剖系统，当由于各种原因引起骶骨或者骨盆的错位和变形，就会牵拉固定在骶骨及骨盆壁上固定子宫诸韧带的附着部，导致其应力异常出现韧带错位（图 5-2）。

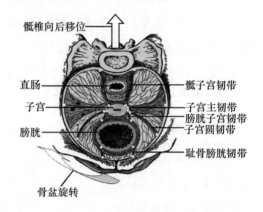

图 5-2　子宫弓弦力学解剖系统示意图

慢性盆腔炎一直是临床上的疑难病症，发病率居高不下。西医学认为慢性盆腔炎是女性内生殖器及其周围结缔组织、盆腔腹膜的慢性炎症，严重者引起不孕。它的病因一是急性盆腔炎未能彻底治疗，二是由外生殖器的炎症向上蔓延而来，三是邻近器官的炎症或身体其他部位的感染传播引起，四是不注意经期卫生，经期下水田劳动或游泳，长期少量病菌不断侵入，久而久之就能引起慢性盆腔炎。临床表现为月经紊乱、白带增多、腰腹疼痛、尿频、尿急、尿痛、大便异常及不孕等，临床检查子宫常呈后位，活动受限或粘连固定。治疗手段上以使用抗生素治疗为主，而临床上常常找不到致病的细菌和病毒。大部分患者处于久治不愈的局面。通过分析子宫弓弦力学解剖系统，当各种原因引起腰骶段脊柱弓弦力学解剖系统异常，会引起腰骶段脊柱或/和骨盆的错位，从腰骶段 X 线片上可以发现腰椎生理前屈异常，或者骨盆的倾斜，表现为腰腹疼痛；腰骶段脊柱错位或者骨盆倾斜导致固定子宫的韧带受

到异常牵拉，从而导致子宫错位，使子宫不能保持在前倾前屈位，表现为月经紊乱、白带增多、不孕；而且子宫的错位又引起相邻的膀胱和直肠错位，表现为尿频、尿急、尿痛、大便异常。通过针刀整体松解腰骶段脊柱弓弦力学系统的粘连和瘢痕，恢复腰骶段脊柱弓弦力学系统及骨盆的力学平衡，消除固定子宫韧带的异常应力，使子宫、膀胱、直肠恢复正常，此病即可以短时间内治愈。

通过本节的论述，可以了解到慢性软组织损伤的病理因素广泛存在于各个系统的慢性疾病中，包括慢性内脏疾病这一疑难病症。这对于认识慢性内脏疾病的本质是极为重要的。

第二节　慢性内脏疾病病因病理学理论对针刀治疗的指导作用

由于对慢性内脏疾病的病因及病理机制不清楚，目前临床上对慢性内脏疾病可选择的治疗方法非常有限，故疗效欠佳。针刀医学关于慢性内脏疾病的病因病理学理论明确了慢性内脏疾病的发生发展规律，为针刀治疗奠定了形态病理学基础。针刀治疗就是通过松解相关弓弦结合部的粘连、瘢痕，达到调节连接内脏的软组织的力学性能，恢复内脏的正常位置和功能，从而达到治疗疾病的目的。

第六章

经络理论在针刀治疗中的作用

第一节 常见经筋病灶表现特点

经筋病变的体征在经筋学科中称为"经筋病灶"，是指经筋体系所属的肌筋膜带及结缔组织等软组织病变所形成的临床表现。机体的动态活动产生具有十二经筋的牵拉线力作用。当这些线力群"超阈限"地作用于应力点时，便可导致应力点产生病理性筋结点（病灶点）；而后由点到线、由线到面、再由面的一维向多维化演进；最终导致经筋病变的点、线、面及多维系列病变的形成。

1. 常见经筋病灶点

（1）肌筋的起点及终止附着点。

（2）肌筋的交会点：例如，腓肠肌肌筋的交会点承山；髂肌与腰大肌肌筋于腹股沟（冲脉处）的交会点等。

（3）肌筋的力学受力点：例如，肩胛提肌肌筋第二至四颈椎横突点、颈侧受力点及肩胛骨内上角点。

（4）游离骨质点：例如，腰3横突、颈2横突、第十二肋游离端、剑突尖端点等。

（5）骨粗隆：例如，肱骨粗隆、肱骨内上髁、肱骨外上髁及股骨内外髁等。

2. 常见经筋病灶线

（1）骨缝沟线 例如，颞上线、项上线、颅骨

人字缝、冠状缝等。

（2）经筋循行经线连锁反应型病灶 例如，手太阳经筋循经的头颈侧－肩背－臂肘－腕部的线性灶；足阳明的下侧腹－中腹－胸－颈部的连锁反应病灶等。十二经筋的循行路径，皆可查到相应的线性型反应病灶。

3. 常见经筋病灶面 面型病灶系指在同一平面，可查到多经并病的病灶。例如，手三阳经所循经的颈、肩、臂部位，常可查到三经并病的阳性病灶。

第二节 针刀治疗经筋病

针刀治疗经筋病治疗的原则是"刀至病所"，即应用针刀直接松解结筋病灶点，达到"解结"的目的。所谓"解结"是针灸治疗经筋病的用语。具体是指解除引起气血瘀阻的原因，使脉道通畅，气血周流，排除障碍，以达到气至病所的目的。

第三节 经络腧穴理论对针刀治疗慢性内脏疾病的作用

1. 开阔视野，丰富诊疗思路 经络腧穴的内脏疾病治疗理论开阔了针刀医学在疾病的诊断和治疗方面的视野，丰富了诊疗思路，使对疾病把

握更加全面。在临床应用中使对传统中医的腧穴有了更高层次的理解。在针刀治疗各种疾病时，运用腧穴理论的思路来指导临床，不但要准确地找到腧穴，更重要的是我们还得运用现代解剖学、诊断学的知识，通过针刀医学特有的触诊方法，去找阳性反应点，并精确穴位的具体组织层次，来达到治疗疾病的目的，这才是针刀医学对腧穴的把握。

2. 整体观念，辨证施治 腧穴的内脏疾病治疗理论不是简单的头痛医头、脚痛医脚的局部治疗方法，而是中医整体观念、辨证施治的体现，这对针刀在临床诊疗疾病过程中具有广泛的指导意义。如膝关节骨关节炎的治疗，除了对膝关节局部软组织的诊治（当然包括膝关节内外前后左右的软组织）之外，还要对臀部、髋部、大腿内侧软组织进行检查，即检查与膝关节相连接的肌肉另一端有无损伤。其次，检查腰骶部软组织损伤点（腰部软组织由腰神经后支支配，膝关节受腰神经的前支支配）。再有肾主骨生髓，骨关节的问题不要忽视肾俞穴的选取，特别是肾俞穴周围之腰 3 横突部位的检查与治疗。辅助药物治疗宜使用补钙及调理肝肾之品。这样，对膝关节疾病的治疗从局部到整体系统检查治疗才可取得较好较持久的疗效，并且不易复发。

3. 诊断治疗快捷准确 由于腧穴既是疾病的反应点，又是疾病的治疗点，这对针刀医学的指导作用在临床应用上更为突出，使对疾病的诊断和治疗更加简单方便、快捷准确。如腧穴的四总穴歌："肚腹三里留，腰背委中求，头项寻列缺，面口合谷收"。"肚腹三里留"告诉我们在临床诊断和治疗上，如果足三里穴有压痛或阳性反应，马上想到有肚腹方面的疾病。反过来，如果肚腹方面的疾病，直接到足三里穴位上进行治疗。这是腧穴理论给我们的启示。

4. 配伍组合应用 腧穴配伍是将两个或两个以上的腧穴，在辨证论治理论的指导下，根据临床需要并按一定规律进行配伍组合。常言"病有增减，穴有抽添，方随症移，效从穴转"，腧穴配伍得当可起到事半功倍增加疗效的作用。腧穴配伍为针刀医学在临床治疗上开辟了新的天地。现在临床治疗讲究靶点治疗，单一疾病，单靶点治疗；腧穴配伍组合应用体现了对复杂疾病的多靶点治疗。下面是临床常用的配穴方法。

（1）远近配穴法 是近部选穴和远端选穴相配合使用的一种配穴法，是根据腧穴的局部作用和远部作用，为临床医生所常用配穴方法。

（2）前后配穴法 前指胸腹，后指腰背，即选取前后部位腧穴配伍成方的配穴方法。

（3）表里配穴法 是以脏腑、经脉的阴阳表里关系为配穴依据，即阴经病变，可同时在其相表里的阳经取穴；阳经的病变，可同时在其相表里的阴经取穴。

（4）上下配穴法 是取人身体上部腧穴与下部腧穴配合应用（上，指上肢和腰部以上；下，指下肢和腰部以下）。

（5）左右配穴法 也叫同名经配穴，是根据病邪所犯经络的不同部位，以经络循行交叉特点为取穴依据。

（6）五输穴配穴法 是根据"虚则补其母，实则泻其子"的原则取穴治疗。一般有两种方法：一是根据本经井、荥、输、经、合的五行关系进行补泻，例如肺经气虚，取本经的输穴太渊，因太渊穴属土，土为金之母，即"虚则补其母"，若肺经气实取本经合穴尺泽，因尺泽穴属水，水为金之子，即"实则泻其子"。二是根据十二经所属脏腑的五行关系进行补泻。若肺经气虚，按虚者补母法，肺金之母为脾土，当取足太阴脾经输穴太白（属土）。若肺经气实，按实者泻子法，取肾经合穴阴谷（属水）治疗。

第七章

针刀医学对人体解剖学的新认识
——人体弓弦力学解剖系统

第一节　人体弓弦力学解剖系统概述

一、人体与力的关系

1. 人的基本属性与运动的关系　在哲学层面上，人类有两大属性。第一是人的自然属性，第二是人的社会属性。人的自然属性告诉我们，人为了生存，必须进行物质索取（比如衣、食、住、行），人类为了其自身的延续，必须自我再生产（性欲）；人的社会属性告诉我们，人的一切行为不可避免地要与周围的人发生各种各样的关系，比如生产关系、亲属关系、同事关系等等。现实社会中的人，必然是一个生活在一定社会关系中的人。这种复杂的社会关系就决定了人的本质，形成了人的社会属性。从物理学角度，运动是物质的固有性质和存在方式，是物质的根本属性，世界上没有不运动的物质，也没有离开物质的运动。同时运动具有守恒性，即运动既不能被创造又不能被消灭。人类的一切行为都离不开运动，吃饭、穿衣、出行是运动，人与自然界一切人和事物的联系也需要运动，如人与他人建立关系需要交流，交流要靠语言、肢体动作、眼神、听觉等等，从物理学分析这些都是运动，同时，这些运动要适度，否则就会给对方发出错误的信息，这就是运动守恒性的体现。

2. 力是运动中不可缺少的最重要的元素　力是一个物体对另一个物体的作用，物体间力的作用是相互的，力可以改变物体的运动状态，也可以改变物体的物理状态。人生活在地球上，首先会受到地心引力的影响。人要维持人体的正常姿势，包括卧姿、坐姿、站姿，就必须形成与重力相适应的解剖结构，其次，人体为了生存要劳动、运动，会受到各种力的影响。

3. 人体是一个复杂的力学结构生命体　根据人类的自然属性、社会属性及运动属性得知，人体是一个复杂的力学结构生命体，比如，人体为了生存和自我保护，人体的形体从某一部位断层解剖结构形成了类似于圆形的外形，这种近似圆形的形体结构最大限度地保护了人体免受外力的损伤。同时，人体将重要的结构均置于身体的内部或者内侧，比如，神经系统位于颅腔和椎管内，心血管系统位于胸腔内，四肢的重要神经血管位于肢体的内侧深层，这样是保证人体重要器官组织不受外力干扰和损伤。

二、骨杠杆力学系统

从物理学知识得知，一个直的或者曲的刚体，在力的作用下，能围绕一固定点或者固定轴（支点）作转动，并克服阻力而做功。这个刚体在力学上称为杠杆。

人体的骨骼是支架，连接骨骼的软组织是维持这个支架保持正常位置和完成运动功能的纽带。骨骼本身不具有运动功能，只有在软组织的牵拉作用下，才能完成运动功能。为了完成运动功能，人体根据其自身的特点形成了骨杠杆力学系统。所谓骨杠杆力学系统，是指骨相当于一硬棒（刚体），它在肌肉拉力（动力）作用下，围绕关节轴（支点）运动，并克服阻力而做功。为了完成不同的生理功能，人体形成了不同类型的关节连结，如单轴关节、双轴关节和多轴关节（图7-1），以保证关节能够沿冠状轴面进行内收外展运动，沿矢状轴面进行屈伸运动、沿垂直轴面进行内旋外旋以及环转运动。

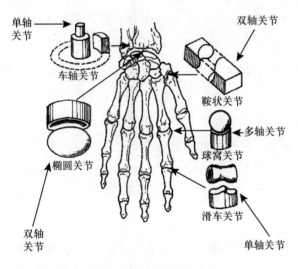

图7-1　骨杠杆系统示意图

综上所述，运动是人体的根本属性之一，力是人体运动的基本元素。所以，人体的力学结构就成为我们研究人体生理病理时的一个重要内容。那么，人体运动系统的力学结构是什么？这些力学结构的组成成分有哪些？它们之间的关系如何？力学结构如何影响疾病的发生、发展和转归？针刀治疗的原理是什么？不搞清楚这些问题，就不可能从学术的高度来认识针刀神奇的疗效，不可能解释针刀治疗众多临床疑难杂症的机制，不可能将针刀医学作为一门新兴的医学学科进行推广应用。经过40年的临床实践，针刀医学研究发现了人体运动的力学解剖结构即人体弓弦力学解剖系统。

三、人体弓弦力学解剖系统概述

一副完整的弓箭由弓、弦和箭三部分组成，弓与弦的连结处称之为弓弦结合部，一副完整弓弦的力学构架是在弦的牵拉条件下，使弓按照弦的拉力形成一个闭合的静态力学系统。弦相当于物理学的柔体物质，主要承受拉力的影响；弓相当于物理学的刚体物质，主要承受压力的影响。射箭时的力学构架是在弦的拉力作用下，使弓随弦的拉力方向产生形变，最后将箭射出（图7-2）。

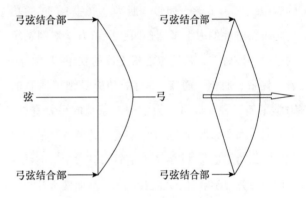

图7-2　弓弦组成示意图

人体骨与骨之间借结缔组织、软骨和骨相连接。骨连接的形成有两类：直接连接和间接连接。直接连接是指骨与骨之间借助韧带、软骨或骨直接相连，如椎弓间的连接，前臂骨之间和颅骨之间连接等；间接连接是指骨与骨之间由结缔组织相连结，这种骨连接又称滑关节或者关节，这种骨连接中间留有空隙，因而可以进行广泛的运动。针刀医学研究发现，人类在逐渐进化过程中，人体骨连接方式类似弓箭形状的力学连接，我们将其命名为人体弓弦力学解剖系统。通过这个系统，人体能够保持正常的姿势，完成各种运动生理功能。

1. 人体弓弦力学解剖系统的定义　人体弓弦力学解剖系统是以骨骼为弓，以连接骨骼的关节囊、韧带、肌肉、筋膜为弦，完成人体运动功能的力学解剖系统。

2. 人体弓弦力学解剖系统分类　人体弓弦力学解剖系统的组成部分可分为四肢弓弦力学解剖系

统、脊柱弓弦力学解剖系统、脊－肢弓弦力学解剖系统及内脏弓弦力学解剖系统。

四肢弓弦力学解剖系统、脊柱弓弦力学解剖系统、脊－肢弓弦力学解剖系统、内脏弓弦力学解剖系统，它们都是由单关节弓弦力学解剖系统组成的。这四个系统既是独立的力学解剖结构，完成各自系统内的力学传导，维持各自系统内的力学平衡，同时，各系统之间又相互渗透、相互作用，使人体成为一个完整的力学解剖系统。比如，脊柱弓弦力学解剖系统的弓是脊柱骨骼，弦是与之相连接的软组织（关节囊、韧带、肌肉、筋膜），它的功能是维持脊柱的力学平衡；四肢弓弦力学解剖系统的弓是四肢骨骼，弦是与之相连接的软组织（关节囊、韧带、肌肉、筋膜），它的功能是维持四肢的力学平衡；脊－肢弓弦力学解剖系统的弓是脊柱、肩胛骨、髋骨、肱骨、股骨，弦是与之相连接的软组织。它的功能是通过软组织将脊柱弓弦力学解剖系统与四肢弓弦力学解剖系统连接起来，从而使脊柱与四肢的力能够相互传导、相互制约，维持脊柱和四肢的力学平衡；内脏弓弦力学解剖系统的弓是脊柱、胸廓、骨盆，弦是连接各个内脏的韧带、筋膜、肌肉，它的功能是维持内脏的平衡位置，从而保证各内脏器官的正常生理功能。而内脏弓弦力学解剖系统与脊柱弓弦力学解剖系统及脊－肢弓弦力学解剖系统紧密相关，因为脊柱弓弦力学解剖系统、脊－肢弓弦力学解剖系统、内脏弓弦力学解剖系统都有一个共同的弓脊柱，所以，脊柱弓弦力学解剖系统是否正常，不仅与脊柱弓弦系统本身有关系，还与脊－肢弓弦力学解剖系统及内脏弓弦力学解剖系统有直接关系，脊柱的力学异常，除了引起脊柱本身的病变以外，还会引起四肢、内脏的病变。

根据其解剖和功能不同，四个弓弦力学解剖系统中的每个弓弦力学解剖系统又分解出子系统。如四肢弓弦力学解剖系统分为肘关节弓弦力学解剖子系统、腕关节弓弦力学解剖子系统、手部关节弓弦力学解剖子系统、膝关节弓弦力学解剖子系统、踝关节弓弦力学解剖子系统、足部关节弓弦

弦力学解剖子系统；脊柱弓弦力学解剖系统分为颈段弓弦力学解剖子系统、胸段弓弦力学解剖子系统、腰段弓弦力学解剖子系统、骶尾段弓弦力学解剖子系统；脊－肢弓弦力学解剖系统分为肩关节弓弦力学解剖子系统、髋关节弓弦力学解剖子系统等。

第二节　单关节弓弦力学解剖系统

单关节弓弦力学解剖系统是包括一个骨连接的解剖结构（图7－3）。由静态弓弦力学解剖单元、动态弓弦力学解剖单元和辅助装置3个部分组成。静态弓弦力学解剖单元（静态单元）是维持人体正常姿势的力学解剖结构；动态弓弦力学解剖单元（动态单元）是以肌肉为动力，使人体骨关节产生主动运动的力学解剖结构；动－静态单元共用一个弓（骨骼），只是弦不同，静态单元的弦是关节囊、韧带、筋膜，动态单元的弦是骨骼肌，故静态单元是动态单元的基础，维持人体静态力学平衡，如站姿、坐姿、卧姿，动态单元是静态单元表现形式，维持人体主动运动功能。两者相互作用，不可分割，静中有动，动中有静，动静结合，平衡功能。辅助装置是包括两个部分：一是保证人体弓弦力力学解剖系统发挥正常功能的解剖结构，如脂肪、皮下组织、皮肤等。二是辅助特定部位的弓弦力学解剖系统发挥正常功能的解剖结构。如籽骨、副骨、滑液囊及腱鞘等。

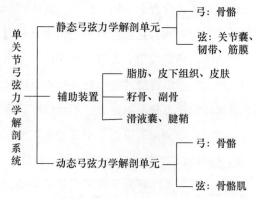

图7－3　单关节弓弦力学解剖系统的组成构架示意图

一、单关节弓弦力学解剖系统的组成

单关节弓弦力学解剖系统由静态弓弦力学解剖单元、动态弓弦力学解剖单元、辅助装置构成。

1. 静态弓弦力学解剖单元　骨与骨之间以致密结缔组织形成的关节囊及韧带连接称为关节连接。关节连接是人体保持姿势及运动功能的基本单位，是一个典型的静态弓弦力学解剖单元。一个静态弓弦力学解剖单元由弓和弦两部分组成，弓为连续关节两端的骨骼；弦为附着在两骨骼之间的关节囊、韧带、筋膜，关节囊、韧带、筋膜在骨骼的附着处称为弓弦结合部（图7-4）。

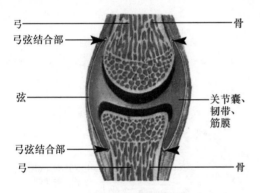

图7-4　静态弓弦力学解剖单元示意图

由于关节囊、韧带及筋膜本身没有主动收缩功能，它们的作用是保持关节正常的对合面，同时又维持关节稳定性，所以，静态弓弦力学解剖单元的作用是维持人体正常姿势的固定装置。

2. 动态弓弦力学解剖单元　一个动态弓弦力学解剖单元由静态弓弦力学解剖单元加上相应弓上的骨骼肌两部分组成。骨骼肌在骨面的附着处称为弓弦结合部（图7-5）。

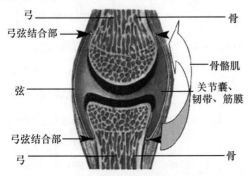

图7-5　动态弓弦力学解剖单元示意图

动态弓弦力学解剖单元以肌肉为动力，以骨骼为杠杆，是骨杠杆系统的力学解剖结构。骨骼肌有主动收缩功能，所以，动态弓弦力学解剖单元是骨关节产生主动运动的力学解剖学基础。

3. 辅助装置　要完成人体运动功能，只有弓弦结构是不够的，还必须有保护弓弦力学解剖结构发挥正常功能的组织，包括皮肤、皮下组织、脂肪、籽骨、副骨、滑液囊及腱鞘等。

二、单关节弓弦力学解剖系统的功能

单关节弓弦力学解剖系统的功能有两个，一是保证各骨连接的正常位置，二是完成各骨连接的运动功能，尤其是关节的运动功能。人体进化为直立行走，其关节连接的形状和关节受力方式也发生了变化。骨骼本身不能产生运动，关节是将骨骼连接起来的一种高度进化模式，只有骨骼肌收缩，才能带动关节的运动，从而完成关节运动。正常的关节是运动的基础，肌肉收缩是运动的动力。我们的骨骼肌都是超关节附着，即肌肉的两个附着点之间至少有一个以上的关节，肌肉收缩会使这些关节产生位移，完成特定的运动功能。静态弓弦力学解剖单元保证关节的正常位置，动态弓弦力学解剖单元使关节产生运动。所以将关节作为弓弦力学解剖系统的基本运动单位。

人体各部位的力学性能不同，所以构成了众多的形状不同、功能不同的单关节弓弦力学解剖系统。主要有四个，即四肢弓弦力学解剖系统、脊柱弓弦力学解剖系统、脊-肢弓弦力学解剖系统和内脏弓弦力学解剖系统（图7-6）。

1. 四肢弓弦力学解剖系统　由静态弓弦力学解剖单元和动态弓弦力学解剖单元和辅助装置组成。静态弓弦力学解剖单元由弓（肱骨，尺、桡骨，腕骨，掌、指骨，股骨，髌骨，胫、腓骨，跖、趾骨）和弦（相应的关节囊、韧带、筋膜）组成。动态弓弦力学解剖单元是在四肢静态弓弦力学解剖单元基础上加上附着在肱骨，尺、桡骨，腕骨，掌、指骨，股骨，髌骨，胫、腓骨，跖、趾骨上的肌肉组成。

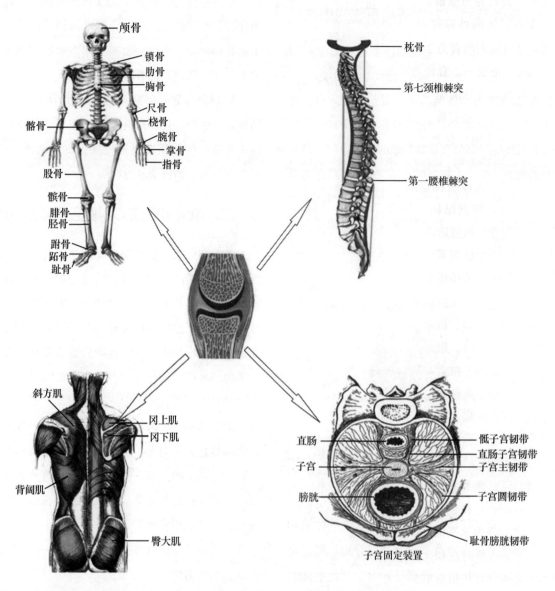

图 7 –6 人体四大弓弦力学解剖系统示意图

　　根据四肢关节的不同功能将四肢弓弦力学解剖系统分为肘关节弓弦力学解剖系统、腕关节弓弦力学解剖系统、手部关节弓弦力学解剖系统、膝关节弓弦力学解剖系统、踝关节弓弦力学解剖系统、足部关节弓弦力学解剖系统。

　　2. 脊柱弓弦力学解剖系统　脊柱弓弦力学系统由静态弓弦力学单元和动态弓弦力学单元及辅助装置组成。脊柱静态弓弦力学单元是以颅骨、脊柱为弓，以连结这些骨骼的关节囊、韧带、筋膜为弦，其功能是维持脊柱的正常位置。脊柱动态弓弦力学单元是在脊柱静态弓弦力学单元的基

础上加上附着于颅骨以及脊柱的肌肉组成。颅骨通过枕骨与颈椎形成直接连接，头面部通过连接在脊柱及肩胛骨的软组织进行力学传导。所以，头面部的异常应力可影响脊柱及肩胛骨的力学平衡，反之亦然。

　　脊柱弓弦力学解剖系统由头面部弓弦力学解剖系统（面部弓弦力学解剖系统、眼部弓弦力学解剖系统、耳部弓弦力学解剖系统、鼻部弓弦力学解剖系统、咽部弓弦力学解剖系统、喉部弓弦力学解剖系统、口腔弓弦力学解剖系统）和脊柱弓弦力学解剖系统组成。

3. 脊-肢弓弦力学解剖系统　躯干是人体的主干，四肢是人体的外延部分，人体要完成运动功能，脊柱与四肢必然有力学传导，否则人体的运动就会不协调、不统一。脊柱与四肢的力学传导是通过什么解剖结构传导的呢？针刀医学研究发现，脊柱与四肢之间有一整套称为脊-肢弓弦力学解剖系统的力学传导结构。它是以肢带骨（肩胛骨、髋骨）、脊柱和锁骨为弓，以连接这些骨骼的软组织为弦形成的一个人体所特有的弓弦力学解剖系统。它的存在从力学解剖结构上将脊柱和四肢连接起来，保证了脊柱与四肢运动的统一和协调。

这个弓弦力学解剖系统从形状上看，类似斜拉桥的结构，斜拉桥的桥塔相当于脊柱，斜拉桥的桥面相当于肢带骨，连续斜拉桥的拉索相当于连结脊柱和肢带骨的软组织。桥塔和桥面相当于弓，拉索相当于弦（图7-7）。根据斜拉桥的原理，我们得知，斜拉桥由桥塔、拉索和桥面组成。我们以一个桥塔来分析，桥塔两侧是对称的斜拉索，通过斜拉索将桥塔和桥面连接在一起。假设桥塔两侧只有两条斜拉索，左右对称各一条，这两根斜拉索受到主梁的重力作用，对桥塔产生两个对称的沿着斜拉索方向的拉力，根据受力分析，左边的力可以分解为水平向左的一个力和竖直向下的一个力；同样的右边的力可以分解为水平向右的一个力和竖直向下的一个力；由于水平向左和水平向右的两个力是对称的，所以这两个力互相抵消了，最终主梁的重力合成为对桥塔的竖直向下的两个力，这样力又传给桥塔下面的桥墩了。斜拉索数量越多，分散主梁给斜拉索的力就越多。

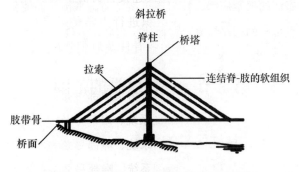

图7-7　脊-肢弓弦力解剖学系统示意图

脊柱与肢带骨的连结类似于斜拉桥的力学原理，脊柱两侧肌肉、韧带、筋膜等软组织的正常应力是维持脊柱和肢带骨的正常力学传导的必要元素。如果这些软组织受到异常的拉应力，就会造成脊柱的移位。换言之，脊柱的错位不是脊柱本身所引起的，而是由于脊柱两侧软组织的应力异常导致的。当脊柱一侧软组织的拉应力异常，脊柱就会向拉力侧倾斜，在影像学上就会发现脊柱在矢状面、冠状面、垂直面出现单一的或者多方向的移位表现。而且一侧软组织的拉应力异常引起脊柱的移位，必然引起对侧软组织的拉应力异常。

脊-肢弓弦力学解剖系统由静态弓弦力学解剖单元和动态弓弦力学解剖单元及辅助装置（滑囊等）组成，脊-肢静态弓弦力学解剖单元由弓（脊柱及肢带骨骨骼）和弦（关节囊、韧带、筋膜）组成，脊-肢动态弓弦力学解剖单元由脊-肢静态弓弦力学解剖单元加上附着于脊柱与肢带骨之间的骨骼肌组成。

根据肢带骨与脊柱的连接方式不同，将脊-肢弓弦力学解剖系统分为肩部关节弓弦力学解剖子系统、髋部关节弓弦力学解剖子系统、肩胛骨-胸壁间弓弦力学解剖子系统、肩胛骨-髋骨-脊柱弓弦力学解剖子系统。

4. 内脏弓弦力学解剖系统　内脏弓弦力学解剖系统由静态弓弦力学解剖单元和动态弓弦力学解剖单元组成。静态弓弦力学解剖单元以脊柱、胸骨、肋骨、髋骨为弓，以内脏连结这些骨骼的韧带、筋膜为弦，其功能是维持各内脏的正常位置。动态弓弦力学解剖单元由静态弓弦力学解剖单元加上内脏连接于脊柱、胸骨、肋骨、髋骨的肌肉组成。

根据力学常识，内脏器官在体内不是悬空的，否则全部内脏就会因为重力的关系全部集中于腹腔中。所以，各内脏一定是通过纤维结缔组织（如韧带、筋膜、肌肉等）直接或者间接连接于脊柱、胸廓或者骨盆等骨骼，通过软组织将内脏分别悬吊在颅腔、胸腔、腹腔和盆腔。这就构成了以骨骼为弓，以连接内脏和骨骼的软组织为弦的内脏弓弦力学解剖系统。

第八章

脊柱区带病因病理学理论

第一节　脊柱区带的概述

脊柱区带是根据脊柱的分布来命名。脊柱区带上至上项线，下至尾骨，外至竖脊肌外缘及骶髂关节线，包括脊神经后内外支、自主神经、椎旁交感神经节及脊髓投影线所在区域。脊柱相关疾病多发生在该区。

一、中医学对脊柱区带的认识

传统中医学已经初步认识到了脊柱区带的功能。比如，华针灸佗夹脊穴，可以治疗许多顽固的内脏疾病。这些穴位大多在相应椎体后关节囊内线，与脊神经、自主神经、椎旁神经节都有一定联系。

二、西医学对脊柱区带的认识

脊柱区带能引起相关内脏出现病理性改变的相关组织有肌肉、韧带、关节囊、神经和骨组织等。脊柱区带和内脏自主神经连接的主要组织结构有脊神经交通支、脊神经脊膜支等。通过这些组织结构就会把脊柱区带信息传递到有关内脏的自主神经，从而引起内脏功能改变，导致许多脊柱区带相关疾病及临床疑难病。

由于肌肉、韧带、筋膜、关节囊等软组织在脊柱区带内极易劳损，损伤在自我修复的过程中形成新的病理因素，如肌筋膜粘连、瘢痕挛缩，形成肌筋膜结节。这些病理因素在适当的深度和部位压迫、牵拉相应神经，从而影响内脏器官的功能。

因自主神经节大多位于脊柱的两侧及前方，如果小关节出现紊乱、椎体出现移位，必然牵拉和挤压有关的自主神经节，同样引起自主神经功能障碍，从而导致有关脏器的病变。

三、针刀医学对脊柱区带的认识

针刀医学通过对脊柱区带相关疾病的病因病理学研究认为，脊柱稳定性下降是引起脊柱区带相关疾病的根本病因，针刀通过恢复动态平衡，促使信息传导的通路恢复正常而使疾病得以治愈。

第二节　脊柱区带的范围

一、脊柱区带的范围

上起枕骨粗隆的上项线，下到尾椎末端，两侧在颈部棘突中线旁开 2cm，在胸、腰、骶部在棘突中线旁开 3cm。

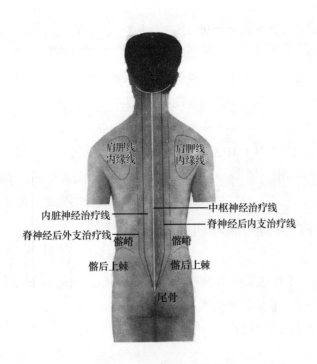

图 8-1　脊柱区带的范围

二、脊柱区带相关疾病诊疗区的划分

1. 脑部疾病相关诊疗区（脑病区）定位　由上项线双侧颞骨乳突上缘，下至 C_3 棘突下的倒置三角区。

2. 交感神经系统疾病相关诊疗区（平衡区）定位　C_4 棘突上缘与 C_7 棘突下缘，外至竖脊肌外缘线大约6cm三角区内。

3. 肺部疾病相关诊疗区（肺病区）定位　由 C_7 棘突下至 T_3 棘突下，外至竖脊肌外缘肩胛内纵行线，大约6cm处，两条横线的连线构成的长方形区。

4. 心脏疾病相关诊疗区（心病区）定位　由 T_3 棘突下至 T_6 棘突下，外至竖脊肌外缘线，大约6cm处，两条横线的连线，所构成的长方区。

5. 肝胆疾病相关诊疗区（肝胆病区）定位　从 T_6 棘突下至 T_9 棘突下，外至竖脊肌外缘线，大约6cm处的长方区，包括右肩胛下角区。

6. 胃部疾病相关诊疗区（胃病区）定位　从 T_9 棘突下至 T_{12} 的棘突上，至竖脊肌外缘线，大约6cm处，两条横线的连线构成的长方区。

7. 肾脏疾病相关诊疗区（肾病区）定位　双侧肋脊角处，由 T_{12} 棘突上缘至 L_3 棘突上缘，外至竖脊肌外缘线，大约6cm处的长方区。

8. 肠道疾病相关诊疗区（肠病区）定位　从 L_3 棘突下到 L_5 棘突下，至竖脊肌外缘线，大约6cm处的长方区。

9. 生殖系统疾病相关诊疗区（生殖病区）定位　由 L_5 棘突水平线下缘，外至双侧骶髂关节，下至尾骨端的自然骨性倒置三角区。

第三节　脊柱区带相关疾病的病因

脊柱区带相关疾病的发生，外因和内因都很重要，二者相互关联。不同的外力可以引起不同的伤病；而同一外力在不同的条件下，损伤的部位、性质、程度又有所不同。因此各种致病因素作用于人体所引起脊柱区带的疾病是多种多样的，病变的机制也是异常复杂的。外因分为直接暴力、间接暴力、慢性劳损、感受风寒湿邪；内因主要与年龄、体质、解剖结构、职业等有关。

肌肉、韧带、筋膜、关节囊等软组织在脊柱区带内是极容易劳损的，损伤后在自我修复过程中形成新的病理因素，即粘连、瘢痕、挛缩、堵塞，这四大病理因素在适当的深度和部位极有可能卡压、牵拉区带内的神经末梢，造成这些神经末梢功能障碍，这些功能障碍通过和内脏自主神经相连接的通道，直接影响内脏器官的功能。根据电生理线路的理论，影响自主神经功能的实质就是自主神经电流量的变化。另外，如果这四大病理因素发生在某一脏器的电生理线路上，使电生理线路上的电流量发生变化，那将直接影响内脏的功能。

第四节　脊柱区带相关疾病的病理机制

因为自主神经节大多位于脊柱的前面及其两侧，如果椎体的位置发生变化，必然牵拉或挤压有关的自主神经节，同样引起自主神经的功能障碍，从而导致有关脏器的疾病。

脊柱区带相关疾病的发病往往由于脊柱稳定性的下降造成。脊椎的稳定性指脊椎在生理载荷下无异常应变和无脊柱功能单位的过度活动。正常人体脊柱稳定性系由两大部分来维持：①内源性稳定，包括椎体、附件、椎间盘和相连韧带结构，为静力性平衡；②外源性稳定，主要为脊柱周围肌肉韧带的调控，它是脊柱运动的原始动力，为动力性平衡。以上各个组成部分发生异常，都可使脊柱的正常功能失调。其中椎旁肌肉在稳定系统中起着较重要的作用，脊柱的稳定是由其前部及后部结构的完整性及其周围肌群的正常肌力所维持。因而脊柱区带相关疾病的发病往往由于内源或者外源性失稳造成，即筋骨肉的病变为主。

此外，脊柱的特殊解剖结构与脊柱区带相关病的发生有密切关系。脊柱是人体的主干，直立是"柱"、横卧是"梁"，四肢与头颅均直接或间接地附着在脊柱上，任何部位的负重、受冲击或压迫，其外力均可传达到脊柱。同时脊柱也是全身的主要平衡机构，身体任何部分的动作，都需通过它的适当调整才能平衡地进行。脊柱的特殊解剖结构是脊柱易于损伤的内因，脊柱的骨错缝、筋出槽以及六

淫、七情、瘀血等因素是脊柱区带相关疾病的诱因，在以上几个因素的共同作用下，形成脊柱区带相关疾病。脊柱区带相关疾病的发生与年龄、个人体质、职业也有一定的关系。脊柱病变的发生节段常位于活动与相对静止区域的交接处。脊柱区带相关疾病虽然临床表现错综复杂，但就其病理过程来说有其内在的联系，主要是脊柱失稳，导致脊柱小关节错缝，影响了信息传导的通路，从而出现了临床症状。

第五节　脊柱区带疾病病因病理学理论对针刀治疗的指导作用

网眼理论认为脊柱区带相关疾病首先是脊柱动静态弓弦力学单元的弦的应力异常后引起脊柱单关节弓弦力学系统应力异常，然后引起脊柱弓弦力学系统的弓变形，再引起脊－肢弓弦力学系统的应力异常，人体通过粘连、瘢痕、挛缩来代偿这些过大的应力，导致脊柱各关节的关节囊增厚，在关节囊、韧带、筋膜的行经路线及其附着处形成粘连、瘢痕、挛缩，如果这种异常应力不解除，人体脊柱（弓）就只能在软组织异常应力情况下生长、发育，从而导致脊柱相关疾病，引发临床表现。由此可见，脊柱区带相关疾病的基本原因不是骨骼（弓）的问题，而是附着在骨骼上的软组织（弦）的应力异常，导致脊柱的力学传导障碍，最终引起脊柱相关区带疾病。

因此，针刀的主要治疗方法就是在脊柱区带疾病病因病理学理论的指导下松解有关病变的软组织，消除粘连、挛缩、瘢痕、堵塞等病理因素，恢复脊柱的稳定性，使受牵拉、卡压的神经末梢生理功能得以恢复，从而使电信号传导通路保持畅通，配合手法整复使椎体的移位得到纠正，最后使自主神经功能和电生理线路的电流量恢复正常，从而在根本上解除某些顽固性内脏疾病的病因，也就使这些内脏病得到了根本的治疗。

第九章

肌筋膜理论新探讨

第一节　肌筋膜概述

一、肌筋膜的生理功能

肌筋膜位于肌肉组织的表面，是一层薄薄的，近似半透明状的致密物质。肌筋膜在肌肉间穿行，并包绕着肌肉、肌束、肌纤维，而分别形成肌外膜、肌束膜、肌内膜，使之成为一个整体，且与骨广泛联系。就广义上来讲，肌筋膜是与肌肉相关的筋膜的总称，而深筋膜是肌肉的辅助装置，因而肌筋膜包括深筋膜。狭义上来说，肌筋膜即是指肌肉的深筋膜，即肌外膜、肌束膜及肌内膜，但肌筋膜往往多是深筋膜的一部分或一层，如：胸腰筋膜。

肌筋膜的生理功能是多方面的，主要体现在以下几个方面，一是协调肌肉与肌群间的运动，减少肌肉间的摩擦；二是约束肌纤维及肌腱，改变肌的牵引方向；三是供肌附着，扩大肌的附着面积。另外，肌筋膜还决定着骨骼肌的形状，并将功能、发育过程和神经支配不同的肌群分隔开来。这在临床上有着重要的意义。许多肌筋膜疼痛综合征患者都存在肌筋膜的增厚并失去弹性进而变紧，此时肌筋膜往往限制了肌肉的体积，从而引发许多临床症状。

二、扳机点的认识

"扳机点"，又称"激痛点""触发点"，其本质是指在人体骨骼肌纤维中可触发的易激发和紧张性索条上高度局限的位置，主要分布在肌肉、筋膜、骨附着部附近。而肌筋膜疼痛是以肌筋膜触发点的存在为其特征的，常因骨骼肌或肌筋膜退行性改变、过劳、创伤、瘢痕结节、姿势不良、受寒等影响而形成的，可触及紧张性索条上高度局限和易激惹的点。扳机点局限于肌肉组织，具有远端的牵涉痛、颤搐反应和紧张束带等特征。它可分为活动性扳机点与潜在性扳机点，其中活动性扳机点是具有自发性压痛或对运动存在反应性压痛的局限性病灶点；那些只有在触压时方感疼痛与不舒适的敏感点称为潜在性扳机点，一般处于隐匿状态，没有病理因素诱导可以持续多年而不出现症状，但如果出现诱导因素，就可发为疼痛。

肌筋膜扳机点局部病理形态学改变主要体现在结缔组织周围出现以单核 - 巨噬细胞浸润为主的炎症性反应改变，可同时伴有少量的红细胞；局部肌挛缩出现变性肌纤维，肌张力增高，周围血管收缩，验证了肌筋膜疼痛综合征是无菌性炎症说法。

有研究证实，肌筋膜扳机点疼痛是因为外肌梭上运动终板的功能异常所致的一种神经骨骼肌疾病。通过采用微电极的方法证实，异常肌纤维上的运动终板神经末梢处的乙酰胆碱浓度在休息状态下存在着病理性的增高，它会引起运动终板处的肌节收缩。这种慢性持续性的肌节缩短将大大地增加局部能量的消耗，同时使局部血循环减少，局部缺血和低氧可刺激神经血管反应物质的释放，这些物质使传入神经致敏而引起触发点疼痛；同时，这些物质又可以刺激异常的乙酰胆碱的释放，形成了一个正反馈的恶性刺激环路。

第二节　肌筋膜疼痛综合征

一、肌筋膜疼痛综合征的概述

肌筋膜疼痛综合征（MPS）是一种慢性全身性的疼痛性疾病，它是以扳机点的存在为其特征，是原发于肌肉、肌腱、筋膜等结缔组织且主要以腰背部慢性疼痛为特征的症候群，主要因肌肉和筋膜无菌性炎症而产生局部粘连挛缩而引起长期疼痛，迁延不愈。扳机点也称"激痛点""触发点"，是骨骼肌或肌筋膜因受姿势不良、疲劳、着凉等影响而形成的可触及紧张性索条上高度局限和易激惹的点，当压迫它时会产生疼痛、肌紧张、牵涉痛甚或局部肌肉颤搐和自主神经反应等表现，还可导致相关关节活动受限。肌筋膜疼痛综合征可分为原发性和继发性，其发病率较高，它可发生于任何年龄，多见于成年人和老年人，女性多于男性，其病因较多且复杂，具有发病缓慢，病程较长的特点。

二、肌筋膜疼痛综合征的病因

1. 损伤及机械因素　软组织急性拉伤或挫伤后治疗不及时或不彻底，长期慢性劳损或肌肉长时间维持在痉挛状态、不良姿势或不协调动作之后，脊柱侧弯，长短足等。

2. 生理异常　如代谢异常、内分泌异常、营养失衡等，其中以甲状腺功能减退、维生素及铁缺乏最常见。

3. 心理异常　如忧郁、慢性焦虑等，长期心理

压抑或处于紧张状态均可引起局部肌小节发生生理性挛缩。

4. 物理因素　如局部受凉或疲劳、天气变冷、潮湿等均可诱发疼痛。

三、肌筋膜疼痛综合征的病理机制

肌筋膜疼痛综合征的病理生理机制目前研究较多，但仍没有完全阐明，目前，主要有以下几种观点。

1. 临床研究上，目前比较认可的是国外著名学者 Simons 提出的"能量危机学说"。Simons 教授认为，在静息状态下，扳机点可触及的紧绷肌带上面并没有运动单元的动作电位。当扳机点被人体肌肉的过度负荷予以激活后，机体异常的骨骼肌运动终板释放的乙酰胆碱会出现病理性的增高，诱发细胞去极化，肌浆网内的钙离子持续性地释放，进而产生自发性的电位，造成人体肌小节持续性地挛缩。肌小节持续收缩的肌节会显著地增加能量消耗，同时挤压局部微血管，从而减少局部的能量供应。而反过来，机体骨骼肌的局部缺血缺氧又会刺激各种神经血管反应物释放，引起扳机点疼痛。神经血管反应物又可以刺激乙酰胆碱异常释放，形成周而复始的恶性循环。存肌节长期短缩，就会引起受累骨骼肌周围筋膜的挛缩，而当致敏伤害性感受器时，传入神经会将疼痛信号传入到脊髓产生中枢疼痛信号，然后再扩散到邻近的脊髓节段产生牵扯痛症状。而长期的中枢疼痛，会引起神经元兴奋性的增高和神经元受体池的扩大，从而导致顽固性牵扯痛。引起局部交感症状的主要原因是神经血管反应物质的释放，这些症状可表现为：异常出汗、皮肤滚动性疼痛、对温度和触摸高度敏感和皮肤划痕症等。

2. 有学者通过研究发现肌筋膜的触发点（MTrPS）可因受外伤或病变后骨骼肌和肌肉纤维的过度刺激，形成紧张的条束状带，这又与脊髓的中央件过敏化有关。扳机点存在两种状态：活化状态和隐性状态。正常骨骼肌中可存在隐性触发点，它在新生儿中并不存在，随着生长发育可逐渐形成。

在一个触发点区中可有多个触发点，每个激惹点都具备感觉成分和运动成分，在受到刺激后局部区域内可以出现异常的电生理变化，即局部颤搐应答，局部组织形态学与病理学也随之做出相应的改变，如局部范围的某些肌节挛缩；同时运动终板功能障碍，病理下的运动终板释放乙酰胆碱过度外溢后，局部出现自发性电位，引发短缩的肌小节持续收缩，这种电位可在肌筋膜触痛点部位记录到。活化状态的扳机点可以出现自发性疼痛，当它受到一定刺激时，牵涉痛可出现在机体的其他部位。触摸时肌肉有硬结或条索状物，活化的扳机点受到刺激时，可以出现肌纤维收缩；隐匿状态的扳机点也可以出现肌肉表现，但仅出现局部颤动，与活化状态下的扳机点不同的是：隐匿性扳机点无自发性疼痛，但在触摸时会有痛感，不会出现牵涉性疼痛。

3. 还有学者认为肌筋膜疼痛综合征的发生与相关肌受损后局部缺血或过度氧耗有关，因为受损组织可因神经血管被刺激释放某些物质：如ATP、6-HT、乙酰胆碱、氢离子、钙离子、前列腺素等，在失衡的内环境下，肌纤维保护性收缩，形成多个紧张性肌纤维，而这些紧张性肌纤维最终形成的可触及的紧张性索条便是应激刺激反应所引起，而诱发肌筋膜疼痛；也就是说扳机点疼痛的产生是多方面的，机械刺激和代谢失常均可以引发肌筋膜疼痛。比如在酸性环境中或炎症状态下，可激活相应节段的伤害感受器的传入通路至脊髓后角，导致多个感受区的激活，由于反复持久的刺激，可使后角神经元出现神经可塑性改变，从而，进一步激活已降低痛阈的局部和后角邻近神经元，结果出现肌筋膜触发点的特征性表现，如对疼痛敏感现象、异常疼痛和牵涉痛。对于条束状带的发生发展机制尚不清楚，可能与运动终板或神经肌肉连接处的活性改变有关，如在连接缝处乙酰胆碱浓度过高，乙酰胆碱受体活性或受体数量改变或乙酰胆碱酶活性改变，从而可以部分解释激活的肌筋膜激发点的运动终板电活动增加的原因。

4. 从解剖特点及生物力学作用分析的一些专家

学者认为肌筋膜疼痛综合征特有的体征是有固定压痛点及肌肉紧张。因为肌肉韧带为末端装置，是各肌肉附着骨骼处，可带动肌肉、关节的力量传递到枢纽，是应力集中和交汇的部位，因此，极容易损伤。反复损伤的局部肌肉，在损伤愈合后可遗留瘢痕或粘连。瘢痕组织可使局部血管数量减少或管径变小，使局部微循环血流调节能力降低，从而容易导致肌肉供血不足和无氧工作能力丧失。比如，长期姿势不正确或心理压抑均可引起局部肌节的生理性挛缩，长期反复肌痉挛可导致肌肉缺血、无菌性渗出、瘢痕形成；疲劳可引起姿势性损伤，反复劳累可导致肌肉微小的撕裂性损伤，在肌筋膜微血管反应区周围出现致痛的物质，长此以往，便形成痛觉敏感点或痛性肌硬结。经过长期局部刺激、炎症、增生或瘢痕等反应过程，局部组织可出现疼痛，并有炎症渗出物沉积钙化而并发肌挛缩。肌肉因局部缺血使其末梢神经受到刺激而引起疼痛。

四、肌筋膜疼痛综合征的诊断与表现

1. 肌筋膜疼痛综合征的诊断标准　肌筋膜疼痛综合征至今尚未有统一的诊断标准，常用的标准为1990年Simons提出MPS诊断的临床标准。

（1）主要标准：①主诉局限性的疼痛；②主诉疼痛或触发点的牵涉痛以及分布区域的感觉异常；③受累肌肉可触及紧张带、硬结等；④紧张带内的某一点呈剧烈点状触痛；⑤在测量时存在一定程度上的运动受限区域。

（2）次要标准：①压痛点反复出现主诉的临床疼痛或感觉异常；②横向触诊抓握或针刺入带状区域时，可诱发触发点局部抽搐反应；③伸展肌肉或注射治疗能缓解疼痛。

（3）若满足5个主要和至少1个次要标准，才能确诊为肌筋膜疼痛综合征。

2. 肌筋膜疼痛综合征的临床表现　肌筋膜疼痛综合征常见临床症状包括：肌肉疼痛、牵涉痛、受压迫时痛甚，疼痛性质有酸痛、胀痛、灼痛或钝痛，可以表现为持续性。肌肉僵硬，受累肌肉附近的关节变得僵硬，其中颈后项部、肩部、胸背部、腰部是本病的好发部位，受累肌肉感觉很紧，就像打了个结似的，而且有触痛感。夜间可能痛醒、晨僵感，轻度的活动或锻炼可以减轻症状，但是过劳疼痛会加重，疼痛的发生与天气、温度、情绪等密切相关。

参考文献

［1］Yap EC. Myofascial pain an overview［J］. Ann Acad Med Singapore，2007，36（1）：44 – 48.

［2］Cummings M，Baldry P. Regional myofascial pain：diagnosis and management［J］. Best Pratt Res Clin Rheumatol，2007，2（2）：368 – 387.

［3］黄强民. 肌筋膜触发点及肌筋膜疼痛综合征［J］. 颈腰痛杂志，2004，（5）：360 – 362.

［4］黄强民，敷丽娟，刘燕. 肌筋膜触发点疼痛特征的要点分析［J］. 中国临床康复，2004，（23）：4823 – 4824.

［5］成令忠. 现代组织学［M］. 上海：上海科学技术文献出版社，2008：186 – 189.

［6］Hong CN，Simons DG，Pathophysiologic and electrophysiologic mechanism of myofascial trigger points ［J］. Arch Phys Med Rehabil，1998，79（7）：864 – 872.

［7］Shah JP，Danoff JV，Desai MJ，et al. Biochemicals associated with pain and inflammation are elevated in sites near to and remote from active myofascial trigger points［J］. Arch Phys Med Rehabil，2008，89（1）：17 – 23.

［8］刘肖平，王舟琪. 肌筋膜和骨骼肌的疼痛肌筋膜综合征［J］. 疼痛学杂志，1994，2（4）：176 – 179.

［9］黄宇琦，高彦平，徐海涛，等. 胸锁乳突肌扳机点疼痛部位及其性别因素分析［J］. 第一军医大学学报，2005，25（1）：112.

［10］Simons DG，Hong CZ，Simons LS. Endplate potentials are common to midfiber myofascial trigger points［J］. Am J Phys Med Rehabil，2002，81：213 – 222.

［11］张朝佑. 人体解剖学［M］. 北京：人民卫生出版社，1998：190.

［12］Travell JG. Myofascial trigger points：clinical view. In Bonlca JJ Albe – Fessard D. Advances in pain research and therapy［M］. New York：Raven Press，1976：919 – 926.

第二篇

针刀临床应用解剖

第十章

头颈部针刀应用解剖

第一节　头部针刀应用解剖

头部包括颅与面 2 部分，头部以眶上缘，颧弓上缘、外耳门上缘和乳突的连线为界分为后上方的颅部和前下方的面部；以下颌骨下缘、下颌角、乳突尖端、上项线和枕外隆凸的连线与颈部分界。

颅部由颅顶、颅底和颅腔 3 部分组成，本节主要介绍颅顶部解剖结构。颅顶分为额顶枕区和颞区，并包括其深面的颅顶诸骨。

面部以上、下颌骨及其周围结构为主，围成呼吸和消化道起始部的鼻腔和口腔以及眼眶。面部结构复杂，血管神经丰富，且走行复杂，手术难度较大。另外，面部结缔组织间隙和通道多且复杂，感染时，炎症易于相互蔓延。面部浅层结构独特，浅筋膜中有表情肌和丰富的血管神经分布。

一、头部体表解剖定位

1. 体表标志　头部主要有以下体表标志（图10 -1、图 10 -2）。

（1）眉弓　为眶上缘上方的弓状隆起，男性较女性隆起显著。眉弓对应于大脑额叶的下缘，其内侧份深面有额窦。

（2）眶上孔　又称眶上切迹，位于眶上缘中、内 1/3 交界处，距中线约 2.5cm，有眶上血管和神

经通过。用力按压时，可感觉有压痛。

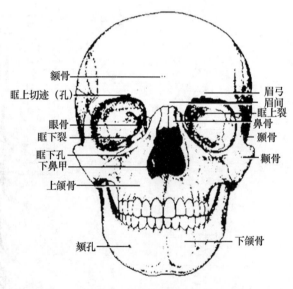

图 10 -1　颅骨前面观

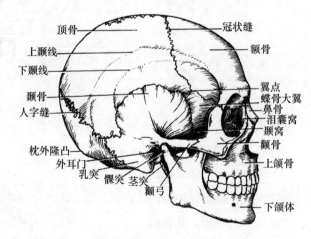

图 10 -2　颅骨侧面观

（3）眶下孔　位于眶下缘中点下方约 0.8cm，

有眶下血管及神经由此穿过，可在此行眶下神经阻滞麻醉。

（4）颏孔 呈卵圆形，位于下颌骨体上、下缘连线的中点或其稍上方，距中线约 2.5cm 处，相当于下颌第二前磨牙根下方。颏孔实际为一短管，开口多向后上方，此孔有颏血管和神经通过，为颏神经阻滞麻醉时穿刺部位。

（5）翼点 位于颧弓中点上方约 2 横指处，为额、顶、颞、蝶骨 4 骨汇合处，多呈"H"形。此为颅骨的薄弱区，内面有脑膜中动脉前支经过，受暴力打击时，易发生骨折，若刺破动脉，引起出血时，可形成硬膜外血肿。

（6）颧弓 由颞骨的颧突和颧骨的颞突共同组成，全长均可触及。其上缘相当于大脑半球颞叶前端的下缘。颧弓下缘与下颌切迹间的半月形中点，为咬肌神经和上、下颌神经阻滞麻醉的穿刺点。

（7）耳屏 位于耳甲腔前方，为一扁平突起。其前方约 1cm 处可触及颞浅动脉的搏动。在其前方可检查颞下颌关节的活动情况。

（8）髁突 位于耳屏的前方，颧弓后端下方。在张、闭口运动时，可触及髁突前、后滑动。若髁突滑动受限，则出现张口困难。

（9）下颌角 位于下颌体下缘与下颌支后缘相交处。

（10）前囟点 又名冠矢点，为冠状缝和矢状缝的交点。新生儿此处的颅骨骨化尚未完成，仍为结缔组织膜性连接，呈菱形，称前囟，在 1～2 岁时才闭合。前囟膨出为颅内压增高的体征。

（11）人字点 为矢状缝的后端与人字缝的交点。新生儿的后囟位于此。后囟呈三角形，较前囟小，生后 3～6 个月即闭合。

（12）乳突 为耳垂后方的突起。其根部前内方为茎乳孔，有面神经由此出颅；其后部内面的乙状窦沟容纳乙状窦。乳突根治术时，注意勿伤及面神经及乙状窦。

（13）枕外隆凸 是枕骨外面正中向后的隆起。

其前方内面正与窦汇相对应。其下方有枕骨导血管，颅内压增高时，此导血管常扩张。颅后窝开颅手术切开枕外隆凸时，注意勿伤及窦汇和枕骨的导血管，以免导致大出血。

（14）上项线 为自枕外隆凸向两侧水平延伸至乳突的骨嵴，其内面平对横窦。

2. 体表投影 为了方便描述头部某些结构的体表投影，可先确定以下 6 条标志线（图 10-3）：①下水平线，经眶下缘与外耳门上缘的直线。②上水平线，经眶上缘，与下水平线平行的直线。③矢状线，从鼻根经颅顶中点至枕外隆凸相连的弧线。④前垂直线，通过颧弓中点，与水平线垂直的垂线。⑤中垂直线，经髁突中点，与水平线垂直的垂线。⑥后垂直线，经乳突基部后缘与水平线垂直的垂线。

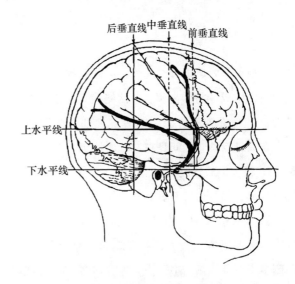

图 10-3 脑膜中动脉和大脑主要沟回的体表投影

（1）中央沟的投影 在前垂直线和上水平线交点与后垂直线和矢状线交点的连线上，介于中垂直线与后垂直线之间的一段。

（2）中央前、后回的投影 分别位于中央沟投影线前、后各 1.5cm 宽的范围内。

（3）运动性语言中枢的投影 在前垂直线与上水平线相交点的稍上方，即左侧大脑半球额下回后部。

（4）外侧沟的投影 其后支在中央沟投影线与上水平线之间向后的夹角的平分线上。

（5）大脑下缘的投影 自鼻根中点上方 1.25cm 处向外，沿眶上缘向后，经颧弓上缘、外耳门上缘至枕外隆凸的连线。

（6）上矢状窦的投影 与矢状线走向一致。

（7）脑膜中动脉的投影 本干经前垂直线与下水平线交点，其前支通过前垂直线与上水平线交点。

（8）面神经的投影 出茎乳孔的位置相当于乳突根部前缘，距皮肤深 2～4cm。

（9）面动脉的投影 自下颌骨下缘与咬肌前缘的交点，经口角外侧约 1cm 处，至内眦的连线。

（10）腮腺管的投影 位于颧弓下方一横指处，相当于耳屏间切迹至鼻翼与口角间的中点连线的中 1/3 段。

二、脑颅骨

颅顶由额骨、顶骨、枕骨、小部分蝶骨大翼和颞骨鳞部构成。前方为额骨，两侧前方小部分为蝶骨大翼，后方为枕骨，两侧后方大部分为颞骨鳞部，在额骨与枕骨之间是左、右顶骨。

1. 额骨 额骨位于脑颅的前方，分为额鳞、眶部及鼻部，额骨内有额窦。

（1）额鳞（图 10-4） 构成额骨的大部分。外面中部偏下方，左、右各有一隆起，称为额结节，两侧多不对称。额结节下方，左、右各有一弓状隆起，称为眉弓。眉弓与额结节之间，以浅沟相隔。眉弓的下侧，有一弓状锐缘，称为眶上缘，构成眶的上界。此缘的内中 1/3 交界处可见一切迹或一孔，称为眶上切迹或眶上孔。切迹的内侧有时也有一切迹或孔，称为额切迹或额孔，两者均有神经及血管通过。眶上缘的外端，移行于三角形的突起，称为颧突，与颧骨相接。自颧突发出一向后的弓状线，称为颞线，此线分为上、下两支，分别移行于顶骨的上、下颞线。颞线分额鳞外面为内、外两部，前者称为额面；后者称为颞面，构成颞窝底部的一部分。顶缘中间大部分与顶骨相接，两侧与蝶骨大翼相接。

（2）眶部 构成眶上壁的主要部分。左、右眶部以筛切迹相隔，有筛骨嵌入其中。筛切迹外侧缘下方的小窝称筛小凹，构成筛窦的上壁。小凹之间前、后各有一横沟，与筛骨迷路相合构成眶颅管及眶筛管，分别开口于眶的内侧壁，有血管及神经通过。眶部可分为大脑面和眶面。眶面的前方以眶上缘为界，前外侧部接颧骨，眶面的后缘与蝶骨小翼相接，形成蝶眶缝。眶面的后外侧接蝶骨大翼。

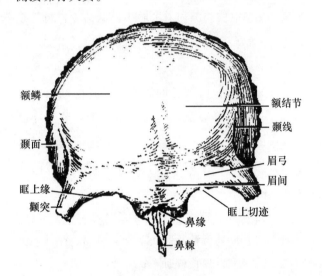

图 10-4 额骨外面观

（3）鼻部 自额鳞的中部向下突出，介于左、右眶部之间。前面分别与鼻骨、上颌骨及泪骨相接。中部有一突起，称为鼻棘，前接鼻骨，后方与筛骨正中板相连，构成鼻中隔的一部分。鼻棘两侧，形成鼻腔上壁的一部分。

（4）额窦 额窦位于颧骨眉弓后方的内、外两层骨板之间，以及筛窦的前上方。额窦的后壁薄而无板障，与大脑额叶之间仅以薄骨板相隔。窦底骨壁较薄，并与眶、鼻腔及前筛窦相邻。当患额窦炎时，炎症可波及上颌窦和前筛窦。有积脓时，脓液可向后上方蔓延可侵及脑膜和额叶，向下经骨质最薄的眶内上角入眶，形成严重的合并症。

2. 顶骨 顶骨介于额骨和枕骨之间，构成颅腔顶部及两侧壁，分为内、外两面（本节只介绍其外面）、四缘及四角。

（1）外面（图 10-5） 凸隆而光滑。中部的

图中标注：额鳞、颞面、眶上缘、颧突、额结节、颞线、眉弓、眉间、眶上切迹、鼻缘、鼻棘

稍下方有自前向后经过的两条弓状线，上方为上颞线，为颞筋膜的附着部；下方为下颞线，有颞肌附着。外面有一隆起，称为顶结节。靠近上缘处有1~4个小孔，称顶孔，此孔与上矢状窦沟相通，有枕动脉的脑膜支及注入上矢状窦的小静脉通过。

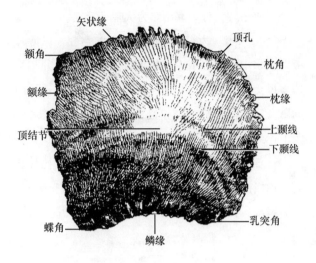

图 10-5 顶骨外面观

（2）四缘 即矢状缘、鳞缘、额缘及枕缘。矢状缘与对侧同名缘相连，形成矢状缝。鳞缘前部被蝶骨大翼掩盖，形成蝶顶缝。额缘与额鳞相接而成冠状缝。枕缘接枕骨构成人字缝。中部与颞骨鳞部相接而成鳞顶缝，后部接颞骨乳突部构成顶乳突缝。

（3）四角 即额角、蝶角、乳突角及枕角。额角位于矢状缘与额缘汇合处。蝶角位于顶骨的前下部，与蝶骨大翼相接。乳突角为顶骨的后下角，与颞骨的乳突部相接。枕角位于矢状缘与枕缘汇合处。

3. 枕骨 枕骨位于脑颅的后下部，呈勺状，前下方有卵圆形的枕骨大孔，此孔为颅腔与椎管的通路，将枕骨分为枕鳞、侧部和基底部。

（1）枕鳞 位于枕骨大孔的后方，分为内、外两面（本节只介绍其外面）及边缘。

①外面 中部有一隆起，称为枕外隆凸。自隆凸发出一嵴，达枕骨大孔后缘，称枕外嵴。两者均为项韧带的附着部，经枕外隆凸、矢状缝表面、眉间中点至鼻中沟取一连线，即为头部督脉所经行路

线。枕外隆凸两侧有两对弓状线。上一对称最上项线，为帽状腱膜及枕肌的附着部；下一对称上项线，上缘有枕肌附着，内侧端有斜方肌附着，外侧端下缘有胸锁乳突肌、头夹肌、头最长肌附着。上项线分枕鳞为上、下两平面，即枕平面和项平面。项平面上有头半棘肌附着，项平面下界有1对自枕外嵴中点斜向外下方的弓状线，即下项线，为头后大、小直肌的附着部（图10-6）。

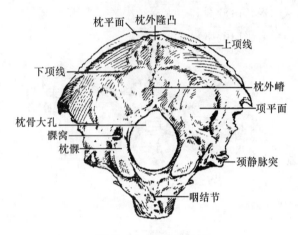

图 10-6 枕骨外面观

②边缘 分为后上部和前下部。前者称为人字缘，与顶骨的枕缘相接而成人字缝；后者称为乳突缘，接颞骨的乳突部，形成枕乳突缝。

（2）侧部 位于枕骨大孔两侧。下面各有一卵圆形的隆起，即枕髁，表面有凸隆向外下方的关节面，与寰椎上关节凹相关节。关节面内侧有粗糙的凹面或小结节，为翼状韧带的附着部。枕髁的前上方，为舌下神经管，有同名神经及脑膜后动脉的分支通过。管的上方，侧部的内面，有一隆起，称为颈静脉结节。其后方常见一斜行浅沟，有迷走神经、副神经及舌咽神经经过。结节的后下方有一窝，称为髁窝。窝底有小管，称为髁管，有髁导静脉通过。髁窝的前外侧，有一突起，称为颈静脉突。颈静脉突上面有一浅沟，与颞骨相应的浅沟相合，形成乙状窦沟，其内侧有髁管的内口。颈静脉突的外侧面为头侧直肌的附着部，下面与颞骨相接。颈静脉突的前缘为宽而深的切迹，称为颈静脉切迹，构成颈静脉孔的后界，常被颈静脉突分隔成两部分。

（3）基底部　位于枕骨大孔的前上方。上面平滑而微凹，称为斜坡，容纳延髓及脑桥的下部。下面中部有小结节，称为咽结节，为咽缝的附着部。基底部的外侧缘上面有浅沟，与颞骨岩部相应的沟相合，构成岩下窦沟；下面与颞骨岩部相接，形成岩枕裂。基底部的后缘凹陷，构成枕骨大孔的前缘。

4. 蝶骨　蝶骨位于颅底中部，枕骨的前方，形似蝴蝶，由蝶骨体、大翼、小翼及翼突构成（图10－7、图10－8）。

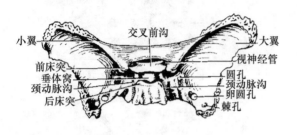

图 10－7　蝶骨上面观

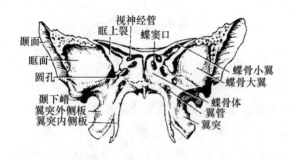

图 10－8　蝶骨前面观

（1）蝶骨体　位居正中部，体内有腔，称为蝶窦。

（2）大翼　嵌入颞骨岩部与鳞部之间。

（3）小翼　由蝶骨体向外伸的薄骨板。内侧分别以上、下两根连于蝶骨体，两根之间有视神经管通向眶，有视神经和眼动脉通过。小翼可分为上、下两面和前、后两缘。上面构成颅前窝的后部，与大脑额叶的一部分相接，下面构成眶上壁的后部。前缘与额骨眶部相接。后缘突入大脑外侧裂，其内侧端呈结节状，称为前床突，为小脑幕前端的附着部。

（4）翼突　自大翼与体的连接处下垂，由内、外两板构成。两板的前上部相互愈合，下部则以翼

切迹相隔，有腭骨锥突嵌入其中。两板的后部彼此分离，其间有楔形深窝，称翼窝。窝的上方，又有卵圆形浅窝，称为舟状窝，有腭帆张肌附着。翼突根部的前面为翼管开口。自此口有一沟，沿翼突的前面下降，称为翼腭沟，与上颌骨及腭骨的同名沟相合围成一管，称为翼腭管。

（5）蝶窦　为蝶骨体内不规则的空腔，以薄骨板即蝶窦中隔分隔成左、右两部。蝶窦的上方与垂体、视交叉、脑桥等相邻，外侧壁与海绵窦、颈内动脉及第二至六脑神经相接，因此蝶窦炎时，可侵犯上述结构而产生严重的合并症。

5. 颞骨　颞骨成对，介于蝶骨、顶骨及枕骨之间，构成颅底及颅腔的侧壁，内有位觉器和听器。分为鳞部、鼓部、乳突部及岩部（图10－9）。

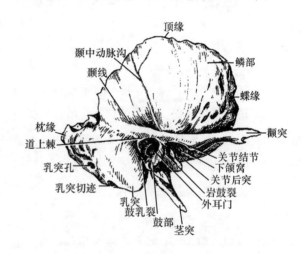

图 10－9　颞骨外面观

（1）鳞部　为鱼鳞状的薄骨板，位于外耳门前上方，可分为内、外两面（本节只介绍其外面）及两缘。

①外面　也称颞面，于外耳门的上方，有一浅沟为颞中动脉沟，有同名动脉通过。此沟下端的前下侧有突起，称为颧突，与颧骨的颞突相接形成颧弓。颧突根部可分为前、中、后3脚。前脚又称关节结节，后侧有一深窝即下颌窝，由颞骨鳞部与岩部构成。中脚又称为关节后突。后脚上缘向后移行于弓状线，称为颞线，此线为颞肌的附着部。颞线的下方与外耳门的后上方有小突起，称道上棘。棘的后侧的小窝称乳突窝。

②两缘 即顶缘与蝶缘。顶缘掩盖顶骨下缘，后部与乳突部相接。蝶缘与蝶骨大翼相接，形成蝶鳞缝。

（2）鼓部 位于颞骨鳞部下方及乳突部的前方，构成外耳门和外耳道的前壁、下壁及后壁的一部分。内侧与岩部相接，形成岩鼓裂；后方接鳞部及乳突部。鼓部可分为前下面、后上面及四缘。

①两面 前下面凹陷，中部很薄，常见一小孔。后上面向外耳道及鼓室，有半环形的浅沟，称鼓环沟，为鼓膜的附着部。

②四缘 外侧缘构成外耳门的前界，有外耳道软骨附着。内侧缘短而不平。上缘的外侧部与关节后突相接，内侧部构成岩鼓裂的后部，下缘移行于茎突鞘，后者包绕茎突根部的外侧面。

鼓部的后下侧有锥状突起，称为茎突。其根部由茎突鞘包绕，为茎突咽肌的附着部；中部及末端，自茎突舌骨肌和茎突舌肌及茎突舌骨韧带附着。茎突后侧为茎乳孔，后者为面神经管的下口，有面神经通过。有许多肌肉及韧带起于茎突，邻近有4对脑神经，它们均可因茎突过长或茎突生长的角度异常或因茎突至舌骨的韧带发生不同程度骨化而产生相应的刺激症状，临床上称为茎突综合征。

（3）乳突部 位于鳞部的后下方，可分为内、外两面及上、后两缘。上方与鳞部以颞线为界；前方以外耳门及鼓乳裂与鼓部相隔；内侧与岩部相连。乳突部的骨质中有许多小腔，称为乳突小房，靠上方最大者称为鼓窦。鼓窦与鼓室相通，是乳突手术的重要标志。

①外面 可见许多小孔，近后缘处有1～3个较大的小圆孔，称为乳突孔，有枕动脉的分支及小静脉过。外面的前下部为乳突，其上由浅至深，有胸锁乳突肌、头夹肌及头最长肌附着，其内侧有一深沟，即乳突切迹，有二腹肌后腹附着。切迹内侧有与其并列的浅沟，称为枕动脉沟，内有同名动脉经过。

②两缘 上缘又称顶缘，与顶骨的乳突角相接，后缘与枕骨相接。

（4）岩部 位于蝶骨与枕骨之间，构成颅底的一部分可分为基底、尖端、三面及三缘。其中，基底连于乳突部。尖端嵌入枕骨底部与蝶骨大翼后缘之间，构成破裂孔的后外侧界，有颈动脉管内口开口于此。岩部前面构成颅中窝的底部，后面构成颅后窝的前部，下面构成颅底外面的部分。岩部上缘介于前面与后面之间，呈沟状，称为岩上窦沟，容纳岩上窦，同时也是小脑幕的附着部。前缘的外侧部与颞骨鳞部相接，形成岩鳞裂，内侧部接蝶骨大翼，构成蝶岩裂，其中有通入鼓室的肌咽鼓管的开口。后缘分隔基底与后面，内侧部为一浅沟，称为岩下窦沟，其与枕骨基底部的同名沟相合。

组成颅顶的各骨之间以颅缝相连接，发生颅内压增高时，在小儿骨缝可稍分离。成人颅顶骨的厚度从0.2～1cm不等，以颞区最薄，仅有0.2cm。颅顶骨为扁骨，呈圆顶状，有一定的弹性，受外力打击时常集中于一点，成人骨折线多以受力点为中心向四周放射，而小儿颅骨顶弹性较大，故外伤后常发生凹陷性骨折。

颅顶骨分内、外板和其间的板障3层。外板较厚，而弧度较内板为小，对张力的耐受性较大。内板较薄，脆弱，因此，外伤时内板易发生骨折，而外板可保持完整无损。骨折片向内可刺破局部血管、脑膜或脑组织等引起血肿。板障是内、外板之间的骨松质，含有骨髓。其中的板障管有板障静脉，板障管在X线片上呈裂纹状，应注意与骨折线相鉴别。板障静脉可归纳为额板障静脉、颞前板障静脉、颞后板障静脉和枕板障静脉4组（图10－10）。

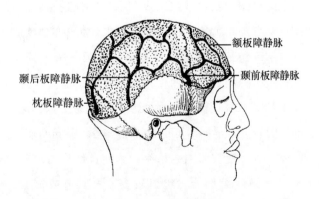

图10－10 板障静脉

三、颅顶部

（一）额顶枕区

额顶枕区的境界前为眶上缘，后为枕外隆凸和上项线，两侧借上颞线与颞区分界。

颅顶部软组织在额顶枕区由五层结构构成，即皮肤、皮下组织、帽状腱膜及颅顶肌、腱膜下层和颅骨外膜（图 10－11），前三层紧密粘着成一个"三明治式"结构，外科学上称之为狭义的"头皮"。软组织血供和神经分布丰富，有导静脉与颅内静脉窦交通，因此，感染时，有可能蔓延到颅内。头皮是头颅穹窿部封闭而坚硬的覆盖物，构成保护颅骨及颅内容物的屏障。

浅筋膜中的血管神经可分为前、后、外侧 3 组（图 10－12）。

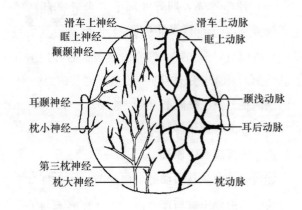

图 10－12　颅顶部的血管、神经

（1）前组　又分内、外侧 2 组。内侧组距中线

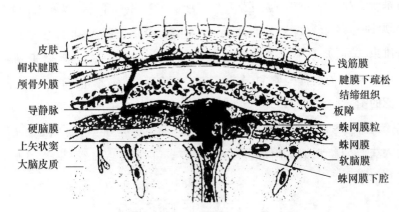

图 10－11　额顶枕区额状切面

1. 皮肤　皮肤厚而致密，具有两个显著的特点，一是含大量毛囊、汗腺和皮脂腺，为疖肿和皮脂腺囊肿的好发部位；二是具有丰富的血管，外伤时易出血，但创口愈合较快。

2. 皮下组织　皮下组织又称浅筋膜，由致密的结缔组织和脂肪组织构成，主要成分是脂肪组织，全身营养状况越好，此层越厚，头皮亦越软。许多结缔组织小梁把皮肤和帽状腱膜紧密相连，并把脂肪分隔成许多网格，有丰富的小血管及神经末梢穿行其间。感染时，渗出液不易扩散，局部张力较大，早期即可压迫神经末梢，引起剧痛。此外，血管壁被周围结缔组织固定，创伤时血管断端不易收缩闭合，出血较多，需压迫或缝合止血。

约 2cm，有滑车上血管和神经。外侧组距中线约 2.5cm，有眶上血管和神经。

滑车上动脉为眼动脉的终支之一，与滑车上神经伴行，绕额切迹至额部。眶上动脉为眼动脉的分支，与眶上神经伴行，在眼眶内于上睑提肌和眶上壁之间前行，至眶上孔处绕过眶上缘，到达额部。滑车上神经、眶上神经为三叉神经眼神经的分支，三叉神经痛者可在眶上缘的内、中 1/3 处有压痛。

（2）后组　有枕动脉、枕静脉和枕大神经分布于枕部。

枕动脉为颈外动脉的分支，从颈部向后走行，经颞骨乳突的枕动脉沟，斜穿枕部肌肉而至枕部皮下。枕静脉汇入颈外静脉。枕大神经穿过项深部肌群后，在上项线平面距正中线约2cm处穿斜方肌腱膜，然后和枕动脉伴行，走向颅顶。枕动脉在枕大神经外侧，两者并有一定的距离。封闭枕大神经可于枕外隆凸下方一横指处，向外侧约2cm处进行。

（3）外侧组　包括耳前和耳后两组，来源于颞区。耳前组为颞浅血管和耳颞神经。颞浅动脉为颈外动脉的终支，颞浅静脉向下汇入下颌后静脉，耳颞神经为三叉神经下颌神经的分支。耳后组为耳后血管和枕小神经。耳后动脉为颈外动脉的分支，耳后静脉和枕静脉汇合后注入颈外静脉，枕小神经为颈丛的分支。

颅顶的神经均走行于皮下组织中，且分布互相重叠，局麻时仅阻滞某一支神经，效果不满意，常需扩大阻滞范围，必须注射在皮下组织内。由于皮下组织内有粗大的纤维束，所以注射时会感到阻力较大。

颅顶的动脉有广泛的吻合，不但左右两侧互相吻合，且颈内动脉系统和颈外动脉系统也互相联系，因此头皮在发生大块撕裂时也不易坏死。血管神经从四周向颅顶走行，所以因开颅手术而作皮瓣时，皮瓣的蒂应在下方，瓣蒂应是血管和神经干所在部位，以保证皮瓣的营养。而作一般切口则应呈放射状，以免损伤血管和神经。

3. 帽状腱膜　帽状腱膜坚韧致密，并与浅层的皮肤和浅筋膜紧密相连，前连枕额肌的额腹，后连枕腹，两侧连接耳上肌及耳前肌，在颞部变薄成颞浅筋膜。该层构成颅顶软组织在切线方向上的主要力学结构，紧密包裹着颅顶部。头皮裂伤并伴有帽状腱膜横向裂口时，由于枕额肌的收缩，裂口较大。缝合创口时，应将此层仔细缝合，以减小张力，有利于创口愈合。

临床上的所谓头皮就是上述三层的合称。头皮外伤时，若未伤及帽状腱膜，则伤口裂开不明显；若伤及帽状腱膜，由于额枕肌的牵拉则伤口裂开，尤以横向伤口为甚。缝合头皮时一定要将此层缝好，以减少皮肤的张力，有利于伤口的愈合，也有

利于止血。

4. 腱膜下层　腱膜下层又称腱膜下疏松结缔组织或腱膜下间隙，位于帽状腱膜与颅骨外膜之间，为一薄层疏松结缔组织，形成一潜在间隙，此隙范围较广，前至鼻根部和眼睑下，两侧达颧弓，后达上项线，血管粗而少，分支亦少，有导静脉穿过。头皮借此层与颅骨外膜疏松连接，移动性大，头皮撕脱伤多沿此层分离，开颅时也可经此间隙翻起皮瓣。此间隙出血，易广泛蔓延，形成较大的血肿，瘀斑可出现于鼻根及上睑皮下。此间隙内的静脉经导静脉与板障静脉、颅内脑膜静脉窦相交通，若发生感染，可继发颅骨骨髓炎或颅内感染。因此，此层被称为颅顶的"危险区"。

5. 颅骨外膜　颅骨外膜由致密结缔组织构成，与颅骨表面连接疏松，易于从颅骨剥离，严重的头皮撕脱伤，可将头皮连同部分骨膜一并撕脱。骨膜与颅骨缝愈着紧密，因此，骨膜下血肿常局限于一块颅骨的范围内。

（二）颞区

颞区位于颅顶的两侧，介于上颞线与颧弓上缘之间。此区的软组织由浅入深也分为5层（图10-13）。

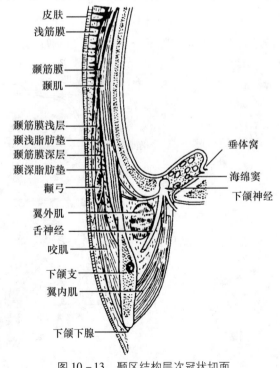

图10-13　颞区结构层次冠状切面

1. 皮肤 颞区的皮肤移动性大，手术时，可根据需要选择纵、横切口，均易缝合，愈合后的瘢痕不明显。

2. 浅筋膜 颞区浅筋膜所含脂肪组织少，其中的血管和神经可分为耳前和耳后2组。耳前组有颞浅动脉、颞浅静脉和耳颞神经，三者伴行，出腮腺上缘，跨颧弓到达颞区。颞浅动脉为颈外动脉的两终支之一，其搏动可在耳屏前方触及，该动脉在颧弓上方2~3cm处分为前、后两支（图10－12），颞浅静脉汇入下颌后静脉。耳颞神经为三叉神经第三支下颌神经的分支，可在耳轮脚前方进行局部阻滞麻醉。

耳后组有耳后动、静脉和枕小神经，分布于颞区后部。耳后动脉起自颈外动脉，耳后静脉汇入颈外静脉。枕小神经来自第二、三颈神经，属颈丛的分支。

3. 颞筋膜 颞筋膜上方附着于上颞线，向下分为浅、深2层，浅层附着于颧弓的外面，深层附着颧弓的内面。两层之间夹有脂肪组织，颞中动脉及颞中静脉由此处经过。

4. 颞肌 颞肌（图10－14）呈扇形，起于颞窝和颞筋膜深面，前部肌纤维向下，后部肌纤维向前，逐渐集中，经颧弓深面，止于下颌骨的冠突。经颞区的开颅手术切除部分颅骨后，颞肌及其筋膜有保护颅内的脑膜和脑组织的作用。颞肌深面有颞深血管及神经，其中颞深动脉发自上颌动脉，颞深神经来自下颌神经，支配颞肌。

5. 颅骨骨膜 颅骨骨膜较薄，紧贴于颅骨表面，此区不易发生骨膜下血肿。骨膜与颞肌之间，含有大量脂肪组织，称颞筋膜下疏松结缔组织，并经颧弓深面与颞下间隙相通，再向前则与面的颊脂体相连续。当颞筋膜下疏松结缔组织中有出血或炎症时，可向下蔓延至面部，形成面深部的血肿或脓肿，而面部炎症也可蔓延至颞筋膜下疏松结缔组织中。

四、颅底内面

颅底在结构、邻接上有其特点：①颅底的各部骨质厚薄不一，由前向后逐渐增厚，颅前窝最薄，颅后窝最厚，骨质较薄的部位在外伤时易骨折。②颅底的孔、裂、管是血管、神经进出的通道，而某些颅骨内部又形成空腔性结构如鼻旁窦、鼓室等，这些部位都是颅底本身的薄弱环节，不但外伤时容易骨折，而且常伴有脑神经和血管损伤。③颅底与颅外的一些结构关系密切，而且紧相连接，如翼腭窝、咽旁间隙、眼眶等。④颅底骨与脑膜紧密愈着。

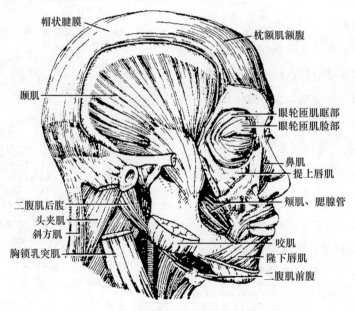

图10－14 颞肌

（一）颅前窝

颅前窝容纳大脑额叶，由额骨眶部、筛骨筛板和蝶骨小翼构成。正中部凹陷处为筛骨筛板，其上有许多筛孔，构成鼻腔顶（图10-15）。

展神经及眼上静脉穿行。在眶上裂内侧端的后方、蝶鞍的两侧，由前内向后外依次有圆孔、卵圆孔和棘孔呈弧形排列，分别有上颌神经、下颌神经和脑膜中动脉通过。其后部为颞骨岩部，岩部前部中份

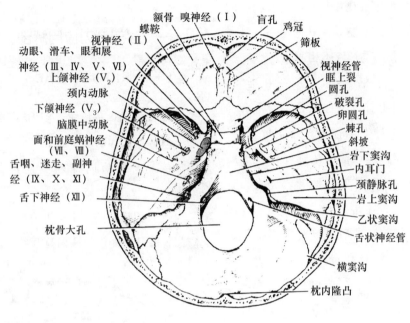

图10-15　颅底内面观

（二）颅中窝

颅中窝容纳大脑颞叶和垂体，呈鞍形，前界为蝶骨小翼后缘，后界为颞骨岩部上缘及鞍背。可分为较小的中央部（鞍区）和两个较大而凹陷的外侧部。

1. 鞍区　位于蝶骨体上面，指蝶鞍及其周围区域。该区主要的结构有垂体、垂体窝及两侧的海绵窦等。

（1）垂体及垂体窝　垂体呈椭圆形或圆形，位于蝶鞍中央的垂体窝内，借漏斗穿鞍膈与第三脑室底的灰结节相连。

（2）海绵窦　位于蝶鞍和垂体的两侧，前达眶上裂内侧部，后至颞骨岩部尖端。为一对重要的硬脑膜窦，由硬脑膜两层间的腔隙构成。窦内有许多结缔组织小梁，将窦腔分隔成许多相互交通的小腔隙（图10-16）。

2. 颅中窝外侧部　容纳大脑半球的颞叶。其前部的眶上裂内有动眼神经、滑车神经、动眼神经、

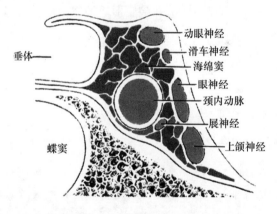

图10-16　海绵窦（冠状断面）

有隆起的弓状隆起。在弓状隆起的外侧为鼓室盖，由薄层骨板构成，分隔鼓室与脑膜和颞叶。岩部尖端处有三叉神经压迹，三叉神经节位于此处。在岩部尖端内侧为破裂孔，该孔续于颈动脉管内口，颈内动脉由此进入颅腔。

（三）颅后窝

颅后窝由颞骨岩部后面和枕骨内面构成，容纳小脑、脑桥和延髓。在三个颅窝中，此窝最深，面

积最大。

窝底的中央有枕骨大孔，为颅腔与椎管相接处，孔的前后径约 3.6cm，左右径约 3cm，延髓经此孔与脊髓相连，并有左、右椎动脉和副神经的脊髓根通过。脑的三层被膜在此处与脊髓被膜相应的三层相互移行，但硬脊膜在枕骨大孔周缘与枕骨紧密愈着，故椎管硬膜外隙与颅腔不相通。

枕骨大孔的前方为斜坡，承托脑桥和延髓。在枕骨大孔的前外侧缘有舌下神经管，为舌下神经出颅的部位。枕骨大孔的前外方为颞骨岩部，其中部有内耳门，面神经、前庭蜗神经以及迷路动、静脉由此通过。枕骨外侧与颞骨岩部之间有颈静脉孔，舌咽神经、迷走神经、副神经和颈内静脉由此通过。枕骨大孔的后上方有一"十"字形凸起称枕内隆凸，枕内隆凸为窦汇所在处。枕内隆凸向两侧延续为横窦沟，容纳横窦。横窦沟向前内延续为乙状窦沟，容纳乙状窦，其末端接续颈静脉孔。

小脑幕是一个由硬脑膜形成的宽阔的半月襞，介于大脑枕叶与小脑之间，并构成了颅后窝的顶。小脑幕圆凸的后外侧缘附着于横窦沟及颞骨岩部的上缘，达后床突，其凹陷的前内侧缘游离，向前延伸附着于前床突，形成小脑幕切迹（图 10 – 17）。小脑幕切迹与鞍背共同形成一卵圆形的孔，围绕着

中脑。小脑幕切迹上方与大脑半球颞叶的海马旁回、钩紧邻。

第二节　五官针刀应用解剖

一、眼部针刀应用解剖

（一）眼部的表面解剖

1. 眼部的体表标志（图 10 – 18）

（1）眼睑　分为上睑和下睑，上下睑的游离缘称睑缘，上下睑内外两侧连接部分被称为内、外眦。

（2）眉弓　眼眶上缘上方，额结节下方的弓状隆起。眉弓内侧份的深面是额窦。

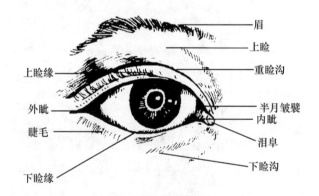

图 10 – 18　眼部的体表标志

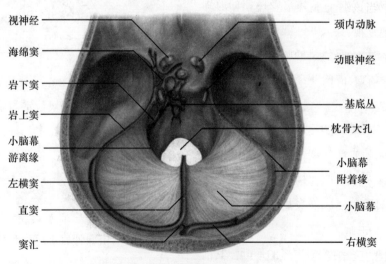

图 10 – 17　小脑幕及颅底的硬脑膜窦

2. 眼部的骨性标志（图10-19）

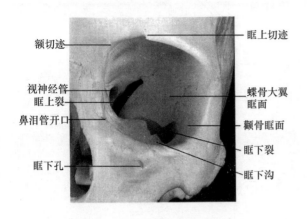

图10-19　眼部的骨性标志

（1）眶上切迹　位于眶上缘的内、中1/3交界处，距正中线约2.5cm，眶上血管和神经通过切迹。

（2）眶下孔　眶下缘中点下方约0.8cm处，有眶下神经、血管穿过。

（3）眶上裂　为蝶骨大翼和蝶骨小翼之间的裂隙，位于眶外壁与眶上壁之间。在视神经孔之下，外端由额骨封闭，内端较宽。根据其位置特点眶上裂可分两部分：内侧下部较宽而斜直，外侧上部较窄而斜平。眶上裂与颅中窝相通，有较多血管、神经经过。

（4）滑车上凹　位于眶上壁与眶内壁交界处的一个骨性小凹，距离眶缘约4mm，通常呈圆形。附着在上面的滑车软骨至滑车小凹的韧带发生骨化，在其四周尤其是它的后部被滑车棘包围。由于上斜肌肌腱附着在这里，当该结构受累时，必将造成上斜肌功能异常，出现复视、眼位不正。

（5）眶下裂　在眶外壁和眶下壁之间构成眼眶下裂，起始于视神经孔外下方，近眶上裂内端，向前、向外延伸长约2cm，前端距眶下缘约2cm。前下方与颞下凹相连，后下方与翼腭凹相通，后外方有圆孔及蝶腭孔。穿过眶下裂的血管神经有三叉神经上颌支、眶下动脉、额神经、蝶颧神经节分支及翼腭丛的眼下静脉分支。

（6）泪腺窝　位于眶上壁颞侧，额骨颧突之后、颧额缝的脊以上的区域内。窝内容纳一部分脂肪及泪腺。脂肪主要在后部，泪腺窝通常很平滑。

但当泪腺悬韧带发育完善时，表面可有痕迹。

（7）蝶额缝　位于额骨眶板与蝶骨小翼之间。

（8）神经孔　由蝶骨小翼的两根合抱形成，向后开口于颅中窝延续形成视神经管。通过视神经孔的组织包括视神经、眼动脉及交感神经。

（9）Merkel外直肌棘　位于眶下裂下缘，宽窄二部交界处，呈尖形、圆形或钩状的骨性突起，一部分外直肌起源于这里。

（10）颧骨沟　自眶下裂前端达颧眶孔。颧眶孔是一骨管的开口，此管在中途分为两支，一支开口于颊部的颧面孔，另一支开口于颞窝的颧颞孔，上述管、孔均有同名的血管和神经经过。

（11）眶外侧结节（Whitnall结节）　为额骨眶面的一骨性突起，位于眶外缘稍后，颧额缝之下的1.1cm处。外直肌牵制韧带、眼球悬韧带、睑外侧韧带和上睑提肌的腱膜等组织都附着在这里。这四种组织的附着部称为眼外侧系带。在蝶额缝附近的眶上裂外端常有一孔，此孔沟通眼眶与颅中窝，有一支脑膜动脉和一支小静脉经过。

（12）筛骨孔　位于额筛缝附近，即眶顶与眶内壁的交界线。此孔大部分由额骨组成，为筛骨管的开口，小部分由筛骨组成，分前、后筛骨孔，有筛前动脉及筛后动脉分别通过筛前、筛后孔。

（二）眼部骨骼

1. 眶上壁　呈三角形，由上眶缘、额骨眶板组成该三角形的大部分，由额骨构成前边和底边。由蝶骨小翼组成该三角形的后角。由后部的眶上裂及前部的颧额缝轻度隆起组成三角形的颞侧边，三角形的鼻侧边由上面的额骨与下边的筛骨、泪骨及上颌骨额突间的骨缝组成。眶顶除蝶骨小翼部分骨质较厚外，其余都很薄，半透明且脆弱。

2. 眶内侧壁（图10-20）　呈长方形，眶面平坦或稍凸向眶腔，平行于正中平面。由上颌骨额突、泪骨、筛骨眶板、蝶骨体四块不甚规则的眶骨组成长方形的内壁。其中筛骨眶板所占的比例最大，其特点是骨质菲薄，厚0.2~0.4mm，半透明，用灯光透照可见明亮的细纹和混暗区，后者即为筛

图中标注：
额切迹、视神经管、眶上裂、鼻泪管开口、眶下孔、眶上切迹、蝶骨大翼眶面、颧骨眶面、眶下裂、眶下沟

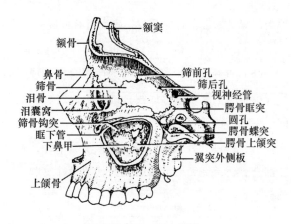

图 10 - 20　眶内侧壁

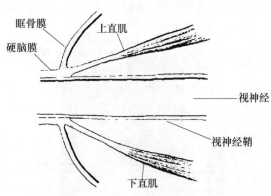

图 10 - 21　视神经孔处眶骨膜周围关系

窦。眶内壁的前部有泪囊窝，此窝由上颌骨额突和泪骨组成。泪囊窝内泪骨与上颌骨额突所占面积比例因人而异，这两种骨骨质的硬度差异很大。泪囊窝上邻筛窦、下接鼻中隔和眶下管，成年人其长平均为 16.10～17.8mm，宽平均为 7.68～8.01mm。

3. 眶外侧壁　眶外壁呈三角形，在前由眶外缘组成三角形的底，眶外壁平面与正中平面呈 45°角。上界为眶上裂及颧额缝，下界为眶下裂。眶外壁由蝶骨大翼及额骨组成，颧骨在前，蝶骨大翼在后。眶外壁下部朝上，后部是眶外壁最薄弱的地方微突向眶。其余处骨板厚而坚实，是眶腔四壁中最坚固的，尤其眶缘部明显，眶外壁前缘较短。

4. 眼眶骨膜（图 10 - 21）　覆盖在眶骨表面，在眶尖部，被覆于视神经表面的硬脑膜与眶骨膜相融合。在眶上裂、眶颅管及眶筛管等处是硬脑膜与眶骨膜相移行的地方，视神经除外。眶骨膜的前端与眶隔相连续，在眶骨缘、眶壁上的裂、孔、管及缝等处紧密连接，其余处均呈疏松

连接。

5. Zinn 环（秦氏环）　在眶尖部由眶骨膜增厚而形成的结缔组织环，它与四直肌起始部的肌腱紧密相连而称为总腱环即 Zinn 环，它附着在眶上裂前缘的外直肌棘处，断面呈卵圆形环绕视神经孔和眶上裂内端，同时它也是四条眼外直肌的起点。

（三）眼球

1. 眼球壁（图 10 - 22）　分为三层，外层为纤维膜，中层为葡萄膜、深层为视网膜。

外层：前 1/6 为透明的角膜，后 5/6 为乳白色的巩膜构成，上述胶原纤维组织形成了眼球完整封闭的外壁。其主要功能有保护眼内组织、维持眼球形状；角膜还有透光、屈光的作用。

2. 结膜　是覆盖在眼球表面及眼睑内面的具有一定弹性的半透明的薄膜。分为两个部分，覆盖在巩膜表面的称球结膜，覆盖在上下睑板内面的结膜称为睑结膜，另外，介于二者之间的反折部分形成

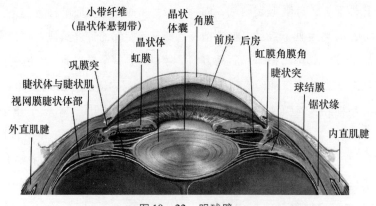

图 10 - 22　眼球壁

较深的袋样结构，称为穹隆部结膜。

（四）眼睑部肌群

1. 伸展肌群　眼轮匝肌（图 10 - 23），如眼睑括约肌，受第七脑神经即面神经支配。以眼睑裂为中心环绕眶缘及眼裂呈环形走行，其纤维由眼睑内

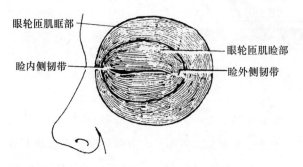

图 10 - 23　眼轮匝肌眶部与睑部

侧韧带起又返回终止于该韧带，为一薄层肌肉，其纤维互相衔接，层层重叠有如叠瓦一样，布满整个眼睑并向四周延伸，向上达眉部遮盖皱眉肌，向外达颞肌的前部，向下至颊部颧骨前，向内到鼻骨基底部。根据眼轮匝肌起源的不同可分为眶部及睑部。眶部范围大，其深部起于内眶缘，浅部起于内眦韧带，主要参与眼睑的闭合作用。睑部略小，起源于内眦韧带和泪嵴，主要与有意识的瞬目运动。从解剖生理学角度眼轮匝肌又可分为睑部、眶部和泪囊部三部分。

2. 收缩肌群　上睑收缩肌群包括提上睑肌及其腱膜、受交感神经支配的米勒肌，下睑提肌包括位于眼球筋膜内的兰斯特勒姆肌和下睑 Muller 肌。

3. 眼外肌群　眼外肌群主要包括上直肌、下直肌、外直肌、内直肌、上斜肌、下斜肌（图 10 - 24）。

（五）眼部的血管和神经

1. 眼眶的血供　眼眶部的血管存在着某些变异，但眶内的血管与眶内的结缔组织隔存在相对恒定的位置关系。动脉通常穿行于眶脂肪中并形成放射状走行系统（图 10 - 25、图 10 - 26）。

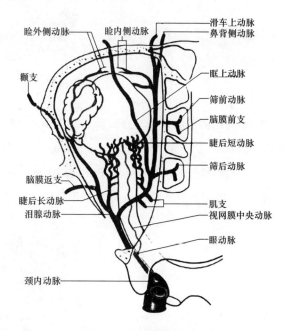

图 10 - 25　眼部深层动脉

2. 眼睑的血管与神经　眼睑的血管主要来自两个血管系统，浅部来自颈外动脉系统，有面动脉、颞浅动脉和眶下动脉；深部来自眼动脉的终末支，有睑内侧上、下动脉，额动脉和泪腺动脉的分支（眶外侧动脉）。上述动脉在眼睑组成 3 个动脉弓，一般上睑内有上下两个动脉弓，下睑内有 1 个动脉弓，分布于眼轮匝肌和睑板之间。这些动脉弓发出许多小支，向前分布于眼轮匝肌，向后穿过睑板达结膜。

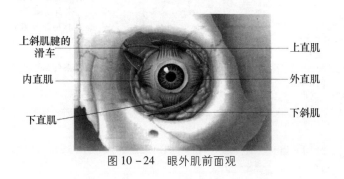

图 10 - 24　眼外肌前面观

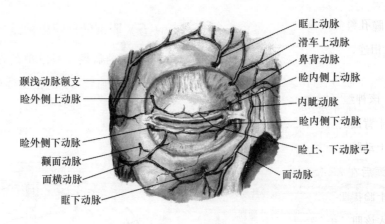

图 10 – 26　眼部浅层动脉

3. 眼外肌的神经来源与血液供应（图 10 – 27、图 10 – 28）

（1）动眼神经　该神经来源于大脑脚内侧、脑桥上缘，中脑腹面的动眼神经沟内。出脑干后前行进入海绵窦的上、外侧壁。在海绵窦或眶上裂处，该神经分为上、下两支，上支分布到上直肌及上睑提肌，下支分布到内直肌、下直肌、下斜肌及睫状神经节。上下两分支均穿行于肌锥内并发出分支分

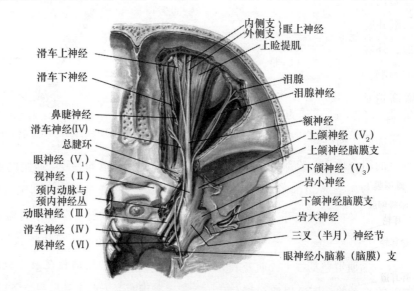

图 10 – 27　眼部神经

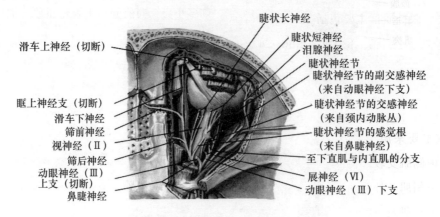

图 10 – 28　眼部神经（上睑提肌、上直肌与上斜肌部分切除）

布到直肌的内表面，瞳孔纤维与下支伴行并通过突触方式与睫状神经节相连，支配下斜肌的神经在下直肌的外缘进入肌肉。

（2）滑车神经　该神经发源于脑干的背面，也是唯一一条发源于脑干背面的脑神经。神经发出后在外侧绕过中脑，与脑上动脉交叉并向前沿海绵窦内侧壁前行。经眶上裂入眶后在 Zinn 总腱环上肌锥外前行，其横过上直肌及上睑提肌、沿上斜肌表面走行并在上斜肌后 1/3 处进入该肌。由于滑车神经途径长且通过较多结构，故在外伤时极易受损伤。

（3）外展神经　起于脑桥下缘锥体内侧、向上绕过斜坡、通过岩下窦，在岩蝶韧带下穿过进入海绵窦。入海绵窦沿内下壁前行，该神经与动眼神经和滑车神经不同，在窦内行进过程中无固定组织支持神经。经眶上裂入眶并通过 Zinn 环分布到外直肌上。与滑车神经类似，外展神经途径长且有几处固定点，故易受外伤的影响。该神经对斜坡部位的牵拉及由于颅内压增高造成的脑干向下移位非常敏感。

动脉，数目不等的动脉由直肌肌腱传出。眼外肌的静脉回流血主要汇入眼上及眼下静脉。眼上静脉主要接收来自内直肌、上直肌、上睑提肌、上方蜗静脉、筛前静脉及眼下静脉的吻合支回流血液。眼下静脉主要接受来自下直肌、下斜肌、下方蜗静脉及外直肌的回流血液。眼上、下静脉回流入海绵窦。

二、耳部针刀应用解剖

（一）耳部的表面解剖

耳由外耳、中耳与内耳三部分组成（图 10 - 29），所有耳的结构都和颅骨外侧面的颞骨相联系或者位于颞骨内。

外耳由耳郭和外耳道组成，耳郭位于头的两侧，能收集声波，由外耳道向内将振动传至骨膜。耳郭借韧带、肌肉、软骨和皮肤附着于头颅两侧，与头颅侧壁约呈 30°角。

1. 耳郭　耳郭主要由弹性软骨构成支架，外面覆以皮肤，下方无软骨仅含结缔组织和脂肪的部分是耳垂。分为外侧面和背面。

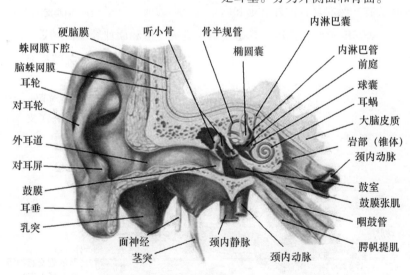

图 10 - 29　耳的解剖关系

眼肌的血供主要来源于眼动脉。眼动脉发出内、外侧肌支，内侧肌支较外侧肌支粗大，供给内直肌、下直肌及下斜肌，外侧肌支供给外直肌、上直肌及上斜肌。下直肌及下斜肌还接受来自眶下动脉分支的供血。分布于四条直肌的动脉组成睫状前

（1）耳郭的外侧面　耳郭外侧面主要体表标志有耳轮、耳轮结节、对耳轮、耳轮脚、耳轮尾、三角窝、耳舟、耳屏、对耳屏、耳屏间切迹、轮屏切迹、耳甲、耳垂组成（图 10 - 30）。

（2）耳郭的背面　耳郭的背面有与外侧面凹陷

相对应的隆起，可分为 3 个面、4 个隆起、5 个沟（图 10 - 31）。

先向前内和微向上，继而向后内和上方，最后向前内和微向后，有两个狭窄的部位，一个位于距耳甲

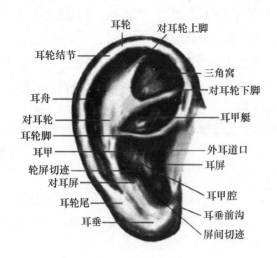

图 10 - 30　耳郭正面表面解剖名称

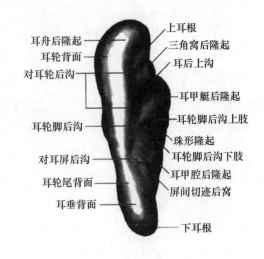

图 10 - 31　耳郭背面解剖名称

①3 个面　耳轮背面、耳轮尾背面、耳垂背面。

②4 个隆起　耳甲艇后隆起、耳舟后隆起、耳甲腔后隆起、三角窝后隆起。

③5 个沟　耳轮脚后沟上肢、耳轮脚后沟下肢、耳轮脚后沟、对耳轮后沟、对耳屏后沟。

2. 外耳道　外耳道有外侧的软骨性外耳道和内侧的骨性外耳道组成，从耳甲延伸至鼓膜。耳道上后径较前下径长 25mm，耳道向内延伸时，略向下、前方向（图 10 - 32）。外耳道形成"S"形的弯曲，

约 2cm 处，一个位于软骨部的内侧端，称为峡。外耳道的内侧端由呈斜位的鼓膜封闭。外耳道软骨部长约 8mm，与耳郭软骨相延续，经纤维组织附于骨性部。软骨性外耳道形成不足耳道总长的一半，而且后上不完整，在耳道前壁有 Santorini 切迹。骨性耳道的前、下壁和后壁底部起源于鼓骨环，后壁与乳突气房和面神经降段相近，后壁上部和上壁源于颞鳞，前壁与颞下颌关节相邻。

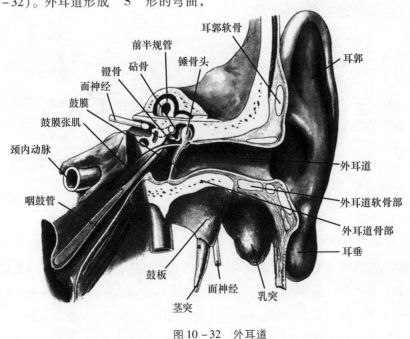

图 10 - 32　外耳道

（二）耳部骨骼

1. 颞骨 颞骨与额骨、顶骨、枕骨、颧骨相连接，占据下中 1/3 颅侧。分为四个部分：鼓部、鳞部、乳突部、岩部（图 10-33）。

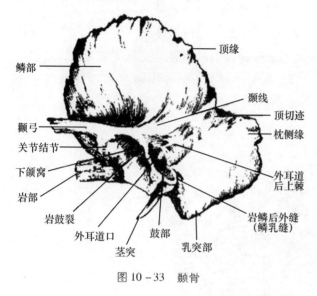

图 10-33 颞骨

2. 听小骨 听小骨由锤骨、砧骨和镫骨相连而成，将声波由鼓膜通过鼓室传至前庭窗，锤骨附着于鼓膜，镫骨底则附着于前庭窗周缘，砧骨悬于两者之间，三者构成关节。听小骨之间的链接为典型的滑膜关节。砧锤关节为鞍状关节，砧镫关节为球窝关节，关节面盖有关节软骨，每个关节均包衬以滑膜和含有较多弹性组织的关节囊（图 10-34）。

颈动脉管的一部分。

（三）耳部肌肉

1. 外耳部肌肉 主要有三块（图 10-35）。

（1）耳郭上肌 呈扇形，起自帽状腱膜，以一块扁肌止于耳郭背面的上部。作用使耳郭略向上运动，由面神经的颞支支配。

（2）耳郭前肌 起自帽状腱膜的外侧缘，止于耳轮棘。可牵拉耳郭向前上方，由面神经的颞支支配。

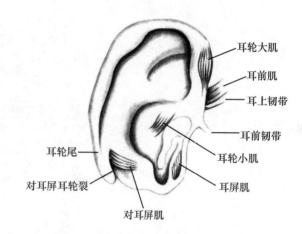

图 10-35 耳郭肌肉（前面）

（3）耳郭后肌 由 2~3 个肌纤维组成，以短的腱膜起于颞骨的乳突部，止于耳甲隆起的桥。作用可以拉耳郭向后。

2. 耳郭固有肌 耳郭部的固有肌包括耳轮大肌、耳轮小肌、对耳屏肌、耳屏肌、耳郭横肌、耳郭斜肌，他们主要为连接耳朵的不同部分，对改变耳郭形态作用很小甚至没有。

3. 中耳 中耳的结构主要包括：锤骨上韧带、

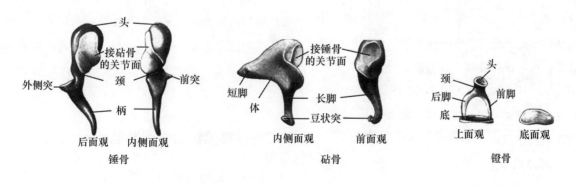

图 10-34 听小骨

3. 咽鼓管 咽鼓管可分为鼻咽软骨段和鼓室骨性段，为贯通中鼓室和鼻咽部的通道，其鼻咽开口外周有钩形软骨。软骨段指向后上与骨性段相接，长 1cm，约为咽鼓管全长的 2/3，管骨性段下壁为

锤骨前韧带、砧骨后韧带、镫骨底环状韧带、鼓膜、鼓膜张肌和镫骨肌。

（四）耳部的血管与神经

1. 耳郭的血管、神经

（1）血管 颈外动脉的耳后支发出 3～4 个分支至耳郭的背面，此分支发出细支经耳轮边缘或软骨的裂至外侧面，耳郭的外侧面有颞浅动脉的耳郭前支分布。

（2）神经 耳郭的感觉神经有耳大神经、迷走

道的后壁和上壁。

3. 中耳的血管、神经

（1）血管 中耳的动脉，除颈鼓支来自颈内动脉外，其余都来自颈外动脉系统。

（2）神经 鼓室神经丛位于鼓岬表面，由舌咽神经鼓室支、颈内动脉交感神经丛发出的颈鼓支以及面神经的鼓室神经交通支所组成，发出的小支分布于鼓室、鼓窦、咽鼓管和耳咽管（图 10 - 36）。

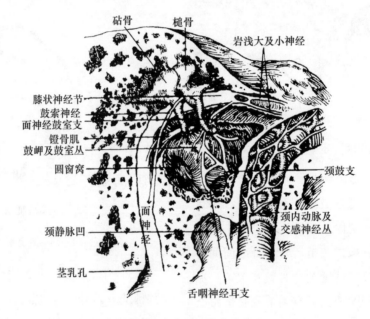

图 10 - 36 中耳的神经分布

神经的耳支、枕小神经、耳颞神经等。耳大神经分布于背面和外侧面的后部，主要包括对耳轮、耳轮、耳垂；迷走神经的耳支分布于耳甲的凹陷和隆起的后部；枕小神经分布于背面的上部；耳颞神经分布于耳屏、耳轮脚及耳轮的相应部位；迷走神经的耳郭支与面神经一起分布于耳郭两面，耳甲的凹陷及其隆起的小部分区域。

2. 外耳道的血管、神经

（1）血管 外耳道的血供来源于颈动脉的耳后支、颞浅动脉的耳郭支和上颌动脉的耳郭深支。其静脉注入颈外静脉、翼静脉丛及上颌静脉。

（2）神经 其感觉神经来自于耳颞神经，支配外耳道的前壁和上壁；迷走神经的耳郭支支配外耳

4. 内耳的血管
主要是来自前下小脑动脉或基底动脉的内听动脉，它又分为前庭支、蜗支和前庭蜗支。静脉有 3 支，即内听静脉、蜗小管静脉和前庭导水管静脉。静脉回流到侧窦或颈内静脉（图 10 - 37）。

三、鼻部针刀应用解剖

（一）鼻部的表面解剖

鼻是嗅觉器官，为呼吸道的门户，由外鼻、鼻腔和鼻窦三部分组成。鼻腔位于颅底与口腔之间，旁与鼻窦相连，中间由鼻中隔将鼻腔分成左、右两侧，前经鼻前庭通前鼻孔，后经后鼻孔接鼻咽。鼻腔冠状切面呈三角形，底部较宽，顶部狭窄。

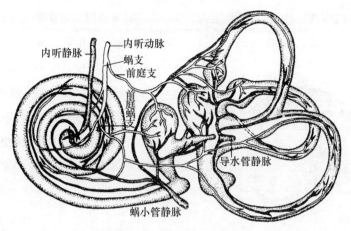

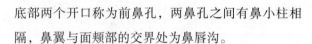

图 10 - 37　迷路的血管分布

1. 外鼻的表面解剖　外鼻位于面部中央，形似三棱锥体（图10 - 38），由鼻骨、上颌骨额突、额骨鼻部和鼻软骨构成支架。鼻骨上端窄厚，下端宽

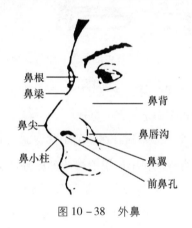

图 10 - 38　外鼻

薄。其体表标志有鼻根、鼻梁、鼻尖、鼻背、鼻小柱、鼻翼、鼻唇沟、前鼻孔等。鼻的上端凹陷处为鼻根，鼻的下端向前突起的部分称为鼻尖，鼻根至鼻尖为锥形隆起称为鼻梁，鼻尖两侧呈半圆形隆起的部分称为鼻翼，鼻梁两侧的斜面称为鼻背，外鼻

底部两个开口称为前鼻孔，两鼻孔之间有鼻小柱相隔，鼻翼与面颊部的交界处为鼻唇沟。

2. 鼻中隔　鼻中隔主要由鼻中隔软骨、筛骨正中板（筛骨垂直板）和犁骨三者构成。其位于两侧鼻腔之间，构成鼻腔的内壁。

3. 鼻窦的体表投影　鼻窦是鼻腔周围上颌骨、筛骨、颧骨、蝶骨内的含气空腔，均有窦口与鼻腔相通。鼻窦左右成对，分别为筛窦、额窦、上颌窦、蝶窦，共计4对。鼻窦黏膜与鼻腔黏膜相延续，均为纤毛柱状呼吸上皮。其体表投影示意图如下（图10 - 39）。

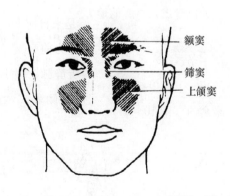
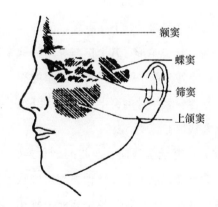

图 10 - 39　鼻窦的体表投影

（二）鼻部骨骼

1. 鼻骨　鼻骨位于梨状孔上方，是成对的长方形骨板。上接额骨鼻部，形成鼻额缝，外缘接同侧上颌骨额突，后面与筛骨正中板相接，下缘与鼻外

侧软骨相连，两侧鼻骨的内线在中线处相互结合，向前隆起形成鼻梁（图10-40、图10-41）。

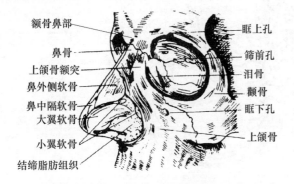

图10-40　外鼻的骨与软骨支架

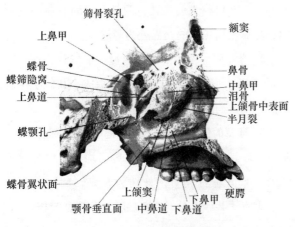

图10-41　鼻侧壁骨组织

2. 上颌骨额突　为外鼻的骨性支架之一，与鼻骨及鼻外侧软骨相连，构成其外侧面。

3. 额骨鼻部　位于鼻根处，下接鼻骨。

4. 鼻外侧软骨　呈三角形，其上部与鼻中隔软骨相连续，下部近前处与鼻中隔之间有一狭窄的裂隙，上缘附着于鼻骨和上颌骨额突上，下缘由纤维组织连接于鼻翼大软骨上。

5. 鼻中隔软骨　其前上缘向上与骨间缝相连，中间部与外侧软骨相连，最下部经软骨膜与这些软骨相连，后下缘与梨骨及上颌骨的鼻嵴和前鼻棘相连，其后上缘与筛骨的垂直板相连续。

6. 鼻翼大软骨　位于鼻外侧软骨的下面，紧紧围绕在鼻前孔的前部。鼻翼大软骨外侧部的上缘与鼻外侧软骨的下缘相连。在其中间部，通过纤维组织与对侧的鼻翼大软骨和鼻中隔软骨的前下部疏松地连接在一起，形成部分活动性鼻中隔。

7. 鼻中隔　鼻中隔位于两侧鼻腔之间，构成鼻腔的内壁。鼻中隔分骨部和软骨部两部分。筛骨正中板和犁骨构成鼻中隔的骨部，鼻中隔软骨构成鼻中隔的软骨部。鼻小柱由两侧大翼软骨的内侧脚、皮下组织和皮肤构成，位于鼻中隔软骨的前下部，有一定的活动性，为鼻前庭的内壁，又称为鼻中隔的可动部（图10-42）。

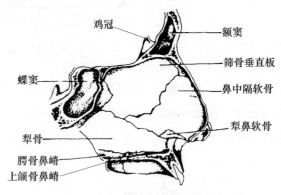

图10-42　鼻中隔的骨和软骨支架

8. 下鼻甲　是一块独立骨，与上颌骨鼻面和腭骨垂直板相接，是最大的鼻道。

9. 中鼻甲　是筛骨迷路的中部突起，向后延伸至腭骨垂直板。在中鼻甲前端的鼻腔外侧壁上有一小丘状隆起，称为鼻丘，是筛窦的最前端，内含1~3个气房。在中鼻甲后端的鼻腔外侧壁上，靠近蝶窦底的部位有一个骨孔，称为蝶腭孔，是蝶腭神经和血管出入鼻腔的地方。

10. 上鼻甲　是三个鼻甲中最小和最浅的一个。位于中鼻甲后上方的一个小弯曲骨板，成为上鼻道的顶。上鼻甲后上方有蝶筛隐窝，蝶窦开口于蝶筛隐窝内（图10-43）。

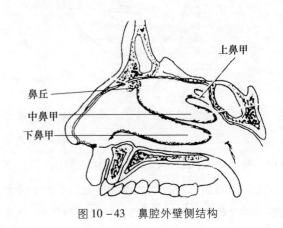

图10-43　鼻腔外壁侧结构

（三）鼻部肌肉与黏膜

1. 鼻孔收缩肌　主要有鼻横肌、降鼻中隔肌和降鼻翼肌。

2. 鼻孔扩张肌　主要有鼻孔开大肌、降眉间肌和上唇方肌。

在正常情况下外鼻肌很少运动，只有当深吸气、闻嗅或呼吸困难时，鼻翼运动才比较明显。外鼻肌肉均受面神经支配，有司前鼻孔的扩大或缩小及参与面部表情的作用。面神经瘫痪时，鼻翼的张闭动作消失，严重者可表现为鼻翼塌陷，影响通气功能。

3. 鼻腔黏膜　固有鼻腔内衬以黏膜。根据黏膜的特征和功能，分为呼吸区黏膜和嗅区黏膜两部分。

（四）鼻部的血管和神经

1. 外鼻的血管、神经

（1）血管　外鼻的动脉主要来自眼动脉的分支、面动脉的分支和眶下动脉的分支。来自眼动脉的鼻背动脉从内眦韧带上方出眶，供应外鼻上部。面动脉的鼻外侧支供应鼻背、鼻翼。来自眼动脉的筛前动脉的鼻外支从鼻骨与鼻外侧软骨的交界处穿出，到达鼻尖。来自面动脉的上唇动脉供应上唇、鼻中隔前段及鼻前庭。外鼻的静脉经内眦静脉和面前静脉汇入颈内静脉。内眦静脉经眼上静脉和眼下静脉与颅内海绵窦相通（图10-44）。

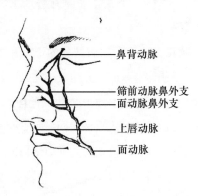

图10-44　外鼻的动脉

（2）神经　外鼻的感觉神经来自三叉神经，运动神经来自面神经。鼻翼和上唇的感觉神经来自上

颌神经分出的眶下神经。鼻根、鼻梁和鼻背上部的感觉神经来自眼神经和滑车下神经。

2. 鼻腔的血管、神经

（1）血管　鼻腔的动脉主要来自颈外动脉的上颌动脉和颈内动脉的眼动脉。眼动脉在眶内分出筛前动脉和筛后动脉两支，分别经筛前孔和筛后孔进入鼻腔。筛前动脉供应鼻腔外侧壁和鼻中隔的前上部分；筛后动脉供应鼻腔外侧壁和鼻中隔的后上部分。上颌动脉在翼腭窝内分出蝶腭动脉、眶下动脉和腭大动脉。蝶腭动脉经蝶腭孔进入鼻腔后，分为鼻后中隔动脉和鼻后外侧动脉。鼻后中隔动脉供应鼻中隔的后部和下部，鼻后外侧动脉沿下鼻甲和中鼻甲走行，供应鼻腔外侧壁的后部、下部和鼻腔底。眶下动脉出眶下孔后，供应鼻腔外侧壁的前部。腭大动脉出腭大孔后，沿硬腭向前走行，经切牙管进入鼻腔，供应鼻中隔的前下部分（图10-45）。

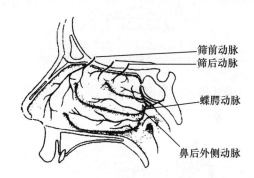

图10-45　鼻腔外侧壁的动脉

（2）神经　鼻腔神经包括感觉、嗅觉及自主神经3部分。

①嗅神经　嗅细胞为双极神经元，周围突的末端形成嗅泡，上有嗅毛，突出于嗅黏膜表面。中枢突汇集成嗅丝（嗅神经），经筛孔穿过筛板，止于前颅窝的嗅球，在嗅球内与僧帽细胞的树突形成突触。

②感觉神经　鼻腔的感觉神经来自眼神经和上颌神经。眼神经分出鼻睫神经，鼻睫神经再分出滑车下神经和筛前神经。滑车下神经分布于内眦皮肤；筛前神经经筛前孔进入鼻腔，分为鼻内、鼻外两支。鼻外支经鼻骨与鼻外侧软骨交界处离开鼻

腔，分布于鼻尖和鼻背皮肤，鼻内支分布于鼻腔外侧壁和鼻中隔的前上部。上颌神经在翼腭窝内外出蝶腭神经，蝶腭神经的感觉纤维通过或绕过蝶腭神经节，进入鼻腔后分为鼻后上内侧支和鼻后上外侧支，分别分布于鼻腔外侧壁后部、鼻中隔后部和鼻腔顶。上颌神经的分支上牙槽神经的前支在梨状孔下内方分出一鼻支，分布于下鼻道前部和相应的鼻底部分。上颌神经的终末支眶下神经亦分出鼻内、外两支，分布于鼻翼和鼻前庭。鼻后上内侧支有一较大分支斜行于鼻中隔上，称为鼻腭神经（图10-46）。

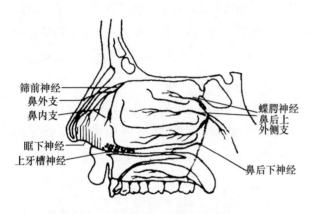

图 10-46 鼻腔外侧壁的神经

③自主神经 分为交感神经和副交感神经两种（图10-47）。

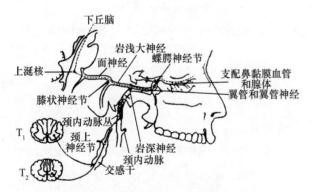

图 10-47 鼻黏膜自主神经支配示意图
（实线为交感神经，虚线为副交感神经）

副交感神经纤维起始于上涎核。副交感神经的节前纤维在翼腭窝内的蝶腭神经节交换神经元，节后纤维分支进入鼻腔。副交感纤维加入面神经的中间神经，到达膝状神经节，副交感神经纤维离开面神经，进入岩浅大神经。岩浅大神经与岩深神经一

起组成翼管神经。作用：副交感神经兴奋时，鼻黏膜血管扩张，腺体分泌增多，鼻阻力增大。

鼻黏膜交感神经的传出神经纤维起始于脊髓的第一、二胸节，节前纤维在颈上神经节形成突触，节后纤维经颈内动脉交感神经丛形成岩深神经。岩浅大神经与岩深神经，在翼管内组成翼管神经。翼管神经通过蝶腭神经节进入鼻腔。作用：交感神经兴奋时鼻黏膜血管收缩，黏液分泌减少，鼻通气度增加。

四、口腔颌面部针刀应用解剖

口腔外始于唇、颊，止于咽腭弓，并延伸到口咽。以牙为界，分为口腔前庭和固有口腔。口腔的顶部为腭，口腔底部为下颌舌骨肌，主要器官是舌。口腔侧壁为颊和磨牙反折区。口腔前庭的肌肉与舌、颊及口的底部相连。口腔具有咀嚼、吞咽消化食物，辅助发音、言语、感觉、呼吸等功能。

（一）口腔颌面部的表面解剖

1. 骨性标志 颅骨的表面大部分覆以皮肤、皮下组织和较薄的肌肉，较易摸到颅的表面和骨性隆起。

（1）颏结节 在前方中线处可摸到。

（2）下颌角 沿下颌骨体的下缘向后可摸到。从颏结节到下颌支前缘下端之间有一条斜线相连。

（3）牙齿 通过颊触摸下颌骨体的上缘，可以较容易地摸到。

（4）颏孔 位于下颌前磨牙的下方，距正中线约2指宽、下颌体下缘的上方约1指宽处，此孔内有颏血管和颏神经通过。一般情况下，眶上孔、眶下孔和颏孔三者之间的连线大致位于同一垂直面上。

（5）髁突 沿下颌支后缘向上可摸到髁突的颈，其恰位于耳垂的下方。

轻微张口时，通过咬肌可摸到下颌骨的冠突和下颌头之间的下颌切迹。张口和闭口时，可感觉到颞下颌关节，髁突在颞骨关节结节上下滑动；当张口时，在关节的前方可感觉到冠突从休息位置移动

到颧弓的下方。

上颌骨的前面朝向前外侧，可在眶下缘和牙槽突之间摸到。牙槽突容纳上牙。在口腔内很容易摸到上颌骨的腭突。

2. 体表投影

（1）面动脉 在面动脉越过下颌骨体下缘、与咬肌前缘相交处可摸到面动脉的搏动。

（2）唇动脉 当捏紧唇的外侧部，在距离唇的游离缘约0.5cm处的黏膜面上可摸到唇动脉的搏动。

（3）面神经 屏间切迹的前方是面神经出颅部位的表面标志。面神经从此处越过茎突进入腮腺实质，分为五大分支呈放射状分布于面部。

（二）口腔颌面部骨与关节

1. 上颌骨 上颌骨位于颜面中部，左右成对，参与构成眼眶的下壁、口腔的上壁、鼻腔底和外侧壁。上颌骨解剖形态不规则，大致可分为一体和四个突起：颧突、额突、牙槽突和腭突（图10-48、图10-49）。

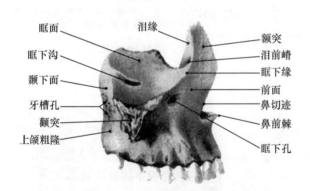

图10-48 上颌骨外侧面

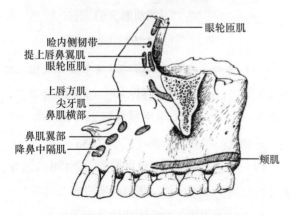

图10-49 上颌骨的肌肉附着

2. 上颌窦 上颌体内有一空腔即为上颌窦。上

颌窦的形状与上颌体一致，呈锥体状。上颌窦四壁骨质菲薄，内面衬以上颌窦黏膜。其底由鼻腔外侧壁的一部分组成，尖延伸至上颌骨颧突内。下壁由牙槽突和部分颧突构成，顶由眶底的大部分构成。上颌骨的前面和颞下面分别构成了其前、后壁。

3. 下颌骨 下颌骨是面部最大、最坚固的骨，也是颌面部唯一可活动的骨，位于面部下1/3。下颌骨可以分为水平位的下颌体与垂直位的下颌支两部分（图10-50、图10-51）。

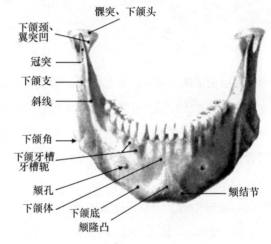

图10-50 下颌骨

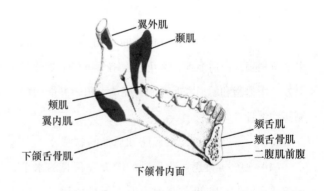

图10-51 下颌骨的肌肉附着

4. 舌骨 舌骨呈"U"形，借茎突舌骨韧带悬吊于双侧茎突尖上。它有一体、两小角和两大角（图10-52）。

（1）舌骨体 呈不规则长四边形。朝向前上，前面凸，有一稍微向下凸的横嵴跨越。后面平滑凹陷，朝向后下，借甲状舌骨膜和疏松结缔组织与会厌分开，在骨与膜之间有一滑液囊。颏舌骨肌附着

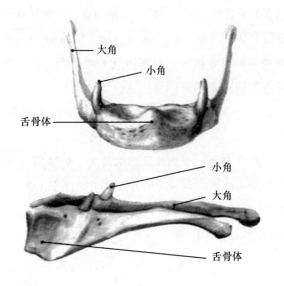

图 10 – 52　舌骨

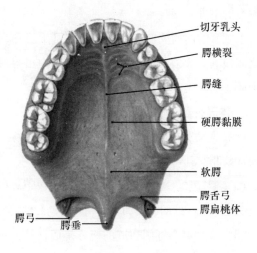

图 10 – 53　腭

于舌骨体前面横嵴上下。前面下部有下颌舌骨肌附着，内侧有胸骨舌骨肌，外侧有肩胛舌骨肌。上缘有颏舌肌最下部的纤维、舌骨会厌韧带和甲状舌骨膜附着；下缘内侧有胸骨舌骨肌，外侧有肩胛舌骨肌附着。

（2）舌骨小角　小角是位于体和大角结合处的两个小圆锥状突起。舌骨小角的后面和外侧面有咽中缩肌附着，小角尖有茎突舌骨韧带，其基底内侧面有小角舌肌附着。

（3）舌骨大角　大角自体的外侧端向后突出，水平位稍扁，向后渐细，终止于一结节。在甲状软骨上方，用拇指和示指紧握喉能够确认大角，并能向两侧移动舌骨。

5. 腭　腭分为前部的硬腭和后部的软腭。

（1）硬腭　硬腭由上颌骨的腭突和腭骨的水平板组成。硬腭的前界和两侧为上颌牙槽所固定，向后与软腭相延续。硬腭被覆以较厚的黏膜，紧密附着于骨膜上。外侧有黏膜下层，内有主要的神经血管束（图 10 – 53）。

硬腭的边缘由牙龈组成。硬腭后半部分的黏膜下层有许多小型的黏膜性的唾液腺。这些腺体的分泌物经许多小管入两侧的较大收集管，开口于腭窝。硬腭上表面是鼻腔底，被覆有纤毛的呼吸上皮。

（2）软腭　软腭和咽一同描述。

6. 牙

（1）牙的数目及名称　人一生有两副牙齿，乳牙和恒牙。正常乳牙有 20 颗，从中线向两侧依次为乳中切牙、乳侧切牙、乳尖牙、第一乳磨牙、第二乳磨牙。恒牙共 28～32 颗，上、下颌的左、右侧各 7～8 个，从中线向两侧依次为中切牙、侧切牙、尖牙、第一前磨牙、第二前磨牙、第一磨牙、第二磨牙、第三磨牙（图 10 – 54）。

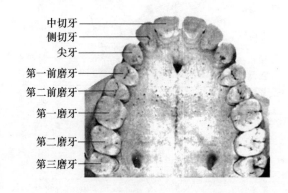

图 10 – 54　牙

（2）牙的组成　牙体由三种硬组织牙釉质、牙本质、牙骨质和软组织牙髓组成。在牙体内部有一个和牙体形态相似而又显著缩小的空腔，称牙髓腔。牙髓就位于牙髓腔内（图 10 – 55）。

（3）牙槽骨　牙槽骨是颌骨包围牙根的部分，是支持牙齿的重要组织（图 10 – 56）。

7. 颞下颌关节　颞下颌关节为颌面部唯一的联动关节，具有一定的稳定性和多方向的活动性，其

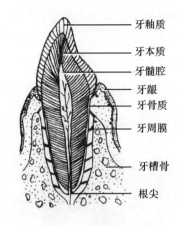

图 10 - 55　牙的组成及牙周组织

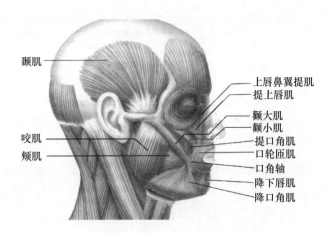

图 10 - 57　颊唇部肌群

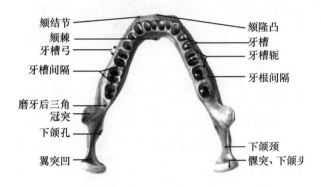

图 10 - 56　牙槽弓（下颌）

活动与咀嚼、语言、表情等功能密切相关。颞下颌关节的基本运动形式有开闭运动、前伸运动和侧方运动。

颞下颌关节由下颌骨髁状突、颞骨的关节窝与关节结节、关节盘以及包绕关节周围的关节囊和关节韧带所组成。

（三）口腔颌面部肌肉

1. 颊唇部肌群　包括上唇的提肌、缩肌和外翻肌（提上唇鼻翼肌、提上唇肌、颧大肌、颧小肌、提口角肌和笑肌），下唇的降肌、缩肌和外翻肌（降下唇肌、降口角肌和颏肌），复合括约肌（口轮匝肌、上下切牙肌），颏肌。这一群肌立体会聚控制口及颊唇的动作和形状（图 10 - 57、图 10 - 58）。

口轮匝肌是由相互独立的四部分：上、下、左、右组成。每一部分又分为较大的周部和缘部。周部和缘部的对合线，在外表面上相当于红唇和皮

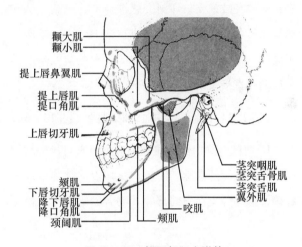

图 10 - 58　颌面部肌肉附着

肤的交界线。口轮匝肌的每一部分构成一个扇形，其干部附着于口角轴（图 10 - 59）。

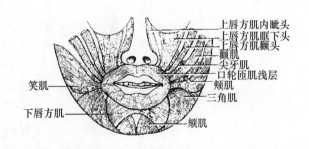

图 10 - 59　口轮匝肌浅层

2. 口角轴　成口角轴的肌肉有口轮匝肌、颧大肌、提口角肌、降口角肌、颊肌、颈阔肌的口角轴部和笑肌，其中笑肌非恒定存在，出现率为 57%；口角轴的肌肉可分为 3 层，各层肌肉的组成有差异，其中口轮匝肌参与组成口角轴的各层；颧大肌以 4 种不同的类型方式加入口角轴；口角轴尖部中心点的

位置在水平方向位于口角外侧（11.7±2.3）mm，在垂直方向上根据口角轴尖部中心点与口角的相互关系可分为3种类型即口角旁型、口角上型和口角下型。

3. 口腔底 口腔底位于舌可动部分以下，是一块马蹄形区域，由下颌舌骨肌组成的肌隔之上。舌口腔底的组成部分主要是下颌舌骨肌，紧靠其上的是颏舌骨肌。

4. 颞下窝 颞下窝是位于下颌支深面的间隙，其内的主要结构有翼内肌、翼外肌、三叉神经下颌支、面神经鼓索支、耳副交感神经节、上颌动脉和翼静脉丛。同时颞肌的肌腱也在颞下窝内。咬肌位于面部下颌支侧面，咀嚼肌在颞下颌关节处与下颌骨运动有直接关系（图10-60）。

（四）口腔颌面部的血管和神经（图10-61）

1. 动脉 颌面部的血液供应主要来自颈外动脉的分支，有颌外动脉、颌内动脉、舌动脉和颞浅动脉等，这些分支在颌面部相互吻合密集成网，使颌面部血供非常丰富。颌外动脉可在咬肌前缘与下颌体下缘交界处扪到其搏动，当颜面中下部区域损伤出血较多时，可在此处压迫止血。颞浅动脉分布于额、颞部头皮，在耳屏前方一横指处可触摸到动脉搏动。

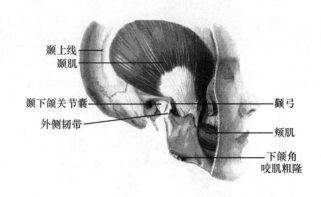

图10-60 颞下窝浅层

2. 静脉 颌面部的静脉系统比较复杂，且有变异。可分为深、浅两个静脉网：浅静脉网由面前静脉和面后静脉组成，深静脉网主要为翼静脉丛。面部静脉特点为静脉瓣少，血液容易逆流，且与颅内

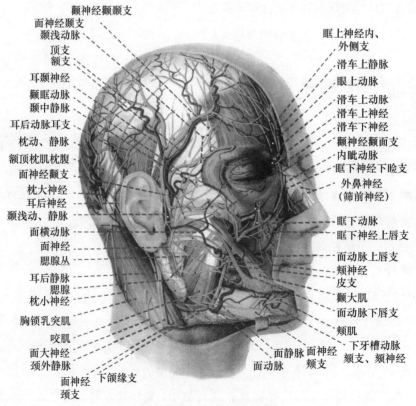

图10-61 面部血管和神经

海绵窦相通连。

3. 神经 口腔颌面部的感觉神经主要是三叉神经，运动神经主要是面神经。

三叉神经为第五对脑神经，主要司颌面部的感觉和咀嚼肌的运动。其感觉神经根较大，自颅内三叉神经半月神经节分眼支、上颌支和下颌支出颅。运动神经根较小，在三叉神经半月神经节下方横过并进入下颌神经。

（1）眼神经 是感觉神经，由眶上裂出颅，分布于眼球、眼副器、额部皮肤和部分鼻腔黏膜。

（2）上颌神经 由圆孔出颅，达翼腭窝之上部，继经眶下裂入眶，向前经眶下沟、眶下管，出眶下孔达面部，分布于睑、鼻侧和上唇的皮肤和黏膜。

（3）下颌神经 为三叉神经三支中最大的分支，含有感觉和运动两种神经纤维。自卵圆孔出颅，在颞下窝处分前、后两干。

面神经为第七对脑神经，主要管理颌面部表情肌的运动、舌前 2/3 的味觉和涎腺的分泌。面神经主要是运动神经纤维，还含有味觉和分泌神经纤维。从茎乳孔出颅，经腮腺深浅叶之间分出颞支、颧支、颊支、下颌缘支及颈支，呈扇形分布于面部，支配表情肌的运动。面神经损伤可引起面部表情肌瘫痪。

（1）颞支 出腮腺上缘，越过颧弓向上，主要分布于额肌，当该支损伤，同侧额纹消失。

（2）颧支 由腮腺前上缘穿出后，越过颧骨，主要分布于上、下眼轮匝肌，管理眼睑闭合。该支损伤后，可出现眼睑不能闭合。

（3）颊支 自腮腺前缘穿出，位于腮腺导管上下方，可有上、下颊支，主要分布于颊肌、上唇方肌、笑肌和口轮匝肌等，该支受损伤后，鼻唇沟变浅或消失，且不能鼓腮。

（4）下颌缘支 由腮腺前下方穿出，向下前行于颈阔肌深面。在下颌角处位置较低，位于下颌下缘下约 1cm，然后往上前行于下颌骨下缘之上，分布于下唇诸肌。在颌下区进行手术时，切口应选择在平行于下颌下缘以下 1.5～2cm 处，以免损伤该支。

（5）颈支 由腮腺下缘穿出，分布于颈阔肌。

五、咽部针刀应用解剖

（一）咽部的表面解剖

咽是呼吸道和消化道的共同通道，全长约 12cm，上起颅底，下至第六颈椎，前后扁平，上宽下窄略成漏斗形。前面与鼻腔、口腔和喉相通，后壁与椎前筋膜相邻。以软腭及会厌上缘为界，可分为鼻咽、口咽及喉咽三部分（图 10 - 62）。

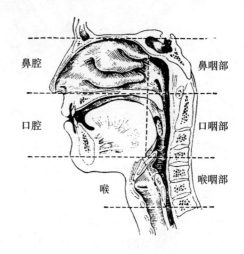

图 10 - 62 咽腔分段

表面标志（图 10 - 63）：

（1）咽鼓管咽口 位于下鼻甲后端平面，略呈三角形，其上界和后界为咽鼓管圆枕。

（2）咽隐窝 位于鼻咽侧壁，紧靠咽鼓管咽口，呈深窝状。

（3）管腭皱襞 从管口前唇向下至腭形成一小皱襞。

（4）管咽皱襞 咽鼓管咽口的后方，有一垂直向下黏膜皱襞，为管咽皱襞。

（5）咽鼓管扁桃体 正对咽鼓管开口后方的黏膜内的一小团淋巴组织。

（6）扁桃体窝 呈三角形，前壁为舌腭弓，其下有片状薄膜，覆盖扁桃体的前下方，称为三角皱襞。

（7）腭弓 为口咽外侧壁两条突起的皱襞，前方称为腭舌弓，后方称为腭咽弓。

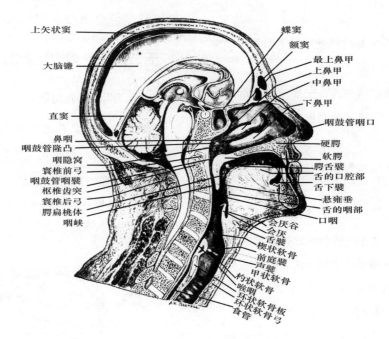

图 10 - 63　咽部正中矢状面

（8）软腭　是一片能活动的黏膜皱襞，悬于硬腭的后缘，在口咽和鼻咽之间向后下方倾斜。

（9）梨状隐窝　位于喉口的两侧，外侧面是甲状软骨和甲状舌骨膜，内侧是杓状会厌襞。

（10）喉口　倾斜的位于喉咽的前部，上界是会厌，下界是喉的杓状软骨，两侧为杓状会厌襞。

（二）咽部骨骼

1. 顶后壁的骨性结构　主要由蝶骨体、枕骨底部和第一、二颈椎构成。

2. 硬腭　为上颌骨腭突和腭骨水平部所构成。骨面上有黏膜附着较紧，上面为鼻腔黏膜，下面的黏膜很厚，黏膜下层含有很多黏液腺和涎腺，称为脚腺。

（三）咽部肌肉

组成咽部的肌肉主要有：软腭、腭帆提肌、腭帆张肌、腭舌肌、悬雍垂肌、腭咽括约肌、咽上缩肌、咽中缩肌、咽下缩肌（图 10 - 64）。

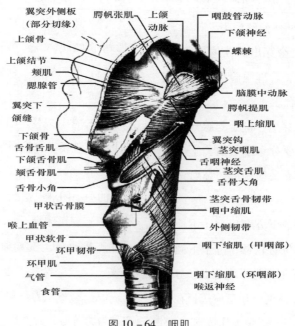

图 10 - 64　咽肌

（四）咽部的血管和神经

1. 咽部的血液供应　来自颈外动脉系统，有咽升动脉，颈外动脉的扁桃体支、腭升支、腭降支、颌内动脉的腭后支等。静脉则回流到咽缩肌和颈咽筋膜间的咽静脉丛，注入颈内静脉。

2. 神经支配　迷走神经、舌咽神经及交感神经的分支组成咽丛，司咽部感觉及肌肉运动。鼻咽顶部及两侧的神经来自蝶腭神经节。腭帆张肌由三叉神经下颌支所支配。

六、喉部针刀应用解剖

（一）喉部的表面解剖

喉位于颈前部，是下呼吸道的门户，也是发声器官，上与喉咽部相通，下连气管。喉内的黏膜与气管及咽部相连续。喉前方为颈部皮肤、皮下组织、肌肉、筋膜所覆盖，侧面为胸锁乳突肌及颈部的大血管，后面为喉咽腔。

喉部的体表标志及参考线（图 10 - 65）：

（1）颈 3　相当于舌骨体与舌骨大角水平。

（2）颈 3 和颈 4 的连接部　甲状软骨上缘和颈内静脉交叉水平。

（3）颈 4 和颈 5 的连接部　甲状软骨水平。

（4）颈 6　环状软骨水平。

（二）喉部骨骼

1. 环状软骨　呈完整的环形，前部较窄，后部较宽，在后板上有两个小关节面，与杓状软骨相关节。环状软骨借环甲膜连于甲状软骨。

2. 甲状软骨　左右两个方形软骨在中线处连接而成。两侧方形软骨的后缘向上突出，为甲状软骨上角；向下延伸，为甲状软骨下角。甲状软骨的两外侧面各有一从后上向前下的嵴形隆起，称斜线，是胸骨甲状肌、甲状舌骨肌及咽下缩肌附着处。甲状舌骨膜将甲状软骨和舌骨连接起来。在男性，两方形软骨所形成的角度较小，上部向前突出即为喉结；女性则两方形软骨所形成的角度较大，故女性没有喉结。

3. 杓状软骨　位于甲状软骨之后，环状软骨之上，左右各一，两者之间有杓肌连接。软骨呈杓状或锥体形，其下与环状软骨形成环杓关节，后端附着在此处。下外部的突起称肌突，若干喉内肌和环杓后肌及环杓侧肌止于此处，前为黏膜覆衬，形成声门的后腔。

4. 会厌软骨　是弹性软骨，柄在下，状如树叶，借甲状会厌韧带附着在甲状软骨切迹稍下处。有黏膜覆盖在前面。此处黏膜与舌根相连续，形成舌会厌皱襞。前面下部，在舌骨及甲状舌骨膜之后，有弹力韧带将其连接于舌骨上缘。在会厌前及

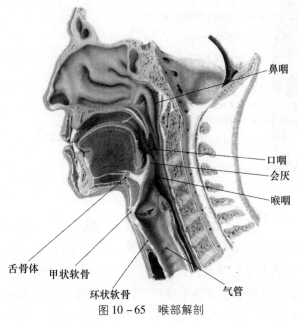

舌骨体　甲状软骨

环状软骨

鼻咽

口咽
会厌

喉咽

气管

图 10 - 65　喉部解剖

甲状舌骨膜后之间隙内有脂肪组织（图 10 - 66）。

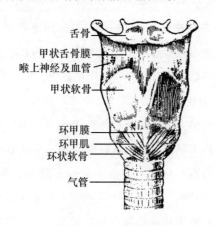

图 10 - 66　喉的前面观

（三）喉部肌肉

喉部的肌肉分为喉外肌（图 10 - 67）和喉内肌（图 10 - 68）。

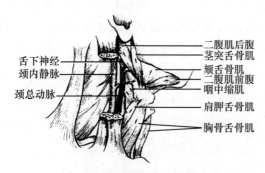

图 10 - 67　喉外肌（右侧）

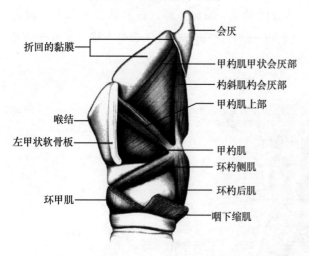

图 10 - 68　喉内肌

喉外肌将喉与周围的组织相连，包括附于舌骨下的肌肉，如咽下缩肌、甲状舌骨肌、胸骨舌骨肌等，主要功能是在发音和吞咽时使喉在垂直位上运动。

喉内肌可分为三群：环杓侧肌、环杓后肌、杓斜肌和杓横肌是改变声门裂大小的肌肉；杓斜肌、杓会厌肌和甲状会厌肌是改变喉口的肌肉；环甲肌、环杓后肌、甲杓肌和声带肌是调节声韧带紧张的肌肉。

（四）喉部的血管和神经

1. 血管　喉部血运相当丰富，有来自甲状腺上动脉的喉上动脉、环甲动脉和甲状腺下动脉的喉下动脉，两血管互相吻合。喉静脉与动脉伴行，汇入颈内静脉及无名静脉（图 10 - 69）。

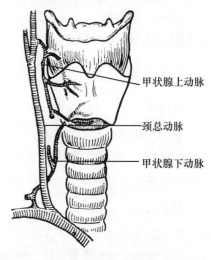

图 10 - 69　喉的动脉

2. 神经　迷走神经的喉上神经和喉返神经分布于喉部。喉返神经是环甲肌以外的喉内各肌的运动神经，也有分支司声门下的感觉。喉上神经主要司喉部的感觉，其喉外支支配环甲肌的运动。

第三节　颈部针刀应用解剖

颈部介于头与胸和上肢之间。上界以下颌骨下缘、下颌角、乳突尖、上项线和枕外隆凸的连线与头部为界；下界以胸骨颈静脉切迹、胸锁关节、锁骨上缘和肩峰至第七颈椎棘突的连线与胸部和上肢为界。颈部前面正中为呼吸道和消化管的颈部；两侧为纵行排列的大血管和神经等；颈根部为胸膜顶、肺尖及连接上肢的血管和神经干。颈部各结构之间有疏松结缔组织填充，并形成筋膜鞘和筋膜间隙。颈部淋巴结较多，主要沿浅静脉和深部血管、神经排列；颈部肌肉可使头、颈灵活运动，并参与呼吸、吞咽和发音等。

颈部一般分为固有颈部和项部。两侧斜方肌前缘之间和脊柱颈部前方的部分为固有颈部，即通常所指的颈部，以胸锁乳突肌前、后缘为界，分为颈前区、胸锁乳突肌区和颈外侧区。两侧斜方肌与脊柱颈部之间的部分为项部。

一、颈部体表解剖定位

1. 体表标志（图10-70）

（1）舌骨　位于颏隆凸的下后方，适对$C_{3\sim4}$椎间盘平面；舌骨体两侧可扪到舌骨大角，是寻找舌动脉的标志。

（2）甲状软骨　位于舌骨下方，上缘平对C_4上缘，即颈总动脉分叉处。前正中线上的突起为喉结。

（3）环状软骨　位于甲状软骨下方。环状软骨弓两侧平对C_6横突，是喉与气管、咽与食管的分界标志，又可作为甲状腺触诊和计数气管环的标志。

（4）颈动脉结节　即C_6横突前结节。颈总动脉行经其前方。在胸锁乳突肌前缘中点，平环状软骨弓向后压迫，可阻断颈总动脉血流。

（5）胸锁乳突肌　位于颈侧部，是颈部分区和

划分各三角的重要标志。其起端两头之间称为锁骨

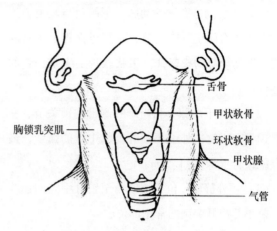

图10-70　颈部的体表标志

上小窝，位于胸锁关节上方。胸锁乳突肌后缘中点又是颈丛皮神经的汇聚处。

（6）下颌后窝　位于下颌支后方，窝内主要有腮腺。其后界为乳突及胸锁乳突肌，上界为外耳道，前界为下颌支后缘，内侧界为茎突和起自茎突的茎突舌骨肌、茎突舌肌和茎突咽肌。

（7）锁骨上大窝　是锁骨中1/3上方的凹陷，窝底可扪到锁骨下动脉的搏动、臂丛和第一肋。

（8）胸骨上窝　位于颈静脉切迹上方的凹陷处，是触诊气管的部位。

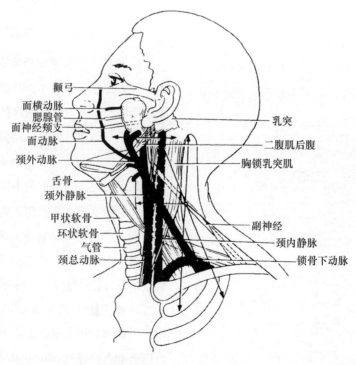

图10-71　颈部体表投影

2. 体表投影（图 10 - 71）

（1）颈总动脉及颈外动脉　下颌角与乳突尖连线的中点，右侧至胸锁关节、左侧至锁骨上小窝的连线，即两动脉的投影线。甲状软骨上缘是二者的分界标志。

（2）锁骨下动脉　相当于右侧自胸锁关节、左侧自锁骨上小窝向外上至锁骨上缘中点的弧线，最高点距锁骨上缘 1～1.5cm。

（3）颈外静脉　位于下颌角至锁骨中点的连线上，是小儿静脉穿刺的常用部位。

（4）副神经　自乳突尖与下颌角连线的中点，经胸锁乳突肌后缘上、中 1/3 交点至斜方肌中、下 1/3 交点的连线。

（5）臂丛　自胸锁乳突肌后缘中、下 1/3 交点至锁骨中、外 1/3 交点稍内侧的连线。

（6）神经点　约在胸锁乳突肌后缘中点处，是颈丛皮支浅出颈筋膜的集中点，为颈部皮神经阻滞麻醉的部位。

（7）胸膜顶及肺尖　位于锁骨内 1/3 上方，最高点距锁骨上方 2～3cm。在颈根部行臂丛阻滞麻醉或针刺治疗时，不应在此处进针，以免发生气胸。

二、颈椎骨

颈椎共有 7 个，除第一、二、七颈椎因结构有所差异，属于特殊颈椎外，余下 4 节称为普通颈椎（图 10 - 72）。

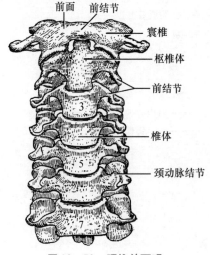

图 10 - 72　颈椎前面观

（一）普通颈椎

普通颈椎的每节椎骨均由椎体、椎弓和突起 3 部组成（图 10 - 73、图 10 - 74）。

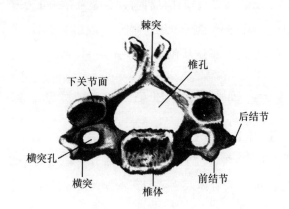

图 10 - 73　第四颈椎下面观

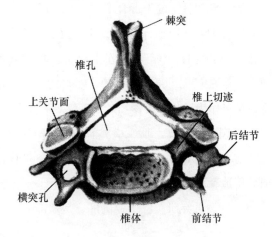

图 10 - 74　第六颈椎上面观

1. 椎体　椎体是支持体重的主要部分，颈椎椎体较胸、腰椎明显为小，其横径大于矢状径，上面较下面略小。一般下位颈椎较上位颈椎大。椎体主要由松质骨构成，表层的密质骨较薄，受伤时，可被压扁。

从正面观，椎体上面中部微凹，两侧偏后呈隆起状，似元宝形，此唇状隆起称为钩突。从椎体的侧面观，由于钩突的隆起，而使椎体形如山峰状。椎体的下面前缘呈唇状突向前下方，因此椎体的前后径，下方大于上方，且椎间盘的平面前略低，此与颈椎前路手术关系密切。椎体的后方较为平坦，中央部有数个小孔，有静脉通过。这些静脉参与构成椎内静脉丛，在手术时如伤及此处，则易引起难以控制的出血。

钩突起自椎体前外侧交界处，沿椎体侧方向后陡然突起，并延伸达椎体后缘中外1/3交界处变平，因其似钩状，故名钩突。其与相对应的上一椎体下面的斜坡处相咬合而构成钩椎关节，又名Luschka关节。钩突前方为颈长肌，外侧为横突孔，其内通过椎动脉、椎静脉及包绕的交感神经丛，后外侧参与构成椎间孔前壁，有颈神经根及椎动脉通过（图10-75）。内侧为椎间盘。上述各结构联合构成钩突横突关节突复合体，由于其附近通过的都是颈部重要血管、神经，一旦发生病变如钩突增生、斜度过大，横突孔过小或关节突肥大、向前突出，均可引起血管、神经压迫，如同时再伴有颈椎假性滑脱，后纵韧带骨化，椎间盘突出或黄韧带增厚发生皱褶，就会加重症状。

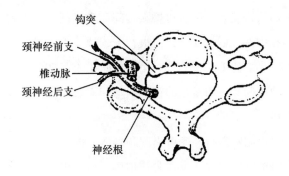

图10-75　颈椎钩突与神经根、椎动脉的关系

2. 椎弓　椎弓自椎体侧后方发出，呈弓状。由两侧1对椎弓根和1对椎板所组成。椎弓根短而细，与椎体的外后缘呈45°相连接，上下缘各有一较狭窄的凹陷，分别称为颈椎椎骨上切迹和颈椎椎骨下切迹。在相邻两个颈椎上、下切迹之间形成椎间孔，有脊神经和伴行血管通过。由于椎弓根短而细，故椎间孔较为狭窄，为颈脊神经受挤压的原因之一。

椎弓板是椎弓根向后延伸部分，呈板状，较胸、腰椎狭长。其在椎体后缘与两侧椎弓根合拢构成椎管。侧面观呈斜坡状，上缘靠近前方使椎管与神经根管入口处的矢状径略小，而下方则较远离椎管，而使椎管与神经根管的矢径略大，在下缘前面有弓间韧带或称黄韧带附着，并向下延伸，止于下一椎节椎弓板的上缘，于两节椎弓根之间构成椎管

后壁，当其肥厚或松弛时，可突向椎管而压迫脊髓。

3. 突起　突起分横突、上关节突、下关节突和棘突。

（1）横突　起自椎体侧后方与椎弓根处，短而宽。中央部有圆形横突孔，有椎动脉与椎静脉通过。横突孔的横径较前后径对椎动脉受压更为重要，因此在减压时，应以扩大横径为主。紧贴横突孔的后方有一自内上向外下走行的斜形深沟，即脊神经沟，有脊神经经此穿出。横突于脊神经沟的终端分成前后2个结节，即前结节和后结节。行颈椎侧前方手术时，勿超过前结节，否则易误伤脊神经根和伴行的血管。C_6前结节较为隆起粗大，又称颈动脉结节，正好位于颈总动脉后方，用于头颈部出血时的压迫止血。

颈椎横突及其后的关节突有许多肌肉附着，自前向后有颈长肌、头长肌、前斜角肌、中斜角肌、后斜角肌、肩胛提肌、颈夹肌、颈髂肋肌、颈最长肌、头最长肌、头半棘肌、颈半棘肌及多裂肌等（图10-76）。

横突对脊柱侧屈及旋转运动起杠杆作用。颈部活动时，特别是椎骨间不稳定时，横突孔内部结构容易受到牵拉和挤压。横突孔周围结构的改变，如钩突增生、孔内骨刺、上关节突增生均可影响横突孔的大小，尤其是钩突增生，更易压迫椎动脉。

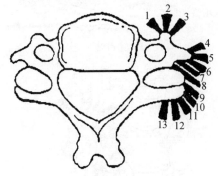

图10-76　颈椎横突及关节突的肌肉附着

1. 颈长肌；2. 头长肌；3. 前斜角肌；4. 中斜角肌；

5. 后斜角肌；6. 肩胛提肌；7. 颈夹肌；8. 颈髂肋肌；

9. 颈最长肌；10. 头最长肌；11. 头半棘肌；

12. 颈半棘肌；13. 多裂肌

（2）棘突 居于椎弓的正中。$C_3 \sim C_6$多呈分叉状，突向侧、下、后方，以增加与项韧带和肌肉的附着面积，对颈部的仰伸和旋转运动起杠杆作用。

（3）关节突 分为上关节突和下关节突，左右各一，呈短柱状，起自椎弓根与椎板的交界处。关节面呈卵圆形，表面平滑，与椎体纵轴呈45°角，因此易受外力作用而导致脱位。此关节属滑膜囊关节，其表面有软骨面，周围为较松弛的关节囊。在其周围有丰富的肌群附着，以增加其稳定性。其前方直接与脊神经根相贴，因此当该处增生、肿胀或松动时，则易压迫脊神经根。

4. 椎间孔 椎间孔或称椎间管，其内有颈神经根和血管通过，其余空隙为淋巴管和脂肪组织所占据。在枕骨与寰椎之间，寰枕关节后面与寰枕后膜前缘间形成一孔，有第一颈神经和椎动脉穿行。在寰椎与枢椎之间，寰枢关节后面与黄韧带前缘之间也形成一孔，有第二颈神经穿行。$C_3 \sim C_7$椎间孔（图10-77）上、下壁分别为上一椎骨的椎下切迹和下一椎骨的椎上切迹；前壁为椎体后面侧部的下半、椎间盘后外侧面和钩椎关节；后壁为椎间关节囊。椎间孔实际为一向前、下、外方的斜行管，长度为6～8mm，内通椎管的外侧角。

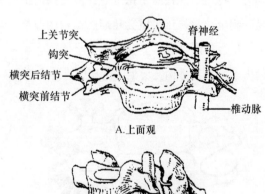

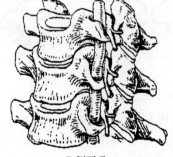

图10-77 颈椎间管

椎间孔的矢状切面呈椭圆形或卵圆形。椎间孔平均值，矢径为6.68mm±0.5mm，纵径为7.85mm±0.54mm，其最小数值，平均长度（矢径）男、女分别为5.7mm和5.8mm，平均高度（纵径）男、女分别为7.5mm和6.0mm。如小于此值，可能会产生椎间孔狭窄。

颈前屈时，两侧的椎间孔变大；颈后伸时，两侧椎间孔变小；当颈侧屈和旋转时椎间孔也有变化，转动或侧弯的一侧椎间孔变小，而对侧的变大。$C_2 \sim C_7$椎间孔自上向下依次有第三至七颈神经走行。颈部处于自然体位时，颈神经根在生理张力下被拉紧，且位于椎间孔的最上部，靠近椎弓根的内侧面；当屈颈时更是如此；伸颈时，神经根放松，下降于椎间孔中部，不再与孔上方的椎弓根内侧面紧密接触。牵引可增大椎间隙和椎间孔。在椎间孔中部，后根在上，前根在下，神经根与椎间孔大、小之比1:2～1:8，第一椎间孔约有50%大于其他椎间孔，而通过的神经根却相对较小，故甚少受压。

椎间盘退行性变可引起颈椎病。椎间关节及钩椎关节因应力改变发生骨质增生，可致椎间管狭窄变形，压迫神经根，致神经根水肿及变性等改变。由于神经根由上一椎骨下切迹穿出后，在椎动脉后方斜行交叉通过，上述改变亦会使椎动脉及脊髓受到影响。切除突出的钩椎关节，扩大椎间孔，可使受压的神经根解除压迫。

5. 椎孔 椎孔或称椎管，由椎体与椎弓围成，颈椎的椎孔呈三角形，其内有颈段脊髓通过。相当于颈丛和臂丛发出处，椎孔显得较大。颈椎椎孔矢径平均为15.47mm±1.11mm，横径为22.58mm±122mm，男性大于女性。颈椎椎管矢径以C_1及C_2最大。一般认为，如颈椎椎管矢径小于12mm，横径$C_{1\sim2}$小于16～17mm，$C_{3\sim7}$小于17～19mm，即可认为颈椎椎管狭窄。

椎管的大小与其内容物是相适应的，椎管各段大小不一，其内容物的体积亦有变化，在矢径上，有硬膜前组织、硬膜后组织、硬脊膜囊。硬脊膜囊内包含脊髓和各层膜之间的间隙。椎管内容物与椎管在矢径上的比值越大，缓冲余地越小，越容易受压。正常人颈髓矢径一般在 7.5mm 左右，与椎管壁间有一定缓冲间隙。颈段脊柱屈伸时，颈椎椎管的长度发生改变。当颈椎前屈时椎管拉长，硬膜后移，同时脊髓亦拉长变细，横截面积变小；颈椎后伸时，硬膜前移靠近椎间盘，脊髓缩短变粗，横截面积可增加 9%～17%，而椎管与硬膜矢径反而缩小，硬膜囊前后壁紧靠脊髓，缓冲间隙消失，脊髓易于受到挤压，故脊髓型颈椎病后伸时症状会加重。

（二）特殊颈椎

1. 寰椎 即第一颈椎（图 10-78），呈不规则环形。它由一对侧块，一对横突和前后两弓组成，上与枕骨相连，下与枢椎构成关节。

端向外，表面粗糙、稍厚，而无分叉，有肌肉与韧带附着，对头颈部的旋转活动起平衡作用。横突孔位于横突基底部偏外，较大，有椎动脉和椎静脉穿行。

（3）前弓 短而稍平，呈板状与侧块前方相连接。前方正中的隆突称为前结节，有颈前肌与前纵韧带附着。后方正中有圆形的齿突关节面，与枢椎的齿突构成寰齿前关节。在前弓的上下两缘分别有寰枕前膜和前纵韧带附着。

（4）后弓 长而曲度较大，呈不规则的圆棍状与侧块后方相连。后面正中部为粗糙的后结节，与普通颈椎的棘突相似，有项韧带和头后小肌附着，限制头部过度后伸。后弓上方偏前各有一斜形深沟通向横突孔，因有椎动脉出第一颈椎横突孔后沿此

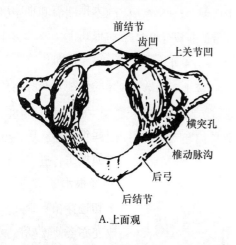

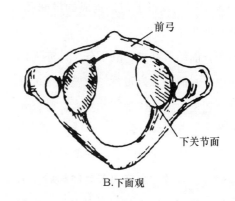

图 10-78 寰椎上、下面观

（1）侧块 位于寰椎的两侧，相当于一般颈椎的椎弓根与上下关节突，为一对肥厚而坚硬的骨块。从上面观有两个肾形凹陷的关节面，朝向内、上、后方，称上关节凹，与枕骨髁构成寰枕关节。在关节中部有一稍微狭窄的切迹将其分为前后两部。侧块的内侧面有一粗糙结节，系寰椎横韧带附着部。在此结节上尚有一小结节，参与寰枢关节的运动。侧块的前方为头直前肌附着点。从下面观，为一对圆形微凹的下关节面，与枢椎的上关节面构成寰枢外侧关节。于上、下关节面的周围分别有寰枕关节囊与寰枢关节囊包绕。

（2）横突 侧块的两端为一三角形的横突，尖

沟走行，故名椎动脉沟，此沟尚有枕下神经通过。当手术切除第一颈椎后弓减压时，勿涉及此沟，以免误伤椎动脉而造成无法控制的大出血。后弓上缘有寰枕后膜附着，椎动脉穿过此膜进入颅腔。后弓下面靠近侧块处亦有一较浅的沟槽，与枢椎椎弓根上缘的浅沟相吻合而形成椎间孔，有第二颈脊神经通过。前后弓均较细，尤其与侧块连接处，易遭受暴力而引起该处骨折与脱位。

2. 枢椎 即第二颈椎（图 10-79），椎体上方有柱状突起，称"齿突"。除齿突外，枢椎外形与普通颈椎相似。

枢椎椎体较普通颈椎为小，于齿突两旁各有一朝

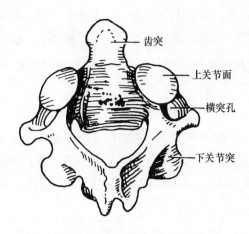

图 10 – 79　枢椎后上面观

上的圆形上关节面，与寰椎的下关节面构成寰枢外侧关节。椎体前方中部之两侧微凹，为颈长肌附着部。

椎弓根短而粗，其上方有一浅沟，与寰椎下面之浅沟形成椎间孔。其下方有面向前下方的下关节突，与第三颈椎的上关节突构成关节。在关节的前方为枢椎下切迹与第三颈椎上切迹构成的椎间孔，有第三颈脊神经经此穿出。

横突较短小，前结节缺如，故不分叉，亦无沟槽。横突孔由内下斜向外上方走行。椎弓板呈棱柱状，较厚，其下切迹较深，故椎间孔较大。棘突粗而大，呈分叉状，下方有纵行深沟。

齿突长 1.5cm 左右，呈乳头状，顶部稍粗而根部较细。其前后分别有椭圆形之前关节面和后关节面。前者与寰椎前弓后面的齿突关节面构成寰齿前关节。后者则与寰椎横韧带构成寰齿后关节。齿突的顶端称为齿突尖，上有齿突韧带，两侧则有翼状韧带附着。因齿突根部较细，在外伤时易骨折而引起危及生命的高位截瘫。

枢椎齿突的血供较为复杂，可能与颈枕部活动量较大有关，齿突及其韧带主要由以下 3 条动脉供给。

（1）前升动脉　成对，起自相应椎动脉的前内面，自 C_2、C_3 椎间孔穿出后，在颈长肌深面向内上侧上行，在枢椎体中心，越过中线互相吻合，并发出穿支至枢椎前面，在枢椎关节平面，其分支穿入前内面，供应关节囊及前内侧的滑膜。每个前升动脉发出细支，穿入齿突基底前外面，在此平面接收裂穿动脉后，继续在齿突外面向上后方走行。此动

脉还供应软骨下骨、关节囊及翼状韧带。

（2）后升动脉　亦成对，较前升动脉为大，起自相应椎动脉的后内面，在枢椎椎体与椎弓根交接处的沟内上升，发出穿支至前面，并分支至覆膜。在上行过程中，距齿突外缘 1～2mm 越过寰椎横韧带后面，弯向内侧，越过相应翼状韧带的后面。在翼状韧带的上缘，后升动脉在齿突外缘上升，最后在齿突尖端与前升动脉形成尖形的弓。

（3）裂穿动脉　为从颈内动脉颅外段最上部发出的众多小支，至咽后裂，在枢椎两侧与前升动脉吻合。

齿突的血供主要有两个来源（图 10 – 80）：①中央动脉，从前方进入，在齿突体中心上升；②经齿突尖韧带、翼状韧带及副韧带进入的动脉，此动脉对维持齿突上部的血供甚为重要。对这些韧带的过度牵引（如在治疗脊柱侧弯应用颅骨－骨盆拔伸牵引）或这些韧带的断裂可引起齿突的缺血坏死，多发生在齿突上 1/3～1/4 处。

3. 隆椎　即第七颈椎，其大小与外形均介于普通颈椎与胸椎之间（图 10 – 81、图 10 – 82）。但其棘突长而粗大，无分叉。因明显隆起于颈项部皮

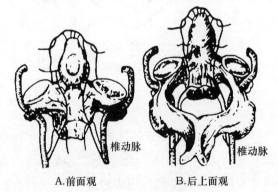

A.前面观　　　　　B.后上面观

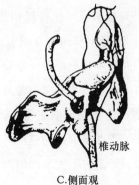

C.侧面观

图 10 – 80　枢椎齿突的血供

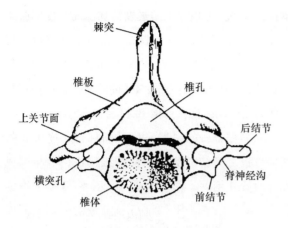

图 10 - 81 隆椎上面观

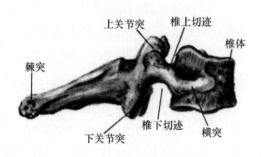

图 10 - 82 隆椎侧面观

下，故又名隆椎。在临床上常以此作为辨认椎骨顺序的标志。

横突较粗大，后结节大而明显，但前结节较小或缺如，如横突过长，且尖端向下，或有肋骨出现（即颈肋），则可引起胸腔出口狭窄症候群。横突孔较小，且畸形较多，其中通常没有椎动脉通过，仅有椎静脉通过。

三、颈椎的连结

（一）椎间盘

又名椎间纤维软骨盘，由纤维软骨组成，并连结于上下两个椎体之间，自第二颈椎下方至第一胸椎上方，共 6 个。椎间盘的生理功能除连接椎体外，还因富有弹性，可减轻和缓冲外力对脊柱与颅脑的震荡，并参与颈椎的活动及增加运动幅度。椎间盘由纤维环和髓核 2 部组成（图 10 - 83）。

1. 纤维环 纤维环为周边部的纤维软骨组织，围绕于髓核周围，其前份较厚，后外侧份较薄，质地坚韧而富有弹性，将上下两个椎体紧密连结。在

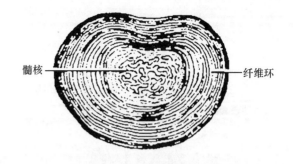

图 10 - 83 椎间盘横切面

横切面上，呈同心圆形排列，于中部冠状切面亦呈同心圆形的排列，于其切线位观察，则呈正反交错的斜形（约 30°）走行。此种结构对增加椎间关节的弹性、扭曲与旋转等十分有利。

纤维环有深浅之分，浅部纤维分别与椎体前部的前纵韧带和椎体后方的后纵韧带相连结。深部纤维则依附于软骨板上，甚至部分纤维可穿至椎体内骨质，在中心部与髓核相融合。纤维环的前部较厚，因此髓核偏后，并易使髓核向后方突出或脱出。

2. 髓核 髓核呈白色胶状，位于纤维环的中央偏后，为富有水分、类似黏蛋白物，内含有软骨细胞与纤维母细胞。幼年时含水量达 80% 以上，随着年龄增加而水分递减，至老年时甚至可低于 70%。此种水分使髓核可调节椎间盘内压力。椎间盘在颈椎总长度中占 20% ~ 24%，但随着年龄增长其水分脱失，所占百分比亦逐渐减少。椎间盘的厚度以 $C_6 \sim C_7$ 为最大，上部颈椎则最小。由于前纵韧带宽大肥厚，且髓核偏居于椎间隙的后方，因此当其病变或遭受外力时不易从前方脱出，而易于向狭窄薄弱的后纵韧带处突出或脱出。

椎间盘血供以幼年时最为丰富，其血管细小分支可达深层。但随年龄增长而逐渐减少，血管口径变细，一般在 13 岁以后已无血管再穿入深层。神经纤维仅分布于纤维环浅层，而其深层及髓核部并无神经纤维进入。

（二）颈部韧带

1. 项韧带 项韧带（图 10 - 84、图 10 - 85）呈三角形，它的基底部向上，附着于枕外隆凸和枕

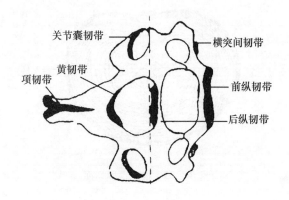

图 10-84　颈椎韧带

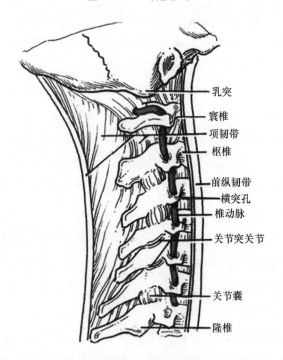

图 10-85　项韧带示意图

外嵴，尖部向下，同寰椎后结节及 $C_1 \sim C_6$ 棘突的尖部相连，后缘游离而肥厚，有斜方肌附着，两侧有头夹肌、颈夹肌等多块肌肉附着，在其起点的深面是棘间韧带。项韧带是一个双层弹性纤维肌间隔，常被认为与棘上韧带和颈部棘突间韧带同源，但结构不同。结构上是双层致密弹性纤维板，其间由一层网状组织所分离，两板层的后游离缘结合，后者延伸于枕外隆凸到 C_7 棘突，弹性纤维板从此处附着于枕外嵴的正中部，C_1 后结节和颈椎分叉棘突的内侧面。它的功能主要是维持头颈部的直立体位，控制颈部过度前屈和头的左右旋转。

在其他肌肉的作用下，颈部后伸时，项韧带被

牵拉，极易受劳损。头的过度前屈、高角度仰卧或持续低头工作（前屈），造成项韧带受到持续反复的牵拉性损伤，引起前、中斜角肌、肩胛提肌、斜方肌等软组织的联合损伤。严重的项韧带损伤可导致项韧带出现硬化、钙化、骨化。

2. 黄韧带　黄韧带又称弓间韧带，连于相邻两椎弓板之间，由黄色弹性纤维构成，参与围成椎管的后外侧壁。向上附着于上位椎弓板下缘的前面，向下附着于下位椎弓板上缘的后面，薄而较宽。在中线，两侧黄韧带之间留一缝隙，有静脉通过，连结椎骨后静脉丛与椎管内静脉丛。黄韧带向外延展至椎间关节囊，但并不与其融合。黄韧带有一定弹性，颈椎屈曲时，可使相邻椎弓板稍分开，过伸时可稍缩短，而不致发生皱褶突入椎管内，这样其弹性张力可协助项部肌肉维持头颈挺直。但若该韧带变性肥厚，失去正常弹性，则当颈椎后伸时，黄韧带可发生皱褶而突入椎管，这是造成椎管狭窄原因之一。

3. 棘间韧带　棘间韧带是连于相邻棘突之间的韧带，较薄，前方与黄韧带融合，有限制脊柱过屈的作用。

4. 横突间韧带　横突间韧带位于相邻颈椎横突之间，呈扁平膜状束带编织，可使颈椎保持在正常中立位，如该韧带粘连、挛缩，可造成颈椎倾斜或者旋转错位。

5. 关节囊韧带　关节囊韧带是指附着于相邻椎体上下关节突关节囊外面的韧带。韧带对关节突关节囊起保护作用。

6. 前纵韧带　前纵韧带位于椎体和椎间盘前方，上自枕骨基底部，向下经寰椎前弓及各椎体的前面，下至第一、二骶椎。此韧带宽而坚韧，与椎体边缘和椎间盘连结紧密，有防止椎间盘向前突出和限制脊柱过度后伸的作用。

7. 后纵韧带　后纵韧带位于椎体和椎间盘后方，上自枢椎，下至骶骨，窄细而坚韧，尤以腰段者为窄，与椎体边缘和椎间盘连结紧密，而与椎体连结疏松。有防止椎间盘向后突出和限制脊柱过度前屈的作用。由于此韧带窄细，椎间盘的后外侧部

图中标注：关节囊韧带　横突间韧带　黄韧带　项韧带　前纵韧带　后纵韧带

图中标注：乳突　寰椎　项韧带　枢椎　前纵韧带　横突孔　椎动脉　关节突关节　关节囊　隆椎

相对较为薄弱，是椎间盘突出的好发部位。有时后纵韧带可骨化肥厚，会向后压迫脊髓。

（三）寰枕关节

寰枕关节系由寰椎的上关节凹与枕骨髁构成（图10-86），借寰枕前、后膜加强关节的稳定性。其动脉主要来自椎动脉和脑膜后动脉的分支，主要由枕下神经的分支支配。头后大、小直肌参与在寰枕关节上的仰头活动。寰枕关节囊的后部和外侧较肥厚，内侧薄弱，有时缺如，呈松弛状，可使头部做屈伸和侧屈运动，其周围有以下韧带。

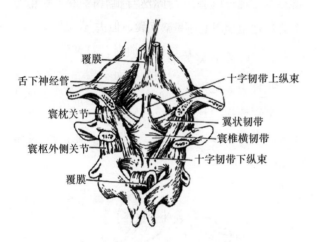

图10-86 寰枕关节、寰枢外侧关节及部分韧带

1. 寰枕前膜 连结于枕骨大孔前缘和寰椎前弓上缘之间，为前纵韧带的延续部，中间肥厚，有前纵韧带加强，而两侧宽阔而略薄，与关节囊融合。

2. 寰枕后膜 连于枕骨大孔后缘和寰椎后弓上缘之间，位于枕下三角深面。较前者薄而稍窄，中部略厚，前方与硬脊膜相融合，后方接头后小直肌，两侧与关节囊相延续，在与寰椎后弓的椎动脉沟之间形成一管，有椎动脉和枕下神经通过。

3. 寰枕外侧韧带 连于寰椎横突的上面与枕骨的颈静脉突之间，起加强关节囊外侧壁的作用。

（四）寰枢关节

寰枢关节（图10-87）包括三个小关节和两组韧带。三个小关节分别为寰枢外侧关节、寰齿前关节、寰齿后关节，寰齿前关节与寰齿后关节又合称寰枢正中关节。两组韧带分别为寰枢关节间的韧带

（寰枢前膜、寰枢后膜、寰椎横韧带）及枢椎与枕骨间的韧带（覆膜、翼状韧带、齿突间韧带）。

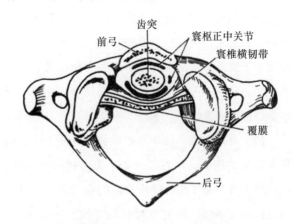

图10-87 寰枢关节解剖关系

1. 三个小关节

（1）寰枢外侧关节 为寰椎的下关节面与枢椎上关节面咬合构成，关节囊和周围韧带松弛，在一定限度内有较大范围的运动。

（2）寰齿前关节 由寰椎的齿突关节面与枢椎齿突的前关节面构成，关节囊壁亦薄而松弛。

（3）寰齿后关节 由寰椎横韧带与枢椎齿突后方的关节面构成，关节囊薄而松弛，且常与囊枕关节相交通。

2. 寰枢关节间的韧带

（1）寰枢前膜 起自寰椎前弓前方和下缘，止于枢椎椎体前方，位于两侧的寰枢关节之间，其中部与前纵韧带相移行，故长而坚韧。

（2）寰枢后膜 位于寰椎后弓下缘与枢椎椎弓上缘之间，宽而薄，中部略厚，两侧有第二颈神经穿过。

（3）寰椎横韧带 附于寰椎左右两侧块内侧面，肥厚而坚韧，将寰椎的椎孔分成前、后两部。前部较小，容有齿突，并与此韧带前面中部略凹的由纤维软骨构成的关节面构成寰齿后关节，其后部较大，容纳脊髓及其被膜。自此韧带中部向上、下各发出一束纵行纤维，分别附于枕骨大孔前缘和枢椎椎体后面，纵横纤维形成十字状，故名寰椎十字韧带。此十字韧带十分坚强，有限制齿突后移的作用，但强烈暴力或其他病变仍可使其断裂或病变，以致引起寰枢关节脱位而压迫脊髓。

3. 枢椎与枕骨间的韧带

（1）覆膜　起自枕骨底部的斜坡，在齿突及其周围韧带的后方向下移行于后纵韧带，覆盖在齿突后方，有防止齿突后移、保护脊髓的作用。齿突尖韧带位于寰椎韧带深面，张于齿突尖与枕骨大孔前缘之间，甚薄。前面连接寰椎十字韧带，外侧附于寰枢外侧关节囊。

（2）翼状韧带　位于寰椎横韧带的前上方，起自齿突尖的两侧，左右各一条，为坚韧的圆索状，斜向外上方，止于枕骨髁内侧面的粗糙部，并分别与寰齿前关节囊、后关节囊以及寰枕关节相融合。此韧带的主要功能是限制头部过度前屈和旋转。寰椎横韧带和翼状韧带又合称为寰枢复合韧带，具有稳定寰枢关节和寰枕关节的作用。寰椎横韧带是主要组成部分，使齿突局限于寰椎前弓后面的关节凹内；翼状韧带是辅助部分，阻止寰椎向前移位和头部的过度旋转运动。

（3）齿突尖韧带　呈细索状，居中，位于齿突尖和枕大孔前缘，并分别与寰枕前膜及寰椎十字韧带的上脚相融合，仰头时此韧带紧张，俯首则松弛。

寰枢关节的主要动脉主要来自椎动脉的分支，主要由第一和第二颈神经之间的神经袢的分支支配。头下斜肌、头上斜肌参与寰椎沿枢椎的旋转。

（五）钩椎关节

钩椎关节（图10-88）又称Luschka关节。在第二至六的椎体上面的侧方有嵴样隆起，称为钩突，与上位椎体下面侧方相应斜坡的钝面形成钩椎关节。该关节属于滑膜关节，其表层有软骨覆盖，周围有关节囊包绕，随着年龄的增长而出现退行性改变。

钩椎关节与许多重要结构毗邻，其后部邻近脊髓；后外侧部构成椎间孔的前壁，邻近颈神经根或（和）后根神经节；外侧为椎动脉、椎静脉和椎动脉表面的交感神经丛；紧贴钩突后面有窦椎神经和营养椎体的动脉。钩椎关节由椎动脉发出的根动脉分支供应，其关节囊由窦椎神经（脊膜支）支配，内有丰富的有髓及无髓纤维，其中含有交感神经纤维的脊髓返支，主要支配钩椎关节囊壁及后纵韧带。

钩椎关节参与颈椎的活动，并限制椎体向侧方移动而增加椎体间的稳定性。当发生错位时，可引起血管、神经压迫，产生相应的临床症状。钩椎关节骨质增生是引起颈椎病的主要原因之一。

（六）关节突关节

颈椎关节突分为上关节突和下关节突，左右各一，呈短柱状。上关节突关节面的方向朝前，下关节突关节面的方向朝上后方，与椎体轴呈45°夹角（图10-89）。

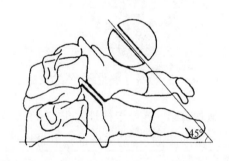

图10-89　颈椎关节突与水平面的角度示意图

四、皮肤与筋膜

（一）皮肤

颈前外侧部的皮肤较薄，有较大的延展性和活

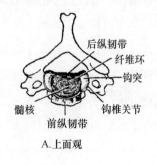

A.上面观

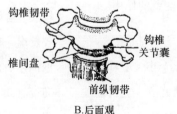

B.后面观

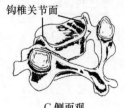

C.侧面观

图10-88　钩椎关节

动性，色泽接近面部，整形外科常取此处皮瓣以修复面容。颈前外侧部的皮纹呈横行，故此部手术多选横行切口，以利愈合。颈后部的皮肤较厚，活动性较小。内含有较多的毛囊和皮脂腺，是皮脂腺炎（痤疮、粉刺）、毛囊炎及痈的好发部位。

（二）颈浅筋膜

颈浅筋膜或称颈皮下筋膜，与面部、胸部相邻部位的浅筋膜相延续，围绕于颈部的周围，不发达。含有不定量的脂肪，颈前外侧部较为疏松。颈后部较为致密，形成许多坚韧的纤维隔，分隔脂肪组织形成脂肪柱。此部的皮下组织是头皮的皮下组织的直接延续，尤其在颈后的上部，皮下组织与覆盖于斜方肌的深筋膜紧密相连。其下部的皮下组织亦由纤维隔分隔成蜂窝组织，内含有较多的脂肪组织，特别是在 C_7 的棘突处，常可发生较大的脂肪瘤。颈前外侧部浅筋膜内藏有颈阔肌，构成颈阔肌的肌纤维鞘。浅筋膜内分布着皮神经、浅静脉和淋巴结。皮神经有面神经颈支和颈丛皮支，即枕小神经、耳大神经、颈横神经、锁骨上神经。浅静脉为颈前静脉和颈外静脉。它们均走行于颈阔肌的深面。

（三）颈深筋膜及筋膜间隙

颈深筋膜位于浅筋膜和颈阔肌的深面，围绕颈部诸肌和器官，并在血管、神经周围形成筋膜鞘及筋膜间隙。颈深筋膜分为浅、中、深3层（图10-90、图10-91）。

1. 筋膜浅层　筋膜浅层像一个圆筒形的套子，环绕颈部，包被筋膜，故又称封套筋膜。此筋膜上方附着于枕外隆凸、上项线、乳突和下颌骨下缘；下方除与背部深筋膜连续外，还附着于肩峰、锁骨和胸骨下缘；后方附着于项韧带和 C_7 棘突，向两侧延伸至斜方肌后缘处，分为两层包裹该肌，形成斜方肌鞘；至斜方肌前缘处，两层融合成一层向前覆盖颈外侧部，形成颈后三角的外侧壁，达胸锁乳突肌的后缘处，又分为两层包裹该肌形成胸锁乳突肌鞘；到胸锁乳突肌前缘再融合成一层；至颈正中线处，与对侧交织融合成颈白线。

筋膜浅层在舌骨上方覆盖口底，并在下颌下腺处分为浅、深两层包裹下颌下腺，构成该腺的筋膜鞘。筋膜到腮腺处也分浅、深两层形成腮腺鞘，浅层与腮腺紧密相接，并形成腮腺咬肌筋膜，附着于颧弓；深层与颊咽筋膜相延续，附着于颅底。筋膜浅层在舌骨下方又分为浅、深两叶。浅叶向下附着于胸骨柄和锁骨前缘；深叶又称肩胛锁骨筋膜，包绕舌骨下肌群，形成舌骨下肌群筋膜鞘，向下附着于胸骨柄和锁骨的后缘。在胸骨柄上方，封套筋膜浅、深叶之间形成胸骨下间隙。

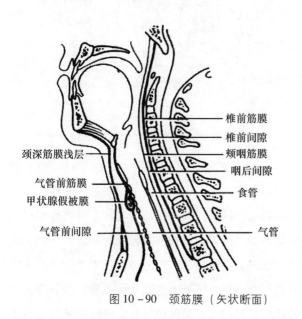

图10-90　颈筋膜（矢状断面）

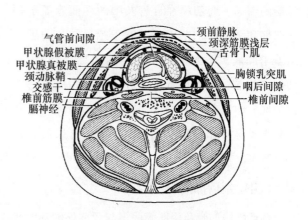

图10-91　颈筋膜（横断面）

2. 筋膜中层 又称内脏筋膜或颈内筋膜，包绕颈部器官（喉、气管、咽、食道、甲状腺和甲状旁腺等），筋膜在气管和甲状腺前方形成气管前筋膜和甲状腺假被膜囊，两侧形成颈动脉鞘，后上部形成颊咽筋膜。

（1）气管前筋膜 其上方附着于舌骨、甲状软骨斜线和环状软骨弓，向下越过气管的前面和两侧进入胸腔，至上纵隔与纤维心包融合。气管前筋膜在环状软骨外侧面的部分增厚，使甲状腺固定于喉部，故又称甲状腺悬韧带。

（2）甲状腺假被膜囊 包绕整个甲状腺，前部筋膜较为致密坚实，而后部较薄弱。因此，当甲状腺肿大时，多绕气管和食管的两侧，甚至可延伸到它们的后方。

（3）颈动脉鞘 简称颈鞘，包绕颈总动脉（或颈内动脉）、颈内静脉和迷走神经，上起颅底，下达纵隔。鞘内有纵行的纤维隔，把动脉、静脉分开。迷走神经在动脉、静脉之间的后部纤维鞘包绕动脉的部分较厚，包绕静脉的部分较薄，在呼吸时有助于静脉的充盈扩张。

（4）颊咽筋膜 其上部覆盖咽壁的后外面和颊肌的外面，上方附着于颅底。此筋膜向下形成食管后方的筋膜，并随食管进入后纵隔内。

3. 筋膜深层 颈筋膜深层较中层强韧，位于脊柱颈部前侧，又叫椎前筋膜。其前方与咽壁筋膜之间为一疏松结缔组织间隙，叫作椎前间隙。臂丛根部、颈丛、交感干和副神经均位于颈筋膜深层的深面。此筋膜在食管及咽的后面遮盖于颈深肌群和颈椎体的前面，上方于颈静脉孔的后方附着于颅底，下方在 T_3 平面与前纵韧带相融合，两侧覆盖前、中斜角肌和肩胛提肌等构成颈后三角的底，向后与颈后部筋膜相续。臂丛神经干和锁骨下动脉穿出斜角肌间隙时，携带这层筋膜延伸至腋窝，形成腋鞘。

（四）颈后部筋膜

颈后部浅筋膜及深筋膜浅层与颈前外侧部的浅筋膜及深筋膜浅层相移行。颈后部的深筋膜深层叫

项筋膜。项筋膜位于项部斜方肌、菱形肌和上后锯肌的深面，遮盖在头夹肌、颈夹肌和头半棘肌的表面。其上方附着于上项线，下方移行于腰背筋膜，内侧自上而下附着于项韧带、C_7 和上位 6 个胸椎棘突。其上部与斜方肌深面的筋膜相接较松，下部则与菱形肌和上后锯肌深面的筋膜隔以裂隙。自该层筋膜的深面，向颈后部各肌之间，伸出许多肌间隔，构成各肌的肌纤维鞘。

（五）筋膜间隙

致密的筋膜之间存在疏松结缔组织，它们所在的位置称筋膜间隙。器官之间借致密的筋膜互相分隔，又借疏松结缔组织互相联系，以利于它们的运动和位置的固定。如有感染等疾患时，筋膜可以阻止感染扩散，感染就在筋膜间隙内按一定方向蔓延。颈部主要有如下间隙。

1. 颏下间隙 颏下间隙相当于颏下三角处，位于两侧二腹肌前腹之间，尖端伸至颏联合，底在舌骨之前。上界为下颌舌骨肌，下界是舌骨上区颈深筋膜的深层。间隙内除结缔组织外，尚有少数淋巴结和颈前静脉的起点。该间隙感染后，可越过二腹肌前腹扩散至颌下间隙，也可沿神经血管蔓延至舌下间隙（图10－92）。

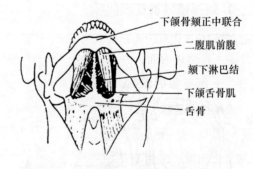

图 10－92 颏下间隙

2. 颌下间隙 颌下间隙（图 10－93）位于颏下间隙的后外侧，相当于颌下三角处。前内侧界由二腹肌前腹围成，二腹肌的后腹和茎突舌骨肌形成间隙的后外侧界，顶是下颌舌骨肌和舌骨舌肌，底是颈深筋膜的浅层，上界为下颌骨下缘。间隙内主要有下颌下腺、颌下淋巴结和面动脉、静脉等。间隙感染后易向邻近的间隙蔓延，向深部扩散至舌下

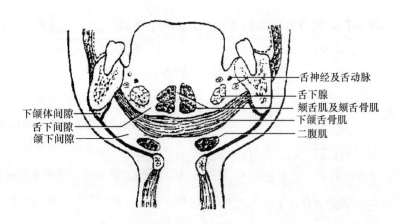

图 10 - 93　下颌舌骨肌上、下的间隙（冠状剖面）

间隙，向前可至颏下间隙，向后经二腹肌筋膜向内入咽旁间隙。

3. 舌下间隙　舌下间隙为（图 10 - 93）下颌舌骨肌与舌之间间隙的统称。其顶是口底黏膜，底是下颌舌骨肌，前界和外侧界是下颌舌骨肌线以上的下颌骨体内面，后界是舌骨，内侧界是茎突舌骨肌和茎突舌肌。舌下间隙，又可分成舌下阜区间隙和左、右颌舌沟间隙 3 部分。

（1）舌下阜区间隙　位于舌尖的下方，呈三角形。上界是舌体前方的口底黏膜，下界是颏舌肌及颏舌骨肌，前界为下颌体正中的内侧面，后界达舌体前方。

（2）颌舌沟间隙　位于舌体两侧。上界为口底两侧黏膜，下界是下颌舌骨肌，外侧界是下颌舌骨肌线以上的下颌骨体内面，内侧界为舌体。间隙内有舌下腺、下颌下腺的深部及腺体的导管、舌神经、舌下神经和舌动脉、舌静脉等结构，上述结构均在舌下腺周围。

4. 胸骨上间隙　为封套筋膜在距胸骨柄上缘 3～4cm 处分为两层，分别附着于胸骨柄前、后缘所形成的筋膜间隙，又称 Bum 间隙。其内有胸锁乳突肌胸骨头、颈前静脉下段及颈静脉弓、淋巴结及脂肪组织等。

5. 锁骨上间隙　是封套筋膜在锁骨下方分为两层所形成的筋膜间隙，经胸锁乳突肌后方与胸骨上间隙相通，内有颈前静脉、颈外静脉末段及蜂窝组织等。

6. 气管前间隙　位于气管前筋膜与气管颈部之间，向下通上纵隔，内有气管前淋巴结、甲状腺下静脉、甲状腺奇静脉丛、甲状腺最下动脉、头臂干及左头臂静脉。此间隙感染、出血或气肿时，可蔓延至上纵隔。

7. 咽后间隙　位于椎前筋膜与颊咽筋膜之间。其下部位于食管之后，故又称食管后间隙。在正中线处，有细薄的翼状筋膜将咽后间隙分隔为左、右互不相通的两半，故咽后间隙的脓肿常位于咽后壁中线的一侧。感染若循食管后间隙向下蔓延，可达后纵隔间隙。

8. 咽旁间隙　居咽后间隙两侧，左、右各一，又称咽侧间隙。上界为颅底，向下达舌骨大角处；内侧以颊咽筋膜及咽缩肌与腭扁桃体相隔；外壁位于下颌骨升支、翼内肌和腮腺包囊的深面；后壁为颈椎前筋膜。此间隙被茎突及其附着肌肉分为前后两部分，前隙较小，内侧与腭扁桃体毗邻，扁桃体炎症可扩散及此；后隙较大，有颈内动脉、颈内静脉、舌咽神经、舌下神经、迷走神经、副神经及交感神经干穿过，内有颈深上淋巴结群，咽部感染可向此间隙蔓延。咽旁间隙与下颌下间隙、咽后间隙和舌下间隙相通，而且行经其内的血管神经束上通颅内，下连纵隔。

9. 血管神经间隙　是由颈动脉鞘包围疏松结缔组织而形成的潜在性间隙，间隙内的积脓或积血可向下蔓延至前纵隔。

10. 椎前间隙　位于脊柱颈部与椎前筋膜之间。

颈椎结核脓肿多积于此间隙，向两侧可至颈外侧区，并经腋鞘扩散至腋窝；溃破后，经咽后间隙向下至后纵隔。

五、颈部肌肉

颈部固有肌指颈前外侧的颈肌，后部的外来肌为来自背肌向上附于颈部的肌肉，又称项部肌肉。颈部肌肉可运动寰枕关节和颈部脊椎关节。其中，头长肌、头前直肌、头侧直肌使头前俯；斜方肌、胸锁乳突肌、头夹肌、头最长肌、头半棘肌、头后大、小直肌和头上斜肌等使头后仰。使头侧倾为同侧颈部屈肌和伸肌的共同动作。运动寰枢关节，使头侧旋，为同侧头夹肌、头最长肌、头下斜肌和对侧胸锁乳突肌的共同动作。现将颈部各肌肉分述如下。

（一）颈肌

颈肌枕下肌群（图10-94）分为颈浅肌、颈中肌和颈深肌三群，其功能为运动头颈、舌骨、喉软骨和胸廓。大部分颈肌起源于颈肌节的轴下部分，故受颈神经前支支配；一小部分起源于腮弓肌结，受脑神经支配。

1. 颈浅层肌 颈浅肌位于浅层，有颈阔肌和胸锁乳突肌等。

（1）胸锁乳突肌 呈长带形，位于颈外侧部浅层，被颈阔肌遮盖，为颈部的重要标志，作为颈前后三角的分界，颈后三角许多重要组织由其后缘穿出。向侧方低头时，可在颈部触到此肌。其下端有两个起头，胸骨头起于胸骨柄的前面，锁骨头起于锁骨胸骨端上面，两头之间形成一个小凹。上端止于乳突及其后部。通过双侧收缩，使头向后屈，面向上仰，如头部不动，可以上提胸骨，助深吸气。单侧收缩，使头向同侧屈，面向对侧上仰。若一侧发生病变，使该肌挛缩时，则引起病理性斜颈。

胸锁乳突肌受副神经支配，其血供来源可分上、中、下3部分，各部分均存在广泛吻合（图10-95）。上部主要为枕动脉的分支；中部主要为甲状腺上动脉的分支和颈外动脉直接发出的小分支；下部主要为甲状颈干和颈横动脉的小分支。胸锁乳突肌病变，亦是引起颈痛及颞乳部偏头痛，甚至面神经麻痹的常见原因。

（2）颈阔肌 很薄，位于颈前外侧部。其直接

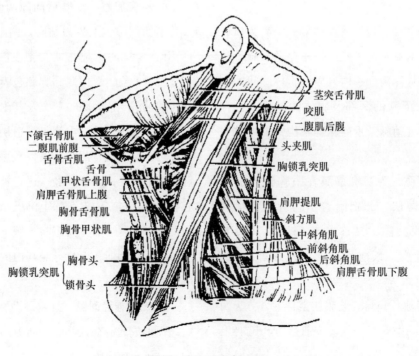

图10-94 颈肌侧面观

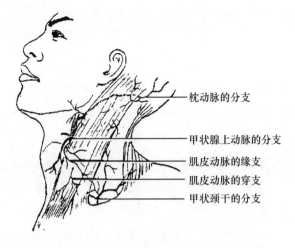

图 10 - 95　胸锁乳突肌的血供

位于颈部浅筋膜中，与皮肤密切结合，属于皮肌范畴，呈长方形。其下缘起自胸大肌和三角肌筋膜，肌纤维斜向上内方，越过锁骨和下颌骨至面部，前部肌纤维止于下颌骨的下颌缘和口角，其最前部的肌纤维左、右相互交错，后部肌纤维移行于腮腺咬肌筋膜和降下唇肌及笑肌表面。颈阔肌受面神经颈支支配，在此肌的深面有浅静脉、颈横神经及面神经颈支等（图 10 - 96）。此肌收缩时，拉口角向后下方，或张口，或上提颈部皮肤，并于颈部皮肤上形成许多皱纹。

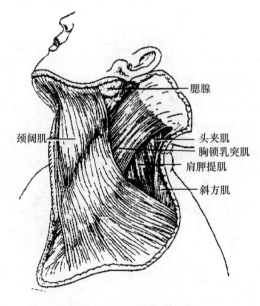

图 10 - 96　颈阔肌侧面观

2. 颈中层肌　颈中肌介于下颌骨、舌骨与胸廓三者之间，分舌骨上肌群和舌骨下肌群（图 10 - 97）。

（1）舌骨下肌群　位于喉和气管的前侧，颈前正中线的两旁，介于舌骨与胸骨之间。分浅深两层，浅层有肩胛舌骨肌和胸骨舌骨肌，深层有胸骨甲状肌和甲状舌骨肌。它们的共同作用是下拉舌骨。以上各肌都可使舌骨及喉下降，甲状舌骨肌亦可使舌骨与甲状软骨接近。

①肩胛舌骨肌　位于颈前面，颈阔肌的深侧，胸骨舌骨肌的外侧。大部分被胸锁乳突肌所遮盖，为细而长的带形肌，被中间腱分为上腹和下腹。下腹起自肩胛骨上缘和肩胛横韧带，肌纤维斜向内上方，位于胸锁乳突肌的深侧，在环状软骨平面以下移行于中间腱。该腱借颈深筋膜中层向下连于锁骨。上腹自中间腱斜向内上方，与胸骨舌骨肌并列，并在其外侧止于舌骨体外侧部的下缘。肩胛舌骨肌受舌下神经的分支支配。

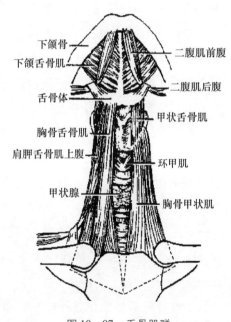

图 10 - 97　舌骨肌群

②胸骨舌骨肌　位于颈前面正中线的两侧，肩胛舌骨肌的内侧，为窄带状的肌肉。起自胸锁关节囊的后面、胸骨柄和锁骨胸骨端的后面，肌纤维在正中线两侧垂直上行，止于舌骨体内侧部的下缘。胸骨舌骨肌受舌下神经的分支支配。

③胸骨甲状肌　位于胸骨舌骨肌的深侧，也是长带状肌肉，上狭下宽，较胸骨舌骨肌短而宽，紧贴于甲状腺的浅面。下端起自胸骨柄的后面及第一

肋软骨，肌纤维斜向上外，止于甲状软骨斜线。胸骨甲状肌受舌下神经的分支支配。

④甲状舌骨肌 为短小的长方肌，是胸骨甲状肌向上的延续部分，同样也被胸骨舌骨肌遮盖。起自甲状软骨斜线，肌纤维斜向外上方，止于舌骨体外侧部及舌骨大角。甲状舌骨肌受舌下神经的分支支配。

（2）舌骨上肌群 位于舌骨、下颌骨和颅底三者之间，包括二腹肌、茎突舌骨肌、下颌舌骨肌、颏舌骨肌，参加构成口腔底。其共同作用与咀嚼有关。下颌骨在咬肌前方骨折时，颏舌骨肌、颏舌肌、下颌舌骨肌前部、二腹肌和颈阔肌能把远侧骨折断端拉向后下方。

①二腹肌 有前、后二腹和一中间腱，或称下颌二腹肌。后腹起于颞骨乳突部的乳突切迹，位于胸锁乳突肌的深面，向前下内最后终于中间腱。此腱被一由深筋膜发出的悬带系于舌骨大角上，由中间腱发出的纤维即为前腹，向上内在正中线止于下颌骨下缘之二腹肌窝内。前腹位于下颌舌骨肌之浅面，一部为颌下腺所覆盖。其作用是：当下颌骨被固定时，上提舌骨；舌骨被固定时，下牵下颌骨，协助咀嚼。

二腹肌前腹由下颌神经的下颌舌骨肌神经支配，后腹由面神经的二腹肌支支配。后腹是颈动脉三角与下颌下三角的分界。其浅面有耳大神经、下颌后静脉及面神经颈支；深面有颈内动脉、颈内静脉、颈外动脉、迷走神经、副神经、舌下神经及颈交感干；其上缘有耳后动脉和面神经及舌咽神经等；下缘有枕动脉和舌下神经。

②茎突舌骨肌 位于二腹肌后腹上方并与其平行，为细小的梭状肌肉。在来源上，本来属于二腹肌后腹的一部分，在二腹肌后腹的深侧，起自颞骨茎突，肌纤维斜向前下方，移行于肌腱，止于舌骨大角与体的结合处，其作用是牵引舌骨向后上方。茎突舌骨肌受面神经的二腹肌支支配。

③下颌舌骨肌 为三角形扁肌，位于下颌骨体内侧，为口腔底部肌肉之一，介于下颌骨与舌骨之

间。其上方有颏舌骨肌和舌下腺，下方有二腹肌前腹及下颌下腺。起于下颌骨的下颌舌骨肌线，肌纤维向后内下方，前方的肌纤维在正中线上借一细纤维索与对侧同名的肌纤维相结合，其最后部的肌束，向后止于舌骨体的前面。左、右两侧肌肉，共同构成一凹向上方的肌板，称为口膈，其作用与二腹肌相似，可以上提舌骨；舌骨被固定时，可以下拉下颌骨。下颌舌骨肌受下颌神经的下颌舌骨肌神经支配。

④颏舌骨肌 为长柱状强有力的小肌，位于下颌舌骨肌的上方，正中线的两侧，舌的下方，与对侧同名肌中间借薄层疏松结缔组织邻靠在一起。它以短腱起自下颌骨的颏棘，肌腹向后逐渐增宽，止于舌骨体前面。其作用：当下颌骨被固定时，牵引舌骨向前；舌骨被固定时，牵引下颌骨向下。颏舌骨肌由上两个颈神经的前支支配。

3. 颈深层肌 颈深层肌（图10-98）分为内、外侧两群。

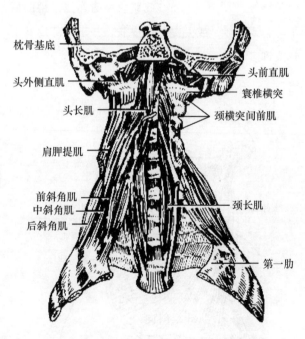

图10-98 颈深肌解剖结构示意图

（1）内侧群 即椎前肌，位于脊柱前面、正中线的两侧，共有4块肌肉，即颈长肌、头长肌、头前直肌及头外侧直肌。其中头前直肌和头外侧直肌尚保持着原始肌节的遗迹。

①颈长肌　位于脊柱颈部和上3个胸椎体的前面，延伸于寰椎前结节及第三胸椎体之间，被咽和食管所遮盖。分为下内侧和上外侧两部，两部相互掩盖。下内侧部起自上位3个胸椎体及下位3个颈椎体，止于上位 $C_{2\sim4}$ 及 $C_{5\sim7}$ 横突的前结节。上外侧部起自 $C_{3\sim6}$ 横突的前结节，止于寰椎前结节。颈长肌受第三至八项神经的前支支配。此肌单侧收缩时，使颈侧屈；双侧收缩时，使颈前屈。

②头长肌　居颈长肌的上方，遮盖颈长肌的上部。起自 $C_{3\sim6}$ 横突的前结节，肌纤维斜向内上方，止于枕骨底部下面的咽结节后侧。头长肌受第一至六项神经的分支支配。单侧收缩时，使头向同侧屈；两侧同时收缩时，使头前屈。

③头前直肌　为短小的肌肉，与横突间肌同源，位于寰枕关节的前方，其内侧部分被头长肌掩盖。起自寰椎横突根部，肌纤维斜向上方，在头长肌止点后方，止于枕骨大孔前方。此肌受第一至六项神经的分支支配。

④头外侧直肌　为短肌，位于头前直肌的外侧，起自寰椎横突，止于枕骨外侧部的下面。此肌受第一至六项神经的分支支配。其作用是使头侧屈。

（2）外侧群　位于脊柱颈部的两侧，包括前斜角肌、中斜角肌和后斜角肌3个斜角肌，是肋间肌在颈区的延续部分，共同形成一个不完整的圆锥面，遮盖着胸廓上口的外半部。

①前斜角肌　位于胸锁乳突肌的深面和颈外侧三角内，起自 $C_{3\sim6}$ 横突的前结节，肌纤维斜向外下方，止于第一肋骨上面的斜角肌结节，由第五至七项神经的前支支配。

②中斜角肌　位于前斜角肌的后方，起自 $C_{2\sim6}$ 横突的后结节，肌纤维斜向外下方，止于第一肋骨上面、锁骨下动脉沟以后的部分，由第二至八项神经的前支支配。

③后斜角肌　居中斜角肌的后方，为中斜角肌的一部分，起自 $C_{5\sim7}$ 横突的后结节，肌纤维斜向外下方，止于第二肋的外侧面中部的粗隆，由第五至六项神经的前支支配。

当颈椎被固定时，上述3个肌肉两侧同时收缩时，可上提第一、二肋，使胸廓变大，协助吸气，故属于深吸气肌；当肋骨被固定时，可使颈向前倾；单侧收缩时，使颈向同侧屈并微转向对侧。

（二）项部肌肉（图10-99）

1. 斜方肌　斜方肌位于项部和背上部的浅层，为三角形的阔肌。左右各一，合在一起呈斜方形，起于枕骨上项线、枕外隆凸、项韧带、第七颈椎和全部胸椎的棘突，上部的肌纤维斜向外下方，中部的肌纤维平行向外，下部的肌纤维向外上方，止于锁骨的外1/3、肩峰和肩胛冈。其作用是使肩胛骨向脊柱靠拢，斜方肌上部肌纤维可上提肩胛骨，下部肌纤维可使肩胛骨下降。如果肩胛骨状态固定，一侧肌肉收缩，可使颈部向同侧屈曲，脸则转向对侧，两侧同时收缩，可使头后仰。

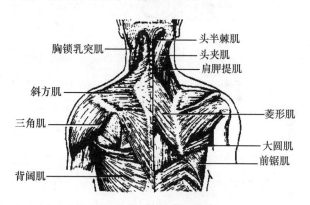

图10-99　项部的浅层肌

斜方肌受副神经及第三至四项神经前支支配。神经从肌的前缘中下1/3交界处进入肌深面下行，首先发出肌外分支，然后分别发出肌内支或移行为肌内支，自肌的上、中、下3部进入肌肉。

斜方肌的血供（图10-100）主要为颈横动脉。颈横动脉经过中斜角肌、臂丛和肩胛提肌围成的三角区，此处可作为寻找该动脉的标志。血管、神经进入肌内约位于肩锁关节内侧3横指及锁骨上3横指处。颈横动脉分为浅、深支。通常浅支（又称颈浅动脉）供应斜方肌的上、中部或上、中、下3部，深支供应中、下部。斜方肌的静脉主要借颈外静脉和锁骨下静脉回流。

2. 肩胛提肌 肩胛提肌位于项部两侧，其上部位于胸锁乳突肌的深侧，下部位于斜方肌的深侧，为1对带状长肌。起自上位 C_{3-4} 横突的后结节，肌纤维斜向后下稍外方，止于肩胛骨的上角和肩胛骨脊柱缘的上部。肩胛提肌血供由颈横动脉降支供应，受肩胛背神经（$C_2 \sim C_5$）支配。此肌收缩时，上提肩胛骨，同时使肩胛骨下角转向内；肩胛骨被固定时，一侧肌肉收缩可使颈向同侧屈曲及后仰。

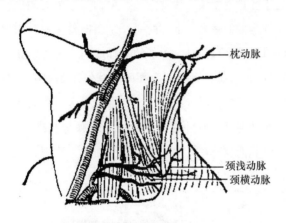

图 10－100 斜方肌的血供

3. 菱形肌 为1对菱形的扁肌，位于斜方肌的深侧，起自 C_6、C_7 及 $T_1 \sim T_4$ 棘突，肌纤维斜向外下方，平行走行，止于肩胛骨脊柱缘的下半部。该肌上部肌束即起自 C_6、C_7 棘突的部分，称小菱形肌；其下部肌束即起自 $T_1 \sim T_4$ 棘突的部分，叫大菱形肌，两者之间隔以薄层结缔组织。此肌收缩时，牵引肩胛骨向内上方，使肩胛骨向脊柱靠拢，并与前锯肌共同作用，使肩胛骨的脊柱缘紧贴于胸壁上。

菱形肌的血供由颈横动脉降支供应，受肩胛背神经（$C_4 \sim C_6$）支配，当患有颈椎病时，该神经常常受到压迫，引起此肌的痉挛，产生背部压迫感。若此肌瘫痪，则肩胛骨脊柱缘翘起，从外表看似蝶翼状，称翼状肩。

4. 上后锯肌 上后锯肌位于菱形肌的深面，为很薄的菱形扁肌，以腱膜起自项韧带下部和下两个颈椎棘突，以及上两个胸椎棘突。肌纤维斜向外下方，止于第二至五肋骨肋角的外侧面。在肋角之外，为小菱形肌所覆盖。此肌收缩时，可上提上部

肋骨以助呼气。上后锯肌受肋间神经（T_{1-4}）支配。

5. 夹肌 夹肌被斜方肌、菱形肌、上后锯肌和胸锁乳突肌掩盖，其形状为一不规则三角形扁肌。依其部位不同，又分为两部分。

（1）头夹肌 为该肌上方大部分的肌束，起自项韧带的下部（约 C_3 以下）至 T_3 棘突，肌纤维斜向外上方，止于上项线的外侧部分；部分肌束于胸锁乳突肌深侧，止于乳突的后缘。

（2）颈夹肌 为头夹肌下方少数肌束，起自 T_{3-6} 棘突，肌纤维斜向外上方，在肩胛提肌的深侧，止于 C_{2-3} 横突后结节。

夹肌单侧收缩时，使头转向同侧，两侧共同收缩时，使头后仰。夹肌受第二至五项神经的后支的外侧支支配。

6. 竖脊肌 竖脊肌为上至枕骨，下达骶骨的长肌，其在颈部位于夹肌之下，肌束自外向内分布如下。

（1）颈髂肋肌 起自上6个肋骨角的下缘，止于 C_{4-6} 横突的后结节。

（2）颈最长肌和头最长肌 颈最长肌起自上位 $4 \sim 5$ 个胸椎的横突，止于 C_{2-6} 横突后结节。头最长肌起自上位 $4 \sim 5$ 个胸椎的横突和下位 $3 \sim 4$ 个颈椎的关节突，止于乳突后缘。

（3）颈棘肌 紧贴棘突的两侧，起自项韧带下部、C_7 的棘突，有时还起于 T_{1-2} 的棘突，止于枢椎的棘突，偶见附着于 C_{2-3} 的棘突。

7. 头半棘肌和颈半棘肌 头半棘肌位于头和颈夹肌的深侧，其起于上位胸椎横突和下位数个颈椎的关节突，向上止于枕骨上、下项线间的骨面。颈半棘肌位于头半棘肌的深侧，起于上位数个胸椎横突尖，跨越 $4 \sim 6$ 个脊椎骨，止于上位数个颈椎棘突尖，大部分肌束止于 C_2 的棘突尖。头半棘肌和颈半棘肌两侧收缩时，使头后伸，单侧收缩时使其转向对侧。

8. 颈部多裂肌 位于半棘肌的深侧，起于下位 4 个颈椎的关节突，跨越 $1 \sim 4$ 个椎骨，每条肌束向内上走行，止于上位数个颈椎棘突的下缘，肌束长

短不一，浅层者最长，止于上3~4个棘突，中层者止于上2~3个棘突，深层者止于上1个棘突。

9. 颈回旋肌 位于多裂肌的深面，为节段性小方形肌，起自颈椎横突下后部，止于上一椎骨椎弓板下缘及外侧面，直至棘突根部。

10. 棘间肌 棘间肌起止于上、下相邻棘突的分叉部。其作用为协助伸直脊柱。

颈后部上述肌肉位置较深，作用在于稳定各椎骨节段，以利于颈段脊柱有顺序而又协调地做链状运动，一侧肌肉收缩使脊柱转向对侧，两侧共同收缩能伸直脊柱。

11. 横突间肌 起止于相邻的横突。此肌在颈部和腰部比较发达，其作用为使脊柱侧屈。

12. 椎枕肌 椎枕肌是连接颈椎和枕骨的肌肉，共4块（图10-101），即2对直肌和2对斜肌，皆位于头半棘肌的深侧，由枕下神经（$C_{1~2}$）后支支配。头后大、小直肌参与寰枕关节的仰头活动，头上、下斜肌参与寰椎沿枢椎旋转。

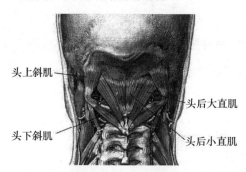

图10-101 椎枕肌解剖示意图

（1）头后大直肌 呈三角形，以一尖的腱起于枢椎棘突，止于下项线外侧和枕骨。功能：一侧收缩，使头向同侧旋转；两侧同时收缩，使头后仰。

（2）头后小直肌 呈三角形，以腱起于寰椎后结节，止于下项线内侧及下项线与枕骨大孔之间的枕骨，且与硬膜之间有结缔组织相连。功能：仰头。

（3）头下斜肌 呈粗柱状，起于枢椎棘突的外侧和邻近的椎板上部，止于寰椎横突下外侧面。功能：使头向同侧旋转并屈曲。

（4）头上斜肌 呈粗柱状，以腱起于寰椎横突的上面，止于枕骨上下项线之间。功能：一侧收

缩，使头向对侧旋转；两侧同时收缩，使头后仰。

（三）颈部的肌间结构

颈部肌肉的肌间结构形成肌间三角（图10-102）和肌间隙。半侧颈部由胸锁乳突肌分划为颈外侧三角和颈内侧三角，颈根部有椎动脉三角，项部有枕下三角。

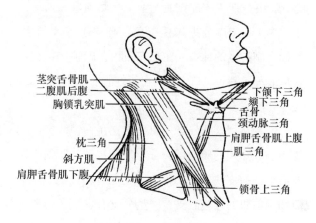

图10-102 颈部的肌三角

1. 颈外侧三角 颈外侧三角介于胸锁乳突肌的外侧，斜方肌的前侧，锁骨的上方。此三角又被肩胛舌骨肌的下腹分为上下两个三角，即上侧枕三角和下侧的锁骨上三角。

（1）枕三角（图10-103） 又称肩胛舌骨肌斜方肌三角，介于斜方肌前缘，胸锁乳突肌后缘和

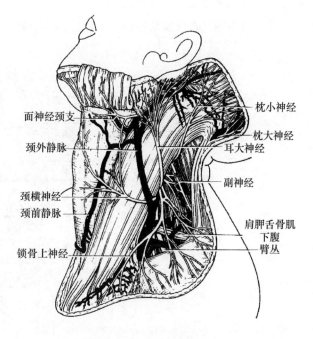

图10-103 枕三角及其内容

肩胛舌骨肌下腹三者之间。其浅面依次为皮肤、浅筋膜和颈筋膜浅层，深面为椎前筋膜及其覆盖下的头夹肌、肩胛提肌和中、后斜角肌等。三角内有副神经及颈丛与臂丛分支。

①副神经　自颈静脉孔出颅后，经二腹肌后腹深面，颈内静脉前外侧，在胸锁乳突肌上部的前缘穿入，并发肌支支配该肌。本干在胸锁乳突肌后缘上、中1/3交点处进入枕三角，有枕小神经勾绕，是确定副神经的标志。在枕三角内，副神经沿肩胛提肌表面，斜过三角中份，在斜方肌前缘中、下1/3交界处进入该肌深面，并支配该肌。

②颈丛、臂丛分支　颈丛皮支在胸锁乳突肌后缘中点处穿颈筋膜浅层，分布于头、颈、胸前上部及肩上部的皮肤。枕三角内有支配肩胛提肌、斜方肌和椎前肌的颈丛肌支；臂丛分支有支配菱形肌的肩胛背神经，支配冈上、下肌的肩胛上神经，以及入腋区支配前锯肌的胸长神经等。

（2）锁骨上三角　又称肩胛舌骨肌锁骨三角（图10－104），介于肩胛舌骨肌下腹、锁骨和胸锁乳突肌三者之间。在体表呈明显凹陷，故又称锁骨上大窝。其浅面依次为皮肤、浅筋膜及位于其中的锁骨上神经、颈外静脉末段、颈阔肌及颈筋膜浅层，其深面为斜角肌下份及椎前筋膜。

①锁骨下静脉及静脉角　锁骨下静脉由腋静脉在第一肋外缘处延续而成。在该三角内位于锁骨下动脉第三段的前下方，在前斜角肌内侧与颈内静脉汇合成头臂静脉，二者之间向上外开放的角，称为静脉角。胸导管和右淋巴导管分别注入左、右静脉角。

②锁骨下动脉　位于此三角内的是该动脉第三段，经斜角肌间隙进入三角并走向腋窝；其下方为第一肋，后上方有臂丛诸干，前下方为锁骨下静脉。锁骨下动脉在三角内的直接和间接分支有：肩胛背动脉、肩胛上动脉和颈横动脉，分别至斜方肌深面和肩胛区。

③臂丛　由第五至八颈神经前支和第一胸神经前支的大部分纤维组成，经斜角肌间隙，锁骨下动脉后上方进入此三角。第五、六颈神经前支合成上干，第七颈神经前支延续为中干，第八颈神经前支和第一胸神经前支的部分纤维合成下干。各干均分为前、后两股，经锁骨中份的后下方进入腋窝，合成内侧束、外侧束和后束。臂丛锁骨上部发出肩胛背神经、锁骨下肌神经和胸长神经等分支。臂丛和锁骨下动脉均由椎前筋膜形成的筋膜鞘包绕，续于腋鞘。

2. 颈内侧三角　颈内侧三角前界为颈正中线，后界为胸锁乳突肌的前缘，上界为下颌底。该三角又被下颌二腹肌和肩胛舌骨肌上腹分成上、中、下3个三角，即上部的下颌下三角与颏下三角、中部的颈动脉三角及下部的肌三角。

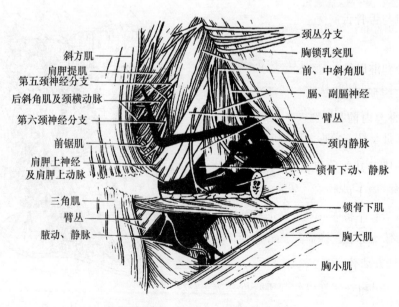

图10－104　锁骨上三角及其内容

斜方肌
肩胛提肌
第五颈神经分支
后斜角肌及颈横动脉
第六颈神经分支
前锯肌
肩胛上神经及肩胛上动脉
三角肌
臂丛
腋动、静脉

颈丛分支
胸锁乳突肌
前、中斜角肌
膈、副膈神经
臂丛
颈内静脉
锁骨下动、静脉
锁骨下肌
胸大肌
胸小肌

（1）下颌下三角（图 10－102） 又名二腹肌三角，介于下颌二腹肌前后两腹和下颌底三者之间。此三角浅面有皮肤、浅筋膜、颈阔肌和颈筋膜浅层，深面由浅入深依次为下颌舌骨肌、舌骨舌肌和咽中缩肌。其内主要有下颌下腺、血管、神经和淋巴结等。

①下颌下腺 位于颈筋膜浅层所形成的筋膜鞘内。此腺形状不规则，可分为较大的浅部和较小的深部；浅部位于下颌舌骨肌浅面，绕该肌后缘伸向前内与深部相延续。下颌下腺管由深部的前端发出，经下颌舌骨肌与舌骨舌肌之间前行，开口于口底黏膜的舌下阜。

②血管、神经和淋巴结 面动脉平舌骨大角起自颈外动脉，经二腹肌后腹深面进入下颌下三角，沿下颌下腺深面的沟内前行，绕下颌骨下缘入面部。舌下神经位于下颌下腺的内下方，它与二腹肌中间腱之间有舌动脉及其伴行静脉；舌神经从下颌下三角后部达下颌下腺上内侧，经下颌骨内面与舌骨舌肌之间前行入舌；下颌下神经节上方连于舌神经，向下发分支至下颌下腺。下颌下淋巴结分布在下颌下腺周围，有 4～6 个。

（2）颈动脉三角 也叫肩胛（舌骨肌）舌骨三角，介于胸锁乳突肌前缘、肩胛舌骨肌和下颌二腹肌后腹之间（图 10－102）。其浅面为皮肤、浅筋膜、颈阔肌和颈筋膜浅层，深面为椎前筋膜，内侧为咽侧壁及其筋膜。三角内有颈总动脉及其分支、颈内静脉及其属支、舌下神经及其降支、迷走神经及其分支、膈神经和颈深淋巴结等（图 10－105）。

（3）肌三角 又叫肩胛（舌骨肌）气管三角，介于胸锁乳突肌前缘、肩胛舌骨肌上腹和颈前正中线三者之间，内有甲状腺和气管等。其浅面依次为皮肤、浅筋膜、颈阔肌和颈筋膜浅层；其深面为椎前筋膜。三角内有舌骨下肌群、甲状腺、甲状旁腺、气管颈部和食管颈部等器官。

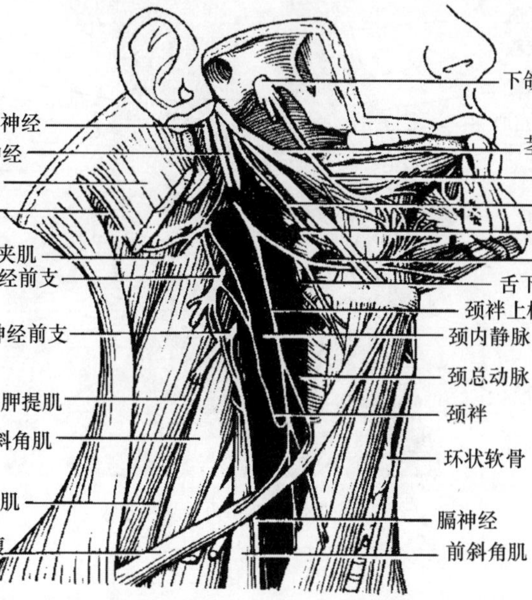

下颌神经
副神经
迷走神经
胸锁乳突肌
枕小神经
头夹肌
第三颈神经前支
第四颈神经前支
肩胛提肌
中斜角肌
后斜角肌
肩胛舌骨肌下腹
茎突舌骨肌
舌神经
舌咽神经
面动脉
舌动脉
舌下神经
颈袢上根
颈内静脉
颈总动脉
颈袢
环状软骨
膈神经
前斜角肌

图 10－105 颈动脉三角及其内容

3. 椎动脉三角 椎动脉三角外侧界为前斜角肌，内侧界为颈长肌，下界为锁骨下动脉第一段。此三角的尖为第六颈椎横突前结节；后方有胸膜顶、第七颈椎横突、第八颈神经前支和第一肋颈；前方有颈动脉鞘及膈神经、甲状腺下动脉及左侧胸导管等。三角内的主要结构有椎动、静脉，甲状腺下动脉，交感干和颈胸神经节等（图 10－106）。

4. 枕下三角 枕下三角位于枕下、项区上部深层，是枕下肌围成的三角。其上内界为头后大直肌，上外界为头上斜肌，下外界为头下斜肌。三角的底由寰枕后膜和寰椎后弓构成。三角内侧份由头半棘肌深面的一层致密的脂肪组织所覆盖；外侧部位于头最长

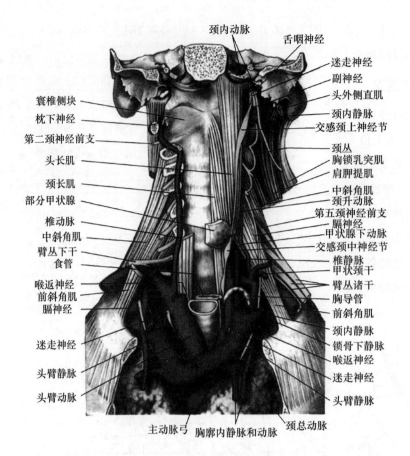

图 10 – 106　椎动脉三角及其内容

肌，有时还有头夹肌深面，两者均遮盖头上斜肌。三角内有椎动脉和第一颈神经的后支（枕下神经）经过。椎动脉穿寰椎横突孔后转向内侧，行于寰椎后弓上面的椎动脉沟内，再穿寰枕后膜进入椎管，最后经枕骨大孔入颅；枕下神经在椎动脉与寰椎后弓间穿出，行经枕下三角，支配枕下肌（图 10 – 107）。

5. 肌间隙　在胸锁乳突肌上部和乳突的前侧，外耳道的下方，以及下颌支后缘的后侧之间，共同围成一个窝，叫作下颌后窝。窝的内侧壁以茎突及茎突上起始的肌肉为界，窝内填有腮腺。

6. 斜角肌间隙　位于颈外侧三角的深部，其前方为前斜角肌，后方为中斜角肌，下方为第一肋骨，隙内有锁骨下动脉和臂丛穿过。前斜角肌综合征的发病与此结构有关。

7. 枕下三角间隙　位于枕下部，上为枕骨的下项线，下为枢椎，内为枢椎的棘突和寰椎的后结节，外为乳突和寰椎横突。枕下小肌群中，头后小直肌、头上斜肌和头下斜肌三者形成枕下三角间

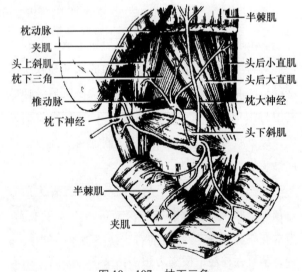

图 10 – 107　枕下三角

隙，其内有椎动脉横段和第一颈神经经过。

六、颈部神经

颈部神经包括颈神经和脑神经 2 部分。颈神经共有 8 对，第一对在寰椎与枕骨间，其次 6 对在同序椎骨上侧，第八对由颈 7 下侧的椎间孔传出。颈

部的脑神经有第九、十、十一、十二对，即舌咽神经、迷走神经、副神经和舌下神经。

（一）颈神经前支

主要组成两大神经丛，即颈丛和臂丛。

1. 颈丛　颈丛为上位4个颈神经前支所构成，此4支相互连结形成3个神经袢，并发出多数分支（图10-108）。每一神经接受来自颈上交感神经节的灰交通支，它们形成一系列不规则的袢系，位于胸锁乳突肌深面和头长肌下及中斜角肌上，其前面覆被以椎前筋膜，它的各终支穿过椎前筋膜，分布于肌肉，并和其他神经相交通。

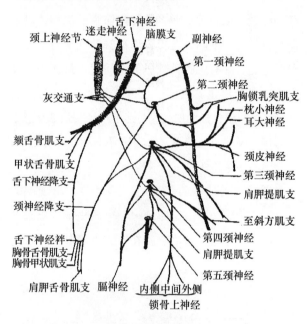

图10-108　颈丛

颈丛的分支（图10-109）可分为浅、深两组。浅支组各支都在胸锁乳突肌后缘中点处（神经点）向各方散开，又分为升、横、降3支。升支为枕小神经和耳大神经，横支为颈横神经，降支为锁骨上神经；深支组为肌支及其他神经的交通支，分支长短不一，可分为外侧组和内侧组。内、外侧组又分交通支与肌支两种。内侧组的交通支包括自第一、二颈神经到舌下神经、迷走神经的交通支和自第一至四颈神经与颈上神经节的灰交通支。内侧组的肌支有以下3类：一是第二、三颈神经所形成的颈神经降支，与舌下神经降支形成袢，自此袢上分支分

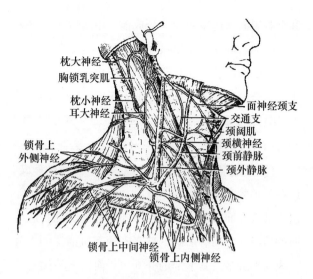

图10-109　颈丛的分支

布于除甲状舌骨肌外的舌骨下肌群。二是至头外侧直肌的肌支（C_1）自该肌内而进入；至头前直肌的肌支（C_{1-2}）在颈椎横突前面自颈丛第一袢的上部发出；至头长肌的肌支（C_{1-3}）自上位3个颈神经分别发支至该肌；至颈长肌的肌支（C_{2-4}）自第二至第四颈神经各发出分支至该肌。三是膈神经外侧组的交通支与副神经的交通支起于第二颈神经的分支，抵胸锁乳突肌时，与副神经结合；其起于第三、四颈神经的分支，经胸锁乳突肌的深侧，在副神经的下侧，向外下方行，经枕三角至斜方肌深侧，与副神经结合，形成斜方肌下丛。外侧组至胸锁乳突肌的肌支，起自第二颈神经；至斜方肌、肩胛提肌的肌支，起于第三、四颈神经；至中、后斜角肌的肌支，起于第三或第四颈神经。

（1）枕小神经　来自第二、三颈神经，或来自两者之间的神经袢。其弯曲部绕副神经下侧，沿胸锁乳突肌后缘上升，直至头部附近，穿出深筋膜，越胸锁乳突肌止点的后部，继续上升，到头的侧面，分布于耳郭后面，支配耳郭后上部、乳突部及枕部外侧区域的皮肤，并与耳大神经、枕大神经及面神经的耳后支相连结。

（2）耳大神经　来自第二、三颈神经，绕胸锁乳突肌后缘向前上方，斜越胸锁乳突肌表面，向下颌角方向行进，穿颈深筋膜，沿颈外静脉后侧与之平行上升，其表面被颈阔肌覆盖。当此神经在胸锁

乳突肌表面到达腮腺时，分成前、中、后3个终末支。前部的分支，经腮腺表面，分布于覆盖腮腺及咬肌下部的皮肤；并有分支至腮腺内，与面神经的颈支结合。中部的分支，分布于耳郭后面（后面的上部除外）。后部的分支，分布于乳突部的皮肤，并与面神经的耳后支及枕小神经的分支结合。

（3）颈横神经　由第二、三颈神经前支组成。约在胸锁乳突肌的后缘中点，自该肌深侧绕后缘穿出，沿其表面横向内侧，经颈外静脉的深侧，达该肌的前缘。穿固有筋膜，被覆于颈阔肌的深侧，分支成扇形分散。其上部的分支，与面神经的颈支连结成祥。另一部分分支穿过颈阔肌，分布于颈前部的皮肤。

（4）锁骨上神经　起于第三、四颈神经。在起始部，常与至斜方肌的肌支先结合，后又分开。在胸锁乳突肌后缘中点处，自该肌深侧，向后下方穿出，通行于颈阔肌及颈深筋膜的深面，达锁骨附近，穿出固有筋膜及颈阔肌，而成皮神经。可分为内、中、外3组分支。

①锁骨上内侧神经　较细小，斜跨颈外静脉及胸锁乳突肌的锁骨和胸骨起始部的表面。分布于胸骨柄上部的皮肤及胸锁关节。

②锁骨上中间神经　较大，跨过锁骨前面，分布于胸大肌及三角肌上2/3的皮肤和肩锁关节。并与上位肋间神经的皮支有连结。

③锁骨上外侧神经　斜跨斜方肌外面及肩峰，分布于肩后部和上部皮肤。

（5）膈神经　主要起自第四颈神经，也常接受第三及第五颈神经的小支。其中含有大量运动纤维，有少量感觉纤维，并与交感神经节间有交通支。在颈部，膈神经的主要标志是直接贴在前斜角肌的前表面。膈神经为混合神经，支配膈肌的运动及纵隔胸膜及膈上、下、中央部的胸膜和腹膜的感觉。

膈神经在颈部不发任何分支。其自前斜角肌上部外缘，沿该肌的前面，于椎前筋膜的深侧，以近似垂直的方向下降。在颈根部被胸锁乳突肌及颈内静脉遮盖，并有肩胛舌骨肌的中间腱、颈横动脉及肩胛上动脉横过其表面。左膈神经的前面，还有胸导管经过。膈神经的前内侧与迷走神经及颈部交感干相邻接。膈神经继续下降，经锁骨下动、静脉之间，自胸廓内动脉的外侧，斜至其内侧，进入胸腔。

有时在膈神经的邻近有副膈神经，出现率为22.5%，是膈神经由第四颈神经束的根纤维以外的一些副根，下行一段后，多在锁骨下静脉附近加入膈神经。

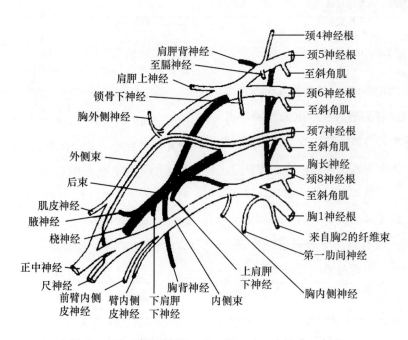

图10-110　臂丛神经根、干、股、束、支组成示意图

2. 臂丛 臂丛神经（图10-110）由颈5～8颈神经前支及第一胸神经前支组成。颈5～6组成臂丛神经上干，颈7组成中干，颈8和胸1神经组成臂丛神经下干，位于第一肋表面。干分为前、后两股，各股位于锁骨平面。臂丛上干和中干的两侧支前股组成外侧束，位于锁骨下动脉的外侧；下干的前股组成内侧束，位于锁骨下动脉的内侧。3干的后股共同组成后束，位于锁骨下动脉的后侧。各束支在喙突平面分为上肢的主要神经支。外侧束分为肌皮神经及正中神经的外侧根；后束分为桡神经及腋神经；内侧束分为尺神经及正中神经内侧根。正中神经内、外侧两根分别走行于腋动脉内、外侧2～3cm的后方，并在腋动脉的前方组成正中神经的主干。

由臂丛根发出的分支在前、中斜角肌之间穿出，包括至颈长肌和斜角肌的支、肩胛背神经和胸长神经，组成臂丛各神经根发出至颈长肌和斜角肌的支（图10-111）。

两根在臂丛深面穿出中斜角肌，合为1束。下根行于中斜肌之上面，经腋窝达于前锯肌。

由臂丛干发出的背支来自上干，包括肩胛上神经和锁骨下肌神经。

（1）肩胛上神经 由上干外侧发出，下行经肩胛上切迹，支配冈上、下肌和肩关节。

（2）锁骨下肌神经 甚细，由第四至六颈神经的纤维组成。在肩胛舌骨肌后腹的上方，由上干前面发出，经锁骨下动脉第三段之前，达于锁骨下肌。

（二）颈神经的后支

颈后支较前支细，唯第二颈神经后支（枕大神经）粗大。除第一颈神经后支（枕下神经）外，其他各后支均分内、外侧支。内侧支属皮支，外侧支属肌支。

1. 第一颈神经的后支 第一颈神经的后支称枕下神经，属于运动神经，于寰椎后弓的椎动脉沟内，椎动脉的下侧，自干分出。向后行，进入枕下

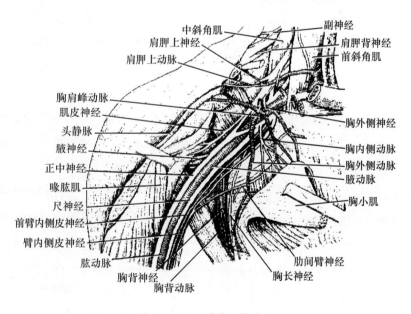

图10-111 臂丛及其分支

（1）肩胛背神经 主要来自第五颈神经，在颈神经刚出椎间孔时发出，循肩胛骨的脊柱缘下行，行于肩胛提肌和大、小菱形肌之深面。

（2）胸长神经 共有3根，分别起于第五、六、七颈神经，当这些神经刚出椎间孔时发出。上

三角，于此分支分布于枕下三角周围诸肌（头上斜肌、头后大直肌、头下斜肌）；并发一支横越头后大直肌的后侧，至头后小直肌；还有分支至覆盖着枕下三角的头半棘肌。此外，有分支穿过头下斜肌，或经该肌表面，与第二颈神经后支的内侧支

（枕大神经）相连结。第一颈神经以直角离开硬脊膜囊，经过寰椎后弓的外侧部，在椎动脉围绕寰椎侧块基底进入硬脊膜段的下方，在动脉之后，再向后分布于枕骨下肌群。

2. 第二颈神经的后支　第二颈神经的后支称枕大神经，为所有颈神经后支中最大者。于寰椎后弓与枢椎弓板之间，头下斜肌的下侧穿出，发一细支至头下斜肌，并与第一颈神经后支交通。然后分为内、外侧两支。外侧支支配头长肌、头夹肌、头半棘肌，并与第三颈神经相应的分支连结。内侧支为枕大神经斜向上升，经头半棘肌之间，附着于枕骨处，穿过该肌，再穿过斜方肌腱及颈部的颈深筋膜，在上项线下侧，分为几支感觉性终支，与枕动脉伴行，分布于上项线以上，可达颅顶的皮肤。当枕大神经绕过头下斜肌时，发一支与第一及第三颈神经后支的内侧支连结，在头半棘肌下侧，形成颈后神经丛。

3. 第三颈神经的后支　第三颈神经的后支绕第三颈椎的关节突向后行，经横突间肌的内侧，然后分为内侧支及外侧支。外侧支为肌支，并与第二颈神经的外侧支相连结。内侧支经过头半棘肌与项半棘肌之间，再穿夹肌及斜方肌，终末支分布于皮肤。当其在斜方肌深侧时，发一支（第三枕神经）穿过斜方肌，终于颅后下部近正中线处、枕外隆凸附近的皮肤。

4. 第四至八颈神经的后支　其余 5 对颈神经绕过各相应的椎间关节后，分为内侧支及外侧支。外侧支均为肌支，支配项髂肋肌、项最长肌、头最长肌及头夹肌。第四、五颈神经的内侧支，经项半棘肌与头半棘肌之间，达椎骨的棘突，穿夹肌及斜方肌，终于皮肤。第六至八颈神经的内侧支细小，分布于项半棘肌、头半棘肌、多裂肌及棘间肌。

（三）颈部的脑神经

1. 舌咽神经　舌咽神经（图 10 - 112）属于混合性神经，神经穿出颈静脉孔后，下降于颈内动脉与颈内静脉之间，内侧有迷走神经。继而向前内侧弯曲，经茎突及自它起始的肌肉的内侧，绕过茎突

咽肌的后缘，经颈内、外动脉之间，越过茎突咽肌的浅面，于舌骨舌肌的内侧，向前上方横越咽中缩肌及茎突舌骨韧带达舌根。舌咽神经的分支有咽支、颈动脉窦支、茎突咽肌支、扁桃体支及舌支。

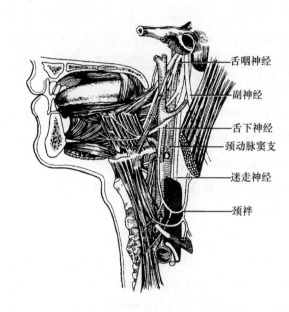

图 10 - 112　舌咽神经、舌下神经及副神经

（1）咽支　自神经干发出，向内下方行不远，即与迷走神经的咽支和交感神经的颈上神经节分支，共同形成咽神经丛。咽神经丛为细微的神经网，附着在咽中缩肌部位的咽壁上，由咽神经丛发支分布副咽的肌肉和黏膜上。

（2）颈动脉窦支　为颈动脉小球和颈动脉窦的传入纤维，为舌咽神经在颅底处发出的分支，沿颈内动脉前侧下降，与迷走神经自结状神经节发出的分支以及颈上神经节的分支相结合，形成神经丛，然后分布于颈动脉窦及小球。

（3）茎突咽肌支　分布于茎突咽肌。此支并接受面神经的交通支。

（4）扁桃体支　由舌咽神经经过舌骨舌肌深侧时发出，分布于扁桃体，并与腭中、腭小神经支结合，围绕扁桃体形成环状丛，自此丛发出小支至舌腭弓及软腭。

（5）舌支　与对侧的同名支及与三叉神经的舌神经相结合。舌支有两支，分布于舌后 1/3 的味蕾，司味觉及黏膜的一般感觉。一支分布于轮廓乳头及

图中标注：舌咽神经　副神经　舌下神经　颈动脉窦支　迷走神经　颈袢

界沟附近的舌黏膜；另一支分布于舌滤泡及会厌前面的黏膜。

2. 迷走神经 迷走神经经颈静脉孔出颅后垂直下降，初居颈内动脉和颈内静脉之间，继居颈总动脉与颈内静脉之间。迷走神经虽居动、静脉之间，但位置较后。动、静脉和神经皆包绕在颈动脉鞘内，在鞘内，迷走神经又单独包绕有薄结缔组织。此神经出颈静脉孔后约1.2cm处有一膨大，为下神经节。迷走神经通过它的咽支和喉支支配食管和呼吸道上端所有的横纹肌，即咽缩肌和所有的喉肌。迷走神经损伤时，主要造成软腭及咽喉的麻痹，可以产生吞咽困难、声音嘶哑、说话不清、有鼻音等症状，还可有心动过速的表现。

迷走神经在颈部自结状神经节到喉返神经发出部之间的一段，有其交通支及分支（图10－113）。在下神经节与颈上神经节之间为与颈上神经节的下交通支；当舌下神经在下神经节下侧绕过时，其间有2～3细支，为与舌下神经的交通支。迷走神经的分支有咽支、颈动脉支、喉上神经、心上支及喉返神经。

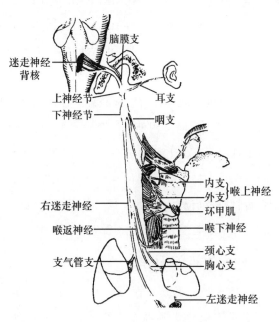

图10－113 迷走神经颈胸段

（1）咽支 是咽部的主要运动神经，咽支自下神经节之上部发出，经颈内动脉和颈外动脉之间，与舌咽神经的咽支结合。然后至咽后部，咽中缩肌上缘处，又与交感神经颈上神经节的分支结合，并

有喉上神经外支的细支参与，形成咽丛，自此丛发出的分支支配咽缩肌、腭帆提肌、腭垂肌、腭舌肌和腭咽肌，并有感觉纤维至咽的黏膜。自咽丛发一支至舌下神经，当舌下神经绕过枕动脉时与之结合，称此为迷走神经舌支。

（2）颈动脉支 起于下神经节，经咽支或喉上神经，分布于颈动脉小球及颈动脉。

（3）喉上神经 起于下神经节，斜向下内侧，初在颈内及颈外动脉的后侧，继而至其内侧，分为内支和外支。在其分支部的近侧以细支与交感神经干及咽丛连结。

①内支 即喉内神经，与喉上动脉伴行，经甲状软骨上缘与舌骨大角之间，甲状舌骨肌的深侧，穿甲状舌骨膜入喉内。然后经梨状隐窝的黏膜下，向内下方行，分出会厌支、咽支、喉支及与喉下神经的交通支。会厌支分布于会厌软骨的黏膜及舌根的小部分，咽支分布于咽腔喉咽部前壁的黏膜，喉支分布于喉的黏膜至声门裂。

②外支 即喉外神经，被胸骨甲状肌覆盖，与甲状腺上动脉伴行。在咽下缩肌的表面，沿甲状软骨后缘下降，达其下缘。此支大部分纤维终于环甲肌，小部分穿环甲中韧带，分布于喉的黏膜。

（4）心上支 又分上、下2支。上支起于迷走神经的颈上部，至锁骨下动脉的后方，沿气管侧壁入胸腔，加入心深丛。下支于第一肋上方，发自迷走神经干。右侧者沿头臂干外侧壁下降，或经其前侧，入心深丛。左侧者于主动脉弓前侧下降，并与左颈上神经节的颈上心神经结合，形成心浅丛。

（5）喉返神经 右侧喉返神经发于迷走神经越过锁骨下动脉处，发出后即绕至该动脉后面而上行，继向内上方经颈总动脉的后面，斜行到气管与食管间的沟内上升。左侧喉返神经发自胸腔，当左迷走神经越过主动脉弓前面时，自左迷走神经干发出，经动脉韧带的外侧，绕过主动脉弓的凹侧上升，斜过左颈总动脉后侧，达气管与食管间的沟内。

喉返神经在甲状腺侧叶下端的后侧，与甲状腺下动脉有复杂的交叉关系。神经可能在该动脉的前侧或后侧，亦可穿经其分支之间。继而经甲状腺侧叶的内侧，在甲状腺外侧韧带的外侧或内侧，或穿过韧带。在接近环状软骨的水平高处，喉返神经的末梢支于环甲关节的后侧穿入喉内，改称为喉下神经。

喉返神经发出的分支有心下支、气管支、食管支、咽支、喉下神经及与颈下神经节的交通支。心下支起于喉返神经，右侧心下支有一部分起于迷走神经下，心下支均加入心深丛；气管支分布于气管的黏膜及肌层；食管支分布于食管的黏膜及肌层；咽支分布于咽下缩肌及咽的黏膜；喉下神经为喉返神经穿入喉内的末梢支。此神经进入喉内，一般分前、后2支。前支分布于环杓侧肌、甲杓肌、声带肌、杓会厌肌及甲会厌肌，后支分布于环杓后肌、杓横肌、杓斜肌，并发细支分布于声带尾侧部的黏膜。此外，又有分支与喉上神经的内支交通。

3. 副神经 副神经由延髓根和脊髓根两部分合成，经颈静脉孔出颅之后两根分离（图10-114）。

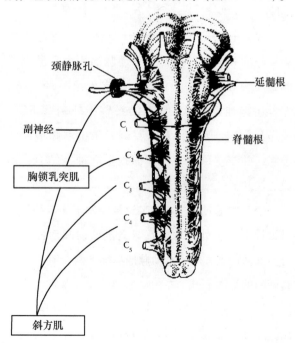

图10-114 副神经的组成

延髓根的纤维加入迷走神经的咽支及喉支，一部分分布于咽缩肌；另一部分随迷走神经咽支，分布于腭舌肌、腭咽肌、腭垂肌及腭帆提肌。

脊髓根出颈静脉孔后，被胸锁乳突肌及二腹肌后腹覆盖，向后下方斜降，绕颈内静脉前外侧，经枕动脉前侧穿入胸锁乳突肌上部，分布于该肌。然后至甲状软骨上缘稍上方，约当胸锁乳突肌的后缘中点处穿出，继续斜向后下方，经过颈后三角，于此跨过肩胛提肌的表面。副神经与该肌间仅隔以椎前筋膜。于此三角内，副神经位置较浅表，并接受第三、四颈神经的交通支。然后副神经于斜方肌前缘中、下1/3交点处达于该肌深侧，与第三、四颈神经的分支共同形成神经丛，自此丛发分支，分布于斜方肌。

4. 舌下神经 舌下神经由枕骨舌下神经管出颅后，位于迷走神经、副神经及颈内静脉的内侧。当其下降至颈部时，逐渐绕过迷走神经的后侧和外侧，继续经颈内动、静脉之间下降。在下颌角处，神经呈弓状弯曲向前，经枕动脉下侧，继而横过颈外动脉及舌动脉的外侧，行于二腹肌腱、茎突舌骨肌及下颌舌骨肌三者与舌骨舌肌之间。当它继行于下颌舌骨肌及额舌肌之间时，则分为末梢支，支配除腭舌肌外的舌肌。在舌下神经绕过枕动脉处发出舌下神经降支，向下内侧，于颈总动脉前面下降。自舌下神经降支的上部发出一支，至肩胛舌骨肌的上腹。而舌下神经袢发出的神经支配胸骨甲状肌、胸骨舌骨肌及肩胛舌骨肌下腹。舌下神经损伤时，有舌肌瘫痪和萎缩，伸舌时，舌尖偏向患侧。

（四）颈部交感神经

颈交感干位于颈血管鞘后方、颈椎横突的前方。颈部的交感干神经节有3个，分别称颈上、中、下神经节（图10-115）。颈部交感干神经节发出的节后神经纤维的分布，可概括如下：①经灰交通支连于8对颈神经，并随颈神经分支分布至头颈和上肢的血管、汗腺、竖毛肌等。②由神经节发出分支至邻近的动脉，形成颈内动脉丛、颈外动脉丛、锁骨下动脉丛和椎动脉丛等，伴随动脉的分支至头颈部的腺体、竖毛肌、血管、瞳孔开大肌。神经节发出的咽支，直接进入咽壁，与迷走神经、吞咽神经的咽支共同组成咽丛。③分别发出心上、心中和心下神经，下行进入胸腔，加入心丛。颈交感神经损伤，可出现霍纳综合征，即颈交感神经麻痹。任何机械性紊乱对颈神经根的刺激也可累及颈交感神经，或为直接刺激，或为反射性刺激。

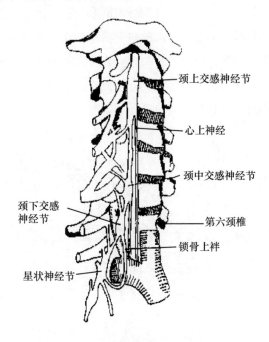

图 10-115　颈交感神经节示意图

图中标注：
颈上交感神经节
心上神经
颈中交感神经节
颈下交感神经节
第六颈椎
锁骨上袢
星状神经节

1. 颈上神经节　颈上神经节呈梭形或扁圆形，由第一至四交感干神经节合并而成，是交感干上最大的神经节。此神经节居第二至四颈椎横突前方，下端由神经干连于颈中神经节。上端分为颈内动、静脉神经两支。颈上神经节有许多侧支，其中比较大的有颈外动脉神经、心上神经及咽支。

（1）颈内动脉神经　随颈内动脉入颅腔，它的分支互相连结成包绕颈内动脉的颈内动脉神经丛及海绵神经丛，由这些丛发出分丛，随颈内动脉的分支走向周围。由海绵神经丛发出一支穿眶上裂到眶，连于睫状神经节，经此节及睫短神经到眼球，分布于瞳孔开大肌及脉络膜等处的血管。此外有岩深神经，由颈动脉管内口外出，与岩大浅神经结合

成翼管神经到蝶腭神经节，随它的分支到口、鼻的腺体及血管。

（2）颈内静脉神经　随颈内静脉经颈静脉孔连于舌咽及迷走神经的神经节。

（3）颈外动脉神经　由节下端发出，分成包绕颈外动脉及其分支的神经丛。

（4）心上神经　循颈动脉鞘下穿到胸腔，左侧的经主动脉弓的左面入心浅丛，右侧的到气管下端前面，连于心深丛，分布于心肌。

（5）咽支　有数支，内进到咽壁，和迷走及咽神经的咽支合成咽丛。此外有灰质交通支连于第一至四颈神经，输送节后神经纤维到各颈神经，随它到所有分布区的皮肤汗腺及竖毛肌。亦有交通支与舌咽、迷走神经的神经节及舌下神经相连结。

2. 颈中神经节　颈中神经节多呈卵圆形，较细小，一般位于 C_6 的高度、甲状腺下动脉的附近。它上有节间支连于颈上神经节，下发两支连于颈下神经节，其中一支经锁骨下动脉的前面，曲而上升，形成锁骨下袢，然后连于颈下神经节。

由颈中神经节所发的分支主要有甲状腺支和心中神经。左侧心中神经循左颈总动脉入胸腔，在气管的前面入心深丛；右侧心中神经经锁骨下动脉的前面或后面入胸腔，循气管前面到达心深丛。

3. 颈下神经节　颈下神经节较恒定，在第七颈椎横突与第一肋骨颈之间、锁骨下动脉发出椎动脉处的后方及第八颈神经的前方。其上由节间支连于颈中神经节，其下和第一胸神经节非常接近，有时两者合而为一，组成较大的星状神经节。

颈下神经节发出心下神经，锁骨下动脉的分支，至椎动脉的神经，至第六、七、八颈神经的灰交通支及连于第一胸神经节的节间支。

（1）心下神经　经锁骨下动脉后侧，与迷走神经的返神经所发出的心支结合，并沿气管前侧下降，加入心深丛。

（2）至锁骨下动脉的分支　在锁骨下动脉上成丛，随该动脉到上肢，并随椎动脉形成椎动脉神

经丛。

（3）至椎动脉的神经 在椎动脉的后侧上升，至 C_6 横突孔，参与形成椎动脉丛。另外，自椎动脉神经节来的一支，在椎动脉前侧，也参与形成椎动脉丛。

七、颈部血管

颈部动脉起源于主动脉，在颈部的主干为颈总动脉和锁骨下动脉，右侧发自头臂干，左侧直接发自主动脉弓（图 10 - 116）。颈部静脉与动脉伴行，主要有颈内静脉及锁骨下静脉，均注入头臂静脉，后经上腔静脉返回心脏。

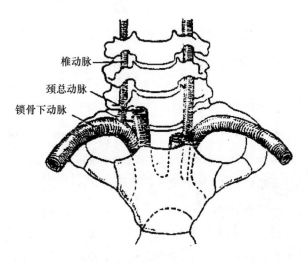

图 10 - 116　颈部动脉

（一）颈部动脉及其分支

1. 颈总动脉及其分支 右颈总动脉在右胸锁关节后方起自头臂干，左颈总动脉直接起自主动脉弓。左右颈总动脉由胸锁关节后入颈，在胸锁乳突肌前缘的覆被下向上微后行，全程与颈内静脉和迷走神经同居于颈血管鞘内，静脉在动脉之外，迷走神经行两者之间。颈血管鞘前壁上段有舌下神经降支和舌下神经袢，颈总动脉的后壁和颈交感神经、椎前筋膜、椎前肌和颈椎横突面相邻。

颈总动脉上 2/3 在前方和颈部蜂窝组织相邻，下 1/3 在前方则与气管前筋膜相邻。颈总动脉在肩胛舌骨肌下部因与颈基底的大静脉干有密切关系，在外科手术中是一个危险部位。

颈总动脉在甲状软骨上缘分为颈内、外动脉（图 10 - 117），在分叉处有一膨大，为颈动脉窦。此处动脉壁较他处薄，并接受舌咽、迷走和交感神经的细小纤维支配，有调节大动脉血压的反射功能。于颈内、外动脉分叉处的稍后方有一个麦粒状小体，为颈动脉小球，以结缔组织连于动脉壁上，可感受血液中二氧化碳分压、氧分压和氢离子浓度变化。

（1）颈外动脉 颈外动脉起于胸锁乳突肌之覆被下，在下颌角处经过二腹肌后腹和茎突舌骨肌的深面，由此向上穿过腮腺后内侧面，在下颌骨颈处分为颞浅动脉与上颌动脉两个终支，其主要分布于颈部、面部、硬脑膜及头骨。其分支共有 9 条，按各支发出部位可分为 4 种：前侧支、后侧支、内侧支和终支（图10 - 118）。

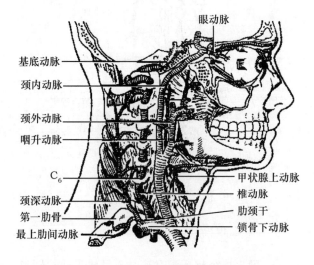

图 10 - 117　头颈部动脉

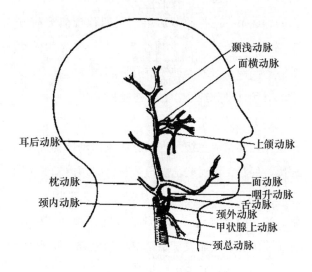

图 10 - 118　颈外动脉及其分支

①前侧支 共有甲状腺上动脉、舌动脉和面动脉3支。

a. 甲状腺上动脉 在舌骨大角的下方起于颈外动脉的根部前缘，作弓状向前下侧弯曲，达甲状腺上端分出多条腺支入甲状腺，分布于滤泡。除此还发出喉上动脉，随同名神经的内支，穿甲状舌骨膜入喉内，分布于喉肌和黏膜。又发出环甲支，经环甲肌及环甲韧带的前方走行，和对侧同名支吻合分布同名肌外，更以小支穿环甲韧带入喉内，分布于喉的内部（图10－119）。

动脉3支。

a. 胸锁乳突肌动脉 起于颈外动脉后外侧壁，向外下方斜降，约在胸锁乳突肌上、中1/3交界处进入该肌。

b. 枕动脉 与面动脉同高，发自颈外动脉后壁，向后穿斜方肌的附着部，弯曲上达枕部皮下，沿途发出肌支至项肌外，还有乳突支自乳突入颅腔，分布于硬脑膜；耳支分布于耳郭的后面；枕支分布于枕部皮肤，且与耳后动脉吻合；脑膜支穿顶孔入颅腔，分布于硬脑膜。

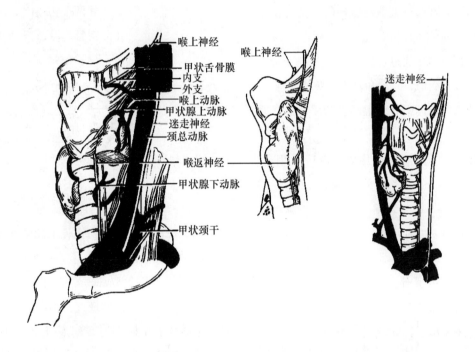

图10－119 甲状腺的动脉及喉的神经

b. 舌动脉 于舌骨大角高处起于甲状腺上动脉的稍上方，分出舌背支，分布于舌根及腭扁桃体；舌下动脉分布于舌下腺、口腔底的黏膜、齿龈及舌肌等；舌深动脉，为舌动脉干的直接连续，沿颏舌肌外面迂曲前进至舌系带。

c. 面动脉 起于舌动脉稍上侧，在颈部分有腭外动脉，分布于软腭的肌及黏膜；扁桃体支，分布于腭扁桃体及舌根；腺支，分布于下颌下腺及下颌淋巴结；颏下动脉，分布于下唇及颏部的皮肤及肌。

②后侧支 分胸锁乳突肌动脉、枕动脉及耳后

c. 耳后动脉 自颈外动脉后壁发出，其分支除至腮腺外，还有肌支分布于颈肌及咀嚼肌；茎乳动脉入面神经管；耳支分布于耳郭；枕支至枕部与枕动脉吻合。

③内侧支 主要为咽外动脉，其在颈外动脉根部稍上方发出，沿咽壁上升达颅底，分布于咽、颅底、颈的深部及椎前肌等。其后支有咽支分布于咽缩肌、咽鼓管及腭扁桃体，还有脑膜后动脉和鼓室下动脉分布于头颅。

④终支 主要为颞浅动脉和上颌动脉，分布于头面部。

（2）颈内动脉　颈内动脉为颈总动脉的续行段，位于颈外动脉之外后方，但向上即转至颈外动脉的内侧，贴咽侧壁走行，最后上行经颞骨岩部的颈动脉管而入颅内。它在颅中窝分为大脑前、中两动脉而终止，其中一部分和发自锁骨下动脉的椎动脉形成大脑基底动脉环，分布于脑。颈内动脉供应脑的血供约占3/5。颈内动脉在颈部无分支。

（3）颈动脉的侧支循环

①颈内动脉的眼动脉分支和颈外动脉的面动脉分支有广泛吻合。

②颈内动脉亦可通过大脑动脉环的后交通动脉与基底动脉的大脑后动脉相交通。

③两侧的颈内动脉通过大脑前动脉的前交通动脉横过脑底间接相交通，它也和基底动脉相交通。

④颈外动脉可通过甲状腺上动脉和甲状腺下动脉相交通。

⑤舌、面、枕、耳后和咽升动脉也广泛相通，形成丰富的动脉吻合，将两侧的颈外动脉连接起来。

⑥在头半棘肌表面和深侧，由颈横动脉升支和颈深动脉与枕动脉的降支和肌支吻合。

2. 锁骨下动脉及其分支　右锁骨下动脉起于头臂干。左锁骨下动脉直接起自主动脉弓，弯行向外，它不但位于颈根部，同时也位于上纵隔，其凸度向上，内侧端为胸锁关节，外侧端在锁骨中点，顶端在锁骨上1.25cm。锁骨下动脉的分支两侧对称的占1/3，两侧不对称的占2/3。根据锁骨下动脉与前斜角肌的关系，可分为3段。

（1）第一段　在前斜角肌的内侧，左侧者位于左头臂静脉之后，胸导管呈弓状跨过。其后部紧与胸膜囊顶和肺尖贴连。第一段的分支有椎动脉、甲状颈干和胸廓内动脉。

①椎动脉　椎动脉起于锁骨下动脉后上部，正对前斜角肌和头长肌之间隙，常上行进入第六颈椎横突孔。椎动脉至枢椎水平位于颈神经之前及横突间肌的内侧，及至寰椎的横突孔，呈锐角向后，并围绕寰椎上关节面的后外侧向内，经寰椎侧块后方

的椎动脉沟进入椎管。椎动脉随后经枕骨大孔入颅，穿过蛛网膜，在脑桥下缘左右汇合形成基底动脉，和颈内动脉形成大脑动脉环，供应脑后部及脊髓血运。

椎动脉按位置行程分为4段（图10-120）。

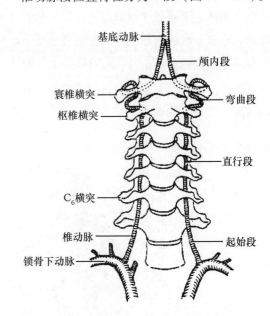

图10-120　椎动脉走行与分段模式

第一段即椎前部，自锁骨下动脉起始至进入第六颈椎横突孔前的部分。

第二段为椎骨部或横突部，即上行穿各横突孔的部分，其中穿第六颈椎横突孔者为绝大多数。在此段，椎动脉于各椎间孔处发出两小支，内侧小支为脊支，进入椎管，外侧小支为伴颈神经的营养动脉。

第三段即寰椎部，位于枕下三角内。

第四段即颅内部。

椎动脉在上颈区有3个弯曲，分别位于第一至五颈椎横突之间、寰枢侧关节和寰椎侧块之后。寰枢部椎动脉的弯曲大部分呈向外的"C"形，少数呈"S"形。

在椎动脉下部有交感神经节后纤维围绕，形成椎动脉丛，其上则有椎静脉和交感神经干。椎动脉由8个颈神经、第一胸神经及迷走神经的感觉神经支配，也接受颈交感神经节的神经纤维，每个邻近的上、下交感节和脊神经分支彼此交错，参与组成椎动脉的血管周围丛。

椎动脉为脊髓颈段血供的主要来源。椎动脉脊柱段位于椎体钩椎关节前外方，若该关节发生退行性变，有骨质增生时，可使椎动脉发生迂屈或压迫椎动脉，使其管腔变小。

椎静脉与椎动脉伴行，在颈上部各横突之间由几个细小的静脉支组成，呈丛状，平第五颈椎椎间孔处合成一明显的静脉干。椎动脉位置较深，位于椎静脉的后内侧。在各椎间孔处，椎静脉接收来自内侧一较大的脊支和来自外侧一较小的与颈神经伴行的静脉支。

②胸廓内动脉　胸廓内动脉又称乳房内动脉，起于锁骨下动脉下缘，与椎动脉的起始部相对，经胸膜前面下行，紧贴于胸骨壁内侧。

③甲状颈干　甲状颈干是一短干，自前斜角肌内缘附近起于锁骨下动脉，随即分为数支。

第一支即甲状腺下动脉，沿颈长肌前面上升，除分布于同名脏器外，还发出喉下动脉，上升入喉内，分布于喉肌及其黏膜，并与甲状腺上动脉吻合。

第二支即颈外动脉，沿膈神经上升，发出肌支至颈深肌，以脊支穿椎间孔分布于脊髓。

第三支即颈浅动脉，经胸锁乳突肌背面，横贯锁骨上窝，达斜方肌前缘，沿途分出肌支，支配诸肌。

第四支即肩胛上动脉，经胸锁乳突肌与斜角肌之间达锁骨后面，沿此横向外进入肩胛切迹，入肩带部。

第五支即颈横动脉，穿臂丛沿中后斜角肌表面外进，达肩胛骨上角，分出外支和降支，支配肩背部肌肉。

（2）第二段　在前斜角肌之后，前、中斜角肌之间隙内，胸膜囊顶及肺尖之前。其下为第一肋骨，上方和后侧有臂丛干。右侧锁骨下动脉在此段通过，并发出肋颈干。

①肋颈干为一短干，右侧起自锁骨下动脉第一段，左侧起自锁骨下动脉第二段。稍后即分为颈深动脉和最上肋间动脉两支。颈深动脉经第七颈椎横突与第一肋之间达后颈部，分布于颈深部肌及脊髓，并与枕动脉的降支吻合。最上肋间动脉下降经第一肋颈前方，达第一、二肋间隙中。

②副颈升动脉起于锁骨下动脉第二段，但亦可自颈横动脉或肋颈干发出，向上方走行，分支供应构成第六至七颈神经和斜角肌，并伴随第六至七颈神经根进入脊髓。此动脉非常恒定，少数情况下可出现双副升动脉。

（3）第三段　在前斜角肌外侧向下外行，经锁骨之后至第一肋骨外缘，易名腋动脉，此段无分支。

（二）颈部静脉

颈部静脉主要有颈外静脉、锁骨下静脉、颈内静脉、颈深静脉和椎静脉等（图10-121），它们将头颈部血液向下引流。

1. 颈外静脉　颈外静脉为颈部浅静脉中最大的1支，收集颅外面大部分血液及部分面深层的血液，通常由前、后两支组成，前支为下颌后静脉的后根，后支由耳后静脉和枕静脉汇合而成。两支在胸锁乳突肌的前缘，平对下颌角处结合，经胸锁乳突肌的表面斜向后下，于该肌后缘中点处，入颈后三角内，至锁骨中点上缘上方约2.5cm处，穿颈部深筋膜，汇入锁骨下静脉或颈内静脉。

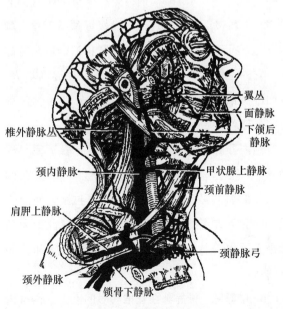

翼丛
面静脉
下颌后静脉
椎外静脉丛
颈内静脉
甲状腺上静脉
颈前静脉
肩胛上静脉
颈静脉弓
颈外静脉
锁骨下静脉

图10-121　头颈部静脉

颈外静脉有两对瓣膜：一对位于颈外静脉的末端，即汇入锁骨下静脉的入口处；另一对瓣膜在锁骨中点上方 2.5～5cm 处的颈外静脉内。在两对瓣膜之间，管径常扩大，称为窦。颈外静脉末端内壁，虽有一对静脉瓣，但不能阻止血液逆流，当下腔静脉的回流受阻时，可致颈外静脉怒张。颈外静脉穿深筋膜处，两者彼此紧密愈着，当静脉壁受伤破裂时，管腔不易闭合，且因颈外静脉有一定负压，可将空气吸入，引起气栓。

颈外静脉的全长，被皮肤、浅筋膜和颈阔肌遮盖，并被颈丛的少数分支横过，在颈上部与耳大神经伴行。胸锁乳突肌与颈外静脉之间隔以颈部深筋膜浅层。

其属支有耳后静脉、枕静脉、下颌后静脉后支、颈后外静脉、颈前静脉、颈横静脉、肩胛上静脉。

2. 锁骨下静脉 锁骨下静脉是腋静脉的直接延续，在锁骨下动脉的下方，借前斜角肌与锁骨下动脉相隔，完全在锁骨下肌之后，后面越过膈神经和前斜角肌之下端。锁骨下静脉行至前斜角肌内侧缘，在胸锁关节处即与颈内静脉汇合成头臂静脉。

3. 颈内静脉 自颅底的颈静脉孔穿出，和颅内的横窦相续，下行而略向前，全程皆被胸锁乳突肌覆盖，上段接近颈前三角，下段接近颈后三角。颈内静脉下行到颈根，与锁骨下静脉相汇合成头臂静脉，它的下段接受各分支的血液，管径逐渐增大。颈内静脉的起始处和末端皆膨大，分别为颈静脉上、下球。

颈内静脉接受的属支自上而下有岩下窦、面静脉、舌静脉和甲状腺上、中静脉。岩下窦在颈静脉孔的前部汇入。面静脉在下颌下腺的外面合成，向后下方走行，穿过颈血管鞘，在舌骨大角处进入颈内静脉。它接受来自甲状腺静脉和舌静脉的血液。

4. 椎静脉 椎静脉在寰椎后弓的上方，由椎内静脉丛穿出的一些小支和来自颈深部的小静脉汇合

而成，进入寰椎横突孔，形成丛环绕于椎动脉周围，至 C$_6$ 横突孔处，合成单一的椎静脉，穿出该孔下降，经锁骨下动脉前方注入头臂静脉。在椎静脉的末端，即注入头臂静脉的开口处，有一对静脉瓣。有时可见一支副椎静脉，自 C$_7$ 横突孔穿出，经锁骨下动脉与胸膜顶之间注入头臂静脉。

5. 颈深静脉 颈深静脉起自枕静脉和椎外静脉丛，向下经头半棘肌与颈半棘肌之间，颈椎横突的背侧，至椎静脉下端附近，单独或与椎静脉结合注入头臂静脉。沿途收集颈深部肌群的静脉。其末端有一对静脉瓣。

6. 颈椎的静脉 颈椎的静脉广泛吻合成丛，可分为椎管外静脉丛和椎管内静脉丛两大部分。

（1）椎管外静脉丛 以横突为界分为前、后两丛。前丛收集椎体及前纵韧带的静脉，位于椎体的前外侧面，与椎体内静脉交通。后丛收集椎弓后面诸结构的静脉，位于椎板后方，围绕棘突和关节突，与椎管内静脉丛交通。椎管外静脉丛以颈段最发达，其次为骶骨前面。它们汇流入椎静脉、肋间后静脉、腰静脉、骶正中静脉和骶外侧静脉。

（2）椎管内静脉丛 位于硬膜腔内，贴附椎管前、后壁，周围填充丰富的脂肪组织，也分成椎管内前、后两丛，各有两条纵行的静脉，分别为前窦和后窦。前窦排列于后纵韧带两侧，有 1～2 横支于椎体后面穿越后纵韧带深面将两侧吻合成网，椎体内静脉即汇入横支内。后窦排列于椎弓和黄韧带前面以及中线两侧，有横支相连成网，并在穿过左、右黄韧带之间有丰富的吻合支，收集脊髓来的根静脉。吻合网向椎间孔汇集成椎间静脉出椎间孔，每孔可有静脉 1～3 支，分别行于椎间孔的上、下份，向外开口于椎静脉、肋间后静脉、腰静脉和骶外侧静脉。

椎管内、外静脉丛的共同特点是：无瓣膜，血液可以双向流动；管壁薄，同一段血管可口径不一，形成局部膨大，甚至呈串珠状；不与动脉密切伴行。

第十一章

胸背部针刀应用解剖

第一节　胸部针刀应用解剖

胸部系由胸壁、胸腔及其内容物组成。胸壁以胸廓为支架，外部覆以皮肤、筋膜及相应肌肉等软组织，内面衬以胸内筋膜。胸壁与膈肌共同围成的腔性结构，称为胸腔，其两侧容纳肺及胸膜囊，中部为纵隔，容纳心、出入心的大血管、气管及食管等器官。

一、胸部境界与分区

（一）境界

胸部上界：自颈静脉切迹处向两侧，沿锁骨上缘、肩峰至第七颈椎棘突的连线；胸部下界：自剑胸结合向两侧，沿肋弓、第十一肋前端、第十二肋下缘至第十二胸椎棘突的连线。两侧上部与上肢移行。由于膈肌凸向上呈穹窿形，致使胸部表面界线与胸腔范围不一致，胸壁比胸腔略长。

胸壁不仅容纳、保护胸腔内的器官，同时也掩盖、保护上腹部内的部分器官，故当胸部下份遭受外伤时，可累及其深面的腹腔脏器。

（二）分区

1. 胸壁　胸壁分为胸前区、胸外侧区及胸背区三部分。胸前区为介于前正中线与腋前线之间的区域；胸外侧区为介于腋前线与腋后线之间的区域；胸背区，系脊柱区的一部分，介于腋后线与后正中线之间。

2. 胸腔　通常，胸腔分为三部，即容纳肺和胸膜囊的左、右部及中部的纵隔。

二、胸部体表解剖定位

（一）体表标志

1. 颈静脉切迹（图 11 - 1）

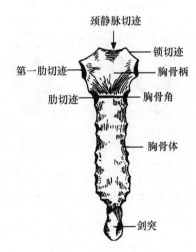

图 11 - 1　胸骨前面观

颈静脉切迹为胸骨柄上缘的切迹，在正常人体，该切迹平对第二、三胸椎之间。临床上，常以此切迹用来检查气管是否存在偏移。

2. 胸骨角（图 11 - 1）　胸骨柄与胸骨体连接

处微向前突的角，称为胸骨角。该角两侧平对第二肋软骨，是计数肋的重要标志。该角向后平对第四胸椎体的下缘，纵隔内的一些重要器官在此平面行程改变，并发生形态改变，如主动脉弓在此平面与升、降主动脉分界；气管在此平面分为左、右主支气管；胸导管在此平面由右转向左行等。

3. 剑突（图 11-1） 剑突与胸骨体的连接处，称为剑胸结合，平对第九胸椎，上端两侧与第七肋软骨相连，下端游离，并伸至腹前壁上部。

4. 锁骨和锁骨下窝 沿颈静脉切迹至肩峰可触及锁骨的全长。锁骨中、外 1/3 交界处的下方，有一凹陷，称为锁骨下窝。锁骨下窝的深处有腋动、静脉及臂丛通过。

在锁骨下方一横指处，锁骨下窝内，可以触及肩胛骨的喙突。

5. 肋弓和胸骨下角（图 11-2）

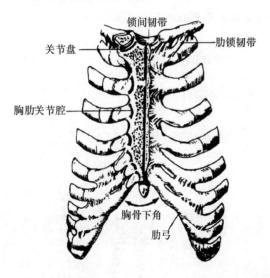

图 11-2 胸肋关节

肋弓系由第七、八、九、十肋软骨相连而成，沿剑突两侧向外下方可触及肋弓的全长。在临床上，该结构是肝、脾触诊的重要标志。肋弓的最低部位是第十肋，平对第二、三腰椎体之间。

胸剑结合与两侧肋弓共同围成的结构，称为胸骨下角，角内有剑突。剑突与肋弓之间的角，称为剑肋角。临床上，将左剑肋角作为心包穿刺的常用部位。

6. 肋和肋间隙（图 11-2） 在胸骨角平面可

触及第二肋，依次向下可触及下部的肋及相应的肋间隙。二者可作为胸腔及腹腔上部器官的定位标志，如在左第五肋间隙锁骨中线内侧 1~2cm 处，可触及或观察到心尖的搏动。

7. 肩胛下角 当两臂下垂时，肩胛下角恰平对第七肋。

8. 乳头 男性乳头一般位于锁骨中线与第四肋间隙交界处，而女性的乳头略低，偏向外下方。

（二）标志线

胸部的标志线主要是通过胸部的一些骨性或肌性标志所做的参考线，其常用于胸部器官位置关系的确定及临床诊疗的定位。

1. 前正中线 前正中线是经胸骨正中所做的垂线，此线将胸前区分为左、右对称的两部分（图 11-3）。

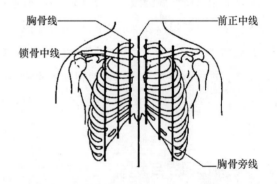

图 11-3 胸部体表标志（前面观）

2. 胸骨线 胸骨线是经胸骨最宽处的外侧缘所做的垂线（图 11-3）。

3. 锁骨中线 锁骨中线是经锁骨中点所做的垂线（图 11-3）。

4. 胸骨旁线 胸骨旁线是经胸骨线与锁骨中线之间的中点所做的垂线（图 11-3）。

5. 腋前线与腋后线 腋前线与腋后线是分别经腋前、后襞与胸壁的交界处所做的垂线（图 11-4）。

6. 腋中线 腋中线是经腋前、后线之间的中点所做的垂线（图 11-4）。

7. 肩胛线 肩胛线是两臂下垂时经肩胛骨的下角所做的垂线（图 11-5）。

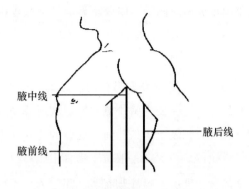

图 11－4　胸部体表标志（侧面观）

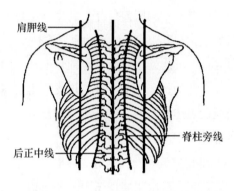

图 11－5　胸部体表标志（后面观）

8. 脊柱旁线　脊柱旁线是沿脊柱横突外侧端所做的连线，为一稍凸向内侧的弧形线（图 11－5）。

9. 后正中线　后正中线是经躯干后面正中所做的垂直线，相当于各椎体棘突尖的连线（图 11－5）。

三、胸壁

胸壁是由胸廓与软组织共同构成的结构。

（一）浅层结构

1. 皮肤　胸前、外侧区的皮肤较薄，除胸骨表面的皮肤外，均有较大的活动性。胸前部皮肤的面积较大，因其颜色及质地与面部相近，故在临床上可用于颌面部创伤的修复。

2. 浅筋膜　胸壁的浅筋膜内含脂肪、皮神经、浅表血管、浅淋巴管及乳腺等组织（图 11－6）。

（1）皮神经　胸前、外侧区的皮神经主要来自颈丛及上部肋间神经的分支。

①锁骨上神经　3～4 支，主要来自颈丛的皮支。锁骨上神经自颈丛发出后，向下跨越锁骨前面，并分布于肩部及胸前区上部的皮肤。

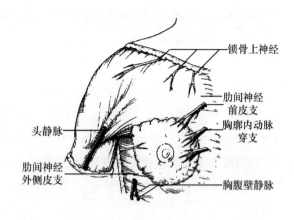

图 11－6　胸壁浅层结构

②肋间神经的外侧皮支与前皮支　肋间神经于腋前线附近（某些人则是位于腋中线处）发出外侧皮支，外侧皮支主要分布于胸外侧区及胸前区外侧部的皮肤；肋间神经在胸骨的两侧发出前皮支，主要分布于胸前区内侧部的皮肤。肋间神经的皮支分布具有两个特点：第一，分布具有明显的节段性，并呈带状分布，自上而下按神经序数进行排列，第二肋间神经皮支分布于胸骨角平面的皮肤，其外侧皮支则分出肋间臂神经，并分布于臂内侧部皮肤，第四肋间神经分布于乳头平面，第六肋间神经分布于剑胸结合平面，第八肋间神经分布于肋弓平面，临床上，可根据皮神经的分布特点，选择麻醉平面和判断脊髓损伤的节段；第二，分布具有重叠性，相邻的三条肋间皮神经相互重叠，共同支配某带状区皮肤的感觉，因此某带状区域内的一条肋间神经受损时，其分布区的感觉障碍并不明显，只有在相邻两条肋间神经同时受损时，才会使这一带状区的感觉出现障碍。

（2）血管（图 11－6）

①动脉　胸壁处的浅动脉主要为胸廓内动脉、肋间后动脉及腋动脉的分支。胸廓内动脉穿支在距胸骨侧缘约 1cm 处穿出（一般与肋间神经前皮支相伴行），其主要分布于胸前区内侧区域；女性胸廓内动脉的第二至四穿支较粗大，其发出分支，分布至乳房。肋间后动脉的分支与肋间神经的外侧皮支相伴行，主要分布于胸前、外侧区域的皮肤、肌肉及乳房等处。

②静脉 胸壁处的浅静脉主要是胸廓内静脉的穿支和肋间后静脉的属支及胸腹壁静脉。胸廓内静脉穿支与肋间后静脉属支分别注入胸廓内静脉与肋间后静脉。胸腹壁静脉起于脐周静脉网，沿腹壁上部向胸前外侧部上行，并汇入胸外侧静脉，胸腹壁静脉主要收集腹壁上部与胸前外侧区浅层的静脉血，此静脉为上、下腔静脉间的重要交通之一，当发生门静脉高压时，可借此静脉建立门—腔静脉侧支循环。

3. 乳房 乳房为皮肤的特化器官，其形态发育主要受内分泌激素的影响，故具有明显的性别特征（图11-7）。

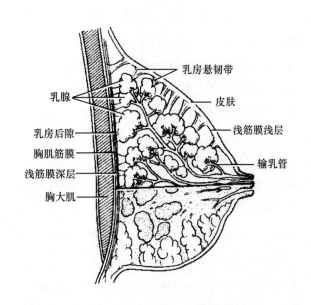

图11-7 女性乳房（矢状面观）

（1）位置和形态结构 乳房在儿童及男性不发达。青春期末授乳女性的乳房呈半球形，位于胸大肌表面，第二至六肋之间，胸骨旁线和腋中线之间的区域内。乳房主要由乳腺、脂肪及皮肤等组织构成。乳腺位于浅筋膜浅、深两层之间，由结缔组织分隔成15～20个乳腺叶，每一叶有一输乳管以乳头为中心呈放射状排列，其末端开口于乳头的输乳孔。乳腺叶间的脂肪组织包于乳腺的周围，称为脂肪囊，其内有许多结缔组织纤维束，该纤维束一端连于皮肤与浅筋膜的浅层，一端连于浅筋膜的深层，该纤维束称为乳房悬韧带。乳房悬韧带两端固定，无伸展性。当发生乳腺癌时，该韧带相对缩

短，牵引皮肤向内凹陷，使皮肤表面呈现橘皮样改变，这是乳腺癌的重要体征之一。

（2）血管与神经

①动脉 乳房主要由胸廓内动脉的肋间前支、腋动脉的分支（主要为胸外侧动脉、胸肩峰动脉及胸背动脉等）以及上4条肋间后动脉的前穿支进行供血。

②静脉 乳房处的静脉有浅、深之分。深静脉与同名动脉相伴行，主要汇入胸廓内静脉、肋间后静脉及腋静脉等。胸廓内静脉是乳房静脉血回流的主要静脉，也是乳腺癌肺转移的重要途径之一。

③神经 乳房处主要分布有锁骨上神经的分支及第二至六肋间神经的前、外侧皮支，主要支配乳房的感觉。上述神经的交感纤维分布至乳房，支配腺体的分泌及平滑肌的收缩。

（3）淋巴回流 女性乳房的淋巴管较丰富，分为浅、深两组。浅组主要位于皮下与皮内，深组主要位于乳腺小叶周围及输入管壁内，两组间广泛吻合。乳房处的淋巴主要回流至腋淋巴结处，部分回流至胸肌间淋巴结、胸骨旁淋巴结及膈肌淋巴结等处（图11-8）。

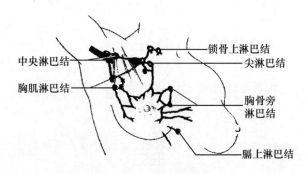

图11-8 女性乳房淋巴引流

①乳房外侧部与中央部的淋巴管主要注入腋淋巴结的胸肌淋巴结（主要为前群），此为乳房淋巴回流的主要途径。

②乳房上部淋巴管主要注入腋淋巴结的尖淋巴结（尖群）及锁骨上淋巴结。

③乳房内侧部淋巴管的一部分注入胸骨旁淋巴结，另一部分与对侧乳房淋巴管相吻合。

④乳房内下部淋巴管主要注入膈肌上淋巴结前

组，并与腹前壁上部及膈肌下的淋巴管相吻合，从而间接与肝上面的淋巴管相联系。

⑤乳房深部淋巴管经乳房后间隙注入胸肌间淋巴结（或尖淋巴结）。

乳房内的浅淋巴管网广泛吻合，其两侧相互交通。当乳腺癌累及浅淋巴管时，可导致所收集范围内的淋巴回流受阻，发生淋巴水肿，这是造成乳房局部皮肤呈"橘皮样"改变的主要原因。

（二）深层结构

1. 深筋膜 胸前、外侧区的深筋膜分浅、深二层。浅层覆于胸大肌表面，向上附着于锁骨，向内与胸骨骨膜相连，向下、向后分别与腹部及胸背部的深筋膜相延续；深层位于胸大肌的深面，上端附着于锁骨，向下包裹锁骨下肌及胸小肌，并覆于前锯肌表面。深筋膜深层张于喙突、锁骨下肌及胸小肌上缘之间的部分，称为锁胸筋膜（图11-9）。胸肩峰动脉的分支与胸内、外侧神经由该筋膜穿出，分布至胸大、小肌处，头静脉与淋巴管由此筋膜穿过，进入腋腔内。在锁胸筋膜处进行针刀操作时，应注意保护胸内、外侧神经，以防损伤而导致胸大、小肌瘫痪。

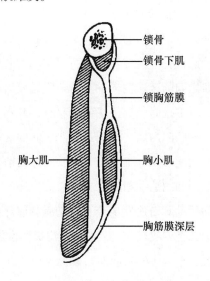

图 11-9 锁胸筋膜

2. 肌层 胸前、外侧区的肌层主要由胸肌以及部分腹肌组成。由浅至深分为四层：第一层为胸大肌、腹外斜肌及腹直肌上部；第二层为锁骨下肌、胸

小肌及前锯肌；第三层为肋间肌；第四层为胸横肌。

（1）胸大肌 位于胸前区域前壁的浅层，呈扇形分布。胸大肌起自锁骨内侧半、胸骨及上6个肋软骨，并以扁肌腱止于肱骨大结节嵴（图11-10）。胸大肌按起始部位，可分为锁骨部、胸肋部及腹部，主要由胸内、外侧神经支配。胸大肌的血供主要由胸廓内动脉的穿支及胸肩峰动脉的胸肌支提供，前者与肋间神经前皮支合成血管神经束，后者与胸外侧神经组合成血管神经束。

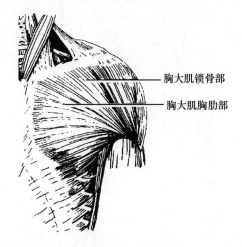

图 11-10 胸大肌

当胸大肌收缩时，可使肱骨内收、内旋及前屈。当上肢固定时，可上提躯干。胸大肌还可协助吸气运动。

（2）胸小肌 胸小肌位于胸大肌的深面，起自第三至五肋骨近软骨处，止于肩胛骨的喙突处（图11-11）。

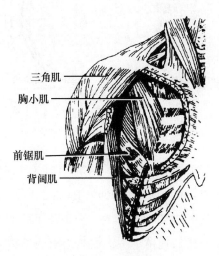

图 11-11 胸小肌

胸小肌可协助前锯肌将肩胛骨拉向胸壁，并与后者靠拢，还能够上提肋骨，以助吸气运动。

（3）前锯肌 位于胸外侧区域，为一宽薄的扁肌，由胸长神经支配。前锯肌的血供主要由胸背动脉提供。若胸长神经损伤，致使前锯肌瘫痪，可出现"翼状肩"（图11-12）。

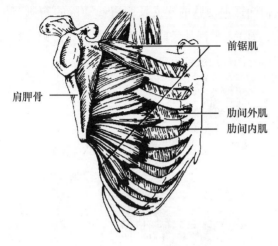

图11-12 前锯肌

3. 肋间隙 相邻两肋之间的间隙，称为肋间隙（图11-13、图11-14），共11对。肋间隙内有筋膜、肋间肌、血管及神经等结构。肋间隙宽窄不一，一般上部较宽，下部较窄，前部较宽，后部较窄。由于第六、七肋软骨相互靠拢，故胸骨旁第六肋间隙很窄，几乎不存在。

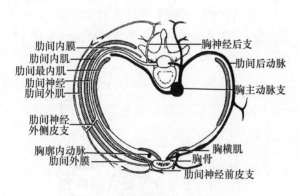

图11-13 肋间隙结构（横断面观）

（1）肋间肌 位于肋间隙内，由浅入深分别为肋间外肌、肋间内肌及肋间最内肌。

①肋间外肌 共11对，分别位于肋间隙的浅层，肌纤维斜向前下方，该肌肉由肋结节至肋骨前端延续为肋外膜，后者向内侧移行至胸骨侧缘。

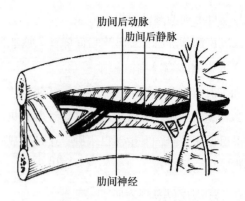

图11-14 肋间隙结构（肋间后血管以及肋间神经）

②肋间内肌 共11对，分别位于肋间外肌的深面，肌纤维斜向前上方。该肌自胸骨侧缘向后行至肋角处延续为肋间内膜，后者向内侧移行，并与脊柱相连。

③肋间最内肌 位于肋间内肌的深面，肌纤维方向与肋间内肌的相同，该肌肉与肋间内肌之间有肋间血管神经通过。肋间最内肌薄弱而不完整，仅存在于肋间隙的中1/3部，而肋间隙的前、后部无此肌，故肋间血管神经与其内面的胸内筋膜直接相贴，因此当胸膜感染时，神经可因刺激而引起肋间神经痛。

（2）肋间血管和神经

①肋间后动脉 肋间后动脉共存在9对，其起自胸主动脉，行于第三至十一肋间隙内的肋胸膜与肋间内肌之间的区域内，并于肋角附近发出一较小的下支，沿下位肋骨的上缘向前移行，其本干又称为上支，于肋间内肌与肋间最内肌之间的区域沿肋沟前行。肋间后动脉上、下支于肋间隙的前部与胸廓内动脉的肋间前支相吻合。

肋间后动脉沿途发出分支以供应胸前外侧的区域，其第二至四支较大，主要为乳房提供血供。

第九、十、十一对肋间后动脉不分上下支，直接在肋间隙内走行；而第一、二肋间隙的动脉则发自肋颈干。

②肋间后静脉 肋间后静脉主要与肋间后动脉相伴行，并向前与胸廓内静脉相交通，右侧的肋间后静脉注入奇静脉，左侧的注入半奇静脉或副半奇

静脉。

③肋间神经 第一至十一对胸神经的前支行于相应的肋间隙中，称为肋间神经，在肋间隙内，伴随相应的血管走行，在近腋前线处发出外侧皮支。第二肋间神经的外侧皮支跨腋窝分布于臂内侧皮肤，称为肋间臂神经，该皮神经损伤，可使臂内侧皮肤出现麻木。肋间神经本干行至胸骨外侧约1cm处浅出，移行为前皮支。第十二对胸神经的前支行于第十二肋的下方，称为肋下神经。在进行肋间神经阻滞或封闭时，可在肋间神经行程中的任何部位进针，临床上首选肋角至腋后线之间的区域，因为此处的肋骨位置表浅，而且肋间神经位于肋沟处。肋间神经呈重叠样分布，因此应同时封闭上、下位肋间隙的神经。

肋间后动、静脉及肋间神经由肋角至脊柱段的走行不恒定：在肋角与腋中线之间的区域，三者的排列顺序自上而下依次为静脉、动脉及神经，行于肋沟内，因此在此处行胸膜腔穿刺，宜在肋角外侧下位肋的上缘进针。在腋中线至胸骨之间的区域，肋间前、后血管分为上、下支，分别沿肋的上、下缘走行，在该区域穿刺应在肋间隙的中部。临床上，通常在肩胛线与第八至九肋间隙的交点处进行（图11-15）。

4. 胸廓内血管

（1）胸廓内动脉 起自锁骨下动脉第一段的下面，向下移行经锁骨下静脉的后方，紧贴胸膜顶的前面进入胸腔，沿胸骨外侧约1.25cm处向下行进至第六肋间隙处，分为肌膈动脉与腹壁上动脉两终支。

胸廓内动脉沿途的分支有心包膈动脉、肋间前支及穿支。其中，心包膈动脉与膈神经相伴行，分布于膈肌和心包；肋间前支在上6个肋间隙内行至外侧，分布于肋间隙前部，并与肋间后动脉相吻合；穿支与肋间神经的前皮支一起浅出，分布于胸前壁内侧份区域的皮肤，女性的第二至四穿支还分布至乳房。胸廓内动脉的前方为上6个肋软骨及肋间内肌；后面上部紧贴壁胸膜，下部则位于胸横肌

的前面（图11-16）。

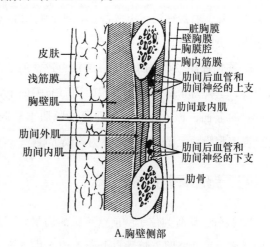

A.胸壁侧部

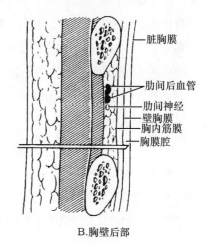

B.胸壁后部

图11-15 临床胸腔穿刺的层次及部位选择

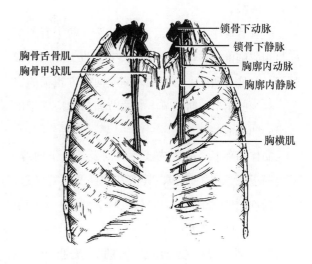

图11-16 胸廓内结构

（2）胸廓内静脉 通常存在1~2支，主要与同名动脉相伴行。若为1支，则行于同名动脉的内侧；若为2支，则在同名动脉的两侧伴行一段后合

为一干，行于动脉的内侧。左侧的胸廓内静脉注入左头臂静脉，右侧则汇入上腔静脉与头臂静脉的交角处或右头臂静脉。

5. 胸内筋膜　胸内筋膜是一层较为致密的结缔组织膜，主要衬于肋及肋间隙的内面。筋膜向下覆于膈肌的上面，称为膈肌胸膜筋膜或膈肌上筋膜；向上覆于胸膜顶上面并增厚，称为胸膜上膜。

四、胸部骨骼系统

1. 胸骨　胸骨为位于胸前壁正中的扁平骨，其前面微突，后面略凹。胸骨自上而下依次由三部分组成，即胸骨柄、胸骨体及剑突（图 11-1）。

（1）胸骨柄　该部分的上半段较宽厚，下半部较扁窄。胸骨柄外侧缘的上份与第一肋相接。

（2）胸骨体　该部分为一长方形的骨板，两侧外侧缘与第二至七肋软骨相接。

（3）剑突　其扁而薄，与胸骨体的下端相接。其形状变化较大，下端游离。

2. 肋　肋分为肋软骨与肋骨两部分。

（1）肋软骨　肋软骨位于各肋骨的前端，由透明软骨构成，终身不发生骨化。

（2）肋骨　肋骨呈长条形，属扁骨，分为体与前、后两端。

肋骨后端膨大的部分，称为肋头，肋头有关节面与相应胸椎的椎体肋凹构成关节。肋头外侧稍细的部分，称为肋颈。肋颈的外侧端向后方粗糙的突起，称为肋结节，肋结节上有关节面与相应胸椎的横突肋凹构成关节。

肋体扁而长，分为内、外两面及上、下两缘。其内面近下缘处有肋沟，其内有神经及血管经过。肋体后部的曲度最大，其急转处称为肋角。肋骨前端稍宽，与肋软骨相接。

第一肋骨扁、宽而短，无肋角及肋沟（图11-17），分为上、下两面及内、外两缘。其内缘前份有前斜角肌结节，为前斜角肌肌腱的附着处。此结节前、后方分别有锁骨下动脉与锁骨下静脉经过。

第二肋骨（图11-18）为第一肋骨与典型肋骨

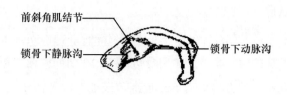

图 11-17　第一肋骨

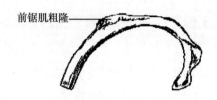

图 11-18　第二肋骨

之间的过渡型肋骨。

第十二肋骨（图11-19）无肋结节、肋颈及肋角（第十一肋骨的结构与第十二肋骨相似）。

肋弯曲而富有弹性，但第五至八肋曲度较大，而且缺乏保护及活动度，因此，肋骨骨折多发生于第五至八肋。骨折断端若向内移位，可刺破胸膜、肺及肋间血管，引起血、气胸及肺不张。

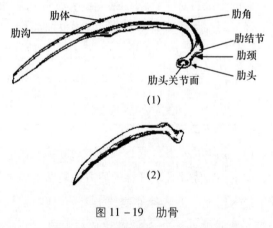

图 11-19　肋骨

（1）第六肋骨，为典型肋骨；（2）第十二肋骨

五、胸廓的关节

胸廓主要是由12块胸椎、12对肋、1块胸骨以及它们之间的连结所共同构成的。构成胸廓的关节主要有胸肋关节与肋椎关节。

1. 胸肋关节　胸肋关节主要是由第二至七肋软骨与相应的胸骨肋切迹构成（图11-2），其属于微动关节。第一肋与胸骨柄之间的连结为软骨连结，而第八至十肋软骨的前端则并不直接与胸骨相连，而是依次与上位肋软骨形成软骨连结，因此，在胸廓两侧各形成一个肋弓。第十一、十二肋的前端游离于腹壁肌中。

2. 肋椎关节 肋椎关节为肋骨后端与胸椎之间所构成的关节，包括肋横突关节与肋头关节（图11-20）。肋横突关节系由肋结节的关节面与相应胸椎的横突肋凹所构成，属微动关节。而肋头关节系由肋头的关节面与相应胸椎的椎体肋凹所构成，亦属微动关节。

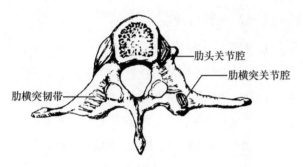

肋头关节腔
肋横突关节腔
肋横突韧带

图 11-20 肋椎关节

3. 胸廓形态 成人胸廓呈前后略扁的圆锥形（图11-21），上窄下宽，其内主要容纳胸腔脏器。胸廓有上、下两口，以及前壁、后壁、外侧壁。胸廓的上口较小，主要由胸骨柄上缘、第一肋及第一胸椎围成。由于胸廓上口向前下倾斜，故胸骨柄上缘约与第二胸椎体下缘相平。胸廓的下口宽大而不整齐，主要由第十二胸椎、第十一及十二肋的前端、肋弓及剑突所构成。两侧肋弓在中线处构成开

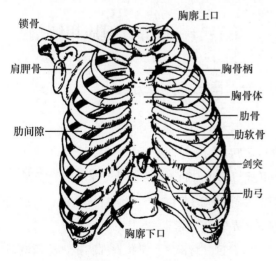

锁骨
肩胛骨
肋间隙
胸廓上口
胸骨柄
胸骨体
肋骨
肋软骨
剑突
肋弓
胸廓下口

图 11-21 胸廓

口向下的胸骨下角（图11-21）。胸廓前壁最短，后壁较长，外侧壁最长。外侧壁主要由肋骨体构成。

胸廓的形状及大小主要与年龄、性别、体型及健康状况等因素有关。新生儿胸廓横径略小，呈桶状。随年龄增长及呼吸运动加强，横径逐渐增大。13~15岁开始出现性别差异，成年女性胸廓短而圆，各径线均小于男性。老人胸廓可因肋软骨的钙化，而弹性减小，运动减弱，并使胸廓变长变扁。

佝偻病患儿，因骨组织疏松，易变形，而使胸廓的前、后径扩大，胸骨明显突出，形成"鸡胸"样改变；慢性支气管炎、肺气肿及哮喘病的老年患者，可因长期咳嗽，而使胸廓各径线增大，呈"桶状胸"。

4. 胸廓功能 胸廓主要参与呼吸运动，除此外还对胸廓内的脏器起到保护与支持功能。吸气时，在肌的作用下，肋前端上提，胸骨上升，肋体向外扩展，从而加大胸廓前、后径及横径，使得胸腔容积增大。呼气时，在重力与肌的作用下，胸廓做相反运动，使胸腔容积减小。胸腔容积的改变，促成了肺的呼吸运动。

六、膈肌

（一）位置与分部

1. 位置 膈肌位于胸、腹腔之间，封闭胸廓的下口，是一向上凸隆的穹隆形薄肌，并且呈左低右高的形态。膈肌的上面覆以膈肌胸膜，隔着胸膜腔与肺底相邻，其中央部与心包相愈。膈肌下面的左半部分与肝的左外叶、胃及脾相邻；膈肌下面的右半部分与肝的右半部分及肝左叶的小部分相邻。

2. 分部 膈肌的中央部为腱膜，称为中心腱，其周围为肌纤维。根据膈肌肌纤维起始部位的不同，膈肌分为腰部、胸骨部及肋部。膈肌腰部内侧份的肌纤维形成右脚与左脚，中间份的肌纤维起自第二腰椎椎体的侧面，外侧份的肌纤维起自内、外侧弓状韧带。内侧弓状韧带为张于第一、二腰椎椎体侧面及第一腰椎横突之间的韧带；外侧弓状韧带

为张于第一腰椎横突与第十二肋之间的腱弓（图11－22）。膈肌与胸壁之间的窄隙，称为肋膈隐窝。

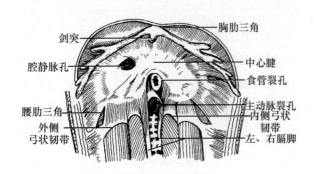

图 11－22　膈肌及其周围结构

（二）膈肌的裂隙与薄弱区

膈肌各部起始点之间缺乏肌纤维，因此常形成肌间裂隙。裂隙的上、下面仅覆以筋膜及胸膜或腹膜，是膈肌的薄弱区。

1. 腰肋三角　腰肋三角位于膈肌的腰、肋部的起点之间，呈三角形，尖向上，底为第十二肋。腹腔器官可经此处突向胸腔形成膈肌疝。腰肋三角的前方与肾的后面相邻，后方为肋膈肌隐窝，因此临床上进行肾手术时，应注意保护胸膜，以免撕破肋膈肌隐窝导致气胸。

2. 胸肋三角　胸肋三角位于膈肌的胸骨部与肋部的起点之间，有腹壁上血管及来自腹壁与肝上面的淋巴管通过。

3. 膈肌的三个裂孔　膈肌上有主动脉、食管及下腔静脉穿过，从而形成三个裂孔（图11－22）。

（1）**主动脉裂孔**　位于第十二胸椎平面，由膈肌左、右脚与第十二胸椎椎体共同围成。降主动脉及胸导管由此孔通过。

（2）**食管裂孔**　位于主动脉裂孔的左前方，约平对第十胸椎椎体平面。食管及迷走神经的前、后干由此孔通过。

食管裂孔由来自膈肌脚肌（主要为膈肌右脚）的肌束组成，膈肌脚肌纤维收缩时，对食管可起到钳制的作用。若该肌发育不良，可使腹部器官由此处突入胸腔内，形成食管裂孔疝。在此处，食管裂孔与食管壁之间有结缔组织存在，从而形成膈肌食管韧带，对食管及贲门起到固定的作用。由于吞咽时的食管运动以及呼吸时膈肌的升降运动，此处的联系并不牢固，这也是造成食管裂孔疝的解剖学基础。

（3）**腔静脉孔**　位于食管裂孔的右前方，约平对第八胸椎平面，居正中线右侧 2～3cm 处。下腔静脉由此孔通过。

在中间脚与内侧脚之间的裂隙内，有内脏大、小神经及交感干与腰升静脉通过，膈肌神经由中心腱或腔静脉孔穿出。

（三）血管与神经

1. 血管　分布于膈肌处的动脉主要有膈肌上动脉、膈肌下动脉、肌膈动脉、心包膈动脉及下位肋间后动脉。膈肌的静脉与同名动脉相伴行，最终回流至上、下腔静脉。

2. 神经　膈肌主要由膈肌神经进行支配。膈肌神经自颈丛发出，于锁骨下动、静脉之间进入胸腔内，经肺根的前方、心包及纵隔胸膜之间下行至膈肌。左侧膈肌神经由该肌肉穿过，右膈肌神经由中心腱或腔静脉孔穿过入膈肌内。

膈肌神经沿途发出胸骨支、肋支、胸膜支及心包支等分支。膈肌神经的运动纤维主要支配膈肌的运动，感觉纤维分布于胸膜、心包及膈肌下中心腱部的腹膜，右膈肌神经还发出分支分布至肝上面的被膜及胆囊处。

第二节　背部针刀应用解剖

一、背部境界与分区

1. 境界　背部属于脊柱区的一部分，又称为胸背区。胸背区上界即项区的下界，下界为第十二胸椎棘突、第十二肋下缘及第十一肋前份的连线。两侧界为斜方肌的前缘、三角肌后缘上份、腋后襞与胸壁交界处的连线。

2. 分区　背部区，是指脊柱胸椎部分及其后方与两侧软组织所共同构成的区域。

二、背部体表解剖定位

1. 棘突 在后正中线上可触及大部分椎骨的棘突。第七颈椎的棘突较长，常作为辨认椎骨序数的重要标志。胸椎的棘突斜向后下，呈叠瓦状。

2. 肩胛冈 肩胛冈为肩胛骨背面高耸的骨嵴。在正常人体，两侧肩胛冈内侧端的连线，平对第三胸椎棘突。其外侧端为肩峰，为肩部的最高点。

3. 肩胛骨下角 当上肢下垂时，易于触及肩胛骨下角。两侧肩胛骨下角的连线，平对第七胸椎棘突。

4. 第十二肋 在竖脊肌外侧可触及第十二肋，但有时应注意该肋甚短，因此易将第十一肋误认为第十二肋，以致在此处进行针刀治疗时损伤胸膜，造成气胸及内脏损伤。

5. 竖脊肌 竖脊肌为棘突两侧可触及的纵行隆起。该肌的外侧缘与第十二肋的交角，称为脊肋角，肾脏位于该角的深部。

三、背部层次结构

背部（胸背区）由浅入深为皮肤、浅筋膜、深筋膜、肌层、血管神经等软组织以及脊柱、椎管及其内容物等。

（一）浅层结构

1. 皮肤 胸背区的皮肤厚而致密，移动性较小，并且皮肤内有较为丰富的毛囊与皮脂腺。

2. 浅筋膜 胸背区的浅筋膜致密而厚实，富含脂肪组织，并通过许多结缔组织纤维束与深筋膜相连。

3. 皮神经 胸背区的皮神经主要来自相应脊神经的后支（图 11 - 23）。各支于棘突的两侧浅出，上部的分支几乎呈水平位向外侧方走行；下部的分支则斜向外下方，分布至胸背区及腰区的皮肤。第十二胸神经后支的分支可分布至臀区。

4. 浅血管 胸背区的浅血管来自肋间后动脉、肩胛背动脉及胸背动脉等的分支。各动脉均有相应

的静脉与之伴行。

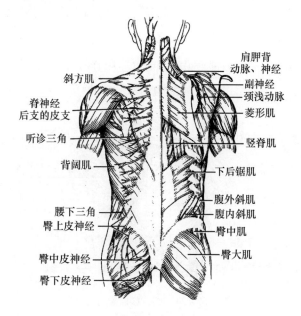

图 11 - 23 胸背区肌肉与皮神经

（二）深层结构

胸背区的深层结构主要为深筋膜。胸背区的深筋膜分为浅、深二层，其浅层较为薄弱，位于斜方肌与背阔肌的表面；深层则较厚，称为胸腰筋膜。

胸腰筋膜在胸背区较为薄弱，覆于竖脊肌的表面，其向上与项筋膜相延续，内侧附于胸椎棘突与棘上韧带处，外侧附于肋角，向下移行至腰区并增厚，其可分为前、中、后三层。后层覆于竖脊肌的后面，与背阔肌及下后锯肌腱膜相结合，并向下附着于髂嵴，内侧附于相应椎体的棘突及棘上韧带处，外侧于竖脊肌的外侧缘与中层相愈合，形成竖脊肌鞘；中层位于竖脊肌及腰方肌之间，内侧附着于相应椎体的横突尖以及横突间韧带，在腰方肌外侧缘处，中层的外侧与前层相愈合，形成腰方肌鞘，并作为腹横肌的起始部腱膜，其向上附着于第十二肋的下缘，向下附着于髂嵴处；前层位于腰方肌的前面，又称为腰方肌筋膜，其内侧附着于腰椎的横突尖，向下附着于髂腰韧带与髂嵴后份，其上部增厚形成内、外侧弓状韧带。

（三）肌层

胸背区的肌层主要由背肌及部分腹肌组成（图

11－23、图 11－24）。由浅至深依次分为四层：第一层主要为斜方肌、背阔肌及腹外斜肌后部；第二层主要为肩胛提肌、菱形肌、上后锯肌、下后锯肌及腹内斜肌后部；第三层主要为竖脊肌与腹横肌后部；第四层主要为横突棘肌及横突间肌等。

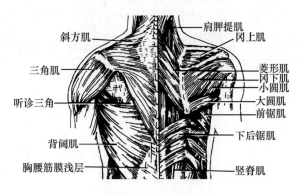

图 11－24 胸背区肌肉分布

1. 斜方肌 斜方肌为位于项区与胸背区上部的三角形的扁阔肌，于后正中线两侧左右各一块。斜方肌起自上项线、枕外隆凸、项韧带及全部胸椎的棘突，肌纤维向两侧移行止于锁骨外侧份、肩峰及肩胛冈处。

斜方肌上部肌束收缩时可使肩胛骨外旋；下部肌束收缩时可使肩胛骨下移；整体收缩时可使肩胛骨向脊柱靠拢。当肩胛骨固定时，两侧斜方肌收缩可使头后仰；一侧斜方肌收缩可使颈部屈向同侧。

斜方肌宽大且富含血供，主要由副神经支配。斜方肌的血液供应主要由颈浅动脉与肩胛背动脉提供，其次来自枕动脉及节段性的肋间后动脉。临床上，此肌可用作肌瓣或肌皮瓣的移植。

于斜方肌外下方，肩胛骨下角的内侧有一肌间隙，称为听诊三角（或肩胛旁三角）。该三角的内上界为斜方肌外下缘，外侧界为肩胛骨脊柱缘，下界为背阔肌上缘，三角的底主要为薄层脂肪组织、深筋膜及第六肋间隙，表面覆以皮肤与浅筋膜，因此其为背部听诊呼吸音最清楚的部位，为临床上肺部及相应脏器听诊的重要区域。当肩胛骨向前外方移位时，该三角的范围会扩大。

2. 背阔肌 背阔肌为位于胸背区下部与腰区浅层区域内宽大的三角形扁阔肌。该肌起自下 6 个胸椎的棘突、全部腰椎的棘突、骶正中嵴及骶嵴的后部，肌纤维斜向外上方，越过肩胛骨，以扁肌腱止于肱骨的结节间沟处。

背阔肌的主要作用是使肱骨作内收、旋内及后伸运动，如背手姿势。当上肢上举固定时，两侧背阔肌收缩可向上牵引躯体，如引体向上运动。

背阔肌主要由胸背神经支配。背阔肌的血液供应主要来自胸背动脉及节段性的肋间后动脉与腰动脉的分支，以肩胛线为界，线的外侧主要由胸背动脉的分支供血，线的内侧则主要由节段性肋间后动脉供血。

3. 肩胛提肌 肩胛提肌为位于斜方肌深面的带状肌。该肌起自上 4 个颈椎的横突，其肌纤维向下斜行，止于肩胛上角。

肩胛提肌的主要作用是上提肩胛骨，并略使肩胛骨下角内旋，如挑担动作。当肩胛骨固定时，一侧肩胛提肌收缩可使颈部屈向同侧。

4. 竖脊肌 竖脊肌为背肌中最长的肌肉，该肌肉纵列于脊柱全部棘突的两侧。下起自骶骨的背面，向上抵达枕骨与颞骨处，主要由脊神经的后支支配。

（四）背区的连接装置

胸椎之间借韧带、椎间盘及滑膜关节相连。其椎骨间的连结可分为椎体间连结与椎弓间连结。

1. 椎体间连结 与脊柱其他节段椎体之间的连接方式相同，胸椎之间也是借椎间盘、前纵韧带及后纵韧带相连的。

（1）椎间盘 是连结相邻两椎体的纤维软骨盘，成人共有 23 个椎间盘，而胸背段有 11 个。椎间盘由外周部的纤维环及中央部的髓核共同构成。纤维环环绕在髓核周围，由多层同心圆排列的纤维软骨环构成。纤维环坚韧，牢固地连结相邻的两个椎体，并保护和限制髓核向外膨出。髓核为柔软而富有弹性的胶状物质（图 11－25）。

椎间盘既坚韧又富有弹性，当承受压力时可被压缩，在除去压力后又可复原，因此其具有"弹性垫"样作用，对作用于脊柱的震荡及冲击起到缓冲的作用，并可增加脊柱运动的范围。各节段椎间盘的厚薄不同，腰段最厚，颈段次之，胸段最薄，所以颈、腰椎的活动度较大。

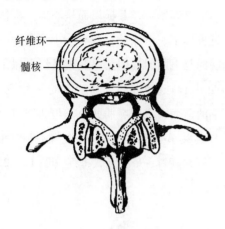

图 11 - 25 椎间盘结构示意图

（2）前纵韧带 该韧带位于椎体前面，宽而坚韧（图 11 - 26）。前纵韧带上起自于枕骨大孔的前缘，向下抵达第一或第二骶椎体。其纤维牢固地附于椎体及椎间盘，可防止脊柱过度后伸及椎间盘向前脱出。

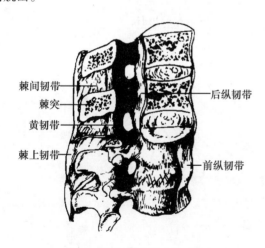

图 11 - 26 椎骨旁韧带装置

（3）后纵韧带 该韧带位于椎管的前壁，为附于所有椎体及椎间盘后面的纵长韧带，窄而坚韧（图 11 - 26）。后纵韧带可限制脊柱过度前屈及椎间盘向后突出。

2. 椎弓间连结 椎弓间连结包括椎弓板与各突起间的韧带连结，以及上、下关节突间的滑膜关节连结。

（1）黄韧带 该韧带位于椎管内，为连结相邻两椎弓板间的韧带。其主要由黄色弹性纤维构成（图 11 - 26），因此得名。黄韧带主要参与椎管的构成，可限制脊柱过度前屈。

（2）棘间韧带 该韧带为连结相邻两棘突间的短韧带，向前与黄韧带相接，向后移行为棘上韧带（图 11 - 26）。棘间韧带可限制脊柱过度前屈。

（3）棘上韧带 该韧带为连结胸、腰、骶椎各棘突间的纵长韧带，前与棘间韧带融合，可限制脊柱前屈。

（4）横突间韧带 该韧带为连结相邻椎骨横突间的韧带。

（5）关节突关节 该关节是由相邻胸椎骨的上、下关节突的关节面构成的微动关节。

（五）深部血管与神经

1. 动脉 胸背区主要由肋间后动脉、胸背动脉及肩胛背动脉等动脉提供血供。肩胛背动脉起自锁骨下动脉，其向外侧穿过（或越过）臂丛，经中斜角肌的前方移行至肩胛提肌的深面，并与同名神经相伴行而转向内下方，在菱形肌的深面下行，主要分布于肩带肌及背肌，并参与形成肩胛动脉网。有时肩胛背动脉可与颈浅动脉共干起自甲状颈干，称为颈横动脉，颈浅动脉即颈横动脉的浅支，肩胛背动脉即其深支。

2. 静脉 脊柱区深部的静脉与相应的动脉伴行。胸背区的静脉主要经肋间后静脉汇入奇静脉，部分汇入锁骨下静脉（或腋静脉）。脊柱区的深静脉可经椎静脉丛，广泛与椎管内外、颅内及盆部等处的深部静脉相交通。

3. 神经 胸背区的神经主要来自脊神经后支、副神经、胸背神经及肩胛背神经。

（1）脊神经后支 该神经节自椎间孔处由脊神经分出后，绕上关节突的外侧向后行进，移行至相邻横突间，分为内侧支（及后内侧支）与外侧支（及后外侧支）。胸神经后支主要分布于胸背区皮肤及深层肌处。脊神经后支呈明显节段性分布，因此手术中将背深肌横断时，不会引起相应肌肉的瘫痪。

（2）副神经　该神经自胸锁乳突肌后缘的中、上 1/3 的交点处斜向外下方移行，经枕三角移行至斜方肌前缘的中、下 1/3 交点处（有时可移行至斜方肌前缘的锁骨附着处以上两横指处）的深面进入该肌，副神经的分支支配斜方肌与胸锁乳突肌。

（3）胸背神经　该神经起自臂丛后束，并与同名动脉相伴行，沿肩胛骨的外侧缘下行，胸背神经主要支配背阔肌。

（4）肩胛背神经　该神经起自臂丛锁骨的上部，由中斜角肌穿过，并斜向外下方移行至肩胛提肌的深面，再沿肩胛骨的内侧缘下行，并与肩胛背动脉相伴行。肩胛背神经主要支配菱形肌及肩胛提肌。

（六）胸背区骨骼

胸背区骨骼主要为脊柱胸椎部分以及 12 对肋的胸背部分。

1. 椎骨　椎骨系由前方呈短圆柱形的椎体及后方呈板状的椎弓共同构成。

（1）椎体　椎体是椎骨主要的负重部分，其内部为骨松质，表面为薄层骨密质，上下面较为粗糙，并借椎间盘与邻近的椎骨连接。椎体后面微凹陷，与椎弓共同围成椎孔。各椎骨的椎孔连接起来，构成椎管，椎管内主要容纳脊髓。

（2）椎弓　椎弓为一弓形的骨板。椎弓与椎体的连接部分较狭窄，称为椎弓根。根的上、下缘各有一切迹。相邻椎骨的椎上切迹与椎下切迹共同围成椎间孔。椎间孔内有脊神经及血管通过。两侧的椎弓根向后内侧扩展为宽阔的骨板，称为椎弓板。

自椎弓上发出 1 个棘突、1 对横突及 2 对关节突共 7 个突起。

①棘突　椎弓棘突向后方（胸椎棘突向后下方）伸出，棘突的尖端可于体表触及，为一重要的骨性标志。

②横突　椎弓横突向两侧伸出，椎体的横突与棘突均为肌肉及韧带的附着处。

③关节突　椎弓根与椎弓板结合处分别向上、下方突起，形成上关节突与下关节突。相邻椎骨的上、下关节突共同构成关节突关节。

2. 胸椎的主要特征　胸椎共 12 块。胸椎的椎体由上向下逐渐增大，其横切面呈心形。椎体侧面后份接近椎体上、下缘处，各有一小关节面，分别称为上肋凹与下肋凹（但第一胸椎及第九以下各胸椎的肋凹并不典型），肋凹与肋骨肋头组成关节。横突末端的前面，有横突肋凹，其与肋结节组成关节。关节突关节面几乎呈冠状位。胸椎的棘突较长，向后下方倾斜，呈叠瓦状排列（图 11 - 27、图 11 - 28）。

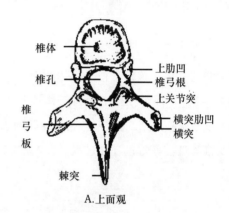

A.上面观

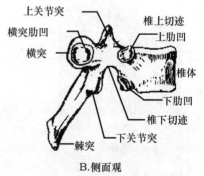

B.侧面观

图 11 - 27　胸椎整体观

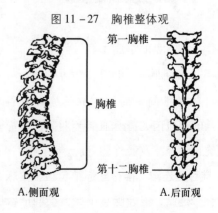

A.侧面观　　　　A.后面观

图 11 - 28　脊柱胸背区整体观

3. 胸椎血管

（1）胸椎动脉　$T_{1~2}$处主要是由肋颈干所发出的第一至二肋间后动脉与甲状腺下动脉的分支及椎动脉共同供应，而$T_{3~12}$主要是由第三至十二肋间后动脉供应。肋间后动脉在相应椎体的前外侧发出营养动脉与骨膜动脉，移行至椎骨体、前纵韧带及肋小头关节等处，在每一椎间盘外侧面形成网状吻合，而分布至前纵韧带的小分支则与对侧的同名支相互吻合，并于脊柱两侧形成纵行动脉链。

肋间后动脉后支的脊支发出分支供应胸椎椎体后面。该动脉沿椎间盘后外侧面，经椎间孔的下缘，穿过后纵韧带进入椎管内，并分为升、降两支，二者相互吻合成网，其分支分布于胸椎椎体、后纵韧带及硬膜外组织等处。

脊支也发出分支，以供应椎弓的内面，当进入椎管后，又分布于椎弓板、黄韧带、棘突基部等处。肋间后动脉后支行至椎弓板与横突外侧缘，发出分支至椎弓的外面，并分布于棘突、横突及关节突等处。

（2）胸椎静脉　胸椎静脉系统分为椎外静脉丛与椎管内静脉丛。椎外静脉丛位于椎管的外面，分为前丛与后丛。前丛位于椎体的前面，主要接受椎体静脉的回流，后丛位于椎体后面，主要围绕棘突、横突及关节突的周围。

椎管内静脉丛则位于椎管内的硬膜外腔，主要接受椎骨及脊髓的静脉回流，可分为前、后两组，呈垂直样排列成四条纵行静脉，称为前后窦。前组位于椎体与椎间盘的后面，后纵韧带处；后组位于椎弓与黄韧带的前面。椎内、外静脉丛之间相互吻合交通，管腔内无瓣膜，上述静脉主要收集脊柱、脊髓及其邻近肌肉的静脉血，分别汇入椎静脉、肋间后静脉、腰静脉及骶外侧静脉，向上与颅内的枕窦及乙状窦等交通，向下与盆腔等部位的静脉存在广泛吻合。因此，椎静脉丛是沟通上、下腔静脉系与颅内、外静脉的重要通道。

（七）椎管及其内容物

1. 椎管　椎管是由椎骨的椎孔、骶骨的骶管及椎骨之间的骨连接所共同组成的骨性纤维性管道，向上经枕骨大孔与颅腔相通，向下终止于骶管裂孔处。其内主要容纳脊髓、脊髓被膜、马尾、脊神经根、血管、神经、淋巴及结缔组织等。

（1）椎管壁的构成　椎管为骨纤维性管道，其前壁由椎体后面、椎间盘后缘及后纵韧带共同构成；后壁主要为椎弓板、黄韧带及关节突关节；两侧壁为椎弓根与椎间孔。构成椎管壁的任何结构发生病变，如椎骨骨质增生、椎间盘突出及黄韧带变性肥厚等，均可造成椎管腔变形或狭窄，从而压迫其内容物而导致一系列症状。

（2）椎管腔的形态　在横断面上，各段椎管的形态及大小不完全相同。颈段上部近枕骨大孔处，椎管腔近似圆形，往下逐渐转变为三角形，其矢径短，横径长；胸段大致呈椭圆形；腰段椎管上、中部的横断面则由椭圆形逐渐转变为三角形；腰段下部椎管横断面的外侧部逐渐出现侧隐窝，使椎管呈三叶形，以老年人更为明显；骶段椎管呈扁三角形。在椎管中以第四至六胸椎最为狭小，其次以第七颈椎及第四腰椎水平较小。

2. 脊髓被膜与脊膜腔隙　椎管内容物有脊髓、马尾及其被膜等结构。脊髓的上端平对枕骨大孔与脑相连，下端终于第一腰椎的下缘（小儿平对第三腰椎），向下以终丝附着于尾骨的背面。脊髓表面被覆以三层被膜，由外向内依次为硬脊膜、脊髓蛛网膜及软脊膜。各层膜之间及硬脊膜与椎管骨膜间均存在腔隙，由外向内依次为硬膜外隙、硬膜下隙以及蛛网膜下隙。

（1）被膜

①硬脊膜　硬脊膜由致密的结缔组织构成，厚而坚韧，形成一长筒状的硬脊膜囊。其向上紧密地附着于枕骨大孔的边缘，并与硬脑膜相续；向下于第二骶椎水平形成盲端，并借终丝附着于尾骨处。硬脊膜囊内有脊髓及31对脊神经根，每对脊神经根在穿过硬脊膜囊时被其紧密包被，硬脊膜则延续为

神经外膜，并与椎间孔周围的结缔组织紧密相连，起到固定的作用。

②脊髓蛛网膜 脊髓蛛网膜薄而半透明，向上与脑蛛网膜相延续，向下平对第二骶椎水平形成一盲端。此膜发出的许多结缔组织小梁与软脊膜相连。

③软脊膜 软脊膜柔软并富含血管，并与脊髓表面紧密相贴。在脊髓的前正中裂与后正中沟处，有软脊膜前纤维索及后纤维隔与其相连。在脊髓的两侧，软脊膜增厚并向外突，形成齿状韧带。

（2）脊膜腔隙

①硬膜外隙 硬膜外隙为位于椎管骨膜与硬脊膜之间的窄隙，其内充填脂肪、椎内静脉丛、窦椎神经以及淋巴管等，并有脊神经根以及与其相伴行的血管通过，在正常情况下呈负压。临床上进行硬膜外麻醉即将药物注入此隙，以阻滞硬膜外隙内的脊神经根。

硬膜外隙被脊神经根划分为前、后两个间隙。前隙较为窄小，后隙较大，内有脂肪、静脉丛及脊神经根等结构。在正中线上，前隙内有疏松结缔组织连于硬脊膜及后纵韧带之间，后隙有纤维隔连于椎弓板以及硬脊膜的后面。上述结构于颈段及上胸段出现率较高。

②硬膜下隙 在正常人体，硬膜下隙为位于硬脊膜与脊髓蛛网膜之间的潜在腔隙，与脊神经周围的淋巴隙相通，其内含有少量液体。

③蛛网膜下隙 蛛网膜下隙为位于脊髓蛛网膜与软脊膜之间的区域。在正常人体，蛛网膜下隙内充满脑脊液，向上经枕骨大孔与颅内蛛网膜下隙相通，向下抵达第二骶椎水平，两侧包裹脊神经根，而形成脊神经周围隙。此隙于第一腰椎至第二骶椎水平扩大形成终池，池内含有腰、骶神经根所构成的马尾与软脊膜向下延伸所形成的终丝。

（3）被膜的血管和神经

①血管 硬脊膜的血供主要来自节段性根动脉。根动脉进入神经根前发出分支分布至硬脊膜。

长的分支可供应几个节段，短支通常不会超过本节段。每根动脉均有相应的两条静脉与之相伴行，静脉与动脉之间存在较多的动-静脉吻合。

②神经 硬脊膜的神经主要来自脊神经的脊膜支，也称为窦椎神经。脊膜支自脊神经干发出后，与来自椎旁的交感神经纤维一起，经椎间孔返回椎管内，分布于硬脊膜、脊神经根外膜、后纵韧带、动静脉血管表面及椎骨骨膜等。脊膜支含有丰富的感觉神经纤维及交感神经纤维。

3. 脊神经根

（1）行程与分段 脊神经根丝自脊髓离开后，即横行（或斜行）于蛛网膜下隙，汇成脊神经前根与后根，由蛛网膜囊和硬脊膜囊穿过，行于硬膜外隙中。脊神经根在硬脊膜囊以内的一段，称为蛛网膜下隙段，由硬脊膜囊穿出的一段，称为硬膜外段。

（2）脊神经根与脊髓被膜的关系 脊神经根离开脊髓时，被覆以软脊膜，当由脊髓蛛网膜和硬脊膜穿出时，带出此二膜，形成蛛网膜鞘与硬脊膜鞘。此三层被膜向外抵达椎间孔处，并逐渐与脊神经外膜、神经束膜及神经内膜相延续。

（3）脊神经根与椎间孔及椎间盘的关系 脊神经根的硬膜外段较短，其借硬脊膜鞘紧密与椎间孔周围相连，以固定硬脊膜囊，并保护鞘内的神经根不受牵拉。此段在椎间孔处最易受压：椎间孔的上、下壁为椎弓根的上、下切迹，前壁为椎间盘与椎体，后壁为关节突关节。

当发生椎间盘突出时，为了减轻受压脊神经根的刺激，患者常常处于强迫的脊柱侧凸体位。此时，脊柱侧凸方向，取决于椎间盘突出部位及受压脊神经根的关系。当椎间盘突出从内侧压迫脊神经根时，脊柱可弯向患侧。如果椎间盘突出从外侧压迫脊神经根时，脊柱将会弯向健侧。有时，椎间盘突出的患者会出现左右交替性脊柱侧凸现象，其原因可能是突出的椎间盘组织的顶点正巧压迫在脊神经根。无论脊柱侧凸弯向何方，均可缓解突出的椎间盘对脊神经根的压迫。

4. 脊髓的血管

（1）动脉 脊髓的动脉主要有两个来源，为起自椎动脉的脊髓前、后动脉及起自节段性动脉（如肋间后动脉等）的根动脉。

①脊髓前动脉 脊髓前动脉起自椎动脉的颅内段，向内下行一小段距离即合并为一干，并沿脊髓的前正中裂下行至脊髓的下端。该动脉沿途发出分支营养脊髓灰质及侧、前索的深部。脊髓前动脉在脊髓下端变细，于脊髓圆锥水平向侧方发出圆锥吻合动脉，并向后与脊髓后动脉相吻合。

②脊髓后动脉 脊髓后动脉起自椎动脉颅内段，斜向后内下，沿后外侧沟下行，有时在下行过程中，两动脉合并为一干走行一段。该动脉沿途发出分支相互吻合成动脉网，以营养脊髓后角的后部及后索。

（2）静脉 脊髓表面有6条纵行的静脉，行于前正中裂、后正中沟及前、后外侧沟内。纵行静脉之间有许多交通支相互吻合，并穿过硬脊膜注入椎内静脉丛。

5. 脊髓节段与椎骨的对应关系 脊神经共31对，每对脊神经借根丝附着于相应的脊髓，该段脊髓亦被称为脊髓节段。因此，脊髓共有31个节段，即颈段8节，胸段12节，腰段5节，骶段5节以及尾段1节。

在胚胎早期，脊髓与脊柱等长，每一脊髓节段的高度与其对应的椎骨基本等高，脊神经根均水平向外，经椎间孔穿出椎管。从胚胎第四个月开始，

脊髓的生长开始慢于脊柱。脊髓上端的位置固定，于枕骨大孔处与脑相连，脊髓下端较脊柱短。新生儿脊髓下端约平对第三腰椎。成人脊髓的下端平对第一腰椎的下缘，因此脊髓的节段与椎骨原来的对应关系发生了改变，致使许多神经根丝需在椎管内下行一段后，才可抵达相应的椎间孔，由其穿出（图11-29）。掌握脊髓节段与椎骨的对应关系，对临床测定麻醉平面及病变脊髓的水平有重要意义。

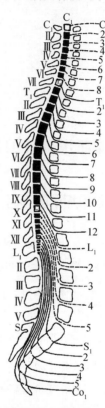

图11-29 脊髓节段与椎骨之间的对应关系

第十二章

腰腹部针刀应用解剖

第一节 腰骶尾部针刀应用解剖

一、腰骶尾部境界与分区

1. 境界 腰骶（尾）部上界为背部的下界，即 T_{12} 棘突、第十二肋下缘、第十一肋前份的连线。下界以髂嵴后份、髂后上棘、尾骨尖的连线与下肢分界，侧面以腋后线与腹前外侧部分界。

2. 分区 腰骶尾部通常以两侧髂后上棘的连线为界，分为上方的腰区和下方的骶尾区。根据该部解剖特点及临床应用的需要，现将其划分为：T_{12} ~ L_3 为上腰部，L_3 ~ L_5 为下腰部，平 L_3 为中腰部，L_4 ~ S_2 为腰骶部，S_3 以下为骶尾部。

二、腰骶尾部体表解剖定位

腰骶尾部的体表标志有腰椎棘突、骶正中嵴、骶、骶中间嵴等（图 12 - 1）。

1. 腰椎棘突 在后正中线上，可以摸到腰椎棘突，其棘突呈水平位，第四腰椎棘突平两侧髂嵴最高点。其上有背阔肌、竖脊肌、横突棘肌、棘上韧带、棘间韧带、腰背筋膜等附着。

2. 骶正中嵴 骶骨背面后正中线上，有一列纵行隆起，即骶正中嵴，由骶椎棘突融合而成。骶正中嵴上有 3 ~ 4 个后结节，以第二、三最显著，其附

着结构同腰椎棘突。

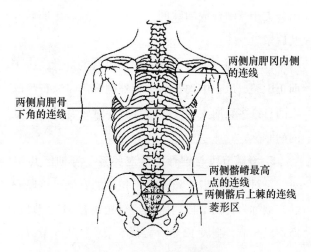

图 12 - 1 脊柱区表面标志

3. 骶中间嵴 在骶正中嵴外侧，有一列不明显的粗线，为关节突愈合的遗迹。有竖脊肌、骶髂后韧带等附着。

4. 骶外侧嵴 为横突愈合的遗迹，在骶中间嵴稍外侧，4 个隆起形成一断续的粗线，即骶外侧嵴，其内侧一拇指宽处为骶后孔。其上有腰背筋膜、骶髂后韧带、骶结节韧带等附着。

5. 骶管裂孔 沿骶正中嵴向下，由第四、五腰椎背面的切迹与尾骨围成的孔称为骶管裂孔，是椎管的下口。

6. 骶角 为骶管裂孔两侧向下的突起，是骶管麻醉进针的标志。

7. 尾骨 由 4 块退化的尾椎融合而成，位于骶

骨的下方。肛门后方，有肛尾韧带附着。

8. 髂嵴　为髂骨翼的上缘，是计数椎骨的标志，两侧髂嵴最高点的连线平对 L_4 棘突。

9. 髂后上棘　是髂嵴后端的突起，两侧髂后上棘的连线平 S_2 棘突，其上有骶结节韧带、骶髂后长韧带及多裂肌附着。

10. L_3 横突　较粗大，在腰部易触及。其上有竖脊肌，腹内、外斜肌及腰方肌等附着。

11. 脊肋角　为竖脊肌外侧缘与第十二肋的交角，肾脏位于该角深部。在肾脏疾患时，是肾囊封闭常用的进针部位。

12. 米氏凹　是左右髂后上棘与 L_5 棘突和尾骨尖的连线，凹陷的两侧为髂后上棘，上端平 L_5 棘突下方，下端为两侧髂后上棘至尾骨尖的连线，称为米氏凹。当腰椎或骶尾椎骨折或骨盆骨折时，米氏凹可变形。

三、腰骶尾部的骨骼与韧带

（一）腰骶尾部的骨骼

腰骶尾部包括 5 块腰椎、5 块骶椎和 4～5 块尾椎。至成年，5 块骶椎愈合成 1 块骶骨，4～5 块尾椎愈合成 1 块尾骨。

1. 腰椎（图 12－2）

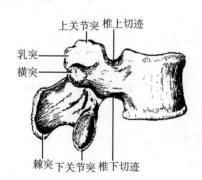

图 12－2　腰椎侧面观

（1）椎体　腰椎椎体因为负重关系在所有脊椎椎骨中，体积最大，L_1～L_2 椎体的横断面呈肾形，L_3 椎体或 L_4 椎体过度为椭圆形，L_5 椎体则成橄榄形。

腰椎椎体从侧面观呈楔形，椎体前缘高度自 L_1

至 L_5 逐渐递增，而后缘高度则逐渐递减，以适应腰段脊往前凸。椎体由纵向及横向略呈弧形的骨小梁构成，交织成网，以抵抗压应力及拉应力。随着年龄增长，骨质逐渐疏松，单位体积骨量减少，横行骨小梁变细，有的甚至消失，纵行骨小梁增粗，周围皮质变薄。椎体由于长期负荷，可逐渐压缩变扁，呈楔形，髓核也可经软骨板突向椎体，而形成施莫治节；椎间盘退变后，椎体边缘会出现骨质增生。

腰椎椎体横径及矢径自 L_1 向 L_4 逐渐增大，与椎体负重自上向下逐渐增加一致，但重力到达 L_5 下部时，部分经腰骶椎间关节传递至骶髂关节，L_5 椎体下部负重小于上部，其下部横、矢径与 L_4 椎体相应部位也相应变小。每个腰椎的上、下横径及矢径均大于中横矢径；每个腰椎椎体的下横径（除女性 L_5 外）均大于上横径，每个椎体下矢径（除 L_5 外）均大于上矢径。各椎体矢径均较横径为小，L_5 更小。

（2）椎弓板　腰椎椎弓板较厚，并略向后下倾斜，椎孔在下部比上部大；两侧椎弓板会合成椎弓板夹角，夹角变小可影响椎管的狭窄程度。

（3）椎弓根　腰椎的椎弓根伸向后外，外形呈弧形，与椎板、椎体、关节突融合在一起。其厚度自上而下逐渐递增，L_5 约为 L_1～L_2 的 1 倍。其横断面呈卵圆形，上方有一较浅的椎弓根上切迹，切迹较小，自 L_1 向下矢径下降，构成椎间孔的下壁，下方有一较深的椎弓根下切迹，切迹较深，椎下切迹较大，上下区别不大，构成椎间孔的上壁。腰椎侧位 X 线片上，根据椎上切迹矢径的大小，可大致估计侧隐窝的宽窄。

（4）关节突　位于椎管的后外方，椎间孔后方，上关节突由椎弓根发出，向内与上一节腰椎的下关节突相接，下关节突由椎弓板发出，向外与此椎间关节的方向呈矢状位，以利于腰椎的屈伸动作，但向下逐渐呈斜位，至 L_5 几乎呈冠状位。腰椎关节突间部又称峡部，其前外侧和后内侧皮质骨之间只有少量骨小梁，较坚固。当身体前屈时发生的剪力，作用于腰骶部的关节突间部时，由于关节突的方向与作用力垂直，相邻两个关节被挤压很紧；

如果关节突间部长期承受这种压力，可能发生峡部不连，甚至滑脱，是引起腰痛的原因之一。

（5）横突　横突起源于椎弓根的后部，由椎弓根与椎弓板会合处向外突出。前部代表肋部。腰椎横突较薄，呈带状，与腹壁外形相适应。在上关节突的后缘有一卵圆形隆起，称乳突，横突根部的后下侧有一小结节，为副突，乳突与副突之间可形成浅沟、切迹、孔或管。腰神经后内侧支则由此骨孔或管穿行，骨质增生则可压迫相应神经。

L_3横突最长，其次为L_2和L_4横突，L_5横突最短，并向后方倾斜，L_3横突弯度大，活动多，所以受到的杠杆作用最大，受到的拉应力也最大。其上附着的筋膜、韧带、肌肉承受的拉力也较大，损伤机会也相对较多。

腰椎的横突有众多大小不等的肌肉附着，在相邻横突之间有横突间肌，横突尖端与棘突之间有横突棘肌，横突前侧有腰大肌及腰方肌，L_2横突前尚有膈肌，横突的背侧有竖脊肌，还有腹内、外斜肌和腹横肌，借助腰背筋膜起于$L_1 \sim L_4$横突。腰神经后支自椎间孔发出后，其外侧支穿横夹间韧带骨纤维孔后，沿横突的背面和上面走行，并穿过起于横突的肌肉至其背侧。

（6）棘突　腰椎的棘突由两侧椎板在中线处汇合而成，呈长方形骨板，腰椎的棘突宽并且水平向后。其末端膨大，下方如梨状为多裂肌肌腱附着处。腰椎的棘突有众多肌肉、韧带附着其上，更增加了脊柱的稳定性。相邻棘突间空隙较大，适于穿刺，$L_3 \sim L_5$棘突间是腰椎穿刺或麻醉的常用进针部位。

（7）腰段椎管　各腰椎椎孔连成椎管。$L_1 \sim L_2$呈卵圆形，L_3呈三角形，L_5呈三叶形，其余可呈橄榄形（图12-3）。

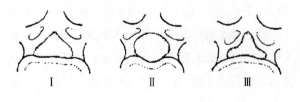

图12-3　椎孔形状

Ⅰ.三角形；Ⅱ.卵圆形；Ⅲ.三叶形

①中央椎管腰段　中央椎管前界为椎体、椎间盘纤维环后面及后纵韧带；后界为椎弓板、棘突基底及黄韧带；两侧为椎弓根；后外侧为关节突。腰椎椎管自$L_1 \sim L_2$间隙以下包含马尾神经根，其被硬脊膜包围的部分形成硬膜囊，各神经根自硬膜鞘袖发出后在椎管内行程的一段骨性结构称为神经根管，以后分别自相应椎间孔穿出。

腰椎椎管的矢径为自椎体后缘中点至棘突基底，后者在$L_1 \sim L_3$相当于上、下关节突尖部的连线，在L_4为此连线向后1mm，在L_5为棘突透明影的前缘向前1mm。腰椎椎管矢径平均为17mm（14～20mm），正常最低值为13～15mm。横径为两侧椎弓根内面连线，平均为24mm（19～29mm），在L_2、L_4最窄。男性椎管横径平均值较女性大1.12mm。

腰椎椎管矢、横径的增减关系与椎体大致平行，但矢径基本相等，L_5的矢、横径相差约10mm，其矢径与横径之比约为0.62：1。

②腰神经通道　腰神经根自离开硬膜囊后，直至从椎间孔外口穿出，经过一条较窄的骨纤维性管道，统称腰神经通道。此通道既有骨性管壁，又有软组织结构，可分为两段，第一段为神经根管，从硬膜囊穿出点至椎间管内口；第二段为椎间管。此通道的任何部分及其内容发生病变，均可产生腰痛。腰神经根自离开硬膜囊后，前、后两根共用一鞘，或各居于固有的根鞘内。神经根管内宽外窄，前后略扁，如同外为小口的漏斗。神经根斜向前下外、自L_1至L_5斜度逐渐增加。第五腰神经的通道约为第一腰神经的2倍。$L_1 \sim L_5$腰神经根在神经根管与在椎间管内长度的比值，由0.7下降至0.5。

神经根管于神经根走行过程中存在几个间隙，可使神经根受卡压。

①盘黄间隙　即椎间盘与黄韧带之间的间隙，测量数值L_1为4.7mm、L_2为3.4mm、L_3为2.57mm、L_4为1.9mm、L_5为2.5mm。盘黄间隙在椎间管内口较小，在下份腰椎尤为显著，几乎将内口下部封闭。椎间盘有退变时，椎间盘自椎体后方向四周膨出，若同时有黄韧带增厚，向前突出，将使盘黄间

隙进一步狭窄。

②椎孔 由椎体后方和椎弓围绕而成，椎孔的形状一般分为卵圆形、三角形和三叶形。一般 $L_1 \sim L_2$ 多呈卵圆形，L_3 多呈三角形，L_5 多呈三叶形，其他尚可呈钟形或橄榄形。

③侧隐窝 又称为侧椎管，是神经根通过的管道（图 12 - 4）。其前界为椎体的后缘，后面为上关节突前面与椎弓板和根弓根连结处，外面为椎弓根的内面，内侧入口相当于上关节突前线平面，向下外续于椎间孔。侧隐窝狭窄可引起神经根受压，由于 L_5 椎孔呈三叶形，侧隐窝尤为明显，最易发生侧隐窝狭窄。

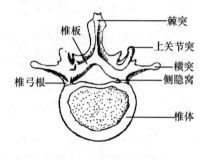

图 12 - 4 侧隐窝

a. 上关节突旁沟 腰神经向外经上关节突小面内缘所形成的沟。上关节突小面如呈球形增大，并有内聚，其与椎体后面之间的距离变窄，可使神经根遭受压迫。

b. 椎弓根下沟 椎间盘明显退变缩窄时，可使上一椎体连同椎弓根下降，后者与椎间盘侧方膨出形成一沟，可使通过的神经根发生扭曲。在椎间盘退变瘫陷两侧不对称时，容易发生。

④椎间孔 腰神经根出椎管处（图 12 - 5），实际为一管道。其上、下界为椎弓根，前界为椎体和椎间盘的后外侧面；后界为椎间关节的关节囊，部分为黄韧带外侧缘。椎间孔自上而下逐渐变小。椎间孔是节段性脊神经出椎管及供应椎管内软组织和骨结构血运的血管及神经分支进入的通道。椎间孔要比通过它的所有的结构宽大，剩余空隙被疏松的结缔组织和脂肪填充，来适应这些通过结构的轻度相对运动。

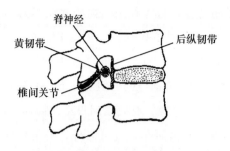

图 12 - 5 椎间孔与脊神经根的关系

下部腰椎由于椎弓根增宽更为明显。椎间管分内、外两口。内口多呈卵圆形，少数呈肾形、三角形或钥匙眼形；外口多呈钥匙眼形，少数呈角形。腰神经通过椎间管，由内口斜向外口，愈向下愈倾斜，因此腰神经根在椎间管内的长度比椎间管要长。椎间管向前为椎体后面及椎间盘，后为黄韧带及椎间关节，上下分别为椎上、下切迹。上述结构发生病变，如椎间盘退变致使椎间隙变窄，椎间关节位置发生紊乱，以及黄韧带增厚均可使椎间管发生狭窄。

腰神经的前、后两根在脊神经节远侧会合，一般位于椎间孔水平。腰神经根由 3 层脊膜包裹，并由蛛网膜形成根袖，硬脊膜包裹第四、五腰神经及第一骶神经根，延伸距离分别为 6.7mm、7.8mm 和 8.0mm。

椎间管内不仅通过神经根，而且通过静脉丛、窦椎神经、淋巴管及小动脉。椎间管内常有纤维隔，连于椎间盘纤维环与椎间关节之间，将椎间管分为上、下两管，上管通过腰神经根、腰动脉椎管内支及椎间静脉上支，而下管通过椎间静脉下支。椎间管外口中上部另有一纤维隔，连于椎间盘纤维环及横突与横突间韧带，将外口分为上、下两孔，腰神经经下孔通过，在高位腰椎外口，纤维隔位置高且薄，但在低位腰椎，位置低而坚厚，呈膜状，将外口中部大部分封闭。纤维隔作用为分隔脊神经与血管，对管壁较薄的椎间静脉起到保护作用，又不至于压迫神经根。如有外侧型椎间盘突出、骨质增生或转移性肿瘤时，可因纤维隔的存在而加重神经根受压，是脊神经受压的潜在因素。

椎间管外口与神经根的面积相差悬殊，第一腰神经根只为同序数椎间管的1/12，即使第四、五腰神经根较粗，亦只为同序数椎间管的1/5～1/4，似有较大活动空间。但实际上椎间管内、外口下半只留有缝隙，有效空间很小，特别在内口，盘黄间隙较窄者更是如此。另外，由于椎间管内存在纤维隔，神经根被支持固定在一个比较窄小的管道内，且同时有动脉、静脉通过，有效空间更为减少。

下部腰神经根受卡压的因素应有以下两个方面：

①第四、五腰神经根具有下述特点　a. 较粗；b. 行程长，斜行；c. 脊神经节偏内侧，靠近椎间管内口；d. 神经根与椎间管的面积比值大，而神经根实际活动余地甚小（图12－6）。

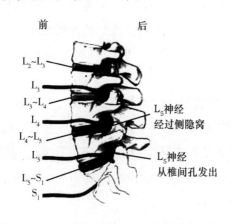

图12－6　腰骶部椎间孔与神经根的关系

②第四、五腰神经通道也存在一些致病的潜在因素。a. 椎管矢、横径均较小，椎管容积最小；b. 侧隐窝明显，矢径最小；c. L₁及L₅～S₁椎间盘最厚，正常即向后有一定程度膨出；d. 黄韧带较厚；e. 盘黄间隙减小；f. 椎间管较长，管内及外口的纤维隔均较薄，支持作用较弱，如神经根坠入椎间管下部，更易遭受卡压。

一个神经根可在不同部位遭受卡压，相邻两个神经根受卡压的机制可不同，了解某一神经根的确切受累部位，在治疗上可有针对性地进行减压，使椎弓板切除缩小至最小范围，避免不必要的切除关节突或打开椎间管，防止造成腰椎不稳。

引起椎管狭窄的原因很多，主要有以下几个方面。

①骨性椎管由于发育障碍而狭窄。表现为横径和矢径变小、侧隐窝狭窄、椎弓板增厚、椎弓板间角度小等。

②腰椎退行性脊柱炎。表现为椎间盘退行性变，向后膨出。椎体后缘，椎弓板上、下缘骨质增生，特别是关节突增大并靠近中线，从前方、后方及后外方突向椎管，引起三叶状椎管，有可能使腰神经根遭受压迫。

③黄韧带及后纵韧带亦可增厚、钙化、发生皱褶，椎弓板间隙减小，使椎管容积进一步减少。

④某些病理改变，如腰椎滑脱、外伤及椎弓板融合术后亦可引起椎管狭窄。

在发育性狭窄，脊髓造影显示椎管矢径平均为10mm（5～14mm）。而在退行性狭窄中，其矢径平均为9.8mm（4～18mm）。此外，长期应用激素，引起过多脂肪组织充满椎管某一节段，也可致使脊髓或神经根受压。

正常椎管，硬脊膜周围有相当空间允许其与神经鞘活动，而在椎管狭窄时，硬脊膜及其内含马尾神经根被紧紧包裹，一旦椎管容积稍有减少，腰椎从屈曲位至伸展位运动时即受到限制，站立及行止时，腰椎前凸增加，更防止其移动，神经受到牵扯，必然影响微循环，延迟神经传导，临床上常出现间歇性跛行，行走稍多即疼痛难忍。坐位及蹲位时，腰椎转为轻度后凸，椎管容积稍有增加，血供增加而症状也有所缓解。

2. 骶骨　骶骨呈扁平的三角形，其底向上，尖向下，向后下方弯曲，由5个骶椎愈合而成。两侧与髋骨相关节。可分为骶骨底、侧部、背侧面、骨盆面及尖端。

（1）骶骨底　骶骨底（图12－7）向上方，由S₁的上部构成。中央有一平坦而粗糙的卵圆形关节面，与L₅构成腰骶关节，其前缘向前突出，称为岬，为女性骨盆内测量的重要标志。底的后方，有一个三角形大孔，称为骶管上口，相当于S₁孔，孔的外上侧，有突向上方的上关节突，中央有一凹陷的后关节面，一般呈斜位，与L₅的下关节突相关节。在上关节突的后外侧，有一粗糙面，相当于腰椎的乳突。由 S_1 伸向两侧的部分，称为骶翼，此部向下移行于骶骨的外侧部。

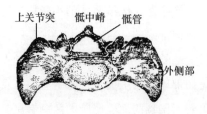

图 12 - 7　骶骨上面观

（2）侧部　侧部为骶前、后孔外侧的部分，由横突与肋突愈合而成。上部宽而肥厚，下部薄而狭窄，上部有耳状的关节面，称为耳状面，与髂骨相关节。耳状面的后方，骨面粗糙不平，称为骶粗隆，为骶髂骨间韧带及骶髂后韧带的附着部。耳状面下方的骶骨外侧缘粗糙，有骶棘韧带及骶结节韧带附着，其末端形成突起，称为骶骨下外侧角。角的下方有一切迹，由第一尾椎的横突及骶尾外侧韧带围成一孔，有第五骶神经的前支通过。

（3）背侧面　背侧面向后上方，粗糙而凸隆。在正中线上，有 3～4 个结节连结而成的纵行隆起，称为骶正中嵴，为棘突融合的遗迹。骶正中嵴两侧的骨板略为凹陷，由椎弓板相互融合而成。其外侧，有一列不太明显的粗线，称为骶中间嵴，为关节突愈合的遗迹。嵴的下端突出，称为骶角，相当于 S_5 的下关节突，与尾骨角相关节。骶骨背面上、下部，各有一缺损，名腰骶间隙和骶尾间隙，腰骶间隙高 1cm，宽 2cm。骶尾间隙成 "∧" 形，居两骶角之间，这个间隙亦叫骶管裂孔或骶管裂隙，为骶管的下口。骶关节嵴的外侧，有 4 个大孔称为骶后孔，与骶前孔相对，但比后者略小，亦借椎间孔与骶管相通，有骶神经的后支及血管通过，临床上常用来行骶神经的阻滞麻醉。

通常第一骶后孔与正中线相距 3cm，第一至二及第二至三之间均为 2.5cm，第三至四之间为 2cm。由第四骶后孔至骶骨下缘的距离为 2cm。骶后孔两外侧，有 4 个隆起形成一断续的粗线，称为骶外侧嵴，为横突愈合的遗迹，有肌及韧带附着。

（4）骨盆面　骨盆面（图 12 - 8、图 12 - 9）斜向前下方，平滑而凹陷，而于 S_2 则略为突出，中部有 4 条横线，为 5 个骶椎愈合的痕迹。各线的两端均有一孔，称为骶前孔，借椎间孔与骶管相通，有骶神经的前支及血管通过。

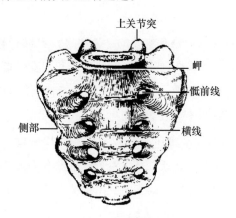

图 12 - 8　骶骨前面观

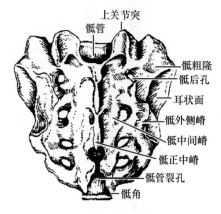

图 12 - 9　骶骨后面观

（5）尖端　由 S_5 椎体的下部构成，狭小，垂直向下。下面有一横卵圆形的关节面，与尾骨相接，骶管（图 12 - 10）为椎管下端的延续部分，由各骶椎的椎孔连合而成，纵贯骶骨全长，长度为 64～66.8mm。有上、下两口，上口的矢状径为 13.4～

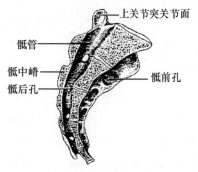

图 12 - 10　骶管侧面观

143

14mm，横径为31mm，下口（骶管裂孔尖端）的矢状径平均为5mm。骶管骶后的侧壁，有4个椎间孔，骶管借此孔与骶前、后孔相通，蛛网膜下隙至S_1即终了。骶管容积为25~28ml。骶管内软组织主要有硬脊膜囊、椎内静脉丛和小动脉、骶神经根和骶神经节、脂肪组织和疏松结缔组织等。

男女骶骨是有差异的：通常男性者横径较小，纵径较长，弯曲度较大，耳状面较长。女性骶骨短而宽，横径较大，弯曲度较小，向后倾斜S_1椎体较小，耳状面略短。

3. 尾骨 尾骨（图12-11、图12-12）为三角形的小骨块，通常是由4个尾椎愈合而成。向前下方，上宽下窄。幼年时，尾椎彼此分离，成年后相互愈合。

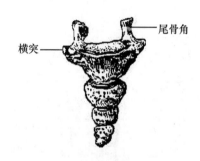

图12-11 尾骨前面观

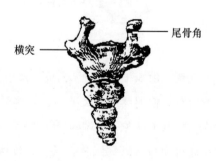

图12-12 尾骨后面观

第一尾椎最大，有椎体、横突及退化的椎弓。椎体的上面构成尾骨的底部，有一卵圆形关节面，与骶骨尖相关节，其间有纤维软骨盘。关节面的后外侧，有两个向上的突起，称为尾骨角，相当于腰椎的椎弓根及上关节突，与骶骨角之间由韧带围成裂孔，相当于最末一对椎间孔，有骶神经通过。横突发育不全，自椎体两侧伸向外下方，与骶骨的下外侧角之间也由韧带围成一孔，有骶神经的前支

通过。

第二尾椎比第一尾椎小，有椎体及横突的遗迹，两侧及后面有微小的结节，为退化的椎弓。第三及第四尾椎则退化成结节状的小骨块。尾骨上有重要肌肉及韧带附着，后有臀大肌、肛门括约肌附着于尾骨尖端的前方，肛提肌附着于尾骨尖端的后方；骶尾韧带环绕骶尾关节，骶尾前韧带及直肠的一部分附着于尾骨前面。尾骨的两侧有尾骨肌、骶结节韧带及骶棘韧带附着。其尖部有肛门外括约肌腱附着。

（二）腰骶尾部的韧带

腰骶尾部连结有不动关节的韧带连结多与颈、胸部韧带相延续、关节连结、椎体间椎间盘连结有3种形式。

1. 韧带连结

（1）前纵韧带 在椎体前面，位于椎体和椎间盘前方，上端起于底部和第一颈椎前结节，向下经寰椎前结节及各椎体的前面，止于骶椎的上部。韧带的宽窄与厚薄都不相同，于胸椎部及各椎体前面的部分均较窄而略厚。于颈腰两部和椎间盘前面的部分则相反。前纵韧带由3层并列的致密的弹性纵行纤维构成，浅层纤维可跨越4~5个椎体；中层纤维跨越2~3个椎体；而深层纤维仅连结相邻的2个椎体。前纵韧带与椎间盘及椎体的上、下缘紧密相连，但与椎体之间则连结疏松。前纵韧带有限制脊柱过度后伸的作用，能帮助防止因体重作用而增加腰部弯曲的趋势。前纵韧带还有防止椎间盘向前突出的作用。

（2）后纵韧带 后纵韧带（图12-13）在椎管内椎体后方，细长而坚韧，起自C_2向下沿各椎体的后面至骶管，与骶尾后深韧带相移行。韧带的宽窄与厚薄各部也不同，于颈椎、上部胸椎及椎间盘的部分较宽；而下部胸椎、腰椎和各椎体的部分则相反。在较宽处，韧带的中部较厚而向两侧延展部较薄，故椎间盘向两侧突出者较多。后纵韧带含浅、深2层纤维，其浅层纤维可跨越3~4个椎体，深层呈"八"字形跨越一个椎间盘连于相邻的两椎体，"八"

字弧形边缘部分紧靠椎弓根部，有椎体的静脉通过，后纵韧带有限制脊柱过度前屈的作用。

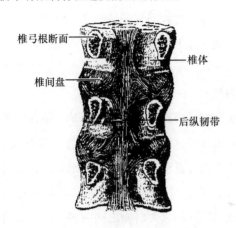

图 12 – 13　后纵韧带

（3）黄韧带　黄韧带（图 12 – 14）又名弓间韧带，呈膜状，走行于相邻两椎板之间，主要由黄色弹性纤维构成。在上附着于上一椎弓板下缘的前面，向外至下关节突构成椎间关节囊的一部分，再向外附于横突的根部，向下附着于下一椎板上缘的后面及上关节突前下缘的关节囊，其正中部有裂隙，有少许脂肪填充，连结椎骨后静脉丛与椎管内静脉丛的小静脉从中通过。在外侧黄韧带与椎间关节的关节囊相融合，并参与椎间关节囊前部的构成，它的侧缘作为椎间孔的软性后壁。因此，除椎间孔和后方正中线的小裂隙外，黄韧带几乎充满整个椎弓间隙，占据椎管背侧 3/4 的面积。此韧带由上而下增强，胸椎部的窄而略厚，以腰椎部的最厚，为 2～3cm，黄韧带限制脊柱的过度前屈，同时也有维持身体直立姿势的作用。

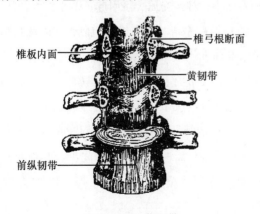

图 12 – 14　黄韧带

（4）棘上韧带　起自 C_7 棘突，细长而坚韧，向下沿各椎骨的棘突尖部，止于骶中嵴；向上移行于项韧带，外侧与背部的腱膜相延续；前方与棘间韧带愈合。各部的宽窄与厚薄不同，其中以 $T_3 \sim T_5$ 的尤为薄弱，腰椎的棘上韧带发育较好，于中线相接而附着于棘突末端的后方及两侧，能限制腰椎过度前屈，其深部纤维与棘突相连，其浅层纤维可跨越 3～4 个椎骨的棘突；中层可跨越 2～3 个；随年龄增长，可出现纤维软骨化并有部分脂肪浸润，或出现囊性变。棘上韧带具有限制脊柱前屈的作用。

（5）棘间韧带　位于棘突间，较薄，不如棘上韧带坚韧，主要由致密排列的胶原纤维构成，杂以少量弹性纤维。沿棘突根部至尖部连结相邻 2 个棘突，前方与黄韧带愈合，后方移行于棘上韧带。

棘间韧带的厚度由胸部至腰部逐渐增加，在腰部最为发达，其纤维方向可与直立时肌肉过度收缩相对抗。在下腰部，棘间韧带有稳定腰椎的作用。

棘间韧带的纤维分 3 层，两侧浅层纤维由上一棘突下缘斜向后下，附着于下一棘突上缘和黄韧带，中层纤维由后上向前下。棘间和棘上韧带均有限制脊柱过度前屈的作用。脊柱前屈超过 90° 时，竖脊肌松弛，仅由韧带维持脊柱姿势。

（6）横突间韧带　位于两相邻的横突之间，其颈椎部常缺如，胸椎部的呈细索状，腰椎部的发育较好，该韧带分内、外两部。在上腰椎横突间隙，外侧部发育不良，仅为薄的筋膜层，在下 2 个腰椎横突间隙，参与构成髂腰韧带，内侧部成腱弓排列，保护脊神经后支和血管，其厚度由上向下逐渐增厚，在 L_5 与 S_1 间，横突间韧带即髂腰韧带的腰骶部。

（7）髂腰韧带　位于 $L_4 \sim L_5$ 横突及髂嵴与骶骨上部前面之间，其纤维相当于腰背筋膜的深层，由 $L_4 \sim L_5$ 横突呈放射状散开，前部纤维附着于髂嵴内唇的后面，偶尔形成一硬的镰刀形纤维束。髂腰韧带为宽而坚强的纤维束，是覆盖盆面腰方肌筋膜的加厚部分。其内侧与横突间韧带和骶髂后短韧带相混，由于 L_5 在髂嵴平面以下，可抵抗身体重量所引起的剪力，这个韧带具有限制 L_5 旋转、防止它在骶骨上做前滑动作用。当 L_5 横突的位置低于髂嵴水平时，髂腰韧带对 L_5 起着吊带作用。这样，两侧髂腰韧带可以承担部分负重作用。

（8）腰骶韧带　上部与髂腰韧带相连起自 L_5 椎体与横突，纤维呈扇形，向下附于髂骨和骶骨的盆面，与骶髂前韧带相混，它的内侧锐缘有第五腰神经的前支通过。腰骶连结位于腰骶角的顶点，身体的重量很容易使 L_5 向前滑脱，正常时因为关节突关节、椎间盘的存在以及髂腰韧带的维持而得以防止这种倾向。如因外伤或发生变异，这些支持组织变软弱时，可以引起关节不稳。腰骶连结为人体躯干和下肢的桥梁，负重大，活动多，遭受外伤机会较多，有时可发生关节突骨折或腰部急性损伤。90%多发于骶关节或骶髂关节。

（9）骶尾关节周围的韧带

①骶尾前韧带　位于骶骨及尾骨的前面，是前纵韧带向下的延续部，沿骶骨及尾骨的前面下降。

②骶尾后深韧带　为后纵韧带的延续部，沿 S_5 椎体的后面下降，于 Co_1 的下缘与终丝及骶尾后浅韧带愈合。

③骶尾后浅韧带　为棘上韧带的延续部，自骶管裂孔的边缘，沿尾骨的后面下降。此韧带经过骶管裂孔的上方，几乎完全封闭该孔。骶管麻醉时，刺针通过此韧带后有明显的落空感，提示已进入骶管。

④骶尾外侧韧带　相当于横突间韧带。连结骶骨外侧缘的下端与 Co_1 尾椎横突之间。上方与骶结节韧带愈合；与骶骨外侧缘之间，围成一孔，有第五骶神经的前支通过。

2. 关节连结

（1）关节突关节　又称椎间关节，属于滑膜关节，由上、下相邻关节突的关节面构成，从 C_2 ~ S_1，每两个相邻椎骨间左、右各有1个关节突关节。关节面表面覆盖一层透明软骨，关节囊附着于关节软骨周缘，颈椎的关节囊较松弛，胸椎部的紧张，腰椎者则较厚。前方有黄韧带加强，后方为部分棘

间韧带加强。关节囊韧带主要为胶原纤维，背侧较薄。在下腰部，关节囊下部有坚强纤维性结构至椎弓板，并部分为棘间韧带所代替，前部几乎全为黄韧带构成。在上腰部，关节囊附着线在关节突边缘的内侧 1 ~ 2mm 处。越向下越靠内，在腰骶部几乎至其内侧 13mm。

关节囊滑膜层呈光滑半透明状，贴在纤维层内面，不易分开，滑膜层约 1/3 起自关节软骨边缘，约 2/3 滑膜起点至关节软骨有一定距离，滑膜起点与关节软骨缘间由结缔组织连结，关节腔狭小密闭。滑膜层在相邻关节面之间两层突入形成滑膜皱襞，伸至关节腔内，滑膜皱襞根部连滑膜层。

关节突关节构成椎间孔的后界，不同平面腰椎间盘的后面与关节突的关系有差异。当直立时，在下腰部，特别是 L_5 ~ S_1 或 L_4 ~ L_5，椎间盘的后面与下脊柱骨的关节突前面相对，这部分椎间盘正常位于椎间管的下部。

关节突关节由脊神经后内侧支所发关节支支配，内侧支恰在横突根的近侧，继而在上关节突之上，乳突及副突之间，偶被此骨化的乳突副韧带覆盖，发出两个关节支。近侧支小，在关节突下方勾住骨，供应关节小面；另一个比较大的降支行向下内，支配下关节囊的上内侧，还有一附加支，恰在横突间筋膜之前，至上关节小面的上部。如此每个内侧支至少供给同一平面和下一平面的两个椎间关节。而每个椎间关节至少接受两个脊神经后支发出的关节支。关节小面如果肥大或不对称，可使椎间孔相对变小，神经受压，可引起关节小面综合征。

（2）腰骶连结　由 L_5 椎体与骶骨底以及 L_5 两侧下关节突与 S_1 上关节突的关节面构成。具有关节腔和关节囊，关节面上覆盖有透明软骨，关节面的方向较其他腰椎的关节面倾斜，近似额状位，这样就可以防止 L_5 在骶骨上向前滑动，同时在运动上具有较多的灵活性。L_5 ~ S_1 之间的椎间盘较其他腰椎间的椎间盘为厚，前侧较后侧尤厚，以加大腰椎前凸。

腰骶连结周围的韧带大致与其他腰椎间关节相

同、前、后纵韧带向下分别止于骶骨的前、后,在椎弓板之间以及棘突之间也有黄韧带、棘间韧带和棘上韧带。此外,尚有髂腰韧带和腰骶韧带,在位置上相当于横突间韧带。

(3)骶尾关节 位于 S_5 椎体与 Co_1 椎体之间,借椎间盘及韧带相连构成。其椎间盘呈卵圆形,薄而较软,前后较厚,两侧较薄,中部常有一小腔。

骶尾关节可有轻微的屈伸运动,肛提肌收缩时,这个关节略微前屈,增大肛门直肠交接处的屈曲度,以控制大便的排出。肛提肌松弛时则微微后伸,有助于大便的排出,但过度后伸可以引起尾骨角的骨折。臀部摔伤都会扭伤或撕伤骶尾周围韧带。由于坐的动作、排便等可持续地拉伤已经损伤了的韧带,常使损伤成为慢性。骶尾关节亦脆弱,常伴有尾骨半脱位。

(4)尾椎间的连结 幼年时,尾椎间主要借骶尾前韧带和骶尾后深韧带相连;于 $Co_1 \sim Co_2$ 之间,可见到明显的椎间盘。随着年龄的增长,尾椎间的连结逐渐骨化融合成骨结合。尾骨韧带是一束纤维组织,由尾骨尖伸至皮肤,在肛门后中线形成一个凹陷。

四、椎间盘

(一)椎间盘的解剖结构

脊柱由 32 块椎骨构成。$C_1 \sim C_2$ 间和骶椎、尾椎间无椎间盘组织,椎间盘仅有 23 个。椎间盘由软骨终板、纤维环和髓核 3 部分构成,通过薄层的透明软骨与椎体相连(图 12 – 15)。

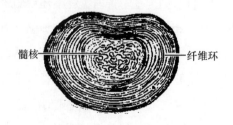

髓核 —— 纤维环

图 12 – 15 椎间盘的切面解剖

1. 软骨终板 软骨终板由与其他软骨细胞一样的圆形细胞构成。软骨终板在椎体上、下缘各有一

个,位于椎体骺环(骺环在成人为椎体周围的骨皮质骨环)之内,平均厚度 1mm,中心区稍薄,呈半透明状。

软骨终板有很多微孔,是髓核的水分和代谢产物的通路。在婴幼儿软骨终板的上、下面有毛细血管穿过,出生后 8 个月血管开始闭合,到 20 ~ 30 岁完全闭合,在成人时属于无血管组织。同一椎体的上、下软骨终板面积是不同的。

2. 纤维环 纤维环分为外、中、内 3 层。外层由胶原纤维带构成;内层由纤维软骨带构成。细胞排列与分层的纤维环方向是一致的,各层之间有黏合样物质,彼此之间牢固地结合在一起,而不互相交叉穿插。外层纤维环细胞呈梭形,细胞核呈雪茄形,内层纤维环细胞呈圆形,类似软骨样细胞,不定型的基质增加。纤维环的前侧和两侧部分最厚,约为纤维环后侧部分的两倍。虽然后侧部分较薄,但也有 12 层纤维。外层纤维位于两个椎体骺环之间。内层纤维位于两个椎体软骨终板之间。中、外层纤维环通过 Sharpey 纤维连于骺环。纤维环后侧多为内层纤维,附着在软骨终板上。最内层纤维进入髓核内并与细胞间质相连接,与髓核之间无明显界限。

纤维环前侧部由前纵韧带加强,纤维环后侧由后纵韧带加强,由于此部较薄,各层之间黏合样物质亦少,不如前、外侧部分坚实。在纤维环的前侧部分,内、中、外层纤维各自平行斜向两椎体之间,纤维相互交叉重叠呈 30° ~ 60° 角。纤维环的后侧部分纤维则以更复杂的分层方式排列。整个纤维环是同心环状多层结构,外周纤维比较垂直,接近软骨终板时几乎呈平行。纤维环的相邻纤维层相交叉排列。纤维连接上下相邻椎体,使脊柱在运动时作为一个整体,纤维环很坚固,紧密附着在软骨终板上,使脊柱保持稳定性。如脊柱外伤时,巨大力量使纤维环广泛撕裂,可引起椎体间脱位。纤维环的特殊排列方向,可以使相邻椎体有轻度活动,但运动到一定限度时,纤维环紧张,又起节制的作用,限制上下两椎体的旋转运动。

3. 髓核 幼儿期的髓核比较软而大，位于椎间盘中央，与椎体无接触。髓核细胞形态各异，细胞核呈椭圆形。细胞可单独一个存在，也可呈6个以上为一组。椎体后面的发育较前面快，因此至成年时，髓核位于椎间盘偏后部。髓核约占椎间盘横断面的50%～60%的面积。幼儿期椎间盘内层纤维环行包绕在脊索细胞的周围。10岁后脊索细胞消失，仅有软而呈胶冻样的髓核。12岁时髓核几乎完全由疏松的纤维软骨和大量的胶原物质构成。伴随着年龄增长，胶原物质由纤维软骨逐渐所取代。小儿髓核结构与纤维环分界明显，老年时髓核水分减少，胶原纤维增粗，纤维环与髓核两者分界不明显。成年人髓核由软骨细胞样细胞分散在细胞间质内，此处有比较致密的、分化不好的胶原纤维网状结构。

每层胶原纤维覆以糖胺聚糖和硫酸软骨素，使髓核具有与水结合的能力。年龄不同，水的含量也不同，最多可占髓核总量的90%。细胞间质各种成分结合在一起，形成立体网状胶样结构。在承受压力下，髓核使脊柱均匀地承受负荷。一般正常人的身高一日之间有变化，是由于与髓核内水分的改变有关。晚间较晨起时矮1.5～2.4cm。老年时髓核含水量减少，身高变化较少。

椎体的松质骨有丰富的血供，与软骨终板之间无坚质骨相隔。压力的改变可使椎体内的液体进行交换。直立时压力加大，躺下时压力减小，液体营养经软骨终板渗透至髓核。

椎间盘的细胞密度较大多数组织细胞密度低，细胞的分布不均匀。在软骨终板由浅至深，纤维环由外至内，细胞数逐渐减少。软骨终板及外层纤维环细胞最多，特别邻近于椎体海绵质骨处，髓核处细胞最少。软骨终板的细胞密度相当于髓核细胞密度的4倍，纤维环的细胞密度是髓核的细胞密度的2倍。椎间盘的软骨终板、纤维环和髓核的细胞和基质各有其特点。在透明软骨盘与髓核间可以清楚地看到界限，而在软骨终板与纤维环之间无明确的界限。

（二）腰椎间盘的神经支配

在纤维环的后部，有很多无髓鞘神经纤维，在后纵韧带也有少量相似的神经纤维，这些神经纤维称为窦椎神经，起源于背根神经的神经节远端，经过椎间孔出椎管后，重新进入椎间孔，下行至硬膜外，分布于此神经起始部下两节段的后纵韧带和椎间盘的后面。椎间盘后外侧部由灰质交通支的分支支配。椎间盘的后侧由灰质交通支的分支和腹侧支的直接分支支配（图12－16）。

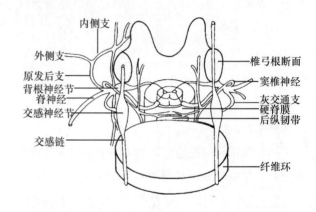

图12－16 窦椎神经在椎管内的分布

椎间盘组织内有神经末梢，是一种比较复杂的有髓鞘和无髓鞘的感受器。围绕在椎间关节囊的周围和纤维环的腹侧面。有许多游离神经纤维和神经网在前、后纵韧带和外层纤维环内。

（三）腰椎间盘与邻近重要结构的关系

1. 与软组织的关系 椎间盘侧方与起于腰椎横突的腰大肌相邻，在腰大肌内侧缘有输尿管，紧贴腰椎侧方有交感神经链。腰椎间盘的后方结构与椎体一并构成椎管的前壁。椎间盘纤维环后侧中央部分与后纵韧带相连，两侧无后纵韧带加强，故椎间盘突出多发生在一侧。后侧椎间盘与椎管结构有密切的关系。当腰椎间盘突出时，可以影响椎管内脊椎动静脉的循环，或使神经从椎间孔出椎管。

2. 与血管的关系 椎体和椎间盘的前面是后腹壁的中央部分。前纵韧带由上而下逐渐增宽，附着和覆盖在椎体和椎间盘的前方。膈肌右侧起自于L_1～L_3椎体及椎间盘侧方，左侧起自于L_1～L_2椎体及椎间盘侧方。椎间盘前侧最重要的结构为中线附近的大动静脉。腹主动脉与 $L_1 \sim L_3$ 椎间盘相邻。腹主动脉在 L_4 椎体下缘分叉为髂总动脉。左侧髂总动脉在中线偏左与 L_4 椎间盘相邻。髂总静脉与 $L_1 \sim L_4$ 椎间盘相邻，L_5 椎间盘不与上述大动静脉贴近，但前面有骶中动、静脉通过，两侧有左、右髂总动静脉，并有骶前血管丛位于它的前方。

3. 腰椎间盘、椎间孔与神经根的关系　脊髓的背根神经纤维和腹根神经纤维，在背根神经节的远端处组合在一起，成为混合神经干，经椎间孔出椎管。腰神经背根神经节大部分在椎间孔外，但骶神经背根神经节位于骶管内。腰神经在椎间孔外分为背侧支和腹侧支。背侧支分为内侧支及外侧支。内侧支向后至背部的肌肉，外侧支成为皮神经分布于皮肤。$L_1 \sim L_3$ 脊神经皮神经构成臀上皮神经，$L_4 \sim L_5$ 脊神经则无皮神经发出。腹侧支参与腰骶丛。骶神经的腹侧支和背侧支在骶管内，前者经骶骨的骶前孔进入盆腔，后者经骶后孔出骶管。腰骶神经的腹侧支，有 1 根或数根分支与交感神经干相连。腹侧支亦发出返支，经椎间孔进入椎管内分布于脊膜上，构成纤细的脊膜分支。

神经根在椎间孔处最易受压。椎间孔的纵径（上下径）较横径（前后径）大。L_4 和 L_5 神经，平均直径为 7mm 左右；L_4 椎间孔纵径为 19mm，横径 7mm；L_5 椎间孔纵径为 12mm，横径 7mm。当小关节突滑膜肿胀、骨性增生、椎间盘突出等时，均可使椎间孔变狭窄，小于神经根的直径，从而压迫腰骶神经根引起腰骶神经根受压相应的症状。腰神经根自马尾神经发出，经椎间孔出椎管前在椎管内走行一定的距离。神经根在硬膜的前壁两侧穿出。一般情况下，$L_3 \sim L_4$ 椎间盘突出，压迫 L_4 神经根；$L_4 \sim L_5$ 椎间盘突出，压迫 L_5 神经根；$L_5 \sim S_1$ 椎间盘突出，压迫 S_1 神经根。如腰椎间盘突出较大并且偏于椎管中央部分，则大部分马尾神经受压，单根腰或骶神经根受压症状表现不明显。

五、腰骶尾部软组织

（一）皮肤

腰部皮肤较厚而致密，有较丰富的毛囊和皮质腺，皮下组织内含有许多结缔组织束与皮肤相连，移动性小，皮肤张力线在纵行肌范围为横向，过纵行肌外侧缘后转为稍斜向下方。骶尾部的皮肤厚而有弹性，但在骶骨背面凸出部分皮肤较薄。腰骶尾部皮肤的神经来自第十二胸神经和腰骶尾神经后支的分支。

（二）筋膜

1. 浅筋膜　腰骶尾部的浅筋膜是皮下筋膜同相邻区浅筋膜层的连续，致密而厚实，通过结缔组织纤维束与深筋膜相连，其结缔组织纤维分隔形成的小房含大量脂肪。浅筋膜层中有皮神经和皮血管，它们都是小支，发自深层的神经和血管。

2. 深筋膜　深筋膜即固有筋膜，骶尾区的深筋膜薄弱，与骶骨背面骨膜相愈合。深筋膜分浅、深两层，浅层很薄弱，是一层薄的纤维膜，上续胸廓背面的深筋膜浅层，侧方连腹前外侧壁的深筋膜，向下附着于髂嵴，并和臀筋膜延续，内侧方于人体正中平面附至各腰椎棘突、骶中棘和连结各棘突游离端的棘上韧带。腰部深筋膜浅层薄弱，深层较厚，与背部深层筋膜相续，呈腱膜性质，合称胸腰筋膜。

腰背筋膜在胸背部较为薄弱，覆于竖脊肌表面。向上连接于项筋膜，内侧附于胸椎棘突和棘上韧带，外侧附于肋角和肋间筋膜，向下至腰部增厚，并分为前、中、后 3 层（图 12 - 17）。

（1）前层　又称腰方肌筋膜，覆盖于腰方肌前面，内侧附于腰椎横突尖，向下附于髂腰韧带和髂嵴后份，上部增厚形成内、外侧弓状韧带。前层在腰方肌外侧缘处同腰背筋膜中、后层愈合，形成筋膜板，由此向外侧方，是腹横肌的起始腱膜。

（2）中层　位于竖脊肌与腰方肌之间，内侧附于腰椎横突尖和横突之间韧带，外侧在腰方肌外侧缘与前层愈合，形成腰方肌鞘，向上附于第十二肋下缘，向下附于髂嵴，此层上部附于第十二肋和 L_1 横突之间的部分增厚，形成腰肋韧带（图 12 - 18）。此韧带的锐利边缘是胸膜下方返折线的标志。

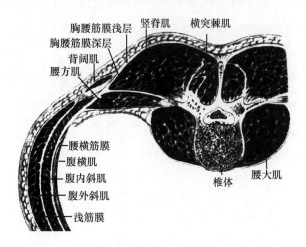

图 12 - 17 胸腰筋膜

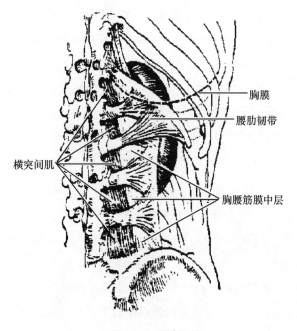

图 12 - 18 腰肋韧带

（3）后层 在竖脊肌表面，与背阔肌和下后锯肌腱膜愈着，向下附着于髂嵴和骶外侧嵴，内侧附于腰椎棘突、棘上韧带和骶正中嵴，外侧在竖脊肌外侧缘与中层愈合，形成竖脊肌鞘，后层与中层联合成一筋膜板续向外侧方，至腰方肌外侧缘前层也加入，共同形成腹横肌及腹内斜肌的腱膜性肌肉起始。腹横肌的起始腱膜比腹内斜肌的筋膜起始宽很多。由上可以看出，腰背筋膜即是间隔各肌的筋

膜，也是一些骨骼肌腱膜性肌肉起始的附着部位。腰背筋膜后层在髂后上棘连线以上与竖脊肌总腱间隔以少量疏松结缔组织及脂肪，形成腰背筋膜下间隙，腰神经后外侧皮支穿行其中。腰部活动度很大，在剧烈活动中胸腰筋膜可被扭伤。

（三）腰骶尾部肌肉

分布于腰骶尾部的肌肉主要有有背阔肌、下后锯肌、竖脊肌、横突棘肌、腰方肌、腰大肌、腰小肌等。

1. 竖脊肌 竖脊肌又名骶棘肌，是背肌中最强大的肌肉，此肌下端起于骶骨背面、腰椎棘突、髂嵴后部和腰背筋膜，在腰部开始分为 3 个纵行的肌柱上行，内侧者称为棘肌，中间者叫最长肌，外侧者叫髂肋肌。

（1）棘肌 该肌位于最内侧，紧贴棘突的两侧，较上述二肌薄弱，又分为胸棘肌、颈棘肌和头棘肌。胸棘肌位于胸背面的中部，起自总腱和下部胸椎棘突，肌束一般越过 1~2 个棘突，抵止于上部胸椎棘突；颈棘肌较胸棘肌弱小，位于项部。胸棘肌具有伸脊柱胸段的作用；颈棘肌具有伸脊柱颈段的作用。头棘肌多与头半棘肌合并，止于枕骨下项线。棘肌受脊神经（$T_2 \sim L_1$）后支支配。

（2）最长肌 在髂肋肌的内侧及深侧，自下而上也分为 3 部，即胸最长肌、颈最长肌和头最长肌。除起于总腱外，还起自全部胸椎及 $C_5 \sim C_7$ 横突，止于全部胸椎横突和其附近的肋骨、上部颈椎横突及颞骨乳突。一侧收缩时，使脊柱向同侧屈曲；两侧收缩，则竖直躯干。胸和颈最长肌受脊神经（$C_4 \sim L_5$）后支支配，头最长肌受脊神经（$C_1 \sim L_4$）支配。

（3）髂肋肌 此肌为外侧肌束，自下而上又分为 3 部，即腰髂肋肌、胸髂肋肌和颈髂肋肌，这 3 部肌肉互相重叠。腰髂肋肌起自竖脊肌的总腱，向上分为 6~7 束，肌纤维向上，借许多肌束止于下 6 个肋骨肋角的下缘。胸髂肋肌及颈髂肋肌均至于上 6 个肋骨止点的内侧，最后止于 $C_4 \sim C_6$ 横突的后结节。全肌虽然分为 3 部，但纤维相重叠，外形上没有分开，是 1 块肌肉。此肌通过肋骨作用于脊柱，一侧收缩时，使躯干向同侧屈曲；两侧收缩时，则

竖直躯干。髂肋肌受脊神经（$C_8 \sim L_1$）后支支配。

2. 横突棘肌 横突棘肌由多数斜行的肌束组成，被竖脊肌所覆盖，其肌纤维起自下位椎骨的横突，斜向内上方止于上位椎骨棘突。由浅入深可分为3层，即半棘肌、多裂肌和回旋肌。横突棘肌两侧同时收缩，使脊柱伸直；单侧收缩时，使脊柱转向对侧。

（1）半棘肌 按其止点和分布位置，分为胸半棘肌、颈半棘肌和头半棘肌，胸半棘肌起于下位胸椎横突尖，跨过4~6节脊椎骨，止于上位数个胸椎和下位数个颈椎棘突尖，为脊椎骨旋转肌，受脊神经（$T_1 \sim T_{11}$）后支支配。

（2）多裂肌 位于半棘肌的深面，为多束小的肌性腱束，形状类似半棘肌，但较短，分布于$S_4 \sim C_2$之间（图12-19）。在骶部，起自骶骨后面、髂后上棘及骶髂后韧带；在腰部，起自乳突；在胸部起自横突；在颈部，起自下位4个颈椎的关节突。跨过1~4个椎骨，止于上位数个棘突的下缘。肌束长短不一，浅层者最长，止于上3~4个棘突，中层者止于上2~3个棘突，深层者止于上一个棘突。多裂肌是脊椎的背伸肌，可以加大腰椎前凸，在颈、胸部，尚可以防止脊椎向前滑脱。多裂肌受脊神经（$C_3 \sim S_5$）后支支配。

（3）回旋肌 在多裂肌的深面（图12-19），连结上、下两个椎骨之间或越过1个椎骨，分颈回旋肌、胸回旋肌和腰回旋肌。为节段性小方形肌，起自各椎骨横突上后部，止于上一椎骨椎弓板下缘及外侧面，直至棘突根部，回旋肌在胸段比较发达，每侧有11个，数目可有变化。回旋肌受脊神经（$T_1 \sim T_{11}$）后支支配。

3. 腰方肌 腰方肌（图12-20）位于腹腔后壁腰椎的两旁、腰背筋膜中层，后邻竖脊肌；前方借腰背筋膜前层与腹横筋膜相隔，为长方形的扁肌，下端较宽。起自髂嵴后部的内唇、髂腰韧带及下方3~4个腰椎横突。肌纤维斜向内上方止于第十二肋骨内侧半下缘和上方4个腰椎横突及T_{12}椎体。此肌可增强腹后壁，若两侧收缩时则降低第十二肋，还有协助伸脊柱腰段的作用，一侧收缩时使脊柱侧屈，两侧收缩时可以稳定躯干。腰方肌受腰丛（$T_{12} \sim L_3$）支配。

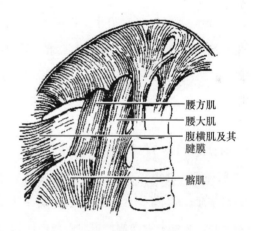

图12-20 腰方肌

4. 腰大肌 腰大肌（图12-21）位于腰椎侧面，脊柱腰段椎体与横突之间的深沟内，呈纺锤状。起自T_{12}椎体下缘至L_5椎体上缘和椎间盘的侧面，以及全部腰椎横突。肌束向下逐渐集中，联合髂肌的内侧部，形成一个肌腱，穿过腹股沟韧带与髋关节囊之间（肌腔隙），贴于髂耻隆起的前面及髋关节囊的前内侧而下行，止于股骨小转子。腰大肌收缩时，可屈曲大腿并旋外，当大腿被固定时，则屈脊柱腰段而使躯干前屈。受腰丛的肌支（T_{12}、$L_1 \sim L_4$）支配。

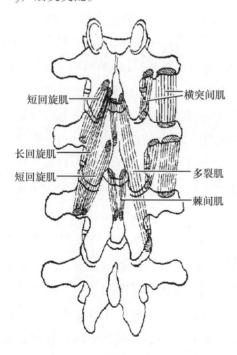

图12-19 多裂肌及回旋肌

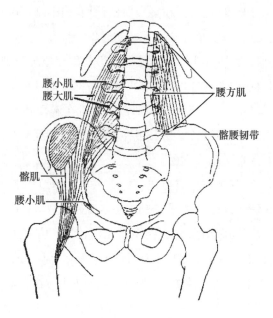

图 12 - 21　腰大肌

腰大肌起始处有一系列腱弓，腱弓与上位腰椎之间的裂隙为腰动脉、腰静脉和腰交感干的交通支的通道。

5. 腰小肌　此肌肌腹很小，呈棱形，肌腱较长，位于腰大肌的前面，上端起自 T_{12} 椎体及 L_1 椎体的侧面，下端止于髂耻隆起，并以腱移行于髂筋膜和耻骨梳韧带。此肌收缩时，使脊柱腰段屈向同侧（与腰大肌共同作用），并紧张髂筋膜；腰小肌受腰丛的肌支（$L_1 \sim L_2$）支配。

6. 肛提肌　肛提肌（图 12 - 22）是位于骨盆底的成对扁肌，向下、向内左右连合成漏斗状，封闭骨盆下口的大部分。两侧肛提肌的前内侧缘之间留有一个三角形的裂隙，即盆膈裂孔。男性有尿道

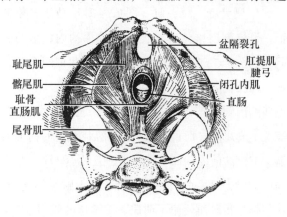

图 12 - 22　肛提肌

通过，女性有尿道和阴道通过。肛提肌按纤维起止及排列不同，又可分为 4 部分，由前向后外，依次分述如下。

（1）耻骨阴道肌　男性为前列腺提肌。居内侧部，起自耻骨骨盆面和肛提肌腱弓的前份，肛提肌腱弓张于坐骨棘与耻骨体的后面之间。肌纤维沿尿道及阴道两侧排列，并与尿道壁和阴道壁的肌层交织，然后同对侧的肌纤维构成"U"形袢围绕阴道，其作用协助缩小阴道。在男性，此肌纤维经前列腺尖的两侧，向后止于会阴中心腱，其作用是悬吊固定前列腺。

（2）耻骨直肠肌　位于中间部，起自耻骨盆面和肛提肌腱弓的前份，肌纤维向后止于肛管侧壁、后壁及会阴中心腱，在盲肠肛管移行处，两侧肌束构成"U"形袢，是肛门直肠环的主要组成部分。

（3）耻尾肌　位于外侧部，起白耻骨盆面及肛提肌腱弓的中份，止于骶、尾骨侧缘及肛尾韧带。

（4）髂尾肌　位于后外侧部，起自肛提肌腱弓的后份和坐骨棘盆面，止于尾骨侧缘及肛尾韧带（肛门和尾骨之间的结缔组织束）。

肛提肌的作用是构成盆底，提起盆底，承托盆腔器官，并对肛管和阴道有括约作用。由肛神经及阴部神经（$S_2 \sim S_4$）支配。肛提肌个体差异很大，有的肌束粗而密，有的则细而疏，肌束间可出现裂隙，其间仅由盆膈上、下筋膜所封闭，偶尔经此裂隙会发生阴疝。衡量肛提肌发育正常与否，可以骶尾连结与耻骨联合最高点之间的连线，即耻尾线作为鉴别标志。若骨盆直肠终于此线以上者即为发育不良，反之则为正常。肛提肌或上述神经的损伤可导致大便失禁、直肠脱垂或女性生殖道脱垂、会阴疝等。

7. 尾骨肌　尾骨肌位于肛提肌后方，紧贴骶棘韧带的上面，起自坐骨棘盆面，向后呈扇形分开，止于尾骨及骶骨下部的侧缘。尾骨肌参与构成盆底，承托盆腔脏器，并对骶骨和尾骨有固定作用。单侧收缩时，可使尾骨向前外侧运动；两侧肌同时收缩，则可使尾骨向前移动。由于骶尾

关节在中年以后常常骨化成不动关节，故尾骨肌也因而失去运动关节的作用。由骶神经前支（$S_4 \sim S_5$）支配。附着于骶、尾骨外侧缘的肌肉痉挛性收缩可致尾骨痛。

六、腰骶尾部神经

腰骶尾部神经有第十二胸神经，各腰神经的后支，在腰大肌内的腰丛及其分支，骶、尾神经，以及腰、盆部交感干等。

1. 腰神经的后支 腰神经后支较细，于椎间孔处在脊神经节外侧从脊神经发出后向后行，经上关节突和横突根部上缘之间的骨纤维孔，至横突间韧带内侧缘分为后内、外侧支（图 12 - 23）。腰神经后支通过的骨纤维孔位于椎间孔的后外方，开口向后，与椎间孔的方向垂直。其内侧界为下位椎骨上关节突的外侧缘，上外侧界为横突间韧带的内侧缘，下界为下位椎骨横突的上缘。骨纤维孔的体表投影相当于同序数腰椎棘突外侧的下述上、下位点连线上。上位点在第一腰椎平面后正中线外侧2.3cm，下位点在第五腰椎平面后正中线外侧3.2cm。此两点连线同深层的多裂肌间隔一致，可据此作为手术进入腰部骨纤维孔的标志，第一至四腰部骨纤维约与同序数腰椎棘突平齐，第五腰部骨纤维孔则略低于 L_5 棘突平面。骨纤维孔断面横径小，纵径大，呈长圆形。有时为横行的纤维束分隔成2~3个小管，其内分别有神经和血管通行。

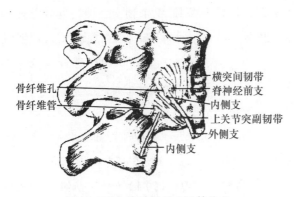

骨纤维孔
骨纤维管
横突间韧带
脊神经前支
内侧支
上关节突副韧带
外侧支
内侧支

图 12 - 23　脊神经后支及其分支

（1）后外侧支　第1~3腰神经后外侧支较粗，出骨纤维孔后斜向下外侧方，在接近下位椎骨横突

后面中份处进入竖脊肌，然后自不同部位穿出该肌。第四、五腰神经的后外侧支渐细，且较短，出骨纤维孔后斜向下外侧方，越下位椎骨横突后面的外侧份进入竖脊肌，终为数支。后外侧支在不同部位均有吻合，但以肌内吻合较多见。

如以正中平面为纵坐标，左、右两侧髂嵴最高点连线为横坐标，则第十二胸神经的后外侧支，于 $L_2 \sim L_3$ 间平面穿出，在髂嵴最高点连线上方10mm左右，距中线60~70mm。第一、二、三腰神经后外侧支在 $L_3 \sim L_4$ 椎平面穿出，在髂嵴最高点连线下3~10mm，距中线60~70mm。外侧支穿出后，通常贴竖脊肌表面下行一段距离，至下一个棘突平面再穿出腰背筋膜后层。

后外侧支的分支分布于椎间关节连线外侧方的结构，如腰背筋膜、竖脊肌、横突间韧带和髂腰韧带等。此外，第十二胸神经的后外侧支及第一至三（四）后外侧支，还分出皮支在竖脊肌内、外经过重新组合，于竖脊肌外侧缘邻近髂嵴处穿出腰背筋膜后层，组成臀上皮神经，越髂嵴抵达臀区皮肤，亦可到达股骨大转子平面。臀上皮神经以3支型最为多见，约占56%，它们在不同平面贯穿包括腰背筋膜后层在内的不同结构浅出，进至臀区。一般说来，自高位到低位，穿出点由外侧向内侧依次排列，即高位穿出者在外侧，低位穿出者居内侧。竖脊肌外侧缘附于髂嵴处向内侧、外侧方各20mm的髂嵴上缘范围，是臀上皮神经越过髂嵴最集中处，93%的臀上皮神经经此处下行。臀上皮神经穿出深筋膜的部位，被筋膜固定，跨过髂嵴后，则行于浅筋膜中，愈向下，位置愈浅。当躯干做旋转运动时，皮肤和浅筋膜等浅层结构活动度大，深层结构活动度小。臀上皮神经的损伤可导致腰腿痛（图 12 - 24）。

（2）后内侧支　腰神经后内侧支自后支分出后，行经横突间韧带内侧缘与下位椎骨上关节突根部外侧缘之间，绕上关节突的外侧缘走向后下内侧方，横过横突的后面，进入乳突与副突之间的骨纤维管。出管后，斜向下内侧方，至椎弓板后面，再向下越过1~3个椎骨，分布于椎间关节连线内侧方的结构（如棘间肌、多裂肌、椎间关节囊、黄韧带、棘上韧带、棘间韧带等）。第五腰神经后内侧支在骶翼的骨沟中分出，转向后内侧下方，经骨纤维管到达骶中嵴侧方，终止于多裂肌等。

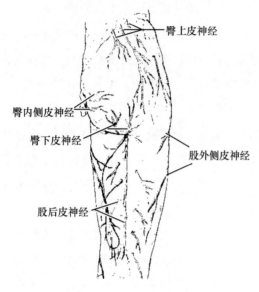

图 12 - 24　臀上皮神经

腰神经后内侧支通过的骨纤维管长 5 ~ 6mm，内径为 2.1 ~ 3.9mm，距正中线 2mm 左右，位于腰椎乳突与副突之间的骨沟处，自外上斜向内下，由上、下、前、后 4 壁构成。上壁为乳突，下壁为副突，前壁为乳突副突间沟，后壁为上关节突副突韧带；管的前、上、下壁为骨质，后壁为韧带，有时后壁的韧带骨化，形成完全的骨管。骨纤维管的体表投影在同序数腰椎棘突下外方的上、下位两点连线上，其上位点在第一腰椎平面后正中线外侧约 2.1cm，下位点在第五腰椎平面后正中线旁开约 2.5cm。

如此骨纤维管的入口呈裂隙状，或上关节突副突韧带骨化，使骨纤维管变成一个完整的骨管，均易使腰神经后内侧支受挤压而引起腰腿痛。与腰神经后内侧支伴行的血管表面有来自腰交感干的纤维包绕，形成神经丛，也同样会受到挤压。

后内侧支在骨纤维管内呈扁圆形，直径为 0.8 ~ 1.3mm。神经及伴行血管周围充满疏松结缔组织。由于后内侧支在走行过程中紧邻椎间关节及横突间韧带，又须通过骨纤维管，故腰椎椎间的关节

病变、韧带损伤或骨纤维孔内径的改变，均可能刺激、压迫该神经而引起后正中旁一侧疼痛和压痛，疼痛可放射至椎间关节多裂肌、棘间韧带、棘上韧带和黄韧带等部位。由于后内侧支前段恒定行于下位椎骨上关节突外侧，封闭及手术时，该处可为寻找后内侧支的理想部位。

可见，腰神经后支及其分支之间均有广泛吻合，组成腰后丛，1 个内侧支或外侧支常含有附近 2 ~ 3 个脊髓节的纤维成分。腰神经后支及其分出的内、外侧支在各自的行程中，都分别经过骨纤维孔、骨纤维管或穿胸腰筋膜裂隙。在正常情况下，这些孔、管或裂隙有保护通过其内的血管神经的作用，但由于孔道细小，周围结构弹性减弱，上腰部活动度大等，则易拉伤，或因骨质增生使孔道变窄，压迫通过的血管和神经，而导致腰腿痛。

在横突背面可以找到外侧支，在上关节突的外侧面或其内下方可找到内侧支，在椎间孔处可以找到后支。

2. 腰神经的前支　腰神经的前支，由上而下逐渐变粗大。第一胸神经分支加入腰丛者占 50%。第一至四腰神经的前支，大部分组成腰丛。而第四腰神经的小部分与第五腰神经合成腰骶干，参与骶丛的组成。

各腰神经前支在组成腰丛以前，同腰交感干神经节之间连有灰交通支。灰交通支细长，伴腰动脉围绕椎体走行，被腰大肌所遮覆。灰交通支联系两种神经的形式不规则，1 个腰交感神经节可以有和两支腰神经前支相连的灰交通支，而 1 支腰神经前支也可以有灰交通支连于两个腰交感神经节；此外，也可常见于灰交通支连于腰交感干。除灰交通支外，第一、二或第三腰神经前支，都有连至腰交感链的白交通支。每一腰神经可拥有 1 ~ 5 支交通支，1 支腰神经可同数个腰交感神经节相连。

（1）腰丛　腰丛（图 12 - 25）由第一至三腰神经前支及第四腰神经前支的大部组成。第一腰神经可能接受第十二胸神经束的 1 束纤维。腰丛位于腰方肌的内侧缘，腰大肌后侧，腰椎横突前侧。

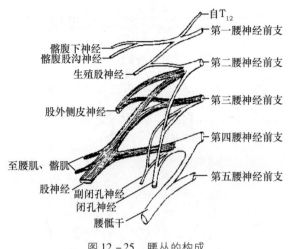

图 12 – 25 腰丛的构成

腰神经前支构成腰丛的方式在不同个体间有差别，一般情况下，第一腰神经前支在第十二胸神经发支加入后，分为上、下 2 支，上支较粗，又分成髂腹股沟神经和髂腹下神经；下支较细，同第二腰神经前支的 1 支合并形成生殖股神经。第二腰神经前支余部、第三腰神经前支全部和第四腰神经参与腰丛的构成，均分为腹侧支和背侧支。腹侧支联合成闭孔神经，有时，第三、四腰神经前支的腹侧支还另外形成一副闭孔神经。第二、三腰神经的背侧支各分一小部和一大部，两者的大部与第四腰神经的背侧支形成股神经，小部则合并成股外侧皮神经。另外，腰丛还发出肌支。

①髂腹股沟神经 髂腹股沟神经较细小，含有第一腰神经的纤维，常有第十二胸神经的纤维加入。髂腹股沟神经出现于腰大肌的外侧缘，与髂腹下神经共干，位于该神经的下侧。沿腰方肌前面，肾的后面，经髂嵴内唇后部的内侧，继沿髂肌前面前进，当其行近髂嵴前部时，则穿腹横肌；又于髂前上棘下侧稍前处，穿腹内斜肌，进入腹股沟管。沿精索的外下侧下降，穿出腹股沟管皮下环至浅筋膜，分布于大腿上部内侧的皮肤。并发支分布于阴茎根部及阴囊部的皮肤，称为阴囊前神经，在女性分布阴唇的皮肤，称为阴唇前神经。髂腹股沟神经的分支有肌支和交通支。其中肌支分布于该神经所经过的腹壁肌。髂腹股沟神经经腹内斜肌与腹横肌之间时，常与髂腹下神经的前皮支有交通支。髂

腹股沟神经可以与髂腹下神经共干，向前行至腹横肌与腹内斜肌之间，2 条神经才开始分开。有时髂腹股沟神经缺如，则由髂腹下神经或生殖股神经代替。

②髂腹下神经 髂腹下神经起于第一腰神经，亦有第十二胸神经的纤维加入。自腰大肌上部外侧缘突出，斜经肾下部的背侧，在腰方肌的腹侧，髂嵴上方，穿过腹横肌后部的腱膜，经腹横肌与腹内斜肌之间，发出分支。其分支有前皮支、外侧皮支及交通支。

a. 前皮支 即腹下支，经腹内斜肌与腹横肌之间，斜向前下方。在髂前上棘内侧约 2cm 处穿出腹内斜肌，在腹外斜肌腱膜的下侧向内下方行，在腹股沟管皮下环的上侧约 3cm 处穿出腹外斜肌腱膜，支配耻骨区的皮肤。此支经行于腹横肌与腹内斜肌之间时，发肌支至该两肌。

b. 外侧皮支 即髂支，在髂嵴前、中 1/3 交界处的上侧，于第十二胸神经外侧皮支的后侧，穿腹内斜肌及腹外斜肌，下降于浅筋膜层，分布于臀区后外侧皮肤。

c. 交通支 髂腹下神经常与肋下神经及髂腹股沟神经之间有交通支。

③生殖股神经 生殖股神经大部分来自第二腰神经，小部分纤维束来自第一腰神经。穿腰大肌，沿其前面下降。于髂总动脉外侧、输尿管后侧分为股支及生殖支两支，即腰腹股沟神经和精索外神经。

a. 腰腹股沟神经 沿髂外动脉下降，经腹股沟韧带深侧，在股血管鞘内，沿股动脉外侧达股部；至腹股沟韧带稍下侧，穿股血管鞘前壁及阔筋膜，或自卵圆窝穿出，成为皮神经，分布于股三角部的皮肤。有时在腹股沟下方，发出分支与股外侧皮神经的前支和股神经的皮支交通。

b. 精索外神经 于髂外动脉的外侧下降，发出分支至腰大肌。精索外神经下降经腹股沟管腹环，绕腹壁下动脉外侧，入腹股沟管。男性者与精索伴行，支配提睾肌，并分支至阴囊的皮肤；女性者与

子宫圆韧带伴行，并分支至大阴唇的皮肤。

④股外侧皮神经 股外侧皮神经来自第二、三腰神经前支的后股。出现于腰大肌外侧缘，斜向外下方，经髂肌前面，在髂前上棘内侧的近旁，穿经腹股沟韧带深侧至股部；经缝匠肌的前面，或穿过该肌上部，分为前、后两支。先在阔筋膜的深面走行，继穿出阔筋膜，至浅筋膜内。

a. 前支在髂前上棘下侧约10cm处，穿出阔筋膜下降，常分为两支，分布于大腿前外侧，直达膝关节的皮肤。其终末支可与股神经的股前皮神经及隐神经的髌下支，形成髌神经丛。

b. 后支在前支的稍上方，穿出阔筋膜，又发出分支，分布于大腿外侧部的皮肤。

⑤股神经 股神经为腰丛中最大的一支，由第二至四腰神经前支的后股组成。穿腰大肌，在该肌下部外侧缘穿出，在髂筋膜后面，沿髂肌前面下降，经腹股沟韧带深面的肌腔隙至股部，于股三角内，先分为前、后两股，再各分为肌支和皮支。其分支如下。

a. 在腹股沟韧带以上所发的肌支，至髂肌，并发细支至股动脉。

b. 股神经前股的终末支常为2~3支，有至耻骨肌、缝匠肌的肌支及股前皮神经，股前皮神经可分为股中间皮神经及股内侧皮神经两部分。

c. 股神经后股的终末支有6个分支，包括隐神经（即股神经中最长的皮神经），其他为支配股四头肌的肌支和膝关节肌支。

⑥闭孔神经 闭孔神经（图12-26）起于第二至四腰神经前支的前股，来自第三腰神经的纤维最多、第二腰神经的纤维最少。闭孔神经行于腰大肌内侧缘，在髂总动脉后侧、骨盆入口的后部，穿盆筋膜入小骨盆，沿骨盆侧壁，在髂内动脉与输尿管外侧，贴闭孔内肌及其筋膜内侧，经腹膜下组织间，于闭孔血管上侧前进，至闭孔膜的下部，与闭孔血管共同穿闭膜管至股部。在闭膜管内，分为前、后两支。

a. 前支为浅支，于闭孔外肌的前侧下降，经行

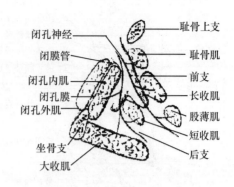

图12-26 闭孔神经的分支情况

于短收肌及耻骨肌、长收肌之间。在长收肌下缘有分支与隐神经、股内侧皮神经的分支结合，于缝匠肌下侧加入缝匠肌下丛，其行经中发出关节支、肌支、皮支及至股动脉的分支。在近闭孔处发关节支至髋关节；可发出至股薄肌、长收肌及短收肌的肌支；皮支粗细不定，有时缺如，在股中部经股薄肌与长收肌之间穿至浅层，支配肌内侧下2/3的皮肤；至股动脉的分支分布于股动脉下部。

b. 后支为深支，穿闭孔外肌的上部，于短收肌及大收肌之间下降，其分支有肌支和关节支。肌支至闭孔外肌、大收肌的斜纤维部及短收肌。至闭孔外肌的肌支，发自闭膜管内。至短收肌支，当其前支不发支支配时，则由后支发支支配，或前、后支均有分支至该肌。关节支常发一细长的膝关节支，穿大收肌的下部向后行，或穿大收肌被股深动脉交通支穿行的收肌腱裂孔向后，至腘窝。在腘动脉的深侧，与之并行下降，穿腘窝底的腘斜韧带入膝关节，分布于膝关节囊、交叉韧带及附近结构。

⑦副闭孔神经 副闭孔神经为一小支，起于第三、四腰神经前支的前股，沿腰大肌内侧缘下降，跨过耻骨上支，在耻骨肌深侧分成3支。一支自耻骨肌的深面进入该肌；一支为关节支，入髋关节；另一支可与闭孔神经的前支连结。有时副闭孔神经为唯一支配耻骨肌的神经。

⑧肌支 至腰小肌的肌支起于第一腰神经。至髂肌的肌支，起于第二、三腰神经。至腰大肌的肌支，起于第二、三腰神经，有时亦起于第四腰神经。至腰方肌的肌支，起于第十二胸神经至第四腰神经。

（2）腰骶干 此干由第四腰神经前支的一小部分和第五腰神经前支的全部合成。位于腰大肌深侧，贴近骶翼；经髂总动脉及静脉后侧，至闭孔神经内侧；其与闭孔神经之间，隔以髂腰动脉。下行入骨盆，与第一、二骶神经连结，形成骶丛上干。

第四腰神经前支常称为分叉神经，此神经分叉成两部分，一部分加入腰丛，另一部分加入骶丛。有时这种结构可发生变异，第三腰神经前支就成为分叉的神经，即第三腰神经前支为参加腰丛的最下位神经，并分出部分纤维进入骶丛；或第三、四腰神经前支都分成两部分，分别参加腰丛或骶丛，这种结构的腰丛称为上移型，又称前置型；有时第五腰神经前支成为分叉的神经，部分纤维加入腰丛，另一部分纤维参加骶丛，这种结构的腰丛称为下移型，也称后置型。而这种变异必然引起骶丛结构相应的改变。

3. 骶、尾神经的前支 骶神经的各前支大小不一，上部者大，愈往下愈小。上4对骶神经的前支，经骶前孔入骨盆，第五骶神经在骶骨与尾骨之间入骨盆。尾神经的前支最小，自第一尾骨残留横突的下侧，弓曲向前入盆腔。骶、尾神经的前支相互结合，形成骶丛和尾丛。

骶丛是由腰骶干、第一至三骶神经的前支及第四骶神经前支的一部分构成。此丛位于盆腔后壁，梨状肌前面。骶丛略呈三角形，尖向坐骨大孔下部集合，向下移行于坐骨神经。在盆筋膜及髂内动脉多数分支的后侧，输尿管于骶丛前面经过，其间隔以髂内动脉和静脉的分支；右侧骶丛前面可与回肠下段接触，左侧骶丛前面有乙状结肠。臀上动脉及臀下动脉，穿过骶丛自盆腔至臀部。臀上动脉夹在腰骶干及第一骶神经之间，或第一、二骶神经之间。臀下动脉则夹在第一与第二骶神经之间，或第二、三骶神经之间。骶丛的分支由此丛的前股、后股或前、后股混合发出。骶丛分支有股后皮神经、臀内侧皮神经、梨状肌神经、臀上神经、臀下神经、股方肌神经、闭孔内神经、坐骨神经及阴部神经等。

尾丛主要由第五骶神经及尾神经的前支构成，第四骶神经前支以一小支加入其中。第五骶神经前支自骶管裂孔穿出后，在骶角的下侧绕骶骨外侧转向前，穿尾骨肌到达盆面，与第四骶神经前支的降支结合，形成小干，在尾骨肌的盆面下行。尾神经前支经骶管裂孔穿出后，绕尾骨的外侧缘，穿尾骨肌，在该肌盆面与上述第四、五骶神经的分支所合成的干相结合，形成尾丛。并自此丛分出肛尾神经，穿骶结节韧带，分布于尾骨附近的皮肤。

4. 骶神经及尾神经的后支 由上向下逐渐变细。上4对骶神经的后支，经骶后孔穿出；而第五骶神经后支，在骶尾后韧带之间经骶管裂孔穿出。上3对骶神经的后支，其穿出之处被多裂肌覆盖，分为内、外侧支。

（1）外侧支 上3对骶神经后支的外侧支相互之间，并与最末腰神经后支的外侧支之间，在骶骨背面结合成襻。自此襻发支至骶结节韧带后面，又形成第二对神经襻，再分出2～3支皮支，称为臀内侧皮神经，穿臀大肌及深筋膜，达浅筋膜内，分布于自髂后上棘至尾骨尖端的臀部内侧皮肤。其浅层的分支可与腰神经后支交通。

（2）内侧支 内侧支细小，终于多裂肌。

第四、五骶神经的后支则无分支。其相互间，并与第三骶神经后支及尾神经相结合形成襻，并发出分支分布于尾骨部的皮肤。

尾神经的后支在骶管内与前支分开后，经骶管裂孔并穿过骶管下部的韧带分出。该神经的后支亦无分叉，与最末骶神经后支结合形成襻，并自襻发出分支分布于尾骨部的皮肤。

5. 腰交感神经干 腰部交感神经干位于腹膜后的腹膜外组织内，在脊柱的前外侧，沿腰大肌的内侧缘下行，亦有交感干被此肌内侧缘覆盖。腰部交感干的位置接近正中线，其上端经膈的内侧腰肋弓，与胸交感干相连；下端经髂总血管后侧入盆腔，与交感干的盆部相连结。腰动脉及静脉一般在其后面。右侧腰交感干沿下腔静脉外侧下降或部分被此静脉覆盖，左侧则在腹主动脉外侧。两侧交感干均与上述血管旁的淋巴管及淋巴结相接触。

腰神经节较小，形态不规则，呈卵圆形或扁平状，一般为 4 个。左、右两侧神经节的大小、数目以及交通支的大小常不对称。节间支较粗，常为 2~3 支者，左、右侧神经节之间还有横支相连结，此横支经过主动脉及下腔静脉的后侧。腰神经节分支有内脏支、血管支及灰交通支等。

（1）内脏支　一般有 4 支，自腰神经节或节间支发出。第一腰内脏神经为起自第一腰神经节的细支，一部分连结于腹腔丛或肠系膜间丛（即腹主动脉丛）的上部，另一部分连结于肾丛；第二腰内脏神经起自第二腰神经节或第二、三腰神经节，神经干较粗，连结于肠系膜间丛的下部；第三腰内脏神经以 2~3 小根起自第二、三腰神经节或节间支，经髂总血管的前面，连结于上腹下丛的上部；第四腰内脏神经起自第四腰神经节，为腰内脏神经中的最小支，经髂总血管之后侧，连结于上腹下丛的下部或腹下神经。

（2）血管支　各腰神经节均发支至腹主动脉丛，自此向下连于髂总动脉丛。还有自第三、四腰内脏神经发细支至髂总动脉，并包围动脉形成丛，延续于髂内、外动脉丛。髂外动脉丛还接受生殖股神经来的小支。此外，许多节后纤维，自腰神经节经灰交通支至腰神经，穿经股神经，随股神经分支分布。股动脉除近侧接受髂外丛的小支外，该动脉其余部分及其分支，尚接受股神经肌支、皮支及隐神经来的缩血管纤维。穿经闭孔神经的节后纤维分布至闭孔动脉，动脉的近侧部，接受闭孔神经后支、闭孔神经膝盖节支及隐神经来的小支；胫动脉的其余部分，接受胫神经及其关节支来的小支。

（3）交通支　各腰神经均具灰交通支，并且 1 支腰神经可具有两个灰交通支，或 1 支灰交通支分叉连结邻近的两支腰神经。有时可有 1 支腰神经接受多数灰交通支，最多者可达 5 条。节前纤维所形成的白交通支，只见于第一、二腰神经，有时第三、四腰神经也可存在。在腰部交通支内或在腰神经前根内常可见中间神经节。

此外，腰神经节还发出分支分布于椎骨及其韧带。

6. 盆骶尾部交感神经干　在盆部，交感神经干是由骶部和尾部相合而成，此部的交感神经干位于骶骨前侧，骶前孔的内侧。上与腰部连结，下端在尾骨前侧，左、右交感干会合，终于单一的尾神经节，又称奇神经节。

在骶部，交感神经干一般有 4 个神经节，尾部体积较小，只有 1 个尾神经节。神经节之间以节间支串联成干。2 侧骶交感神经节之间也有横支相连。

骶部的交感神经节，称骶神经节，无白交通支，其节前纤维可经下 3 个胸神经和上 2 个腰神经的白交通支至交感干；在干内下行至骶神经节，交换神经元。各神经节均有灰交通支至骶、尾神经。

骶神经节有如下分支：

（1）内脏支

①自第一、二骶神经常发细支参加盆神经丛（即下腹下丛）或腹下神经。

②自连结两侧交感干的祥上发细支分布于尾骨球。

③少数有直接的小支，至骨盆入口处的输尿管及直肠的后面。

（2）血管支

①至骶中动脉，形成骶中动脉丛。

②第一、二骶神经节发出节后纤维，以小支间接地经下腹下丛及腹下神经的分支，或经骶丛的分支至髂内动脉。小部分是直接至髂内动脉。

③经臀上、下神经及阴部神经的交感纤维至其相伴行的动脉。

④经坐骨神经的交感纤维分布至腘动脉及其以下的下肢动脉。

支配下肢动脉的交感神经节前纤维，来自脊髓胸下部的 3 个节段及腰上部 2~3 个节段，经白交通支达胸下部及腰上部的交感干神经节换元；少数纤维沿交感干下行至骶部上 2~3 个神经节内换元。自胸下部及腰上部神经节换元的节后纤维，经股神经分布至股动脉及其分支。自骶上部 2~3 个神经节换元的节后纤维，大部分经灰交通支集中于第一骶神经，然后经坐骨神经及胫神经，分布于腘动脉及其以下的下肢动脉。胫后动脉近侧部，接受腘肌支分出的小支，而该动脉主要是接受胫神经及其股支来的小支。腓动脉接受胫神经及拇长屈肌支来的小支。胫前动脉近侧部接受来自腘肌支或胫骨后肌支的小支；而该动脉的主要神经支配，是来自腓深神经或其至胫骨前肌支的小支。足底动脉接受胫神经的分支，而此动脉的远侧部，接受足底内侧及外侧神经的小支。足背动脉接受腓深神经的小支。

七、腰骶尾部血管

腰骶尾部血管有肋下动脉和静脉，腰动脉和静脉，髂腰动脉和静脉，骶正中动脉和静脉，骶外侧动脉和静脉及臀上、下动脉和静脉等。

1. 动脉

（1）肋下动脉　左、右肋下动脉起自胸主动脉，越 T_{12} 椎体向外侧走行，经过内脏大、小神经与交感干、胸膜、膈的后方。右肋下动脉行经胸导管和奇静脉之，左肋下动脉从半奇静脉后方通过，继而，左、右肋下动脉越腰肋外侧弓进入腹后壁，伴随肋下神经沿第十二肋下缘继续行进，经过腰方肌深面。然后，左、右肋下动脉穿过腹横肌起始腱膜，横过腰上三角上份，进至腹横肌与腹内斜肌之间继续前行，最后同腹壁上动脉、下位肋间后动脉和腰动脉吻合。

肋下动脉起始后不久发出后支。后支通过由肋颈（上方、下方）、椎体（内侧方）和肋横突上韧带（外侧方）围成的间隙后行，分出脊支。脊支经椎间孔进入椎管，分支供应椎骨、脊髓及其被膜，并同邻位和对侧的脊动脉支吻合。分出脊支后，后支伴第十二胸神经后支越过横突，也进入腹后壁，分为肌支和皮支，肌支供应腰方肌和竖脊肌。皮支随第十二胸神经后支的皮支分布。

（2）腰动脉　腰动脉一般每侧4支，自腹主动脉的背侧壁发出，因腹主动脉位于中线的稍左方，所以左腰动脉较右腰动脉略短。左、右腰动脉发出后，向外横过腰椎体的前面和侧面。腰动脉贴腰椎穿腰大肌腱弓行向后外侧方，经过腰交感干的后方，走行至相邻横突之间，进入腹后壁。右腰动脉在下腔静脉的后方通过，第一、二右腰动脉且行经乳糜池和膈肌右脚的后方，左侧的第一腰动脉则经过膈肌左脚之后。此后，左、右腰动脉都在腰大肌和腰丛的后方行向外侧，越过腰方肌。越过腰方肌的方式是：第一至三腰动脉越过肌的后方，第四腰动脉则一般是从前方越过该肌。在腰方肌的外侧缘，腰动脉穿过腹横肌起始腱膜，进至此肌与腹内斜肌之间，相互间以及同下位肋间动脉、肋下动脉、髂腰动脉、旋髂深动脉和腹壁下动脉之间进行吻合。腰动脉同肾动脉之间在肾脂肪囊内的吻合，是肾动脉闭塞时向肾提供侧支循环的重要血管。

各腰动脉在椎间孔的前外侧分为数支，其中以前支、后支和脊支较为恒定。

①前支即腰动脉干的延续。

②脊支较细小，1~4支不等，当腰动脉经过横突之间时发出，经椎间孔入椎管，营养脊髓及其被膜，并与来自其他动脉的脊支吻合。

③后支向后与腰神经后支伴行，经相邻横突之间至腹后壁内侧份肌及皮肤后点的管径同前支相近，甚或更粗，在横突间分为升、降肌支。升肌支沿横突根部下缘转向内侧，分出关节上、下动脉，主支主要分布于竖脊肌的内侧份、多裂肌、横突棘肌、棘突间肌、椎弓及其突起等。降肌支分布于竖脊肌、横突间肌和横突等。将腹后壁内侧份（自后正中线至竖脊肌外侧缘）纵分成内侧半和外侧半时，内侧半小部分由升肌支供血。内侧半的外侧大部分由降肌支供应，而外侧半几乎全部是由腰动脉前支在横突尖附近向后发出的外侧肌支所供养。升、降肌支间吻合丰富，但升降肌支的分支很少同对侧的相应支形成吻合，所以，椎旁肌的血供应是单侧性的。

（3）髂腰动脉　自髂内动脉或髂总动脉发出，行向外侧方，经过闭孔神经与腰骶干之间，继而经过腰大肌的深侧，至小骨盆入口上分为腰支和髂支。

①腰支沿腰大肌背侧上升，除营养腰大肌、腹横肌和腰方肌外，尚发脊支经 L_5 与 S_1 间的椎间孔进入椎管，至马尾及脊髓被膜，并与其他脊支相吻合。

②髂支向外经腰大肌和股神经的后方，然后穿过髂肌，经过髂肌和髂骨之间沿髂嵴至髂前上棘，沿途发 1 支至髂骨外，并分支营养髂肌及邻近的骨膜，与末位腰动脉、臀上动脉、旋股外侧动脉、旋髂深动脉和闭孔动脉的髂支等吻合。

（4）骶正中动脉 自腹主动脉末端背侧壁发出，在 $L_4 \sim L_5$、骶骨和尾骨的前面下降，终于尾骨球。其在行进过程中被腹膜覆盖。左髂总静脉和交感神经的腹下丛自其前面经过。其在腰骶部分支如下。

①腰最下动脉向两侧经髂总动脉的后外侧至骶骨外侧部后分支，最后终于髂肌。行进过程中发出背侧支，穿过 L_5 与 S_1 间至臀大肌，与腰动脉和臀上动脉吻合。

②骶外侧支通常为髂内动脉的第二分支，为成对的小支，并在骶骨两侧成对下行，向外与髂内动脉的骶外侧动脉吻合。此外，尚发出小的脊支至骶管及骶骨背面。

（5）骶外侧动脉 常由上、下两支组成。上支向内经第一骶前孔入骶管，发出小支营养骶管内容物，末支出骶后孔营养骶骨背面的皮肤及肌肉，并与臀上动脉吻合。下支较大，斜向内下越过骶丛和闭孔内肌表面，至骶前孔内侧缘与交感神经干之间下降，至尾骨前面与骶正中动脉和对侧同名动脉吻合。沿途发出脊支，从第二至四骶前孔进入骶管。其分支和分布同上支。

2. 静脉 腰部静脉多与同名动脉伴行。右肋下静脉同右腰升静脉联合成一干，此干是奇静脉的最大属支，左肋下静脉同左腰升静脉合干后汇入半奇静脉。髂腰静脉注入髂总静脉的末端或者髂内静脉。骶正中静脉为两支小静脉，最后合成一干，注入左髂总静脉或左、右髂总静脉的交角处。骶外侧静脉多为两支，沿骶骨盆面上升，以横干与骶正中静脉结合共同构成骶前丛。

脊椎有椎外静脉丛和椎管内静脉丛，两个静脉丛的分布大致与椎管内外动脉丛的供应分布相同。椎外静脉丛还由前组和后组组成，因此腰椎的静脉回流可分为 4 组：前组、后组、椎管内静脉丛和椎间孔 – 神经根管静脉丛。前组以腰静脉为主，回流椎体前方及外侧穿支的属支，同时回流由节段动脉的后支（肌支和椎板支）供应区的静脉血，最后回流入下腔静脉或髂总静脉。后组以关节间静脉和上关节静脉为主，位于两个椎肋沟内。但在棘突间相互交叉吻合，接受脊椎附件的静脉回流，回流入椎间孔静脉丛。最终汇合到腔静脉及奇静脉的腰支和肋间支。椎管内静脉丛具有重要的功能和解剖意义，前内静脉丛有两条主要的纵行静脉，亦与穿过椎间孔的椎外静脉相通。椎管内静脉丛的血回流到颅内后颅凹边缘丛和基底丛，能接受盆腔及腹腔的血流，因而成为体循环静脉中的一部分。此静脉丛是一系列无规律的、无静脉瓣的硬膜外静脉窦，静脉被包埋在硬膜外的脂肪内，并受胶原纤维网保护，血管壁薄。

硬膜外静脉丛形成复杂的脊椎静脉丛的一部分。椎管内的静脉丛走行方向主要是垂直方向，一般由 4 条或 4 组纵行、静脉组成，前后各两条或两组，前两条主要沿椎体的后面纵行进行，正好位于椎弓根的内侧，在椎体和椎间盘的后外侧和后纵韧带上。后侧静脉与黄韧带相邻偏于正中，前后侧静脉通过与椎体相对的一组静脉环互相交通。前侧静脉丛的某些分支穿过后纵韧带与椎体静脉丛交通。硬膜外静脉丛亦与硬膜内丛相通。硬膜外静脉丛经过椎间孔汇入肋间静脉或腰静脉（图 12 – 27）。

但是，这些静脉窦无瓣膜，因此不能精确地确定它的血流方向，它们最大的特点是根据胸腔及腹腔内的压力变化来调整血液的方向。硬膜外静脉丛起着腔静脉及奇静脉的伴行或辅助作用。硬膜外静脉丛的另一辅助功能是起吸收震荡的作用，在脊柱运动时，能帮助缓冲脊髓的震荡。

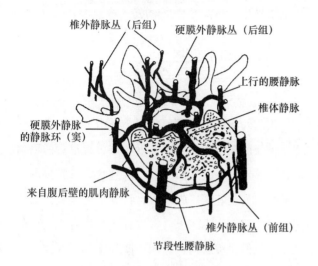

图 12 – 27　腰椎静脉系统

第二节　腹部针刀应用解剖

一、腹部境界与分区

1. 境界　腹部的上界为胸廓下口，即由剑突结、肋弓、第十一肋前端、第十二肋下缘至第十二胸椎围成；下界为耻骨联合上缘、耻骨嵴、耻骨结节、腹股沟韧带、髂嵴至 L_5 棘突的连线；腹壁两侧以腋后线为界，分为腹前外侧壁和腹后壁。本节只重点介绍前者。腹前外侧壁又分腹前壁和腹外侧壁，前者居左、右侧半月线之间，后者自两半月线分别延至左、右侧腋后线。

2. 分区　为了描述和确定腹腔脏器的位置，临

床通常采用九分法和四分法将腹部分区。九分法是用两条水平线和两条垂直线将腹部分为 9 个区。上水平线为经过两侧肋弓下缘最低点（相当于第十肋）的连线，下水平线为经过两侧髂结节的连线；2 条垂直线分别为左、右腹股沟韧带中点的垂直线。9 个区分别为：上为腹上区及左、右季肋区；中为脐区及左、右外侧区；下为腹下区及左、右髂区（腹股沟区）（图 12 – 28）。四分法是用通过脐的垂直线和水平线将腹部分为 4 个区域，即左、右腹上区及左、右腹下区（图 12 – 29）。

二、腹部体表解剖定位

1. 软组织标志

（1）腹上窝　为腹部前正中线最高处的小凹，仰卧时更易见到腹上窝位于剑胸结合的直接下方，其两侧是肋缘。

（2）前正中线　上自剑胸结合处，下达耻骨联合上缘，全长被脐分成脐上、下 2 段；前正中线是一皮肤浅沟，为任脉循行部位。其深方是腹白线，后者由腹部三层扁肌的腱膜在左、右侧腹直肌之间交织构成。

（3）脐　脐与左、右侧髂嵴最高点约在同一平面，一般向后平齐 L_4 棘突或 $L_3 \sim L_4$ 间，但位置不稳定。自脐向两侧并稍向上斜的带状皮肤节段，由第十胸神经皮支支配，据此可以推算腹部的其他皮肤节段，则可据脐的位置来判断脊髓和脊神经损害或

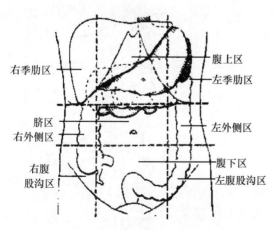

图 12 – 28　腹部九部分区法及其主要器官体表投影

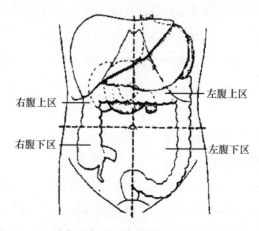

图 12 – 29　腹部四部分区法及其主要器官体表投影

麻醉平面。

（4）腹直肌　为腹白线两侧的纵行肌性隆起。此肌发达者可显出数条横纹，为腹直肌腱划。

（5）半月线　又称腹直肌线，为沿腹直肌外侧缘的弧形线，自耻骨联合外侧向上与第九肋软骨下缘相交，其右侧的交点即为胆囊底的体表投影。

（6）腹股沟韧带　为附着于髂前上棘和耻骨结节之间的韧带，也是腹部和股部的分界线。此韧带的中点上方一横指处为腹股沟管腹环所在部位。中点的深面有股动脉通过。

2. 骨性标志　腹部骨性标志主要有髂前上棘、髂嵴、耻骨联合、耻骨嵴和耻骨结节，还有剑突、肋弓等。

（1）肋下角和剑突　左、右侧肋缘的夹角叫胸骨下角或称肋下角，此角可随腹部膨隆和腹内压增高而加大，角内有剑突。一侧肋缘与剑突侧缘之间，为肋剑突角。

（2）髂前上棘和髂嵴　髂前上棘位于髂嵴的上端，在腹部外侧缘的内侧约2cm。人直立时，髂嵴的最高点为髂结节。髂嵴是骨髓穿刺的常用部位，两侧髂嵴最高点连线平对第三至四腰椎间，是进行腰椎麻醉和穿刺的标志。

（3）耻骨联合　在腹部前正中线下端易于扪及。耻骨联合上缘是骨盆入口的界标之一，空虚状态的膀胱位于耻骨联合上缘平面以下。其前面有腹直肌附着。

（4）耻骨嵴和耻骨结节　耻骨嵴是自耻骨联合上缘向外侧方延伸的横向骨嵴，长2～3cm，终于耻骨结节。男性可以阴茎悬韧带向上两横指取之。耻骨嵴的直上方，是腹股沟管浅环的内侧份，此环的中心点在耻骨结节的直上方。耻骨嵴上有锥状肌及腹直肌附着。耻骨结节上有腹股沟韧带附着。

3. 体表投影　腹腔主要器官在腹前壁的投影有较大的个体差异，随体位、年龄、体型、器官的充盈状态及腹壁肌肉紧张度的差异而有所变化。卧位时器官上移，膈肌上升；直立时则相反。老年人常有内脏下垂；成年人内脏位置较固定。矮胖者因腹部上宽下窄，膈肌、肝、盲肠和阑尾等位置较高，胃趋于横位；瘦长者与此相反。

三、腹前外侧壁

（一）皮肤

腹前外侧壁皮肤薄而柔嫩，富有弹性，血供丰富，借浅筋膜层疏松连于深筋膜层，有很大的可移动性和伸展性，能适应生理、病理状态下腹部的高度膨隆，见于妊娠、腹水等，且少量皮肤缺损无碍于创口的缝合。临床上，常选择此处为游离皮瓣的供皮区。但在腹股沟区，因皮肤与深部层次连结较紧，故移动性也较差。脐部皮肤皱褶内陷，同深部层次借瘢痕组织紧密相连，因而无移动性。

腹前外侧壁皮肤的神经支配具有节段性，据此可判断麻醉或神经损害平面。此处皮肤由第七至十一胸神经前支（即肋间神经）的前皮神经和外侧皮神经，以及第十二胸神经前支（即肋下神经）和第一腰神经前支的前皮神经支配（图12-30）。各神经支配的皮肤区呈斜条形，依顺序排列，成为系列皮肤节段。第七至九胸神经前支的走向较趋横向，其中第七、八对略转行向上。第十胸神经前支，居中间位。第十一、十二胸神经前支和第一腰神经前支则行向更为倾斜。以上7对神经中，第七对胸神经前支支配剑突平面，第十对胸神经前支支配脐皮肤节段，第一腰神经前支支配耻骨联合上方一横掌

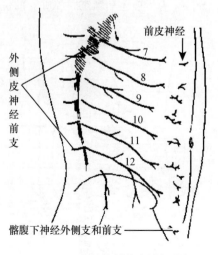

图12-30　腹前外侧壁皮神经分部

范围的皮肤区，其他各对胸神经前支所支配的皮节可依此推算（图12-31）。

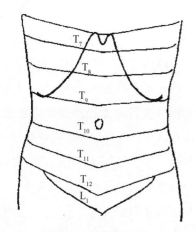

图12-31　腹前外侧壁的皮肤节段性神经支配

腹前外侧壁皮肤的神经支配还具有重叠现象，某一皮肤节段在接受一特定神经为主支配的同时，还受邻位神经支配。因此，仅一个脊髓节段或后根损害时，相应的分布不出现感觉丧失，仅有感觉减退。

（二）浅筋膜

浅筋膜主要由脂肪和疏松结缔组织组成。腹前外侧壁的浅筋膜层在脐平面以上和以下各有不同。脐平面以上的浅筋膜层结构单一，与胸部浅筋膜层连续。脐平面以下的浅筋膜层分浅、深两层。

1. 浅层　又名Camper筋膜，为脂肪层，厚而疏松，是人体仅次于臀区和躯干侧部的第三大脂肪储库。脂肪量在中线处较少，脐处无脂肪。男性以脐上区脂肪量较多，女性脂肪主要在脐周和腹下部；脂肪层同深层组织疏松相连，与之易于分离。脂肪层向上方、向两侧与胸部和腹后壁的浅筋膜层移行，向下与股部和会阴部的浅筋膜层及坐骨直肠窝脂体相延续。在男性，延续至阴茎、阴囊的脂肪层逐渐变薄。在女性，脂肪层续向大阴唇及会阴的其余部分。

2. 深层　又名Scarpa筋膜，呈膜状，则又称膜性层。此层薄而含弹力纤维，借疏松组织连于深筋膜层，有支持腹内脏器的作用。膜性层于正中平面紧附腹白线和耻骨联合，并且延伸至阴茎背面，参加形成阴茎祥状韧带；膜性层的两侧部附于髂嵴。腹股区的膜性层越腹股沟韧带前方向下，在韧带下

约一横指处止于阔筋膜，附着线与腹股沟韧带平行。腹下区的膜性层，在阴茎祥状韧带与耻骨结节之间越耻骨嵴和精索及其被膜前方向下，续为阴茎浅筋膜和会阴浅筋膜（图12-32）。于是，由膜性层深面向下，可循浅阴茎筋膜和浅会阴筋膜的深面，通向浅会阴筋膜与尿生殖膈下筋膜（又称深会阴筋膜或会阴膜）之间的会阴浅隙。

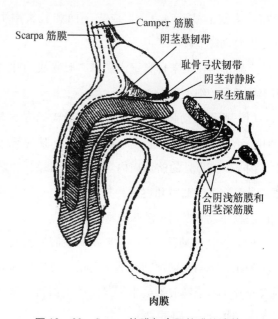

图12-32　Scarpa筋膜与会阴筋膜的连续

浅筋膜浅、深两层间有浅组血管、神经以及淋巴管。

1. 动脉　浅动脉（图12-33）包括前皮支、外侧皮支、腹壁浅动脉、旋髂浅动脉和阴部外动脉的分支。这些动脉发自腹壁上、下动脉，肋间后动

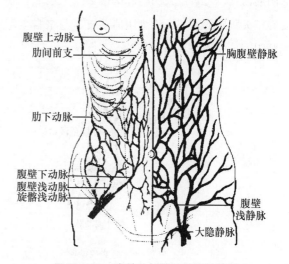

图12-33　腹前外侧壁的动脉及静脉

脉，肋下动脉及股动脉，走行于浅筋膜层中。

前皮支主要发自腹壁上动脉，小部分自腹壁下动脉分出。它们在腹白线两旁、距半月线 1～2cm 处穿过腹直肌鞘前壁进至皮下，与肋间神经和肋下神经的前皮支（前皮神经）伴行。外侧皮支由肋间后动脉、肋下动脉分出，伴肋间神经和肋下神经的外侧皮支穿至浅层，向前下方斜行。以上穿动脉在腹前外侧壁呈弓形吻合，形成皮下网和乳头层下丛，主要供应上腹部。

下腹部血供则来自腹壁浅动脉、旋髂浅动脉及阴部外动脉的细小分支。

（1）腹壁浅动脉　由股动脉在腹股沟韧带下方发出。于卵圆窝上部向浅面穿出，经腹股沟韧带中、内1/3交点处的前面向内上行进入腹壁，约脐平面处分布于浅筋膜和皮肤，并与腹壁上动脉和对侧的腹壁下动脉及同名动脉支吻合。

（2）旋髂浅动脉　直接由股动脉在腹股沟韧带下方发出，或与腹壁浅动脉共干发出，自动脉卵圆窝穿至皮下。沿腹股沟韧带下缘向外上斜行，至髂前上棘附近，分布于筋膜和皮肤。

（3）阴部外动脉　有2～3支自股动脉分出后，向内经耻骨肌和长收肌的表面，其分支穿出阔筋膜或筛筋膜，一部分分支越过精索或子宫圆韧带，分布于阴阜附近的皮肤，与阴茎背动脉（或阴蒂背动脉）吻合；另一部分分支，在男性达阴囊前部，称为阴囊前支，与来自会阴动脉的阴囊后支吻合；在女性至大阴唇的前部，称为阴唇前支，与来自会阴动脉阴唇后支吻合（图12-34）。

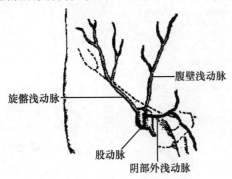

图12-34　腹股沟区主要浅动脉

2. 静脉　浅组静脉（图12-33）较丰富，一般与同名浅动脉走行一致，彼此吻合成网，在脐区更为明显。这些静脉网经上、下两个途径回流：脐以上的静脉经胸腹壁浅静脉注入腋静脉；脐以下的静脉经腹壁浅静脉注入大隐静脉或股静脉。从而构成上、下腔静脉系统的侧支循环。当上腔静脉或下腔静脉阻塞时，可借此途径回流部分血流。此外，腹壁浅静脉在脐区还与深部的附脐静脉相吻合，再回流入门静脉。故在门静脉高压时，门静脉的血流可经附脐静脉至脐周静脉网而入体循环，形成脐周围静脉曲张，称"海蛇头"。

3. 皮神经　皮神经有外侧皮支和前皮支。前者发自第七至十一胸神经前支（即第七至十一肋间神经），在腋中线的延长线处穿腹外斜肌浅出；后者为第七至十一肋间神经、肋下神经和髂腹下神经的终末支，从正中线两旁浅出。它们都行经浅筋膜层，分支支配腹前外侧壁皮肤。

（三）肌肉及其形成的结构

腹前外侧壁的肌层按部位可分为前群和外侧群。前群为两对长肌，即腹直肌和锥状肌；外侧群为阔肌，由浅入深为腹外斜肌、腹内斜肌和腹横肌，此三层肌腱形成一些具有临床意义的结构。

1. 腹直肌　腹直肌（图12-35）位于腹前壁正中线的两侧，腹白线与半月线之间，居腹直肌鞘内。此肌上部宽、下部窄，起自第五至七肋软骨的前面和剑突，肌纤维直向下方，止于耻骨上缘及耻骨联合的前面。两侧腹直肌内侧缘以白线相隔，因

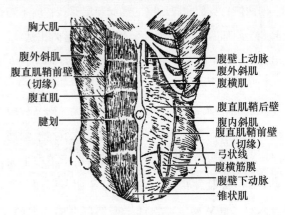

图12-35　腹直肌及锥状肌

白线在脐以上呈带状，脐以下为线形，故两侧腹直肌上部距离较远，约 1cm，而下方几乎相贴。肌纤维被 3～4 个腱划分隔，这些腱划呈锯齿状，为狭窄（宽约 1cm）的结缔组织索，与腹直肌鞘前壁密切愈着。腱划与分隔肌节的组织同源，从而说明腹直肌是由多数肌节合并而成的。腹直肌受第六至十肋间神经支配，此肌的主要作用是弯曲脊柱，还可帮助维持腹压和协助呼吸。

锥状肌为长三角形的小扁肌，位于脐与耻骨联合线的中点以下，居腹直肌鞘内，腹直肌下端的前面。起自耻骨上支前面，肌纤维斜向内上方，止于白线。此肌属退化肌，有人甚至缺如。锥状肌受肋下神经支配，其收缩时可拉紧腹白线。

（1）白线为一窄带形，上宽而薄、下窄而厚，由 3 层腹壁阔肌的腱膜，在两侧腹直肌内侧缘之间相互交织而成。白线位于腹前壁正中线上，上端起于剑突，下端止于耻骨联合。白线的深面与腹横筋膜相贴，更深层是腹膜前组织和前腹膜壁层。在相互交织的结缔组织纤维束之间，留有若干椭圆形小孔或裂隙，供血管支及神经支通过。

（2）弓状线又名半环线，为腹直肌鞘后壁的游离下缘，由腹内斜肌腱膜后叶和腹横肌腱膜形成。此线以下的腹内斜肌腱膜及腹横肌腱膜，均改道行至腹直肌前方，构成腹直肌鞘前壁。如果两种腱膜在同一平面改道，则弓状线明显易辨。弓状线通常呈弧形，凹侧向下方，或向下外侧方。绝大部分弓状线见于脐 – 耻骨联合连线上、中 1/3 段交点之上、下各 10mm 范围内，距耻骨联合上缘平均 10cm。弓状线通常和腹横筋膜愈着。临床上，可以脐 – 髂前上棘线与半月线的交点或髂前上棘间线，标示弓状线的所在平面。

（3）腹直肌鞘为腹直肌的腱膜性鞘套，由经过腹直肌前方和后方的腹外斜肌腱膜、腹内斜肌腱膜及腹横肌腱膜所构成。左、右两侧的上述三层腱膜的腱膜纤维在中线处编织形成的腹白线，将左、右腹直肌鞘完全隔开，故两鞘不能互通。腹直肌鞘内

容有腹直肌及锥状肌，腹壁上下动脉、静脉，以及第七至十二肋间神经。其前、后壁的构成在不同平面有所差异（图 12 – 36）。前壁的组成结构为自上而下逐渐增多，而后壁的组成结构是自上而下逐渐减少。前壁有成纵行的小孔，供前皮神经或其内、外侧支和小血管穿行。

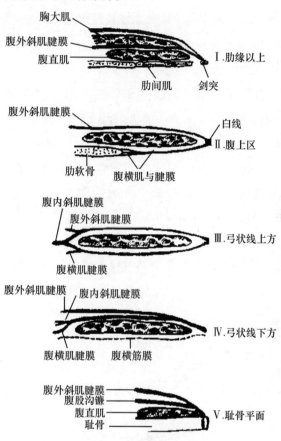

图 12 – 36　腹直肌鞘不同层面的构成

在肋缘以上，腹直肌直接附于胸廓前面，其后方没有腹直肌鞘后壁，腹直肌鞘的前壁则仅由腹外斜肌腱膜单独形成，其浅面由胸大肌所覆盖。

在腹上区的上份平面，腹直肌鞘后壁只由腹横肌肌性部构成，腹直肌鞘前壁仍主要由腹外斜肌腱膜独立形成，也可有小部分为腹外斜肌肌纤维。

在肋缘至髂前上棘间线之间平面，腹直肌鞘前壁由腹外斜肌腱膜和腹内斜肌腱膜的前叶合并形成，后壁由腹内斜肌腱膜后叶及腹横肌腱膜融合构成，其游离下缘即弓状线。而在肋缘下 3～4cm 范

围内的腹直肌鞘后壁，由腹横肌和腹内斜肌腱膜后叶共同形成。

在髂前上棘间线以下或脐－耻骨联合上、中 1/3 段交点以下的平面，腹直肌鞘前壁由腹内斜肌腱膜和腹横肌腱膜共同形成，亦可有腹内斜肌肌纤维参加。腹直肌鞘前壁的浅面覆有腹外斜肌腱膜，它同腹直肌鞘前壁之间隔有疏松结缔组织。而腹直肌鞘前壁通常是指包括腹外斜肌腱膜层在内，此平面腹直肌鞘后壁一般缺如，则腹直肌后面与腹横筋膜直接相贴，因此，这一段腹直肌出血或感染时，可刺激腹膜，出现如同腹腔内脏疾患时的症状和体征。

沿半月线处，腹内斜肌腱膜前、后叶与腹外斜肌腱膜和腹横肌腱膜合并的部位，是在前、后叶分叶线的中线侧，即在半月线的稍内侧方。三层扁肌的腱膜分层在半月线处仍存在，与腹横肌腱膜合并构成腹直肌鞘后壁以前的腹内斜肌腱膜后叶，是肋间神经、血管穿入腹直肌鞘的必经之途（图 12 － 37）。

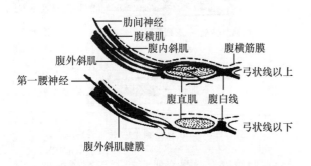

图 12 － 37　肋间神经及第一腰神经

2. 腹外斜肌　腹外斜肌（图 12 － 38）位于胸下部和腹部的外侧皮下，遮盖胸廓下部及腹内斜肌，为腹肌中最宽大的阔肌。外半部是肌腹，呈长方形；内半部是腱膜。起始部呈锯齿状，起自下位 8 对肋骨的外面，与前锯肌和背阔肌相互交错。肌纤维斜向前下方，后下部的肌纤维止于髂嵴前部的外唇；前上部的肌纤维向前下方，在半月线以内和髂前上棘高度以下，移行于宽阔的腹外斜肌腱膜。此腱膜的下缘增厚成为腹股沟韧带，张于髂前上棘和耻骨结节之间。腹外斜肌腱膜在

腹股沟韧带内侧端，即耻骨结节的上方纤维裂开，形成一个三角形的裂孔，称为腹股沟管皮下环，或称腹股沟管浅环（图 12 － 39）。其内上方的纤维束，止于耻骨联合的前面，为内侧脚，又称上脚；外下方的纤维束止于耻骨结节，叫外侧脚，也称下脚。浅环的底为耻骨嵴，环的外上方两脚之间有脚间纤维相连结，此纤维系由腹股沟韧带分散而来的弓形纤维组织。脚间纤维的多少、强

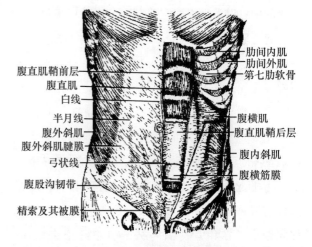

图 12 － 38　腹前外侧壁的肌肉

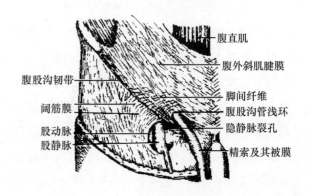

图 12 － 39　腹外斜肌腱膜

弱，个体差异很大，男性较多且强。另外，从外侧脚附着处分出部分腱纤维，弯曲斜向内方，经过精索与内侧脚深方，形成反转韧带，移行于腹直肌鞘前壁。正常人的浅环可容纳一个示指尖，男性的精索及其部分被膜或女性的子宫圆韧带，由浅环通过。腹股沟韧带内侧端的一小部分纤维向下后方，并向外侧转折成为腔隙韧带，又称陷窝韧带。此韧带向外侧延续附着于耻骨梳上的部

分，称耻骨梳韧带（图 12 - 40）。腹外斜肌受下位 6 对胸神经的腹侧支支配。

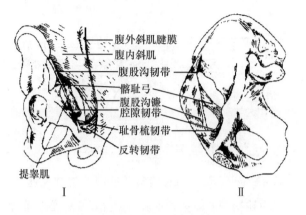

图 12 - 40 腹股沟区韧带

Ⅰ．外面观；Ⅱ．内面观

由背阔肌的前缘、腹外斜肌的后缘及髂嵴形成腰下三角。此三角的底为腹内斜肌。腰下三角为腹后侧壁的薄弱区域之一。腹膜后脓肿可自此区穿破；腹腔内压增高时，腹内脏器有可能经此薄弱区突出而成腰疝（图 12 - 41）。

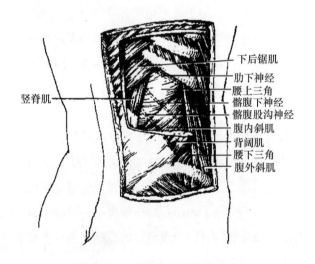

图 12 - 41 腰上三角及腰下三角

3. 腹内斜肌 腹内斜肌位于腹外斜肌深面，除腰下三角处以外，均被腹外斜肌遮盖，自后向前起自腰背筋膜、髂嵴前部中间线和腹股沟韧带外侧 1/2。肌腹呈扁形，较腹外斜肌厚。肌纤维方向与腹外斜肌纤维方向交叉。此肌后部肌纤维斜向前上方，止于下位 3 对肋，中部靠上方的肌纤维（即髂前上棘部）水平向内，这两部分肌纤维在半月线附近，移行于腱膜。腱膜分为前、后两层，参与腹直

肌鞘前、后两叶的构成，再向内止于白线。下部肌纤维（即腹股沟韧带部分）斜向内下方，男性经过精索（女性经过子宫圆韧带）的前面移行于腱膜，下缘部的腱膜与腹横肌的腱膜形成联合腱，称腹股沟镰。腹股沟镰向内侧参与腹直肌鞘下部前壁的构成，向下止于耻骨梳的内侧端及耻骨结节附近。腹内斜肌最下部的肌束随精索进入阴囊，套住睾丸和精索，构成提睾肌。此肌是提睾反射的效应器官，属横纹肌，但不随意志支配，是反射性的，由独立的反射弧付诸实现，其反射中枢在脊髓第一、二腰节。

腹内斜肌由下位 6 对胸神经及第一腰神经腹侧支支配。由下后锯肌及第十二肋的下缘、腹内斜肌上缘及竖脊肌的外缘围成腰上三角。有时，下后锯肌和腹内斜肌在第十二肋骨上的附着不相衔接，由第十二肋骨构成另一边而呈不等边四边形。腰上三角位于背阔肌深面，其底为腹横肌起始部的腱膜，腱膜深面有 3 条与第十二肋平行排列的神经，自上而下为肋下神经、髂腹下神经和髂腹股沟神经。腱膜的前方有肾和腰方肌。手术须切开腱膜时，应注意保护上述 3 条神经。腰上三角为腹后壁薄弱区之一，腹腔器官可经此三角向后突出，形成腰疝。

4. 腹横肌 腹横肌位于腹内斜肌深面，为腹部阔肌中最深者，且较薄。此肌大部分被腹内斜肌遮盖，最上部肌纤维被腹直肌遮盖。自上而下起自下位 6 对肋软骨的内面、腰背筋膜、髂嵴前部的内唇和腹股沟韧带外侧 1/3。肌纤维向内横行，于腹直肌外侧缘处移行于腱膜。在半环线以上腹横肌腱膜参与腹直肌鞘后壁；在半环线以下参与腹直肌鞘前壁的组成并向内止于腹白线。最下部的肌束，也参加提睾肌和联合腱的构成。腹横肌受下 6 对胸神经及第一腰神经腹侧支支配。

腹内斜肌、腹外斜肌及腹横肌（图 12 - 42）的主要作用如下。

（1）向下牵拉肋骨，使胸廓横径变小，胸廓容积缩小，帮助呼气。

（2）为背肌的拮抗肌，可使躯干前屈。腹内斜

肌和腹外斜肌的外侧部，两侧同时收缩可使脊柱前屈；一侧收缩可使脊柱侧屈，其余部分使躯干旋转。单侧腹外斜肌收缩时使躯干转向对侧，而单侧腹内斜肌收缩则使躯干转向同侧。

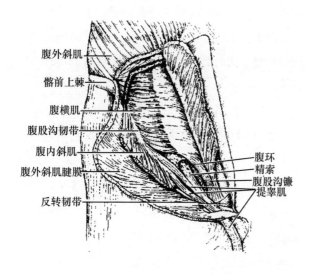

图 12 - 42　腹前壁下部肌肉

（3）这 3 层阔肌的肌纤维相互交错，功能较强，与其他腹肌（如腹直肌）共同作用，可维持和增加腹内压。腹内压对维持腹腔脏器的位置有重要的意义。腹肌收缩时，可增加腹内压力，挤压腹腔脏器，促使其内容物的排出，以完成多项生理功能，如排便、分娩、咳嗽、呼气和腹腔静脉血回流等。若这些腹肌张力减弱时，可促使腹腔脏器下垂，位置改变，以致影响其功能。由于神经损伤（例如小儿麻痹后遗症）引起腹肌瘫痪时，在患儿哭泣或深吸气时，则瘫痪的一侧腹壁向外膨出。

5. 腹股沟管　腹股沟管（图 12 - 43、图12 - 44）位于腹前壁的下部，腹股沟韧带内侧半的稍上方，为腹前壁各肌肉之间的一个裂隙。腹股沟管有内、外两个开口及 4 壁。腹股沟管长轴与腹股沟韧带平行，男

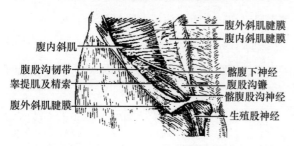

图 12 - 43　腹股沟中层

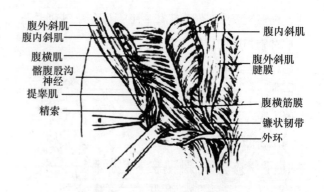

图 12 - 44　腹股沟管的深层

性长 4～5cm，其内在有精索及髂腹股沟神经通过，精索由输精管、输精管动脉、睾丸动脉、蔓状静脉丛、生殖股神经的生殖支、淋巴管及腹膜鞘突的残余部分等所组成；女性因盆骨较宽，耻骨联合较高，故稍狭长，内有子宫圆韧带及髂腹股沟神经通过。

内口称为腹股沟管深环，或称腹环，为腹横筋膜外突形成的一卵圆形孔，位于腹股沟韧带中点上方约一横指处，腹壁下动脉的外侧。外口即腹股沟管浅环，或称皮下环，为腹外斜肌腱膜止点处的裂隙，呈三角形，位于靠近耻骨结节外上方的皮下。外侧界为外侧脚，内侧界为内侧脚，上方为脚间韧带，下方为腹股沟反转韧带。从浅环边缘向下延续的筋膜管即精索外筋膜。

腹股沟管的 4 壁为精索或子宫圆韧带穿经腹股沟管时，其前、后、上、下所连结的结构。前壁浅层为腹外斜肌腱膜，深层在管的外侧 1/3 处有腹内斜肌起自腹股沟韧带的肌纤维加强；后壁是腹横筋膜，在管的内侧 1/3 处有发育程度不一的联合腱加强；上壁为腹内斜肌和腹横肌的弓状下缘；下壁为腹股沟韧带构成的凹槽。

在腹壁下部由于有腹股沟管的存在，致使该部比较薄弱，因此腹腔内容物可由此处突出而形成疝。

（四）腹膜下筋膜

腹膜下筋膜又称腹膜外组织，位于腹内筋膜深面的脂肪结缔组织层，此层即间隔腹内筋膜与腹膜壁层，又随腹膜向器官返折延伸至器官，成为器官浆膜层的一部分。腹膜下筋膜的脂肪含量在腹部各区不等。膈下面和腹白线后方的腹膜外组织致密菲

薄，致膈及腹白线同腹膜附着紧密。

后腹膜壁层和腹后壁之间的腹膜下筋膜又名腹膜后组织，脂肪含量多。腹前外侧壁腹横筋膜与前腹膜壁层之间的腹膜下筋膜，即腹膜前组织。

腹膜前组织属疏松结缔组织，含脂肪量较少，仅在髂嵴上方和下腹部含脂肪量较多。瘦弱者的腹膜前组织可能只是少许结缔组织，薄如膜状，以至于腹横筋膜、腹膜前组织和前腹膜壁层三者如同一层。腹膜前组织内有旋髂深血管、腹壁下血管、脐动脉索（脐外侧韧带）和脐尿管索（脐正中韧带）等结构通过，后两种韧带和肝圆韧带的结缔组织在脐的上、下方散布成一片坚韧的纤维层，并常紧贴腹白线，腹膜借助它同腹白线紧密粘着。

下腹部腹膜前组织较为疏松，脂肪含量也较多，致腹膜壁层易于自腹横筋膜及髂筋膜分离，从而适应某些器官的形体大小有较大变化。当充盈的膀胱升入固有腹腔时，前腹膜壁层也部分离开腹前壁，随膀胱上升，则在耻骨联合上方可有数厘米的腹前壁暂时没有前腹膜壁层覆盖。所以对尿路阻塞患者，可沿耻骨联合上缘穿刺膀胱排放尿液，而不至于伤及腹膜腔内的器官、组织。腹下区的腹膜前组织中，还有脐膀胱筋膜和脐膀胱前筋膜，它们向膀胱延续，伸入精索内筋膜袋内的腹膜前组织，将输精管及血管、神经、淋巴管等连结在一起，成为精索。

脐是腹前外侧壁唯一无腹膜前组织的部位。

（五）壁腹膜

壁腹膜又称腹膜壁层，是腹前外侧壁的最内层，向上移行于膈下，向下移行于盆腔。在脐以下，壁腹膜与其浅面的结构一起形成 5 条凸向腹膜腔的皱襞，将腹股沟以上的腹前壁内面分为 3 对凹陷：位于正中线者，由脐至膀胱尖为脐正中襞，其中有脐正中韧带，是胚胎期脐尿管的遗迹；脐正中襞外侧者为脐内侧襞，内有脐动脉索，是胚胎期脐动脉闭锁后的遗迹；最外侧者为脐外侧襞，又称腹壁下动脉襞，其中有腹壁下动脉和静脉。在腹股沟韧带上方，脐外侧襞的内和外侧，分别为腹股沟内、外侧窝，股沟内侧窝的位置相当于腹股沟三

角，腹股沟外侧窝的尖端指向腹股沟深环。二者是腹前壁的薄弱区，腹腔的内容物可由此突出，分别形成腹股沟直疝和腹股沟斜疝。

壁腹膜由第六至十二胸神经前支和第一腰神经前支支配，其节段性支配特征较为明显。当壁腹膜被刺激时，可出现明显疼痛，且部位明确，有助于定位诊断。腹膜被刺激后，经反射弧而实现的节段性腹壁肌紧张性收缩，即肌卫现象；若刺激弥漫、强烈，会有腹壁肌全面的强直性收缩而出现板样腹。

（六）腹深筋膜

腹深筋膜遮盖腹前壁及侧壁，随着 3 层腹肌而分为 4 层。浅层遮盖腹外斜肌的浅面，遮盖腹外斜肌腱膜表面的部分较薄弱，与腹外斜肌腱膜紧密结合，位于腹外斜肌肌性部浅面的部分甚为发达，这层筋膜向上和胸筋膜浅层及背阔肌表面的深筋膜相连，向内遮盖腹直肌鞘，向下紧附着于腹股沟韧带及髂嵴外唇。腹深筋膜浅层在腹股沟管皮下环的外上方为横行的纤维，这些纤维横越腹外斜肌腱膜两个脚之间，称为脚间纤维。此纤维在腹股沟管皮下环处续于提睾筋膜，包裹提睾肌及精索。腹深筋膜中间两层甚薄弱，遮盖于腹内斜肌外面的很薄弱；介于腹内斜肌与腹横肌之间的连结较紧，内有血管神经通过。深层即腹横筋膜。

腹横筋膜分布于腹壁内面的两侧部分，紧贴于腹横肌的内面；在腹前壁的上方紧贴于腹直肌鞘后壁的后面，在弓状线以下紧贴于腹直肌的部分厚薄不一，其下方与反转韧带上缘及髂嵴内唇紧密愈合在一起；在腹股沟区，于腹直肌鞘外侧缘附近处比较致密，并与腹内斜肌和腹横肌的联合腱紧密编织在一起。在腹股沟韧带中点的上方约一横指处，腹横筋膜较疏松，包围精索，形成漏斗状的突起，并随精索突入阴囊，构成睾丸精索鞘膜，又称精索内筋膜，由此包围精索所形成的环，即为腹股沟管腹环。腹横筋膜在腹股沟管腹环的内侧变厚，形成一纵行韧带，即凹间韧带。在脐附近的腹横筋膜又称为脐筋膜，较厚，纤维多为横行。

腹横筋膜同腹部其他各壁的相应筋膜层延续，共同形成腹盆腔肌性壁的筋膜衬里，总称为腹内筋膜，它的各个部分因覆盖在不同肌的深面，按肌命名，从而成了名称各异的筋膜。腹横筋膜向上延续为膈下筋膜，向后移行于覆盖腰方肌的胸腰筋膜前层，及贴在腰大肌表面的腰肌筋膜，再被覆膈脚，经腹主动脉和下腔静脉的后方，与对侧筋膜连续，附着于脊柱的前纵韧带。

筋膜在腰大肌和腰方肌的上部增厚，分别形成内侧弓状韧带和外侧弓状韧带。腰肌筋膜上连膈下筋膜，向下附着于髂嵴，延续为髂筋膜。髂筋膜覆盖于髂腰肌表面，向下至腹股沟韧带外侧半后方时，在髂前上棘和股血管之间与腹股沟韧带后缘附着，并且同腹横筋膜移行。在腹股沟韧带内侧半的后方，髂筋膜贴附于耻骨梳上，并随股血管向股部延伸，形成股鞘后壁。而腹横筋膜则贴于腹股沟韧带内半侧，循股动、静脉前方延伸入股部，成为股鞘前壁。股鞘前、后二壁互相连续，则股鞘实际上为腹内筋膜的一种突向下方的盲袋。继而向内侧方，髂筋膜越骨盆入口延续为覆盖在闭孔内肌面的闭孔内肌筋膜以及覆盖于肛提肌盆腔面的盆膈上筋膜。

腹前外侧壁深筋膜内的动脉、静脉、神经、淋巴结及淋巴管走行于腹内斜肌与腹横肌之间，以及腹膜前组织内。

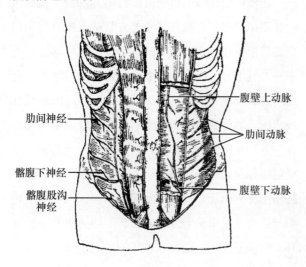

图 12 - 45　腹前外侧壁的深组动脉及神经

1. 深动脉　腹前外侧壁的深动脉起于 3 种动脉主干，分别从上方、下方和外侧方行至腹前外侧壁，即自锁骨下动脉分支胸廓内动脉终末所成的腹壁上动脉和肌膈动脉；自主动脉发出的下位肋间后动脉、肋下动脉及 4 对腰动脉（图 12 - 45）；以及自髂外动脉发起的腹壁下动脉和旋髂深动脉。

（1）腹壁上动脉为胸廓内动脉的终末之一，经胸肋三角至腹直肌鞘，于腹直肌深面下行，沿途发出肌支和皮支。其肌支营养腹直肌，其皮支穿腹直肌鞘前层至皮下，营养中线附近的皮肤及皮下组织。此外，还有小支穿腹直肌鞘后层，行于肝镰状韧带内，与肝动脉的分支吻合。

（2）肌膈动脉是胸廓内动脉的另一终末支，自第六肋间隙处分出，经第七至九肋软骨的后面，向外下行，至第九肋软骨处穿过膈，终于膈的腹腔面。肌膈动脉沿途发支营养膈，并分出至第七至九肋间的肋间前动脉，最后与膈下动脉、第十至十一肋间后动脉及旋髂深动脉的升支吻合。第八肋间前动脉另有分支进入腹直肌鞘，此支是腹直肌的重要血供来源之一，在肋缘下约1cm处到达腹直肌上外侧份的后面，营养腹直肌。

（3）第九至十一肋间后动脉和肋下动脉第九至十一肋间后动脉伴肋间神经，经腹内斜肌与腹横肌之间向前下方走行。肋下动脉行经肾和外侧弓状韧带后方，腰方肌前方，穿腹横肌起始腱膜，然后进入腹内斜肌与腹横肌之间。第九至十一肋间后动脉和肋下动脉还可与神经伴行进入腹直肌鞘，同腹壁上动脉及腹壁下动脉的外侧支吻合。

（4）腰动脉有 4 ~ 5 对，穿过腰大肌起始部，行经腰大肌和腰丛的后方，然后穿腹横肌起始腱膜进至腹内斜肌与腹横肌之间。

（5）腹壁下动脉在腹股沟韧带的稍上方，起自髂外动脉末端的前壁。分出后在输精管或子宫圆韧带及股腹环的内侧上升，行经腹膜与腹横筋膜之间，穿腹横筋膜，经弓状线的腹侧进入腹直肌鞘中，然后经腹直肌鞘后叶与腹直肌之间，上升至脐的上部，分成若干小支进入该肌的实质内，与腹壁上动脉及下部肋

图中标注：
肋间神经
髂腹下神经
髂腹股沟神经
腹壁上动脉
肋间动脉
腹壁下动脉

间动脉吻合。腹壁下动脉的体表投影为自腹股沟韧带内侧 1/3 和中 1/3 交界处，向内上与脐的连线。腹壁下动脉、腹直肌外侧缘和腹股沟韧带内侧半所围成的三角区域，称腹股沟三角。手术时，常将腹壁下动脉作为鉴别腹股沟斜疝与直疝的标志，腹股沟斜疝从腹壁下动脉外侧的深环进入腹股沟管。

（6）旋髂深动脉与腹壁下动脉约在同一高度起自髂外动脉，沿腹股沟韧带的后侧，向外上方达髂前上棘附近，穿腹横肌，沿髂嵴或其稍上方，经腹横肌及腹内斜肌之间，其分支与髂腰动脉吻合。其肌支至腹部阔肌、腰大肌、髂肌、缝匠肌和阔筋膜张肌。其中较大的一支为腹壁外侧动脉，或称升支，自髂前上棘内侧约 2.5cm 处发出，向上经腹内斜肌与腹横肌之间，与腰动脉和腹壁下动脉吻合，可作为辨认腹内斜肌和腹横肌分界的标志。其皮支至皮下，与旋髂浅动脉、臀上动脉和旋股外侧动脉升支吻合。阑尾炎切除手术时，如需向外延伸切口，注意勿伤及旋髂深动脉。

2. 深静脉 腹前外侧壁的深静脉与深动脉伴行。同腹壁上动脉伴行的两支静脉称腹壁上静脉，此静脉经胸廓内静脉汇入上腔静脉系。同腹壁下动脉伴行的两支静脉称腹壁下静脉，此静脉位于腹壁下动脉两侧，经髂外静脉归入下腔静脉系。诸肋间后静脉及肋下静脉的血液流入奇静脉系。第一、二腰静脉终于腰升静脉、奇静脉或半奇静脉；第三、四腰静脉汇入下腔静脉；第五腰静脉常终于髂腰静脉。腰静脉间有纵行的腰升静脉相联系。旋髂深静

脉终于髂外静脉。上述静脉之间相互吻合，是上、下腔静脉系之间的重要侧支途径。

3. 深组神经 深组神经（图 12 - 46）包括第七至十一肋间神经、肋下神经和髂腹下神经、髂腹股沟神经以及生殖股神经，它们支配皮肤与前腹膜壁层间的全部腹前外侧壁层次。

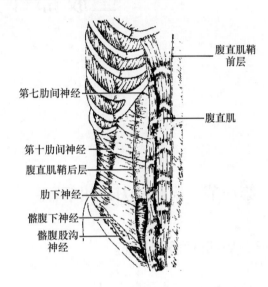

图 12 - 46 腹外侧壁的神经

第七至十一肋间神经前支斜向前下，行于腹内斜肌与腹横肌之间，至腹直肌外侧缘进入腹直肌鞘，沿途发出肌支支配腹前外侧壁诸肌。其前皮支向前依次穿过腹直肌和腹直肌鞘前层，分布于其表面的皮肤；外侧支皮支分布于腹外侧壁的皮肤。髂腹下神经、髂腹股沟神经以及生殖股神经分布参见"腰骶尾部神经"。

第十三章

上肢部针刀应用解剖

第一节　肩部针刀应用解剖

一、肩部体表解剖定位

1. 体表标志　在人体肩部，锁骨全长均可扪及。肩峰位于锁骨外侧端，为肩部最突出的部位。肩胛冈为沿肩峰向后、内方可触及的骨性嵴。喙突为锁骨中、外1/3交界处下方可触及的骨性突起。腋前襞为腋窝前壁下缘的皮肤皱襞，其深处有胸大肌下缘；腋后襞为腋窝后壁下缘处的皮肤皱襞，其深处有大圆肌及背阔肌下缘。

2. 对比关系　正常情况下，在肩部与肘部的一些体表标志之间，能够形成固定的比例关系。若这些关系发生改变，即可视为该部的病理性表现。如在肩部，肩峰、肱骨大结节和喙突之间可形成一等腰三角形。在肘部，屈肘时肱骨内上髁、外上髁和尺骨鹰嘴之间可形成一等腰三角形。当肩、肘关节脱位时，这种正常比例关系会发生改变。检查时应注意与健侧进行比较。

二、肩部肌肉

肩关节的活动有赖于肩部肌肉的相互作用。根据肩部的解剖特点可将肩部的肌肉按区分为腋区、肩胛区和三角肌区三个部分。

（一）腋区肌肉

1. 腋区前壁肌肉

（1）胸大肌（$C_5 \sim T_1$）　胸大肌为浅层肌肉，位于肩关节前方，是胸前壁较为宽厚的一块肌肉。胸前的外形很大程度上取决于胸大肌的形状。经过锻炼发育良好者，在肌肉收缩时不仅肌的上、下界明显可见，而且可见到单个肌束的方向。胸大肌呈扇形，肌肉宽大，起端分三部分：锁骨部起于锁骨近端上面前部1/3；胸肋部起于胸骨前面及与其相连的上6个肋软骨前面；腹部最窄，起自腹直肌鞘的前层。锁骨部与胸肋部在胸锁关节外会合，这两部之间有一清楚裂隙。全部肌纤维向外聚合并增粗，扭转并移形于一短粗而扁平的总腱。止端扭转成90°似扇柄样，即起点越靠上，止点就越低。止点分两层，前面为锁骨部及胸肋部上部纤维，后面为胸肋部下部及腹部纤维，胸大肌止于肱骨大结节嵴，其深面可有滑液囊（图13-1）。

胸大肌的血供主要由胸肩峰动脉供应，该血管从喙锁筋膜穿越后分为胸肌支、三角肌支、锁骨支及肩峰支，其中胸肌支最大，有2~3支，从上向下斜行，在胸大、小肌之间下行，供应胸大肌及乳房，其胸肌支还与胸外侧动脉在胸大肌筋膜内纵向并行一定长度，但无分支进入胸小肌，因而在胸大、小肌间的无血管区内进行游离肌皮瓣转移，可用以修复胸壁及头颈部缺损。另一部分血供来自胸外侧动脉、胸背动脉、肩胛下动脉及胸廓内动脉的肋间支。这些血管分支彼此吻合。胸大肌的静脉位于胸大小肌之间，多与动脉伴行。可汇入腋静脉、头静脉及三角肌静脉。其中与胸肩峰动脉肌支伴行的静脉单独汇入腋静脉。

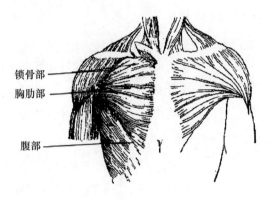

图 13 - 1　胸大肌

胸大肌的淋巴回流有不同的途径。胸大肌的锁骨部有 1~2 条淋巴管注入锁骨上淋巴结，胸肋部内侧有淋巴管穿过相应的肋间隙，注入沿胸廓内血管分布的胸骨旁淋巴结。由胸大肌其他部分发出的淋巴管，上位者沿胸肩峰动脉注入锁骨下淋巴结，下位者沿胸大肌下缘注入胸肌下淋巴结。

胸大肌由胸前内、外侧神经支配，从肌肉后面进入，彼此在肌肉中以分支互相连系。胸前外侧神经起于臂丛外侧束（$C_{5~7}$），多数为两支，支配胸大肌的锁骨部和胸肋部。胸前内侧神经起于臂丛内侧束（$C_8 \sim T_1$），多为一干，支配胸大肌的胸肋部和腹部。胸大肌受臂丛各根支配，故只有所有的臂丛神经根损伤才会引起胸大肌完全瘫痪。

胸大肌的主要作用是使上臂内收和内旋，锁骨部还可使上臂外展。锁骨部与三角肌共同作用可使肩关节屈曲，而其他各部分对肩关节屈曲不起作用。呼吸困难时，其止点作为定点，能上提肋前端，协助呼吸。

（2）胸小肌（$C_7 \sim T_1$）　胸小肌起于第三至五肋骨，向上外斜行成一腱，止于肩胛骨的喙突。大多数附着于喙突水平部上面与内缘，也有的仅附着于水平部上面（图 13 - 2）。胸小肌还可以有附加止点，止于盂上粗隆。

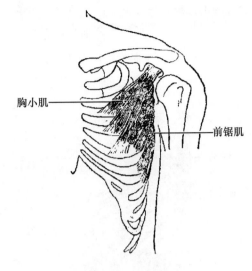

图 13 - 2　胸小肌

胸小肌的血供主要由胸肩峰动脉发出的 1~2 条胸肌支供给。另外还有一部分血供来自胸外侧动脉的分支及相应肋间动脉穿支。

胸小肌的神经由胸前内侧神经支配。

胸小肌的主要作用是使肩胛骨下降，并使其外侧角旋下。呼吸极度困难时，在肩带固定的情况下，能上牵肋骨帮助呼吸。

2. 腋区后壁肌肉　肩胛下肌（$C_5 \sim C_7$）起自肩胛骨外侧缘和前面粗糙肌附着线。肌纤维斜向外上，移行呈一短宽的扁腱，经肩关节囊前面，止于肱骨小结节、肱骨小结节嵴的上部及肩关节囊前壁。腱与关节囊前面之间，有一肩胛下肌腱下囊，常与肩关节囊交通。在肩关节化脓性关节炎或结核时，脓液可以扩散至此囊，甚至有时穿通它的薄壁，蔓延至肩胛骨前面。

肩胛下肌的血供来自肩胛下动脉的分支，肌支可有 3~5 条，上方者也可直接来自腋动脉或肩胛下动脉。肩胛下肌的静脉数目较多，注入肩胛下静脉或腋静脉。

肩胛下肌由肩胛下神经支配，发自臂丛后束的分支。

肩胛下肌主要作用是能使上臂内收及内旋。

3. 腋区内侧壁肌肉　前锯肌（$C_{5~8}$）宽而扁平，肌齿起于上 8~9 肋骨的外侧面，纤维向后，广阔地贴附于胸廓侧面、前面和后面一部分，止于肩胛骨脊柱缘的前唇、肩胛骨的内侧角及下角的肋面（图13-3）。前锯肌的上4~5个肌齿前方为胸大肌所覆盖，仅下部3~4个肌齿接近表面，前锯肌各肌束之间有疏松蜂窝组织，解剖时彼此易于分开。

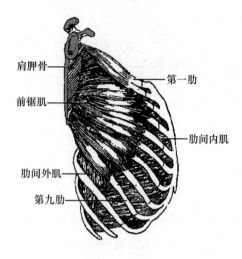

肩胛骨 —— 第一肋
前锯肌 ——
—— 肋间内肌
肋间外肌 ——
第九肋 ——

图13-3 前锯肌

前锯肌的血供主要来自胸外侧动脉，另外还有一部分来自相应肋间动脉的胸背动脉的分支。

前锯肌每一肌齿的淋巴输出管最后汇合后形成总干，汇入沿胸外侧动脉分布的胸淋巴结。

前锯肌的神经支配来自胸长神经，又称Bell外呼吸神经，多发自C_{5-7}神经根，有时C_8也参与组成。由C_{5-6}发出的支穿过中斜角肌后与C_7发出的支会合下行，然后与胸外侧动脉伴行，沿胸外侧壁进入前锯肌，沿途发出分支至各肌齿。

前锯肌其下部肌纤维向前拉肩胛骨的下角，与斜方肌配合，可使肩胛骨外侧角（关节盂）旋上，还可使肩胛骨向前移动。若胸长神经损伤导致前锯肌完全瘫痪时，肩胛骨的内缘与下角不能与后胸壁贴近而向后张开呈翼状，上臂不能推物，外展、外旋均感困难，不能超过头部。

（二）肩胛区肌肉

肩胛区肌肉较多，覆盖于肩胛骨及其周围，不但对肩胛骨及胸后壁起到保护作用，而且对盂肱关节及肩胛骨的运动也起到十分重要的作用。肩胛区肌肉根据部位分为肩背部浅层肌、肩后部肌及椎肩胛肌。

1. 肩背部浅层肌肉

（1）斜方肌　斜方肌呈扁平三角形，位于颈部及肩背部，起点很宽，起自枕外隆凸和颈、胸、腰椎棘突及棘上韧带，止于锁骨的肩峰端、肩峰和肩胛冈。斜方肌可分为如下三部分：上斜部较薄，肌束斜向外下；中横部最厚，肌束横行；下斜部肌束长，斜向上外。

斜方肌血供主要由颈横动脉供应。颈横动脉由锁骨下动脉第一段分支甲状颈干发出，先经过由中斜角肌、臂丛和肩胛提肌围成的三角区，然后约在肩锁关节内侧三横指及锁骨上三横指处进入斜方肌。颈横动脉分为浅、深两支，浅支供应肌的上、中部或上、中、下部，深支供应中、下部。

斜方肌的淋巴回流汇入锁骨上区的淋巴结。

斜方肌受副神经及C_{3-4}神经前支支配。神经从斜方肌前缘中、下1/3交界处进入肌的深面，先发出肌支，然后发出或移行为肌内支，从肌的上、中、下三部进入肌内。肌内支可为单干型或分散型。

斜方肌各部位的收缩可产生不同的作用。上部收缩可提肩带，并使肩胛骨下角外旋；下部收缩可使肩胛骨下降；上下部同时收缩可使肩胛骨外旋；两侧同时收缩则可使肩胛骨向中线靠拢。

（2）背阔肌　背阔肌被认为是全身最大的阔肌，位于腰背部和侧胸部。一侧几乎呈直角三角形，以腱膜起自下6位胸椎棘突，全部腰、骶椎棘突、棘上韧带、髂嵴外缘后1/3及腰背筋膜后层，并以4个肌齿起自下4肋，与腹外斜肌肌齿相交错。肌纤维向外上聚合为扁平腱，覆盖肩胛下角，且有纤维起自下角，继而绕过大圆肌下缘，止于小结节嵴的下部；最下部的肌束纤维延续止于小结节嵴的上部。

背阔肌的血液供应主要来自胸背动脉。也有部分血供来自肋间动脉和腰动脉及颈横动脉的降支。各动脉在肌内彼此吻合。胸背动脉自肩胛下动脉发出，沿背阔肌深面近前缘向后下走行，分出恒定的前锯肌支及不恒定的大圆肌支，与胸背神经交叉形成血管神经束。胸背动脉通常分出内、外侧支入肌。外侧肌支分布于肌肉上 1/3 区，分布范围近似长方形。内侧肌支分布于肌肉的外下 2/3 区，分布范围近似梯形。伴行静脉多为一支，也有两支的，在接近肩胛下静脉时汇为一支。

背阔肌由胸背神经支配，发自臂丛后束。胸背神经干长 75.91 ± 1.89mm，干粗 1.95 ± 0.03mm，其在肌的游离缘与胸背血管交叉后入肌。背阔肌的肌支多数走向起腱，少数走向止腱，肌支在厚肌层呈现分散型，在薄肌层呈单干型。

由于背阔肌位置表浅，血管、神经走行较恒定，血管神经蒂又有可供选择的长度等，故被认为是较理想的肌皮瓣移植材料。随着带蒂肌皮瓣转移术的应用，利用背阔肌皮瓣修复前后胸壁、肩部的软组织缺损，移植恢复屈伸肘与屈指功能，及治疗严重 Volkmann 挛缩畸形等，均可达到较为满意的效果。并且由于大圆肌在一定程度上对背阔肌起代偿作用，因而背阔肌转移后也不会影响肩功能。

背阔肌的主要作用使肩关节内收、内旋和后伸。使上臂固定可上提躯干引体向上，为主要攀援肌。起自肋的部分还参与胸腔扩大而助吸气。

2. 肩后部肌肉

（1）冈上肌（$C_{5\sim6}$）　冈上肌位于肩胛骨冈上窝内，斜方肌的深面，呈长三角形双羽状。起自冈上窝及冈上筋膜，肌束斜向外上方，经肩峰及喙肩韧带的深面，止于肱骨大结节，并和肩关节囊愈着。冈上肌与肩峰深面有肩峰下滑液囊，有时与三角肌下滑液囊相交通。

冈上肌被包裹于冈上骨性纤维鞘中，此鞘由肩胛骨的冈上窝和附着于其边缘的冈上筋膜所构成，在冈上肌的前后均有蜂窝组织，外侧部则更为明显，其与邻部的交通如下：①冈上肌前下蜂窝组织在肩胛冈外侧缘围绕血管，直接移行至冈下窝的蜂窝组织，从而沟通肩胛骨后面两个骨性纤维鞘间隙；②通过围绕肩胛切迹的血管神经而与颈外侧三角深层蜂窝组织相交通；③通过冈上筋膜在肩胛颈附近的结缔组织板与三角肌下间隙及腋窝相交通，

该结缔组织板实际上不能阻挡脓液的蔓延，而冈上间隙脓肿亦主要沿此方向扩散，以上各径路同样也为邻近间隙扩散至冈上骨性纤维鞘的通道。

在冈上间隙中，肩胛上动脉为最大的血管，起自甲状颈干，在肩胛切迹通过肩胛上横韧带的上方进入冈上窝中，也有通过肩胛上横韧带的下方者。肩胛上动脉紧贴冈上窝的骨面，发出分支到达冈上肌，一部分内侧支与颈横动脉分支到达冈上肌，还有一部分内侧支与颈横动脉分支相交通，在肩胛骨上缘尚发出一些细小的肩峰支，走向肩峰，在该处参加组成肩峰网；然后肩胛上动脉向下经肩胛颈进入冈下窝，发出分支供应冈下肌部，并与旋肩胛动脉分支相吻合。冈上间隙的静脉沿同名静脉回流。

此处的淋巴从肌肉深处沿 2~3 条淋巴管回流，注入肩胛切迹附近的淋巴结，然后汇入锁骨上淋巴结中。

冈上肌受肩胛上神经支配，该神经由 C_5 发出，有时也从 C_4 或 C_6 发出。该神经损伤可导致冈上、下肌瘫痪，影响肩关节的稳定，引起关节摆动。肩胛上神经经肩胛切迹在肩胛上横韧带深面走行时，位置较固定，但由于上臂运动时肩胛骨经常旋转，因此此处肩胛上神经常遭受摩擦，可引起炎性肿胀及神经通道狭窄；肩胛骨移位时，该神经亦可受到牵扯，因此传达或直接暴力、牵引损伤均可引起肩胛上神经卡压病，表现为肩部疼痛，冈上、下肌软弱及萎缩，肩外旋运动丧失，手术切断肩胛横韧带减压多可取得较好效果。

冈上肌主要作用是使肱骨外展，牵拉肩关节囊，并使肱骨轻微外旋。

（2）冈下肌（$C_{5\sim6}$）　冈下肌为三角形的扁肌，位于肩胛骨背面的冈下窝内，部分被三角肌和斜方肌遮盖，较冈上肌发达。起自冈下窝及冈下筋膜，肌纤维向外逐渐集中，经肩关节囊的后面，止于肱骨大结节和关节囊。其腱与关节囊之间，可能有一滑膜囊，即冈下肌腱下囊。冈下肌被包绕于冈下骨性纤维鞘中，该鞘由肩胛骨冈下窝及附着于其边缘的冈下筋膜所构成。

冈下肌的血供来自肩胛上动脉及旋肩胛动脉分支。

冈下肌淋巴管部分注入肩胛切迹处的淋巴结，以后到达锁骨上淋巴结，另一部分注入位于三边孔后方的淋巴结。

冈下肌受肩胛上神经支配，该神经与肩胛上动脉并行。

冈下肌可使肱骨外旋并牵引关节囊。

（3）小圆肌（C_5）　小圆肌位于冈下肌的下方，大部分被三角肌所遮盖，为圆柱形的小肌。起自肩胛骨外侧缘的上2/3的背面，肌束向外移行于扁腱，止于肱骨大结节和肩关节囊。小圆肌亦包绕于冈下骨性纤维鞘中，与冈上间隙相交通，肌肉后方蜂窝组织在外侧沿肌腱走行，可通过冈下筋膜而与三角肌下间隙相交通。

在冈下骨性纤维鞘中，通行的血管较多，其中除肩胛上动脉供应冈下肌上段外，还有相当大的旋肩胛动脉。该动脉由肩胛下动脉发出，在肩胛骨外侧缘通过三边孔，适在肱三头肌长头的下方出现在肩胛骨后面，为小圆肌肌腹所覆盖。以后旋肩胛动脉横行，紧贴于冈上窝上，主要供应冈下肌下部和小圆肌，并广泛地与肩胛上动脉及颈横动脉降支相交通，形成连结锁骨下动脉的锁骨上部与腋动脉间的侧副循环。冈下窝的静脉沿同名静脉回流。

小圆肌由腋神经支配，能外旋及内收上臂，尤其在上臂外展时，其外旋作用增大。

（4）大圆肌（C_{5-6}）　大圆肌有时和肩胛下肌并成一块肌，位于冈下肌和小圆肌的下侧，其下缘被背阔上缘遮盖，整个肌呈柱形。起自肩胛骨外侧缘下部和下角的背面及冈下筋膜。肌束向上外方集中，经肱三头肌长头的前面，移形于扁腱，于背阔肌腱的下方，附着于肱骨小结节嵴。背阔肌囊夹于两腱之间。在大圆肌与肱骨内侧之间有大圆肌下囊。

大圆肌的血供来自旋肩胛动脉、胸背动脉和旋肱后动脉等分支。静脉血沿同名静脉回流。

大圆肌的淋巴管有3～4条，汇入三边孔附近的淋巴结及肩胛下、腋淋巴结。

大圆肌由肩胛下神经分支或胸背神经分支支配。

大圆肌的作用是使肱骨后伸、旋内及内收，与背阔肌相似。

3. 椎肩胛肌　椎肩胛肌包括肩胛提肌、大菱形肌及小菱形肌，大菱形肌、小菱形肌皆在斜方肌覆被下。

（1）肩胛提肌　肩胛提肌起自上位3～4颈椎横突，附着于肩胛骨内侧角及脊柱缘的最上部，能上提肩胛骨，若止点固定，一侧肌肉收缩，可使颈屈曲，头部向同侧旋转。

（2）大菱形肌和小菱形肌　大菱形肌、小菱形肌与肩胛提肌位于同一肌层，在其下方。小菱形肌呈窄带状，起自下位两个颈椎的棘突，同时附着于肩胛骨脊柱缘的上部，在大菱形肌上方。大菱形肌菲薄而扁宽，呈菱形，起自上位四个胸椎的棘突，向外下方，几乎附着于肩胛骨脊柱缘的全长。大、小菱形肌的作用是内收及内旋肩胛骨，并上提肩胛骨，使之接近中线。

大菱形肌、小菱形肌及肩胛提肌的血供均来自颈横动脉降支，此支由锁骨下动脉发出，沿肩胛骨脊柱缘全长下行，介于菱形肌（后方）与后上锯肌（前方）之间，由此血管尚发出至冈上、下窝的分支，至冈下窝的分支与肩胛上动脉及旋肩胛动脉在肩胛骨后面形成丰富侧支吻合。静脉血沿同名静脉回流。

上述三肌均由肩胛背神经支配，该神经发自第五颈神经，沿肩胛骨脊柱缘下降。

椎肩胛肌与斜方肌、前锯肌起拮抗作用，前者使肩胛骨下角向后向内，而后者向前外。

（三）三角肌区

三角肌为锥形，覆盖盂肱关节，纤维起自锁骨外1/3前缘、肩峰尖与其外侧缘及肩胛冈嵴，自下缩窄成为一腱，止于肱骨三角肌粗隆（图13-4）。三角肌肌束分为前、中、后三部，三角肌前部肌束较长，从前方走向后下方，与结节间沟的外侧唇在一线上；中部纤维构成较复杂，肌束较短，似羽毛状，由肩峰下行，三五束肌纤维与由下部止点向上的腱索彼此镶嵌，腱性组织在近侧部伸展到整个肌的起始处，在远侧部则附着于不大的区域中；后部肌束较长，从后方斜向前方，形成桡神经沟的上界，向上与肱三头肌外侧头的起点在一线上。在三角肌的深面，三角肌筋膜深层与肱骨大结节之间，有一恒定的较大的黏液囊，为三角肌下囊，该囊为胚胎期最早出现的滑膜囊，由于此囊膨出许多突起，尤其是突入肩峰下面的最明显，因此也有人称之为肩峰下滑膜囊，在40岁以后，该囊易产生变性、损伤、粘连，从而引起肱骨头向上移位固定，产生肱骨上举困难，是临床常见的一种顽固性疾病。

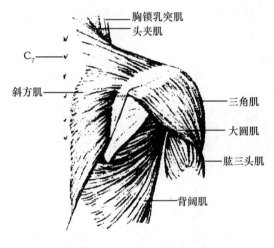

图13-4　三角肌及邻近组织

三角肌的血供主要来自旋肱后动脉，与腋神经伴行。动脉分支从周围进入肌肉，发出纵支，其与旋肱前动脉的分支、胸肩峰动脉的肩峰支、三角肌支及肩胛上动脉的分支相吻合。

肩外侧区皮肤受腋神经的外侧上皮神经、锁骨上外侧神经及脊神经后支的皮支支配。腋神经在喙突水平起自臂丛后束，位于肩胛下肌之前及腋动脉之后，其向外环绕肩胛下肌外下缘，大约在肌、腱交界处内侧3～5mm与旋肱后动脉穿入四边孔，恰在穿出前分出1～2个关节支至盂肱关节前面，再走行至邻近关节囊下内侧及肱三头肌长头。腋神经经四边孔穿出以后，绕行于肱骨外科颈的后方，移行

于三角肌下间隙，正好在小圆肌腱下缘的下方及三角肌后缘中点，距肩峰后角约6cm。

三、肩部骨骼

（一）锁骨

锁骨位于胸廓前上部两侧，是一根横向的支柱，呈水平位。锁骨全长皆位于皮下，成人锁骨长度约14.95（11.00～17.8）cm，其前有颈阔肌覆盖，居第一肋上方，从上面或下面观均似横位"～"状，有两个弯曲，内侧凸向前，占全长3/4～2/3；外侧凸向后，占全长1/4～1/3（图13-5）。

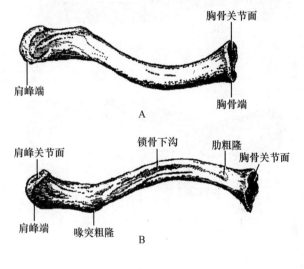

图13-5　锁骨上、下面

A. 上面观；B. 下面观

内侧端，也称胸骨端，呈圆柱形与胸骨相连，较粗大，其末端近似三棱形的关节面与胸骨柄的锁骨切迹相关节。外侧端，也称肩峰端，扁宽，有明显的上、下面，末端有卵圆形的关节面与肩峰相关节。中间部的内侧部分似圆柱体，前凸而后凹，前上缘有胸锁乳突肌锁骨部附着，前下缘有胸大肌锁骨部附着，其下面有肋粗隆，为肋锁韧带附着。外侧部分的前上缘有斜方肌附着，前下缘有三角肌附着；下面向后缘处有喙突结节，有喙锁韧带附着，其对稳定肩锁关节有重要意义（图13-6）。

锁骨是肩带与躯干联系的唯一骨性桥梁，其干细而弯曲，故在锁骨中、外1/3正相当于两个弯曲交界处为薄弱点，易发生骨折。骨折后，内侧端因

胸锁乳突肌的牵引力向后上移位，而外侧端在上肢重力的影响下向前下方移位。儿童锁骨的骨膜比较发达，骨折后因断端被坚韧的骨膜鞘所包裹固定而甚少发生移位。对发生移位的锁骨骨折，整复后常不易保持解剖学上的对位，而轻度移位对生理功能一般无影响，故不必强求解剖对位。对锁骨骨折有神经、血管与胸膜损伤等合并症的患者，在进行血管与神经修复手术后或为防止骨折断端移位而引起上述组织再度损伤，骨折需良好的对位。

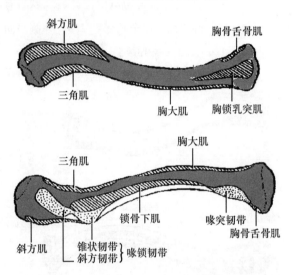

图 13 - 6　锁骨上、下面肌肉及韧带附着处

锁骨血供丰富，其主要来自肩胛上动脉及胸肩峰动脉。骨滋养动脉多在锁骨中 1/3 进入骨中，而滋养孔多在锁骨中段，一般为 2~3 个，也可在 1~7 个之间；骨膜动脉从锁骨两端进入骨中，数目较多，在松质骨中彼此吻合成网。由于锁骨血供丰富，因而锁骨骨折愈合较快。

锁骨的神经由胸前神经及锁骨上神经分支支配。

(二) 肩胛骨

肩胛骨属于扁骨，形似三角形，位于胸壁背侧上部，介于第二至七肋骨之间，有三缘二面、三角、二突。

肩胛骨上缘薄而短。上缘近外端一般有一小而深的肩胛切迹，呈半圆形，但其深浅不一，浅者几不成切迹，约 3% 几乎成孔。肩胛切迹多呈 "U"

字形，其次为大弧形，少数呈 "V" 字形或 "W" 字形。肩胛切迹的边缘可光滑或粗糙。肩胛切迹平均口宽 13mm，深度约 6.4mm。肩胛切迹之上横有一条短而坚韧的肩胛上横韧带，使切迹合为一孔，其间有肩胛上神经通过。有时肩胛上横韧带可骨化形成骨桥，从而使肩胛切迹变成骨孔。

肩胛骨内缘（脊柱缘）薄而长，稍凸向脊柱，有大、小菱形肌止于此。其下沿内侧缘有前锯肌附着，收缩时可使肩胛骨贴于胸壁并向外摆动。前锯肌瘫痪时，可使肩胛骨向后外突出形成翼肩。肩胛骨外缘（腋缘）向下向前最厚，其上有大、小圆肌附着。肩胛冈将肩胛骨背面分为冈上、下窝，分别有冈上、下肌附着。在肩胛骨顶部，肩胛提肌附于其上角，连结颈肩部深层肌肉；肩胛骨下角钝而粗糙，有大圆肌、菱形肌及前锯肌附着其上（图 13 - 7、图 13 - 8）。

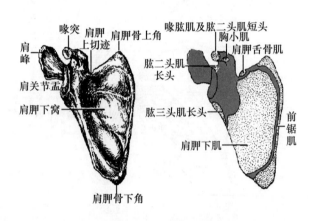

图 13 - 7　肩胛骨前面观

肩胛骨内侧角与第二肋相当，几乎呈直角，由上缘和脊柱相交而成，有肩胛提肌止于此；下角相当于第七肋或第七肋间，呈锐角，易触摸，有大圆肌起此；外侧角，有一卵圆形的关节盂，向外、前、下，与肱骨头相关节。关节盂下稍缩小称肩胛颈，其与关节盂的边缘形成冈盂切迹。

肩峰是肩胛冈的外侧端向前外方伸展，突出于肩胛盂之上所形成的 "肩的顶峰"，易触摸，是肩关节脱位、测量上肢及确定肩宽的标志。肩峰呈扁平状，有上、下二面及内、外二缘。上面凸而粗糙，有三角肌附着其上，下面凹而光滑，外侧缘肥

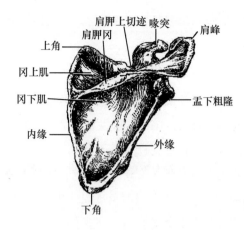

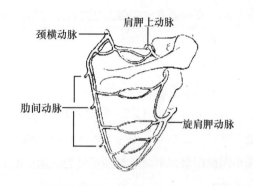

图 13 - 9　肩胛骨背面的血管吻合（肩胛动脉网）

肩胛骨的神经由肩胛上、下神经分支支配。

（三）肱骨上端

肱骨是上肢最粗长的管状骨，其上端较粗壮，有肱骨头、解剖颈、大小结节和外科颈这四个部分（图 13 - 10）。

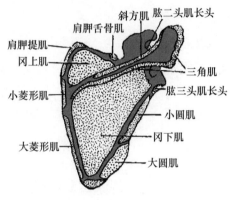

图 13 - 8　肩胛骨背面观

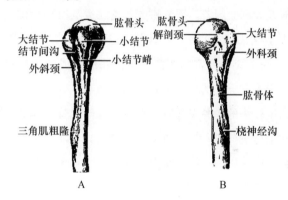

图 13 - 10　肱骨上端

A. 前面观；B. 后面观

厚而隆凸，内侧缘有一卵圆形锁骨关节面与锁骨肩峰端形成关节，峰尖有喙肩韧带附着。肩峰较长，男性为 4.7 ~ 4.8cm，女性为 4.0 ~ 4.1cm。

喙突是肩胛上缘向前外较为坚固的骨突，是肩关节内侧作弧形切口的标志。喙突有胸小肌附着其上，为喙肱肌、肱二头肌短头起始处，并借喙锁韧带固定锁骨于正常位置。喙突长，男性为 4.3 ~ 4.4cm，女性为 3.9 ~ 4.0cm。

肩胛骨血供来源丰富，主要有如下四条动脉（图 13 - 9）：①起自肩胛上动脉的骨滋养动脉在喙突基底和肩峰之间进入冈上窝；②起自旋肩胛动脉的分支在肩胛冈基底进入冈下窝；③起自肩胛下动脉或旋肩胛动脉的分支在肩胛颈处进入肩胛下窝；④起自颈横动脉降支。这些血管在肩胛骨周围彼此吻合成网，在松质骨比较发达的部位如肩峰、喙突和关节盂、颈处较稠密，但在松质骨缺少的部位如冈上、下窝仅有骨膜动脉供应。

肩胛骨的静脉由同名静脉回流。

肱骨头呈半球形，朝向上内并稍向后，覆盖有一层关节软骨，与肩胛骨的关节盂相关节。肱骨头横径，男性平均为 4.20 ± 0.01cm，女性平均为 3.88 ± 0.03cm。肱骨头纵径，男性平均为 4.50 ± 0.02cm，女性平均 4.17 ± 0.03cm。肱骨头周长，男平均为 13.58 ± 0.04cm，女平均为 12.60 ± 0.07cm。肱骨头与肱骨干之间有 130° ~ 135° 的内倾角，肱骨头内翻时，内倾角可减少至 100° 以下。肱骨头对冠状面还有后倾角，为 15° ~ 30°。肱骨头轴与肱骨下端滑车的轴形成一扭转角，约为 28°。

在肱骨头的关节面边缘有一缩窄的浅沟，即解剖颈，与水平面约成 45° 角，关节囊止于此。解剖颈的下方为外科颈，相当于圆形的骨干与肱骨头交接处，此处骨皮质突出变薄，是骨折易发部位。

在肱骨头的前外为大、小二结节。大结节粗大而不显著，向外侧突出超过肩峰，因而使肩部呈圆形，是肩部最靠外的骨点，转动上肢可以触摸到该结节。当肩关节脱位时，肱骨头内移，大结节不再是最外骨点。大结节由上而下依次有冈上肌、冈下肌和小圆肌附着。小结节较小而显著，当上肢处于解剖位置时，它位于正前方，适在喙突的外下侧约3.75cm处，内旋或外旋肱骨时可触到小结节，有肩胛下肌附着，因小结节位于肱二头肌长头腱弯曲的内侧，当屈前臂时可起到滑车作用。此外，当小结节发育良好而有所谓结节上嵴时，常常造成肱二头肌长头腱的磨损。大结节向下移行为大结节嵴，有胸大肌附着；小结节向下移行为小结节嵴，有背阔肌及大圆肌附着。结节间沟（肱二头肌沟）是位于大小结节之间的沟，其沟长约3.2cm，深度约0.4cm。结节间沟的内侧壁与沟底所形成的角度可有很大变异，为15°～90°，多数在45°以上。浅而角度较小的沟易引起肱二头肌长头腱脱位，尤其是在上臂突然外旋或已外旋的上臂猛力前屈时更易发生。中年以后，结节间沟可因骨质增生而变窄易引起肱二头肌长头肌腱炎。

肱骨头的主要血供来自旋肱前动脉发出的前外侧动脉，可在结节间沟的上端，或由其几个分支经大、小结节进入头内，向后内弯行。或在已愈合的骺线下，由弓状动脉呈直角发出一些分支移行至肱骨头，前外侧动脉处于肱骨头外科颈上方。外科颈骨折后，两断端血供均佳，易于愈合。肱骨头另一部分血供来自旋肱后动脉发出的后内侧动脉，在旋转袖的前、后侧，有不恒定支进入头内。

四、肩部关节结构

肩关节从狭义上讲是指盂肱关节，但从广义上来讲，则包括盂肱关节、肩锁关节、胸锁关节、肩胛胸壁肌性结合、肩峰下滑囊（肩峰下关节），有时还包括喙锁关节。正是它们之间的协同作用，得以完成复杂的、和谐的肩部运动。任何一个环节出

了故障，都会影响肩部的正常活动，其中以盂肱关节最为重要。

（一）盂肱关节

由肩胛骨的关节盂和肱骨上端的肱骨头构成。它是全身最灵活的关节，这主要决定于它的解剖特点：一是两个相对关节面很不相称，关节盂浅，而肱骨头的关节面要比关节盂大3倍，肱骨头关节角度约为135°，而关节盂的角度仅约为75°；二是关节稳定性较差，关节韧带装置薄弱，关节囊松弛。这些是盂肱关节易脱位的原因。

1. 盂肱关节的骨端结构

（1）肩胛骨的关节盂　关节盂呈梨状，上窄下宽，关节面浅小，向前、外、下，与肱骨头的关节面很不相称。关节盂的表面覆以一层透明软骨，中央较边缘为薄，其边缘镶以一层纤维软骨，为盂唇，以增加关节盂的深度。关节盂唇切面呈三角形，在儿童，此结构的基底紧与关节盂的边缘相附着，且与透明软骨相混，而在关节囊边缘则与纤维性关节囊相续，因此盂缘和盂唇界线并不明显；在成人，盂唇的上部游离似软骨盘。关节盂唇前缘如脱落、缺损或关节囊从关节盂边缘撕破，则引起习惯性肩关节脱位。关节盂的上下各有一突起，为盂上、盂下粗隆，分别是肱二头肌长头及肱三头肌长头附着处。

正常关节盂后倾7°，即关节盂平面与矢状面呈83°。如小于83°，即为过度后倾，青少年如关节盂过度后倾可发生肩后不稳，约占肩部脱位的20%。

（2）肱骨头　呈球状，占圆球面积的1/3，关节面向上、内、后，较肩胛关节盂为大，故仅有一部分与其接触。肱骨头的后外部如有缺损，则会引起习惯性肩关节脱位。

2. 关节囊和支持韧带

（1）关节囊　关节囊比较松弛，由斜行、纵行及环行的纤维构成纤维层。于肩胛骨处附着于关节盂的周缘、喙突的根部和肩胛骨颈，还包绕肱二头肌长头的起始部，并与肱三头肌长头的起始处相愈合，于肱骨处则包绕解剖颈，其内侧可达外科颈。

关节囊的边缘呈桥状横跨结节间沟之上。纤维层又由冈上肌肌腱及肱三头肌长头肌腱加入；前、后部分别由肩胛下肌肌腱及冈下肌腱和小圆肌腱加入；而其前下部只有盂肱韧带的中部加入，此处最为薄弱，故肩关节脱位往往易发生在此处。

其纤维层的内面，被覆一层滑膜层，上方起自关节盂的周缘，向下至肱骨的解剖颈，由此返折向上至肱骨头关节软骨的边缘。滑膜层分别于结节间沟和喙突根部附近向外膨出；前者形成结节间滑液鞘，鞘内有肱二头肌长头肌腱；后者构成肩胛下肌囊，位于肩胛下肌腱与关节囊之间。

（2）盂肱关节的支持韧带

①喙肱韧带为宽而强的韧带，位于盂肱关节的上面，自喙突根部的外侧缘斜向外下方，到达肱骨大结节的前面，与冈上肌腱愈合。其前缘和上缘游离，后缘和下缘与关节囊愈合，与关节囊之间有黏液囊相隔。此韧带加强关节囊的上部，并能有限制肱骨向外侧旋转和防止肱骨头向上方脱位的作用。

②盂肱韧带位于关节囊前壁的内面，可分为上、中、下三部。上部起自喙突根部附近的关节盂边缘，斜向外上方，止于肱骨小结节的上方。中部连结关节盂前缘与肱骨小结节之间，如该部缺损时，关节囊的前下壁便形成薄弱点，易导致肩关节脱位。下部起自关节盂下缘，斜向外上方，到达肱骨解剖颈的下部。该韧带有加强关节囊前壁的作用。

③肱骨横韧带为肱骨的固有韧带，它横跨结节间沟的上方，连结大、小结节之间，其一部分纤维与关节囊愈合。韧带与结节间沟之间，围成一管，其内有肱二头肌长头肌腱通过。该韧带对肱二头肌长头肌腱有固定作用。

3. 盂肱关节其他支持结构　盂肱关节的稳定性除了依赖于关节囊及韧带外，还需要关节周围的众多肌肉的参与。肩袖能使肱骨头与关节盂密切接触，而三角肌、肱二头肌长头腱使得关节更加稳定。

（1）肩袖　肩袖又称旋转袖、肌腱袖或腱板，

由起自肩胛骨，止于肱骨大结节的冈上肌、冈下肌、小圆肌和肩胛下肌四肌的肌腱所形成，临床上称之为肩关节肌内群（图13－11）。彼此交织以扁宽的腱膜形成一个半圆形，成马蹄状，牢固地由前、上、后附着于关节囊，腱膜厚约5mm，表面光滑。在肩胛下肌止端上缘与冈上肌腱之间有一肩袖间隙，有一薄层带弹性的膜，此处有喙肩韧带及关节囊加强。

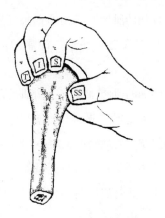

图13－11　肩袖结构示意图

SS：肩胛下肌；S：冈上肌；I：冈下肌；T：小圆肌

（2）肱二头肌长头腱　在喙肩韧带内下方，位于结节间沟内，起自盂上结节，上覆以肱横韧带，完全被滑膜包围，滑膜反折形成支持带，挂于关节囊上，肌腱虽在关节内，却仍在滑膜外（图13－12）。肱二头肌长头在外展时可将肱骨头压向关节盂，起到限制肱骨头的作用。

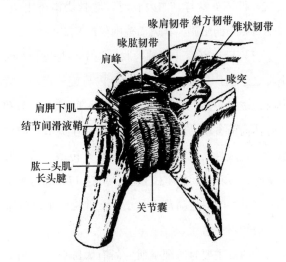

图13－12　肱二头肌长头腱

（3）三角肌　三角肌起点广泛，自肩胛冈、肩

峰、锁骨外1/3，从前、后、外覆盖盂肱关节，对该关节有保护及加强稳定作用。

4. 盂肱关节的运动 盂肱关节为球窝关节，因其关节囊比较松弛，关节窝又较平浅等特点，故其运动范围较广，是人体运动最灵活的关节之一。主要依据以下三个运动轴进行运动。

（1）沿额状轴（横贯肱骨头与关节窝的中心）运动 上臂可做屈伸运动。

①前屈参加的肌肉有三角肌前部纤维、胸大肌锁骨部、喙肱肌及肱二头肌。前屈运动的范围约为70°。

②后伸参加的肌肉主要有三角肌后部纤维及背阔肌。后伸时因受到关节囊的前壁与肱骨头及喙突相互接触的限制，故运动范围较小，约为60°。

（2）贯穿肱骨头的矢状轴运动 上臂可作内收与外展的运动。此时肩胛骨固定不动，而肱骨头在关节窝内做上下滑动运动。

①外展只有三角肌中部纤维及冈上肌参与，前者虽系强有力的外展肌，但需冈上肌的协助，否则最初外展时，肱骨头将上升，顶于喙肩弓之下，而当外展90°以后，肱骨头易向下半脱位。外展时，肱骨头向内下方滑动，其运动范围约为100°～120°。

②内收除了胸大肌（主要为胸肋部）及背阔肌，还有大圆肌，三角肌前、后部纤维，喙肱肌及肱三头肌长头参与。在内收时，肱骨头滑下上方，因受到躯干的阻碍，其运动范围仅约为20°。

（3）沿垂直轴（该轴为肱骨头中心与肱骨小头中心之连线）运动 上臂可做旋内与旋外运动。旋内时，肱骨头在关节盂内向后滑动，肱骨大结节和肱骨体向前方转动；旋外时，肱骨头在关节盂内向前滑动，肱骨大结节和肱骨体向后方转动。当上肢下垂时，旋转运动的范围最大，可达170°；而当上肢垂直上举时，运动范围最小。女性旋转运动的范围一般较男性略大。

①内旋主要为肩胛下肌，尚有大圆肌、三角肌前部纤维、胸大肌及背阔肌参与，可能还有冈上肌，但三角肌、胸大肌及背阔肌只当同时有其他运动时才具有内旋作用。

②外旋有冈下肌、小圆肌及三角肌后部纤维参与。肩关节除可做上述运动外，还可做环转运动。

5. 盂肱关节的血供 主要来自肩胛上动脉，旋肱前、后动脉，肩胛下动脉和旋肩胛动脉等。

6. 盂肱关节的神经 主要为肩胛上神经的分支，腋神经和胸前神经的外侧支。肩胛上神经分布至关节囊的上壁和后壁；腋神经分布至关节囊的前壁和下壁；胸前神经的外侧支分布至前壁和上壁。

（二）肩锁关节

肩锁关节位于皮下，为滑膜关节，由肩胛骨的肩峰关节面和锁骨外侧的肩峰关节面构成。锁骨的肩峰端为扁平结构，关节面呈卵圆形，向外并微朝下，肩峰关节面位于肩峰内缘，也呈卵圆形，朝向内上。

肩锁关节有完整的关节囊，但关节囊较松弛，附着点仅离关节面数毫米。关节囊的上下壁借坚强的肩锁韧带加强，韧带与斜方肌及三角肌的腱纤维相混，而后二者对肩锁关节前方有部分加强的作用。此外，喙锁韧带分为斜方韧带及锥状韧带两部分。斜方韧带稍偏外，呈四边形，起于喙突基底内侧和上面，向外上走行于矢状面内，止于锁骨肩峰端向前外的粗糙骨嵴，其上内面为锁骨下肌，下外面为冈上肌，前方游离。其纤维可防止肩胛骨向下内滑移。锥状韧带呈弯三角形，起于喙突基底的内侧面，向上行于冠状面内，止于锁骨喙突粗隆下面，位于斜方韧带内后方。它形成半个锥体，包围斜方韧带。喙锁韧带两部分隔以脂肪或滑囊（图13-13）。

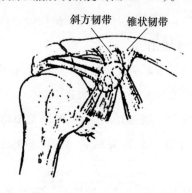

图13-13 喙锁韧带

喙锁韧带对肩锁关节的稳定起着重要的作用。在严重肩锁关节脱位时，韧带可被撕脱，手术时应予以修补以维持肩锁关节的稳定性。

由于肩锁关节是一个不典型的球窝关节，故其活动范围包括如下。

1. 轴向的旋前与旋后活动 肩峰在锁骨外侧端上的旋前与旋后角度之和一般约为30°，由于肩锁关节的喙锁韧带的协同作用，故肩胛旋前时锁骨长轴与肩胛冈之间夹角增大，肩胛旋后时两者之间夹角减小。

2. 肩锁关节的外展和内收活动 因肩锁关节和喙锁韧带处于同一平面内，所以肩锁关节的外展活动常常受到喙锁韧带限制。内收运动则因喙突碰撞锁骨外端而受到限制。肩锁关节的内收和外展活动范围之和一般约为10°。

3. 钟摆样运动 指在肩胛骨表现为自后内向前外的旋转和摆动，范围为60°~70°，其运动轴心恰好与肩锁关节面相垂直，此活动受到肩关节周围肌肉的良好控制和肩锁关节囊、韧带和喙锁结构的限制。

（三）胸锁关节

由锁骨的胸骨关节面与胸骨柄锁骨切迹及第一肋软骨所形成的关节。锁骨的胸骨端较大，呈球形，而胸骨的锁骨切迹与第一肋骨形成的关节面呈鞍形。此关节是唯一连接上肢与躯干的结构，其坚强的韧带能维持锁骨胸骨端与胸骨上部的浅凹相连。胸锁二骨的关节面大小很不相称，锁骨的胸骨端有一半突出于胸骨柄上缘之上，故必须靠关节囊和支持韧带来加强（图13－14）。

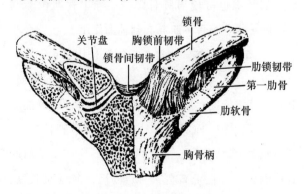

图13－14 胸锁关节

1. 结构

（1）关节囊及支持韧带 胸锁关节的关节囊附于锁骨胸骨端及胸骨柄关节面。其下部较弱，至第一肋软骨下面，其他部分则较强，为前、后胸锁韧带及锁间韧带所加强。

①胸锁前韧带起自锁骨胸骨端关节面之前，附于胸骨柄关节面前缘。韧带上部纤维近乎平行，下部垂直，中部近乎垂直，最为坚强。

②胸锁后韧带起自锁骨胸骨端后角至胸骨柄关节面周缘，较薄，短而坚强。

③胸锁上韧带起自锁骨胸骨端上部，横行至胸骨柄，与锁骨间韧带相混。

④锁间韧带连结两侧锁骨胸骨端的上后面，横越胸骨切迹上，上缘游离凹进，下缘与胸骨锁切迹相连。

⑤肋锁韧带呈菱形，起自第一肋软骨上面及第一肋骨，附于锁骨胸骨端下面。韧带有前、后二部，其间有滑囊。该韧带虽不直接附于胸骨，但具有维持胸锁关节稳定的作用，可防止锁骨胸骨端向前、后、上、外移位。

（2）关节盘 在胸锁关节内有一扁圆的坚厚纤维软骨性关节盘，周围较厚，中心较薄，关节盘的上部附着于锁骨胸骨关节面的上缘和后缘，其下部附着于第一肋软骨贴近胸骨处，大小与锁骨的胸骨端相适应，围绕与关节囊韧带相融合。关节盘约半数不完整，有时老年人关节盘可穿孔。

2. 胸锁关节的运动 胸锁关节的运动主要是随肩带的活动而协同完成的。它的活动范围主要包括以下几种形式。

（1）锁骨轴向的旋转活动 上臂从下垂位到最大上举位时，锁骨轴可向后旋转，最大度数约为30°，胸锁关节的鞍状结构对旋转活动起到限制作用。旋转活动的范围取决于胸锁韧带的松弛及两关节面的吻合程度，此外，锁骨旋转需肩胛－胸壁和肩锁关节联合运动。

（2）锁骨的上升和下降活动（矢状轴） 胸锁关节的上升和下降约为60°，其上下关节囊和锁骨间韧带、肋锁韧带是锁骨下降和上升的限制性结构。

（3）锁骨前后方向活动（垂直轴）　胸锁关节前后方向的活动范围为25°～30°，其活动时，常伴随有锁骨远端的下降与上升。

（四）喙锁关节

正常肩胛喙突与锁骨之间仅存在喙锁韧带，偶尔也会出现喙锁骨条，但有时也可形成喙锁关节，其结构不一，有的两者均具关节面，属平面关节；有的两者之间仅为软骨韧带连结；也有的仅锁骨上有关节软骨面而喙突无。喙锁关节一般运动幅度不大，与肩锁关节和胸锁关节共同组成联合关节。

喙锁关节可能从少年时期开始逐渐形成，此时喙突尚未完全骨化，原来锁骨只两端有固定点横架于喙突之上，因肩部长期负重，锁骨对喙突根部长期的摩擦和压迫，使锁骨中外段成为支持点，遂形成喙锁关节，其关节软骨由邻近结缔组织转变而成。

（五）肩峰下关节

肩峰下区上为喙肩弓，包括肩峰、喙突及其间的喙肩韧带，下为肩袖及肱骨结节。肩峰下区虽不具典型的关节结构，但从功能上应视为一个关节，其间大的肩峰下（三角肌下）滑膜囊可视为关节腔，故有人称此为第二肩关节。其作用一是协助盂肱关节周围肌肉的运动，二是保证肱骨大结节在外展时能顺利通过肩峰下。在此结构中最为重要的是喙肩弓，它是防止盂肱关节向上脱位的装置。同时因喙突和肩峰都低于肱骨头的顶端，故也可防止肱骨头向前、后移位。

（六）肩胛骨与胸壁间的连接

肩胛骨与胸壁间的连接也称为肩胛胸壁关节，虽不具关节的结构，在功能上应看作肩关节的一部分。肩胛骨与胸壁间的负压对于保持肩胸连接也起到很大作用。

肩胛前间隙是位于肩胛骨前面的肩胛下筋膜及胸壁的狭窄间隙，肩胛骨即沿此间隙而活动，此间隙又被前锯肌分为两个间隙，彼此独立。

前肩胛前间隙是位于前锯肌前面的筋膜和胸壁外面筋膜的密闭间隙，其间充填以板样蜂窝组织，可保证肩胛骨沿胸廓活动。在前肩胛前间隙常见如下两个滑膜囊：①前锯肌内滑膜囊，位于前锯肌深处，在肩胛骨下角的内侧缘，占5%；②前锯肌下滑膜囊，位于前锯肌和胸廓上外侧部之间的蜂窝组织中。这两个滑膜囊可形成巨大滑膜囊肿，在肩胛骨运动时，出现"肩胛骨破裂声"。

后肩胛前间隙位于肩胛下筋膜和前锯肌之间，充填有大量疏松组织，是腋窝的直接延续，腋窝脓肿可蔓延到此间隙。在此间隙内有肩胛下动脉及其分支、肩胛下静脉、肩胛下神经及胸背神经。

肩胛骨的运动有上提、下降、外旋、内旋、外展及内收六种运动。锁骨除在旋转运动时发生在肩锁关节处，其余大都随肩胛骨一齐运动。由于肩胛骨呈三角形，以下肩胛骨各种运动是以肩胛骨下角的方向为标准。

1. 肩胛骨上提　由斜方肌的上部纤维、肩胛提肌及大、小菱形肌作用，前者牵拉肩胛骨外侧角，还有外旋作用。肩胛提肌起于颈横突，其余三肌起于椎骨棘突及项韧带，均可使肩胛骨内旋。

2. 肩胛骨下降　重力本身可以降低肩胛骨，尤其是其外侧角。参与的肌肉有的附着于肩胛骨，也有的附着于锁骨及肱骨，在后一类，如胸大肌大部分纤维及整个背阔肌（特别是其下部纤维）作用于肱骨，也可使肩胛骨降低。当引体向上或用双拐支撑时，可防止肩胛骨向上；前锯肌下部纤维、斜方肌下部纤维也可使肩胛骨降低。除上述肌肉参与外，胸小肌、锁骨下肌亦起到辅助作用。

3. 肩胛骨外旋　主要为前锯肌作用，它牵引肩胛骨下角使内缘更向前，另有斜方肌协助前锯肌，其上部纤维能提起肩胛骨外侧角，而下部纤维能牵引肩胛冈向下。前锯肌单独作用能使肩胛骨外旋，斜方肌单独时则不能，但在外旋时，它能支持肩胛骨外侧角，仅在上臂外展45°以后，前锯肌收缩，因此当斜方肌瘫痪时，肩胛骨最初下垂，上臂外展时内旋，而前锯肌开始作用后，才抬高并外旋。

4. 肩胛骨内旋　包括附着于肩胛骨脊柱缘的上提肌（肩胛提肌、大、小菱形肌）与附着于肩胛骨及肱骨的下降肌（胸大、小肌，背阔肌）。

5. 肩胛骨外展　主要为前锯肌，可使肩胛骨脊柱缘紧贴胸壁，另有胸大、小肌协助。胸小肌与前锯肌在旋转肩胛骨运动中作用相反，前者内旋后者外旋，但若同时作用，则可使肩胛骨外展。

6. 肩胛骨内收　参与者有斜方肌（尤其是其中部纤维），大、小菱形肌及背阔肌（尤其是其上部纤维）。

上提肌受副神经及臂丛上部纤维支配，下降肌则受臂丛中、下部纤维支配。

五、腋窝

腋区位于肩关节下方，臂与胸上部之间。上肢外展时，向上呈穹隆状的凹陷，其深部的腋窝呈四棱锥体形腔隙，由四壁、一顶、一底围成。腋窝是肩部的重要解剖部位，内有重要的神经、血管及淋巴结、腋窝蜂窝组织等。

（一）腋窝的构成

1. 顶　由锁骨中 1/3、第一肋和肩胛骨上缘围成，是腋窝的上口，与颈根部相通。可看作腋窝的入口或胸廓出口，颈部的锁骨下动、静脉及臂丛各神经由此进入上臂。

2. 底　由浅入深为皮肤、浅筋膜及腋筋膜。皮肤借纤维隔与腋筋膜相连。腋筋膜中央部较薄弱，且有皮神经、浅血管及淋巴管穿过而呈筛状，故称为筛状筋膜。

3. 四壁　有前壁、外侧壁、内侧壁及后壁。

（1）前壁　由胸大肌、胸小肌、锁骨下肌和锁胸筋膜构成。锁胸筋膜呈三角形，位于锁骨下肌、胸小肌和喙突三者之间。胸小肌下缘以下的筋膜，连于腋筋膜，称为腋悬韧带。

腋窝前壁有如下 3 个三角：①锁骨胸肌三角——上界为锁骨和锁骨下肌，下界为胸小肌上缘，基底朝向胸骨；②胸肌三角——与整个胸小肌

大小相当；③胸肌下三角——上界为胸小肌下缘，下界为胸大肌的游离缘，基底朝向三角肌。

（2）外侧壁　由肱骨结节间沟、肱二头肌短头和喙肱肌构成。

（3）内侧壁　由前锯肌及其深面的上 4 个肋与肋间隙构成。

（4）后壁　由肩胛下肌、大圆肌、背阔肌与肩胛骨构成。

腋窝后壁肌肉之间构成两个孔：①三边孔——上界为肩胛下肌和小圆肌，下界为大圆肌，外侧为肱三头肌长头，有旋肩胛动脉通过；②四边孔——上界为肩胛下肌和小圆肌，下界为大圆肌，内侧为肱三头肌长头，外侧为肱骨外科颈，有腋神经和旋肱后血管通过。

（二）腋窝的内容

腋窝内有神经血管束，位于由腋鞘形成的管中，附于锁骨下肌后下，由覆盖前斜角肌的筋膜衍生而形成，为颈前后脊柱颈筋膜的延伸部分。

血管神经束在腋窝内从内壁至外壁斜行，经过喙肱肌内侧及肱二头肌短头之下，肌皮神经从喙肱肌内面穿出，在喙突下二指走行。

1. 腋动脉　腋动脉自锁骨中点向外下走行，以胸小肌为标志分为以下三段（图 13 - 15）。

（1）第一段　位于锁骨及胸小肌上缘之间。腋静脉在其内侧，臂丛外侧束在其外侧，内侧束则在动脉之后经过。腋动脉行经肋面及其上覆盖的前锯肌肌齿，前覆盖以胸大肌锁骨头及锁胸筋膜。腋动脉在此段分出胸上动脉及胸肩峰动脉。胸上动脉不常存在，供应上二肋间隙。胸肩峰动脉在胸小肌上缘发出，穿锁胸筋膜分为 4 支：胸肌支供应胸肌；肩峰支朝向肩峰上面，经三角肌深面；三角肌支与头静脉均位于三角肌胸大肌三角内；锁骨支朝向胸锁关节。

（2）第二段　位于胸小肌后方的胸肌三角内。其前方有皮肤、浅筋膜外，还有胸大、小肌及其筋膜；后方为臂丛后束及肩胛下肌；外侧为臂丛外侧束；内侧有腋静脉及臂丛内侧束。胸外侧动脉从第二段发出，与其伴行静脉于腋中线前方沿前锯肌下

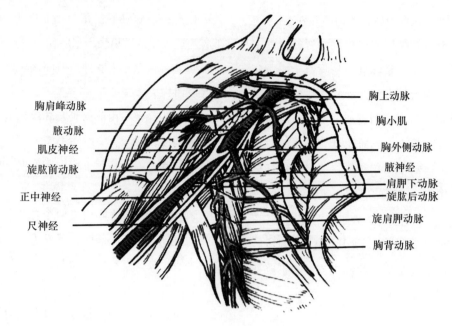

图 13 – 15　腋动脉的三段及其分支

行，营养该肌；女性有分支至乳房。胸长神经于腋中线后方下行，支配前锯肌。

（3）第三段　位于胸小肌下缘至大圆肌下缘之间。其末段位置表浅，仅覆盖以皮肤及浅、深筋膜，是腋动脉最易剖露的部位。其前方有正中神经内侧根及旋肱前血管越过；后方有腋神经、桡神经及旋肱后血管；外侧有正中神经、肌皮神经、肱二头肌短头和喙肱肌；内侧为尺神经和腋静脉。

腋动脉第三段的主要分支为肩胛下动脉和旋肱前、后动脉。肩胛下动脉平肩胛下肌下缘发出，其分支为旋肩胛动脉和胸背动脉，胸背动脉与胸背神经伴行入背阔肌。旋肱后动脉先向后穿四边孔，然后与旋肱前动脉分别绕过肱骨外科颈的后方和前方，相互吻合并分布于三角肌和肩关节。

2. 腋静脉　在腋窝，每个腋动脉分支均有两个伴行静脉，朝向腋静脉。腋静脉由两个肱静脉及贵要静脉靠近胸大肌下缘会合而成，头静脉在上臂内侧向上走行，位于三角肌胸大肌三角间，靠近锁骨时在胸大肌深面走行，覆盖胸肩峰动脉，穿经锁胸筋膜而汇入腋静脉。

3. 腋鞘及腋窝蜂窝组织　腋鞘，又称颈腋管，是由椎前筋膜延续包绕腋血管及臂丛而成。锁骨下

臂丛麻醉，需将药液注入腋鞘内。腋血管、臂丛及腋淋巴结之间，有蜂窝组织填充，并沿血管、神经鞘与邻近各区相通。向上经腋鞘达颈根部；向下达臂前、后区；向后经三边孔与肩胛区相交通，经四边孔与三角肌区相交通；向前通胸肌间隙。故这些区域的感染可互相蔓延。

4. 臂丛　臂丛的组成见颈部针刀应用解剖部分内容。

臂丛的分支见肘部针刀应用解剖部分内容。

第二节　肘部针刀应用解剖

肘部介于上臂与前臂之间，由肱骨内、外上髁的连线向上、下各两横指的界线处作两条环行线，即肘部的上、下两界。肘关节属复合型关节，其主要由肱骨下端和尺、桡骨上端的关节面所构成，其中包括三个相对独立的关节：由肱骨滑车与尺骨半月（或称为滑车）切迹构成的肱尺关节；由肱骨小头头状隆起与桡骨小头凹陷构成的肱桡关节；由桡骨小头环状关节面与尺骨桡切迹构成的尺桡近侧关节。

人体借助韧带和肌肉的共同作用，使肘关节得以稳定而坚固，并实现了肘关节的伸屈运动及前臂

的旋前与旋后运动,从而大大地扩展了手和腕部的功能活动半径及功能效率,使得人类在从爬行状态向站立状态的转变中,上肢作为劳动器官的手,能够逐渐完善各种运动功能并进一步完成各种生产实践活动,进而使人类在劳动中完善了上、下肢的功能分工。

一、肘部体表解剖定位

(一) 肘前区

1. 肘关节的定位 在肘关节伸直位时,肱骨外下髁1cm到肱骨内上髁下2.5cm的连线,即代表肘关节(肱骨与桡、尺骨之间的间隙)的位置。

2. 肘关节前的3个肌性隆起

(1) 上正中隆起 为肱二头肌肌腱,该肌腱向深处止于桡骨粗隆的后部,其深面为肱肌,在该肌腱内侧可触摸到肱动脉的搏动及与其伴行的正中神经。

(2) 下外侧隆起 为肱桡肌和桡侧诸伸肌。

(3) 下内侧隆起 为旋前圆肌和尺侧诸肌。

上述3个隆起围成一个三角形凹陷,即肘窝。

(4) 肘窝 是指肘前区的一个三角形的凹陷性结构,其尖端朝向前臂的远端。

①境界 上界为肱骨内、外上髁的连线,下外侧界为肱桡肌,下内侧界为旋前圆肌。顶由浅层向深层依次为:皮肤、浅筋膜、深筋膜及肱二头肌腱膜。底由肱肌、旋后肌及肘关节囊构成。

②内容 a. 肱二头肌肌腱位于肘窝的中心,为寻找神经血管的重要标志:肱动脉即位于该肌腱的内侧,至肘窝的远端,约平对桡骨颈水平面处分为桡动脉与尺动脉两条终支。b. 桡动脉于起始段约1cm以内发出桡侧返动脉,之后于肘窝尖端处进入肱桡肌与桡侧腕屈肌之间的区域内,向下移行至前臂。c. 尺动脉较桡动脉略粗大些,其于起始段远侧约2cm处发出尺侧返动脉,之后经由旋前圆肌的深面进入前臂浅、深层肌肉之间的区域。d. 肱静脉,主要与肱动脉伴行,该静脉主要由桡静脉与尺静脉于肘窝内汇合而成。e. 正中

神经,于肘窝的上部走行于肱动脉的内侧,行程中在尺动脉的前方穿过旋前圆肌浅、深两头之间,进入前臂。f. 前臂外侧皮神经,于肱二头肌肌腱的外侧穿出深筋膜。g. 桡神经,于肱肌与肱桡肌之间的区域内走行,于肱骨外上髁的前方分为浅、深两支。而桡侧副动脉则与桡神经相伴随,行于同一区域内。h. 肘深淋巴结,位于桡动脉的分叉处,一般分布有2~3个,主要收纳前臂深层的淋巴,其输出管注入腋淋巴结内。

(二) 肘后区

1. 肘后区的3个骨性隆起(图13-16) 即肱骨内上髁、外上髁及尺骨的鹰嘴突,为肘后区三个明显突出的骨性结构。三者的关系会随着肘关节的屈曲或伸直等运动变化而改变。

在正常情况下,当肘关节处于伸直位时,这3个隆起位于同一条直线上;而当肘关节屈曲至90°时,这3个隆突则构成尖朝下的等腰三角形,该三角称为肘后三角。在肱骨内上髁与尺骨鹰嘴之间的皮下可触及尺神经,在肱骨外上髁与尺骨鹰嘴之间的皮下可触及肘后肌。

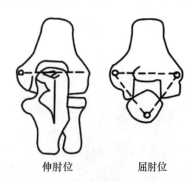

伸肘位　　　　　　屈肘位

图13-16 肘后区的3个骨性隆起

2. 肘后窝 当肘关节处于伸直位时,尺骨鹰嘴、桡骨头及肱骨小头之间可形成一个小的凹陷样结构,称肘后窝,窝的深面恰对肱桡关节,当前臂做旋转运动时,可于此处触到活动的桡骨头(即肱桡关节)。临床上,常经此处做肘关节穿刺,而当肘关节积液时,此窝可因肿胀而消失。

3. 肘外侧三角 肘关节屈曲90°时,由桡侧进行观察,可见肱骨外上髁、桡骨头及尺骨鹰嘴突三

个骨性突起，形成一等腰三角形，称为肘外侧三角（图13－17）。该三角的尖端指向前方，而该三角的中点，常作为临床上肘关节穿刺的进针点。

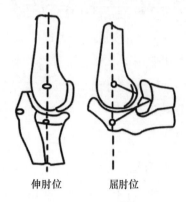

伸肘位　　　　屈肘位

图13－17　肘外侧三角

二、肘部的软组织结构

（一）肘前区

1. 浅层结构　肘前区的皮肤较薄而柔软，浅筋膜则薄而松软，脂肪少，浅静脉和皮神经直接行于皮下：在外侧有行于肱二头肌外侧的头静脉及前臂外侧皮神经，后者为肌皮神经的分支；在内侧有行于肱二头肌内侧的贵要静脉及前臂内侧皮神经（图13－18），后者在肘部分为前支和后支，前支行于贵要静脉的外侧，后支行于该静脉的内侧。

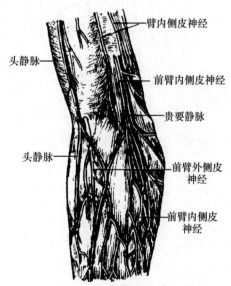

臂内侧皮神经

头静脉

前臂内侧皮神经

贵要静脉

头静脉

前臂外侧皮神经

前臂内侧皮神经

图13－18　肘前区浅层结构

头静脉和贵要静脉之间有吻合支相互联系，并

且这些吻合结构可有不同的形式：头静脉有向内侧斜行的肘正中静脉与贵要静脉相吻合；若有前臂正中静脉的存在，则该静脉会在此处分出头正中静脉，而分别与头静脉及贵要静脉相吻合。虽然这些吻合支常存在着个体差异，但由于其位置表浅，管径粗大，又无神经伴行，故临床上常于此处进行静脉穿刺。肘浅静脉存在许多类型的变异，但头静脉与贵要静脉主干很少发生变化，而肘远侧的收集静脉则变异甚多。

2. 深层结构

（1）深筋膜　肘前区的深筋膜由臂筋膜延续而成，并向下延续为前臂筋膜。在肱二头肌腱的内侧有肱二头肌腱膜斜向内下方走行并与深筋膜愈着，使得深筋膜增厚。

（2）肘前肌群　肘前肌群可分为中间群、外侧群及内侧群三群。

①中间群

a. 肱二头肌　位于臂部前方，该肌的起点分为两头：一头起自肩胛骨的盂上粗隆，称为肱二头肌长头；另一头起自肩胛骨的喙突，称为肱二头肌短头。两条肌束的肌纤维向下方移行，并于肱骨前方的上段处融合为一整块肌肉继续向下移行为粗大的肌腱，最终抵止于桡骨粗隆。肱二头肌收缩时，具有屈肘并同时使前臂旋后的作用。肱二头肌受肌皮神经支配。

b. 肱肌　位于肱二头肌的深面。该肌起自肱骨前面的下半段骨面，止于尺骨粗隆。肱肌收缩时，具有屈肘的作用。肱肌受肌皮神经支配。

c. 拇长展肌　该肌于肘肌及旋后肌止点处的下方起自尺骨和桡骨中部的背面及邻近的骨间膜，该肌肌纤维行经于尺侧腕伸肌、指总伸肌的深面，在拇短伸肌上方，向下外方移行为长肌腱，与桡侧腕短伸肌腱及桡侧腕长伸肌腱斜行交叉，并行于上述两块肌肉的深面，最后经腕背韧带深处行至手部，止于第一掌骨底的外侧。拇长展肌收缩时，具有外展拇指及全手的作用，并具有使前臂旋后的作用。拇长展肌受桡神经支配。

②外侧群

a. 肱桡肌　起自肱骨外上髁上方和外侧肌间隔。于此肌内侧，自上而下分别为肱肌、旋前圆肌和桡侧腕屈肌，其深层为桡侧腕长伸肌。肱桡肌肌腹向下移行为肌腱，肌腱的末端的外侧部分被拇长展肌与拇短伸肌腱所掩盖，止于桡骨茎突的基部。肱桡肌跨越了肘关节，因此能够起到良好的屈肘作用；当前臂旋前时该肌有旋后作用；而当前臂旋后时该肌又有旋前作用。肱桡肌受桡神经支配。

b. 旋后肌　起自肱骨外上髁及指总伸肌腱，与尺骨腕伸肌起点愈着，并且该肌肌腱还与桡骨环状韧带及尺骨旋后肌肌嵴相连。该肌肌纤维斜向下外方移行，绕桡骨上端，止于桡骨上1/3段的前缘。旋后肌自前而后被肱桡肌、桡侧腕长伸肌、桡侧腕短伸肌、指总伸肌及尺侧腕伸肌所遮盖。旋后肌收缩时，具有使前臂旋后的作用。旋后肌受桡神经支配。

c. 桡侧腕长伸肌　起自肱骨外上髁、外侧髁及臂外侧肌间隔。该肌肌纤维向下移行为长腱，于拇长展肌腱、拇长、短伸肌腱的深面与上述肌腱斜行交叉，并经腕背韧带的深面行至手背，止于第二掌骨底的背侧。桡侧腕长伸肌收缩时，主要起伸腕的作用，还可协助相关的肌肉进行屈肘、手外旋及使前臂旋后等运动。桡侧腕长伸肌受桡神经支配。

d. 桡侧腕短伸肌　起于肱骨外上髁和前臂骨间膜，该肌肌束向下移行为长而扁的肌腱，于桡侧腕长伸肌背面的内侧，止于第三掌骨底的背侧。桡侧腕短伸肌收缩时，主要起伸腕和外展手部的作用。桡侧腕短伸肌受桡神经支配。

e. 指总伸肌　起于肱骨外上髁及前臂筋膜，该肌肌纤维向下移行，并分裂为四条长肌腱，于腕背韧带的上方与示指固有伸肌腱共同通过腕背韧带深面的骨性纤维管行至手背，分别抵止于第二至五指末节指骨底的背面。指总伸肌收缩时，具有伸指和伸腕作用。指总伸肌受桡神经支配。

f. 小指固有伸肌　起自肱骨外上髁的指总伸肌腱上（实际上，该肌仅仅是指总伸肌腱的一部分），该肌在指总伸肌腱的内侧，于腕背韧带深面穿过，止于小指中节及末节指骨底的背面。小指固有伸肌收缩时，具有伸小指的作用。小指固有伸肌受桡神经支配。

g. 尺侧腕伸肌　起自肱骨外上髁、前臂筋膜及尺骨的后缘，该肌肌纤维向下移行为长肌腱，行经尺骨的后面及前臂背面最内侧的皮下，最后穿经腕背侧韧带的深面，止于第五掌骨底的背侧。尺侧腕伸肌收缩时，具有伸腕及使手内收的作用。尺侧腕伸肌受桡神经支配。

h. 拇长屈肌　起自桡骨前中部的指浅屈肌的起点与旋前方肌的止点之间及邻近的骨间膜，有时还可有一束肌肉起自肱骨内上髁和尺骨。该肌肌纤维向远侧移行为长腱，并经腕管行至拇指末节指骨基底的掌侧。拇长屈肌收缩时，具有使拇指屈曲的作用，并能协助相关肌肉使腕关节作屈曲运动。拇长屈肌受正中神经支配。

i. 拇短伸肌　起自桡骨背面上拇长展肌起点的下方及邻近的骨间膜，该肌肌纤维紧贴拇长展肌腱的外侧向下方移行，并与拇长展肌腱同行，止于拇指近节指骨底的背侧。拇短伸肌收缩时，具有伸拇指近节及外展拇指的作用。拇短伸肌受桡神经支配。

③内侧群

a. 旋前圆肌　该肌的起点分为两头：一头起自肱骨内上髁、臂内侧肌间隔和前臂深筋膜，称为旋前圆肌的肱骨头（图13-19）；另一头起自尺骨鹰嘴窝，称为旋前圆肌的尺骨头。在两头之间有正中神经通过，而两头继续向下移行，并在正中神经的前面汇合，其肌束斜向外下方，先于肱肌和肱二头肌腱的浅面走行，后于桡骨的掌侧面移行为扁平的肌腱，止于桡骨中1/3段的背侧缘及外侧缘。旋前圆肌收缩时，前臂作旋前运动而肘关节作屈曲运动。同时该肌还参与构成肘窝的内侧界的构成。旋前圆肌受正中神经支配。

b. 桡侧腕屈肌　起自肱骨内上髁和前臂筋膜，该肌的肌纤维斜向外下方移行为细长的肌腱。此腱穿经腕横韧带下面，并沿大多角骨沟移行至手掌，止于第二至三掌骨基底部的掌侧面。桡侧腕屈肌除有屈腕作用外，因其止点略向外侧偏斜，故还可使

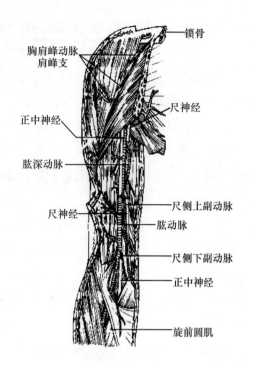

图 13 - 19　旋前圆肌起点及其周围结构

前臂作旋前运动及使手作外展运动。桡侧腕屈肌受正中神经支配。

c. 尺侧腕屈肌　该肌的起点分为两头：一头起自肱骨内上髁和前臂筋膜，称为尺侧腕屈肌的肱骨头；另一头起自尺骨鹰嘴和尺骨上 2/3 段的背侧缘，称为尺侧腕屈肌的尺骨头。尺神经恰通过两头之间。该肌肌纤维向下方移行为短肌腱，并经腕横韧带深面，止于豌豆骨，继续移行为豆沟韧带和豆掌韧带。尺侧腕屈肌收缩时，主要使腕关节作屈曲运动，此外，还可使肘关节作屈曲运动。尺侧腕屈肌受尺神经支配。

d. 掌长肌　起于肱骨内上髁和前臂筋膜，该肌肌腹较小，其肌纤维斜向下方移行为细长的肌腱，并经腕横韧带，止于掌腱膜。掌长肌的主要功能是协助相关的肌肉作屈腕的运动，但也有使前臂旋前的作用。掌长肌受正中神经支配。

e. 指浅屈肌　该肌的起始端宽大，分为两头：一头起自肱骨内上髁和尺骨鹰嘴窝，称为指浅屈肌的肱骨头；另一头起自桡骨上 1/2 的掌侧面区域，称为指浅屈肌的桡骨头。两头的中间相互融合形成一腱弓。正中神经、尺动、静脉通过该腱弓的深面，该肌肌纤维向下移行为四条肌腱，分别附着于

第二至五指的中节指骨底。指浅屈肌收缩时，除可屈指外，还可协助相关的肌肉作屈肘和屈腕运动。指浅屈肌受正中神经支配。

f. 指深屈肌　该肌的起点与旋前方肌的起点相同，即尺骨下 1/4 的前缘部和尺骨前缘、内侧面和邻近的骨间膜，止于第二至五指末节指骨底的掌侧。指深屈肌收缩时，具有屈指和屈腕的作用。指深屈肌的第二至三指的肌腹由正中神经支配，而其第四至五指的肌腹则由尺神经支配。

g. 旋前方肌　起自尺骨下 1/4 段前缘，该肌肌纤维斜向外侧，并微向下方止于桡骨掌面的下 1/4 段的骨面及其前缘。旋前方肌虽然不是肘部肌肉，但其具有使尺桡近侧关节旋转的作用，因此，旋前方肌收缩时，具有使前臂旋前的作用。旋前方肌受正中神经支配。

h. 拇长伸肌　起自尺骨中 1/3 段的后缘及邻近的骨间膜，该肌肌纤维在指总伸肌腱的外侧向下方移行为长肌腱，并跨过桡侧腕短伸肌腱和桡侧腕长伸肌腱的浅面，最后经腕背韧带深处斜向拇指面，止于拇指末节指骨底的背侧。拇长伸肌收缩时，具有使拇指内收伸直以及使前臂旋后的作用。拇长伸肌受桡神经支配。

肘前区部分肌肉分布图如图 13 - 20 所示。

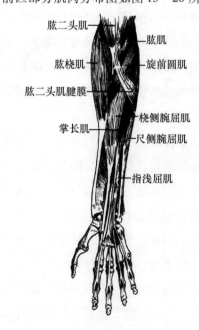

图 13 - 20　肘前区部分肌肉

（二）肘后区

1. 浅层结构 肘后区皮肤较厚而松弛，移动性很大，皮下结缔组织不甚发达。在皮肤深面，相当于尺骨鹰嘴高度，有黏液囊，称鹰嘴皮下囊，囊与关节腔并不相通，在炎症或有出血性损伤时可肿大（图13-21）。

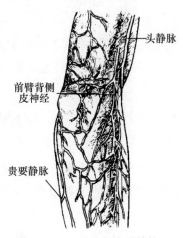

图 13-21　肘后区浅层结构

2. 深层结构

（1）深筋膜　肘后区的深筋膜在肱骨内、外上髁及尺骨上端的后缘处，与骨膜紧密结合。

（2）肘后肌群

①肱三头肌　该肌肉因其具有近侧的长头、外侧头及内侧头而得名。长头位于该肌肉的中间，起自肩胛骨的盂下粗隆，沿其肌束下行，经小圆肌的前面、大圆肌的后面，然后在外侧头的内侧与之相融合，并掩盖部分内侧头；外侧头起自肱骨后上方外侧桡神经沟以上的区域及外侧肌间隔的上部，其上部居于长头的外侧，其下部遮盖了内侧头的一部分；内侧头起自肱骨后面桡神经沟以下的区域及内、外侧两个肌间隔。肱三头肌的三个头中，以内侧头的位置最深，仅其下部在长头的内侧和外侧头的内侧居于皮下。三个头向下移行而相互融合，并于肱骨后面的下1/2段移行为扁肌腱，抵止于尺骨鹰嘴上缘和两侧缘，在肌腱与鹰嘴之间有鹰嘴腱下囊，肌腱的外侧有起于外上髁的前臂伸肌群。

肱三头肌的内侧头深面的少量肌纤维抵止于肘

关节囊，而正是基于此结构，该肌才可起到伸肘的作用。又因其长头越过肩关节的后面，故肱三头肌还可以同时使肱骨后伸及内收。

肱三头肌受桡神经支配。

②肘肌　该肌位于肘关节后面的外侧皮下，系一三角形的短肌，上缘与肱三头肌的内侧头相结合。肘肌起自肱骨外上髁及桡侧副韧带，该肌肌纤维呈扇形向内移行，止于尺骨上端（上1/4）的背面及肘关节囊处。

肘肌收缩时，具有协助伸肘及牵引肘关节囊的作用。肘肌受桡神经支配。

肘部各肌肉于各骨面上的附着区域见图13-22。

属于肘部的独立肌肉甚少，几乎每一块肌肉都

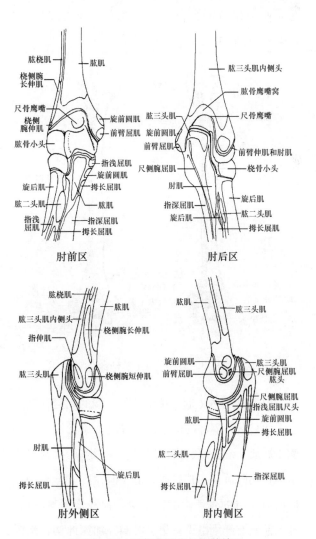

图 13-22　肘部各肌肉的附着情况

与肩、腕及手部相关，但正是基于这种连接方式，及各肌群的协调运动，人体才能完成肘关节的屈伸运动及前臂的旋转运动。肘关节的过伸运动，也是肱尺关节扣合深邃及强力伸肘作用的结果。换而言之，各肌肉组群只有在跨越肘关节的前提下才能完成屈伸肘运动；也只有在跨越前臂纵轴线的情况下才会实现前臂的旋前、旋后运动及腕关节的屈伸和手指的各种功能运动。

三、肘部骨骼

（一）肘部骨骼的正常形态

1. 肱骨 肱骨位于臂部，分为一体和两端。其上端在肩部疾病中会有详细的描述，在此不再赘述。肱骨下端前后略显扁平而稍向前倾，并略带卷曲。其向内外侧突出，形成肱骨髁部（图13－23、图13－25）。

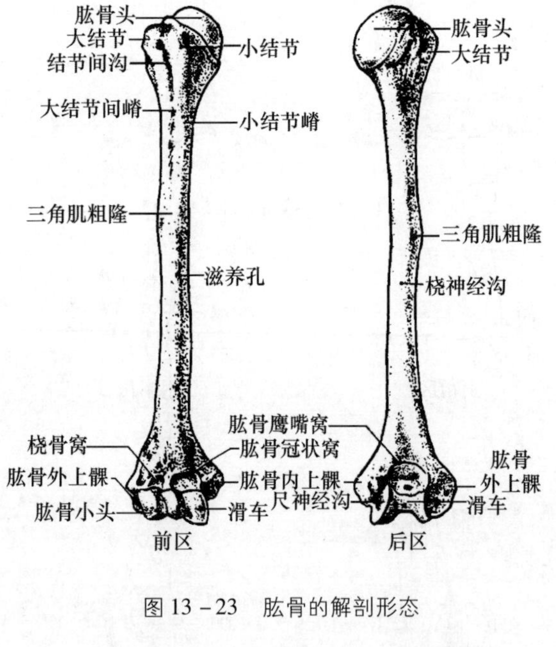

肱骨头
大结节
结节间沟
小结节
大结节间嵴
小结节嵴
三角肌粗隆
滋养孔
桡骨窝
肱骨外上髁
肱骨小头
肱骨鹰嘴窝
肱骨冠状窝
肱骨内上髁
滑车
前区
肱骨头
大结节
三角肌粗隆
桡神经沟
尺神经沟
肱骨
外上髁
滑车
后区

图13－23 肱骨的解剖形态

（1）肱骨内上髁 位于肱骨下端的内侧，其形态大而显著，髁部的前下面粗糙，为旋前圆肌、桡侧腕屈肌、掌长肌、指浅屈肌、尺侧腕屈肌及尺侧副韧带的附着部。其后面光滑，但在后下方有一从后向前走行的骨性沟槽，称为尺神经沟，沟的内、外、前侧有纤维组织衬垫、滑润并加深此沟，沟深一般为0.3～0.5cm，其内有同名神经通过，在体表常可触及此沟及沟内的神经（肱骨内上髁骨折或骨骺分离，常会引起尺神经的损伤）。

（2）肱骨外上髁 位于肱骨下端的外侧，髁的后部稍凸起。在外上髁的外侧面有一压迹，为前臂浅层伸肌如桡侧腕长伸肌、桡侧腕短伸肌、指总伸肌、小指固有伸肌、尺侧腕伸肌等肌肉的附着处。此外，肱桡肌与旋后肌也起于肱骨外上髁部。

在肱骨两髁中，以肱骨内上髁的隆起程度较陡峭，故易于皮下扪出。两髁的连线几乎与水平线平行。

（3）肱骨滑车 在肱骨内、外上髁之间，有一形如滑车样的结构，称为肱骨滑车，其形态呈线轴样，主要与尺骨近端的半月切迹构成关节（即肱尺关节）。滑车的中部较细；内侧缘肥厚，突向下方；外侧缘较薄，与肱骨小头之间有细沟相隔。位于滑车上方的前、后面，各有一个窝状凹陷：前方的呈卵圆形，称为冠突窝，屈肘时，尺骨的冠状突恰陷压于此窝内；后方的窝状凹陷，称为鹰嘴窝，在伸肘时，尺骨的鹰嘴前端恰陷压于此窝内。两窝之间仅有一层菲薄的骨板相隔（有时此处仅有一层纤维组织隔开，而并无骨质结构隔离其间，此时称为滑车上孔，常为生理性的变异）。

肱骨滑车的纵轴线常与肱骨纵轴线形成前倾约25°的交角，而由于上述解剖结构的特点，使得该部易于骨折。

（4）肱骨小头 该结构位于肱骨下端的前外侧，为半球形的突起，在肱骨滑车的外侧部与之相接，与桡骨小头的凹陷相关节（即肱桡关节）。肱骨小头上方有一浅窝，称为桡骨窝，当肘全屈时，桡骨小头的前缘恰与此窝相接。

由于肱骨具有一定的扭转角度，使得其上端的关节面朝向内侧，而下端的关节面朝向前、后方。其扭转的程度，儿童与胎儿的较大，而成年人的较小，且男性大于女性。

2. 桡骨 桡骨位于前臂外侧部，分为一体两端。桡骨体呈三棱柱形，上端细小，下端粗大。上端有稍为膨大的桡骨头，头上面有关节凹陷与肱骨小头相关节（即肱桡关节）；在头的周围有环状关节面与尺骨桡切迹相关节（即尺桡近侧关节）；小头部稍膨大，其关节面以下较细的部分为桡骨颈，桡骨颈、体相连处的后内侧有一卵圆形隆突，称为桡骨粗隆，系肱二头肌肌腱的止点处（图 13 - 24、图 13 - 25）。

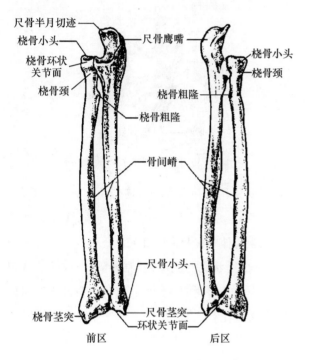

图 13 - 24 桡骨与尺骨的解剖形态

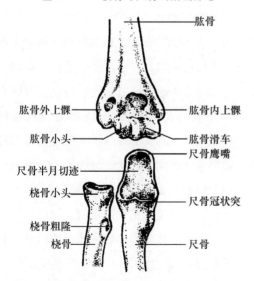

图 13 - 25 肘关节结合处的解剖形态

3. 尺骨 尺骨位于前臂的内侧部，分为一体两

端。尺骨体呈三棱柱形，上端较为粗大，前面有一大的凹陷性的关节面，称为半月切迹（或称为滑车切迹），与肱骨滑车相关节（即肱尺关节）。在切迹的后上方与前下方各有一突起，分别称为鹰嘴和冠状突，冠状突外侧面的关节面为桡切迹，与桡骨头的环状关节面相关节（即尺桡近侧关节），冠状突前下方的粗糙隆起，称为尺骨粗隆（图 13 - 24、图 13 - 25）。

（二）肘部骨骼的变异

1. 肱骨变异 肱骨的冠状窝与鹰嘴窝之间的骨壁太薄，甚或缺损而形成空洞，以致两窝相通，通常称为"滑车上孔"，其发生率为40%，多与遗传因素有关。肱骨内上髁上方3.5cm处，有时可出现一向下弯曲的骨性赘状突起，称为肱骨髁上突，有旋前圆肌的部分肌纤维及喙肱肌下部附着于此。髁上突末端与内上髁之间，有韧带相连，当韧带骨化时，下方可形成一孔，称为肱骨髁上孔。正中神经经此结构通过，有时会受到髁上突的压迫，而出现神经卡压综合征。

2. 桡骨变异 桡骨可出现全部或部分缺如，在后一种变异中，以桡骨中段缺如最为常见，也可出现中段和上端或中段和远侧端均缺如，上述变异多为双侧，有时还会伴随指骨的缺如。有时在桡骨粗隆的肱二头肌腱止点处，可出现籽骨。

3. 尺骨变异 尺骨可出现全部缺如或部分缺如。有时尺骨的鹰嘴与尺骨的其他部分终生可不融合，此为一种罕见的肘部发育异常，系因尺骨鹰嘴次级骨化核未与尺骨融合，而未融合的骨块形成籽骨，并遗留在肱三头肌肌腱内所形成的，该骨块多位于关节的后方，颇似膝关节的髌骨，故又名肘髌骨，且多发生于双侧。

4. 尺桡骨远端缺如 尺桡骨远端缺如多表现为变异的上肢仅残留1/2或1/3前臂，或仅有一与软组织相连的无功能的手。

5. 肘部尺桡骨全部缺如 肘部尺桡骨全部缺如多表现为变异的上肢只连接软性的手及腕，或只有发育不全的手指1~3指相连。

6. 肘部骨关节缺如 肘部骨关节缺如，仅以软组织与远段的尺桡骨相连，对手及前臂的功能发挥造成严重的障碍。

7. 滑车上孔小骨 此类变异为肘关节额外生骨的一种类型，比较少见，且多见于男性，该小骨通常为1cm左右、椭圆形、表面光整的骨块，多镶嵌于肱骨鹰嘴窝的上缘处。与其相邻的窝壁骨质略硬化。该骨的存在并不影响肘关节的伸展功能，亦不因肘的屈伸活动而移动。变异者多无症状，个别在过度劳累后会略有痛感。

四、肘部韧带及囊结构

（一）肘部韧带

1. 尺侧副韧带 尺侧副韧带，又称内侧副韧带（图13-26），呈三角形，系关节囊的增厚部分。该韧带相当肥厚，以肱骨内上髁的前面和下面为起点，放射形向下分为前、后及横三束：前束，呈条索状，起自内上髁的前下方，止于尺骨冠状突的尺侧缘；后束，呈扇形，起自肱骨内上髁下方略偏后，向前方止于半月切迹中后部及鹰嘴的内侧面；横束（亦称横韧带），起自尺骨粗隆后方与半月切迹，止于鹰嘴突与半月切迹后部（即冠状突和鹰嘴突之间），其表面有一片斜形纤维束，一部分向外环绕桡侧副韧带后外侧并融入环状韧带，从而对桡侧副韧带的坚韧性起到了加强作用；另一部分纤维则连接冠状突、鹰嘴两者的边缘，称为库帕韧带。前束伸肘时紧张，后束屈肘时紧张，二者对维系与加强肘关节的稳定性起着主要作用；而横束可加深滑车切迹（滑车窝），亦加强了尺侧韧带的后束，因此，尺侧副韧带具有防止肘关节外屈、外翻的作用。

2. 桡侧副韧带 桡侧副韧带（图13-26），又称外侧副韧带，也呈三角形，该韧带亦较厚韧，起于外上髁的粗糙面，呈扇形分为三束，它并不抵止于桡骨，而是围绕桡骨头的前、外、后三面，该韧带连接着肱骨外上髁的下部与环状韧带之间，止于尺骨的旋后肌嵴。

桡侧副韧带的前束对环状韧带前方的部分起到

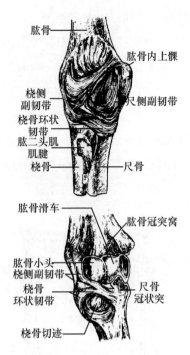

图 13-26 肘部的韧带装置

了加强的作用，并融入于该韧带中；中束（浅束）加强了环状韧带后方的部分，止于冠状突的外下方，该束与伸肌腱及旋后肌密切交织着；后束（深束），止于冠状突与鹰嘴之间的外缘。因此，该韧带加强了肘关节囊的外侧壁，有防止桡骨小头向外侧脱位的作用，从而稳定了肘关节的外侧部。肘关节外伤或劳损常累及尺、桡侧副韧带，而引起肘关节的不稳定。

3. 桡骨环状韧带 桡骨环状韧带（图13-27、图13-28）为环绕桡骨小头的强韧的纤维带，起自尺骨的桡骨切迹前缘，止于尺骨桡骨切迹后缘，该韧带对桡骨小头4/5的关节面进行包绕，并附着于尺骨桡侧切迹的前、后缘，其内侧面有软骨做衬里，并且该韧带中有少部分纤维紧贴于桡骨切迹的下方，而继续环绕桡骨，从而构成了一完整的骨纤维软骨环。该韧带的上缘和外侧面与关节囊融合。由于环状韧带围对桡骨小头的包绕，使该处形成一上口大、下口小的杯盏形结构，此种结构对桡骨小头起到了有效的固定作用，从而可防止其滑脱。

儿童在4岁以下时，桡骨小头的发育尚不完全，而桡骨小头与桡骨颈的粗细相似，并且此阶段的环状韧带较松弛。所以，在肘关节伸直位而突然牵拉

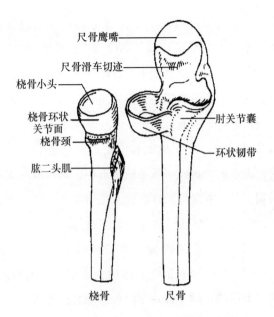

图 13 - 27　桡骨环状韧带及邻近解剖结构

儿童前臂时，会造成环状韧带突然向上滑移，而卡在桡骨小头与肱骨小头之间，此即临床上常见的桡骨小头半脱位。

4. 方形韧带　方形韧带起于尺骨上端的桡切迹下缘，止于桡骨颈。其被覆在关节下端的滑膜层表面，薄而松弛，其两侧缘由环状韧带的上缘纤维所加强。该韧带连接在桡骨颈与尺骨桡切迹的下缘之间，具有支撑滑膜的作用。

5. 肱二头肌腱膜　肘前浅层有肱二头肌的下止腱，该肌腱向肘内侧呈扇形扩展，而固定于肘内侧的骨膜上，从而形成了一坚韧的肌膜层，即肱二头肌腱膜（图 13 - 26）。

（二）肘部囊结构

1. 肘关节囊　肘关节囊，有时可称为肘关节滑膜囊。肘关节由肱尺、肱桡及桡尺关节三个关节联合构成，由一个共同的肘关节囊所包被，故该关节常被视为一个关节。

肘关节囊的前壁，上方起自肱骨内上髁的前面、桡骨窝及鹰嘴窝的上方，向下止于尺骨冠突的前面及桡骨环状韧带，并向两侧逐渐移行于桡、尺侧副韧带；肘关节囊的后壁，上起自肱骨小头的后面、肱骨滑车的外侧缘、鹰嘴窝及内上髁的后面，向下止于鹰嘴的上缘和外侧缘、桡骨头环状韧带及尺、桡骨切迹的后面（图 13 - 28）。正常肘关节内的润滑液为 3 ~ 4ml。

关节囊的纤维层在该关节的前后方较松弛且薄弱，在鹰嘴窝部及桡骨颈附近尤为明显，其薄弱部分在桡骨颈附近由桡骨环状韧带向下突出，构成囊状隐窝，纤维由外上向下斜行并覆盖在肘关节的前方，并以同样的走行方向覆盖在肘关节的后方。关节囊在两侧几乎紧沿肱骨滑车及头状隆起的关节的

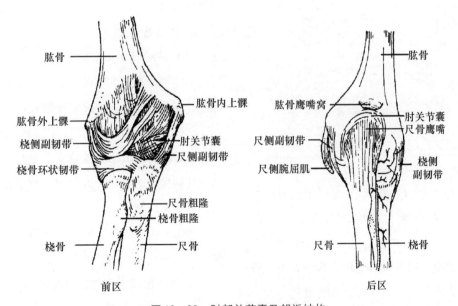

图 13 - 28　肘部关节囊及邻近结构

边缘，形成狭小的裂隙，并借此与前后关节腔相通。关节囊在两侧部被坚韧的韧带增强，且韧带纤维直接融入于关节囊内，从而使得关节囊的纤维在关节的两侧增厚，并形成桡、尺侧副韧带。由于肘关节囊的纤维层在其两侧比较肥厚而坚韧，而在其前、后侧则相对较薄弱，因此，当肘关节受到来自腕部的间接冲击力或来自肘前部的直接冲击力时，肱骨下端即可向前脱出，同时尺骨鹰嘴向后上方脱出，从而形成临床上常见的肘关节后脱位。反之，可形成肘关节前脱位。

2. 肘部滑膜囊 在肘关节囊的内层，滑膜遍布于关节囊纤维层内面、鹰嘴窝、冠状窝及桡骨颈等处，但并不完全占满，凡面向关节而不覆以软骨的骨才有滑膜覆盖，如在冠状窝内与鹰嘴窝内的非软骨的部分，其均有滑膜及脂肪组织覆盖；另在桡骨头与肱骨小头的非软骨的部分亦同样如此，在关节腔内，可见滑膜皱襞，其分别位于肱桡部、肱尺部、鹰嘴窝及冠状窝等处；在肘关节腔的外侧，滑膜层向下方有囊状膨出，达桡骨环状韧带的下方并包绕桡骨颈（图 13－29）。

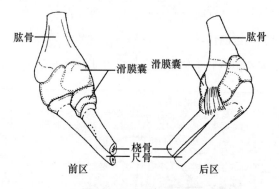

图 13－29 肘部滑膜囊

关节有了滑膜的存在，便可维持关节内压力的平衡，并有缓冲与散热的作用；另外，在桡骨头处的滑膜的一部分向下延续至环状韧带以下，形成袋状隐窝，此结构对桡骨头的旋转运动有协助的作用。

3. 肘关节滑囊 肘关节的滑囊比其他大关节较为简单，滑囊有两个，一个为尺骨鹰嘴滑囊，另一个为肱二头肌滑囊。

（1）尺骨鹰嘴滑囊 尺骨鹰嘴滑囊为假性滑囊，系鹰嘴部受到着地、摩擦等慢性损伤的结果，出现局部皮下渗出性积聚。在临床上，患者早期休息数周且不刺激鹰嘴部，积液将会逐渐消退，假性滑膜可黏合，滑囊可消失。若反复刺激鹰嘴皮肤与尺骨嘴之间，皮下积聚起不消退的滑囊。在旧社会，由于矿工在狭窄低矮的坑道中，均以双肘支地匍匐前行，故鹰嘴滑囊肿胀多见于矿工，且难以消退，因此此类结构又称为"矿工肘"。

（2）肱二头肌滑囊 肱二头肌止于桡骨粗隆（又名桡骨结节），正常人体的桡骨粗隆略偏内侧，肱二头肌的止腱与桡骨粗隆外侧缘相抵处有一滑囊性结构，称为肱二头肌桡骨囊，即肱二头肌滑囊，该滑囊可防止肱二头肌腱与桡骨之间因摩擦而造成的损害。

五、肘部神经

经过肘关节的神经多为臂丛神经的终末分支，依其走行部位将其分为皮神经与深层神经两个部分。

（一）臂丛神经

1. 臂丛的组成 臂丛的组成见颈部针刀应用解剖部分内容。

2. 臂丛的分支

（1）神经根分支

①C_5神经根分支 此根的主要分支为肩胛背神经，分支部位较高，支配肩胛提肌。

②C_5、C_6、C_7神经根分支 此 3 根距椎孔约 1cm 附近，均发出细小的分支，走行于斜角肌的深面，共同参与胸长神经的组成，而沿胸廓的表面下行，以支配前锯肌。

③C_6、C_7、C_8神经根分支 斜角肌肌支及颈长肌肌支，当 $C_5 \sim C_8$ 神经根经由椎间孔穿出后，约于 1～2cm 处发出肌支配临近的肌肉。

（2）神经干分支

①肩胛上神经 该神经系上干所发出的分支，

其纤维主要来自 C_5。该神经主要支配冈上、下肌。

②锁骨下肌支　该神经常由上干前股发出。

（3）神经束分支

①外侧束　此束于其起始部（即相当于锁骨中点的底面）发出胸前外侧神经，该神经主要由 C_5、C_6、C_7 纤维组成。于锁骨中点处，胸前动、静脉与该神经共同进入胸大肌，以支配胸大肌的锁骨部。

②内侧束　此束于其起始部及其中点处发出 2～3 支胸前内侧神经，该神经主要由 C_7、C_8 及 T_1 纤维组成，其前行于腋动、静脉间，并经胸小肌进入胸大肌的胸肋部。该神经常发出 1～2 细支与胸前外侧神经相交通。

③后束　此束于其近端及中点处依次发出上肩胛下神经支以支配肩胛下肌，下肩胛下神经以支配肩胛下肌和大圆肌及胸背神经以支配背阔肌。

（4）臂丛终末支　臂丛的终末支主要有：腋神经，桡神经，尺神经，正中神经的内、外侧根，肌皮神经及臂内侧与前臂内侧皮神经。

3. 臂丛神经根的功能支配

（1） C_5 神经根　此根的神经纤维主要参与腋神经支配三角肌、小圆肌的组成及肩胛上神经对冈上、下肌支配。此根的其他纤维则参与下述神经的组成：肌皮神经、桡神经及正中神经。

（2） C_6 神经根　此根的神经纤维主要组成肌皮神经，以支配肱二头肌，其部分纤维则参与下述神经的组成：腋神经、桡神经、正中神经及胸前外侧神经。

神经。

（3） C_7 神经根　此根的神经纤维主要组成桡神经，以支配肱三头肌的内侧头、桡侧腕短伸肌及指总伸肌，其部分纤维则参与下述神经的组成：肌皮神经、正中神经、尺神经及胸长神经。

（4） C_8 神经根　此根的纤维主要组成正中神经，以支配指深屈肌，而此根的其他纤维则参与下述神经的组成：桡神经、尺神经及胸背神经。

（5） T_1 神经根　T_1 神经根的纤维主要组成尺神经纤维，以支配手内部肌肉即大、小鱼际肌，骨间肌及蚓状肌，此根的其他纤维则参与下述神经的组成：正中神经、桡神经、上臂及前臂内侧皮神经和胸前内侧神经。

（二）肘部皮神经（图 13-30）

1. 臂内侧皮神经（C_8，T_1）　臂内侧皮神经主要由内侧束发出，此神经由腋动、静脉之间的区域内穿过，并行于腋静脉的内侧，而移行至上臂的中点处，穿过深筋膜到达浅筋膜内，分布于臂内侧下 1/3 区域内的皮肤，其末梢支可到达肱骨内上髁及尺骨鹰嘴区域处的皮肤。

2. 前臂内侧皮神经（C_8，T_1）　前臂内侧皮神经主要由内侧束发出，其经腋动、静脉之间的区域而到达上臂中、下 1/3 的交界处。

前臂内侧皮神经与贵要静脉共同穿越上臂深筋膜，而移行至浅筋膜，并分为前、后两支：前支，

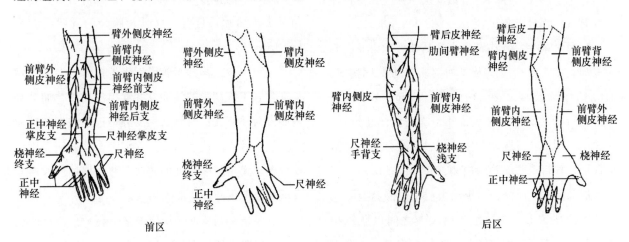

图 13-30　肘臂部皮神经的分布

于肘窝的上方发出，并沿肘前正中区域的皮肤移行至位于前臂掌侧区域的皮肤；后支，于前支所发出的部位沿肘窝的内侧（即肱骨内上髁部）而下行至位于前臂区域的皮肤。另有上臂皮支参与对肱二头肌表面皮肤的支配。

3. 前臂外侧皮神经（$C_4 \sim C_6$ 或含 C_7） 前臂外侧皮神经主要由肌皮神经分出。该神经于肱二头肌与肱肌之间的区域内发出分支以支配两肌，并到达臂外侧缘，而沿肱二头肌的外侧沟向远侧移行。该神经于肘关节稍上方及肱二头肌腱的外侧缘，穿过深筋膜，并继续向下移行于前臂，而因此得名为前臂外侧皮神经。

前臂外侧皮神经于肘关节部还发出肘关节支，并发出细小分支与肱骨的滋养动脉相伴随，而进入肱骨。

前臂外侧皮神经分为前、后两支：前支，主要分布于臂外侧及该部区域内的皮肤；后支，则转向后下方，而行经于肱骨外上髁的前方，其主要分布于前臂后部外侧区域处的皮肤并到达腕背部。

4. 臂后皮神经（$C_5 \sim C_8$） 臂后皮神经主要由桡神经于肱骨外上髁的前面分为浅、深两终支：其一穿过深筋膜于臂后内侧，相当于三角肌以下区域内的皮肤，并移行至位于肘关节后方区域处的皮肤，以上区域均有此神经参与支配；另有肘关节支进入肘关节。

（三）肘关节的深层神经

肘关节的深层神经，主要按正中神经、桡神经及尺神经三部分来介绍。

1. 正中神经 正中神经由颈丛的外侧束及内侧束发出，主要由 $C_6 \sim C_8$ 及 T_1 神经根纤维共同构成，有时 C_5 神经也参与该神经的构成。于起始处，正中神经走行于肱动脉的外侧，并于喙肱肌的止点处，以锐角的形式斜过肱动脉的浅面，有时会于肱动脉的深面，移行至肱动脉的内侧，并沿该动脉向下移行至肘窝部，于此处，该神经由肘正中静脉及肱二头肌腱膜所覆盖，该神经与肘关节之间以肱肌相隔，其向下方穿过旋前圆肌，移行至前臂，并发出分支进入旋前圆肌；之后，正中神经继续向下方走

行，并与骨间掌侧动脉的分支——正中动脉相伴行。在前臂上 2/3 的区域内，正中神经的位置较深，主要位于指浅、深屈肌之间的区域内；当该神经移行至前臂下 1/3 区域时，位置又变得较表浅，只有皮肤及深筋膜对其进行覆盖，位于正中神经的桡侧为桡侧屈腕肌，而尺侧则为掌长肌及指浅屈肌。于腕横韧带的深面至手掌、指浅屈肌腱的浅面及该韧带的远侧缘处，正中神经分为三条指掌侧总神经。于行程中，正中神经进入桡侧腕屈肌、掌长肌和指浅屈肌及旋前方肌，之后又发出一关节支分布于腕关节部。当其行至肘部前侧到达旋前圆肌后，该神经另发 1 ~ 2 支，分布于肘关节及桡尺近侧关节处。

正中神经进入前臂后，与旋前圆肌的位置关系变异甚多：①正中神经由旋前圆肌的肱、尺两头之间穿过，此型约占 94%；②正中神经由旋前圆肌肱头的深面穿行，而其尺头缺如，此型约占 2%；③正中神经由旋前圆肌的肱头穿过，而到达前臂，此型约占 3%；④正中神经由旋前圆肌肱尺头的深面穿过，此型约占 1%。这在临床中有一定意义。

当正中神经移行至前臂骨间膜掌侧时，发出一分支，即前臂骨间掌侧神经，该神经与骨间掌侧动脉相伴行，于此处，该神经在起始部发出肌支进入指深屈肌的桡侧半及拇长屈肌全部。前臂骨间掌侧神经再发出分支进入指深屈肌，与进入该肌肉尺侧半的尺神经肌支相互结合。此外，前臂骨间掌侧神经还分布于前臂骨间膜及骨间掌侧动脉等处，以参与对这些动脉及桡骨、尺骨及腕骨的骨膜的营养（图 13 - 31）。

当正中神经移行至腕横韧带近侧时，会发出掌皮支分布于该韧带的浅面，并穿出深筋膜，而分为内侧支与外侧支：内侧支主要分布于手掌中部区域的皮肤，并与尺神经的掌皮支相吻合；外侧支则主要分布于大鱼际区域处的皮肤，并与桡神经的浅支及前臂外侧皮神经的前支相吻合。

三条指掌侧总神经均位于掌腱膜与掌浅弓的深侧，指屈肌腱的表面。①第一指掌侧总神经发出一返支，以支配拇短展肌、拇对掌肌及拇短屈肌浅头

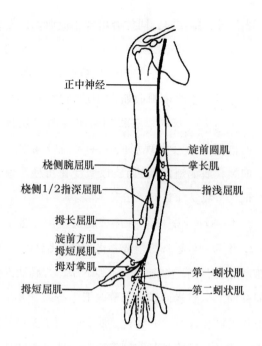

图 13-31 正中神经的走行与肌肉支配情况

等大鱼际肌，并发出细支与尺神经掌深支相吻合，而称为鱼际祥，从而使大鱼际肌获得来自正中神经与尺神经的双重支配；第一指掌侧总神经于其末端处分为内、外两侧支：内侧支分布于第二指掌面桡侧缘区域处的皮肤，并发出分支进入第一蚓状肌，其还发出分支以支配第二指中节及末节背侧区域处的皮肤；外侧支则主要分布于拇指桡侧缘区域内，并达远侧端皮肤，其发出细支分布于拇指指端掌面及末节背侧区域的皮肤。②第二指掌侧神经主要分布于第二、三指掌侧总神经至第三、四指之间区域内的皮肤，有时会发出分支以支配第三蚓状肌。③第三指掌侧总神经与尺神经之间有交通支相连接。第二、三指掌侧总神经于掌指关节近侧，各分为两条指掌侧固有神经，分布于示指、中指及环三指的相对缘区域的皮肤；还有分支移行至示指中节、末节背面及环指中节及末节背面桡侧区域的皮肤。

正中神经的体表投影：自肱动脉起始端的搏动处至肘部肱骨内、外上髁间线的中点处稍内侧，再由此处腕掌侧横纹的中点处作一连线，上述连线即为正中神经的体表投影。

当正中神经损伤时，会出现相应肌肉的萎缩及

某区域皮肤的感觉障碍。运动障碍主要表现为：前臂旋前运动（主要由旋前肌瘫痪所致）障碍；屈腕功能减弱，拇、示指屈曲功能障碍（主要由屈腕、屈指肌的瘫痪所致）；拇指对掌功能障碍（主要由鱼际肌瘫痪所致）。感觉障碍则以桡侧三指远节最为明显。

2. 尺神经 尺神经（图 13-32）由臂丛的内侧束发出，主要由 $C_7 \sim C_8$ 及 T_1 神经根纤维共同组成。尺神经自胸小肌下缘，经腋窝于腋动、静脉之间的区域下行。至上臂上段，于肱动脉内侧的喙肱肌止点处，而与尺侧上副动脉相伴行，穿过臂内侧肌间隔，并由该肌间隔的前方行至其后方，再沿肱三头肌内侧头前面下降至肘后区，于肱骨内上髁与尺骨鹰嘴之间的区域，经肱骨内上髁后下侧的尺神经沟，由尺侧腕屈肌两头间穿过，移行至前臂。随后，尺神经沿前臂的内侧，下降至指深屈肌浅面并发出分支，经尺侧腕屈肌的深面穿过。当尺神经移行至前臂远段时，该神经则走形于尺侧腕屈肌的桡侧，且仅有皮肤与深筋膜对其覆盖。

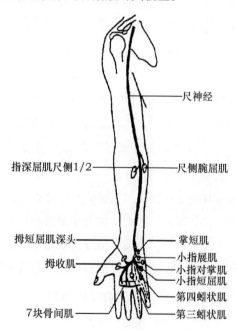

图 13-32 尺神经的走行与肌肉支配情况

当尺神经行经肘关节时，会发出分支进入肘关节，该分支称为肘关节支；当尺神经由尺神经沟穿出，行进数厘米后，于前臂上段近肘关节的地方发出分支，分别进入尺侧腕屈肌及指深屈肌的尺侧

部。尺神经于前臂中点处，发出掌皮支下降，并分布于手掌小鱼际区域的皮肤，有时该神经还参与掌短肌的支配，并与正中神经的掌皮支及前臂内侧皮神经相吻合。

于腕横韧带附近数厘米处，尺神经发出手背支，经由尺侧腕屈肌腱与尺骨之间的区域转至背侧，而向下移行至手背处，并发出数条细小分支移行至手背，与桡神经的浅支臂及内侧皮神经相吻合；尺神经移行至腕关节背侧处，分为三支指背神经：其中一支移行至小指尺侧缘处；其他两支分别分布于小指与环指背侧的相对缘处及环指与中指的相对缘处。其中，分布于小指背侧的神经可移行至末节指骨的基底部；而分布于环指背侧的神经则可移行至中节指骨的基底部；小指与环指背侧的其余部分，则主要由尺神经的指掌侧固有神经进行支配；而环指中节及末节背侧的桡侧半，则主要由正中神经的分支——指掌侧固有神经进行支配。

当尺神经由腕横韧带的浅面穿过，并经由豌豆骨的桡侧进入手掌时，分为掌浅、深两支。

①掌浅支　该支分为两支，一支为指掌侧固有神经，主要分布于第五指掌侧的尺侧缘；另一支为指掌侧总神经，该神经于掌腱膜的深处再次分为两支，并移行至小指与环指掌侧的相对缘处，转至背侧，两支主要分布于上述两指的中、末两节背侧区域的皮肤。此外，掌浅支还发出分支分布于掌短肌，并与正中神经相吻合。

②掌深支　该支与尺动脉的深支相伴行，发出分支进入小指展肌、小指短肌及小指对掌肌内，并于此处形成神经弓。由神经弓发出细小分支移行至4块背侧骨间肌及3块掌侧骨间肌内，并有细小分支进入第三、四蚓状肌及拇收肌与拇短屈肌的深头；第三蚓状肌除可接受尺神经的支配外，还可接受正中神经分支的支配。此外，于该神经弓处，还可发出分支进入腕关节内。

尺神经的体表投影：自肱动脉的搏动处至肱骨内上髁的后方作一连线，再由肱骨内上髁至豌豆骨的外侧缘作一连线，上述两条连线即尺神经的体表投影。

当尺神经损伤时，同样会出现相应肌肉的萎缩及某区域皮肤的感觉障碍。主要表现为：屈腕功能障碍（主要由屈腕、屈指肌的瘫痪所致）；拇指内收功能障碍（主要由拇收肌的瘫痪所致）；各指相互间不能并拢，第四、五指的掌指关节可出现过伸，而指间关节会出现屈曲（主要由骨间肌及第三、四蚓状肌的瘫痪所致），以上变化可使手掌形似鹰爪样，故又称其为"爪形手"。

3. 桡神经　桡神经由臂丛后束发出，主要由 $C_5 \sim C_8$ 及 T_1 神经根纤维组成。桡神经于腋窝内走行于腋动脉的背侧，并走行于肩胛下肌、背阔肌及大圆肌前面。但当桡神经沿上臂向下走行时，其主要与肱深动脉相伴行，并移行至肱骨后面，循桡神经沟向下移行，经肱骨与肱三头肌内、外侧头间所围成的肱骨肌管穿出，而转至臂外侧，并穿过臂外侧肌间隔，移行至肘前外侧沟，之后继续下降。

于肘前外侧沟内，肱深动脉所发出的分支——桡侧副动脉与桡神经相伴行，桡神经于肱骨外上髁前面分为浅、深两支。桡神经在行程中会发出细小的分支进入肱三头肌长头及内侧头；除此之外，该神经还会发出分支进入肘肌；当穿过臂外侧肌间隔后，桡神经于肘前外侧沟内发出肌支，进入肱肌、肱桡肌及桡侧腕长伸肌。

桡神经于腋窝内发出臂后皮神经，并绕经肱三头肌长头下行，穿过深筋膜移行至臂后内侧，分布于臂后三角肌以下，直达肘关节区域的皮肤。

当桡神经穿经肱骨肌管时，发出前臂背侧皮神经，而分为上、下两支，以支配肱三头肌的内、外侧头，并分布于肘关节的前面及臂下半部外侧区域的皮肤，下支经肱骨外上髁后侧，移行至前臂背侧，分布于前臂后部直至腕关节区域的皮肤，并与前臂内侧皮神经及前臂外侧皮神经的后支相吻合。当桡神经行至肱骨外上髁上方时，其发出分支进入肘关节，该分支称为关节支。

桡神经主要终末支可分为浅、深2支（图13-33）。

（1）桡神经浅支　该分支又称为前臂掌侧骨间神经，于肘关节前面下降，并由肱桡肌所覆盖，经过旋后肌与桡侧返动脉的掌侧，旋后肌的下缘，逐渐向桡动脉靠近并走行于该动脉的桡侧，与之并排继续下行，移行至旋前圆肌、指浅屈肌及拇长屈肌的掌侧面，在距肘上约 7cm 处，由肱桡肌腱的深侧，转向前臂背侧，穿深筋膜，越过腕背韧带，分为 4~5 支指背神经。

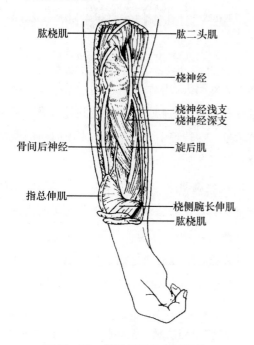

图 13 -33　桡神经及其邻近结构

①第一指背神经　该神经主要支配拇指桡侧及鱼际附近区域的皮肤，并与前臂外侧皮神经相吻合。

③第二指背神经　该神经主要支配拇指尺侧区域的皮肤。

③第三指背神经　该神经进入示指的外侧缘，支配示指外侧缘处的皮肤。

④第四指背神经　该神经主要支配示指及中指的相对缘处的皮肤。

⑤第五指背神经　该神经除发出一分支与尺神经组成一交通支外，还支配中指指背区域的皮肤，此处还伴有尺神经的分布，二者各占两个半指的分布情况为多数。

上述指背神经分布的范围为。

①于拇指处　神经可分布至其甲根。

②于示指处　神经可分布至中节指骨的中部。

③于中指及无名指处　神经的分布不超过其近

侧的指间关节。

以上各指指背的远侧皮肤，则主要由正中神经诸指掌侧固有神经所发出的小分支进行支配。桡神经的指背神经，常与前臂背侧皮神经及前臂外侧皮神经的细支相吻合。

（2）桡神经深支　该分支又称为骨间后侧神经，桡神经于肱骨外上髁的前侧，桡骨颈部分出浅、深两支。深支由肘关节及桡侧返动脉的前侧经过，穿过旋后肌，并发出分支进入该肌，再经桡骨外侧向后移行，到达前臂背侧动脉附近，并与之伴行；随后，向下方移行至拇短伸肌的下缘，而穿入其深层，向拇长伸肌发出分支，移行至其内侧，且沿前臂骨间膜背侧向下移行，与骨间掌侧动脉相伴行，最后当达腕背处时，形成如神经节样的膨大，于此处，其发出分支进入腕关节。于行程中，深支发出分支，以支配深层指总伸肌、小指固有伸肌、尺侧腕伸肌、拇长伸肌及示指固有伸肌，另发出分支参与对拇长展肌及拇短伸肌的支配。

桡神经浅、深支于经旋前圆肌与指浅屈肌穿出时，会因受压而出现麻痹。

桡神经的走行与肌肉支配情况如图 13 - 34。

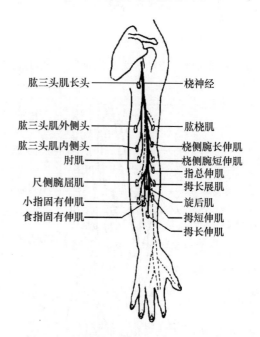

图 13 - 34　桡神经的走行与肌肉支配情况

（四）肘关节囊的神经分布

分布于肘关节囊附近的神经主要为桡神经、正中神经、肌皮神经、尺神经及骨间掌侧神经的分支，其中桡神经的分支主要分布至关节囊的后壁及前外侧壁；正中神经的分支分布于关节囊前内侧壁和前壁；而肌皮神经的分支分布于关节囊前壁的浅层，与正中神经的分支互为补充；尺神经的分支则分布于尺侧副韧带上。因此，当关节囊受到某些因素刺激，即有疼痛、肿胀、僵硬感和渗出，并伴随功能障碍和关节积液。若肘上某平面的神经产生麻痹，并不能导致失神经支配的神经性关节病，而逐渐由另外几条神经的分支弥补代偿（值得注意的是，当有 3 条以上神经损伤，神经性关节病的发生率为 11.4%；4 条神经损伤，神经性关节病的发生率为 36.1%；5 条神经损伤，发生率则为 94.6%）（图 13 -35）。

六、肘部血管

肘部动脉的基本走行是：在上方，自肱动脉波动处，经肘部发出后，向前臂行进，其与肱二头肌及正中神经等在肘部的关系（图 13 -36）。而静脉主要收集肘部回流的血液及通过前臂与手部回流的血液。

（一）肘部动脉

1. 中副动脉 该动脉为肱深动脉在经过肱三头

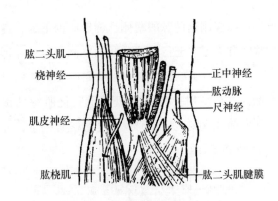

图 13 -36　肱动脉及邻近结构

肌的内、外侧头之间后所发出的一条终支，该终支穿过肱三头肌的内侧头，然后沿肱骨后缘下降至肘关节附近。在行程中，该动脉与支配肘肌的桡神经相伴行。

2. 桡侧副动脉 该动脉为肱深动脉所分出的另一条终末支。该动脉在桡神经下分为掌侧支和背侧支：掌侧支，该支与桡神经一起穿过臂外侧肌间隔，并在肱桡肌和肱肌之间下降至肘关节附近；背侧支，该支沿臂外侧肌间隔的背侧下降至肘关节附近。

3. 尺侧上副动脉 该动脉一般起于肱动脉的稍下方（或与肱深动脉共干）。该动脉自肱动脉发出后，伴随尺神经由臂内侧肌间隔穿过，沿其背侧面下降，抵于肱骨内上髁与尺骨鹰嘴之间的区域，并与尺侧返动脉的后支及尺侧下副动脉相吻合。

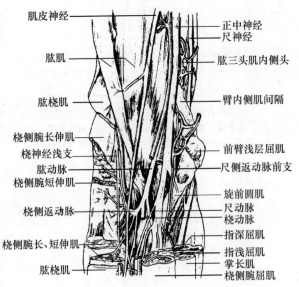

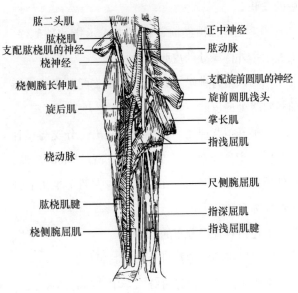

图 13 -35　肘前下区的血管、神经与肌肉

4. 尺侧下副动脉 该动脉于肘窝上约5cm处自肱动脉发出，并沿肱肌的前内侧下行，然后分为前、后二支：前支，沿肱肌的前面下降，并行至肘关节附近，而与尺侧返动脉的掌支相吻合；后支，经由臂内侧肌间隔穿过，而行至肱骨内上髁的后方，并与尺侧返动脉的背侧支及尺侧上副动脉相吻合。肌支系由肱动脉发出，并穿入到肱肌、喙肱肌及肱二头肌等肌肉内。

5. 桡侧返动脉 桡动脉于桡骨颈水平稍下方处自肱动脉分出，并在旋前圆肌与肱桡肌之间的区域内走行。桡侧返动脉经桡动脉起始部分出后，向外上方移行，走行于肱桡肌的尺侧及旋后肌与肱肌的掌侧，并与桡神经伴行。肌支是由桡动脉在沿途发出的，其主要走行至前臂的桡侧诸肌如桡侧腕长、短伸肌及指总伸肌等。

6. 尺侧返动脉 肱动脉于桡骨颈水平稍下方处发出桡动脉的同时，于同一水平发出另一条分支，即尺动脉。尺动脉在浅屈肌群与深屈肌群之间的区域内走行，并在下行2~3cm后，发出第一个分支，即尺侧返动脉。尺侧返动脉在肱肌与旋前圆肌之间的区域内上升，并分为两支，即掌侧支和背侧支：掌侧支，在旋前圆肌与肱肌之间的区域内，向内上方斜行上升，抵于肱骨内上髁的掌侧，并另发一条分支走行至旋前圆肌与肱肌处；背侧支，向上走行至肱骨内上髁的背侧，穿过尺侧腕屈肌的两头之间，而与尺神经相伴行，并发出小支走行至附近诸肌。其终末支与尺侧下副动脉相吻合。

7. 肘关节动脉网 在肘关节附近，血管相互吻合而形成一动脉网，即肘关节动脉网。此网系有肱动脉、桡动脉、及尺动脉的9条分支相互吻合而成。肘关节动脉网在肘关节的前后内外侧均有分布，但其中以肘关节的背侧发育较好，而分为浅、深两层。浅层分布在肱三头肌的表面，而深层则位于肱三头肌与肘关节之间。肘关节动脉网的主要吻合支有四处（图13-37）。

（1）肘前区 存在着两个副支吻合。

①尺侧下副动脉的前支与尺侧返动脉的前支间的吻合 尺侧下副动脉由肱动脉发出后下行，分为前后两支。尺侧返动脉由尺动脉发出后上行，也分为前后两支。两支动脉的前支在肱骨内上髁的前方吻合。

②桡侧返动脉与桡侧副动脉间的吻合 桡侧副动脉是肱深动脉的一条终支，在肱骨肌管内下行。桡侧返动脉由桡动脉分出后上行，在肘关节的前外侧与桡侧副动脉相吻合。

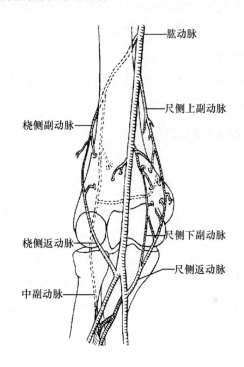

图13-37 肘部骨骼的血液供应

（2）肘后区 也存在两个副支吻合。

①尺侧上副动脉、尺侧下副动脉的后支及尺侧返动脉的后支间的吻合 尺侧上副动脉由肱动脉发出后，穿过臂内侧肌间隔，沿其背面下行，至肱骨内上髁与尺骨鹰嘴之间，与尺侧下副动脉的后支和尺侧返动脉的后支相吻合。

②中副动脉与骨间返动脉间的吻合 正如前文所述，中副动脉系肱深动脉的另一条终支，在肱骨肌管内下行至肘关节。骨间返动脉由骨间后动脉发出后上行至肘肌深方，行过尺骨鹰嘴与肱骨外上髁之间达肘关节的后方，与中副动脉相吻合。

肘关节动脉网即由上述这些吻合支构成，此动脉网远比下肢的为佳。而且，在前后两组吻合支之间又有细小的吻合支相沟通，从而使得肘关节动脉网构成了上肢动脉在肘关节周围丰富的侧支循环。因此，当在肱深动脉发出以下结扎肱动脉，或在尺、桡动脉发出返动脉以上结扎尺、桡动脉时，人体远侧的血液循环仍可继续维持，而不致造成缺血性坏死。

（二）肘部静脉

此处主要介绍肘部的深静脉（至于肘部的浅静脉已在前面"肘部的软组织结构"中做过介绍，此处不再赘述）。肘部的深静脉多半与同名的动脉相伴行，而一般分为两支以行于同名动脉的两侧。在两侧静脉之间又有多条小静脉相互吻合，以使得两侧的静脉血管能够相互沟通。肘部的深静脉主要为以下静脉。

1. 桡静脉 该静脉起自背部的深静脉网，行至肘部时分为两支，并沿桡动脉的两侧上行至肘窝稍上处，然后与尺静脉汇流，从而组成了臂静脉。

2. 尺静脉 该静脉一般较桡静脉略粗，系由掌深静脉弓的各属支汇合而成，除此之外，其还在肘部收纳骨间掌、背侧静脉的回流血液，并以较大的交通支与肘前部的正中静脉汇聚。有时在一些正常人体上，肘前正中静脉会发育得很粗，因此，其可将头静脉的全部或大部分的静脉血引流至贵要静脉，而使得头静脉的上段变得很细甚或消失。其他静脉多伴随各动脉行进于肌肉内或肌间隙中。

（三）肘部骨骼的血液供应

1. 肱骨的血液供应 为肱骨体供应血液的动脉主要来自肱深动脉的分支，这些分支经滋养孔进入髓腔后，分为升支与降支：升支迂曲上升，与副滋养动脉及骨膜动脉相吻合；而降支又分出许多分支并下降。因此，肱骨体的上 1/3 段存在固有副滋养动脉，而使得此处的血供较好，而骨干的下段一般无副滋养动脉，而使得此处的血供较差（故进行针刀治疗时，应注意保护主要的滋养动脉）。肱骨上端的血供动脉主要来自旋前、旋后动脉，旋前动脉发出分支，经肱骨大、小结节之间进入骨内后，向

后内侧移行，并发出分支而分布于骨骺部；旋后动脉则与肩胛下动脉的分支相吻合，并发出分支分布于肱骨颈的内侧面。因此，肱骨外科颈血管比较丰富，而肱骨下段血供不如上段丰富。

2. 尺骨的血液供应 尺骨近端主要接受来自肱动脉所发出的尺侧返动脉及尺动脉细支的营养，其中有 6～7 支滋养动脉进入尺骨的近段、鹰嘴及冠突部。

3. 桡骨的血液供应 桡骨近段主要接受来自桡侧返动脉及由骨间总动脉发出的骨间返动脉的营养，其中有 2～3 支滋养动脉由环状韧带远端 3～5cm 处进入，而桡骨结节处亦有 1～2 支滋养动脉进入。因此，相对而言，桡骨头颈部的血供较少。

4. 肘关节囊的血液供应 肘关节囊的血液供应主要来自关节周围的动脉网进入肘关节囊的分支部分，并且这些分支同时构成了关节囊周围的动脉网，而与之并存的静脉网，也接受来自关节囊内的回流血液，并最后注入肱静脉中。此外，肱动脉及其分布到肱肌的分支，也直接进入到肘关节囊的前部及外侧部。因此，肘关节囊的血液供应十分丰富。

第三节　腕手部针刀应用解剖

一、腕部针刀应用解剖

（一）腕部体表解剖定位

1. 腕关节的皮肤横纹 当手强力握拳屈腕时，腕前可以呈现 3 条纵行皮肤隆起。其中位于中线的是掌长肌，正中神经位于其下方；其桡侧隆起则为桡侧腕屈肌腱；最内侧隆起的为尺侧腕屈肌腱，并沿此肌腱可触及豌豆骨。在桡侧腕屈肌腱与桡骨茎突之间，可触摸到桡动脉的搏动。尺动脉和尺神经则介于指浅屈肌腱与尺侧腕屈肌腱之间，由于尺动脉表面有一层坚韧的筋膜覆盖，所以较难触到动脉搏动。腕关节的前面有 2～3 条横行皮肤皱纹。

（1）近侧横纹 比较恒定。此横纹与尺骨小头

相平行，又同时与桡腕关节线的最近点相对应。

（2）中间横纹　较不恒定，两端分别与桡、尺骨茎突的连线－即桡腕关节线的桡侧端与尺侧端相对应。

（3）远侧横纹　最明显，此横纹约与腕横韧带的远侧缘对应，在相当于腕掌关节的部位。在该纹外、中 1/3 交界处，可以摸到舟骨结节；向远侧约 1cm 处，可触及大多角骨结节，在大多角骨远端可触及桡侧腕屈肌腱。此横纹尺侧端的突起为豌豆骨，为腕关节掌侧的重要标志之一：①桡侧可摸及尺动脉的搏动，尺动脉的尺侧为尺神经，两者相互伴行；②向上可连接尺侧腕屈肌，向下方则为钩骨的钩突，正对环指的尺侧缘。

2. 骨性标志

（1）大多角骨结节　其位于舟骨结节远侧 1cm 处。

（2）舟骨结节　其位于腕远纹外、中 1/3 交点处。

（3）豌豆骨　是位于腕远纹尺侧端的突起，其为腕前区的重要标志之一，其桡侧可摸到尺动脉的搏动；向上连尺侧腕屈肌；向下外方为钩骨钩，适对环指的尺侧缘（图 13 - 38）。

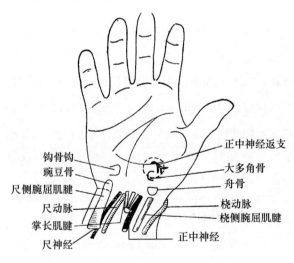

图 13 - 38　腕前区表面解剖

（二）腕前区结构

1. 浅层结构　腕前区的皮肤和皮下组织，都比较薄而松弛，其中有前臂正中静脉的分支、掌皮支

和尺神经，以及前臂内、外侧皮神经的末支分布。

腕后区的皮肤和皮下组织，都比掌侧要厚。桡神经浅支与头静脉起始部相伴行。腕正中有前臂背侧皮神经的末支分布。

2. 深筋膜　腕前区深筋膜，其上与前臂筋膜相续，其下与掌深筋膜相连。在腕部形成下述两条韧带。

（1）腕掌侧韧带　位于 3 条腕横纹的深面，其解剖位置较为表浅，两侧的远端与腕背侧韧带（伸肌支持带）相连，与腕横韧带相融合。

（2）腕横韧带　其又名为屈肌支持带，长、宽各约为 2.5cm，厚 0.1 ~ 0.2cm，其居于腕掌侧韧带的远侧。

①腕桡侧管为腕横韧带的桡侧端，可以分成 2 层，分别附着于舟骨结节及大多角骨结节所构成，其内有桡侧腕屈肌腱通过。

②腕尺侧管为腕横韧带的尺侧端，分别附着于豌豆骨和钩骨钩，其与浅层的腕掌侧韧带共同构成，其内有尺神经和尺血管通过。

（3）腕管　是由腕横韧带与腕骨沟共同构成，管的中部比较窄，其后壁是附着于腕关节囊前面的筋膜，向上与旋前方肌筋膜相续。管内分别有屈指、屈拇肌的 9 条长腱通过。

3. 通过腕横韧带浅层的结构　从桡侧向尺侧依次为。

（1）桡动脉及其伴行静脉　其位于肱桡肌与桡侧腕屈肌之间。桡动脉平桡骨茎突发出掌浅支，向下入手掌部。桡动脉本干首先绕过桡骨茎突的远侧，再经腕桡侧副韧带和拇长展肌之间，最后达于腕后区。

（2）桡侧腕屈肌腱　经腕桡侧管下行，止于第二掌骨底。

（3）掌长肌腱　位置表浅而细，其掩盖正中经下行，经腕横韧带掌侧，与掌腱膜相连续。在极少数人可单侧缺如。临床上应注意与正中神经相鉴别。

（4）尺血管和尺神经　尺血管位于尺神经的桡

侧端，它们在尺侧腕屈肌的掩盖下，经腕尺侧管向下行，尺动脉和尺神经均发深支进入手掌。尺动脉本干与尺神经浅支伴行，经钩骨钩的尺侧，弯向下后再进入手掌，并参与掌浅弓的构成。尺神经在腕部解剖位置表浅，较易受伤，伤后临床可表现为：①小鱼际和骨间肌麻痹；②各指不能内收，第二至五指不能外展；③第四、五指掌指关节过伸，形如"爪形手"；④手掌尺侧 1/3 及尺侧一个半指掌侧皮肤和两个半指背侧的皮肤感觉丧失。

4. 通过腕管的结构 管内有指浅、深屈肌和拇长屈肌的 9 条肌腱穿过，其分别被屈肌总腱鞘和拇长屈肌腱鞘所包绕。由于肌腱断裂时近端回缩比较少，故当修复时，易于牵拉缝合。但是，拇长屈肌腱断裂时，近端回缩较大，常缩至腕部以上。通过该管的结构详述如下。

（1）正中神经（图 13 - 39）

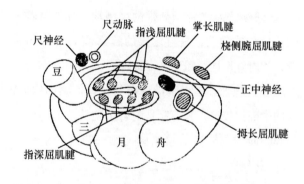

图 13 - 39　通过腕管的结构

正中神经位于指浅屈肌腱的深面，向下行于该肌腱的桡侧，再通过二屈肌腱鞘，浅面仅有掌长肌腱，解剖位置较表浅，较易被锐器损伤（图 13 - 40）。

正中神经在腕部受伤后的表现为：①拇指不能对掌，呈内收位；②鱼际萎缩；③食、中指掌指关节过伸，其手势如"猿掌"；④手掌桡侧 2/3 及桡侧 3 个半指的皮肤感觉丧失。

（2）指浅屈肌腱　指浅屈肌，在前臂的下部已分成 4 条肌腱，故使该肌具有使第二至四指单独屈曲的作用。4 条肌腱在腕管内的排列：中、环指肌腱位于食、小指的掌侧端；其到达手掌后，四腱并列。

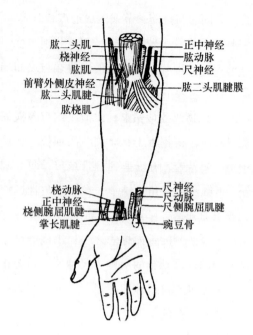

图 13 - 40　肘前区、腕前区的血管、神经

（3）拇长屈肌腱和指深屈肌腱　拇长屈肌腱和指深屈肌腱的 5 条肌腱，都通过腕管的深部，并紧贴关节囊下行。拇长屈肌腱位于桡侧；而指深屈肌腱则位于尺侧，该肌在达腕部之前，就先分出至食指的肌腱；至中、环、小指的肌腱向远侧逐渐分开，故该肌较不易完成第三、四、五指的单独屈曲运动。

（4）屈肌腱鞘　拇长屈肌腱由拇长屈肌腱鞘所包绕；屈肌总腱鞘则包被指浅、深屈肌 4 对肌腱。两鞘的近侧端与远侧端，分别越过腕横韧带的上、下缘各 2.5cm 左右的距离。拇长屈肌腱鞘的远侧端与拇长屈肌腱同样长。指总屈肌腱鞘的尺侧部与小指的腱鞘相通连通。此外，约有半数的人该二屈肌腱鞘彼此相通，当发生感染时，会导致互相传播细菌。

（三）腕后区结构

1. 桡骨背侧结节（即 Lister 结节） 位于桡骨下端背侧中部；其桡侧面有桡侧腕短伸肌腱，尺侧面有拇长伸肌腱从其下方越过。

2. "解剖学鼻烟壶" "解剖学鼻烟壶"位于腕后区的外侧，当伸、展拇指的时候，会呈现尖向拇指的三角形凹陷，其桡侧面为拇长展肌和拇短伸肌的肌腱，尺侧则为拇长伸肌腱，三角的近侧界为桡骨茎突。窝底为舟骨及大多角骨，可触及桡动脉搏动。当出现舟骨骨折时，因肿胀导致鼻烟壶消失，窝底有压痛感出现。

3. 桡、尺骨茎突　在桡骨茎突和掌长肌腱之间都可摸到桡动脉的搏动。

4. 第一骨间背侧肌隆起　当拇指内收时，可见其内侧的肌隆起，在其近侧端为桡动脉入掌处。

5. 腕背侧韧带　腕后区的深筋膜增厚，可形成一个伸肌支持带，对伸肌腱起到约束的作用。

腕背侧韧带（伸肌支持带），其两侧分别附着于桡、尺骨的茎突和腕骨。在此韧带的深面有从前臂来的 12 条肌腱通过。

腕背侧韧带（伸肌支持带）的深面发出 5 个筋膜间隔，分别附着于尺、桡骨远侧端的背面。来自前臂的 3 条伸腕肌、3 条伸展拇指肌以及 3 条伸指肌，共 12 条肌腱，分别被 6 个腱鞘所包绕，通过上述的 6 个管道，到达手背和手指的部位。各腱鞘分别超过腕背侧韧带的近侧端和远侧端各 2.5cm 左右。从桡侧到尺侧，各管道通过的肌腱及腱鞘，依次为：①拇长展肌与拇短伸肌腱；②桡侧腕长、短伸肌腱；③拇长伸肌腱；④食指固有伸肌腱与指伸肌；⑤小指伸肌腱；⑥尺侧腕伸肌腱。有的人拇长伸肌腱鞘与桡腕关节腔是彼此相交通的。此外，拇长展肌常有副腱，约占 80% 以上。因此拇长展肌与拇短伸肌腱鞘，相对较为狭窄；两腱绕过桡骨茎突，并形成一定的角度；由于拇指的活动度较大，故该腱鞘易受劳损，形成狭窄性腱鞘炎（图 13 - 41）。

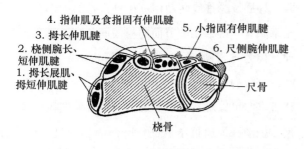

图 13 - 41　腕后区横断面示 6 个腱鞘

（四）腕关节背侧区

1. 尺桡骨下端　腕背侧的尺桡骨下端均可在皮下触及，其中桡骨远端占腕横径的 2/3，尺骨头仅占其 1/3。

2. 腕掌关节　第一、三、五掌骨基底部在腕背很容易触及，腕关节在掌屈时特别明显，它们的连线即代表腕掌关节线。

3. 桡腕关节线的确定法　连接两茎突尖画一线，在腕部背侧从该线中点，向上做一长约 1cm 之垂直线，通过两茎突线端及该垂直线端做一条类似弓的曲线，即代表该关节的投影。

4. 尺桡骨远端的中点有一结节（即 Lister 结节）　其为外科手术的标志。拇长伸肌腱由此结节的尺侧绕过，其桡侧为桡侧腕短伸肌腱。由该结节向远侧延伸则相当于舟月关节。

5. 腕背桡侧　其桡侧界为拇长展肌腱和拇短伸肌腱；尺侧界为拇长伸肌腱；远侧为第一掌骨基底；近侧为桡骨茎突；该窝底有舟骨结节的背面与大多角骨背面四结节。其内容物有几根浅静脉与桡动脉的深支，由腕前经此处及第一掌骨间隙；另有前臂皮神经终末支和桡神经至拇指的分支。在临床上进行舟骨手术时，注意勿损伤桡动脉及神经分支。此处也是切开拇长伸肌腱鞘、结扎桡动脉以及到达中腕关节的合理途径。

（五）腕部骨骼

1. 腕骨　共有 8 块，排成两行。所有腕骨除掌、背两面有骨膜、关节囊及韧带附着外，其余都构成关节面，很少有肌腱附着。所以，腕部血液供应较差，手术时应尽量避免损伤韧带和关节囊的附着处，以保障血管的分布，否则在临床上极易出现无菌性骨坏死。

这 8 块腕骨大致分成远近两排，舟骨为连接两排的骨头（图 13 - 42、图 13 - 43）。

（1）头状骨　位于远排腕骨中心，为腕骨中最大的一块，是腕骨的枢石。头状骨的头部是整个远排腕骨的活动中心。其近端呈圆形，位于月骨凹面

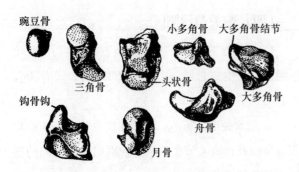

图13-42 腕骨掌面观

上。头状骨体部、背、掌侧无软骨覆盖，远端主要与第三掌骨相连，两侧还与第二、四掌骨相连，尺侧与钩骨相连，桡侧与小多角骨、舟骨相连。

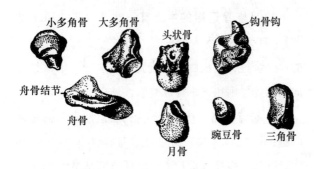

图13-43 腕骨背面观

（2）大多角骨 有4个关节面：第一、二掌骨，小多角骨及舟骨。其近侧端的关节面为凹形，与舟骨远端的桡侧或外侧相关节，为可以滑动的关节。与第一掌骨基底间呈马鞍状关节面，允许第一掌骨近端有较大范围的活动。内侧面分为两部分，近侧呈凹状与小多角骨相连，远侧端与第二掌骨连接。在掌侧部分的骨性突起称掌侧结节或多角骨缘，此结节附着有腕横韧带、拇对掌肌、拇短展肌。紧靠着内侧缘的尺侧有一沟。内有桡侧腕屈肌腱经过。大多角骨的背侧面是粗糙的，有两个突起，分别为背尺侧结节和背桡侧结节。

（3）小多角骨 紧密地附着于大多角骨上，深埋于第二掌骨基底关节面中。小多角骨的掌侧面只有背侧面的1/2，其远端尖状处与第二掌骨成关节，近端的凹面则与舟骨相连，桡、尺侧分别与大多角骨及头状骨形成关节，四周都为软骨所覆盖。

（4）钩骨 外观上呈三角形，三角形之尖在近侧，参与构成远排腕骨的尺侧边缘。钩骨分体、沟和钩3个部分。钩骨体在腕关节的背尺侧，桡侧与头状骨相连，远端与第四、五掌骨基底相连，近侧则与三角骨相连。钩骨长而薄，向掌侧突出于小鱼际边缘的基底部，有腕掌侧支持带附着。钩骨远端与第四、五掌骨基底形成关节，并与第五掌骨的鞍状关节面形成关节，允许掌骨有一定的活动度。钩骨近端偏向尺侧，有螺旋状关节面，与三角骨形成关节，有旋转作用。在豌豆骨远1.5~2cm处的偏桡侧能触及，它有豌钩韧带、小指对掌肌、小指短屈肌和腕横韧带附着。在钩的基底与体之间形成钩骨沟，尺动脉、尺神经的深支经过钩骨沟的尺侧，小指指深屈肌腱呈弧形围绕沟之桡侧面。钩骨的背侧有背侧腕间弓的3~5支血管进入骨的无关节面区，供应背侧部分。掌侧有一大血管通过钩骨钩基底的桡侧进入，有1~2支小血管通过基底内侧和顶部钩。

（5）舟骨 不论在解剖形状还是在各种关节活动方面，都是腕骨中最为复杂的结构。其形状似船，表面的80%为软骨所覆盖。

舟骨远端掌侧隆起为舟骨结节，桡侧腕屈肌腱有部分肌腱止于此，舟骨的血液供应主要从舟骨结节处进入舟骨。其远端与大多角骨、小多角骨相连接，形成滑动型关节。舟骨的近端与桡骨远端相接触。在舟骨的尺侧，其远端关节面较大，为臼状关节；其近侧的关节面较小，有旋转作用。近心端与桡骨远端相关节，主要功能为屈伸活动，以及内收、外展及少许旋转动作。在舟状骨的中部从背侧至掌侧有一狭窄无关节面的粗糙面，其边缘稍为隆起，称为舟骨腰部，有营养血管进入。当腕背伸时，舟骨的近侧端被桡骨远端覆盖；而桡侧偏时，桡骨茎突可以触及舟骨的腰部。舟骨血液供应来自尺、桡动脉，通过结节部与腰部的韧带进入骨内，其近侧1/3都没有血管进入，因此临床上不同部位舟骨骨折由于影响血供的情况不同，导致骨的愈合亦异，如：舟骨中部较细，称为腰部，血管分布较少，血液供应较差。腕舟骨结节骨折，两骨折端均有血供，故骨折愈合也较快。当手掌突然受外力冲击时，常发生舟骨腰部骨折，不易愈合，所以复位固定时必须严格处理。

舟骨起保持远近排腕骨稳定的作用。比起其他腕骨更容易受损折断。舟骨结节向掌侧隆起，为腕掌侧支持带附着处。腕中立位时，侧位X线片上舟骨呈倾斜状，近端在背侧，远端在掌侧。舟骨纵轴线与月骨纵轴线呈30°～60°角。

（6）月骨　是腕骨中唯一的掌侧大背侧小的骨头。月骨外形上呈半圆形，侧面观为半月状。近端为凸面与桡骨远端形成关节面，远端则为凹面与头状骨和一小部分钩骨形成关节面，其桡侧端与舟骨、尺侧与三角骨形成关节。月骨的背、掌侧均有营养血管进入月骨。其掌侧极的长度比背侧极要长。从背侧入路切除月骨时则应避免掌侧极切除不完全而残留骨片。当手掌伸直受到冲击时，常导致月骨向掌侧脱位，压迫了正中神经。又因血液供应较差，较容易继发无菌性坏死。

（7）三角骨　形似三角形，呈锥状，位于月骨与钩骨之间，并与两骨形成关节。远端偏掌侧，有椭圆形关节面与豌豆骨相接。近端为三角纤维软骨盘，其关节面凸隆，与腕尺侧半月板及腕三角纤维软骨相接，其背侧容易发生撕脱骨折。

（8）豌豆骨　呈圆形，实则为尺侧腕屈肌腱的籽骨，位于三角骨的掌侧端。豌豆骨尺侧腕屈肌腱止于其上，是唯一有肌腱止点的腕骨，与三角骨所形成的关节对腕关节的活动功能无重要的作用。

2. 桡骨下端　桡骨下端骨质疏松膨大，向上3～3.5cm为坚强皮质骨的桡骨干，松质骨与皮质骨之交界处为力学结构薄弱区，较易发生骨折。桡骨下端呈方形，有掌、背、桡、尺4个面。掌侧面光滑，有旋前方肌附着，背面稍为突起，有4个骨性腱沟，伸肌腱也由此通过。桡侧为桡骨茎突，是肱桡肌的止点。尺侧面有尺骨切迹，与尺骨环状面构成下尺桡关节，为前臂下端活动的枢纽关节。桡骨

下端前面平坦有旋前方肌附着于其上，背面则为隆凸，尤以桡骨背侧结节最为突出，形成3条纵沟通向肌腱，沟间纵嵴有腕背侧韧带附着。内侧面有一凹面为尺骨切迹，与尺骨头形成关节。其外侧末端较为突出，为桡骨茎突；该茎突比尺骨茎突长1.5cm。桡骨下端的桡腕关节在正常情况下向掌侧倾斜10°～15°，尺侧倾斜20°～25°（图13-44、图13-45）。

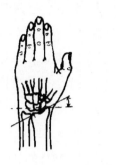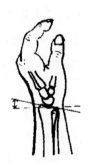

图13-44　桡腕关节尺侧角　　图13-45　桡腕关节掌侧角

3. 尺骨下端　尺骨下端狭小，呈圆柱形，末端较为膨大，称尺骨头，其前、外、后缘的环状关节面与桡骨的尺骨切迹相关节。头的下面与关节盘相贴，尺骨的背内侧向下突起为尺骨茎突。尺骨头的桡侧有半环状关节面，与桡骨下端的尺骨切迹构成下尺桡关节，当桡骨围绕尺骨作150°旋转时，尺、桡骨茎突在皮下均可以摸到，桡骨茎突比尺骨茎突长1～1.5cm。

（六）腕部关节及其韧带

1. 腕部关节　腕关节为复合关节，它是由桡尺远侧关节、桡腕关节、中腕关节、腕掌关节和腕骨间关节所共同组合而成的（图13-46）。

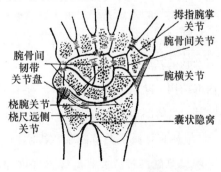

图13-46　腕部关节

209

（1）桡尺远侧关节　桡尺远侧关节是由尺骨小头的环状关节面和桡骨远端的尺侧切迹共同组成的车轴关节。其内有一个三角纤维软骨盘（或称软骨板）相连结。三角形的底部附着于桡骨的尺侧切迹下缘，与桡骨远端关节面相移行；三角形的尖部则附着于尺骨茎突的桡侧基底小窝部，与腕关节尺侧副韧带相连，它的前后缘增厚，其中止于尺骨处最厚（5～6mm），中央薄（约2mm），上下呈双凹状，并被前后关节囊韧带所加强，关节囊较薄弱且松弛，其滑膜面近侧突出于尺桡下关节面约6～7mm，形成囊状隐窝，便于前臂进行回旋运动，并免受损伤。尺、桡骨远端骨骺线位于关节囊内，当骨骺分离时，可波及关节囊，从而影响到旋转活动。桡尺远侧关节为双枢轴滑膜关节，外形呈倒"L"形，垂直部分位于桡尺远侧关节之间，横行部分则位于三角软骨盘与尺骨头下方的中间。三角软骨盘是连接尺桡骨下端的主要纽带，由于它的前后均与关节囊有纤维相连，故当前臂旋前或旋后时，该纤维既起到了固定三角软骨盘的作用，又可以将桡腕关节和桡尺远侧关节腔完全隔开，从而也铺平了桡腕关节。它组成桡腕关节的内侧部，除非关节盘中心穿孔或有裂隙存在，或有附着不完全等异常情况，才可使桡尺远侧关节腔与桡腕关节腔发生贯通。所以，三角纤维软骨盘在解剖学上具有以下4种功能：①帮助尺、桡骨连结在一起。当前臂旋转时，使尺、桡骨之间保持一定的距离，以稳定关节。②提供一双重关节面，即近侧为尺骨头，远侧为腕关节。③将尺桡关节与桡腕关节分开。④在腕关节的尺侧，起到软垫与缓冲作用。

桡尺远侧关节的稳定系统：由于软骨盘向远端延伸，与尺侧副韧带相互连接，并止于三角骨、钩骨和第五掌骨的基底部。因此，为了稳定桡尺远侧关节的内部结构，除三角纤维软骨外，还有其他的组织参与其中，解剖学上统称为"三角纤维软骨复合体"。它包括有：尺桡关节的掌、背侧韧带、尺月韧带、腕尺侧副韧带、关节盘（三角软骨）、半月板近似物和尺侧腕伸肌腱鞘。它的外部结构有：

尺侧腕伸、屈肌腱，骨间膜旋前方肌等。

（2）桡腕关节　桡腕关节是腕部的主要关节，由桡骨下端关节面以及三角纤维软骨与腕舟骨、三角骨和月骨组成，呈椭圆形关节，其关节腔较大，关节囊松弛。桡腕关节为一典型的二轴性椭圆形关节。它是由近侧和远侧两个面共同组成。该关节在体表的投影为通过桡、尺骨茎突凸向近侧1cm的弧线，桡骨下端的关节面和关节盘共同围成关节窝；月骨、舟骨和三角骨共同构成的关节头，借助关节囊和侧副韧带相互连结而成。关节头主要与桡骨接触；其与桡、尺远侧关节间有关节盘相隔。一部分人由于关节盘有孔，致使两关节相通，炎症时可相互蔓延。

①桡腕关节近侧面　桡腕关节近侧面包括两个组成部分。

a. 关节盘远侧面　关节盘远侧面呈凹形，为软骨所覆盖，顶端附着于尺骨茎突的根部，故尺骨头的掌背缘均超越它。其底部附着于桡骨下端的尺侧嵴，与月骨的尺侧半及部分三角骨相接触。三角骨的其余部分是与尺侧副韧带相接触。

b. 桡骨远端关节面　桡骨远端关节面凹陷，且被软骨所覆盖，并被一浅嵴分开，形成两个压迹，在其桡侧为舟骨压迹，尺侧为月骨压迹（即月骨的桡侧半压迹）。

两者共同参与构成了桡腕关节近侧的连续面——关节窝，且共同指向远侧，并略向前内侧倾斜。在关节盘的远侧面，有一关节内半月板。此板周围附着于尺骨茎突尖和关节囊。在半月板与软骨盘的中间，恒定地存在一憩室，被称为茎突前滑膜隐窝。隐窝底达尺骨茎突前面，出口处即为半月板游离缘，但出口处有时会被滑膜绒毛所掩盖。隐窝的大小与茎突的长短有关系，隐窝的存在为茎突提供了一个关节腔结构。半月板骨化时，可能会形成一个骨性半月板，其在X线片上显影时，应注意与尺骨茎突骨折相鉴别开来。类风湿关节炎的早期，茎突隐窝的滑膜会首先受累，腕尺侧出现疼痛与肿胀，都是与此有关系的。

②桡腕关节远侧面　是由舟骨、月骨和三角骨的近侧关节软骨面组成，与其相平行的两条窄束腕骨间韧带以及该 3 个腕骨掌侧及背侧韧带各两条，其横列于关节的前后并连结形成一体，构成一个椭圆形的连续面，而不与腕骨间关节相通。该连续面与桡骨远端的关节面及三角纤维软骨盘的远侧形成的凹面相嵌合，构成一典型的髁状关节。由于豌豆骨是在三角骨的掌面附着，故不参与桡腕关节的构成。桡腕关节的关节囊相对比较松弛，关节腔也较宽广，囊的滑膜层完全独立，它与尺、桡骨远侧关节及腕骨间关节各滑膜层都没有相连的关系。该关节的前侧有桡腕掌侧韧带、尺月韧带及尺三角韧带。后侧有腕背侧韧带、桡舟头韧带、桡舟月韧带、桡月韧带及桡尺三角韧带。桡侧有腕桡侧副韧带，尺侧有腕尺侧副韧带；并能进行屈、伸、收、展以及环转的运动。

（3）腕骨间关节　腕骨间关节由远、近排腕骨所组成。关节腔呈"Z"形。近排腕骨中的豌豆骨属于关节外骨，它是尺侧腕屈肌腱的籽骨，并不参与构成桡腕和腕间关节。在近侧腕骨间关节中，舟骨与月骨和二角骨之间并没有独立的关节囊，在相邻的骨之间借助 3 种韧带相连；远侧腕骨间关节中的大小多角骨及头状骨和钩骨，其相邻骨间亦借助 3 种韧带相连。

①近侧腕骨间韧带　腕骨间背侧韧带有两条分别连于舟月与月三骨间的背侧面；腕骨间掌侧韧带有两条分别连于舟月与月三骨间的掌侧面；腕骨间韧带有两条，其分别连于舟月与月三骨的对侧和近侧，并与骨间的掌背侧韧带融合。以上 3 种韧带共同参与形成了桡腕关节远侧圆滑的髁面，从而使桡腕关节腔与腕骨间关节腔相互分开。

②远侧腕骨间韧带　腕骨间背侧韧带有 3 条，其分别连于大、小多角骨，头状骨和钩骨之间的背侧。腕骨间掌侧韧带有 3 条，其分别连于大、小多角骨，头状骨和钩骨之间的掌侧。腕骨骨间韧带有 3 条，连于远侧各腕骨相对关节面的中部，将远侧各腕骨间的关节腔分为近、远侧两个部分。

近侧与中腕关节腔相通，远侧则与腕掌关节腔相通。

三角骨与豌豆骨之间有独立的关节腔和关节囊，但常与其他腕骨间关节相通。其上有豆掌韧带加强，并借助腕尺侧副韧带及桡腕掌侧韧带牢固地附于尺骨茎突，使尺侧腕屈肌的牵拉力能传递至远侧腕骨及掌骨等处。

（4）中腕关节　该关节也可称为腕横关节，位于远近两排腕骨之间，为一个变形的平面滑膜关节。它仍是腕骨间关节的一个组成部分。其位于近、远侧的腕骨之间，关节呈"∽"形，桡侧面半凸向远侧，尺侧面半凸向近侧，活动灵活多样。但是，豌豆骨并不参与构成该关节。各列腕骨之间，有韧带相连，所以腕横关节与桡腕关节、腕掌关节都互不相通。

①中腕关节近侧面　即为近排腕骨的远侧面（豆骨除外）。

舟骨在其远端外侧有两个微凸面，一个在内与小多角骨接触，一个在外与大多角骨接触，还有一个凹面在内侧，指向内下方，与头状骨接触。月骨远端面有半月形凸，与头状骨构成关节。三角骨远端面凹向远外方，与钩骨的近侧面形成关联。

②中腕关节远侧面　即为远排腕骨的近侧面。

大、小多角骨近侧端与舟骨的远侧端相接。头状骨的头侧与月骨及舟骨内侧面构成关节。钩骨其近侧面的大部分与三角骨构成关节，仅有部分与月骨接触。

中腕关节的远近两排腕骨不是平直并列，而是相互嵌合的。在近侧列腕骨中，舟骨的形态较为细长，其腰部位于两侧列腕骨间的平面，其头部位于舟状骨的中部；而远侧腕骨中头状骨的纵轴较长，超越了两排腕骨间平面，与月骨相嵌合；因而中腕关节面的形态很复杂，解剖上可以视为两个摩动关节。

若将每列腕骨当作整体来看，则中腕关节包括两个部分：①髁状关节，即中腕关节的尺侧半，有头状骨的头面和钩状骨面，这两个相邻的凸面共同形成一髁状，与舟骨的内半、月骨和三角骨3个近侧列腕骨的凹面相配合。②平面关节，即中腕关节的桡侧半，有大、小多角骨与舟骨的平面关节相接触。这样，桡侧半运动范围小，而尺侧半运动范围大，从中腕关节的运动轴可以看出，中腕关节的关节腔甚大。该关节腔向上发出两个突，分别伸入近排的3个腕骨间；向下发出3个突，分别伸入远排的4个腕骨间。除非、大、小多角骨之间的韧带缺如，中腕关节腔方能与腕掌关节相通。

对中腕关节起支持作用的掌侧与背侧韧带，位于两排腕骨之间，还有腕辐状韧带，均增强了该关节囊。中腕关节一般与桡腕关节联合运动，只是它们之间的运动幅度各有不同。

（5）腕掌关节　腕掌关节即掌骨基底关节，由远侧腕骨的远侧关节面与5个掌骨基底关节面所形成。其可以分为两个部分。

它由远侧列腕骨与1～5节掌骨底所构成。拇指腕掌关节属于鞍状关节，它使拇指和其余四指，在功能上处于对立统一的地位，完成对掌功能，其担负一半手的功能。小指腕掌关节也属于鞍状关节，关节囊松弛，因此其运动范围比第二至四腕掌关节要大。而第二至四腕掌关节则是由第二至四掌骨底与远侧腕骨镶嵌交错而成，故其运动范围较小，能适应于手的握取功能。腕掌关节线在掌背侧相当于第一、三、五掌骨底的连线，在掌侧则正对腕横韧带的远侧缘处。

①拇指腕掌关节　为拇指最重要的关节，其为人类和若干灵长类动物所特有的解剖结构。其在解剖与功能上都是完全独立的，在对掌时它能起到特殊的作用。它是由第一掌骨基底的侧方凸形、前后凹形，包括大多角骨相对应的与其相反形态的关节面所共同构成的鞍状关节。其关节囊厚但较为松弛，滑膜也与其他腕掌关节不相连通。关节周围有数条韧带加强，包括桡侧腕掌韧带，掌、背侧韧带以及骨间前、后韧带。其中桡侧腕掌韧带作用是最大的。另外还有拇长展肌腱，其附着于掌骨桡侧的扩张部并使之功能有所加强。该关节既坚强又灵

活，并有两个相互垂直的运动轴，能够完成内收、外展、屈伸等一系列复杂运动。

②第二至五腕掌关节　即为小多角骨与第二掌骨底相连、头状骨与第三掌骨底相连、钩骨与第四、六掌骨底相连的关节。它们共有一个关节腔，分别具有关节囊和小关节面，关节腔的近侧和远侧与腕骨间远侧关节腔相连通，远侧则可以延伸至第二至五掌骨间关节腔。小指腕掌关节属于鞍状关节，具有一定的活动范围，而第二至四腕掌关节由第二至四掌骨底与远侧列腕骨镶嵌交错而成，其关节面很不规则，因而属于微动关节（又可称为摩动关节）。有8条腕掌骨背侧韧带在背侧增强关节囊，而6条腕掌骨掌侧韧带则在掌面增强关节囊。第二至五腕掌关节在力学上构成一体，共同成为手的中央支柱或称骨干结构。

2. 腕部关节韧带　腕关节的关节囊及其韧带结构在各种解剖书中都有所描述，但在临床手术或尸体解剖中却很难辨认清楚。由于掌侧关节囊被一层具有光泽的组织所覆盖，而腕背侧关节囊壁的纤维，与伸肌腱间隔紧密融合在一起。只有把表面的组织去除之后，才能看到关节囊本身的结构。从外表上看到的关节囊，纤维排列都是没有规律性的。掌侧关节囊明显厚而且坚韧，但是背侧、尺侧及桡侧者则是薄而松弛的。掌侧韧带的纤维走向及排列从关节囊的内侧面可以明显可见。有些韧带起止点全在腕骨上，而有些则起自腕骨而止于腕骨以外的骨上（图13-47）。

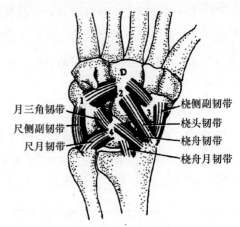

月三角韧带
尺侧副韧带
尺月韧带
桡侧副韧带
桡头韧带
桡舟韧带
桡舟月韧带

图13-47　腕掌侧主要韧带示意图

在解剖学上腕关节韧带有两种划分方式：外在韧带和内在韧带；腕掌侧韧带和腕背侧韧带。

（1）两组腕关节韧带

①外在韧带　外在韧带可以分为桡腕韧带和腕掌韧带，其中桡腕韧带又分为桡侧副韧带、掌侧桡腕韧带、尺侧复合组织、背侧桡腕韧带。掌侧桡腕韧带包括浅韧带和深韧带，深韧带有桡舟头韧带、桡月韧带、桡舟月韧带。

外在韧带是连接腕骨与桡骨、尺骨（桡腕韧带、尺腕韧带）和腕骨与掌骨（腕掌韧带）的韧带。

桡侧副韧带起自于桡骨茎突掌侧缘，止于舟骨结节及桡侧腕屈肌腱管沟的壁侧。沿着掌侧桡腕韧带的桡侧走行，并跨越腕关节活动的横轴止于掌侧。

掌侧桡腕韧带可以划分为浅深两层。浅层桡腕韧带排列成两个倒"V"字形，远侧"V"的尖端附着在头状骨的颈部，稍近侧的另一个"V"的尖端则附着在月骨上。这些韧带结构相互交织在一起很难分辨清楚。"V"形韧带有两个臂，分别从头状骨及月骨向近端延伸到桡骨及尺骨远端的掌侧。深层掌侧桡腕韧带，从关节囊的内侧看，可见3束很清楚的韧带。以起止点来命名，最外侧的为桡头韧带（或称桡舟头韧带），有少许纤维与舟骨相连；在该韧带稍内侧，则为桡舟韧带；第三个为桡舟月韧带，起自桡骨并止于月骨，但是也有部分纤维止于舟骨。深层桡腕韧带制约着舟骨近端与桡骨下端掌侧缘之间的稳定性。当腕关节掌屈及桡侧偏时，此韧带可以防止舟骨过度向背侧旋转。若此韧带不完整则会发生舟骨旋转脱位。

腕关节尺侧的结构相当复杂，所有腕尺侧的韧带及其支持组织相互构成一尺腕复合组织（图13-48）。此处常发生疼痛，而又常无临床或X线阳性的表现。尺腕复合组织实际上不是起自尺骨头，而是连接桡骨背侧与腕骨之间的组织。所以，实际上是由靠内侧桡腕结构与掌侧桡腕及桡侧副韧带，将腕骨悬吊于桡骨上。腕尺侧半月板及三角纤

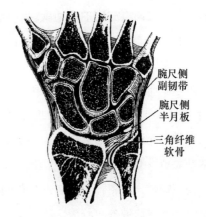

图13-48　尺腕复合组织

维软骨共同起自桡骨下端的尺背角处，从此处稍向掌侧及远侧、围绕腕关节的尺侧，有半圆形的半月板连接于三角骨上。在近侧有三角纤维软骨，呈水平位，其止于尺骨茎突的基底。在此二结构之间有一三角区，各尺骨茎突前隐窝，环绕茎突间存有滑液。尺腕复合组织的第三个组成部分则为尺月韧带，其形状扁而宽，起自于三角纤维软骨的掌侧缘，止于月骨的掌面。第四个组成部分为尺侧副韧带，其为一束薄弱的纤维组织。以前描述为起自尺骨茎突的尖端，实际上则是尖端处多覆盖有玻璃软骨，而且是位于茎突前隐窝中。所以，尺侧副韧带是起自尺骨茎突尺侧基底，沿腕关节囊并止于三角骨。

背侧桡腕韧带起自于桡骨关节面的背侧缘，走向远侧及内侧，分成两束并止于三角骨及月骨，其与较为厚韧的伸肌腱间隔的纤维性鞘管相互融合在一起。

②内在韧带　内在韧带有长的，包括有掌侧腕骨韧带和背侧骨间韧带；短的，有掌侧、背侧、骨间韧带；中间的，有月三角韧带、舟月韧带、舟大多角韧带。

内在韧带起止点均在腕骨之上。内在掌侧韧带较背侧韧带更为厚而坚韧。根据其长度，允许腕骨间有不同的活动度。短的腕骨间韧带有坚韧的纤维，能将远排4块腕骨连接成一个独自的功能单元。

中间的内在韧带有以下3个：月三角韧带：其位于月骨与豌豆骨关节面基底之间。舟月韧带：其在掌侧与背侧均有。从月骨斜向远侧并止于舟骨，

允许舟骨与月骨之间有一定的活动度。当舟月旋转充分时，该韧带则变紧。当两骨处于中立位置时，则韧带松弛。当腕从中立位到充分屈曲及桡偏时，舟骨会旋转60°，而月骨仅仅旋转了30°。腕从中立位充分背伸时，舟月二骨旋转的角度则约为30°。舟大多角韧带：允许舟骨的远端在大、小多角骨所形成的双凸关节面上有掌背方向的摆动。

长的内在韧带分掌侧腕骨间韧带及背侧腕骨间韧带。掌侧腕骨间韧带分布较为广泛，又名为三角韧带、放射状韧带或"V"形韧带。起自于头状骨颈向近端呈扇形，并止于舟骨及三角骨，其作用为稳定头状骨。当三角形或放射形结构的中间部分纤维缺失时，韧带可变成"V"形，而月骨则位于中空处。头状骨与月骨之间缺乏支持组织，可能与腕关节不稳有关。当掌侧关节囊断裂时，腕中关节可导致其不稳。背侧腕骨间韧带呈薄带状结构，起于三角骨，并止于舟骨，又向远侧延伸了两束较强纤维连接于大、小多角骨上。在头状骨与月骨之间的背侧腕掌韧带及腕骨间韧带为较薄弱的部分。

（2）两种腕关节韧带

①腕掌侧韧带　为腕部的主要韧带，在掌侧和关节囊的内面。

a. 桡腕韧带　包括有3个强而深的关节囊内韧带，具体如下：桡头韧带：最强大。其起于桡骨茎突的桡掌侧，横越舟骨腰部的沟，并止于头状骨掌侧的中央。桡三角韧带：是腕部最大的韧带。其起于桡骨茎突的掌侧，挨着桡头韧带。越过月骨的掌侧，并止于三角骨的掌侧面，是一个单一的韧带，其作用对月骨来说相当于是一个吊腕带。桡舟韧带：起于桡骨远端的掌侧唇，并直接进入舟月关节近端的掌侧部分。

b. 尺腕韧带　包括：尺月韧带：其起于关节内尺骨的关节半月板，最后止于月骨。尺三角韧带：位于尺月韧带的尺侧，其起于尺骨的三角软骨盘掌侧，最后止于三角骨。

c. 腕骨间韧带包括头三角韧带：它是连接头状骨的掌侧面与三角骨之间的韧带。月三角韧带：它是连接月骨与三角骨之间的韧带。

②腕背侧韧带

a. 背侧桡腕韧带　起于桡骨背侧的远端至三角骨背侧结节和尺侧腕伸肌腱的底部。其最坚强的肌束起自于桡骨背侧唇（即 Lister 结节和第三、四间隔的隔膜）至三角骨的背侧结节，并强而有力地附着于月骨的背尺侧缘部分。

b. 背侧腕间韧带　薄而窄，起自于三角骨背侧结节的桡侧，在舟骨背侧粗糙沟的表面，并止于舟骨掌远侧结节和舟大多角韧带。

c. 桡侧侧韧带　很薄，为 0.7 ~ 0.8mm，从桡骨茎突背侧斜向舟骨结节的远端，其掌侧纤维与桡侧腕屈肌腱鞘相混合，深层有掌侧腕横韧带，其背尺侧缘很清楚，但是桡掌侧缘则不清楚。

d. 尺侧侧韧带　在尺侧腕伸肌腱的底部，桡侧与腕背第五、六之间隔间相连，覆盖尺骨远端与三角骨之间的背尺侧部分，当腕桡偏时此韧带紧张度增高。

e. 舟月骨间韧带　其横切面呈三角形，并附着于舟骨、月骨的近侧以及关节的周围部分，其背侧部分最厚。

f. 三角钩韧带　位于腕背尺侧，是连结三角骨和钩骨的韧带。

g. 舟大多角韧带　其位于舟骨远侧结节和大多角骨外侧缘之间。

h. 背侧骨间韧带　在各腕骨间，其厚度为1.5 ~ 2mm，尤其以远排的韧带较为紧密。

（3）第一腕掌关节　在第二至五掌骨基底间均有强度较大的韧带相连，在第二、三腕掌关节间还有坚强的关节囊和韧带连接，但是第四、五掌骨与钩骨间的关节囊及韧带则较为松弛。

（4）腕背三角间隙　是由腕背各韧带的排列而形成的腕背桡侧的三角形间隙，其外侧为桡侧侧韧带，内侧为背侧桡腕韧带，远端为背侧腕间韧带，其顶端为关节囊及桡侧腕长、短伸肌腱，该处是腕部的薄弱区。

3. 腕骨柱形结构　腕关节由3个纵行柱状结构所

组成（图13-49）。

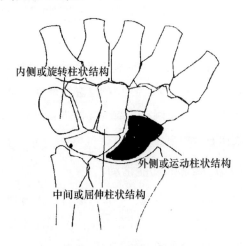

图13-49　腕关节纵行柱状结构

（1）中间或屈-伸柱状结构　是由月骨、头状骨及钩骨所组成。

（2）外侧或运动柱状结构　是由舟骨及大、小多角骨所组成。

（3）内侧或旋转柱状结构　是由三角骨及豌豆骨所组成。三角骨在腕关节运动机制中，为一个独立而重要的部分。与三角骨相对的钩骨有一螺旋状的关节面，为腕关节旋转的枢纽关节。另一种看法认为，豌豆骨实际上并不参与腕关节的活动。大、小多角骨与头状骨和钩骨连接成一个整体，假使把远排腕骨看作为一个解剖或运动的单元，则中间的柱状结构可以扩大为由整个远排腕骨与月骨所共同组成，运动柱状结构将会局限于舟骨，旋转柱状结构则为三角骨。月骨、头状骨、舟骨及三角骨在腕关节功能中起重要作用，此处也是韧带集中附着的部位。

腕关节运动依靠止于腕骨远端肌肉的作用力。远排腕骨因与掌骨紧密相连，所以是与手一起活动的，当腕背屈时，远排腕骨也随之发生背屈；腕掌屈时，远排腕骨也会随之发生掌屈。腕桡、尺偏时，远排腕骨也会随之发生桡偏或尺偏。月骨活动则是靠其韧带的牵拉及头状骨头部的推挤，使其运动方向与头状骨相反。两者之间的连杆结构为舟骨，其为外侧运动柱状结构。三角骨为内侧旋转的柱状结构，其韧带排列向该骨处集中，且与钩骨相

关节的关节面呈螺旋形，故便于旋转运动。当腕关节背屈或者尺偏时，手在前臂上有旋前运动。进一步背伸第四、五掌骨时，能使旋前的角度在原有基础上增加几度。反之，当发生腕背屈及桡偏时，手会有旋后的运动。

腕部是由许多个小关节面所组成的关节，运动起来像球窝关节。当腕关节在其全范围内活动时，桡腕及腕中关节都有不同程度的活动。腕充分背屈时，则舟骨接近于垂直位，长轴与桡骨纵轴几乎是平行的，舟骨远近两端刚好分别被大、小多角骨及月骨所固定，此时月骨与远排腕骨稳固地相连，而不会出现腕中关节的活动，整个腕骨形成一个功能整体，其只能在桡骨关节面上允许有桡腕关节的活动。当腕充分掌屈时，舟骨长轴与桡骨纵轴几乎接近垂直，从掌背侧看时，舟骨变短，当腕中关节"解锁"变松弛时，远排腕骨可向桡侧发生移动。

（七）腕部纤维鞘管及伸肌腱滑膜鞘

1. 腕管及腕横韧带　腕管为一骨性的纤维管，尺侧为豌豆骨及钩骨，桡侧为舟状骨及大多角骨，背侧为头骨、舟骨及小多角骨，掌侧则为腕横韧带。在腕管内通过的有拇长屈肌腱、指深屈肌腱、指浅屈肌腱及正中神经。腕横韧带桡侧附着于舟骨结节和大多角骨顶，尺侧附着于豌豆骨及钩骨钩。腕横韧带的中1/3组织最厚。腕管的横切面为圆角的近似三角形的形状，其顶点在桡侧，而基底在尺侧，拇长屈肌腱位于三角形的桡侧顶部（图13-50）。

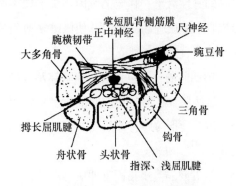

图13-50　腕管横断面

腕横韧带能够维持屈指肌腱的位置，起到滑车的作用，以前多数的观点认为腕横韧带切开后不必

缝合，并不影响手的活动，但近期的研究表明，修复腕横韧带对屈指肌腱的充分发挥作用是有利的，如切开后不缝合会影响手的握力。

2. 腕尺管 又称 Guyon 管，是一个骨性纤维鞘管。尺侧为豌豆骨和尺侧腕屈肌腱，桡侧为钩骨钩和腕横韧带，其底部为豌钩韧带，近侧为前臂远侧筋膜，浅层为掌短肌的背侧筋膜，远端为小指短屈肌，其附着于豌豆骨和钩骨之间，形成一桥状的肌肉腱性弓，呈一三角形的间隙。尺神经和尺动脉通过腕尺管，神经则位于动脉的尺侧。管的总长度为1.5cm，管内还有脂肪小球，但没有滑膜组织，这些脂肪小球能起到一个缓冲机械力量的作用。

3. 腕背韧带与伸肌腱滑膜鞘 前臂背侧筋膜在腕背部增厚，并形成腕背韧带，它包绕所有的伸肌腱，与尺、桡骨远端构成 6 个间隔，由桡侧向尺侧依次为。

（1）第一间隔 其包含拇长展肌腱及拇短伸肌腱。拇长展肌腱在掌侧经常被分成两股，拇短伸肌腱在背侧，在此肌腱之间有时存在薄的纤维间隔。临床上常可以发生狭窄性腱鞘炎，称为桡骨茎突腱鞘炎，手术松解时则需要彻底切开并松解此间隔。

（2）第二间隔 其包含桡侧腕长、短伸肌腱。

（3）第三间隔 拇长伸肌腱单独占据此间隔，其位于桡骨下端背侧 Lister 结节的尺侧。拇长伸肌腱在通过此间隔后转向桡侧，Lister 结节就成为拇长伸肌腱的骨性滑车。临床上可因桡骨下端不全骨折，造成骨膜下血肿的压迫，并使肌腱缺血而发生拇长伸肌腱的自发性断裂。

（4）第四间隔 其包含指总伸肌腱及食指固有伸肌腱，这些肌腱在通过第四间隔后呈扇状分别到第二至五指。食指的固有伸肌腱位于食指指总伸肌腱的尺侧。

（5）第五间隔 小指固有伸肌腱单独占据该间隔，通过此间隔后其与第五掌骨纵轴的走行方向一致，远端往往分成两个束，桡侧束与小指指总伸肌腱相连。

（6）第六间隔 尺侧腕伸肌腱通过此间隔，其位于腕背尺骨茎突的尺侧。此间隔亦可发生狭窄性腱鞘炎。

上述各间隔内都有滑膜鞘包绕肌腱，滑膜鞘比腕背韧带长。腕背韧带在桡侧，绕经桡骨茎突与腕横韧带相连；在尺侧，其绕经尺骨茎突与豌豆骨及尺侧腕屈肌腱相连。

（八）腕部的功能活动

腕关节结构是由桡、尺骨远端与 8 块腕骨所共同组成（图 13－51）。它是全手的关键性关节，在每个骨与骨之间的连结均形成了关节，但由于其活动度大小不等，因此在腕的活动中，形成多轴向的关节活动，而其活动轴基本上可分为桡腕关节和腕间关节两个活动轴。一般而言，腕关节掌屈 50°～80°，背伸 40°～70°，尺偏 30°～45°，桡偏 25°～30°。从解剖学的功能位置上来讲，近排腕骨包括舟

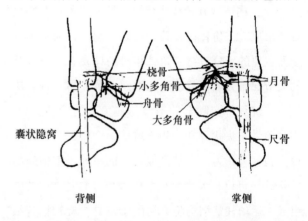

图 13－51 腕关节结构

骨、月骨、三角骨、豌豆骨，而远排腕骨则包括大多角骨、小多角骨、头状骨和钩骨。从腕间关节的活动度来看，大多角骨的活动轴主要集中在拇指和第一掌骨的系列上。豌豆骨并不参与尺腕或桡腕关节的活动，它位于三角骨的掌侧，是属于尺侧腕屈肌腱的籽骨，因此腕间关节活动轴的界线是在头状骨、钩状骨与月骨、三角骨之间。而舟状骨的腰部则是腕间关节活动轴的延续，由于舟、月骨间韧带的坚强联系，其活动基本呈一整体。因此，从功能活动上来看，远排腕骨包括小多角骨、头状骨和钩状骨，而近排腕骨则包括舟骨、月骨及三角骨。

腕关节的屈伸活动，其中有54%是发生在桡腕关节，有46%是发生在腕间关节，而背伸活动的2/3发生在桡腕关节，屈曲活动的2/3是发生在腕间关节。桡偏的主要活动在腕间关节，而尺偏的主要活动是在桡腕关节。

由远排腕骨的互相连接共同构成了腕骨弓，呈向背侧凸的弧形，但是此弓不能活动，其凹侧组成了腕管的底部，以保护腕管内容物。而第二、三掌骨近端与腕骨弓固定，其共同构成了一个运动单位，形成了手全部运动的支点，力的传递就是通过这一运动单位来进行的。此运动单位是通过近排腕骨及桡腕关节与桡骨相互连接发生作用的。桡骨则围绕尺骨作旋转活动，通过上、下尺桡关节以及前臂的骨间膜来保持其稳定性。因此，当来自手部的动力或腕背伸时作用于手掌侧的暴力，通过腕骨弓至近排腕骨，并由桡骨再经过尺骨的转换而传递至肘关节和肱骨。这就是临床上腕背伸位着地后可能引起的一系列骨关节损伤的力学原理。

腕管的掌侧从尺侧的豌豆骨、大多角骨、钩骨至桡侧的舟骨结节之间形成坚韧的腕横韧带，背侧则为腕骨弓的掌侧面。腕管内有拇长屈肌腱、各指的指浅、深屈肌腱和正中神经在其中走行，在腕关节高度背伸的条件下作手指伸屈活动时，腕管内容物均会贴向腕骨弓；而当腕关节屈曲时作手指伸屈活动，则腕管内容物均会贴向腕横韧带。腕横韧带除了对腕管内容物起到一个保护作用之外，还能维持腕横弓的弧度，因此腕横韧带断裂后必定会影响腕横弓对全手运动单位的支点作用。这也就说明了腕关节的功能位是腕背伸30°，并有轻度尺偏的时候，全手的功能才能得到最大限度的发挥。

桡侧腕屈肌腱止于第二掌骨基底掌侧，桡侧腕长、短伸肌腱止于第二、三掌骨的基底背侧，由于第二、三腕掌关节基本上都没有活动，因此当这些肌肉收缩时它会随着腕间及桡腕关节一起活动，而第四、五腕掌关节与钩骨之间有约30°的伸屈活动，尺侧腕伸肌腱止于第五掌骨的基底背侧，当它收缩

时，会随腕的背伸而背伸，而小指短屈肌的收缩则会使第四、五腕掌关节产生屈曲活动。

二、手部针刀应用解剖

（一）手部体表解剖定位

1. 两个肌性隆起（图13-52）

（1）鱼际 为手掌心桡侧的隆起处。

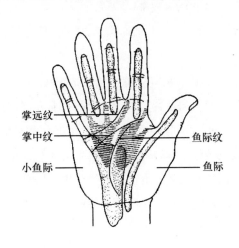

图13-52 手部体表标志与体表投影

（2）小鱼际 为手掌心尺侧的隆起处。

2. 三条掌纹

（1）鱼际纹 斜行于鱼际尺侧，近侧端与腕远纹的中点相交，其深面有正中神经通过；该纹的远端弯向桡侧，并适对第二掌指关节。

（2）掌中纹 斜行，形式不一，其桡侧与鱼际纹相互重叠，尺侧端则止于第四指蹼向近侧的延长线上，也有人缺如。该纹与掌中线（即为腕远纹与中指近侧横纹中点的连线）的交点处，为标志掌浅弓的顶点。掌深弓则位于掌浅弓近侧1~2cm处；该处也可标志腕尺侧的远侧端，即与拇指尽量外展时的远侧缘相平齐。

（3）掌远纹 横行，从第二指蹼起向内侧到达手掌的尺侧缘，正对第三至五掌指关节的连线上。有极少数的人该纹与掌中纹连成一线，称为"通贯手"。

（二）手掌结构

1. 浅层结构

（1）皮肤 手掌的皮肤有比较厚的角质层，其

表面可见有3条掌纹（见前）。

（2）浅筋膜　比较致密，特点是有很多与掌面垂直的纤维束，浅面相连于皮肤，深面则连于掌腱膜，发生炎症时，脓液多会局限于某一处，较难向四周蔓延开来。切开排脓时，必须将纤维束切断才能够引流通畅。手术切口，一般应该与掌纹相平行，以免产生瘢痕收缩，损害手的功能。

（3）浅血管和皮神经

①浅动脉　其支小而数目较多，且无静脉相伴行。

②浅静脉　和浅淋巴管吻合形成细网。除正中的小部分直接流向前臂之外，其余的大部分都流向手背，并经过指蹼间隙与深层的静脉、淋巴管相互交通。

③皮神经　掌的内侧的1/3为尺神经掌皮支所分布，而外侧的2/3由正中神经掌皮支所分布。另外桡神经浅支分布于鱼际外侧部的皮肤，使得其感觉非常灵敏。

（4）掌短肌　位于小鱼际浅筋膜内，为退化的皮肌，是由尺神经浅支所支配的。

2. 深筋膜和掌腱膜

（1）深筋膜　分为浅、深两层。浅层位于大鱼际、小鱼际及掌心部屈肌腱的前方。深层则位于屈指诸肌腱的深面，其覆盖于骨间肌和掌骨的前面，又可称为骨间掌侧筋膜。

（2）掌腱膜　为掌深筋膜浅层的中央部分，呈尖向近侧的三角形，厚而坚韧，由纵横纤维所构成，为腱性结构。其近侧端经腕横韧带的浅面与掌长肌腱相连接，远端则展开，纵行纤维居于浅层，可分为4束指向第二至五指，横行纤维位于其深层。在掌骨头处，由位于指蹼深面的掌浅横韧带、腱膜纵和横纤维束，共同围成3个指蹼间隙，又名为联合孔，是手指血管、神经等出入的部位，同时又是手掌、手背与手指三者的通道。掌腱膜可协助屈指，发生外伤炎症时，可能会引起掌腱膜的挛缩，影响手指的功能运动（图13-53）。

（3）骨筋膜鞘　手掌的骨筋膜鞘是由深筋膜的浅、深层以及内、外侧肌间隔所围成的。可分为内

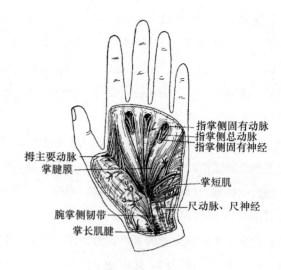

图13-53　手部浅层结构

侧、外侧和中间鞘，而包绕拇收肌者为拇收肌鞘，该肌与骨间掌侧筋膜之间则为拇收肌后间隙。

①外侧鞘（鱼际鞘）　由鱼际筋膜、外侧肌间隔及第一掌骨所围成。内包括有鱼际肌（除拇收肌外）、拇长屈肌腱及其腱鞘，以及拇指的血管和神经等。

②内侧鞘（小鱼际鞘）　由小鱼际筋膜、内侧肌间隔及第五掌骨围成。内有小鱼际肌（除掌短肌外），小指屈肌腱及其腱鞘，以及小指的血管和神经等。

③中间鞘　位于掌腱膜、内、外侧肌间隔、骨间掌侧筋膜内侧部和拇收肌筋膜之间的位置。其内容包括指浅、深屈肌8条肌腱，4块蚓状肌和屈肌总腱鞘，以及掌浅弓、手指的血管和神经等（图13-54）。

3. 韧带　第一腕掌关节是由大多角骨和第一掌骨基底部所组成，呈鞍状。第一掌骨基底的关节面，从背面到掌侧面呈一凹面，而从桡侧面到尺侧面则呈一凸面，而大多角骨的远端与第一掌骨基底部相反，从背面到掌侧面为一凸面，而从桡侧面到尺侧面呈一凹面，以适应第一掌骨基底的关节面。第一腕掌关节的韧带一共有5个（图13-55）。

（1）前斜韧带　其起于大多角骨结节的掌侧面，从近桡侧斜向远尺侧端，止于第一掌骨基底的掌尺侧结节，并紧靠关节面。当拇指掌侧外展或对

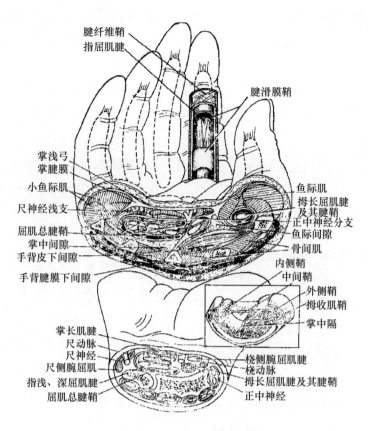

图 13－54　手部骨筋膜鞘及其横切面

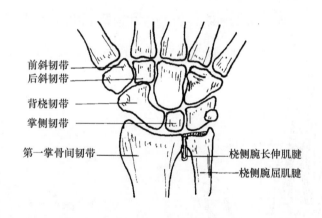

图 13－55　第一腕掌关节韧带

掌时，此韧带紧张度较高，但是单纯切断此韧带，并不会造成关节的不稳定。

（2）后斜韧带　其起于大多角骨的尺、背侧结节，从近桡侧斜向背尺侧，呈弧形，其与前斜韧带共同抵止于第一掌骨基底的掌尺侧结节处。在拇指高度内收和桡侧外展时，此韧带紧张度较高，但是单纯切断此韧带后，并不造成关节的不稳定。

（3）背桡韧带　其起于大多角骨的背桡结节，呈扇形，并止于第一掌骨基底背侧缘。它在腕掌关

节活动时紧张，但切除后也不会影响关节的稳定性。

以上的 3 个韧带均能起到增强关节囊的稳定性作用。

（4）掌侧韧带　它像一个关节的副韧带，但并不能起到真正加强关节囊的作用。它起于第一掌骨基底的掌侧部，止于屈侧网状结构的桡侧和第二掌骨基底的掌侧，在高度桡侧外展或者第一掌骨掌侧外展、对掌时松弛。

（5）第一掌间韧带　其位于桡动脉，从第一掌间隙的背侧至掌侧段的深面，它起于第二掌骨基底，并靠近桡侧腕长伸肌腱止点的背桡侧，向前、桡方向，在第一掌骨基底尺侧可形成宽而扁的束，与后斜韧带纤维混合，呈扇形，止于第一掌骨基底的尺侧。它虽然不是真正的第一腕掌关节韧带，但起到一个重要的作用，可以防止第一掌骨基底向桡侧方移位。

在稳定第一腕掌关节的作用中，掌尺侧的韧带是参与其活动主要的韧带，其中最重要的是第一掌

间韧带，其次则为掌侧韧带（图13-56）。

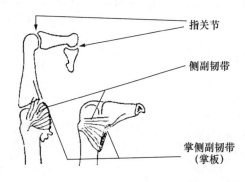

图 13-56　掌指关节韧带

4. 掌心的中层结构　由浅入深依次可为掌浅弓、正中神经和尺神经浅支、屈指肌腱及蚓状肌。

（1）位置　其位于掌腱膜的深面和正中神经的浅面。

（2）组成　多由尺动脉构成。其次为桡动脉的掌浅支及尺动脉终支吻合而成；并有静脉相伴行。从该弓发出至小指尺侧的指掌侧固有动脉和3条指掌侧总动脉，分别沿第二至四蚓状肌浅面行向指蹼间隙；又可分为两支指掌侧固有动脉，其分布于相邻两指相对缘的皮肤等处（图13-57）。

（3）正中神经指支　位于掌浅弓的深面，通常首先发出一返支，绕腕掌韧带的远侧行向近侧，多有桡动脉浅支相伴行，是识别返支的重要解剖标志。该支支配除拇收肌以外的鱼际诸肌。返支位置表浅易受损伤，受伤后可能会丧失拇指的对掌功能。3支指掌侧总神经与同名的动脉伴行于蚓状肌鞘，至掌骨头处，可分为两支指掌侧固有神经，其分布于桡侧3个半指掌侧及其中、远侧节的背侧皮肤，并可发出分支至第一、二蚓状肌。

（4）尺神经浅支　其伴行于尺血管的尺侧，经掌短肌的深面，可分为两支：小指侧有指掌侧固有神经和指掌侧总神经，后者又可分为两支指掌侧固有神经，其分布于尺侧的一个半指掌侧皮肤。

（5）屈肌腱及蚓状肌　在正中神经和尺神经浅支的深面有指浅、深屈肌腱及4条蚓状肌。蚓状肌起于指深屈肌腱的桡侧，向远侧可移行绕到第二至五指的第一节指骨的桡侧，并止于第二至五指的指背腱膜。其作用为屈掌指关节和伸指间关节。

5. 手掌的间隙　为位于掌中间鞘深部的疏松组

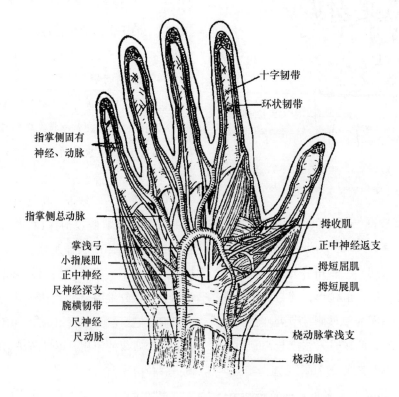

图 13-57　手掌中层结构

织间隙。它由掌中隔分为鱼际间隙及掌中间隙（图13－58）。掌中隔是由掌腱膜的桡侧缘向深部发出，斜行向内侧并附着于第三掌骨前缘的筋膜。

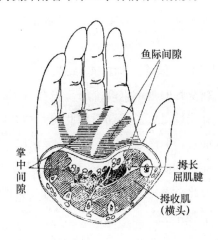

图13－58 手掌间隙结构

（1）掌中间隙

①位置 其位于手心的尺侧半。

②境界 前界是中、环、小指的屈肌腱及第二至四蚓状肌。后界是第三至五掌骨及骨间肌前面的骨间掌侧筋膜。内侧界是掌内侧肌间隔。外侧界以掌中隔与鱼际间隙为界。

③交通 经指蹼间隙与皮下组织相通。近侧经腕管与前臂屈肌后间隙相通。远侧经蚓状肌鞘（管）与指背相交通。

（2）鱼际间隙（又称为拇收肌间隙）

①位置 其位于手心的桡侧半。

②境界 前界为食指的屈肌腱、第一蚓状肌及掌中隔。后界则为拇收肌筋膜。内侧界以掌中隔与掌中间隙为界。外侧界则是外侧肌间隔。

③交通 鱼际间隙的近侧都是密闭的，远侧经第一蚓状肌鞘可与食指背侧相互交通。

6. 掌心的深层结构

（1）掌深弓

①位置 其位于骨间掌侧筋膜的深面，掌深弓的凸缘与掌骨的基底相一致。

②组成 由桡动脉终支及尺动脉掌深支吻合而成，并有静脉相伴行，从弓的远侧缘发出3条掌心动脉，远侧分别与指掌侧总动脉的末端汇合。此外

还发出返支与穿支，分别与腕掌侧、背侧网相交通，其都为手部的吻合动脉。

（2）尺神经深支 平豌豆骨的远侧，起自尺神经，经钩骨钩的尺侧弯向下外方，在掌深弓的深面与之伴行，发出分支到小鱼际肌，第三、四蚓状肌，拇收肌和7块骨间肌。该支经豌豆骨与钩骨间的一段，在临床上易受到损伤。

（3）拇收肌和骨间肌

①拇收肌 其呈三角形，位于第一至三掌骨及骨间肌前面，肌纤维横行走向拇指处。该肌的远侧缘紧贴于第一掌骨间隙的皮肤和筋膜的深面，切开浅层结构后即可暴露出来。

②骨间肌 骨间掌侧肌共有3块，骨间背侧肌共有4块，都位于掌骨间隙内，前面有掌深弓和尺神经深支，共同被骨间掌侧筋膜所覆盖。所有的7块肌均在掌骨间隙下行，经过掌深横韧带的背侧，最后止于指背腱膜。

7. 掌弓的功能解剖 手部有一个纵弓和两个横弓。纵弓是由腕骨、掌骨及指骨所组成。从侧面观，它是一个向背凸的弧形，是为了适应握持物品的需要。当掌、指骨因骨折而形成向掌或向背成角的畸形时，则会造成纵弓的某些部分出现向掌侧的凸出，使握持物品时出现疼痛。横弓有两个：腕横弓和掌横弓。掌横弓在掌骨头的平面，就像向背侧凸的弧形，在第二至五掌骨头的近侧有掌骨间横韧带，其互相连结以稳定掌骨的远端，并借此来维持手掌的掌横弓。掌横弓的高低程度，会随着手指的屈、伸活动而随之改变：屈指时横弓加大，而伸指时横弓则会变小，由于第四、五腕掌关节的活动度较大，而第二、三腕掌关节基本上是无活动的，因此当大、小鱼际肌牵拉，即第一、五掌骨靠拢时，横弓的高度达到最大的程度，屈指时诸指并拢而可以增强握物的力量，手指的长度不一，其中中指最长，小指最短。由于中指的掌指关节位于横弓的最高点，在屈指握物时，随着横弓高度的增高，中指的长度相对地就会减少，使各手指的指尖处于同一平面。如某一掌骨头向掌侧突出而破坏了横弓的排

列，则握物时必然会引起疼痛。

（三）手背侧结构

1. 浅层结构

（1）皮肤　手背的皮肤较薄，有毛和皮脂腺，其富有弹性。伸指肌腱和浅静脉在皮下均可见。当握拳时，皮肤紧张；当伸指时，也不过于松弛，故易致撕脱伤。因此，临床术后固定手部时应取握拳位，以免产生挛缩。皮肤的切口应按张力线来切开，皮下结构按血管、神经和肌腱的走向来进行分离。

（2）浅筋膜　其薄而松弛，移动性比较大，故手背炎症时则易发生肿胀。

①浅静脉　手背的浅静脉非常丰富，吻合形成手背静脉网，收集手指及手背浅、深部的静脉血液。手背静脉网的内、外侧，其分别与小指和拇指的静脉合成贵要静脉和头静脉的起始部。手掌的静脉血液，一般流向手背，故手的血液回流，则应以手背静脉为主，当腕部以下发生受伤断离再植时，应仔细接通手背静脉，以保证断手最终的成活。

②皮神经　包括有桡神经浅支和尺神经手背支，其分别分布于手背桡侧半和尺侧半的皮肤，各分为 5 条指背神经，分布于桡侧和尺侧两个半指近节的指背皮肤。两个神经之间有交通支，彼此相互重叠分布（图 13-59）。

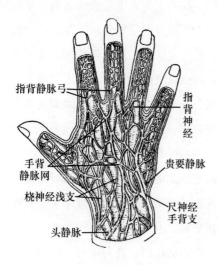

图 13-59　手背浅层结构

2. 深筋膜及手背间隙（图 13-60）　手背深筋膜可以分为浅、深两层。浅层是腕背侧韧带的延续，其与伸指肌腱相结合，构成了手背腱膜，其两侧分别附于第二至五掌骨。第二至五指伸肌腱间由斜行腱束相连，叫腱间结合或腱联合。伸指时，由于协同动作，彼此牵扯，尤以中、环、小指更明显。它在掌骨的近端以纤维隔与手背腱膜相结合；而远端在指蹼处，两层筋膜彼此相互结合。因此，手背浅筋膜、手背腱膜和手背深筋膜深层三者间构成两个筋膜间隙，即腱膜下间隙和手背皮下间隙。两者常彼此交通，当感染发生时，可互相扩散，致使整个手背肿胀。

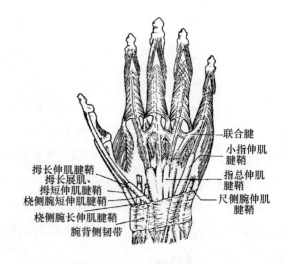

图 13-60　手背伸肌腱鞘

（四）手指的结构与运动

1. 手指的层次结构

（1）指掌侧皮肤　手指的掌侧皮肤比背侧厚，富有汗腺和指纹，但无皮脂腺。指掌侧皮肤有 3 条横纹：近侧横纹正对近节指骨的中部；中、远横纹与指关节位置相当。该横纹的内、外端，都是指掌侧与背侧的分界标志。在指腹处，血管和神经末梢特别丰富。而由于指背侧皮肤较薄，皮下脂肪分布较少，活动度较掌侧为大一些。

（2）指甲　指甲是指背皮肤的衍生物，是由真皮增厚而形成。甲下的真皮为甲床；甲根部表皮生发层，为指甲的生长点，因此手术时应加保护。围绕着甲根及其侧缘的皮肤皱襞，称为甲廓，常常由于刺伤感染导致甲沟炎；如蔓延至甲下，可形成甲下脓肿，需及时动手术进行治疗。

（3）浅筋膜 由指掌侧的皮下组织积聚而成，且有纤维隔介于其间，将皮肤连于屈指腱鞘，在横纹处，由于无皮下组织，皮肤直接与腱鞘相连；当刺伤感染时，常常会导致腱鞘炎。

手指的血管和神经：手指的静脉，主要位于背侧；浅淋巴管与指腱鞘、指骨骨膜的淋巴管相交通，故感染时可互相蔓延开来。手指的动脉，每指均有4条，即两条指背动脉和掌侧固有动脉，分别与同名的神经伴行，位于指掌、背侧面与侧面的交界线上。指背血管和神经较细而短，指的掌侧及末两节背侧的皮肤和深层结构（除环指尺侧、小指背侧之外），均由指掌侧的血管和神经分布。

（4）指髓间隙（又称指髓或指端"密闭间隙"） 位于远节指骨远侧4/5的皮肤和骨膜之间（图13-61），有纤维隔连接于指远纹的皮下和指深屈肌腱的末端，形成指端的密闭间隙，纤维隔将指腹的脂肪分成小块，其间分布有血管和神经的末梢分布。指端感染肿胀时，压迫了血管和神经末梢，可引起剧烈的疼痛，应及时进行指端侧方切开减压的手术，只有切断纤维隔，引流才能通畅。由于远节指骨底部有关节囊的血管分布，故当指端感染常常会导致末节指骨坏死，但其基底部常可以幸免。

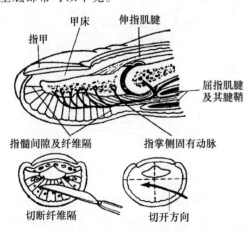

图13-61 指端解剖

（5）深层结构

①指浅、深屈肌腱 指浅屈肌腱在近节指骨处包绕并覆盖着指深屈肌腱；向远侧可以分为两股，附着于中节指骨中部的两侧缘形成腱裂孔，容纳深腱从中穿过。自该处起，深腱浅出并止于远节指骨底。深腱主要起屈远侧指关节的作用；浅腱则起屈近侧指关节的作用。两腱各有独立的滑动范围，又可互相协调以增强肌力（图13-62）。

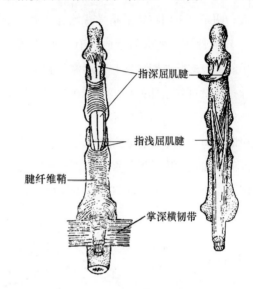

图13-62 指屈肌腱

②手指腱鞘 包绕指浅、深屈肌腱，其是由两部分组成（图13-63）。

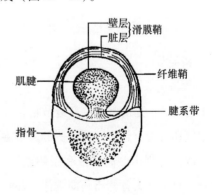

图13-63 手指腱鞘

a. 手指腱纤维鞘 是由指深筋膜增厚而形成。其纤维可分为环状部和交叉部，在关节处较为薄弱。对肌腱起到约束、支持和滑车作用，并能增强肌的拉力。

b. 手指腱滑膜鞘 是指包绕肌腱的双层管状的滑膜鞘，分为脏、壁两层，两端密闭，在腱的背侧与指骨间，有腱系膜相互连系，保护出入肌腱的血管和神经称为腱纽。第二至四指的腱滑膜鞘，从远节指骨底向近侧延伸，越过3个关节，到达掌指关节的近侧。拇指和小指的腱滑膜鞘，其分别与桡、尺侧囊相连通。

c. 伸指肌腱　越过掌骨头后向两侧扩展，包绕在掌骨头和近节指骨的背面，称为指背腱膜，又名腱帽。该腱向远侧可以分为3束：中间束止于中节指骨底；两条侧束则在中节指骨背侧合并后，最后止于远节指骨底。侧束的近侧部有骨间肌腱的参与；中间部有蚓状肌腱的参与；远侧部有支持带加强。伸指肌腱可伸全部的指关节；在骨间肌和蚓状肌的协同作用下，尚可屈掌指关节和伸指关节。当中间束断裂时，则不能伸近侧指关节；两侧束断裂时，远侧的指关节则不能伸直，呈"锤状指"；3束同时断时，全指呈现屈曲状态（图13-64）。

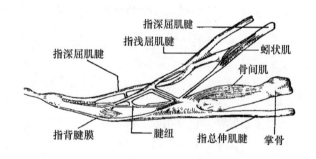

图13-64　指总伸肌腱

2. 手指关节

（1）掌指关节

①掌指关节　是由掌骨头及近节指骨基底所组成，在掌侧还有两个籽骨。其背侧的关节囊薄，掌侧较厚，两侧分别由侧副韧带和副侧副韧带加强。侧副韧带起自掌骨头背侧略斜向掌侧，并止于近节指骨基底，较厚；副侧副韧带在侧副韧带的掌侧，较薄且宽，呈扇状，最后止于籽骨和掌板。拇长屈肌腱腱鞘与掌板紧密连接，拇长屈肌腱在两籽骨之间穿过。

②手指掌指关节　是由掌骨头和近节指骨基底所组成，极少数人在第二掌指关节的掌侧有籽骨存在。关节囊的远端附着在靠近指骨基底关节软骨边

缘处，在关节囊掌侧部分的附着处，两侧较厚，中间则较薄。掌指关节的关节囊松弛，但是两侧均有侧副韧带和副侧副韧带加强。侧副韧带起自掌骨头两侧并偏向背侧，斜向掌侧，最后止于近节指骨基底的侧方偏掌侧，较厚。副侧副韧带则较薄，在侧副韧带的掌侧，呈扇状，止于掌板，最后与屈指肌腱鞘相连。掌板为纤维软骨板，其远端与近节指骨的基底部坚固地相连，而近端与掌骨颈相连则较薄。当掌指关节屈曲90°时，其侧副韧带及副侧副韧带处于紧张状态，而伸直时则会处于松弛状态（图13-65）。

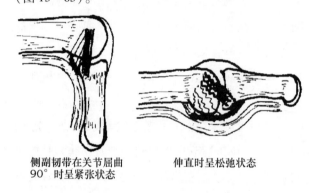

侧副韧带在关节屈曲　　伸直时呈松弛状态
90°时呈紧张状态

图13-65　手指掌指关节

（2）近侧指间关节　是由近侧指骨头和中节指骨基底所组成。近节指骨头有两个髁，中间的为髁间凹，侧方有一成角的尖顶并有一平坦区，在此区的背侧为侧副韧带附着之处（图13-66）。

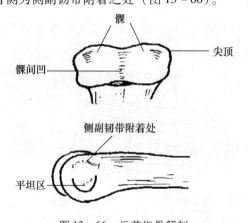

图13-66　近节指骨解剖

在中节指骨基底关节面的中间有一近节指骨头的髁间凹及两个凹面，背侧有一结节其为中央腱束的附着点。背侧关节囊很薄，基本上被伸肌腱的中

央束所代替，它直接覆盖于滑膜，关节囊的掌侧部分有掌板，掌板的远侧附着很坚固，近侧有连接一柔软而庞大的结缔组织束至近节指骨颈，此纤维束称被为 Check – Rein 韧带，掌板的前面是屈肌腱鞘，指浅屈肌腱的短腱和指深屈肌腱的长腱附着于掌板近侧的纤维组织。指浅屈肌腱附着于中节指骨近中部的掌侧，在其附着区的外侧方，为屈肌腱鞘纤维附着点。近侧指间关节的近侧，在腱鞘与指骨之间有一个几毫米宽的间隙。侧副韧带的浅纤维附着于中节指骨基底的侧结节处，中央纤维通过结节的掌侧附着于掌板稍远端的屈肌腱鞘纤维。深层纤维附着于浅层，近端附着于近节指骨头侧方的尖顶，当关节伸直时韧带在关节轴的背侧（图 13 – 67）。

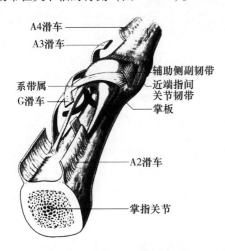

图 13 – 67　近侧指间关节解剖

副侧副韧带的纤维较薄，斜向前至掌板，近侧指间关节的侧副韧带在伸直 – 10°时最为紧张，屈曲时则松弛。新的动力学研究发现，当近侧指间关节伸直时，其侧副韧带和关节囊结构之间的距离为0.254mm；屈曲 10°时其为 0.391mm；屈曲 20°时其为 0.508mm；30° ~ 70°时其为 0.635mm；80° ~ 90°时其为 0.762mm。

（3）远侧指间关节　由中节指骨头及末节指骨基底所组成，其结构与近侧指间关节相近似。伸肌腱侧束的联合腱紧贴于背侧关节囊，止于末节指骨基底的背侧，而指屈肌腱越过背侧关节囊而止于末节指骨掌侧的近 1/3 处。其侧副韧带、副侧副韧带的松紧度都与关节的位置无关。

（4）指关节　除拇指外其余各指均有两个关节，即近侧指关节和远侧指关节。关节囊的构造与掌指关节相类似，均属于滑车关节，只能作屈伸运动（图 13 – 68）。

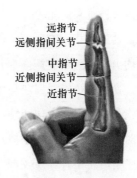

图 13 – 68　指关节状态

3. 手指的运动　手指远、近指间关节是典型滑车关节，可作屈、伸动作。指间关节运动范围如下：食指在远、近指间关节的活动度分别为 105°（90° ~ 130°）和 72°（55° ~ 90°）；中指在远、近指间关节的活动度分别为 103°（90° ~ 130°）和 75°（60° ~ 95°）；环指在远、近指间关节的活动度分别为 104°（90° ~ 125°）和 73°（55° ~ 95°）；小指在远、近指间关节的活动度分别为 100°（85° ~ 120°）和 76°（65° ~ 95°）。

（五）手的功能位置

1. 桡腕关节背屈（伸）30°时。

2. 掌指关节屈 30° ~ 45°，指关节半屈位时。

3. 手指分开。

4. 拇指微屈，对掌位时。

手握茶杯的姿势，就是发挥手的最大功能位置。当手指骨折固定时，多采取此手势。当掌骨或指骨骨折，需要进行牵引时，应该以舟骨结节为中心向远侧做放射状的牵引，以保持手和指的功能位置，否则可继发手指的扭转畸形，影响手的功能活动。

三、腕手部神经

（一）运动神经的分布

前臂的旋前运动主要由正中神经支配的旋前圆

肌和旋前方肌所共同完成。旋后运动主要由桡神经支配的旋后肌来参与的。伸腕运动的桡侧腕长、短伸肌以及尺侧腕伸肌均由桡神经所支配，屈腕运动的桡侧腕屈肌和掌长肌则是由正中神经支配，而尺侧腕屈肌则是由尺神经来支配的。

指总伸肌，食、小指固有伸肌，拇长、短伸肌以及拇长展肌均由桡神经所支配。拇长屈肌，第二至五指浅屈肌，食、中指指深屈肌均由正中神经所支配。环、小指指深屈肌则是由尺神经所支配的。大鱼际中的拇对掌肌、拇短展肌、拇短屈肌浅头和第一、二蚓状肌是由正中神经所支配。而大鱼际中的拇短屈肌深头、拇收肌，小鱼际的小指展肌、小指短屈肌和小指对掌肌，第三、四蚓状肌以及掌、背侧骨间肌则是由尺神经所支配的。

（二）感觉神经的分布

1. 腕关节的深部感觉　是由骨间背侧神经和骨间掌侧神经的关节支所支配的。

2. 腕部的皮肤感觉　是由腕部的掌桡侧、肌皮神经的前臂外侧皮神经和桡神经浅支所支配的；掌尺侧及背尺侧是由来自臂丛内侧束的前臂内侧皮神经及尺神经掌侧支所支配的；背侧则是由桡神经的前臂背侧皮神经所支配的（图13-69）。

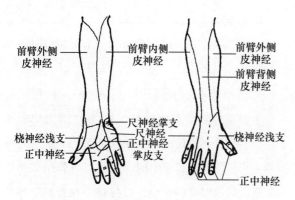

图13-69　前臂及手感觉神经的支配

3. 手部的皮肤感觉　掌心三角区的感觉是由正中神经在腕上分出的掌皮支所支配的，桡侧3个半指掌侧的感觉则是由正中神经支配的。尺侧一个半指的掌、背侧均是由尺神经来支配的，但是背侧则是由尺神经在腕上分出的背侧支来支配

的。拇指的近节背侧、虎口区、食指的近节背侧的感觉都由桡神经浅支来支配的。手背中间部分和中指近节背侧、环指近节尺背侧均由前臂背侧皮神经来支配的。拇指的末节、食、中指背侧以及环指尺背侧的感觉则是由正中神经及桡神经的感觉支重叠相互支配的（图13-69）。

四、腕手部血管

手部的血运很丰富，侧支循环也较多，手部的血供来源共有5个：①尺动脉；②桡动脉；③背侧骨间动脉；④掌侧骨间动脉；⑤正中动脉。这些血管在手部形成了动脉网和动脉弓两个系统。在腕关节的背侧和掌侧分别形成动脉网，而在手掌则形成了掌深弓和掌浅弓，在这些网和弓之间都有交通支相互联系。

1. 腕关节周围动脉网　腕背动脉网的主体是桡动脉及尺动脉的腕背支，其相当于掌骨基底平面形成的腕背动脉弓，它可以接纳背侧骨间动脉以及掌深弓的许多小分支所共同形成的腕背侧动脉网，以供应腕骨的营养。在腕背动脉弓的远端可以分出3个掌骨间背动脉，其供应背侧骨间肌及手指背侧的近节和部分中节的皮肤，另外还有穿支与掌侧的指总动脉共同形成交通支。腕掌侧动脉网在旋前方肌的远端，由桡动脉、尺动脉的分支交通并接纳来自掌深弓的分支和掌侧骨间动脉，主要供应下尺桡关节及腕骨的营养。

2. 掌弓

（1）掌浅弓　其主要是由尺动脉的浅支与桡动脉浅支所共同组成，它还接纳了正中动脉的终末支。此弓位于手指屈肌腱的浅层，沿第二、三、四掌骨间隙分出了3条指总动脉，在距离指蹼1cm处又分出指固有动脉，分别供应食指的尺侧及中指的桡侧、尺侧及环指的桡侧、尺侧及小指的桡侧缘。小指尺侧的指固有动脉一般起自于掌浅弓，但有时也可起于尺动脉的深支。指固有动脉在手指近侧指间关节和远侧指间关节的近侧分出背侧支，供应手指中、末节的皮肤以及伸肌腱侧束的肌腱。指固有动脉至手指末节时，两侧的指固有动脉互相吻合形成一个弓，其中发出许多细支相互连接形成指腹的毛细血管网，供应着末节指骨及甲床。指总动脉位于伴行的指神经的掌侧缘，而指固有动脉位于伴行的指固有神经的背侧缘处。

（2）掌深弓　主要由桡动脉深支及尺动脉深支所组成。桡动脉深支在拇短伸肌腱、拇长展肌腱的深面进入鼻烟窝，再在拇长伸肌腱的深面绕至手背处。在第一、二掌骨基底之间即第一背侧骨间肌二头之间进入手掌，在拇收肌横头与斜头一起进入掌筋膜间隙，在手指屈肌腱的深层，向尺侧横越手掌至第五掌骨基底，最后与尺动脉的深支相连，形成掌深弓，它的最高点是在掌浅弓的近侧2cm处。桡动脉深支在手掌侧的第一分支

为拇主要动脉，其分出食指桡侧固有动脉。拇主要动脉在拇收肌覆盖下又可以分成两支，即拇指尺、桡侧固有动脉。而掌深弓的主要分支为3支掌心动脉，沿着第二、三、四掌骨间隙与相应的指总动脉相吻合。此外，掌深弓还有数条分支参与构成腕掌侧动脉网。

3. 手部静脉系统　可以分为深层及浅层两个部分，其静脉回流是以浅层为主。手部的深静脉系统伴随着掌浅弓和掌深弓以及腕背动脉网，一条动脉有两条静脉伴行，并回流至尺静脉和桡静脉处以及背侧的浅静脉系统。手部的浅静脉系统比深静脉系统更为重要，主要是在背侧。在手指近侧指间关节的背侧形成静脉丛；在手背形成手背静脉弓，分别回流至头静脉及贵要静脉。

第十四章

下肢部针刀应用解剖

第一节　髋部针刀应用解剖

髋部系指以髋关节为中心的部位，为照顾下肢的神经、血管、肌肉和骨骼等结构的衔接，包括了下腹部和股部上端的某些分区。

髋关节在人体中是体积最大、关节窝最深的关节，也是最完善、最典型的杵臼关节。该关节系由股骨头与髋臼共同构成。其位于全身的中间部分。

髋关节具有独特的形态结构：髋臼周缘有肥厚的髋臼盂唇，增加了髋臼的深度并缩小了其口径，从而紧抱呈半球形的股骨头，股骨颈前面整个部分都被包于关节囊内，股骨颈后面靠外 1/3 的部分则露在关节囊外；关节囊厚实而坚韧，其上方有髋臼唇附着，下后方附着于股骨颈的后方，前面则附着于转子间线；此外，关节囊侧壁有相当数量的韧带以及强大的肌肉覆盖，因此关节囊的侧壁得到了很好的加强。

基于上述独特的形态结构，髋关节具有较大的强度与稳固性，从而保证了人体的躯干能够保持直立的姿势，并将躯体上半身的重量向下肢传递。并且，髋关节具有相当大的灵活性，能够在相当大的范围内完成前屈、后伸、内收、外展、内旋、外旋以及环转等运动。当人体处于剧烈运动的状态时，髋关节的结构可以适应由于骨的杠杆作用而产生的巨大力量，因此，髋关节又有减轻震荡的功能。

一、髋部体表解剖定位

由于髋关节周围有较为丰厚的肌肉覆盖，并且肌肉又有一层皮下脂肪覆盖，对触诊造成了一定的难度。因此，了解髋关节的表面解剖对于针刀的诊断、治疗以及康复都有相当重要的指导作用。

（一）体表标志

1. 髂骨上的骨性标志（图 14 - 1、图 14 - 2）

（1）髂嵴　髂骨位于皮下，其上增粗而肥厚的部分即为髂嵴。因髂嵴上无肌肉或肌腱覆盖，故通常其全长一般易于所系腰带下缘的皮下触及，并且有深筋膜直接附着于其上。从侧面观，双侧髂嵴的最高点的连线相当于第四腰椎棘突的水平，而髂嵴的最外侧部又被称为髂嵴结节，一般也可于皮下触及。

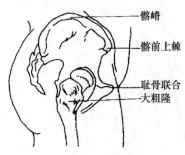

图 14 - 1　髋部骨性标志（外侧）

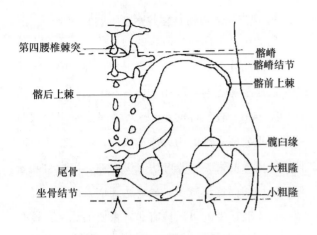

图14-2 髋部骨性标志（后面）

（2）髂前上棘 位于髂嵴的前端，为下肢长度测量的重要标志。

（3）髂后上棘 该位于髂嵴的后端。

2. 耻骨上的骨性标志 耻骨结节位于腹股沟内侧，并向内移行为耻骨嵴。在正中线处，两侧耻骨嵴之间有纤维软骨使之相互连接，称为耻骨联合。通常，在偏瘦的人体上可以触及耻骨结节（图14-3）。

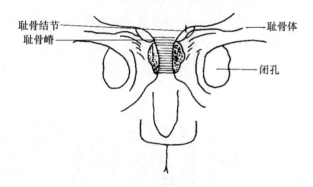

图14-3 耻骨上的骨性标志

3. 坐骨上的骨性标志

（1）坐骨结节 在坐骨上，位于髂后上棘的下方。当髋关节处于伸直位时，由于被臀部的脂肪层以及臀大肌覆盖，坐骨结节不能被触及；当髋关节处于屈曲位时，臀大肌向外侧滑移，因此，能够清楚地触及坐骨结节。沿坐骨结节向上可以触及坐骨以及耻骨的下支。

（2）尾骨尖 可于两臀部皱襞间触得该结构，约位于肛门后一寸半的地方。该结构位于坐骨结节平面稍上的地方（图14-2）。

4. 股骨上的骨性标志 用力按压腹股沟韧带的中点下约2cm处，同时使下肢做旋转运动时，可于指下感觉到股骨头的滚动。

（二）体表投影

1. 臀上动脉、静脉及神经 臀中肌与梨状肌位于臀大肌的深面，而在臀中肌后缘与梨状肌之间有臀上动脉穿行，而该动脉又与同名静脉及相关的神经由梨状肌上孔穿出骨盆。从髂后上棘至股骨大转子作一条连线，该连线的上、中的1/3交界处，即为臀上动脉、静脉及相关的神经出骨盆处的体表投影。

2. 臀下动脉、静脉及神经 于梨状肌下缘，臀下动脉及神经由梨状肌下孔穿出，其内侧有阴部内动脉、静脉及神经，而后方又有坐骨神经及股后皮神经穿行。从髂后上棘至坐骨结节作一条连线，该连线的中点即为臀下动脉、静脉及相关的神经出骨盆处的体表投影。

3. 坐骨神经 从髂后上棘至坐骨结节作一条连线；并从股骨大转子至坐骨结节作一条连线；再作股骨内外侧髁的连线；三条连线中点的连线即为坐骨神经在臀区及股后区的体表投影（图14-4）。

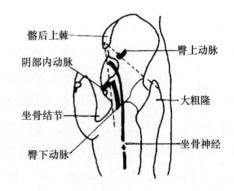

图14-4 坐骨神经与臀上、下动脉的体表投影

4. 股动脉 当髋关节屈曲并稍向外侧旋转时，从髂前上棘至耻骨联合的连线的中点，作一条直线至股骨内收肌结节，该直线的上2/3部分，即为股动脉的体表投影（图14-5）。

（三）对比关系

利用髋部骨性标志可以画出几条有临床意义的

线段来。

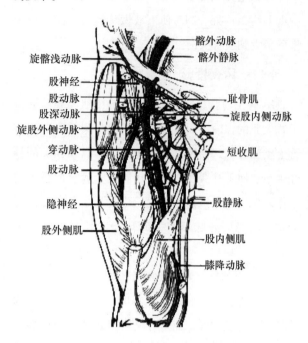

图 14 – 5　股动脉走行示意图

1. Nelaton 线　从髂前上棘至坐骨结节作一条直线，即为 Nelaton 线。此线可用来确定股骨头的位置是否正常。在正常情况下，当髋关节屈曲 90° ~ 135°时，股骨大转子的顶端恰位于此线上。而当出现髋关节脱位或股骨颈骨折等异常情况时，股骨大转子的顶端会越过此线。

2. Kaplan 点　当被检查者仰卧，并且两大腿伸直并拢，从而使得两侧的髂前上棘保持在同一水平时，在人体两侧分别沿股骨大转子顶端至同侧髂前上棘作延长线。当髋关节结构正常时，两延长线的交点可位于脐部或脐上某处，该交点即称为 Kaplan 点。当出现髋关节脱位或股骨颈骨折等异常情况时，该交点会移至脐下，并向健侧偏移。

3. Bryant 三角　当被检查者仰卧时，由髂前上棘至股骨大转子顶端作一条直线；并由髂前上棘作一条垂直于水平面的直线；再经股骨大转子顶端作一条平行于水平面的直线，使三条直线相交，从而构成一直角三角形。在临床上，通常会测量两侧三角形的底边的长度，并进行对比，一般当某侧髋关节结构出现异常时，该侧三角的底边的长度会较健侧缩短。

4. 颈干角　由股骨颈与股骨干共同形成的一开口向内的钝角，即通常所称的颈干角。在正常人体上，该角角度比较恒定，在成人，此角一般为 127°，其浮动范围一般在 110° ~ 140°之间；一般男性的颈干角要较女性的小，这可能是由于男性股骨颈的负重要较女性的为大所造成的；此角在儿童时期要较成人的大，一般可达 160°左右，以后会随着年龄的增长而逐渐减少，最终达到成人的角度。该角度对下肢运动的灵活性有非常重要的意义：该角度可增加下肢的活动范围，并可使躯干上半身的重力由髋关节较窄的负重部向股骨颈较宽广的基底部传递。

在临床上，若股骨颈干角小于 110°，则称其为髋内翻；若股骨颈干角大于 140°，则为髋外翻（图 14 – 6）。当髋内翻时，股骨颈的长度要较正常的短，而大转子的位置也较正常的高，此时股骨干向上移位。当髋外翻时，股骨颈的长度则较正常的长，而此时大转子也较正常的低。

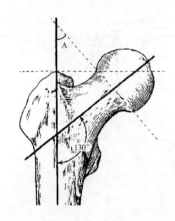

图 14 – 6　股骨颈干角

5. 前倾角　股骨内、外侧髁之间的连线所在平面与经过股骨头、颈的轴线之间所构成的角，即前倾角；有学者认为，前倾角为经过股骨头、颈的轴线，相对于经过股骨髁或膝关节、踝关节的横轴线向前扭转所形成的角度，故此角又称为扭转角。此角一般朝向前方（图 14 – 7）。

大多数学者认为，由于髋关节外旋肌的力量比髋关节内旋肌的力量要大，该角的形成是由肌力不均而造成的牵拉所导致的。亦有人认为此角系由妊娠后期子宫对胎儿的压力作用而形成。

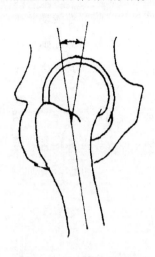

图 14-7 股骨颈前倾角

股骨颈前倾角的平均值为 13.14°左右，其中男性约为 12.20°，女性约为 13.22°，女性前倾角的值要比男性的前倾角稍大，可能与女性骨盆的倾斜度几乎接近水平位、股骨干向前的弯曲度大以及腰椎曲度较大等因素有关。前倾角极少会成负值。一般对该角的测量方法不同，会对该角造成一定的误差，但结果相差不会太大。

同颈干角一样，在新生儿时期，前倾角的值要较成人的大，随着生长发育，该角的值会逐渐地减少，并最终达到成人的范围。在正常人体上，当股骨旋内时，此角可以消失；当股骨旋外时，此角则又可以增大。

对 X 线片的测定结果进行研究发现，前倾角特别大的人，其股骨可有明显的内旋趋势，行走时可能呈现人们通常所指的"内八字"型步态；股骨颈后倾特别明显的人，其行走时可能呈现人们通常所指的"外八字"型步态。

了解颈干角及前倾角的大小对治疗髋部的疾患有很大帮助。作为针刀工作者应当对此有一定的了解，以适应临床的需要。

6. 耻骨联合横线 经耻骨联合的最高点作一条水平线。当髋关节结构正常时，该线恰经过两侧股骨大转子的顶端。而当一侧或双侧髋关节脱位或股骨颈骨折等异常情况时，患侧的股骨大转子的顶端可向此线上方移位，高于此线。

7. 股骨大转子线 经过两侧股骨大转子顶端的连线与经过两侧髂前上棘的连线相平行。当一侧或双侧髋关节结构异常时，患侧的股骨大转子会上移，两连线将不再平行。

二、髋部的软组织结构

（一）髋前区与腹股沟区

腹股沟区为位于下腹部两侧的一三角形的区域，其内侧界为腹直肌的外侧缘，上界为髂前上棘至腹直肌的外侧缘的水平连线，下界为腹股沟韧带。

1. 浅层结构

（1）髋前区与腹股沟区的浅筋膜 浅筋膜主要由脂肪与疏松的结缔组织组成，内有皮神经、血管和浅淋巴结。与人体的其他部位相比，此处的脂肪相对较厚。在脐平面以下，浅筋膜又分为浅、深两层。

①腹股沟区的浅筋膜

a. 浅层 又称为 Camper 筋膜，其含有较为丰富的脂肪组织，并向下移行与髋前区的浅筋膜相互延续。

b. 深层 又称为 Scarpa 筋膜，其为一层富有弹性纤维的膜性层，在中线处其紧紧附着于白线上，其向下移行，并在腹股沟韧带的下方约一横指处，紧附于股部的深筋膜（阔筋膜）。

②髋前区的浅筋膜

a. 浅层 含有脂肪，与上方的腹股沟区的 Camper 筋膜相延续。

b. 深层 为膜性结构，与上方的腹股沟区的 Scarpa 筋膜相延续，并与大腿处的阔筋膜相融合，其内侧附着于耻骨弓以及耻骨结节处，最终此层筋膜与会阴筋膜以及阴茎筋膜和阴囊肉膜相延续。

（2）髋前区与腹股沟区浅表处的血管 分布于此区的血管主要有：旋髂浅动脉、腹壁浅动脉、阴部外动脉以及大隐静脉及其属支。

在腹股沟韧带下方一横指处，即 Scarpa 筋膜与股部的深筋膜紧紧相连接处，为大隐静脉与其 5 条属支的所在处。在此处，阴部外静脉向会阴部方向走行；而腹壁浅静脉则向脐部方向走行；旋髂浅静脉则向髂前上棘方向走行。在腹股沟韧带的下方，股内侧静脉与股外侧静脉，分别位于大隐静脉的内、外侧。旋髂浅动脉、腹壁浅动脉以及阴部外动脉会与它们的同名静脉走行方向相同，但并不与之伴行（图14-8）。

皮肤。

③阴部外动脉　阴部外浅动脉主要起自股动脉上的腹内侧段。阴部外动脉经筛筋膜走行于大隐静脉的后内方而进入浅层，其穿出点位于大隐静脉的末段附近。

阴部外动脉穿出后发出上、下两支，分别跨越大隐静脉的前、后方。上支在耻骨结节的外侧跨越

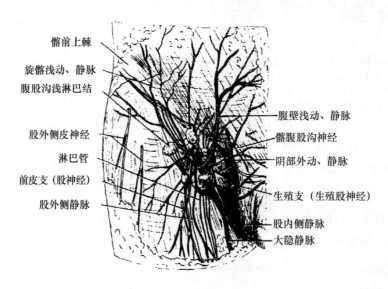

图14-8　腹股沟区的血管

①旋髂浅动脉　旋髂浅动脉主要起自股动脉，约占75%；约12%起自旋髂深动脉；起于股深动脉、旋股外侧动脉以及旋股内侧动脉占13%左右。

该动脉发出后，沿腹股沟韧带的下方向外上方走行，并很快分出浅、深支。浅支走行于深筋膜浅面，深支则走行于深筋膜深面。

②腹壁浅动脉　腹壁浅动脉主要起自股动脉的内前壁或内侧壁。腹壁浅动脉的起点位于腹股沟韧带的下方约3cm处。其主干跨越腹股沟韧带的浅面，并走向上方而进入腹前壁。

腹壁浅动脉一般分为内侧支与外侧支，最高分布平面约位于脐部平面。内侧支通常经筛筋膜进入浅层，在位于其起点内侧约1cm处跨越腹股沟韧带并入腹部，而后上行，其主要分布于腹股沟中间区处的皮肤；外侧支则多经阔筋膜进入浅层，在位于其起点外侧约1cm处跨越腹股沟韧带进入腹部，而后上行，其主要分布于股动脉垂直线外侧区域内的

腹股沟韧带而后向上内方移行，或在耻骨结节的内侧跨越耻骨嵴而后向上方移行，该动脉主要分布于耻骨上段以及股上部的区域内；其下支以水平方向进入股内侧部，其终末支则进入外阴部，并分布于阴唇（女性）或阴囊（男性）的皮区。该动脉干或其上、下支常发出股皮支，分布于股内侧部的区域内。

④大隐静脉　大隐静脉沿着股前内侧面而上升，在位于耻骨结节的外下方处，穿经隐静脉裂孔，汇入股静脉内，该汇入点又被称为隐股点。该点约在腹股沟韧带内、外1/3交界处的下方3~4cm处，距股动脉内缘1~2cm处；在耻骨结节的垂直线外侧3~4cm处，耻骨结节的水平线下方约2cm处。

在隐静脉裂孔附近，大隐静脉行于阴部外动脉的前方或后方，并与之交叉，沿途收纳股外侧静脉、股内侧静脉、旋髂浅静脉、腹壁浅静脉以及阴部外静脉等5条属支。上述5条属支在汇入大隐静

图中标注：
髂前上棘
旋髂浅动、静脉
腹股沟浅淋巴结
股外侧皮神经
淋巴管
前皮支（股神经）
股外侧静脉
腹壁浅动、静脉
髂腹股沟神经
阴部外动、静脉
生殖支（生殖股神经）
股内侧静脉
大隐静脉

脉时存在着很大的变异，有多种类型（图 14－9）。

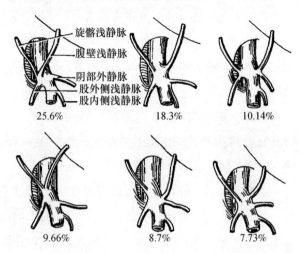

图 14－9 大隐静脉上段属支的类型

（3）髋前区与腹股沟区的皮神经 髋前区与腹股沟区的皮神经有股神经前皮支、生殖股神经股支、髂腹股沟神经以及股外侧皮神经等。

①股神经前皮支 其可分为两部分，即股内侧皮神经以及股中间皮神经两部分。

股内侧皮神经则分为前、后两支：前支在股中 1/3 处穿出阔筋膜，并沿大隐静脉的外侧向下移行，而达到膝关节的前方，并且，该神经还参与了髌神经丛的构成；股内侧皮神经的后支则沿缝匠肌的后缘而向下移行至膝关节的内侧，后由阔筋膜穿出，并分出数条分支到达小腿的中部。

股中间皮神经，于腹股沟韧带下方 7～10cm 处，沿股中线处穿出阔筋膜，分为两支下降，其主要分布于股前面中、下部的皮肤。

②生殖股神经股支 该神经在位于腹股沟韧带中点下方约 2.5cm 的地方由阔筋膜穿出，分布于股三角区域处的皮肤。

③髂腹股沟神经 由皮下环穿出，分布于股上部内侧区域的皮肤。

④股外侧皮神经 该神经在位于髂前上棘下方约 3～5cm 处穿出阔筋膜，在皮下组织中下降，分布于股前外侧皮肤。

2. 深层结构

（1）深筋膜（图 14－10）

①腹外斜肌腱膜与腹股沟韧带 腹外斜肌腱膜

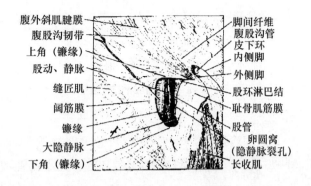

图 14－10 腹股沟区的浅层解剖

为腹外斜肌在腹股沟区移行所形成的腱膜，其纤维方向主要为由外上方朝向内下方，该腱膜于耻骨结节外上方形成了一三角形的裂隙，即腹股沟管浅环，又名外环（图 14－11），腹股沟韧带为腹外斜肌腱膜的下缘在位于髂前上棘与耻骨结节之间的区域向后上反折形成的韧带状结构。

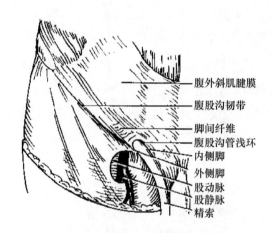

图 14－11 腹股沟管浅环

位于腹股沟韧带内侧端的部分纤维继续向后下方移行，并向外侧方转折，形成了腔隙韧带，又名陷窝韧带；腔隙韧带向外侧方移行而附着于耻骨梳上，该部分又被称为耻骨梳韧带（图 14－12）。

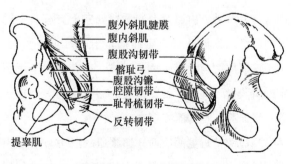

图 14－12 耻骨梳韧带

②阔筋膜与筛筋膜

a. 阔筋膜　即髋前区的深筋膜。该筋膜的上方附着于腹股沟韧带、髂前上棘、耻骨结节以及耻骨弓等处，并向外移行为臀筋膜，附着于髂嵴外唇处。

b. 筛筋膜　覆盖于隐静脉裂孔处的阔筋膜浅层较薄，除为大隐静脉所贯通外，还有一些小血管、淋巴管以及相关的神经所贯穿，使得该筋膜呈现疏松的筛状，称为筛筋膜，其参与了股管底的构成。

③隐静脉裂孔　隐静脉裂孔一般呈卵圆形，又称为卵圆窝。卵圆窝的外缘较锐利，称为镰缘，该结构与股鞘的前壁相贴连，有筛筋膜附于其上。镰缘向上方移行与卵圆窝的上缘相延续，称为上角，并延至耻骨结节处，与陷窝韧带以及腹股沟韧带相融合。卵圆窝的下缘称为下角，其经隐静脉的后方与耻骨肌筋膜相延续。卵圆窝的内缘不明显，主要由耻骨处的肌筋膜所构成。

（2）髋前区与腹股沟区的肌肉　包括髋部前群的肌肉以及其内侧区的部分肌肉。

①腹直肌　位于髋前区处的腹直肌为该肌的下部分。该肌纵列于腹前壁白线的两旁，居于腹直肌鞘内，呈一上宽下窄的多腹带形肌。

腹直肌以肌腱起自耻骨联合与耻骨嵴处，抵止于胸骨剑突以及第五至七肋软骨处。

腹直肌由第五至十二对肋间神经、髂腹下神经以及髂腹股沟神经的分支来进行支配。

②髂腰肌　髂腰肌为髋关节屈曲肌群中起主要作用的肌肉，该肌肉为髂肌与腰大肌的合称。

髂腰肌位于髋关节的前面，一部分肌纤维起自第十二胸椎以及全部腰椎的侧面；另一部分肌纤维则起自髂窝处，由髂窝及腹后壁处向下方移行，两处的肌纤维逐渐联合成腱而抵止于股骨小转子处。位于该肌肌腱与小转子间的区域，存在着一个不恒定的滑膜囊，即髂肌腱下滑囊。髂腰肌的表面覆盖着一层筋膜，称为髂腰筋膜。

当髋关节近端固定时，髂腰肌的肌力方向是由后下方斜向前上方，其可使大腿于髋关节处进行屈曲运动并作外旋运动；当髋关节远端固定时，髂腰肌的肌力方向则是由后上方斜向前下方，可使骨盆与躯干保持前屈的状态。此肌收缩时，可以完成抬腿、弯腰以及跑步等运动。由于髂腰肌的定点位置较高，而止点又靠近于髋关节的中心，且其肌肉体积较大而力量也相应较强，所以当该肌收缩时，大腿可充分地抬高，以增大其步幅，故髂腰肌稍收缩，就能使髋关节移动较大的距离。

髂腰肌主要由胸12至腰4的脊神经进行支配。

③缝匠肌　在人体中，缝匠肌为最长的肌肉，其平均长度可达52cm左右，且其屈曲髋关节的肌力较强。该肌位于大腿的前面以及内侧面的皮下，为一细长形的带状肌，该肌肉在位于腹股沟韧带与阔筋膜张肌之间的区域，以短窄的肌腱起自髂前上棘以及其下方的骨面处，并斜向下方移行而跨越大腿前面的全程，肌腱的下端移行为扁平的薄肌腱，类似鹅足状，并跨越半腱肌与股薄肌的表面，其最终抵止于胫骨上端的前缘内侧以及胫骨粗隆的内侧面。

该肌收缩时能使小腿及大腿屈曲，并可使已屈曲的髋关节旋外并外展。在该肌的肌力中，约有1/10是用于外旋的，故可以认为缝匠肌也是髋关节旋外肌群的一部分。

缝匠肌由股神经（$L_2 \sim L_3$）的分支支配。当股神经经腹股沟韧带的深面进入股三角后，于腹股沟韧带的下方分出肌支，支配缝匠肌，肌支在该肌的上部或上、中相交处进入其内，通常为1~2支。

缝匠肌血供也比较丰富，其上部的区域主要由旋股外侧动脉的分支以及股深动脉来提供营养。

④股四头肌　见膝部针刀应用解剖。

⑤股薄肌　股薄肌位于缝匠肌与半膜肌间的区域，并与长收肌相邻，存在于长收肌的后内侧，为缝匠肌所覆盖，该肌为髋前内侧肌群中位置最为浅表的扁长的带状肌，成年人的股薄肌呈条索状，该肌起自耻骨弓处，起始处的肌腱较宽但较薄，且其下端细而薄，肌腱的尾端的肌纤维呈扇形样继续移行扩散，最终止于胫骨的内侧髁。股薄肌具有使大

腿内收的作用。股薄肌主要由闭孔神经（$L_2 \sim L_4$）的前支进行支配。股薄肌的血供主要来自股深动脉。

⑥耻骨肌 耻骨肌位于长收肌的上方。该肌为股三角深部区域内的一长方形的扁肌，其外侧界为髂腰肌，其内侧界为长收肌，而其后界为短收肌、闭孔外肌以及髋关节囊。耻骨肌起自耻骨梳以及耻骨上支处，其肌纤维斜向外下方及后方移行，并移行至股骨颈处再向后，最终以扁腱抵止于股骨的耻骨肌线处，该肌的部分纤维则止于髋关节囊。耻骨肌主要接受来自股神经（$L_2 \sim L_3$）分支的支配，有时也会接受来自闭孔神经分支的支配。

⑦长收肌 长收肌呈一长三角形的扁平肌，其内缘稍向前倾出，并参与股三角内界的构成。该肌位于耻骨肌的内侧，与其居于同一平面。长收肌以扁腱起自耻骨体以及耻骨上支的前面上部，肌纤维斜向下外方移行为宽阔的扁腱，抵止于股骨粗线内侧唇的中 1/3 处。当髋关节作强力外展时，于耻骨结节的下方可触及一较硬的条索状隆起，即长收肌。长收肌主要参与收肌管的构成，股动脉有相当长的一段走行于其中。长收肌主要由闭孔神经（$L_2 \sim L_3$）的前支进行支配。

⑧短收肌 短收肌的肌腹比较短，该肌位于大收肌的前方，耻骨肌与长收肌的后方。短收肌起于耻骨体以及耻骨下支的前面，并抵止于股骨粗线内侧唇的上 1/3 处。短收肌的大部分主要由闭孔神经（$L_2 \sim L_4$）的前支进行支配，其少部分则有该神经的后支来支配。

⑨大收肌 大收肌起自耻骨下支、坐骨结节以及坐骨下支的前面处，其肌纤维向外移行并扩张，而后抵止于整个股骨粗线上及股骨内侧髁的骨上嵴上部。根据大收肌的起止点以及其肌纤维的走行方向，可将该肌肉分为 3 个部分：横行部、垂直部（坐骨部）以及斜行部 3 部分。其中横行部与斜行部又合称为前部，主要由闭孔神经的后支进行支配；而垂直部又称为后部，其主要由坐骨神经的分支（主要是胫神经）进行支配。

（3）髋前区重要的解剖结构

①股三角 该结构为一位于股前区的上 1/3 区域处，呈底向上而尖端向下的倒置三角形的凹陷性结构，其向下移行而与收肌管相延续。

a. 境界 其上界为腹股沟韧带；外下界为缝匠肌的内侧缘；内下界为长收肌的内侧缘；前壁为阔筋膜，其后壁凹陷，自外向内依次为髂腰肌、耻骨肌、长收肌以及其筋膜。

b. 内容 股三角内的结构由外向内依次为股神经、股鞘以及其所包绕的股动脉与股静脉，股管以及股深淋巴结、脂肪等组织。其中，股动脉、股静脉以及股神经三者之间的关系为：股动脉居中，腹股沟韧带中点的深处为髂外动脉移行为股动脉的分界点，股神经即位于该点的外侧，股静脉位于该点的内侧。在进行针刀治疗时，一定要注意上述结构关系，以免伤及此处的血管与神经。

②股鞘 由包绕髂外血管外面的腹横筋膜以及髂筋膜向下方移行而形成的漏斗样的囊状结构，该结构包绕着股血管上部的区域。股鞘长 3～4cm，其下端则与血管壁的外层部分相融合。位于股鞘内，存在着两条纵行的纤维隔而将股鞘分成 3 个间隔：位于外侧隔内的为股动脉；位于中间隔内的为股静脉；内侧隔又名股管，该结构被淋巴结以及脂肪组织所填充。

③股管 股管为位于股鞘内侧份的一呈漏斗状的筋膜性的间隙结构。其长 1.0～1.5cm，且前曲成角状，其上口为股环，而下口即为隐静脉裂孔上的筛筋膜。该结构的前壁即为阔筋膜浅层，而其后内壁则为耻骨肌的筋膜，其外侧壁为股静脉。

（二）髋后区

髋后区包括髋关节后部的区域（臀区）以及股后区的上半部分。

1. 浅层结构 由于股后区上半部分的浅层结构内容较简单，将会在后文进行介绍。此处主要介绍臀区的浅层结构。

（1）皮肤 臀部的皮肤较厚，富含皮脂腺以及汗腺。

（2）浅筋膜　臀部的浅筋膜比较发达，而其厚度个体差异较大，接近髂嵴以及臀下部的区域较厚，形成肥厚的脂肪垫，中部较薄。浅筋膜中有纤维与皮肤以及深筋膜相连。臀部浅筋膜的上方与腰背部的浅筋膜相延续，而其下部及其外侧部则与股部的浅筋膜相延续，其内侧在位于骶骨背面处以及髂后上棘附近的区域内较薄。在臀部浅筋膜中包含着浅表的血管以及神经。

（3）血管　臀部的浅动脉包括皮动脉以及肌皮动脉。皮动脉的上部来源于第四腰动脉，其下部来源于臀下动脉，内侧部则来源于骶外侧动脉的分支；肌皮动脉来自臀上、下动脉，其皮支在浅筋膜内呈放射状而相互吻合成网状，以臀中部较多。上述动脉均有浅静脉与之相伴行。

（4）臀区的皮神经　臀区皮神经同动脉一样也位于浅筋膜内，分为臀上皮神经、臀中皮神经以及臀下皮神经3组。

①臀上皮神经　臀上皮神经有3支，主要由第一至三腰神经后支的外侧支组成。腰神经后支的外侧支向外下方移行，并发出肌支以支配附近的肌肉，而其皮支则在竖脊肌的外缘与髂嵴交点附近的区域，经胸腰筋膜后层穿出，抵达臀部的皮下区域，有时神经也会经髂嵴外唇后部坚强韧带的下方穿出，到达臀区的皮下。3条神经的走行情况大致如下：a. 第一腰神经后支的外侧支较细小而浅表，主要分布于臀中肌表面上部的区域内；b. 第二腰神经后支的外侧支则较粗大，为三条神经中走行最远的，该神经主要分布于臀大肌的浅层以及臀中肌表面的下部，有时最长者可达大转子附近的区域；c. 第三腰神经后支的外侧支所处的位置最深，其下方可到达臀沟的区域。

②臀中皮神经　同臀上皮神经一样，臀中皮神经也有3支，其主要由第一至三骶神经后支的外侧支组成。臀中皮神经的行程较短，故其分布的区域也较小。骶神经的外侧支在骶骨背面形成吻合支，当移行至骶结节韧带背面分支处时，又形成第二级吻合支，然后由此处又发出2~3支皮支，在髂后上

棘与尾骨尖连线的中1/3的区域经臀筋膜穿出，而后分布于臀内侧部的皮下。

③臀下皮神经　臀下皮神经有2~3支，为股后皮神经的分支。臀下皮神经于臀大肌的下缘反折向上经臀筋膜浅出，而后分布于臀大肌下部以及其外侧部的皮下。

股后区的浅层结构较简单。此处的皮肤较薄，浅筋膜较股前区的厚。股后皮神经于臀大肌的下缘穿出后，在阔筋膜及股二头肌之间区域，沿着股后区正中线下行至腘窝上角处。在股后皮神经的移行过程中，沿途发出分支分布于股后区、腘窝以及小腿后上区的皮下。

2. 深层结构

（1）臀区深筋膜　臀深筋膜，又称为臀筋膜。该筋膜的上部与髂嵴紧密相连，其筋膜纤维向下方移行为股后区的深筋膜。臀筋膜在臀大肌的上缘分为浅、深两层，以包绕臀大肌以及阔筋膜张肌。臀筋膜覆盖于阔筋膜张肌、臀大肌以及臀中肌之上，于该筋膜的下方，位于前部区域内的为阔筋膜张肌，位于其后的为臀大肌，位于中间区域的为臀中肌，其中阔筋膜张肌以及臀大肌分别掩盖了臀中肌的后、前缘。该筋膜的浅层虽薄但致密，在包裹肌肉的过程中，以纤维小隔的形式伸入到肌束中，故该筋膜不易与肌肉分离，臀筋膜的外上方的部分比较坚韧并覆盖于臀中肌之上。该筋膜下方的部分于股骨大转子处的外侧面明显增厚，且与臀大肌以及阔筋膜张肌的腱膜相融合，并继续向下移行，参与髂胫束的构成。臀筋膜的内侧与骶骨的背面相连，其外侧移行为阔筋膜。

（2）臀区及股后区的肌肉　主要包括臀部以及股后区（上部）的肌肉以及外侧区的部分肌肉。

①臀区的肌肉

a. 臀大肌　臀大肌实际上是属于髋外肌，位于臀区肌群的浅层，为人体中最大的肌肉，几乎占据臀部皮下的整个区域。该肌肉呈一扁平的菱形，丰厚粗壮而强大有力，但覆盖于其上的深筋膜则比较薄弱。

臀大肌的一部分肌腱起自髂骨臀后线处的髂骨臀面，另一部分肌腱以短腱的形式起自骶骨下部、髂后上棘以及尾骨的背面等处，以及骶结节韧带、两骨间的韧带与一部分胸腰筋膜处。该肌的起点比较广泛，在髂嵴的附着部分就占据了髂嵴全长的后1/4部分，主要向外下方平行延续。臀大肌的止腱几乎呈腱板状，腱板的上3/4部分斜行跨越股骨大转子而移行至髂胫束的深面，并与之相延续；腱板的下1/4部分则穿过大收肌与股外侧肌之间的区域而止于股骨臀肌粗隆处。

臀大肌覆盖于股骨大转子处的部分则变为腱膜性结构，在该腱膜与股骨大转子之间，存在着一个很大的囊性结构，即臀大肌转子囊。

臀大肌的体表投影：上缘相当于经过髂后上棘而平行于臀大肌下缘的线；下缘相当于尾骨尖端与股骨干的上中1/3交点处的连线；上述两平行线间的区域即代表臀大肌在体表上的大致投影。

当髋关节近端固定时，臀大肌拉力方向是由前外下方斜向后内上方；当臀大肌收缩时，可使大腿在髋关节处做伸展运动，并可做内收及内旋运动。臀大肌是伸髋肌中最强有力的一块肌肉；当臀大肌外上部的肌纤维收缩时，还可使大腿做外展运动。

当髋关节远端固定时，该肌肉的拉力方向则是由后内上方斜向前外下的。此时，当臀大肌收缩时，其可使骨盆做后仰运动以及可以使躯干由前屈的状态回复到直立位。

臀大肌由起点至止点之间必须保持着一定的距离，以便保持着一定的肌张力，从而更好地发挥其伸髋的作用。

因此，臀大肌在人体进行起立、登高、步行以及弹跳时所起的作用非常重要。

此外，位于臀大肌与坐骨结节间的区域，存在一滑膜囊，即臀大肌坐骨囊；位于臀大肌与大转子间的区域存在着另一滑膜囊，即臀大肌转子囊。上述两个滑膜囊都具有保护关节并减少摩擦的功能；而当滑膜囊被压迫或受到过分刺激时，则易引起炎性反应。

臀大肌主要由臀下神经（$L_1 \sim S_2$）的分支进行支配。

臀大肌血供则主要来自臀上动脉以及臀下动脉；该肌上1/3的部分主要由臀上动脉供应营养；余下的2/3部分则主要由臀下动脉供应营养。

臀大肌可由先天性的肌营养不良或多次肌肉注射，而导致肌肉萎缩或内移，其外侧的皮肤也会发生凹陷，患髋的屈曲运动明显受限，只有在外展外旋髋关节时，才能使患髋完全地屈曲，严重患者在站立与行走方面均较困难。当臀大肌瘫痪时，身体会发生向后方的倾斜，患者时常用手托住患臀以帮助行走。当要进行臀部的针刀治疗时，操作者必须注意这些异常的变化。

b. 臀中肌　位于臀区肌群的中层，起自臀前线上方与臀后线前方的髂骨骨面、阔筋膜以及髂嵴外唇处，其肌纤维移行为一扇形而扁平肌束，抵止于股骨大转子尖端的上面以及外侧面。位于臀中肌的止点处的深面，存在着1~2个臀中肌转子滑囊，有时该结构可发生钙化。

臀中肌前部的一部分结构由阔筋膜张肌所覆盖，其后部的一部分结构也为臀大肌所覆盖。而位于阔筋膜张肌与臀大肌之间区域的臀中肌的浅面仅为皮肤以及臀筋膜所覆盖。

臀中肌主要功能是使髋关节外展，其前部纤维可帮助大腿屈曲并做旋内运动，其后部纤维则可帮助大腿伸展并做旋外运动。当大腿被固定时，该肌肉可使骨盆侧倾；当人体步行时，在每个步行周期中，臀中肌的止端即可进行固定，牵拉躯干移向着地侧的下肢之上；当人体单足着地站立时，该肌肉对髋关节的固定也起着重要的作用。

臀中肌由臀上神经（$L_4 \sim S_1$）的上支与下支进行支配。

臀中肌主要由臀上血管的浅支以及深支的上、下支来提供营养。

c. 梨状肌　位于臀区肌群的中层。梨状肌的上缘与臀中肌相邻，其下缘与上孖肌相邻。由于坐骨神经穿过梨状肌时，穿出的部位不同，梨状肌的形态可有不同，常呈现出二肌腹二肌腱、二肌腹一肌腱或一肌腹二肌腱等形态。

梨状肌大部分肌纤维起自骶骨第二至四骶前孔的外侧，当由骨盆移行出来后，另有骶棘韧带、骶结节韧带以及骶髂关节囊的附加纤维参与组成，上述结构几乎占据坐骨大孔的全部；由此出骨盆后其肌纤维移行为肌腱，紧贴髋关节囊的后上方并向外方移行，抵止于股骨大转子上缘的后部。梨状肌腱抵止处的下方即为髋关节囊，该囊与梨状肌间可能会存在有大小不等的滑膜囊。当患有滑囊炎时，这些滑膜囊可刺激梨状肌而使其挛缩，从而引起坐骨神经痛。

梨状肌前面的内 1/3 区域内的结构为骶丛神经以及盆腔，其外 2/3 区域内上半部分为臀小肌，下半部分即为坐骨体；梨状肌后面的内 1/3 的区域与骶髂关节的下部紧紧相邻，而其外 2/3 的区域则以丰富的疏松结缔组织与臀大肌相邻。基于上述结构间的关系，梨状肌可被看作是臀部的一个重要标志。

梨状肌的体表投影：相当于髂后上棘与尾骨尖端连线的中点与股骨大转子尖端的连线，该连线即为梨状肌的体表投影。

当髋关节处于屈曲位时，梨状肌可使髋关节外展；当髋关节处于伸直位时，梨状肌可使髋关节旋外。

梨状肌系由骶丛神经（$S_1 \sim S_3$）的分支进行支配。

当梨状肌向外经坐骨大孔穿出时，该肌与坐骨大孔的上、下两缘之间各形成一间隙性的区域，分别称为梨状肌上孔与梨状肌下孔，有重要的血管与神经穿过。

梨状肌上孔：该结构的上缘为骨性的坐骨大切迹上部，下缘为梨状肌。穿经该孔的结构自外向内依次为：臀上神经、臀上动脉以及臀上静脉。臀上神经分为上、下两支分别支配臀中、小肌以及阔筋膜张肌的后部。臀上动脉分为浅、深两支，浅支主要为臀大肌提供营养，深支主要为臀中、小肌以及

髋关节提供营养。

梨状肌下孔：该结构的上缘为梨状肌自身，其下缘则为坐骨棘以及骶棘韧带。穿经该孔的结构自外向内依次为：坐骨神经、股后皮神经、臀下皮神经、臀下动脉、臀下静脉、阴部内动脉、阴部内静脉以及阴部神经。其中，阴部内动脉主要为髂内动脉前干的分支，其经由梨状肌下孔而穿出骨盆，继而绕坐骨棘或骶棘韧带，经坐骨小孔进入坐骨直肠窝中，向前进入闭孔筋膜与浅会阴筋膜共同围成阴部管，并在管内分出 2 ~ 3 条肛动脉，经筋膜穿出，向内方横过坐骨直肠窝脂体，分布于肛门周围区域的肌肉与皮肤。当阴部内动脉走行至阴部管前端的区域时，即分为会阴动脉与阴茎动脉（女性为阴蒂动脉），两支均进入尿生殖区。阴部内静脉主要为髂内静脉的属支，并与阴部内动脉伴行。阴部神经主要为骶丛的分支，其与阴部内动脉、静脉走行一致。主要分支有肛神经、会阴神经以及阴茎（蒂）神经，其主要分布于会阴部以及外生殖器区域处的肌肉与皮肤。

d. 股方肌　位于臀区肌群的中层，居于大收肌上缘以及下孖肌之间的区域内。

股方肌起自坐骨结节的外侧面，抵止于股骨大转子后面的股方肌结节处。股方肌的终止部分大多数为肌性组织，有少数可呈半肌半腱性组织，只有极少数完全为腱性组织。

股方肌的下缘与坐骨结节的下端处在同一平面上，并越过股骨小转子的后面。

股方肌系由臀下神经进行支配，该神经与股方肌的肌支均由 $L_5 \sim S_1$ 的前股所发出，并经梨状肌下孔分布至臀区，再由闭孔内肌腱及下孖肌的深面与坐骨之间的区域下降。上述神经由前面支配股方肌以及下孖肌，并发出小分支至髋关节处。

股方肌主要由股方肌上、下动脉提供营养。

e. 闭孔内肌　位于臀区肌群的中层，并贴于骨盆的侧壁，为三角形的扁肌。闭孔内肌起自闭孔的内面以及周围的骨面，其肌纤维向坐骨小切迹处移

行并集中，肌腱呈直角方向绕过坐骨小切迹的后方，在肌肉跨过坐骨小切迹的地方存在一囊性结构，即为闭孔内肌坐骨囊。而后该肌的肌腱经坐骨小孔进入臀深部，跨越髋关节的后方，最终抵止于转子窝的内侧面。在闭孔内肌腱止点的深面，有一闭孔内肌腱下囊。

闭孔内肌由臀下神经进行支配，该神经所发出的支配闭孔内肌的肌支系由 $L_4 \sim S_2$ 的前股所发出，再经梨状肌的下孔分布至臀区，并发出分支分布至上孖肌处，而后于阴部内动脉的外侧跨过坐骨棘，经坐骨小孔穿出，最终于闭孔内肌的内侧面进入支配该肌。

f. 上孖肌与下孖肌　均位于臀区肌群的中层，分别居于闭孔内肌腱的上、下方的区域内。上孖肌起自坐骨小孔的上缘，即坐骨棘处；下孖肌起自坐骨小孔的下缘，即坐骨结节处，两肌的肌纤维与闭孔内肌的肌腱相合，最终抵止于转子窝处。

上孖肌和下孖肌由臀下神经（$L_5 \sim S_1$）进行支配。

g. 臀小肌　位于臀中肌的深面，起于臀前线及髋臼以上的髂骨的背面，其肌纤维逐渐移行为扁状肌腱，最终抵止于股骨大转子上面及其外侧面。臀小肌前部的肌纤维比较厚，并覆盖着股直肌的两头。

在人体的运动系统中，臀小肌是与臀中肌协同完成各种运动的。当肢体处于悬空下垂的体位时，臀小肌与臀中肌的肌张力能够防止关节囊过度被拉长以及防止肢体的下落；当两下肢共同处于站立时，臀小肌与臀中肌能够防止股骨头从髋臼中脱出；当下肢以单足站立而骨盆向非负重的一侧倾斜时，外展肌群以及髂胫束会一起紧张而保证躯干在额状面上维持其平衡性，并对髋关节起到稳定的作用。

同臀中肌一样，臀小肌亦由臀上神经（$L_4 \sim S_1$）支配。

臀中、小肌均由臀上动脉的深支来提供营养。

当臀小肌与臀中肌瘫痪时，髋关节囊易发生松弛而扩张，此时股骨头极易从髋臼中脱出；当患侧下肢站立时，骨盆的稳定性非常差，极易摇摆，其行走时会呈臀中肌无力步态，主要表现为摇摆状跛行。患者在上下楼梯时非常困难，甚至难以完成。

h. 闭孔外肌　位于臀区肌群的深层，起于闭孔膜外面以及其周围的骨面，最终抵止于股骨的转子窝。

当闭孔外肌收缩时，具有使髋关节旋外的作用。

闭孔外肌由闭孔神经以及骶丛神经（$L_5 \sim S_1$）进行支配。

②股后区（上部）的肌肉

a. 股二头肌、半膜肌、半腱肌　均见膝部针刀应用解剖。

b. 大收肌的坐骨部　起自坐骨结节下部，在位于股骨下 1/3 段的地方抵止于收肌结节处。该部分与大收肌的坐骨部虽抵止于收肌结节处，但由于其与膝关节的胫侧副韧带相延续，故可视其为间接抵止于小腿骨处。大收肌的坐骨部在功能上与上述三块肌肉一样，也能伸髋屈膝，并能分别协同臀大肌与腓肠肌而完成伸髋运动与屈膝运动。当人体处于直立位时，该肌肉能支持骨盆稳定于股骨的上方，从而防止了躯干向大腿侧的弯曲。

由于上述这些肌肉比较短，所以只有先屈曲膝关节以松弛腘绳肌，才能充分地使髋关节屈曲。否则这一运动将难以完成；若使膝关节伸直，由于腘绳肌的紧张，成人髋关节屈曲只能达到80°左右，而儿童也只能达到90°左右。腘绳肌为骨盆后部的稳定装置，当其瘫痪时，可由于肌力的失衡，将会造成骨盆的前倾，腰部的前凸增加，以及腹肌无力，并伴有膝关节的反张，从而造成行走困难。

股后区（上部）的肌群主要由坐骨神经 $L_4 \sim L_5$、$S_1 \sim S_2$ 的分支的支配。

股后区（上部）主要由穿动脉来提供营养，尤其以第一穿动脉为主。

（三）髋外侧区

1. 浅层结构　髋外侧区的浅筋膜要比臀区的稍微薄一些，位于浅筋膜较深层的区域内，由前向后依次存在着如下皮神经：①股外侧皮神经：该神经通常会发出 3 ~ 4 束，分布于大腿前外侧区域内皮肤处；②肋下神经：第十二胸神经的外侧皮支，该神经通常会发出 2 ~ 3 束，分布于髂嵴以及该处肌肉上部区域内的皮肤处；③髂腹下神经的外侧皮支；④臀上皮神经。

2. 深层结构

（1）筋膜

①髋外侧区的深筋膜　髋外侧区的深筋膜主要为臀筋膜的一部分，臀筋膜的内侧附着于骶骨背面的区域上，其上方附着于髂嵴的外唇处，并向下前方移行为阔筋膜。覆盖臀大肌的筋膜较薄，向深面发出许多小隔，分隔各个肌束，因而筋膜与肌肉结合牢固；覆盖臀中肌的筋膜坚厚致密，臀中肌肌束起自其上，实为髂胫束的一部分。

②髂胫束　髂胫束为位于大腿外侧的阔筋膜所增厚的部分，在位于髂嵴外唇前部以及胫骨外侧髁之间的区域内，该结构显得非常紧张。

位于股骨大转子所在的平面，阔筋膜张肌以及臀大肌的肌腱移行进入髂胫束中，而阔筋膜张肌恰位于髂胫束上 1/3 部分的前后两层之间。

臀大肌向后上方牵引髂胫束，阔筋膜张肌向上方牵引髂胫束，二者共同收缩，从而能沿大腿的纵轴向上反复牵引胫骨并使得膝关节伸直。

髂胫束主要穿经髋关节横轴前外侧以及膝关节横轴后外侧的区域。因此，该结构对人体直立的维持起着甚为重要的作用。

（2）髋外侧区的肌肉

①阔筋膜张肌　阔筋膜张肌实际上亦属于髋外肌群，该肌位于大腿外侧以及髋部处，居于臀中肌与缝匠肌之间的区域内。

阔筋膜张肌以腱膜组织起自髂前上棘、髂嵴外唇前 2.5cm 以及阔筋膜处，并被阔筋膜覆盖。该肌肉被全部包裹于两层阔筋膜之间，其肌腹呈扁带

状，上厚下薄，其肌纤维向下后方移行，在股上、中 1/3 分界处移行为髂胫束，并继续向下方移行，最终抵止于胫骨外侧髁。

臀大肌、阔筋膜张肌以及髂胫束在臀部形成浅部的肌层。臀大肌向后上牵引髂胫束，而阔筋膜张肌则向上方牵引髂胫束。阔筋膜张肌的主要作用就是使阔筋膜维持紧张的状态，并具有一定的屈曲髋关节的作用。阔筋膜的肌张力具有帮助骨盆以及躯干在冠状面上维持平衡的作用，并具有减少股骨在弯曲时所受应力的作用，从而维持髋关节的稳定性。

阔筋膜张肌系由臀上神经（L_4 ~ L_5）的阔筋膜张肌支进行支配。该支略显扁薄，于后方经由臀中肌以及臀小肌之间的区域，并在阔筋膜张肌后缘的深面逐渐向下方弯行，于耻骨结节水平线的上方以及阔筋膜张肌的深面接近相关血管的入肌点而进入该肌。

阔筋膜张肌主要由旋股外侧动脉升支和横支、臀上动脉深上支或旋髂深动脉的分支来提供营养。

②髋三角肌　阔筋膜张肌由髂前上棘处向下方移行，而臀大肌则由髂嵴后 1/3 的区域以及骶尾骨的背面向前下方斜行，两肌分别抵止于髂胫束的前、后缘而形成一广阔的扇形结构，其尖端指向下，并覆盖着髋区的外面，犹如位于肩部外侧的三角肌。因此，此二肌又合称为髋三角肌（图14 - 13）。

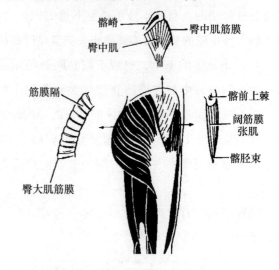

图 14 - 13　髋三角肌

当大腿处于前屈位时，阔筋膜张肌会牵拉髂胫束而使其向前移行；当大腿处于后伸位时，臀大肌会牵拉髂胫束而使其向后移行。因此，无论人体是处于站立还是行走的状态时，阔筋膜张肌以及臀大肌都会收缩，都会使髂胫束保持紧张，从而在任何运动状态下都维持着下肢的稳定性，这是髋三角肌的主要功能。

（四）髋部肌肉与运动的关系

髋关节的运动与围绕其周围肌肉的收缩与舒张分不开，正是由于这些肌肉的正常工作，才保证了髋关节的运动能够正常的运行。

根据这些肌肉的功能，将其分为髋关节伸展与屈曲肌群、髋关节内收与外展肌群以及髋关节旋内与旋外肌群3大组。

1. 髋关节伸展与屈曲肌群

（1）髋关节伸展肌群 在日常生活中，有许多运动，如登高上楼、后蹬、踢腿、由坐位到站立以及在跳跃中挺髋等，这些运动无一不是在髋关节伸展肌群的帮助下才得以完成，而髋关节的伸展肌群则主要包括：臀大肌、股二头肌、半膜肌、半腱肌以及大收肌坐骨部等肌肉（图14－14）。

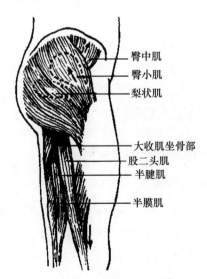

臀中肌
臀小肌
梨状肌

大收肌坐骨部
股二头肌
半腱肌

半膜肌

图14－14 髋关节的伸肌群

（2）髋关节屈曲肌群 在日常生活中，髋关节的前屈运动，如仰卧起坐、向前踢腿等，无一不是在髋关节的屈曲肌群的参与下才得以完成。髋关节屈曲肌群包括：髂腰肌、股直肌、缝匠肌、阔筋膜张肌、耻骨肌以及臀中、小肌前部的部分肌纤维。髋关节的屈曲运动主要是依靠髂腰肌、股直肌以及缝匠肌这三块肌肉来完成的。

2. 髋关节内收与外展肌群

（1）髋关节内收肌群 髋关节内收肌群主要包括：大收肌，长、短收肌，耻骨肌以及股薄肌等（图14－15）。髋关节内收肌群的主要功能是使大腿在髋关节处内收。在额状面上，髋关节内收肌群与外展肌群进行对抗，从而起到了平衡的作用。髋关节内收诸肌还具有对骨盆进行稳定的作用。大收肌，耻骨肌以及长、短收肌还具有一部分屈髋的作用，以及使髋关节旋外的作用；股薄肌还可使膝关节屈曲并能使之旋内。当髋关节近端固定时，内收大肌还可使髋关节作内旋运动。

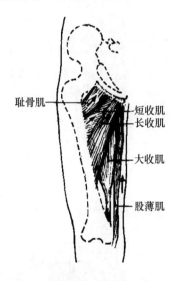

耻骨肌

短收肌
长收肌

大收肌

股薄肌

图14－15 髋关节的内收肌群

髋关节内收肌群中除大收肌坐骨部由坐骨神经分支、耻骨肌由股神经支配外，其余诸肌均由闭孔神经进行支配。

（2）髋关节外展肌群 在人体的维持平衡方面，髋关节外展肌群起到了十分重要的作用。当人体以单足着地时，该组肌群在额状面上可保持身体的平衡；当人体在步行时，该肌同样也可保持身体的平衡，同时还对人体的骨盆起到了稳定的作用；在这些方面，臀中肌与臀小肌所起的作用最为重要。

髋关节外展肌群主要包括：臀大肌的一部分、臀中肌、臀小肌、缝匠肌以及阔筋膜张肌等（图14－16）。

3. 髋关节旋内与旋外肌群

（1）髋关节旋内肌群　髋关节依靠臀中、小肌前部的肌纤维以及阔筋膜张肌的收缩，才得以起到使髋关节旋内的作用。因为上述这部分的肌肉位于髋关节垂直轴的前方，所以这部分肌肉收缩时，可以使大腿旋内，而大收肌以及长收肌亦对之起增强作用。当人体髋关节屈曲时，髋关节的旋内运动受到了坐股韧带以及关节囊本身的限制。当人体髋关节伸直时，髋关节的旋内运动又受到了髂股韧带的限制，故旋内运动较弱，肌力也较弱，仅为外旋肌力的1/3（图14－17）。

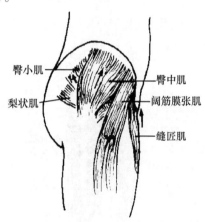

图 14－16　髋关节的外展肌群

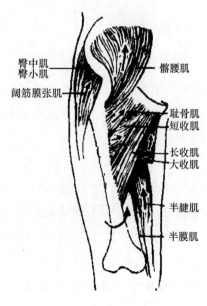

图 14－17　髋关节的旋内肌群

（2）髋关节旋外肌群　髋关节的旋外肌群主要包括：梨状肌、闭孔内肌、闭孔外肌、上孖肌、下孖肌以及股方肌等6块旋外肌；除此之外，起外旋作用的肌肉还有：臀大肌后部、内收肌上部以及缝匠肌；当人体屈髋时，髂腰肌亦起着旋外的作用。

旋外肌较旋内肌的数量多、力量强，而且活动范围也大，这主要由人类是以直立行走为主要运动状态所决定的。人体为了使躯干保持稳定，在直立以及行走过程中，常采取"八字"状的步态，以保证髋关节旋外时躯体的稳定性（图14－18）。

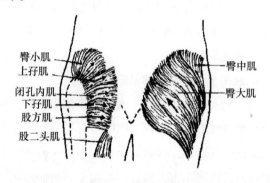

图 14－18　髋关节的外旋肌

髋关节依靠髋部、臀部以及大腿部的肌肉收缩，可以完成额状面上的屈、伸运动；矢状面上的内收、外展运动以及沿垂直轴上的旋内、旋外运动。

三、髋部的骨骼

（一）髋部骨骼的正常形态

1. 髋骨　髋骨为一个不规则的扁板状骨。其主要由上方的髂骨、前下方的耻骨以及后下方的坐骨等3块不同形态的骨骼组合而成，上述3块骨骼于前外下方相汇聚形成髋臼。

两侧髋骨于躯体前下方，借助耻骨联合而相互连接（图14－19）。髋骨位于躯干和下肢之间，担负着类似桥梁的任务，从而能够将躯干的重力传达至下肢。该骨的内侧面与骶骨以及尾骨共同构成骨盆，对盆腔内的脏器起着保护的

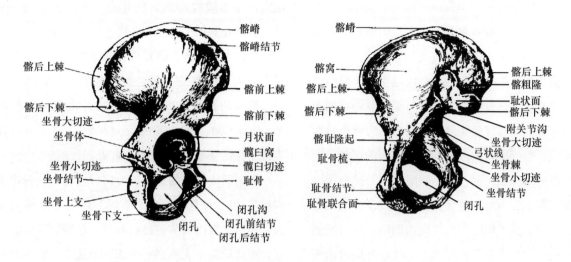

图 14-19　髋骨

功能。

在髋臼的前下方，耻骨下支与坐骨下支的缩窄部分相互连接而形成一近似椭圆形的孔，即闭孔。活体上闭孔的大部分则由闭孔膜所覆盖。闭孔切迹上部留有一小缺口，闭孔神经与相关血管即由此穿过。髂骨体与耻骨上支在前面结合处的上面有一明显的突出的结构，即为髂耻隆起。相对而言，坐骨与髂骨连接的部分不是十分显著。

现将 3 块骨骼的形态结构的特点分述如下：

（1）髂骨　髂骨为髋骨的后上方的部分，一般

将其分为体与翼两部分。该骨形态略显不规则，类似一把展开的扇子，该"扇子"的"扇柄"朝下与坐骨及耻骨相互连接，其"扇面"向上。"扇子"的"扇柄"即为髂骨体；而"扇子"的"扇面"即为髂骨翼。

①髂骨体　髂骨体较肥厚，参与髋臼上 2/5 部分的构成。

②髂骨翼　髂骨翼向上展开而扁阔，其上缘增厚而形成呈"S"形的髂嵴。

a. 髂骨翼的两面

髂骨翼的外侧面：髂骨翼的外侧面分为前、后

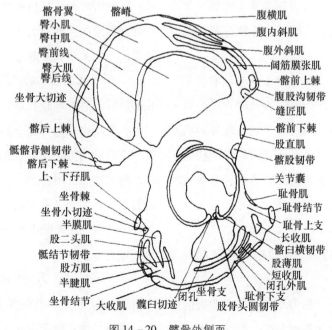

图 14-20　髋骨外侧面

两部（图 14 - 20）。

髂骨翼外侧面的前部向外突出，此面有 3 个条状隆起，分别为臀前线、臀后线及臀下线。这 3 条臀线将髂骨外区的臀面分为 4 个区域：位于臀后线之后的狭窄区域，为臀大肌肌腱与骶结节韧带的起点；位于臀前线与臀后线之间的区域，为臀中肌肌腱的起点；位于臀前线之下与髋臼之间的区域，为臀小肌肌腱的起点；位于臀小肌附着处与髋臼缘之间的狭长区域，为股直肌反折头肌腱以及髂股韧带的起点。髂骨翼外侧面的后部向内凹陷，参与骶髂关节的构成。在一部分骨标本上，其后外侧可出现圆锥形的骨性突起，称为髂骨角。通常两侧髂骨呈对称性出现，亦可单独出现。

髂骨翼的内侧面：髂骨翼的内侧面同其外侧面一样，也被分为前、后两部。

髂骨翼内侧面的前部，即髂窝，光滑而凹陷，构成大骨盆的后外侧壁。该部的上界为髂嵴内侧唇，下界为弓状线，后界为耳状面与髂粗隆前缘，此处有髂肌附着。

髂骨翼内侧面的后部，即粗糙不平的耳状关节面，其恰与骶骨的耳状关节面构成骶髂关节。髂骨耳状面的周围有关节囊与骶髂前韧带附着，位于其后上方的粗糙面为髂粗隆，为竖脊肌与多裂肌肌腱以及骶髂骨间韧带与骶髂背侧短韧带的附着处。髂骨内侧面的下方有弓状线，该线可作为髂骨翼与髂骨体的分界线。

b. 髂骨翼的髂嵴　髂嵴的内外缘比较锐利，又分为内、外唇。内唇的前部为腹横肌及腰方肌的肌腱附着处。外唇为背阔肌、阔筋膜张肌、腹外斜肌以及臀中肌肌腱的附着处。内、外唇间的中间线为腹内斜肌肌腱的附着处。在上述肌肉附着处，存在着许多滋养孔，营养上述肌肉的血管由滋养孔进入骨内，参与对骨组织的血供。

髂嵴的前后两端均有一个比较明显的隆起部分，一般易于皮下触及。

髂嵴前端隆起的部分，称为髂前上棘。此棘隆起非常显著，为缝匠肌与阔筋膜张肌一部分肌腱的起点，亦为腹股沟韧带的止点。在此棘下约 5cm 处，有股外侧皮神经的后支越过。

髂前上棘下方，适对髂骨前缘的中点处存在另一个隆起，即髂前下棘，为股直肌直头肌腱的起点。髂嵴的最高点处，其外唇向外隆起形成髂结节，该结节在髂前上棘的后上方 5 ~ 7cm 处。股骨大转子在髂结节的下方约 10cm 处。

髂嵴后端隆起的部分，为髂后上棘。此棘位于臀后部的一个小凹陷内，髂后下棘位于此棘的下方，相当于骶髂关节的最后部分。在髂后下棘的上面，距离后正中线不到一手掌宽的地方，有一恒定的微小凹陷性结构，该结构对应骶髂关节的中点，相平于第二骶椎以及脊髓蛛网膜下隙底部的平面。髂后上棘亦为部分骶结节韧带的起点。

髂骨的后缘在髂后下棘以下移行为坐骨大切迹，参与坐骨大孔的构成。

（2）坐骨　坐骨为髋骨的后下方的部分，类似舀勺的形状，分为坐骨体与坐骨支两部分。

①坐骨体　位于坐骨的上部，主要参与髋臼后下部约 2/5 部分的构成，为坐位时支持人体上半身体重的主要部分。其近似三棱柱状，分为内、外二面以及前、后二缘。

a. 坐骨体的内、外二面　坐骨体的外侧面为闭孔外肌的附着处；其内侧面壁光滑，参与了一部分小骨盆侧壁的构成，为闭孔内肌的附着处。坐骨体的后面为髋关节囊的附着处，其下方为闭孔切迹。

b. 坐骨体的前、后二缘　前缘较锐利，形成闭孔的后界；后缘则较肥厚，并向上方移行为髂骨的后缘，参与坐骨大切迹下部的构成。坐骨大切迹下有一个向后内方突出的三角形突起结构，称为坐骨棘，为肛提肌、尾骨肌、上孖肌肌腱及骶棘韧带的附着点，并作为坐骨大孔与坐骨小孔的分界点。该棘的下方形成坐骨小切迹，并向下移行为坐骨结节。

c. 坐骨结节　为坐骨体与坐骨支会合处的肥厚而粗糙的隆起，其外观呈卵圆形，横截面呈三角形。横嵴又将该结节分为上、下两部，上部为半膜肌的附着点；下部为半腱肌、股二头肌长头以及大收肌坐骨部的附着点。坐骨结节的下端与股骨小转子处于同一平面，该平面同时又是股方肌与内收大肌在坐骨上的分界线。此外，该结节的外侧缘为股方肌肌腱的起点；内侧缘的下部则为骶结节韧带的附着点；上缘为下孖肌肌腱的起点。当人体处于坐位时，坐骨结节为支撑人体上半身体重的重要结构。

②坐骨支

a. 坐骨上支　呈三棱柱形，向下后方移行并终于坐骨结节处，坐骨上支的前缘形成闭孔的后界，而其后缘与坐骨棘下之间的部分形成坐骨小切迹。

b. 坐骨下支　起于坐骨上支的下端，向前上内方移行而弯曲并连接于耻骨的下支。

（3）耻骨　耻骨为髋骨的前下方的部分，分为耻骨体与耻骨支两部分。当人体处于坐位或站立时，耻骨有固定与支撑的作用。

①耻骨体　参与髋臼的前下 1/5 部分的构成。其与髂骨连接处所形成的粗糙隆起，称为髂耻隆起。

②耻骨支　髂耻隆起向前内方伸出移行为耻骨上支，其内侧端则急转向下方移行为耻骨下支。

a. 耻骨上支　自耻骨体移向前内下方，其内侧端则以锐角的形式进行转折，并移行为耻骨下支。依据耻骨上支的形态，可将其分为三缘与三面。

三缘：上缘形态比较锐薄，为耻骨梳，并向前方移行为耻骨结节。耻骨梳为腹股沟镰、反转韧带以及腔隙韧带的附着处，耻骨梳向后方移行于弓状线处，并向前方移行而止于耻骨结节处。该结节为腹股沟韧带内侧端的起点，该缘的内侧为腹直肌以及锥状肌肌腱的附着处。前缘为闭孔嵴，其前方止于耻骨结节处，后方止于髋臼切迹处，此处为耻股韧带的附着处。下缘主要参与闭孔的构成。

三面：前面呈三角形，为长收肌及闭孔外肌肌腱的附着处；后面表面光滑，主要参与小骨盆前壁的构成，并为肛提肌等肌肉的附着处；下面其结构不完整，其上有由后外向前内方通行的闭孔沟，沟

的两侧即为闭孔前结节与闭孔后结节。闭孔血管及相关的神经在此沟内通行。

b. 耻骨下支　其形态略显扁薄，可分为前后二面与内外二缘。其前面为长收肌、短收肌、股薄肌以及闭孔外肌肌腱的附着处；其后面为闭孔内肌肌腱的附着点；内侧缘与对侧相合而构成耻骨弓，外侧缘则参与闭孔的构成。

在耻骨上、下支移行处的内侧面，有一长圆形的关节面，即为耻骨联合面，其与对侧耻骨的相同结构共同构成耻骨联合。

耻骨体和耻骨支为 5 块股内收肌肌腱的起始处，这 5 块肌肉的肌纤维向下放射，并最终止于股骨嵴等处。

（4）髋臼　髋臼位于髋骨外侧面的中部，并居于髂前上棘与坐骨结节连线之间的区域内。髋臼为一半球形的深窝状结构，呈倒置的杯形，约占球面的 $170° \sim 175°$，直径平均为 3.5cm。由髋臼的周缘与其开口所形成的平面与躯干的矢状面形成了一个开口向后的 $40°$ 的夹角；此平面又与躯干的水平面形成一个开口向外的 $60°$ 的夹角。因此，髋臼的开口是向前、向外以及向下倾斜的。

髋臼边缘呈堤状，其前部下方及后部均有隆起，且非常坚实。其下部有一深且宽的缺口，称髋臼切迹。该切迹向上移行并与髋臼窝底部一粗糙部分相连，该粗糙面即为股骨头圆韧带的附着处。在髋臼切迹的缺损部，有一髋臼横韧带横过，该韧带恰好将髋臼的边缘围成一个完整的圆杯。同时，其周边还附着一圈由软骨构成的盂缘。上述结构加深了髋臼的深度，而使得髋臼面积超过了股骨头球面面积的一半，从而使股骨头被深深地包裹在髋臼之中。

髋臼顶部肥厚而坚实。人体负重时的受力线，由骶髂关节向下传递至坐骨大切迹之前，再传至髋臼的顶部，髋臼顶部为一个强劲的负重点。当人体直立或行走时，髋臼顶部又将体重向股骨头传递。髋臼后下部至坐骨结节的部分为人体的另一负重点，其主要负责坐位时的体重传递。

髋关节面呈蹄铁形，其形状类似月牙形，故又称为月状面。该关节面位于髋臼的周围，为透明软骨所覆盖，因承受巨大的应力，其上部与后部肥厚而宽大，而前后部略窄。

髋臼底部的凹陷略显粗糙，移行至髋臼切迹处，称为髋臼窝。其上无关节软骨覆盖，主要由股骨头韧带所占据。因该部不与股骨头相接触，故又称为非关节部分。髋臼窝位于"Y"形软骨的下方，正对股骨头的中心。直立时，股骨头的上部关节面突出于髋臼边缘之外。髋臼窝底部的壁非常薄弱，在标本上，其骨板几乎透亮。

在髋关节生长发育中，当髋关节髋臼软化时，作用于髋臼的压力，特别是来自股骨头的压力超过了髋臼的承受能力时，股骨头深入髋臼，髋臼呈弧形突入骨盆腔，形成 Otto 骨盆，为一种先天性发育异常性疾病。

（5）闭孔　闭孔为坐骨与耻骨共同围成的大孔，多数呈三角形，少数为卵圆形。闭孔的上界为耻骨上支的下缘；其下界为坐骨下支的上缘；外界为坐骨上支与坐骨体的前缘以及髋臼切迹的边缘；其内界为耻骨下支的外侧缘。闭孔边缘比较锐利，在活体上有闭孔膜附着其上，将其封闭。

闭孔由骨盆前壁斜向前、下、内方延伸，形成了一纤维性的管道，其最终止于耻骨肌的深面，该管即为闭孔管，长 2~3cm。该管的上界即为耻骨上支下缘的闭孔沟；其下界即为硬而无弹性的闭孔膜。其中，闭孔动、静脉及闭孔神经均在此管内穿行。

当闭孔神经通过闭孔管之后，又分为前、后两支，主要负责对股内侧肌群的支配；其另有关节支，主要负责髋关节、膝关节的支配；并有感觉支，以负责对大腿与小腿内侧及膝关节内侧的感觉的支配。

2. 股骨上端

（1）股骨头　股骨头除顶部有特殊结构而使之略扁平外，其整体上还呈现为一球形。该球体的直径为 4~5cm，体积约占一相同大小球体体积的2/3。

股骨头的几何学中心为髋关节的垂直轴、水平轴以及前后轴所贯穿。位于股骨头顶部稍后方有一小的凹陷性结构，即为股骨头凹。此凹为股骨头韧带的附着处，于其内有少量的细小血管穿行，股骨头可由此获取少量的血供。股骨头的上半部除股骨头凹外，其余大部分完全为关节软骨所覆盖。所覆盖的关节软骨的厚度并非全部一致，因为股骨头的中央部几乎承载了上半身的最大负荷，故该处的软骨较其他地方肥厚；而股骨头周边所承担的重力较小，故此处的软骨较薄。

相对而言，股骨头的关节面要比髋臼的大一些，因而可以增加髋关节的活动范围。并且覆盖髋臼的软骨也相对较少，多呈倒置的马蹄形，两臂间为髋臼窝。其内又包含有脂肪垫并覆以滑膜，因此在任何位置上，股骨头上总有一部分表面与髋臼窝内的软组织相接触，而并不与髋臼窝上的关节软骨相接触。因此，当髋关节在传递关节应力时，股骨头的下内面因不与关节软骨相接触而不参与关节应力的传递。

股骨头一直为髋臼所包罩，主要在股骨头的赤道线以外，但位于股骨头前部、上部以及后部边缘上的一小部分关节软骨则显露于髋臼唇的外方。这种情况主要是由髋臼轴指向前外下方，而股骨颈轴却指向前内上方而造成。只有在髋关节屈曲90°或处于外展或外旋时，位于股骨头周围的软骨才会完全与髋臼上的软骨相接触。髋臼与股骨头两关节面能否精确地对合，对于关节黏附的牢固性起着至关重要的作用。

（2）股骨颈　股骨颈为股骨头下方一处较细的部分，该结构位于股骨头的外下方。其略向前方凸出，而中部较细（图 14-21）。股骨颈的上下两缘呈圆形，其上缘几乎呈水平，微向上突出，并向外移行为大转子；其前上缘在靠近股骨头处有时会形成股骨颈窝；其下缘则向后下外方移行，并与股骨干相续于股骨小转子附近。

（3）大转子和小转子　在股骨颈的下方有两个明显隆起，即位于外侧的股骨大转子以及位于内侧的股骨小转子，上述两个隆起的结构为许多肌肉附着处（图14－22）。

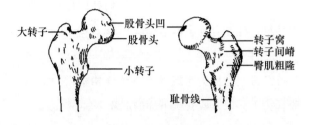

图14－21　股骨上段

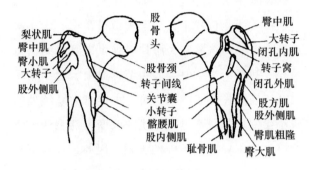

图14－22　股骨上端肌肉附着点

①大转子　为一长方形的隆起，位于股骨颈、体相连接处的后上部，大转子的位置比较表浅，易于皮下触得，故为临床上常用的骨性标志。

大转子的上缘游离、肥厚，该缘的后面为梨状肌的附着处；该缘与髋关节的中心几乎处于同一水平面；上缘的后部向内上方突出，明显地高耸于股骨颈的后方。大转子内侧面的前方为闭孔内肌以及上、下孖肌肌腱的抵止处。大转子的下缘呈嵴状隆起，即股外侧肌嵴，为股外侧肌肌腱的附着处。

大转子的上部存在一粗糙的深窝状结构，即转子窝。为闭孔外肌肌腱的附着处，其内下部主要以松质骨的结构与股骨颈及股骨干相连；其外侧面比较粗糙，该处有一自后上向前下方移行的嵴状隆起，为臀中肌以及臀小肌肌腱的附着处。

②小转子　为一呈圆锥状突起的结构，其位于大转子的平面以下、股骨干后上方的内侧，由股骨颈后下缘与股骨体的连接处向内后上方突出。小转子尖及其前面比较粗糙，为腰大肌的附着处；小转子的后面比较平滑，为大收肌所覆盖，有时会有一滑液囊附着于其上；小转子的底面与其宽阔的内侧

面以及前面为髂肌附着处。

在大转子后下方，相当于小转子的平面，有时会见一骨性的突起，即第三转子，为人体的正常变异。

（4）转子间线　在股骨颈的前面，位于股骨颈、体间的相连接处有一略隆起的粗线状结构，即转子间线。转子间线比较平滑，起自股骨大转子前缘的上内部并向下内方移行至股骨小转子的下缘，向下方移行为耻骨肌线。转子间线处有相应的关节囊前壁附着于其上；转子间线的上端为股外侧肌最上方部分的肌纤维的起点，而转子间线的下端为股内侧肌最上方部分的肌纤维的起点；转子间线的外侧部与内侧部则分别为髂股韧带上、下束的抵止处。

（5）转子间嵴　在股骨颈的后面，位于股骨颈、体间的连接处有一圆形的嵴状结构，即转子间嵴，该嵴较转子间线粗糙。转子间嵴起自股骨大转子的后上角，并向下内方移行而最终抵止于股骨小转子。位于转子间嵴的中部处有一结节，为股方肌肌腱的抵止处；该结节的上部、下部以及股方肌本身，皆由臀大肌所覆盖。

（二）髋部的骨骼构造

身体躯干的重力是由骶髂关节向髋臼，再由髋臼向股骨头，再由股骨头向股骨颈这样一个顺序而向下肢传递的。髋骨与股骨的上端内的松质骨，随着负重与行走的增多，而逐渐出现交叉型的骨小梁。

1. 股骨近端

（1）股骨近端的骨骼构造　股骨头的骨小梁系统，仅有直立行走的人类才具有。成年人股骨头以及股骨颈处的骨小梁的排列主要与其负重功能有关，其骨小梁多呈柱状排列，并向上部进行分散。在股骨上端骺处的软骨板未完全愈合前，此组骨小梁由股骨内侧的骨皮质经股骨颈的下部向上移行至股骨上端骺的软骨板处。当股骨上端骺处的软骨板完全愈合后，骨小梁则向上方一直移行，并抵止于股骨头的关节面。此组骨小梁主要接受由躯干向下

肢，或由下肢向躯干传递的压应力。并且此组骨小梁可跨越髋关节，向上经过髂骨，并一直移行而抵止于骶髂关节。

有学者发现，在新生儿出生至发育10个月后这一过程中，股骨内存在着良好的骨板，但横行骨板不是很明显。之后随着行走以及负重的增加，松质骨内会出现交叉的骨小梁，从而适应这种股骨头、颈处所承载的压应力与张应力的增加。由于直立行走和运动、负重活动的需要，重力由斜行转向纵行能引起发育上的改变：股骨颈轻度向前微凸，股骨近端的骨小梁呈螺旋形排列。

股骨上端内的松质骨板形成了两种骨小梁系统，一种为压力系统，另一种为张力系统（图14-23）。

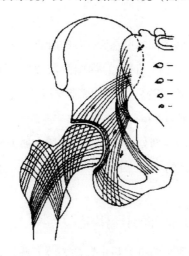

图14-23　髋骨和股骨上端的构造

①压力系统　即内侧较为垂直的骨小梁系统，主要为适应压力的作用而形成，其形态是由作用于此处的压力的排列方式所决定的。此组的骨小梁系统起自股骨干的内侧皮质以及股骨颈下方的皮质，并分为主群与副群。

a. 主群　又称为上群。此群的骨小梁坚固而厚实，呈垂直方向而向上方放散，并抵止于股骨颈与股骨头上面的皮质上。

b. 副群　又称为下群。与主群相比，此群的骨小梁纤细而稀薄，其排列亦较疏松，呈弓形样而向外上方扩散，并最终抵止于股骨大转子及附近股骨颈处的皮质上。

②张力系统　即外侧的呈弓形样的骨小梁系统，其主要为适应张应力的作用而形成，此处的骨小梁系统是由作用于此处的张力的排列方式所决定的。此组骨小梁主要起自股骨干的外侧皮质，同压力系统一样亦分为主群与副群。

a. 主群　该群呈弓形曲线样而向上内方弯行，其行经方向与压力系统的呈直角样相交，并抵制于股骨头下面以及股骨颈下面的皮质上。

b. 副群　其主要位于大转子内，并平行于大转子的表面。

在X线正位片上，当髋关节外翻时，骨小梁的压力系统变得紧密，而骨小梁张力系统则变得疏松，甚至消失；但当髋关节内翻时，骨小梁压力系统处的骨小梁减少，而骨小梁张力系统处的骨小梁则增加。不过，上述的改变可能会受到X线摄片的位置以及条件的影响。因此，其并不真正表示骨小梁板层实际的减少数量，而部分变化可能为股骨颈的内、外翻后所引起的骨小梁改变而产生的错觉。

③压力与张力两系统内的骨小梁形成了两组交叉结构。

a. 一组交叉位于股骨头、颈部。主要是由压力系统上群的骨小梁与张力系统的弓状束相交叉而形成的。此处的骨板致密而坚固，并且其骨小梁系统还得到了来自股骨颈下方较厚的皮质以及股骨距对其的支持。

b. 另一组交叉位于股骨大转子与转子间线所在的平面。主要是由压力系统下群的骨小梁与张力系统的弓状束相交叉形成。该处的骨板亦较致密而坚固，其内侧柱的重力负荷系统会在老年时因骨质疏松而变得薄弱、稀疏。上述两组交叉，在位于股骨颈前后壁间的区域内，即股骨大、小转子与转子间嵴之间的狭小区域内，骨小梁角缺乏，这个骨小梁薄弱的区域被称为Ward三角，或称为股内三角。

根据股骨上端内的骨小梁的走行方式亦可将其分为3组：①股骨头处的骨小梁是向关节面方向放射的；②股骨颈处的骨小梁则起自骨周围的皮质，并在颈内形成一系列的弓状结构，与分布于股骨头处的骨小梁融合并对其起到了支持的作用；③股骨大转子处的骨小梁，其走行略之。在这三组骨小梁中，前两组是股骨所特有的，其还与股骨颈的形状以及某些肌肉的附着处有关。

股骨上端的冠状面上可见压力骨小梁曲线，向上经由股骨颈处而移行至股骨头关节面的边缘而呈现扇形；股骨头处的骨小梁是与髂骨处的骨小梁的压力线的排列方式相一致的；股骨小转子以上区域处的骨髓腔内骨小梁较少且弱，但此区域处的股骨干有厚且坚强的骨皮质，所以虽然此处的骨皮质较薄，但该处的骨小梁却形成了坚强的内负重系统。

（2）股骨近端的骨性结构

①股骨距　股骨距系指位于股骨颈、干结合处内侧的内后方以及股骨小转子深面处，由多层致密的骨质所构成的纵行骨板。股骨距是股骨近端内侧负重系统的重要的组成部分，是股骨颈的基石（图14-24）。

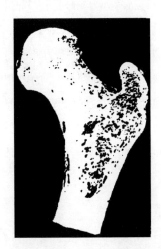

图14-24　股骨距模式图

股骨距沿股骨小转子前外侧呈垂直样向上移行。股骨距的上极与股骨颈后方骨皮质相融合；其下极则与位于股骨小转子下方处的股骨干后内方的骨皮质相融合。股骨距的走行方向的前缘与耻股韧带于股骨小转子前方的附着处的骨嵴相一致，而其后缘则与臀肌粗隆的走行方向相一致。

股骨距板状面的轴线与股骨内、外髁所在平面轴线的投影所形成的交角，称为距髁角，该角的大小与股骨颈前倾角的大小呈明显的正比关系。距髁

角的平均值的范围为16.7°±4.5°。

位于股骨上端后侧骨皮质处的股骨距则突向股骨干骺端处的骨板，为一处具有连续性螺旋状的板层状结构，其厚度几乎与骨皮质相等。当股骨旋外30°以上时，于髋关节的正位X线片上可见到股骨距的板层结构。

股骨的负重呈偏心性受载，且应力分布并不均匀，在应力较大的地方，必然需要加固骨组织与之对抗。股骨距为股骨近端的偏心性受载着力点，作用非常重要。股骨距增强了股骨颈、干连接处对应力的承受能力，因此股骨距承受着人体于直立位负重时所产生的巨大的压应力，同时也与扭矩以及弯矩所产生的作用力相抵抗。上述这种于局部所增强的结构，大大地减轻了股骨上端骨的重量，符合以最少骨组织承受最大应力的构造原则。

在横断面上，股骨距受力方向与髋旋外肌的作用方向是基本一致的；在冠状面上，股骨距受力方向与臀大肌及髂腰肌的合力方向也是大致相同，从而对这些肌肉收缩时在髋关节处所产生的压应力起到了抵抗的作用。因此，大部分学者认为，股骨距与压力以及张力骨小梁系统构成了一个完整而合理的符合髋关节生物力学要求，并能适应髋关节生理功能需要的内负重系统，对抵抗最大张力以及最大压力处的结构的连接以及支撑起到了加强的作用。

②骨骺下区　骨骺下区系指股骨上端的内负重系统的内、外骨小梁板层系统相交处的结构。上述两个结构彼此相会合，呈弓状样排列。整个骨干内侧处的环行板层结构亦以类似的形式进行终结，凭借骨小梁的联系，与对侧骨皮质处的骨板所形成的弓状样板层相会合。

③骨骺瘢　骨骺瘢系指骨骺软骨板在骨化愈合后所遗留下来的结构。该结构在成人比较明显，但并不终生存在，随着年龄的增加而逐渐不明显；当人体步入老年时，该结构少见。在X线片上，有时会将由外侧的骨骺动脉在穿过骨骺旁板层时所形成的骨隧道误认为骨骺。

2. 髋骨骨骼构造　由骨盆构成了一个闭锁的环状结构，躯干的重力通过骶髂关节传递至髋臼，再传递至坐骨结节。根据这种传递方式，髋骨也相应地形成了两个主要的骨小梁系统，即由骶髂关节与髋臼共同构成的系统以及由骶髂关节与坐骨共同构成的系统。

①由骶髂关节与髋臼共同构成的系统有两组骨小梁，其中一组骨小梁起始于骶髂关节面的上部，其向下方聚集于坐骨大切迹的后缘处，而后反折转向外方，并呈扇形样向髋臼的下部放散；在此处，股骨颈的张力系统与之相延续。另一组骨小梁起始于骶髂关节面的下部，在位于臀下线半面会聚处，形成髋骨弓状线这一骨性隆起，并由此反折而向外方移行，呈放散状移行至髋臼的上部；在此处，股骨颈的压力系统与之相延续。

②由骶髂关节与坐骨共同构成的骨小梁系统亦起始于骶髂关节面，而向下移行至坐骨处；并且，其与起自髋臼缘的骨小梁相交叉，此组小梁主要负责承担人体在坐位时的上半身躯干的重量。

此外，起始于坐骨大切迹与髋骨弓状线处的骨小梁，可前行进入耻骨上支，从而参与骨盆环的构成。

覆盖于股骨头表面的关节软骨根据受力的不同而被分为3个部分：覆盖于压力负重区的骨小梁处的关节软骨，称为压力负重区，其主要与髋臼处的关节软骨面相关节；覆盖于压力负重区外侧边缘部的骨小梁处的关节软骨面，称为周围非压力负重区；覆盖于压力负重区内侧部的骨小梁处的关节软骨，称为内侧非压力负重区，压力决定了骨松质的结构。而压力的作用又包括了负重力的大小、方向以及作用时间的长久等要素。

3. 髋部肌肉对股骨上端形态的影响　髋关节周围肌肉的肌力的协同作用，可使股骨头被牢牢地固定于髋臼之内，而这种作用力必然会被股骨头、颈部大小相等的方向相反的作用力所对抗。当肌力失去平衡时，二者间的作用也会不相同。所以髋关节周围一些肌肉对股骨上端的形态的影响非常大。

股骨上端的正常的形态的维持是与髋外展肌、腰大肌以及内收肌这三块肌肉肌力的共同作用所维持的平衡密切相关。如婴儿痉挛性瘫痪可使髋外翻加重，引起脱位；若外展肌麻痹，则可致髋关节内收畸形；如腰大肌丧失对抗功能，髋关节呈外展性脱位；内收肌的持续性单独作用，可引起髋关节内翻、股骨颈扭曲及股骨干弓形曲度加大。

四、髋关节的稳定装置

（一）髋关节的韧带

1. 髂股韧带　髂股韧带位于髋关节囊之前，并紧贴于股直肌深面，呈一倒置的"Y"形。该韧带与髋关节囊的前壁紧密地相接触，其长度较长并较坚韧。该韧带为全身最大的韧带。

髂股韧带起自髂前下棘及其后方2cm处的髋臼缘，该韧带的纤维方向是朝向外下方移行的，呈扇形。在向下方移行时分为二歧：外歧抵止于转子间线的上段；内歧抵止于转子间线的下段（图14-25）。髂股韧带的外歧可以限制大腿的外展与外旋；内歧可以限制大腿的外展。髂股韧带的内侧部与外侧部均较肥厚而甚为坚固，有时即使是髂前下棘发生撕脱性骨折时，该韧带都可能不被撕裂。但位于该韧带的二歧之间的部分却甚为薄弱，有时该处会形成一孔样结构。

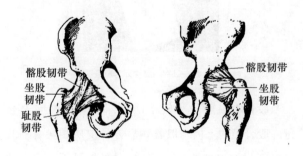

图14-25　髂股韧带

当人体处于直立位时，躯干的重心移向髋关节后方，此时，髂股韧带对髋关节的后伸有限制作用。当人体站起时，髂股韧带能保证人体躯干于髋关节上保持一定的稳定性；当体重落于股骨头上时，髂股韧带能与臀大肌协同作用，而使得髋关伸直，并以此将躯干拉直，从而使得躯干保持直立的姿势。除屈曲之外，在髋关节的所有运动中，髂股韧带均能保持一定的紧张度；特别是在髋关节伸直与外展、外旋时，该韧带显得尤其紧张。

2. 耻骨囊韧带　耻骨囊韧带位于髋关节囊的前下方，呈三角形。

耻骨囊韧带起自耻骨上支、耻骨体、髂耻隆起、闭孔嵴以及闭孔膜上，而斜向下外方移行，并通过股骨头的前方而向外下方至股骨颈处，其行于髋关节囊的内侧部而与髋关节囊以及髂股韧带内岐的深面相合并，最终该韧带抵止于转子间线的下部。

耻骨囊韧带与上述由髂股韧带分出的二岐形成一"N"字形的结构，该结构能够限制髋关节的外展运动。

3. 轮匝带　该韧带为髋关节囊位于股骨颈处深层纤维的呈环形增厚的部分。

该韧带环绕股骨颈的中部，能够约束股骨头，并防止其向外方脱出。该韧带的纤维在股骨颈后部较表浅，但尚具有一定的扶持力。

4. 坐骨囊韧带　坐骨囊韧带包括三角形的纤维囊，其位于髋关节囊后面，略呈螺旋样而较薄弱。

坐骨囊韧带起自髋臼的后下部，其纤维向外上方经股骨颈的后面移行至髋关节囊的轮匝带，最终抵止于大转子的根部。该韧带的纤维与髋关节深层处的关节囊的环状纤维相合并，其上部的纤维呈水平样跨越髋关节并与髂股韧带相合。该韧带能够防止髋关节的过度内旋与内收。

5. 股骨头韧带　为髋关节囊内的纤维带。该韧带呈三角形而略显扁平，起于髋臼横韧带与髋臼切迹处，最终抵止于股骨头凹处，在移行过程中一直为滑膜所包裹。

股骨头韧带虽位于髋关节囊内，但并不被包裹在滑膜之内，主要为一个滑膜管所包绕，并向下移行，在髋臼切迹处才开放。其主要与覆盖于髋臼横韧带的滑膜以及覆盖于髋臼窝内的脂肪的滑膜相延续。位于髋关节下方的脂肪垫在髋关节屈曲时，可

被吸入髋臼窝内；当在髋关节处于半屈曲位或作内收、外旋运动时股骨头韧带会变得紧张，从而能够对股骨头稳定性具有一定的维持作用。

一般认为，股骨头韧带为人类在退化时所残留的结构。也有一部分学者认为，该韧带是由髋关节囊或耻骨肌的一部分结构衍化而来。

6. 髋臼横韧带　髋臼横韧带位于髋关节腔之内，实际上是属于髋臼缘的一部分。该韧带系由强有力的扁平的纤维韧带所组成，并呈桥状横跨髋臼切迹的两侧，而形成一孔道，其内有血管及神经通过，该韧带与关节囊以及股骨头韧带的基底部的两个束状带相互融合。

从髋骨关节周围韧带的分布情况来看，髋关节囊的内下方与后下方的区域比较薄弱，尤其当髋关节处于内收、屈曲或轻度内旋位时，最为松弛。

（二）髋关节囊

髋关节囊的附着处有远近的不同：髋关节囊的远侧，其前面止于小转子间线处，后面止于转子间嵴的内侧约 1.25cm 的地方，此处相当于股骨颈的中、外 1/3 交界处；而髋关节囊近侧则附着于髋臼盂缘、髋臼边缘以及髋臼横韧带等处。股骨颈前面全部被包裹在髋关节囊内；股骨颈后面有 1/3 的部分没有被包裹在髋关节囊内；股骨头、颈之间的横行骨骺板亦被包裹在髋关节囊内。

髋关节囊纤维主要由深层的横行以及浅层的纵行两种纤维所构成，其中横行纤维主要参与轮匝带的构成，并环绕于股骨颈处。由于人类最终进化为直立行走的状态，所以部分髋关节囊的纤维也逐渐进化而呈现出螺旋形以及斜行，以加强对髋关节囊的固定，从而适应这种进化的需要。

在髋关节囊的前后均有相关韧带对其加强。位于髋关节囊前侧的髂股韧带最为强劲，即使在其两岐间的薄弱处，也有髂腰肌腱对其覆盖以补充。在该肌肌腱浅面内侧有股动脉经过，而股静脉位于股动脉的内侧，并附于耻骨肌上；在髂腰肌腱的外侧则有股神经经过，并沿髂肌的前面向下移行，被髂筋膜所覆盖，其与髂肌同样位于肌间隙之中。

髋关节囊后部的纤维的走行方向朝向外，并由股骨颈的后面横过，而闭孔外肌的肌腱则由股骨颈的下方越过。髋关节囊的所有部分的厚度并非一致，譬如，在髂股韧带的后面，髋关节囊显得特别的坚厚，而在髂腰肌腱下方则显得较薄弱，甚至存在部分缺如的现象，但有髂腰肌的肌腱对其加强。

（三）髋关节周围的肌肉

髋关节周围的肌肉是维持髋关节稳定性的另一个重要因素。

直接覆盖于髋关节囊与相关关节韧带上的肌肉分为以下几部分：覆盖于髋关节囊前面的肌肉由内向外依次为：耻骨肌、腰大肌、髂肌以及股直肌，而股直肌的直头与反折头肌腱则覆盖于髂股韧带上，阔筋膜张肌则位于股直肌的外面；覆盖于髋关节囊后面的为许多小的外旋肌，如上孖肌、下孖肌、梨状肌、股方肌以及闭孔内肌等；覆盖于髋关节囊上面的肌肉为臀小肌；覆盖于髋关节囊下面的肌肉为髂腰肌及其肌腱以及闭孔外肌。

在髋关节外侧，阔筋膜张肌以及臀中、小肌均为有力的外展肌，同时还参与髋关节的外旋运动。

五、臀区滑膜囊

臀区滑膜囊共12个（图14-26）：

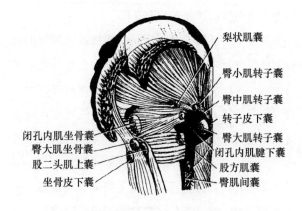

图14-26 臀区的滑膜囊

（1）臀大肌坐骨囊 位于臀大肌下面与坐骨结节之间的区域内。

（2）臀肌间囊 为臀大肌抵止于股骨臀肌粗隆深面时所形成的2~3个滑液囊。

（3）臀中肌转子囊 通常有两个，位于前方的一个居于臀中肌止腱与股骨大转子之间的区域内，而位于后方的一个则居于臀中肌的止腱与梨状肌之间的区域内。

（4）臀小肌转子囊 位于臀小肌的止腱与股骨大转子之间的区域内。

（5）梨状肌囊 位于梨状肌的止腱与股骨大转子之间的区域内。

（6）闭孔内肌腱下囊 位于闭孔内肌抵止处的深面。

（7）闭孔内肌坐骨囊 位于闭孔内肌腱与坐骨小切迹的软骨面之间的区域内。

（8）转子皮下囊 位于股骨大转子与皮肤之间。

（9）臀大肌转子囊 位于臀大肌肌腱与股骨大转子之间的区域内。

（10）坐骨皮下囊 位于臀大肌坐骨囊下方，当人体处于坐位时，该囊则居于坐骨结节与皮肤之间。

（11）股方肌囊 位于股方肌的深面与股骨之间。

（12）股二头肌上囊 位于股二头肌长头的起始部与半膜肌的起始部之间的区域内。

六、髋部神经

髋关节在人体中，是体积最大、关节窝最深的关节，也是最完善、最典型的杵臼关节。维持这样一个关节的稳定性的神经系统也是相当复杂的，下面分区介绍髋关节的神经分布。

（一）髋前区与腹股沟区的神经分布

1. 浅层

（1）腹股沟区和髋前区的皮神经 分布于髋前区以及腹股沟区的皮神经有：股神经前皮支、髂腹股沟神经、生殖股神经股支以及股外侧皮神经等。

（2）腹股沟区的深层的神经 位于该区域内的神经主要为：髂腹下神经、髂腹股沟神经以及生殖股神经的生殖支。

①髂腹下神经　髂腹下神经多起自腰丛（T_{12} ~ S_1）的前支，该神经在位于腰方肌远侧的区域由腹内斜肌穿出，于腹内斜肌以及腹横肌之间的区域内斜向前下方走行，并于髂前上棘的内侧约2.5cm的地方经由腹内斜肌穿过，抵达腹外斜肌腱膜深面的区域，于腹股沟管浅环的上方约2.5cm的地方经腹外斜肌腱膜穿出。

髂腹下神经所发出的前皮支常由腹股沟管浅环内侧角的上方2cm处经腹外斜肌腱膜穿出，分布至位于耻骨上方区域以及下腹部的皮肤；其外侧皮支则在髂结节后方跨越髂嵴，分布至股骨大转子附近区域的皮肤。

②髂腹股沟神经　髂腹股沟神经多起自L_1的前支，在位于髂腹下神经下方约一横指的区域处，与其平行走向前下方。

髂腹股沟神经在位于髂前上棘后约2.2cm处经腹内斜肌穿出，并在腹内斜肌以及腹横肌之间的区域内斜向前下方移行；该神经于腹股沟韧带的上方约2.2cm处经由腹内斜肌穿出，并沿腹外斜肌的深面行向前下方移行；在腹股沟管内，该神经位于精索的外侧；当由腹股沟管浅环穿出后，该神经则分布于男性阴囊（女性大阴唇）前部区域的皮肤。

③生殖股神经的生殖支　生殖股神经的生殖支沿精索内侧下行，当由腹股沟管浅环穿出后，该神经主要分布于提睾肌以及阴囊肉膜处的区域内。

2. 深层

（1）股神经　股神经亦起自腰丛，是腰丛神经中最大的分支，主要由T_{12} ~ L_4前支的后股组成（少数来自于T_{11}或L_5）。该神经于腹股沟韧带下方约3 ~ 4cm处股动脉的外侧分为前、后两股，旋股外侧动脉恰行于前、后两股之间，而前股与后股又发出若干肌支以及皮支。

①股神经的主要分支

a. 髂肌支和腰大肌支　髂肌支和腰大肌支由股神经于髂窝处发出。

b. 耻骨肌支　耻骨肌支系由股神经于腹股沟韧带的深面发出，并经股血管鞘的后方而分布于耻骨肌的前面。

c. 缝匠肌支　缝匠肌支为股神经的前股所发出的分支，于前股处形成后便立即发出。

d. 股中间皮神经（前皮支）　股中间皮神经（前皮支）亦为股神经的前股所发出的分支，并于股三角的近侧部分为内侧支以及外侧支：内侧支于腹股沟韧带的下方约8cm处经阔筋膜穿出；外侧支先经缝匠肌穿出，并发出分支以支配该肌，而后经由阔筋膜穿出；两支下降并分布于股前面下部2/3区域处的皮肤。

e. 股内侧皮神经（前皮支）　股内侧皮神经（前皮支）亦为股神经的前股所发出的分支。该分支沿股动脉的外侧方下降，并发出一小分支经阔筋膜穿出，分布于大腿上部内侧区域处的皮肤；其主支于股三角的尖部跨越动脉，并分为前、后两支，前支于缝匠肌的前面呈垂直方向向下移行，并约于股中、下1/3交界区域处经由阔筋膜穿出而移行至膝前，后支主要沿缝匠肌的后缘下降，移行至膝关节的内侧，并经由阔筋膜穿出而发出数条小分支，分布于膝关节以及小腿中部内面区域处的皮肤。

f. 隐神经　隐神经为股神经的后股所发出的分支，沿股动脉的外侧进入收肌管，并斜行跨越动脉的前方而走行至其内侧。

g. 股内侧肌支　股内侧肌支亦为股神经的后股所发出的分支，其伴随隐神经下降，走行于大收肌腱板的浅面，沿途发出3 ~ 7条分支进入股内侧肌的内侧面。其中，常会发出一分支沿股内侧肌前面下降至膝关节处。

h. 股直肌支　股直肌支亦为股神经的后股所发出的分支，通常分为两支，自股直肌上部的深面进入，并发出一髋关节支，伴随旋股外侧动脉的升支抵达髋关节囊处。

i. 股外侧肌支　股外侧肌支亦为股神经的后股所发出的分支，其伴随旋股外侧动脉的横支以及降支而行，沿股外侧肌的前缘发出2 ~ 4条分支进入肌肉内，并发出分支移行至膝关节处。

j. 股中间肌支 股中间肌支亦为后股所发出的分支，通常为 2~3 条，其进入股中间肌上部前面的区域内，并发出分支移行至膝关节附近。

②当股神经完全损伤时，会出现如下体征。

a. 肌肉萎缩 主要表现在股四头肌上，以股前区处的部分表现最为明显。

b. 运动障碍 若髂腰肌与股四头肌同时瘫痪时，则表现为大腿屈曲功能障碍，而小腿也会发生伸直功能障碍。因此，不能完成登阶梯以及跳跃等运动；患肢无力，不能全力支持体重而容易跌倒，甚至出现步行困难。若单为股直肌与缝匠肌的麻痹，则对髋关节的屈曲无显著性的影响。

c. 感觉障碍 该体征主要出现于股前及小腿内侧的区域内，当股神经受刺激时，其感觉区会发生疼痛，以膝关节部较为明显。

（2）闭孔神经 闭孔神经纤维来自于 L_2~L_4 前支的前股，该神经沿腰大肌内缘进入骨盆内，并沿骨盆的侧壁继续向前下走行，而后，在闭膜管内分为前、后两支：

①闭孔神经前支 闭孔神经前支经闭膜管穿出后，走行于耻骨肌与长收肌的深面以及闭孔外肌与短收肌的浅面，该神经干多呈现扁平状。闭孔神经前支中含有分布至股薄肌、长收肌、短收肌以及股内侧皮支等纤维束，有时还会分布至耻骨肌以及股动脉处。该分支所发出的皮支主要支配上述肌肉。

②闭孔神经后支 闭孔神经后支经闭孔外肌的上部穿过，下降于长收肌以及短收肌之间的区域内，其所发出的肌支主要支配大收肌。大收肌支多存在 1~2 条分支。

（二）髋外侧区的神经分布

由于髋部的主要神经大都分布于髋前以及髋后区域内，此处主要以介绍髋外侧区的皮神经为主。

1. 髋外侧区的皮神经 髋外侧区的浅筋膜较臀区的稍薄，浅筋膜较深层内由前向后依次为：股外侧皮神经、肋下神经、髂腹下神经外侧皮支以及臀上皮神经。

2. 股外侧区的皮神经 分布于股外侧区的皮神经主要为股外侧皮神经。股外侧皮神经主要发自腰丛，于髂前上棘的下方 5~10cm 处经由深筋膜穿出，分为前、后两支，前支较长些，该支比较恒定地分布于大腿外侧面的皮肤，后支则分布于臀区外侧面的皮肤。

股外侧皮神经存在一些变异，根据股外侧皮神经的走行以及其分支情况，可将其分为 4 种类型。

Ⅰ型：股外侧皮神经经髂前上棘的内侧，在腹股沟韧带的深面通过，并于髂前上棘的下方从阔筋膜穿出，而分为两支，此型约占 71.3%。

Ⅱ型：股外侧皮神经经髂前上棘表面或其外侧面跨越至股部，此型约占 5.33%。

Ⅲ型：股外侧皮神经于盆腔内便分为内、外两支，一般内侧支较小，其往往通过腹股沟韧带中 1/3 部分的深面移行至股部，此型约占 4.67%。

Ⅳ型：股外侧皮神经于腹股沟韧带中部的深面通过移行至股部，有时会走行至股神经的前方，此型约占 2.0%。

（三）臀区的神经分布

1. 臀区的皮神经 臀区的皮神经有三组。臀上皮神经为 L_1~L_3 神经后支的外侧支，经竖脊肌外缘自胸腰筋膜的骨纤维管穿出，越过髂嵴分布于臀上部的皮肤。急性腰部扭伤时，臀上皮神经易受牵拉而引起腰腿痛。臀中皮神经为 S_1~S_3 神经的后支，在髂后上棘至尾骨尖连线的中 1/3 穿出深筋膜，分布于臀部内侧和骶骨后面的皮肤。臀下皮神经为股后皮神经的分支，经臀大肌下缘返向上行，穿出深筋膜，分布于臀下部皮肤。

2. 臀区深部的神经

（1）臀上神经 臀上神经系骶丛的分支之一，起自 L_4~S_1 的后股，一般于梨状肌上孔处穿出骨盆，但有时也会经梨状肌纤维穿出骨盆。臀上神经穿出盆后，与同名动静脉相伴行，并分为上、下两支：其上支较小，主要与臀上动脉深处的上支相伴行，而沿臀小肌的上缘分布于臀中肌的区域内；其下支较大，主要与臀上动脉深处的下支相伴行，向前行于臀小肌的中部以及臀中肌之间的区域内，并发出分支走行至臀小肌以及和臀中肌处，其终支走行至阔筋膜张肌后内侧附近，对该肌起支配作用。

由于臀上神经主要支配臀中、小肌以及阔筋膜张肌，故当臀上神经受损时，会导致臀中、小肌以及阔筋膜张肌的瘫痪。正常情况下，当双脚站立时，臀中肌、臀小肌具有防止股骨头由髋臼中脱出的作用；当肢体下垂时，臀中肌、臀小肌具有类似悬挂的作用，从而防止肢体的坠落以及关节囊的扩张。当以一侧下肢站立时，处于站立状态下的一侧的臀中肌、臀小肌具有防止骨盆向对侧倾斜的作用。当臀上神经损伤后，患肢站立时，骨盆会呈摇摆状而极不稳定，患侧 Trendelenburg 征阳性，即当人体以患肢站立时，由于臀中、小肌不能有效收缩，使骨盆不能与股骨大转子紧紧靠拢，造成骨盆向对侧倾斜，此时站立侧的髂前上棘也不会像正常人那样下沉，反而会升高。

（2）臀下神经 臀下神经主要起自 $L_5 \sim S_2$ 的后股，于臀下血管内侧缘，该神经经梨状肌的下孔穿出坐骨大孔而走行至臀部，多半会在臀大肌的中、下部区域处与臀下动脉的臀大肌支相伴行而从该肌的深面进入该肌，并发出数条分支支配臀大肌。

臀下神经的分支一般有 $1 \sim 3$ 支，以 2 支者为最多见的。臀下神经还可发出分支支配梨状肌、上孖肌、下孖肌、闭孔内肌以及股方肌。上述梨状肌、闭孔内肌、上孖肌、下孖肌及股方肌均为位于股区的旋外肌，而臀大肌除可使大腿旋外，主要是使髋关节伸直。

臀下神经及其各分支损伤之后，会出现下肢站立不稳，不能完成旋外运动；而身体则易向后方倾倒，且患肢无力完成登高以及上楼梯等运动。

（3）坐骨神经 坐骨神经系人体中最粗大的一条神经，一般直径约为 2cm，主要为骶丛（$L_4 \sim S_3$）上束的延续，由胫神经与腓总神经组成。

胫神经起自 $L_4 \sim S_3$ 的前股，而腓总神经则起自 $L_4 \sim S_2$ 的后股，二者于骶丛尖处相合并组成了一宽约 $15 \sim 20mm$ 的扁束，并被包裹在一个结缔组织鞘中。通常，该扁束是经梨状肌的下孔从骨盆穿出，臀下动脉以及股后皮神经与其内侧缘相毗邻。出盆后，坐骨神经走行于臀大肌的深面，并于股骨大转子与坐骨结节之间的区域内向下方移行。在由上而下地移行过程中，该神经贴附于坐骨的背面、上孖肌、下孖肌、闭孔内肌以及股方肌的浅面；当移行至股部时，该神经则贴附于大收肌的浅面，并走行于臀大肌下缘与股二头肌的长头外侧缘所成的角内，而后，向下被覆盖于股二头肌长头之下，并与之相交叉，再从股二头肌长头的外侧缘逐渐走行至其内侧。一般坐骨神经于腘窝尖端分为两支：内侧为胫神经，外侧则为腓总神经。

臀下动脉会发出一支动脉与坐骨神经相伴行，贴附于坐骨神经的表面向下走行，该动脉分支可参与对坐骨神经的营养。

坐骨神经的分支主要有：关节支、股二头肌长头支、股二头肌短头支、半腱肌、半膜肌支以及大收肌支等。

由髂后上棘至坐骨结节处做一连线，由其上、中 1/3 的交界处至股骨大转子的尖端引一连线，即相当于梨状肌下缘的体表投影，此线的内、中 1/3 的交界处即为坐骨神经经由骨盆穿出处的体表投影。

坐骨神经主要由梨状肌的下孔处穿出骨盆的。但此处可存在变异，如坐骨神经在骨盆内的高位处即分为腓总神经与胫神经时，其与梨状肌的关系便发生了变化；而腓总神经也会不经梨状肌而直接经其上缘穿盆；胫神经亦会不经梨状肌的下缘而直接经过该肌穿出；坐骨神经有时也会作为一个总干而直接经梨状肌或经其上缘而穿出骨盆。可分为如下 6 型。

Ⅰ型：坐骨神经总干经梨状肌下孔出骨盆，此型约占 65%。

Ⅱ型：坐骨神经于骨盆内分为两支：腓总神经经梨状肌穿出骨盆，而胫神经则经梨状肌下孔穿出骨盆，此型约占 28%。

Ⅲ型：坐骨神经于骨盆内分为两支，而两支一同经梨状肌下孔穿出骨盆。

Ⅳ型：坐骨神经于骨盆内分为两支，腓总神经经梨状肌上孔，胫神经则经梨状肌下孔穿出骨盆。

Ⅴ型：坐骨神经于骨盆内分为两支，腓总神经经梨状肌上孔，胫神经经梨状肌穿出骨盆。

Ⅵ型：腓总神经分为两支，一支经梨状肌上孔，另一支则与胫神经一同经梨状肌下孔穿出骨盆。

其中，Ⅲ~Ⅵ型出现率为7%。

坐骨神经损伤后所出现的情况。

①若坐骨神经于坐骨大孔处或于坐骨神经的上部完全损伤时，则股后肌群、小腿前、外侧与后群以及足部的肌肉全部会发生瘫痪，从而造成小腿屈曲功能障碍，而足及足趾的运动会完全丧失，足弓微弱、足呈下垂。此时，因股四头肌尚还健全，故膝关节尚还能保持伸直的状态，躯干重心也可获得支持，故患者尚能步行，不过多呈现跨阈步态。患者还会出现小腿外侧以及足部区域皮肤的感觉丧失。

②足底重荷区会因感觉丧失，常会造成损伤与溃疡，引起角质层增厚，从而产生胼胝，并且易受感染。

③跟腱与跖反射消失。

④坐骨神经所分出的腓总神经部分损伤时，会引起小腿伸肌、足外翻肌以及足背肌的麻痹，故患足背屈与外翻功能障碍，而足则呈内翻下垂状态，即所谓的马蹄内翻足畸形，患者在步行时常会用力抬高下肢，呈跨阈步态，各足趾会出现下垂屈曲状态，同时，小腿前外侧以及足背区域会出现感觉障碍。

⑤坐骨神经所发出的胫神经部分损伤时，会引起小腿屈肌以及足底肌的麻痹，从而导致小腿部肌肉萎缩，而出现小腿变细，并伴有屈膝无力，足跖屈与内翻功能障碍，而呈背屈外翻畸形。

⑥由于足内在肌的麻痹，足弓的弹性以及强度会丧失，而不能支持自身体重。各足趾会呈现爪形，而跖趾关节会发生过伸，趾间关节会发生屈曲。

⑦感觉障碍主要以在小腿后面、足外侧缘以及足跟外侧部与足底的区域处为主。

（四）髋关节的神经支配

髋关节主要接受来自闭孔神经、股神经、臀上神经以及坐骨神经分支的支配。髋关节的前方主要接受闭孔神经以及股神经关节支的支配；而髋关节的后方主要接受来自臀上神经以及坐骨神经关节支的支配（图14-27）。一般分布于髋关节处的神经支比较细，其分布重叠现象不如其他大关节明显，而其分支常常会随相关血管一同进入关节内。

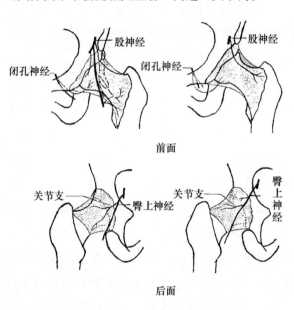

图14-27　髋关节的神经支配

1. 由闭孔神经与副闭孔神经所发出的关节支主要分布于关节囊的内侧以及耻股韧带区域。因其起始处可不同，故变异很多，但90%以上的闭孔神经会参与对髋关节的支配。闭孔神经的关节支一般为一纤细的小分支，主要由本干经闭孔管时所发出，亦有经盆腔穿出者，其多先向下外方走行，继而向外上方弯曲移行，并与旋股内侧动脉的关节支同行，而经髋臼切迹穿过并进入髋关节。

2. 股神经与副股神经的髋关节支主要来自其股骨肌支，其次为股四头肌支，主要支配髋关节囊前方近侧的内面以及远侧的外面的区域。其主要分布于髂股韧带的下部区域，但也有的也会支配关节囊的后上部以及耻股韧带的区域。

3. 臀上神经所发出的关节支主要分布于关节囊的后上方上部以及外部的区域。

4. 坐骨神经股方肌支所分出的关节支 呈稀疏样分布于关节囊后部的区域处。

髋关节处的神经支以闭孔神经为主，但由于其同时对膝关节起着支配所用，故患有髋关节疾病的患者，往往会感到膝关节的疼痛，从而给患者造成一定的错觉。

七、髋部血管

在髋关节的血液供应系统中，股骨头的血管系统变异较多，随着人体发育成长，血液供应的变化，个体差异也颇大。因此，髋关节的血液循环情况，对髋关节疾患的病理研究极为重要。

（一）髋关节血管

人体髋关节主要由臀上、下动脉，闭孔动脉，股深动脉的第一穿支，以及旋股内、外侧动脉等6条动脉及其分支来提供血供（图14-28）。

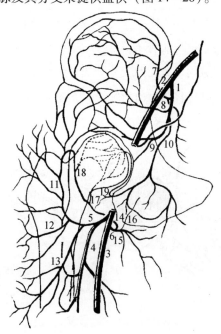

图 14-28 髋关节血供的主要来源

1. 髂内动脉；2. 髂外动脉；3. 股动脉；4. 股深动脉；

5. 旋股外侧动脉；6. 旋股内侧动脉；7. 髂腰动脉；8. 臀上动脉；

9. 臀下动脉；10. 闭孔动脉；11. 旋股外侧动脉升支；

12. 旋股外侧动脉横支；13. 旋股内侧动脉降支；

14. 旋股内侧动脉深支；15. 旋股内侧动脉横支；

16. 旋股内侧动脉升支；17. 旋股内侧动脉后下支持带动脉；

18. 旋股内侧动脉后上支持带动脉；19. 闭孔动脉髋臼支

1. 臀上动脉 臀上动脉系由髂内动脉直接延续而成（图14-29），经由腰骶干与第一骶神经之间的区域处，再经梨状肌上孔由骨盆穿出。

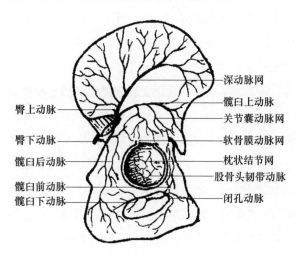

图 14-29 髋臼的血供

臀上动脉及其分支主要参与髋臼的上部、髋关节囊的上部以及股骨大转子的一部分的血液供应。

当臀上动脉经由坐骨大切迹处穿出时，分出两条分支：一支向下方移行，参与髋臼后缘以及髋关节囊后部的血液供应；另一分支则沿髂骨于臀小肌下缘横行，该分支主要参与臀小肌的血液供应，并发出数条分支至髋臼的上部以参与该部的血液供应，其分支下降而终于近侧的髋关节囊处。

臀上动脉在臀中肌的分支经该肌穿出之后又发出一条终支抵达股骨处。

臀上动脉的降支分布至股骨大转子的上面及其外侧面，并与旋股内、外侧动脉以及臀下动脉相吻合，共同发出分支分布于该区域内。

当臀上动脉由骨盆穿出后便立即分为浅、深2支。

①浅支 该分支于臀大肌的深层区域内，分为3~5支，主要参与臀大肌上份起始部的供应，并发支参与臀中肌、髂后上棘附近的髂骨以及髂嵴后部邻近区域的皮肤血液的供应。浅支下部分支的终支由梨状肌的浅面下行而与臀下动脉的分支相吻合。

②深支 该分支走行于臀中肌深面与臀小肌之间的区域，在距起始部前方约1.3cm处，分出1~3分支，按所分的支数，可将其分为3型：1支型约

占2.0%，2支型约占93.4%，3支型约占4.6%。

2支型所出的两个分支分别称为臀上动脉深上支与臀上动脉深下支，其分别与臀上神经所发出的上、下两支相伴行。一般，臀上动脉深上支于臀中肌深面与臀小肌始部上缘之间的筋膜鞘中与髂骨臀面骨膜紧紧相贴而前行，并呈一凸向前上方的弓形，除其起始段外，该分支的全程几乎都走在髂后上棘与髂前上棘连线上方的区域，终于髂前上棘外缘区域的臀中肌或阔筋膜张肌处，终束支也常与臀上动脉的深下支、旋股外侧动脉的升支以及旋髂深动脉等相吻合。臀上动脉深下支于臀中、小肌之间外行，主要参与臀中肌的供应，并发出分支参与臀小肌及髂骨后部区域的供应，当移至转子窝的分支时则与臀下动脉以及旋股内侧动脉的深支相吻合。

臀上动脉经梨状肌上孔穿出位置的体表投影约位于髂后上棘与股骨大转子尖端连线的中、内1/3的交界处。

2. 臀下动脉　臀下动脉（图14-28）也是由髂内动脉所发出的分支，系髂内动脉的前干直接延续而成。该动脉沿阴部内动脉的后方下降，并经由第二、三骶神经之间的区域穿行，再经梨状肌下孔而由骨盆腔穿出，分布至臀大肌的深面。

臀下动脉及其分支主要分布于臀大肌、髋关节囊、坐骨神经、股后部以及臀部处的皮肤，并发出交通支，向下与旋股内、外侧动脉以及股深动脉的第一穿支相吻合，从而形成了"十字吻合"。

除了臀下动脉所发出的众多供应臀大肌的大分支之外，该动脉还向后方发出两条主支以参与髋关节深部结构的血液供应。该动脉的横支越过坐骨神经，与其分支分布于坐骨神经后，再分出一支向下，即髋臼后动脉，以参与髋臼缘的下部、后部以及邻近的纤维性关节囊的血液供应。该动脉的本干在闭孔内肌、上孖肌、下孖肌以及梨状肌之间的区域内继续向外移行，并发出众多小分支分布于上述这些肌肉的附着点、臀中肌以及股骨大转子的后上缘。

经坐骨神经的内侧，该动脉又发出一分支于深处向下方走在该神经与髋臼后部之间的区域内，并向前绕过坐骨，分布至髋臼的下部以及坐骨结节的切迹部；其在闭孔外等处与闭孔动脉相吻合，参与髋臼下部的血液供应。臀下动脉在股骨处无分支。

3. 闭孔动脉　闭孔动脉（图14-30）由髂内动脉的前干处起始，在盆腔腹膜壁层的深面，沿骨盆的侧壁向前下方移行，闭孔神经以及闭孔静脉则分别于该动脉的上、下方与之伴行。在经闭孔管由骨盆穿出处，该动脉分为前、后两终支：前支沿闭孔的前缘走行，分布于闭孔外肌等，并与其后支所发出的分支以及旋股内侧动脉所发出的分支相吻合；后支沿闭孔的后缘走行，其分支主要分布于邻近的肌肉之处，并还发出一髋臼支，而髋臼支又分为髋臼前支、下支，分别分布于髋臼的前、下部，二者又一起由髋臼切迹处进入髋臼内，以分布于髋臼内的软组织。其中一支通过股骨头韧带而移行至股骨头凹处进入股骨头，并分布于股骨头内下方小范围的区域内，此动脉又称为股骨头韧带动脉。股骨头韧带动脉仅为髋臼动脉的一条终支。

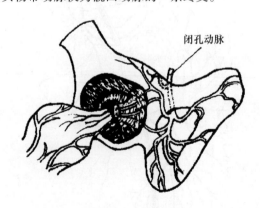

图14-30　闭孔动脉

在骨盆处，闭孔动脉还发出耻骨支，并经耻骨的后面上行，与腹壁下动脉的闭孔支相吻合。于闭孔外肌的附着处，闭孔动脉形成了一血管环。在髋臼有丰富的分支分布于脂肪、滑膜及髋臼。在髋臼的后部，由臀下动脉发出一分支与闭孔动脉环相吻合。

4. 股深动脉第一穿支　在大收肌止点平面，股动脉发出股深动脉第一穿支，该动脉经由大收肌的上部穿出，在位于臀大肌附着点的下方，发出一些分支以参与臀大肌以及大收肌的血液供应。在臀大肌附着点的下方，该动脉的一分支沿股骨干上升，并于股方肌的下缘处分出一小支走行至股骨小转子后方并下行，另一支走行至股骨大转子的后下方并与旋股内、外侧动脉以及臀下动脉相吻合。

5. 旋股内侧动脉 旋股内侧动脉系由股动脉或股深动脉直接发出（图14-31），有时旋股内侧动脉会与旋股外侧动脉共干。

相吻合而形成一动脉环。

6. 旋股外侧动脉 旋股外侧动脉于股三角处由股深动脉发出，或由股动脉直接发出。一般旋股外侧动脉要较旋股内侧动脉稍微粗大些，二者于股骨颈的根部围绕而相互吻合，从而共同形成了囊外动脉环；其中旋股外侧动脉参与该动脉环前部的构成，而旋股内侧动脉则参与该动脉环的内、后以及外侧部的组成，但在大多数人体上，此动脉环并不完整。旋股外侧动脉为股骨近端的一级血管。

当旋股外侧动脉走行至缝匠肌与股直肌的深面

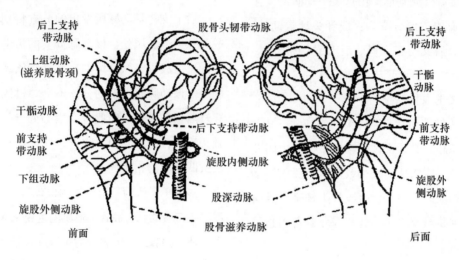

图14-31 成人股骨近端的血液供应

旋股内侧动脉于耻骨肌与髂腰肌之间的区域穿过，走行至闭孔外肌的下缘附近，发出分支至邻近肌肉，与旋股外侧动脉、股深动脉第一穿支以及臀下动脉相吻合。另发出一髋臼支，与闭孔动脉的关节支相伴随，并于髋臼横韧带的下方通过，走行到髋臼窝处，该分支分布于髋关节处，且与闭孔动脉的关节支相吻合。

在髋关节囊内侧，旋股内侧动脉与闭孔外肌之间发出内侧颈升动脉的分支，即后下支持带动脉，并发出闭孔肌支的分支。该动脉走行至关节囊的外后方，于股骨转子间崤处发出后支持带动脉，并发出分支与臀上动脉相吻合。旋股内侧动脉继续向外走行，其终末支延续为后上支持带动脉。后上支持带动脉所发出的分支主要参与股骨头、颈和股骨大转子处的血供，为一条非常重要的动脉。

旋股内侧动脉与旋股外侧动脉于髋关节囊外侧

时，分为升支、降支以及横支：升支主要分布于阔筋膜张肌以及缝匠肌等处；降支则分布至股四头肌的下部以及膝关节处；横支则穿过股外侧肌而分布至股骨的后面，并于股骨大转子的下方与旋股内侧动脉和股深动脉第一穿支动脉以及臀下动脉相吻合。

由旋股外侧动脉所发出的分布至股骨颈前部的分支，由髂腰肌的前面经其外缘向深部走行，该分支主要沿转子间线供应股骨颈基底部、髋关节囊部以及囊内的股骨颈部。进入髋关节囊内颈部的动脉较粗大，在位于关节滑膜的下方沿股骨颈向上走行，而血管逐渐变细，并发出小分支进入股骨颈，有时会有小的关节支穿过髂股韧带，在滑膜下上升。靠近旋股内侧动脉处的支持动脉发出上头动脉，终于股骨颈的上部。

在股骨转子部，会有2～3支血管向外延续以供应股骨大转子的上面以及外侧面。最上支可抵达臀小肌的附着处。有时在此处可与旋股内侧动脉所发出的分支相吻合；最下支穿过股中间肌并向外方移行，在股外侧肌的上部肌的下方走行，并环绕于股骨下方的外侧面，分布于股骨大转子的外侧面，与臀上动脉相吻合。分支继续向后分布而与股深动脉第一穿支动脉供应于相同的区域内。

（二）成人股骨头、颈区的血管

股骨头、颈处的血供主要来自闭孔动脉、旋股内侧动脉以及旋股外侧动脉。由这3个动脉所发出的向股骨头供血的主要分支为：股骨头韧带动脉、前支持带动脉、后支持带动脉、后上支持带动脉、后下支持带动脉等5组血管丛。

1. 股骨头处的血供系统

（1）股骨头韧带动脉 股骨头韧带动脉，又名股骨头圆韧带动脉。股骨头韧带动脉多数系由闭孔动脉所发出的分支所构成，极少数是由旋股内侧动脉的闭孔支所构成的。通常，由股骨头韧带动脉向股骨头发出的血供分支会因个体以及年龄等因素的不同而差异显著。

（2）支持带动脉 支持带动脉又称为滑膜下动脉、关节囊动脉、干骺动脉等。

在靠近骨骺板的地方，支持带动脉进入股骨颈内，作为股骨头血供的主要来源。旋股外侧以及内侧动脉在关节囊位于转子间的附着处的外方，股骨颈的基底部处，形成一动脉环。由该动脉环沿股骨颈部向内上方走行，并发出前、后、后上以及后下4组血管，即前支持带动脉、后支持带动脉、后上支持带动脉以及后下支持带动脉。一般这4组血管多呈组样排列，极少呈分散样分布。各支持带动脉均分为关节囊壁段以及股骨颈段两部分：壁段会于股骨颈的基底部各处经关节囊附着处穿过，股骨颈段则在股骨颈处的滑膜下行进，并发出分支以参与骨骺以及干骺端的血液供应，最后抵达股骨头处。

这些血管穿过关节囊位于股骨颈的附着处，走行于股骨颈滑膜皱襞的深部及滑膜下，与支持带相贴近。其中一部分由股骨颈的滋养孔进入股骨颈，

与股骨颈内的滋养动脉相吻合；多数则由股骨头处的软骨缘滋养孔进入到股骨头内。

后上与后下支持带动脉系由旋股内侧动脉所发出的分支，一般沿股骨颈后侧下缘走行，偶尔也走行到前面。这两组动脉的大小都比较恒定。有时后上组血管会比较粗大，并因此成为骨骺或股骨头的唯一血供来源。

前支持带动脉系由旋股外侧动脉所发出的分支，管径较细小，位置并不恒定。其进入股骨头的分支也少且小。

后上支持带动脉所发出的分支特别多。在位于股骨颈中部区域处，该动脉分支的活动性很大；在接近位于股骨头软骨缘的区域处，该动脉分支比较固定。该动脉所发出的分支不会穿过骺软骨，但会穿过骺板的周边并向股骨头中心处走行。当进入股骨头后，各动脉会相互吻合，并包括与滋养动脉以及头凹动脉的相吻合。

多数学者认为，由旋股内侧动脉所发出的后上、后下支持带动脉为股骨头血供的主要来源。后上、后下支持带动脉经关节软骨的边缘进入股骨头内。

当人体处于儿童时期时，上述动脉所发出的分支会在骺板的周边上向内侧走行，之后会急骤成角，而抵达于股骨头的骨化中心。

有部分学者发现，后上支持带动脉会发出2~5个分支进入股骨头内，而参与股骨头上2/3区域处的血液供应；后下支持带动脉则仅发出1~2个分支进入股骨头内，参与股骨头下1/3区域处的血液供应。相对而言，后上组支持动脉一般要比后下组支持动脉大一些。由旋股外侧动脉所发出的前支持带动脉会发出分支以参与股骨颈前侧区域内的血液供应，该动脉也会发出一小支进入股骨头，但其所提供的血供并不占重要地位。

旋股内侧动脉在转子窝处上行时，会发出许多小分支进入骨孔，主要参与股骨颈基底部的血液供应。同时，此处会发出3~4条大的分支，并穿过外侧关节囊的附着处，于股骨颈增厚的滑膜下走行，抵达股骨头、颈的交界处，并由位于关节软骨边缘

处的 4~5 个大的血管孔进入股骨头内，数目一般比较恒定。

2. 股骨颈处的血供系统　股骨颈处的供血血管可分为 4 组，即上组动脉、下组动脉、颈前组动脉与颈后组动脉。

（1）上组动脉　上组动脉起自旋股内侧动脉或位于关节囊外的动脉环，经股骨颈的上缘进入关节囊附着处，发出 3~4 个分支直接向内走行于覆盖股骨颈上缘的关节滑膜的深面，并沿股骨颈的内侧走行而抵附于股骨头处的软骨的边缘处，进入股骨头内，参与股骨头 2/3 或 3/4 区域处的供应。该动脉为股骨头颈处所有血管中最为重要的动脉。

在接近起始处，上组动脉之间位于关节内的外吻合支多呈规则性。当进入股骨颈处的骨质后，会发出分支，向下外方抵达股骨干；其走向内侧的分支则于股骨颈的中部向各个方向发出分支，其终支最远可抵达股骨颈下缘的骨皮质处。

（2）下组动脉　同上组动脉一样，下组动脉亦起自旋股内侧动脉。下组动脉沿关节囊的附着处走行，发出 2~4 条分支走向内侧并进入关节囊，其走行于关节滑膜皱襞与骨之间的区域内。

此组动脉又可分为外下与内下两群：外下群系由 2~3 条小分支构成，其由关节囊皱襞的起始处进入位于股骨颈下部处的极厚实且极坚硬的骨皮质内，以参与该部的血供，并与上组动脉的终支相吻合；内下群在进入关节囊后，行于筋膜下，并直达附于股骨头处的关节软骨缘处而进入股骨头、颈的交界处，立即发出许多终支：一部分分支走向内上方，参与股骨头下 1/3 或 1/4 区域处的血液供应；另一部分分支走向内侧，参与股骨颈内下部处的血液供应，并与其他动脉的分支相吻合。

（3）颈前组动脉与颈后组动脉　前者起自旋股外侧动脉，而后者则起自旋股内侧动脉。

二者的共同特点是：行程不规则，且不参与位于股骨颈处的松质骨的血液供应，仅仅抵达皮质处，形成其周围的动脉网。所发出的分支由股骨颈基底部内行，并朝向股骨头处。这些动脉所发出的

分支在股骨颈的后下半的区域内比较规则，而其前面则仅有一向内上的细小分支存在。

位于股骨颈处的各组动脉之间会存在许多吻合支，而每组动脉又与邻近的系统相吻合。上组以及下组所发出的内下群会与股骨头韧带动脉发生吻合；在骨干内，会与滋养动脉发生吻合；在关节囊外，会沿关节囊的附着处而存在吻合。

有学者研究认为：股骨颈处的松质骨几乎均由上组动脉供应营养，骨皮质则由三组动脉同时供应营养。在位于股骨颈处，不同的血管组之间，于骨内骨外都存在丰富的吻合。除股骨转子部以及头、颈部的骺软骨板残留的区域外，动脉对骨质供应都不受骨小梁排列形式的影响。

3. 股骨的滋养动脉　股骨的滋养动脉系由股骨干的中部进入其内，在髓腔内，向近侧走行，并经股骨颈到达股骨头处，其发出分支与支持带动脉颈支发生吻合。髓腔的上端存在许多小的分支，这些分支从不分布至髓腔的外侧。在 13 岁以下，滋养动脉不会跨越骺软骨板，故其不可能抵达股骨头处。因此，滋养动脉对股骨大转子以及股骨头、颈部的血液供应并不占主要的地位。

位于骨髓内的小血管有其自身的特点。骨髓小动脉及其所发出的分支的口径基本上是一致的，主要为直行。位于骨骺处的动脉的分布则呈现弓状。其动脉经过多级分支后，最后分为红、黄骨髓，形成黄骨髓的血管则构成毛细血管网；形成红骨髓的血管则构成血管窦，而红骨髓区血供则较黄骨髓区的血供更丰富。当发生贫血时，由于人体对红细胞的需要量不断增加，骨骺处的骨髓可由黄骨髓转化为红骨髓，此时，骨骺处的动脉弓不变，而毛细血管则为血管窦所替代，血液也由细的输入血管进入到宽大的血管窦内。大多数人股骨颈的中央区均会含有红骨髓，并与股骨干骺区的骨髓相延续。

4. 股骨头的血供　股骨头的血供存在着一系列重要变化，胎儿和新生儿期股骨头的血供主要来源于骺外侧动脉；在骺板形成之前即 3~4 岁之前，由于干骺端下动脉的充分发育，其成为股骨头的主要

血供血管；至 4 岁左右，由于骺板的屏障作用，使股骨头来源于骺端下动脉的血供减少直至停止，此期开始骺外侧动脉又成为股骨头的主要血供来源。圆韧带动脉供应股骨头的血供亦存在着变化，在胎儿和新生儿期，圆韧带动脉对股骨头凹附近的一小部分区域，随着年龄的增长，其血供逐渐减少。至 4～7 岁，圆韧带动脉已基本不再进入股骨头骺软骨，直到 8 岁左右圆韧带动脉又重新恢复对股骨头的血供。成年人股骨头的血液供应来自囊外动脉环所发出的颈升动脉和圆韧带动脉。

第二节　膝部针刀应用解剖

膝部系指以膝关节为中心的部位，是下肢运动功能的重要部位，其解剖结构包括膝部的神经、血管、肌肉及骨骼等结构。

膝关节是人体关节中负重多而且运动量大的关节，位于下肢的中枢部。位于其上方的股骨和其下方的胫骨是人体最长的两个长骨。由于长的杠杆臂使膝关节所受的力较重，因此该关节劳损及创伤的机会较多，居人体所有关节之首位。膝关节又是人体最完善最复杂的关节，它不仅具备滑膜关节必备的主要结构，如关节面、关节腔及关节囊，而且还具有各种辅助结构，如关节半月板、韧带、滑囊、滑膜皱襞及脂肪垫等。复杂的结构，使膝关节处所发生的疾病的种类繁多，诊断困难。

熟知膝关节的正常及病理解剖是诊断与治疗膝关节疾病的前提。此外，具备综合分析能力及利用不同手段全面掌握膝关节的解剖，对膝关节疾病的诊断及整体治疗是非常有帮助的。

一、膝部体表解剖定位

（一）体表标志

1. 髌骨　髌骨是人体最大的籽骨，位于膝关节前方皮下，股四头肌腱扩展部内，其表面界限极为明显，可摸清其下方的髌尖及上方的髌底。当股四头肌松弛时，髌骨可向上、下及左、右作适当的活动，当股四头肌收缩时，髌骨可随之向上、向下移动，且较固定。

2. 股骨内侧髁与外侧髁　股骨的下端膨大，形成内侧髁与外侧髁，两髁几乎全部位于皮下，外侧髁较内侧髁尤为显著，于下关节的内上方和外上方均易触及。在膝关节屈曲时能摸到股骨髁接触髌骨的关节面，该面的外侧缘在皮下有一隆起的骨嵴。

3. 股骨内上髁与外上髁　在股骨内侧髁的内侧面及外侧髁的外侧面均有一粗糙的凸隆，分别称为股骨内上髁和股骨外上髁。股骨内上髁较大，为膝关节胫侧副韧带附着部，内上髁的顶部有一三角形的小结节，为收肌结节，有大收肌腱附着，收肌结节相当于股骨下端骺线的平面，用指尖沿股部的内侧缘向下，首先摸到的骨性隆起即是收肌结节。股骨外上髁较小，有膝关节腓侧副韧带附着。

4. 胫骨内外侧髁　胫骨内外侧髁为胫骨上端内外两侧的膨大处，位于膝关节内外侧的下方，并分别与股骨内外侧髁相对，内侧髁较大，外侧髁较突出，均易在皮下触及。在外侧髁的表面可触及一明显的结节，为髂胫束的主要附着处。

5. 胫骨粗隆　胫骨粗隆位于胫骨上端与胫骨体连接处的前方，为一呈三角形的粗糙的骨性隆起，在膝关节的前下方可清楚地观察到，因为胫骨粗隆是髌韧带的抵止点，顺着髌韧带向下（或顺着胫骨前缘向上）很容易触及该结构。

6. 胫骨前缘和内侧面　从胫骨粗隆向下触摸，可扪及胫骨前缘或前嵴，其上部较锐，至小腿下1/3段则变钝。胫骨的内缘不如前缘显著，但仍可触及，特别是下段较为明显。在胫骨前缘与内缘之间，为胫骨内侧面。自缝匠肌及半腱肌止点以下，胫骨的内侧面仅覆盖有皮肤和浅筋膜，故容易触及。

7. 腓骨头　腓骨头为腓骨上端的锥形膨大，又称为腓骨小头，体表位于胫骨外侧髁后外稍下方，与胫骨粗隆处于同一平面上。当膝关节屈曲时，可在膝关节的外侧下方看见腓骨头形成的隆起。腓骨头的顶部呈结节状，称为腓骨头尖，有股二头肌腱及腓侧副韧带附着，腓骨头及股二头肌腱均易触及。

（二）体表投影

1. 腓总神经 腓总神经位于股二头肌腱的下方，下行至腓骨头，在其下 2.5cm 处，绕小腿前外侧分为浅及深支：①浅支主要为感觉神经，沿小腿外侧向下，绕过足背外侧及前侧；②深支为肌支，穿过肌层，与足背1、2趾间穿出至皮下。

2. 腘动脉 平股部的中下 1/3 交点做一环线，此线与股后正中线相交处内侧约 2.5cm 处为起点，该点至腘窝中点的连线，即为腘动脉斜行段的投影，经腘窝中点向下的垂线，即为腘动脉垂直段的投影。

3. 胫前动脉 胫骨粗隆与腓骨头连线的中点，该点与内外侧髁经足背连线的中点的连线，为胫前动脉的体表投影。

4. 胫后动脉 腘窝中点下方 7~8cm 处为起点，该点与内髁后缘与跟腱内缘之间连线的中点的连线，即为胫后动脉的投影。

二、膝部软组织

（一）膝关节内侧部

膝关节内面的支持结构可分为三层。

1. 第一层 第一层为最浅层，为膝关节内侧第一层筋膜平面。这层平面由包被缝匠肌的纤维形成（图14-32）。缝匠肌止于胫骨上端内侧面。

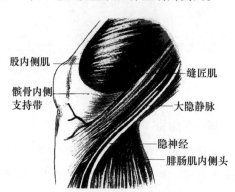

图 14-32 膝关节内侧部解剖

股薄肌和半腱肌腱位于第一层和第二层之间的平面。向深方，第一层所形成的筋膜覆盖腓肠肌的两个头和腘窝结构。这一层为肌腹和腘窝区域神经血管的支持结构。

大约在内侧副韧带浅层前方约 1cm 处，第一层与第二层的前部与来源于股内侧肌的髌内侧支持带融合在一起。在前方远端，第一层加入胫骨外膜。

2. 第二层 第二层为内侧副韧带浅层平面。据某些学者描述，内侧副韧带浅层包括纵行和斜行两部分纤维（图14-33）。纵行纤维（或称为前部纤维）起于股骨内上髁的凹槽，宽大的纤维束垂直向远端走行，止于胫骨内面。这个止点约位于胫骨关节面下约4.6cm处，位于鹅足止点的后方。斜行纤维（或称为后方纤维）起于股骨内上髁，与第三层混合，形成后内侧关节囊。

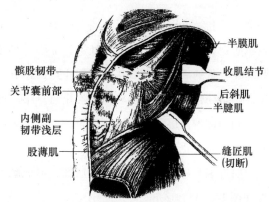

图 14-33 膝关节内侧副韧带浅层解剖

据某些学者报道，在前方，第二层垂直分成两半。在分界线前方，纤维向头端延续至股内侧肌，加入第一层，形成髌旁支持带。在分界线后方，纤维向头端走行至股骨髁，并从此处发出横行纤维，在第二层中向前走行至髌骨，形成内侧髌股韧带。内侧髌股韧带把髌骨连于股内侧髁，可阻止髌骨向外侧脱位。位于髌骨内侧下缘的是内侧半月板髌骨韧带，它连接髌骨和内侧半月板前角。

3. 第三层 第三层即膝关节囊层（图14-34）。在内侧副韧带浅层深处，第三层变得更厚，形成由短纤维构成的垂直走向的带状结构，称为内侧副韧带深层。内侧副韧带深层从股骨内侧连接至半月板与胫骨外周边缘的中点。在前部，内侧副韧带深层与浅层固有滑膜囊之间结合得较为疏松，但在后部这两层融合在一起，因为深层韧带的半月板股骨部分在接近其头端附着处，倾向与覆盖的浅层韧带相互融合。

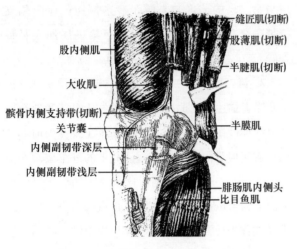

图 14 - 34　膝关节内侧观（第三层）

第二层和第三层融合所形成的后内侧区域，由半膜肌肌腱和肌腱鞘的 5 个附着处进行加强。半膜肌肌腱在胫骨的后内角有直接的腱性止点，还有一位于内侧副韧带浅层深处的胫骨第二止点。第三区域与内侧副韧带浅层的斜形纤维混合在一起，第四区域成双层向后止于近端半月板之上的关节囊。第五区域向近端和外侧走行至关节囊后部，形成腘斜韧带（图14 - 35）。

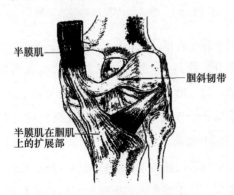

图 14 - 35　腘窝内的深层结构

在内侧半月板浅层区域，上述三层结构能很明显地区分开来。在前部，浅层和中层的一部分融合，并与来自股四头肌覆盖其上的支持带扩展部融合。中层前部与浅层内侧韧带分开，形成中层头

部，保留为独立的一层，为髌股韧带。在前部，深层尽管为菲薄而独立的一层,；在后部，第一层变为深筋膜，第二、第三层融合成关节囊。

内侧副韧带浅层主要发挥抵抗外翻应力的作用，以对抗胫骨的外旋，在前交叉韧带缺失的膝关节内，有较弱的对抗胫骨前移的作用。内侧副韧带浅层的纵行纤维在膝关节完全伸直位和90°屈曲位，均处于张力状态，在45°～90°屈曲位时张力最大。内侧副韧带浅层的斜形纤维的作用较小，而内侧副韧带深层在对抗外翻应力时所起的作用较弱。

（二）膝关节外侧部

膝关节外侧支持结构也分为三层。第一层包括浅筋膜（阔筋膜）、髂胫束和股二头肌的后方扩展部（图 14 - 36）。第二层由前部的股四头肌支持带和不完整的后部，即两块髌股韧带构成。第三层由外侧关节囊构成（图 14 - 37）。在表面覆盖髂胫束之后，后方的关节囊由两层纤维组成。深层由冠状韧带和弓形韧带组成。浅层为原始的关节囊，包括侧副韧带和腓肠腓骨韧带。膝下动脉与这两层结构之间的区域穿过。

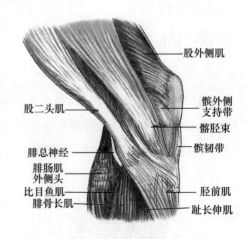

图 14 - 36　膝关节浅层外侧观

1. 第一层结构

（1）阔筋膜　阔筋膜在近端连于外侧肌间隔，进而连于股骨。阔筋膜的后部与股二头肌筋膜融合。髂胫束是阔筋膜纵行增厚的部分，走行于膝关节外侧，止于胫骨的 Gerdy 结节。一部分纤维又从

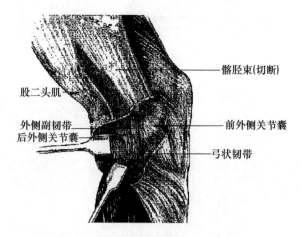

图 14-37 膝关节外侧观（第三层）

Gerdy 结节连接至胫侧粗隆。

（2）股二头肌 股二头肌由两个头组成：长头与半腱肌共同起于坐骨结节；而短头起于粗线的外侧唇、外侧髁上线及外侧肌间隔。两个头的神经支配均来自坐骨神经，但为不同的分支：长头由胫神经支配，而短头由腓总神经支配。两个头在膝关节之上融合为一个共同的肌腱，即折叠围绕外侧副韧带在腓骨茎突上的止点，并分为浅、中、深三层：①浅层以一个宽的扩张部止于邻近的胫骨近端部分；②中层较薄，包绕外侧副韧带，并以一个滑囊与之分开；③深层分叉，止于腓骨茎突和胫骨 Gerdy 结节。

股二头肌主要的作用是屈曲膝关节，并有较弱的伸髋和外旋胫骨作用。股二头肌被认为是膝关节外侧重要的静态和动态稳定装置，尤其是在膝关节屈曲超过 30° 时。

2. 第二层结构 外侧支持带包括两个组成部分：浅斜支持带和深横支持带。

（1）浅斜支持带 浅斜支持带行于浅层，连接髂胫束与髌骨。

（2）深横支持带 深横支持带更致密，由三个主要部分组成：①髁上髌骨带，也称为髌股横韧带，提供上外侧髌骨支持；②横支持带从髂胫束直接连至髌骨中部，提供主要的髌外侧支持；③髌胫带连接髌骨和胫骨远端。总体上，外侧支持带对髌骨的支持比相对的内侧部分的支持力更强。

3. 第三层结构 第三层，外侧关节囊层较薄，

为纤维性，于膝关节近端和远端，连于股骨和胫骨周边。

（1）冠状韧带 附着于外侧半月板下边缘，向胫骨关节边缘延伸的部分，称为冠状韧带。

（2）外侧副韧带 外侧副韧带起于股骨外上髁，位于腓肠肌起点的前方，它行于外侧支持带之下，止于腓骨头，与股二头肌腱止点混合在一起。外侧副韧带在冠状位 MRI 上显示最好，呈现为低密度的细带状。因为该韧带为斜行走向，需要两到三个层面才能看到整个韧带的完整结构。

（3）腓肠腓骨韧带 腓肠腓骨韧带位于外侧副韧带和弓状韧带之间的致密纤维，起于腓肠肌外侧头内的籽骨，止于腓骨茎突。一部分纤维从股骨外侧髁连至关节囊后部。

（4）弓状韧带 弓状韧带呈三角带状，其纤维较为坚固，纤维的走行方向也较一致。其由腓骨茎突向上发散，外侧支致密而坚固，附着于股骨和腘肌腱，较弱的内侧支在腘肌上弯曲走行，与腘斜韧带的纤维相融合，该支的游离部分呈新月形，腘肌腱的外侧部分（或股骨部分）由其下方出现，止于胫骨。

（三）膝关节前部

1. 髌骨 髌骨的周缘类似三角形，尖端指向下方。高 47～58mm，宽 51～57mm，宽高之比为髌骨指数，相对比较恒定，但厚度变化较大，即由中间嵴的中点到髌骨表面的厚度为 2～3cm，平均2.5cm，此高度不包括关节软骨，仅指骨质的厚度，而该处的软骨也是最厚的（图 14-38）。

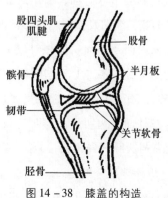

图 14-38 膝盖的构造

髌骨前面，由各个方向观察，都略向外突。

（1）髌骨的前面　髌骨的前面可分为上、中、下三部分。

①上 1/3 部　为髌骨底，从上向下呈斜坡状，为股四头肌肌腱的止点。该腱浅表部分从前面向下延伸，形成与该骨密切相连的深筋膜。

②中 1/3 部　有大量的血管入口，X 线轴位片可见有许多垂直条纹呈绒毛状或毛发丛生状交叉。

③下 1/3 部　主要由髌腱所包绕。

（2）髌骨的后面　可分为上、下两部分。

①上部　占髌骨后面的 75%，有透明软骨覆盖，中央部分厚度可达 4～5mm，甚至更厚些。该透明软骨是人体最厚的关节软骨，具有重要的生理功能，也是导致病理改变的基础。关节面大致呈椭圆形，纵行的中嵴将软骨面分为内、外两部分，形成以嵴为顶点的三角形，恰与股骨滑车槽相对应。内、外两面的功能大致相同，但通常外侧面略占优势。内侧面还有一纵行略斜的第二嵴，远端向中嵴靠拢，它将内面分为内面本身及小面，后者位于髌骨内缘。当膝充分屈曲时，第二嵴与股骨内髁的外缘相对应，而中嵴则与股骨外髁直行的内缘相适应。内面通常是扁平或微凸，软骨下骨与软骨面之间可能有差别。

②下部　为无关节软骨的部分，占髌骨高度的 25%，该部向下形成近于圆形的三角形尖端，并附着有与之紧密相连的髌下脂肪垫血管。

普通 X 线轴位片显示的是软骨下骨的形状，对软骨面能否清楚地观察还取决于软骨本身的厚度，要清楚地观察到关节软骨面，需用对比剂来显示。外侧面，长而宽，纵向及横向均呈凹陷状，更接近于冠状面；而内面及小面斜度相对较大。可将内、外面横分为 3 部分，各占 1/3。在膝关节屈曲过程中（90°、60°、30°），上、中、下三面分别与股骨相接触，这在外面更为明显。各面与股骨髁相关，其病理变化常与股胫间隔相关，又往往较之出现的早（图 14－39、图 14－40）。

髌骨基底在近端，形成一个顶角指向后方的三

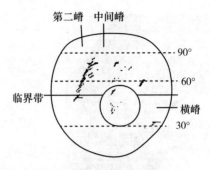

图 14－39　髌骨软骨面

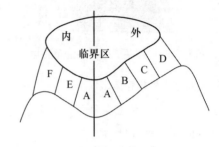

图 14－40　髌股关系

角形，从后到前向远端倾斜，延续为髌骨的前面。从前面看，非常不规则，而且有股四头肌腱的止点。其分布为，前面为股直肌，中部为股内、外侧肌，后面为股间肌。腱止点与其后面的滑膜止点间为髌周脂肪垫，将二者分开，而腱止点处无脂肪，髌骨尖位于远端，圆的突起为髌腱的附着点。

髌骨侧缘大致与髌骨软骨面垂直，但较薄，斜向远端朝向中线，会聚到髌尖部。内侧缘比外侧厚。两侧从后向前都有滑膜、关节囊、髌股韧带、股四头肌扩张部附着。股内侧肌附着点比股外侧肌向下更远些。外侧缘接受阔筋膜纤维扩张部，所形成的支持带可有个体差异。

髌骨的骨小梁中央部分最密，常可深入到松质骨内，软骨下骨形成 X 线片上所显示的内外面的外廓，通常外侧更致密，意味着其负重较大。内侧线很少达到髌骨内侧缘，通常消失在内面与外面交界处。在两层密质骨（表层及软骨下骨）之间是松质骨，骨小梁排列彼此近于平行并垂直于髌骨冠状面。

2. 股骨滑车　股骨远端的前面与髌骨形成关节的部分，称为滑车，分为内、外两面。在近侧，两面连接形成浅槽；向远侧和后侧，该槽弯曲加深形

成髁间窝。

滑车外侧面比内侧面更伸向近侧，面积较大，向远侧凸出。该面上所覆盖的软骨比髌骨的软骨薄，厚度为 2～3mm，而滑车内侧面软骨比外侧面薄。当膝关节充分伸直使股四头肌收缩时，髌骨可与股骨滑车上脂肪垫接触；当膝关节充分屈曲时，则和股骨内外髁相接触，后者在伸直位时可与胫骨平台相关节。

滑车上隐窝，位于股骨前面，恰当滑车面之近侧，稍微凹陷呈三角形。内侧为股骨远端的前内缘，外侧由股骨干的前外嵴形成，并融合于滑车上缘。两缘连接处有一小结节，为关节囊附着处。该窝有血管进入，并被髌前脂肪所覆盖。外缘滑膜常增厚，纤维化，甚至变成纤维软骨。滑车的外侧面比内侧面更伸向近侧、前侧，所以滑车上缘从外向内、向远、向后斜行。

滑车的髁部连结，滑车髁部表面由一个浅沟将其分为相应的滑车面，该沟与充分伸膝时半月板的压迹相关，因而它是成年后继发出现的。股骨内髁小，向远端更突出、更斜向，内嵴比外侧嵴更突向前，而向侧面的发育差。滑车与髁部连结的内外侧是不对称的。

3. 髌股关节的滑膜 髌股关节的滑膜包括膝关节前部的滑膜，即髌上囊；中部包括髌骨周围及侧隐窝；下部则包括覆盖脂肪垫的部分。

髌上囊，可以是一个单独的滑膜腔，但往往与膝关节有广阔的交通。其延伸范围虽然个体间存在差异，但平均距离为由股骨髁近侧关节缘向上 4～5cm。滑膜覆盖股骨的前面，并有脂肪垫将其分开。滑膜的前面由伸膝装置覆盖。在股四头肌腱止点处，中央处的滑膜与软骨紧紧相连；而在内、外侧，则有少量脂肪将腱与滑膜分开。髌上囊上端附有股肌纤维，称之为滑囊张肌，可以随膝关节的屈伸运动而牵拉髌上囊以便活动。髌上囊远端与膝关节腔广泛相通。通常存在髌上滑膜皱襞所形成的纤维环，两侧特别明显。在外侧位于基底近侧 1.5cm 处。

髌周滑膜，该处滑膜向近侧与髌上囊延续。向内、外侧分别形成隐窝。一个小的滑膜皱襞（或称为缨穗），围绕髌骨，宽不足 1cm。内侧及外侧滑膜从各自髁部反折，衬覆于股四头肌扩张部的下面。病理情况下滑膜皱襞增厚可以摸到。髌周滑膜与半月板上的滑膜相延续，在内侧，有人可有从翼状皱襞内侧走向髌上滑膜内侧的滑膜皱襞，临床上有时可引起相应症状。

髌下滑膜是覆盖髌下脂肪垫的真正的滑膜层，也覆盖关节外髁骨下缘的后面。脂肪垫向上延伸，与髌骨两侧的髌旁皱襞相延续。脂肪垫上界通常超过髌骨关节面的中点，向后延伸成黏性动脉韧带（是一个钟铃形的韧带），止于髁间窝的前缘。其在股骨附着处较窄，随其走向，脂肪垫加宽，向内外侧变薄形成翼状皱襞。黏性动脉韧带向下形成一个薄的帆状膜，将股胫关节分为内外两腔。充分伸膝时，靠髌韧带拉紧，脂肪垫向前突至腱两侧，使之看起来好像内外分开的两个脂肪垫的假象，尤其当髌骨高位和（或）膝反张时更明显。因为这两种情况都可使伸膝装置和股骨髁之间容纳脂肪垫的空间减少。损伤或劳损可以使脂肪垫增生肥大，甚至产生症状。

4. 软组织稳定装置 髌骨是诸多解剖结构，如韧带、肌肉、腱膜及关节囊等会聚的焦点。但因滑膜广泛扩张，而关节囊又不十分明确，故稳定作用不大。其稳定系统主要依靠韧带和肌腱，使髌骨在纵向与横向上都获得牢固的稳定。这些稳定装置可分为主动和被动两类。

（1）被动稳定装置 即位于下面的髌腱，其可限制髌骨从胫骨向上升。该腱为一扁腱，于髌尖起点处，该腱宽 3cm；于胫骨结节止点处，该腱宽 2.5cm。长度为 6～7cm，厚约 7mm。其方向大致与下肢长轴一致，但有时从近到远向外移动，从而增加髌骨外移的倾向。在髌骨内侧，关节囊增厚形成坚韧的纤维层，附着于筋膜相关部分，共同形成软组织稳定装置的被动成分，再加上滑车的限制作用，可共同约束髌骨的移动。

（2）主动稳定装置　股四头肌4个主要肌肉在远端会合成股四头肌腱，附着于髌骨基底，其止点处可被明确地分为3层。

①浅层　为股直肌止点，位于髌骨基底的前区，还有髌骨前面的上1/3。大部分浅层纤维越过髌骨前面，形成一连续的、坚韧的纤维组织桥，并过渡到髌腱内，使股四头肌直接止于胫骨上。

②中层　为股内侧肌和股外侧肌会合所形成坚韧的腱膜，止于髌骨基底恰当股直肌止点的后方。它们还分别向下延续到髌骨内外侧缘。

③深层　内侧纤维止点比外侧下降走得较远些。股间肌止点通过一个宽而薄的肌腱止于髌骨基底，处于股内外侧肌的后方，关节囊的前方。内侧和外侧止点还分别由各自的髌股韧带所加强。股四头肌的四部分构成了软组织稳定结构的主动装置。

5. 髌股关节的血管　髌股关节具有丰富的血液供应，接受来自两侧与近、远侧的动脉输入（图14-41）。其静脉回流与动脉的走行基本一致。

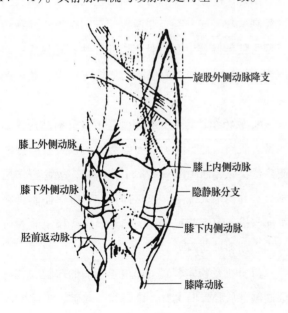

图14-41　胫前动脉血液供应

（1）近侧与远侧的动脉输入

①近侧　膝动脉发出分支到髌骨外上缘。该分支在膝前形成吻合网，并通过股四头肌腱附着处，与膝上及膝内上动脉的分支形成吻合，供应髌骨内上部分。

②远侧　膝下内侧动脉到达髌骨内下，并形成吻合网，分支到达髌上及髌内缘。向外侧经髌腱后与膝下外侧动脉形成吻合网。胫前返动脉也到达髌骨的外下缘。

（2）两侧的动脉输入　髌股关节的两侧，接受浅深两层吻合网的供应。膝部的髌股外侧动脉降支、膝上外侧动脉、膝上内侧动脉、膝下外侧动脉、膝下内侧动脉、胫前返动脉、膝降动脉等，在髌骨周围形成髌周循环网，供应髌骨及髌股关节的前部。还有两个较深的吻合网，来自膝上动脉和膝下动脉，供应位于滑膜交会处的股骨和胫骨，髌股关节的后部及股部，包括滑膜、胫骨及股骨骨骺。髌骨从其周围接受动脉的分支，再形成一髌周环。髌骨的血液供应是很丰富的，进入髌骨本身有两条主要入路：一个是通过髌骨前面的中1/3，另一个是后面下部关节外的部分。

髌骨的血液循环很丰富，既有很好的营养，又有多渠道的还流系统，无论前后都有丰富的吻合系统。血管供应的功能方面，受全身和局部因素影响，特别是交感神经系统的影响。髌股循环不仅是一个纯网状结构，还涉及髌骨营养方面的疾病，并受关节功能的影响。

（3）静脉回流　髌骨下可见髌骨的静脉出口。髌骨前面也有较多的侧支循环。在髌股关节处存在两个主要的回流径路，一是腘静脉，另一个是位于内侧的大隐静脉。

（四）膝关节后部

膝关节后部系指股骨下端及膝关节后方由肌肉围成的菱形间隙，即腘窝。

1. 腘窝境界

（1）上界　腘窝内上界为半膜肌，外上界为股二头肌。

（2）下界　腘窝下内及下外分别为腓肠肌内、外侧头。

腘窝由浅及深，分别为皮肤、皮下脂肪及阔筋膜，向下延续为小腿筋膜（图14-42）。腘窝区的筋膜较薄弱。

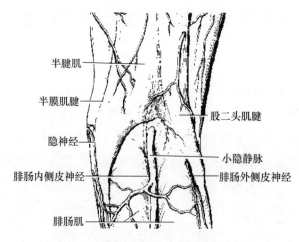

图 14 - 42　腘窝后部浅层肌肉和神经解剖

2. 腘窝处肌肉

（1）腓肠肌　分布于膝关节后部的肌肉主要是腓肠肌，内、外两头分别起于股骨内、外髁。内侧头较大，以短腱起于股骨内侧髁上方的腘面；外侧头较小，起于股骨外侧髁上方的股骨外侧面。两头皆有肌纤维起自关节囊的后面。两头起点下方与股骨髁之间有滑囊相隔，内侧滑囊较大，而且常与关节囊相通。若受损伤或发生炎症，造成渗液过多，可形成突向腘窝的囊肿。在膝关节平面以下两头向中线靠拢，组成腘窝下内及下外侧壁，再向下聚成宽广的弓形腱膜与其深面的比目鱼肌相结合，故称为比目鱼肌腱弓。在腓肠肌内外两头越过股骨内外侧髁处，可有籽骨存在（图 14 - 43）。

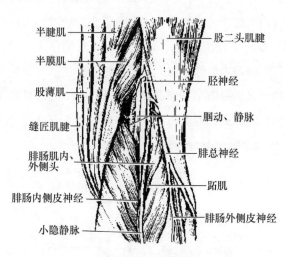

图 14 - 43　腘窝后部深层肌肉和神经解剖

（2）跖肌　是一个肌腹短小而肌腱细长的肌肉。以小肌肉起于股骨外上髁腓肠肌外侧头的上方，肌纤维仅延伸 7～10cm 即变成细长的肌腱附于腓肠肌内侧头深面，走行于比目鱼肌与腓肠肌之间，止于跟骨的内缘或合并附着于跟腱内缘。

（3）腘肌　位于腓肠肌深处，膝关节线后下方。该肌有三个起点，最强有力的是起自股骨外髁。另一重要起点是起自腓骨头，第三个则起自外侧半月板后角，三处起点组成斜行的"Y"形弓状韧带。该肌向后下越过关节线时居关节囊与滑膜之间，在外侧半月板外缘沟中下降。到关节后面形成肌腹，穿越弓状韧带之深面，向内下止于胫骨上端内后方。其实腘肌表层纤维与弓状韧带相融合。围绕腘肌腱的滑囊，为关节滑膜的延伸部分，常与关节腔相通（图 14 - 44）。

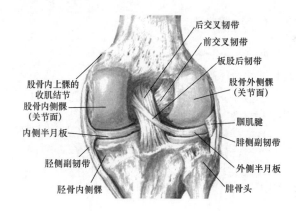

图 14 - 44　膝关节后部韧带和肌腱

上述腘部肌肉均受胫神经支配。

3. 腘窝内容　由浅及深，腘窝内容为：小隐静脉、胫神经、腓总神经、腘动、静脉及淋巴结。

（1）小隐静脉　小隐静脉在腘窝下部穿过筋膜，在膝关节平面下向深处汇入腘静脉。

（2）胫神经　胫神经在深筋膜下脂肪中沿中线下行，在腘窝中上部发出肌支，支配跖肌、腓肠肌及腘肌，并分出皮支，在腘窝下端穿过深筋膜至皮下。

（3）腓总神经　腓总神经沿腘窝外上壁在股二头肌腱内侧斜向外下，自腓肠肌外侧头表面出腘窝，穿腓骨长肌与腓骨颈间至胫前。

（4）腘静脉　腘静脉位于腘动脉浅面，在腘窝下端偏于动脉的内侧，至上端偏于动脉的外侧，向上由大收肌裂口穿出。

（5）腘动脉　腘动脉自大收肌裂孔斜向外下，经股骨下端、关节囊到达腘肌后面，并分为两支。腘肌构成腘窝底的一部分，其后面为腘动脉及腘静脉。腘动脉在腘肌后发出肌支及 5 条关节支，分布于关节内。该动脉发出两个主要分支——胫前动脉和胫后动脉，分别向下行。

（6）腘斜韧带　腘斜韧带位于腘肌深面偏内上，为半膜肌腱的延续部分，纤维自胫骨内髁后方斜向外上，止于股骨外髁的后上方。腘斜韧带的深面与关节囊融合，靠半膜肌牵拉而紧张，以防止膝关节过伸，是增强膝关节后侧稳定的重要结构。

三、膝部骨骼

（一）股骨

股骨是人体最长、最粗的长骨（图 14 - 45）。其长度约为体高的1/4，分为一体及上、下两端。

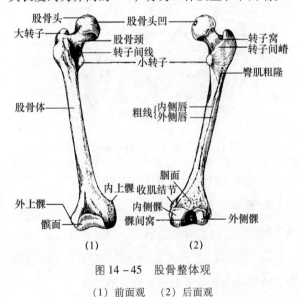

图 14 - 45　股骨整体观

（1）前面观　（2）后面观

1. 股骨体　股骨体略弓向前，上段呈圆柱形，中段呈三棱柱形，下段前后略扁。股骨体后面的纵行骨嵴，称为粗线，此线上端分叉，向上外侧延续为粗糙的臀肌粗隆，为臀大肌的附着处；向上内侧延续为耻骨肌线。粗线下端也分为内、外两线，二线间的骨面，称为腘面。在粗线的中点附近，有开口朝下的滋养孔。

2. 股骨近端　股骨近端有朝向内上方的股骨头，其与髋臼组成关节。股骨头顶端的中部，有小的股骨头凹，股骨头韧带附于此凹。股骨头下方缩细的部分，称为股骨颈。股骨颈与股骨体连接处的上外侧的粗糙隆起，称为大转子，而内下方的隆起，称为小转子，均有肌腱附着。大、小转子之间，前面为转子间线，后面为转子间嵴。大转子是重要的体表标志，可在体表扪及。

3. 股骨远端　股骨远端为许多韧带及肌腱的附着部位，解剖外形也较为复杂。股骨远端向两侧及后方膨大，分别形成半球形的股骨内侧髁与外侧髁。两髁关节面于前方连合，形成一矢状位的浅凹，即关节软骨髌面，伸膝时可容纳髌骨。

无论从外形和大小来看，股骨内、外侧髁并不对称。股骨内侧髁较大，且矢状面上前后曲率较为一致，较外侧软骨面更向后凸，面积比外髁小而且低。关节面的矢状线与关节面横轴呈 120° 交角，较外侧髁的 100° 为大。故内髁不但有前后向的屈伸活动，还有旋转活动。而股骨外侧髁则较小，矢状面上自前向后的曲率逐渐增大。股骨外髁扁平，但髌面较大而高起，比内侧髁高起约 0.5cm，以容纳关节面较大的髌骨外侧部，并防止髌骨向外脱位。

两髁末端侧向及前后向均为弧形的关节面。从股骨远端轴向观察，可发现股骨外侧髁轴线较内髁者稍短，且股骨外侧髁轴线与矢状面的夹角比股骨内侧髁轴线与矢状面的夹角要小，后者与矢状面的夹角可达 20° 左右。以股骨髁间窝为中点，股骨外侧髁较内侧髁稍宽大。股骨内、外髁前方由一沟槽（即股骨滑车）所分隔（图 14 - 46）。股骨滑车的最深部称为滑车沟，滑车沟较内、外髁之间的正中平面稍偏向外侧。

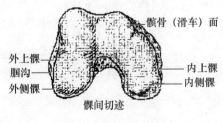

图 14 - 46　髁间切迹

股骨内外髁的远端与后方被髁间窝分隔。髁间窝的外侧壁较平坦，前交叉韧带近端即起于此，后交叉韧带则起于髁间窝内侧壁。髁间窝与腘平面之间有一条髁间线，有腘斜韧带及关节囊附着。腘平面为股骨粗线内外唇及髁间线所围成的三角形平面，位于股骨体下端的后面。髁间窝狭窄，可导致前交叉韧带损伤，有研究表明，前交叉韧带损伤则极可能是继发于韧带与狭窄髁间窝的撞击。

腘肌腱起于股骨外侧髁关节面近侧的一浅沟，称为腘肌腱沟，它将外上髁与关节间隙分隔开。腘肌腱由此经过，腓肠肌外侧头附于后上方，腘肌腱位于前下，腓侧副韧带位于其间，并越过腘肌腱。股骨外上髁较小但较为突出，是腓侧副韧带的起点。股骨内侧髁上有较为隆起的收肌结节，大收肌即止于此。

股骨内上髁位于收肌结节的前远方，为一"C"形的嵴状隆起。内上髁中央凹为胫骨结节，为髌韧带在胫骨上的附着点。胫骨结节外侧 2～3cm 处的结节样突起，称为 Gerdy 结节，为髂胫束的附着点。

（二）胫骨

胫骨位于小腿的内侧，是粗大的长骨。胫骨分为体及上、下两端（图 14－47）。

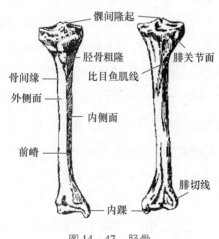

图 14－47　胫骨

1. 胫骨体　胫骨体呈三棱柱形，其较锐的前缘及内侧面直接位于皮下，故易于皮下触及；外侧缘称为骨间缘，为小腿骨间膜的附着处。后面上份有

斜向下内的粗糙的比目鱼肌线。胫骨体上、中 1/3 交界处的附近，有开口向上的滋养孔。

2. 胫骨远端　胫骨远端的下面有下关节面。胫骨远端向内下方突出的部分，称为内踝，可在体表扪到。内踝外侧有内踝关节面，与胫骨的下关节面共同与距骨组成关节。胫骨远端的外侧面有腓切迹与腓骨相接。

3. 胫骨近端　胫骨近端宽厚，称为胫骨髁，横切面呈三角形。其上面称为胫骨平台，向后倾斜约 20°，并且向两侧膨大形成胫骨内、外侧髁，与股骨下端内、外侧髁分别对应，以增加膝关节的稳定性。股骨与胫骨内外髁的关节面并不完全吻合，胫骨内侧平台较外侧平台宽大且平坦，平台的后部向胫骨干后方悬出。与此相反，胫骨外侧平台较内侧平台窄小且向上方隆起。

由于半月板的存在，胫股关节的吻合程度较单纯骨性的胫股关节要好。半月板显著改善了胫股关节间吻合程度并增加了胫股关节间的接触面积。胫骨两髁之间有髁间隆起，由两个胫骨髁间结节构成，又称为内外侧髁间嵴，呈圆锥状，其高低常有变异。前髁间凹内自前向后分别有：内侧半月板前角、前交叉韧带、外侧半月板前角附着。前髁间凹后方为内侧与外侧髁间嵴，内、外侧髁嵴间，为嵴间沟。

胫骨髁间嵴的功能并非为交叉韧带及半月板提供止点，而是通过对股骨内、外髁内、外侧面的阻挡作用，以增加膝关节内外方的稳定性。隆起的前后形成平坦的粗面，是髁间的前后区，为前后交叉韧带及半月板的附着处。髁间嵴后方为后髁间凹，自前向后，后髁间凹内分别有外侧半月板与内侧半月板后角附着。后交叉韧带止于胫骨内、外髁间的胫骨后上缘。胫骨前方最为突起的三角形结构，为胫骨粗隆，是髌韧带在胫骨上的附着点，它们之间有髌下滑液囊。

胫骨后面的上部有粗糙的线样结构，称为腘线，该线由腓关节面向下、向内侧斜行，正好将腘肌与比目鱼肌分开。该线下方有较大的滋养孔，其营养血管由此进入，走向远侧。胫骨结节外侧的 Gerdy 结节上有髂胫束附着。胫骨外髁之后外侧面有一个小的圆形腓骨关节面，与腓骨小头相接。胫骨近端主要为松质骨，是关节内骨折易发处。内侧髁骨小梁较外侧髁稀少、疏松，内侧平台又呈凹陷形，主要承接圆凸的股骨内髁，又因为内侧半月板耐磨损能力不如外侧，故随年龄老化而易形成膝内翻。

（三）髌骨

髌骨是人体内最大的籽骨，位于股四头肌腱中，与股骨滑车相关节。髌骨前后扁而不规则，呈不对称的卵圆形，顶点指向肢体远端，其上缘圆平而厚为髌底，髌骨下端尖窄称为髌尖。髌尖薄而锐，其后为粗面；髌骨前面粗糙，两者均为髌韧带的主要起点，为股四头肌腱膜所覆盖。股四头肌腱向下延伸，包裹髌骨的前方，并与髌韧带相融合（图 14-48）。髌骨与股骨滑车相关节，形成髌股关节室，又称为膝关节前侧室。

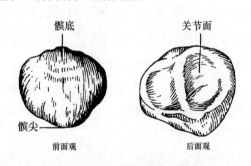

图 14-48 髌骨

髌骨关节面以纵行嵴分为内外两部分，再由横嵴等分为上中下三区，加上髌骨内缘的小关节面，共分为 7 区。髌骨内外侧各有 3 个接触面，第七个接触面位于髌骨内侧缘。总的来讲，髌骨的内侧关节面较小且呈凹陷形，髌骨外侧关节面较大，约占整个髌骨的 2/3，在矢状面上呈后凸形，冠状面上则仍呈凹陷形。

髌骨的形态可以分为 6 种类型（图 14-49），其中 1 型与 2 型为稳定型髌骨，其他 4 型为不稳定型，可能是由于髌骨半脱位后在不平衡应力作用下导致的。覆盖髌股关节面的软骨是全身最厚的透明

软骨，最厚处可达 6.5mm 左右。

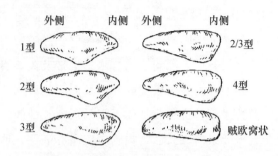

图 14-49 髌骨的不同外形

股骨滑车向内外侧延伸，通过一隆起的嵴与股骨内外髁相连接。髌骨并非完全落于股骨滑车内，在股骨滑车内滑行的过程中，髌股关节间的接触面不断发生变化。伸膝角度不同则有不同的髌股接触面。伸膝 30° 时，下区与股骨滑车相接触，120° 时或以上时髌骨内侧小面与股骨髁相接触。膝关节屈曲 10°~20° 时，髌骨下端内外侧关节面同时与股骨滑车相接触，接触面成一横行的窄条状。

随着膝关节屈曲度数的增加，髌骨与滑车的接触面逐渐向近侧和外侧移行。当膝关节屈曲 45° 时，髌股关节接触面积达最大值，髌骨对应股骨的内外侧接触面经中间嵴相互连接而成椭圆形分布。当膝关节屈曲 90° 时，髌骨对应股骨的接触面移行到髌股关节面的上部。膝关节屈曲达 90° 后，随着屈曲度数的进一步增加，髌骨对应股骨的内外侧接触面逐渐分离，并相互独立。髌骨内侧缘的奇面只有在膝关节极度屈曲时，才与股骨相接触。

髌骨的主要生物力学功能在于增加股四头肌的力臂。随着膝关节屈曲度数的增加，髌股关节间的应力也逐渐加大。与此同时，髌股关节间的接触面积也逐渐增大，使得接触应力分布于较大的接触面积。与上述情况相反，当膝关节由屈曲位对抗应力伸直时，髌股关节间应力逐渐增大而接触面积变小。因此，对于相应的膝关节的病变，让患者自屈曲位对抗应力伸直膝关节，可引出髌股关节疼痛的症状。当膝关节完全伸直时，髌股关节已脱离相互

接触的状态，所以直腿抬高动作可以消除髌骨关节内的应力。

四、膝部稳定装置

（一）胫腓关节构造

在胎儿时期，胫骨与腓骨均与股骨相接触。由于胫骨的生长速度比腓骨快，导致胫股关节与腓骨头之间出现距离，关节囊的一部分被腓骨头向下牵拉形成上胫腓关节。腓骨头的关节面指向上方并稍向前内方倾斜，与胫骨干骺端的后外侧面相关节。腓骨头的尖端自腓骨后外向上凸起，其上有外侧副韧带、腓骨籽骨韧带、股二头肌腱及弓状韧带附着。

上胫腓关节衬有滑膜。关节囊增厚为关节囊韧带，关节前后方均有前后上胫腓韧带加强。下胫腓关节有一韧带联合，胫腓骨之间通过坚强的骨间韧带相互连接。胫腓骨间膜纤维起于腓骨骨间嵴向内下走行，止于胫骨骨间嵴，骨间膜上方留有较大的孔，胫前血管可由此穿出。

上胫腓关节的前方及相邻的胫腓骨，是趾长伸肌、胫前肌及腓骨长肌的起始部位。上胫腓关节的后方及相邻的胫、腓骨则是比目鱼肌的起始部位。

作为腘动脉的终末支，胫前动脉在上胫腓关节下方约两横指处穿过骨间膜的裂隙，进入小腿的前侧室，并有一返动脉自胫前动脉发出，加入膝关节周围血管网。胫前神经与腓总神经的终末支均穿过趾伸肌与腓骨间的肌间隔，与胫前动脉相伴行。腓总神经发出腓浅神经，从腓骨外侧向下走行，进入腓骨长肌。

（二）关节软骨

关节软骨是由胶原纤维基质和分布于其中的水化蛋白多糖构成的高度分化的结缔组织。透明软骨按胶原纤维的排列与软骨细胞的分布可分为若干个不同的区。越接近软骨下骨，软骨细胞的密度越高。反之，越靠近关节面，软骨细胞的密度越低。在软骨细胞增殖区的基底部分有一嗜碱性的区域，

称为潮线或潮标区。软骨的钙化发生于潮线，潮线以下是钙化的软骨，其主要功能是将软骨固定于软骨下骨。软骨没有血运，一般认为软骨浅层的软骨细胞从关节液摄取营养，软骨深层的软骨细胞从软骨下骨摄取营养。

正常软骨呈白色，表面光滑、质地坚硬。如关节软骨发生损伤或退变，其肉眼及镜下外观均会发生显著变化。根据软骨退变的镜下特征性表现将其分为五级。

①0级　正常，软骨呈白色。

②1级　软骨连续性较完整，但软骨表面出现肿胀及软化。

③2级　软骨表面出现裂隙及纤维化，但范围小于1.3cm。

④3级　病理表现同2级，但病变范围大于1.3cm。

⑤4级　软骨下骨裸露，该级已无法与骨关节炎相区分。有些情况下，关节软骨可因分层作用而呈现斑片样剥脱。

关节软骨或关节面的损伤也可间接由软骨下骨的病变（如骨坏死或剥脱性骨软骨炎）引起。对膝关节而言，剥脱性骨软骨炎常发生于股骨内侧髁邻近髁间窝的部位，剥脱的软骨片可以从骨床剥离，形成游离体。

（三）半月板

半月板是位于股骨和胫骨的髁部之间的半月形纤维软骨盘，切面为三角形，外缘较厚，内缘锐利。

1. 半月板的作用

（1）传递关节内应力　减少股骨和胫骨的直接相撞，防止关节囊和滑膜在屈伸运动时的撞击。

（2）调节滑液的分布　使关节均匀分布于关节面，起到润滑关节和营养关节的作用。

（3）增加关节间的吻合程度。

（4）减少撞击　防止关节运动时关节内软组织发生撞击。半月板后角为楔形，在前交叉韧带功能不全时，可一定程度上防止胫骨向前方移位。并且

具有保护关节软骨的作用。

2. 半月板的成分 半月板的主要成分是胶原与非胶原蛋白。此外，黏多糖与糖蛋白也是组成半月板的重要成分。尽管半月板内含有 4 种类型的胶原，但 1 型胶原含量最多，占所有胶原的 90%，为胶原中的最主要成分。

纤维带状结构，它的作用是连接内、外侧半月板的前角（图 14 - 50）。内侧半月板外周连续附着于膝关节囊。内侧半月板的中点通过内侧副韧带深层的关节囊增厚部分与股骨更坚固地连接。半月板的胫骨附着部分（冠状韧带）则附着于关节面外约几毫米的胫骨边缘，形成一滑囊窝。半月

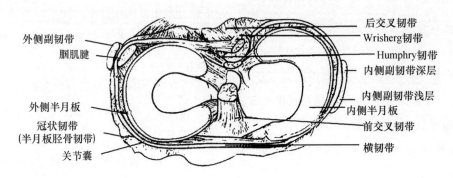

图 14 - 50 胫骨平台上面观

组织学研究结果表明，半月板内成纤维细胞与纤维软骨细胞散在分布于嗜伊红胶原纤维构成的有机基质内。胶原束呈半圆拱形排列，以利于吸收应力。为了增加半月板的强度并防止半月板纵行劈裂，半月板的表面及与胫骨平台平行的中间部分的胶原纤维，均呈放射状排列，使半月板既能抗剪力又具有抗压力的功能。

弹性纤维约占半月板净重的 0.6%，其主要作用是使半月板受力变形后恢复原有形态，当半月板变性时成纤维细胞可以化生为软骨样细胞。

3. 内侧半月板与外侧半月板 半月板外缘较厚并与关节囊相连接，由外向内，半月板逐渐变薄，内缘游离于关节腔内。内、外侧半月板各覆盖相应胫骨平台关节面的外周 2/3。半月板股骨面凹陷与股骨髁相接触，胫骨面平坦地坐落于胫骨平台上。

（1）内侧半月板 内侧半月板接近半圆形，长约 3.5cm。横断面为三角形，前后不对称，后角比前角宽大。内侧半月板后角附着于胫骨髁间窝后部，正好位于前交叉韧带和外侧半月板前角的前方。前角的附着点变异较大，通常附着于胫骨髁间窝前部，大约位于前交叉韧带止点前缘前方 7mm 处，与胫骨棘内侧平齐，但此处附着点非常脆弱。半月板间横韧带是一个厚度变异较大的

板后内侧通过关节囊被半膜肌附着。

（2）外侧半月板 与“C”形的内侧半月板不同，外侧半月板接近圆形，比内侧半月板覆盖的区域更大。其前角附着于髁间窝，正位于胫骨棘外侧前缘，与前交叉韧带相邻。后角附着于髁间窝部胫骨棘外侧的后方，与内侧半月板的前部相邻。外侧半月板的后角通过半月板股骨韧带与股骨内侧髁的外侧壁相连。这些半月板股骨韧带包绕着后交叉韧带，也被称为 Humphry 韧带和 Wrisberg 韧带。Humphry 韧带走行于后交叉韧带的前方，而 Wrisberg 韧带走行于后交叉韧带的后方。

内侧半月板与外周的关节囊连续附着，但外侧半月板的附着被通过腘肌腱的腘裂缝所阻断。此外，与内侧半月板不同的是，外侧半月板不与副韧带直接相连。外侧半月板后外侧在腘裂缝处被腘肌腱分割而形成凹槽。部分肌腱纤维在此位置与半月板上边缘相连。由于外侧半月板不像内侧半月板那样与关节囊广泛相连，所以它的活动性更大，移位可达 1cm。外侧半月板的活动被腘肌腱和半月板股骨韧带所限制。因此，半月板的损伤发生于外侧的较少见。内、外侧半月板比较见表 14 - 1。

图中标注（左侧，从上到下）：外侧副韧带、腘肌腱、外侧半月板、冠状韧带（半月板胫骨韧带）、关节囊

图中标注（右侧，从上到下）：后交叉韧带、Wrisberg 韧带、Humphry 韧带、内侧副韧带深层、内侧副韧带浅层、内侧半月板、前交叉韧带、横韧带

表 14 - 1 内外侧半月板比较表

名称	内侧半月板	外侧半月板
宽度	窄而长	宽而短
面积	弯度小而面积大	弯度大而面积小
厚度	薄	厚
形状	前窄后宽	前后等宽
与关节囊	相连	不相连
活动情况	前后一体活动	后部固定前部活动
活动度	小	大（±1cm）
止点距离	前后止点相距远	前后止点相距近
变异	常见磨损	中部可变窄，畸形多

半月板周围有较丰富的血运，体部无血管而从关节液吸取营养。半月板的血液供应主要源于膝内、外动脉。半月板周围血管呈环形分布，发出放射状分支指向关节中心，血管透达内侧半月板宽度的10%～30%，外侧半月板宽度的10%～25%。半月板的无血管区，会随着年龄的增加逐渐扩大，因此，成年人的半月板体部撕裂无法修复。只有边缘撕裂伤才可能愈合。

（四）膝关节韧带

1. 交叉韧带

（1）交叉韧带的功能 交叉韧带以其在胫骨上的附着方式而得名，它在膝关节中发挥着重要的作用。交叉韧带的主要作用是：①稳定膝关节，阻止胫骨与股骨之间的前后向移位。②其上分布众多的感觉神经末梢，从而在本体感觉上发挥重要作用。

这些韧带为关节内韧带，但由于其表面覆盖一层滑膜，因此被认为是滑膜外的结构。它们由膝中动脉的分支和双侧膝下动脉提供血液供应。

（2）交叉韧带的成分 交叉韧带以胶原基质为主要成分，大约占到净重的3/4。主要的胶原为1型胶原，剩余的为3型胶原。在前交叉韧带中，这些胶原组合成许多20μm粗的纤维束，大量的纤维束再组合成20～400μm直径的纤维束。纤维母细胞和弹性蛋白（<5%）及蛋白多糖（1%）则构成了交叉韧带的其余部分。在生理条件下，水占到净重的60%。在显微镜下观察到，韧带及肌腱与骨相连

部位结构为胶原纤维，直接与骨内的纤维相连。可以分辨出钙化的前缘，为介于类骨质和矿化骨之间的结构。

（3）前交叉韧带与后交叉韧带

①前交叉韧带 起于股骨外侧髁内面的后部，韧带的平均长度为38mm，平均宽度为11mm（图14-51、图14-52）。以一种半环形片段的形式与髁间切迹相连。韧带附着点前边界平直，后边界为凸形。韧带向前、远侧及向内侧走行，止于胫骨。在它的整个行程中，韧带的纤维轻度向外旋转。在股骨止点下方大约10mm，韧带呈直立状态，韧带的胫骨止点呈宽阔下陷区域，位于髁间窝胫骨棘的前外侧。韧带的胫骨止点呈斜向，比股骨止点更牢固。它与外侧半月板的前角之间通过小束相连。

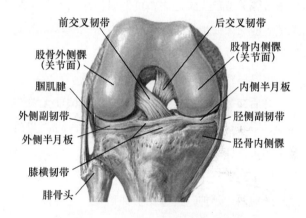

图 14 - 51 前交叉韧带（前面观察）

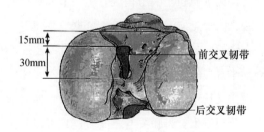

图 14 - 52 前后交叉韧带（水平面观）

前交叉韧带可以限制胫骨在皮骨上向前滑动。伸膝时，它与关节囊、两侧副韧带及后交叉韧带一起限制侧方及旋转运动；屈膝时，则与胫侧副韧带、关节囊及后交叉韧带一同限制侧方运动及旋转运动（图14-53）。与后交叉韧带一同限制过度屈

曲。与后交叉韧带、两侧副韧带、关节囊及腘斜韧带共同限制过度伸直。当伸膝达最后阶段时，可限制胫骨旋转。前交叉韧带的最大牵张力约为1725N±270N，这远小于许多剧烈体育活动所产生的应力。

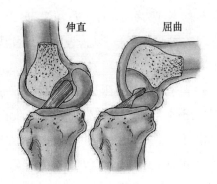

图14-53　前交叉韧带伸直和屈曲位解剖位置

膝关节的稳定性需要一些动态稳定结构，如肌肉通过膝关节产生稳定力，可使肌肉能辅助稳定膝关节。前交叉韧带分布有大量的本体感受器和游离神经末梢，发挥重要的本体感觉功能。前交叉韧带运动由胫后神经的分支来支配。

②后交叉韧带　起于股骨内髁外面偏前无关节面处，平均长度为38mm，平均宽度为13mm。与前交叉韧带一样，其起点也呈半环状，水平走向，附着点的上边界平直，下边界呈凸形。其中部最窄，呈扇形向两边延伸，上部比下部稍宽。韧带纤维以内外方向止于胫骨，以前后方向附着于股骨。韧带在胫骨的附着点位于关节内胫骨上关节面后部的凹处。胫骨附着点向远端延伸至相邻胫骨后面达1cm处。在紧靠胫骨附着点处，后交叉韧带发出一小束与外侧半月板的后角混合在一起。

后交叉韧带能提供限制胫骨相对股骨向后滑移的大部分限制力。当膝关节屈曲时，其可被最大限度地拉紧，当膝关节内旋时则变得更紧张（图14-54）。后交叉韧带由前部纤维和后部纤维组成，前部纤维组成韧带的主体，在膝关节屈曲时紧张，在膝关节伸直时松弛。后部纤维较薄弱，组成韧带较细部分。后交叉韧带与侧副韧带及腘肌腱共同起到稳定膝关节的作用。一旦断裂，可产生胫骨向后不稳。切断试验表明，单独切断后交叉韧带

时，膝关节屈曲时的后移位明显增加。

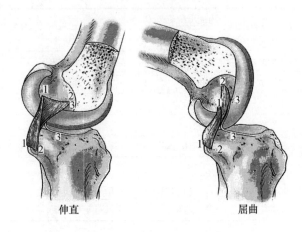

图14-54　后交叉韧带伸直和屈曲位解剖位置

后交叉韧带损伤比前交叉韧带损伤较少见，损伤多发生于膝关节屈曲位或过屈时前方受击打的情况下。这类损伤很少导致症状性的不稳定，但可能导致慢性疼痛。膝关节内侧间室显著退变的患者，往往会发生慢性后交叉韧带损伤。交叉韧带上部附着点的特点，可导致韧带屈曲时沿纵轴扭转。前交叉韧带与后交叉韧带附着在相对面上，所以会沿相反方向扭转。

2. 侧副韧带　侧副韧带分为胫侧副韧带和腓侧副韧带。

（1）胫侧副韧带　胫侧副韧带呈扁宽三角形，基底向前，为内侧关节囊纤维层加厚的部分。胫侧副韧带分为浅、深两层，两层密切结合无间隙。

①深层　较短，构成关节囊的一部分，即内侧关节囊韧带。又分为前、中、后三部分。其后1/3又称为后斜韧带。深层纤维附着于股骨及胫骨内侧关节面之边缘，前后与关节囊相续，紧密附着于内侧半月板上。后斜韧带起于前部纤维后上方1cm处的内收肌结节，向后下分为三束止于胫骨、关节囊及腘斜韧带。

胫侧副韧带与半膜肌腱纤维相连，当屈膝60°时，韧带松弛，但可由半膜肌牵拉而使之紧张，同时也牵拉内侧半月板后移，以免受到股骨和胫骨关节面的挤压，所以后斜韧带具有动力性和静力性双重稳定作用。

②浅层　纤维较长，位于深层之外，是坚强扁

平的三角形纤维带。它起于股骨内上髁内收肌结节附近，止于胫骨上端的内面，位于胫骨关节面之下2～4m处。部分纤维较长，远端止点可达胫骨内侧髁关节面下7cm处。前部纤维纵行向下，长约1cm，亦称为前纵部，止于鹅掌下2cm处。前纵部与胫骨上端之间有黏液囊，关节活动时有利于韧带前后滑动。

胫侧副韧带浅层后部由短纤维组成，分为后上斜部及后下斜部。后上斜部起于前纵部浅层上端后缘，斜向后下，止于胫骨内侧髁后缘，并向后延伸，附着于内侧半月板后缘。后下斜部起于前纵部下端后缘，斜向后上，越过半膜肌腱，止于胫骨内侧髁后缘，并附着于内侧半月板后缘。

（2）腓侧副韧带　腓侧副韧带呈圆条状，长约5cm。其近端附着于股骨外上髁，位于腘肌沟的近侧，向下后方止于腓骨头尖稍前处。它将股二头肌腱分为两部分，与外侧半月板之间被关节囊和腘肌腱隔开，该韧带后方的关节囊较肥厚。腓侧副韧带可分为深、浅两部，深部为外短韧带，浅部为腓骨长肌向上的延长部分。腓侧副韧带与外侧半月板被腘肌腱分开。

胫侧副韧带具有保持关节稳定和调节关节活动的功能，其紧张度随关节位置的不同而改变。膝关节完全屈曲时，韧带的前纵部紧张，后上斜部和后下斜部松弛；半屈位时，大部分韧带松弛，膝关节可以轻度外翻及旋转活动。膝关节完全伸直时，全部韧带紧张，通过神经调节可使膝关节周围肌群发生反射性收缩而加强关节的稳定。膝在全屈或全伸位时相对稳定而不易损伤；而在半屈位时比较松弛，易受损伤。

胫腓侧副韧带的位置均偏于膝关节的后方。屈膝时侧副韧带松弛，胫骨可有稍许旋转活动，不能限制内收、外展或旋转活动；伸膝时侧副韧带紧张，膝关节变得稳定，可防止膝过度伸直。小腿外旋时，腓侧副韧带松弛，有时可扭转、卷曲或突出。

（3）髌韧带　髌韧带为强壮扁平的韧带，长约5cm。它在近端起于髌骨下极，在远端止于胫骨结节，其位于髌骨前面的浅层纤维与股四头肌腱的纤维相连续。股四头肌腱内、外侧部分别从髌骨的两侧通过，止于胫周结节近端的两边。这些纤维性增宽部分与关节囊融合，形成髌骨内外侧支持带。正常情况下髌韧带在MRI上显示为低信号，但在它与髌骨及胫骨的附着处可以呈现中等密度的影像。与其他部位一样，肌腱局灶性的不连续或高信号影像表明该韧带的破裂或撕裂。

髌韧带连接髌骨下缘与胫骨结节。因为股骨干有一倾斜角，因此股四头肌与髌韧带不在一条直线上。所形成的角度经常为外翻角，在男性平均为14°，在女性为17°。这个角称为股四头肌角（Q角），在股骨内旋时角度增大。所导致髌骨的外脱位趋势，能被股骨滑车的外侧唇、股内斜肌的水平纤维及髌内侧支持带所对抗。

髌韧带后表面通过一个较大的髌下脂肪垫与关节的滑膜囊分开；通过一个滑囊与胫骨分开。脂肪垫填充了股骨髁和髌韧带之间的空隙。在运动时这个潜在性空腔的大小随膝关节活动的变化而改变形状。这个脂肪垫被无数的源于膝动脉的血管所贯穿。髌韧带在股骨髁间切迹和脂肪垫之间形成一不完全的间隔。

（五）膝关节囊

膝关节囊是一独立的纤维膜性结构，由纤维层和滑膜层构成，狭义的关节囊仅指纤维层而言。

在膝关节前部，关节囊深层纤维将半月板前缘与胫骨髁以纵行纤维相连，称为冠状韧带。在近端，膝关节囊在髌骨以上3～4指的近股骨髁关节面边缘处附着于股骨髁间窝和股骨后部，纤维束被供血管和神经通过的孔隙分割；在远端，除了腘肌腱通过裂缝进入关节之外，膝关节囊附着于胫骨周缘。

在膝关节后部，膝关节囊包含起于股骨髁和髁间窝壁的垂直纤维。在此区域，膝关节囊被起于半膜肌腱的腘斜韧带加强。腘斜韧带构成腘窝底的一部分，腘动脉从其上通过。在腘裂缝处，膝关节囊移行向下，正对股骨头，形成外侧半月板和腓骨茎突之间的弓状韧带。

（六）膝关节周围的肌肉

膝关节外的肌肉肌腱是支持和影响膝关节功能的重要动力结构。既是膝关节运动的因素，也是膝关节稳定的因素。它与韧带、关节囊等静力稳定因素共同成为膝关节的稳定因素，按部位可以分为前、后、内、外四个区。

1. 膝关节前侧肌肉

（1）股四头肌　股四头肌是膝周围最强大的肌肉，股四头肌附着在髌骨的近端，为伸膝装置。它包括股直肌、股外侧肌、股内侧肌及股中间肌四个不同的部分，有共同的肌腱止点。

①股直肌　股直肌有两个头，直接（或间接）起于髂骨，然后融合形成肌腹，在大腿前部向远端走行，然后逐渐变细，在髌骨上极近端 5～8cm 处形成肌腱。股直肌大约占股四头肌横切面的 15%（图 14－55）。

②股外侧肌　起点为宽带状，从转子线近端开始，沿粗线向下延伸。股外侧肌远端有一纤维性增宽部分与髌骨外侧支持带相混合，并通过它与胫骨直接相连。

③股内侧肌　起于转子线的远端，沿螺旋线走行至粗线内侧唇。该肌肉最远端的纤维起于大收肌

肌腱，几乎水平向前走行，加入共同的肌腱，止于髌骨的内侧缘，这部分肌肉为股内斜肌。与股外侧肌一样，股内侧肌也有一个远端纤维性扩大部分，与髌内侧支持带混合。

④股中间肌　起于股骨干的前外侧面，在内侧，其部分肌纤维与股内侧肌混合。

这四块肌肉在远端混合在一起形成股四头肌腱，向前延伸至髌骨形成髌韧带（图 14－56）。

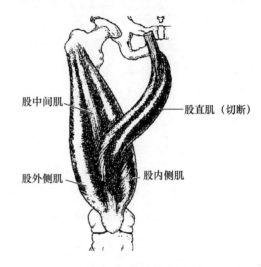

图 14－56　股四头肌群分布

股中间肌和股直肌几乎垂直地止于髌骨上缘，而股内侧肌和股外侧肌纤维则斜行止于髌骨。股四头肌腱分为三层结构：浅层由股直肌组成，中间层由股内侧肌和股外侧肌组成，深层由股中间肌组成。

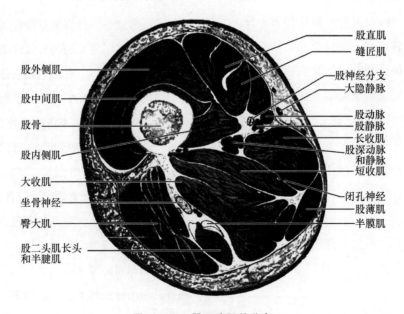

图 14－55　股四头肌的分布

股四头肌腱在远端通过一个扩张部向前连于髌骨。在大部分情况下，只有来自股直肌部分的肌腱纤维与髌骨上的远端相延续。然而在一些情况下，来自骨外侧肌的纤维可直接与远端相连。另外，股内侧肌和股外侧肌形成的扩张部通过髌骨支持带与胫骨相连。股四头肌群的最主要功能是伸膝、屈髋，维持人体直立、行走及跪跳等功能活动。

（2）缝匠肌　见髋部针刀应用解剖。

2. 膝关节后侧肌肉

（1）股二头肌　股二头肌长头起于坐骨结节，短头起于股骨嵴外侧之下部及外髁上线，二者融合一起，止于腓骨小头及其前部之筋膜，功能为伸髋屈膝，并使膝微外旋。

（2）半腱肌与半膜肌　半腱肌起于坐骨结节，向远端走行，位于半膜肌表面内侧；半膜肌起于坐骨结节上部和外侧凹陷处，二肌下行，与缝匠肌、股薄肌形成鹅掌。半腱肌的止点正位于胫骨上股薄肌止点的远端，形成平均宽度约为20mm的联合结构。

半腱肌、半膜肌有伸髋屈膝及内旋膝的作用（图14 - 57、图14 - 58）。

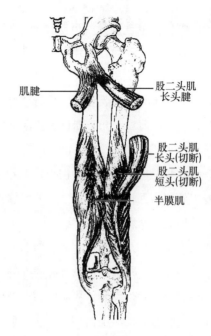

图14 - 58　股骨后侧肌肉（2）

内侧头起于内侧髁与内侧副韧带的附着点相邻部分，为腱性结构。在膝关节以下，两头向中线靠拢，再向下与比目鱼肌合成为小腿三头肌，在下端形成约为15cm长的跟腱，止于跟骨结节。

腓肠肌的主要功能为跖屈踝关节和屈膝。

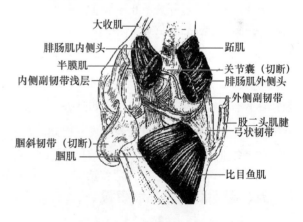

图14 - 59　膝关节后侧肌群

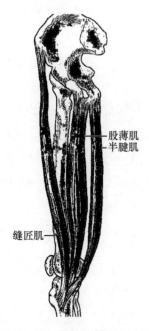

图14 - 57　股骨后侧肌肉（1）

（3）腓肠肌　腓肠肌以一个外侧头起于股骨外侧髁，以一个大的内侧头起于股骨的腘面和股骨内侧髁（图14 - 59）。外侧头有一大的肌性起点，但

（4）跖肌　跖肌有一小的肌腹，起于股骨外上髁线，位于腓肠肌外侧头的深面。它形成一条非常细长的肌腱，向远端走行位于腓肠肌内侧头的深面。大约7%的人跖肌缺如，形成一退化的结构。

3. 膝关节内侧肌肉　股薄肌、耻骨肌、长收肌、短收肌、大收肌均见髋部针刀应用解剖。

4. 膝关节外侧肌肉

（1）腘肌　腘肌起于股骨外侧髁的前方，向后下越过关节时居关节纤维囊与滑膜之间。腘肌有 3 个头，分别起于胫骨外髁、腓骨小头和外侧半月板后角。前两个起点组成斜的"Y"形韧带的臂，称为弓状韧带。此肌腱由滑膜包绕，穿过弓状韧带内侧支下缘，形成一薄扁三角形肌肉。止于胫骨后面腘线近端三角形平面的内 2/3，也有部分直接附着于腓骨头。此肌腱也附着于弓状韧带，大约一半的纤维附着于外侧半月板。半月板之下的滑膜向深嵌入肌肉中，形成腘滑囊。

腘肌的作用主要是在膝关节屈曲时，与半月板股骨韧带共同控制半月板的活动。并能在膝关节负重位时，通过使股骨外旋转，从而使膝关节解锁以允许屈曲，在收缩时拉小腿内旋，防止内收。腘肌由胫神经发支支配，此分支向远端走行与腘静脉交叉，到达肌肉下缘，进入深层。

（2）阔筋膜张肌　阔筋膜张肌起自髂骨翼前部，髂前上棘及其下切迹的外缘。肌膜长约 15cm。向下在大腿上中 1/3 交界处止于髂胫束两层间。髂胫束为阔筋膜在大腿外侧的增厚部分。其上端始于大转子处，下行越过膝关节止于胫骨外侧髁。该肌收缩可拉紧已伸直的膝关节而使之稳定。

（3）股二头肌长头与半腱肌　股二头肌长头与半腱肌共同起于坐骨结节及骶结节韧带，短头起于股骨嵴下半外唇，在长头深面与之相结合。当膝关节屈曲时，股二头肌肌腱可在外侧皮下摸到。在内侧，有两条肌腱非常明显。

五、膝部滑膜腔与滑膜囊

（一）滑膜腔

1. 滑膜的特点　正常的滑膜为平滑、半透明粉红色的组织，其表面覆盖一层滑膜细胞。人类膝关节的发育最为完善，其滑膜具有以下特点。

（1）滑膜面积最大，分布区最广。

（2）脂肪垫及绒毛数量最多、最大。

（3）与肌腱明显分开。

（4）滑膜形成许多囊状隐窝，使滑膜腔容积大为增加。

2. 滑膜内的细胞　滑膜细胞包含两类细胞群，即具有巨噬细胞功能的细胞和具有分泌功能的细胞。1 型细胞具有吞噬作用，包含大量的线粒体、溶酶体和吞噬体，其表面呈波状。2 型细胞具有分泌功能，包含粗面内质网和游离核糖体。这层细胞构成内膜层，位于其内的为内膜下层，即纤维血管带，包含小动脉、脂肪以及不同种类的结缔组织细胞、纤维母细胞和组织细胞。这层纤维血管带在关节囊的止点处逐渐变得更纤维化。

3. 膝关节内滑膜的构成　膝关节滑膜是人体关节中面积最广、最复杂的，所形成的滑膜腔也是人体最大的滑膜腔。滑膜包裹膝关节内面向上延展至髌骨之上的髌上囊。

髌上囊通过脂肪层与股骨前面分开，其最上部分附着于股骨干前面的膝关节肌。膝关节周围的肌肉可阻止髌上囊内陷入髌骨之下，在关节内，滑膜覆盖交叉韧带和腘肌腱。

在关节囊后外侧以上，滑膜围绕腘肌腱形成一个滑膜隐窝。在半月板之下的冠状隐窝也衬垫着滑膜，在前部滑膜覆盖位于髌韧带和关节囊后方的脂肪垫。滑膜比关节囊更丰富，滑膜常形成许多皱褶，正常情况下，皱襞通常为胚胎发育期被吸收的滑膜隔的残余部分。最常见的滑膜皱襞位于髌下（黏膜韧带）、髌上和髌内。

后滑膜腔与腘窝囊相连，腘窝囊位于半膜肌腱和腓肠肌腱之间，在膝关节中注入染料，可使此腘窝囊膨胀，当发生关节内渗出时，此囊也可以变大，形成腘窝囊肿。此滑膜腔正常情况下不与膝关节周围的任何其他囊腔相通。

（二）滑液囊

滑液囊又称为滑膜囊、滑囊，为纤维组织囊袋，形扁壁薄，内衬有滑膜或细胞。囊内含有少量黏液以减少相邻组织之间的摩擦。滑囊多位于肌腱与骨面相接触之处，或相互摩擦的组织之间。膝关节周围肌腱较多，关节表浅，活动度大，因此摩擦劳损及创伤机会多，因而滑液囊也较多。其中有 3 个滑囊常与关节腔相通，即髌上囊、腘肌囊及腓肠肌内侧囊。有 5 个囊与关节腔不相通，分别为髌前皮下囊、浅层髌下囊、深层髌下囊、鹅足囊、半膜肌囊（图 14 – 60）。

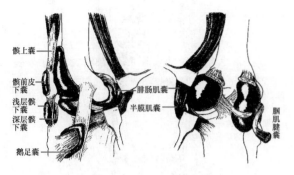

髌上囊
髌前皮下囊
浅层髌下囊
深层髌下囊
鹅足囊
腓肠肌囊
半膜肌囊
腘肌腱囊

图 14 – 60　膝关节滑囊

1. 髌上囊　位于股四头肌腱深面，髌底之上方，为膝部最大的滑膜囊。往往与膝关节腔相通，而被视为膝关节滑膜腔的一部分。该滑囊与股骨之间有一层脂肪，可避免髌上囊与股骨粘连。起于股骨下端之膝肌附于髌上囊。屈曲时髌骨向下移则髌上囊随之下移；伸膝时膝肌可拉髌上囊向上。膝关节腔的上界大约在髌骨上缘上方 3cm 处，但如果与髌上囊相连则可高出髌骨上缘达 7～8cm。

2. 腘肌囊　腘肌囊与膝关节外髁腔相通，位于腘肌腱和外侧半月板、胫骨外髁、胫腓近侧关节之间，能减缓腘肌腱和其他坚硬结构间的摩擦及撞击。有时该囊与胫腓近侧关节相通，从而使膝关节腔也与胫腓近侧关节相交通。

3. 腓肠肌囊　腓肠肌囊位于腓肠肌内侧头深面，通常与内侧髁腔相通。该囊还与位于半膜肌深面的一个囊交通，因而它可以使半膜肌囊与膝关节交通。

4. 髌前皮下囊　髌前皮下囊在髌骨前面，位于深层皮下组织内，在髌骨下半及髌韧带上半与皮肤之间，有时其范围可高过髌骨。髌前皮下囊的存在可以允许膝前的皮肤自由活动，该囊可分为两个：浅层位于阔筋膜与股四头肌腱之间为髌前筋膜下囊；深层在股四头肌腱与髌骨骨膜之间为髌前腱下囊。受伤后肿起，有时髌前皮下囊可分成两部分，不要误以为骨折。

5. 浅层髌下囊（髌下浅囊）　浅层髌下囊介于皮肤与髌韧带、胫骨结节之间，可与髌前皮下囊相通连。可减少跪位时的摩擦。多次跪位摩擦导致该囊发炎时，称为侍女膝。

6. 深层髌下囊（髌下深囊）　深层髌下囊介于髌韧带深面与胫骨上端前面之间，为固有滑囊。

7. 鹅足囊　鹅足囊位于缝匠肌腱、股薄肌腱、半腱肌腱的深面与胫侧副韧带之间，此囊大而恒定，临床发病机会较多。

8. 半膜肌囊　半膜肌囊位于半膜肌与腓肠肌内侧头浅部之间。

六、膝部神经

膝关节周围的神经分布非常丰富，膝关节的活动主要由两组神经支配（表 14 – 2）。

表 14 – 2　作用于膝关节的肌肉及神经支配表

神经支配	肌肉	肌肉类型	作用
臀上神经、臀下神经	髂胫束、阔筋膜张肌、部分臀大肌	伸肌	伸膝
股神经	股四头肌		锁紧机制
	缝匠肌		
闭孔神经	内收肌		内旋小腿
	股薄肌	屈肌	
坐骨神经的胫段	半腱肌、半膜肌、腘肌		
	腓肠肌、跖肌		
坐骨神经的腓段	股二头肌		外旋小腿

（一）胫神经

胫神经从大腿中段处发于坐骨神经。其向远端走行，穿过腘窝，先移行于深筋膜之下的脂肪层。再向远端，移行于腓肠肌两头之间。

1. 皮支　胫神经皮支即腓肠神经，在腓肠肌表面下行（图 14 – 61）。

2. 肌支　胫神经肌支支配跖肌、腓肠肌、比目鱼肌和腘肌。

3. 后关节支　后关节支为胫神经最大、最恒定的分支，其向外走行，包绕腘血管，然后向深处走行，加入腘神经丛。其纤维穿过腘斜韧带，支配后关节囊、环半月板周围关节囊和覆盖交叉韧带的滑膜。两组神经纤维均穿入半月板的外层 2/3，该神

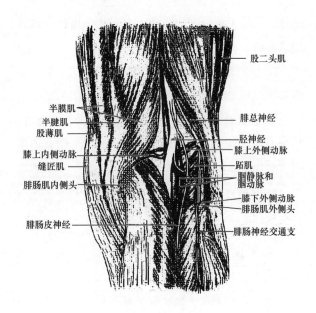

图 14 - 61　膝关节后部浅层血管神经分布

经仅支配环绕半月板周围的关节囊。

4. 闭孔神经后部终末支　闭孔神经后部的终末支与股动脉并行进入腘窝，也加入腘神经丛，因此也支配关节囊和半月板。

膝关节前内侧和前外侧区域的关节囊和韧带由前组输出的神经支配，尤其是支配股四头肌神经的关节支。最大的分支起源于支配股内侧肌和部分前内侧关节囊的神经。在外侧，支配股外侧肌的神经支配上外侧关节囊；在前部，来自髌上囊的神经支配股中间肌。

隐神经起源于股神经后部分支，在收肌管的下端，该神经在膝关节内侧缝匠肌和股薄肌之间穿过深筋膜，加入髌神经丛，提供前内侧关节囊、髌肌腱和前内侧皮肤的神经支配（图 14 - 62）。在远端，隐神经的缝匠肌支和大隐静脉一起走行于小腿的内面（图 14 - 63）。

髌神经丛位于髌骨和髌肌腱的前部。它由位于大腿外侧、中间和内侧皮神经以及隐神经的髌下支之间无数的交通支形成。

（二）腓总神经

腓总神经由胫神经外侧进入腘窝，于股二头肌腱内侧向远端走行。腓总神经走行于股二头肌腱和腓肠肌肌腱外侧头之间，向远端走行于腓骨头后方

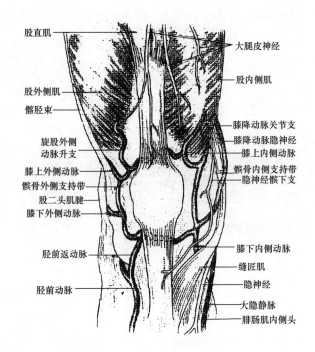

图 14 - 62　膝关节前部浅层神经血管结构

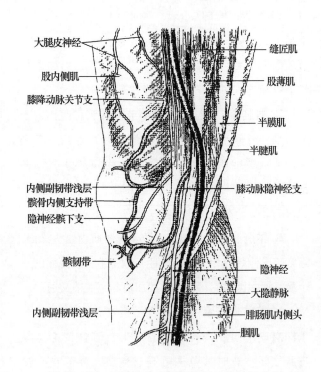

图 14 - 63　膝关节前内侧部浅层血管神经分布

（图 14 - 64）。随后其绕腓骨颈外侧面走向浅层，通过一纤维性通道穿过腓骨长肌，分为腓浅神经和腓深神经。其皮支是腓肠神经交通支，它连接腓肠神经和小腿前外侧面上部皮肤的小分支。

腓总神经的两个关节支分别为外侧关节神经与腓肠返神经。外侧关节神经起于关节线水平，支配

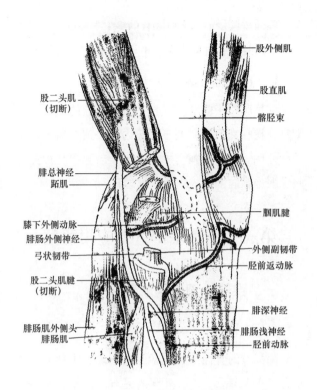

图 14 – 64 膝关节外侧面浅层血管神经分布

下外侧关节囊和外侧副韧带；腓肠返神经走行于胫骨前方、腓骨长肌的内部，进入关节的前外侧。

七、膝部血管

（一）膝部动脉

膝关节的血液供应主要来自环绕膝关节的动脉网，此网由股深动脉所发出的旋股外侧动脉降支，股动脉所发出的膝最上动脉，腘动脉所发出的膝上、膝中、膝下动脉，以及胫前动脉上端所发出的胫前返动脉共同组成。

1. 股动脉 股动脉在进入收肌裂孔之前向下发出膝动脉。此血管依次发出隐血管支、关节支和深斜支。

（1）隐血管 隐血管与隐神经一起向远端走行，经过缝匠肌，与膝下内侧动脉吻合。

（2）关节支 关节支在股内侧肌内向远端延伸，与膝上外侧动脉吻合，加入髌周血管网。

（3）深斜支 深斜支沿股骨内面走行，发出股骨髁上支和侧副肌支。腘动脉从 Hunter 管穿出，在股骨中、下 1/3 进入腘窝（图 14 – 65）。在近端，其通过一厚的脂肪垫与股骨分开，位于远端后关

线区域。它直接与腘斜韧带接触。在远端，此动脉向浅层走行至腘筋膜，止于腘筋膜下缘，分胫前动脉和胫后动脉。

2. 腘动脉 腘动脉自大收肌裂孔斜向外下，经股骨下端腘面，关节囊后面，到腘肌后而分为两末梢支，腘动脉发出无数肌支，五个关节支。

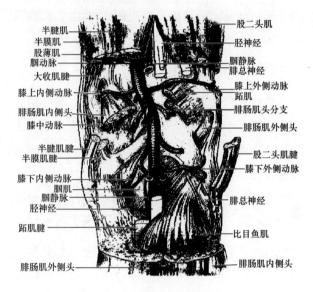

图 14 – 65 腘窝的腘动脉分支

（1）膝中动脉 起于腘动脉的前面，穿过后斜韧带，供应后关节囊和关节内结构，包括半月板后角。此动脉的韧带支横过滑膜，形成血管丛，覆盖于前交叉韧带和后交叉韧带，穿过韧带，与小血管吻合，纵行至胶原纤维。交叉韧带也接受膝下动脉终末支血供。前交叉韧带几乎不从韧带—骨止点处接受实质性血供。

（2）膝上内侧动脉与膝上外侧动脉 起于腘动脉的后面，既而绕过股骨下端正对股骨髁近端处。

①膝上外侧动脉 进入股二头肌深处，与旋股外侧动脉降支吻合。

②膝上内侧动脉 向前走行于半膜肌和半腱肌深面，移行于腓肠肌内侧头止点近端。

（3）膝下内侧动脉与膝下外侧动脉 在关节线以下水平从腘动脉双侧发出的是膝下内侧动脉和膝下外侧动脉。

①膝下外侧动脉 正位于外侧关节线相邻位置。其向深处外侧副韧带走行，在腓骨头近端，向

前外转向，加入前部血管的吻合处。

②膝下内侧动脉　其分支在前部脂肪中形成复杂毛细血管网，为脂肪垫、滑膜腔及髌韧带提供丰富的血运。

所有四组膝内外侧动脉终末支也延伸至半月板，但有学者报道其主要血运来自膝上外侧动脉与膝下外侧动脉。半月板只有周围30%接受血管供应，因此并非整个半月板都接受均匀的血管供应。

（二）膝前血管吻合

膝前血管吻合是由四根膝上下动脉、膝降动脉分支、旋股外侧动脉降支及胫前动脉返支组成，血管吻合在股深动脉起点处将膝动脉和腘动脉和胫前动脉连接起来。

有学者报道，血管吻合在膝关节前部围绕髌骨形成血管环，在髌骨下极有9～12根滋养血管从血管环发出，在髌骨前面的一系列小沟中向近端走行。这些血管由髌骨表面中2/3穿入。另外两极血管由尖端区域穿入髌骨。

中部的支持带主要是由来自膝降动脉的血管吻合供应的。外侧支持带主要由膝上下动脉和膝下外侧动脉形成的外侧血管吻合提供血运。

膝前皮肤由前部血管吻合的终末支提供血运。另外，提供股直肌血运的穿支，同时支配膝前方皮肤。

（三）膝部静脉

腘静脉位于腘动脉浅面，由腘动脉的外侧进入腘窝，在腘窝下端，偏于动脉内侧，至上端则偏于动脉外侧。在整个腘窝中，它位于动脉和胫神经之间。腘静脉向上进入内收肌腱裂孔。

第三节　踝足部针刀应用解剖

一、踝部针刀应用解剖

（一）骨骼

踝关节的骨性结构包括胫骨下端、腓骨下端与距骨滑车3部分。内、外踝的关节面以及后踝的关节面和胫骨下端关节面构成踝穴，横跨在距骨体滑车的上方，是一种类马鞍状关节，其中以距骨滑车和胫骨下端为构成踝关节的主要部分。前后方向活动范围较大，左右方向活动范围较小。

1. 胫骨下端　胫骨外观呈三棱柱形，下端（见图14－66）逐渐扩大，呈四边形，其终末端称为平

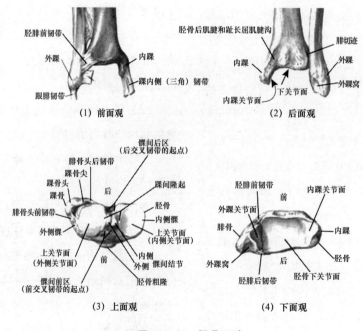

(1) 前面观
　胫腓前韧带
　外踝
　跟腓韧带
　内踝
　踝内侧（三角）韧带

(2) 后面观
　胫骨后肌腱和趾长屈肌腱沟
　腓切迹
　内踝
　外踝
　外踝窝
　内踝关节面
　下关节面

(3) 上面观
　踝间后区（后交叉韧带的起点）
　腓骨头后韧带
　踝骨尖
　踝骨头
　踝骨
　踝间隆起
　后
　胫骨
　内侧踝
　上关节面（内侧关节面）
　腓骨头前韧带
　外侧踝
　上关节面（外侧关节面）
　前
　内侧
　外侧　踝间结节
　胫骨粗隆
　踝间前区（前交叉韧带的起点）

(4) 下面观
　胫腓前韧带
　前
　内踝关节面
　外踝关节面
　腓骨
　内踝
　外踝窝
　后
　胫骨
　胫腓后韧带
　胫骨下关节面

图14－66　胫骨下端

台，即胫骨远端关节面，是踝关节的主要负重关节面。内侧面向下延伸，形成一坚强的钝锥状骨突，称为内踝。内踝的关节软骨与胫骨远端关节面的软骨相连。内踝可分为前丘部和后丘部，两者以丘部结节间沟为界，前丘部明显低于后丘部。大隐静脉从其前侧通过，内踝处行针刀治疗时要注意勿刺破大隐静脉。胫骨下端的外侧面有一切迹，称为腓切迹。其下方粗糙的凹陷面为下胫腓韧带附着处。切迹前后缘隆起，前方隆起称为胫骨前结节，后方隆起称为胫骨后结节。腓切迹的后面粗糙，有浅、深两沟，外侧为浅沟，有拇长屈肌腱通过，内侧沟较深，称为踝沟，有胫骨后肌与趾长屈肌腱通过。胫骨下端关节面自前向后凹成弧形，后缘骨突形成一骨性突起，称为后踝，有些学者称其为"第三踝"。胫骨下端的前缘形成的骨突，有少数学者称其为前踝，是构成踝穴的前侧部分。

胫骨下端关节面的骨嵴，与距骨滑车上关节面中间的凹陷部分构成关节。若距骨发生侧向移位，距骨滑车上关节面中间的凹陷部分不能与胫骨下关节面的骨嵴相对应，则两骨之间有效接触面积必然减少，日久将导致踝关节损伤性关节炎的发生。

胫骨下端的冠状面与胫骨上端的冠状面不在同一平面上。国外有学者通过测量，发现胫骨下端向外扭转约 $0°\sim40°$，使得踝关节的矢状面与人体冠状面所成的角度为 $120°$。

胫骨下端的骨化中心一般出现在 $1\sim2$ 岁时，男性到 $16\sim19$ 岁，女性到 $15\sim18$ 岁时此处骨骺和骨干愈合。在儿童，内踝处常有一附加骨化中心，临床易要将此骨化中心误认为骨折，特别当该处外伤后更要注意鉴别。胫骨下端骨骺未愈合前，骺板不整齐，X 线表现为波浪形。踝关节周围大部分韧带均附着于骨骺上，这常是骨骺分离的原因之一。临床上，骨骺分离多发生于 $9\sim14$ 岁之间，且多合并有骨干边缘的骨折。通常骨骺分离发生于骺板的骨干侧，合并的骨干骨折块常常影响骨骺分离的复位。

2. 腓骨下端　虽然腓骨的重要性不如胫骨，但其下端向下突出的部分，即外踝，是构成踝关节不可缺少的部分，其外形呈锥形，约低于内踝 1cm。腓骨下端在临床上是容易发生撕脱性骨折的常见部位，也对踝关节的稳定性起着辅助地加固作用。腓骨下端内侧面的前上部有微凹的关节面，称为外踝关节面，与距骨相关节。其关节面多数呈梨形或三角形，少数呈菱形，外踝关节面的后下方为外踝窝，为胫腓后韧带及距腓后韧带的附着部。外踝的外侧面及其上方延长的三角区直接位于皮下，其前方有第三腓骨肌通过；后缘呈浅沟状，称为踝沟，有腓骨长、短肌通过。外踝的前面较粗糙，有距腓前韧带、外踝前韧带及跟腓韧带附着。腓骨体有许多肌肉附着，上 1/3 有比目鱼肌附着，下 2/3 有拇长屈肌、腓骨长肌和胫后肌包绕，而下 1/3 因接近于体表，所以很少有肌肉附着。这样上中 1/3 交界处及中下 1/3 交界处，均为两组肌肉附着区的临界区，承受的张力较大，在外力的作用及肌肉强力收缩下，腓骨容易在这两处骨折。这也是踝关节在遭受扭转暴力损伤时，多合并腓骨中下 1/3 及中上 1/3 交界处骨折的原因。

腓骨下端开始和骨干愈合的年龄与胫骨大致相同。但腓骨下端骨骺的发生较胫骨早，愈合则较胫骨晚。

由于腓骨下端参与踝关节的组成，构成踝穴的外侧壁，其本身的轴线与腓骨干纵轴之间相交成向外的 $10°\sim15°$ 角，另外腓骨可以传导 1/6 体重，所以近年来人们认为凡涉及外踝部位的腓骨骨折，外踝处均应正确对位，防止发生侧方、前后、旋转或重叠移位，并要作固定，才能保持踝穴的稳定。即使在切取腓骨作游离移植或植骨时，也需保留下段腓骨 8cm 以上，并与胫骨作融合固定，以保持踝关节的稳定。

3. 距骨　距骨（图 14－67）位于胫骨、腓骨下端与跟骨之间的踝穴内，分为距骨头、距骨颈、距骨体 3 部分，距骨体的上部称为滑车，与胫骨下端构成踝关节，内侧的半月形关节面与内踝相关节，外侧的三角形关节面与外踝构成关节。下方的 3 个关节面分别与跟骨上相应关节面形成距下关节，前方与舟骨相关节。距骨 75% 的表面为软骨覆盖，无肌肉附着，仅有小部分覆盖以骨膜，借以维持血供，其血液供应较差，故临床距骨骨折时，不易愈合，易形成骨坏死。

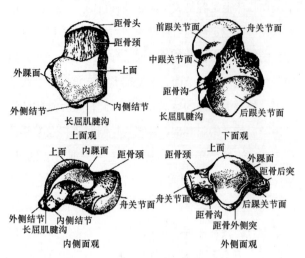

图 14-67 距骨的形态

距骨头位于距骨前部，斜向前内下方，远端凸向前，其关节面呈长卵圆形，为舟关节面，与足舟骨相关节。底面有前跟关节面和中跟关节面，分别与跟骨的相应关节面相关节。

距骨颈是介于距骨头与距骨体之间的缩窄部分，上面粗糙，为距舟韧带所附着。距骨颈的下面有一深沟，称为距骨沟，此沟与跟骨沟之间形成跗骨窦和跗骨管，有距跟骨间韧带和血管通过。

距骨体呈不规则立方形，两边突出呈鞍形，前宽后窄。其上、下、内、外4个关节面均与邻近骨相关节。距骨体的前面连接距骨颈，后面为上面向后的延续。上方覆以滑车关节面，前宽后窄，与胫骨下关节面相关节。上面自前向后隆起，上关节面中央前后方向凹陷，形成滑车沟，与胫骨关节面中央隆起之嵴形成关节。距骨体的外侧面向上与上关节面相接，其下方向外突出形成距骨外侧突，有距跟外侧韧带附着。外侧结节如果未和距骨体融合即成为游离的三角骨。内侧面的上半部是半月形的内踝关节面，其前部较深，与内踝相关节。下半部粗糙为三角韧带的深层纤维附着，此处有较大的滋养孔。距骨体的后端较小，有一粗糙的向后突起成为距骨后突。距骨后突被一斜行的沟分为两个结节，斜沟内有拇长屈肌腱通过。该肌腱向远侧延伸，直至载距突下面的沟中。外侧结节通常较大，内侧结节不太隆凸，正好位于载距突的后面。距骨后突的

内侧部有时与跟骨载距突形成骨桥，或以纤维软骨相连。距骨体长轴伸向远侧并向外倾斜，与正中面构成45°角。外侧结节是距腓后韧带的附着处，其足底缘为距跟后韧带的附着处。内侧结节是三角韧带浅层、胫距后韧带的附着点。内侧结节的下面附着有距跟内侧韧带。体的下面自前向后的深沟称为距骨沟，与跟骨的跟骨沟合成跗骨窦。有距跟骨间韧带和颈韧带附着，并有血管通过。有人将跗骨窦前部的扩大部分称为跗骨窦，后部狭细的部分称为跗骨管。距骨沟的外侧有大的后跟关节面，与跟骨相关节。

经过距骨体的轴线与经过距骨头的轴线不在一条直线上，两者相交成20°夹角。距骨滑车是由距骨体的上关节面、内踝关节面和外踝关节面共同组成的。当足在中立位或背伸位时，距骨的宽部进入踝穴，与胫、腓骨下端的关节面正好形成嵌合，此时踝关节最稳定。但当足处于跖屈位时（如下楼时），距骨体的宽部滑出关节之外，而较窄的后部进入踝关节，此时踝关节不再稳定，所以在此位置时踝关节最容易受到损伤。距骨头呈圆隆的半球形，与舟骨构成关节，距骨体与距骨颈相交成160°的交角，儿童时稍小为150°。两侧的距骨无肌肉附着，而主要负担体重的传导，所以距骨滑车关节面向下的骨小梁向前后做放射状。距骨的骨化中心一般在产生之前即出现。

（二）踝部关节及其韧带

1. 踝部关节

（1）踝关节　踝关节又称距小腿关节，是由以下6个关节面组成的，分别是：胫骨的下关节面、内踝关节面、腓骨外踝关节面、胫骨滑车的上关节面和内、外侧关节面，并且各个关节面均有透明软骨覆盖。踝关节担负着承载人体全身重量的重任，属于屈戌关节，主要功能为背伸和跖屈。位于距骨体上面的关节面从前向后有一定的凹度，而胫骨下端关节面有一个相应的凸度，从而使两者构成了相互吻合的关节。正是这样的凹凸关系保证了踝关节的活动局限于屈伸的范围内。踝关节内踝的位置较

外踝高，外踝把距骨体的外侧遮盖，内侧至少有1.5cm以上的区域未被遮盖。距骨体外侧有2/3是关节面，内侧只有1/3是关节面。经过内外踝的韧带、肌腱均在其前后通过，这样的解剖特点有利于踝关节的前后运动。使足背伸的小腿前侧肌群有使足跟着地的趋势，两者相互协调共同维持踝关节的运动平衡。但由于踝关节周围的肌腱中，除跟腱外，其止点均位于中跗关节之前，因此当肌肉收缩时，胫骨下端有前脱位的倾向。尤其是站立时身体的重量使这种倾向更为明显，这正是后踝骨折多于前踝骨折的原因之一。

（2）下胫腓关节　下胫腓关节由胫骨下端的腓切迹与腓骨下端的内侧面组成。腓切迹位于胫骨下端外侧略靠后，切迹面向后成角约30°。腓切迹的深度与下胫腓关节的稳定有直接关系，深度越深该关节越稳定。下胫腓关节内部没有关节软骨，两者靠下胫腓韧带连接，该韧带非常有力，又分为4个韧带，分别是下胫腓前韧带、骨间韧带、下胫腓后韧带和下胫腓横韧带。下胫腓关节偶尔有一关节腔，其滑膜多为踝关节内滑膜向上的延伸部。

下胫腓关节是一个微动的弹性关节，生理状态时可随踝关节的运动而出现相应运动，运动模式是旋转和平移的复合运动，发生于X、Y、Z轴三个方向，这使踝关节既保持紧固又有一定的弹性和适应性，从而使踝关节更加稳定。下胫腓关节还具有调节腓骨负重的作用；10%～17%的体重可通过下胫腓关节传至腓骨，并通过腓骨与胫骨的相对运动和位置关系调节腓骨的负荷比例，维持踝关节的力学稳定。

2. 踝关节关节囊、韧带

（1）关节囊　踝关节的关节囊前侧由胫骨下端前缘至距骨颈，后侧由胫骨下端后缘至距骨后结节。关节囊前后松弛软弱，前侧的韧带只有少量纤维，后侧关节囊韧带最薄弱，仅有少量纤维连接于胫骨后面、下胫腓后韧带及距骨后面。关节囊左右两侧坚实紧张，附于关节软骨的周围，内侧与三角韧带纤维相连，并得到加强，外侧由距腓前韧带、距腓后韧带加固。虽然跟腓韧带位于关节囊之外，

如同膝关节的侧副韧带一样，但可使踝关节囊更加坚强。其后部也有少量纤维，起自内、外踝后缘并向中央集合，再向下止于距骨后突的后内侧结节，充填于胫距后韧带及腓距后韧带的间隙内，在下面与前面附于距骨头之后，使距骨颈位于关节囊内。

在整复踝关节骨折脱位或固定踝关节周围骨折时，应注意将关节置于前后中立位（0°），以避免关节囊挛缩而产生踝关节活动受限。后侧关节囊挛缩，恢复起来相当困难，容易产生跖屈畸形。

（2）韧带　踝关节的韧带非常丰富，主要有以下几组。

①前、后侧韧带　即关节囊的前、后部，较薄弱，这样便于踝关节前后的屈伸运动。

②内侧韧带　踝关节内侧主要为内踝韧带，又称三角韧带，位于胫后肌腱的深面，由深、浅两部分组成。三角韧带的浅层纤维呈三角形，近端起于内踝之前丘部，远端止于舟骨、弹簧韧带、载距突的上部，小部分止于距骨；三角韧带的深层主要起于内踝之后丘部及前后丘部间沟，呈尖朝上底朝下的扇形分布，止于距骨滑车的内侧缘，由后部的内侧结节至距骨颈，并有少量纤维达舟骨粗隆。三角韧带被胫后肌穿过，并为胫骨后肌及趾长屈肌所加强。该韧带根据附着点的不同共分为4束，分别是胫跟韧带、胫舟韧带、胫距前韧带及胫距后韧带（图14-68）。

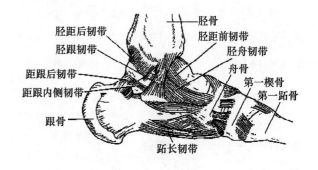

图14-68　踝关节内侧主要韧带

a. 胫跟韧带　是三角韧带的浅层部分，与胫距韧带相融合。此韧带肥厚而强韧，起于内踝尖向下止于距骨颈，并向下附着于载距突、舟骨及跟舟跖

短韧带。此韧带甚为坚强，其下部止点很少会发生撕脱，它从内侧加强踝关节，受到向外的暴力时，其前部、内踝附着点处可发生撕裂。

b. 胫舟韧带　是三角韧带的浅层纤维，起于内踝前面，斜向前下方，止于舟骨粗隆与跟舟足底韧带的内侧缘。

c. 胫距前韧带　是三角韧带的前部纤维，位于胫舟部的内侧，起于内踝前面的骨端，向前下走行，止于距骨颈后部与胫跟韧带融合。

d. 胫距后韧带　此韧带较短，略斜向后方，与外侧的距腓后韧带相对应。起于内踝后丘部及内踝内面的窝，止于距骨的内侧面及后面的内侧结节，靠近踝关节的运动轴，正常运动时维持紧张状态。

三角韧带除了前部的纤维限制足的跖屈外，主要是限制足的背伸及过度的外翻。由于解剖学的特点，三角韧带还限制了距骨向外侧移位，当三角韧带完整时，距骨向外移位不超过2mm。三角韧带十分坚固，并与踝关节囊紧密相连，当踝关节受到外翻、外旋暴力时，常发生内踝骨折，而很少发生三角韧带的断裂，但其前部纤维可出现撕裂。当三角韧带完全断裂时，X线片显示踝关节处于外翻位，因为此时距骨向外旋转，距骨上关节面与胫骨下关节面之间呈向内开放的角度。

③外侧韧带　踝关节的外侧韧带又称腓侧副韧带，不如内侧的三角韧带坚强，该韧带可分为前、中、后3束，即距腓前韧带、距腓后韧带、跟腓韧带，分别起自外踝的前、后及尖部，止于距骨和跟骨（图14-69）。

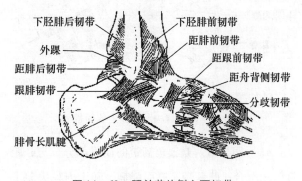

图14-69　踝关节外侧主要韧带

a. 距腓前韧带　该韧带甚为薄弱，几乎成水平方向，起自外踝前缘，向前内方止于距骨颈的外侧面，近跗骨窦处，紧贴外踝关节面的前方。其主要作用是在踝关节跖屈位时，限制踝关节的内旋及跖屈，而在踝关节中立位时，有对抗距骨向前移位的作用。当该韧带完全断裂时，踝关节前抽屉实验可出现阳性。

b. 距腓后韧带　为踝关节外侧3束韧带中最坚强的韧带，起自外踝内侧面的外踝窝，呈三角形水平向后，经距骨后面，止于距骨后突外侧结节，并与拇长屈肌腱相融合。该韧带有限制踝关节过度背伸的作用，可阻止踝关节内收、内翻。正常情况下，由于距腓后韧带在外踝上的附着点十分坚强，以致距骨与外踝很难分离，因而胫骨和腓骨能连成一个单位。而当此韧带完全断裂时，可使距骨与腓骨分离而无骨折，其间距可达3cm，并伴有距骨向前运动。但临床上该韧带单独损伤较少见。

c. 跟腓韧带　为一强韧的圆形纤维束，位于腓骨长、短肌的深面。该韧带起自外踝尖前凹陷处，斜向后下，止于跟骨外侧面的一个小隆起处，其形状类似于膝关节的腓侧副韧带。该韧带为一强韧的圆形纤维索，长约1.2cm，宽约0.5cm。跟腓韧带位于踝关节运动轴线之后，越过踝关节及跟距关节，有限制距骨倾斜及内收的作用。由于解剖关系，仅在背伸时紧张，在跖屈时则松弛。当踝关节处于中立位时其有限制足内翻的作用。当该韧带完全断裂而被动足内翻时，距骨在踝穴内发生倾斜，可引起关节脱位，因此临床上一旦该韧带发生断裂损伤，应及时修补，以免影响踝关节的稳定。

在腓侧副韧带中，跟腓韧带最易发生断裂。当踝关节受到内翻暴力时，跟腓韧带首先断裂，踝关节外侧关节囊也可部分或全部撕裂，若暴力继续则可使下胫腓关节出现分离倾向。临床上距腓前韧带单独损伤则较少见，跟腓韧带与下胫腓前韧带的损伤多同时存在，即跟腓韧带损伤的同时，多伴随有距腓前韧带损伤。这种情况下可引起踝关节的不稳、习惯性扭伤等。当踝关节脱位、内翻骨折或踝关节内侧发生挤压骨折时，腓侧副韧带可发生断裂。

④下胫腓韧带　或称为胫腓联合韧带。下胫腓韧带紧连胫、腓骨下端，加深由胫、腓骨下端所形成的关节窝，是维持下胫腓关节乃至踝关节稳定的重要韧带。该韧带十分坚强，由以下四部分组成，分别是下胫腓前韧带、下胫腓后韧带、骨间韧带和下胫腓横韧带。

a. 下胫腓前韧带　是一坚韧的三角形韧带，上起于胫骨下端的边缘，向外下附着于外踝的前面及附近的粗糙骨面上，止于胫骨及腓骨的前结节。其纤维与胫骨骨膜相融合并向上至胫骨前面约2.5cm处（图14-70）。

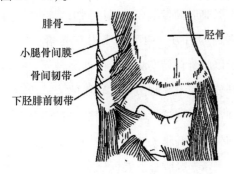

图14-70　下胫腓前韧带（右踝关节前面观）

b. 下胫腓后韧带　与下胫腓前韧带位置相当，是一条强韧的纤维束，其中含有弹性纤维，其纤维斜行，有加深接受距骨窝的作用。下胫腓后韧带的深部由胫骨下关节面的后缘延伸至外踝内侧后部，与内、外踝的关节面合成一腔，以容纳距骨，形成与距骨相接触最深部的韧带。

c. 骨间韧带　为小腿骨间膜的延续，最为坚实，由胫骨向腓骨斜行，方向由内上向外下。其作用是使胫、腓骨下端紧紧连在一起，以加强腓骨的稳定性，防止距骨脱位。

d. 下胫腓横韧带　是横行于胫骨后面的下缘与外踝内侧面的胫腓骨滑膜延长部，其作用主要是防止胫腓骨在距骨面上的向前脱位（图14-71）。

下胫腓关节及连接该关节的下胫腓韧带是维持踝穴完整，保持踝关节稳定的重要因素之一。下胫腓韧带除了加固下胫腓关节的稳定外，还能够防止胫腓骨前脱位及距骨的向外侧移位，临床上踝关节骨折时，常常合并有下胫腓韧带的损伤，因此在处理骨折的同时还要兼顾下胫腓韧带的处理，防止出

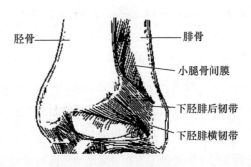

图14-71　下胫腓横韧带（左踝关节后面观）

现下胫腓关节分离。能引起下胫腓关节的分离的因素有外旋与外翻暴力，但尤以外旋暴力最为重要。当踝关节受到外旋暴力时，下胫腓前韧带首先变得紧张，若暴力继续，下胫腓前韧带所受的牵引力也逐步加大，从而引起韧带撕裂。有时也会伴有胫腓骨结节的撕脱骨折。

（三）踝关节的运动

1. 踝关节的运动　踝关节属于屈成关节，其运动轴在横贯距骨体的横轴上。踝关节可以围绕其运动轴做背伸和跖屈运动，这是由距骨体滑车关节面的形状所决定的。要描述踝关节的运动范围，要首先了解踝关节的中立位。踝关节的中立位（0°）是足的外缘长轴与小腿的纵轴垂直。一般正常人群踝关节可背伸25°～30°，跖屈40°～60°，最大运动范围可在60°～90°之间。平地步行时踝关节背伸10°左右，跖屈15°～20°，活动范围共30°。跖屈时还可有轻微的旋转、内收、外展与侧方运动。踝关节的运动范围测定以X线下的测量最为准确。其与年龄的差异无关，虽然外表上看踝关节的跖屈的范围很大，但其中相当大一部分是由于距下关节及跗横关节运动增大所致。这是由踝关节的解剖特点所决定的。

（1）背伸　当足底垂直于小腿时为踝关节的中立位。在中立位上做使足背接近小腿的运动为踝关节的背伸。通过踝横轴使足背伸的肌肉主要是来自于小腿的前部肌肉，即胫骨前肌、拇长伸肌、趾长伸肌及第三腓骨肌。其中胫骨前肌和拇长伸肌除了使足发生背伸外，还可以使足内收和旋后。趾长伸肌及第三腓骨肌除了使足背伸外，还可使足外展和旋前。当踝关节背伸时，关节囊及跟腓韧带紧张，距骨上关节面的

前部较宽，此时正好嵌于踝穴之内，并使踝穴紧张。踝间距离增大，最大可达约1.5cm。此时外踝则靠下胫腓韧带的弹性压力紧压距骨，可防止其在水平面上的旋转运动。继续背伸时距骨后突向下移动，短的胫距韧带牵拉距骨内面朝向内踝，所以在足背伸到一定程度后总出现足的外翻。过度背伸时，胫骨下关节面的前缘支撑于距骨颈上，距骨隆凸的后部与胫骨不相接触而位于关节外，此时舟骨则稍微向足背突出。

（2）跖屈　在中立位，足沿横轴下降，做使足远离小腿的运动为踝关节跖屈。通过踝横轴使足发生跖屈的肌肉主要来自于小腿后部的肌肉，主要为腓肠肌和比目鱼肌，其次还有胫股后肌、拇长屈肌、趾长屈肌及腓骨长短肌，最后靠跟腱的力量完成跖屈。由于跖屈的力线接近踝关节的轴线，作用力量较强。正常人群跖屈时，距骨体较宽的部分滑出踝穴，其较窄的部分进入关节内，与胫腓骨下关节面及内、外踝关节面相接，腓骨下降、内旋并向前移动，踝穴变窄。此时距骨与内、外踝关节面接触。下胫腓联合韧带松弛，踝关节变得不稳定。此位置下距骨可在踝穴中自由活动，距骨在后面可以向侧方旋转，并可稍在水平面上转动，足跟可作内、外翻活动。所以跖屈位时踝关节易发生韧带损伤，骨折则少见。当足强力跖屈时，距骨滑车可突出于足背，形成一围绕踝关节水平轴的突向下方的弧形。

2. 下胫腓关节的运动　下胫腓关节虽然是一微动关节，但随着踝关节的活动，其可做一定的运动，其活动度视胫腓关节的外形、腓切迹的深浅及腓骨的弹性而定。可有以下几个方向的活动。

（1）前后运动　下胫腓关节的前后活动范围可有个体差异，也与其解剖特点有关，一般前后方向可各有0.5~2mm的活动度。由于前后运动受骨间韧带和外踝前韧带的制约，所以有时感觉不明显，仅靠触摸才能感觉出。此运动可吸收前后方向的较小的震荡。

（2）侧方运动　侧方运动的范围也因人而异，最大者可达到2mm，最小者仅有极轻微的活动。这种运动有利于踝关节与距骨的不同宽度相适应。

（3）上下运动　因胫腓关节大都有一定的斜度，沿骨长轴方向的压力引起的震荡可被吸收，胫腓骨间韧带的方向一般由上内向下外，可允许腓骨向上或向下轻微活动，此时腓骨头可在胫骨的腓骨切迹关节面上有轻微的上下活动，但如果骨间韧带的方向相反，则这种运动将大受限制。

（4）旋转运动　常与侧方运动同时发生。胫腓横韧带的作用在于当踝关节运动时，使胫骨下关节面的后部紧贴距骨，防止胫腓骨沿距骨上面向前脱位。任何使腓骨内旋的倾向将首先使横韧带紧张，随后下胫腓后韧带紧张，以限制内旋发生。由于外踝在内踝的后方，向下的压力首先落于腓骨的前缘，所以腓骨较易发生外旋。外旋时下胫腓韧带的前侧开放，使下胫腓关节有轻微的旋转活动，下胫腓前韧带有限制该活动的作用。在尸体上切断下胫腓后韧带，下胫腓关节活动增加不明显，而切断下胫腓前韧带，胫腓骨下端可分离4mm。

二、足部针刀应用解剖

（一）骨骼

踝关节以下的部位为足，足骨分为跗骨、距骨及趾骨，共有26块。其中跗骨共有7块，分别为跟骨、距骨、足舟骨、骰骨及第一至三楔骨；跖骨5块，其底部膨大，呈楔形，体的上面中部略宽，两端较窄，前部为跖骨头，有与趾骨相关节的凸隆的关节面；趾骨共有14块，除拇趾为两节外，其余各趾均为三节，每节趾骨分底、体及滑车关节面三部分（图14－72）。

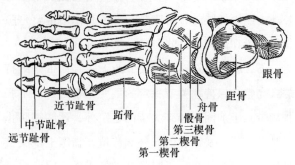

图14－72　足部各骨上面观

1. 足部各骨的解剖特征

（1）跟骨　跟骨位于距骨下方，为足骨中最大者。其前部窄小，后部宽大，呈不规则长方形（图14-73、图14-74）。

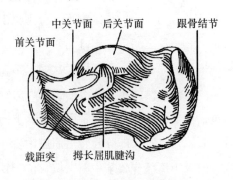

图14-73　跟骨内侧面观

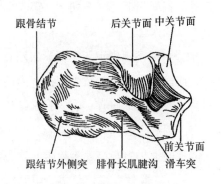

图14-74　跟骨外侧面观

跟骨后部宽大部分为跟骨体，体的后端突出，称跟骨结节，为跟腱的附着部。跟骨结节的内侧突较大，有拇展肌、趾短屈肌附着，外侧突较内侧突小，有小趾展肌附着。跟骨内侧面呈中凹形式，有一宽厚的向内隆起，称为载距突，支持距骨颈，为跟舟跖侧韧带或弹性韧带附着处，其下有拇长屈肌腱通过。跟骨外侧面也有一突起，称为滑车突，下方有腓骨长肌腱沟，有腓骨长肌腱通过。跟骨共有四个关节面，包括三个距下关节面和跟骰关节面。三个距下关节面位于跟骨的上面，分别与距骨的三个关节面相关节，它们彼此互成一定角度由后向前排列，后1/3最大，称后关节面；中1/3位于载距突之上，向前下倾斜，称中关节面；前1/3较小，呈鞍形，为前关节面，与骰骨相关节。跟距关节关节面与跟结节成30°～45°的角度，称为跟骨结节关节角，为距跟关系的重要标志。当跟骨骨折时，此角常减小甚至消失，甚至成负的角度，影响足弓后臂，从而削弱了小腿三头肌的力量及足的弹簧作用，因而对足的负重功能也造成了影响。此三个关节面与距骨的相应关节面构成距下关节。跟骨的距骨关节面常有变异，最常见的是前、中关节面愈合为一连续的关节面。也有三个关节面愈合为一个连续的关节面者。

跟骨的上面后关节面的前内方有跟骨沟，和距骨沟相对组成一条漏斗形隧道称跗骨管，其外侧开口较大称为跗骨窦。窦口位于外踝的前下方，窦内有跟距骨间韧带，该韧带连接于距骨颈下外侧和跟骨上面之间，呈向上、向内、向前斜行走向，其前部的外侧部分较内侧坚强，不仅有稳定距下关节、防止足过度内翻的作用，也是距骨围绕跟骨的旋转中心。跗骨窦内含有脂肪、滑膜等组织，其间的韧带损伤后可引起脂肪垫增厚、滑膜嵌顿或无菌性炎症等病理改变，此时可伴有小腿的感觉异常等表现，称为跗骨窦综合征。

跟骨主要由松质骨组成，外面仅有薄层皮质骨。骨小梁结构是按跟骨所承受的压力和张力的方向而排列的，可分成两组两束。第一组为压力骨小梁，分为前后两束。前束从跟骨沟部厚的皮质层发出，向前下方走行。后束从跟骨后关节面后的皮质层发出，作扇形向后方跟骨结节走行。第二组为张力骨小梁，薄且长，沿跟骨两侧和下面分布。其两端呈扇状向上扩散，大部分停止于前两束骨小梁的远端，少部分入跟骨结节和跟骰关节面的皮质层。在跟骨前下部有骨小梁稀少的三角区，尖端向上，位于跟骨沟下部，为血管进入髓腔区，足跟骨的构造薄弱处，故临床在处理跟骨骨折时，要注意保护该区，而勿使其受到感染。

跟骨的血供来自于多支动脉，其上面前部的血液供给来自于足背动脉的动脉弓，上面后部的血供来自腓动脉和胫后动脉之间的跟骨上吻合支。跟骨内侧面的血供来自胫后动脉和外侧足底动脉的分支。下面来自外侧足底动脉的跟骨下分支。外侧面则由腓动脉的侧支供应。跟骨血液供应非常丰富，骨折后容易愈合但由于其为松质骨，且被骨小梁分成了多个小格，一旦细菌感染，容易大量繁殖，引起骨髓炎，且不易治愈。

（2）距骨　距骨分为头、颈、体三部分。其骨骼解剖特点前面已有论述，由于距骨在临床上外伤后最易发生缺血性骨坏死，在此叙述一下距骨的血供特点。

距骨的血供来自：①小腿下部三个主要动脉，借骨膜血管网供给所有非软骨面。②跗骨窦动脉，可起自足背动脉、外踝动脉或腓动脉穿支，经跗骨窦至跗骨管，在该处与跗骨管动脉吻合，共同为距骨提供血供。③跗骨管动脉，约在踝关节下方2cm处起自胫后动脉，向前经三角韧带，分支至距骨内侧面，最后至跗骨管与跗骨窦动脉吻合，一起供应距骨的营养（图14－75）。

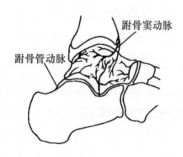

图14－75　距骨的主要血供来源

距骨的血供主要靠后两条血管供应。由于距骨的血管孔位于距骨的上、外、下面及距骨体的内面，其中距骨颈下面最多、最大，在距骨颈处骨折并伴有显著脱位时，距骨最容易发生缺血性坏死。所以在临床上遇到此类情况时，要尽可能在第一时间使骨折解剖对位，并做有效的固定，以避免距骨缺血坏死的发生。

（3）足舟骨　介于距骨头和三块楔骨之间，呈前凸后凹形。前面有三个大小不同的关节面，分别与第一、二、三楔骨相接，后面有关节面与距骨头相接。舟骨位于足内侧纵弓的中央部分，其内缘有一向下垂的舟骨粗隆，为胫后肌腱的附着部，此处常易因胫后肌的猛烈收缩引起撕脱骨折，需与副舟骨鉴别。

舟骨的血液供应主要来自足背动脉的分支。足背动脉在舟骨的背面，分为3～5支，并与足底内侧动脉相吻合，在舟骨粗隆处形成弓，供应舟骨大部分的血供。而舟骨跖面的血供则来自足底内侧的动脉。

（4）楔骨　有3个，均呈楔形，分别位于足舟骨与第一至三跖骨之间。各楔骨之间分别有关节形成。第一楔骨最大最长，第三楔骨次之，第二楔骨最小。第一楔骨内侧面粗糙，有一浅沟，为胫骨前肌腱通过；其上面狭窄，为韧带附着部；下面粗糙有腓骨长肌、胫前肌及部分胫骨后肌腱附着。第二跖骨底与楔骨相接部分较第一、三楔骨位于较后的平面，最为固定。各骨上下面的大小并非一致，第一、三楔骨的宽面朝上，窄面朝下，第二楔骨正好相反，三者互相嵌合。

（5）骰骨　呈不规则形，后面紧接跟骨，有跟骰关节面；前面与第四、五跖骨相接，内侧接第三楔骨与舟骨。骰骨的下面有一沟，有腓骨长肌腱通过，其后有一圆形隆起称为骰骨粗隆，位于跟骨平面以下。骰骨的骨化中心出现年龄男女均为出生后1个月至6个月。骰骨有稳定足弓，限制跟骨旋前的作用。

（6）跖骨　跖骨位于跗骨和趾骨之间，为短管状骨，共有5个。第一跖骨短而粗，但最坚强，在负重上也最重要。第一跖骨头的跖面常有并行排列的两籽骨。在第一跖骨底的下面有一粗隆，为腓骨长肌及部分胫前肌的附着部。第五跖骨底大致呈三角形，并向外下方突出，形成粗隆，超越骨干及相邻的骰骨外面，是足外侧的明显标志。在其背外侧有坚强的腓骨短肌腱附着，粗隆远侧骨干有第三腓骨肌附着，在第五跖骨底的下面，有一浅沟，为小趾展肌腱通过，所以，在临床上第五跖骨基底易发生撕脱骨折。第一跖骨在某些方面与第一掌骨近似，底呈肾形，与第二跖骨底之间无关节，亦无任何韧带连接，故具有相当大的活动性。而其余四块跖骨间均有关节相连，并借背侧、跖侧及侧副韧带相连接，比较固定，其中尤以第二、三跖骨最为稳定，所以在足部外伤时，易发生第二、三、四、五跖骨同时脱位。第四跖骨底呈四边形，与第三、五跖骨相连。

正常第五跖骨的骨骺线越过第五跖骨基底的粗隆，与骨干平行，此骨骺线向近侧不至跖跗关节，向内不至第四、五跖骨间关节，此为其与骨折的鉴别点。

（7）趾骨　趾骨位于足骨的最末端，除拇趾为 2 节外，其他各趾均为 3 节，共 14 节。趾骨与指骨近似，每节趾骨也分底、体、滑车三部分。近节趾骨底与跖骨头相关节，滑车与第二节趾骨底相关节，第二节趾骨滑车与第三节趾骨底相关节。第三节趾骨前端较宽且粗糙，称甲粗隆。

2. 足部各骨的排列特点　从整体上看足部骨骼有以下特点：①足内侧缘中点与外侧缘中点的连线为斜线，前部为跖骨和趾骨，后部为跗骨。②跗骨为一呈六方形的短骨，各具六面，跗骨在足部能够起到支持重力，稳定足骨的作用。跖骨及近节趾骨为圆柱状长骨，有一体两端。中、远节趾骨在近端有骨骺，有部分人则愈合为一骨。③也有人将足部骨骼分为三组，前组为跖骨和趾骨；中组为足舟骨、骰骨，第一、二、三楔骨；后组为跟骨和距骨。④第一、二跖骨间有一定的角度，其轴线之间的夹角称为 IMA 角，正常为 $6° \sim 12°$，拇趾的跖骨与趾骨之间也有一定的角度，其轴线之间夹角称为 HVA 角，正常为 $15° \sim 20°$，大于此角度即为拇外翻。

（二）足部关节及其韧带

足部的 26 块骨之间，形成众多的关节，以满足足部的不同功能要求。骨关节之间连接十分稳固，除关节囊外，还有许多韧带加强。

1. 跗骨间关节

（1）距下关节　距下关节又称距跟关节，由距骨体全部、距骨颈部及跟骨前 2/3 构成，位于跟骨稍前。跟骨的上面分为三部分，前 1/3 为一平台，比后 1/3 低，在其内侧面有跟骨距前关节面；后 1/3 关节面呈马鞍形，上有脂肪垫覆盖；中 1/3 关节面凸度向上与前后 1/3 关节面凹进的情况恰好相反。

跟骨上面的这三个关节面与距骨下面相应的关节面彼此相合共同构成距下关节。跟骨的上面后关节面的前内方有跟骨沟，和距骨沟相对组成一条漏斗形隧道称跗骨管，其外侧开口较大称跗骨窦。窦壁不规则，有许多血管孔，窦口位于外踝的前下方，窦内有跟距骨间韧带，该韧带连接于距骨颈下外侧和跟骨上面之间，呈向上、向内、向前斜行走向。骨间韧带将距下关节分为两半，两面均覆以滑膜。该韧带正好位于小腿负重轴线的延长部，所以在距下关节每一运动中均起作用，足外旋时其紧张，内旋时松弛。距下关节的关节囊松弛，附着于关节面的周缘，滑膜层独立，不与其他关节相通。

关节囊的周围有以下韧带：①距跟前韧带：位于跗骨窦入口的后侧，起于距骨颈，止于跟骨上面。②距跟后韧带：起自距骨后突及拇长屈肌腱沟的下缘，止于跟骨后关节面的后侧。③距骨内侧韧带：强韧但细小，起自距骨后突的内侧，斜向前下方，止于跟骨载距突的后部。此韧带与内侧韧带融合，并构成拇长屈肌腱沟底壁的一部分。④距跟外侧韧带：扁而短，位于跟韧带的前上方，起自距骨外突，行向后下方，止于跟骨的外侧面。此韧带有防止足向后脱位的作用。

由于踝关节外侧有多条韧带保护，所以骨间韧带一般不会单独受到损伤，多为伴有其他韧带损伤的复合伤。

踝关节的内、外翻活动实际不是发生在踝关节，而是主要在距下关节。距下关节轴线与足的中线呈 $16°$ 角，与足底平面呈 $42°$ 角。

距下关节的动脉主要来自胫后动脉、腓动脉分布到跗骨窦的分支、足背动脉分布到跗骨的分支。神经主要来自腓深神经、足背外侧皮神经的分支。

（2）距跟舟关节　距跟舟关节和跟骰关节合称跗横关节。距跟舟关节是由距骨和舟骨构成的关节。该关节为"球－窝"关节，但由于周围有许多骨骼和韧带，所以不能如其他"球－窝"关节一样有一定的自由活动度。距舟关节的"球面"由距骨头的凸面构成，其"窝面"由舟骨后面关节面，跟骨前、中关节面及横过它们之间的跟舟跖侧韧带构成。关节囊附着于关节软骨的周缘，其前部较薄，后部较厚。

稳定距舟关节的韧带主要有两条：①跟舟跖侧韧带：该韧带又称弹力韧带，强韧而肥厚，由纤维软骨构成。该韧带与踝关节的内侧三角韧带前部相连，起于跟骨载距突前缘，止于舟骨的下面和内侧面，对距骨头有重要的支持作用。外缘与分歧韧带跟舟部融合；该韧带上面有三角形的软骨关节面，构成距跟舟关节窝的一部分；该韧带是支持足弓的重要结构，其下面部分被胫骨后肌腱支持加强。在胫后肌瘫痪的病人，由于距骨体位于足内侧纵弓的顶点，胫后肌失去作用后，距舟跖侧韧带的负担加大，而其又没有胫后肌的强度，所以日久会引起柔性平足症。②分歧韧带：为一强韧的韧带，该韧带后方起于跟骨前关节面的外侧，向前分为两歧，分别止于舟、骰二骨，内侧部称为跟舟韧带，斜向前内侧，止于足舟骨的外侧面，此韧带的上、下方分别与跟舟背侧韧带及跟舟跖侧韧带相融合；外侧部称为跟骰韧带，行向前方止于骰骨的上面。此外尚有距舟背侧韧带的参与，该韧带宽而薄，起自距骨颈上面和外侧面，止于足舟骨的上面。

供应距跟舟关节的动脉主要来自足底内侧动脉的分支与足背动脉的分支。其支配神经主要来自腓深神经的外侧终支。

在运动时，距跟舟关节与距下关节形成联合关节，跟骨与足舟骨连同其他全部足骨在距骨上作内翻与外翻运动。

（3）跟骰关节　跟骰关节是跗横关节的另一部分，由跟骨前部的骰骨关节面与骰骨后部的凹形关节面连接构成。关节囊附着于关节软骨的周围，有的关节腔与距跟舟关节相通。

关节的周围有下列韧带：①分歧韧带：位于跟骰部的部分。②跟骰背侧韧带：连结跟、骰骨的上面。③足底长韧带：强韧而肥厚，起自跟骨下面的跟结节外侧突的前方，其另一部分纤维则向前内方，跨过骰骨腓骨长肌腱沟，止于第二至四跖骨

底。此韧带对维持足的外侧纵弓起着重要的作用。④跟骰足底韧带：为短宽而强韧的纤维带，起自跟骨下面的前端，斜向前内方，止于骰骨的下面。此韧带也有维持足外侧纵弓的作用。该关节下面有腓骨长肌腱支持，内侧有分歧韧带的跟骰部加强。稳定跟骰关节的韧带也有两条：①跖长韧带：起于跟骨结节内、外侧突的前方，深部纤维止于骰骨；浅部纤维行于深部纤维的前部止于第二、三、四跖骨底，深浅二部纤维之间形成一条沟，腓骨长肌腱由此沟通过。该韧带有支持足外侧纵弓的作用。②跖短韧带：起于跟骨下面前端的圆形隆起，止于骰骨沟。呈扇形，被跖长韧带所覆盖。

供应跟骰关节的动脉主要来自足底动脉及足背动脉分布到跗骨和跖骨的分支。神经主要来自腓深神经、足背外侧皮神经或足底外侧皮神经分支。

于足内、外翻时，跟骰关节可出现轻微的滑动与旋转。跟骰关节和距跟舟关节构成跗横关节。关节的内侧部突向前方，外侧部突向后方。

虽然距跟关节、距舟关节、跟骰关节在解剖上是相互独立的三个结构，但它们在功能上是一致的。距舟关节、跟骰关节的关节线位于同一曲线上，在中跗关节截肢时常被视为一个关节。在先天性马蹄内翻足矫形中最常用的三关节融合术，即是通过在跟距、距舟、跟骰这三个关节上的骨，从而达到矫正马蹄内翻之目的。

（4）楔舟关节　由足舟骨的前关节面和3个楔骨的后关节面构成，关节囊附于关节面的周缘，关节腔与第二、三跗跖关节及第一、二跖骨间关节相通。

关节周围有楔舟背侧韧带和楔舟足底韧带固定。前者为3条细而强韧的韧带，起自足舟骨背面，行向前外方，止于3个楔骨的上面；后者位于足的跖侧，连结在足舟骨与3个楔骨之间。此两条韧带虽然细小，但坚强牢固，共同维持舟楔关节的稳定。

（5）舟骰关节　一般为韧带联合，亦有形成关节者，位于足舟骨的外侧缘与骰骨的内侧缘之间。

关节囊与楔舟关节相移行，二者的关节腔相通，关节周围有舟骰背侧韧带、舟骰骨间韧带及舟骰足底韧带3条韧带加固。舟骰背侧韧带起自足舟骨的上面，斜向前外方，止于骰骨的上面；舟骰足底韧带为一强韧的韧带，起自足舟骨的下面，向外方止于骰骨的内侧面及下面；舟骰骨间韧带为一强韧的横行韧带，连结足舟骨、骰骨的相对面之间。其后部纤维延伸至足跗下面，并斜向后方，与跟骰足底韧带相融合。

（6）楔骰关节与楔间关节 楔骰关节位于第三楔骨外侧缘与骰骨的内侧面之间，楔间关节介于3个楔骨之间，它们有共同的关节囊及关节腔，并与楔舟关节相通。

关节周围有楔骰背侧韧带、楔骰足底韧带、楔间背侧韧带、楔间足底韧带、楔骰骨间韧带及楔骨骨间韧带。楔骰关节与楔间关节的动脉主要来自跗背及足底动脉的分支。神经主要来自腓深神经及足底内、外侧神经的分支。

2. 跗跖关节 跗跖关节分别位于内、中、外侧楔骨前面与第一至三跖骨底之间，骰骨前面与第四、五跖骨底之间。由骰跖关节和楔跖关节两个关节组成。骰跖关节为骰骨前面与跖骨底之间构成的关节；楔跖关节由楔骨前面与跖骨底所构成，包括第一楔骨与第一跖骨底构成的马鞍状关节和第二、三楔骨与第二、三跖骨底构成的平面关节。

跗跖关节周围有跗跖背侧韧带、跗跖足底韧带及楔跖骨间韧带保护。跗跖背侧韧带由一些扁宽的纤维束组成，分别连结内侧楔骨的外侧缘与第二跖骨底之间、中间楔骨与第二跖骨底之间、外侧楔骨与第二至四跖骨之间及骰骨与第四至五跖骨之间；跗跖足底韧带为一强韧纤维束，分别连结内侧楔骨与第二、三跖骨底之间；楔跖骨间韧带共有3条，分别连结内侧楔骨外侧面与第二跖骨底的内侧面之间；中间楔骨与第二跖骨底之间及外侧楔骨底与第三、四跖骨底之间。

跗跖关节除第一跗跖关节外，其余四个跗跖关节排列均为向外的斜面，与中轴倾斜约60°，足跗

内翻时，体重正是通过跗跖关节而分布于跖骨头上。跗跖关节为正常足横弓的重要组成部分，在足旋转时跗跖关节为足部的最弱点，易引起骨折或脱位。跗跖关节一旦发生骨折、脱位便会引起足横弓塌陷，从而引起足的功能障碍。所以临床应充分重视足跗跖关节骨折、脱位的处理。

3. 跖骨间关节 跖骨间关节有3个，分别位于第二至五跖骨基底之间，无独立的关节囊和腔，常与跗跖关节相通。关节周围有底背韧带、底跖侧韧带和底骨间韧带存在。

4. 跖趾关节 跖趾关节由跖骨头的凸形关节面和近节趾骨底的凹形关节面构成。其关节囊松弛，中背面较薄，跖面较厚，附着于关节面的周缘。

关节周围有侧副韧带、跖骨深横韧带及足底韧带保护。跖趾关节的主要活动为跖屈及背伸，另外亦可作轻微的内收与外展运动。屈趾的运动范围较大，但受伸肌腱及背侧韧带的限制；伸趾的范围较小，主要受屈肌肌腱及侧副韧带的限制。跖趾关节活动的最大背伸范围发生在行走起动时，而在正常行走时几乎无跖屈活动。

在跖趾关节中以第一跖趾关节的活动度最大，结构也最复杂。其关节囊背侧为伸肌腱，两侧为侧副韧带，跖侧为连接跖骨头与第一节趾骨的韧带和跖深横韧带。拇长屈肌腱位于第一跖趾关节跖面的胫腓侧籽骨形成的沟内，并向远侧止于远节趾骨底。拇短屈肌分为两部分，分别止于远节趾骨底内、外跖侧面，与跖侧关节囊合为一体；拇短屈肌内侧腱与拇展肌相融合，而拇短屈肌外侧腱与拇收肌止点相融合。跖趾关节背侧结构类似于手掌指关节的背侧结构，损伤时可出现拇短屈肌内、外侧腱束的滑脱。正常人的第一跖趾关节活动范围为，跖屈35°，伸直时为中立位的0°，可有很少度数的背伸。拇趾的跖趾关节还有一定的外翻倾斜度，一般为14°～15°。另外尽管拇趾有外展和内收肌，但正常情况下其跖趾关节没有侧方的活动。在拇趾跖趾关节的内侧和小趾跖趾关节的外侧各有一个小的滑囊，穿鞋较紧或其他摩擦刺激时，可引起拇趾或小

趾的滑囊炎。

供应跖趾关节的动脉主要来自跖背和跖底的动脉以及趾背、趾底动脉的分支。跖趾关节的下面有趾底固有神经分布；第一跖趾关节的上面有腓深神经及足背内侧皮神经；第二、三跖趾关节的上面有腓深神经的分支分布；第四、五跖趾关节的上面有足背外侧皮神经分布。

5. 趾间关节 趾间关节如同手的指间关节，共有9个，由近侧趾骨的滑车与远侧趾骨的底构成，关节囊附于两骨关节面的边缘。

趾间关节周围的韧带有侧副韧带、背侧韧带及足底韧带加强。侧副韧带位于关节的两侧，连结趾间关节近、中节跖骨滑车侧面与中、远节趾骨底侧面；背侧韧带为关节上面的膜状韧带，两侧与侧副韧带融合；足底韧带为关节面下面的纤维软骨板，两侧与侧副韧带融合，与骨面之间有短纤维相连。趾间关节亦属于屈成关节，也能做屈、伸运动。由于受屈肌腱及足底韧带的限制，关节的屈曲运动范围较大，而背伸范围较小。拇趾的趾间关节活动度最大，可跖屈60°左右。

（三）足部的运动

足可以做各种各样的运动，以适应人的不同需要。正常情况下，足的主要运动方式是背伸、跖屈，另外还可做内收、外展、内翻、外翻、旋前、旋后等的活动。

①内收 指足围绕小腿前轴、趾尖转向内、接近正中面的运动。

②外展 指足围绕小腿前轴、趾尖转向外、远离正中面的运动。足的内收和外展只有当膝关节屈曲时才能产生。

③内翻 指足内缘提高、外缘降低、足底朝内的运动。

④外翻 指足外缘提高、内缘降低、足底朝外的运动。

⑤旋前 指足围绕其本身长轴旋转，使足底朝向下外的运动。

⑥旋后 指足围绕其本身长轴旋转，使足底朝

向下内的运动。

其中，足的内翻包括内收、旋后和踝关节的背伸运动，而外翻则包括足的外展、旋前、踝关节跖屈等活动。

上述运动具体到某一关节，尚有不同的运动。

①踝关节的运动 足真正的跖屈和背伸活动发生在踝关节。有关踝关节的运动已在上一节中叙述过，在此不再重复。

②距下关节的运动 距下关节是由距骨和跟骨形成的关节。足的内、外翻运动主要发生在距下关节，其活动轴是舟状骨内背侧到跟骨外跖侧的连线，该轴与足中线成16°角，与水平面成42°角。正常情况下，足在平地行走时内、外翻活动范围约为6°左右，平足者可达到9°。其内翻的动力主要来自于胫前肌和胫后肌，外翻的动力主要来自于腓骨长肌和腓骨短肌。

行走时距下关节是和踝关节协同一起活动的，所以有人将踝关节和距下关节的活动称之为踝关节 - 距下关节复合体，如此则可共同进行各方向活动，而当其中一个关节活动受限时，另一关节活动则增加，如在踝外旋时，踝关节的活动减少，而距下关节的活动则增加。当踝关节内旋或处于中立位时，踝关节本身活动增加而距下关节活动则减少。正是由于这两个关节的相互代偿，协调一致才能使得足能在各种不同的地面上自如的行走和运动。

③跗横关节的运动 跗横关节是由距跟舟关节和跟骰关节组成的，其活动主要为内收和外展，并有轻微跖屈及背伸和旋前及旋后活动。跗横关节的活动主要受距下关节的控制：当距下关节外翻时，距跟舟及跟骰关节是互相平行的，此时跗横关节可有某种程度的自由活动度；而当距下关节内翻时，此两关节活动轴不再平行，关节活动受到限制，但关节会变得稳定。

④跗跖关节及跗骨间关节 跗跖关节为变形的平面关节，只能做轻微的滑动及屈伸运动。内侧及外侧跗跖关节还可作内收外展运动。跗跖关节及跗骨间关节是足部比较稳定的部位，并且骨间有强力

的韧带加强，各个关节互相嵌合，所以关节间很少有明显的活动。跗跖关节运动的结果是跗跖关节跖屈时增大足前部横弓的弧度。相反当跗跖关节背屈时，足横弓变得扁平。

⑤跖趾关节的运动　主要活动为跖屈和背伸，跖趾关节活动的最大背伸范围发生在行走起动时，而在正常行走时几乎无跖屈活动。此外，跖趾关节还可进行侧方运动，但远不如手指灵活。

⑥趾间关节的运动　趾间关节属于屈戌关节，仅能做屈、伸运动，行走或中立位时趾间关节处于伸直位，无主动背伸活动。拇指间关节屈曲范围为 0°～90°，由拇长屈肌完成，伸展由拇长伸肌完成。第二至四趾近侧趾间关节为滑车关节，可做屈伸运动，屈曲范围为 0°～40°，由趾短屈肌完成。伸展范围在 40～0°，由趾短伸肌、骨间肌和蚓状肌共同完成。远侧趾间关节为单纯滑车关节，屈伸范围较大，在 0°～60°之间，由趾长屈肌完成，伸展范围在 60°～0°，由趾长伸肌完成。

总之，足趾的屈曲运动靠拇长屈肌及趾长屈肌，而伸直运动靠拇长伸肌及趾长伸肌。拇长屈肌除屈拇趾外，在行走中还起重要作用。它可使拇趾强度屈曲，并固定于该位置，如果作用继续，则有一个强大的推动力量，从而使体重前移。

在行走时，起步侧足跟因小腿后侧肌肉收缩由地面抬起，体重落于拇趾及足趾上，此作用发生于矢状平面上，直到完全屈曲为止。此后由于胫骨后肌的内收作用，使足呈内旋，足纵弓及足横弓凸度均增大，这时借助于跟腱、腓骨长、短肌，胫骨后肌，趾屈肌的共同作用，体重朝前推移，与此同时，背伸肌亦起作用，而使足离开地面，完成足的位移。

（四）足弓、足底筋膜间隙

1. 足弓

（1）足弓的构成　在人类进化的过程中，为了负重、行走和吸收震荡，足骨的跗骨、跖骨及其连接的韧带，形成了突向上方的弓，此称为足弓。人的足弓是一个富有弹性的结构，可随姿势的改变而有所不同。足弓可分为内侧纵弓、外侧纵弓和横弓。

①内侧纵弓　内侧纵弓较高，自前至后由第一跖骨、内侧楔骨、足舟骨、距骨、跟骨构成。距骨是足弓顶，于直立姿势时，足弓的两端与地面接触，前为第一跖骨头，后为跟骨结节下面。足舟骨是内侧纵弓顶端，距地面 15～18mm。体重负荷在内侧纵弓上造成的应力线汇合在距骨上，负重应力线在内侧纵弓诸骨上的配合与骨小梁的排列方向是一致的。体重的应力传递到距骨后，其应力线分为前后两组：前组由胫骨下端后部皮质发出，斜行走向前下方经足舟骨、楔骨在第一跖骨头处传达到地面；后组应力线起自胫骨下端前部皮质，斜行向后下，经跟骨体后端与地面接触。

内侧纵弓主要由胫骨后肌、拇长屈肌、趾长屈肌、足底的小肌、跖腱膜及跟舟跖侧韧带维持，此弓曲度大、弹性强，故有缓冲震荡的作用。

②外侧纵弓（图 14－76）　自前向后由第四、五跖骨，骰骨及跟骨构成。其中第四、五跖骨头为弓的前部着地点，跟骨结节后外侧为后部着力点。骰骨位于足弓的顶部，骰骨底一般距地面垂直距离为 3～5mm。外侧纵弓的应力也分为前后两组：前组应力线起自胫骨下端后部皮质，呈扇形经骰骨与第五跖骨，由第五跖骨头传达到地面；后组应力线起自胫骨下端前部皮质，经踝关节传到距骨后部，然后呈扇形分开，再呈弧形由跟骨传达到地面。

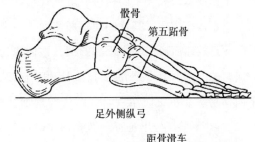

足外侧纵弓

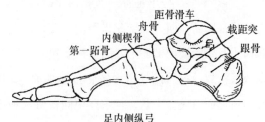

足内侧纵弓

图 14－76　外侧纵弓与内侧纵弓的组成

维持外侧纵弓的结构有腓骨长肌、腓骨短肌、趾长伸肌、趾短展肌、跖前韧带及跟骰足底韧带等。外侧纵弓曲度小、弹性弱，主要与维持身体的直立有关。但由于该弓与骨间韧带联合较强，故比较稳定。

由此可见，跟骨为内、外侧纵弓的后柱，跟骨结节与跖骨头为负重点，两者比较，外侧纵弓低，各节运动范围甚小。外侧纵弓覆被以肌肉及其他软组织，站立时几乎全着地；内侧纵弓则较高。

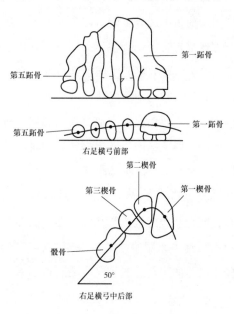

图 14 –77　足的横弓示意图

③横弓　由 5 个跖骨基底及跗骨的前部构成（图 14 –77）。足底自前向后共有 3 个横弓，依次是跖骨头平面横弓、楔骨平面横弓、足舟骨与骰骨平面横弓。全体作拱桥，其背侧面较跖侧面大，上宽下窄，在足的跖面形成一个很深的凹，整体成为横弓。横弓的前部由第一至五跖骨构成，相当于跖骨头平面横弓。非负重时第一、五跖骨与地面接触，而第二、四跖骨头离开地面，负重时此横弓扁平，所有跖骨都紧贴地面。维持此横弓的主要肌肉是拇收肌横头及跖骨横韧带。中部的横弓由第一至三楔骨及骰骨构成，横弓的外侧由骰骨接触地面，3 块楔骨均离地面组成穹隆状，其中以中间楔骨离地面最高，此处横弓较强劲有力，主要由腓骨长肌腱延续的腱纤维止于此弓诸骨上，维持弓的紧张度，在

负重时不会完全变扁平而仍能维持弓状。足后部的横弓由足舟骨与骰骨构成，骰骨与地面接触，足舟骨离地。与前面两个横弓相比此弓弧度大，足舟骨离地最高。该弓主要由胫骨后肌维持。构成横弓的各骨关节面的方向并非一致，舟骨及第一楔骨的背侧面向上向内，第二、三楔骨的背侧面向上，骰骨的背侧面向上向外，骰骨的内侧面向上向内。整个足横弓主要由腓骨长肌、拇收肌的横头及跖筋膜等结构维持。

（2）维持足弓的结构　维持足弓的结构有足骨、韧带和肌肉三部分。

①足骨　足骨的背侧面凸出，较跖侧面为宽，无论从前后方向或从左右方向看，均向上弓起。两足并立时，足横弓形成一个完整的足弓。人的足弓以纵弓为重要，横弓的维持有赖于纵弓的完整，如纵弓破坏，横弓必然要受影响。

②韧带　维持足弓的韧带在足弓的凹面，有牵拉足弓前后端的作用。主要韧带有跟舟跖侧韧带，骨间韧带，三角韧带，跖长、短韧带，跖腱膜等。跟舟跖侧韧带及跖长、短韧带的解剖及功能特点前面已有介绍，不再赘述；骨间韧带分布于除第一跖骨外的跖骨底及各跗骨间，这些韧带按照功能有一定的排列次序。外侧纵弓的骨间韧带有抵抗肌肉向后牵引及因走路或跑跳时在第四至五趾引起的后冲力量的作用。内侧纵弓的骨间韧带有使因行走或跑跳加于第一跖骨的后冲力量分散至第二至三跖骨，然后间接经楔、舟、距骨传达至胫骨的作用；三角韧带的作用是在维持踝关节稳定的同时，有使跟骨外翻的作用；跖腱膜是维持足纵弓极为重要的结构。

③肌肉　足底的肌肉是维持足弓最重要的因素，能将足弓的两端牵拉、靠拢或直接向上牵起弓顶。内收与内翻足的肌肉能增加纵弓的宽度，外展与外翻足的肌肉则使纵弓变扁。维持足弓的肌肉主要有胫骨前肌、胫骨后肌、腓骨长肌、拇长屈肌、趾长屈肌、拇收肌横头等（图 14 –78）。

虽然在足弓的维持上，肌肉的作用很重要，但在不同姿势下，它们的作用是有变化的。对足跖屈来

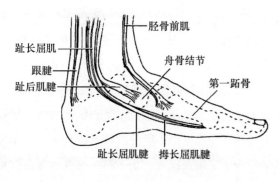

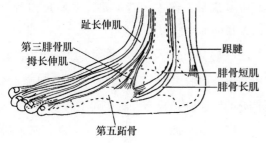

图 14 - 78　维持足弓的肌肉

说，胫骨后肌、拇长屈肌、趾长屈肌、腓骨长肌的作用并非很大。这些内、外翻肌肉的主要作用，是使距骨头所承担的力量维持在一定平衡。腓骨长肌可使外侧距骨头转移至第一跖骨头的压力，比起胫骨后肌及趾长屈肌由第二跖骨头转移至外侧距骨头的压力要大4倍。行走时，如前足重量落于趾端，胫骨前肌则完全处于松弛状态，对足弓维持不起作用。

当足平行着地时，胫骨后肌、腓骨长肌也处于松弛状态，只有当足跟离地，重量落于前足时，它们才开始收缩。所以维持足弓的因素是足骨、韧带和肌肉共同作用的结果，其中肌肉最重要，但这些因素是在动态下完成的，不能只片面地去强调某一方面。

足骨、韧带和肌肉的发育异常，或因足部受到外伤引起足弓塌陷，引起扁平足。平足人群中有疼痛症状者才称为平足症，有一部分人虽有平足表现但无任何症状，只是长时间行走后足部劳累加重，此时不能称之为平足症。因韧带或肌肉的异常引起的足弓塌陷有人称之为软性平足症，可通过行软组织手术矫正。而骨骼异常引起的足弓变化称之为硬性平足症，则需行截骨术才能矫正。平足症病人常有下肢力线的改变，如跟骨外翻等，治疗时也应充分考虑。

（3）足弓的功能　足弓是人类直立行走后的产

物，也是进化的结果。由于人类要进行各种各样的活动，对于长期从事承担身体重量的足来说，难免会发生疲劳，甚至结构被破坏，这就要求足底有一定的弹性，对来自于全身的重量要有缓冲。人的内外侧纵弓和横弓在人体的足部形成了一个力学性能非常合理的拱形弹力结构系统，能够使足底应力分布均匀，足弓和维持足弓的韧带、肌肉共同能够完成吸收能量、缓解震荡，保护足部以上的关节，防止内脏损伤的作用。

2. 足底筋膜间隙　足底筋膜分为浅深两层，浅层称跖腱膜，深层称骨间跖侧筋膜。

（1）跖腱膜　跖腱膜位于足底，是足底深筋膜增厚部。跖腱膜起自跟骨结节，在足底前部大约相当于跖骨颈部，分为浅深二层，深层厚而强大，又分为5束，沿跖骨表面走行，在跖骨头处分为两支，浅深两层之间有屈肌腱通过，外侧四束止于跖趾关节囊下方增厚而形成的跖板的内外侧；内侧束的两分支则分别止于第一跖骨头下的两颗籽骨，后者又有强大的韧带连于近节趾骨基底及第一跖骨颈。相邻的跖腱膜及跖筋膜与跖骨头处的跖深横韧带相互交织，组成强大的筋膜韧带系统，共同维持足弓的三维形态。

跖腱膜的功能有：①支持足的纵弓，对足纵弓起到"绞盘样作用"，在足负重时能储存一定的弹性势能，是足纵弓坚强的稳定结构；②保护足底的肌肉及肌腱，便利活动；③保护足底的关节。

跖腱膜向足部深处发出两个筋膜隔，分别止于骨间跖侧筋膜。将足底分为3个筋膜室，即内侧室、外侧室及中间室。内侧室有足底内侧动脉及神经通过，在足底内侧沟前行；外侧室有足底外侧动脉及神经通过；神经血管的近段及远段进入中间室，中间室内有趾长屈肌、趾短屈肌、拇收肌、蚓状肌和跖方肌以及在各趾的屈肌腱之间通过的神经血管等。

（2）骨间跖侧筋膜　足底的骨间跖侧筋膜覆盖于骨间肌的跖侧面，与跖骨跖侧面骨膜愈合，与骨间背侧筋膜及相邻两侧的跖骨共同构成4个跖骨间隙，各间隙内均含有神经、血管。

总之，足底的跖腱膜、骨间跖侧筋膜之间共形成了3个肌间隙，各间隙的内外侧均有紧密的筋膜所限制，如足底某一间隙的感染可向深部或浅部蔓延，细菌或脓液可穿过跖腱膜至皮下或趾蹼中间室鞘内的疏松结缔组织与小腿后肌群的深筋膜相续，故中间室的感染可向小腿蔓延。另外，足底跟部存在弹性脂肪组织，形成弹性纤维组成的致密间隔，一旦细菌进入，极易繁殖，且抗生素难以到达这些小间隔内，感染不易控制。

三、踝足部肌肉

运动足的肌肉及其肌腱，大致可分为3组，包括起于小腿止于足与足趾的外在肌，或称小腿肌；和起于足止于足趾的足内在肌。足部肌肉的功能主要在于维持足弓和协调足外在肌的屈、伸肌之间的作用力，保持足在活动时的平衡和稳定。

1. 外在肌　足的外在肌由位于小腿前侧的胫骨前肌、趾长伸肌、拇长伸肌及第三腓骨肌所组成的小腿前群肌肉和小腿外侧的腓骨长、短肌以及小腿后侧的腓肠肌、跖肌、比目鱼肌、拇长屈肌、趾长屈肌、胫骨后肌等肌肉组成（图14-79）。这些肌肉在运动中担负大部分体重，管理足的运动，能支持足弓，既可使足背伸和跖屈，又可使足内翻、外翻和内收、外展。

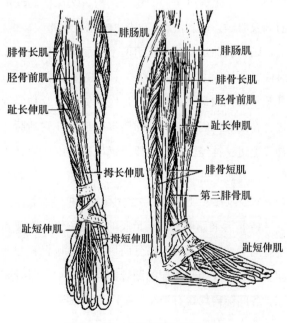

图14-79　小腿肌前群和外侧群

（1）胫骨前肌　位于小腿前外侧面的皮下，紧贴于胫骨外侧面，其外侧的上方与趾长伸肌相邻，下方与拇长伸肌相邻。该肌起自胫骨外侧面的上2/3及其邻近的小腿骨间膜和小腿深筋膜深面。在小腿上半，该肌覆盖着胫前血管和腓深神经。肌束向下，约在小腿下1/3段前面移行于长腱，经小腿横韧带和十字韧带深面，止于第一楔骨内侧面和第一跖骨基底部。作用为背伸足，并使足内翻、内收。还帮助维持足的内侧纵弓。

（2）胫骨后肌　位于小腿三头肌的深面，趾长屈肌与拇长屈肌之间。该肌起自小腿骨间膜上2/3及临近的胫、腓骨骨面，肌束向下移行为长肌腱，经趾长屈肌的深面，进入内踝后的沟内。该肌腱分叉如指状，抵止于舟骨粗隆及3个楔骨的基底面。此肌在足部为最强大的内收肌。

（3）腓骨长、短肌　腓骨长肌起于腓骨头、腓骨外侧面上2/3和小腿深筋膜，腓骨短肌起于腓骨外侧面下2/3及前后肌间隔，在小腿中部腓骨长、短肌互相掩叠并移行为肌腱，短肌止于第五跖骨底，长肌下行由足的外侧缘进入足底，止于第一楔骨内侧及第1跖骨底跖侧面的外侧。

（4）腓肠肌　有内、外两头，内侧头起于股骨内侧髁上的三角形隆起，外侧头起于股骨外侧髁的压迹近侧端，在二头的深面各有一滑囊。两个头在腘窝下角会合，又互相分开，在小腿后部中点相连为一扁宽的腱膜，向下与比目鱼肌腱相融合为跟腱。

（5）比目鱼肌　比目鱼肌起于腘线水平，胫骨内侧缘中1/3、腓骨头及腓骨干上1/3的后面，向下到小腿中部以下，移行为扁腱，参与跟腱的构成。比目鱼肌的肌纤维排列呈双羽状，肌肉的起点为腱纤维所加强，构成比目鱼肌腱弓，横架于小腿的骨间隙上。该肌与腓肠肌、跖肌一起发挥行走时抬起跟骨的作用。

（6）第三腓骨肌　起于腓骨前面下1/4，止于第五跖骨底的背侧面，能背伸及外翻足。

（7）拇长伸肌　位于胫骨前肌和趾长伸肌之

间，起于腓骨内侧面之下 2/3 及其邻近的骨间膜，向下移行于长腱，经十字韧带深面，止于拇趾末节趾骨基底部的背面。作用为伸拇趾，并使足背伸和内翻。

（8）拇长屈肌 起于腓骨后面，至足底后，开始位于趾长屈肌腱的外侧，继斜向内行，与趾长屈肌腱相交叉而至其内侧。拇长屈肌腱穿过屈肌腱纤维鞘后，止于拇趾末节趾骨底。

（9）趾长伸肌 起于腓骨前面上 2/3 和邻近骨间膜、胫骨上端、前肌间隔及小腿深筋膜，在足部分为四支，止于外侧四趾，其中间束止于第二节趾骨底的背侧，两侧束止于第三节趾骨底背侧，趾长伸肌能伸第二至五趾及背伸足。此肌与胫骨前肌有起于胫腓骨上端及骨间膜的共同起点。

（10）趾长屈肌 起于胫骨后面，在下行中逐渐跨过胫骨后肌，走在内踝后方，然后肌腱向前外弯曲斜行，紧靠载距突的内侧边，经屈肌支持带的深面，进入足底。在足底，趾长屈肌腱横过拇长屈肌腱浅面，并接受其发出的一束强健的纤维束，继而跨过足底形成至第二至五趾的趾长屈肌腱。外侧 4 个趾的趾长屈肌腱各在近节趾骨底处穿过相应的趾骨短屈肌腱的分叉，止于各自远节趾骨底跖面。

（11）跖肌 跖肌有时缺如，与前臂的掌长肌相似，肌腹呈细小梭形，起于股骨外上髁的下部及膝关节囊，一半为腓肠肌的外侧头掩护，向下移行为跟腱或止于跟骨的内侧面。起协助腓肠肌和比目鱼肌提跟骨的作用。

此外需要说明的是，屈肌腱纤维鞘由趾部深筋膜增厚构成，在两侧附于第一、二节趾骨的侧缘与趾间关节的韧带，前端在趾长屈肌腱与拇长屈肌腱止端之前附着于末节趾骨底，后端与跖腱膜的趾歧相融合，因此屈肌腱纤维鞘成为一骨纤维性管，管内衬以滑膜鞘，共有两层，一层衬于管的内面，一层包裹肌腱，两层在鞘的两端相连续。鞘内光滑，内有滑液，肌腱在鞘内活动自如，并且当屈肌腱在其内通过时，保持各腱位于本位。滑膜鞘在腱与腱间及腱与骨间形成腱纽，血管由此进入肌腱。

2. 内在肌 足的内在肌主要分为足背肌和足底肌。足的内在肌主要作用是稳定和支持体重，大多纵行，可加强足的纵弓。

（1）足背肌 足背肌包括拇短伸肌和趾短伸肌，这两块肌肉在解剖学上有共同的起点，共同的血供来源和神经支配。

趾（拇）短伸肌位于皮下，趾长伸肌的深面，为一小的扁肌，于跗骨窦的前方起自跟骨的下面、外侧面及伸肌下支持带，扁平的肌腹向前内侧方走行，至第五跖骨粗隆平面移行为 3 束细的肌腱。各肌腱分别在趾长伸肌腱的外侧向前内与其交叉并会合，止于拇趾第一节趾骨底的背面及第二至四趾的趾背腱膜。

拇、趾短伸肌的神经来自腓深神经。此二肌的功能是：伸拇趾的跖趾关节及第二至四趾的跖趾关节和趾间关节，协助拇长伸肌和趾长伸肌发挥伸趾作用。

（2）足底肌 足底肌分为 3 群，即内侧群、外侧群和中间群。

①内侧群 包括拇展肌、拇短屈肌和拇收肌（图 14 - 80）。

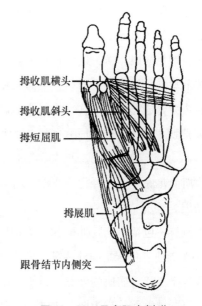

图 14 - 80 足底肌内侧群

拇收肌横头
拇收肌斜头
拇短屈肌
拇展肌
跟骨结节内侧突

a. 拇展肌 拇展肌位于足底浅层的内侧缘，覆盖足底血管和神经的起始部，其外侧为拇短屈肌。拇展肌主要起于跟骨结节内侧突、舟骨粗隆，部分肌束起自足底肌腱和屈肌支持带，沿足内侧缘前行，移行为扁腱，与拇短屈肌内侧头合并后止于拇趾近节趾骨底的跖面和内侧面。

拇展肌由足底内侧神经支配，有外展踇趾及维持足弓作用。

b. 拇短屈肌　位于足内侧缘前端的皮下，拇展肌腱的外侧及深面，直接与第一跖骨相贴。起始于内侧楔骨的跖面、胫骨后肌腱和足底面的各个肌腱，肌束向前分为内、外两个肌腹，两肌腹之间的足底面沟内有拇长屈肌腱通过。内侧肌腹与拇展肌合为一腱，止于拇趾远节趾骨底跖面的内侧；外侧肌腹与拇收肌斜头合成一腱，止于拇趾近节趾骨底跖面的外侧。

拇短屈肌由足底内、外侧神经支配，其作用为屈拇趾近节趾骨，并参与维持足弓。

c. 拇收肌　位于足底中部，包括斜头和横头。斜头位于趾长屈肌腱、蚓状肌和跖方肌的深面，紧贴骨间肌。斜头呈纺锤状，起始于足底长韧带，腓骨长肌腱纤维鞘，外侧楔骨跖面和第二、三、四跖骨底跖面，肌纤维斜向前内方与拇短屈肌内侧腹合成一腱，止于拇趾近节趾骨基底部跖面的外侧。横头较小，位于趾长屈肌腱和蚓状肌的深面，横列于第二至五跖骨头的基底面，此部有时可以单独成为一个小肌，即足横肌。横头以单独肌束起自第三至五跖趾关节囊，肌纤维横行向内，至拇趾跖趾关节后面与斜头会合成总腱，而移行为斜头肌腱。与拇短屈肌外侧腹共同止于拇趾第一节趾骨底跖面的外侧。

拇收肌受足底外侧神经深支支配，有内收、屈拇趾的作用。

②外侧群　包括小趾展肌和小趾短屈肌。

a. 小趾展肌　位于足的外侧缘，足底腱膜的深面，前端位于小趾短屈肌的外侧。起始于跟骨结节足底面，肌纤维向前移行为两条肌腱，外侧腱止于第五跖骨粗隆，内侧腱止于小趾近节趾骨基底跖面的外侧。小趾展肌受足底外侧神经或足底内侧神经支配，其作用是外展和屈小趾（图14-81）。

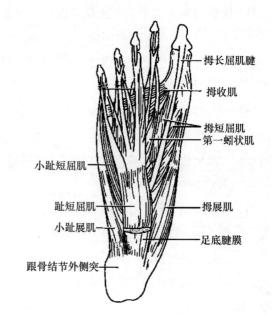

图14-81　足底浅层肌

b. 小趾短屈肌　位于足底外侧缘的前端，深面与第五跖骨底面紧贴，外侧部分为小趾展肌遮盖。该肌起始于第五趾骨底跖面及足底长韧带，止于小趾近节趾骨底跖侧面的内侧。

小趾短屈肌受足底外侧神经浅支支配，其作用为屈小趾的跖趾关节。

③中间群　包括趾短屈肌、足底方肌、足蚓状肌和骨间肌（图14-82）。

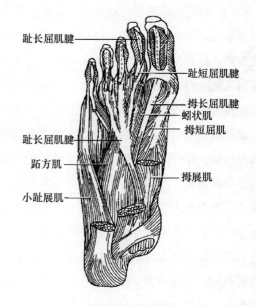

图14-82　足底深层肌

a. 趾短屈肌　位于足底中部，足底腱膜的深面，呈梭形，与跖腱膜关系密切。起自跟结节内侧突和足底腱膜。肌束向前移行为 4 条肌腱，分别止于第二至五趾。各肌腱经趾长屈肌腱的浅层，并共同进入趾腱鞘，在鞘内分为两束，止于中节趾骨底。

趾短屈肌受足底内侧神经支配，其作用为屈第二至五趾跖趾关节及近侧趾间关节，并参与足纵弓的维持。

b. 跖方肌　即足底方肌，位于足底中部，趾短屈肌的深面，为斜方形的小扁肌。有内外两头，内侧头较宽大。起自跟骨下面的内侧及足底长韧带的内缘，外侧头起自跟骨下面的外侧及足底长韧带，肌纤维斜向前内方，两头会合后止于趾长屈肌腱的外侧缘。

该肌受足底外侧神经支配，其作用为增强至第三、四趾的趾长屈肌腱，协助后者屈曲足趾（图14－82）。

c. 蚓状肌　有 4 条，位于足底腱膜的前部的深面，趾长屈肌腱之间，因形似蚯蚓而得名。第一蚓状肌起自第二趾趾长屈肌腱的内侧缘，其余 3 条起于第二至五趾趾长屈肌腱的相对缘。各蚓状肌经相应的趾长屈肌腱的内侧向前，跨过跖骨深横韧带的跖面移行为肌腱，向上绕过第二至五趾的近节趾骨底的内侧，止于各相应趾近节趾骨的趾背腱膜。各肌腱与跖趾关节囊之间有蚓状肌囊。

第一至二蚓状肌受足底内侧神经支配，第三至四蚓状肌受足底外侧神经支配。蚓状肌有屈第二至五趾的跖趾关节、伸趾间关节的作用，并可使第二至五趾内收。

d. 骨间肌　包括 4 条骨间背侧肌和 3 条骨间足底肌。

骨间背侧肌有 4 条，位于 4 个跖骨间隙内。分别起于相邻两个跖骨的侧面，向前经跖骨深横韧带的足背侧止于第二至四趾近节趾骨基底部。第一骨间背侧肌的肌腱向前，绕过第二趾的近节趾骨底之内侧面，部分止于该节趾骨基底部的内侧，部分移行于趾背腱膜。其作用是屈跖趾关节、伸趾骨间关节，使第二趾内收。第二至四骨间背侧肌分别经第二至四跖骨的外侧，部分止于第二至四趾近节趾骨

底的外侧面，部分止于趾背腱膜。其作用为屈第二至四趾的跖趾关节、伸趾间关节、使第二至四趾外展。

骨间足底肌有 3 条，位于第二至四跖骨间隙内，骨间背侧肌的外侧。分别起始于第三至五跖骨近侧端的内侧面，肌腱向前经跖骨深横韧带的足背侧，绕过第三至五趾的近节趾骨底的内侧面，止于第三至五趾近节趾骨底的内侧，其中部分纤维移行于趾背腱膜。其作用为屈跖趾关节、伸趾间关节、使第三至五趾内收（向着第二趾的中轴线运动）。

骨间足底肌和骨间背侧肌均受腓深神经和足底外侧神经支配。

四、踝足部神经

（一）运动神经分部

足踝部的神经来自于小腿，均发自腰丛和骶丛，主要有胫神经、腓总神经、隐神经等。

1. 胫神经　为坐骨神经两大终支中较大的一支，居腘窝中间最浅层，腘动脉最深层，腘静脉位于胫神经与腘动脉之间，三者共同位于血管神经鞘内。胫神经经腘窝中间垂直下降，与腘动脉伴行，达腘肌下缘，经比目鱼肌深面与胫后动脉伴行下降，在小腿上2/3 部，神经伴同外侧的胫后动、静脉行于小腿三头肌深面与胫骨后肌的浅面。当小腿三头肌形成跟腱时，胫神经转到胫后血管外侧，贴胫骨后面，行于跟腱与内踝构成的踝管内，表面仅为皮肤和深筋膜覆盖。胫神经在踝管内呈圆形，直径 5～6mm。胫神经伴血管穿过踝管后，在分裂韧带深面分为足底内侧神经和足底外侧神经，进入足底（图14－83）。

足底内侧神经于屈肌支持带深面分出后进入足底，经拇展肌与趾短屈肌之间，沿足底内侧动脉外侧前行，走在拇长屈肌浅面，先分出 1 支趾足底固有神经至拇指内侧缘，然后在跖底处又分出 3 支趾足底总神经，行于足底腱膜与趾短屈肌之间。每一趾底总神经又分为两支趾足底固有神经至第一至三趾蹼毗邻缘，分支支配拇指展肌、趾短屈肌、拇短屈肌、最内侧蚓状肌及内侧三趾半的皮肤。

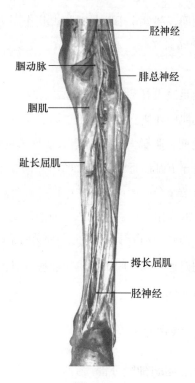

图 14 - 83　胫神经的分布

足底外侧神经经拇展肌深面斜向前外，行于趾短屈肌和跖方肌之间，沿趾短屈肌和小趾展肌的沟内前行，达第五跖骨底，分为浅支和深支。浅支分出两支足底总神经，其中，外侧支分布于小趾外侧缘，内侧支分布于第四、五趾相对缘，还分支绕至足趾中节及远节的背面。肌支至小趾短屈肌、第三骨间足底肌及第四骨间背侧肌。深支自第五趾骨底弓形向内，行于足底方肌、趾长屈肌腱、蚓状肌和拇收肌斜头深面，沿跖骨基底部，与足底外侧动脉的足底弓伴行，神经位于动脉弓近侧。深支支配第二至四蚓状肌、拇收肌、内侧 3 个骨间肌，并有分支支配外侧一趾半皮肤。足底外侧神经发出的第四趾底神经与足底内侧神经发出的第三趾底神经之间有吻合支。

胫神经发出的肌支至小腿后肌群支配腓肠肌、比目鱼肌、腘肌、胫骨后肌、拇长屈肌及趾长屈肌。足底内、外侧神经支配足底肌和管理足底皮肤。胫神经还发出皮支与腓总神经皮支吻合成腓肠神经，延续为足背外侧皮神经，分布于小腿后、足背及小趾外侧的皮肤。胫神经还有分支至膝关节。

此外，胫神经沿途还发出以下分支：腓肠肌外侧头肌支、腓肠肌内侧头肌支、比目鱼肌支、腘肌

支、跖肌支、胫骨后肌支、拇长屈肌支、趾长屈肌支、踝关节支、跟内侧支等。在小腿的分支中，胫神经还有腓骨神经及骨间膜神经，前者几乎支配腓骨的全长，后者支配胫骨的上、下骨骺及腓骨骨干。胫神经与小腿部血管的关系为：中间为胫骨，最靠近胫骨者为胫动脉，向外依次为胫静脉、胫神经、腓动脉、腓静脉。

胫神经损伤后引起小腿后肌群瘫痪，运动障碍主要表现为足不能跖屈，内翻力弱，不能以足尖站立等。由于小腿前外侧肌群过度牵拉，致使足呈背屈及外翻位，可出现仰趾足畸形，同时伴有小腿后侧及足底皮肤感觉障碍。

2. 腓总神经　腓总神经来源于大腿的坐骨神经，在腘窝上角处分出，沿着股二头肌的内侧缘下降，斜向外下，达股二头肌腱与腓肠肌外侧头之间，绕腓骨颈外侧向前，穿腓骨长肌达小腿前面，多在股骨内上髁水平以下 6 ~ 7cm 处分为腓浅神经和腓深神经两个终支，也有的在更靠下的位置才分出。亦有学者认为，在分腓浅、腓深神经之前就已分出肌支，支配胫骨前肌、腓骨长肌、趾长伸肌及拇长伸肌等肌肉（图 14 - 84）。

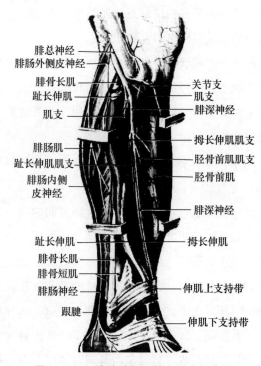

图 14 - 84　腓总神经及其主要分支走行

（1）腓深神经　腓深神经为腓总神经的前终支，从腓骨头后下方起始，穿腓骨长肌和趾长伸肌起始部与胫前动、静脉伴行，在骨间膜前方下降，先在胫骨前肌和趾长伸肌之间，后在胫骨前肌与拇长伸肌之间下行至足背。行程中腓深神经先位于动脉外侧，后至其前方，介于胫骨前肌与拇长伸肌之间。在小腿下部，腓深神经又居动脉外侧，而介于拇长伸肌与趾长伸肌之间。在踝关节前分为内、外侧支，内侧支向远侧行于足背，经趾短伸肌内侧腱深面和足背动脉外方，在第一跖骨间隙发出拇背外侧皮神经和第二趾背内侧皮神经，分别支配拇指和第二趾毗邻缘皮肤、第一骨间背侧肌、跗跖关节。外侧支行于趾短伸肌外侧腱深面，常分为2～4支到其余跖骨间隙，支配跗跖关节及跖趾关节、第二骨间背侧肌和拇短伸肌。总之，腓深神经主要分布并支配小腿前肌群、足背肌及第一趾间隙背侧皮肤。

（2）腓浅神经　腓浅神经为胫神经的后终支，约当腓骨颈平面穿腓骨长肌起始部，于小腿的上1/3交界处，行于腓骨长肌与腓骨之间，离开肌腓骨管后，在腓骨长、短肌之间下行，继而在腓骨肌与趾长伸肌之间下行，在小腿中下1/3段交界处，穿深筋膜至浅筋膜层内下降至足背，分为足背内侧皮神经和足背中间皮神经。足背内侧皮神经越伸肌支持带浅面，分为两支，内侧支分布于拇指内侧皮肤，外侧支分布于第二趾蹼毗邻处皮肤。足背中间皮神经经伸肌支持带浅面，至足背外侧分为两支，内侧支分布于第三趾蹼毗邻缘，外侧支分布于第四趾蹼毗邻缘。腓浅神经发出腓骨长、短肌支支配腓骨长、短肌。腓骨长肌支有数支，第一支可起自腓总神经、腓浅神经或腓深神经。腓骨短肌则多为一支。

在腘窝，腓总神经发出腓肠外侧皮神经，沿腓肠肌外侧头浅面的浅筋膜中下降，分布与小腿远部外侧面的皮肤。该神经也多为一支。

腓总神经沿途可有以下分支。

①膝关节支　有3条，分别为上关节支、下关节支和关节返支。其中上关节支伴随膝上外侧动脉进入膝关节；下关节支伴随膝下外侧动脉进入膝关节；关节返支自腓总神经分为两终支处发出，分布于胫腓关节，继而穿胫骨前肌，与胫前动脉伴行，从前面分布于膝关节。

②胫骨前肌支　可有2～4条，第一支起自腓总神经分叉处或腓深神经，第二支在第一支下方发自腓深神经，第三支在第二支下方偶与拇长伸肌共干发出。

③腓骨外侧皮神经　位于股二头肌深面，沿腓肠肌外侧头表面下降，至小腿中部转出深筋膜，分布于小腿远段外侧面的皮肤。

④腓肠神经交通支　其发出点较腓肠外侧皮神经的发出点低，斜过腓肠肌外侧头浅面，在小腿中部与腓肠内侧皮神经会合，形成腓肠神经。

⑤拇长伸肌支　有2～3支，第一支多在胫骨前肌支和趾长伸肌支下方发自腓深神经。

⑥趾长伸肌支　有2～4条，第一支多起自腓总神经分叉处或腓深神经；第二支多起自第一支下方2～4cm范围内。

⑦第三腓骨肌支　多为一支且行程较长。

⑧腓骨长肌支　一支或多支，第一支起自腓总神经、腓浅神经或腓深神经。

⑨腓骨短肌支　多为一支，起自腓浅神经。

（二）感觉神经分布

支配踝足部的感觉神经主要为踝足部的皮神经，主要有隐神经、腓浅神经分支、腓深神经皮支、腓肠内侧皮神经、腓肠外侧皮神经、腓肠神经、跟骨内、外侧皮神经等。

1. 隐神经　是股神经的终末支，伴股动脉进入内收肌管，在膝关节内侧穿出深筋膜，分出髌下支，伴大隐静脉沿小腿内侧缘下降至足内侧缘，有分支分布于小腿内侧面和足内侧缘的皮肤。

2. 腓浅神经皮支　在小腿中下1/3交界处穿出筋膜变为皮神经，在小腿前侧肌群及外侧肌群之间下行，最终在足背分叉变为皮支，分为足背内侧皮神经和足背中间皮神经，分布小腿外侧、足背及趾背的皮肤，支配该处的感觉。

3. 腓深神经皮支 由腓总神经下行分出，发出胫前肌肌支后，继续下行，于第一趾蹼间浅出，支配第一、二趾相对缘的皮肤感觉。

4. 腓肠内侧皮神经 该神经在腘窝下部起自胫神经，伴小隐静脉下行，在小腿深筋膜下降至腓肠肌两头之间，约在小腿中部穿出深筋膜，与发自腓总神经的腓肠外侧皮神经吻合成腓肠神经，经外踝后方弓形向前分布于足背，称足背外侧皮神经。负责支配相应区域的皮肤感觉。

5. 腓肠外侧皮神经 腓肠外侧皮神经在腘窝处发自腓总神经，多为一支。腓肠外侧皮神经自深筋膜穿出后，分布于小腿外侧皮肤，并与腓肠内侧皮神经吻合成腓肠神经。

腓肠外侧皮神经可有干线型和弥散型两种类型。前者沿途很少分支，后者则在沿途有较大分支。

6. 腓肠神经 腓肠神经多由腓肠外侧皮神经和腓肠内侧皮神经的吻合支连接构成，其吻合部位多位于小腿后面的中 1/3 或下 1/3，少数在上 1/3、腘窝、踝部等处，甚至还会重复吻合。腓肠神经行于浅筋膜深层，伴小隐静脉下行，沿跟腱内侧下降，经外踝后下方，转向足背外侧缘，改名为足背外侧皮神经，分布于足的外侧缘及小趾外侧缘皮肤。

7. 跟骨内、外侧皮神经 跟骨内侧皮神经发自胫神经，沿跟腱内侧至跟骨的内后方。神经走行于跟腱内侧缘，并进入胫距间隙，恰在内踝的后上方。跟骨内侧皮神经的分支支配足底内侧、跖面皮肤和跟骨内骨膜等处的感觉。

跟骨外侧皮神经有 1～3 条分支，均起自腓肠神经，与小隐静脉的外踝属支伴行，分布于足跟外侧皮肤和跟骨外侧骨膜，支配足跟后缘、外侧缘及跟外侧骨膜的感觉。

五、踝足部血管

（一）踝部的动脉

踝部的血供主要来自于胫前动脉和胫后动脉。

1. 胫前动脉 胫前动脉发自腘动脉，在胫骨后肌起点的上端，穿小腿骨间膜近侧的裂孔进入小腿前区（图14-85）。上段行于胫骨前肌与拇长伸肌之间，中、下段沿胫骨外侧面下降。胫前动脉经小腿前肌群之间下降后，穿过小腿伸肌上支持带深面，在踝关节的前方，即在踝间线上方又转至拇长伸肌和趾长伸肌之间，移行为足背动脉。

胫前动脉在小腿沿骨间膜走行，沿途发出许多分支，供应胫前间隙内的肌肉。其主要分支如下。

（1）**胫后返动脉** 为胫前动脉在小腿后面穿骨间膜而发出的属支，至小腿前部时，行于趾长伸肌和拇长伸肌内侧，胫骨前肌外侧。该动脉亦可发自腘动脉，发出后向上外斜行，穿腘肌至膝关节后，与膝下内、外侧动脉吻合。该动脉外侧有腓深神经，并有两条静脉与之伴行。

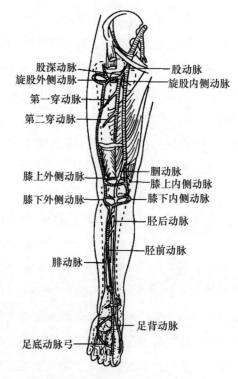

图 14-85 小腿前区的动脉

（2）**胫前返动脉** 于腓骨头前下方由胫前动脉发出，向前外上走行，穿胫骨前肌，发支至肌肉及髌韧带，并与膝下内外侧动脉和膝降动脉吻合。

（3）**外踝前动脉** 为胫前动脉在踝关节平面以上发出的分支，发出后向外经趾长伸肌腱与骨面之间至外踝，与跗外侧动脉和腓动脉穿支吻合。该动脉也可发自足背动脉。

（4）内踝前动脉 为胫前动脉在踝关节附近发出的分支，发出后行向内下方，经胫骨前肌和拇长伸肌腱的深面至内踝，并与跗内侧动脉和足底动脉吻合。该动脉亦可发自足背动脉。

在小腿中1/3，神经走在动脉之前；在小腿下1/3，拇长伸肌越过胫前动脉。胫前动脉常在小腿中1/3段发出一个穿支，在小腿后面分为一个升支和一个降支，分别与胫后动脉与腓动脉相吻合，供应小腿后面伸肌。

2. 足背动脉 足背动脉于两踝中间伸肌支持带下缘续于胫前动脉。足背动脉行程中有两条同名静脉伴行，其位置表浅，于拇长伸肌腱的外侧可触及搏动。血管浅面覆以皮肤、浅筋膜和伸肌支持带，接近终端处，还覆以拇短伸肌腱。该动脉内侧有拇长伸肌腱，外界有趾长伸肌至第二趾的腱和腓深神经内侧终支。从内外踝中点至第一跖骨间隙近端，可摸及动脉搏动。在踝关节的前方，经拇长伸肌和趾长伸肌之间前行，与腓深神经伴行，至第一跖骨间隙分为第一跖背动脉和足底深支（图14-86）。

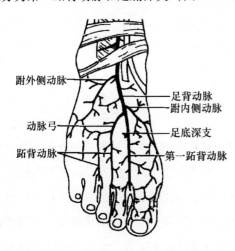

图14-86 足背动脉及其分布

沿途分支有外踝前动脉，内踝前动脉，跗内、外侧动脉，跗骨窦动脉，弓形动脉，第一跖背动脉等。弓形动脉又可分出跖背动脉，分别走向第二、三、四趾间。

（1）外踝前动脉 为足背动脉的第一个分支，多为一支，两支时则分别起自胫前动脉和足背动脉。此动脉经趾长伸肌和第三腓骨肌腱后方，分布于踝关节外侧，跗骨窦和趾短伸肌起始部，并与腓动脉穿支和跗外侧动脉升支吻合。

（2）内踝前动脉 约于踝关节下方起自足背动脉，亦有起自胫前动脉的。发出后经拇长伸肌腱和胫骨后方分布于踝关节内侧，并与胫后动脉和足底内侧动脉分支吻合。

（3）跗外侧动脉 为足背动脉中较大的分支。有1~2支，按动脉起点位置有高中低之分。中位者较多，平距骨头、颈结合处发出，经趾短屈肌深面至足外侧缘，继穿腓骨短肌腱和骰骨之间到足底。沿途发支滋养趾短屈肌、跗骨及跖骨间隙，并与弓状动脉、外踝前动脉、足底外侧动脉和腓动脉穿支吻合。高位者靠近踝关节平面发出。低位者平距舟关节发出，比近侧支细，末端一般不到达足外侧缘。

（4）跗内侧动脉 可有2~3支，自足背动脉发出后，经拇长伸肌腱深面走向足内侧缘，分别至胫骨前肌腱止点的前、后部。此动脉与内踝网相连，分支至附近足骨及拇指侧诸肌。

（5）弓状动脉 典型的弓状动脉平第一跗趾关节，起自足背动脉，然后行于趾长、短伸肌腱深面，最终与跗外侧动脉和足底外侧动脉分支吻合，形成动脉弓。自动脉弓向近侧发出小支，参与足背网；向远侧发出第二至四跖背动脉，沿第二至四跖骨间隙的骨间背侧肌表面前行，到跖趾关节附近，各分成两支趾背动脉。趾背动脉沿相邻二趾的毗邻缘前行，至趾端与对侧同名动脉吻合。第四趾背动脉另发出一支到小趾外侧。弓状动脉缺如时，跖背动脉则由跗外侧动脉或跖底动脉发出。跖背动脉在各跖骨间隙近侧部发出近侧穿支与足底弓相连；在跖骨间隙远侧部发出远侧穿支与跖足底动脉相连。因此，足背动脉与足底动脉有广泛的交通支。

（6）足底深支 为足背动脉的终支之一，于第一跖骨间隙近侧端发出后，穿第一骨间背侧肌两头之间至足底，与足底外侧动脉终支吻合，形成足底弓。

（7）第一跖背动脉　于第一跖骨间隙的近侧端发自足背动脉，沿第一骨间背侧肌表面前行，行至近节趾骨底处，分为3支趾背动脉，至拇指背内、外侧缘及第二趾内侧缘。

3. 胫后动脉　为腘动脉两大终末分支中较大者，直接延续于腘动脉，沿小腿后侧浅、深屈肌之间下降，经内踝后方转入足底（图14－87），至小腿下1/3处，动脉行于趾长伸肌腱外缘与跟腱内缘之间，仅为小腿深筋膜掩盖。向下至内踝与跟骨结节内侧突之间，拇展肌起端的深面，分为足底内侧动脉和足底外侧动脉。胫后动脉有两条静脉与之伴行，其主要分支有腓动脉、足底内侧动脉、足底外侧动脉以及发出的内踝支和跟支。

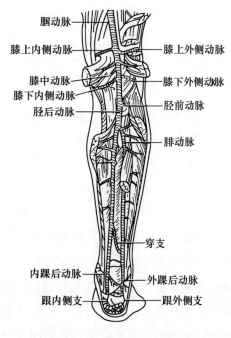

图14－87　小腿后区的动脉

（1）腓动脉　为胫后动脉分支中最大者，于腘肌下方发自胫后动脉，在胫骨后肌的浅面斜向下外，再沿腓骨的内侧下降，紧贴小腿后肌间隔，居腓骨长肌和比目鱼肌之间。其下段紧贴腓骨后侧下行，被拇长屈肌所掩盖，下行至外踝上方浅出，分布于外踝和跟骨的外侧面。腓动脉的远端终于跟支，沿途发出分支营养腓骨及其邻近的肌肉，另外也分支营养小腿的伸肌。

腓动脉与胫前动脉之间有许多吻合支，也可直接发自腘动脉，与胫前、胫后动脉共干。

腓动脉沿途发出以下分支。

①腓骨滋养动脉　于腓动脉起始处下方发出，主要滋养腓骨上部。

②弓形动脉　有多支，呈节段性的从腓动脉发出，从后外向前环绕腓骨，滋养腓骨骨膜并穿骨膜滋养腓骨。近侧弓形动脉呈水平走向，远侧支呈螺旋向下走行。有的弓形动脉末梢成为肌支，有的穿小腿骨间膜成为皮支，除滋养腓骨外，还滋养腓骨肌、拇长屈肌以及小腿后外侧皮肤。

③穿支　于外踝上方4～6cm处由腓动脉发出，穿骨间膜远侧的裂孔至小腿的前面，与外踝前动脉吻合。此属支对小腿的侧支循环形成和血液供应有着重要的意义。

④肌支　腓动脉在小腿下1/3段或以上，发出2～7支肌支，穿过骨间膜供应小腿前群肌肉，并与胫前动脉分支在肌群内吻合。

⑤吻合支　为腓动脉自外踝上方约6cm处发出的分支，向内侧至屈肌深面与胫后动脉相交通。

（2）胫骨滋养动脉　起自胫后动脉起始部，发出后在腘线下方沿胫骨后面下降，发出1～2个肌支后，经胫骨滋养孔进入骨内。胫骨中下1/3骨折易伤及此血管，有时可引起迟延愈合或不愈合。

（3）足底内侧动脉　为胫后动脉较小分支，起始时行于拇展肌的深侧，继而经拇展肌和趾短屈肌之间伴足底内侧神经前行，最后沿拇长屈肌腱下缘至拇趾胫侧，至第一跖骨底迅速变细，于拇指内侧与第一跖背动脉分支吻合，分支至拇趾两侧及足底内侧皮肤。其深支在第一、二、三趾间隙与跖底动脉支吻合，有时与足底外侧动脉支吻合，形成足底浅动脉弓（图14－88）。

（4）足底外侧动脉　为胫后动脉的较大终支，较足底内侧动脉稍大，在足底内侧神经的外侧走向前外，沿趾短屈肌和足底方肌之间，至第五跖骨底附近弯向内侧，发出小趾固有趾底动脉后，转向内行，经拇收肌斜头与骨间肌之间，至第一跖骨间隙

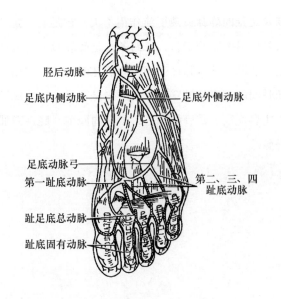

图 14 - 88　足底动脉及其分布

附近与足背动脉的足底深支吻合，形成足底弓。弓的凸面朝向前外，位于足底外侧深支后方。由足底弓向前发出 4 支趾足底总动脉行于跖骨间隙内，分布于足跖趾关节。每一趾足底总动脉分为两支趾足底固有动脉，滋养相邻趾的相对缘。足弓还发出 3 条穿支，经 2～4 跖骨间隙与跖背动脉吻合。

第一趾底总动脉从足底外侧动脉与足背动脉的足底深支结合处发出，它除了发出分支分布于第一趾毗邻侧外，还发出一条趾足底动脉到拇指内侧缘。分布至第五趾外侧缘的趾足底固有动脉是由足底外侧动脉靠近第五跖骨底发出的。

（5）内踝支　于内踝后方发出，绕内踝前行，与内踝前动脉共同构成内踝网。

（6）跟支　起自胫后动脉分出终末支处的上方，穿过屈肌支持带分支至跟骨内面，足跟部皮肤和足底内侧部肌肉，并与内踝前动脉和腓动脉跟支组成足跟弓。

（7）跟内侧动脉支　为营养跟部的皮动脉，起点为内踝与跟骨结节内侧突连线的中点，位于内踝尖之后。做跟部手术时要注意保护，否则有发生跟部皮肤坏死的可能。

此外，胫后动脉还发出和腓动脉相交通的交通支，其体表的行程位置相当于小腿后面的中线，上起胫骨粗隆平面，下达内踝与跟骨结节内侧突连线的中点。

（二）踝足部的静脉

踝足部的静脉有浅静脉和深静脉两组，均有较丰富的静脉瓣，浅深静脉间有许多交通支吻合。浅静脉位于皮下，深静脉则与同名动脉相伴行。

1. 浅静脉　在足背有趾背静脉和足背静脉弓，浅静脉几乎均起自足背静脉弓，足背静脉弓横行于跖骨远侧端，大隐静脉发自内侧，即为足背内侧缘汇合而成的一条较粗大的静脉，于内踝前约 1cm 处继续上行；小隐静脉发自外侧。足背浅静脉接受第三至四跖背静脉、拇趾内侧缘趾背静脉、小趾外侧缘趾背静脉及来自于足底的小静脉的血液。踝足部常见的浅深静脉主要有下列几条（图 14 - 89）。

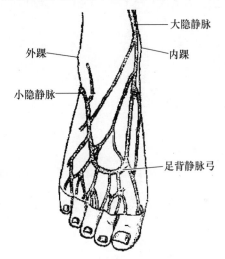

图 14 - 89　踝足部主要浅静脉

（1）大隐静脉　为全身最大最长的浅静脉，在足的内侧缘，起于足背静脉弓，并接受足底和足跟部的小静脉的血液，大隐静脉位置固定，位于内踝前缘与胫骨前肌腱的沟中，经内踝前面沿小腿内侧伴随隐神经行向后上。大隐静脉的内侧缘有 2～8 个属支注入，多数由来自足底皮下组织的静脉支汇合而成。在小腿和足部，大隐静脉与隐神经伴行，至小腿下 1/3 时，隐神经紧贴静脉，并分支由静脉前方越过。

（2）小隐静脉　在足的外侧缘起自足背静脉弓，自外踝后方沿小腿后面上行，先在跟腱外侧，继而沿小腿腹侧中线，经过腓肠肌两头之间至腘窝，注入腘静脉。

浅静脉与深静脉之间有交通支，常以直角方向回流。有瓣膜阻止血液向浅静脉倒流，当瓣膜失去作用，如浅静脉曲张时，深静脉血液会倒流回浅静脉，引起下肢肿胀、疼痛等。

2. 深静脉　足部的深静脉有两支，多与同名的动脉伴行，位于动脉的两侧，主要接受足部深部的静脉属支。静脉干与浅静脉间吻合较少，对足背皮肤及足趾的静脉血液引流作用不大。在足底，趾足底静脉沿跖趾侧走行，每两条趾足底静脉汇合成跖足底静脉，该静脉接受小头间静脉的血液。在第一跖骨间隙基底部的穿支，是连接足背浅、深静脉弓的主要途径。最后静脉汇入小腿的胫前、胫后及腓静脉。

第三篇

针刀医学影像诊断

第十五章
针刀医学影像诊断概述

医学影像学是目前能对活体组织结构和功能显像的唯一方法，不仅可从整体上观察病变的发生、发展变化，对病变局部精细解剖关系的显示也相当明晰，这对针刀医学具有重要意义。针刀医学是在针刀疗法基础上发展起来的，以循证医学为基础，以中医整体观和西医解剖学为依据，以针刀医学基础理论为指导，通过闭合性针刀松解术，使人体从非生理性动态平衡失调达到新的平衡状态的一种全新医学模式。医学影像学不仅是针刀临床的重要诊断依据，而且是针刀治疗的重要参考手段，是联系针刀临床和解剖知识的纽带。

针刀医学创新理论不仅颠覆了传统医学和现代医学的治疗模式，而且对医学影像学的常规阅片方法也产生一定影响，使医生阅片时更加重视肌肉骨骼等组织器官局部精细结构解剖关系的变化。如在颈椎病的阅片过程中，不仅观察颈椎生理弧度和椎间隙的改变，同时更重视棘突间距、横突间距、寰枕关节间距、各椎体上下平面位置关系等精细结构的微小变化。因此针刀医学创新理论在一定程度上也促进了医学影像学的发展。

针刀医学影像诊断是针刀医学体系的重要组成部分，是针刀医学和医学影像学相互促进、共同提高而发展起来的一门学科，它密切结合针刀临床，重点研究、分析针刀医学所开展治疗、而且疗效可靠的主要疾病的影像学特征，重在发现一些常规阅片方法容易遗漏的影像学征象，以达到指导针刀临床诊断和治疗的目的。

第一节　针刀医学影像诊断产生的基础

针刀医学影像诊断是以针刀医学的四大基本理论为基础而产生的。

通过研究针刀医学对疾病的病因、病理的认识，再回过头来，重新研究传统影像的时候，就会发生两个问题：一是影像学对某些疾病不能做出正确诊断，二是常规影像学忽略了影像信息中的一些细微变化，以致延误了疾病的诊断，甚至做出错误的影像学诊断。上述常规影像学上所出现的两个问题有两个方面的原因，首先是过去对某些病因病理知之甚少，对疾病的转归、疾病的治愈标准的认识有差异，所以，虽然影像学上已经很清楚地显示了疾病的病变程度，病变的性质，病变的范围，但仍然不能根据影像学表现为临床治疗提供可靠的依据。比如，强直性脊柱炎后期所致的髋关节强直，X线片上所出现的典型的纤维强直、骨性强直、关节融合表现，中西医均认为此病没有治疗价值，故其影像学信息资料只是作为一种医学院校学生在校学习的经典教学材料，对疾病的治疗不起任何作用。但针刀医学体系却能根据 X 线片上的表现，确定其分期，并采用针刀闭合性手术治疗，完全可以使病人的关节功能得到康复；另一方面是忽略了细微的组织结构。比如，颈椎病正侧位 X 线片上，传统读片方法只注重椎间隙是否变窄，并将此作为颈椎病的影像学异常表现之一，而对椎间隙变宽，既没有适应的描述，更不认为它是一种病理表现，针刀医学通过深入研究发现，椎间隙变宽是由于各种病因引起颈椎周围的软组织慢性损伤，在修复过程中，软组织与骨质出现局部粘连、瘢痕、挛缩、阻塞等病理变化，牵拉颈椎，使椎体产生仰旋移位所造成的，而椎体仰旋移位可以造成椎动脉的扭曲导致椎动脉型颈椎病，可以造成椎前交感神经的牵拉引起交感神经型颈椎病。在中下位颈椎，还可以引起前、中斜角肌起点的牵拉，使臂丛神经在前、中斜角肌间隙受到挤压，从而引起神经根型颈椎病。通过对颈椎病 X 线片的观察，就可以应用针刀闭合性手术对其病变点进行精确剥离、松解，再加以手法，使之复位，达到治愈此病的目的。再如，过去对 X 线片进行读片的时候，关于颈椎着重于观察颈椎的生理曲度的变化情况、骨质增生的情况、颈椎外伤的情况、颈椎间盘突出的情况和病理性损害的情况，而很少注重棘突间距、横突间距、环齿关节的间距、环枕关节的间距、颈椎椎体的前后左右和上下平面的位置等。大量的临床实践证明，许多颈椎病的类型、临床表现的轻重与颈椎骨质增生程度、颈椎椎间盘突出的程度不呈正比，甚至是没有关系的。而许多颈椎病的真正病因恰恰就是棘突间距、横突间距、环齿关节的间距以及颈椎椎体的前后左右和上下平面位置的改变，所以对 X 线读片必须改变过去的观点，不要光注重前者而忽略后者，相反应把改变的重点放在后者，当然这需要建立在针刀医学新的病因学理论上才能实现。关于胸椎、腰椎、肩关节、肘关节、腕关节、掌指关节、髋关节、膝关节、踝关节、足趾关节等都同样要改变传统

的读片观点，这个观点的转变，极为重要，在临床上经常将某一部分的骨质增生切除，甚至将椎体的重要部位切除，仍然解除不了症状，这样的惨痛教训是太多了，这还不包括切除之后所带来的并发症和后遗症。

第二节 针刀医学影像诊断在针刀医学体系中的作用

针刀医学作为一门独立学科，有其完整的理论体系，它包含针刀医学基础理论、针刀医学诊疗技术与针刀医学临床三个部分。本节重点强调学好针刀影像学对从事针刀医学的重要性和必要性。

针刀医学作为一门实践性很强的临床学科，所开展的闭合性手术是以循证医学为基础，以中医学的整体观和西医学的解剖学为依据，以针刀医学基础理论为指导的一种治疗手段。针刀操作是在非直视下进行，比开放性手术操作更难，因此如果没有扎实的解剖基础，无异于盲人摸象，其隐患不可估量，后果将不可设想。

针刀医学关于闭合性手术理论除了需要掌握体表定位学有关知识之外，还涉及活体解剖、局部精细解剖、动态解剖等有关知识，而实现这些内容无一不与医学影像学相关。医学影像学是现代科学技术和医学相结合的产物，对人体的解剖结构可清晰显示。随着计算机技术的不断进步和软件、硬件的开发和应用，现代医学影像学不仅可精确显示人体细微结构，就目前的影像技术可以达到亚毫米级显示，这对术前了解精细解剖结构和发现致病结构（高应力点）无疑是一个重要技术手段，而且现代医学影像学还可进行运动功能的动态成像和功能成像，是目前唯一能对活体进行结构和功能研究的医学技术。因此，对于针刀医学而言，医学影像学是一门重要的桥梁课程。

针刀医学创新理论提示我们，在影像阅片实践

中既要强调整体，全面观察，又要注重局部，微观分析，一些常被忽视的细微改变可能就是针刀医学的诊断依据，这些理念无疑会相应拓展医学影像学阅片内容，改变阅片流程，促进医学影像学的发展，二者相辅相成。

由于受篇幅的限制，本篇主要从针刀临床常见疾病的影像技术加以介绍。但必须强调的是做一名合格的针刀医师，本篇仅是入门级课程，在以后的工作中还必须不断深入学习相关影像学知识和临床技能，才能满足工作需要。

第十六章

头颈部针刀医学影像诊断

第一节　头颈部X线检查

一、头部X线检查

（一）头部正常X线表现

简单地说，应该"全面观察，系统分析"。所谓全面观察，是指对于影像图片应该依照一定的顺序无遗漏地进行全面观察，保证获取所有信息；系统分析是指对所观察到的图像信息进行有逻辑性的综合分析，找出各种影像信息的内在关联性（图16-1、图16-2）。

（二）头部异常X线表现

头颅正侧位平片仅提示颅骨及颅内高低密度灶，如钙化、骨折、气颅的形成等，颅内变化缺乏自然对比，临床一般欲了解颅内病变需通过CT或MRI扫描，从而了解其内部变化。在此异常X线检查不作为重点介绍。

二、颈部X线检查

（一）颈部正常X线表现

正常颈椎，除寰、枢椎外均有椎体、椎弓根、椎板、横突、上下关节突、关节突峡部和棘突等结

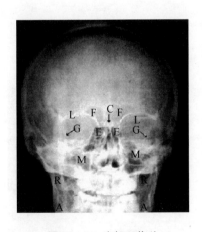

图16-1　头部正位片

A. 下颌角；C. 鸡冠；E. 筛窦；F. 额窦；

G. 蝶骨大翼；L. 蝶骨小翼；M. 上颌窦；R. 下颌支

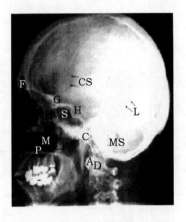

图16-2　头部侧位片

A. 寰椎前弓；C. 下颌骨髁突；CP. 下颌骨冠突；CS. 冠状缝；

D. 枢椎齿突（C_2）；F. 额窦；G. 蝶骨大翼；H. 垂体窝；L. 人字缝；

M. 上颌窦；MS. 乳突小房；P. 上颌骨腭突；S. 蝶窦

构。从正位方向看，颈椎应是一直线，自上而下基本等大，棘突位于中央，横突位于椎体两侧，棘突和横突之间可以显示椎板和椎弓前后面，于椎弓断面上下可见关节突，此外，在正常颈椎侧位 X 线片上，可显示非常明显的 4 条弧线，即椎体前缘、椎体后缘、关节突和棘突基底部。寰椎由前、后弓和侧块所构成，前弓的前面有前结节，后内侧面有齿凹，与枢椎齿状突形成关节。侧块位于寰椎两侧，上面椭圆形关节窝与枕骨髁构成枕寰关节，下面圆形、略凹陷关节窝与枢椎构成寰枢外侧关节。寰椎后弓相当于椎弓，其后面有后结节。枢椎椎体向上有一呈圆柱状的齿状突，齿状突前面与寰椎前弓形成关节，后面与寰椎横韧带相接。$C_3 \sim C_7$ 排列规则，形状相似。相邻两椎体的后外侧构成钩椎关节

即 Luschka 关节。椎间孔于颈椎斜位投照时显示最清楚，呈卵圆形，上下径大于前后径，C_3、C_4 椎间孔稍小，其下方层面椎间孔则略为增大。C_7 颈椎因其棘突长而粗大故又称为隆锥，其棘突通常无分叉。由于隆椎在体表易于触及，因此常被作为计算胸椎棘突的解剖标志（图 16 – 3 ~ 图 16 – 6）。

（二）颈部异常 X 线表现

1. 颈部正位片的阅片内容

（1）棘突连线是否是一条直线　如有偏歪，提示钩椎关节有旋转移位，但还必须参看横突有无变短，如同一椎体棘突偏离中线，横突又变短，才可认为该椎体有旋转移位（图 16 – 7）。

（2）钩椎关节是否双侧对称（图 16 – 8）

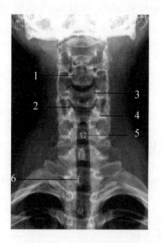

图 16 -3　颈椎正位
1. C_3椎体；2. 钩椎关节；3. 上关节突；
4. 横突；5. 棘突；6. T_1椎体

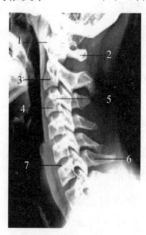

图 16 -4　颈椎侧位
1. 寰椎前弓；2. 后弓；3. 枢椎；4. C_3椎体；
5. 横突；6. 棘突；7. $C_{5 \sim 6}$椎间盘

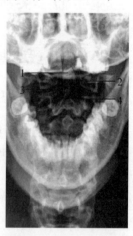

图 16 -5　颈椎张口位
1. 枢椎齿状突；2. 寰椎侧块；
3. 寰枢关节间隙；4. C_2椎体

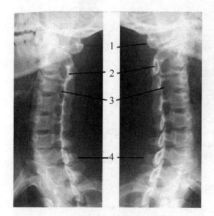

图 16 -6　颈椎双斜位
1. 寰椎后弓；2. C_2椎弓板；
3. $C_{3 \sim 4}$椎间孔；4. C_7棘突

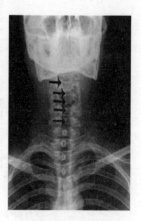

图 16 -7　颈椎正位
箭头示棘突连线偏歪

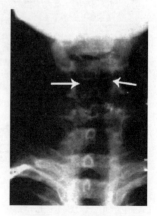

图 16 -8　颈椎正位
箭头示 $C_{3 \sim 4}$双侧 Luschka 关节不对称，
间隙左窄右宽，有矢状轴旋转

（3）两侧横突间距离是否等宽　如相邻横突间的距离变长，说明该横突间肌肉和韧带处于弛缓状态，或另一侧相对应的小肌肉、小韧带挛缩。同时说明该相邻椎体有侧方旋转移位（图16-9）。

（4）椎间隙左右、前后是否等宽　椎间隙变窄，说明椎间盘突出退变、上下椎体的仰旋或俯旋移位、侧方移位；椎间隙特别宽，说明钩椎关节可能有前后方移位和侧方移位。可参照侧位片椎体前上、下角连线曲张情况和椎体上、下角连线情况确诊（图16-10）。

（5）骨质有无增生改变　韧带、肌肉、关节囊的附着区增生，说明该软组织处于长期的挛缩状态，此部位如果没有软组织附着而是某骨关节面的部位，说明该处长时间应力较高（图16-11）。

（6）韧带有无钙化表现　主要是横突间韧带钙化（图16-12）。

（7）颈椎有无侧弯改变　如有侧弯说明中斜角肌和前斜角肌在 C_1、C_2、C_3 同侧横突附着之肌束挛缩或痉挛（图16-13）。

2. 颈部侧位片的阅片内容

（1）生理曲度　消失、变直或反张，说明颈椎的前纵韧带挛缩，后纵韧带张力很大，如长时间得不到纠正，必导致后纵韧带骨化；在生理曲度消失或反张的情况下，如果发现椎体后下角和下位椎体的后上角错位，在整个椎体上、下角的连线前方者说明该椎体前移位，后方者说明该椎体后移位。椎体间水平位移（Horizontal displacement，HD）大于等于3.5mm，即可认为颈椎不稳（图16-14）。

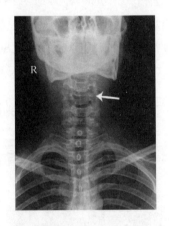

图16-9　颈椎正位

颈椎椎体双侧横突间距明显不对称，

左侧数个钩椎关节间隙变窄

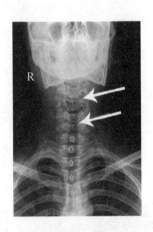

图16-10　颈椎正位

箭头示钩椎关节间隙

明显不对称，椎间隙变窄

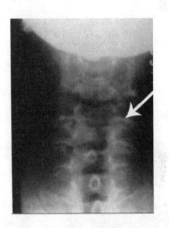

图16-11　颈椎正位

箭头示椎体边缘增生，

小关节面硬化

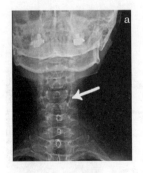

图16-12　颈椎正位

箭头示横突间韧带钙化

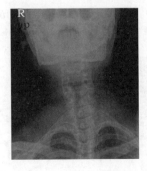

图16-13　颈椎正位

此影像显示颈椎侧弯

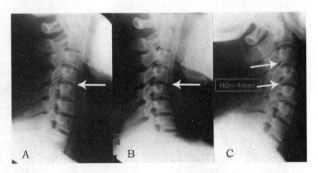

图16-14　颈椎侧位

A. 颈椎生理曲度变直；B. 颈椎反弓；

C. 颈椎生理曲度加大

（2）颈椎棘突间的距离 如果某两个棘突间的距离相当靠近，或者已靠到一起（即所谓吻性棘突），除了少数情况是先天畸形之外，大多数是上位椎体的仰旋移位，或下位椎体俯旋移位（图16－15）。

（3）前后缘弧线 椎体前缘的连线一般是一个弧线，如果某个椎体前缘在弧线的后侧，说明该椎体向后方移位，如果某个椎体前缘在弧线的前方，说明该椎体向前方移位。如果整个颈椎的生理曲度消失，变直或反张则另当别论（图16－16）。

（4）韧带是否有钙化 主要是颈项韧带钙化、后纵韧带钙化（图16－17）。

（5）后关节突间隙有无变化 在 $C_2 \sim C_6$ 之间，如果后关节突间隙变大，就是在下位椎体关节突的上缘出现一近于三角形的黑暗区，说明该关节突关节半脱位（图16－18）。

（6）是否有骨质增生或骨赘生成（图16－19）。

（7）寰椎前弓与齿状突间隙是否正常 正常 AO 间距成人小于4mm，X线侧位片未见骨折征象，根据 AO 间距增大诊断为横韧带损伤伴前脱位（图16－20）。

（8）小关节间隙 颈椎的小关节间隙在侧位片上显示都是一条斜向后下方的线，如果出现双道线，说明颈椎后关节错位（图16－21）。

（9）寰椎有无偏斜移位 侧位片上显示寰椎双线影，即"O"形影，说明寰椎偏斜移位（图16－22）。

（10）椎体骨质结构有无改变（图16－23）。

（11）颈椎椎管矢状径改变 椎体矢状径是椎体前缘中点至椎体后缘连线的垂直线，其数据视椎节不同而异，正常人在 $C_4 \sim C_7$ 段约为 18～22mm；椎管矢状径为椎体后缘中点到椎板连线中点的最短距离，正常人 $C_4 \sim C_7$ 段约为 15～18mm，而 $C_1 \sim C_3$ 段明显为宽，约为 16～22mm。判定椎管狭窄与否可采用绝对值法，即小于 10mm 者为绝对狭窄，10.1～12mm 者为相对狭窄，12.1～14mm 为临界椎管，大于 14mm 属正常范围。由于人体身材之差异和 X 线片放大系数不一，故亦可采取比值法，公式如下：$\dfrac{颈椎椎管矢径（mm）}{颈椎椎体矢径（mm）}$ ＝椎管比值（Pavlov 比值），

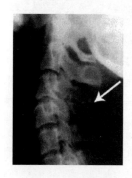

图16－15 颈椎侧位
箭头示吻性棘突

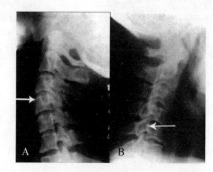

16－16 颈椎侧位
A. 箭头示椎体前移位；B. 箭头示椎体后移位

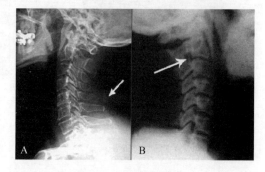

图16－17 颈椎侧位
A. 箭头示项韧带钙化；B. 箭头示后纵韧带钙化

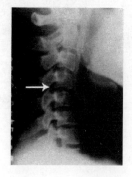

图16－18 颈椎侧位
箭头示关节突关节半脱位

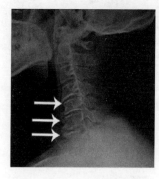

图16－19 颈椎侧位
箭头示骨赘生成

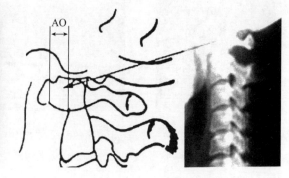

图16－20 颈椎侧位
箭头示 AO 间距增大

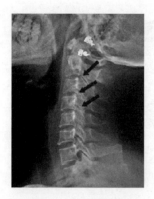

图 16 - 21 颈椎侧位
箭头示双突双边征

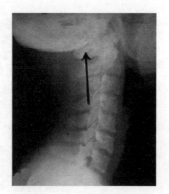

图 16 - 22 颈椎侧位
箭头示寰椎双线影，"O"形影

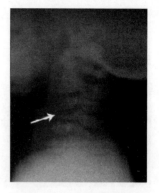

图 16 - 23 颈椎侧位
箭头示颈椎结核所致的骨质破坏

两者正常之比值应在 0.165 以上，低于 0.165 者则为椎管狭窄（图 16 - 24）。

3. 颈部张口位片的阅片内容（图 16 - 25）

（1）寰枢关节间隙是否对称（图 16 - 26）。

（2）寰齿关节间隙是否对称（图 16 - 27）。

（3）枢椎棘突是否偏歪（图 16 - 28）。

4. 颈部双斜位片的阅片内容　如果某侧某一椎间孔变小，说明该侧小关节错位，如椎间孔内缘参差不齐，也说明小关节错位；如某侧某一椎

间孔变扁，说明相邻两个椎体有侧方旋转移位，一般上位椎体向同侧旋，下位椎体向对侧旋；如果某一个椎间孔特别的大，说明椎体向同侧后外方移位，在 C_1 和 C_2 之间不存在此种情况（图 16 - 29）。

5. 颈椎过伸、过屈位片的阅片内容　寰枕间距：寰椎的后弓和枕骨距离特别靠近，再摄颈椎的前屈位，寰椎的后弓和枕骨距离仍然较近（<6mm），说明寰枕筋膜挛缩（图 16 - 30）。

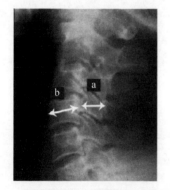

图 16 - 24 颈椎侧位
Pavlov 比值 <0.75（Pavlov 比值 = a/b）

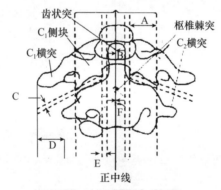

图 16 - 25 颈椎张口位示意图
1. C_3 椎体；2. 钩椎关节；3. 上关节突；
4. 横突；5. 棘突；6. T_1 椎体

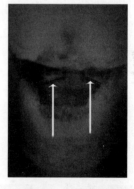

图 16 - 26 颈椎张口位
箭头示双侧寰枢关节不对称

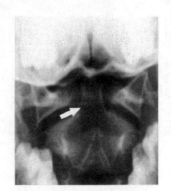

图 16 - 27 颈椎张口位
箭头示寰齿间隙不对称，齿突右切迹消失提示齿突骨折

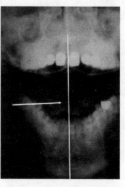

图 16 - 28 颈椎张口位
箭头示枢椎棘突偏歪

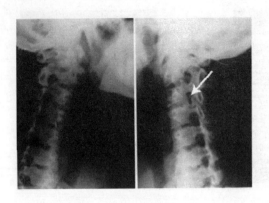

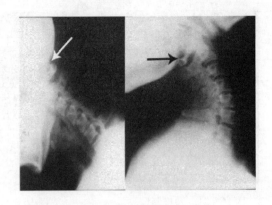

图 16 - 29　颈椎双斜位

箭头示 $C_{3\sim4}$ 右侧椎间孔变小

图 16 - 30　颈椎过伸过屈位

箭头示过伸位及过屈位均显示寰枕间隙狭窄

第二节　头颈部 CT 检查

1969 年 Hounsfield 成功设计出计算机体层摄影（computed tomography，CT）装置，Ambrose 将它应用于临床，并于 1962 年在英国放射学会学术会议上发表，1963 年在《英国放射学杂志》报道。1969 年 Hounsfield 因此获 Nobel 生理学和医学奖。CT 装置的成功设计及应用于临床是医学影像学史上的一个重要的里程碑，它开创了数字化成像之先河，并解决了普通 X 线成像时组织结构相互重叠之弊端。

一、头部 CT 检查

（一）头部正常 CT 表现

位置和分布　自 OML，即听眦线（外耳孔中点到同侧眼外眦的连线）向上扫描大约 9 个层面，分别为颅底层、脑桥层、鞍上池层、第三脑室下部层、第三脑室上部层（基底节层面）、侧脑室体及后角层、侧脑室顶部层、大脑皮质下部层及大脑皮质上部层面，相邻层面可参照以上层面识别（图 16 - 31 ~ 图 16 - 39）。

（二）头部异常 CT 表现

1. 钙化灶　正常成人头颅影像片上可能会意外发现基底节区钙化灶。其典型表现是呈双侧对称性，多开始于尾状核头部。钙化灶也可不对称，苍白球、壳核及丘脑外侧部也可被累及。基底节钙化在正常儿童人群中不常见，但在 40 岁以后的成人中则较常见，这种原发性的基底节钙化明显地表现为与年龄相关（图 16 - 40 ~ 图 16 - 42）。

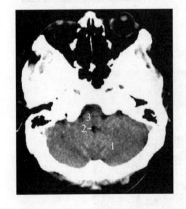

图 16 - 31　正常颅底层面

1. 小脑；2. 第四脑室；

3. 脑桥

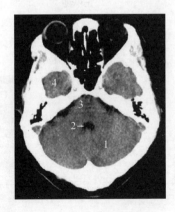

图 16 - 32　正常脑桥层面

1. 小脑；2. 第四脑室；

3. 脑桥；4. 颞叶

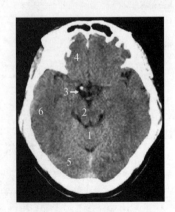

图 16 - 33　正常鞍上池层面

1. 小脑蚓部；2. 中脑；3. 鞍上池；

4. 额叶；5. 枕叶；6. 颞叶

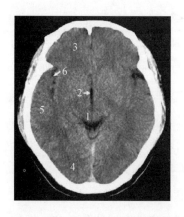

图 16 - 34　正常第三脑室下部层面

1. 中脑；2. 第三脑室下部；3. 额叶；

4. 枕叶；5. 颞叶；6. 外侧裂池

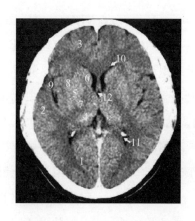

图 16 - 35　正常基底节层面

1. 枕叶；2. 颞叶；3. 额叶；4. 丘脑；5. 豆状核；

6. 尾状核；7. 内囊；8. 外囊；9. 外侧裂池；

10. 侧脑室前角；11. 侧脑室后角；12. 第三脑室

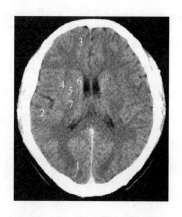

图 16 - 36　正常基底节上部层面

1. 枕叶；2. 颞叶；3. 额叶；4. 外囊；

5. 豆状核；6. 尾状核；7. 内囊

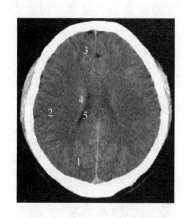

图 16 - 37　正常侧脑室体部层面

1. 枕叶；2. 颞叶；3. 额叶；

4. 尾状核；5. 侧脑室体部

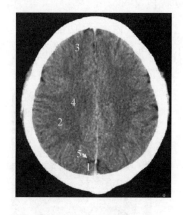

图 16 - 38　正常半卵圆中心层面

1. 枕叶；2. 顶叶；3. 额叶；

4. 半卵圆中心；5. 顶枕沟

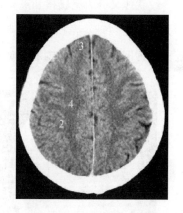

图 16 - 39　大脑皮质下层面

2. 顶叶；3. 额叶；

4. 半卵圆中心

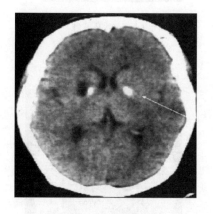

图 16 - 40　尾状核钙化

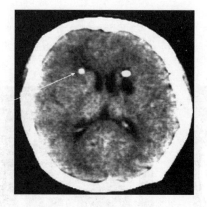

图 16 - 41　豆状核钙化

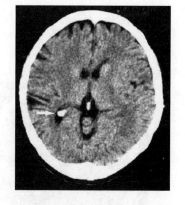

图 16 - 42　侧脑室脉络丛钙化

2. 腔隙性脑梗死　是指脑血管深穿动脉阻塞后形成的微梗死，在脑实质中遗留下的大小在 2 ~ 50mm 之内的不规则腔隙。常见于 50 岁以上老年人，部分病人有高血压或短暂性脑缺血发作病史，

临床上症状轻或无症状，一般经治疗后恢复快，预后好（图 16 - 43）。

3. 蛛网膜下隙出血（subarachnoid hemorrhage，SAH）指脑底部或脑表面的病变血管破裂，血液直接流入蛛网膜下隙引起的一种临床综合征，又称为原发性蛛网膜下隙出血，约占急性脑卒中的10%，是一种非常严重的常见疾病。世界卫生组织调查显示中国发病率约为2.0/10万人每年，亦有报道为每年6～20/10万人。还可见因脑实质内，脑室出血，硬膜外或硬膜下血管破裂，血液穿破脑组织流入蛛网膜下隙，称为继发性蛛网膜下隙出血（图16－44、图16－45）。

4. 基底节出血 基底节（又称基底神经节）是指从胚胎端脑神经节小丘发育而来的神经核团，是大脑的中心灰质核团，包括杏仁核、纹状体和屏状核。纹状体又分为尾状核和豆状核，豆状核又可分为壳核和苍白球。壳核和尾状核合称为新纹状体，苍白球为旧纹状体。壳核是高血压脑出血好发部位

（图16－46、图16－47）。

5. 软化灶 脑因脑组织需氧量极高，一旦动脉受阻必然导致供应区域的软化，脑软化亦即其他器官的梗死，大者为软化，小者为腔隙，多数腔隙称腔隙状态。引起软化及腔隙状态的原因有栓塞、动脉血栓形成、动脉痉挛、循环功能不全等病因。软化可分为贫血性及出血性两种，动脉阻塞可造成贫血性软化，亦可以为出血性软化，而静脉阻塞则几乎完全为出血性软化。贫血性软化的病变过程大体上可分为三期：坏死期、软化期、修复期。软化区内的细胞已坏死，缺血性半暗带（半月区）的细胞处于凋亡或凋亡前状态，功能低下，可出现神经系统和运动系统功能障碍（图16－48）。

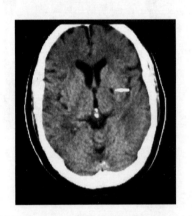

图16－43　腔隙性脑梗死

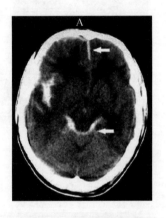

图16－44　外侧裂蛛网膜下隙出血，四叠体池出血

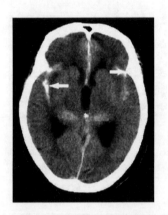

图16－45　外侧裂蛛网膜下隙出血

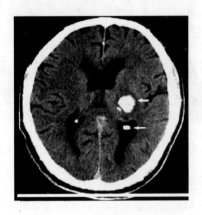

图16－46　基底节区脑出血，侧脑室脉络丛钙化

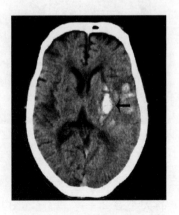

图16－47　左基底节区及颞叶脑出血

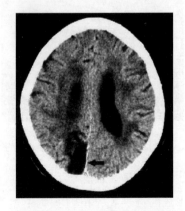

图16－48　软化灶表现为既往有脑出血或脑梗死病史

6. 脑萎缩　为不同原因引起的脑退行性变和脑的不发育。依据脑萎缩的范围不同分为广泛性和局限性两类。前者包括脑皮质和髓质及全部萎缩，后者包括局部、一侧大脑半球或小脑、脑干萎缩。脑皮质萎缩仅显示脑表面脑沟及脑池增宽、扩大，脑室大小正常；脑髓质萎缩仅脑室扩大，脑沟、脑池大小正常；全部脑萎缩显示脑沟、脑池及脑室均扩大。局部脑萎缩显示脑室局部扩大或局部脑沟、脑池扩大。一侧大脑半球萎缩则为一侧侧脑室、脑池和脑沟扩大，中线结构向病侧移位，同侧颅骨增厚、岩骨及蝶骨大小翼上升。脑干小脑变性萎缩表现为基底池，包括小脑角池、环池、四叠体池、小脑上池明显扩大，四脑室扩大，小脑半角、蚓部脑沟增宽；蚓部增宽的脑沟在四条以上，小脑半球增宽的脑沟在两条以上，且脑沟宽度超过2mm；枕大池扩大；脑干缩小；以横径明显。脑沟与脑室测量可用以判断有无脑萎缩及其程度，脑沟宽度超过5mm可认为脑沟扩大。60岁以上健康老年人脑池、脑沟与脑室可比正常成人者为大，属生理性改变，无临床意义。老年人随年龄增长，幕上脑池、脑池、脑沟改变加重，而幕下改变不明显（图16-49）。

二、颈部 CT 检查

（一）颈部正常 CT 表现

颈椎 CT 图像分别用骨窗观察颈椎骨质，软组织窗观察椎间盘及周围软组织结构。

椎间盘在 CT 图像上表现为与相邻椎体形状、大小一致、密度均匀的软组织影，CT 值为 80～120Hu。CT 不能区分髓核与纤维环。椎间盘在颈段近似圆形，后缘多平直或稍后凸。

椎体前为前纵韧带，椎体后为后纵韧带，椎板内侧为黄韧带。

1. 寰椎　由两个侧块和前后弓组成，侧块有上下关节凹，分别与枕髁和枢椎上关节突形成关节。横突短小，有横突孔，左右各一，椎动脉走行其中。

2. 枢椎　枢椎椎体的齿状突前与寰椎前弓后缘、后与寰椎横韧带形成寰枢正中关节（图16-50），枢椎横突小，内有横突孔。

3. 第三至七颈椎　形态相似，椎体为椭圆形，横径大于前后径，高约15mm。$C_3 \sim C_7$ 颈椎体有钩突，由椎体后外侧向上突入相邻一个椎体后外侧缘的浅凹中，钩突构成椎间孔的一部分。椎弓根短，与椎板形成的椎管为三角形（图16-51、图16-52）。横突短，横突孔除第七颈椎因其发育不良或缺如外均可见到。上下关节突对相邻椎体关节突构成关节突关节。第七颈椎棘突较长，其他均短小。

4. 椎间盘由髓核和纤维环组成　椎间盘高度不一，颈椎的椎间盘高为3～5mm，椎间盘在 CT 图像上表现为与相邻椎体形状、大小一致、密度均匀的软组织影，CT 值为 80～120Hu。CT 不能区分髓核与纤维环（图16-53）。椎间盘在颈段近似圆形，后缘多平直或稍后凸。

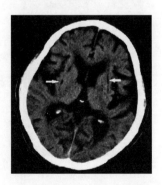

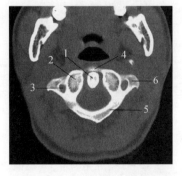

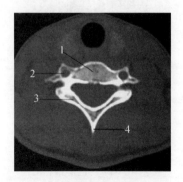

图16-49　脑萎缩（脑沟、脑裂增宽，加深），基底节区腔梗

图16-50　正常颈椎 CT 轴位骨窗
（寰枢关节层面）
1. 枢椎齿状突；2. 寰椎侧块；3. 横突孔；
4. 寰椎前弓；5. 寰椎后弓；6. 横突

图16-51　正常颈椎 CT 轴位骨窗
（椎体中部层面）
1. 椎体；2. 横突孔；3. 椎板；4. 棘突

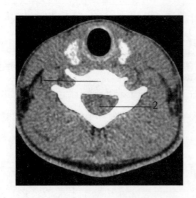

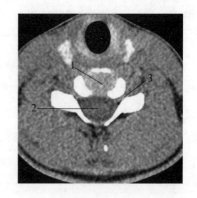

图 16-52　正常颈椎 CT 轴位软组织窗（终板层面）
1. 椎体；2. 颈髓

图 16-53　正常颈椎 CT 轴位软组织窗（椎间盘层面）
1. 椎间盘；2. 颈髓；3. 椎间孔

5. 关节突关节　$C_3 \sim C_7$ 颈椎相邻椎弓之间的上、下关节突构成关节突关节。上关节突在下关节突的前内或前外，关节面在颈段近于水平，关节突关节一般两侧对称，由颈椎向胸、腰椎逐渐增大。正常关节突光滑，皮质厚度一致，两侧关节面大致相同，关节间隙宽度为 2~4mm。

6. 椎间孔　可分为两个部分，上部最大，含神经根，前为椎体，上为椎弓根，后为椎板和关节突；下部最小，在下椎弓根上，前为钩突，后为关节突。

7. 硬脊膜外间隙　位于硬脊膜外、骨性椎管内，含有丰富的脂肪以及神经、淋巴、血管和结缔组织等，椎管内韧带位于硬脊膜外间隙；椎体前为前纵韧带，椎体后为后纵韧带，椎板内侧为黄韧带。

8. 螺旋 CT 检查可以借助后处理工作站进行多平面重组　如二维图像（MPR），三维图像（VR）等显示颈椎椎体形态、椎体曲度、骨质密度、关节突关节间隙及骨性椎管的大小等（图 16-54~图 16-56）

（二）颈部异常 CT 表现

1. 椎体骨质唇样增生　椎体后缘骨质增生比前缘增生更为重要（图 16-57~图 16-59）。

2. 钩突骨质增生　钩突出现骨赘、骨唇等（图 16-60、图 16-61）。

3. 颈椎间盘病变　椎间盘膨出、突出、脱出，硬膜囊受压致椎管狭窄，侧隐窝狭窄可压迫神经根（图 16-62、图 16-63）。

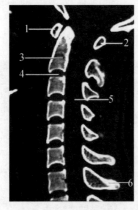

图 16-54　正常颈椎 CT
（MPR 正中矢状位）
1. 寰椎前弓；2. 寰椎后弓；3. 枢椎；
4. $C_2 \sim C_3$ 椎间盘；5. 颈髓；6. 棘突

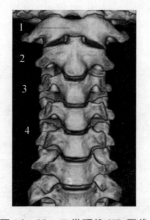

图 16-55　正常颈椎 VR 图像
1. 寰椎；2. 枢椎齿状突；
3. 横突；4. 钩突

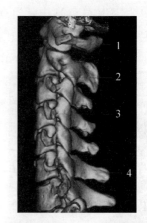

图 16-56　正常颈椎 VR 图像
1. 寰椎后弓；2. 椎间孔；
3. 横突；4. 棘突

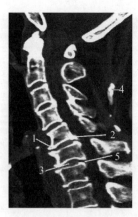

图 16 - 57　颈椎病 CT（MPR 正中矢状位）

1. 椎体前下角骨质增生；2. 椎体后下角骨质增生；
3. 椎间隙狭窄；4. 项韧带钙化；5. 椎间盘后凸

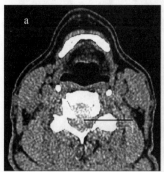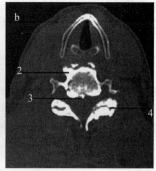

图 16 - 58　颈椎病 CT 轴位

（a：椎间盘层面，b：骨体中部层面）

1. 椎间盘后凸压迫硬膜囊；2. 椎体边缘增生；
3. 后纵韧带钙化；4. 关节突关节骨质增生硬化

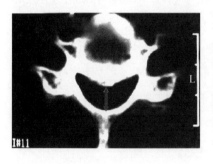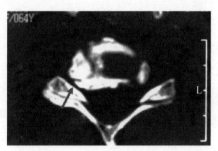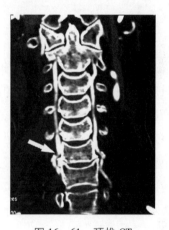

图 16 - 59　颈椎 CT 平扫（骨窗）

箭头示椎体后壁增生，
椎管前后径狭窄

图 16 - 60　颈椎病 CT 平扫（骨窗）

箭头示右侧钩突侧后壁骨质增生、
肥厚，椎间孔前后径狭窄

图 16 - 61　　颈椎 CT

（多平面重组图像）

箭头示钩突骨质增生，压迫椎动脉

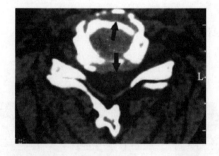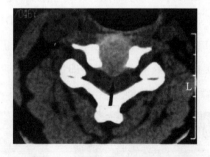

图 16 - 62，颈椎 CT 平扫（椎间盘层面）

箭头示前纵韧带钙化，椎间盘膨出，硬膜囊受压

图 16 - 63　颈椎 CT 平扫（椎间盘层面）

箭头示颈椎间盘中央型后突，硬膜囊受压变形

4. 颈椎韧带增厚并钙化　黄韧带以颈段最薄，向下逐渐增厚，黄韧带的正常厚度 2 ~ 3mm，如厚度超过 3mm，应考虑黄韧带肥厚；前纵韧带及后纵韧带亦可见钙化（图 16 - 62、图16 - 64）。

5. 椎间孔狭窄　椎体边缘增生，横突孔狭窄

（图 16 - 65）。

6. Schmorl 结节　椎体上下缘凹陷性骨缺损、边缘硬化。

7. 椎间盘真空征　椎间盘区不规则透亮气体影。

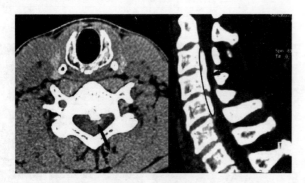

图 16 - 64　颈椎 CT 平扫及矢状位（骨窗）
箭头示后纵韧带钙化

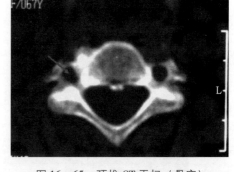

图 16 - 65　颈椎 CT 平扫（骨窗）
箭头示椎体右缘增生，横突孔狭窄

第三节　头颈部 MRI 检查

一、头部 MRI 检查

颅脑的 MRI 检查最常用的成像平面是横断面。对幕上和半球的病变，横断面 T_1 加权像和 T_2 加权像已足以诊断各种病变，但通常加扫 T_2DLAIR 及 DWI 序列。对幕下小脑的病变，桥小脑角的病变，蝶鞍及中线结构等的病变还需辅以其他不同平面的成像，以便诊断。层面厚度一般为 6～10mm，特殊部分如垂体微腺瘤层厚用 3～4mm。脉冲序列主要用自旋回波序列（SE）T_1WI、T_2WI 和 N（H）WI。必要时可应用其他成像脉冲序列，如翻转恢复序列（IR）、MR 血管造影（MRA），脂肪抑制技术，小角度翻转快速成像技术及 MRI 电影等。顺磁性造影剂 Gd - DTPA 的增强 MRI 检查可提高颅脑病变检出率和诊断正确率。目前按 0.1mmol/kg 静脉给药后即进行增强后扫描，增强效率可维持 45 分钟。

（一）头部正常 MRI 表现

脑皮质的含水量较脑髓质多，含脂量较脑髓质少，所以脑皮质的 T_1 和 T_2 值均大于脑髓质，即在 T_1WI 上脑皮质信号较脑髓质低，在 T_2WI 上脑皮质信号较髓质高，在 N（H）WI 上皮髓质信号强度非常接近。脑脊液成分主要为水，在 T_1 及 T_2 加权像上分别为均匀低信号及高信号。动脉血流迅速为无信号流空表现，静脉血流较慢一般为流空现象，有时亦出现流动相关增强现象而表现为高信号。颅骨板障含较多脂肪为高信号，颅骨内、外板，硬脑膜，乳突气房及含气的鼻旁窦不含或少含氢质子为无信号或低信号。肌肉在 T_1WI 上呈灰色的中等强度信号，在 T_2WI 上信号相对低一些。头皮含大量脂肪呈高信号。

横断面是颅脑 MRI 检查最常用层面，掌握正常 MRI 图像特点，有利于观察分析颅脑病变。现介绍几层典型的与 OM 线成 0°角的横断面解剖，以及其 MRI 正常表现（图 16－66～图 16－72）。

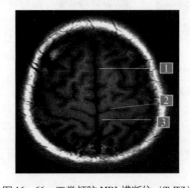

图 16－66　正常颅脑 MRI 横断位（T_1WI）
1. 额叶；2. 半卵圆中心；
3. 中央沟；4. 顶叶

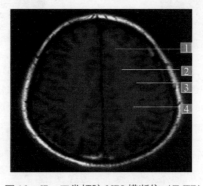

图 16－67　正常颅脑 MRI 横断位（T_1WI）
1. 额叶；2. 中央沟；3. 顶叶

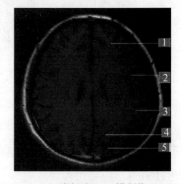

图 16－68　正常颅脑 MRI 横断位（T_1WI）
1. 额叶；2. 中央沟；3. 顶叶
4. 距状裂；5. 枕叶

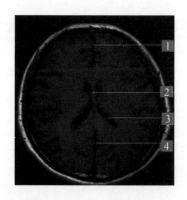

图 16 - 69　正常颅脑 MRI 横断位（T_1WI）

1. 前纵裂；2. 透明隔；3. 侧脑室；4. 后纵裂

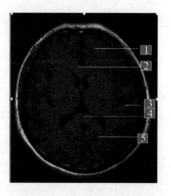

图 16 - 70　正常颅脑 MRI 横断位（T_1WI）

1. 额叶；2. 胼胝体膝部；3. 颞叶；4. 胼胝体压部；5. 枕叶

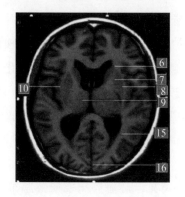

图 16 - 71　正常颅脑 MRI 横断位（T_1WI）

6. 尾状核头部；7. 苍白球；8. 壳核；
9. 丘脑；10. 岛叶；15. 视辐射；16. 上矢状窦

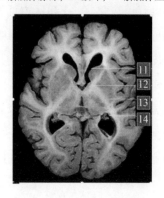

图 16 - 72　正常颅脑 MRI 横断位（T_1WI）

11. 穹窿柱；12. 室间孔；13. 内囊；14. 脉络丛

1. 颅底层面　图像中线自前向后依次见鸡冠、筛窦、蝶窦和斜坡。筛窦两侧可见眼球、视神经、眼眶顶部及眶上裂。眶上裂之后可见中颅窝及后颅窝，中颅窝内见颞下回，其窝底可见破裂孔和卵圆孔。第四脑室下部居后颅窝中央呈裂隙状。第四脑室两侧后方是小脑半球，延髓的锥体及橄榄在此层面。MRI 无骨伪影干扰，是理想的检查方法，可显示颅神经及其走行，但其对骨结构的评价不如 CT。

2. 蝶鞍层面　可见额窦、额叶底部、后组筛窦、前床突及鞍背。鞍旁为海绵窦，中颅窝含颞叶，可见侧脑室下角。桥前池内可见基底动脉，蝶骨大翼与岩锥交叉呈"X"形，第四脑室呈横置卵圆形，其前为脑桥，后方为小脑，窦汇附于枕内粗隆。

3. 鞍上池层面　以"五角星"或"六角星"的鞍上池为标志。"五角星"鞍上池的后方为脑桥上缘，前角为前纵裂池，两前外侧角通外侧裂，两后外

角为桥小脑角池。"六角星"鞍上池正后角为脚间池，两后外侧角为环池。鞍上池内有视交叉、视束、垂体柄、两侧颈内动脉和基底动脉，并可见脑底动脉环绕于鞍上池。鞍上池前方为半球间裂及左右额叶，外侧是外侧裂池。鞍上池两侧为颞叶，后方为大脑脚。中脑后缘沿中线可见裂隙状的大脑导水管，其背侧、两侧为下丘。小脑上池区分两颞叶和小脑半球上部。MRI 可见导水管腹侧点状滑车神经。

4. 第三脑室下部层面　侧脑室前角下部和第三脑室前下部三者鼎立呈"Y"形。前部主要包含两额叶，后部包含颞叶和颞极下部。两侧脑室前角下部的外侧可见尾状核头部，其后可见豆状核及丘脑下部。大脑前动脉位于半球间裂的后份，胼胝体膝部的前方。在中部可见岛叶、岛盖及外侧裂，在中线可见四叠体池、上蚓和小脑上池的顶部。

5. 第三脑室上部层面　两侧脑室前角宽大，在中

线由透明隔相间。第三脑室于前角后端位中线。前连合位三脑室前方。可见尾状核头部、苍白球、壳核、内囊、外囊、最外囊、屏状核和丘脑。岛叶见于屏状核外侧，表面有环沟。两侧裂池弯曲狭长。四叠体池于三脑室之后呈菱形，其内可见松果体、大脑内静脉的后端和（或）Galen 静脉。该层前部由两侧额叶组成，后部由两侧颞板和枕极占据，两侧枕极间示直窦。

6. 侧脑室体和后角层面 两侧脑室体于中线两旁由透明隔相间，侧脑室体向后延续为三角区，两侧脑室大小可有正常变异，三角区内可见脉络膜丛钙化。此层可见尾状核上缘，脑实质由半卵圆区的白质和大脑皮质组成。顶枕沟位顶叶和枕叶间。此层同时出现额、顶、颞、枕四叶。

7. 侧脑室顶部层面 两侧脑室呈反括号形，中间部分为胼胝体和扣带回，后方为下矢状窦至上矢状窦的大脑镰，侧脑室体前 1/3 水平可见中央沟。此层可见额、顶、枕叶。

8. 大脑皮质下部层面 大脑镰贯穿中线，老年人常见其钙化。脑灰白质显示清楚。中央沟大约在大脑半球前 1/4 和 3/4 交界处。

9. 大脑皮质上部层面 近颅顶，颅骨较厚。镰旁脑灰质和脑沟清晰。主要为顶叶，额叶为次。枕叶已消失。

在观察 MRI 图像时尚需注意的有如下几点。

1. 正常小脑天幕，MRI 可直接显示小脑天幕，尤以矢状面和冠状面显示更清晰。

2. 脑内生理性钙化，40 岁以上成年人苍白球出现钙化为生理性，小于 40 岁则应考虑为病理改变；松果体钙化 20 岁以前即可出现；脉络膜丛及大脑镰钙化在 10 岁以下不易显示。

3. 侧脑室间可见第五、六脑室，为正常变异；侧脑室可有轻微不对称；颅底圆孔大小两侧可不对称；少数人枕大池偏大等等，这些均非病理改变。

4. 在健康老年人 MRI 之 T_2 加权像上，侧脑室周围白质内有时可见单发或多发点状和斑片状高信号影。

（二）头部异常 MRI 表现

1. 脑出血 常继发于高血压、动脉瘤、血管畸形、血液病和脑肿瘤等。脑部血肿病理意义：血肿及伴发的脑水肿引起脑组织受压、软化和坏死。血肿的演变分急性期、吸收期、囊变期。MRI 检查意义：①血肿大小、位置及其占位效应程度；②判断出血原因及伴随病变；③血肿期龄。脑出血 MR 检查：普通扫描、依需要采用 MRA（图 16 - 73）。

2. 脑梗死 脑血管闭塞所致脑组织缺血性坏死。其原因有：脑血栓形成，可继发于动脉硬化、动脉瘤、血管畸形、炎性或非炎性脉管炎等。脑栓塞，如血栓、空气、脂肪栓塞。低血压和凝血状态。静脉性脑梗死，如静脉窦栓塞时，发生于脑静脉高压后期。病理上分为缺血性、出血性和腔隙性脑梗死。缺血性脑梗死细胞毒性水肿，含水量增高，血管源性水肿进行性加重，细胞死亡，髓鞘脱失，血 - 脑屏障破坏，酶消化，坏死物质清除，局部脑萎缩或软化灶。出血性脑梗死病变区有出血改变，急性出血灶 CT 较清楚，亚急性出血 T_1 加权像高信号（图16 - 74、图 16 - 75）。

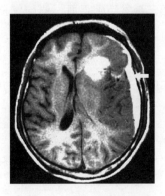

图 16 - 73 额颞叶硬膜外血肿

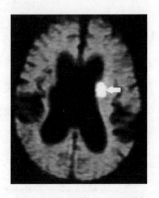

图 16 - 74 左侧脑室旁急性梗死

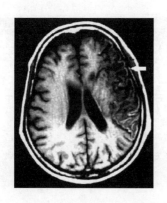

图 16 – 75　左侧额颞顶叶大面积脑梗死

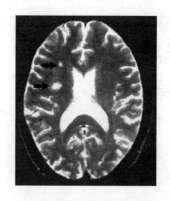

图 16 – 76　右侧端脑白质区腔隙性脑梗死

3. 腔隙性脑梗死　系脑深部髓质小动脉闭塞所致，病灶一般为 10mm ~ 15mm 大小，好发于基底节、丘脑、小脑和脑干。中老年人常见。MR 表现小点状长 T_1、长 T_2 信号病灶，比 CT 敏感。腔隙性脑梗死需注意与血管周围腔隙区别（图 16 – 76）。

二、颈部 MRI 检查

（一）颈部正常 MRI 表现

椎体在 T_1WI 上高信号，信号高于骨皮质而低于皮下脂肪，在 T_2WI 上呈中等至低信号，稍高于骨皮质，在部分翻转梯度回波上呈低信号。正常椎体内信号比较均匀。椎间盘 MRI 表现在 T_1WI 上呈低信号，髓核 T_1WI 上呈低信号，T_2WI 上呈高信号，纤维环 T_1 及 T_2WI 上均呈低信号，椎间盘的后缘与相贴的后纵韧带在信号上不能区分。黄韧带位于椎管后方，附着于相邻椎板的前

下和后上，两侧在后方中线融合（图 16 – 77 ~ 图 16 – 80）。

（二）颈部异常 MRI 表现

1. 颈椎生理弧度变直或后突成角。

2. 椎体骨质增生，出现骨赘、骨唇等（图 16 – 81）。

3. 颈椎间盘膨出、突出、脱出，硬膜囊受压致椎管狭窄或侧隐窝狭窄压迫神经根（图 16 – 82 ~ 图 16 – 86）。

4. 颈椎黄韧带增厚并钙化。

5. 椎体终板变性分三型：Ⅰ型，T_1WI 低信号，T_2WI 高信号，病理为终板的缺损、裂隙以及血管化的纤维组织；Ⅱ型，T_1WI 高信号，T_2WI 稍高信号，病理改变为骨髓的脂肪替代；Ⅲ型，T_1WI，T_2WI 均为低信号，病理改变为硬化、骨化（图16 – 87）。

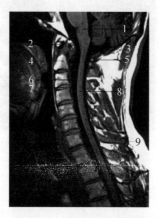

图 16 – 77　正常颈椎矢状位 T_1WI

1. 延髓；2. 寰椎前弓；3. 小脑延髓池；4. 枢椎椎体；

5. 寰椎后弓；6. 蛛网膜下隙；7. 椎间盘；8. 颈髓；9. 棘突

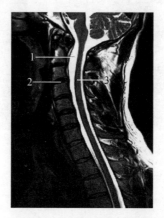

图 16 – 78　正常颈椎矢状位 T_2WI

1. 蛛网膜下隙；2. 椎间盘；3. 颈髓

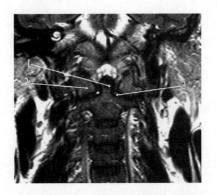

图 16-79　正常寰枢关节冠状位 T$_2$WI

1. 枢椎齿状突；2. 寰椎侧块；3. 寰枢关节间隙

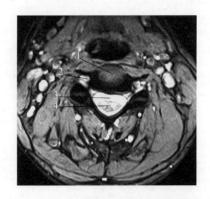

图 16-80　正常颈椎间盘横轴位 T$_2$WI

1. 椎间盘；2. 横突孔；3. 蛛网膜下隙；4. 颈髓

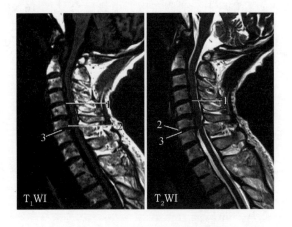

图 16-81　颈椎病矢状位 MRI

1. 椎间盘后突压迫硬膜囊；

2. 椎体骨质增生；3. 椎间隙狭窄

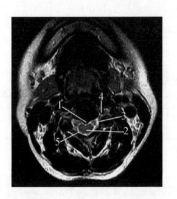

图 16-82　颈椎病轴位 T$_2$WI

1. 椎间盘后突压迫硬膜囊；2. 颈髓受压；

3. 神经根；4. 椎动脉；5. 硬膜囊外脂肪

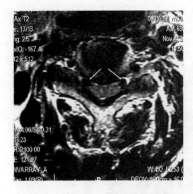

图 16-83　神经根型颈椎病 MRI

（轴位 T$_2$WI）

箭头示双侧神经根受压

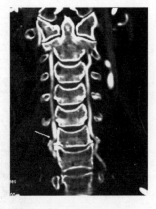

图 16-84　椎动脉型颈椎病 CT

（多平面重组图像）

箭头示钩突骨质增生，压迫椎动脉

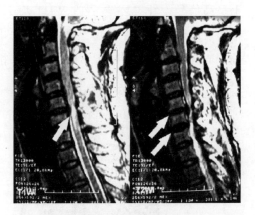

图 16-85　颈椎 MRI

（矢状位 T$_1$WI、T$_2$WI）

箭头示脊髓水肿，椎间盘变性

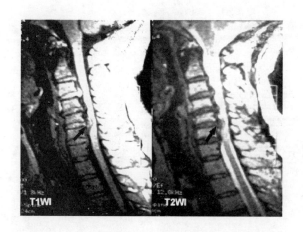

图 16 – 86　颈椎 MRI（矢状位 T_1WI、T_2WI）

箭头示颈椎间盘突出，椎管狭窄

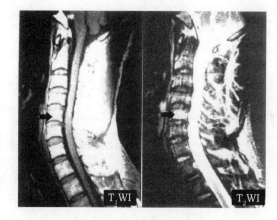

图 16 – 87　颈椎 MRI（矢状位 T_1WI、T_2WI）

箭头示 C_5 椎体血管瘤

第十七章

胸背部针刀医学影像诊断

第一节 胸背部 X 线检查

一、胸部 X 线表现

胸部 X 线放射诊断是临床 X 线应用最为广泛的领域之一，胸部疾病的首选检查方法。一张合格的胸部正、侧位片能够基本满足临床常见疾病的诊断利鉴别诊断要求。但是常规胸片检查是将胸廓及胸腔内器官的立体结构形态投射到一个平面，这样就形成胸部各种器官和结构的重叠影像。因此，熟悉后前位及侧位片上的各种结构是胸部影像诊断的基础。

（一）胸部正常 X 线表现

肺是胸片检查的重点内容，在非病理性状态下为含气的透光结构，与邻近周围结构对比明显。在组织学上肺主要分为肺实质及肺间质部分。在 X 线片上其包括肺纹理、肺门结构、肺野及骨性胸廓结构（图 17-1、图 17-2）。

纵隔是两侧纵隔胸膜包绕的器官、结构和结缔组织的总称。位于胸腔正中偏左，其前界为胸骨，后界为脊柱，两侧为纵隔胸膜，上界为胸廓上口，下界为横膈。正常情况下，纵隔位置较固定（图 17-3）。纵隔的分区有三分法、九分法及四分法等，临床以四分法为多见，即以胸骨角和第四胸椎体下缘的平面，将纵隔分为上纵隔和下纵隔，下纵隔又以心包的前、后壁为界划分为前纵隔、中纵隔和后纵隔（图 17-4）。纵隔内各结构之间存在较大的脂肪组织填充的间隙，可适应器官活动和胸腔容积的变化。间隙内的结缔组织与颈部器官周围和腹

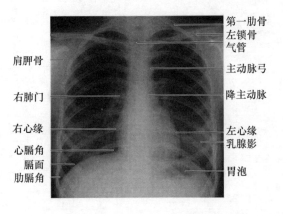

图 17-1　正常胸部 X 线片

左侧标注：肩胛骨、右肺门、右心缘、心膈角、膈面、肋膈角

右侧标注：第一肋骨、左锁骨、气管、主动脉弓、降主动脉、左心缘、乳腺影、胃泡

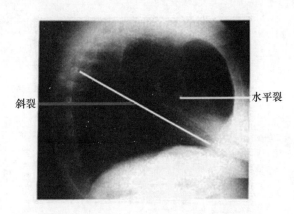

图 17-2　侧位片上可见肺斜裂和水平裂

标注：斜裂、水平裂

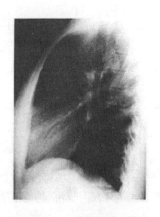

图 17-3 纵隔侧位投影

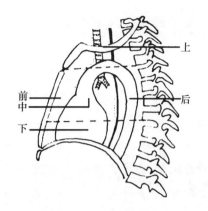

图 17-4 纵隔侧位投影

膜后隙的结缔组织相延续。因此，颈部血肿或炎症积池可向下蔓延至纵隔。胸部创伤后空气可向上扩散至颈邻，炎症积液也可向下蔓延至腹膜后间隙。

（二）胸部异常 X 线表现

1. 慢性支气管炎 胸片示双肺野透亮度增加，以左下肺野明显，局部肺纹理稀疏。余肺纹理增多、紊乱，部分交织呈网状。肋间隙增宽，心影形态狭长，双隔位置低平（图 17-5）。

2. 肺挫伤 X 线片示双上肺野片絮状密度增高影，边缘模糊，双肺纹理稍紊乱。双侧多发肋骨骨折，双侧锁骨及右侧肩胛骨可见骨折（图17-6）。

3. 肺炎 肺炎是指终末气道、肺泡和肺间质的炎症。可由细菌、病毒、真菌、寄生虫等致病微生物，以及放射线、吸入性异物等理化因素引起。X 线胸片检查是肺炎的重要检查方法，有助于肺炎的诊断。主要表现为肺纹理增多、模糊。肺内可见散在斑片状影，密度不均，边缘模糊，可融合成较大的片状影（图 17-7）。

二、背部 X 线检查

胸椎常规摄片的体位为侧位和前后位。$T_{1\sim3}$ 因肩部影像重叠侧位的影响不易显示，故常用稍斜侧位。

（一）背部正常 X 线表现

1. 胸椎正位片 X 线表现 胸椎椎体呈四方形，自上而下排成一直线，椎间隙上下缘相互平行，邻近的椎间隙大致相同。在每块椎骨上能见到一对横突、两对关节突和一个棘突。胸椎横突自上而下逐渐变短，在正位像上与肋骨相重叠故而显示不清。胸椎两旁有 12 对肋骨，每根肋骨的肋结节与横突肋凹构成肋横突关节（第十一、十二肋骨无肋结节），肋小头与胸椎椎体的肋凹构成肋椎关节。椎弓根呈长卵圆形影，约 3mm × 5mm，两侧对称。棘突居中，呈卵圆形或水滴状。关节突的关节面呈冠状位，关节间隙不能显示。沿胸椎之左侧由 T_4 至 T_{10}

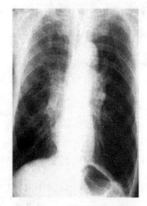

图 17-5 慢性支气管炎

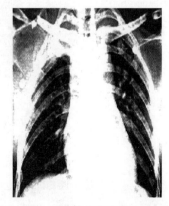

图 17-6 双肺挫伤并右侧少量气体

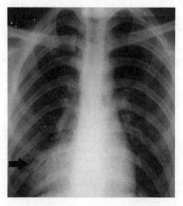

图 17-7 右肺中叶实变

或 T$_{11}$可见一条致密白线，称胸椎旁线，是左肺内缘后部胸膜的反折线，其宽度可随呼吸及降主动脉宽度改变，正常在1cm左右，最宽可达1.5cm。此线可因脊椎病变而出现增宽凸出，如脊柱结核及骨髓炎的早期脓液聚集在椎旁，使其略凸出；胸椎肿瘤、扁平椎等均可致胸椎旁线局限凸出；新鲜骨折因血肿常致胸椎旁线凸出；部分强直性脊椎炎可有胸椎旁线增宽，有人提出可能为早期征象。胸椎之右侧偶见椎旁线，出现率约23%，多数限于 T$_{11\sim12}$水平（图17-8）。

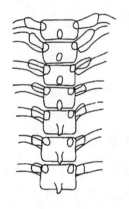
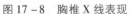
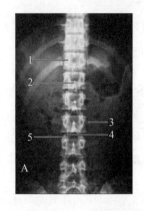
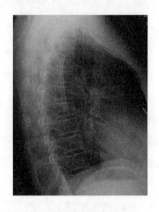

图17-8 胸椎X线表现　图17-9 正常脊柱（腰椎正位）X线平片　图17-10 正常脊柱侧位片

1. 椎弓根；2. 棘突；3. 横突；4. 下关节突；5. 上关节突

正位片脊柱呈直线垂直于地面，髂嵴形态两侧对称。椎体形态、两侧横突大小形态无异常，两侧椎弓根对称，棘突居中，椎体两侧缘连线光滑，棘突连线或两侧椎弓根连线与之平行。椎间隙等宽，两侧腰大肌影对称（图17-9）。

2. 胸椎侧位片X线表现　全部胸椎连贯成一生理性后凸的自然弧线，以 T$_7$处最突出。如椎体呈四方形，T$_{12}$及 L$_1$椎体的前部低，后部高，其侧位像亦呈楔形，则并非为压缩性骨折。椎体下缘后部由于受椎间盘影响，呈轻度凹陷。可显示椎小关节间隙，椎间孔近似圆形，比腰椎的孔小。棘突较长，斜向后下方，相邻棘突依次如叠瓦状覆盖，椎间隙的显示也优于正位片（图17-10）。

（二）背部异常X线表现

1. 脊柱侧弯　脊柱侧弯诊断和评价的主要手段是X线平片，它不仅可以确定侧弯的类型、部位，

测量侧弯的弯度、椎体旋转度，有助于判断病因，还可以对骨骼发育程度进行评价，同时也可以通过X线平片确定关键椎体，进行术前设计，指导手术方案的制定。X线平片对判断术后假关节形成、内固定有无失败、是否存在术后失代偿，同样具有重要价值。脊柱侧弯的评估常需全脊柱摄影（多需后处理软件辅助完成）和一些特殊摄影体位。

（1）特发性脊柱侧弯　特发性脊柱侧弯影像学表现为侧弯弧度均匀，范围一般为5~6个椎体，不会出现短弧、锐弧，胸椎侧弯以右侧凸多见，脊柱无明显结构性改变。结合临床变现，一般X线片便可明确诊断，并予以分型（图7-11）。

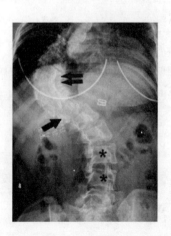

图17-11 特发性脊柱侧弯（X线平片）
畸形，左侧肋骨聚拢（箭头），多椎体旋转明显（*），脊椎骨结构无改变，侧突的弯曲度呈均匀改变

（2）退行性脊柱侧弯　退行性脊柱侧弯椎体多位于腰椎段，也可累及胸段和胸腰段，椎间盘改变主要位于 L$_2$~L$_5$之间。退变可以只见于椎体一侧，

可伴有矢状位失平衡。

（3）先天性脊柱侧弯　先天性脊柱侧弯常伴脊椎先天性发育障碍如脊椎形成障碍、脊椎分节不良等，侧弯累及范围短，但可多节段同时存在。一般X线可明确诊断（图17-12）。

（4）神经肌肉源性脊柱侧弯　X线平片典型表现为大范围"C"形侧弯，累及8~10个椎体，也可为胸腰双弯曲，躯干倾斜明显，甚至伴骨盆倾斜，可伴前凸和后凸畸形。

2. 脊柱结核　X线片上以骨质破坏和椎间隙狭窄为主。对可疑病例需重复摄片或采用其他检查。中心型的骨质破坏集中在椎体中央，在侧位片比较清楚。很快出现椎体压缩成楔形，前窄后宽。也可以侵犯至椎间盘，累及邻近椎体。边缘型的骨质破坏集中在椎体的上缘或下缘，很快侵犯至椎间盘，表现为椎体终板的破坏和进行性椎间隙狭窄，并累及邻近两个椎体。边缘型的骨质破坏与楔形压缩不及中心型明显，故脊柱后凸不重。胸椎正位片上可见椎旁增宽软组织影，可为球状、梭状或筒状，一般并不对称。在

腰椎正位片上腰大肌脓肿的表现为一侧腰大肌阴影模糊，或腰大肌阴影增宽、饱满或局限性隆起，脓肿甚至可流注至臀部及股三角区。在慢性病例可见多量钙化阴影（图17-13、图17-14）。

3. 胸椎骨质增生　胸椎骨质增生即俗称为骨刺，又称骨赘。是由于构成关节的软骨、椎间盘、韧带等软组织变性、退化，关节边缘形成骨刺，滑膜肥厚等变化，而出现骨破坏，引起继发性的骨质增生，导致关节变形，当受到异常载荷时，引起疼痛，活动受限等症状的一种疾病。X线片可见椎间间隙狭窄；关节硬化变形；关节边缘骨赘；变形或关节半脱位（图17-15）。

4. 胸椎小关节紊乱症　胸椎小关节紊乱症系指胸椎小关节外力作用下发生解剖位置的改变，表现为关节囊滑膜嵌顿而形成的不全脱位，且不能自行复位而导致的疼痛和功能受限等症状的一种病症。临床又称为胸椎错缝、胸椎小关节错缝、胸椎小关节脱位、胸椎小关节滑膜嵌顿、胸椎小关节机能紊乱等（图17-16、图17-17）。

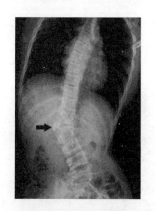

图17-12　先天性脊柱侧弯X线平片
腰椎先天性发育障碍伴侧弯畸形，半椎体

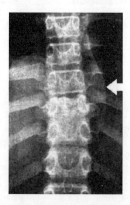

图17-13　脊柱结核致椎旁冷脓肿

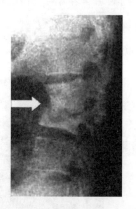

图17-14　脊柱结核致楔形样改变

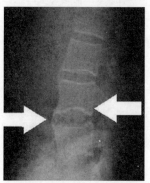

图17-15　可见骨质增生及骨桥形成

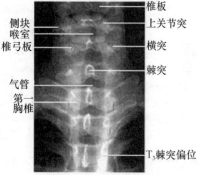

椎板
上关节突
侧块
喉室
椎弓板
横突
棘突
气管
第一胸椎
T_3棘突偏位

图17-16　可见T_3棘突偏位

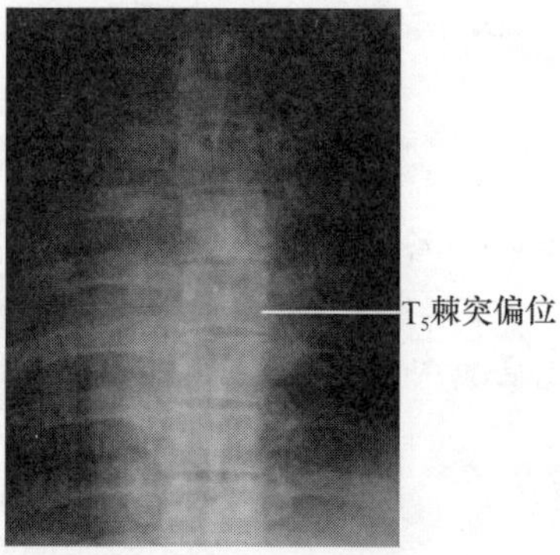

T_5棘突偏位

图17-17　可见T_5棘突偏位

第二节 胸背部 CT 检查

一、胸部 CT 检查

计算机体层扫描技术（CT）的广泛应用是 X 线检查的飞跃式发展。胸部 CT 扫描技术在胸部疾病检查中的应用解决了传统胸片的不足，使得临床和放射诊断医师可以重新审视正常及病理结构形态。

（一）胸部正常 CT 表现

由于 CT 的断层成像使胸廓及共附属、相邻结构能够清晰地观察到。胸廓包括胸壁软组织、骨性胸廓、腋窝等肩带结构及乳腺等。胸壁的筋膜一般在 CT 平扫中不能显示，但可以看到皮下脂肪组织，尤其是在皮下气肿时，脂肪层与气体可形成鲜明对比。胸壁的深筋膜层包裹胸大肌、胸小肌及上肢的血管及神经等结构。胸大肌宽而且厚，在第一至六前肋的前方，覆盖着胸前壁大部。胸小肌位于胸大肌的后方，在第五肋骨及软骨以上部分可见。腋窝在解剖上为一菱形的腔隙结构，有时会在增强扫描可见腋区的血管，在有腋窝淋巴结肿大时可观察到肿大的淋巴结。平扫时可见肋间内肌及肋间外肌。胸廓的骨性结构包括肋骨、胸骨及胸椎。肋骨在平扫上不能观察到完整结构，一个层面可以观察到数个肋骨。其断面呈弧形排列，两侧对称，位于前面的肋骨段计数高于后面肋骨段，在观察肋骨转角部分骨折时，CT 可更为清晰。第一肋骨钙化可凸向肺内，在纵隔窗比较明显，易误认为肺内或胸膜上病灶。CT 可清晰分辨胸椎的各个结构，胸骨柄和胸骨体在平扫时可清晰分辨其皮质及松质。在平扫中需注意胸骨及锁骨之间的关节、胸椎关节等局部结构，切勿只观察肺内和纵隔内病变而忽视这些局部结构之间的骨质破坏及新生物等。在胸廓的内侧有胸膜显影，正常的胸膜菲薄较难观察到，在窗宽、窗位合适的情况下第十胸椎水平可看比较明显的胸膜影。如有胸膜病变可有胸腔积液及增厚的胸膜影。

CT 图像的纵隔窗可清晰分辨纵隔内的大血管及淋巴结等结构。纵隔窗可通过如下层面观察：胸锁关节、主动脉弓上、气管分叉、肺动脉分支、心腔层等层面观察其各个结构及纵隔内淋巴结（图 17 - 18 ~ 图 17 - 22）。

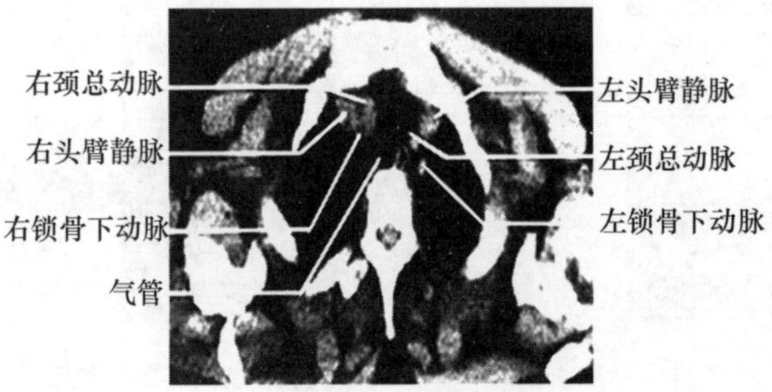

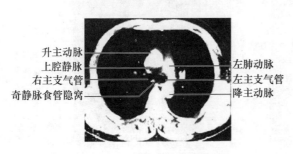

图 17 - 18 胸锁关节层面结构

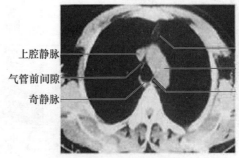

图 17 - 19 主动脉弓层面结构

图 17 - 20 主动脉窗层面结构

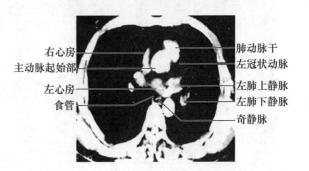

图 17 - 21 肺动脉根部及左心房层面结构

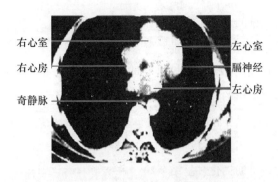

右心室
右心房
奇静脉

左心室
膈神经
左心房

图 17-22 四腔心层面结构

（二）胸部异常 CT 表现

1. 慢性支气管炎 CT 示双侧肺野透光度增加，可见多发片状无肺纹理区，无明显的壁，肺纹理增多、紊乱，交织成网状，局部见肺纹理聚集（图17-23、图 17-24）。

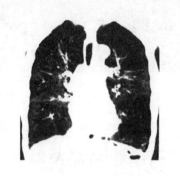

图 17-23 慢性支气管炎冠状面 CT 肺窗

2. 肺炎 ①呈肺叶或肺段分布；②病变密度均匀；③大叶分布者边缘规则清楚，肺段分布者边缘模糊；④内部可见"空气-支气管征"；⑤病变与胸膜接触面较宽，可见胸膜下透亮层，此点为肺内良性病变的可靠征象；⑥绝大多数病例经治疗后完全吸收，

仅少数残留并形成纤维化（图 17-25、图17-26）。

二、背部 CT 检查

CT 可观察脊椎、肋骨、椎弓根、横突的形态。正常状态下诸椎体及其附属结构形态正常，两侧对称，椎间隙前后左右等宽。三维重组图像可完整显示颈、胸、腰、骶椎弯曲度。

（一）背部正常 CT 表现

CT 轴位图像和三维重组图像有助于全面了解脊柱发育异常及矢状面畸形，了解伴随之胸廓畸形程度以及高度旋转的胸椎是否压迫支气管引起肺膨胀不全，同时可显示椎管及椎管内结构和脊髓形态，并可发现有无其他导致侧弯的病因如神经纤维瘤病、骨软骨发育不良、肿瘤和肿瘤样病变等（图 17-27）。

（二）背部异常 CT 表现

1. 脊柱发育畸形 脊柱和脊髓的发育异常，特别是脊柱的改变，一般都可通过 X 线片清楚显示。而对于椎管内部的结构改变，尤其是脊髓的异常则需借助 CT 和 MRI 才能明确诊断。最常见的异常是脊膜膨出和脊髓脊膜膨出。脊膜膨出指的是脊膜通过脊椎缺损部位向外呈囊袋样膨出。脊髓脊膜膨出在脊髓、脊神经、马尾与囊壁粘连并同时突出于椎管外时形成。脊柱的任何节段都可出现脊膜膨出和脊髓脊膜膨出，而以腰骶部最为常见。常是多个椎弓根受累，向后膨出最为常见，

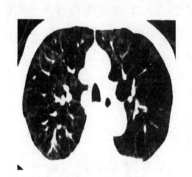

图 17-24 慢性支气管炎
横断面 CT 肺窗

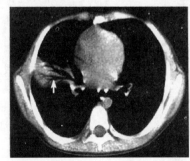

图 17-25 右肺中叶节段性肺炎
CT 横断面肺窗（一）

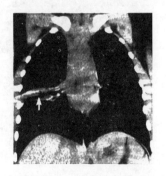

图 17-26 右肺中叶节段性肺炎
CT 横断面肺窗（二）

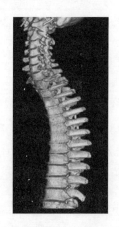

图 17－27　正常脊柱 CT 三维重组图像

亦可向前和侧方膨出。椎骨和膨出的脊膜可清晰地显示在 CT 横断扫描图像上。在发育不全的椎管后方可以见到边界清楚的椭圆形或圆形结构，与鞘膜囊相通，密度与脑脊液相同，在其周围被一层硬脊膜包绕，后者呈一薄层高于脑脊液密度的环形影。相应椎弓、棘突等骨发育缺陷的程度和范围也可同时显示。椎管碘水造影后，囊性膨出物与鞘膜囊交通的情况可通过 CT 扫描显示，其密度与鞘膜囊内密度一致性增高，当脊髓脊膜膨出时，在膨出的结构内也可见到无强化的较低密度的类圆形异位脊髓组织。并发脂肪瘤时可在膨出位置见到低密度的脂肪组织结构。骶椎脊膜膨出可向前甚至突入盆腔压迫相应结构，此时应注意与神经纤维瘤、脂肪瘤等相鉴别。胸椎脊膜膨出可通过发育不全的椎体或扩大的椎间孔向前或侧方突入纵隔，因此要注意与纵隔实质性肿物相鉴别（图17－28）。

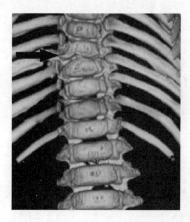

图 17－28　先天性脊柱畸形

2. 胸椎间盘突出　胸椎间盘突出比较少见。发病年龄多见于40～60岁，病变多发生在 T_8 以下，导

致胸椎间盘突出的重要原因是退行性改变，也可能是急性外伤。胸段椎管管径较小，椎间盘突出易导致脊髓局部受压和供血不足，从而产生脊髓功能障碍。突出的软组织团块可清楚地显示在 CT 扫描中。突出常见于椎间盘后缘中央或旁中央区，少数为外侧型突出。约55％以上的胸椎间盘突出会发生钙化，早期钙化多呈结节状，后纵韧带钙化则多呈横条状，并且累及的范围也较大（图17－29）。

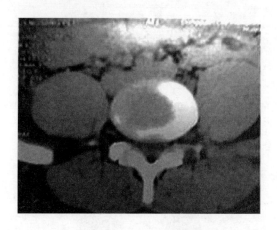

图 17－29　CT 横断面椎间盘突出

第三节　胸背部 MRI 检查

一、胸部 MRI 检查

MRI 诊断被广泛应用于临床，并日趋完善，时间虽短，也已显出其优越性。纵隔在 MRI 像上，可观察纵隔肿瘤及其与周围血管解剖关系，可清楚显示肿瘤对腋下、臂丛及椎管的侵犯。对肺门淋巴结肿大与中央型肺癌的诊断帮助较大。心脏大血管 MRI 检查具有快速、省时及病人痛苦小的优点，可显示房室、血管的大小、内腔，并可观察血液动力学改变，有利于功能诊断，也可识别异常组织。

（一）胸部正常 MRI 表现

气管和肺因含空气，呈黑色无信号区。心脏大血管由于"流空效应"，呈黑色无信号区。骨皮质和钙化呈黑色无信号区。既然与其他软组织有较长的 T_1 和较短的 T_2 弛豫时间，呈较低的灰色信号区。

脂肪组织具有极短的 T_1 和较短的 T_2，在 T_1 加权像上呈白色的高信号区，在 T_2 加权像上呈灰白色。含水的液体具有长 T_1 和长 T_2，在 T_1 加权像上呈灰黑色区，在 T_2 加权像上呈白色区（图17-30～图17-32）。

（二）胸部异常 MRI 表现

1. 肺癌　肺癌是一种常见的肺部恶性肿瘤，其死亡率已占癌症死亡率之首。绝大多数肺癌起源于支气管黏膜上皮，近年来，随着吸烟和各种环境因素的影响，世界各国特别是工业发达国家，肺癌的发病率和病死率均迅速上升，死于癌病的男性病人中肺癌已居首位。据恶性肿瘤统计资料，在男性癌肿病例中，肺癌发病率急剧增多，居第一位（图17-33、图17-34）。

2. 恶性淋巴瘤　恶性淋巴瘤是具有相当异质性的一大类肿瘤，虽然好发于淋巴结，但是由于淋巴系统的分布特点，使得淋巴瘤属于全身性疾病，几乎可以侵犯到全身任何组织和器官。因此，恶性淋巴瘤的临床表现既具有一定的共同特点，同时按照不同的病理类型、受侵部位和范围又存在着很大的差异（图17-35）。

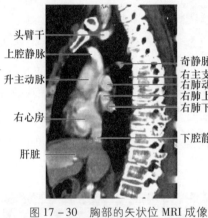

图 17-30　胸部的矢状位 MRI 成像

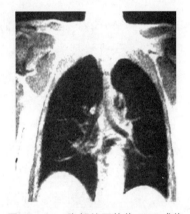

图 17-31　胸部的冠状位 MRI 成像

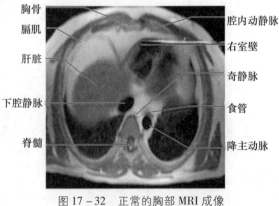

图 17-32　正常的胸部 MRI 成像

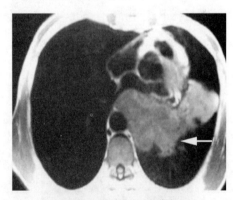

图 17-33　左下肺肺癌

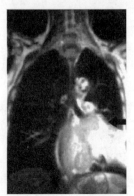

图 17-34　左下肺肺癌

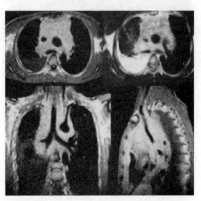

图 17-35　恶性淋巴瘤胸部侵犯

二、背部 MRI 检查

MRI 具有多方位的成像能力和优良的软组织对比性，特别能从纵向整体显示脊髓，对脊髓急、慢性损伤的各种病理改变，包括出血、血肿形成、脊髓受压、水肿、脊髓断裂、软化、囊性变、萎缩等，均能清楚显示，同时也能显示原发性创伤的情况。因此，MRI 对脊柱特别是对脊髓损伤的诊断、治疗和预后判定价值是目前其他任何显像方法所不能比拟的。

（一）背部正常 MRI 表现

全脊柱 MRI 不作为临床诊断脊柱侧弯的常规方法，主要用于排除先天性脊柱侧弯和继发性脊柱侧弯。此外 MRI 可以测量脊髓与两侧椎弓根之间的距离，以评估椎管内脊髓偏移的变化趋势、测量椎弓根横径和深度，对手术操作具有较大指导意义。

正常脊柱 MRI 扫描显示诸椎体及其附属结构形态正常，两侧对称，骨皮质呈低信号，T_2WI 可显示椎间盘内髓核和纤维环结构。椎管内脊髓、神经根在脑脊液的衬托下显示清晰（图 17 - 36）。

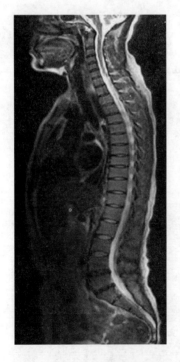

图 17 - 36　正常脊柱 MRI 成像

依据损伤部位脊髓 MRI 信号强度的改变，可分为三型。分别为：脊髓信号的强度与椎旁肌肉对比，如脊髓信号强度与椎旁肌肉相似，为中等信号，或为正常信号（N）；脊髓信号低于肌肉信号，为低信号（LO）；反之，若高于肌肉信号，则为高信号（HI）。

（二）背部异常 MRI 表现

1. 特发性脊柱侧弯　约占全部脊柱侧弯的 80%，发病机制不明，具有一定的遗传倾向，多青春发育前期发病，快速进展至青春发育结束，成年期发展缓慢或停止。首诊年龄越小，畸形进展的可能性越大。常伴有多系统症状，如头昏、头晕、皮肤粉刺、痛经、抑郁症、多动症等，严重者影响胸廓、脊柱和肺的发育，如导致肺心病、呼吸衰竭或心血管疾病，则病死率较高。严重侧弯引起的神经、脊髓受压，导致腰腿痛，甚至下肢瘫痪（图 17 - 37、图17 - 38）。

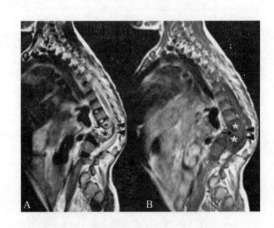

图 17 - 37　脊柱结核伴脊柱侧弯

（A：胸腰椎矢状位 T_2WI；B：胸腰椎矢状位 T_1WI）

T_{12}、L_1、L_2 变形，椎体信号 T_2 增高、T_1 降低，椎间隙消失，局部脊柱后突，椎管局部变窄，脊髓受压

2. 椎管内肿瘤病变　椎管内肿瘤，包括发生于椎管内各种组织的原发性和继发性肿瘤，根据肿瘤的发生部位，可将其分为髓内肿瘤和髓外肿瘤，后者又分为硬膜外、髓外硬膜内及硬膜内外兼有三型（图 17 - 39）。

3. 椎体病变　椎体压缩性骨折在日常工作中经常遇到，鉴别引起压缩性骨折的原因，对临床治疗有

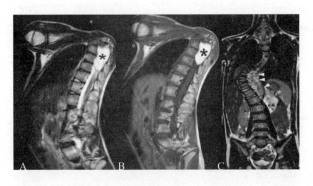

图17-38　肿瘤性脊柱侧弯MRI

图A、图B：椎管内脂肪瘤伴脊柱侧弯（A：矢状位 T_2WI，B：矢状位 T_1WI），脂肪瘤 T_1、T_2 加权相均呈高信号（＊），局部脊髓受压。图C：神经纤维瘤病伴脊柱侧弯（冠状位 T_2WI），神经纤维瘤伴脊柱侧弯，肿瘤位于下段胸椎脊柱旁，信号较高，境界清楚（箭头），脊柱侧弯明显

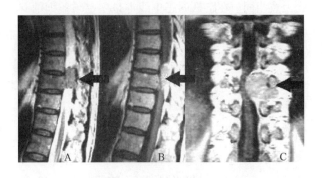

图17-39　椎管内肿瘤

决定性的意义，在没有 MRI 之前，我们主要通过 X 线片和 CT 来鉴别诊断，随着 MRI 检查技术的日臻完善，MRI 具有了不可比拟的优势，MRI 技术为我们提供了一些在 X 线片和 CT 上不可能提供的信息（图17-40）。

病变分布及压缩性椎体的形态外伤所致单纯压缩性骨折，常发生于一个或两个椎骨的前上方或侧方，以胸腰段结合部最为多见，损伤的椎体成楔形改变，骨质疏松所致压缩性骨折好发于 T_1 ~ T_2、L_2，单发或多发，多发较常见，椎体呈双凹形，扁平状或楔形，以双凹状多见。转移瘤受累椎体表现为跳跃分布，也可认为是转移肿瘤的特征之一。此种表现在其他脊柱疾病中少见，压缩椎体后常向后球形突出。且同一例的多个椎体呈不同表现，原发灶不同及转移部分不相同，肺癌较易累及胸椎，此点与椎体血供和静脉引流有关。脊柱结核好发于胸腰椎交界处，其次腰骶椎，以连续性多椎体受累较常见，压缩的椎体多呈楔形，但不管压缩多少，总和二个椎弓相连。

4. 强直性脊柱炎　强直性脊柱炎是一种慢性炎性疾病，主要侵犯骶髂关节、脊柱、脊柱旁软组织及外周关节，并可伴发关节外表现。临床主要表现为腰、背、颈、臀、髋部疼痛以及关节肿痛，严重者可发生脊柱畸形和关节强直。MRI 见髓核信号减低，椎体边缘破坏区信号增加（图17-41）。

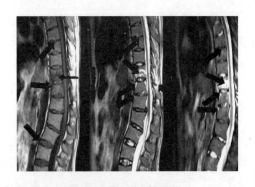

图17-41　强直性脊柱炎

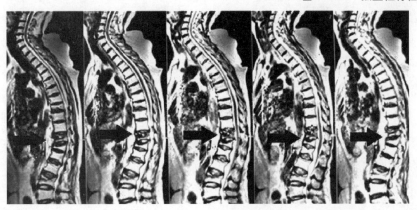

图17-40　胸椎压缩性骨折

第十八章

腰腹部针刀医学影像诊断

第一节　腰腹部X线检查

一、腰腹部正常X线表现

（一）腰部正常X线表现

腰椎椎体正、侧、斜位均呈长方形，内为骨松质呈网状高密度影，外为骨密质呈线状光滑高密度影，上、下缘称终板。椎弓由椎弓根、椎弓板、上下关节突、横突和棘突组成，正位似蝴蝶状，侧位似海马状，斜位似小狗样。椎弓与椎体还组成椎孔、椎管和椎间孔。椎间隙是椎间盘的投影，为相邻椎体终板之间的半透明间隙。自下胸椎起椎间隙有向下逐渐增宽的趋势，至腰5～骶1间隙又变窄。观察椎间隙以侧位最好。观察腰椎旁的腰大肌以正位片最佳，呈灰色的中等密度影。从正位观察，椎骨排列呈纵行柱状，正常是一条直线，位于椎体的中间，自上而下，腰椎骨体积递渐增大。腰椎的关节突间隙从内下略斜向外上方，两侧对称，椎体内有纵行的骨小梁影像。在椎体阴影内，左右各有一椭圆形之椎弓根断面影（图18-1）。相邻椎体间的透亮间隙称椎间隙，其宽度大致相同。在腰椎的正中线上呈上、下排列的有如水滴状影像为棘突。上部腰椎的棘突比较下倾，其远端可与下位椎体之上缘重叠。下部腰椎的棘突比较平直，其投影多在本椎体的范围内，同时两侧横突正常多在同一水平线。在侧位X线片上，腰椎呈前凸弧形排列，以L_4前凸最为明显，距弧弦中点为18～25mm，各椎体之间的后缘连线从上而下应随脊柱生理弯曲而呈自然的弧形连续曲线。椎间隙宽度一般为8～15mm，以L_4～L_5椎间隙为最宽，L_5～S_1椎间隙最窄，通常为5～10mm。椎间隙的前后宽度通常为前宽后窄（图18-2），邻椎骨两切迹之间构成椎间孔。在斜位X线片上，腰椎体仍为扁方形，在椎体的中央部有一致密圈为近片侧椎弓根的断面影，由该影向前伸出之宽条状模糊影系近片侧之横突，由该影向上突起之锥形骨块影为近片侧之上关节突。由椎弓根向后下延伸之宽带状阴影为近片侧椎板，由此椎板影向下突起之指状骨影为近片侧之下关节突，与下位椎骨的上关节突构成关节突关节，其关节间隙较正侧位片所见均清晰。腰椎椎板的外上部即上、下关节突间部，称为峡部，是峡部裂的好发部位，斜位片是显示峡部的最佳体位（图18-3）。

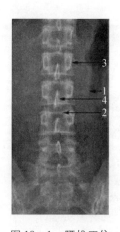

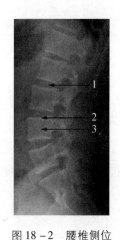

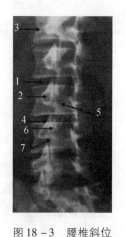

图 18-1　腰椎正位

1. 横突；2. 终板；

3. 椎弓根；4. 棘突

图 18-2　腰椎侧位

1. 椎间隙；2. 终板；3. 椎体

图 18-3　腰椎斜位

1. 椎间隙；2. 椎弓根；3. 横突；4. 上关节突

5. 椎弓板；6. 关节突关节；7. 椎弓峡部

（二）腹部正常 X 线表现

腹部内脏器官缺乏自然对比难以在常规透视或照片中显现，需要使用造影剂产生人工对比后，进行透视或照片进行 X 线造影（图 18-4、图 18-5）。

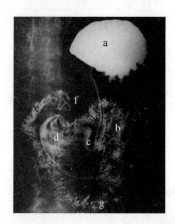

图 18-4　胃双对比造影显示胃体、胃小区

a. 胃底；b. 胃体；c. 胃角；d. 胃窦；

e. 十二指肠；f. 胃小弯；g. 胃大弯

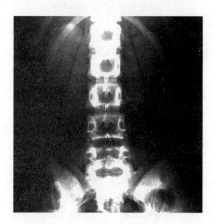

图 18-5　肾脏平片

二、腰腹部异常 X 线表现

（一）腰部异常 X 线表现

1. 腰部正位片的阅片内容

（1）棘突连线是否是一条直线　如某一椎体棘突偏离中线，有两种情况，一种可能是该椎体有轻度旋转移位，另一可能是先天畸形（图18-6）。

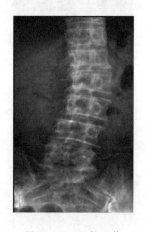

图 18-6　腰椎正位

图示棘突连线偏歪

（2）关节突间隙是否双侧对称　正常腰椎的关节突间隙从内下略斜向外上方，两侧对称。当一侧关节突间隙消失，说明此关节突关节有轻度的向前错位，如两侧关节突间隙全消失，说明椎体有旋转移位或关节滑脱嵌顿（图 18-7）。

（3）椎体上、下缘是否是一条直线　如某个椎体底面有两条线，上边一条线是椎体的前缘，下边

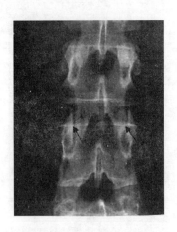

图 18 - 7　颈椎正位
箭头示关节突间隙关节不对称

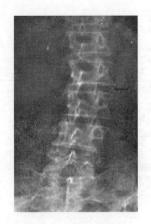

图 18 - 9　腰椎正位
箭头示椎间隙明显不对称，
分别为椎间隙变窄、椎间隙增宽

一条线是椎体的后缘，则说明此椎体有俯旋移位。如椎体的上面呈两条线，上边一条线为椎体的前缘，下边一条线为椎体的后缘，则说明此椎体有仰旋移位（图 18 - 8）。

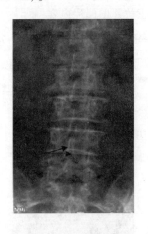

图 18 - 8　腰椎正位
箭头示椎体下缘双边

（4）椎间隙左右是否等宽　腰段椎间隙有向下逐渐增宽的趋势，如果椎间隙明显变窄，可能为：①椎间盘周围的软组织（肌肉、韧带）严重粘连、挛缩，且张力较大；②椎间盘结构向椎体周边或某一侧逸出（图 18 - 9）。如腰椎间隙明显增宽，一是上位椎体俯旋，二是下位椎体仰旋，或者是上位椎体俯旋，同时下位椎体仰旋。如果整个腰椎间隙和后关节突间隙都显示雾状模糊，说明已是强直性脊柱炎中晚期。

（5）骨质有无增生改变　如果椎体或小关节骨质密度增高，边缘呈唇样或骨赘样表现等骨质增生

改变，说明附着该部位的韧带等软组织长期处于张力较高状态（图 18 - 10）。

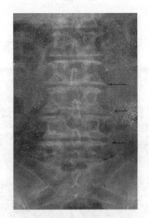

图 18 - 10　腰椎正位
箭头示椎体边缘增生，部分呈骨桥样改变

（6）韧带有无钙化表现　如果在腰椎正中间有一白色的钙化带，说明腰椎棘间韧带长期处于挛缩紧张状态（图 18 - 11）。

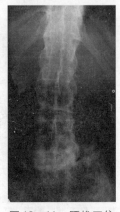

图 18 - 11　腰椎正位
箭头示腰椎棘间韧带钙化

（7）腰椎有无侧弯改变　如有侧弯说明凹侧腰段竖脊肌挛缩或痉挛（图18－12）。

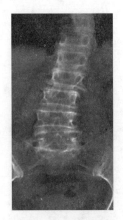

图 18－12　腰椎正位
图示腰椎侧弯

（8）腰椎横突是否平行　如第五腰椎两侧横突不在同一水平线上，一高一低，说明低的一侧髂腰韧带挛缩（图18－13）。

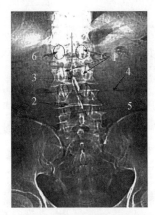

图 18－13　腰椎正位
箭头示腰椎两侧横突不在同一水平线上

2. 腰部侧位片的阅片内容

（1）前缘上、下角连线　腰椎前缘的上下角的连线是向前凸的一条弧线。如某个椎体前缘超过弧线向前，说明此椎体向前移位；如某椎体前缘向后离开此线，说明此椎体向后移位；如某椎体上角向前超过此线，下角向后离开此线，说明此椎体俯旋移位。反之，如果某椎体下角向前超过此线，上角向后离开此线，则说明此椎体仰旋移位（图18－14）。

（2）腰椎骨质有无增生　观察椎体有无骨质增生表现。如椎体前缘出现唇样增生，说明此椎间盘长时间向前突出，如果已形成骨桥，说明此椎间盘

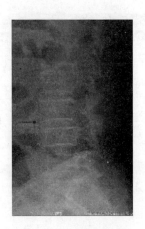

图 18－14　腰椎侧位
椎体向前俯旋移位

向前突出的时间更长，此段前纵韧带已完全骨化（图18－15）。

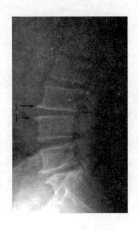

图 18－15　腰椎侧位
1. 腰椎唇样骨质增生；
2. $L_3 \sim L_4$ 椎间隙后变窄，后纵韧带钙化

（3）椎间隙前后角是否平行　如上位椎体的后下角，下位椎体的后上角特别靠近或完全靠在一起，说明此段后纵韧带已经严重挛缩，长时间挛缩后，可出现后纵韧带钙化。在腰骶关节，如果骶骨和第五腰椎向前成角过大，说明腰骶部软组织（包括肌肉、韧带）都已严重挛缩（图18－16）。

（4）有无峡部裂　如有椎弓峡部裂则提示有腰椎滑脱，侧位片是观察和评估滑脱程度最佳的位置（图18－17）。

（5）Schmorl 结节　椎间盘、椎体软骨终板发生退变后，髓核可通过破裂的纤维环和软骨终板裂隙突入椎体内，在椎体的上缘或下缘形成半圆形骨

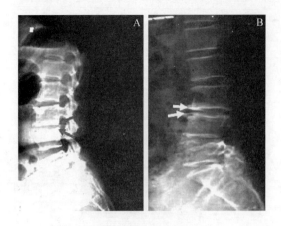

图 18-16　腰椎侧位

A. 后纵韧带挛缩；B. 前纵韧带挛缩

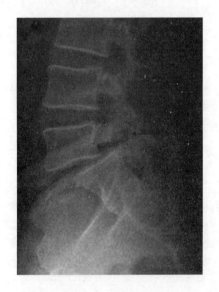

图 18-17　腰椎侧位片

L₅ 椎弓峡部裂，伴 L₅ 椎体向前滑脱

质缺损影。Schmorl 结节可同时出现于单个或多个椎体边缘（图 18-18）。

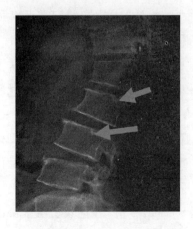

图 18-18　腰椎侧位片

箭头所示 Schmorl 结节

（6）腰椎的先天畸形　移行椎和融合椎，移行椎最常见的是腰椎骶化或骶椎腰化，两个或两个以上的椎体互相融合，称为融合椎体，多见于腰椎。椎体畸形包含半椎体畸形和蝴蝶椎（图 18-19）。

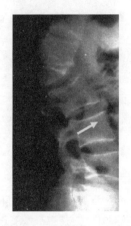

图 18-19　腰椎半椎体畸形

箭头示 L₁ 椎体前 1/3 缺如，后 2/3 形成一三角形

3. 腰部斜位片的阅片内容　斜位为观察峡部裂的最佳投照位置，一般采取向左后/右后斜40°～45°，可清晰显示出关节突间部缺损的直接征象。峡部裂者可在"狗颈部"显示一环形透亮带，宛如"狗颈"上戴着项圈（图18-20）。骨缺损的边缘不规整或硬化增白，在其间隙内或周围可存有数量不等、大小不一的游离骨块。有时因关节失稳错位或投照角度的缘故，相邻的上下关节突可与缺损部相重合，以致将其部分裂隙掩盖。

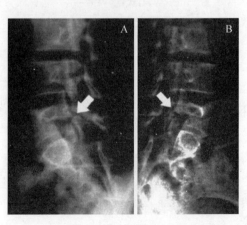

图 18-20　腰椎双斜位

A 图为腰椎右斜位片，B 图为腰椎左斜位片，

箭头示 L₅ 峡部裂"项圈"征

（二）腹部异常 X 线表现

腹部平片可了解腹部脏器的大小、形态、位置、密度以及与邻近器官的关系。对腹部内脏占位性病变定位、定性的诊断缺乏自然对比，具有很大的限制，临床一般欲了解腹部病变需通过 CT 或 MRI 扫描，从而了解其内部变化。在此异常 X 线检查不作为重点介绍。

1. 消化性溃疡　胃溃疡的直接征象为龛影，龛影在切线位上呈乳头状或半圆形凸出于胃轮廓线外。十二指肠溃疡龛影多见于球部偏基底部，正面相呈圆形或椭圆形，边缘光滑（图18-21）。

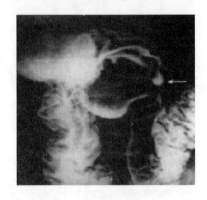

图 18-21　十二指肠球部溃疡

球部基底偏小弯侧龛影，

黏膜向龛影集中呈放射状

2. 溃疡性结肠炎　表现为病变肠管轮廓线粗糙增厚，黏膜呈颗粒状。其表面可见小的点状溃疡（图 18-22）。

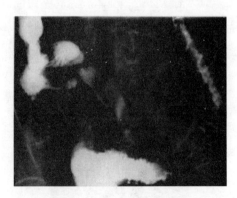

图 18-22　溃疡性结肠炎

造影显示乙状结肠边缘纽扣状溃疡龛影

3. 肠扭转和肠梗阻　大部或全部小肠扭转在腹部平片上的特征是空回肠换位征，表现为环形的空肠曲移位到右中、下腹，无环形的回肠曲则移位到左上、中腹。肠梗阻 X 线片显示梗阻近端肠曲胀气扩大（图 18-23）。

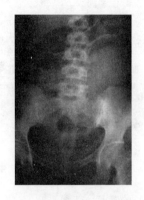

图 18-23　绞窄性小肠梗阻

仰卧位显示空回肠换位体征

4. 先天性巨结肠　肠壁肌间神经节细胞缺如所致，是最常见的结肠疾病。以钡灌肠为首选检查方法，征象为：①病变肠段痉挛性狭窄，肠管较僵硬，有时呈腊肠样改变；②扩张段，位于移行段上方，其范围与病程成正比；③移行段，位于狭窄段和扩张段之间，多数为漏斗形，其次为缩窄性（图 18-24）。

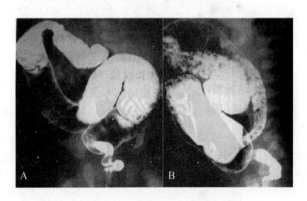

图 18-24　先天性巨结肠

图 A、B 正侧位均见直肠痉挛，乙状结肠、降结肠扩张

5. 慢性胰腺炎　X 线片腹部平片：约 1/3 病例可发现胰腺区内斑点状钙化和胰管内结石影（图 18-25），ERCP 表现为主胰管多发性狭窄与扩张并存，形成串珠样改变，其分支扭曲变形且粗细不均。

6. 慢性阑尾炎　X 线钡灌肠检查可见阑尾显影有中断、扭曲、排空迟缓，并因粘连不易被推动等（图 18-26）。如阑尾腔已全闭塞，则不显影。该检

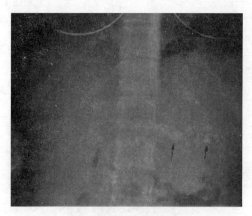

图 18 – 25　慢性胰腺炎

箭头示胰腺区可见不规则斑点状钙化阴影

查对无典型的发作史者有重要意义。钡灌肠检查不仅可明确压痛点位于阑尾处，重要还在于排除可与慢性阑尾炎相混淆的其他疾病，如溃疡病、慢性结肠炎、盲肠结核或癌肿、内脏下垂等。

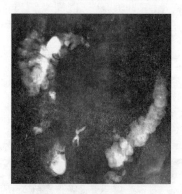

图 18 – 26　慢性阑尾炎

阑尾管壁粘连，腔内有充盈缺损影

7. 慢性胃炎　X 线检查诊断主要依赖于气钡双重对比造影，显示胃黏膜皱襞形态，胃黏膜表面凹凸不平及胃小区的微细改变，尤其是胃小区显示，是双重对比造影成功的标志之一（图 18 – 27）。

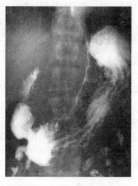

图 18 – 27　慢性胃炎

黏膜皱襞粗、紊乱，胃体上部斑片状浅表龛影

8. 输尿管结石、胆囊结石　90% 以上的结石在 X 线片上显影，显影的深浅和结石的化学成分、大小和厚度有关（图 18 – 28）。

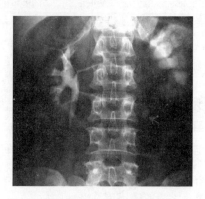

图 18 – 28　输尿管结石

箭头示输尿管上段走行区斑点状高密度影

第二节　腰腹部 CT 检查

一、腰腹部正常 CT 表现

（一）腰部正常 CT 表现

腰椎 CT 图像分别用骨窗观察腰椎骨质，软组织窗观察椎间盘及周围软组织结构。

椎间盘在 CT 图像上表现为与相邻椎体形状、大小一致密度均匀的软组织影，CT 值为 80 ~ 120Hu。CT 不能区分髓核与纤维环。椎间盘在颈段近似圆形，后缘多平直或稍后凸。

椎体前为前纵韧带，椎体后为后纵韧带，椎板内侧为黄韧带。

1. 定位像　在进行腰椎 CT 扫描时，首先要扫一帧腰椎的侧面定位像（图 18 – 29），定位像与普

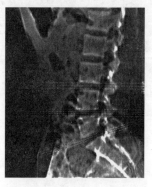

图 18 – 29　腰椎 CT 定位像

通 X 线侧位平片所见大体类似，可观察到腰椎的生理曲度、椎体后缘连线、椎管及椎间隙等。

2. 腰椎　由椎体、椎弓、椎板、棘突、横突及上、下关节突所构成。椎体由周缘很薄的骨皮质和其内呈蜂窝状的骨松质组成，在横断面图像上呈卵圆形或肾形，横径大于矢径，其后缘略平直或凹陷。在适当的骨窗上可清楚地显示椎骨周线致密的骨皮质及椎体内的骨小梁结构。椎体终板层面见椎体后缘内凹，后方见椎间孔及上、下关节突。硬膜囊呈圆形软组织密度影，居椎管中央。硬膜囊与椎管壁之间有数量不等的脂肪组织。中部层面可见椎体、椎弓根和椎弓板构成的椎管骨环，尚见横突和棘突（图 18 - 30 ~ 图 18 - 33）。正常腰段椎管测得之矢状径为 15 ~ 25mm，通常 L_4 和 L_5 节段的矢状径要大于 L_1 - L_3 节段。椎管之横径和横断面积也是以下腰段较上腰段稍大。

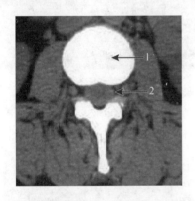

图 18 - 30　腰椎 CT（终板层面）软组织窗

1. 终板；2. 椎间孔

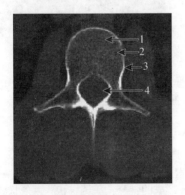

图 18 - 31　腰椎 CT（椎体中部层面）骨窗

1. 骨松质；2. 椎基静脉；3. 骨皮质；4. 椎管

3. 腰部椎间盘　形态大致相似，呈肾形。在前

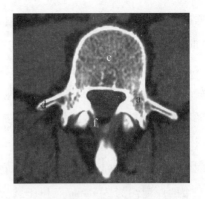

图 18 - 32　椎体中央层面

a. 椎弓根；c. 骨性椎骨；

d. 横突；f. 黄韧带

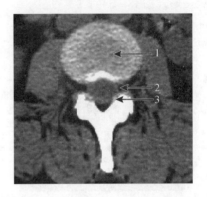

图 18 - 33　腰椎 CT（椎间盘层面）

软组织窗

1. 椎间盘；2. 硬膜囊；3. 黄韧带

纵韧带和后纵韧带与椎体相贴的部分，椎间盘的前方和后方可受到一定的限制。椎间盘层面见椎间盘呈高于硬膜囊而低于椎体的软组织密度影（CT 值为 50 ~ 100Hu），其后缘在年轻人显示略凹陷，与后纵韧带约走行一致。黄韧带呈线样软组织密度影，厚 2 ~ 4mm，居关节突和椎弓板内侧，通常 CT 上椎间盘周缘的密度要比中央为高。

4. 关节突关节　由上、下关节突构成的关节突关节在 CT 上表现为相邻关节突皮质之间的窄小间隙，正常情况下该关节间隙的宽度为 1.5 ~ 2.0mm。上关节突位于下关节突的前外方，关节面由内前斜向外后，有时则近于矢状走向。矢状层面和冠状层面图像的重建有助于这些小关节的显示。

5. 韧带　前纵韧带覆盖着椎体和椎间盘的前缘及前外侧缘，后纵韧带覆盖着椎体和椎间盘的后缘中部。无论前纵韧带还是后纵韧带除了发生钙化，通常在 CT 上无法与椎体或椎间盘结构相区分。由于后纵韧带较窄且主要在椎体后缘中部走行，而外侧部又较薄弱，所以这也许是椎间盘向后外方突出发生率较高的原因。黄韧带为一富有弹性的韧带，位于相邻椎板间的前部，起自于上一椎板下部之前面，插入下椎板之后面，在 CT 上的密度介于硬膜囊和椎间盘之间，与肌肉的 CT 值近似。在腰椎节段，黄韧带的厚度约为 3～4mm。位于棘突间的棘间韧带和沿棘突后方纵向走行的棘上韧带由于其邻近脂肪组织的衬托，在适当层面上可显示较高的纤维组织密度影（图 18－34）。

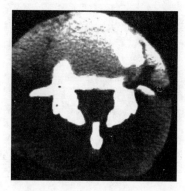

图 18－34　腰椎 CT 轴位所见黄韧带

6. 椎间孔　左右各一，位于相邻两个椎弓根的上下切迹之间，在关节突关节的前方，内端与侧隐窝相续，其中含有脂肪、部分黄韧带、前后脊神经根鞘及小的动、静脉。

7. 侧隐窝　腰椎椎管向两侧的延伸部，椎体后缘与椎弓根内缘及上关节突前线之间所形成的陷窝称为侧隐窝，呈漏斗形（图 18－32）。侧隐窝呈上下走行，两侧对称，通常在椎弓根的上缘处最窄，其前后径（椎体后缘至上关节突前缘的距离）正常值应 >5mm，若 <3mm 则明确为狭窄。

8. 椎管碘液造影　是在蛛网膜下隙内注入含碘水溶性造影剂后再做脊柱 CT 扫描的一种检查方法，可清楚地显示椎管内的解剖结构，特别是鞘膜囊的解剖。

9. 螺旋 CT　处理上也有了更丰富的内容和更大的灵活性，可进行除常规轴位断层外的冠状位、矢状位及任意斜位或曲面断层，还可行各种骨与关节的三维立体重建及血管成像（图 18－35）。

（二）腹部正常 CT 表现

由于医学影像技术的飞速发展，腹部脏器占位性病变的定位、定性诊断已提高到了一个崭新的水平。一般 X 线检查对腹部疾病的诊断有很大的限制。CT 为目前最有价值的腹部病变检查方法之一。其密度分辨率高，整体观较好，CT 检查可分为平扫和增强两大类，对疑难病例尚可通过增强扫描，动态扫描、动脉造影 CT 等方法进一步取得有价值的资料。按照腹部各器官进行扫描分别为胃肠道、肝胆、胰腺、泌尿生殖系层面，并可对其邻近的情况有较全面的了解（图 18－36）。

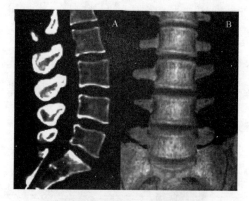

图 18－35　腰椎多平面重组图像

A 为矢状位重组图像，B 为三维重建图像

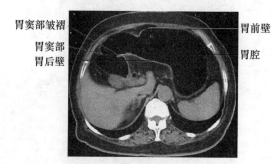

图 18－36　正常胃 CT 平扫

二、腰腹部异常 CT 表现

（一）腹部异常 CT 表现

1. 椎体骨质唇样增生　椎体骨质增生主要表现为骨突环外围所形成的骨赘，呈斑块状、弧条状或不规则形态，多出现于椎体前缘和两侧。后侧少见，如有则往往介于后纵韧带的外侧与椎弓根的上下部之间，易导致椎间孔和/或侧隐窝狭窄而压迫神经根（图 18－37）。

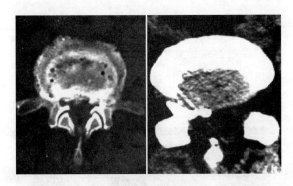

图 18－37　腰椎 CT 平扫

A 为软组织窗，椎体边缘及椎间关节骨质增生，双侧侧隐窝狭窄；
B 为骨窗，椎体后缘有骨赘，填充于右侧椎间孔内

2. 椎间隙　对椎间隙变窄的情况可以从定位像上通过纵向比较来辨别和判断，多层螺旋 CT 扫描时，可通过冠状面或矢状面重建观察该椎间隙的变窄情况。一般退变严重或有椎间盘突出者，均可有椎间隙狭窄的表现，同时腰椎生理曲度也可相应减小或变直，甚至出现反向后凸（图18－38）。

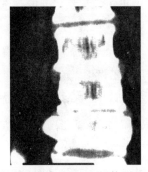

图 18－38　腰椎 CT 冠状面重建
椎间隙明显变窄

3. 腰椎间盘病变　纤维环钙化，椎间盘膨出、突出、脱出，硬膜囊前或/和侧方突出、神经根受压移位或湮没（图 18－39），突出的椎间盘钙化。

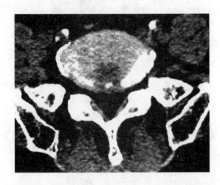

图 18－39　腰椎 CT 平扫（椎间盘层面）
图示椎间盘两侧均有不规则的弧条状高密度影

4. 腰椎韧带增厚并钙化　腰椎前后韧带或黄韧带会发生钙化和骨化（图18－40）。

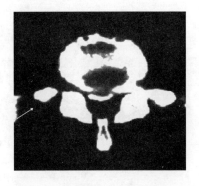

图 18－40　腰椎 CT 平扫（骨窗）
箭头示后纵韧带为一弧形高密度影显示其钙化

5. 硬膜囊外脂肪变窄、移位或消失（图18－41）

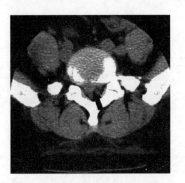

图 18－41　CT 平扫（椎间盘层面）
箭头示椎间盘突出，硬膜囊受压，硬膜外脂肪消失

6. Schmorl 结节　椎体上下缘凹陷性骨缺损、边缘硬化。

7. 椎间盘真空征　有时可因髓核变性而出现真空现象，椎间盘区不规则透亮气体影，呈颗粒状、点条状或不规则状低密度影，CT 值为 －200 ~ －500HU（图18－42）。

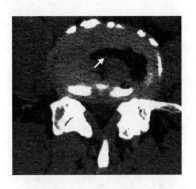

图 18－42　腰椎间盘 CT 平扫
箭头示椎间盘变性，其内"真空征"

8. 关节突骨关节病 在 CT 上显示为关节突增生肥大及有骨赘形成或关节囊钙化（图 18 - 43）。

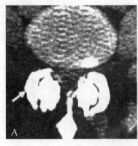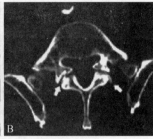

图 18 - 43 腰椎间盘 CT 平扫
图 A 箭头示双上关节突呈 "C" 字形与反 C 字形；
图 B 箭头示关节突关节间隙内有纤细弧条形高密度影

9. 双边征 有人称双终板征，为腰椎滑脱的主要征象，如退变较严重，腰椎生理曲度明显变直甚至后凸者，此征也可出现在椎体的前缘，因此又称为"帽檐"征（图 18 - 44）。

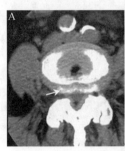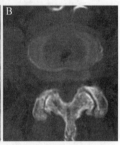

图 18 - 44 腰椎 CT 平扫（终板层面）
A 为软组织窗；B 为骨窗，箭头示"双边征"

10. 椎体边缘软骨结节 椎体前缘软骨结节，轴位像上患椎椎体前部呈半月形成扇形骨质缺损区，边缘不规则硬化，前方可见大小不等的梭形、条带形或不规则形游离骨块，有的骨块可分节段。骨块与椎体缺损区之间呈一横带状无规则透亮区。椎体后缘软骨结节，体后下/后上缘有低密度骨缺损区，多数位于正中，少数偏于一侧（图 18 - 45）。

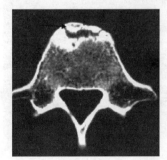

图 18 - 45 腰椎 CT 平扫（骨窗）
椎体前缘软骨结节

（二）腹部异常 CT 表现

1. 溃疡性结肠炎 其典型表现是直肠壁增厚，呈"靶状"，直肠周围间隙增宽，内见索条状纤维化影（图 18 - 46）。

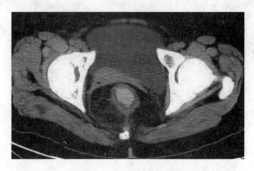

图 18 - 46 溃疡性结肠炎

2. 肠扭转、粘连性肠梗阻 典型者显示闭袢型肠梗阻，闭袢内肠管扩张、充气明显，有液平面，根据肠粘连形态，可判断空肠、回肠位置发生了置换。在不同层面可出现"C"字形肠袢，肠内积液多也可出现"假肿瘤"征。扩大肠袢壁薄，皱襞细少，呈绞窄缺血改变，增强后闭袢肠管如绞窄重往往肠壁强化不足或不强化。肠系膜水肿时肠系膜静脉回流受阻而扩张，并可见肠系膜连同其血管纠集、扭曲，形成漩涡状称"漩涡"征。粘连性肠梗阻绝大多数为小肠梗阻，多表现为单纯性肠梗阻，CT 表现为肠系膜浑浊成团，粘连强化（图 18 - 47）。

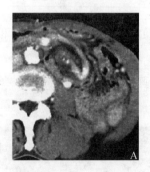

图 18 - 47 小肠扭转
图示肠系膜的静脉和动脉
漩涡状聚集，呈典型的漩涡征

3. 慢性胰腺炎 CT 特征性改变为胰管结石或沿胰管分布的胰腺实质内钙化灶，常见征象是胰腺局部增大或萎缩，常合并有胰内或胰周假性囊肿，以及肾周筋膜增厚（图 18 - 48）。

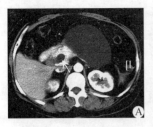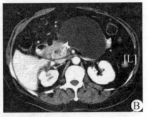

图 18 - 48　慢性胰腺炎合并假性囊肿（增强）
胰腺体积增大，胰体、
胰头见两个大小不等的囊性病变

4. 胆囊结石、输尿管结石　胆囊结石 CT 显示含钙高结石呈高密度，胆固醇结石呈等密度或低密度，可出现层状或环形钙化（图 18 - 49）。输尿管 CT 对 X 线不显影的尿酸结石，CT 可以确诊。

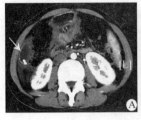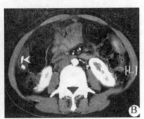

图 18 - 49　胆囊结石
A. 增强扫描胆囊壁明显增厚
B. 平扫腔内可见多个高密度结石影

第三节　腰腹部 MRI 检查

一、腰腹部正常 MRI 检查

（一）腰部正常 MRI 表现

腰椎矢状位 MRI 可显示椎体、椎间孔、椎间盘和脊髓、神经根组织。椎体侧后的上下关节突及小关节间隙、椎间孔形态、椎间孔内走行的神经根及周围的硬膜外脂肪组织均清晰可见，蛛网膜下隙内的脑脊液和脊髓的关系易于辨认。横轴位或斜横轴位像因所检查的平面是连续的，故可观察椎体、椎间盘、椎弓、上下关节突及椎管内黄韧带、脑脊液、脊髓、硬膜外脂肪等各自的组织结构及其关系。骨皮质 T_1WI 和 T_2WI 均呈低信号，骨松质信号随脂肪、水等含量的变化而异，一般 T_1WI 呈中、高信号，T_2WI 呈中、高信号，脂肪抑制序列呈低信号。椎间盘与椎体相

邻，椎间盘 T_1WI 呈较低信号，分不清髓核和纤维环；T_2WI 髓核和内纤维环呈高信号、外纤维环呈低信号（图 18 - 50），上下软骨板呈低信号与相邻椎体终板皮质无法区分；正中矢状面 T_2WI 椎间盘正中可见条状低信号影，其形成原因不明。

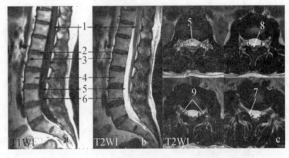

图 18 - 50　正常腰椎矢状面 MRI 表现
（a：T_1WI，b、c：T_2WI）
1. 脊髓；2. 椎间盘；3. 前纵韧带；4. 椎体；5. 蛛网膜下隙；
6. 后纵韧带；7. 黄韧带；8. 马尾神经根；9. 神经根

（二）腹部正常 MRI 表现

腹部包括消化系统、泌尿系统及生殖系统等重要的实质脏器和空腔脏器，除胃、肠道外，MRI 检查大部分已广泛应用于腹部其他实质脏器疾病的诊断。横断面是腹部 MRI 检查最常用层面，掌握正常 MRI 图像特点，有利于观察分析腹部病变（图 18 - 51）。现将腹部脏器依次分类介绍其 MRI 正常表现。

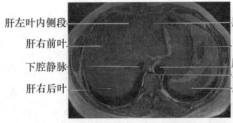

图 18 - 51　上腹部横断位 T_1WI

1. 胃壁　在 MRI 显示良好。其外缘光滑，内面粗糙，厚薄较均匀一致。造影后肠壁呈长 T_1、短 T_2 信号（图 18 - 52）。

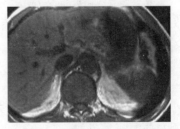

图 18 - 52　正常胃壁 MRI

2. 肝脏、胆囊层面 表现为均匀中等信号强度器官，在 T_1WI 上，肝脏信号高于脾脏，而在 T_2WI 上肝脏信号与肌肉信号相似，较脾脏信号低（图18-53）。注射 Gd-DTPA 后，T_1WI 显示肝实质信号增高，MRI 显示正常肝内血管可表现为信号流空呈低信号，但慢血流会产生高信号。梯度回波序列上，肝内血管可以呈高信号或低信号，肝内门静脉、肝静脉和肝段下腔静脉的显示很高。胆囊在 T_2WI 上胆囊壁呈低信号，明显区别于胆囊窝脂肪组织的高信号。T_1WI 上胆囊壁呈中等信号，增强扫描明显均匀强化，与肝实质强化程度相似。

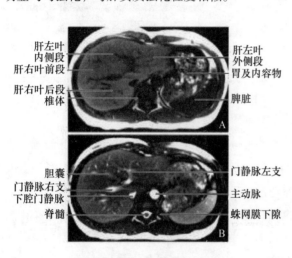

图 18-53　正常肝脏 MRI

A. T_1WI 显示肝实质信号较脾脏高

B. T_2WI 显示肝实质信号较脾脏低

3. 胰腺层面 在 T_1WI 和 T_2WI 上，胰腺信号强度与肝相似，脾静脉位于胰腺体尾部的后方，呈无信号血管影，主胰管在 MRCP 上呈细条状高信号影（图18-54）。

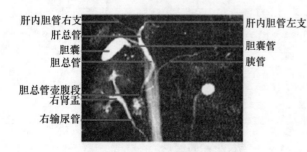

图 18-54　正常胰腺 MRCP

4. 脾脏层面 脾脏的 T_1、T_2 弛豫的时间比肝、胰长，而与肾相似，其信号均匀（图18-55）。

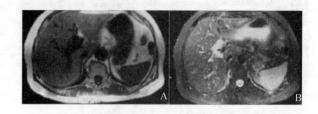

图 18-55　正常脾脏 MRI

5. 肾脏、前列腺层面 横断位上与 CT 相似，冠状位上外形如豆状，肾门及肾盂显示清晰，T_1WI 可以区分肾皮、髓质，通常皮质信号稍高于髓质。T_2WI 上肾实质呈高信号，回波时间较长时肾皮髓质不能区分（图18-56）。

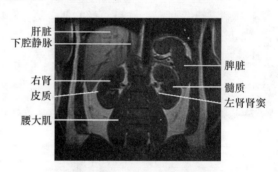

图 18-56　正常肾脏冠状位 MRI

二、腰腹部异常 MRI 表现

（一）腰部异常 MRI 表现

1. 腰椎生理弧度变直或后突成角（图18-57）。

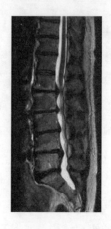

图 18-57　腰椎 T_2WI 腰椎曲度变直

2. 腰椎体骨质增生，出现骨赘、骨唇、骨桥等，椎体骨赘最常发生于椎体的前缘，亦可见于椎体两侧和后缘。MRI 表现为椎体骨皮质在椎体边缘部向外伸突，略呈三角形早期呈长 T_1、长 T_2 信号，代表纤维性骨组织，后期其信号与椎体信号一致并延续，骨赘形成处常伴椎间盘组织的向外膨出和椎旁韧带的弧形外移（图 18 – 58）。

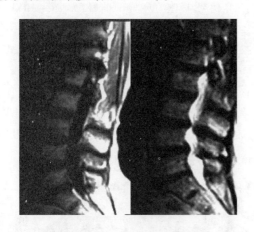

图 18 – 58　腰椎骨质增生

图示腰椎诸椎体前后缘呈"骨唇"样骨质增生

3. 腰椎间盘膨出、突出、脱出、髓核游离，硬膜囊受压致椎管狭窄或侧隐窝狭窄压迫神经根，突出椎间盘在横断面与矢状面呈半球形或舌状向后或侧后方突出，信号强度与椎间盘主体部分一致（图 18 – 59）。

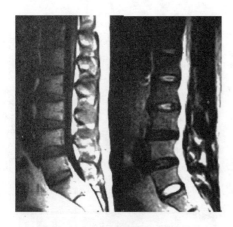

图 18 – 59　腰椎矢状面 MRI 表现

椎间盘变性、膨出 MRI 表现

4. 腰椎黄韧带增厚并钙化（图 18 – 60）。

5. 椎体终板变性，分三型。Ⅰ型：T_1WI 低信号，T_2WI 高信号，表示终板的急性炎症和邻近椎体的骨髓内水肿或富含血管的纤维组织最为常见；Ⅱ型：T_1WI 高信号，T_2WI 稍高信号，病理为骨髓的

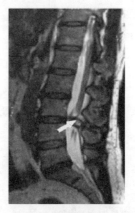

图 18 – 60　黄韧带钙化 MRI 表现

箭头示黄韧带钙化

脂肪替代；Ⅲ型：T_1WI、T_2WI 均为低信号，病理为修复硬化、骨化（图 18 – 61）。

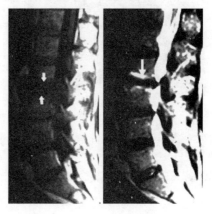

图 18 – 61　腰椎终板变性Ⅰ型

箭头示相邻椎体边缘见条状长 T_1、长 T_2 异常信号

6. Schmorl 结节，椎体上下缘凹陷性骨缺损、边缘硬化（图 18 – 62）。

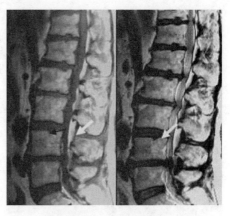

图 18 – 62　腰椎 T_1W1 和 T_2W1

箭头示腰椎椎体上下缘多发局限性凹陷

与髓核等信号

7. 椎体边缘软骨结节。①软骨结节：位于椎体外缘，局部骨质缺损，骨突环变形外移。软骨结节与相邻椎间盘连续且信号一致。软骨结节周围常有硬化带，多呈长 T_1、短 T_2 信号。软骨结节后骨块呈条状低信号（图 18 - 63）。②椎体后缘软骨结节：常合并明显的椎间盘突出而导致椎管狭窄，硬膜囊或脊髓受压变形及移位。由于骨突环之后移和后骨块底部的骨质增生，常合并椎体侧隐窝狭窄和神经根受压。

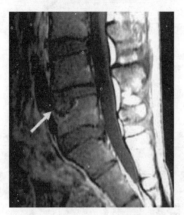

图 18 - 63　腰椎 T_1WI

箭头示 L_5 前上角局限性骨缺损

与髓核等信号，缺损前方骨块前移

8. 关节突关节骨赘形成。矢状位见上关节突变尖或圆钝肥大，突向椎间孔，横断面显示关节面边缘骨赘形成，呈低信号并与关节面相连。有的上关节突肥大增粗，内有小囊状破坏。

9. 椎弓峡部裂。如有则为腰椎滑脱，滑脱椎体多前移，相邻两个椎体后缘连线失去连贯性（图 18 - 64）。

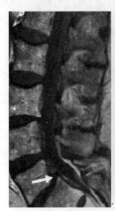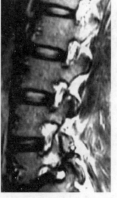

图 18 - 64　腰椎 T_1W1 和 T_2W1

T_1WI 箭头示椎体前移，椎管矢状径增大；

T_2WI 示腰峡部斜行裂隙呈低信号

（二）腹部异常 MRI 表现

1. 胆囊结石、输尿管结石　胆囊结石最易在 T_2WI 与 MRCP 图像上显示，表现为高信号胆汁中的"充盈缺损"。部分胆囊结石在 T_2WI 和 T_1WI 均表现为包含高信号中心的环状低信号影。或在 T_1WI 上呈高信号，表明其内含较多蛋白大分子成分（图 18 - 65）。输尿管结石在 T_2WI 上呈"黑影"。

2. 慢性胰腺炎　表现为胰腺增大或缩小，T_1WI 为混杂低信号，T_2WI 为高信号。直径大于 5mm 的钙化灶表现为边界不清的低信号，假性囊肿表现为类圆形、边界税利，呈长 T_1、长 T_2 信号。

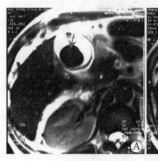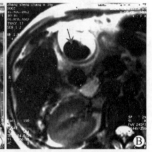

图 18 - 65　胆囊结石 MRI

T_2WI 箭头示胆囊体积增大，胆囊壁增厚，

胆囊内有圆形低信号充盈缺损

3. 慢性前列腺炎　表现为前列腺内的信号杂乱，不均匀，T_2WI 可见斑片状高信号区，假性囊肿形成时 T_2WI 可见更高信号区，钙化则 T_1WI、T_2WI 均为低信号区。

4. 慢性膀胱炎　在 T_1WI 上呈中等信号或不均匀高信号，T_2WI 上呈高信号，放射性膀胱炎 MRI 表现较为独特，T_2WI 膀胱内侧壁保留窄带状低信号，而增厚的外层呈高信号（图 18 - 66）。

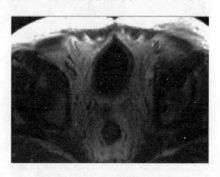

图 18 - 66　慢性膀胱炎 MRI

第十九章
肩部针刀医学影像诊断

第一节 肩部X线检查

一、肩部正常X线表现

肩关节的结构在影像学检查中大部分都能显示，常规X线检查能较好地显示肩关节骨性结构，但对肩关节的软组织如关节囊及其韧带附着点等成像效果较差（图19-1）。

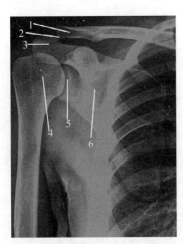

图19-1 右肩关节正位平片
1. 锁骨肩峰端；2. 肩锁关节；3. 肩峰；4. 肱骨头；
5. 盂肱关节；6. 肩胛骨

在肩关节正位片上，肱骨头为半球状膨大阴影，关节盂皮质呈纵向环状线影，前缘在内，后缘在外，二者重叠形成梭形的致密影。肱骨头的关节

面与关节盂前缘之间的灰色弧形带是清晰显示的肩关节间隙，正常成人的盂肱关节间隙宽5~8mm（图19-1、图19-2），它基本重叠在关节盂影像内。肱骨头外侧的是大结节，小结节重叠在肱骨影内。

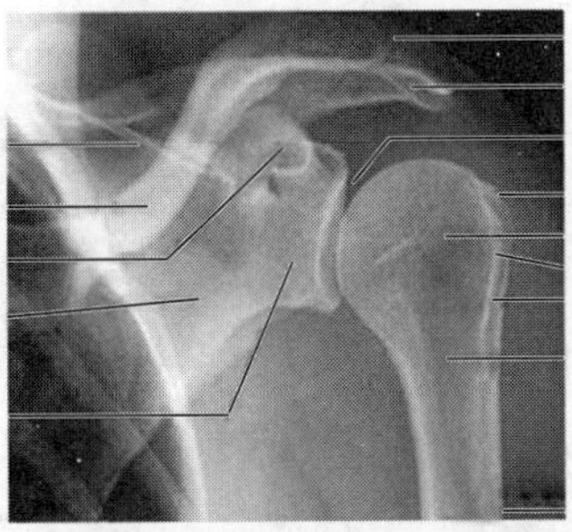

图19-2 左肩关节正位片

肩锁关节在肩关节正位片上，肩锁关节间隙明显。正常情况下，锁骨外侧端影像高出肩峰影的上缘。

二、肩部异常X线表现

1. 肩关节周围炎X线表现 肱骨头骨质改变，肱骨头及大结节周围骨质增生，关节囊肿胀，冈上肌腱钙化，多见于肩峰下撞击综合征（图19-3）。

肱骨头外旋（图19-4），表现为肩部向后，肩胛骨沿胸壁向后转动，肩胛盂向外，盂唇前缘偏内，后唇偏外，两关节面呈平等弧线，肱骨头关节面对向内侧，肱骨头大结节突向外侧。肱骨

头小结节居中（向前），肱骨头颈完全呈正位（图19－4）。

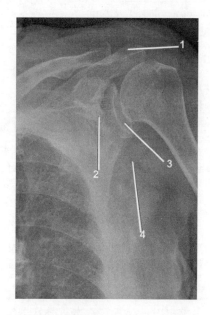

图19－3　左肩关节周围炎（平片）

1、2、3. 骨质及关节面增生硬化；4. 关节囊肿胀

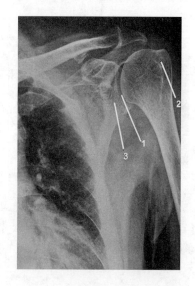

图19－4　左肩关节周围炎（平片）

1. 盂肱关节间隙变小；2. 肱骨头外旋；3. 局部骨质疏松

肱骨头内旋表现为肩部向前，肩胛骨沿胸壁向前转动，肩胛盂向前，肱骨头转向外侧，肱骨头大、小结节转向内侧，这个位置极易误认为脱位，实际上是喙肱韧带、肱二头肌腱等肩前方组织痉挛牵拉肱骨头内旋所致。

肩肱间隙缩小，正常时肩峰与肱骨头之间有6～14mm的间隙，其缩小程度与肩部症状的严重程度呈正比（图19－4）。

盂肱间隙缩小，这与肩周炎时肩关节囊挛缩，关节腔减小有关。

盂肱角改变，正常时肩胛盂与肱骨头解剖颈之间有36°成角，角度发生变化时，使肱骨头与肩胛盂的对合关系发生改变，这也与肩部肌力不平衡相关。

肱骨头下降率减少，正常时肱骨头负重状态下有10%的下降率，肱骨头下降率减少是因为关节挛缩，周围组织粘连，肩关节相对固定所致。

2. 肩部骨折X线表现　锁骨呈S形架于胸骨柄与肩峰之间，是连接上肢与躯干之间的唯一骨性支架。锁骨位于皮下，表浅，受外力作用时易发生骨折，发生率占全身骨折的5%～10%。多发生在儿童及青壮年。间接暴力造成骨折多见，如跌倒时手或肘部着地，外力自前臂或肘部沿上肢向近心端冲击；肩部着地更多见，撞击锁骨外端造成骨折。

锁骨骨折常发生在中段。多为横断或斜行骨折，内侧断端因受胸锁乳突肌的牵拉常向上后移位，外侧端受上肢的重力作用向内、下移位，形成凸面向上的成角、错位缩短畸形（图19－5）。

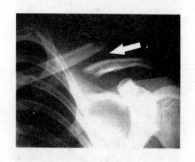

图19－5　锁骨骨折

锁骨中外1/3段完全骨折，远侧断端向下、向内移位，伴有肩锁关节脱位

肱骨外科颈位于解剖颈下方2～3cm，是肱骨头松质骨和肱骨干皮质骨交界的部位，很易发生骨折。骨折有错位时，上臂较健侧略短，可有外展或内收畸形。大结节下部骨折处有明显压痛，肩关节活动受限。X线片可确诊，且可显示骨折类型及移位情况。内收或外展型损伤：本类型最常见（图

19-6）。X线正位片所见骨折线为横行，骨折轻度
向内或向外成角，远折端呈内收或外展状态。侧位
片上均无明显向前或向后成角、错位改变。肱骨外
科颈骨折常合并肱骨大结节骨折，表现为撕脱的蝶
形骨折片。伸展型损伤：是间接外力引起的损伤。
X线片特点为骨折线横行，骨折向前成角，远折端
向前错位，肱骨头后倾，关节面向后。屈曲型损
伤：是较少见的间接外力引起的损伤，骨折向后成
角畸形，远折端向后上移位。

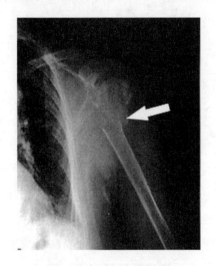

图 19-6 肱骨外科颈骨折

外展型骨折，远端呈外展位，

外侧皮质插入近端髓腔或向内上移位

3. 肩部肿瘤 X 线表现 肩部周围的肿瘤生长至
一定阶段会引起肩痛或伴有肩臂的活动功能障碍。
其与肩周炎的区别是：患部肩痛逐渐加重，疼痛的
部位因肿瘤的生长、局部逐渐肿大。良性肿瘤形状
多规则，质软而活动度好；恶性肿瘤多形状不规
则，质硬而固定不移。由于肿物的压迫，可出现功
能受限，部分病人伴肩臂及手指的麻痛。X线片表
现因肿瘤的性质、生长部位和病程长短而不尽相
同。一般软组织肿瘤在 X 线片不显影或仅见轮廓，
若肿瘤侵蚀了骨组织，X 线片可见不同程度的骨破
坏甚至可见到病理性骨折（图19-7）。

4. 肩关节类风湿关节炎 X 线表现 类风湿关节
炎（RA）是一种慢性、全身性炎症性疾病，所有
滑膜关节部可被累及，其特点是对称性的多关节
炎。肩关节发病多在起病后 1~2 年，多数疼痛起于

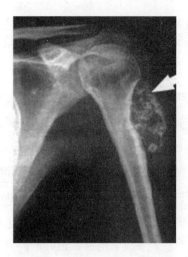

图 19-7 肱骨皮质旁软骨肉瘤

X线片示肱骨上端骨旁软组织肿块，长轴与肱骨长轴平行，

肿块内见丛状钙化，邻近骨皮质受压呈弧形压迹，

骨髓腔无受累

肱盂关节，少数疼痛起于肩锁关节，疼痛可反复发
作。大部分肩关节类风湿关节炎患者肩关节发病后
初期功能仍良好，继而关节间隙变窄消失，关节逐
渐呈现破坏，最终形成关节畸形，造成功能障碍
（图 19-8、图 19-9）。

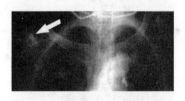

图 19-8 肩关节类风湿关节炎

双侧肩关节软骨破坏，并见骨质增生硬化，关节间隙消失

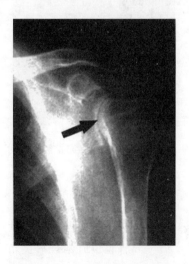

图 19-9 肩关节类风湿关节炎

肩关节间隙变窄，关节面骨质增生

5. 肩关节脱位 X 线表现 肩关节脱位最常见，约占全身关节脱位的50%，这与肩关节的解剖和生理特点有关。肩关节脱位多发生在青壮年、男性较多。肩关节脱位按肱骨头的位置分为前脱位和后脱位。肩关节前脱位者很多见，常因间接暴力所致，如跌倒时上肢外展外旋，手掌或肘部着地，外力沿肱骨纵轴向上冲击，肱骨头自肩胛下肌和大圆肌之间薄弱部撕脱关节囊，向前下脱出，形成前脱位。肱骨头被推至肩胛骨喙突下，形成喙突下脱位，如暴力较大，肱骨头再向前移致锁骨下，形成锁骨下脱位（图 19 – 10、图 19 – 11）。

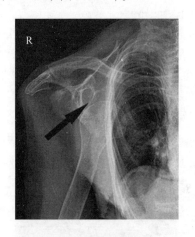

图 19 – 10　肩关节前脱位

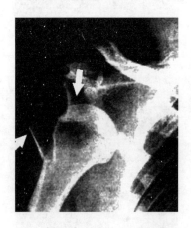

图 19 – 11　肩关节前脱位
右肱骨头离开肩胛盂向前下移位，
伴有肱骨大结节撕脱骨折

肩关节后脱位很少见，可分为肩胛冈下和肩峰下脱位。肩关节后脱位时常规肩关节前后位 X 线摄片报告常为阴性。由于肩峰下型后脱位最为常见，且肩前后位 X 线摄片时肱骨头与关节盂及肩峰的大体位置关系仍存在，故摄片报告常为阴性。但仔细阅片仍可发现以下异常特征：①由于肱骨头处于强迫内旋位，即使前臂处于中立位，仍可发现肱骨颈"变短"或"消失"，大、小结节影像重叠；②肱骨头内缘与肩胛盂前缘的间隙增宽，通常认为其间隙大于6mm，即可诊断为异常；③正常肱骨头与肩胛盂的椭圆形重叠影消失；④肱骨头与肩胛盂的关系不对称，表现为偏高或偏低，且与盂前缘不平行。

第二节　肩部 CT 检查

一、肩部正常 CT 表现

在 CT 骨窗图像上观察，骨干骨皮质呈致密的带状影，外缘光滑锐利，内缘较毛糙，可清晰显示滋养血管隧道影，斜行贯穿骨皮质。骨干中央可显示髓腔影，轴位呈类圆形，矢状位及冠状位重建呈带状改变，骨髓腔因含脂肪而呈均匀的低密度。骨干两侧逐渐延续增宽为骨端，骨皮质逐渐变薄呈致密线影。其内部可显示骨小梁，表现为细密交织的网格状影。骨膜在 CT 上不能显示。CT 骨窗能很好显示关节各组成骨的骨性关节面，表现为菲薄线样致密影，骨性关节面下为骨松质，能清晰显示骨小梁呈细线状相互交织呈网格状改变。关节软骨较薄且呈中等密度，CT 显示不佳。CT 软组织窗可见关节囊、周围肌肉和囊内外韧带，这些结构均呈中等密度影，在低密度脂肪的衬托下可显影。正常关节腔内的少量液体在 CT 上难以辨认。在学习肩部 CT 影像之前，了解肩部断层解剖结构是有必要的（图 19 – 12、图19 – 13）。

CT 可以较为清楚的显示肩部肱骨头及关节间隙的变化。通过窗技术，可以判断骨质及周围软组织的改变。对软组织的钙化显示明显优于 X 线检查。而对于关节盂形态的改变也较 X 线检查清晰。

在较高位置的断面，正常肩峰位于冈上肌的后外侧平行走向，斜行的冈上肌位于冈上窝内。在喙

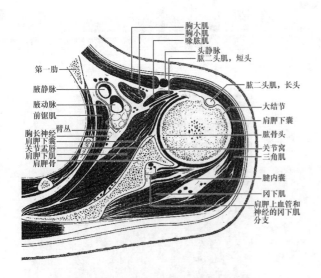

图 19-12　肩关节横断面解剖示意图

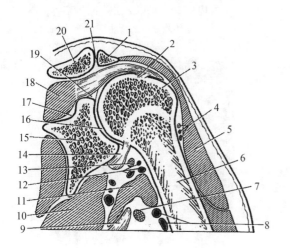

图 19-13　肩关节冠状断层解剖

1. 肩峰；2. 肱骨解剖颈；3. 肱骨大结节；

4. 腋神经及旋后动、静脉；5. 三角肌；6. 肱骨体；

7. 正中神经；8. 肱动、静脉；9. 大圆肌腱；

10. 小圆肌；11. 背阔肌；12. 旋肱前动、静脉；13. 腋神经；

14. 肱三头肌长头；15. 肩胛骨；16. 关节腔；

17. 肩胛颈；18. 冈上肌；19. 盂唇；20. 锁骨；21. 肩锁关节

突上方的断面，冈下肌的长轴从肩胛骨的后下方发出，经冈上肌的后方穿过盂肱关节，附着于大结节的外侧面；冈上肌、冈下肌分别位于肩胛冈的上方和下方，小圆肌位于冈下肌的后外方，起自肩胛骨的外缘上 2/3，附着于大结节的下面后外侧；在肱骨头上部断面，显示肱骨大、小结节及结节间沟，大结节位于肱骨头前外侧，小结节位于肱骨头前内侧（图 19-14）。

在盂肱关节断面上，可清晰显示盂肱关节间

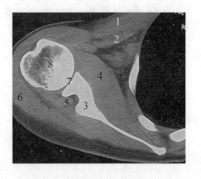

图 19-14　正常肩关节轴位 CT

1. 胸大肌；2. 胸小肌；3. 肩胛骨；4. 肩胛下肌；

5. 冈下肌；6. 三角肌；7. 盂肱关节；8. 肱骨头

隙。膨大肱骨头与较小的关节盂构成肩关节间隙，肩胛盂稍偏后，关节间隙由前稍向后斜，喙突在肱盂关节内侧突向前方，与关节盂之间连肩胛颈。喙突和肱骨头的间隙内有肱二头肌腱，肱骨头的前外方有宽大的三角肌，肱骨头和肩胛骨的后方有冈上肌和冈下肌，肩胛骨前方有肩胛下肌，肩胛下肌起自肩胛窝，经过关节盂前内侧，止于肱骨小结节。冈上肌、肩胛下肌、冈上肌及其下方的小圆肌，分别经过肩关节的前、上、后方，紧贴肩关节囊形成"肌腱袖"，也称肩袖（图 19-16）。胸锁关节位于前胸部，由胸骨柄的锁骨切迹与锁骨内侧端构成，横断面显示胸锁关节间隙呈倒"V"，前窄后宽。

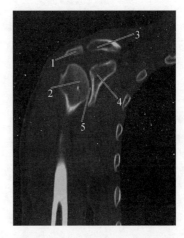

图 19-15　正常肩关节 CT（冠状位 MPR）

（盂肱关节层面）

1. 肩峰；2. 肱骨头；3. 锁骨肩峰端；4. 肩胛骨；5. 盂肱关节

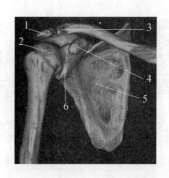

图 19 - 16　正常肩关节 CT 重组图像（VRT）
1. 肩峰；2. 肱骨头；3. 锁骨肩峰端；
4. 喙突；5. 肩胛骨；6. 关节盂

二、肩部异常 CT 表现

1. 肩关节周围炎 CT 表现

（1）肩部软组织钙化　关节囊、滑液囊、冈上肌腱、肱二头肌长头腱处可见钙化（图 19 - 17、图 19 - 18）。

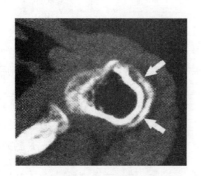

图 19 - 17　软组织钙化
CT 横轴位，三角肌深层大片钙化灶，
累及肱二头肌长头腱

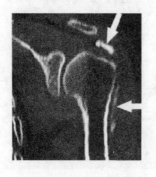

图 19 - 18　肩关节冠状位 CTMPR 重建
冈上肌腱钙化（长箭头示），
三角肌、肱二头肌长头腱钙化（短箭头示）

（2）骨质疏松　骨小梁稀疏、骨密度减低。

（3）骨增生、硬化　肱骨头及大结节周围骨质增生、骨赘形成、盂肱关节间隙变小（图 19 - 19、图19 - 20）。

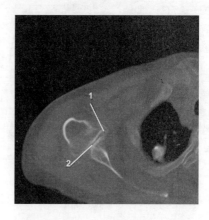

图 19 - 19　肩关节周围炎（CT）
1. 肱骨头边缘骨赘；2. 盂肱关节间隙变窄

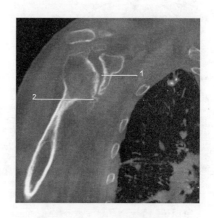

图 19 - 20　肩关节周围炎
（CT 冠状位重组图像）
1. 盂肱关节间隙变窄；2. 肱骨头边缘骨赘

肩峰下脂肪间隙模糊、软组织水肿。

2. 肩部骨折 CT 表现　肩部骨折后，由于关节肿胀和肌肉的掩盖，以及损伤后活动受限，常规 X 线较难发现病变部位，因此行 CT、MRI 检查尤为重要。CT 检查对证实肩部骨折损伤有特殊价值，可显示平片上由于其他骨结构重叠而未能分辨出的小的碎骨片，对移位的骨折碎片可与退行性变的边缘骨质增生和关节旁钙化鉴别。轴位 CT 可清晰地分辨出肱骨上段各部分骨折的移位、旋转及成角角度，同时可观察到各肌肉的损伤情况，并能发现平片上不能发现的外伤后出血、积液（图 19 - 21）。胸锁关节脱位 X 线片显示不清，行 CT 检查可全面观察两个关节情况。

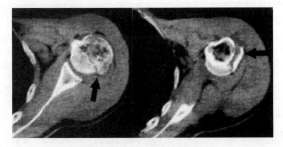

图 19 - 21　肱骨上端骨折

左肱骨头、肱骨颈、肱骨大结节骨折

第三节　肩部 MRI 检查

一、肩部正常 MRI 表现

MRI 能满意显示肩关节的各组织结构。盂肱关节的肩胛骨关节盂浅而小，关节盂周缘为盂唇软骨或称关节盂唇。关节盂唇为纤维软骨，在 MRI 图像上呈三角形低信号。关节盂唇后部稍显圆钝，前部变锐更似三角形。肩关节囊内衬滑膜，滑膜起自盂唇缘，向周围延伸环绕肱骨头前、后部，附着于肱骨髁线或解剖颈。盂肱下韧带最易识别，其起自盂唇前缘中部延伸至肱骨颈内下部；盂肱中韧带起自盂唇和喙突，附着于肱骨小结节的前方、盂肱下韧带稍上方，盂肱上韧带与盂肱中韧带起于同一平面，与盂肱中韧带平行走行。盂肱横韧带在肱骨大、小结节间延伸，包绕滑膜腱鞘和肱二头肌长头腱。肩关节周围存在诸多滑囊，肩胛骨下滑囊与肩关节相交通，肩胛冈下滑囊有时亦可与盂肱关节相交通。其他区域滑囊正常情况下不与肩关节相交通。

1. 横轴位及其肩部正常图像　躯体横轴位，扫描线基本与冈上肌长轴平行，并垂直于肩关节盂纵轴（图 19 - 22）。

横轴位扫描在喙突下方及关节盂层面中，肱二头肌长头腱位于结节间沟内呈低信号。肩胛上动脉和神经位于肩胛盂上缘的内后方，关节盂的前盂唇和后盂唇在横断面上呈典型的三角形，但后关节盂相对较小，呈圆形。盂肱关节软骨覆盖在整个盂肱关节窝的凹面上，在 T_1WI 上为低信号，在 T_2WI 上为高信号。

肩胛下肌在关节盂的前内侧，从肩胛下窝发出，附着于小结节。肩胛下肌位于前部盂唇尖端的前方，出现于盂肱关节中上水平范围。在喙突层面，冈下肌腱从肩胛骨的后下方起源，在冈上肌的后方盂肱关节附着于大结节的外侧面，冈下肌接近肱骨大结节的后外方时，低信号的冈下肌腱同低信号的肱骨皮质一起显示，冈下肌、冈上肌分别位于肩胛冈的两侧。小圆肌位于冈下肌的后外方，它起源于肩胛骨的腋缘，附着于大结节的下面。在较高位置的层面中，正常呈斜形走向的冈上肌呈中等信号，冈上肌从肱二头肌腱长头腱后方的肱骨大结节和关节囊附着处开始，到肩胛骨的冈上窝。肌腱均为低信号（图 19 - 22）。

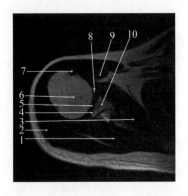

图 19 - 22　正常肩关节 MRI（横断位 T_1WI）

1. 冈上肌；2. 三角肌；3. 肩胛下肌；4. 关节盂；5. 关节腔；

6. 肱骨头；7. 肱二头肌长头；8. 肩胛下囊；

9. 肱二头肌短头；10. 肩胛骨

2. 冠状位及其肩部正常图像　取横轴位为定位像，扫描线与肩胛骨平行，并垂直于肩关节盂（图 19 - 23）。

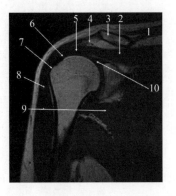

图 19 - 23　正常肩关节 MRI（冠状位 T_1WI）

1. 斜方肌；2. 冈上肌；3. 锁骨远端；4. 肩峰；

5. 冈上肌腱；6. 关节软骨；7. 大结节；

8. 三角肌；9. 肩胛下肌；10. 盂上唇

冠状位扫描在冈上肌腱的内上方分别为肩峰、肩锁关节和远侧锁骨。冈上肌和肩峰间可见潜在的肩峰下—三角肌滑囊，肱二头肌长头腱通过关节囊面附着于盂上结节，关节囊滑液层随肌腱延伸，在肱骨上端的结节间沟内形成双层的滑液鞘。冈上肌的外下方为冈下肌，其下面为小圆肌。肩关节外侧有三角肌附着，三角肌包绕肱骨头的上方和外侧。肩胛下肌在肩胛盂下方的肩胛窝内。肩关节周围肌肉为等信号，肌腱为低信号。关节软骨在 T_1WI 上呈低信号，在 T_2WI 上为较高信号，韧带多呈细条带或粗索样低信号影（图19-23）。

3. 矢状位及其肩部正常图像　取横轴位为定位像，扫描线与肩关节盂骨结构连线平行，并与肩胛骨垂直（图19-24）。

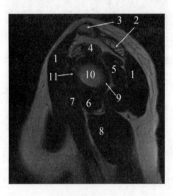

图19-24　正常肩关节 MRI（矢状位 T_1WI）
1. 三角肌；2. 肩峰；3. 锁骨；4. 冈上肌；5. 冈下肌；
6. 小圆肌；7. 喙肱肌；8. 大圆肌；9. 盂后唇；
10. 关节盂；11. 盂前唇

肩关节斜矢状面的 MR 表现：三角肌、冈上肌、冈下肌、小圆肌及大圆肌在矢状面图像中可很好显示。中间及靠外侧矢状面图像中，冈上肌、冈下肌以及它们联合肌腱位于肩峰和肱骨头的上端关节面之间。内侧矢状面图像中，可显示肩锁韧带，冈上肌位于肩胛下肌的前段。胸小肌及喙肱肌位于喙突的前方。腋动脉、腋静脉、臂丛在肩胛下肌的前方、胸小肌的深部。冈下肌及其肌腱处于盂肱关节囊的后部。在冈上肌腱的前下方、盂肱关节的上端，肱二头肌长头腱进入关节囊。盂肱上韧带位于肱骨头和肩胛盂的前方、肱二头肌长头腱之下。下部盂唇较厚，沿着关节盂的下方呈低信号。在位于肱骨关节面的矢状面

中，能显示低信号盂唇。盂肱下韧带前束向前上方延伸，变成前部盂唇。盂肱中韧带位于前部盂唇的前方，而肩胛下肌腱又位于盂肱中韧带的前方，这种位置关系比较固定。在靠近肩关节的矢状面图像中，旋转肌袖很好显示，肱骨头的前方下区域有肩胛下肌腱，肱骨头上方较厚的肌腱为冈上肌的成分，而呈弓形跨过肱骨头的后半部分较扁平的肌腱则属于冈下肌腱的组成部分，肱骨头后下可见小圆肌腱。在较外侧的矢状面图像中，肱二头肌腱位于冈上肌腱的前下方，并于盂肱关节面附着于关节盂上极。当矢状面图像中出现肩胛盂时，可见低信号呈束状的喙肱韧带，从肩峰到喙突，跨过旋转肌袖的前部。内侧的矢状面则显示锁骨和肩锁关节的侧面。在矢状面中亦能显示斜行肱骨干（图19-24）。

二、肩部异常 MRI 表现

在分析肩关节的 MRI 图像时，很重要的一点是和普通的 X 线平片相比较并发现继发性的骨质的改变，尤其肩锁关节，如肱骨头和喙锁弓间的关系、肩峰的形态，肩胛骨的正位片或轴位片对于骨质的继发性改变的观察也很有用。在常规的 X 线平片中，肱骨头和肩峰间的距离是≥6mm，如果少于6mm往往提示有肩袖的撕裂。

1. 肩关节周围炎 MRI 表现　骨质增生、硬化，关节软骨的损伤（图19-25、图19-26），肩关节囊和滑膜隐窝的无菌性炎症表现为充血、水肿和炎性细胞浸润，伴组织液渗出（图19-26），T_1WI 呈低信号，T_2WI 呈高信号，界限清楚。

肩关节周围肌肉、韧带和深筋膜的牵拉伤或慢性劳损造成局部出血或充血水肿，炎性细胞浸润，组织液渗出（图19-27），由于含血液成分，T_1WI 可以表现为高信号，T_2WI 呈高/低混杂信号，软组织挫伤以肌纤维肿胀为主，T_1WI 和 T_2WI 均呈高信号。

肩关节囊下部炎性改变，常导致活动范围受限，可为特发性或继发于创伤。MRI 表现为关节囊下部增厚，出现纤维化和炎性细胞（T_2WI 关节囊模糊、水肿），喙肱韧带、肩袖间隙及腋隐窝等处滑

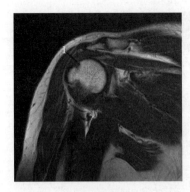 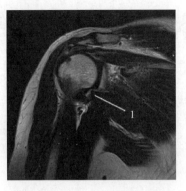 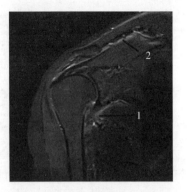

图 19－25　肩关节周围炎 MRI（T_1WI）　　图 19－26　肩关节周围炎 MRI　　图 19－27　肩关节周围炎 MRI

1. 关节软骨断裂　　　　　　　　　　　　　（T_1WI）　　　　　　　　　　　　　（T_2WI/FS）

　　　　　　　　　　　　　　　　　　　　1. 骨质增生硬化　　　　　1. 肩胛下肌周围软组织渗出；

　　　　　　　　　　　　　　　　　　　　　　　　　　　　　　　　　　2. 冈上肌腱周围软组织渗出

膜增厚。肩峰下滑膜囊积液时引起冈上肌出口狭窄，肱骨头外展幅度受限；喙突下滑膜囊积液时，喙突和肱骨小结节的间距缩短程度受到积液影响而明显降低，内旋受限；肩胛下肌腱下滑膜囊积液与关节腔积液同时存在（图 19－28）。肩峰下滑囊及喙突下滑囊正常时 MRI 不能显示，肩袖损伤时已累及，当肩袖完全撕裂或肩袖近滑囊侧部分撕裂时会导致囊内积液，提示肩袖损伤。

2. 肩峰下撞击综合征 MRI 表现　　肩峰形态分为 3 型：I 型为扁平肩峰，II 型为弧形肩峰，III 型为钩形肩峰（图 19－29）。其中钩形肩峰的人群肩峰下间隙狭窄，容易产生肩峰下撞击综合征，多由于反复的肩关节伸展运动造成肩峰下的滑囊和肩袖肌腱发炎，甚至造成肌腱断裂。患者常感肩关节伸展和内旋动作时疼痛，并且夜间疼痛较为显著。

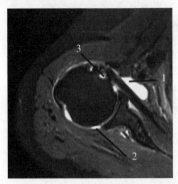

图 19－28　肩关节周围炎 MRI（T_2WI/FS）

1、2. 关节腔积液；3. 肩胛下肌腱下滑囊积液

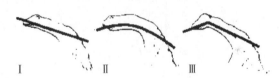

图 19－29　肩峰形态

I 型：扁平肩峰；II 型：弧形肩峰；III 型：钩形肩峰

肩峰下撞击综合征按照肩袖组织的损伤情况可分为 3 期：I 期为肩袖水肿出血期；II 期为肩袖肌腱无菌性炎症期；III 期为肩袖组织撕裂损伤期。I、II 期以疼痛症状为主，III 期患者则根据肩袖组织撕裂大小的不同出现程度不等的力弱症状（图19－30 ~ 图 19－34）。

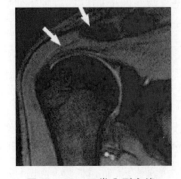 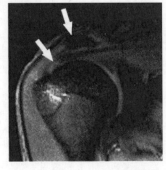 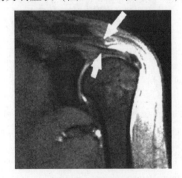

图 19－30　正常 I 型肩峰，　　图 19－31　正常 II 型肩峰，　　图 19－32　左肩关节下撞击综合征

冈上肌腱未见受压或损伤　　冈上肌腱未见受压或损伤　　左侧肩峰 II 型（长箭头示），

　　　　　　　　　　　　　　　　　　　　　　　　　　　　　冈上肌腱受压（短箭头示）

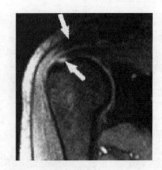

图 19 - 33　Ⅲ型肩峰
肩峰向前下方钩入，挤压下方之冈上肌腱，
冈上肌腱轻度损伤

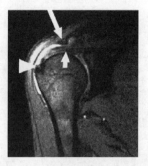

图 19 - 34　右肩峰下撞击综合征
右侧肩峰Ⅲ型（长箭头示），冈上肌腱受压（短箭头示）、
损伤，肱骨结节骨质增生（粗箭头示）

3. 肩袖损伤 MRI 表现　肩袖是覆盖于肩关节前、上、后方之冈上肌、冈下肌、小圆肌、肩胛下肌肌腱组织的总称。位于肩峰和三角肌下方，与关节囊紧密相连。肩袖的功能是上臂外展过程中使肱骨头向关节盂方向拉近，维持肱骨头与关节盂的正常支点关节。肩袖损伤将减弱甚至丧失这一功能，严重影响上肢外展功能。本病常发生在需要肩关节极度外展的反复运动中（如棒球，自由泳、仰泳和蝶泳，举重，球拍运动）。肩袖损伤是肩关节 MRI 检查的最常见原因，其中冈上肌腱附着于肱骨大结节处约1cm 为缺血危险区，最易损伤，约占肩袖损伤的90%。肩袖损伤通常以冠状位扫描为主。

（1）正常肩袖 MRI 表现　正常的肩袖韧带在 MRI 上为均匀的低信号，是肌腱的延续（图19 - 35）。

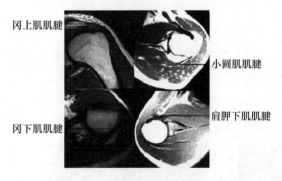

冈上肌肌腱　小圆肌肌腱　肩胛下肌肌腱　冈下肌肌腱

图 19 - 35　正常肩袖 MRI 表现（冠状位）

（2）冈上肌腱损伤 MRI 表现　冈上肌肌腱炎好发于中青年及以上体力劳动者、家庭主妇、运动员，一般起病缓慢，常因轻微的外伤史或受凉史，或单一姿势工作、劳动而诱发本病。急性期或慢性肩痛急性发作者，肩部有剧烈的疼痛，肩部活动、用力、受寒时尤其加重。疼痛部位一般在肩外侧、大结节处，并可放射到三角肌止点或手指处。肩关节活动受限及压痛明显。当肩关节外展至60°～120°时，可引起明显疼痛而致活动受限，发展至急性期可在大结节处有明显压痛。正常的冈上肌腱在大结节止点处2～4mm，与肌腹交界在肱骨最高（12 点钟方向）点处。冈上肌腱损伤时 MRI 表现：肌腱增厚、信号升高，肌腱缺损，肌腱回缩，部分或者贯穿全层的液性信号。全层撕裂的慢性患者可合并肌肉脂性萎缩（图 19 - 36）。

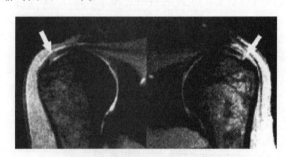

图 19 - 36　冈上肌腱损伤 MRI 表现（冠状位）
冈上肌腱轻微损伤，局部轻度肿胀，
T_2WI 信号轻中度增高（箭头示）

（3）冈下肌腱损伤 MRI 表现　临床上冈下肌腱单独损伤并不多见，常与冈上肌腱、肩胛下肌腱损伤并见（图 19 - 37）。

（4）肩胛下肌腱损伤 MRI 表现　大多数肩胛下肌腱撕裂和冈上肌腱撕裂同时发生，偶尔可单独损伤，肩胛下肌腱撕裂以横断面显示最清楚。部分撕裂可显示位肩胛下肌回缩的肌腱（图 19 - 38、图19 - 39）。

（5）小圆肌腱损伤 MRI 表现　小圆肌腱撕裂临床上不多见，可伴有小圆肌的萎缩和水肿，同时伴有卡压和腋神经分布于小圆肌。（图19 - 40、图19 - 41）。

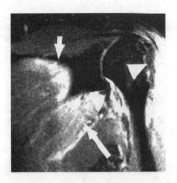

图 19 - 37　冈下肌腱损伤 MRI 表现（冠状位）
冈下肌腱损伤（短箭头示），小圆肌损伤（长箭头示），
肱骨结节撕脱骨折（粗箭头示）

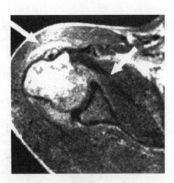

图 19 - 38　肩胛下肌腱损伤 MRI 表现（横轴位）
长箭头示断裂的肩胛下肌腱，短箭头示三角肌损伤

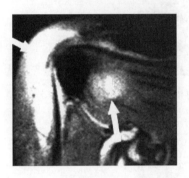

图 19 - 39　肩胛下肌腱损伤 MRI 表现
（冠状位）
长箭头示肩胛下肌损伤 T_2WI 高信号，
短箭头示三角肌损伤大片渗出

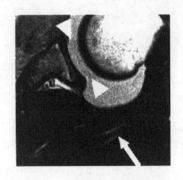

图 19 - 40　小圆肌腱损伤 MRI 表现
（横轴位）
局部异常信号（长箭头示），
关节囊大量积液（粗箭头示）

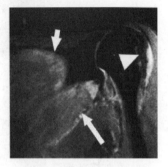

图 19 - 41　小圆肌腱损伤 MRI
表现（冠状位）
小圆肌腱损伤（长箭头示），
冈下肌腱损伤（短箭头示），
肱骨结节撕脱骨折（粗箭头示）

（6）肩袖损伤 MRI 表现　肩袖损伤的病理改变一般为水肿、出血、胶原变性、肌腱断裂等。有学者将肩袖的慢性病理过程分为 3 期。I期：肩袖的水肿或出血，尤其是冈上肌腱；Ⅱ期：炎性过程向纤维化过程转化；Ⅲ期：肩袖的撕裂（图 19 - 42 ~ 图 19 - 44）。

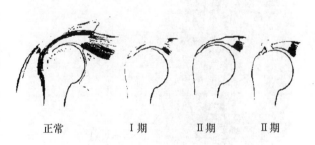

正常　　　　　　I 期　　　　　　Ⅱ 期　　　　　　Ⅱ 期

图 19 - 42　肩袖损伤分期示意图

I 期又称为肌腱炎，这时肩袖的连续性是完整的，但是在冈上肌肌腱内见信号的增高。I 期的信号改变在质子加权图像中显示最为清晰，为中等信号。这种信号的改变最为可能是由于水肿、炎症反应和出血所引起。在 I 期中，滑囊内通常是没有液体的，肩袖和三角肌间的脂肪层是清晰可见的。和 MRI 相比不同，在这一级中，关节造影检查是正常的。Ⅱ 期在 T_1WI 或 PDWI 上见有信号增高并见肩袖的变细或不规则，滑囊内通常有积液。Ⅲ 期在 T_2WI 上信号增高涉及整个肌腱，肌腱连续性中断，滑囊内多有积液。肩袖滑囊面部分撕裂的影像学检查困难，文献报道其 MRI 诊断的准确率为 20%，如果采用滑囊造影可提高诊断的准确率。用常规的 MRI 检查来鉴别小的完全性撕裂和部分撕裂也是比较困难的，尽管有报道采用脂肪抑制序列可提高诊断的准确率，但是最为准确和有效的方法是关节造影。

4. 肩部骨折 MRI 表现　肩部骨折以肱骨近端骨折最为常见。肱骨近端骨折根据涉及部位分为四类：肱骨解剖颈骨折、肱骨大结节骨折、肱骨小结节骨折以及肱骨干和解剖颈骨折。80% 的肱骨近端骨折因肩腱袖、关节囊及骨膜的保护而没有移位或错位极小。MRI 对常规 X 线未能检出的移位或成角的骨折很有用。T_1加权像可显示骨折的外形及关节软骨表面的连续性，脂肪抑制图像对检查出血及软骨下骨髓充血比较敏感（图 19 - 45、图 19 - 46）。

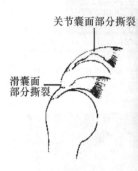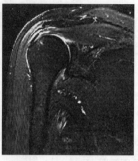

图 19 - 43　肩关节肩袖损伤 MRI 表现

肩袖部分撕裂

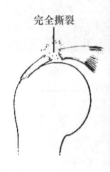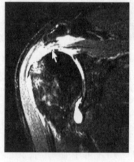

图 19 - 44　肩关节肩袖损伤 MRI 表现

完全撕裂连续性中断，肌腱 - 肌腹结合区内缩，肌腹萎缩

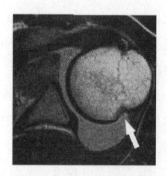

图 19 - 45　肱骨头后上份切迹样压缩性骨折

5. 盂唇损伤　骨性关节盂外围的纤维软骨环，侧面呈三角形，基底附着于关节盂的边缘，外侧面与关节囊附着，内侧面则附着于关节透明软骨，其作用为加深关节窝，增加肩关节稳定性。纤维性盂唇在 T_1WI 及 T_2WI 均为三角形低信号影，前方关节盂唇较锐利，后方关节盂唇稍圆钝，观察盂唇的

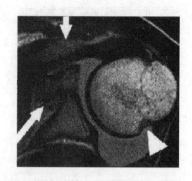

图 19 - 46　Hill Sachs 损伤（粗箭头）

关节囊内大量积液及血肿（长箭头），肩胛下肌损伤（短箭头）

最佳位置为横轴位及冠状位。盂唇前上部血供较少，易发生变性。喙突和肩胛下肌腱水平以下的前盂唇下积液代表盂唇撕裂。关节囊撕裂表现为肩胛下肌及肌腱内液性信号。盂唇损伤以横轴位扫描为主。

盂唇损伤包括退变、瓣状撕裂、纵向撕裂、上盂唇前后向撕裂（图 19 - 47）等。虽然盂唇撕裂临床可单独发生，但是更常见的是盂唇从骨性关节盂上撕脱伴关节囊撕裂，导致肩关节失稳。盂唇病变表现为盂唇磨损，是肱骨关节盂关节退变的一部分。退变的盂唇便面不平整，导致关节摩擦增加以及肱骨头软骨软化。如果盂肱关节长期失稳或反复脱位，盂唇可被严重磨损，MRI 图像上表现为萎缩。瓣状撕裂是盂肱关节急性或者亚急性外伤最常见的盂唇撕裂方式，这种撕裂可发生于任何部位，但最常见的是盂唇的后上部。

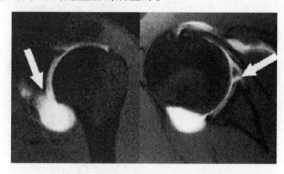

图 19 - 47　箭头示前下盂唇撕脱并骨质病变

A：盂唇损伤 MRI 表现（冠状位）

B：盂唇损伤 MRI 表现（横轴位）

MRI 和 MR 关节造影均是诊断肩关节前方盂唇损伤的有效方法，MR 关节造影较 MRI 诊断肩关节

前方盂唇损伤的灵敏度、特异度和准确度更高，盂唇损伤时，关节腔内没有足够的液体扩张关节囊，塌陷的关节囊以及韧带与前方盂唇紧贴，从而影响MRI检查结果；而MR关节造影检查，通过向关节腔内注射造影剂，使关节囊及撕裂口充分扩张，以便更好地显示盂唇、关节囊和盂肱韧带等病变组织，且可排除盂唇假性撕裂，发现盂唇部分损伤或无移位损伤。因此，MR关节造影检查是盂唇病变较好选择。图19-48、图19-49分别为肩部同一横轴位MRI与MR关节造影表现，图19-50、图19-51分别为肩部同一横轴位MRI与MR关节造影表现。

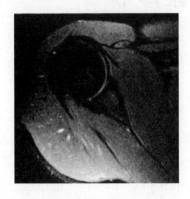

图19-48　肩部MRI（横轴位）T₂WI表现

MRI轴位T$_2$像显示盂唇正常

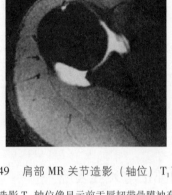

图19-49　肩部MR关节造影（轴位）T₁WI表现

MR关节造影T$_1$轴位像显示前盂唇韧带骨膜袖套状撕脱，

向内侧移位附着于肩胛颈

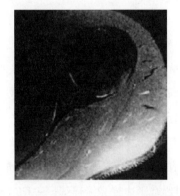

图19-50　肩部MRI（横轴位）T₂WI表现

MRI轴位T$_2$像显示盂唇正常

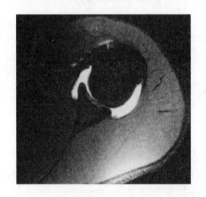

图19-51　肩部MR关节造影（轴位）T₁WI表现

MR关节造影T$_1$轴位像显示前盂唇损伤且骨膜完整，

造影剂进入撕裂口

第二十章

肘部针刀医学影像诊断

第一节　肘部 X 线检查

一、肘部正常 X 线表现

肘关节为活动关节，由 3 个关节组成，即肱尺关节、肱桡关节、桡尺近侧关节。

1. 肘关节正位片　肱桡关节为肱骨小头与桡骨小头组成，关节间隙清晰，可见桡骨小头关节面稍凹，呈圆弧形，肱骨小头关节面稍隆突，使肱桡关节间隙轻微下凹。肱尺关节间隙由于尺骨鹰嘴部分重叠，不及肱桡关节间隙清晰。与肱桡关节相似，肱尺关节之尺骨关节面稍凹，肱骨滑车稍微隆突，呈半环形。近侧桡尺关节由桡骨小头环状关节面和尺骨冠突的桡切迹构成。肱骨内上髁隆突向内，位置偏上形成一个局限性突起，向上方移行至内侧髁上嵴，下方稍内有尺神经切迹，尺神经切迹后面有尺神经沟，肱骨外上髁较为扁平。

2. 肘关节侧位片

（1）伸肘侧位片　肱骨纵轴线与尺骨纵轴线在外方有一个 165°～170° 的角，此为生理性前臂外翻角，桡骨粗隆皮质较薄，正位片上，特别是轻度旋转时粗隆与骨干重叠，变现为一圆形透光区，类似骨质破坏。

（2）屈肘侧位片　肱尺关节间隙清晰，呈半环形，半圆形的尺骨关节面朝向掌侧，前为冠突，后为鹰嘴。肱桡关节部分与冠突重叠，肱骨小头呈半圆形隆突与桡骨小头微凹的关节面组成关节，桡骨纵轴线的延长线必定穿过肱骨小头中心，否侧必有关节脱位存在。屈肘侧位片上肱骨下端前方有冠突窝，后方有鹰嘴窝，形成一个呈 "X" 形的致密影，"X" 形的致密影边缘光滑连续，一旦出现皱折不连续均为髁上骨折的征象。另屈肘侧位片上肱骨下端前后缘均可见薄层脂肪影上抬呈 "八" 字征，为关节囊肿胀的重要征象（图 20-1、图 20-2）。

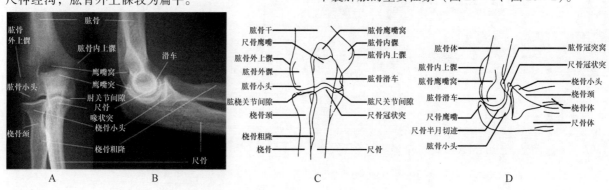

图 20-1　肘关节 X 线片（A、C 正位，B、D 侧位）

C. 肘关节正位片图解；D. 肘关节侧位片图解

3. 肘关节骨化过程 了解肘关节的正常发育过程，掌握肘关节的发育成熟特点，对判断儿童及青少年有无发育障碍以及鉴别骨骺骨折具有非常重要的意义。有学者将肘部化骨核出现的时间顺序归纳为：肱骨小头 1 岁多，桡骨内上髁 5 岁多，鹰嘴滑车 11 岁，肱骨外上髁 12 岁（图 20 - 3 ～图 20 - 6）。

二、肘部异常 X 线表现

1. 肘关节的先天性发育异常 主要有先天性桡骨小头后脱位、桡尺骨先天骨化不良以及内生软骨肉瘤生长等表现。在 X 线片上根据肘关节的对线、对位情况，并参照正常人相应年龄段的 X 线表现进行诊断（图 20 - 7、图20 - 8）。

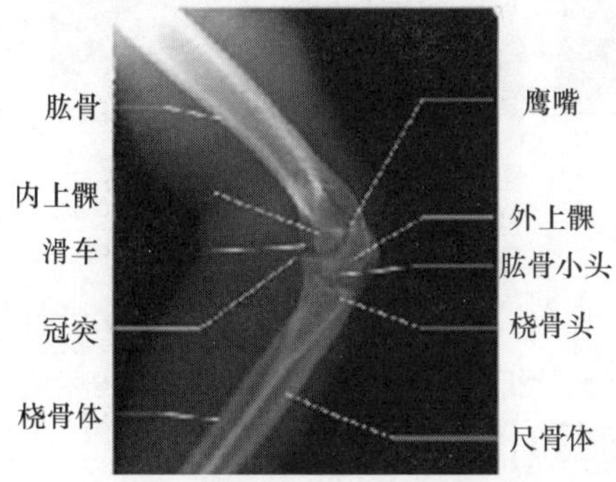

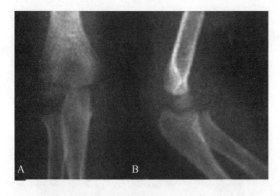

图 20 - 2 肘关节 X 线片（伸肘侧位）

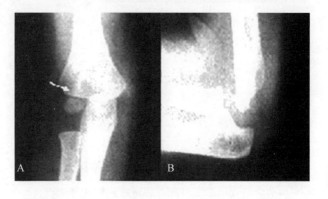

图 20 - 3 肘关节 X 线片（1 岁；A 为正位，B 为侧位）

箭头示肱骨小头变为半圆形

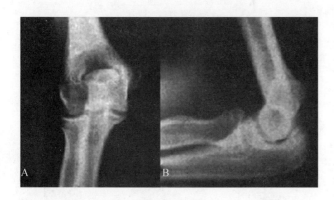

图 20 - 4 肘关节 X 线片（6 岁；A 为正位，B 为侧位）

图示肱骨小头形成，桡骨头未完全骨化

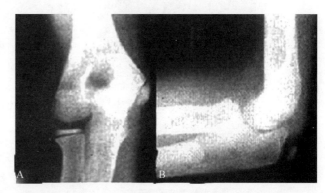

图 20 - 5 肘关节 X 线片（10 岁；A 为正位，B 为侧位）

图示滑车和鹰嘴窝开始骨化

图 20 - 6 肘关节 X 线片（16 岁；A 为正位，B 为侧位）

肘关节发育成熟

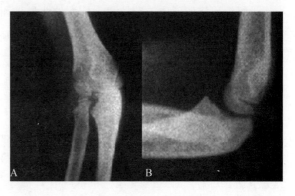

图 20 - 7 肘关节 X 线片（A 为正位，B 为侧位）

图示先天性桡骨小头后脱位

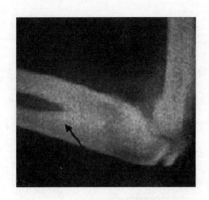

图 20 – 8　肘关节侧位片
箭头示桡尺骨近段结合

2. 肘关节的阅片内容

（1）肘关节退行性变　早期主要表现为关节面模糊、中断、消失。中晚期由于关节软骨破坏，关节间隙变窄、软骨下骨质致密、关节面下方骨内出现圆形或不规整形透光区、骨性关节面边缘骨赘形成（图20 - 9）。关节囊与软组织无肿胀，邻近软组织无萎缩，而骨骼一般也无骨质疏松现象，不发生明显骨质破坏。

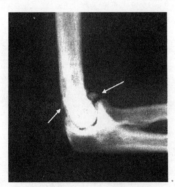

图 20 – 9　肘关节侧位片
图示肱桡关节间隙狭窄，
冠状突及鹰嘴窝部位存在游离体

（2）肘关节强直　关节显著破坏后，由纤维组织或骨组织连接而形成关节僵直，分为骨性强直和纤维性强直。骨性强直是关节明显破坏后，两侧关节面由骨组织连接，多见于化脓性关节炎愈合后。纤维性强直是指关节内有纤维组织粘连并失去关节活动功能，也是关节破坏的后果，多见于关节结核和类风湿关节炎。骨性强直X线表现为关节间隙明显变窄或消失，并见有骨小梁连接两侧关节面，可有尺神经沟变浅、狭窄或有骨赘等。纤维性强直表现为关节间隙变窄，其间并无骨小梁跨越或贯穿。

（3）肘关节后脱位　X线检查一般以后外方脱位最多见，内后方脱位较少见（图20 - 10）。

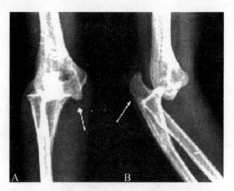

图 20 – 10　肘关节 X 线片
图示肘关节后脱位

（4）肘关节骨皮质是否连续，骨小梁走行是否正常，有无骨折线、骨质增生、硬化、破坏及囊性变等（图20 - 11 ~ 图20 - 14）。

①肱骨内上髁骨折　成人内上髁骨折，变化多样，或为整个内上髁骨折，或只见内上髁之下缘或前面有撕脱骨折片。

②肱骨外上髁骨折　骨折线通骺软骨，干骺端的骨折线斜行向外向上。

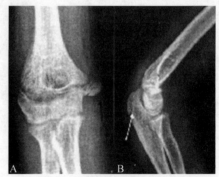

图 20 – 11　肘关节 X 线片
图示肱骨内上髁骨折

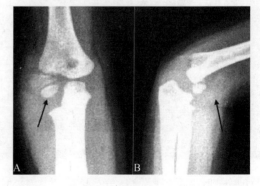

图 20 – 12　肘关节 X 线片
箭头示肱骨外上髁骨折

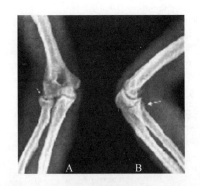

图 20 - 13 肘关节 X 线片

箭头示桡骨小头骨折

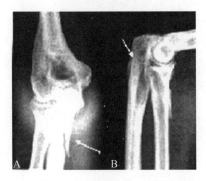

图 20 - 14 肘关节 X 线片

图示尺骨鹰嘴斜行骨折

③桡骨小头骨折 表现为骨折从关节面斜行向下劈裂，正位片骨折在外侧，侧位在前方。桡骨小头的细微骨折只能见到桡骨颈外缘和前缘骨皮质断裂成凹陷成角。

④尺骨鹰嘴骨折 骨折线经过骺软骨板然后进入干骺端发生骨折，骨折块被三头肌腱牵拉向上移位，骨折分离。

（5）肘内翻或肘外翻 是由于各种原因引起的肘部畸形。正常肘关节完全伸直时有轻度外翻，男性约10°，女性约15°，这个外翻角称为携带角。若这个角度增大，即前臂过于外展，称为肘外翻畸形；若这个角度减少，甚至成了负角，就叫作肘内翻畸形，X 线片显示肘关节伸直位内翻角明显增大，可达15°~35°，肘后三角关节改变，外髁与鹰嘴距离加宽。从 X 线片上可测量出肘内翻角度（图20-15）。

（6）肘部扭挫伤 对可疑病例在进行局部麻醉后，伸直肘关节，做被动肘外翻30°摄片，若内侧关节间隙明显增宽，则说明肘关节尺侧副韧带撕裂。同样，亦可做桡侧副韧带损伤检查。在儿童骨

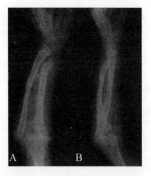

图 20 - 15 肘关节 X 线片

肘内翻，肘关节伸直位内翻角明显增大；

肘后三角关节改变，外髁与鹰嘴距离加宽；

伴有尺管远端发育不全

骺损伤时较难区别，可与健侧同时拍片以检查对比，可以减少漏诊。

（7）肱骨内、外上髁炎 肱骨内上髁炎时肘部 X 线片一般是正常的，约20%~25%病人在侧位 X 线片可看到屈肌起源处有点状钙化（图20-16、图20-17）。肱骨外上髁炎病程较长者有骨膜反应，在肱骨外上髁附近有钙化沉积。

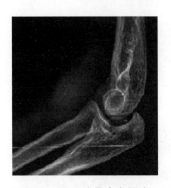 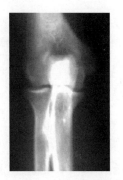

图 20 - 16 肱骨内上髁炎　　图 20 - 17 肱骨外上髁炎

（8）肘关节类风湿关节炎 类风湿关节炎具有特殊的 X 线表现及分类系统：1 期肘关节滑膜炎伴随关节周围骨质疏松和软组织肿胀；2 期轻中度关节间隙变窄，无关节结构变形，常伴发关节滑膜炎，非甾体类抗炎药效果不佳；3 期关节间隙进一步变狭窄，伴或不伴囊肿形成，同时伴发关节结构改变，例如尺骨鹰嘴变细，肱骨滑车关节面破坏；4 期关节面广泛破坏，软骨下骨质减少，关节半脱位或关节僵硬。

（9）肘关节骨化性肌炎 在 3~4 周后，肘关节周围可发现有云雾状的环形钙化，以后逐渐轮廓

清楚，中央透亮。第四周后 X 线摄片显示肌腱附着部位或骨折处有骨化现象，通常持续 6~8 周。晚期骨化范围缩小，外周骨化明显致密，其内为骨小梁，与邻近骨之间常有一透亮外界线。X 线摄片显示骨化块形成，边缘整齐、密度均匀的肌腱骨及骨刺，如尺骨鹰嘴骨刺等。此外，外伤性血肿出现在肿胀肌肉处，可显示出羽毛状钙化，血肿沿肌束夹层分布，囊壁出现若干个规则钙化阴影（图 20 - 18、图 20 - 19）。

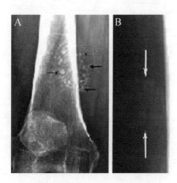

图 20 - 18 肘关节 X 线片
箭头示肘关节骨化性肌炎

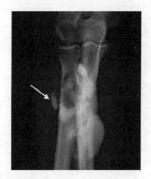

图 20 - 19 肘关节 X 线片
箭头肱骨上段骨化性肌炎

（10）肘关节囊肿 X 线平片关节囊肿胀的表现为局部软组织肿胀及邻近结构改变，特别是关节周围的脂肪垫移位的"八"字征、桡球征象有助于辨别关节囊的肿胀。"八"字征，肘关节囊周围有脂肪包绕，肱骨下端前后方向较为明显，肘关节囊肿可推压脂肪垫向外上方移位，在肘关节侧位片于肱骨下端肿胀的关节囊外上方可见有一类似汉字"八"字的低密度影。桡球征，肘关节囊肿胀积血积液时于正位片上，肱骨小头软组织内至桡骨小头处可见一个弧形或半圆形略高密度影，其外缘光滑

清楚（图 20 - 20）。

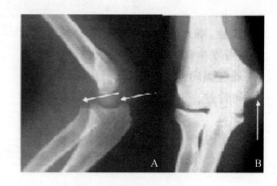

图 20 - 20 肘关节正侧位片
A. 八字征；B. 桡球征

第二节 肘部 CT 检查

一、肘部正常 CT 表现

肘关节 CT 是评价肘关节的轻微或复杂骨折（伴或不伴有肘关节的半脱位或脱位）的最佳手段。CT 能够比平片更好地显示关节表面的连续性，还能很容易地显示关节内骨碎片的存在、大小和位置。骨窗能很好地显示肘关节诸构成骨和骨性关节面，后者表现为线样高密度影，骨小梁由粗至细延伸到关节面下，呈星芒状。正常关节间隙均匀对称，无液体密度影（图 20 - 21）。肘关节软组织检查首选MRI。MRI 具有很高的软组织对比，能够清楚地显示韧带、肌腱、肌肉和关节软骨。对于不能进行MRI 检查的病人，可以选择 CT 平扫或 CT 关节造影检查（图 20 - 22）。

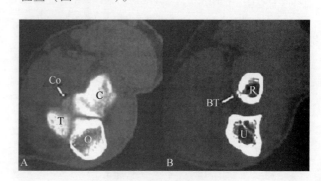

图 20 - 21 肘关节 CT（骨窗）
O：鹰嘴；Co：冠突；C：肱骨小头；
T：肱骨滑车；U：尺骨；R：桡骨；BT：肱二头肌粗隆

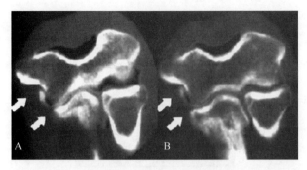

图 20 - 22　肘关节 CT 关节造影
箭头示尺侧副韧带（箭头）和桡侧副韧带完整，
未见骨软骨病变和关节内游离体

二、肘部异常 CT 表现

1. 肘关节创伤　肱骨的髁上骨折主要见于儿童。肱骨远端、尺骨和桡骨近端的骨折都可能累及肘关节的关节面。肱骨远端的髁间骨折，不但可累及肱骨小头或滑车的关节面，还可累及肱骨的髁上部分。外力作用于前臂，还可造成肘关节的半脱位或脱位，尺骨和桡骨的近端常向后移位，也可以向前或后外侧移位同时常伴有桡骨头和尺骨冠突的骨折（图 20 - 23）。在半脱位或脱位的复位后，进行肘关节 CT 检查非常重要，从而发现关节内的骨碎片，它可影响关节的复位。桡骨小头骨折轴位 CT 可

显示隐匿的骨折线，并可判断骨折的移位程度，可见骨碎片。

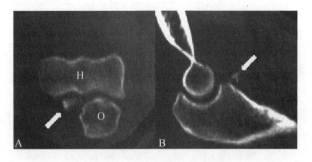

图 20 - 23　肘关节 CT（A 横断位；B 矢状位重建）
H：肱骨；O：鹰嘴；箭头示尺骨冠突骨折

2. 尺侧副韧带的损伤　对于投掷运动员的肘关节内侧疼痛，主要是观察尺侧副韧带的完整性。可以采用单或双对比的 CT 关节造影检查（图 20 - 24 ~ 图 20 - 26）。

3. 肘关节异常　对于肘关节炎的诊断，通常不必进行 CT 检查，如果怀疑复杂或细小的骨折，可以进行 CT 检查，特别是应用关节内对比剂时，能很好地显示关节内的骨软骨游离体（图 20 - 27）。投掷运动员或手工劳动者，常出现鹰嘴或冠突的骨赘，从而影响肘关节的运动，需要手术切除（图 20 - 28）。

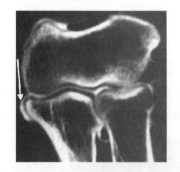

图 20 - 24　肘关节 CT（关节造影）
图示尺侧副韧带撕裂

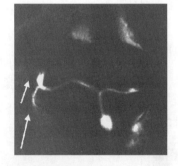

图 20 - 25　肘关节 CT（关节造影）
箭头示尺侧副韧带部分撕裂

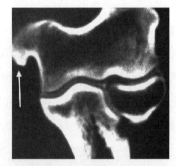

图 20 - 26　肘关节 CT（关节造影）
箭头示尺侧副韧带近端骨化

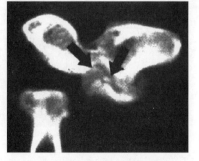

图 20 - 27　肘关节 CT
图示关节内的软骨游离体

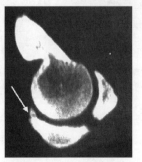

图 20 - 28　肘关节 CT
图示尺骨鹰嘴的骨赘

第三节 肘部 MRI 检查

一、肘部正常 MRI 表现

MRI 在肘关节软组织病变的显示上具有明显的优越性，现应用越来越广泛。

1. 横轴位 肱二头肌及肱肌位于前方，于桡骨粗隆部可见肱二头肌腱，于尺骨粗隆部可见肱肌腱，两者皆呈低信号。肱二头肌腱膜呈条状低信号影，位于肱二头肌腱联合区与内侧的屈肌、旋前肌组筋膜之间。在肱骨内上髁水平的横断面上，肱二头肌腱膜深处有正中神经及肱动脉、肱静脉走行，分别附着于肱骨内上髁、肱骨外上髁的伸肌与屈肌总腱，呈低信号。桡神经位于肱肌与肱桡肌之间，其深层的分支在旋后肌的深头及浅头之间通过。于桡骨头关节软骨表面见一环行、薄的低信号结构，即为桡骨环状韧带。于桡骨颈平面，尺骨外侧区域可见尺侧副韧带的附着点，呈低信号影。于此平面的远端，尺侧副韧带前束位于尺侧冠状突的内侧缘、尺神经的外侧。在横断面的后方区域，经鹰嘴平面处可见呈低信号的肱二头肌腱，鹰嘴的后外侧可见呈中等信号的肘肌，在后内侧可见尺神经及伴行的尺侧返动、静脉后支，其位于肘管支持韧带的深部。尺神经远端行于尺侧腕屈肌和尺骨头深面。在鹰嘴窝平面可较清晰地显示桡尺近侧关节（图 20-29 ~ 图 20-31）。

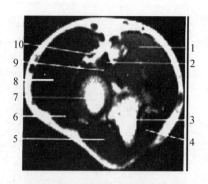

图 20-30　正常肘关节横轴位 MRI 像（关节间隙层面）
1. 旋前圆肌；2. 肱二头肌腱；3. 尺骨；4. 指深屈肌；
5. 肘肌；6. 指伸肌；7. 桡骨头；8. 肱桡肌；
9. 旋后肌；10. 桡神经

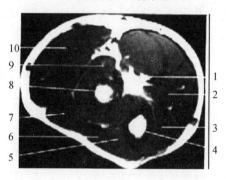

图 20-31　正常肘关节横轴位 MRI 像（桡骨小头下方层面）
1. 肱二头肌腱；2. 腕尺屈肌；3. 指深屈肌；4. 尺骨；
5. 肘肌；6. 腕尺伸肌；7. 指深肌；8. 桡骨；
9. 旋后肌；10. 腕桡短伸肌和长深肌

2. 矢状面 在经肱骨外上髁平面上可见伸肌总腱，呈中低信号影；在经肱骨内上髁平面的层面上可见屈肌总腱，呈中低信号；沿着肱骨内上髁的后缘可见呈中等信号的尺神经由此通过。在近中线的旁层面上可见肱二头肌及其肌腱附着于尺骨鹰嘴上，在鹰嘴的后缘可见正常的皮下脂肪填于鹰嘴滑液囊浅表处（图 20-32）。

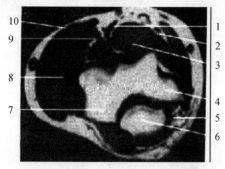

图 20-29　正常肘关节横轴位 MRI 像（内外上髁层面）
1. 肱二头肌腱；2. 正中神经；3. 肱肌；4. 内上髁（肱骨）；
5. 尺神经；6. 尺骨鹰嘴；7. 外上髁（肱骨）；
8. 桡侧腕长伸肌；9. 桡神经；10. 肱桡肌

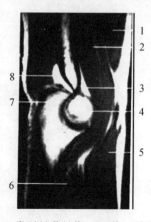

图 20-32　正常肘关节轴位 MRI 像（肱骨小头层面）
1. 肱二头肌和肌腱；2. 肱肌；3. 前脂肪垫；4. 滑车；
5. 旋前圆肌；6. 指深屈肌；7 尺骨鹰嘴；8. 后脂肪垫

3. 冠状面 冠状面图像上，尺侧副韧带、桡侧副韧带及其表浅的伸肌总腱、肱骨滑车与尺骨冠突构成关节，桡尺近侧关节可清晰地显示（图20－33）。

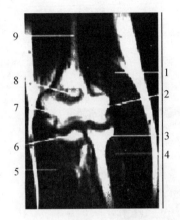

图20－33　正常肘关节冠状位MRI像（正中层面）

1. 肱桡肌；2. 肱骨小头；3. 桡骨头；4. 旋后圆肌；

5. 旋前圆肌；6. 冠状突；7. 滑车；8. 冠状突窝；9. 肱骨

二、肘部异常MRI表现

1. 滑膜炎 肘关节滑膜炎一般均伴有不同程度的关节积液，表现为T_1WI呈低信号，T_2WI呈高信号。滑膜周围可出现含铁血黄素沉积、纤维化和（或）游离体，表现为T_1WI和T_2WI均呈低信号。滑膜增厚MRI平扫较难显示，Gd－DTPA增强扫描见病变滑膜明显强化（图20－34、图20－35）。

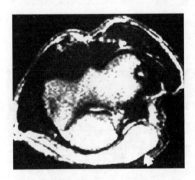

图20－34　肘部MRI

箭头示鹰嘴滑囊内强信号

2. 肱骨外上髁炎 正常附着于肱骨外上髁部的伸肌总腱呈低信号，边界清晰。尤其在冠面T_2WI和STIR序列显示较清楚。肱骨外上髁炎T_2WI可见有不规则的高信号区，肌腱可有增厚，MRI可以判断病变

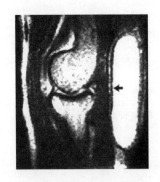

图20－35　肘部MRI

箭头示鹰嘴滑囊内囊壁炎性增厚

的严重程度。肌腱附着部的退行性变表现为T_1WI信号增高而T_2WI信号改变不明显。肱骨外上髁部的肌腱筋膜损伤或发生部分性断裂时，可见肌腱变细，局部有液体积聚，T_2WI呈高信号；完全性断裂时可见肌腱骨骼附着部与肌腱间充满液体的空隙。肱骨外上髁炎多伴有桡侧副韧带的损伤（图20－36）。

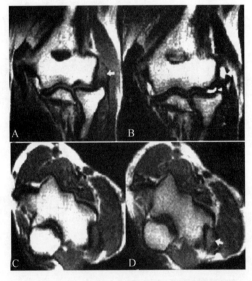

图20－36　肘部MRI（肱骨外上髁炎）

A、B. 冠状位SET_1WI和$FSET_2WI$：肱骨外上髁处的伸肌总腱增粗（箭头），伸肌腱信号增高提示其增粗源于炎性水肿（箭头），关节内可见液体（箭头）；C、D. 横轴位SET_1WI和Gd－DTPA静脉注射后冠状位SET_1WI：肱骨外上髁伸肌腱较明显强化

3. 关节游离体 多为关节内骨和软骨样结节，也可出现骨关节炎形成的关节软骨碎片或骨、软骨折碎片。肘关节较大的游离体MRI较易发现，表现为边界清楚的类圆形或不规则形，T_1WI和T_2WI均呈低信号区，GRE序列T_2WI显示较好，常合并关节积液，当关节内有积液时，游离体的显示更为

清晰。较小的游离体 MRI 上较难与其他类似的信号影鉴别，如小的气泡影。MRI 可以同时观察关节软骨的情况及其合并的其他病变。MRI 关节造影有利于游离体的显示（图 20 - 37）。

4. 桡骨小头骨折　MRI T_1WI 轴、矢、冠状位显示桡骨小头骨折形态、移位程度、成角及展示骨折累及范围较好（图 20 - 38 ~ 图 20 - 40）。T_2WI 和 STIE 序列由于可增加渗出液和骨髓内出血的信号强度而使以上改变显示更加敏感。桡骨小头粉碎性骨折，MRI 显示压缩程度大于 3mm，成角大于 30°，或骨折范围超过关节 1/3 时。

5. 压迫性神经病变　压迫性神经病变 MRI 表现为受累神经增粗、移位和受压变扁。经肱骨内上髁、外上髁平面的横断面 T_1WI 对尺神经显示最佳，此平面上，内上髁后方的尺神经信号增高，周围有脂肪浸润，未受累的尺神经 T_2WI 呈中等信号（图 20 - 41）。

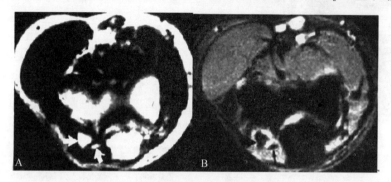

图 20 - 37　肘部 MRI（关节内游离体）
A. 横轴位 SET_1WI：图示鹰嘴水平肱骨外上髁的两个碎片轮廓清楚（箭头）；
B. 横轴位 FLASH - 2 - D 像：图示散在性关节游离体和关节渗出

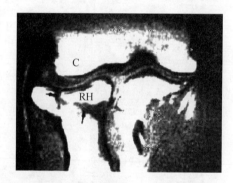

图 20 - 38　桡骨小头骨折（冠状位 T_1WI）
C：肱骨小头；RH：桡骨头

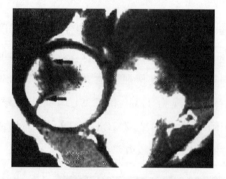

图 20 - 39　桡骨小头骨折（横轴位 T_1WI）

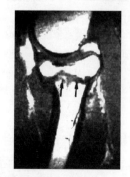

图 20 - 40　桡骨小头骨折
矢状位 T_1WI：
图示桡骨小头斜行骨折线，为低信号

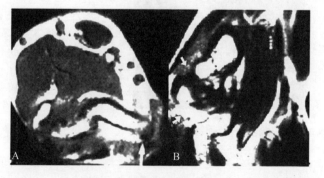

图 20 - 41　肘部 MR（继发于关节炎的尺神经压迫综合征）
横轴位 SET_1WI：图 A 箭头示肱骨上髁和鹰嘴水平见结缔组织增生，并延伸到尺神经；
Gd - DTPA 静脉注射后矢状位 SET_1WI：图 B 箭头示肱骨上髁和鹰嘴间见大量血管翳形成

第二十一章

腕手部针刀医学影像诊断

第一节　腕手部X线检查

一、腕手部正常X线表现

（一）正常X线解剖

1. 软组织　正常的软组织密度低于骨组织，呈均匀中等密度的增高阴影，皮下脂肪和组织间脂肪呈密度减低的区域。炎症和创伤均可能引起软组织的阴影肿大，密度的增加以及脂肪阴影的模糊。当有骨化性肌炎时，软组织内可以出现钙化影。

2. 骨骼外形及大小　骨骼的外形应该是与解剖相符。先天性畸形和某些代谢性疾患常引起骨形态及大小的改变。

3. 骨膜　正常的骨膜不在照片上显影。炎症、创伤及肿瘤则可使其显影。

4. 骨皮质　正常的骨质密度较高，外缘清晰锐利，其内缘与海绵骨相连接，界限显示不清楚。

5. 骨松质　在干骺端显示清楚，呈网状排列。骨折后其连续性中断，局部密度增加或减少。有时骨折发生时，骨皮质无明确骨折线，但骨松质有明显的变化，据此可做出骨折诊断。

6. 关节　正常的关节面应该是光滑锐利，间隙均匀对称，一般在1.5~2cm之间。创伤、类风湿关节炎均可以使其关节面粗糙。关节间隙变窄或增宽均为异常表现。

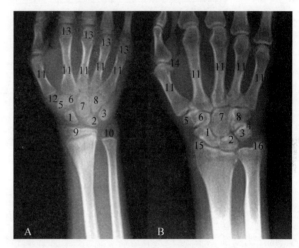

图21-1　正常小儿及成人掌骨及腕关节X线平片

（图A：儿童；图B：成人）

1. 舟骨；2. 月骨；3. 三角骨；4. 豆骨；5. 大多角骨；6. 小多角骨；7. 头状骨；8. 钩骨；9. 桡骨远端骨骺；10. 尺骨远端骨骺；11. 第一至五掌骨；12. 第一掌骨骨骺；13. 第二至五掌骨骨骺；14. 籽骨；15. 桡骨茎突；16. 尺骨茎突

7. 腕骨相互关系　骨折、脱位及韧带的损伤常可引起腕骨相互关系的紊乱，可以引起两骨长轴角度的变化，或是关节间隙加大，或是腕关节的高度比变化。临床上一些腕痛的疾病其中一部分为腕骨关系的紊乱，要注意检查，以防漏诊。

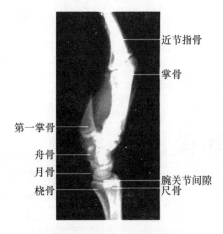

图 21-2　正常腕关节 X 线侧位片

近节指骨
掌骨
第一掌骨
舟骨
月骨
桡骨
腕关节间隙
尺骨

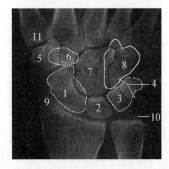

图 21-3　成人掌骨及腕关节 X 线平片
1. 舟骨；2. 月骨；3. 三角骨；4. 豆状骨；5. 大多角骨；
6. 小多角骨；7. 头状骨；8. 钩骨；9. 桡骨茎突；
10. 尺骨茎突；11. 第一掌骨基部；12. 舟骨结节

二、腕手部异常 X 线表现

1. 类风湿关节炎　早期关节周围软组织肿胀，手足小关节可呈多发对称性梭形肿胀；进而关节面骨质出现侵蚀，多见于关节边缘，是滑膜血管翳侵犯的结果。骨关节面模糊、中断，软骨下骨质吸收囊变呈半透明影，是血管翳侵入骨内所致；关节间隙早期可因关节积液而增宽，关节软骨破坏后间隙变窄；关节邻近的骨骼发生骨质疏松，病变进展可延及全身骨骼。晚期可见四肢肌肉萎缩，关节半脱位或脱位，指间、掌指关节半脱位明显，且常造成手指向尺侧偏斜畸形，具有一定特点；骨端破坏后形成纤维性强直或骨性强直（图21-4）。本病还可引起胸腔积液和弥漫性肺炎。

2. 月骨缺血坏死　X 线平片已确诊者，不需要再做 MRI 检查，可以根据 X 线平片分期。如不能确诊需做 MRI 检查，在 T_1 加权像上信号减低可提示为

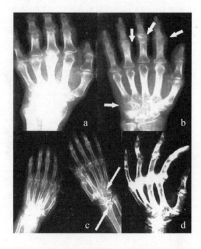

图 21-4　腕手部 X 线平片（类风湿关节炎）
a. 类风湿关节炎（Ⅰ期）：多个指间关节梭形肿胀，附近骨质疏松；b. 类风湿关节炎（Ⅱ期）：多个指间关节梭形肿胀，腕骨较广泛骨质疏松；c. 类风湿关节炎（Ⅲ期）：双手掌指骨及腕骨较广泛骨质疏松，腕骨较广泛骨质破坏（箭头），部分指间关节畸形；d. 类风湿关节炎（Ⅳ期）：指间关节畸形，掌腕关节部分骨性融合

月骨缺血坏死，月骨尺侧部信号减低，提示微小病变。T_2 加权像上正常或高信号提示预后较好。早期呈 T_1 加权低信号而 T_2 加权高信号，晚期显示弥漫低信号。少数病例与月骨骨囊肿或骨内腱鞘囊肿难以鉴别开来。MRI 表现还可反映出治疗的效果，T_2 加权高信号提示早期血管再通和预后的改善，随愈合的程度信号强度可转变为正常。治疗不当则并发月骨塌陷、舟月分离及退行性关节病，MRI 可以表现为月骨变形破碎、舟月关节间隙增宽移位、关节软骨损伤等等（图21-5）。

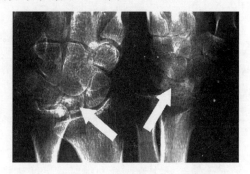

图 21-5　腕关节 X 线平片
箭头示月骨缺血性坏死
月骨密度不均匀增高，形态不规则、变扁，Nattrass 腕骨高度指数约 1.35（<1.52）。本病例存在尺桡骨骨折所致的尺骨变异（尺骨远端超过桡骨 2mm 以上），月骨坏死考虑尺桡撞击综合征所致

3. 舟骨缺血坏死　常继发于外伤骨折，由于来自桡动脉的滋养血管经远端进入舟骨，所以越靠近近端的骨折越容易引起缺血坏死。早期 MRI 的表现为 T_1 加权呈均匀低信号，T_2 加权呈弥漫高信号，提示有坏死后骨髓水肿。后期骨髓纤维化及硬化在 T_2 加权显示有弥漫混杂信号或低信号。若延误诊断或治疗不当则导致骨折不联合，MRI 表现为联合部位呈 T_1 加权低信号、T_2 加权高信号，若有纤维联合时则均呈低信号（图21-6）。

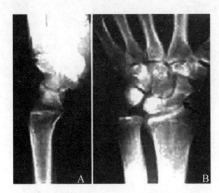

图 21-6　腕关节 X 线平片（图 A：侧位；图 B：正位）
箭头示舟骨缺血坏死

4. 籽骨　手部和腕关节有许多籽骨。但是在中国人中只有第一掌骨头处籽骨较为常见，而且是两个，其次为第二掌骨头的桡侧籽骨，其他籽骨并不常见。籽骨多为圆形，边缘光精，容易误认为骨折块（图21-7）。

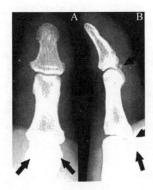

图 21-7　拇指籽骨 X 线平片（图 A：正位；图 B：侧位）
拇指指间关节籽骨（箭头）较小且略呈三角形，
与拇指掌指关节籽骨（箭头）不同，勿误认为撕脱骨折

5. 假性骨折　可见于先天性月骨-三角骨融合，其 X 线照片上显示为融合骨上一线状密度减低区，常为发育异常所致，并不是骨折。此处有时由于投照体位的变化，腕骨投影相互重叠，其边缘可有一低密度区域，这是 X 线投照的特殊效果，并不是骨折（图21-8）。

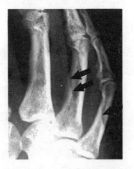

图 21-8　手部 X 线平片
箭头示假性骨折

第二节　腕手部 CT 检查

CT 轴位图上，大致可以显示腕部周围软组织结构，但由于腕管内的屈肌腱、正中神经及偶尔存在的正中动脉密度相仿，且当各个组织损伤肿胀，软组织间隙出血渗出，均使各软组织结构变得紧密相连，分辨不清。CT 可以明确骨折端移位及腕骨脱位情况，可间接推测正中神经区域受压情况，提示腕管综合征存在的可能，但不能直接显示正中神经受压和损伤情况。

一、腕手部正常 CT 表现

双侧腕关节 CT 平扫（1 个部位）和二三维成像（1 个部位）：双侧腕关节对称，骨质未见明确异常改变，关节面光滑，关节间隙无明显狭窄，关节囊无肿胀，关节腔内未见积液征象（图21-9、图21-10）。

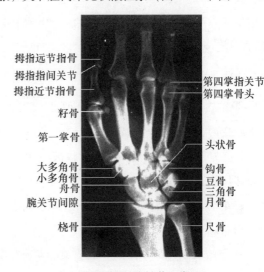

图 21-9　腕关节正常 CT

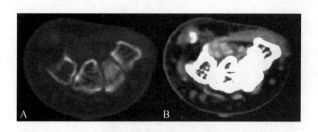

图 21 - 10　腕关节 CT

（正常横断面，图 A：平扫；图 B：增强）

二、腕手部异常 CT 表现

（一）骨缺血性坏死

当月骨、舟骨发生骨缺血性坏死时，其骨密度的改变在 CT 检查中易于发现。可有月骨、舟骨密度增高，尤其松质骨密度增高，中间会有低密度线状影。月骨、舟骨体积变小、变扁。骨皮质中断、消失。恢复期时，密度会逐渐恢复正常（图 21 - 11）。

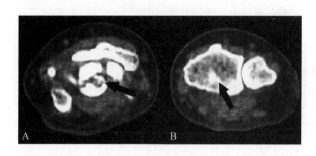

图 21 - 11　腕关节 CT

箭头示骨缺血性坏死

（二）骨关节化脓性炎症

软组织弥漫肿胀、骨反应性硬化、增生明显时 CT 检查易发现死骨和骨破坏范围。

（三）骨关节结核

1. 骨结核　CT 可以显示骨干部骨小梁破坏，皮质膨胀变薄，受到破坏，周围骨膜隆起及局部组织肿胀。随着骨破坏的加重，出现囊状破坏区。CT 可在破坏区内发现死骨片。骨膜新生骨形成包壳，包绕着整个骨干，骨干膨胀后变粗，形成"骨气鼓"的形状。

2. 关节结核　其发病早期 CT 检查就能发现有骨

破坏。骨海绵质局部破坏、皮质不完整、关节面不规则以及由于软骨受破坏而导致关节间隙的狭窄。当骨破坏严重时，可显示出塌陷变形，甚至骨质的大部或全部被吸收。在病变晚期，可能看到部分骨性强直；常合并腕关节病理性半脱位，在临近掌骨可见骨膜增生（图 21 - 12）。

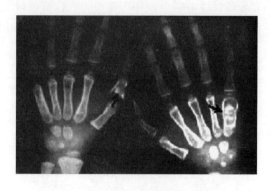

图 21 - 12　腕手部 CT

箭头示掌指关节结核

3. 骨肿瘤　多显示溶骨性骨质的破坏，其边界不清，膨胀性改变较为明显，骨端仅留下软骨下的薄层骨板壳。肿瘤突破部分关节软骨时，肿瘤组织可以进入关节内，突破骨皮质形成软组织肿块，而无骨膜反应和周围硬化。

（1）软骨瘤　CT 表现为骨内边界清楚的低密度破坏影，CT 值为 80 ~ 90Hu，其内密度不均匀，可见有弥漫性或斑片状的环形或点状钙化点，当 CT 值达 600Hu 以上时，膨胀的骨壳菲薄或部分中断。

（2）骨软骨瘤　CT 检查主要用于发现早期软骨帽盖的钙化，以提示有早期恶变的可能。

（3）骨转移瘤　多显示溶骨性骨质的破坏，其边界不清，膨胀性改变较为明显，骨端仅留下软骨下的薄层骨板壳。肿瘤突破部分关节软骨时，肿瘤组织可以进入关节内，突破骨皮质形成软组织肿块，而无骨膜反应和周围硬化（图 21 - 13）。

（四）关节及关节周围疾患

1. 类风湿关节炎　关节周围软组织出现弥漫性肿胀。骨小梁排列稀疏，甚至可见囊性低密度区。边缘软骨部分破坏，关节面下有时可见囊性吸收区。

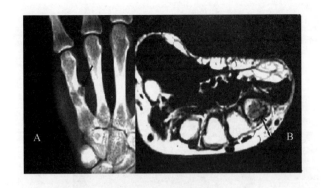

图 21 - 13　腕手部 CT

箭头示第五掌骨良性肿瘤

2. 滑膜肉瘤　关节周围的软组织肿胀，可以出现分叶状密度增高且均匀的软组织肿块，生长迅速，肿块内可因坏死而发生钙化，邻近骨会出现侵蚀性溶骨破坏，而无骨膜反应。

第三节　腕手部 MRI 检查

一、腕手部正常 MRI 表现

1. 腕骨　腕骨属于不规则形短骨，一共 8 块排成远近两列。正常 MRI 表现：骨头因缺乏运动质子呈环状低信号带，而其内部的韧带因含大量黄骨髓呈均匀高信号区。冠状面可显示出桡腕侧副韧带、桡尺侧副韧带、尺腕韧带以及骨间韧带，矢状面可以观察桡腕背侧韧带和腕掌背侧韧带，而横断面成像是显示腕横韧带和腕掌背侧韧带最佳的角度（图 21 - 14）。

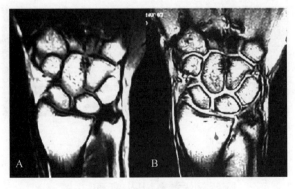

图 21 - 14　腕关节磁共振（腕骨）

2. 腕管　腕管是由腕横韧带和腕骨掌面构成的，前壁为腕横韧带，其后壁为一层覆盖桡腕关

的筋膜，桡侧壁为舟骨结节及大多角骨结节，尺侧壁为豌豆骨和钩骨。管内有正中神经、4 条指浅屈肌腱、4 条指深屈肌腱、1 条拇长屈肌腱通过。横断 MRI 显示屈肌腱呈管状低信号，周围被中等或稍高信号的滑膜包绕，正中神经在 T_1 加权象时呈中等信号，在 T_2 加权与肌肉信号相同，而无脂肪信号。

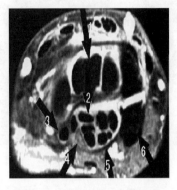

图 21 - 15　腕关节磁共振（腕管）

1. 背侧腕骨；2. 屈肌腱；3. 桡侧腕屈肌；
4. 正中神经；5. 屈肌支持带；6. 豆/钩骨

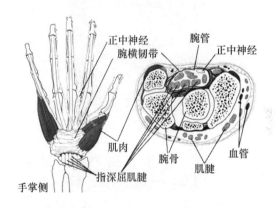

图 21 - 16　腕管示意图

3. 三角纤维软骨　腕三角纤维软骨复合体是由三角纤维软骨、软骨盘半月板的同系物、尺侧副韧带、桡尺远侧的掌侧和背侧韧带、尺月韧带、尺侧腕伸肌下鞘底和尺三角韧带所构成的。其功能是在桡骨绕尺骨的枢轴运动中起一个稳定的作用，以维持腕关节稳定性，限制腕的侧偏发生。三角纤维软骨与膝关节的半月板相似，起于桡骨尺侧，沿尺侧走行，并附着于尺骨茎突基底部，两端宽厚，中部细窄。在轴面上，三角软骨呈一三角形，如半开的扇子，较宽的一侧在桡骨乙状切迹，而窄端在尺骨茎突上。在三角纤维软骨的背侧缘有纤维带与尺侧

腕伸肌腱帽与相应的半月板相连，形成彼此相连的复合体。三角纤维软骨和尺腕半月板相连有一持久性开孔，称为茎突前隐窝，有少量的滑液，在 T_2 加权象上显示为高信号。

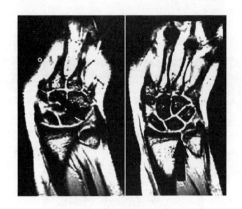

图 21-17 腕关节磁共振

箭头示三角纤维软骨

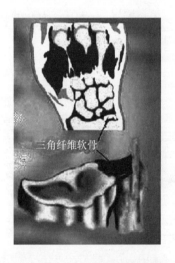

图 21-18 三角纤维软骨示意图

4. 韧带 腕部韧带分内、外韧带。外韧带自桡骨至腕部，其中最重要的为桡腕掌侧韧带，包括有桡舟头状韧带、桡舟三角背侧韧带以及桡舟月韧带。在冠状面上这些韧带都呈低信号带，自桡侧斜向走行，并终止于各自腕骨的附着点。尺腕掌侧韧带有尺月和尺三角韧带，其起自关节内的三角纤维软骨背侧的桡腕韧带在矢状面上呈低信号带。而内在腕间韧带最有临床意义的是舟月和月三角韧带，呈低信号带并经过各个腕骨的下方。正常者应该在相邻的两个层面上呈连续带影。月三角韧带较小且呈弧形走行，很难在 CT 上显示。此韧带常附着于三角纤维软骨掌面（图 21-

19、图 21-20）。

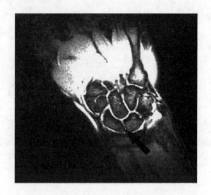

图 21-19 腕关节磁共振

箭头示伸肌腱

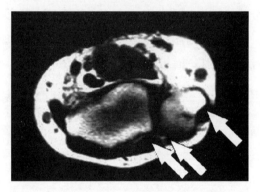

图 21-20 腕关节磁共振

箭头示腕骨间韧带

5. 下尺桡关节 是由桡骨远端内侧的乙状切迹和尺骨头以及三角纤维软骨构成，呈"L"形，垂直于桡尺骨远端之间，并横于尺骨头下端与三角纤维软骨之间。尺骨头与桡骨乙状切迹的关系在横断 T_1 加权图像上显示最清楚，正常尺骨头则应位于桡骨背侧和掌侧桡尺线之内（图 21-21）。

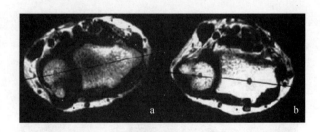

图 21-21 腕关节磁共振（远端尺桡关节）

二、腕手部异常 MRI 表现

1. 关节软骨损伤 腕关节是由桡腕关节、腕骨间关节以及远侧尺桡关节组成。各关节面均有透明软骨覆盖。正常 T_1 加权呈中等或稍高信号，表面光整且均匀。关节软骨损伤的常见原因有退变、外伤和风湿性 3 种，MRI 可以显示中度至重度损伤，表现为软骨局限性变薄或缺如，表面有凹凸不平，T_1 加权呈低信号区。

2. 三角纤维软骨撕裂 局限性腕的尺背侧慢性疼痛原因很多，其中有三角纤维软骨的复合体病变，可因退变或小的创伤引起。外伤性三角纤维软骨断裂会导致腕内侧疼痛及软组织肿胀，腕关节造影可显示三角纤维软骨有穿孔，但不能说明穿孔和症状的关系。因为腕部疼痛部位出现的时间与三角软骨穿孔无密切相关性，大概有 40% 的 50 岁左右成人存在桡腕关节与下尺桡关节无症状的交通，60 岁的成人有 60% 三角纤维软骨因退变穿孔，在其中心部位外伤多见尺侧附着点附近撕裂伤，常有症状出现，可伴有骨折等。进行 MRI 扫描时，应使腕向桡侧偏斜，以减少变薄伸长的三角纤维软骨的重叠。正常冠状面为均匀低信号的双凹形带影，其边缘光滑锐利。撕裂后带影中断，其边缘不规则。T_2 加权像上呈现高信号影或有较短的高信号区延伸至桡腕和下尺桡关节面。大多数撕裂伤位于尺侧附着部的附近，有少数位于桡侧。三角纤维软骨发生变薄和折叠时较容易误诊为撕裂（图 21 – 22）。

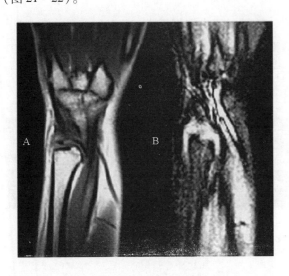

图 21 – 22 腕关节磁共振

（三角纤维软骨撕裂）

3. 韧带和肌腱病变

（1）MRI 是评价韧带和肌腱结构及功能的首选检查方法。韧带病变是以韧带损伤为主。腕间韧带撕裂伤多因腕部摔伤，会引起腕痛和关节不稳。而 MRI 诊断韧带损伤以 T_2 加权（反转角 20°～30°）显示最清楚。冠状位可显示桡腕掌侧韧带、桡尺侧副韧带、尺腕韧带和骨间韧带，矢状面则可观察桡腕背侧韧带及腕掌背侧韧带，横断面成像显示腕横韧带及腕掌背侧韧带最佳，完全撕裂则呈现弥漫高信号、韧带不连续等等。腕间韧带撕裂在 T_2 加权像上为信号增高、变薄的中断区域，有时无中断，但有韧带明显变形、磨损、变薄或边缘不规则。韧带走行变薄，同时出现高信号区，提示有韧带完全缺如（图 21 – 23）。

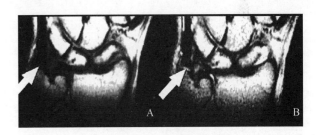

图 21 – 23 腕关节磁共振

箭头示韧带损伤

（2）肌腱病变包括有肌腱破裂、脱位、炎症和退变。肌腱周围炎是指肌腱血管周围组织的炎症。肌腱炎和腱鞘炎则是指肌腱内和腱鞘间的炎症，受累的部位是桡侧腕屈肌和尺侧腕屈肌。肌腱损伤主要发生在掌指或指间关节。腕部肌腱半脱位较少发生。肌腱炎的特征是 T_1 上的高信号影，肌腱炎的肌腱信号在 T_2 上减低或消失。腱鞘炎的特征是肌腱周围的腱鞘内有液体积聚。肌腱部分撕裂或完全撕裂的 MRI 表现与韧带 MRI 表现基本相同，在 MRI 图像上，肌腱不连续、肌腱撕裂程度、肌腱回缩程度以及肌腱边缘的距离均可以确定。

4. 类风湿关节炎 MRI 可早期显示关节滑膜增厚和关节积液，以 T_2WI 最清晰，一般为高信号。Gd – DTPA 增强后，增厚的滑膜被强化，可早期发现病变。关节软骨破坏后，可出现软骨面毛糙和低信号区。骨端软骨下骨缺损显示骨皮质不完整（图21-24）。

6. 滑膜软骨瘤病 为一种滑膜软骨化生性疾病，可以导致透明软骨灶性形成。附着于滑膜的软骨脱落可形成游离体。MRI对术前确定病变范

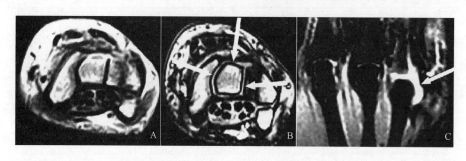

图21-24 类风湿关节炎MRI表现

A. 平扫；B. 腕骨滑膜增厚（箭头），增强扫描见滑膜强化；

C. T_2WI显示掌指关节积液（箭头）

5. 腕管综合征 是由于腕管内外病变压迫正中神经所致，常见的原因有屈肌腱鞘肥厚，其次是有腕管外压性病变如腱鞘囊肿、脂肪瘤等。腕管综合征的MRI有以下3种表现：①正中神经在进入腕管时呈弥漫性水肿，其T_1加权呈高信号；②豆骨或钩骨水平较桡骨远端增粗2~3倍；③掌侧屈肌支持带肿胀变形。MRI对判断术后复发或症状有无缓解有重要价值，可以诊断腕横韧带不完全撕裂、术后瘢痕纤维组织压迫正中神经或慢性炎症等等（图21-25）。

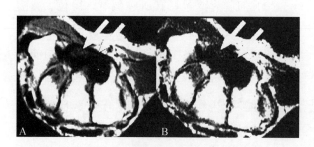

图21-25 腕关节磁共振（腕管综合征）

围以及病变是否侵犯邻近结构如副韧带和肌腱是有用的。T_2加权显示软骨呈分叶状高信号伴钙化的无信号区（图21-26）。

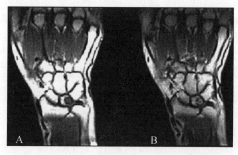

图21-26 腕关节磁共振（滑膜软骨瘤病）

7. 腱滑膜炎和腱鞘炎 为一种慢性滑膜炎症，多发于手指。因肿瘤内所含铁血黄素为磁性物质，所以在所有序列上肿瘤均呈低信号、边界清晰的分叶状块影（图21-27）。

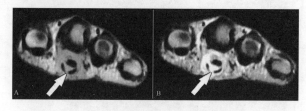

图21-27 腕关节磁共振
箭头示肿胀积液，腱鞘信号低

第二十二章

髋部针刀医学影像诊断

第一节　髋部 X 线检查

一、髋关节 X 线表现

（一）髋关节正常 X 线表现

髋关节由髋臼和股骨头构成。18 岁以上的成人和 2～3 岁小儿的髋臼边缘光滑，其余年龄的髋臼边缘可不规则，但两侧对称。股骨头为球形，正位片上在内上方有一浅凹即股骨头凹。股骨颈干以粗隆间嵴为界，髋关节囊前面附着于粗隆间线，后面附着于股骨颈中下 1/3 交界处，因而股骨颈大部分在关节囊内（图 22-1、图 22-2）。

（二）髋关节异常 X 线表现

1. 双侧髋关节是否对称，关节间隙是否增宽或变窄（图 22-3）。

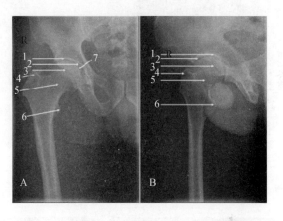

图 22-1　髋关节正、侧位（A. 正位；B. 侧位）

1. 髂臼缘；2. 关节间隙；3. 股骨头；4. 大转子；

5. 股骨颈；6. 小转子；7. 股骨头凹

（1）正常双侧髋关节间隙清晰等宽，如髋关节间隙明显变窄，说明髋关节囊挛缩，张力很大，如果髋关节间隙明显增大，或者部分间隙增宽，说明该髋关节轻度脱位。

（2）髋关节强直　关节显著破坏后，由纤维组

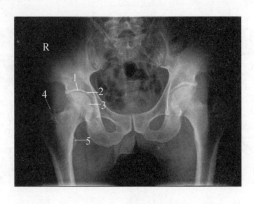

图 22-2　双侧髋关节正位

1. 关节间隙；2. 髋臼缘；3. 股骨头凹；4. 大转子；5. 小转子

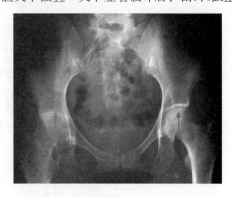

图 22-3　右髋关节间隙变窄（箭头）

387

织或骨组织连接而形成关节僵直，分为骨性强直和纤维性强直。骨性强直是关节明显破坏后，两侧关节面由骨组织连接，多见于化脓性关节炎愈合后，纤维性强直是指关节内有纤维组织粘连并失去关节活动功能，也是关节破坏的后果，多见于关节结核和类风湿关节炎。骨性强直X线表现为关节间隙明显变窄或消失，并见有骨小梁连接两侧关节面（图22－4）。纤维性强直表现为关节间隙变窄，其间并无骨小梁跨越或贯穿，股骨头不规则，呈虫蚀状不整齐，至后期方强直在半屈曲位，诊断需结合临床

（图22－5、图22－6）。

2. 股骨头是否位于髋臼内，有无脱位（图22－7、图22－8）。

3. 骨皮质是否连续，骨小梁走行是否正常，有无骨折线、骨质增生、硬化、破坏及囊性变等（图22－9、图22－10）。髋关节骨性关节炎：X线片显示股骨头与髋臼外上缘骨质增生，骨密度增高（图22－11）。

4. 周围软组织有无肿胀、肿块、钙化等改变（图22－12）。

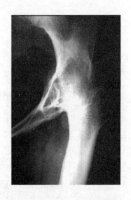
图22－4　化脓性关节炎：骨性强直

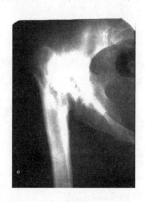
图22－5　髋关节结核：纤维强直（骨质形态消失）

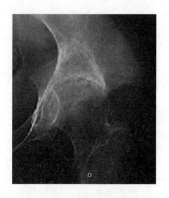
图22－6　髋关节结核（髋关节间隙明显变窄）

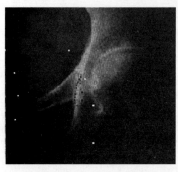
图22－7　股骨头骨骺滑脱症

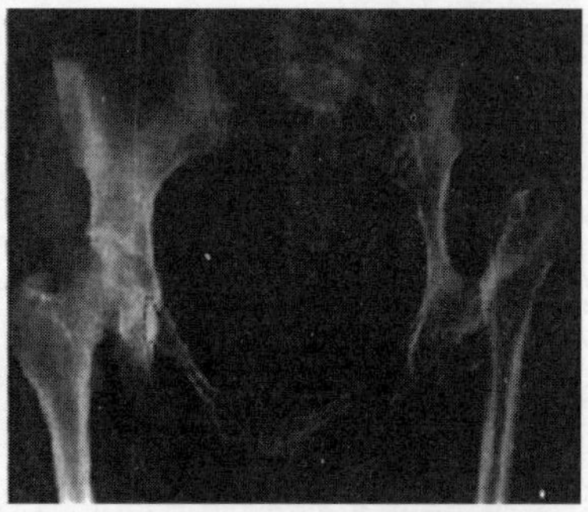

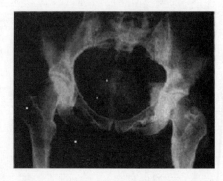
图22－8　左侧髋关节发育不良完全脱位

图22－9　左侧髂骨骨肉瘤

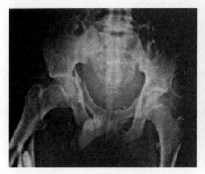
图22－10　耻坐骨骨折

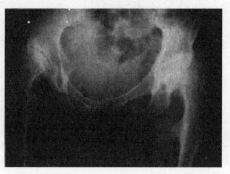
图22－11　双侧髋关节骨关节炎

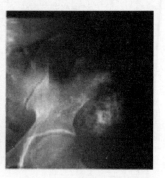
图22－12　软骨肉瘤

5. 观察股骨头的形态,如股骨头出现边缘不光滑,说明有股骨头坏死。0期:正常。Ⅰ期:局限性骨小梁模糊或轻度骨质疏松(图22-13)。Ⅱ期:股骨头外形正常,其内可见囊变,带状低密度吸收区或斑片状骨硬化。Ⅲ期:①股骨头关节面局部变平,股骨头中央或上外侧部骨密度增高;骨硬化透亮区附近出现"新月征";②出现明显骨质疏松、囊变,股骨头皮质下新月状透明带即"新月征",关节面粗糙(图22-14)。Ⅳ期:股骨头塌陷、变扁,关节面不规则密度增高,关节间隙正常(图22-15)。Ⅴ期:股骨头明显变形、塌陷,软骨下骨折、碎裂、关节间隙变窄,合并髋关节退行性关节病,可有髋关节半脱位(图22-16)。

二、骶髂关节 X 线检查

(一)骶髂关节正常 X 线表现

骶髂关节一般拍摄正位片,摄片时必须保证无

论是从左右还是上下位置,骶髂关节都位于拍摄区的中心。骶髂关节属于微动关节,由骶骨和髂骨构成。骶髂关节是耳状关节面,在正位片上不能全程切线位显示,常表现为两个关节间隙,前关节间隙偏外,后关节间隙偏内,每个关节的上下缘相互连结,正常表现为关节面光整,关节间隙大小均匀,两侧基本对称(图22-17)。

(二)骶髂关节异常 X 线表现

1. 骶髂关节是强直性脊柱炎的好发部位,一般可以分为5级。0级:正常;1级:有可疑异常;2级:有轻度异常,可见局限性侵蚀、硬化,关节间隙正常;3级:明显异常,呈中度或进展性骶髂关节炎,伴有以下一项或一项以上改变:侵蚀、硬化、关节间隙增宽或狭窄,或部分强直;4级:严重异常,完全性关节强直。骶髂关节的累及常以髂骨侧侵蚀为明显。病变一般从下1/3处开始,多呈双侧对称(图22-18~图22-20)。

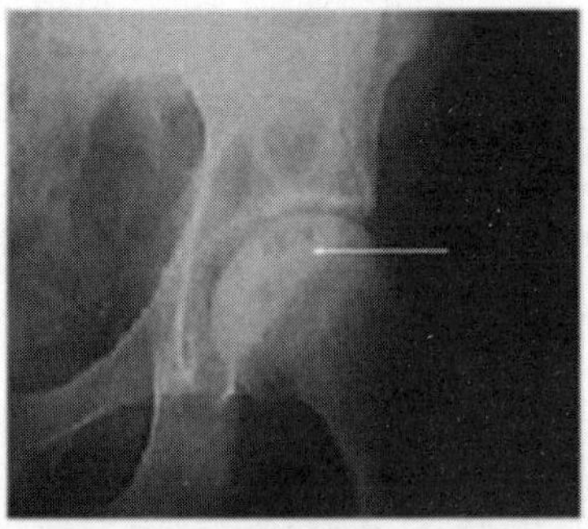

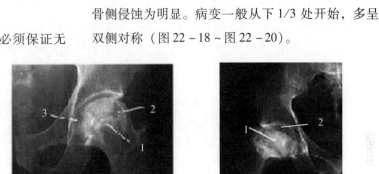

图22-13 股骨头无菌性坏死平片
(Ⅰ期)

局限性骨小梁模糊,轻度骨质疏松

图22-14 股骨头无菌性坏死平片
(Ⅲ期)

1. 股骨头密度增高;2. 骨质疏松;
3. 新月征

图22-15 股骨头无菌性
坏死平片(Ⅳ期)

1. 股骨头塌陷、变扁,关节面
不规则密度增高;2. 关节间隙正常

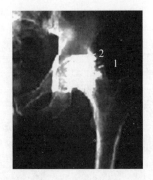

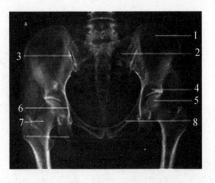

图22-16 股骨头无菌性坏死平片(Ⅴ期)

1. 股骨头明显变形、塌陷;2. 关节间隙变窄,
合并髋关节退行性关节病

图22-17 骨盆正位 X 线片

1. 髂骨;2. 骶骨;3. 关节面;4. 髂骨髋臼;5. 髋臼面;
6. 股骨头;7. 股骨颈;8. 耻骨上支;9. 耻骨下支

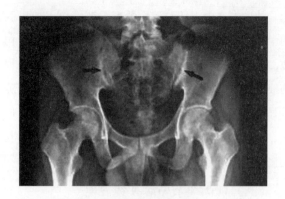

图 22 - 18　强直性脊柱炎平片（2 级）

双侧骶髂关节关节面软组织侵蚀破坏，关节面

增生硬化（箭头），关节间隙尚正常

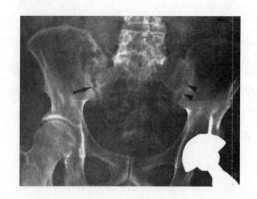

图 22 - 19　强直性脊柱炎平片（3 级）

双侧骶髂关节骨质侵蚀，缺损（单箭），关节面

周围骨质增生硬化，关节面间隙增宽，部分骨性强直

2. 骶髂关节如变宽，说明是骶髂关节后错位（图 22 - 21）。

3. 中线有无偏移，正常的骨盆平片尾椎和耻骨联合是在一条线上，此线也是骨盆的正中线，如果尾椎偏离这条正中线，有三种情况：一为尾骨先天畸形，二是骶髂关节错位（图22 - 22），三是骨盆旋转。

4. 闭孔是否对称，正常的骨盆平片，两侧闭孔对称，大小和形状一样，如两侧闭孔不对称，说明骨盆旋转移位，如一侧闭孔变小，骨盆其他部位无明显异常，说明该侧髂骨前旋转（图 22 - 23）。

5. 两侧髂骨上缘是否平行，正常是在同一水平线上，如一侧髂骨上缘低于此水平线，另一侧髂骨上缘高于此水平线，说明骨盆有旋转变形（图 22 - 24）。

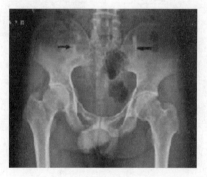

图 22 - 20　强直性脊柱炎平片（4 级）

双侧骶髂关节骨性强直，双侧髋关节关节间隙变窄（箭头），

股骨及坐骨不规则囊状低密度影

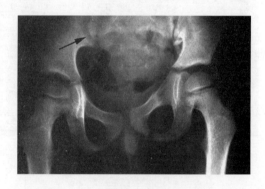

图 22 - 21　骶髂关节后错位（箭头）

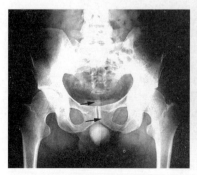

图 22 - 22　骶髂关节错位（箭头）

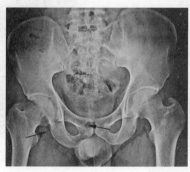

图 22 - 23　髂骨前旋转（箭头）

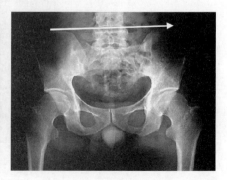

图 22 - 24　骨盆旋转（箭头）

第二节 髋部CT检查

一、髋部正常CT表现

观察髋关节必须要两个窗位，即骨窗和软组织窗。骨窗能很好地显示髋关节诸构成骨和骨性关节面，后者表现为线样高密度影，正常股骨头表现为圆形，骨皮质光整连续，呈线样高密度，骨小梁以股骨头中央为中心呈光芒状或放射状排列，骨小梁由粗至细延伸到关节面下，即星芒状。关节间隙均匀对称，无液体密度影。软组织窗观察周围软组织的结构是否对称，有无肿胀、肿块、萎缩，境界是否清晰（图22-25）。

二、髋部异常CT表现

1. 股骨头坏死CT表现 股骨头无菌性坏死又称缺血性股骨头坏死，CT表现分为6期。0期正常。

I期：骨小梁星芒结构增粗、扭曲变形，呈现拥挤、融合、扇状硬化等改变。股骨头密度不均匀，骨小梁稀疏、股骨头承重部位明显（图22-26）。Ⅱ期："星芒征"变形。骨小梁间出现网眼状低密度吸收区，边缘模糊，股骨头内见大小不等局限性囊变区，囊变区和（或）斑片状骨硬化混合存在（图22-27）。Ⅲ期：可见Ⅱ期移形变化，软骨下骨折、股骨头关节面断裂、微陷（图22-28）。Ⅳ期：股骨头碎裂变形，骨皮质断裂并出现塌陷，股骨头变扁（图22-29）。Ⅴ期：出现继发性骨关节病，表现为髋关节变窄，髋臼退变并有假囊肿形成（图22-30）。

2. 髋臼骨折CT表现 髋臼骨折是临床较严重的损伤，常因股骨头脱位时撞击髋臼边缘或髋臼顶所致，偶发于骨盆骨折波及髋臼。髋臼骨折的CT表现：①髋臼后唇和后柱骨折，CT可清楚显示整个后柱的骨折线和移位方向及程度（图22-31），骨折线可达坐骨切迹顶部，并斜向下达髋臼。单纯后唇骨折不累及后柱，CT仅可发现髋臼关节面部分骨

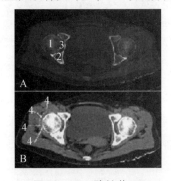

图22-25 髋关节CT
（A. 骨窗；B. 软组织窗）
1. 股骨头；2. 髋臼；
3. 关节间隙；4. 关节囊

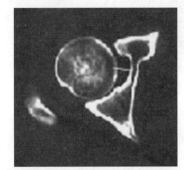

图22-26 股骨头无菌性
坏死CT（Ⅰ期）
骨小梁星芒结构增粗、扭曲变形，
骨小梁稀疏

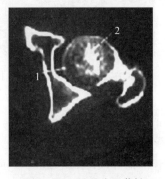

图22-27 股骨头无菌性
坏死CT（Ⅱ期）
1. 新月征；2. "星芒征"变形

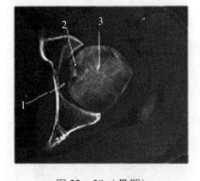

图22-28（Ⅲ期）
1. 关节面断裂、微陷；
2. 网眼状低密度吸收区；3. 骨质硬化

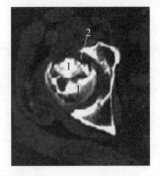

图22-29（Ⅳ期）
1. 死骨；2. 股骨头碎裂变形，
皮质断裂并出现塌陷，股骨头变扁

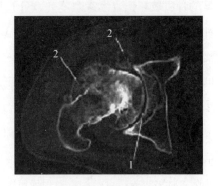

图22-30（Ⅴ期）
1. 关节间隙变窄；2. 骨质增生

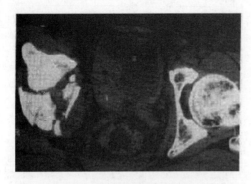

图 22 – 31　髋臼后柱粉碎性骨折

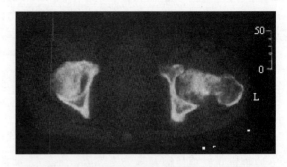

图 22 – 33　左侧股骨头颈部成骨肉瘤骨密度疏密不均，
散在骨破坏

片分离，常伴髋关节后脱位，骨折碎片可随股骨头自动复位而进入髋关节腔内。②髋臼前唇和前柱骨折，CT 显示髋关节面的骨折碎片与前柱分离（图22 – 32），股骨头可向前移位。

为关节间隙增宽，以内侧间隙明显，密度低于正常肌肉组织。在单纯股骨头显示层向上，股骨头非髋臼覆盖侧与关节囊之间示条带状水样低密度区，宽度超过 5mm（图 22 – 34）。

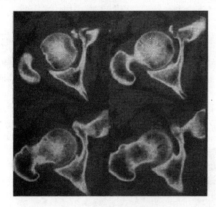

图 22 – 32　髋臼前唇骨折

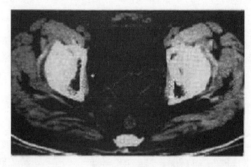

图 22 – 34　双髋关节积液

股骨头非髋臼覆盖侧与关节囊之间条带状液性低密度区

3. 髋部肿瘤 CT 表现　一般骨与软组织肿瘤良性病变仅靠 X 线片结合临床及细胞学、病理学诊断即可，但对恶性度较高、进展较迅速、瘤体比较大、与周围重要血管、神经解剖位置不清时可选择 CT 检查。①骨肉瘤：髋部较少见，CT 表现为有明显的骨质破坏，边缘参差不齐，可见新生的肿瘤骨和毛刺状骨针出现为其特征（图22 – 33）。②滑膜肉瘤：起源于关节囊、韧带、肌筋膜深层等处，CT 为分叶状均匀的软组织肿块，有假包膜包裹，骨质破坏较少而软组织内侵犯范围大。③肌肉血管瘤：CT 对血管瘤的诊断优于平片。CT 见肌肉及肌间隙中软组织密度病灶，平扫与肌肉相似或稍高，其中可见散在分布的小圆点状钙化为特点。若增强扫描可发现病灶明显强化并有蚯蚓状强化的血管影。

4. 髋关节积液 CT 表现　单纯关节积液多表现

5. 强直性脊柱炎 CT 表现　0 级：CT 表现正常或仅有关节面模糊。1 级：关节面模糊、局限性骨质疏松及软骨下骨质轻度破坏，关节间隙正常。2 级：软骨下骨质破坏、骨质硬化和微小囊变，关节间隙基本正常。3 级：严重的软骨下侵蚀、囊变，关节间隙不均匀变窄或部分强直。4 级：全部关节呈现严重骨质破坏、硬化和骨质疏松，关节完全强直（图 22 – 35 ～图 22 – 38）。

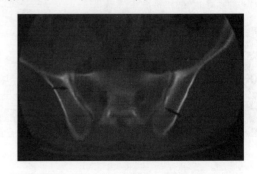

图 22 – 35　强直性脊柱炎 CT（1 级）

关节面模糊（箭头），关节间隙正常

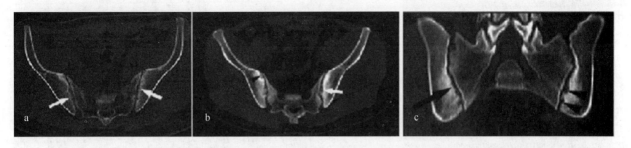

图 22 - 36 强直性脊柱炎 CT（2 级）（a、b. CT 平扫不同平面骨窗，c. 冠状位重组图像）

箭头示骶髂关节关节面模糊，骨质硬化，髂骨软骨下骨质破坏和微小囊变，关节间隙基本正常

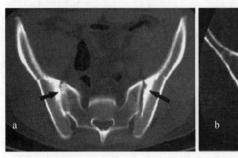
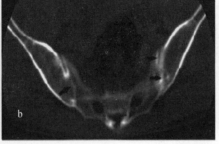
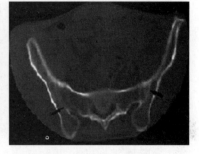

图 22 - 37 强直性脊柱炎 CT（3 级）

软骨下侵蚀，关节间隙不均匀变窄（a 图见右侧，b 图见左侧），部分强直（a 图右侧稍强直，b 图两侧强直）

图 22 - 38 强直性脊柱炎 CT（4 级）

两侧骶髂关节完全骨性强直（箭头）

6. 髋部骨折

（1）髂前上棘撕脱骨折　髂骨撕脱骨折好发于髂前上棘，继发于缝匠肌的过度收缩，发生于伸髋屈膝位，足球运动员多见。主要表现为局部疼痛，卧床休息后疼痛减轻。CT 表现：影像学检查应双侧对比观察，无移位的撕脱骨折应与骨骺解剖变异鉴别。CT 可显示撕裂的骨折碎片，常有明显移位（图 22 - 39）。

（2）股骨颈骨折　是髋部最常见的骨折，多为单侧发生。临床表现为伤后患侧髋关节疼痛，不能抬腿，局部肿胀较轻。CT 表现为：CT 扫描应包括髋臼，股骨头、颈和大、小粗隆，其易于发现骨皮质和骨小梁的中断，尤其对于无骨小梁移位的不全骨折观察较好。CT 显示骨折线清晰，可精确区分骨折类型和了解错位程度，发现骨折碎片的多少和位置，对骨折预后的评估和临床治疗均有指导意义（图 22 - 40 ~ 图 22 - 42）。

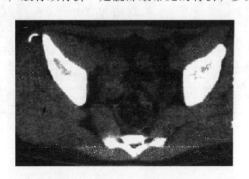
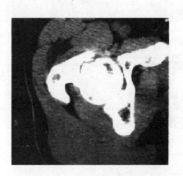

图 22 - 39 髂前上棘撕脱骨折

骨折碎片位于髂骨外缘

图 22 - 40 股骨颈骨折

（头下型：右股骨颈骨折伴分离移位）

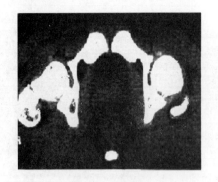

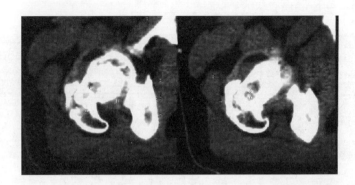

图 22-41　股骨颈骨折

（颈中型：右股骨颈骨折）

图 22-42　股骨颈骨折（基底型：右股骨颈骨折）

第三节　髋部 MRI 检查

一、髋部正常 MRI 检查

MRI 用在髋部疑难病症的诊断中，能使关节软骨、肌肉韧带以及椎间盘等组织直接成像显示。MRI 适应于任何改变骨髓质内黄骨髓含量的病变，如早期感染、无菌性坏死、结核、肿瘤和压缩性骨折，对肌腱和韧带的撕裂也较敏感。髋关节在 T_1WI 上股骨头呈类圆形中等偏高信号，髂骨信号与股骨头相似，T_2WI 上呈低信号，脂肪抑制 T_2WI 上信号低于肌肉信号，可见关节软骨，关节腔内有少许线状高信号影为滑液，双侧肌肉对称呈低信号（图 22-43～图 22-49）。

骶髂关节强直性脊柱炎常有典型 MRI 表现，且MRI 检查对 AS 早期诊断较平片和 CT 显示更为敏感和准确。正常骶髂关节，骶骨面的关节软骨厚，髂骨面的关节软骨较薄。正常关节软骨表现为 T_1WI 呈低信号，T_2WI 呈稍高信号，骨皮质表现为 T_1WI 与 T_2WI 均呈低信号，关节面下骨质表现为 T_1WI 呈高信号，T_2WI 呈略高信号，压脂像呈低信号影（图 22-50～图 22-52）。

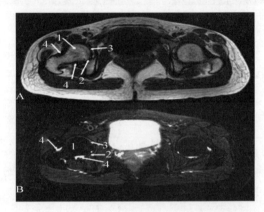

图 22-43　髋关节 MRI（A T_1WI，B T_2WI 抑脂）（水平位）

1. 股骨头；2. 髋臼；3. 关节间隙；4. 关节囊

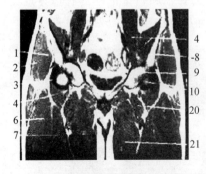

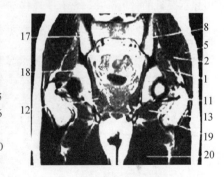

图 22-44　髋部冠状位 MRI

（股骨头的前缘层面）

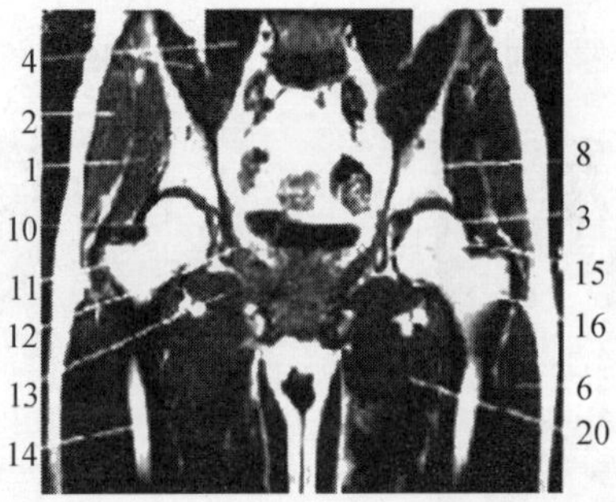

图 22-45　髋部冠状位 MRI

（股骨头中心层面）

图 22-46　髋部冠状位 MRI

（股骨头后缘层面）

T_1WI：1. 臀小肌；2. 臀中肌；3. 关节囊及髂股韧带；4. 髂腰肌；5. 臀大肌；6. 股四头肌外侧头；7. 股直肌（腱）；8. 髂骨；9. 耻骨；10. 股骨头；11. 大转子；12. 闭孔内肌；13. 闭孔外肌；14. 股骨干；15. 骶痕；16. 髋臼窝脂肪；17. 骶骨；18. 坐骨；19. 小转子；20. 内收肌群；21. 耻骨肌

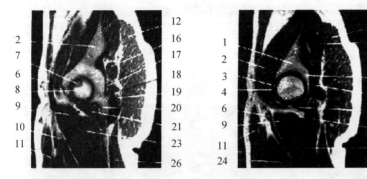

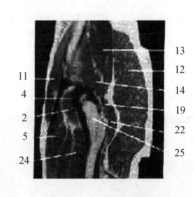

图 22 - 47　髋部矢状位 MRI 　　　　图 22 - 48　髋部矢状位 MRI 　　　　图 22 - 49　髋部矢状位 MRI

（股骨头内缘层面）　　　　　　　　　　（股骨头中心层面）　　　　　　　　　　（股骨头外缘层面）

T_1WI：1. 髂骨；2. 髂腰肌；3. 髋臼盂缘；4. 关节囊及髂股韧带；5. 股直肌腱；6. 股动、静脉；7. 圆韧带；8. 股骨头；9. 耻骨肌；10. 长收肌；11. 缝匠肌；12. 臀大肌；13. 臀中肌；14. 臀小肌；15 髋臼后唇；16 梨状肌；17. 上孖肌；18. 闭孔内肌；19. 下孖肌；20. 坐骨；21. 闭孔外肌；22. 股方肌；23. 大收肌；24. 股中间肌；25. 股骨颈；26. 半腱肌

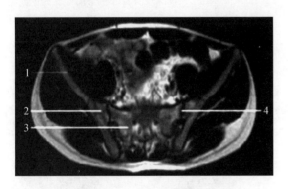

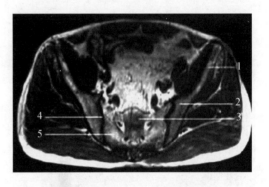

图 22 - 50　正常骶髂关节轴位 T_1WI 　　　　　　图 22 - 51　正常骶髂关节轴位 T_2WI

1. 髂骨翼；2. 髂骨；3. 骶骨；4. 关节面　　　　1. 髂骨翼；2. 髂骨；3. 骶骨；4. 关节面；5. 骶椎

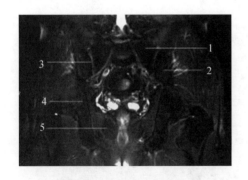

图 22 - 52　正常骶髂关节冠状位

（T_2WI 脂肪抑制系列）

1. 骶骨；2. 髂骨；3. 关节面；4. 髂骨；5. 耻骨

二、髋部异常 MRI 表现

1. 股骨头坏死 MRI 表现　股骨头无菌性坏死又称缺血性股骨头坏死，MRI 被认为是目前诊断股骨头无菌性坏死最敏感的方法。0 期：正常骨髓信号。Ⅰ期：在 T_1WI 上骨髓内出现信号减低区，T_2WI 上低信号区内侧出现带状高信号区，呈"双线征"，是早期股骨头缺血性坏死特异性 MRI 表现之一。Ⅱ期：斑片状或带状低信号内有不均匀 T_2WI 高信号区，前者代表新骨形成和血运丰富的间充质，后者代表坏死的骨髓和骨小梁结构（图 22 - 53）。Ⅲ期：在 T_1WI、T_2WI 上均表现为股骨头变形，呈高低不等、形态不规则的混杂信号并出现新月征。Ⅳ期：股骨头不规则，可出现骨皮质塌陷和低信号的斑片区或新月状死骨，股骨头塌陷、碎裂（图 22 - 54）。Ⅴ期：股骨头肥大、不规则并伴有关节间隙狭窄，关节退变。

2. 髋关节积液 MRI 表现　髋关节积液几乎见于所有的髋关节病变。某些相邻关节骨内病变或伴有关节面塌陷时，亦可引起关节积液，如成软骨细胞瘤和股骨头缺血坏死。冠状位上，股骨头颈内外侧与关节囊和髋臼关节面之间可见条带状长 T_1、长 T_2 信号。当液体信号紧贴股骨颈全长，宽度超过5mm时，可考虑有关节积液。中量积液多积聚在髋臼上唇和下方

横韧带处的关节囊隐窝内。大量积液时，内外侧关节囊均向外膨隆；横轴位上，CT 上低密度区在 T_1WI 呈低信号，T_2WI 呈明显高信号。关节间隙内亦出现液性信号条带（图22-55、图22-56）。

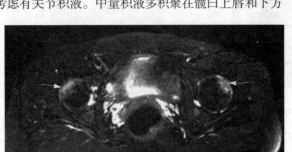

图 22-53　双侧股骨头无菌性坏死Ⅱ期
（T_2WI 抑脂）

箭头示股骨头不均匀斑片状高信号，其内见低信号区

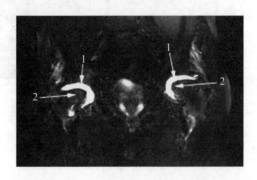

图 22-54　双侧股骨头无菌性坏死Ⅳ期
（T_2WI 抑脂）

1. 关节腔积液；2. 双侧股骨头变形信号混杂（细箭头）

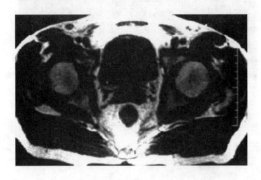

图 22-55　右髋关节积液（股骨头层面，
横轴位 SET_1WI）

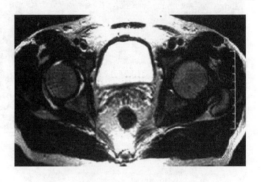

图 22-56　右髋关节积液（股骨头层面，
横轴位 $FSET_2WI$）

右侧股骨头非髋臼覆盖侧和关节囊之间以及关节间隙内条带状长 T_1、长 T_2 信号

3. 强直性脊柱炎 MRI 表现　关节血管翳为长 T_1、长 T_2 信号，明显强化，与侵蚀灶相延续，根据强化的程度来判断病变的活动性，是最敏感的影像学方法。①关节积液呈长 T_1、长 T_2 信号影，增强后滑膜可强化。②关节软骨水肿，关节面下周围骨髓呈长 T_1、长 T_2 信号影，此为早期表现。③关节软骨破坏且信号异常，此时呈长 T_1、长 T_2 信号影，信号强度不均，关节软骨面不规则，早期以髂骨侧为主，逐渐向骶骨关节面发展。④关节周围骨髓内脂肪沉积，呈短 T_1、长 T_2 信号影，抑脂像显示为低信号。⑤关节强直，关节间隙消失，骨小梁增生，T_2WI 信号降低（图22-57～图22-59）。

4. 关节脱位 MRI 表现

①MRI 示关节正常对位异常。

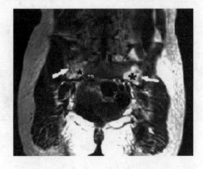

图 22-57　强直性脊柱炎冠状位 T_1WI

双侧骶髂关节关节面呈不规则侵蚀破坏（箭头），
关节面下呈高信号（＊），
为脂肪沉积，关节间隙变窄

②可显示关节内积血，关节囊及周围软组织损伤（图22-60、图22-61）。

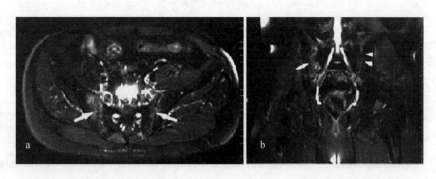

图 22－58　强直性脊柱炎 T_2WI 脂肪抑制系列（a. 横断位，b. 冠状位）

图 a、b 显示两侧关节面侵蚀缺损，髂骨及骶骨侧破坏区边缘呈小片状高信号骨髓水肿（箭头）

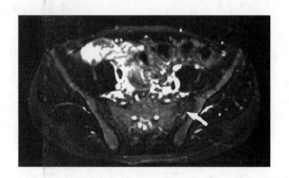

图 22－59　强直性脊柱炎（T_2WI 脂肪抑制系列）

关节面骨质硬化，呈低信号影，关节间隙狭窄，关节部分强直（箭头）

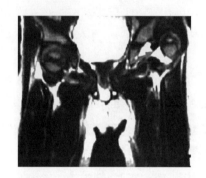

图 22－60　左髋关节脱位 T_1WI

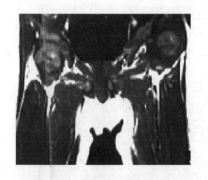

图 22－61　左髋关节脱位 T_2WI

5. 股骨颈骨折 MRI 表现　股骨颈骨折，是髋部最常见的骨折，多为单侧发生。临床表现为伤后患侧髋关节疼痛，不能抬腿，局部肿胀较轻。MRI 对平片阴性的无移位股骨颈骨折显示好，T_1WI 低信号的骨折碎片与高信号的骨髓对比明显，可观察骨折涉及的范围及周围软组织和关节囊的改变，还可显示其他影像检查无法辨认的骨折碎片的形态，在显示骨折线附近的骨髓内出血和骨髓水肿方面较为敏感，还可检测到移位骨折中伴发骨坏死的情况，

并可评价股骨头的存活状态和确定有无股骨头缺血坏死（图 22－62、图 22－63）。

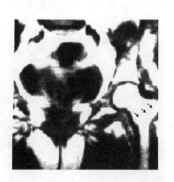

图 22－62　股骨颈骨折（冠状位 TIWI）

显示股骨颈斜行骨折线，为低信号（黑箭头）

6. 臀上皮神经卡压综合征的髂嵴点卡压 MRI 表现　长期以来大多数学者都认为臀上皮神经卡压综合征的唯一神经卡压点位于髂嵴上方。臀上皮神经髂嵴上段的体表定位于第三腰椎体横突与同侧股骨大转子的连线（图 22－64、图 22－65）。髂嵴骨质增生或髂横韧带部分骨化如上节描述，臀上皮神

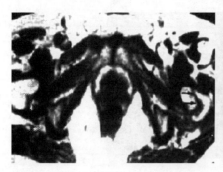

图 22 – 63　股骨颈骨折（横轴位 T_1WI）

显示股骨颈斜行骨折线，

为低信号（黑箭头）

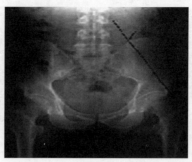

22 – 64　臀上皮神经 X 线定位示意图

箭头示第三腰椎左侧横突与左侧

股骨大转子连线，其与髂嵴相交处及

臀上皮神经入臀点，髂嵴上段臀上皮

神经基本沿该直线髂嵴上段走行

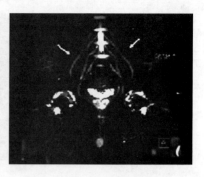

图 22 – 65　臀上皮神经 MR

神经成像（MIP 图像）

箭头所指纤细的高信号影

为臀上皮神经

经的中间支、内侧支及最内侧支位于腰背筋膜髂嵴附着点与髂嵴骨质之间狭小的纤维骨性通道内，有部分人臀上皮神经入臀点是位于腰背筋膜髂嵴附着点与髂横韧带（连接于第五腰椎横突与髂嵴之间的致密结缔组织）之间的纤维性通道内，反复局部的磨损与局部的无菌性炎症反应可以导致局部骨质增生硬化（图 22 – 66）；而髂横韧带的慢性损伤所致

其在髂嵴附着点的骨化则可加重臀上皮神经的卡压，且髂横韧带本身的损伤、肿胀亦可造成臀上皮神经的卡压（图 22 – 67）。临床明确具有臀上皮神经卡压的症状和体征、寻找影像学证据时，上述表现可为临床提供可能的循证。而切不可认为上述表现的出现就一定会出现臀上皮神经卡压的临床表现。

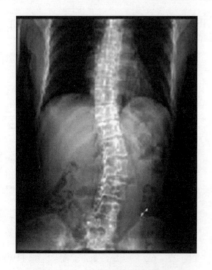

图 22 – 66　左侧髂嵴骨质增生

箭头显示左侧髂嵴处骨质增生或

髂横韧带髂嵴附着点处骨化

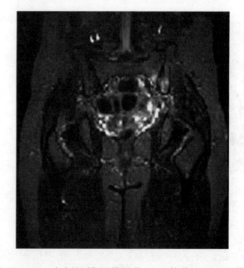

图 22 – 67　左侧髂横韧带损伤（冠状位 T_2WI 图像）

左侧髂横韧带损伤（单箭显示髂横韧带低信号不连续，

邻近软组织斑片状肿胀的长 T_2WI 信号）。右侧髂横韧带正常

形态（双箭）对比

第二十三章

膝部针刀医学影像诊断

第一节　膝部 X 线检查

　　X 线检查是膝关节首选的、必需的、基本的影像诊断方法。一张能把膝部皮肤、皮下组织、肌间脂肪、关节周围软组织层次及骨的细微结构都能显示出来的优质 X 线平片，具有很高的诊断价值。

一、膝部正常 X 线表现

　　X 线平片上滑膜关节由骨性关节面、关节间隙及关节囊构成，部分关节可以辨识韧带、关节内外脂肪层等关节附属结构。①骨性关节面：X 线所见的关节面实际上是关节软骨深层的菲薄钙化带和其下的薄层致密骨质，表现为边缘光滑锐利的线样致密影，通常凹侧关节面较凸侧为厚。②关节间隙：X 线上为两个骨端骨性关节面间的透亮间隙，称为关节间隙。由于关节软骨与其他软组织密度相似而不能辨别，X 线平片上显示的关节间隙实际上代表的是两个骨性关节面表面覆盖的关节软骨、关节间纤维软骨和真正的关节腔的投影。③关节囊：一般在 X 线平片上不显影。有时，在关节囊外脂肪层的衬托下可见其边缘。关节内脂肪位于关节囊内外层之间，如膝关节的髌下脂肪垫；关节外脂肪层位于关节囊和周围肌肉之间，层次清楚，可衬托出关节囊的轮廓。关节积液时，其内层滑膜肿胀，关节腔内积液，可显示其轮廓，如膝关节髌上囊积液。④关节附属结构：如膝关节周围的肌腱和韧带，可在脂肪组织的对比下被显示，如髌韧带、股四头肌肌腱、跟腱等。

　　骨与关节周围软组织包括肌肉、肌腱、韧带、关节囊、血管和神经等，由于各种软组织密度差别不大，缺乏良好的自然对比，所以 X 线平片仅可观察某些肌肉、肌腱和韧带的轮廓。如在一帧摄影条件良好的 X 线平片上，尤其是可调节明暗对比度的 DR 图像上，能在皮下、肌间和关节囊内外脂肪组织的衬托下，观察到某些肌肉、肌腱和韧带的轮廓，如股四头肌肌腱、髌韧带等。此外均表现为一片中等密度的影像。对血管的观察可作血管造影，使其与周围的软组织形成良好的人工对比，可显示局部血管的解剖结构（图 23 - 1、图 23 - 2）。

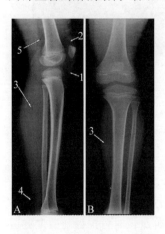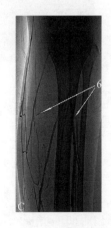

图 23 - 1　小腿正侧位 X 线片
1. 髌韧带；2. 股四头肌肌腱；
3. 肌肉；4. 跟腱；5. 肌间隙

图 23 - 2　小腿血管造影
6. 小腿血管

膝关节由股骨髁、胫骨髁、髌骨、关节内半月板及交叉韧带和几个滑囊构成，一般形态由髌骨、股骨髁和胫骨髁决定。侧位片上，股骨内髁比外髁大。髁间隆突：为胫骨上端两髁间的嵴状隆起。髌骨：为全身最大的籽骨，其前面粗涩，后面光滑覆有关节软骨，与股骨髌骨面形成关节。腓肠小骨：位于股骨外髁后方的一籽骨。髌骨上方有髌上滑液囊，膝关节积液时常增大。髌骨下方有髌下脂肪垫，在侧位片上显示为髌骨下方的低密度透亮区。半月板和交叉韧带在平片上不显影。

1. 膝关节正位片（前后位摄像） 前后位摄像时在膝关节伸直位摄像，暗盒置于膝关节后方，射线中心垂直于暗盒。站立位膝关节前后位像比仰卧位能更精确地反映膝关节关节间隙的情况。在患者情况允许时应常规拍负重前后位像（图23-3）。

2. 膝关节侧位片 膝关节侧位摄像，患者侧卧，患肢在下，膝关节保持30°屈曲。暗盒放在膝关节外侧，射线垂直于暗盒投照。膝关节侧位X线片能清楚地显示髌骨的高度、股四头肌、髌韧带、髌上囊、股骨远端、胫骨近端及腓骨（图23-3）。

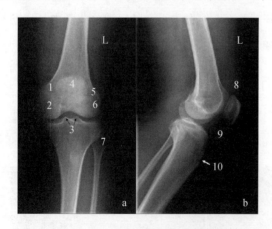

图23-3 正常膝关节X线平片

（a. 正位；b. 侧位）

1. 股骨内上髁；2. 股骨内髁；3. 髁间嵴；

4. 髌骨；5. 股骨外上髁；6. 股骨外髁；

7. 腓骨头；8 股四头肌腱；9. 髌韧带；10. 胫骨粗隆

3. 膝关节半屈曲位片（隧道位摄影） 于膝关节屈曲60°时拍摄。患者仰卧位时可拍摄前后位隧道位片；或患者俯卧位，跪于暗盒上拍摄后前位隧道位片（X线中心垂直投射于胫骨）。影像可清楚显示髁

间窝后侧，股骨内、外髁的后内侧，胫骨嵴和胫骨平台（图23-4）。剥脱性骨软骨炎患者病变多位于髁间窝后侧，此位置观察病变程度最为理想。

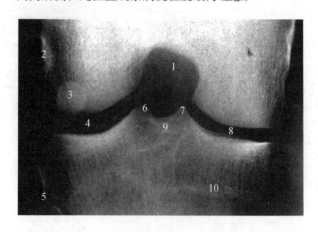

图23-4 膝关节半屈曲位倾斜X线片

（髁间切迹投射）

1. 髁间窝；2. 腘肌腱附着点；3. 腓肠豆；4. 外侧胫股关节；

5. 胫腓关节；6. 髁间外侧结节；7. 髁间内侧结节；

8. 内侧胫股关节；9. 髁间隆起；10. 骨骺线

4. 膝关节屈曲位片（髌骨轴位摄影） 髌骨轴位即Merchant位（"日出"或"观天"位）。患者取仰卧位，膝关节屈曲45°。暗盒置于胫骨近端，暴露双膝，X线与水平成30°角直接向足端投射。此位置可以极好地显示髌股关节的对线、关节软骨面和形态特征（图23-5）。

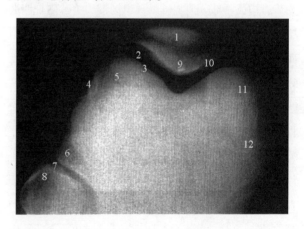

图23-5 膝关节屈曲位轴位X线片

（髌骨的"日出"或"观天"位）

1. 髌骨；2. 髌股关节；3. 股骨关节面；4. 腘肌附着；

5. 股骨外侧髁；6. 胫骨外侧髁；7. 胫腓关节；

8. 腓骨尖；9. 髌骨尖；10. 髌骨关节面；

11. 股骨内侧髁；12. 胫骨内侧髁

除了常规摄像对所发现病变作进一步评估外，膝关节斜位并不是常规 X 线检查的体位。有两种斜位片，即患者伸膝仰卧于暗盒外旋 45° 或内旋 45°，可以显示股骨内外侧髁后侧和髌骨。

二、膝部异常 X 线表现

（一）膝关节骨质基本病变 X 线表现

1. 骨膜增生 X 线表现　骨膜增生又称骨膜反应，是因骨膜受到刺激，骨膜内层的成骨细胞活动增加所产生的骨膜新生骨。组织学上，可见骨膜内层成骨细胞增多，逐渐形成新生的骨小梁。骨膜增生多见于炎症、肿瘤和外伤等，也可继发于皮肤骨膜增厚症、肥大性骨关节病等。

X 线检出骨膜增生一般在骨膜受刺激后 10 天 ~ 3 周，早期表现为与骨皮质平行的细线状致密影，以后随骨膜新生骨逐渐增厚，形成不同形式的骨膜增生。主要包括线样、层状、葱皮样、日光状和骨膜三角（图 23 - 6）。根据骨膜反应的表现形式可推断病变的组织学特征，如线样和层状骨膜反应主要见于骨髓炎等良性病变；葱皮样骨膜反应主要见于尤文肉瘤和骨髓炎等进展时快时慢的病变；日光状骨膜反应主要见于骨肉瘤等生长迅速的恶性骨肿瘤；骨膜三角又称为 Codman 三角，是快速生长的病变突破骨膜，致破坏区两端的残留骨膜呈三角形或袖口状，提示病变进展快速，常见于骨肉瘤，也可见于骨髓炎、骨膜下出血等。

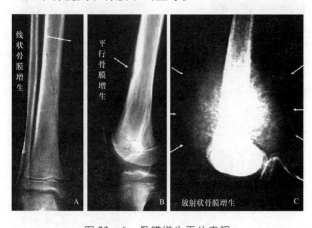

图 23 - 6　骨膜增生平片表现

A. 胫骨中段线状骨膜增生；B. 股骨下段层状骨膜增生；C. 股骨下段放射状骨膜增生

2. 骨质增生 X 线表现　骨质增生的 X 线表现是骨质密度增高，骨小梁增粗、增多、密集，骨皮质增厚，骨髓腔变窄或消失，伴有或不伴有骨骼的增大变形。骨质增生常发生在骨端边缘、骨嵴等部位，常被称之为骨刺、骨桥等（图 23 - 7）。

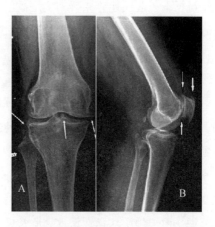

图 23 - 7　骨质增生（A：正位片，B：侧位片）

A. 膝关节正位片显示关节面边缘及胫骨髁间隆起明显增生、变尖（箭头所示）；B. 膝关节侧位片显示髌骨关节面边缘明显增生、变尖（箭头所示）

3. 软骨钙化 X 线表现　软骨钙化 X 线表现为大小不等的环形或半环形高密度影，部分可融合成团块状（图 23 - 8）。良性肿瘤的软骨钙化环影多完整、清楚；恶性肿瘤的软骨钙化则环影不清，亦多不完整。

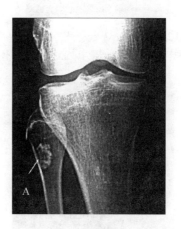

图 23 - 8　软骨瘤所致软骨钙化（膝关节正位）

箭头示腓骨头内颗粒样钙化影，融合成团

4. 骨质坏死（死骨）X 线表现　骨质坏死导致死骨形成时表现为局限性密度增高。死骨密度增高主要原因是有两点：①死骨本身密度增高；死骨骨小梁表面有新骨形成，骨小梁增粗，骨髓腔内也有新骨形成或者坏死的骨质被压缩，造成绝对密度增高；②死骨周围密度减低：死骨周围骨质被吸收或骨质疏松造成密度降低，而死骨本身由于血运中断钙盐丢失较少、密度不变，或在周围肉芽组织、脓液的包绕衬托下，造成死骨相对密度增高。一般化脓性骨髓炎死骨常呈大块状，而骨结核死骨多呈沙粒状（图23-9）。

5. 骨质疏松 X 线表现 骨质疏松的 X 线表现主要是骨密度减低（图23-10）。在长骨可见骨小梁变细、数量减少、间隙增宽，骨皮质变薄或出现分层现象。

6. 骨质软化 X 线表现 骨小梁减少变细等，不同的是骨小梁和骨皮质因含大量未钙化的骨样组织而边缘模糊。由于骨质软化，承重骨骼常发生各种变形（图23-11）。在股骨上段和胫骨等处常可见

特征性的"假骨折线"，又称 Looser 带，表现为宽约1~2mm的光滑透亮线，与骨皮质垂直，边缘稍致密。

髌骨软化症又称髌骨软骨软化症、髌骨软骨炎，是引起膝前痛的常见原因之一。病理主要表现为：软骨肿胀、龟裂、破碎、侵蚀、髌骨变薄、变小，最后与之相对的股骨髁软骨也发生相同病理改变，而形成髌股关节的骨关节病。X 线主要表现为：早期无异常所见，晚期可因软骨大部磨损，髌骨与股骨髁部间隙变窄，髌骨和股骨髁部边缘可有骨质增生，髌骨脱钙萎缩或髌骨高位（图23-12）。

7. 骨质破坏 X 线表现 骨质破坏区骨密度减低，骨皮质和骨松质消失而出现筛孔状、发丝状、虫蚀状、片状、囊状等骨缺损（图23-13）。破坏区边界清楚代表慢性炎症或良性肿瘤，边界模糊代表急性炎症或恶性肿瘤等。

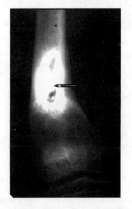

图23-9　股骨下端化脓性骨髓炎（平片）
箭头示死骨，周围低密度影为坏死区，外缘为骨质增生硬化

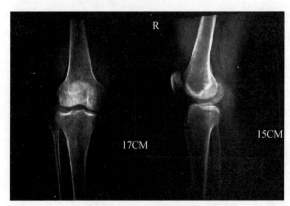

图23-10　膝关节正侧位（骨质疏松）

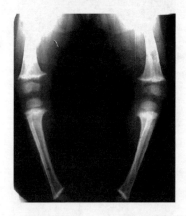

图23-11　双膝关节正位（儿童佝偻病所致骨质软化）
双侧股骨、胫骨、腓骨骨质密度减低，骨骼弯曲变形，双下肢呈"O"形。干骺端宽大呈杯口状（箭头）

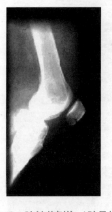

图23-12　膝关节侧位（髌骨软化）
髌骨与股骨髁部间隙变窄，髌骨变薄、变小

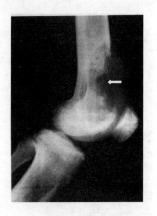

图23-13　骨纤维肉瘤（膝关节侧位片）
箭头示股骨下段骨质破坏

（二）膝关节关节基本病变 X 线表现

1. 关节退行性变 X 线表现　关节退行性变是指关节软骨变性、坏死和溶解，逐渐被纤维组织替代，继而引起骨性关节面骨质增生硬化，关节边缘骨赘形成、关节囊肥厚、韧带骨化。关节退行性变多见于老年人，是组织退行性变的表现，以承受体重较大的脊柱和髋、膝关节最为明显。此外，也常见于运动员和体力劳动者，由于慢性创伤和长期承重所致。不少职业病和地方病也可引起继发性关节退行性变。

关节退行性变早期主要表现为关节面模糊、中断、消失。中晚期由于关节软骨破坏，关节间隙变窄、软骨下骨质致密、关节面下方骨内出现圆形或不规整形透光区、骨性关节面边缘骨赘形成。关节囊与软组织无肿胀，邻近软组织无萎缩，而骨骼一般也无骨质疏松现象，不发生明显骨质破坏。

关节间隙狭窄、软骨下骨质硬化和骨赘形成是膝关节退行性骨关节炎的基本 X 线特征。后期出现关节失稳、畸形、游离体和关节面下囊性变等。按损伤程度分 5 级：0 级，正常；1 级，可能骨质增生；2 级，明确骨质增生和关节间隙可能狭窄；3 级，中度骨质增生和（或）关节间隙明确狭窄；4 级，重度骨质增生，关节间隙明显狭窄和（或）关节面硬化（图 23 - 14）。对于早期关节软骨改变及半月板、韧带等改变则需要 MRI 检查明确。

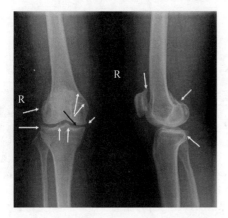

图 23 - 14　膝关节正侧位片（关节退行性变）

白箭示骨质增生、关节边缘较广泛骨赘形成，
黑箭示关节间隙变窄、关节面硬化

2. 关节肿胀 X 线表现　关节肿胀常因关节积液或关节囊及其周围软组织充血、水肿、出血和炎症所致。常见于关节炎症的早期、关节外伤与关节周围软组织感染。

X 线平片不能分辨关节腔内有无积液和（或）关节周围软组织肿胀，只能靠一些间接征象进行推测。表现为周围软组织影膨隆、密度增高，大量关节积液可见关节间隙增宽（图 23 - 15）。

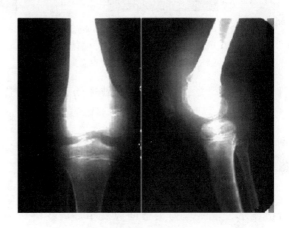

图 23 - 15　膝关节正侧位（关节肿胀）

膝关节关节周围软组织肿胀，密度增高

3. 关节强直 X 线表现　关节强直是指由骨或纤维组织连接对应关节面的病理变化，是关节破坏的后果，可分为骨性强直和纤维性强直两种。骨性强直是关节明显破坏后，两侧关节面由骨组织连接，多见于化脓性关节炎愈合后。纤维性强直是指关节内有纤维组织粘连并失去关节活动功能，也是关节破坏的后果，多见于关节结核和类风湿关节炎。

骨性强直 X 线表现为关节间隙明显变窄或消失，并见有骨小梁连接两侧关节面（图 23 - 16）。纤维性强直表现为关节间隙变窄，其间并无骨小梁跨越或贯穿（图 23 - 17），诊断需结合临床。

4. 关节破坏 X 线表现　关节破坏是指关节软骨及其下方的骨性关节面骨质被病理组织所侵犯、代替。常见于各种急、慢性关节感染、肿瘤、痛风及代谢性骨病等。关节破坏的部位和进程因疾病的性质不同而表现各异。急性化脓性关节炎的软骨破坏始于关节承重部位，进展快，不久即可累及关节软骨下的

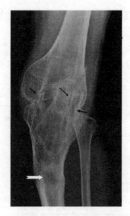

图 23-16　膝关节正位（关节骨性强直）
关节间隙消失，有骨小梁连接两侧关节面（黑箭头）。
胫骨上段见骨质破坏及周围硬化影（白箭头）

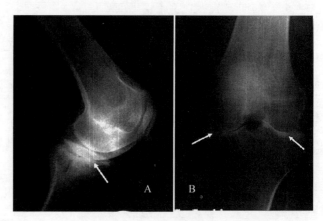

图 23-17　膝关节正侧位（关节纤维性强直，A. 侧位，B. 正位）
膝关节间隙变窄，未见骨小梁连接两侧关节面

骨质。滑膜型关节结核，软骨破坏始于关节的边缘，进展缓慢，累及骨质较晚。类风湿关节炎在晚期才发生关节破坏，一般双侧同时进行，往往从边缘开始，多呈小囊状。

关节破坏早期一般仅累及关节软骨，X线无法直接显示，仅表现为关节间隙变窄。病变继续发展，侵及软骨下骨质，则在骨端可发生破坏，表现为骨性关节面不光整，形成缺损（图 23-18）。严重者可产生关节半脱位和畸形。

5. 关节脱位 X 线表现　关节脱位是指构成关节的两个骨端的正常相对位置的改变或距离增宽，依其程度可分为半脱位（关节面尚有部分接触）或全脱位（关节面完全不接触）两种（图 23-19）。关节脱位临床上大多见于外伤，也可见于先天性或病理性。任何关节疾病造成严重的关节破坏都可能引起不同程度的关节脱位。对膝关节关节脱位 X 线平片即可做出诊断。表现为对应关节面位置改变或关节间隙增宽（图 23-20）。

6. 髌骨移位 X 线表现　髌骨的正常位置是：髌骨中心点应位于下肢中轴线上或稍外侧。正常的髌骨下极刚好位于两侧股骨髁最低点连线之上。如髌骨下极在该连线之上 2cm 者为髌骨高位（图 23-21、图 23-22）。

（三）膝关节骨折 X 线表现

骨折是指骨的连续性中断，包括骨小梁和（或）骨皮质的断裂。根据作用力的方式和骨本身的情况，骨折可分为创伤性骨折、疲劳骨折和病理性骨折。儿童可以发生骺板骨折。

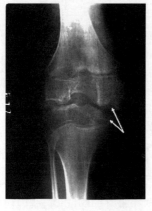

图 23-18　膝关节正位（关节破坏）
关节周围软组织肿胀，关节间隙变窄，
关节边缘对称性骨质破坏（箭头）

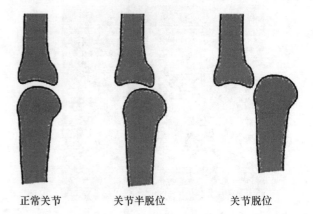

正常关节　　　关节半脱位　　　关节脱位

图 23-19　关节脱位示意图

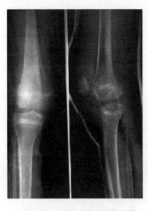
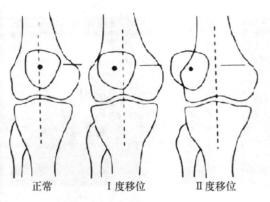

正常　　Ⅰ度移位　　Ⅱ度移位

图 23－20　膝关节脱位
（膝关节正侧位）

图 23－21　髌骨移位示意图

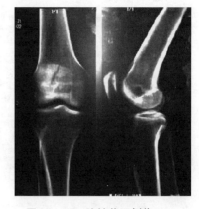

图 23－22　膝关节正侧位

正位片显示髌骨偏移，侧位片显示髌骨高位

平片诊断骨折主要根据骨折线和骨折断端移位或成角。骨折线为锐利而透明的骨裂缝。成人的骨折多为完全性，根据骨折线形态可分为横行骨折、斜行骨折和螺旋形骨折等。骨折断裂三块以上者称为粉碎性骨折。

1. 髌骨骨折 X 线表现　髌骨内可见横断或星形的 X 线下透亮的骨折线，由于股四头肌腱和髌腱的牵扯，骨折块分离多较明显，骨折上段向上移位，而下段无移位。如股四头肌腱没有完全断裂，骨折移位较少见（图 23－23）。

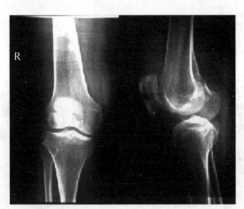

图 23－23　髌骨骨折（膝关节正侧位）

2. 股骨髁骨折 X 线表现　骨折可造成股骨髁与胫骨平台、髌骨与股骨关节面之间，相应关节的破坏，改变了膝关节正常的解剖轴与机械轴，破坏了膝关节正常负荷与传导。股骨髁骨折易发生骨块分离而不产生塌陷，易于产生"T"或"Y"形骨折（图 23－24）。

3. 胫骨髁及胫骨平台骨折 X 线表现　膝关节的垂直压缩力常引起"T"形或"Y"形双髁骨折，清晰的膝正侧位 X 线片，可显示骨折情况，特别对于无移位骨折。Schatzker 将胫骨平台骨折分为 6 型：Ⅰ型，外侧平台的单纯楔形骨折或劈裂骨折。Ⅱ型，外侧平台的劈裂压缩性骨折。Ⅲ型，外侧平台单纯压缩性骨折。Ⅳ型，内侧平台骨折。其可以是劈裂性或劈裂压缩性。Ⅴ型，包括内侧平台与外侧平台劈裂的双髁骨折。Ⅵ型，同时有关节面骨折和干骺端骨折，胫骨髁部与骨干分离，即所谓的骨干 － 干骺端分离，通常患者有相当严重的关节破坏、粉碎、压缩及髁移位（图 23－25、图 23－26）。

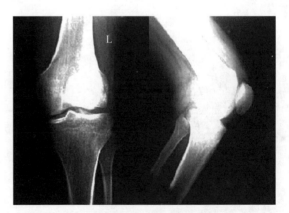

图 23－24　股骨外侧髁骨折（膝关节正侧位）

4. 胫腓骨骨折 X 线表现　胫腓骨骨折可分为三种类型：①单纯骨折，包括斜行骨折、横行骨折及螺旋形骨折。②蝶形骨折，蝶形骨块的大小和形状有所不同，因扭转应力致成的蝶形骨折块较长，直接打击的蝶形骨折块上可再有骨折线。③粉碎骨折，一处骨折粉碎，还有多段骨折（图 23－27）。

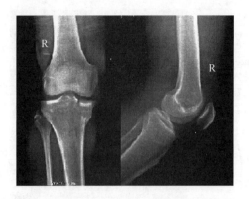

图 23 - 25　胫骨内侧髁骨折
（膝关节正侧位）

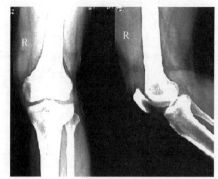

图 23 - 26　胫骨平台骨折
（膝关节正侧位）

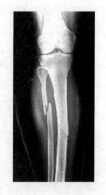

图 23 - 27　胫腓骨骨折
（下肢正位）

第二节　膝部 CT 检查

一、膝部正常 CT 表现

CT 的密度分辨力明显高于 X 线检查，且为断面成像，避免了各种解剖结构的重叠，能清楚显示各骨结构。此外，随着多层螺旋 CT 的广泛应用，密度分辨力日益提高，对膝关节薄层原始图像进行冠状及矢状面三维重组，可以清晰显示膝关节的整体结构（图 23 - 28、图 23 - 29）。

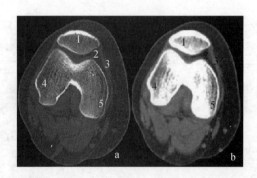

图 23 - 28　膝关节 CT 平扫（a. 骨窗；b. 软组织窗）

1. 髌骨；2. 关节腔；3. 髌内侧支持带；
4. 股骨外髁；5. 股骨内髁

CT 骨窗能很好显示关节各组成骨的骨性关节面，表现为菲薄线样致密影，骨性关节面下为骨松质，能清晰显示骨小梁呈细线状相互交织呈网格状改变。关节软骨较薄且呈中等密度，CT 显示不佳。CT 软组织窗可见关节囊、周围肌肉和囊内外韧带，这些结构均呈中等密度影，在低密度脂肪的衬托下可显影。正常

关节腔内的少量液体在 CT 上难以辨认（图 23 - 30）。

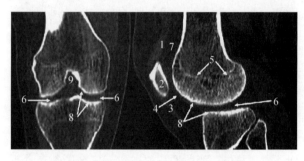

图 23 - 29　膝关节 CT 三维重组
（左图：冠状位重组，右图：矢状位重组）

1. 股四头肌腱；2. 髌骨；3. 髌韧带；4. 关节软骨；5. 骨骺线；
6. 关节间隙；7. 髌上囊；8. 骨性关节面；9. 髁间窝

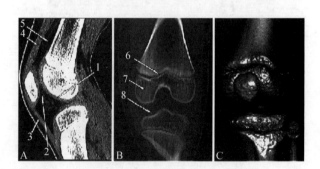

图 23 - 30　膝关节 CT 平扫
（A. 软组织窗；B. 骨窗；C. 三维重建图像）

1. 关节软骨；2. 关节间隙；3. 髌韧带；4. 股四头肌肌腱；
5. 脂肪间隙；6. 骨骺线；7. 骨骺；8. 骨性关节面

二、膝部异常 CT 表现

（一）膝关节骨质基本病变 CT 表现

1. 骨膜增生 CT 表现　骨膜增生的 CT 基本表

现与 X 线平片表现相同，但有其特殊性。CT 能显示平片不易显示的扁平骨，通过多平面重组还能显示骨膜增生的更多细节（图23-31）。因为 CT 的空间分辨力不足，常不能显示多层状骨膜增生；有时也不能显示增生的骨膜与骨皮质之间的透亮间隙，此时增生的骨膜和原来的皮质可混在一起而类似于骨皮质增厚。

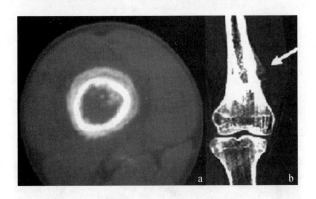

图 23-31　骨膜增生

（a. CT 平扫；b. CT 重组图像）

膝关节 CT 平扫及冠状位多平面重组图像显示

股骨中下段内侧骨膜增生并中断，形成骨膜三角

2. 骨质增生 CT 表现　骨质增生是指单位体积内骨量的增多。组织学上可见成骨活动增加或/和破骨活动减弱，骨皮质增厚，骨小梁增粗增多，骨髓腔变窄、闭塞。

骨质增生硬化的 CT 表现与其 X 线平片的表现相似（图23-32）。

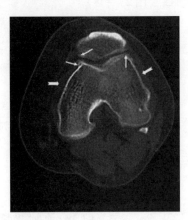

图 23-32　骨质增生（CT 平扫）

CT 横断位图像，箭头示骨质增生，尾箭示关节积液

3. 软骨钙化 CT 表现　软骨钙化可分为生理性

或病理性，常见于软骨瘤、骨软骨瘤、软骨黏液样纤维瘤和软骨肉瘤等软骨类肿瘤基质的钙化。组织学上，软骨内钙化发生于软骨小叶边缘部，呈环形。

由于避免了组织结构的重叠，CT 能显示平片不能见到的钙化影，能更好地显示瘤软骨钙化的特征（图23-33）。

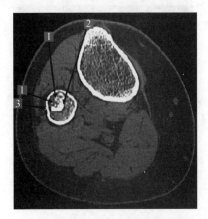

图 23-33　软骨瘤所致软骨钙化（膝部 CT 平扫）

1. 颗粒样钙化；2. 钙化融合成团；

3. 骨皮质增生，其内侧见条形高密度死骨

4. 骨质坏死（死骨）CT 表现　骨质坏死是指各种原因造成的局部骨组织新陈代谢停止，坏死的骨质称为死骨。形成死骨的原因主要是血液供应的中断。组织学可见骨小梁变宽，板层结构消失，骨陷窝内骨细胞消失。死骨常见于化脓性骨髓炎、骨结核、骨缺血坏死及部分恶性骨肿瘤等所致骨质坏死。

死骨的 CT 表现和征象与 X 线表现基本相同（图23-34）。

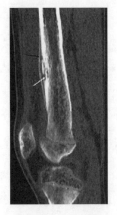

图 23-34　死骨（CT 矢状位多平面重组图像）

股骨中下段见线状骨膜增生，其内侧见条形高密度死骨

5. 骨质疏松 CT 表现　骨质疏松是指单位体积内骨组织的含量减少，即骨组织的有机成分和无机成分都减少，但两者的比例仍正常。组织学改变是骨皮质变薄，哈氏管和伏克曼管扩大，骨小梁减少、变细甚至消失。

骨质疏松的 CT 表现和征象与 X 线表现基本相同（图 23 – 35）。

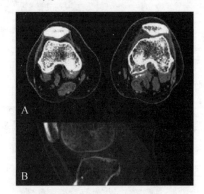

图 23 – 35　骨质疏松

A. 膝关节 CT 平扫；B. CT 矢状位多平面重组图像

6. 骨质软化 CT 表现　骨质软化是指单位体积内骨组织有机成分正常而钙化不足，因而骨内钙盐含量降低，骨质变软。组织学显示骨小梁中央部分钙化，周围包绕未钙化的骨样组织。

髌骨软化主要是由于膝关节的长期慢性劳损，导致软骨在局部被磨损的过程中，软骨细胞先被挤压死亡，失去正常代谢机能，硫酸软骨素产生减少或缺失，软骨表面受到损伤不能正常交换营养物质而造成软骨变形。

骨质软化的 CT 表现和征象与 X 线表现基本相同。

7. 骨质破坏 CT 表现　①骨松质破坏呈骨小梁缺失，骨髓被病理组织取代、CT 值为软组织范围。②骨皮质内破坏呈小点状透明区，内外面破坏呈虫蚀状，全层破坏呈片状缺损（图 23 – 36）。

（二）膝关节关节基本病变 CT 表现

1. 关节退行性变 CT 表现　CT 较平片能更好地显示关节病变。膝关节退行性变的各种 X 线征象如骨性关节面中断消失、关节间隙变窄、软骨下骨质囊变和关节面骨赘形成等在 CT 上均可很好地显示。

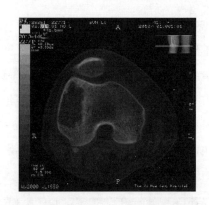

图 23 – 36　膝关节 CT（股骨外侧髁肿瘤）

肿瘤与正常骨质移行带窄、硬化，提示良性，
偏心膨胀性生长，提示巨细胞瘤

后期引起滑膜炎关节积液时，比平片敏感，表现为关节囊扩张，内为均匀液性密度影（图 23 – 37）。

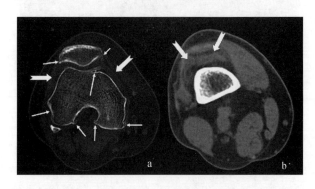

图 23 – 37　膝关节 CT（a. 骨窗；b. 软组织窗）

骨质增生（箭头），关节腔积液（尾箭）

CT 轴位图像结合多平面重组图像可清楚地显示关节间隙变窄、软骨下骨性关节面的囊变、关节边缘的骨赘形成（图 23 – 38）。

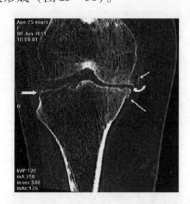

图 23 – 38　膝关节 CT 多平面重组图像
（关节退行性变）

膝关节间隙局部变窄（弯箭），相应关节面骨质硬化，关节面下见囊状低密度影，关节边缘骨赘形成（白箭），尾箭示关节游离体

2. 关节肿胀 CT 表现　CT 比 X 线平片更易显示关节肿胀，可直接显示关节囊增厚和关节腔内的积液。表现为关节囊肿胀、增厚呈软组织密度影，关节腔内积液一般呈水样密度，如合并出血或积脓时其密度可增高（图23 – 39）。

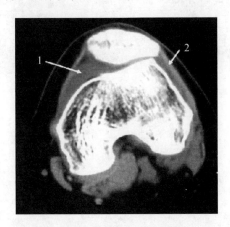

图 23 – 39　膝关节 CT（关节肿胀）

1. 关节积液；2. 关节囊增厚

3. 关节强直 CT 表现　CT 横断面图像显示关节强直的整体性不如 X 线平片，多平面重组图像可清晰显示关节间隙的变窄或消失，两侧关节面之间有无骨小梁连接等（图 23 – 40）。

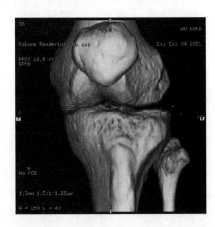

图 23 –40　膝关节 CT 多平面重组图像（关节纤维性强直）

膝关节间隙变窄，未见骨小梁连接两侧关节面

4. 关节破坏 CT 表现　关节破坏早期一般仅累及关节软骨，X 线片无法直接显示，仅表现为关节间隙变窄。病变继续发展，侵及软骨下骨质，则在骨端可发生破坏，表现为骨性关节面不光整，形成缺损（图 23 – 41）。严重者可产生关节半脱位和畸形。

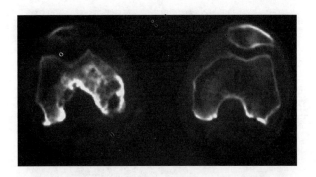

图 23 – 41　膝关节 CT（关节破坏）

膝关节类风湿关节炎导致大面积软骨下骨侵蚀，

骨质疏松、糜烂破坏

5. 关节脱位 CT 表现　图像有效避免了组织结构的重叠，易于显示一些平片难以发现的脱位（图23 – 42）。通过多平面重组及三维重建等图像后处理技术可直观显示关节解剖关系，并可进行角度和距离测量。

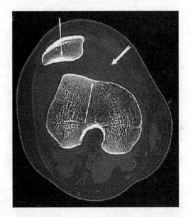

图 23 – 42　膝关节 CT（髌股关节半脱位）

髌骨向外移位，部分脱离股骨髌面（箭头），

关节肿胀，关节腔积液（尾箭）

（三）膝关节骨折 CT 表现

1. 髌骨骨折 CT 表现　CT 轴位扫描为常规体位，薄层扫描后表面重建图像，其结果与 X 线摄片相仿，CT 检查对怀疑有髌骨微小骨折、有无伴发髌骨脱位意义重大，细小骨折线 X 线检查有时难以发现（图 23 – 43）。

2. 胫骨平台骨折 CT 表现　胫骨平台骨折是典型的关节内骨折，遭受内或外翻暴力的撞击，或坠落的压缩暴力等均可导致，CT 检查显示平台骨折线精确细致（图23 – 44）。

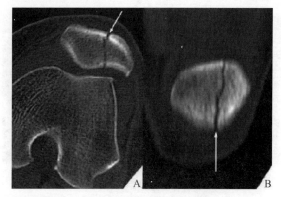

图 23 – 43　同一病例髌骨骨折 CT 检查

A. 髌骨纵行骨折线（箭头示）；

B. 冠状位重建图像（箭头示）

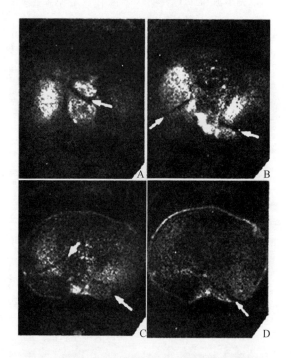

图 23 – 44　同一病例胫骨平台骨折 CT 图像

（图 A ~ 图 D：CT 轴位图）

髁间棘的平台中后份线性骨折，显示清晰皮质中断（箭头示）

第三节　膝部 MRI 检查

一、膝部正常 MRI 表现

（一）膝关节 MRI 检查的内容

　　MRI 能清晰显示关节软骨、韧带、肌腱、关节囊和骨髓等组织结构，对膝关节病变的诊断优于其它影像学检查方法（图 23 – 45、图 23 – 46）。

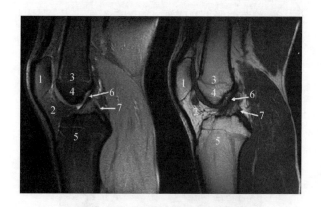

图 23 – 45　正常膝关节矢状位 MRI

（左：T_1WI；右：T_2WI）

1. 髌骨；2. 髌下脂肪垫；3. 股骨；4. 股骨外侧髁；

5. 胫骨；6. 前交叉韧带；7. 后交叉韧带

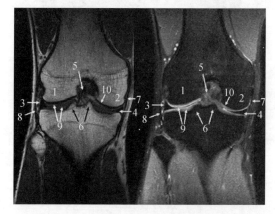

图 23 – 46　正常膝关节冠状位 MRI

（左：T_1WI；右：T_2WI）

1. 股骨外侧髁；2. 股骨内侧髁；3. 外侧半月板；

4. 内侧半月板；5. 前交叉韧带；

6. 胫骨髁间嵴；7. 内侧副韧带；

8. 外侧副韧带；9. 关节软骨；10. 骨皮质

　　1. 半月板　膝关节的半月板由纤维软骨构成，外缘厚，内缘薄而游离于关节腔。内、外侧半月板的形态略有不同，外侧半月板较小，近似"O"形，前后均匀一致，内侧半月板较大，近似"C"形，前端窄后份宽。正中矢状位上半月板前、后角分离呈尖端相对的三角形，旁矢状位上双侧半月板在关节边缘层呈蝴蝶结状。外侧半月板前、后角长度大致相同，内侧半月板后角较前角长。正常半月板与关节囊 T_1WI、T_2WI 均呈低信号。退变或撕裂在不同序列和技术上都显示半月板内异常高信号。

　　2. 关节软骨　膝关节诸构成骨的关节面上均覆

有透明软骨，在 SE 序列：T_1WI 像上呈中等信号，T_2WI 像上呈低信号，在 GRE 序列上均呈高信号，脂肪抑制序列呈中等或低信号。正常膝关节关节面光滑均匀。

3. 韧带　前后交叉韧带及内外侧副韧带是膝关节的 4 条主要韧带，MRI 可清晰显示 4 条韧带。前交叉韧带起自胫骨髁间隆起的前方，斜向后上外方，附于股骨外侧髁的内侧面，后交叉韧带起自胫骨髁间隆起的后方，斜向前上内方，附于股骨内侧髁的外侧面。矢状位可清晰显示前后交叉韧带的走行。内侧副韧带起自股骨内上髁，止于胫骨内侧髁的内侧面，外侧副韧带上方附于股骨外上髁，下方附于腓骨头下方。内、外侧副韧带在冠状位上显示最佳。4 条韧带在 T_1WI、T_2WI 像上均表现为条带状低信号。

（二）膝关节内软骨的解剖学结构

关节内软骨主要是指关节内软骨盘（如膝关节内半月板结构）及关节边缘的软骨等，是纤维软骨构成的关节附属器。纤维软骨是一种致密的白纤维组织，纤维束间有成纤维细胞和小群软骨细胞，这些细胞周围有条纹状的基质环绕。不同于透明软骨的是基质中含有大量的 I 型胶原，极少或不含有 II 型胶原成分。

纤维软骨在贴近骨质的深层有类似于透明软骨的钙化带，浅层内有平行排列的致密胶原（I 型）纤维束，其间有典型致密结缔组织的成纤维细胞和少量基质，相邻层的纤维束相互交错。深层和浅层之间隔以过渡带，由不规则的胶原纤维束和具有高度发达高尔基体的成纤维细胞组成，成纤维细胞可生成蛋白多糖和胶原，并构成深层软骨的发生带。不同部位的纤维软骨依其功能不同，纤维的直径和排列方式也有差别。

膝关节半月板具有保证股骨和胫骨结合部的稳定性、分散承重、吸收冲击、保护关节软骨的作用，有文献报道半月板承担了股骨和胫骨受力的 60% ~ 70%。在胫股关节间隙内有内侧半月板和外侧半月板，前者半径较后者大，呈 "C" 形，而后者呈

"O" 形（图 23 - 47）。半月板是中心部较薄、边缘（外周部）较厚的纤维软骨结构，外周部多为横向纤维和环形纤维构成，中心部胶原纤维不规则走行。

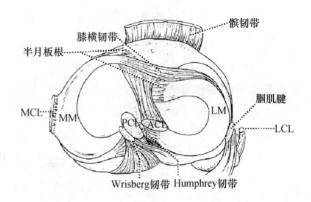

图 23 - 47　半月板及周围结构示意图

从头侧观察胫骨平台所见的半月板及周围组织

MM：内侧半月板；LM：外侧半月板；

MCL：内侧副韧带；LCL：外侧副韧带；

ACL：前交叉韧带；PCL：后交叉韧带

半月板外周约三分之一有血供称为红区，该部位发生小的撕裂可以自然愈合。与此相对应的是自由缘侧无血供，称为白区。半月板分为三大块，分别为前节、中节、后节（或称为前角、体部和后角）。也有学者将其分为五部分，命名为前角、前节、中节、后节、后角（图 23 - 48）。

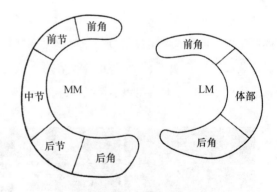

图 23 - 48　半月板分部示意图

左为五部分法，右图为三部分法；

半月板外周三分之一有血供（灰色部分）

（三）正常膝关节软骨 MRI 分层表现

由于关节软骨非常薄，加之传统 X 线平片的对比分辨力有限，故 X 线检查对关节软骨的应用一直有很大局限。CT 的对比分辨力有明显提高，

但因其空间分辨率有限，也不能对关节软骨的显示有大的改善。MRI 的空间分辨力高，特别是其组织分辨力很高，能较好显示关节和关节软骨的不同结构，是目前应用最好的检查方法，且没有辐射损伤。近年来由于新的扫描序列的开发和各种关节表面线圈的改进，使 MRI 在关节软骨病变的检测方面已具有相当重要的作用。随着技术的改进，MRI 在软骨病变检查方面的优势和潜力已越来越明显。

膝关节透明软骨厚 2 ~ 4mm，均匀的被覆于关节面。关节软骨的 MRI 表现与选用设备及序列不同而表现不一。比较经典的观点认为关节软骨在 MRI 上呈较为特征性的带状分层表现，而且这种分层的带状表现与年龄相关，成熟的关节软骨的分层带状表现在青年人中的显示率明显高于成年人及老年人。

在经典的自旋回波（SE）序列和快速自旋回波（FSE）序列标准的 T_1WI 和 T_2WI 上，关节软骨呈单层均匀信号；在重 T_1WI 和 T_2WI 上呈双层形态，即 T_1WI 上表层为低信号、深层为高信号，T_2WI 上正好相反；此时表层相当于组织上的切线层和过渡层，深层相当于放射层和钙化层。

在短回波时间（TE）的序列上关节软骨最多显示四层结构，由浅入深呈低信号与中等信号相间排列。这些层次特征可与软骨的组织学结构大致对应：①浅层的低信号对应组织学切线带；②浅层带下的中等信号对应切线带的深层、全层过渡带和放射带的最表浅部分；③放射带中层显示一低信号带；④最深层的中等信号带对应放射带的深部和钙化带。随着 TE 时间的延长，软骨信号从深部放射带开始衰减，表现为三层结构，即低信号的表层带，中等信号的过渡带和上部放射带，低信号的放射带深部及钙化带（图 23 - 49）。

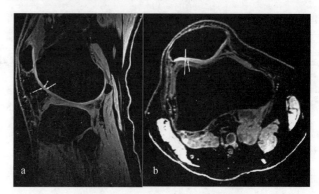

图 23 - 49　正常关节软骨分层表现
（a. 矢状位；b. 横轴位）
图 a：股骨髁软骨分层表现（箭头）；
图 b：髌软骨分层表现（箭头）

二、膝关节内半月板的正常 MRI 表现

与关节软骨类似的是，正常纤维软骨在平片及 CT 上不能显示，而纤维软骨易发生钙质沉积，此时 X 线平片和 CT 可以在关节窝周围显示不规则形或铸型高密度影。纤维软骨在 MRI 图像上，无论是 T_1WI、T_2WI 还是质子密度加权（PDWI）上都是均质的、边缘清楚的低信号结构（图 23 - 50）。

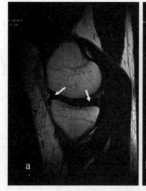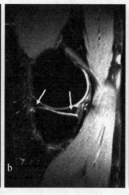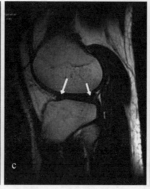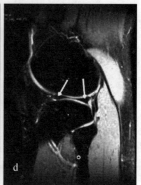

图 23 - 50　膝关节半月板矢状位 MRI（a. T_1WI；b. PDWI/FS；c. T_1WI；d. PDWI/FS）
图 a、图 b：内侧半月板呈均匀低信号影（箭头）；图 c、图 d：外侧半月板呈均匀低信号影（箭头）

三、膝部异常 MRI 表现

（一）膝关节关节病变 MRI 表现

1. 膝关节关节肿胀 MRI 表现　MRI 在显示关节周围软组织肿胀、关节积液方面优于 CT。关节积液一般 T_1WI 呈低信号，T_2WI 呈高信号，合并出血时 T_1WI 及 T_2WI 均为高信号（图 23 - 51）。

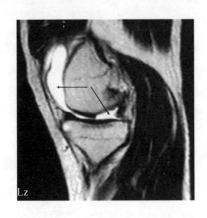

图 23 - 51　膝关节矢状位 MRI（T_2WI）（关节肿胀）

膝关节积液呈明显高信号（箭头）

2. 膝关节骨挫伤 MRI 表现　骨挫伤是外力作用引起的骨小梁断裂和骨髓水肿、出血，在平片和 CT 上常无异常发现。骨挫伤区在 T_1WI 上表现为模糊不清的低信号区，在 T_2WI 上为高信号，如在 T_1WI 不规则低信号区内出现模糊高信号，提示骨髓内出血，特别注意寻找隐性骨折线和骨髓水肿两种病理改变的不同信号，以和其他疾病相鉴别。骨挫伤一般局限于干骺端也可延伸到骨干。骨

挫伤可以自愈，短期随访骨内的异常信号影消失（图 23 - 52）。

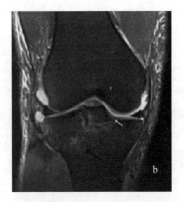

图 23 - 52　膝关节 MRI 冠状位 T_2WI 像

胫骨上端骨挫伤（黑箭），软骨骨折（白箭）

3. 关节破坏 MRI 表现　MRI 可直接显示关节软骨的破坏情况，破坏早期可见关节软骨表面毛糙、局部变薄，严重时可见关节软骨不连续甚至大部分破坏消失。关节软骨破坏时，可见软骨的高信号带不连续，呈现碎片状或大部分破坏消失。软骨下骨性关节面破坏，可出现不规则的大小不等斑片状长 T_1、长 T_2 信号，骨髓内有不规则的破坏区，T_1WI 呈低信号，T_2WI 呈等高混杂信号，说明骨破坏区内主要为肉芽组织（图 23 - 53）。

（二）膝关节软骨常见病变 MRI 表现

1. 膝关节软骨外伤性改变 MRI 表现

（1）膝关节软骨骨折的 MRI 表现　分为软骨局部全层缺损、软骨部分缺损变薄和软骨断裂，呈裂隙状（裂隙垂直或不垂直于关节面）三种类型

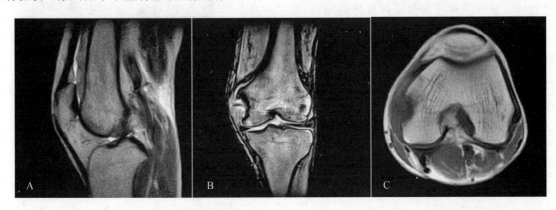

图 23 - 53　股骨内侧髁剥脱性骨软骨炎（图 A：矢状位；图 B：冠状位；图 C：横断面）

股骨内侧髁虫蚀样骨质破坏，边缘不规则，未见明显骨膜反应，局部软组织肿胀

（图 23 - 54）。MRI 对软骨全层缺损和裂隙状软骨骨折显示较好，诊断正确率高。但对软骨局限性变薄，MRI 诊断正确率较低，多只疑似诊断，而不能明确诊断。MRI 对关节内软骨游离体的显示率低，可能是关节积液影响了游离体的显示。软骨骨折往往同时合并软骨下骨的损伤及邻近骨髓挫伤、水肿；而 MRI 易发现骨髓挫伤（表现为 T_2WI 上地图状的高信号），并且能够清晰显示邻近脂体挫伤、半月板损伤、关节内及周围韧带损伤、创伤性滑膜炎等。

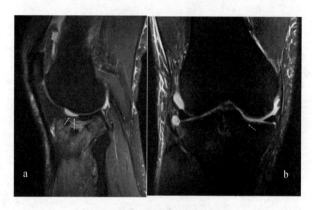

图 23 - 54　膝关节 MRI

（a. 矢状位 PDWI/FS 图像；b. 冠状位 PDWI 图像）

　　图 a：胫骨近端关节面处局部软骨全层缺损（箭头），其后方胫骨平台后份软骨肿胀；邻近骨髓挫伤明显，关节内少量积液。图 b：胫骨上端软骨裂隙样骨折（箭头），邻近胫骨上段骨折、骨髓水肿；关节内少量积液，膝关节周围软组织挫伤

　　（2）膝关节软骨挫伤、水肿 MRI 表现　外伤导致软骨胶原纤维结构完整性破坏或排列顺序的改变、软骨内蛋白聚糖等成分丢失，而相应的游离水就会通过损伤处进入关节软骨内或在软骨基质内与亲水的氨基葡萄糖结合，导致软骨基质水肿或软骨细胞肿胀，局部含水量增加。其典型的 MRI 表现是：①局部软骨 T_2WI 信号增高、软骨增厚；②受损的关节软骨边缘毛糙；③正常软骨的分层样表现消失；④邻近组织损伤、水肿表现（图23 - 55）。

2. 膝关节软骨退行性改变 MRI 表现

　　（1）膝关节软骨退行性改变的病理基础　软骨

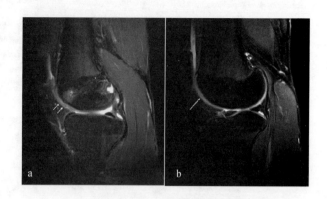

图 23 - 55　膝关节软骨损伤矢状位 FST_2WI

（a. 内侧髁软骨挫伤、水肿；b. 同一膝关节外侧髁对照）

　　图 a：股骨内侧髁前份关节软骨明显增厚（箭头），信号增高，边缘略显毛糙，正常分层结构（如图 b 相应部位显示）消失；损伤部位软骨下骨髓内挫伤表现。图 b：正常关节软骨呈分层改变（箭头）

　　退变是一个生化和结构均发生变化的复杂过程。关节软骨的早期退变主要是基质的松软、软骨胶原定向排列方式的改变、蛋白多糖的大量丢失以及水分进入软骨间质；晚期主要是软骨形态的异常，表现为软骨水肿、裂隙变、弥散性变薄、裸露。退变的关节软骨细胞的胶原合成及降解远比正常关节要大，结果是总量虽无改变，但其形态和排列方式发生改变。软骨修复的结果是在软骨下骨的上部生长软骨绒毛，这些绒毛束可以分布到骨，越过骨表面，形成新的软骨覆盖，即关节软骨的原纤维化（纤绒样变）。关节的承重面软骨发生退变的概率比非承重面大得多（图23 - 56）。

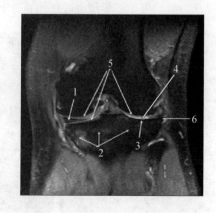

图 23 - 56　膝关节 MRI（冠状位 T_2WI/FS）

1. 半月板损伤；2. 骨损伤；3. 软骨缺如；软骨下骨质裸露；
4. 关节腔少量积液；5. 关节软骨变薄；6. 骨质增生

（2）膝关节软骨退行性变的 MRI 分期表现　MRI 所见将软骨退行性变分为 4 期：Ⅰ期，高信号的局限性增厚。Ⅱ期，软骨内小的囊状缺损但未侵及表面。Ⅲ期，表面变薄、变细，软骨内呈低信号，软骨缺损未侵及骨。Ⅳ期，软骨呈低信号并侵及骨（图 23 - 57）。

Ⅰ度损伤表现为低信号的半月板内点片状稍高信号改变（病理研究显示其为黏液变性，目前还没有证据显示年轻人半月板内的高信号会发展为撕裂），多见于内侧半月板后角（图 23 - 58）。

Ⅱ度损伤表现为半月板内横行、不达关节面的高信号影，提示半月板的慢性损伤（图 23 - 59）。

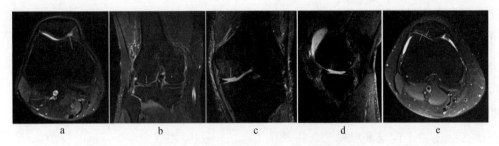

图 23 - 57　关节软骨退行性改变 MRI 表现

（a. 髌骨内侧面软骨；b. 股骨外侧髁软骨；c、d. 股骨内侧髁表面软骨；e. 髌骨外侧面软骨）

图 a：髌骨内侧面软骨高信号的局限性增厚，为关节软骨Ⅰ期退变表现（箭头）；图 b：股骨外侧髁软骨局限性变薄，但无破损，为关节软骨Ⅱ期退变表现（箭头）；图 c、图 d：股骨内侧髁表面部分软骨全层缺失，内侧髁骨髓水肿明显，为关节软骨Ⅲ期退变表现（箭头）；图 e：髌骨外侧面软骨全层缺失，软骨下骨受侵，为关节软骨Ⅳ期退变表现（箭头）

3. 膝关节半月板病变及其 MRI 表现

（1）半月板损伤的 MRI 表现　半月板损伤为多发病、常见病，多见于从事剧烈运动的青壮年。多数患者有膝关节扭伤史。半月板损伤的诊断既往主要依赖膝关节造影现基本已被 MRI 取代。有文献报道以关节镜为标准，MRI 对半月板损伤诊断敏感度高达 90% ~ 97%，特异度高于 95%。

在 MRI 的各序列中，大多数学者认可 T_2WI 脂肪抑制序列诊断半月板损伤最为敏感，在该序列上，关节液和关节软骨均为高信号，而低信号的半月板形成良好对比。诸多学者将半月板损伤的 MRI 表现分为三度。

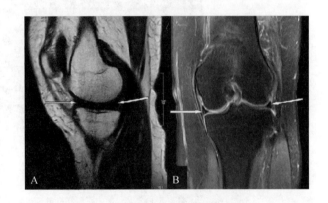

图 23 - 58　半月板损伤 MRI 表现

（A. MRI 矢状位；B. MRI 冠状位）

内外侧半月板前、后角均可见点状、小片状信号增高影，未累及半月板边缘，符合半月板Ⅰ度损伤表现（箭头）

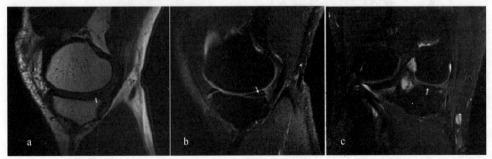

图 23 - 59　膝关节 MRI（a. 矢状位 T_1WI；b. 矢状位 T_2WI/FS；c. 冠状位 T_2WI/FS）

箭头示内侧半月板后角横行线状高信号，未达关节面，符合半月板Ⅱ度损伤表现

Ⅲ度损伤表现为半月板内斜行、垂直的或者放射状的高信号影，并波及半月板表面（图23-60），而此征象必须在多层面（冠状位、矢状位或横轴位）显示。

有研究结果表明，在冠状位及矢状位上显示为Ⅲ度损伤表现，诊断半月板撕裂的准确性超过90%，而仅在一个层面上疑似撕裂时真正发生半月板撕裂的可能性在30%～55%。从上面的描述可以看出，只有Ⅲ度损伤改变才是真正的半月板撕裂，而Ⅰ度损伤及Ⅱ度损伤改变应定义为变性和慢性损伤才更为准确。因此在影像科的报告中提示"Ⅰ度或Ⅱ度损伤改变"比"Ⅰ度或Ⅱ度撕裂伤"更为合适。

（2）盘状半月板MRI表现　盘状半月板是指胎儿期半月板形成过程中，半月板中央部吸收不完全，遗留形成盘状，是最常见的解剖变异。盘状半月板主要见于外侧半月板，多为双膝并发。诊断标准：半月板宽径大于12mm，最薄处高度大于5mm。盘状半月板可以导致膝关节生物力学紊乱，容易导致撕裂伤。

MRI是显示盘状半月板最理想的检查方法，冠状位像上易于辨认，其内侧缘与外侧缘长度超过股骨髁与平台间关节面长度的一半；矢状位3mm薄层扫描图像上，如有3帧连续图像显示半月板呈"蝴蝶翼状"，即可诊断为盘状半月板（图23-61）。

冠状面像上盘状半月板中部宽度显著增宽，与同侧胫骨关节面宽度的比率（板/胫比率）超过50%。板/胫比率在51%～75%间为小盘状半月板，大于75%的为大盘状半月板（图23-62、图23-63）。

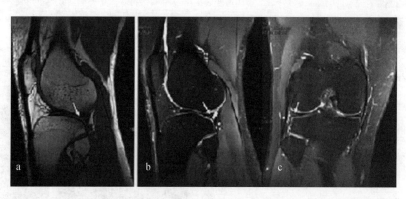

图23-60　膝关节MRI（a. T₁WI矢状位；b. T₂WI/FS矢状位；c. T₂WI/FS冠状位）

箭头示外侧半月板后角内线状高信号影贯穿半月板，与关节面连通，符合半月板撕裂（Ⅲ度损伤）

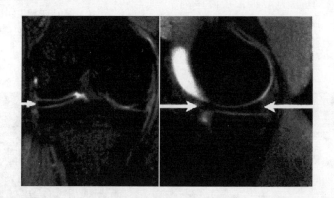

图23-61　膝关节MRI（左：冠状位T₂WI像；右：矢状位T₂WI像）

左图见右膝外侧盘状半月板覆盖髁-平台关节全程，右图示右膝内侧盘状半月板肥厚并呈"蝴蝶翼"状

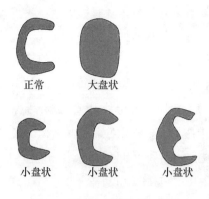

图 23-62　盘状半月板示意图

正常　　大盘状

小盘状　　小盘状　　小盘状

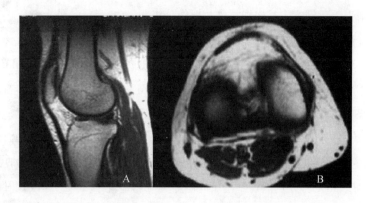

图 23-63　膝关节 MRI（图 A：矢状面；图 B：横断面）

图 A 见外侧半月板环较小，游离缘增厚，图 B 示外侧半月板环较小

（三）膝关节韧带损伤 MRI 表现

1. 前交叉韧带损伤 MRI 表现　前、后交叉韧带是维持膝关节稳定的最重要和最坚强的韧带结构。前交叉韧带（ACL）在膝关节完全伸直时紧张而于关节屈曲时松弛，其作用在于防止股骨向后脱位、胫骨向前脱位及膝关节的过度伸直和过度旋转；后交叉韧带（PCL）则随着膝关节的屈曲而逐渐紧张，有利于防止股骨向前脱位、胫骨向后脱位以及膝关节的过度屈曲。

ACL 位于膝关节中心，股骨内外髁与胫骨之间，起于胫骨平台内侧髁间嵴前方、近内侧半月板前角附近关节面，向外、上、后走行，止于股骨外髁的内侧面。ACL 由多组纤维束组成：多由前内侧束（AM 束）和后外侧束（PL 束）组成；也可由 1 束或 3 束组成。走行过程中有一定程度的扭转，胫骨附着点处位于前方的纤维在股骨附着点处转为内侧纤维（AM 束）。成人 ACL 长度约 38mm，宽度约

11mm。膝交叉韧带很重要，因为它能使股骨及胫骨维持稳定。在膝关节屈曲时，PCL 可防止胫骨在股骨上向后移位，防止过分伸直及屈曲；ACL 可防止胫骨在股骨上向前移位（即股骨向后移位），并且防止膝关节过分伸直。腿部固定不动时，能防止股骨内旋。

ACL 损伤一般分为 3 级：Ⅰ级为挫伤肿胀，Ⅱ级为部分断裂，Ⅲ级为完全断裂（图 23-64）。

2. 后交叉韧带损伤 MRI 表现　后交叉韧带（PCL）起于胫骨平台髁间区后部近胫骨骺线处，其向内、上、前方延伸，止于股骨内侧髁外侧骨面前部。与 ACL 相似，其走行过程中亦有一定程度的扭转：位于胫骨附着点后部的纤维在股骨附着点处转为外侧纤维。PCL 随着膝关节的屈曲而逐渐紧张，有利于防止股骨向前脱位、胫骨向后脱位以及膝关节的过度屈曲。其长度与 ACL 类似，宽约 13mm，是膝关节内最强大的韧带结构；比 ACL 大、短、直，

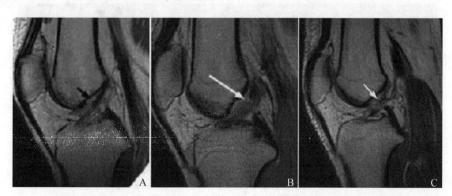

图 23-64　膝关节前交叉韧带损伤 MRI（图 A、B、C 均为矢状位像）

图 A 为Ⅰ级损伤，图 B 为Ⅱ级损伤，图 C 为Ⅲ级损伤（箭头示）

更坚强。后部宽大呈扇形。PCL 损伤分级与 ACL 类似（图 23 - 65）。

3. 内侧副韧带损伤 MRI 表现 内侧副韧带（MCL）即胫侧副韧带，属关节外韧带，分为浅层和深层。浅层由前部的平行纤维和后部的斜行纤维组成。它上起股骨内上髁，向下向前止于胫骨内侧，平行纤维宽约 1.5cm，向后与半膜肌直头交织延伸为 MCL 浅层的斜行纤维。内侧膝关节囊走行于 MCL 浅层深面时增厚成为深层 MCL，并与浅层之间形成滑囊以利于活动。充分伸膝时，MCL 浅层的平行纤维、斜行纤维紧张而利于关节的稳定；屈膝时，浅层的斜行韧带形成一松弛囊带，而平行纤维紧张并在深层韧带，表面向后推移盖过深层韧带从而保持关节的稳定。MCL 还能控制胫骨在股骨上的外旋。

MCL 在稳定成分的膝关节韧带中（其他二者为 ACL、LCL）最易受伤。其深层较薄弱，易撕裂，但在 MRI 图像上难以区分深层与浅层。临床上分为 3 级损伤：I 级损伤，很小的撕裂，膝关节稳定。表现为韧带周膜水肿和出血。T_1 加权像表现为低信号，T_2 加权像为高信号。II 级损伤，部分撕裂，出现膝关节不稳。表现为部分韧带纤维断裂，伴肿胀增粗，在 T_2WI 像呈高信号，韧带可有移位。III 级损伤，即完全撕裂。表现为膝关节显著不稳，韧带的连续性中断（图 23 - 66）。

4. 外侧副韧带损伤 MRI 表现 外侧副韧带（LCL）即腓侧副韧带，亦属关节外韧带，起自股骨外上髁，止于腓骨头，可分为深、浅两部，深部为外短韧带，浅部为腓骨长肌向上的延长部分。充分伸膝时，LCL 绷紧；屈曲时，则有松弛的趋势。在膝关节伸屈活动中，伴随着胫骨旋转而引起的 LCL 松弛主要通过股二头肌环绕于其周围的腱纤维保持连续性张力而维持关节的稳定性。外侧结构的稳定由 LCL、股二头肌、髂胫束共同维持。

LCL 损伤 MRI 表现与 MCL 类似：I 级损伤，很小的撕裂。表现为韧带周膜水肿和出血。II 级损伤，部分撕裂。表现为韧带增粗、出血，伴肿胀增粗，在 T_2WI 像呈高信号。III 级损伤，即完全撕裂。表现为韧带的连续性中断，单纯发生的 LCL 断裂较少见。多为复杂损伤伴有 PCL 损伤如髂胫束、股二头肌腱或骨质挫伤等（图 23 - 67）。

5. 髌韧带损伤 MRI 表现 髌韧带厚而坚韧，呈纵向走行，表浅，直接覆盖在膝关节囊前方，上端起自髌骨下缘（是股四头肌腱的直接延续），向下走行止于股骨粗隆处。

MRI 矢状位和横轴位 T_1WI 和 T_2WI 扫描对显示髌韧带损伤较好：急性损伤时，韧带部分撕裂表现为信号增高而纤维的连续性未见中断，或者部分纤维连续性中断而部分未中断；完全撕裂时纤维的连续性中断，断端信号异常增高，并可见髌骨抬高，髌韧带松弛呈波浪状；髌韧带损伤伴附着点骨质撕脱时，可见损伤的韧带与骨片相连，撕脱处骨质呈水肿信号，即 T_1WI 信号减低，T_2WI 信号增高（图 23 - 68）。

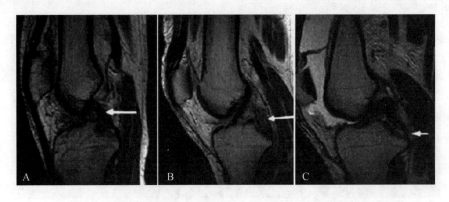

图 23 - 65 膝关节后交叉韧带损伤 MRI（图 A、B、C 均为矢状位像）

图 A 为 I 级损伤，图 B 为 II 级损伤，图 C 为 III 级损伤（箭头示）

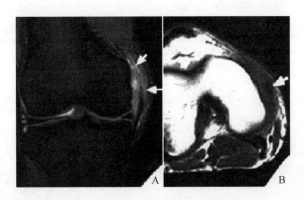

图 23 –66　膝关节内侧副韧带损伤 MRI（图 A 为冠状位像，图 B 为横断位像）

图 A、图 B 为膝关节内侧副韧带 II 级损伤（箭头示）

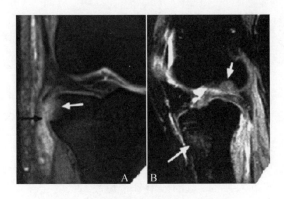

图 23 –67　膝关节外侧副韧带损伤 MRI

（图 A 为冠状位像，图 B 为矢状位像）

图 A、图 B 为膝关节外侧副韧带 III 级损伤（箭头示）

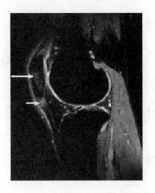

图 23 –68　膝关节髌韧带损伤 MRI（矢状位像）

箭头示髌腱炎

第二十四章

踝足部针刀医学影像诊断

第一节 踝足部X线检查

一、踝足部正常X线表现

1. 踝关节前后位X线片 即踝关节的正位。在正位上踝关节的影像呈倒"U"形，胫骨和距骨之间的间隙很清楚，宽3~5mm，正常时两侧相等，胫骨远端的轻度隆起关节面与距骨滑车上面凹槽吻合。腓骨的一部分重叠在胫骨上，腓骨和距骨之间的间隙不很清楚，但在腿部向内侧轻度旋转的X线片上可以显示。每块骨的关节皮质形成一条连续的白线，而规则的骨小梁一直伸至皮质白线下，关节皮质在形成内踝后与骨干皮质相延续（图24-1）。

2. 踝关节侧位X线片 侧位上可见踝关节间隙呈光滑的穹窿样，胫骨关节面为凹面，其前唇短，稍前突，后端则向后突出。胫骨后踝外形圆钝，比内踝浅很多。腓骨部分重叠在胫骨和距骨上，内踝稍偏前也重叠在距骨上，外踝位置偏后，比内踝低约1cm。跟骨的重力线小梁显示特征性形态，有一条3~5mm宽的致密骨带形成跟骨的后部，其后缘稍不规则。跟腱下部向上伸展，其前面为三角形的透亮区，该阴影的下面以跟骨上缘为界，前面以胫腓骨为界。距跟关节的后1/3界限分明，而前1/3只有当足轻度内翻时才清楚（图24-2）。

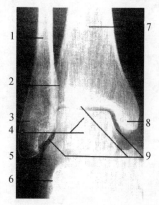

图24-1 踝关节前后位X线片

1. 腓骨；2. 胫腓连结；3. 外踝；4. 距骨滑车；

5. 距骨外侧突；6. 跟骨；7. 胫骨；8. 内踝；9. 距小腿关节

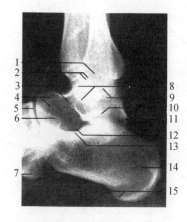

图24-2 踝关节侧位X线片

1. 胫骨下关节面；2. 距骨滑车；3. 距骨颈；4. 距骨头；

5. 距舟关节；6. 足舟骨粗隆；7. 骰骨粗隆；

8. 内踝；9. 外踝；10. 距下关节；11. 距骨后突；

12. 中距跟关节；13. 载距突；14. 跟骨结节；15. 跟骨粗隆

3. 跟骨轴位 X 线片　常规 X 线片上若不能观察踝足部的全貌，即可加摄该部位的轴位片（图 24 - 3）。

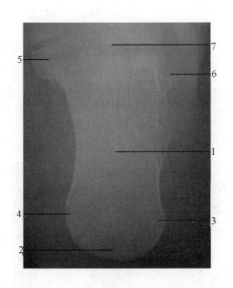

图 24 - 3　跟骨轴位 X 线片

1. 跟骨体；2. 跟骨结节；3. 跟骨内侧突；4. 跟骨外侧突；

5. 载距突；6. 滑车突；7. 跟骨前突

4. 足的正位 X 线片　在足的正位片上可以清楚地显示除了跟骨与距骨后部以外的各跗骨的轮廓，但第三楔骨可因第二楔骨和骰骨的重叠而轮廓不清（图 24 - 4）。

5. 足的侧位　足弓测量常采用侧位投照足骨片（图 24 - 5）。

6. 功能位摄片 X 线片　踝关节在各种功能位置上 X 线片的解剖变化很细微，这种变化对于了解踝关节的创伤机制，确定关节有无损伤和损伤的程度、范围比较重要。

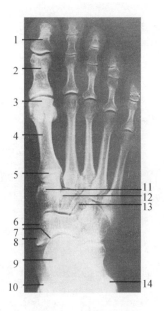

图 24 - 4　足正位 X 线片

1. 第一足趾远节指骨；2. 第一足趾近节指骨；3. 第一掌骨头；

4. 第一跖骨体；5. 第一跖骨基底；6. 足舟骨；

7. 距舟关节；8. 舟骨粗隆；9. 距骨头；10. 内踝；

11. 内侧楔骨；12. 中间楔骨；13. 外侧楔骨；14. 外踝

（1）踝关节活动时关节倾斜度的变化　两足并拢，垂直站立时两踝关节间隙均保持在水平位置。最大限度跖屈时，胫骨远端关节面则微向内下方倾斜，最大限度背伸时又微向外下方倾斜。

（2）踝关节被动活动时关节间隙的变化　在正常情况下用力使足内翻、外翻、外旋、关节间隙均可失去正常的平行性，这是由于正常关节韧带的相对松弛和弹性所产生的生理现象。踝关节外侧韧带相对松弛，内翻位外侧间隙比内侧增宽可达 2mm。内侧韧带相对坚强，外翻位比自然增宽约 2mm。超过这个限度应考虑韧带撕裂伤。

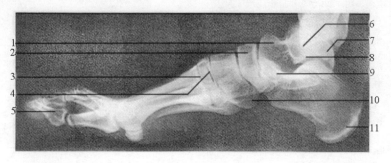

图 24 - 5　足侧位 X 线片

1. 距骨头；2. 足舟骨；3. 第一跗跖关节；4. 第一跖骨体；5. 第二、三跖骨体；6. 外踝；

7. 内踝；8. 距下关节；9. 舟骨粗隆；10. 骰骨粗隆；11. 跟骨结节

（3）踝关节伸屈活动时X线变化 踝关节屈伸时腓骨发生旋转，最大跖屈正位片显示外踝与距骨重叠；最大背伸位时，外踝与距骨不重叠，外侧间隙很清楚。在侧位片上距骨滑车面比胫骨远端关节面长很多，胫骨在距骨滑车面上有较大的滑动，前后滑动2cm左右，最大跖屈时胫骨关节面居于距骨滑车面的后半部，后踝与距骨后突相遇。最大背伸位时，胫骨关节面居于距骨滑车的前半部，胫骨前唇与距骨颈相碰撞。背伸和跖屈时，关节软组织也有明显的变化。踝关节中立位时，关节囊外脂肪层最厚。背伸位时呈细长之透亮线，跖屈位时后关节囊脂肪层变薄。

二、踝足部异常X线表现

1. 踝足部骨折 踝关节骨折是最常见的关节内骨折可累及一踝、双踝、三踝（胫骨后缘）。骨折线呈横行、斜行或螺旋形。骨折断裂不整齐的断面，X线平片上呈不规则的透明线，称为骨折线，于骨皮质显示清楚整齐，于骨松质则表现为骨小梁中断、扭曲、错位（图24-6）。

2. 踝足部创伤性关节脱位 创伤性关节是指暴力造成关节骨骼的脱离、错位。关节脱位多为外伤性，也有先天性或病理性。任何关节疾病造成关节破坏后都可能发生关节脱位（图24-7）。

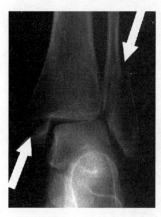
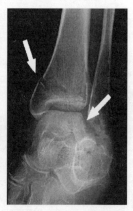

图24-6 踝关节骨折 　图24-7 踝关节骨折
伴关节脱位

3. 踝关节结核 骨骺和干骺端是结核在长骨中的好发部位。干骺端结核病灶内干酪样坏死物可形成脓肿。X线平片在松质中可见一局限性类圆形、边缘较清楚的骨质破坏区，邻近无明显骨质增生现象。骨膜反应少见，即使有也较轻微。在骨质破坏区有时可见碎屑状死骨，密度不高，边缘模糊，称之为"泥沙状"死骨。病变早期，患骨即可见骨质疏松现象。病变发展易破坏骨骺而侵入关节，形成关节结核。干骺端结核很少向骨干发展，但病灶可破坏骨皮质和骨膜，穿破软组织而形成瘘管，并引起继发感染，此时则可出现骨质增生和骨膜增生（图24-8）。

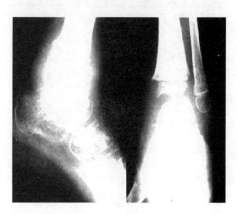

图24-8 踝关节结核胫骨下端骨质破坏，
毗邻骨质疏松

4. 踝足部退行性骨关节病 常发生于跟骨、第一跖趾关节、距舟关节、踝关节等部位。表现为骨或关节边缘性骨刺形成以及关节面的增生硬化。跟骨退行性病变常为双侧性，X线表现为跟骨骨刺，在跟骨后下方相当于跖腱膜附着处，局部骨质增生，致密增白，边缘骨刺突出指向足跟（图24-9）。

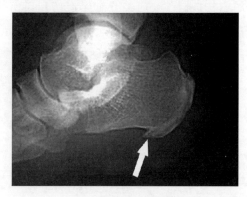

图24-9 跟骨骨刺

5. 类风湿关节炎的踝足部X线表现 类风湿关节炎在踝足部的好发部位主要为跖趾骨、跟骨距骨和第五跖骨基底部，受累关节早期主要以肿胀和骨质疏松为主，因病变后局部疼痛而废用导致早期即可见骨质疏松改变，以跖骨远端、趾骨尖端、跟骨、舟骨结节、距骨头和第五跖骨基底部最为明显，严重时出现斑点状透光区及虫蚀样改变。关节软骨破坏后则关节间隙狭窄，关节面粗糙不平，关节面下及骨端内出现小囊状骨质破坏区，多见于远节趾骨基底部及趾骨头的内侧缘，关节间隙变窄甚至消失，关节面骨质破坏。跟骨病变的X线表现则主要在跟腱下方的三角形透亮区变小或消失，此后骨质内逐渐出现小囊状破坏区，呈虫蚀样，无硬化边缘，病变局部骨皮质外亦可见不规则增生改变，甚至形成羽毛状小骨刺，但和光滑、密度均匀的退行性跟骨骨刺是不相同的。此外，有时可见跟腱、跖腱膜和跟舟韧带处钙化。

类风湿骨关节炎在踝关节的X线表现早期即有关节积液及软组织肿胀，以后逐渐发生骨质疏松，关节狭窄，关节面骨破坏等改变，后期则因关节骨端的骨质破坏而致关节畸形的改变（图24-10）。

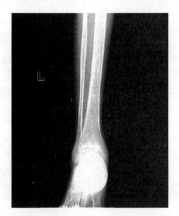

图24-10　类风湿骨关节炎
可见关节面模糊，关节间隙变窄

第二节　踝足部CT检查

一、踝足部正常CT表现

CT扫描速度快，螺旋CT能在短时间完成整个扫描过程，可大大减少扫描过程中病人因呼吸或疼痛等原因引起移动伪影。与平片相比，其分辨率高，可更为清楚地显示关节内骨折片、骨的细微钙化和骨化，可较好地评价距骨穹窿部骨软骨炎造成

的缺损以及评价融合效果（图24-11）。

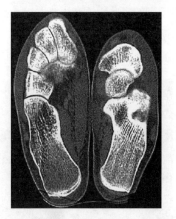

图24-11　踝关节CT扫描

CT骨窗能很好显示关节各组成骨的骨性关节面，表现为菲薄线样致密影，骨性关节面下为骨松质，能清晰显示骨小梁呈细线状相互交织呈网格状改变。关节软骨较薄且呈中等密度，CT显示不佳。CT软组织窗可见关节囊、周围肌肉和囊内外韧带，这些结构均呈中等密度影，在低密度脂肪的衬托下可显影。正常关节腔内的少量液体在CT上难以辨认（图24-12）。

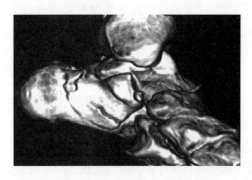

图24-12　踝关节CT三维重建

二、踝足部异常CT表现

1. 跗骨骨折　跗骨及其关节在X线片上的显示效果常因为重叠而受到影响，CT却可以根据不同的检查部位，选择不同的参数，选择合适的扫描方位，并在容积扫描的基础上进行多轴重建和三维重建，可清晰显示足跗骨之间的解剖关系，其分辨率高，无重叠，所以在跗骨骨折中应用较多，特别是当评价跟骨骨折时，可判断骨折的程度、范围，发现关节内游离骨片，明确撕脱骨折片的来源，判断有无脱位，尤其在显示跟骨载距突骨折时是平片所不能比拟的。它还可确定

跗骨特别是舟骨和距骨是否存在压缩性骨折，显示平片上完全看不到的隐性骨折和很难看见骨折线的骨折，另外还能为评价骨折的愈合情况提供依据，这些都对临床治疗方案的制定具有重要的参考作用（图24-13）。

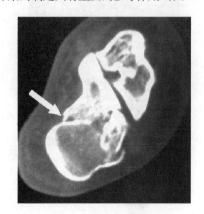

图 24 - 13　跟骨骨折

2. 踝关节骨折　CT 在踝部主要用于比较复杂的骨折和 X 线片难以清楚显示的骨折，如 Pilon 骨折、Tillaux 骨折、Triplane 骨折，特别是螺旋 CT 及三维重建技术，它们能够立体、直观地显示踝部各种骨折的特征。

胫骨前结节的撕脱性骨折即 Tillaux 骨折，在踝关节的正、侧位线片上很难被发现，而单纯 CT 平扫的图像又缺乏对骨折块大小及移位程度的全面显示，螺旋 CT 及三维重建图像则很清楚地显示骨折块的大小及移位程度。后踝骨折既可以表现为一完整的骨折块，又可以呈粉碎性，而螺旋 CT 及三维重建可清晰显示后踝骨折的情况。临床上，CT 检查可使医生在三维立体空间对骨折有全面的认识，准确地显示内、外及后踝的骨折类型和移位情况，因此，CT 在踝关节骨折的诊治方面具有很大的优越性，能够指导针刀医生制定出更好地治疗方法（图24-14）。

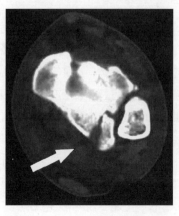

图 24 - 14　踝关节骨折

第三节　踝足部 MRI 检查

MRI 具有很高的组织对比分辨率及无离子化辐射等，在显示足踝部软组织特点时具有比 CT 和超声更为优越的价值，可清晰地显示肌腱、韧带、其他软组织及骨组织等。它在足踝部软组织疾病的诊断中具有重要作用，包括创伤、感染、畸形、肿瘤以及其他疾病如跗骨窦综合征、跗管综合征等，特别是对肌腱和韧带疾病具有很高价值。

一、踝足部正常 MRI 表现

由于 MRI 的软组织分辨力高，能清楚显示关节的各种结构。

1. 骨性关节面　骨性关节面较骨皮质薄，但结构类似，故在 T_1WI 与 T_2WI 上均呈清晰锐利的低信号。骨性关节面下的骨髓腔在 T_1WI 与 T_2WI 上均呈高信号，脂肪抑制像上呈低信号（图24-15）。

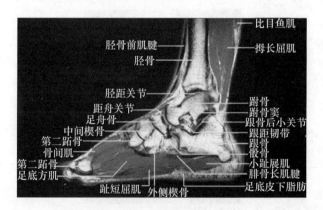

图 24 - 15　踝部 MRI 矢状位

2. 滑膜结构与关节腔　正常滑膜通常很薄，常规 MRI 上难以识别。增强扫描后，正常滑膜一般不强化或者仅有轻度强化。正常关节腔内存在少量滑液，在 T_1WI 呈薄层低信号影，在 T_2WI 上呈高信号影，STIR 像呈明显的高信号影（图24-16）。

3. 肌腱和韧带　正常肌腱和韧带在 MRI 所有序列上均表现为均匀一致低信号影，边缘光整。肌腱连于骨与肌肉，韧带连接两骨，多呈不同宽度的条带状影，断面通常为圆、椭圆或扁平。肌腱或韧带与骨连接处会变得宽大以加大与骨的接触面，且信号可以变得不均匀。有些肌腱和韧带结构松散，内

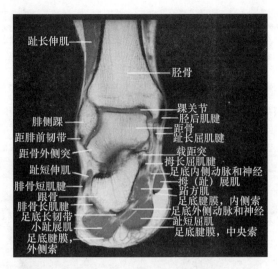

图 24 - 16　踝部 MRI 冠状位

隔脂肪结构，表现为梳状改变，如前三角韧带（图 24 - 17）。

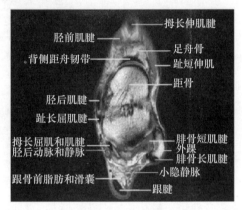

图 24 - 17　踝部 MRI 轴位

二、踝足部异常 MRI 表现

（一）踝足部韧带疾病的 MRI 检查

1. 踝足部正常 MRI 表现　踝关节的韧带基本有三组，即三角韧带、外侧副韧带和远侧胫腓韧带，它们由纤维组织构成，在 MRI 图像中韧带呈带状低信号，韧带内可有脂肪沉积，呈线样高信号影。韧带与周围的脂肪组织相比，显得界线十分清晰。它们与肌腱不同，在 MRI 上显像不一致，一般由纤维组织和夹杂于其间的脂肪组织构成，表现为条纹状，胫腓前和距腓后韧带内的条纹尤其明显（图 24 - 18、图 24 - 19）。

踝关节外侧副韧带较内侧韧带薄弱，故外侧副韧带最易受伤，在所有韧带撕裂伤中约占 85%。损

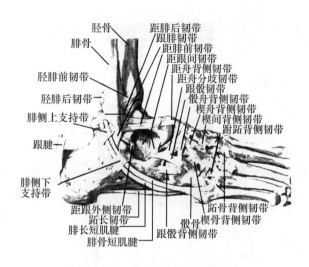

图 24 - 18　踝足部韧带（外侧面）

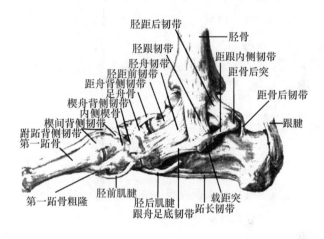

图 24 - 19　踝足部韧带（内侧面）

伤机制通常为内翻损伤，且首先伤及最薄弱的距腓前韧带，其次为跟腓韧带，最后为距腓后韧带。距腓前韧带损伤时表现为外踝前下方肿胀、淤血和压痛。跟腓韧带损伤时表现为外踝尖部肿胀、淤血和压痛，内翻时局部疼痛加剧。内侧韧带损伤时出现内踝前下方肿胀、压痛，被动外翻时疼痛加重。显示足踝部韧带的 MRI 摄影方法包括 3D 转换或在各种跖屈和背屈角度下摄影，通常使用的是轴位和冠状位摄影，可以很清楚地显示出踝关节的韧带，而矢状位摄影很少使用（图24 - 20）。

2. 踝足部异常 MRI 表现　韧带损伤的 MRI 表现包括韧带消失、韧带撕裂伤和韧带增生等。MRI 平扫可以清楚地显示踝关节的正常结构和踝关节任何韧带的急性损伤，明确韧带撕裂的部位和范围，以及是否存在关节腔内积液等。未受损的韧带在

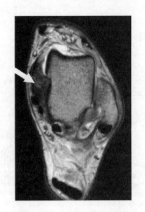

图 24 - 20　正常三角韧带

MRI 所有序列上均呈低信号。韧带内可有脂肪沉积，呈线样高信号影。在急性期，T_2加权影像中，韧带周围脂肪组织的正常信号被高信号物质替代，常提示水肿和出血。其他信号包括邻近骨组织挫伤、韧带附着点处撕脱性骨折和有关的肌腱撕裂。在慢性期，随着水肿和出血被吸收，常可见到韧带形态学的直接改变，包括韧带信号不均、减弱甚至消失，或者出现韧带增厚、变薄、伸长或呈波浪状轮廓等，在 T_1 和 T_2 加权图像上，周围脂肪信号减弱通常提示有瘢痕或者滑膜增生。关节液渗出对分辨急性或慢性的外侧副韧带撕裂伤有很大帮助。由于每条韧带位置各异，故可以采用不同的扫描切面。跟腓韧带位于冠状位扫描显示最佳，而距腓前、后韧带的撕裂宜选用轴位扫描。韧带扭曲和部分撕裂产生韧带内水肿或出血以及邻近关节内积液、韧带内裂隙表明完全撕裂。韧带增厚或呈波浪状轮廓提示陈旧性创伤或慢性损伤。

（1）三角韧带　三角韧带又称内侧韧带，由三组浅束（胫舟束、胫跟束和胫侧弹性束）和两组深束（胫距前、后束）构成。在常规轴位和冠状位序贯片上，其信号表现不均匀。横断面二维成像薄层扫描垂直摄影可观察韧带的各组成束。胫舟束由于走向倾斜，在常规冠状位片上不易分辨，但可以在倾斜冠状位摄影片上得以显示，在足完全跖屈时可清楚地显示出来。胫侧弹性束和胫距深束，可在足背屈摄影时比较清楚地显示出来。但由于三角韧带的胫距深束在冠状位和轴位片上的信号不均匀，故胫距深束呈条纹状。胫跟束的全长通常可以在单张

常规冠状位片上显示出来。由于胫跟束和胫侧弹性束相当近似，因此很难将它们区分开来。三角韧带的其他组成成分的信号较一致，显现为低信号强度的条带。当三角韧带撕裂或断裂时，用 MRI 检查可明确诊断（图 24 - 21）。

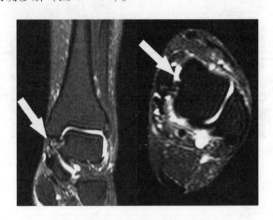

图 24 - 21　三角韧带损伤、撕裂

（2）外侧韧带　外侧韧带主要包括距腓前韧带、距腓后韧带和跟腓韧带等。①距腓前韧带，在常规轴向 MRI 上几乎都表现为一薄的模糊带，从外踝延伸到距骨颈，当足处于中立位或轻度跖屈位时，可显示该韧带的全长，但在冠状位片上很少得到显示；②距腓后韧带，常规轴位片和冠状位片上可以清楚地显示该韧带，在轴位片上，它于距骨外侧结节附着处呈一扁状条纹；③跟腓韧带，因该韧带的跟骨附着点不恒定，它与腓骨长轴的成角就不相同，常规轴位和冠状位片上很难清楚地显示该韧带的全长，但是于跖屈位时的轴位片可清楚地显示；④踝间后韧带，变异较大，它可从胫后关节表面延伸到踝关节的腓骨沟内，在踝关节冠状位片上能够得到显示的几率较少，表现为在胫腓骨间的一模糊的薄波状带，它在轴位片或矢状位片上很难显现。外侧韧带损伤在临床上多见，多数踝关节扭伤可伴有该韧带的撕裂或断裂，这可在 MRI 上可清楚地得到显示（图 24 - 22）。

（二）踝足部肌腱疾病的 MRI 检查

1. 肌腱的 MRI 显示特点　MRI 的 T_1 加权图像在显示正常的肌腱解剖特点时最有用，T_1 加权旋转回波图像除了能显示正常肌腱的特点外，还对诊断

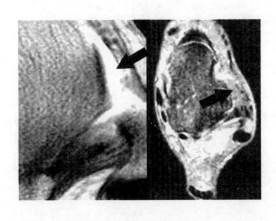

图 24 - 22　距腓前韧带撕裂

积液、水肿、出血、肌腱内或其周围瘢痕改变等具有重要作用。MRI 不同方向扫描的图像具有不同的作用。横断面摄影对肌腱显像最清楚，能显示肌腱横截面，可用于检测其周长的改变和肌腱纵向劈裂等情况；矢状面摄影有时可为损伤的定位和范围提供相关信息，对显示跟腱病变具有一定价值，但对显示踝关节的肌腱没有太大用处；冠状面摄影的作用很小，故临床上很少应用。

2. 踝部肌腱的正常 MRI 表现　肌腱因含有较多的胶原蛋白，水分较少，所以它在所有 MRI 脉冲下的信号强度均非常低，图像上表现为黑色部分。在 T_1 加权影像中，肌腱为黑色部分，腱鞘和肌腱信号相同，周围的脂肪呈明亮的高信号，韧带在所有的脉冲显像中也表现出低信号图像，但由于软组织周围存在着大量的脂肪，因此很容易将它们与相邻的肌腱区分开来。

（1）踝关节前部　前群肌组及其肌腱可在轴位影像中得到清晰的显示。胫前肌腱位于最内侧，最厚，拇长伸肌和趾长伸肌位于其外侧。第三腓骨肌腱通常被看成一个低信号的小点，紧邻趾长屈肌。

（2）踝关节后部　在矢状面摄影中，跟腱全长的前后直径都相同，在横断面摄影中，跟腱前面呈凹面或平面，若该特征消失则提示存在疾患。由于在肌腱纤维间存在少量的脂肪组织，肌腱偶尔表现出轻微的线性，尤其是在跟骨附着点上方。跖肌肌腱在轴向摄影图像上显示为在跟腱前内侧的一个 $2 \sim 3mm$ 的黑点。

（3）踝关节内侧部　内侧肌群及其肌腱位于胫骨的后方。在轴向摄影图像中，胫骨后肌腱的直径是趾长屈肌肌腱的 $2 \sim 3$ 倍。在矢状面影像中，内侧肌腱之间完全不同，可以清楚地区分开来，拇长屈肌肌腱在载距突下面呈曲线路径，可以清晰地分辨出来。

（4）踝关节外侧部　腓骨肌腱在踝关节后方、腓骨远端后侧的沟槽内。在轴位影像中，腓骨短肌肌腱位于腓骨长肌肌腱的前侧或者前内侧，为一个薄而淡的新月状影像，腓骨长肌肌腱则为圆而浓的影像。由于这两条肌腱之间仅有少量的脂肪组织，它们在凹槽里面不能被轻易地分辨开，跖屈位的影像可将这两条肌腱分辨开来。在轴向位影像中，腓骨短肌肌腱位于腓骨远端的内侧相对常见，注意不要将其误解为半脱位。

肌腱炎、腱鞘炎、肌腱撕裂、肌腱卡压等踝部肌腱常见疾病很容易在 MRI 上显示出来。由于腱鞘和肌腱信号相同，若有腱鞘积液存在，腱鞘则表现为围绕着明亮的液体信号的黑环。若膨胀的腱鞘内出现液体光环则提示慢性腱鞘炎。因此，MRI 可清楚地发现是否存在腱鞘积液。在 T_1 和 T_2 加权影像中，肌腱周围出现一个低或者中间信号区，通常提示缩窄性腱鞘炎。肌腱炎表现为肌腱病灶内信号增强，这在 T_1 加权和质子密度图像中显现得最清楚。肌腱周径增加也相当常见。肌腱的部分断裂主要表现为肌腱内部信号的改变，而全部断裂表现为肌腱信号的中断。

3. 踝足部肌腱疾病的 MRI 表现　踝关节肌腱的拉伤、退变和劳损相当常见。MRI 可以清楚地将其与骨损伤及其他软组织损伤区分开，还可以准确地确定肌腱损伤的类型、部位和程度。踝关节 MRI 最常用的是轴位或轴斜位成像。双踝关节对称扫描有助于发现细小的病变。

（1）跟腱损伤　跟腱是人体中最强大的肌腱，承受相当大的张力，其上宽下窄，但从跟骨结节上方 4cm 处开始向下又逐渐增宽。跟腱上端起始于小腿中部，此处血运良好，向下止于跟骨结节后面中点，而在跟骨附着点上方 $2 \sim 6cm$ 处血运较差，因此，该处易发生完全撕裂。跟腱撕裂伤常多发于职业运动员、中年人以及体质差的人群。

肌腱损伤包括跟腱部分或完全撕裂、急性和慢性腱周炎、肌腱炎等。临床上跟腱撕裂的漏诊率较大，且常发生于跟骨附着处近端 2~6cm 处。由于肿胀使断裂的肌腱裂隙模糊不清，有时病人痛感较轻，但仍能保留微弱的跖屈功能，或者病人因疼痛而拒绝足部检查，故漏诊率较高（图24-23）。

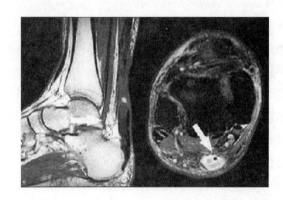

图 24-23　跟腱撕裂

MRI 能够精确地显示跟腱损伤的位置和程度。它在检查肌腱是否撕裂，是部分还是完全撕裂，撕裂的部位、程度、方向以及肌腱断端分离程度方面，具有很大的优势。跟腱完全撕裂伤的 MRI 表现在矢状位显示最佳，可见到肌腱内出现特征性的裂隙。若肌腱断端退缩可导致其近侧段呈开塞钻样改变，远侧段表现为起伏不平状。在撕裂的部位常可见脂肪或液体信号影。腱鞘周围组织的改变可在轴位上得以显示，而冠状面成像可显示跟腱的宽度和跟腱纤维的断裂情况。慢性跟腱炎或部分撕裂伤表现为弥漫或局部的梭形增厚，有时伴有腱内的中等强度的信号灶（图24-24）。

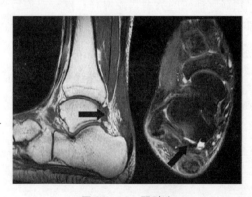

图 24-24　跟腱炎

（2）胫后肌腱损伤　胫后肌的功能是使足跖屈和内翻，以及维持足纵弓的高度，而胫骨后肌腱是维持足内侧纵弓稳定的重要因素。胫后肌腱断裂常

继发于退行性改变，且断裂多发生于肌腱的舟骨附着处。胫后肌腱的损伤多数为慢性，需经历一个自然进程，即从腱鞘炎发展为肌腱炎，最后发生肌腱断裂，其中最常见的是发生在没有创伤史的中老年女性扁平足畸形患者，这些患者多表现有不断进展的肌腱部位的疼痛。胫后肌腱的部分断裂在 MRI 的横断面上表现为增厚或变薄并伴有腱鞘液的渗出。腱内纵向撕裂表现为腱内线样中等高信号强度。完全断裂时，由于断端收缩，被水肿或纤维组织代替，在 MRI 轴位像上表现为完全缺如（图24-25）。

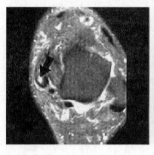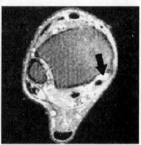

图 24-25　胫骨后肌腱撕裂

由于 MRI 具有多平面显像能力以及精确的软组织分辨率，在探查和分类肌腱断裂时优于 CT，可更准确地显示肌腱轮廓、滑膜积液、水肿和组织变性，显示骨膜炎、距下关节炎和距下关节脱位，还可很容易地显示肌腱早期和较微小的纵向劈裂。因此，MRI 在对胫后肌腱功能障碍的检查和诊断方面具有更大的优势，也是最佳的选择。

胫后肌腱损伤后，在功能障碍的不同时期，其 MRI 表现不同：①Ⅰ型肌腱断裂为肌腱内的微型撕裂和纵向劈裂。肌腱由于水肿、出血和瘢痕形成而增生肥大，临床症状通常较轻，可持续 6 到 12 个月。MRI 影像表现为肌腱增生肥大，直径明显增粗，且失去了原来的卵圆形轮廓，变为圆形，肌腱内的信号增强点与纵向劈裂一致，这在 T_1 加权或者质子密度加权图像中显现得最清楚。有时亮点在 T_2 加权图像中也可以看到，这可能反映撕裂的肌腱纤维间存在积液和水肿。②在肌腱变性过程中，肌腱遭进一步劈裂、拉长和延伸，产生Ⅱ型撕裂。在Ⅱ型撕裂者，后足开始外翻，其病史持续 1~1.5 年。

MRI 图像表现为肌腱直径减少，其直径与趾长屈肌腱相当甚至更小，肌腱变细在内踝后侧显示得更清楚，但在肌腱变细部位的两端通常发生组织增生。③Ⅲ型撕裂为肌腱完全撕裂，此时后足外翻更加明显，这种症状存在至少两年。MRI 表现为肌腱不连续和断端回缩，裂口充满液体、脂肪或者粘蛋白变性，有时可以看到裂口中存在未受损的肌腱丝状纤维。

MRI 还可显示一些与胫后肌腱的撕裂有关的继发性的软组织及骨骼病变，其中软组织病变包括屈肌支持带增厚、内外侧软组织水肿、跗骨窦脂肪液化或纤维化、腱鞘内积液增多等，反映病变处于进展期或伴随着腱鞘炎。骨骼方面的病变包括内踝骨膜炎、距下关节炎、后足外翻、距舟骨下降、足舟骨结节增生肥大和舟骨炎等。

（三）踝足部其他软组织损伤疾病的 MRI 表现

1. 跗骨窦综合征 跗骨窦综合征常发生在踝关节内翻损伤之后，多伴有外侧韧带撕裂，患者常有后足不稳定和足外侧疼痛。以前诊断该综合征的依据是距下关节造影和窦内注射局部麻醉药后出现疼痛减轻，目前 MRI 可在很大程度上方便其诊断。

跗骨窦综合征在 MRI 图像上表现为脂肪垫消失，伴有或不伴有韧带的中断。若在 T_1 和 T_2 加权图像上呈现低信号区提示该区存在纤维变性，病变扩散浸润；在 T_1 加权图像上呈现低信号而在 T_2 加权图像上呈现高信号区则提示该区内存在炎症或慢性滑膜炎；滑膜囊肿内积液则呈多种异常信号。与跗骨窦综合征有关的其他 MRI 表现包括韧带和肌腱损伤。约79%该病患者存在外侧韧带撕裂，而39%外侧韧带损伤的患者存在跗骨窦区信号异常。部分患者还存在胫后肌腱撕裂、距下关节的骨关节炎和软骨下囊肿等（图24-26）。

2. 跖腱膜炎 跖腱膜炎可能与多次外伤及机械压迫有关，是一种临床综合征，一般不需要使用MRI 来进行诊断，但当其传统诊疗失败或考虑腱膜撕裂时可使用 MRI 以协助诊断。

正常跖腱膜是一纤维性腱膜，在矢状和冠状

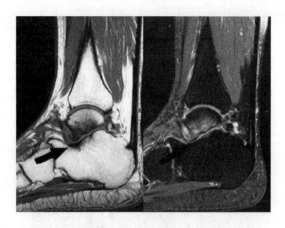

图 24-26 跗骨窦综合征

MRI 摄影中表现为一个薄的高信号结构，从跟骨结节处向前延伸，它在跟骨附着点处的亮度轻度增加，在青年人，约3mm 厚。当发生炎症时，跖腱膜变厚，在 T_1 加权影像中呈中信号强度，在 T_1 加权影像中呈亮信号；这些改变在跖腱膜近端、跟骨附着点处及其附近表现更明显，增厚的跖腱膜常呈纺锤状；跖腱膜纤维可不连续，这提示跖腱膜撕裂；有时还可发现跖腱膜附着点附近的跟骨出现髓内水肿（图24-27）。

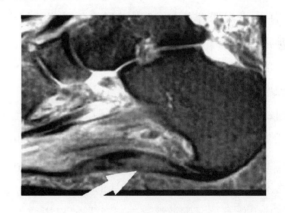

图 24-27 跖腱膜炎

3. 跗管综合征 跗管由屈肌支持带、距骨内缘和跟骨皮质等构成，其内有胫后神经及其分支、趾长屈肌、足拇长屈肌和胫后血管等。胫后神经或其分支（即跟骨内侧神经、跖外侧神经和跖内侧神经）卡压而出现临床症状称为跗管综合征。跗管综合征的临床诊断相对困难，对许多压迫性神经病变来说肌电图也常呈假阴性，MRI 比较容易显示跗管壁的组成成分和管内的正常组织，并可显示造成机械性压迫的软组织结构包括腱鞘囊肿、肿瘤、外伤后纤维化、静脉曲张及辅助肌，其合适的摄影方法是轴位摄影，有时需要显示整个跗管则可采取足踝全长摄影（图24-28）。

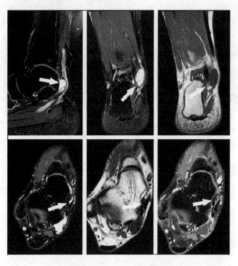

图 24-28　跗管综合征

（四）踝足部创伤性骨骼异常的 MRI 检查

1. 骨坏死　由于局部血液应相对特殊等原因，足踝部的骨坏死常见于距骨，多数发生于距骨颈骨折后，此时跗骨窦水平处的距骨血管受到了损伤。其特征性 MRI 表现是"双线状"影像，是由平行的低信号带和高信号带所组成，仅在质子和 T_2 加权影像中显现得较清楚。这带或线与活性界面有关，在组织学上，它们位于坏死骨的周围，可能代表在坏死骨周围的成骨细胞活性区和富含血管的肉芽组织区－非创伤性距骨缺血坏死在 MRI 上表现为低信号密度的小点，它位于骨髓水肿区的周围，在 T_1 加权影像上伴有信号弥散性减弱，在 T_2 加权影像上和 STIR 脉冲影像上则伴有信号增强（图24-29）。

距舟骨的骨坏死可见于儿童，其 MRI 表现为骨硬化、骨不规则和骨折。距舟骨坏死也见于成年人，最常见于女性，常发生于双侧，表现为畸形和塌陷，最初发生在舟骨外侧，呈"逗号"状，后出现骨折片，继发性向上突起。足踝部骨坏死的其他常见部位是第二跖骨头和第一跖籽骨。在早期，这两种情况都可在 X 线片上表现出来，而 MRI 可以帮助在骨硬化和塌陷之前做出早期诊断。

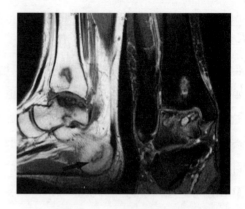

图 24-29　跟骨缺血性坏死

3. 骨折脱位　踝部骨折常见，常伴有踝关节扭伤及韧带损伤，足部骨折常见于跟骨、距骨和跖骨骨折。大部分情况下，X 线摄片和 CT 扫描可为治疗方案提供必要的信息。但对于复杂性距骨骨折、骨不连、无移位的骨折、那些需要判断骨折中是否有软组织嵌入以及是否有韧带肌腱断裂的病例，可用 MRI 检查，它比传统的放射影像技术更精确，比骨闪烁扫描更具体。临床上区分纤维性、滑膜性及软骨性骨不连具有重要意义，因不同类型骨不连的预后有所不同，滑膜性骨不连在持续的外科治疗后仍不会痊愈。在 MRI 图像上，纤维性骨不连可以和滑膜性及软骨性骨不连区分开来，纤维性骨不连在 T_1、T_2 加权图像上呈低信号，后者在 T_2 加权影像上呈高信号（图24-30）。

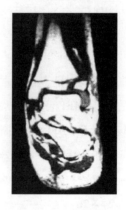

图 24-30　踝关节骨折脱位 MRI 表现

第四篇

针刀操作技术

第二十五章

针刀术前准备

第一节 针刀手术室的设置

针刀是一种闭合性手术，与普通手术一样，必须在无菌手术室进行，国家对手术室有严格的规定。但由于针刀是一个新生事物，由于投入少，疗效好，所以几乎所有专业的临床医生都有学习针刀的，有外科、骨科、疼痛科、康复科、内科、中医科、针灸科、推拿科、神经内科、皮肤科等，还有一些医技人员。有的医生对针刀手术的无菌观念不强，对针刀手术器械也缺乏严格的消毒，仅在消毒液中做短时间的浸泡，即重复使用，这样难以达到杀灭肝炎、HIV 等病毒的消毒效果，极容易造成伤口感染，也容易染上肝炎和 HIV 等经血液传播的疾病。

有条件的医院应建立针刀专用手术室，一般医院要开展针刀，也必须有单独的针刀手术间。手术室基本条件包括：手术区域应划分为非限制区、半限制区和限制区，区域间标志明确，手术室用房及设施要求必须符合有关规定。为了防止手术室空间存在的飞沫和尘埃所带有的致病菌，应尽可能净化手术室空气。

1. 空间消毒法

（1）紫外线消毒法 多用悬吊紫外线灯管（电压 220V，波长 253.7mm，功率 30W），距离 1 米处，强度大于 $70\mu w/cm^2$，每立方米空间用量大于 115W，照射时间大于 30 分钟。室温宜在 20℃ ~ 35℃，湿度小于 60%。需有消毒效果监测记录。

（2）化学气体熏蒸法

①乳酸熏蒸法 每 100m² 空间用乳酸 12ml 加等量水，放入治疗碗内，加热后所产生的气体能杀灭空气中细菌。手术间要封闭 4 ~ 6 小时。

②福尔马林（甲醛）熏蒸法 用 40% 甲醛 $4ml/m^3$ 加水 $2ml/m^3$ 与高锰酸钾 $2g/m^3$ 混合，通过化学反应产生气体能杀灭空气中细菌。手术间封闭 12 ~ 24 小时。

除了定期空间消毒法外，尽量限制进入手术室的人员数；手术室的工作人员必须按规定更换着装和戴口罩；患者的衣物不得带入手术室；用湿法清除室内墙地和物品的尘埃等。

2. 手术管理制度

（1）严格手术审批制度 正确掌握手术指征，大型针刀手术由中级职称以上医师审批。

（2）术前完善各项常规检查 如血常规检查、尿常规检查、凝血功能检查，对中老年人应做心电图、肝肾功能检查等。

（3）手术室常用急救药品 如中枢神经兴奋剂、强心剂、升压药、镇静药、止血药、阿托品、地塞米松、氨茶碱等。

（4）手术室基本器械配置 应配有麻醉机、呼吸机、万能手术床、无影灯、器械包、人工呼吸设备等。

第二节　针刀手术的无菌操作

1. **手术环境**　建立针刀治疗室，室内紫外线空气消毒 60 分钟，治疗台上的床单要经常换洗、消毒，每日工作结束时，彻底洗刷地面，清洁大扫除 1 次。

2. **手术用品消毒**　推荐使用一次性针刀，若用铁柄针刀、骨科锤、纱布、外固定器、穿刺针等需高压蒸汽消毒。

3. **医生、护士术前必须洗手**　用普通肥皂先洗 1 遍，再用洗手刷沾肥皂水交替刷洗双手，特别注意指甲缘、甲沟和指蹼。继以清水冲洗。

4. **术野皮肤充分消毒**　选好治疗点，用记号笔在皮肤上做一记号。然后用 2% 碘酒棉球在记号上按压一下使记号不致脱落，以记号为中心开始逐渐向周围涂擦 5cm 以上，不可由周围再返回中心。待碘酒干后用 75% 乙醇脱碘两次。若用 0.75% 碘伏消毒皮肤可不用酒精脱碘。之后，覆盖无菌小洞巾，使进针点正对洞巾的洞口中央。

5. 手术时医生、护士应穿干净的白大衣、戴帽子和口罩，医生要戴无菌手套。若做中大型针刀手术，如关节强直的纠正、股骨头缺血性坏死、骨折畸形愈合的折骨术，则要求医生、护士均穿无菌手术衣，戴无菌手套。

6. 术中护士递送针刀等手术用具时，均应严格按照无菌操作规程进行。不可在手术人员的背后传递针刀及其他用具。

7. 一支针刀只能在一个治疗点使用，不可在多个治疗点进行治疗，以防不同部位交叉感染。连续给不同患者做针刀治疗时，应更换无菌手套。

8. 参观针刀操作的人员不可太靠近术者或站得太高，也不可随意在室内走动，以减少污染的机会。

9. 术毕，迅速用创可贴覆盖针孔，若同一部位有多个针孔，可用无菌纱布覆盖、包扎。嘱患者 3 天内不可在施术部位擦洗。3 天后，可除去包扎。

第三节　患者的体位选择

1. **俯卧低头位**　适用于头颈部疾病的针刀治疗。患者俯卧在治疗床上，胸部置软枕，头部突出于床缘，尽量收紧下颌，低头。在该体位下，松解颈项部的软组织的粘连、瘢痕、挛缩和堵塞，大多数颈项部疾病的针刀治疗均选用这个体位（图 25 - 1）。

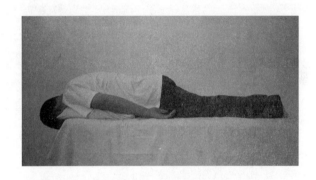

图 25 - 1　俯卧低头位

2. **仰卧位**　患者平卧于治疗床上，项部加软枕，头后仰，此体位用于针刀松解侧颈部软组织与人体前面部位的粘连、瘢痕和挛缩。如针刀松解颈椎横突前后结节部的粘连和瘢痕以及针刀治疗咽喉部疾病（图 25 - 2）。

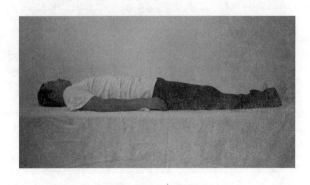

图 25 - 2　仰卧位

3. **俯卧位**　患者俯卧在治疗床上，腹部置软枕。该体位适用于人体背腰部和下肢后侧部位的针刀治疗（图 25 - 3）。

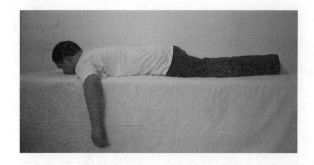

图25－3　俯卧位

4. 侧卧位　患者侧卧于治疗床上，下肢屈曲90°。该体位适用于人体侧部的针刀治疗（图25－4）。

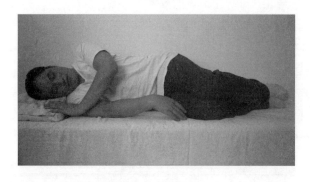

图25－4　侧卧位

5. 坐位　患者端坐于治疗床前，将患侧上肢屈曲90°放于治疗床上，并将前臂下置软枕。该体位适用于肘部、前臂部及腕手部疾病的针刀治疗（图25－5）。

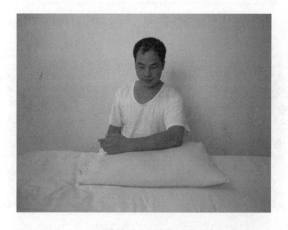

图25－5　坐位

6. 端坐颈椎牵引位　患者坐在颈椎牵引椅上，在颈椎牵引下进行针刀松解。该体位适用于需要多方位整体针刀松解的严重颈椎病患者（图25－6）。

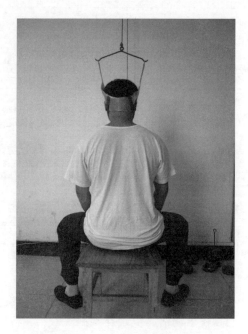

图25－6　端坐颈椎牵引位

7. 俯卧腰椎牵引位　患者俯卧于治疗床上，在腰椎牵引下进行针刀松解。该体位适用于脊柱侧弯及严重的腰椎管狭窄症病人（图25－7）。

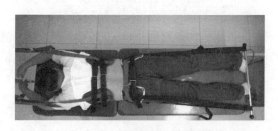

图25－7　俯卧腰椎牵引位

第四节　针刀手术的麻醉选择

关于针刀闭合性手术前是否需要配合麻醉，一直存在着争论，一些学者认为，针刀手术前进行局部麻醉后，针刀进入体内，刀下就没有"感觉"了，针刀手术就无法进行，而且认为针刀手术时间短，不需要麻醉；另一些学者认为，针刀手术属于闭合性手术，而且需要分次治疗，不是一次完成，虽然针刀刀刃只有1mm，但刺入皮肤时病人痛感强烈，需要做局部麻醉，方可实施针刀手术。

一般而言，针刀手术应该在麻醉下进行。首先，针刀闭合性手术不是针灸刺激，它是根据人体的局部解剖，对病变部位实施的一种精确松解手术。虽然是以针刺的方式进入体内，但针刀刺入皮肤只是针刀手术入路的第一步，针刀不是去寻找中医针灸的酸、麻、胀感，而是要对具体病变组织进行松解、分离和切割，通过纵行疏通、横行剥离、通透剥离、铲剥等针刀手术方法，达到剥离粘连、切开瘢痕、松解挛缩、疏通堵塞的目的。如果没有麻醉配合，病人难以耐受整个手术过程，而且针刀手术是分次进行的，即使是第一次病人能够承受，第二次、第三次也不能承受；其次，随着针刀医学的发展，针刀治疗疾病的适应证在不断扩大。比如，针刀治疗强直性脊柱炎脊-肢畸形、类风湿关节炎、膝关节骨关节炎关节强直等众多临床疑难病症，如果没有良好的麻醉配合，是不可能完成此类

复杂而精确的针刀手术的。

针刀手术的麻醉可选择以下几种方式。

1. 局部浸润麻醉 由针刀手术者完成局部麻醉。选用 1% 利多卡因，一次总量不超过 200mg。适用于单一的、局部的慢性软组织损伤的病人及部分骨质增生的病人，如颈椎病、腰椎间盘突出症、腰椎管狭窄症等。

2. 神经阻滞麻醉 需请麻醉科医生实施麻醉。适用于强直性脊柱炎、类风湿关节炎、骨关节炎、创伤性关节炎引起的上下肢关节强直，肢体的外伤、手术后的瘢痕松解，股骨头缺血性坏死等。

3. 全身麻醉 需请麻醉科医生实施麻醉。适用于强直性脊柱炎、类风湿关节炎所引起脊-肢联合畸形等。

第二十六章

针刀操作方法

第一节　常用术语及针刀刀具简介

一、术语和定义

1. 针刀（Acupotomy）　由针刀柄、针刀体和刀刃三部分组成，能够切割、分离病灶组织，具有疏通经络作用的治疗工具。

2. 刀口线（Linear cutting edge）　针刀的刀刃端呈线形刃口，称刀口线，其方向与针刀柄一致。

3. 针刀疗法（Therapuetic methods of acupotomy）　在针刀医学理论指导下，应用针刀治疗疾病的方法。

4. 针刀治疗点（Therapuetic points of acupotomy）　针刀治疗点，为病变组织解剖结构的体表投影点。

二、常用针刀刀具

（一）Ⅰ型针刀

Ⅰ型针刀（图26-1）根据其尺寸不同分为四种型号，分别记作Ⅰ型1号、Ⅰ型2号、Ⅰ型3号、Ⅰ型4号。

1. Ⅰ型1号针刀　全长15cm，针刀柄长2cm，针刀体长12cm，刀刃长1cm，针刀柄为一长方形或扁平葫芦形，针刀体为圆柱形，直径1mm，刀刃为

齐平口，末端扁平带刃，刀口线为1mm，同时要使刀口线和刀柄在同一平面内，只有在同一平面内才能在刀刃刺入肌肉后，从刀柄的方向辨别刀口线在体内的方向。

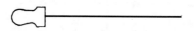

图26-1　Ⅰ型针刀示意图

2. Ⅰ型2号针刀　结构模型和Ⅰ型1号同，只是针刀体长度比Ⅰ型1号短3cm，即针刀体长度为9cm。

3. Ⅰ型3号针刀　结构模型和Ⅰ型1号同，只是针刀体长度比Ⅰ型1号短5cm，即针刀体长度为7cm。

4. Ⅰ型4号针刀　结构模型和Ⅰ型1号同，只是针刀体长度比Ⅰ型1号短8cm，即针刀体长度为4cm。

Ⅰ型针刀适应于治疗各种软组织损伤和骨关节损伤，接通电生理线路，以及其他杂病的治疗。

（二）Ⅱ型针刀

Ⅱ型针刀（图26-2）全长12.5cm，针刀柄长2.5cm，针刀体长9cm，刀刃长1cm，针刀柄为一梯形葫芦状，针刀体为圆柱形，直径3mm，刀刃为楔形，末端扁平带刃，末端刀口线1mm，刀口线和刀

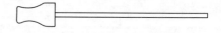

图26-2　Ⅱ型针刀示意图

柄在同一平面内，刀口为齐平口。

Ⅱ型针刀适用于深层大范围软组织松解、骨折固定及骨折畸形愈合的折骨术。

（三）注射针刀

注射针刀（图 26-3）根据其长短分为两种。

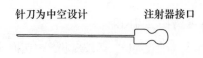

图 26-3　注射针刀示意图

1. 长型注射针刀　全长 10cm，针刀柄长 2cm，针刀体长 7cm，刀刃长 1cm，针刀柄为一扁平葫芦形，针刀体为圆柱形，直径 2mm，刀刃为楔形，末端扁平带刃，刀口线为 1mm，刀口为斜口。同时要使刀口线和刀柄在同一平面内，只有在同一平面内才能在刀刃刺入肌肉后，从刀柄的方向辨别刀口线在体内的方向。针刀柄、体、头均为中空设计，针刀柄端有一注射器接口，可接注射器。

2. 短型注射针刀　全长 7cm，针刀柄长 2cm，针刀体长 4cm，刀刃长 1cm，其他结构与长型注射针刀相同。

注射针刀用于针刀松解同时注射麻醉药物、封闭药物及神经营养药物等。

（四）芒针刀

芒针刀（图 26-4）根据其尺寸不同分为 3 种型号，分别记作 1 号、2 号、3 号。

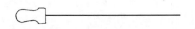

图 26-4　芒针刀示意图

1. 芒针刀 1 号　全长 10cm，针刀柄长 2cm，针刀体长 7cm，刀刃长 1cm，针刀柄为一扁平葫芦形，针刀体为圆柱形，直径 0.5mm，刀刃为楔形，末端扁平带刃，刀口线为 0.4mm，刀口为齐平口，同时要使刀口线和刀柄在同一平面内，只有在同一平面内才能在刀刃刺入肌肉后，从刀柄的方向辨别刀口线在体内的方向。

2. 芒针刀 2 号　结构模型和芒针刀 1 号同，只

是针刀体长度比芒针刀 1 号短 3cm，即针刀体长度为 4cm。

3. 芒针刀 3 号　结构模型和芒针刀 1 号同，只是针刀体长度比芒针刀 1 号短 5cm，即针刀体长度为 2cm。

芒针刀适用于眼角膜和其他黏膜表面的治疗，以及因电生理线路紊乱或短路引起的各种疾病的治疗。

（五）特型针刀

根据疾病部位及种类不同，需要特制的针刀对病变部位进行松解。

髋关节弧形针刀：全长 32cm，针刀柄长 10cm，针刀体长 20cm，刀刃 2cm，针刀柄为一梯形葫芦状，直径 2cm，针刀体为圆柱形，直径 5mm，针刃部为弧形，末端扁平带刃，末端刀口线 3mm，刀口线和刀柄在同一平面内，刃端为齐平口（图26-5）。

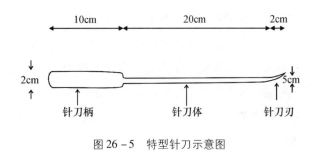

图 26-5　特型针刀示意图

髋关节弧形针刀用于髋关节疾病的针刀松解，如股骨头坏死、髋关节强直、弹响髋等。

第二节　持针刀方法

正确的持针刀方法是针刀操作准确的重要保证。针刀不同于一般的针灸针和手术刀，针刀是一种闭合性的手术器械，在人体内可以根据治疗要求随时转动方向，而且对各种疾病的治疗刺入深度都有不同的规定。因此正确的持针刀方法要求能够掌握方向，并控制刺入的深度。

1. 单手持针刀法　以医者的持针刀手食指和拇指捏住针刀柄，因为针刀柄是扁平的，并且和针刀刃在同一个平面内，针刀柄的方向即刀口线的方向，所以可用拇指和食指来控制刀口线的方向。针刀柄扁平

呈葫芦状，比较宽阔，方便拇、食指的捏持，便于用力将针刀刺入相应深度。中指托住针刀体，置于针刀体的中上部位。如果把针刀总体作为一个杠杆，中指就是杠杆的支点，便于针刀体根据治疗需要改变进针刀角度。无名指和小指置于施术部位的皮肤上，作为针刀体刺入时的一个支撑点，以控制针刀刺入的深度。在针刀刺入皮肤的瞬间，无名指和小指的支撑力和拇、食指的刺入力的方向是相反的，以防止针刀在刺入皮肤的瞬间，因惯性作用而刺入过深（图26-6）。

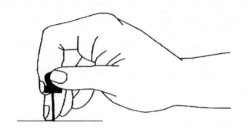

图26-6　单手持针刀法

2. 双手持针刀法　双手持针刀方法是在刺入较深部位时使用长型号针刀，其基本持针刀方法和前者相同，只是要用一手拇、食指捏紧针刀体下部。一方面起扶持作用，另一方面起控制作用，防止在另一手刺入针刀时，由于针刀体过长而发生针刀体弓形变，引起方向改变（图26-7）。

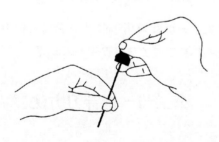

图26-7　夹持进针刀法

以上两种是常用的持针刀方法，适用于大部分的针刀治疗。治疗特殊部位时，根据具体情况持针刀方法也应有所变化。

第三节　进针刀方法

1. 定点　在确定病变部位和准确掌握该处的解剖结构后，在进针刀部位用记号笔做一标记，局部碘伏消毒后，覆盖上无菌小洞巾。

2. 定向　使刀口线与重要血管、神经及肌腱走行方向平行，将刀刃压在进针刀点上。

3. 加压分离　持针刀手的拇、食指捏住针刀柄，其余3指托住针刀体，稍加压力不使刀刃刺破皮肤，使进针刀点处形成一个线形凹陷，将浅层神经和血管分离在刀刃两侧。

4. 刺入　继续加压，刺破皮肤，匀速推进，到达病灶部位（图26-8）。

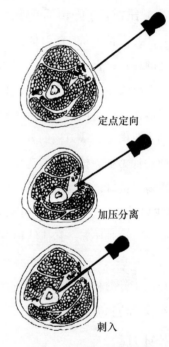

定点定向

加压分离

刺入

图26-8　进针刀四步规程

所谓四步进针刀方法，就是针刀进针时，必须遵循的4个步骤，每一步都有丰富的内容。定点就是定进针刀点，定点的正确与否，直接关系到治疗效果。定点是基于对病因病理的精确诊断，对进针部位解剖结构立体的微观掌握。定向是在精确掌握进针刀部位的解剖结构前提下，采取各种手术入路确保手术安全进行，有效地避开神经、血管和重要脏器。加压分离，是在浅层部位有效避开神经、血管的一种方法。在前3步的基础上，才能开始第四步的刺入。刺入时，以拇、食指捏住针刀柄，其余3指作支撑，压在进针刀点附近的皮肤上，防止刀刃刺入过深，而损伤深部重要神经、血管和脏器，或者深度超过病灶，损伤健康组织。

第四节 常用针刀手术入路

1. 针刀入皮法 按照针刀四步进针规程，当定好点，将刀口线放好以后（刀口线和施术部位的神经、血管或肌肉纤维的走行方向平行），给刀锋加一适当压力，不使刺破皮肤，使体表形成一线形凹陷，这时刀锋下的神经、血管都被推挤在刀刃两侧，再刺入皮肤进入体内，借肌肉皮肤的弹性，肌肉和皮肤膨隆起来，线形凹陷消失，浅层的神经、血管也随之膨隆在针体两侧，这一方法可有效地避开浅层的神经、血管，将针刀刺入体内。

2. 按骨性标志的手术入路 骨性标志是在人体体表都可以触知的骨性突起，依据这些骨性突起，除了可以给部分病变组织定位外，也是手术入路的重要参考。骨突一般都是肌肉和韧带的起止点，也是慢性软组织损伤的好发部位。在颈椎定位时，常用 C_2 棘突部和 C_7 棘突部作为颈椎序列的定位标志。

3. 按肌性标志的手术入路 肌性标志是在人体体表可以看到和触知的肌肉轮廓和行经路线，是针刀手术体表定位的常用标志之一。

4. 以局部病变点为标志的手术入路 病变局部的条索、硬结、压痛点是针刀手术体表定位的参考标志。

第五节 常用针刀刀法

1. 纵行疏通法 针刀刀口线与重要神经、血管走行一致，针刀体以皮肤为中心，刀刃端在体内做纵向的弧形运动。主要以刀刃及接近刀锋的部分刀体为作用部位。其运动距离以 cm 为单位，范围根据病情而定，进刀至剥离处组织，实际上已经切开了粘连等病变组织，如果疏通阻力过大，可以沿着肌或腱等病变组织的纤维走行方向切开，则可顺利进行纵行疏通（图 26-9）。

2. 横行剥离法 横行剥离法是在纵行疏通法的基础上进行的，针刀刀口线与重要神经、血管走行一致，针刀体以皮肤为中心，刀刃端在体内做横向

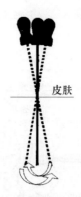

图 26-9 针刀纵行疏通法示意图

的弧形运动。横行剥离使粘连、瘢痕等组织在纵向松解的基础上进一步加大其松解度，其运动距离以 cm 为单位，范围根据病情而定（图 26-10）。

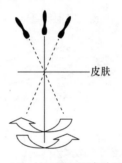

图 26-10 针刀横行剥离法示意图

纵行疏通法与横行剥离法是针刀手术操作的最基本和最常用的刀法。临床上常将纵行疏通法与横行剥离法相结合使用，简称纵疏横剥法，纵疏横剥 1 次为 1 刀。

3. 提插切割法 针刀到达病变部位以后，切割第 1 刀，然后针刀上提 0.5cm，再向下插入 0.5cm，切割第 2 刀，如此提插 3 刀为宜（图 26-11）。适用于粘连面大、粘连重的病变。如切开棘间韧带，挛缩的肌腱、韧带、关节囊等。

4. 骨面铲剥法 针刀到达骨面，刀刃沿骨面或骨嵴将粘连的组织从骨面上铲开，感觉针刀下有松动感时为度（图 26-12）。此法适用于骨质表面或者骨质边缘的软组织（肌肉起止点、韧带及筋膜的骨附着点）病变。如肩周炎喙突点、肱骨外上髁、枕骨上、下项线点等的松解。

5. 通透剥离法 针刀刺破囊壁，经过囊内，刺破对侧囊壁（图 26-13）。此法适用于腱鞘囊肿、滑

囊积液、肩峰下滑囊炎、髌下脂肪垫损伤等疾病。

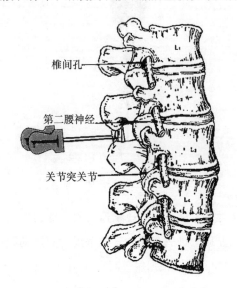

图 26 - 11　侧面观腰椎棘间韧带针刀松解术

图中标注：椎间孔、第二腰神经、关节突关节

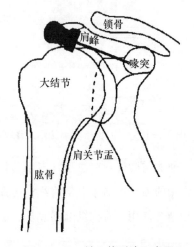

图 26 - 12　针刀铲剥法示意图

图中标注：锁骨、肩峰、喙突、大结节、肩关节盂、肱骨

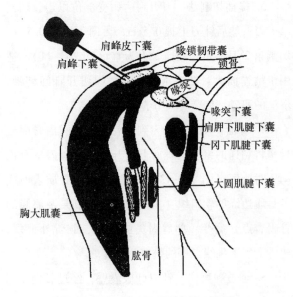

图 26 - 13　针刀通透剥离法示意图

图中标注：肩峰皮下囊、肩峰下囊、喙锁韧带囊、锁骨、喙突、喙突下囊、肩胛下肌腱下囊、冈下肌腱下囊、大圆肌腱下囊、胸大肌囊、肱骨

6. 注射松解剥离法　应用注射针刀，在针刀刺入过程中，同时注射麻药，此法可将局部麻醉和针刀手术同时进行（图 26 - 14）。适用于第三腰椎横突综合征、臀上皮神经卡压综合征等。

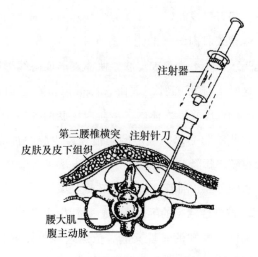

图 26 - 14　针刀注射松解剥离法示意图

图中标注：注射器、第三腰椎横突、注射针刀、皮肤及皮下组织、腰大肌、腹主动脉

第六节　针刀操作注意事项

1. 准确选择适应证，严格掌握禁忌证　要按以上所述适应证、禁忌证，对每一病人，每一疾病的不同情况（个体差异和疾病的不同阶段）精心选择。这是取得较好疗效、避免失误的根本。

2. 要刻苦学习解剖　要深入了解和熟练掌握针刀施术处的解剖特点、动态改变，主要血管、神经的体表投影，体表标志和体内标志。在胸背部、锁骨上需要避免刺入胸膜腔；在颈部、腰部及四肢要注意不要损伤大血管、神经干及内脏器官。

3. 严格无菌操作　针刀是闭合性手术，虽然它的创面很小，然而，一旦感染却也很难处理，一则深，二则可能是关节腔。因此要求所有物品必须达到高压灭菌的要求。消毒要正规、操作要符合无菌规范。

4. 妇女月经期、妊娠期及产后慎用本疗法　针刀治疗的刺激能促使盆腔充血，增加子宫收缩，如果在妇女月经期治疗可能会导致月经不调，妊娠期可能会导致流产，产后针刀治疗可能会导致恶露不尽，甚至引发盆腔炎。因此，女性月经期间、妊娠期及产后慎用本疗法。

5. 瘢痕体质者慎用本疗法 瘢痕体质的人在人群中比例极小，其表现为伤愈合后，表面瘢痕呈持续性增大，不但影响外观，而且局部疼痛、红痒，瘢痕收缩还影响功能运动，应慎用针刀疗法。

6. 针刀治疗部位有毛发者宜备皮，以防止感染

头发和毛囊是细菌藏身的好地方，针刀治疗时应剃去治疗部位的毛发，以防止感染，也便于针刀术后贴无菌敷料。

7. 患者精神紧张、劳累后或饥饿时不适宜运用本疗法 患者精神紧张、劳累后或饥饿时行针刀治疗会增加晕针刀的几率，暂不适宜运用本疗法。

第七节　针刀术后手法

一、针刀术后手法的原理

针刀术后手法是针对针刀术后残余的粘连和瘢痕进行徒手松解的治疗手段。根据网眼理论，针刀松解病变的关键点（软组织的起止点和顽固性压痛点等），针刀手法则是在针刀手术破坏整个病理构架结点的基础上，进一步撕开局部的粘连和瘢痕。

针刀术后手法是建立在西医学的病理学、生理学、解剖学、生物力学的基础上的，也针对传统手法的不足之处，进行了比较全面的改造，使之符合现代科学的要求，针刀手法首先从力学的研究开始，然后研究手法技巧，以生理学、病理学和解剖学为根据，使之达到科学的治病目的，现简要叙述如下。

力由三大要素构成，即作用点、大小、方向。针刀手法对于力的作用点选择是按照力学原理确定的。比如利用杠杆原理，力臂越长，作用力越小，反之，力臂越短，作用力越大，所以在选择力的作用点时，根据人的生理病理和解剖学特点来确定作用点，同时以治愈疾病为第一前提条件，以医生用力最小，最大限度减少给病人带来的痛苦，这样大

多数能找到手法的最佳作用点。关于力的大小，是根据生理病理情况和治疗部位的解剖结构来确定的。比如，在治疗腕管综合征时，当针刀将腕横韧带松解后，要想使腕管立即宽松，而不压迫腕管内的神经、血管和肌腱，彻底治愈此病，就必须配合手法，使腕关节过度背伸，利用背伸时的张力，和屈肌腱被拉紧时的张力，将腕横韧带迅速拉长，而达到治疗目的。这个手法的力度和方向达到腕关节过度背伸，是根据腕管的解剖结构和腕管的生理功能即腕管综合征的病因来确定的。

二、针刀术后手法必须达到三个标准

针刀手法学是以现代科学为基础的一种新的治疗方法，同时对针刀闭合性手术有极为重要的辅助治疗作用，那么它就应该达到一定的科学水平和科学标准，总的来说应达到三大标准。

1. 稳 所谓稳就是针刀医学手法的每一个操作的设计，都以安全为第一，决不允许有因手法设计的错误，而导致后遗症和并发症，避免因手法而增加病人痛苦。比如，钩椎关节旋转移位性颈椎病，通过针刀对有关损伤的软组织松解后，必须通过手法来纠正钩椎关节的旋转移位。根据此病的治疗要求和颈部的解剖学、生理学及生物力学特点，针刀医学设计了两点一面颈部旋转复位手法，此手法让病人仰卧位（此体位使颈部肌肉放松，减少手法的抵抗力），医生一只手的食指钩住患椎棘突，方向和病理性旋转方向相同，同一只手的拇指推住患椎横突的后侧缘，医生的另一只手托住患椎面部的一侧（和患椎病理性旋转方向相反的一侧），使患者头部向一侧旋转（方向和患椎病理性旋转方向相反），当旋转到最大限度时，医生双手一起用力，食指钩住患椎棘突，拇指推顶患椎横突，另一手压住面部的一侧，向床面方向按压，此时可轻轻地将患椎的移位纠正到正常。此种手法的设计，食指的勾拉、拇指的推顶是根据旋转物体的力偶矩的力学原理，两个点就是两个力偶矩，都作用在一个椎体上（患椎），所以非常省力。另一手按压面部是根

据旋转面的力学原理（颈部有矢状面和冠状面），轻微按压（实际是让颈部沿切线旋转），即可达到目的。另外，当手按压使面部向床面转动时，它的最大旋转角度不可能超过人体颈部的最大旋转角度45°（因为有床面的绝对阻碍）。这个手法的设计，可以说是达到目前治疗钩椎关节旋转移位型颈椎病最安全的标准。针刀医学任何手法的设计都是建立在这样安全可靠的基础之上的。

2. 准　所谓准就是针刀手法的每一个操作，都能够作用到病变部位，不管是间接的还是直接的，尽量避免无病组织受到力的刺激，即使为了手法操作的科学性和精确性而通过某些健康组织来传递力的作用，也不会使健康组织受到损害性的刺激。比如，肱二头肌挛缩，通过针刀松解后，要使肱二头肌恢复原来的长度，必须配合手法，这个手法的操作是医生一只手托住患肢肘关节的背侧，另一只手握住患肢的腕部，肘关节背侧医生的手向患肢掌侧用力，医生握住患者腕部的手向背侧用力，此时助手将患肢肩部固定，这样反复让患肢背伸，当患肢伸直后，医生用弹性力使患肢过伸1~2次，手法即告结束。这个操作，虽然通过前臂来传达手法的作用力，但是前臂不会受到任何损伤性的力的刺激，而它真正的作用力全在肱二头肌上。

3. 巧　所谓巧是指针刀手法要达到操作巧妙，用力轻柔的目的，在手法学上来说，巧是贯穿始终的一个主题，没有巧无法达到无损伤、无痛苦而又立竿见影的效果。怎么才能达到巧呢？巧来源于对生理、病理、解剖学的熟悉，和对力学知识、几何知识的灵活运用。比如，针刀治疗冻结肩，在针刀松解后，肩部的疼痛就会基本消失，但肩关节仍然不能立即抬到90°，此时就必须配合手法。让病人仰卧位，让助手托住患侧上肢外展，此时三角肌处于松弛状态，医生用一只手抓住三角肌，并将三角肌推向背侧，此时三角肌前侧的深面和下层组织的粘连即被分开，同时原来被三角肌前侧覆盖的胸大肌和胸小肌肌腱即暴露在皮下，医生另一只手的拇指侧压在胸大肌和胸小肌肌腱之间，并沿两肌腱之

间向上推进，此两肌腱之间的粘连也就被分开；然后让患者俯卧位，同法将三角肌推向胸侧，三角肌后侧的深面和下层组织的粘连即被分开，此时冈上肌、冈下肌、小圆肌、大圆肌肌腱即暴露在皮下，医生另一只手用与分离胸大肌和胸小肌肌腱相同的方法，将冈上肌、冈下肌、小圆肌、大圆肌肌腱之间的粘连分开，用这种化整为零的方法很巧妙地将肩部肌群牢固的粘连，即所谓冻结分开了，此时患肢上举大都可以达到90°以上，但是仍然达不到正常的状态，这是因为肩关节囊的挛缩和粘连还没有解开。在上述手法操作结束时，紧接着医生托扶患侧上肢令其上举，当达到一定高度时，患侧上肢就不能继续上举，这是由于关节囊挛缩和粘连牵制的缘故，医生在患者全力上举患侧上肢而不能继续上举的一刹那间，突然而迅速地将患侧上肢推弹至180°，此时能听到关节囊被松开的啐啐声，待患者反应过来，手法已经完成，整个操作不到1秒钟。这个手法的妙处就在于利用患者努力上举上肢的意志，肩部的所有肌群都在为实现这个意志而各自在做自己应该做的工作，医生的推弹力仅仅是协助一下而已。

第八节　针刀术后康复

一、概述

康复一词，是从英语 rehabilitation 翻译而来。原意是"恢复原来的权利、资格、地位、尊严"、"重新获得能力"等。康复医学是一个由理疗学、物理医学逐渐发展形成的一门新的医学学科，主要涉及利用物理因子和方法（包括电、光、热、声、机械设备和主动活动）以诊断、治疗和预防残疾和疾病，研究使病、伤、残者在体格上、精神上、社会上、职业上得到康复，消除或减轻功能障碍，帮助他们发挥残留功能，恢复其生活能力、工作能力以重新回归社会。它的主要对象是慢性病人及伤残者，强调功能上的康复，而且是强调整体功能康

复，使患者不但在身体上，而且在心理上和精神上得到康复。它的着眼点不仅在于保存伤残者的生命，而且还要尽量恢复其功能，提高生活素质，重返社会，过有意义的生活。康复医学与临床医学既有区别又有联系，它们的区别在于临床医学是以疾病为主体，以治愈为主，以人的生存为主，医生抢救和治疗疾病。

康复医学是以病人为主体，以恢复功能为主。病人是主动者，允许了解自己的病情及功能状态，可以提出自己的要求，医生起一个教师及促进者的作用；它们的联系在于临床医学的迅速发展，促进康复医学的发展，并为康复治疗提供良好的基础及可能性。由于临床医学的迅速发展，造成慢性病人、残疾人、老年病人增多，他们躯体的、心理的、社会的康复需求增加，促使了康复医学的发展，为康复医学的发展提供了可能性；康复医疗贯穿于临床治疗的整个过程，使临床医学更加完善。首先，利用临床手段矫治和预防残疾，如小儿麻痹后遗症矫治术，先天性斜颈矫形术等；其次，把康复护理列为临床常规护理内容之一，以利于患者身心功能障碍的防治；最后，从临床处理早期就引入康复治疗，康复医师及治疗师参与临床治疗计划的判定和实施。

康复治疗主要有两种方法：物理治疗和运动治疗，物理治疗学（理疗学）是研究应用物理因子提高健康水平、预防和治疗疾病、促进病后机体康复及延缓衰老等的专门学科。所应用的物理因子包括人工、自然两类，人工物理因子如光、电、磁、声、温热、寒冷等，自然物理因子如矿泉、气候、日光、空气、海水等。通常所说的理疗指的是利用人工物理因子疗法如电疗法、光疗法、磁疗法、超声疗法、热疗法、冷疗法、水疗法、生物反馈疗法等。

运动疗法是为了缓解症状或改善功能而进行全身或局部的运动以达到治疗目的的方法。运动疗法按运动方式可分为被动运动和主动运动，被动运动是由外力作用于人体某一部分所引起的动作称被动运动，一般用于维持正常或增大已受限的关节活动范围、防止肌肉萎缩和关节挛缩；主动运动是依靠患者自身的肌力进行运动的方法称主动运动，单纯的主动运动一般不给予辅助、也不施加阻力，主要用于维持关节的活动范围、进行增强肌力和持久力的训练和增强肌肉之间的协调性的训练。按肌肉收缩的方式分为等长运动和等张运动，等长运动时关节不发生活动，肌肉长度不变，等长阻力训练是增加肌力的最迅速的方法；等张运动是运动时肌肉缩短，关节角度发生变化的训练，例如屈肘关节举哑铃的动作，即为等张收缩的运动。

二、针刀术后康复的必要性

针刀医学的治疗原则是针刀为主，手法为辅，康复理疗，配合药物。在治疗原则中明确提出了康复理疗原则，说明了康复理疗在针刀整体治疗的重要性和必要性。第一，针刀闭合性手术本身对人体的损伤极为有限，但它毕竟是有创治疗，针刀术后的康复措施可以加快针刀手术创伤的修复和愈合。第二，根据疾病的网眼理论，针刀对病变的关键点的粘连瘢痕进行松解，手法对残余的病灶部分进行松解以后，大量的代谢产物堆积，组织器官的循环代谢显著减弱，康复措施的应用，可以缩短疾病的过程，加快组织修复，促进局部血液循环，加速代谢产物的排泄。第三，针刀治疗的病人，大部分为慢性病，或者经过多种疗法治疗效果很差甚至无效的病人，其病程长达数年、十几年甚至几十年的，病人的心身健康已经受到了严重影响，疾病所引起的连锁反应越发明显，身体素质整体低下，针刀术后部分病人反应较重，术后恢复能力明显降低，严重地影响了针刀治疗效果。康复治疗，可以充分调动病人的主观能动性，提高病人的综合代偿能力，减轻针刀术后反应，对病人的术后恢复起着非常重要的作用。

第二十七章

针刀术后处理

第一节 针刀术后常规处理

1. 全身情况的观察 头颈部针刀手术，尤其是颈椎病针刀手术后绝对卧床 1 ~ 2 小时，防止针眼出血，其间注意观察病人生命体征变化，如出现生命体征异常变化，随时通知医生，及时处理。

2. 预防针眼感染 针刀术后立即用创可贴覆盖针眼，防止针眼感染，24 ~ 48 小时后去除创可贴。

3. 术后用药 根据病人的具体情况对症处理。

第二节 针刀术后护理

1. 保持刀口清洁 术后要保持伤口清洁干燥，避免水和汗渍浸湿伤口，观察伤口有无渗血或皮下血肿，如有应加压包扎，创可贴或敷料如有脱落应及时更换，并经常察看贴胶布处有无皮肤过敏现象。对肢体手术应抬高患肢，并观察肢体血运情况。

2. 体位 应视病情而定，颈椎病术后，用适宜的围领固定 7 ~ 15 日，取去枕平卧、头部保持中立位，避免作前后左右旋转运动，腰椎病术后卧硬板床 3 ~ 6 周，翻身时采用轴心整体翻身法，保持脊柱挺直，不得扭曲防止脊柱滑脱。对术后需要牵引的患者，要及时给予行之有效的牵引。

3. 做好基础护理 卧床的患者应鼓励其定时深

呼吸，咳嗽，并定时为患者按摩骨突受压部位，做好床头交接班，减少并发症的发生。部分患者做完手术后不愿做床上牵引，此时护士应耐心做好患者的思想工作，向患者讲明，牵引也是治疗的一个重要环节，使其克服急躁情绪，配合治疗。

4. 密切观察病情变化 术后应观察手术治疗效果，打石膏或托板固定者，要观察末梢血运情况。腰椎术后患者有并发腹胀和尿潴留的，应随时观察，及时给予对症处理。骨科患者有石膏固定者，按石膏护理常规进行护理，并注意观察肢体的温度、颜色、感觉，活动及脉搏搏动情况。

第三节 针刀异常情况的处理与预防

一、晕针刀

晕针刀是指在针刀治疗过程中或治疗后半小时左右，患者出现头昏、心慌、恶心、肢冷汗出、意识淡漠等症状的现象。西医学认为晕针刀多为"晕厥"现象，是由于针刀的强烈刺激使迷走神经兴奋，导致周围血管扩张、心率减慢、血压下降，从而引起脑部短暂的（或一过性）供血不足而出现的缺血反应。

晕针刀本身不会给机体带来器质性损害，如果在晕针刀出现早期（患者反应迟钝，表情呆滞或头晕、恶心、心慌等）及时采取应对措施，一般可避免发生严重晕针刀现象。据统计，在接受针刀治疗患者中，晕针刀的发生率为1%～3%，男女之比约为1：1.9。

1. 发生原因

（1）体质因素　有些患者属于过敏性体质，血管、神经功能不稳定，多有晕厥史或肌肉注射后的类似晕针史，采用针刀治疗时很容易出现晕针刀现象。

在饥饿、过度疲劳、大汗、泄泻、大出血后，患者正气明显不足，此时接受针刀治疗亦容易导致晕针刀。

（2）精神因素　恐惧、精神过于紧张是不可忽视的原因。特别是对针刀不了解，怕针的患者。对针刀治疗过程中出现的正常针感（酸、胀、痛）和发出的响声，如针刀在骨面剥离的"嚓嚓"声，切割硬结的"咯吱、咯吱"声，切割筋膜的"嘣、嘣"声往往使患者情绪紧张加剧。

（3）体位因素　正坐位、俯坐位、仰靠坐位、颈椎牵引状态下坐位针刀治疗时，晕针刀发生率较高。卧位治疗时晕针刀发生率低。

（4）刺激部位　在肩背部、四肢末端部位治疗时，针刀剥离刺激量大，针感强，易出现晕针刀。

（5）环境因素　严冬酷暑，天气变化、气压明显降低时，针刀治疗易致晕针刀。

2. 临床表现

（1）轻度晕针刀　轻微头痛、头晕、上腹及全身不适、胸闷、泛恶、精神倦怠、打呵欠、站起时有些摇晃或有短暂意识丧失。

（2）重度晕针刀　突然昏厥或摔倒，面色苍白，大汗淋漓，四肢厥冷，口唇乌紫，双目上视，大小便失禁，脉细微。

通过正确处理，患者精神渐渐恢复，可觉周身乏力，甚至有虚脱感，头部不适，反应迟钝，口干，轻微恶心。

3. 处理方法

（1）立即停止治疗，将针刀一并迅速拔出，用无菌敷料或创可贴覆盖针刀施术部位。

（2）让患者平卧，头部放低，松开衣带，注意保暖。

（3）立即给予温开水送服，静卧休息，在上述处理的基础上，选取水沟、合谷、内关等腧穴进行针刺或指压。

（4）重者应给予吸氧或做人工呼吸、静脉推注50%葡萄糖10ml或采取其他急救措施。

4. 预防

（1）对于初次接受针刀治疗和精神紧张者，应先做好解释工作。

（2）患者选择舒适持久的体位，尽量采取卧位。

（3）针刀治疗时，要密切注意患者的整体情况，如有晕针刀征兆，立即停止针刀治疗。

二、断针刀

在针刀手术操作过程中，针刀突然折断没入皮下或深部组织里，是较常见的针刀意外之一。

1. 发生原因

（1）针具质量不好，韧性较差。

（2）针刀反复多次使用，在应力集中处也易发生疲劳性断裂。针刀操作中借用杠杆原理，以中指或环指做支点，手指接触针刀处是针体受剪应力最大的部位，也是用力过猛容易造成弯针的部位，所以也是断针刀易发部位，而此处多露在皮肤之外。

（3）长期使用消毒液造成针身有腐蚀锈损，或因长期放置而发生氧化反应，致使针体生锈，或术后不及时清洁刀具，针体上附有血迹而发生锈蚀，操作前又疏于检查。

（4）患者精神过于紧张，肌肉强烈收缩，或针刀松解时针感过于强烈。患者不能耐受而突然大幅度改变体位。

（5）发生滞针刀，针刀插入骨间隙，刺入较硬较大的变性软组织中，治疗部位肌肉紧张痉挛时，仍强行大幅度摆动针体或猛拔强抽。

2. 临床现象　针刀体折断，残端留在患者体内，或部分针刀体露在皮肤外面，或全部残端陷没在皮肤、肌肉之内。

3. 处理方法

（1）术者应冷静，嘱患者不要恐惧，保持原有体位，防止针刀体残端向肌肉深层陷入。

（2）若皮肤外尚露有针刀体残端，可用镊子钳出。

（3）若残端与皮肤相平或稍低，但仍能看到残端时，可用拇、食两指按压针刀旁皮肤，使之下陷，以使残端露出皮肤，再用镊子将针刀钳出。

（4）针刀残端完全没入皮肤下面，若残端下面是坚硬的骨面，可用力下压针刀孔两侧皮肤，借骨面将残端顶出皮肤；若残端下面是软组织，可捏住该部肌肉将残端向上托出；若断端很短，埋入人体深部，在体表无法触及，应采用外科手术方法取出。手术宜就地进行，不宜搬动移位。必要时，可借助 X 线定位。

4. 预防

（1）术前要认真检查针刀有无锈蚀、裂纹，刚性和韧性是否合格，不合格者须剔除。

（2）在做针刀操作时，患者不可随意改变体位。

（3）针刀刺入人体深部或骨关节内，应避免用力过猛；针刀体在体内弯曲时，不可强行拔出针刀。

（4）医者应常练指力，熟练掌握针刀操作技巧，做到操作手法稳、准、轻、巧。

三、出血

针刀刺入体内寻找病变部位，切割、剥离病变组织，而细小的毛细血管无处不在，出血是不可避免的。但刺破大血管或较大血管引起大出血或造成深部血肿的现象屡见不鲜，不能不引起临床工作者的高度重视。

1. 发生原因

（1）对施术部位血管分布情况了解不够，或对血管分布情况的个体差异估计不足而盲目下刀。

（2）在血管比较丰富的地方施术不按四步进针规程操作，也不问患者感受，强行操作，一味追求快。

（3）血管本身病变，如动脉硬化使血管壁弹性下降，壁内因附着粥样硬化物而致肌层受到破坏，管壁变脆，受到突然的刺激容易破裂。

（4）血液本身病变，如有些患者血小板减少，

凝血时间延长，血管破裂后，出血不宜停止。凝血功能障碍（如缺少凝血因子）的患者，一旦出血，常规止血方法难以遏制。

（5）某些肌肉丰厚处，深部血管刺破后不易发现，针刀术后又行手法治疗或在针孔处再行拔罐，造成血肿或较大量出血。

2. 临床表现

（1）表浅血管损伤　针刀起出，针孔迅速涌出色泽鲜红的血液，多为刺中浅部较小动脉血管。若是刺中浅部小静脉血管，针孔溢出的血多是紫红色且发黑、发暗。有的血液不流出针孔而淤积在皮下形成青色瘀斑，或局部肿胀，活动时疼痛。

（2）肌层血管损伤　针刀治疗刺伤四肢深层的血管后多造成血肿。损伤较严重，血管较大者，则出血量也会较大，使血肿非常明显，致局部神经、组织受压而引起症状，可表现局部疼痛、麻木，活动受限。

（3）椎管内血管损伤　针刀松解黄韧带时，如果用力过猛或刺入过深可刺破椎管内动脉，易在椎管内形成血肿压迫脊髓。因压迫部位不同而表现不同的脊髓节段压迫症状。严重者可致截瘫。若在颈椎上段损伤，可影响脑干血供，而出现生命危险。

3. 处理方法

（1）表浅血管出血　用消毒干棉球压迫止血。手足、头面、后枕部等小血管丰富处，针刀松解后，无论出血与否，都应常规按压针孔 3 ~ 5 分钟。若少量出血导致皮下青紫瘀斑者，可不必特殊处理，一般可自行消退。

（2）深部血肿　一般较小的血肿，无须特殊处理，经过 1 ~ 2 周多能自行吸收。若局部肿胀疼痛明显或仍继续加重，可先做局部冷敷止血或肌注止血敏，48 小时后，局部热敷，外擦活血化瘀药物等以加速瘀血的消退和吸收。较大的血肿可在 B 超定位下穿刺抽除，同时局部用弹力绷带加压包扎。穿刺治疗无效，血肿不消或继续增大时，可切开引流并止血。

（3）有重要脏器的部位出血　椎管内、胸腹腔内出血较多或不易止血者，需立即进行外科手术。

4. 预防

（1）熟练掌握治疗局部精细、立体的解剖知识，弄清周围血管的确切位置及体表投影。

（2）术前应耐心询问患者病情，详细了解病史，做出凝血时间检查。

（3）严格按照进针刀方法操作，施术过程密切观察患者反应。术者认真体会针下感觉，若针下有弹性阻力感，患者诉针下刺痛，应将针刀稍提起略改变一下进针方向再行刺入；若施术部位在骨面，松解时针刀刀刃不能离开骨面，更不可大幅度提插。

四、周围神经损伤

临床上治疗时，针刀多在神经、血管周围进行操作，如对各种神经卡压综合征的治疗。但因在针刀技术培训时，已经特别强调针刀治疗的基础是精细、立体、动态的解剖知识，针刀临床医生对神经的分布、走向等情况一般都掌握较好，所以针刀损伤周围神经的案例并不很多。只有少数因针刀操作不规范，术后手法过于粗暴而出现神经损伤的，大多数也只引起强烈的刺激反应，遗留后遗症者极少。

1. 发生原因

（1）解剖知识不全面，立体概念差，没有充分考虑人体生理变异。

（2）麻醉（局麻、神经阻滞麻醉、全身麻醉）后实施针刀手术，特别是在肌肉丰厚处，如在腰、臀部治疗时针刀刺中神经干，患者没有避让反应或避让反应不明显而被忽视。

（3）盲目追求快针，强刺激，采用重手法操作而致损伤。

（4）针刀术后，用手法矫形时过于粗暴，夹板固定太紧、时间太久。

2. 临床表现

（1）在针刀进针、松解过程中，突然有触电感或出现沿外周神经向末梢或逆行向上放散的一种麻木感。若有损伤，多在术后1日左右出现异常反应。

（2）轻者可无其他症状，较重者可同时伴有该神经支配区内的麻木、疼痛、温度觉改变或功能障碍。

根据损伤的神经干不同，其临床表现也各有特点。

①正中神经损伤　桡侧3个半手指掌侧及相应指远节背面皮肤感觉障碍；前臂屈肌无力，桡侧三指不能屈曲，拇指对掌功能障碍，日久可出现大鱼际萎缩，握拳无力，拇指与小指不能对捏。

②桡神经损伤　第一、二掌骨背侧皮肤感觉减退或消失；桡神经支配区域肌肉无力，伸腕肌、伸指肌麻痹而致腕下垂，日久而出现前臂背侧肌肉萎缩；如果在桡神经沟以上损伤，则可使肱三头肌麻痹，出现主动伸直时关节障碍。双手举起，手掌向前，四指并拢伸直，拇指自然伸开，两手掌相比观察可见，患侧拇指处于内收位，不能主动外展和背伸。认真检查，握拳试验、合掌分掌试验阳性。

③尺神经损伤　小指、环指指间关节屈曲，掌指关节伸直，形成"爪状"畸形，拇指不能内收，其余四指不能外展，骨间肌无力，小鱼际萎缩，手部尺侧、尺侧1个半手指感觉障碍。拇指尖和食指尖不能相触成"O"形，握拳试验、夹指试验阳性。

④坐骨神经损伤　腘绳肌肌无力而使主动屈曲膝关节困难，小腿外侧、足部皮肤疼痛或感觉障碍，肌肉麻痹，出现垂足畸形；趾、踝关节屈伸活动障碍。

⑤腓总神经损伤　足不能主动背屈及外翻，自然状态表现为足下垂。行走困难，行走时需高抬脚，落下时足尖下垂先着地，足跟后着地，否则容易跌跤。小腿前外侧、足背部皮肤感觉障碍。

3. 处理方法

（1）出现神经刺激损伤现象，应立即停止针刀操作。若患者疼痛、麻木明显，可局部先行以麻药、类固醇类药、维生素B族药等配伍封闭。

（2）24小时后，给予热敷、理疗、口服中药，按照神经分布区行针灸治疗。

（3）局部轻揉按摩，在医生指导下加强功能锻炼。

4. 预防

（1）严格按照四步进针刀规程操作。病变部位较深者，治疗时宜摸索进针刀，若刺中条索状坚韧组织，患者有触电感沿神经分布路线放射时，应迅速提起针刀，稍移动针刀位置后再进针刀。

（2）在神经干或其主要分支循行路线上治疗时，不宜局麻后针刀治疗，也不宜针刀术后向手术部位注射药物，如普鲁卡因、氢化可的松、乙醇等，否则可能导致周围神经损害。

（3）术前要检查针刀是否带钩、毛糙、卷刃，如发现有上述情况应立即更换。

（4）术后手法治疗一定不要粗暴，特别是在腰麻或全麻下手法矫形，患者没有应有的避让反应等，最易造成损伤。

（5）针刀操作时忌大幅度提插。但需注意的是，刺伤神经出现的反应与刺中经络引起的循经感传现象有着明显的区别，不可混淆。刺伤神经出现的反应是沿神经分布线路放射，有触电感。其传导速度异常迅速，并伴有麻木感。刺中经络或松解神经周围变性软组织时，患者的感觉则是酸胀、沉重感，偶尔也有麻酥酥感，其传导线路是沿经络线路，其传导速度缓慢，术后有舒适感。

五、针刀引起创伤性气胸

针刀引起创伤性气胸是指针具刺穿了胸腔且伤及肺组织，气体积聚于胸腔，从而造成气胸，出现呼吸困难等现象。

1. 发生原因 主要是针刀刺入胸部、背部和锁骨附近的穴位过深，针具刺穿了胸腔且伤及肺组织，气体积聚于胸腔而造成气胸。

2. 临床表现 患者突感胸闷、胸痛、气短、心悸，严重者呼吸困难、发绀、冷汗、烦躁、恐惧，到一定程度会发生血压下降、休克等现象。检查：患侧肋间隙变宽，胸廓饱满，叩诊鼓音，听诊肺呼吸音减弱或消失，气管可向健侧移位。如气窜至皮下，患侧胸部、颈部可出现握雪音，X线胸部透视可见肺组织被压缩现象。

3. 处理方法 一旦发生气胸，应立即出针刀，采取半卧位休息，要求患者心情平静，切勿恐惧而反转体位。一般漏气量少者，可自然吸收。同时要密切观察，随时对症处理，如给予镇咳消炎药物，以防止肺组织因咳嗽扩大创孔，加重漏气和感染。对严重病例如发现呼吸困难、发绀、休克等现象需组织抢救，如胸腔排气、少量慢速输氧、抗休克等。

4. 预防 针刀治疗时，术者必须思想集中，选好适当体位，注意选穴，根据患者体型肥瘦，掌握进针深度，施行手法的幅度不宜过大。对于胸部、背部的施术部位，最好平刺或斜刺，且不宜太深，以免造成气胸。

六、针刀引起内脏损伤

针刀引起内脏损伤是指针刀刺入内脏周围过深，针刀刺入内脏引起内脏损伤，损伤内脏出现各种症状的现象。

1. 发生原因 主要是术者缺乏解剖学知识，对施术部位和其周围脏器的解剖关系不熟悉，加之针刀刺入过深而引起的后果。

2. 临床表现 刺伤肝、脾时，可引起内出血，患者可感到肝区或脾区疼痛，有的可向背部放射；如出血不止，腹腔内聚血过多，会出现腹痛、腹肌紧张，并有压痛及反跳痛等急腹症症状。刺伤心脏时，轻者可出现强烈的刺痛；重者有剧烈的撕裂痛，引起心外射血，立即导致休克、死亡。刺伤肾脏时，可出现腰痛，肾区叩击痛，呈血尿，严重时血压下降、休克。刺伤胆囊、膀胱、胃、肠等空腔脏器时，可引起局部疼痛、腹膜刺激征或急腹症症状。

3. 处理方法 损伤严重或出血明显者，应密切观察，注意病情变化，特别是要定时检测血压。对于休克、腹膜刺激征，应立即采取相应措施，不失时机地进行抢救。

4. 预防 掌握重要脏器部位的解剖结构，明了躯干部施术部位的脏器组织。操作时，注意凡有脏器组织、大的血管、粗的神经处都应改变针刀进针方向，避免深刺。同时注意体位，避免视角产生的谬误。肝、脾、胆囊肿大及心脏扩大的患者，胸、背、胁、腋的部位不宜深刺。

第五篇

针刀临床治疗

第二十八章
针刀治疗学基础

第一节 针刀治疗目的

针刀治疗目的就是在不切除人体组织、器官的前提下，恢复人体的生理平衡，这种平衡包括软组织（如筋膜、腱膜、肌肉、肌腱、韧带、神经、血管、内脏器官等）的动态平衡和骨关节的力平衡。

所谓平衡，就是在生命活动的制约下，在时间和空间的限制下，在特定的量和度以内活动。所谓动态，就是指人体外在的活动状态和人体组织器官内在活动状态。即人体器官在正常生命活动允许的范围内，在特定时间和空间的量和度以内，自由的活动状态就叫人体的"动态平衡"，人体作为一个生命活体，它的最显著的特性就是人体不像无生命物质那样在受到伤害后或侵蚀后不会自我修复、自我调节。而人体的生命特性是在哪里受到伤害或者缺损，就在哪里自我修复、自我调节，直至组织结构的缺损被修复，功能恢复为止，无须外来因素的干预。只有伤害和缺损超过人体的自我修复、自我调节的限度以外，人体才需要借助外来因素的干预，使之达到人体的自我修复和自我调节的范围以内。

在针刀医学理论的指导下，针刀闭合性手术完全可以在不切除组织、器官的前提下治愈疾病。过去在治疗疾病时，只注意将疾病治愈（所谓治愈是指病变已经停止继续伤害人体，致病因素已经排除）而很少注意到疾病被治愈后，有关脏器的功能有无影响，对人整体的身体状态有无影响，对人的工作能力有无影响。针刀医学提出治愈的标准是在保证人体组织结构的完整性不受破坏、有关脏器功能和人的工作能力不受影响的情况下，将致病因素排除，这才叫真正的治愈。

要达到既不切除人体组织器官，又能治愈疾病的目标，除了针刀闭合性手术本身创伤小、手术精确以外，更重要的是针刀医学理论体系的创立，在研究人的生物特性后，针刀医学提出了治疗手段是引导和帮助人体强大的自我调节的生理功能来战胜疾病，而不是代替或者影响人体强大的自我调节的生理功能。

1. 恢复软组织的动态平衡 针刀医学认为，动态平衡失调是慢性软组织损伤的根本病因。造成动态平衡失调有四大病理因素，即粘连、瘢痕、挛缩、堵塞。而粘连、瘢痕、挛缩、堵塞本身既是人体自我调节、自我修复的过程，如果受损组织的面积小，损伤程度轻，人体通过这种修复和自我代偿，使受损组织得以康复，功能如初，不引起临床表现。但是，如果损伤范围较大，或者损伤程度重，这种修复和调节不能修复自身组织、器官的形态和功能，或者这种修复和调节超过了人体自身调节的限度都会引起受损组织、器官的功能障碍，从而引发临床表现。比如，由于暴力性损伤、积累性损伤、情绪性损伤、隐蔽性损伤、疲劳性损伤、侵害性损伤、人体自身重力性损伤、手术性损伤、病损性损伤、环境性损伤、功能性损伤等引起了筋膜、腱膜、肌肉、肌腱、韧带、神经、血管、内脏器官的慢性损伤后，人体在局部产生炎性渗出，最终通过纤维组织增生去修复受损的软组织，由于纤维组织不是受损组织本身，而是人体在自我修复过程中所动员的应激反应的产物，所以这种组织与受损组织之间就存在差异和不同，它不能与受损组织完全融合在一起，当纤维组织不能填补受损组织的缺损或者大量纤维组织堆积，在局部形成瘢痕、粘连、挛缩和堵塞，就必然引起同种组织内部、不同组织之间或者相邻组织器官之间的运动轨迹不同步，当这些软组织在运动时，就引起相应的临床表现。所以，要想使动态平衡恢复，首先就要通过针刀闭合性手术去调节或者清除这四大病理因素，使之符合人体自身的调节，临床表现就消失了，疾病也就治愈了。

2. 恢复骨关节的力平衡　西医学的退行性变理论，就是老化的意思，而人的衰老是不可逆转的自然规律，那么老化也就是不可逆转，老化不可逆转，退行性变也就不可逆转，因此，骨质增生疾病也不可能得到根本的治疗。事实是不是这样呢？针刀医学给出了答案，人体内力平衡失调是骨质增生的根本原因。力有三要素：即大小、方向、作用点。这三个要素缺一不可，力的表现形式是多样性和复杂的，但在人体内不管多么错综复杂的力均可以概括为三种力的形式：即拉力、压力和张力，同时存在相对应的应力，即拉应力，压应力和张应力。正常情况下，人体内的力学系统是为了支持人体的各种生理功能而存在的。当骨关节和附于其上的软组织（如肌肉、肌腱、韧带、滑囊等）损伤后，受损软组织的粘连、瘢痕、挛缩、堵塞可以引起其起止点的力平衡失调，产生高应力，牵拉相应的骨关节，使骨关节产生微小移位，或者骨质增生，所以骨质增生是人体自我调节功能对抗性调节

的结果，在某种意义上，有保护性作用，既然如此，以往那些切骨刺的做法显然是不能解决问题的。另外，药物消除骨刺也是不可能的，因为，骨刺的本质就是骨，倘若能清除骨刺的药不也同样把骨给消除了吗？所以，治疗骨质增生症在于调整力平衡，当异常力和高应力去除，恢复力正常的平衡后，骨质增生可以自行消退。

骨关节力平衡失调的原因是软组织的动态平衡失调。以颈椎病的发病机制来解释两种平衡失调之间的关系。首先是动态平衡失调，在颈椎病的病理机制中，首先是从椎周软组织急慢性损伤点开始的，其病理过程都是在软组织急慢性损伤后，人体通过无菌性炎症的形式进行自我修复、自我代偿，最终引起病变软组织本身、病变软组织与邻近软组织之间、相关软组织与之所附着的颈椎骨质之间形成广泛的粘连、瘢痕、挛缩和堵塞这四大病理机制，如果在人体调节范围以内，没有引起动态平衡失调，就不会出现临床表现。反之，四大病理因素直接刺激、卡压穿行其间的血管、神经，就会引发神经、血管受压的临床表现；当动态平衡失调得不到纠正，病情就继续发展，就会引起颈椎骨关节的力平衡失调：在动态平衡的基础上，软组织在颈椎附着部的粘连、瘢痕引起颈椎骨关节应力失衡和应力集中，人体为了抵抗这种异常的拉力、压力、张力异常，一方面，在应力点集中的部位，如钩椎关节和椎体前后缘，产生局部硬化、钙化，最终形成骨质增生；另一方面，引起颈椎在水平面、矢状面、冠状面发生单一或者复合位移，当骨质增生或者颈椎移位刺激压迫颈部神经、血管、脊髓时，就会引发神经、血管和脊髓受压的临床表现。

人体的自我调节能力在颈椎病发生发展过程中的作用：由于颈部的软组织损伤部位不同，每个个体对刺激、损伤的反应程度不同，对刺激、损伤的代偿能力不同，对损伤的自我修复程度不同，颈椎病的临床表现形式也各有差异，病情的轻重程度也不一致。也就是说，没有临床表现，不等于没有软

组织损伤的病理现象，如粘连、瘢痕、挛缩和堵塞，只是这种损伤在人体的代偿范围以内，还没有引起颈部的动态平衡失调和力平衡失调，故没有临床表现，这时不需要治疗；只有当损伤超过了自我代偿的范围，造成了平衡失调，才需要外力干预，才需要治疗。换言之，外因（粘连、瘢痕、挛缩、骨质增生等）是颈椎病的基础，内因（人体的自我调节）才是是否引发颈椎病临床表现的决定因素，外因必须通过内因才能起作用。

针刀闭合性手术可以松解、切开附着于病变颈椎骨关节部位的病变软组织，使骨关节的高应力状态得到缓解，再通过针刀术后的手法，使错位的骨关节恢复正常。

综上所述，针刀医学的一切治疗手段都是为了恢复人体的各种平衡。

第二节　针刀治疗原则

针刀治疗疾病的原则：针刀为主，手法为辅，康复理疗，配合药物。

1. 针刀闭合性手术　剥离病变部位软组织关键点的粘连，切开瘢痕、松解挛缩，疏通堵塞（疏通病变部位微循环），调整电生理线路。

2. 针刀术后手法治疗　松解病变部位残余粘连、瘢痕、挛缩，整复骨关节微小错位，整复、固定骨折、脱位。

3. 康复治疗　促进局部血液循环，促进组织修复，促进病变部位无菌性炎症的吸收，加速病变部位代谢产物分解、吸收。

4. 药物治疗　减轻针刀术后疼痛、水肿，调节全身免疫功能、活血化瘀、理气止痛，预防针眼感染。西药可以使用预防性抗生素、消肿止痛药物；中药可以使用活血化瘀、理气止痛类药物。

5. 护理　患者针刀治疗后，需有周密仔细的护理。

第三节　针刀治疗机制

1. 恢复动态平衡　平衡既然是正常生理状态的一大属性，针刀医学的一切治疗手段都是建立在这样的观点上而设计出来的，也就是旨在恢复人体生理状态的平衡。比如，治疗慢性软组织损伤是恢复它的动态平衡；治疗骨质增生疾病是恢复它的力学平衡；治疗一些内科疾病是恢复它的代谢平衡、体液平衡、电生理平衡；治疗外科疾病是恢复它局部组织间功能的平衡等等。这也是为什么针刀医学治病往往能达到根治的原因。

慢性软组织损伤的病理构架呈网状结构，这种网络结构包括相同软组织的起止点及其行经路线之间和粘连瘢痕，也包括相同位置的不同组织结构之间的粘连瘢痕。按照慢性软组织损伤病理构架的网眼理论，应用针刀切开这些网状结构结点处的粘连、瘢痕、挛缩和堵塞，就恢复了动态平衡。

2. 调节力平衡　骨质增生的原因是由于软组织在骨关节周围的粘连、瘢痕和挛缩引起骨关节的力平衡失调，人体为了调节这种力平衡，经过硬化、钙化和骨化形成骨质增生。换言之，骨质增生不是骨质本身的问题，而是骨关节周围的软组织的粘连、瘢痕、挛缩的问题。故按照慢性软组织损伤病理构架的网眼理论，应用针刀切开骨关节周围的网状结构结点处的粘连、瘢痕、挛缩和堵塞，应用针刀术后手法调节骨关节的力线，就恢复了骨关节的力平衡。

3. 促进能量释放和能量补充　根据针刀医学的有关理论，有些疾病的真正病因就是局部病灶的能量蓄积或能量缺乏所致。比如，有一些组织受到损伤或细菌感染后，引起循环通道的阻塞和代谢物质的积聚，从而造成局部内压增高，因此产生严重的临床症状，这时用针刀刺入病灶轻轻一剥，患者就会感到局部出现严重的酸胀，这是能量推动代谢物质向周围辐射所产生的感觉，这样几分钟以后，病人就感到原来的症状基本消失,这就是针刀治疗能量释放的原理。

另一方面,有些损伤性疾病在修复过程中,或由于神经系统某一部分衰退所致的疾病引起的局部微循环障碍,通常表现为局部肌肉萎缩或活动无力和功能不全,以及疼痛麻木等临床症状,这是由于局部的微循环障碍造成局部能量供应严重不足所致,此时用针刀沿着微循环通路的走向进行疏通剥离,即可使病变部位迅速得到血流的供应,也就是说得到了能量和营养的补充,使病灶部位的组织器官能够很快进行修复,在这些组织器官基本修复完毕以后,功能也就得到恢复,此时临床症状就可基本解除,这就是针刀治疗能量补充的作用。

4. 疏通体液潴留和促进体液回流 人体的体表和体内有许多疾病的实质原因是体液潴留和循环障碍所引起的,用针刀可以迅速而准确地解决这一问题。比如类风湿关节炎关节肿胀疼痛,常用一些止痛药来进行止痛治疗,但等药效一过,疼痛依旧,若采用针刀将关节囊切开,关节囊内的渗出液就会迅速地流出排到关节囊外,症状就会立即缓解,有许多慢性软组织损伤疾病的急性发作期情况也是如此。

另外,有些疾病是由于某种原因引起体液回流障碍所引起,比如由于劳损所引起的某些腱鞘炎、筋膜炎、关节炎,由于某种原因引起腱鞘分泌的滑液不能正常分泌、筋膜所分泌的体液不能正常排放、关节囊所分泌的关节滑液不能正常供应,引起肌肉和腱鞘之间的相对运动滞动、筋膜和相邻肌肉之间的相对运动受到影响、关节的屈伸运动不灵活,产生相应的临床症状,通常用药物或者其他方法试图解除这些症状是非常困难的,如果要用针刀对腱鞘、筋膜、关节囊的有关部位进行适当的疏通、剥离,就会使腱鞘、筋膜、关节囊的体液回流得到迅速的恢复,临床症状也会随之消失。

针刀疏通体液潴留和促进体液回流的问题,其实质也是使人体内的体液代谢平衡,它与上面所谈的能量释放和能量补充是完全两回事,能量释放和能量补充主要是指人体内血液和其他有机物所携带或释放的能量,而本节所讲之体液潴留和体液回流障碍问题则是指人体内的体液因某种原因而引起潴留和回流不畅,这些体液本身并不具备上面所讲的能量的特性。

5. 激发生物能转变成生物电流 当针刀刺入人体内时,会切断一些神经末梢(切断一些末梢神经不会影响人的生理功能,因为这些组织结构非常微小,对人的总体生命活动是微不足道的)和损伤一些细胞(损伤一些细胞也不会影响人的生理功能,因为损伤细胞的数量是很少的,对人体的总的生命活动也是微不足道的),但是它的刺激对人体反应是很大的,此时人体的自我保卫功能就会做出反应,大脑的调节指挥系统就会迅速地加强该处的生物电流,以传达大脑指令性的信息,调动人体自我保护功能来对付这种伤害性刺激,并使此种刺激尽早结束,而且把修复伤害的有关物质送达此部位,如大量血小板和其他有关生物化学物质。这一过程的进行,客观地激发了生物能量转变为生物电能,使该部位生命活动功能低下的状态(如新陈代谢缓慢)得到改善,使生命活动恢复到平衡状态。

此种方法一般都用于局部生命活动功能低下的部位,针刀可以直接刺入该部位,刀口线沿着肌肉和神经走向(电生理线路的走向一般都和肌肉、神经的走向相同),纵向反复快速疏通拔离2~3次即可。

6. 促进局部微循环 有些疾病是由于局部的微循环障碍所引起,局部的微循环障碍使得该部位的营养和能量得不到供应,用药物来促进微循环恢复一般都比较困难(比如组织结构内部有广泛的粘连、瘢痕、结节、堵塞等因素),而用针刀在局部进行纵向疏通剥离或通透剥离,可以使血流立即得到恢复,使病变组织得到营养和能量,此种疾病也就会治愈。

第四节　针刀治疗的适应证与禁忌证

一、针刀治疗的适应证

针刀医学的适应证范围比较广泛，经过大量的临床应用，对其疗效卓越、安全可靠的各种疾病进行规范性的研究，形成了针刀医学庞大的治疗体系，涉及内、外、妇、儿科及诸多杂病。现就其比较成熟的适应证，分述如下。

1. 各种慢性软组织损伤性疾病。

2. 骨质增生性疾病与骨关节疾病。

3. 神经卡压综合征。

4. 与脊柱相关的慢性支气管炎、功能性心律失常、慢性胃炎等内科疾病。

5. 与脊柱相关的痛经、月经不调、慢性盆腔炎等妇科疾病。

6. 慢性咽炎、耳鸣耳聋、眩晕、视力模糊等五官科疾病。

7. 美容、减肥与整形外科疾病。

8. 先天性斜颈、"O"形腿、"X"形腿等儿科疾病。

9. 鸡眼、胼胝、带状疱疹后遗症等皮肤科疾病。

二、针刀治疗的禁忌证

1. 出、凝血机制异常者。

2. 施术部位有红肿、灼热、皮肤感染、肌肉坏死，或在深部有脓肿者。

3. 有心、脑、肾脏器衰竭者。

4. 患有糖尿病、皮肤破溃不易愈合者。

5. 高血压病血压不易控制者。

6. 严重代谢性疾病如肝硬化、活动性结核患者。

7. 施术部位有重要神经血管，或者重要脏器而施术时无法避开者。

第二十九章

慢性软组织损伤性疾病

第一节　头颈部慢性软组织损伤

一、帽状腱膜挛缩

【概述】

本病是头部浅表软组织慢性损伤后，在组织修复过程中帽状腱膜与周围组织发生的瘢痕化挛缩，卡压血管、神经所引起的一组临床症候群。

【病因病理】

头部浅表外伤或皮肤的感染性疾病如疖均可累及帽状腱膜，造成损伤，组织修复过程中损伤处腱膜与周围组织粘连，进而纤维化形成瘢痕并挛缩，通过其中的血管神经将受牵拉压迫，而且挛缩造成局部体液流通不畅、代谢产物堆积、局部张力增加，刺激局部敏感神经末梢，引起神经刺激症状。

【临床表现】

头部不适、紧箍感，通常为顶枕部胀痛发麻甚至放射至颞部，持续性钝痛，当受寒或挤压病损处时痛感加剧，可为针刺状。挛缩严重者可压迫枕大神经，引起相应症状。

【诊断要点】

1. 头部区域性胀痛发麻并有紧箍感。

2. 头部浅表有外伤或感染性疾病发作史。

3. 病损处有压痛点，受寒冷刺激或挤压损伤区痛感加剧。

4. 排除其他引起头痛的内科与外科疾病。

【针刀治疗】

（一）治疗原则

依据人体弓弦力学系统解剖结构及疾病病理构架的网眼理论，应用针刀整体松解帽状腱膜的粘连瘢痕与挛缩，针刀术后手法进一步松解残余的粘连瘢痕。

（二）操作方法

1. 体位　坐位。

2. 体表定位　①用手触压头皮，在额、顶部寻找到4个病灶处的条索、结节状物，即为进针刀点（图29-1）。②后枕部枕外隆凸旁开3cm处（图29-2）。

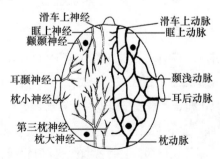

图29-1　帽状腱膜挛缩针刀松解体表定位

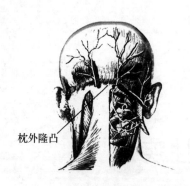

图 29 - 2　帽状腱膜挛缩针刀松解体表定位

3. 消毒　施术部位用碘伏消毒两遍，然后铺无菌洞巾，使治疗点正对洞巾中间。

4. 麻醉　用 1% 利多卡因局部浸润麻醉，每个治疗点注药 1ml。

5. 刀具　Ⅰ型 4 号直形针刀。

6. 针刀操作

（1）第 1 支针刀松解头右侧前顶部帽状腱膜的粘连和瘢痕。针刀体与进针处颅骨骨面垂直，刀口线与帽状腱膜纤维走行方向一致，严格按照四步进针刀规程进针刀，刺入皮肤到达骨面后，纵疏横剥 3 刀，范围 0.5cm。其他 3 支针刀操作方法参照第 1 支针刀操作方法（图 29 - 3）。

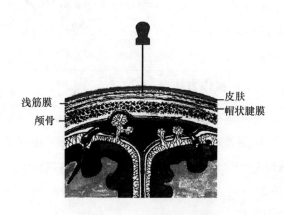

图 29 - 3　针刀松解帽状腱膜

（2）合并卡压枕大神经时，第 5 支针刀松解右侧枕大神经的卡压。在枕外隆凸右侧平行旁开 3cm 处作为进针刀点。刀口线与人体纵轴一致，针刀体向脚侧倾斜 90° 角，严格按照四步进针刀规程进针刀，针刀经皮肤、皮下组织、直达骨面，先纵疏横剥 3 刀，范围 0.5cm，然后调转刀口线 90°，针刀在枕骨面上铲剥 3 刀，范围 0.5cm。第 6 支针刀松解左侧枕大神

经的卡压，针刀松解方法与右侧相同（图 29 - 4）。

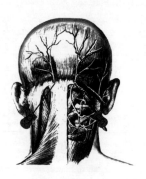

图 29 - 4　针刀松解枕大神经卡压点

（3）术毕，拔出针刀，局部压迫止血 3 分钟后，创可贴覆盖针眼。

【针刀术后手法治疗】

拇指在痛点将头皮向周围推拉 2 次。

二、头夹肌损伤

【概述】

头夹肌第七颈椎处和枕骨上项线处极易受损。经常挑担子者易患头夹肌劳损。挑担子时，头夹肌处于紧张状态，肌肉附着处易受损。第七颈椎的附着点处损伤后，因机化、增生形成瘢痕，造成第七颈椎处的圆形隆起，俗称"扁担疙瘩"。

【病因病理】

头夹肌的表层有斜方肌、背阔肌，深层有竖脊肌，它是使头部后仰的主要肌肉之一。头颈部的活动以第一胸椎为支点，而第一胸椎本身活动幅度较小。头颈部在频繁大幅度地活动时，第七颈椎棘突成为应力的中心。因此，头夹肌第七颈椎的附着处极易受损。

头夹肌的附着处损伤后，头颈部其他肌肉活动可影响头夹肌的修复。即使是肌腱处在制动状态，但肌腹会在其他肌肉的活动下不停地运动。因此，头夹肌损伤后，其修复和损伤同时进行，因而，损伤点的瘢痕组织越来越厚。

【临床表现】

患侧枕骨缘的上项线或第七颈椎棘突处疼痛，

转头或仰头受限，颈项部有僵硬感。热敷可使颈项部松弛，但附着处疼痛始终存在。气候变化时，不适感加重。

【诊断要点】

1. 有外伤史或劳损史。

2. 在第七颈椎棘突处，或枕骨上项线单侧或双侧有压痛。

3. 用手掌压住颈后部，将颈部下压使其低头，再令患者努力抬头伸颈，可使疼痛加剧。

【针刀治疗】

（一）治疗原则

依据针刀医学关于人体弓弦力学系统及疾病病理构架的网眼理论，头夹肌在下位颈椎和枕骨上项线损伤后，引起粘连、瘢痕和挛缩，造成枕项部的力学平衡失调，而产生上述临床表现。运用针刀将头夹肌起点与止点的粘连松解，切开瘢痕，使枕项部的力学平衡得到恢复。

（二）操作方法

1. 体位　俯卧低头位。

2. 体表定位　肌肉起点：$C_3 \sim T_3$ 棘突顶点；肌肉止点：上项线外侧端及乳突后缘压痛点。

3. 消毒　施术部位用碘伏消毒两遍，然后铺无菌洞巾，使治疗点正对洞巾中间。

4. 麻醉　用 1% 利多卡因局部浸润麻醉，每个治疗点注药 1ml。

5. 刀具　使用 I 型 4 号直形针刀。

6. 针刀操作

（1）第 1 支针刀松解头夹肌起点（图 29 - 5）。触压到肌肉起点的压痛点，刀口线与人体纵轴一

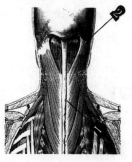

图 29 - 5　针刀松解头夹肌起点与止点

致，针刀体与皮肤呈 90°角刺入，达肌肉起点的颈椎棘突顶点及两侧，不可超过棘突根部，以免损伤神经或脊髓。紧贴棘突顶点及两侧纵疏横剥 3 刀，范围 0.5cm。

（2）第 2 支针刀松解头夹肌止点（图 29 - 5）。如疼痛、压痛点在肌肉止点，在患侧压痛点处进针刀，针刀体与枕骨面呈 90°角刺入，进针刀时应注意避开神经和血管，达骨面后，纵疏横剥 3 刀，范围 0.5cm。

（3）对于病情较重，松解头夹肌起点与止点后，患者症状仍然存在的，需要做头夹肌行经路线中的针刀松解（图 29 - 6），一般松解 2 刀。刀口线与肌纤维方向一致，针刀体与皮肤呈 90°角刺入，达肌肉时，有韧性感，纵疏横剥 3 刀，范围 0.5cm。

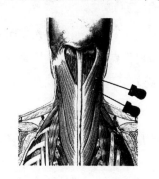

图 29 - 6　针刀松解头夹肌行经路线

（4）术毕，拔出针刀，局部压迫止血 3 分钟后，创可贴覆盖针眼。

【针刀术后手法治疗】

针刀术毕，一手前臂尺侧压住患侧下颌，另一手掌托住对侧枕部，将颈部转向对侧，用力牵拉下弹压两次，颈托固定 7 天。

三、头半棘肌损伤

【概述】

头半棘肌慢性损伤是项背部慢性疼痛的一个主要原因，由于对这块肌肉的作用认识不足，常常误诊，使这一类患者长期得不到有效的治疗。

【病因病理】

由于头颈部长期处于伸直位，使该肌产生疲劳，并与周围的肌肉如颈棘肌、胸棘肌、颈髂肋肌

产生粘连、瘢痕、挛缩和堵塞，加之枕大神经及第三枕神经均通过该肌，该肌水肿，粘连和瘢痕必然卡压这两支神经，引发临床表现。

【临床表现】

后枕部、颈部及背部出现较广泛的疼痛，由于误诊，病程时间长，患者情绪紧张，多伴有失眠，焦虑等症状。颈部伸直时疼痛加重，颈项部及背部有紧张、紧束感，程度可轻可重。该肌的起止点以及肌肉行经路线有明显压痛。

【诊断要点】

通过临床表现可以确诊。

【针刀治疗】

（一）治疗原则

根据针刀医学慢性软组织损伤病因病理学理论及慢性软组织损伤病理构架的网眼理论，运用针刀将头半棘肌起点与止点的粘连松解，切开瘢痕，使枕项部的力学平衡得到恢复。

（二）操作方法

1. 体位 俯卧低头位。

2. 体表定位 头半棘肌起止点及肌肉局部压痛、硬结部。

3. 消毒 施术部位用碘伏消毒2遍，然后铺无菌洞巾，使治疗点正对洞巾中间。

4. 麻醉 用1%利多卡因局部浸润麻醉，每个治疗点注药1ml。

5. 刀具 使用Ⅰ型4号直形针刀。

6. 针刀操作 见图29-7。

（1）第1支针刀松解头半棘肌止点 在枕骨上、下项线之间的内侧部定点，术者刺手持针刀，刀口线与人体纵轴一致，针刀体与皮肤垂直，针刀经皮肤、皮下组织，筋膜直达枕骨面，纵疏横剥2~3刀，再调转刀口线90°，向下铲剥2~3刀，范围5mm。

（2）第2支针刀松解头半棘肌第7颈椎横突起点 在第七颈椎棘突旁开2cm定点，术者刺手持针刀，刀口线与人体纵轴一致，针刀体与皮肤垂直，针刀经皮肤、皮下组织，达第七颈椎关节突骨面，再向外缓慢进针刀，当有落空感时，即到达第七颈椎横突外缘，针刀至横突尖部骨面，纵疏横剥2~3刀，范围5mm。

（3）第3支针刀松解头半棘肌胸椎横突起点处的压痛点 在上6位胸椎横突部寻找压痛点为进针刀点。术者刺手持针刀，刀口线与人体纵轴一致，针刀体与皮肤垂直，针刀经皮肤、皮下组织，达相应胸椎横突骨面，在横突骨面上提插刀法切割2~3刀。

7. 注意事项 针刀松解均在骨面上进行，针刀不可偏离骨面，严格掌握松解范围，否则，可能引起创伤性气胸。

【针刀术后手法治疗】

针刀术毕，嘱患者作颈部主动伸直和弯曲动作3次，颈托固定7天。

四、肩胛提肌损伤

【概述】

本病大多由突然性动作造成损伤，如上肢突然过度后伸，使肩胛骨上提和向内上方旋转，肩胛提肌突然强烈收缩，由于肩胛骨周围软组织的影响，使肩胛骨与肩胛提肌不能同步运动，而造成肩胛骨脊柱缘的内上角肩胛提肌附着处的损伤。肩胛提肌起点的损伤是在上4个颈椎横突处，且损伤处瘢痕变性较明显。

【病因病理】

在特殊情况下，为了使肩胛骨迅速上提和向内上旋转，肩胛提肌突然收缩，而参与肩胛骨运动的诸多肌肉不能协同收缩或舒张，常可导致肩胛提

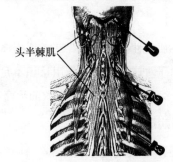

图29-7 头半棘肌慢性损伤针刀操作

头半棘肌

损伤。该肌的损伤多数是在肌腱部位，即在该肌的起点与止点处，影响工作和休息。急性发作时，肩胛骨内侧缘上部有疼痛感。或在颈部上段出现疼痛、拒按。经休息或自我制动后缓解，以后出现慢性症状。

【临床表现】

本病多累及单侧，双侧受累较少见。转为慢性后，迁延难愈。患侧上肢后伸受限，患侧肩胛骨脊柱缘内侧上端和颈上段疼痛，不敢舒展躯干上段。睡眠时健侧向下，翻身困难，白天常有患侧抬肩畸形。

【诊断要点】

1. 有突发性损伤史或劳损史。

2. 颈肩背部疼痛。

3. 在肩胛骨内上角或上4个颈椎横突处有压痛点。

4. 上肢后伸，并将肩胛骨上提或内旋，可引起疼痛加剧，或不能完成此动作。

5. X线摄片排除颈椎及肩胛骨器质性病变。

【针刀治疗】

（一）治疗原则

依据针刀医学关于人体弓弦力学系统及网眼理论，由于大菱形肌、小菱形肌与肩胛提肌、前锯肌止点均位于肩胛骨内侧缘附近，范围较广泛，4块肌肉中的某些肌纤维或纤维束可折叠或伸展至肩胛骨靠近内侧缘的背面和肋骨面，故当这4块肌肉中的1块肌肉损伤时，会导致附近其他肌肉的代偿性损伤，在修复过程中，4块肌肉止点都会形成粘连瘢痕。针刀整体治疗就是通过对患侧肩胛提肌起点与止点以及附近的肌肉的粘连进行松解，才能使颈背部的力学平衡得到恢复。

（二）操作方法

1. 第一次针刀松解肩胛提肌起点与止点的粘连瘢痕

（1）体位 俯卧低头位。

（2）体表定位 肩胛提肌起点与止点。

（3）消毒 施术部位用碘伏消毒2遍，然后铺无菌洞巾，使治疗点正对洞巾中间。

（4）麻醉 用1%利多卡因局部浸润麻醉，每个治疗点注药1ml。

（5）刀具 Ⅰ型4号直形针刀。

（6）针刀操作 见图29-8。

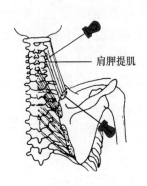

图29-8 针刀松解肩胛提肌起点与止点

①第1支针刀松解肩胛提肌止点。在肩胛骨内上角的边缘，刀口线方向和肩胛提肌肌纤维方向平行，针刀体和背部皮肤呈90°角，按照四步进针刀规程进针刀，针刀经皮肤、皮下组织，达肩胛骨内上角边缘骨面，调转刀口线90°，向肩胛骨内上角边缘骨面铲剥3刀，范围0.5cm。

②第2支针刀松解肩胛提肌起点。在肩胛提肌的起点处，在颈椎横突部进针刀，刀口线方向和颈椎纵轴平行，针刀体和颈部皮肤呈90°角，按照四步进针刀规程进针刀，针刀经皮肤、皮下组织、筋膜达横突尖部时，先做纵行疏通，再做横行剥离（刀刃始终在横突尖部骨面上活动），范围0.5cm。

③术毕，拔出针刀，局部压迫止血3分钟后，创可贴覆盖针眼。

（7）注意事项

①止点松解 对肥胖患者，确定肩胛骨内上角困难时，让患者上下活动肩关节，医生用拇指先摸到肩胛冈，然后向上寻找到肩胛骨的内上角。如不能确定解剖位置，不能盲目做针刀松解，否则会造成创伤性气胸等严重后果。针刀操作时，铲剥应在骨面上进行，不能脱离骨面。

②起点松解 必须熟悉颈部的精细解剖和立体

解剖，掌握局部神经血管的走向，否则会造成椎动脉损伤或者神经根损伤等严重并发症。

2. 第二次针刀松解肩胛提肌肌腹部、大菱形肌与小菱形肌止点的粘连瘢痕

（1）体位　俯卧低头位。

（2）体表定位　肩胛提肌肌腹部、大菱形肌与小菱形肌止点。

（3）消毒　施术部位用碘伏消毒2遍，然后铺无菌洞巾，使治疗点正对洞巾中间。

（4）麻醉　用1%利多卡因局部浸润麻醉，每个治疗点注药1ml。

（5）刀具　Ⅰ型4号直形针刀。

（6）针刀操作　见图29-9。

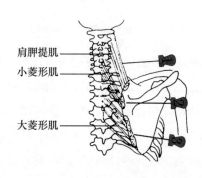

图29-9　针刀松解肩胛提肌肌腹部及大、
小菱形肌止点

①第1支针刀松解肩胛提肌肌腹部的粘连、瘢痕。在肩胛提肌走行路线上寻找压痛点，刀口线和肩胛提肌肌纤维走行方向平行，针刀体和背部皮肤呈90°角刺入，按照四步进针刀规程进针刀，针刀经皮肤、皮下组织，达肩胛提肌肌腹，纵疏横剥3刀，范围0.5cm。

②第2支针刀松解小菱形肌止点粘连瘢痕。在肩胛提肌止点内下方，摸准肩胛骨脊柱缘，寻找压痛点定位。刀口线和小菱形肌肌纤维走行方向平行，针刀体和背部皮肤呈90°角刺入，按照四步进针刀规程进针刀，针刀经皮肤、皮下组织，达肩胛骨内侧骨面，然后针刀小心向内寻找肩胛骨内侧缘，当刀下有落空感时，即达小菱形肌止点骨面，调转刀口线90°，向内铲剥3刀，范围0.5cm。

③第3支针刀松解大菱形肌止点粘连瘢痕。在小菱形肌止点内下方，摸准肩胛骨脊柱缘，寻找压痛点定位。刀口线和大菱形肌肌纤维走行方向平行，针刀体和背部皮肤呈90°角刺入，按照四步进针刀规程进针刀，针刀经皮肤、皮下组织，达肩胛骨内侧骨面，然后针刀小心向内寻找肩胛骨内侧缘，当刀下有落空感时，即达大菱形肌止点骨面，调转刀口线90°，向内铲剥3刀，范围0.5cm。

④术毕，拔出针刀，局部压迫止血3分钟后，创可贴覆盖针眼。

【针刀术后手法治疗】

采用阻抗耸肩手法。针刀术毕，患者坐位，医生站在患者后面，双前臂压住患者的肩部，嘱患者向上耸肩，当患者耸肩到最大位置时，在不告知患者的情况下，医生突然放开双前臂，使肩胛提肌全力收缩，以拉开残余粘连，1次即可。

五、斜方肌损伤

【概述】

斜方肌覆盖了颈肩后部，因颈部活动幅度较大，频率较高，故斜方肌上段损伤较多，临床主要表现为颈肩部疼痛。

【病因病理】

1. 挥鞭式损伤，如汽车急刹车，乘客的头颈突然前后摆动，以及暴力撞击、摔伤等都可使斜方肌颈段拉伤出现疼痛，日久出现损伤组织变性。

2. 长期歪头斜肩扛重物，如搬运工，常超出肌肉承受力，反复提拉重物及长期低头伏案工作者，肌肉附着点或担在肋骨上的肌肉纤维被反复撕伤，出现纤维增生、粘连，甚至钙化而引起症状。

【临床表现】

多为缓慢发病，以单侧损伤多见。患侧颈、肩、背部酸痛沉紧，活动颈部时患处有牵拉感。颈项部酸痛、僵硬，喜向患侧做后仰活动，甚至伴有头痛。按压、捶打患处有舒服感并可缓解症状。重者，低头、旋颈等活动障碍。有些患者只有肩背痛，如背负重物感。

【诊断要点】

1. 颈肩背部酸胀不适，沉重感，患者头部略向患侧偏歪。

2. 枕外隆凸下稍外部肌肉隆起处压痛，肌纤维变性，弹性减退。颈根部和肩峰之间及肩胛冈上、下缘可触及条索状物，压之酸胀或疼痛，可牵及患肩和患侧头枕部。

3. 固定患肩向健侧旋转患者头颈部，可引起疼痛。

4. X线片一般无明显变化，病程长者，枕后肌肉在骨面附着处可有骨赘生成。

【针刀治疗】

（一）治疗原则

依据针刀医学关于人体弓弦力学系统的理论和网眼理论，斜方肌损伤部位位于斜方肌枕外隆凸、第七颈椎棘突、第十二胸椎棘突处的起点部以及斜方肌肩胛冈止点部及肩峰止点部等弓弦结合部，由于斜方肌与背阔肌走行方向不一致，故斜方肌损伤后，斜方肌与背阔肌交界处发生摩擦，导致局部粘连瘢痕形成。运用针刀对损伤部位进行整体松解。

（二）操作方法

1. 第一次针刀松解斜方肌起点处的粘连瘢痕

（1）体位　俯卧位。

（2）体表定位　枕外隆凸、第七颈椎棘突、第十二胸椎棘突。

（3）消毒　施术部位用碘伏消毒2遍，然后铺无菌洞巾，使治疗点正对洞巾中间。

（4）麻醉　用1%利多卡因局部浸润麻醉，每个治疗点注药1ml。

（5）刀具　Ⅰ型4号直形针刀。

（6）针刀操作　见图29-10。

①第1支针刀松解斜方肌枕外隆凸部起点处的粘连瘢痕。在枕外隆凸上项线上定位，刀口线与人体纵轴方向一致，针刀体向脚侧倾斜30°，按四步进针刀规

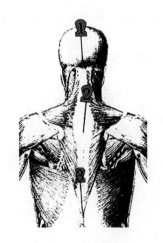

图29-10　针刀松解斜方肌起点处

程进针刀，针刀刺入皮肤，经皮下组织，达枕外隆凸骨面，调转刀口线90°，向下铲剥3刀，范围0.5cm。

②第2支针刀松解斜方肌第七颈椎起点处的粘连瘢痕。在第七颈椎棘突处定位，刀口线与人体纵轴方向一致，针刀体与皮肤垂直，按四步进针刀规程进针刀，针刀刺入皮肤，经皮下组织，达第七颈椎棘突顶点骨面，纵疏横剥3刀，范围0.5cm。

③第3支针刀松解斜方肌第十二胸椎起点处的粘连瘢痕。在第十二胸椎棘突处定位，刀口线与人体纵轴方向一致，针刀体与皮肤垂直，按四步进针刀规程进针刀，针刀刺入皮肤，经皮下组织，达第十二胸椎棘突顶点骨面，纵疏横剥3刀，范围0.5cm。

④术毕，拔出针刀，局部压迫止血3分钟后，创可贴覆盖针眼。

2. 第二次针刀松解斜方肌止点及斜方肌与背阔肌交界处的粘连瘢痕

（1）体位　俯卧位。

（2）体表定位　肩胛冈，肩峰压痛点，第六胸椎旁开5cm压痛点。

（3）消毒　施术部位用碘伏消毒2遍，然后铺无菌洞巾，使治疗点正对洞巾中间。

（4）麻醉　用1%利多卡因局部浸润麻醉，每个治疗点注药1ml。

（5）刀具　Ⅰ型4号直形针刀。

（6）针刀操作　见图29-11。

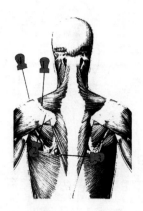

图 29 - 11　针刀松解斜方肌止点及与背阔肌交界处

①第 1 支针刀松解斜方肌肩胛冈上缘止点的粘连瘢痕。在肩胛冈上缘定位，刀口线与斜方肌肌纤维方向一致，针刀体与皮肤垂直，按四步进针刀规程进针刀，针刀刺入皮肤，经皮下组织，达肩胛冈上缘骨面，纵疏横剥 3 刀，范围 0.5cm。

②第 2 支针刀松解斜方肌肩胛冈下缘止点的粘连瘢痕。在肩胛冈下缘定位，刀口线与斜方肌肌纤维方向一致，针刀体与皮肤垂直，按四步进针刀规程进针刀，针刀刺入皮肤，经皮下组织，达肩胛冈下缘骨面，纵疏横剥 3 刀，范围 0.5cm。

③第 3 支针刀松解斜方肌与背阔肌交界处的粘连瘢痕。在第六胸椎旁开 5cm 处定位，刀口线与斜方肌肌纤维方向一致，针刀体与皮肤垂直，按四步进针刀规程进针刀，针刀刺入皮肤，经皮下组织，当刀下有韧性感或者酸胀感时，即到达斜方肌与背阔肌交界瘢痕处，纵疏横剥 3 刀，范围 0.5cm。

④第 4 支针刀松解斜方肌肩峰止点的粘连瘢痕。在肩峰处定位，刀口线与斜方肌肌纤维方向一致，针刀体与皮肤垂直，按四步进针刀规程进针刀，针刀刺入皮肤，经皮下组织，达肩峰骨面，纵疏横剥 3 刀，范围 0.5cm。

⑤术毕，拔出针刀，局部压迫止血 3 分钟后，创可贴覆盖针眼。

【针刀术后手法治疗】

每次针刀术后，患者正坐位，助手单膝顶在患者背部中间，术者站在患者前面，双手放在肩关节上方，固定肩关节，嘱患者抬头挺胸，在患者挺胸

到最大位置时，术者双手突然放开，使斜方肌强力收缩，1 次即可。

六、胸锁乳突肌肌腱炎

【概述】

本病常于睡眠后发病，其原因可能是劳损引起肌腱的慢性损伤，肌腱在不断地自我修复。由于白天头部活动频繁，血运良好，代谢较快；睡眠时，因头部停止活动，肌腱的局部血运较差，代谢减慢，加之睡眠姿势不良，可加重胸锁乳突肌的牵拉损伤，如果颈部保暖不好，会使肌腱血供进一步减少，使肌腱受损部位的坏死细胞、渗出物不能被排除，形成水肿，刺激神经末梢，而引起一系列临床表现。

【病因病理】

突然转头或睡姿不良损伤胸锁乳突肌，造成胸锁乳突肌肌腱积累性损伤。肌腱劳损后，由于受寒或再次过度牵拉，造成局部代谢障碍而引起水肿，代谢物刺激肌腱可造成肌腱疼痛，肌肉痉挛。

【临床表现】

一般都于睡眠起身后突然发作，患者颈部旋转活动受限，僵硬，勉强转颈会引起患侧颈部痉挛性疼痛。

【诊断要点】

1. 无明显外伤史，但有经常转颈、突然过度转头、睡眠姿势不良和颈部扭转斜置等劳损史。

2. 转颈受限，颈部僵硬。

3. 被动转颈或后伸颈部可引起胸锁乳突肌肌腱疼痛和胸锁乳突肌痉挛。

4. 胸锁乳突肌附着处有明显压痛。

【针刀治疗】

（一）治疗原则

胸锁乳突肌损伤的部位在胸骨体、锁骨胸骨端、乳突及枕骨上项线肌肉的起点与止点以及肌腹部。用针刀将其关键点的粘连松解、切开瘢痕，恢复颈部的力学平衡。

（二）操作方法

1. 体位　仰卧位，头偏向对侧。

2. 体表定位　胸锁乳突肌起点与止点，肌腹部压痛点。

3. 消毒　施术部位用碘伏消毒2遍，然后铺无菌洞巾，使治疗点正对洞巾中间。

4. 麻醉　用1%利多卡因局部浸润麻醉，每个治疗点注药1ml。

5. 刀具　Ⅰ型4号直形针刀。

6. 针刀操作　见图29－12。

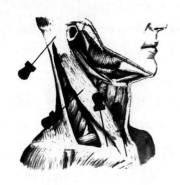

图29－12　针刀松解胸锁乳突肌肌腱炎

（1）第1支针刀松解胸锁乳突肌胸骨头起点。触压到肌肉起点的压痛点，刀口线与胸锁乳突肌肌纤维方向一致，针刀体与皮肤呈60°角刺入，达胸骨肌肉起点处，调转刀口线90°，与胸锁乳突肌肌纤维方向垂直，在骨面上向内铲剥3刀，范围0.5cm。

（2）第2支针刀松解胸锁乳突肌锁骨部起点。触压到肌肉锁骨头起点的压痛点，刀口线与胸锁乳突肌肌纤维方向一致，针刀体与皮肤呈90°角刺入，达胸锁乳突肌锁骨起点处，调转刀口线90°，与胸锁乳突肌肌纤维方向垂直，在骨面上向内铲剥3刀，范围0.5cm。

（3）第3支针刀松解胸锁乳突肌止点。针刀体与枕骨面呈90°角刺入达乳突骨面后，调转刀口线90°，在乳突骨面上向乳突尖方向铲剥3刀，范围0.5cm。

（4）第4支针刀松解肌腹部压痛点。在胸锁乳突肌肌腹部，刀口线与胸锁乳突肌肌纤维方向一致，针刀体与皮肤呈90°角刺入，有一落空感，再刺入肌肉内，纵疏横剥3刀，范围0.5cm。

（5）术毕，拔出针刀，局部压迫止血3分钟后，创可贴覆盖针眼。

如果两侧胸锁乳突肌损伤同时出现症状，患者能够承受手术，可以在一侧手术完成后，将头转向对侧，再做另一侧手术。

7. 注意事项

（1）胸锁乳突肌胸骨头及锁骨部起点处松解时，针刀松解在骨面上进行，针刀不可偏离骨面，应严格限制松解范围，否则可能引起创伤性气胸。

（2）肌腹部松解时，针刀在肌腹内部寻找病变点，不可穿过肌肉，否则易引起出血。

【针刀术后手法治疗】

针刀术毕，一手前臂尺侧压住患侧下颌，另一手掌托住对侧枕部，将颈部转向对侧，用力牵拉下弹压数次，颈托固定7天。

七、落枕

【概述】

落枕是由于颈部肌肉、韧带的急性损伤，引起的颈部疼痛、僵硬。常发生于早晨起床后，多因睡眠时颈部位置不当，枕头过低，或局部受风寒致使气血不和，筋脉拘急而发病。针灸、理疗等方法疗效好，但容易复发。

【病因病理】

由于睡眠时姿势不当或枕头高低不适，头颈部长时间处于过度扭转位置，使颈部的肌肉发生静力性损伤，引起局部疼痛，活动受限。本病常产生保护性肌痉挛，将颈椎固定在某一特定位置，检查时可有剧痛，甚至放射痛，故认为原发于关节扭伤的可能性较大。

颈椎关节结构较平坦，关节囊松弛，活动度大，故稳定性差。睡觉姿势不当，或枕头高低不合适，没有支托住头颈部，在肌肉完全放松的情况下，头颈部因长期屈曲或过度伸展而造成关节受损错乱，使关节囊及滑膜充血、水肿，其增厚的滑膜可嵌入关节，次日醒来即觉疼痛。

睡眠时感受风寒，使颈背部气血凝滞，经络痹阻，以致僵硬疼痛，活动不利。另外，患者已有轻微的颈椎退变，活动度减少，不良姿势睡眠后或颈部活动突然超过正常范围时，也可发病。

【临床表现】

1. 症状 颈部疼痛，多在醒后发现一侧颈、肩部肌肉僵硬、酸胀、疼痛不适，且多伴有紧束感。程度可轻可重，一般以肌肉损伤明显者痛剧，而以错位为主者痛轻。疼痛的部位以斜方肌上束及中束、菱形肌、肩胛提肌为主。有时可出现以头、颈夹肌及胸锁乳突肌行经路线疼痛。

2. 体征 颈、肩部损伤的肌肉、韧带压痛，可触摸到紧张痉挛的斜方肌、肩胛提肌及菱形肌等。颈部功能受限，头顶歪向患侧，下颌指向对侧，前屈后仰及旋转功能均受限，以向患侧旋转时受限明显，患者多以腰椎旋转功能代偿颈椎旋转功能。

【诊断要点】

通过病史及临床表现可以确诊。

【针刀治疗】

（一）治疗原则

根据针刀医学慢性软组织损伤病因病理学理论及慢性软组织损伤病理构架的网眼理论，针刀整体松解斜方肌起止点及局部压痛点即可治愈该病。

（二）操作方法

1. 斜方肌的针刀松解

（1）体位　俯卧低头位。

（2）体表定位　相关肌肉起止点及局部压痛、硬结部。

（3）消毒　施术部位用碘伏消毒2遍，然后铺无菌洞巾，使治疗点正对洞巾中间。

（4）麻醉　用1%利多卡因局部浸润麻醉，每个治疗点注药1ml。

（5）刀具　使用Ⅰ型4号直形针刀。

（6）针刀操作　见图29-13。

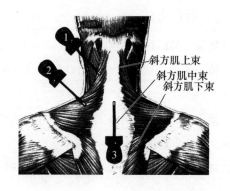

图29-13　斜方肌松解示意图

①第1支针刀松解斜方肌上束　寻找斜方肌上束的压痛点或/和硬结点，术者刺手持针刀，刀口线与斜方肌肌纤维方向一致，针刀经皮肤、皮下组织、筋膜，达斜方肌上束，纵疏横剥2~3刀，如有硬结，应切开。

②第2支针刀松解斜方肌中束　寻找斜方肌中束的压痛点或/和硬结点，术者刺手持针刀，刀口线与斜方肌肌纤维方向一致，针刀经皮肤、皮下组织，筋膜，达斜方肌上束，纵疏横剥2~3刀，如有硬结，应切开。

③第3支针刀松解斜方肌　找清楚第七颈椎棘突后定点，术者刺手持针刀，刀口线与人体纵轴一致，针刀经皮肤、皮下组织，到达第七颈椎棘突尖，纵疏横剥2~3刀，然后调转刀口线90°，沿第七颈椎棘突下缘铲剥2~3刀，范围5mm。

2. 肌肉压痛点松解

（1）第1支针刀松解头夹肌止点　平枕外隆凸旁开4~5cm，寻找压痛点或/和硬结点，术者刺手持针刀，刀口线与人体纵轴一致，针刀体与皮肤呈90°角，针刀经皮肤、皮下组织，直达骨面，纵疏横剥2~3刀，如有硬结，调转刀口线90°，在枕骨骨面上铲剥2~3刀，范围5mm。

（2）第2支针刀松解肩胛提肌止点　如压痛点在肩胛骨内上角的边缘，术者刺手持针刀，刀口线方向和肩胛提肌肌纤维方向平行，针体和背部皮肤成90°角刺入，达肩胛骨内上角边缘骨面，调转刀口线90°，向肩胛骨内上角边缘骨面铲剥2~3刀，即可出针（图29-14）。

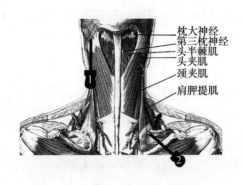

枕大神经
第三枕神经
头半棘肌
头夹肌
颈夹肌
肩胛提肌

图 29-14　落枕肌肉压痛点松解示意图

【针刀术后手法治疗】

针刀术毕，嘱患者作颈部主动伸直和弯曲动作 3 次，颈托固定 7 天。

第二节　胸背部软组织损伤

一、胸壁扭挫伤

【概述】

胸壁是由肋骨、胸壁固有肌（肋间内肌、肋间外肌、肋横肌）、肋间神经、血管及淋巴组织等组成。胸壁扭挫伤是胸壁在搬物等劳动时用力不当或该部受到直接暴力挤压冲击，而致胸壁及内部充血，造成筋骨、经络的损伤。

【病因病理】

本病多见于青壮年，根据胸壁受损伤的形式不同，临床上将胸壁扭挫伤分为胸壁挫伤和胸壁扭伤两种。

胸壁挫伤是指由于胸部受到直接暴力冲击，如汽车急刹车时，胸部磕在椅背上或被人用拳头、棍棒等击打致伤，造成毛细血管出血及炎症渗出，使损伤局部产生血肿、水肿，从而刺激胸膜壁层出现患部疼痛，并且呼吸或咳嗽时疼痛加重。

胸壁扭伤，俗称"岔气"，是指患者搬抬重物时用力不当，致使胸壁肌肉的扭伤、肋椎关节错缝（肋椎关节系由椎骨横突与肋骨小头关节组成，该关节被强有力的韧带联系固定，在呼吸运动中，活动度较小，故属于微动关节）、肌肉拉伤、韧带撕

裂及关节移位，均可使局部产生炎性渗出或骨性压迫，刺激或压迫肋间神经而引起明显的胸壁酸痛、呼吸困难。

【临床表现】

1. 症状　胸壁挫伤表现为胸壁直接受外力作用的部位疼痛和压痛。肋间肌挫伤者，呼吸、咳嗽时疼痛明显，患者不敢大声说话；胸大肌挫伤者，患者胸前疼痛，上臂内收时疼痛明显；前后锯肌挫伤者，患者侧胸部疼痛；胸壁扭伤致肋椎关节错缝者，可有肋间神经（即胸神经前支）窜痛和胸壁束带感，患者说话困难，呼吸不畅。扭挫伤产生的疼痛都有一定的规律，如在呼吸、咳嗽、抬肩活动上肢时，可使疼痛加重，并且疼痛多从受伤之日始，可逐渐加重，4~7 天达到高峰，以后逐渐减轻。

2. 体征　属于挫伤者，可见局部瘀血和肿胀，压痛明显，胸廓挤压试验阴性。若兼有肺泡损伤者，可有痰中带血，胸壁深压痛，轻则胸闷不适，重则气急胸痛。属于扭伤者，局部肿胀不明显，但有局限性压痛和放射性的肋间神经痛，吸气时疼痛明显。

3. X 线检查　X 线检查多无异常征象。

【诊断要点】

1. 患者有胸壁扭伤或挫伤的外伤史。

2. 损伤后有上述症状和体征。

本病主要与肋骨骨折相鉴别：严重的胸壁挫伤可伴有肋骨骨折，肋骨骨折后，局限性压痛明显，胸壁压缩试验阳性，骨折移位者还有骨擦音，X 线检查可以明确诊断。

【针刀治疗】

（一）治疗原则

依据针刀医学关于慢性软组织损伤的理论，直接暴力引起胸壁软组织损伤产生粘连、瘢痕。根据网眼理论，一块肌肉或者筋膜的损伤，可引起附近软组织产生代偿性的粘连、瘢痕，引起临

床表现。针刀整体松解是通过松解肋间外肌、肋间外筋膜与肋骨以及肋间内肌，肋横肌的粘连和瘢痕。

（二）操作方法

1. 体位 仰卧位，肩关节外展90°。

2. 体表定位 胸壁损伤压痛点。

3. 消毒 施术部位用碘伏消毒2遍，然后铺无菌洞巾，使治疗点正对洞巾中间。

4. 麻醉 1%利多卡因局部定点麻醉。

5. 刀具 使用Ⅰ型针刀。

6. 针刀操作 见图29-15。

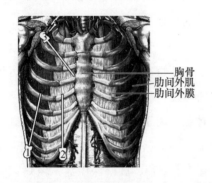

图 29-15 胸壁扭挫伤针刀松解示意图

胸骨
肋间外肌
肋间外膜

（1）第1支针刀松解肋间外肌压痛点的粘连瘢痕 在压痛点定位，刀口线与人体纵轴方向一致，针刀体与皮肤呈90°角，按针刀四步进针规程进针刀，针刀刺入皮肤，经皮下组织，到达肋骨骨面，针刀在肋骨骨面上缓慢向上移动，当刀下有落空感时，即到达肋骨上缘肋间外肌止点处，然后退刀到肋骨上缘骨面，调节刀口线90°，贴骨面沿肋骨方向铲剥2~3刀，范围0.3cm。

（2）第2支针刀松解肋间外膜压痛点的粘连瘢痕 在胸壁前侧肋软骨之间寻找压痛点定位，刀口线与人体纵轴方向一致，针刀体与皮肤呈90°角，按针刀四步进针规程进针刀，针刀刺入皮肤，经皮下组织到达肋软骨骨面，针刀在肋软骨骨面上缓慢向上移动，当刀下有落空感时，即到达肋软骨上缘肋间外膜的粘连瘢痕处，然后退刀到肋软骨上缘骨面，调节刀口线90°，贴骨面沿肋软骨方向铲剥2~3刀，范围0.3cm。

（3）第3支针刀松解肋间外膜与胸骨之间的粘连瘢痕 在胸骨外缘与肋软骨联合处寻找压痛点定位，刀口线与胸骨走行方向一致，针刀体与皮肤呈90°角，按针刀四步进针规程进针刀，针刀刺入皮肤，经皮下组织达胸骨骨面，针刀在胸骨骨面上缓慢向外移动，当刀下有落空感时，即到达胸骨边缘与肋间外膜的粘连瘢痕处，然后退刀到胸骨外缘骨面，贴骨面向外铲剥2~3刀，范围0.3cm。

7. 注意事项 初学者不宜作此手术，术者必须熟悉局部解剖。严格按针刀四步进针规程进针刀，不可进针刀太深，否则可引起气胸等严重并发症。

【针刀术后手法治疗】

针刀术后，患者正坐位，在肩关节外展90°，双手抱头，作数次深呼吸，然后作运动1~2次即可。

二、胸大肌损伤

【概述】

胸大肌损伤是一种常见的胸前疼痛性疾病。临床较为常见，多因劳损所致。

【病因病理】

当人体在劳动中猛力牵拉，推举重物，或运动员在作吊环十字支撑及作引体向上等动作时，因胸大肌强力收缩或过度牵拉而致伤，或肩臂在准备活动不足、疲劳及气候寒冷等情况下，从事臂部大强度活动时，因胸大肌收缩用力失衡更易被拉伤，其损伤常见于胸大肌肌肉、肌腱结合处，引起肌腹及肌腱止点处的损伤或断裂。

【临床表现】

患者感到胸壁疼痛，肩关节活动受限，深呼吸或咳嗽时疼痛明显。疼痛部位肿胀，压痛明显，作上臂内收、内旋用力或扩胸运动时疼痛加重。胸大肌肌腱断裂者，局部肿胀疼痛较甚，伤处可触及肌腱断裂的凹陷和胸前壁肌肉收缩所致的膨大畸形。

肩内旋、内收肌力明显减弱，患者做双臂侧平举、抗阻力内收活动时，可感到伤侧肌肉膨大畸形明显和疼痛加重。

【诊断要点】

1. 患者在劳动或运动中，有明显的胸大肌外伤史。

2. 伤后感到一侧或两侧胸壁疼痛，深呼吸或咳嗽时疼痛明显，肩关节活动受限。

3. 检查时见胸大肌局部肿胀，压痛明显，做两臂平举抗阻力试验阳性。

【针刀治疗】

（一）治疗原则

胸大肌损伤的部位主要是肌肉的起止点，部分患者累及胸大肌肌腹部，在胸大肌起止点等部位进行针刀整体松解，即可治愈本病。

（二）操作方法

1. 体位　端坐位或者仰卧位。

2. 体表定位　胸大肌起止点及肌腹部定点（图29-16）。

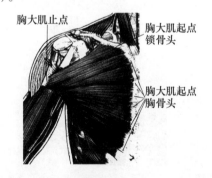

图29-16　胸大肌损伤针刀体表定位示意图

3. 消毒　施术部位用碘伏消毒2遍，然后铺无菌洞巾，使治疗点正对洞巾中间。

4. 麻醉　1%利多卡因局部定点麻醉。

5. 刀具　使用Ⅰ型针刀。

6. 针刀操作　见图29-17。

（1）第1支针刀松解胸大肌止点　在肱骨大结节嵴部胸大肌止点寻找压痛点定位，刀口线与上肢纵轴方向一致，针刀体与皮肤呈90°角，按针刀四步进针规程进针刀，针刀刺入皮肤，经皮下组织、达肱骨大结节嵴骨面，贴骨面向内铲剥2~3刀，范围0.5cm。

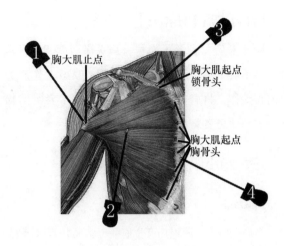

图29-17　胸大肌损伤针刀松解示意图

（2）第2支针刀松解胸大肌肌腹部压痛点　在胸部胸大肌肌腹寻找压痛点定位，刀口线与胸大肌肌纤维方向一致，针刀体与皮肤呈90°角，按针刀四步进针规程进针刀，针刀刺入皮肤，经皮下组织、筋膜，达痛性硬结处，纵疏横剥2~3刀，范围0.5cm。

（3）第3支针刀松解胸大肌起点锁骨头的粘连瘢痕　在锁骨内侧寻找压痛点定位，刀口线与锁骨走行方向一致，针刀体与皮肤呈90°角，按针刀四步进针规程进针刀，针刀刺入皮肤，经皮下组织，达锁骨骨面，贴骨面向下内铲剥2~3刀，范围0.3cm。

（4）第4支针刀松解胸大肌起点胸骨头的粘连瘢痕　在胸骨外缘寻找压痛点定位，刀口线与胸骨走行方向一致，针刀体与皮肤呈90°角，按针刀四步进针规程进针刀，针刀刺入皮肤，经皮下组织，达胸骨骨面，贴骨面向外铲剥2~3刀，范围0.3cm。

7. 注意事项

（1）初学者不宜作此手术，术者必须熟悉局部解剖。针刀松解胸大肌肌腹部时，严格按针刀四步进针规程进针刀，当刺穿胸大肌浅层筋膜时，针刀下有落空感，此时已到达胸大肌，仔细寻找硬结，作小范围松解，不可进针刀太深，否则易引起气胸等严重并发症。

（2）在作胸大肌锁骨头及胸骨头作针刀松解时，针刀一定贴骨面进行松解才是安全的，不可超过骨面，否则易引起气胸等严重并发症。

【针刀术后手法治疗】

针刀术后，患者正坐位，肩关节外展90°，术者站在患者身后，双手握患者上臂，嘱患者作肩关节内收动作，将肩关节内收最大位时，术者突然松开双手，使患者胸大肌强力收缩1次。

三、胸小肌损伤

【概述】

本病系由胸小肌损伤产生肩痛、胸痛并有胀满感，前臂与手指有麻木及麻刺感等临床症状的一种疾病。

【病因病理】

胸小肌损伤后，引起粘连、瘢痕和挛缩，造成胸肩部软组织的动态平衡失调，产生肩痛、胸痛等临床表现。慢性期急性发作时，病变组织有水肿渗出刺激神经末梢使症状加剧。喙突与胸小肌的后方有通到上肢的神经血管束。Wright在1945年就发现正常人在上肢过度外展时出现神经血管束的压迫，这是因为神经血管束被拉紧同时又受胸小肌的压迫所致。受压的部位是在锁骨下动脉过渡到腋动脉的部分。当胸小肌损伤肌纤维增厚进一步压迫神经血管束而产生压迫症状。

【临床表现】

肩痛、胸痛并有胀满感，前臂与手指有麻木及麻刺感等。胸小肌起止点有压痛，最明显的是在喙突下胸小肌压痛，在此处加压后可使前臂、手掌、手指麻木、麻刺等症状重复出现。

【诊断要点】

根据临床表现即可对本病做出诊断。

【针刀治疗】

（一）治疗原则

慢性期急性发作时，病变组织有水肿渗出刺激神经末梢使症状加剧。胸小肌损伤的部位主要是肌肉的起止点，在胸小肌起止点等部位进行针刀整体松解，即可治愈本病。

（二）操作方法

1. 体位　端坐位或仰卧位。

2. 体表定位　喙突胸小肌止点及第三至五肋该肌肉的起点（图29－18）。

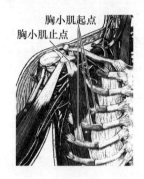

图29－18　胸小肌损伤针刀体表定位示意图

3. 消毒　施术部位用碘伏消毒2遍，然后铺无菌洞巾，使治疗点正对洞巾中间。

4. 麻醉　1%利多卡因局部定点麻醉。

5. 刀具　使用Ⅰ型针刀。

6. 针刀操作　见图29－19。

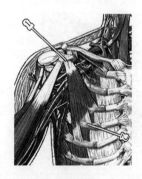

图29－19　胸小肌损伤针刀松解示意图

（1）第1支针刀松解胸小肌止点　在肩胛骨喙突寻找压痛点定位，刀口线与上肢纵轴方向一致，针刀体与皮肤呈90°角，按针刀四步进针规程进针刀，针刀刺入皮肤，经皮下组织，达喙突顶点骨面，继续向内下进针刀，当刀下有落空感时，即到达喙突内1/3胸小肌的止点，提刀到喙突内侧骨面，贴骨面向内下铲剥2～3刀，范围0.5cm。

（2）第2支针刀松解胸小肌起点压痛点　在胸

部第三至五肋胸小肌起点寻找深压痛点定位,刀口线与人体纵轴方向一致,针刀体与皮肤呈 90° 角,按针刀四步进针规程进针刀,针刀刺入皮肤,经皮下组织、筋膜、胸大肌,达肋骨骨面,向内铲剥 2~3 刀,范围 0.5cm。

7. 注意事项　初学者不宜作此手术,术者必须熟悉局部解剖,作胸小肌起点针刀松解时,针刀始终都在肋骨面上进行松解,不可超过骨面,如果进针刀太深,可引起气胸或者胸腔内脏器官损伤等严重并发症。

【针刀术后手法治疗】

针刀术后,患者正坐位,肩关节外展 90°,术者站在患者身后,双手握患者上臂,嘱患者作肩关节内收动作,当肩关节内收至最大位时,术者突然松开双手,使患者胸小肌强力收缩 1 次。

四、肋软骨炎

【概述】

肋软骨与肋骨交界处发生不明原因的疼痛,且产生非特异性炎性肿胀,压之疼痛加剧等临床症状,称为肋软骨炎。又称为"胸软骨病""肋软骨隆起症""肋软骨增生症""非化脓性肋软骨炎"等。

【病因病理】

本病病因尚不明确,一般认为与劳损或外伤有关。在人们搬运重物,急剧扭转或因胸部挤压等使胸肋关节软骨造成急性损伤,或因慢性劳损或伤风感冒引起的病毒感染等,导致胸肋关节面软骨产生水肿、增厚的无菌性炎症反应而发病。中医认为,肋软骨炎疼痛窜及胸胁、上臂乃气滞;局部隆起,压痛明显,痛点固定不移乃血瘀。气滞血瘀,风热入侵经络,毒热交织,气血壅遏不通,不通则痛。

【临床表现】

本病好发于 20~30 岁女性,男女比例为 1:9。病变部位多在胸前第二至五肋软骨处,以第二、三肋软骨最常见,也可侵犯胸骨柄、锁骨内侧和前下诸肋软骨。受累肋软骨处自感胸部钝痛或锐痛,有压痛和肿大隆起,深吸气,咳嗽或活动患侧上肢时疼痛加剧,有时向肩部或背部放散,甚至不能举臂,但局部皮肤无改变。肋软骨炎时,相应同一肋骨的肋横突关节处也常有压痛。有时劳累后,疼痛还会发作。本病发病有急有缓,急性者可骤然发病,感胸部刺痛、跳痛或酸痛;隐性者则发病缓慢,在不知不觉中肋骨与肋软骨交界处形成弓状,感肿胀、钝痛,有时放射至肩背部、腋部、颈胸部,有时胸闷憋气,休息或侧卧时疼痛缓解,深呼吸、咳嗽、平卧、挺胸与疲劳后则疼痛加重。本病在 X 线片上不显影,但对鉴别诊断有帮助。

【诊断要点】

1. 根据本病特点,可出现胸骨与肋软骨交界处疼痛肿胀,质地坚硬,有压痛,皮色不变,永不化脓等,在临床上不难诊断。

2. X 线及理化检查无异常变化。但后期 X 线检查可出现钙化阴影。

本病应与肋软骨肿瘤、肋骨骨髓炎、胸壁结核、骨折后骨痂形成和骨间神经痛等相鉴别。

【针刀治疗】

(一) 治疗原则

依据针刀医学关于慢性软组织损伤的理论和网眼理论,肋软骨连接是由肋软骨的外侧端嵌入肋骨的前端的凹陷部构成的,周围有骨膜包绕。当运动不协调时可引起该结合部的损伤,形成粘连和瘢痕,后者引起肋骨发生微小错位,在肋骨附着部的韧带、肌肉的牵拉作用下,引起肋角处应力集中,故导致同一肋骨肋角后部肋横突关节部粘连瘢痕的形成。所以,临床上,患者除了肋软骨处有压痛外,在肋横突关节部也有压痛。应用针刀整体松解,一个疗程内即可治愈该病。

(二) 操作方法

1. 第一次针刀松解肋软骨处的粘连、瘢痕

(1) 体位　仰卧位。

（2）体表定位　以右侧第三肋软骨炎为例介绍针刀松解过程。在右侧第三肋软骨压痛点定位（图29－20）。

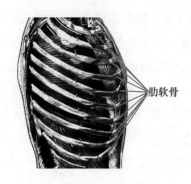

图29－20　肋软骨炎针刀体表定位示意图

（3）消毒　施术部位用碘伏消毒2遍，然后铺无菌洞巾，使治疗点正对洞巾中间。

（4）麻醉　1%利多卡因局部定点麻醉。

（5）刀具　使用Ⅰ型针刀。

（6）针刀操作　见图29－21。

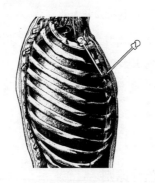

图29－21　肋软骨处针刀松解示意图

①第1支针刀松解第三肋骨肋头辐状韧带的粘连瘢痕　在第三胸肋关节胸骨边缘寻找压痛点定位，刀口线与人体纵轴方向一致，针刀体与皮肤呈90°角，按针刀四步进针规程进针刀，针刀刺入皮肤，经皮下组织，达胸骨骨面，继续向外进针刀，当刀下有落空感时，即到达胸骨外侧缘肋头辐状韧带起点，提刀到胸骨外侧边缘骨面，贴骨面向外侧铲剥2～3刀，范围0.3cm。

②第2支针刀松解第三肋骨表面软组织的粘连瘢痕　在第三肋软骨处寻找压痛点定位，刀口线与人体纵轴方向一致，针刀体与皮肤呈90°角，按针刀四步进针规程进针刀，针刀刺入皮肤，经皮下组

织，达肋骨骨面，贴骨面向外侧铲剥2～3刀，范围0.5cm。

（7）注意事项

①初学者不宜作此手术，术者必须熟悉局部解剖，作肋软骨针刀松解时，针刀始终都在肋骨面上进行松解，不可超过骨面，如果进针刀太深，可引起气胸或者胸腔内脏器官损伤等严重并发症。

②其他肋软骨炎的针刀松解方法与此相同。

2. 第二次针刀松解肋横突关节处的粘连瘢痕

（1）体位　俯卧位。

（2）体表定位　以右侧第三肋软骨炎为例介绍针刀松解过程。在右侧第三肋软骨压痛点定位。

（3）消毒　施术部位用碘伏消毒2遍，然后铺无菌洞巾，使治疗点正对洞巾中间。

（4）麻醉　1%利多卡因局部定点麻醉。

（5）刀具　使用Ⅰ型针刀。

（6）针刀操作　见图29－22。

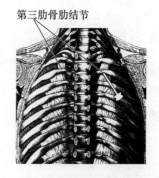

第三肋骨肋结节

图29－22　第三肋横突关节处针刀松解示意图

在第三肋肋横突关节处寻找压痛点定位，刀口线与人体纵轴方向一致，针刀体与皮肤呈90°角，按针刀四步进针规程进针刀，针刀刺入皮肤，经皮下组织，达第三肋骨肋结节处，贴骨面向外侧铲剥2～3刀，范围0.3cm。

（7）注意事项

①初学者不宜作此手术，术者必须熟悉局部解剖，作肋横突关节针刀松解时，针刀始终都在肋骨面上进行松解，不可超过骨面，如果进针刀太深，可引起气胸或者胸腔内脏器官损伤等严重并发症。

②其他肋软骨炎的针刀松解方法与此相同。

【针刀术后手法治疗】

每次针刀术后，患者正坐位，术者站在患者身后，单膝顶在患者背部中间，双手握患者上臂，嘱患者抬头挺胸，在患者挺胸到最大位置时，术者双手用力牵拉患者上臂，持续1秒。

五、菱形肌损伤

【概述】

菱形肌损伤以青壮年多见，是一种常见病、多发病。过去多被统称为背痛，病程长，严重影响患者的生活质量。其他治疗很难奏效。针刀医学对本病的病因病理有着全新的认识，并在临床上取得良好的治疗效果。

【病因病理】

该病大多数由上肢猛力掷物、摔跤，或上肢向后下方猛然用力等引起急性损伤，未经治疗或治疗欠妥，日久导致此病。

菱形肌与肋骨相邻，急性损伤出血，日久瘢痕粘连，若伤处恰在肋骨上，便和肋骨粘连，影响菱形肌的伸缩运动而发病。当上肢勉强活动时，牵拉到粘连处，就会引起新的损伤，出现急性症状。

【临床表现】

该病在菱形肌急性损伤症状缓和很长一段时间后才发病（这也是腰背四肢各处因软组织粘连而引起的顽固性痛点的一个共同特征）。急性发作时，在上背脊柱和肩胛骨缘之间都有一突出的痛点，有时局部肿胀，感到上背沉重，背上如负重物，严重者不能入睡，翻身困难。走路时患侧肩部下降，不敢持物和自由活动，以免加剧疼痛。

【诊断要点】

1. 患者多有菱形肌损伤史。

2. 将患侧上肢被动向前上方上举，引起疼痛加剧。

3. 痛点和压痛点在第五胸椎和肩胛下端的连线以上，大多数靠近肩胛骨的内侧缘。

【针刀治疗】

（一）治疗原则

依据网眼理论，由于大菱形肌、小菱形肌与肩胛提肌、前锯肌止点都在肩胛骨内侧缘附近，范围较广泛，四块肌肉的有些肌纤维或纤维束可折皱或伸展至肩胛骨靠近内侧缘的背面和肋骨面附着，故当这四块肌肉当中的一块肌肉的损伤，都会导致附近其他肌肉的代偿性损伤，在修复过程中四块肌肉止点都会形成粘连瘢痕，针刀整体松解菱形肌起止点粘连瘢痕及附近软组织的粘连瘢痕，同时，由于病变侧的粘连瘢痕，导致病变侧软组织起止点的拉力增大，而对侧则会产生代偿性的张力增加，故应两侧同时作针刀松解，既解决了病变侧的拉力异常，又解决了对侧的张力异常，才能使颈背部的动态平衡得到恢复，从而治愈该病。

（二）操作方法

1. 第一次针刀松解大菱形肌、小菱形肌起止点的粘连瘢痕

（1）体位　俯卧位。

（2）体表定位　大菱形肌、小菱形肌起止点的压痛点。

（3）消毒　施术部位用碘伏消毒2遍，然后铺无菌洞巾，使治疗点正对洞巾中间。

（4）麻醉　1%利多卡因局部定点麻醉。

（5）刀具　使用Ⅰ型针刀。

（6）针刀操作　见图29-23。

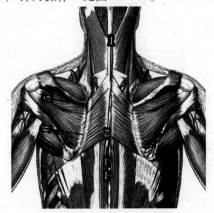

图29-23　大、小菱形肌针刀松解示意图

①第1支针刀松解小菱形肌起点的粘连瘢痕 摸准小菱形肌起点处的颈椎棘突，在棘突顶部定位，刀口线与脊柱纵轴方向一致，针刀体与皮肤呈90°角，按针刀四步进针规程进针刀，针刀经皮肤、皮下组织、筋膜达颈椎棘突顶点骨面，纵疏横剥2~3刀，范围1cm，然后分别沿棘突两侧向棘突根部提插切割2~3刀，范围不超过0.5cm。

②第2支针刀松解大菱形肌起点上部的粘连瘢痕 摸准大菱形肌起点上部的胸椎棘突，在棘突顶部定位，刀口线与脊柱纵轴方向一致，针刀体与皮肤呈90°角，按针刀四步进针规程进针刀，针刀经皮肤、皮下组织、筋膜达胸椎棘突顶点骨面，纵疏横剥2~3刀，范围1cm，然后分别沿胸椎棘突两侧向棘突根部提插切割2~3刀，范围不超过0.5cm。

③第3支针刀松解大菱形肌起点中部的粘连瘢痕 摸准大菱形肌起点中部的胸椎棘突，在棘突顶部定位，刀口线与脊柱纵轴方向一致，针刀体与皮肤呈90°角，按针刀四步进针规程进针刀，针刀经皮肤、皮下组织、筋膜达胸椎棘突顶点骨面，纵疏横剥2~3刀，范围1cm，然后分别沿胸椎棘突两侧向棘突根部提插切割2~3刀，范围不超过0.5cm。

④第4支针刀松解大菱形肌起点下部的粘连瘢痕 摸准大菱形肌起点下部的胸椎棘突，在棘突顶部定位，刀口线与脊柱纵轴方向一致，针刀体与皮肤呈90°角，按针刀四步进针规程进针刀，针刀经皮肤、皮下组织、筋膜达胸椎棘突顶点骨面，纵疏横剥2~3刀，范围1cm，然后分别沿胸椎棘突两侧向棘突根部提插切割2~3刀，范围不超过0.5cm。

⑤第5支针刀松解小菱形肌止点的粘连瘢痕 在肩胛骨内上角，肩胛提肌止点内下方，摸准肩胛骨脊柱缘，寻找压痛点定位。刀口线和小菱形肌肌纤维方向平行，针体和背部皮肤成90°角刺入，按针刀四步进针规程进针刀，针刀经皮肤、皮下组织，达肩胛骨内侧骨面，然后针刀小心向内寻找肩胛骨内侧缘，当刀下有落空感时，即到达小菱形肌止点骨面。调转刀口线90°，向内铲剥2~3刀。范围0.5cm。

⑥第6支针刀松解大菱形肌止点的粘连瘢痕 在小菱形肌止点下方，摸准肩胛骨脊柱缘，寻找压痛点定位。刀口线和大菱形肌肌纤维方向平行，针体和背部皮肤成90°角刺入，按针刀四步进针规程进针刀，针刀经皮肤、皮下组织，达肩胛骨内侧骨面，然后针刀小心向内寻找肩胛骨内侧缘，当刀下有落空感时，即到达大菱形肌止点骨面。调转刀口线90°，向内铲剥2~3刀。范围0.5cm。

（7）注意事项 做肌肉起止点松解时，必须先确定骨性标志，尤其是肩胛骨脊柱缘的确定非常重要，方法是让患者上下活动肩胛骨，医生用拇指触摸到肩胛骨脊柱缘。切不可盲目做针刀松解，否则，可能因为解剖位置不清，造成创伤性气胸等严重后果。针刀操作时，铲剥一定在骨面上进行，不能脱离骨面。

2. 第二次针刀松解大菱形肌、小菱形肌肌腹部的粘连瘢痕

（1）体位 俯卧位。

（2）体表定位 大菱形肌、小菱形肌肌腹部压痛点。

（3）消毒 施术部位用碘伏消毒2遍，然后铺无菌洞巾，使治疗点正对洞巾中间。

（4）麻醉 1%利多卡因局部定点麻醉。

（5）刀具 使用Ⅰ型针刀。

（6）针刀操作 见图29-24。

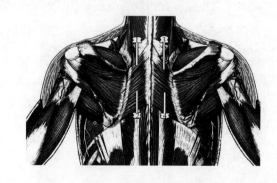

图29-24 大、小菱形肌肌腹部粘连瘢痕针刀松解示意图

①第1支针刀松解左侧小菱形肌肌腹部 根据压痛点定位或寻找痛性结节处定位。刀口线和小菱形肌肌纤维方向平行，针体和背部皮肤成90°角刺

入，按针刀四步进针规程进针刀，针刀经皮肤、皮下组织、筋膜，患者有酸、麻、胀感，或者针刀刺到硬结时，即到达小菱形肌病变部位，纵疏横剥2～3刀，范围不超过0.5cm。

②第2支针刀松解左侧大菱形肌肌腹部　根据压痛点定位或寻找痛性结节处定位。刀口线和大菱形肌肌纤维方向平行，针体和背部皮肤成90°角刺入，按针刀四步进针规程进针刀，针刀经皮肤、皮下组织、筋膜，患者有酸、麻、胀感，或者针刀刺到硬结时，即到达大菱形肌病变部位，纵疏横剥2～3刀，范围不超过0.5cm。

③第3、4支针刀松解右侧大、小菱形肌肌腹部的粘连瘢痕　针刀操作方法与左侧松解方法相同。

（7）注意事项　做肌腹部松解时，针刀在肌腹内操作，对损伤严重，或者菱形肌发达的患者，针刀可以缓解菱形肌与肋骨骨面的粘连，但针刀只能在肋骨面上操作，切不可深入肋间，否则可引起创伤性气胸等严重并发症。

3. 第三次针刀松解肩胛提肌止点的粘连瘢痕
对病情严重，针刀松解大菱形肌、小菱形肌起止点及肌腹部后仍不能恢复的患者，应松解双侧肩胛提肌止点的粘连瘢痕。

（1）体位　俯卧位。

（2）体表定位　肩胛骨内上角压痛点定位。

（3）消毒　施术部位用碘伏消毒2遍，然后铺无菌洞巾，使治疗点正对洞巾中间。

（4）麻醉　1%利多卡因局部定点麻醉。

（5）刀具　使用Ⅰ型针刀。

（6）针刀操作　见图29－25。

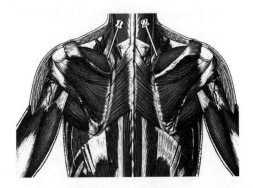

图29－25　肩胛提肌止点处粘连瘢痕针刀松解示意图

①第1支针刀松解左侧肩胛提肌止点的粘连瘢痕　在肩胛骨内上角的边缘，刀口线方向和肩胛提肌肌纤维方向平行，针体和背部皮肤成90°角，按针刀四步进针规程进针刀，针刀经皮肤、皮下组织，达肩胛骨内上角边缘骨面。调转刀口线90°，向肩胛骨内上角边缘方向铲剥2～3刀，范围0.5cm。

②第2支针刀松解右侧肩胛提肌止点的粘连瘢痕　针刀松解方法与左侧相同。

（7）注意事项　做起止点松解时，必须先确定骨性标志，尤其是肩胛骨脊柱缘的确定非常重要，方法是让患者上下活动肩胛骨，医生用拇指触摸到肩胛骨脊柱缘。切不可盲目做针刀松解，否则，可能因为解剖位置不清，造成创伤性气胸等严重后果。针刀操作时，铲剥一定在骨面上进行，不能脱离骨面。

【针刀术后手法治疗】

采用阻抗扩胸手法，针刀术毕，患者取坐位，双肩关节外展90°，做好扩胸姿势，医生站在患者后面，双手推住患者的双肘关节后方，嘱患者扩胸，当扩胸到最大位置时，医生突然放开双手，使菱形肌全力收缩，以松解残余粘连。可重复2～3次。

六、下后锯肌损伤

【概述】

下后锯肌损伤常见于剧烈运动，突然转身、弯腰，或遇到其他不协调的活动，使呼吸节律突然打乱所致。损伤后都是肋部疼痛，呼吸受限，俗称"岔气"。

【病因病理】

由于人体各种活动和突然动作，正常的呼吸节律被破坏，又由于下后锯肌分成四条肌束带终止于四条肋骨，也就容易在突然接到改变伸缩信号时，四条肌束带不能同步进行伸缩。很可能在某一个时间的"横切面"上，四条肌束带的伸缩机制有一条或两条与其余三条或两条正好是相反的，如果这一条或两条是处在收缩状态，而其他三条或两条是处于舒张状态，这一条或两条就容易造成牵拉性损伤。如果这一条或两条肌束带处在舒张状态，其他三条或两条肌束带就会屈曲或卷折，或轻度移位。

【临床表现】

急性损伤时肋部疼痛，剧烈者不敢深呼吸，强迫性气短，上半身向患侧侧弯后伸。卧床时不敢翻身，慢性期患侧肋外侧部疼痛。第一种是肌腱撕裂型，其疼痛点多在下后锯肌止点，下四条肋骨的外侧部。慢性期疼痛时发时止，不敢做活动量大的工作和运动。第二种是屈曲卷折移位型，慢性期痛点多在下后锯肌中段四条肌束带上，如起初未得到正确治疗，症状多较严重，正常呼吸活动可受到影响，时重时轻，可出现强迫性气短。痛点处常可触及条索状肿物。

【诊断要点】

1. 患者多有突发性肋外侧疼痛的病史。

2. 在下两个胸椎、上两个腰椎至下四条肋骨的外侧面区域内有疼痛和明显压痛。

3. 呼气时疼痛明显加重。

【针刀治疗】

（一）治疗原则

下后锯肌损伤的部位主要是下四肋骨，用针刀将其粘连松解、瘢痕刮除，使下胸上腰的动态平衡得到恢复，同时，由于病变侧的粘连瘢痕，导致病变侧软组织起止点的拉力增大，而对侧则会产生代偿性的张力增加，故应两侧同时作针刀松解，既解决了病变侧的拉力异常，又解决了对侧的张力异常，才能使腰背部的动态平衡得到恢复，从而治愈该病。

（二）操作方法

1. 第一次针刀松解病变侧的压痛点

（1）体位　健侧卧位。

（2）体表定位　下两位胸椎和上两位腰椎棘突

压痛点，下四位肋骨外面压痛点。

（3）消毒　施术部位用碘伏消毒2遍，然后铺无菌洞巾，使治疗点正对洞巾中间。

（4）麻醉　1%利多卡因局部定点麻醉。

（5）刀具　使用Ⅰ型针刀。

（6）针刀操作　见图29－26。

①第1支针刀松解下后锯肌起点　在下两位胸椎和上两位腰椎棘突压痛点定位，刀口线与人体纵轴一致，针刀体与皮肤呈90°角，针刀经皮肤、皮下组织，直达棘突顶点，纵疏横剥2～3刀，范围不超过0.5cm，然后，在棘突两侧贴骨面上下提插刀法切割两刀，深度不超过0.5cm。以松解两侧下后锯肌起点。其他起点的松解方法与此相同。

②第2支针刀松解下后锯肌止点　在下四位肋骨外面压痛点定位，刀口线与人体纵轴一致，针刀体与皮肤呈90°角，针刀经皮肤、皮下组织，直达肋骨，调转刀口线45°，使之与肋骨走行方向一致，在肋骨骨面上左右前后方向铲剥2～3刀，范围不超过0.5cm。其他肋骨止点的松解方法与此相同。

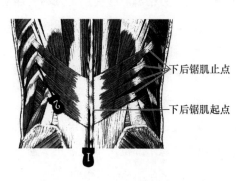

图29－26　下后锯肌松解示意图

2. 第二次针刀调节对侧下后锯肌的张力异常

（1）体位　患侧卧位。

（2）体表定位　下两位胸椎和上两位腰椎棘突压痛点，对侧下四位肋骨外面压痛点。

（3）消毒　施术部位用碘伏消毒两遍，然后铺无菌洞巾，使治疗点正对洞巾中间。

（4）麻醉　1%利多卡因局部定点麻醉。

（5）刀具　使用Ⅰ型针刀。

（6）针刀操作　针刀松解方法与第一次针刀松解方法相同。

【针刀术后手法治疗】

针刀术后，患者正坐，若患侧在右，医生以右前臂自前向后插于患者腋下，向上提拉（即拔伸）肩部，将移位的关节和痉挛的肌肉理顺。随后嘱患者用力吸气，医生以左手掌根叩击右胸背侧患处1次。再令患者做深呼吸，则疼痛即可消失。

七、前锯肌损伤

【概述】

前锯肌损伤多见于运动员，特别是当举重运动员常常发生"肩背痛"，但又找不到压痛点时，多应考虑为前锯肌损伤。本病容易误诊而久治不愈。针刀医学对本病的病因病理有着全新的认识，并在临床上取得了良好的治疗效果。

【病因病理】

1. 病因　一般为外伤引起，亦有劳损所致者。①患者多为运动员，以举重运动员常见。究其原因可能是，举重量过大引起前锯肌损伤；②在已疲劳的情况下更易产生损伤；③举重运动的技术错误。而一般工作人员也常见到本病，多为经常做背扛劳动的人们，或经常提秤称物的经营者等。

2. 病理　主要有两个方面的病理改变：①腱损伤，即前锯肌（及肩胛下肌）在肩胛骨内侧面腱附着处的损伤；②肩胛骨与胸壁间周围结构的损伤，即多个滑液囊和脂肪垫的无菌性炎症。

【临床表现】

有明显的受伤史，肩胛部麻木，疼痛向胸大肌、肩臂部放射。向上举、背、扛重物、提秤称物时疼痛明显加重。在肩胛骨腹内侧及胸壁按压，常可压到痛点。锤击肩胛骨不同部位，也常可找到疼痛部位。如果损伤日久，前锯肌的起点和行经途中也可以找到压痛点。

【诊断要点】

1. 患者多有前锯肌受伤或劳损史。

2. 有上诉临床表现和体征。

3. 可做诊断性肩胛骨腹面痛点局部封闭，如果症状消失或明显减轻，可帮助诊断。

【针刀治疗】

（一）治疗原则

针刀应整体松解前锯肌起止点粘连瘢痕及附近软组织的粘连瘢痕；同时，由于病变侧的粘连瘢痕，导致病变侧软组织起止点的拉力增大，而对侧则会产生代偿性的张力增加，故应两侧同时作针刀松解，既解决了病变侧的拉力异常，又解决了对侧的张力异常，才能使颈背部的动态平衡得到恢复，从而治愈该病。

（二）操作方法

1. 第一次针刀松解前锯肌行经路线及起点的粘连瘢痕

（1）体位　健侧卧位，患侧肩关节外展90°，手抱头部。

（2）体表定位　前锯肌行经路线及起点的痛性结节及压痛点。

（3）消毒　施术部位用碘伏消毒2遍，然后铺无菌洞巾，使治疗点正对洞巾中间。

（4）麻醉　1%利多卡因局部定点麻醉。

（5）刀具　使用Ⅰ型针刀。

（6）针刀操作　见图29-27。

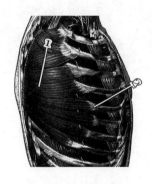

图29-27　前锯肌行经路线及起点针刀松解示意图

①第1支针刀松解前锯肌行经路线的粘连瘢痕在前锯肌行经路线上寻找压痛点定位。刀口线与人体纵轴方向一致，针刀体与皮肤呈90°角，按针刀四步进针规程进针，针刀经皮肤、皮下组织、筋膜达前锯肌痛性结节，纵疏横剥2~3刀，范围0.5cm。

②第2支针刀松解前锯肌起点的粘连瘢痕 在前锯肌肋骨起点处寻找压痛点定位。刀口线与人体纵轴方向一致，针刀体与皮肤呈90°角，按针刀四步进针规程进针刀，针刀经皮肤、皮下组织、筋膜达肋骨骨面，在骨面上纵疏横剥2～3刀，范围0.5cm。

（7）注意事项 做针刀松解时，必须先确定骨性标志，尤其是肩胛骨脊柱缘的确定非常重要，方法是让患者上下活动肩胛骨，医生用拇指触摸到肩胛骨脊柱缘。切不可盲目做针刀松解，否则，可能因为解剖位置不清，造成创伤性气胸等严重后果。针刀操作时，铲剥一定在骨面上进行，不能脱离骨面。

2. 第二次针刀松解前锯肌止点的粘连、瘢痕

（1）体位 俯卧位。

（2）体表定位 肩胛下角前锯肌止点。

（3）消毒 施术部位用碘伏消毒2遍，然后铺无菌洞巾，使治疗点正对洞巾中间。

（4）麻醉 1%利多卡因局部定点麻醉。

（5）刀具 使用Ⅰ型针刀。

（6）针刀操作 见图29－28。

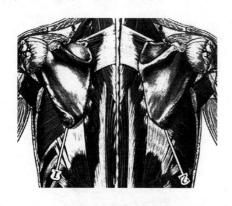

图29－28 前锯肌止点处粘连瘢痕针刀松解示意图

①第1支针刀松解左侧前锯肌止点的粘连瘢痕 在前锯肌止点处寻找压痛点定位。刀口线与人体纵轴方向一致，针刀体与皮肤呈90°角，按针刀四步进针规程进针刀，针刀经皮肤、皮下组织、筋膜达肩胛下角骨面，沿骨面向下，当刀下有落空感时，即到达肩胛前锯肌止点，退针刀至肩胛下角骨面，向下铲剥2～3刀，范围0.5cm。

②第2支针刀松解右侧前锯肌止点的粘连瘢痕 在前锯肌止点处寻找压痛点定位。刀口线与人体

纵轴方向一致，针刀体与皮肤呈90°角，按针刀四步进针规程进针刀，针刀经皮肤、皮下组织、筋膜达肩胛下角骨面，沿骨面向下，当刀下有落空感时，即到达肩胛下前锯肌止点，退针刀至肩胛下角骨面，向下铲剥2～3刀，范围0.5cm。

（7）注意事项 做针刀松解时，必须先确定骨性标志，尤其是肩胛骨脊柱缘的确定非常重要，方法是让患者上下活动肩胛骨，医生用拇指触摸到肩胛骨脊柱缘。切不可盲目做针刀松解，否则，可能因为解剖位置不清，造成创伤性气胸等严重后果。针刀操作时，铲剥一定在骨面上进行，不能脱离骨面。

3. 第三次针刀松解大菱形肌、小菱形肌起止点的粘连、瘢痕

（1）体位 俯卧位。

（2）体表定位 大菱形肌、小菱形肌起止点的压痛点。

（3）消毒 施术部位用碘伏消毒2遍，然后铺无菌洞巾，使治疗点正对洞巾中间。

（4）麻醉 1%利多卡因局部定点麻醉。

（5）刀具 使用Ⅰ型针刀。

（6）针刀操作 针刀松解方法参见本节菱形肌损伤的针刀松解。

4. 第四次针刀松解肩胛提肌起止点的粘连瘢痕

（1）体位 俯卧低头位。

（2）体表定位 肩胛提肌起止点。

（3）消毒 施术部位用碘伏消毒2遍，然后铺无菌洞巾，使治疗点正对洞巾中间。

（4）麻醉 1%利多卡因局部定点麻醉。

（5）刀具 使用Ⅰ型针刀。

（6）针刀操作 针刀松解方法参见本节肩胛提肌损伤的针刀松解。

【针刀术后手法治疗】

针刀术后，患者正坐，肩关节外展，术者将双手压在患者双上臂下段，嘱患者抬肩关节，当肩关节抬到最大位置时，术者突然松开双手，使肩关节瞬间上举到最大角度，以拉开前锯肌与周围软组织的粘连瘢痕。

第三节　腰腹部慢性软组织损伤

一、棘上韧带损伤

【概述】

棘上韧带的损伤比较常见。脊柱的弯曲活动，常使其劳损或损伤，腰段的棘上韧带最易受损。突然外伤也常使棘上韧带损伤。新伤用恰当的手法治疗，效果甚佳，陈旧性的慢性损伤，针刀治疗效果理想。

【病因病理】

脊柱在过度前屈时棘上韧带负荷增加。如果把脊柱前屈时人体看作是一个弯曲的物体，那么，棘上韧带处在弯曲物体的凸面，腹部处在弯曲物体的凹面，这样，根据力学原理，凸面所受到的拉应力最大，凹面受到的压应力最大。所以，棘上韧带在脊柱过度前屈时最易牵拉损伤。如果脊柱屈曲位突然受到外力从纵轴上的打击，棘上韧带也会受损，脊柱屈曲受到暴力扭曲也易损伤棘上韧带。

棘上韧带损伤点大多在棘突顶部的上下缘。损伤时间较长，棘上韧带棘突顶部上下缘瘢痕挛缩，引发顽固性疼痛。

【临床表现】

1. 有损伤史。
2. 拾物试验阳性。
3. 在腰椎棘突上有痛点和压痛点，且都在棘突顶部的上下缘，其痛点浅在皮下。

【诊断要点】

1. 腰背部有损伤史和劳损史。
2. 腰棘突疼痛，弯腰加重。
3. 病变棘突可触及硬结，局部钝厚和压痛。
4. 拾物试验阳性。
5. X线检查无异常。

【针刀治疗】

（一）治疗原则

在慢性期急性发作时，病变组织有水肿渗出刺激神经末梢，使上述临床表现加剧。棘上韧带损伤的部位主要是棘突的上下缘，沿棘突的矢状面，用针刀将粘连松解、瘢痕刮除，使腰部的动态平衡得到恢复。

（二）操作方法

1. **体位**　让患者俯卧于治疗床上，肌肉放松。
2. **体表定位**　棘突顶点。
3. **消毒**　施术部位用碘伏消毒2遍，然后铺无菌洞巾，使治疗点正对洞巾中间。
4. **麻醉**　1%利多卡因局部麻醉。
5. **刀具**　使用Ⅰ型针刀。
6. **针刀操作**　刀口线和脊柱纵轴平行，针刀体和背面成90°角，达棘突顶部骨面。将针刀体倾斜，如痛点在进针点棘突上缘，使针刀体向脚侧倾斜45°角，纵疏横剥2～3刀，如疼痛在进针点棘突下缘，使针刀体向头侧倾斜45°角，纵疏横剥2～3刀，出针刀（图29-29）。

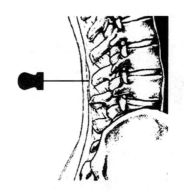

图29-29　棘上韧带松解示意图

【针刀术后手法治疗】

腰过度屈曲1～2次即可。

二、棘间韧带损伤

【概述】

棘间韧带对脊柱扭转起保护作用。棘间韧带损伤的机会少于棘上韧带，在脊柱发生突然过度扭转时，易损伤。在临床上易和棘上韧带损伤相混淆。

【病因病理】

棘间韧带因脊柱突然过度扭转牵拉而损伤，

伤后棘间隐痛不适，脊柱扭转和弯曲时疼痛加剧，而使活动受限。此韧带扭伤后，多数患者因延误治疗而转为慢性损伤，棘间韧带瘢痕挛缩，症状日趋突出，疼痛逐渐加重。棘间韧带挛缩可使上下棘突牵拉而靠近，形成吻性棘突，并使上下椎体力学状态发生一系列变化，造成复杂的临床症状。

【临床表现】

脊柱棘突间有深在性胀痛，患者不敢做脊柱旋转动作，卧床时多取脊柱伸直位侧卧。行走时，脊柱呈僵硬态。

【诊断要点】

1. 有脊柱扭转性外伤史。

2. 棘突间有深在性胀痛，但压痛不明显。

3. 脊柱微屈被动扭转脊柱，引起疼痛加剧。

【针刀治疗】

（一）治疗原则

在慢性期急性发作时，病变组织有水肿渗出刺激神经末梢，可使上述临床表现加剧。依据上述理论，用针刀将粘连松解、瘢痕刮除，使腰部的动态平衡得到恢复。

（二）操作方法

1. 体位 让患者俯卧于治疗床上，肌肉放松。

2. 体表定位 棘突。

3. 消毒 施术部位，用碘伏消毒 2 遍，然后铺无菌洞巾，使治疗点正对洞巾中间。

4. 麻醉 1% 利多卡因局部麻醉。

5. 刀具 使用 I 型针刀。

6. 针刀操作 在患者自诉疼痛的棘突间隙进针刀。刀口线和脊柱纵轴平行，针刀体与进针刀平面垂直刺入 1cm 左右，当刀下有坚韧感，患者诉有酸胀感时，即为病变部位，先纵疏横剥 2～3 刀，再将针刀体倾斜，与脊柱纵轴成 90°角，在上一椎骨棘突的下缘和下一椎骨棘突的上缘，沿棘突矢状面纵疏横剥 2～3 刀，出针刀（图 29－30）。

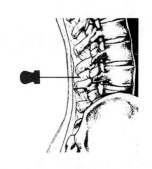

图 29－30 棘间韧带松解示意图

【针刀术后手法治疗】

采用手法按揉松解。

三、腹外斜肌损伤

【概述】

腹外斜肌的损伤部位多在止点髂嵴前部，在人体屈曲并回旋脊柱时，由于突然或过度的回旋动作引起损伤。损伤在起点疼痛多诊断为肋痛，在止点多笼统诊断为腰肌劳损。

在临床上分为急、慢性损伤两种，针刀治疗适宜于慢性损伤。

【病因病理】

腹外斜肌损伤的患者，在临床上并不少见，大多被诊为肋痛和腰肌劳损。腹外斜肌的作用是稳定人体躯干和使人体躯干做回旋动作。所以，该肌劳损和受伤的机会较多。该肌损伤发生都是人体躯干处于前屈位做回旋动作时，应力集中点都在其肋部的起点和髂骨嵴前部边缘处的止点。急性损伤有明显疼痛或肿胀。但通过人体自身制动休息和简单治疗都可缓解，而逐渐变为慢性。由于起止点损伤处发生内出血机化、瘢痕、肌肉挛缩，而导致特有的临床症状。

【临床表现】

起点损伤，多诉肋痛，止点损伤者多诉腰肌疼痛，腰部活动不便。单侧腹外斜肌损伤患者多是侧屈稍后伸姿势，双侧损伤，患者肋骨多下降，腰部呈稍前凸位姿势。

【诊断要点】

1. 在腰部屈曲位，有脊柱旋转性损伤史。

2. 下 8 肋腹外斜肌起点处有疼痛、压痛，或在髂嵴前部止点处有疼痛、压痛。

3. 侧屈位，嘱患者做脊柱旋转运动，疼痛加重。

【针刀治疗】

（一）治疗原则

依据针刀医学关于慢性软组织损伤的理论，用针刀将腹外斜肌髂嵴前部的粘连松解、瘢痕刮除，使髂嵴的动态平衡得到恢复。

（二）操作方法

1. 体位 腹外斜肌起点损伤，健侧侧卧位，腹外斜肌止点损伤，仰卧位。

2. 体表定位 肋骨外面压痛点，髂嵴前、中部压痛点。

3. 消毒 施术部位用碘伏消毒 2 遍，然后铺无菌洞巾，使治疗点正对洞巾中间。

4. 麻醉 1% 利多卡因局部麻醉。

5. 刀具 使用 I 型针刀。

6. 针刀操作

（1）起点损伤松解，在压痛点附近的肋骨面上（一般压痛点就在肋骨面上）进针刀，刀口线和腹外斜肌纤维走向平行，刀体与皮肤呈 90° 角，经皮肤、皮下组织，达肋骨面，纵疏横剥 2～3 刀，出针刀（图 29 - 31）。

（2）止点损伤松解

①第 1 支针刀松解腹外斜肌髂嵴中份止点损伤 在髂嵴中份压痛点定位，刀口线与腹外斜肌走行一致，针刀经皮肤、皮下组织，直达髂嵴骨面，在骨面上左右前后铲剥 2～3 刀，范围不超过 0.5cm。然后贴骨面向髂嵴内缘进针刀 0.5cm，调转刀口线 90°，在骨面上左右前后铲剥 2～3 刀，范围不超过 0.5cm，以松解相邻腹内斜肌的粘连。

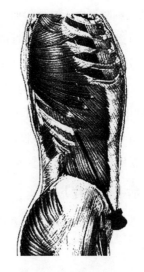

图 29 - 31　腹外斜肌起点损伤松解示意图

②第 2 支针刀松解腹外斜肌髂嵴前份止点损伤
在髂嵴前份压痛点定位，刀口线与腹外斜肌走行一致，针刀经皮肤、皮下组织，直达髂嵴前部骨面，在骨面上左右前后铲剥 2～3 刀，范围不超过 0.5cm（图 29 - 32）。

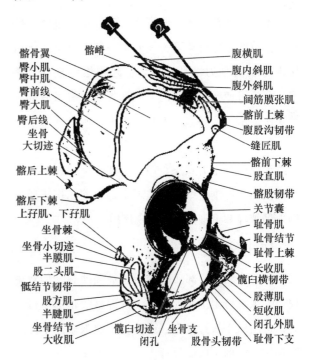

图 29 - 32　腹外斜肌止点松解示意图

7. 注意事项

（1）起点松解时，针刀一定在肋骨面上操作，如果进肋间隙，可引起胸腹腔重要器官的损伤。

（2）止点松解时，由于腹外斜肌和腹内斜止点很近，腹外斜肌损伤时，常引起附近的腹内斜肌止点也有损伤，故针刀在髂嵴上操作，松开腹外斜肌粘连以后，针刀贴骨面向髂嵴内缘进针刀 0.5cm，调转刀口线 90°，在骨面上左右前后铲剥 2～3 刀，范围不超过 0.5cm，以松解相邻腹内斜肌的粘连。这样整体横向松解，可明显降低复发率。

【针刀术后手法治疗】

患者垂直站立，两腿分开，弯腰并向健侧旋转 1～2 次。

四、腰肋韧带损伤

【概述】

腰肋韧带常因腰部频繁的屈伸运动而劳损，或因腰部突然承受大重量负荷而损伤。

【病因病理】

本病多由腰部俯、仰剧烈活动致伤，重体力劳动、繁重的家务劳动等长期处于一种姿势下工作可使腰背肌肉张力增高，最终引起积累性损伤。潮湿、寒冷可使腰背部肌肉、血管收缩，引韦肩部组织缺血、水肿，局部纤维浆液渗出，形成纤维素性炎。腰背部肌肉、筋膜损伤后发生纤维化改变，使软组织处于高张力状态，最终出现微小的撕裂性积累性损伤，纤维组织进一步增多、收缩、挤压局部的末梢神经和毛细血管而出现疼痛。

【临床表现】

腰背疼痛，腰部活动受限，呈僵硬态。如双侧损伤，患者行走呈鸭形步态，腰部喜暖怕凉。行走时，常用双手扶持腰部，严重者步履艰难。不能自穿鞋袜，腰部不敢前屈。

【诊断要点】

1. 有劳损或外伤史。

2. 在第五腰椎横突外侧缘髂嵴处或第十二肋下缘第一腰椎横突外侧有疼痛和压痛。

3. 拾物试验阳性。

【针刀治疗】

（一）治疗原则

腰肋韧带损伤的部位主要是第五腰椎横突外侧缘髂嵴处、第十二肋下缘，用针刀将第五腰椎横突外侧缘的髂嵴处或第十二肋的粘连松解、瘢痕刮除，使腰部的动态平衡得到恢复。

（二）操作方法

1. 体位 俯卧位。

2. 体表定位 第十二肋骨内下缘压痛点，髂嵴后份压痛点，腰椎横突压痛点。

3. 消毒 于施术部位，用碘伏消毒 2 遍，然后铺无菌洞巾，使治疗点正对洞巾中间。

4. 麻醉 1% 利多卡因局部麻醉。

5. 刀具 使用 I 型针刀。

6. 针刀操作 见图 29－33。

①第 1 支针刀松解第十二肋附着部 在第十二肋压痛点定位，刀口线与人体纵轴一致，针刀体与皮肤呈 90°角，针刀经皮肤、皮下组织，直达肋骨，调转刀口线 45°，使之与第十二肋骨走行方向一致，在肋骨骨面上左右前后方向铲剥 2～3 刀，范围不超过 0.5cm，然后，贴骨面向下到肋骨下缘，提插刀法切割两刀，范围不超过 0.5cm。

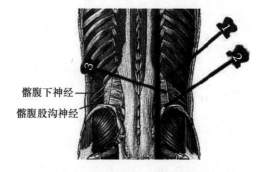

髂腹下神经——
髂腹股沟神经——

图 29－33　腰肋韧带松解示意图

②第 2 支针刀松解髂嵴后份附着部 在髂嵴后份压痛点定位，刀口线与人体纵轴一致，针刀体与皮肤呈 90°角，针刀经皮肤、皮下组织，直达髂嵴，调转刀口线 90°，在髂嵴骨面上内外前后方向铲剥 2～3 刀，范围不超过 0.5cm。

③第 3 支针刀松解横突附着部 在横突压痛点

定位，以 L_4 横突为例。摸准 L_4 棘突顶点，从 L_4 棘突中点旁开 3cm，在此定位。刀口线与脊柱纵轴平行，针刀经皮肤、皮下组织，直达横突骨面，刀体向外移动，当有落空感时，即到 L_4 横突尖，在此用提插刀法切割横突尖的粘连、瘢痕 2~3 刀，深度不超过 0.5cm，以松解腰肋韧带在横突尖部的粘连和瘢痕。然后调转刀口线 90°，沿 L_4 横突上下缘用提插刀法切割 2~3 刀，深度不超过 0.5cm，以切开横突间韧带。其他横突尖松解方法与此相同。

【针刀术后手法治疗】

过度弯腰 1~2 次即可。

五、第三腰椎横突综合征

【概述】

第三腰椎横突综合征是比较常见、也是难治愈的腰痛病之一。第三腰椎横突比其他腰椎横突长。处于腰椎的中段，起到加强腰部稳定性和平衡的作用。由于这一生理特征，在腰部做屈伸活动时，增加了横突尖部摩擦损伤腰部软组织的机会，当人体做过多的持久的弯腰屈伸活动时，第三腰椎横突尖部就会摩擦损伤腰背深筋膜和竖脊肌。

【病因病理】

受 L_3 横突尖部摩擦损伤的肌肉，会有毛细血管出血，肌肉纤维断裂，自我修复过程中，在一定条件下肌肉的内部就会形成瘢痕，而与第三腰椎横突尖部粘连，限制腰背筋膜和竖脊肌的活动（腰部的屈伸）。当人体用力做弯腰活动或劳动时，深筋膜和竖脊肌就会受到牵拉而进一步损伤，引起局部出血、充血和水肿，出现严重的临床症状。由于受第三腰椎横突尖部摩擦牵拉损伤的肌肉部位是在第三腰椎横突尖部运动范围内的一条线上，因此，发生粘连必在横突尖部，当粘连形成后，痛点就固定在第三腰椎横突尖部这个点上，故形成第三腰椎横突综合征。

【临床表现】

腰部中段单侧或双侧疼痛。腰背强直，不能弯腰和久坐、久立，严重者行走困难，站立时，常以双手扶持腰部，通过休息和各种治疗可缓解。一旦腰部做过多活动，疼痛又加重，严重者生活不能自理，在床上翻身都感到困难。较轻者不能弯腰工作，站立工作不能持久，有时也受气候影响而加重。

【诊断要点】

1. 有外伤或劳损史。

2. 在第三腰椎横突尖部单侧或双侧有敏感的压痛点。

3. 屈躯试验阳性。

【针刀治疗】

（一）治疗原则

依据针刀医学关于慢性软组织损伤的理论，L_3 横突损伤主要在 L_3 横突末端。用针刀将其粘连松解、瘢痕刮除，使 L_3 横突末端的动态平衡得到恢复。

（二）操作方法

1. 体位　俯卧位。

2. 体表定位　第三腰椎横突尖。

3. 消毒　在施术部位，用碘伏消毒 2 遍，然后铺无菌洞巾，使治疗点正对洞巾中间。

4. 麻醉　1% 利多卡因局部麻醉。

5. 刀具　使用 I 型针刀。

6. 针刀操作　摸准 L_3 棘突顶点，从 L_3 棘突中点旁开 3cm，在此定位。刀口线与脊柱纵轴平行，针刀经皮肤、皮下组织，直达横突骨面，刀体向外移动，当有落空感时，即到 L_3 横突尖，在此用提插刀法切割横突尖的粘连、瘢痕 2~3 刀，深度不超过 0.5cm，以松解腰肋韧带在横突尖部的粘连和瘢痕，然后，调转刀口线 90°，沿 L_3 横突上下缘用提插刀法切割 2~3 刀，深度不超过 0.5cm，以切开横突间韧带（图 29-34、图 29-35）。

7. 注意事项　在第三腰椎横突尖及横突中部有诸多软组织附着，如胸腰筋膜中层起始部、腰大肌起点、横突间肌等，由于第三腰椎横突的长度是腰

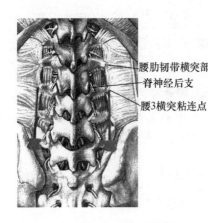

图 29－34　L₃ 椎横突松解后面观

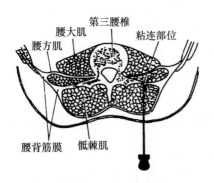

图 29－35　L₃ 横突松解横断面观

椎横突中最长的，所以受伤机会多，根据网眼理论，一侧的横突受损伤，对侧必然代偿，也有粘连和瘢痕，故针刀还要松解对侧第三腰椎横突。否则，易出现针刀治疗见效快，复发率高的局面。

【针刀术后手法治疗】

1. 手法　患者立于墙边，背部靠墙，医生一手托住患侧腹部令其弯腰，另一手压住患者背部。当患者弯腰至最大限度时，突然用力压背部 1 次，然后让患者做腰部过伸。

2. 注意事项　针刀术后应先平卧 10～15 分钟后再做手法，尤其是中老年患者，对针刀手术有恐惧感，心情紧张，如做完针刀，即叫患者下床做手法，可引起体位性低血压均致晕厥，导致意外事故的发生。

六、髂腰韧带损伤

【概述】

髂腰韧带因其肥厚而坚韧，即使受到强大的暴力损伤也不会完全断裂，只会发生局部损伤。它是稳定第四、五腰椎的强有力的结构，也通过它使髂骨和第四、五腰椎的连结更为稳固。因第四、五腰椎为人体躯干应力的集中点，腰部伸、屈和侧弯时，髂腰韧带都要受到相应的应力影响，因此损伤的机会较多。

【病因病理】

髂腰韧带的损伤，主要由腰部过度屈曲和过度扭转或侧弯引起。慢性期的主要病理变化为：使平衡第四、五腰椎的作用丧失，腰部呈僵硬状态。

【临床表现】

第五腰椎两侧或一侧深在性疼痛，患者只能指出疼痛部位，而指不出明显的痛点。腰部屈伸、侧屈、旋转活动受限。搬重物时容易引起剧痛。

【诊断要点】

1. 有腰部的外伤史或劳损史。

2. 在第四腰椎和第五腰椎外侧缘和髂骨内嵴之间的髂腰角处有深在性压痛。

3. 令患者正坐，向患侧背后转身，引起髂腰韧带处疼痛加剧。

4. 排除其他疾病。

【针刀治疗】

（一）治疗原则

髂腰韧带损伤的部位主要是髂腰韧带的起点和止点，用针刀将其粘连松解、瘢痕刮除，使髂腰韧带的动态平衡得到恢复。

（二）操作方法

1. 体位　俯卧位。

2. 体表定位　L₄、L₅ 横突，髂嵴后份。

3. 消毒　施术部位用碘伏消毒 2 遍，然后铺无菌洞巾，使治疗点正对洞巾中间。

4. 麻醉　1％ 利多卡因局部麻醉。

5. 刀具　使用 I 型针刀。

6. 针刀操作　见图 29－36。

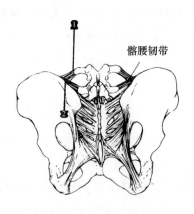

髂腰韧带

图29-36　针刀松解示意图

（1）第1支针刀松解髂腰韧带起点　以 L₄ 横突为例。摸准 L₄ 棘突顶点，从 L₄ 棘突中点旁开 3～4cm，在此定位。刀口线与脊柱纵轴平行，针刀经皮肤、皮下组织，直达横突骨面，刀体向外移动，当有落空感时，即到 L₄ 横突尖，在此用提插刀法切割横突尖的粘连、瘢痕 2～3 刀，深度不超过 0.5cm，以松解髂腰韧带起点、竖脊肌、腰方肌及胸腰筋膜。

（2）第2支针刀松解髂腰韧带止点　在髂后上棘定位，刀口线与脊柱纵轴平行，针刀经皮肤、皮下组织，直达髂后上棘骨面，针刀贴髂骨骨板进针 2cm，后用提插刀法切割髂腰韧带的粘连、瘢痕 2～3 刀，深度不超过 0.5cm。

【针刀术后手法治疗】

用拇指按压第五腰椎患侧，嘱患者向对侧过度弯腰数次即可。

七、竖脊肌下段损伤

【概述】

竖脊肌下段损伤大多被笼统诊断为腰肌劳损。竖脊肌下段损伤是腰肌劳损中的一小部分，还有更多的腰部软组织损伤疾病属于腰肌劳损范畴。

【病因病理】

竖脊肌下段处在人体腰骶部位，是脊柱做屈伸侧弯活动最频繁的部位，也是做这些运动时应力最集中的地方。损伤有积累性劳损和突然的暴力引起

的牵拉伤两种情况，前者是人体持续过度牵拉而缓慢的损伤，或肌纤维、肌腱受到附近骨突的摩擦而缓慢地损伤。另外，突然的暴力使腰部过度前屈，或人体欲努力将脊柱从屈曲位变为伸直位，而又受到暴力的阻止，肌肉强烈收缩，而使竖脊肌的肌纤维和肌腱突然断裂而损伤。这些急、慢性损伤，都需要自我修复。在修复过程中，肌肉而和周围组织器官（筋膜、骨突、韧带等）粘连，造成局部血运和体液代谢障碍，周围组织的动态平衡被破坏。在这种情况下，腰部的屈伸和侧屈活动受到限制，勉强活动导致进一步损伤，所以在临床上都出现反复发作，并有逐渐加剧的趋势。

【临床表现】

腰骶部疼痛，弯腰困难，不能久坐和久立，不能持续做脊柱微屈体位的工作。患者喜欢用手或桌子的一角顶压腰骶部的疼痛部位。严重者上下床均感困难，生活不能自理。

【诊断要点】

1. 腰骶部有劳损史或暴力损伤史。

2. 骶骨岬或髂骨背部竖脊肌附着点处疼痛，且有压痛点。

3. 腰椎横突尖部或棘突下缘有疼痛和压痛（第三腰椎横突除外，因第三腰椎横突尖部损伤最常见，已单独列一节叙述。但第三腰椎横突综合征，也属于竖脊肌下段损伤的范围）。

4. 拾物试验阳性。

5. 让患者主动弯腰会使上述一些痛点疼痛明显加剧。

【针刀治疗】

（一）治疗原则

依据针刀医学关于慢性软组织损伤及网眼理论，竖脊肌下段损伤后，引起粘连、瘢痕和挛缩，造成腰骶部的动态平衡失调，而产生上述临床表现。在慢性期急性发作时，病变组织有水肿渗出刺激神经末梢使症状加剧。同时，竖脊肌损伤常常合

并棘上韧带和棘间韧带的损伤，故松解应以整体松解为主，才能使腰骶部的动态平衡得到恢复。

（二）操作方法

1. 第一次针刀松解竖脊肌起点的粘连、瘢痕、挛缩和堵塞

（1）体位　让患者俯卧于治疗床上，肌肉放松。

（2）体表定位　竖脊肌起点、骶髂部压痛点。

（3）消毒　施术部位用碘伏消毒2遍，然后铺无菌洞巾，使治疗点正对洞巾中间。

（4）麻醉　1%利多卡因局部麻醉。

（5）刀具　使用Ⅰ型针刀。

（6）针刀操作　见图29 –37。

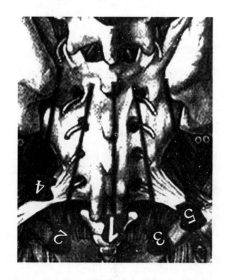

图29 –37　竖脊肌起点松解示意图

①第1支针刀松解竖脊肌骶正中嵴起点　两侧髂嵴连线最高点与后正中线的交点为第四腰椎棘突，向下摸清楚L_5棘突顶点，顺L_5棘突沿脊柱纵轴在后正中线上向下摸到的骨突部即为骶正中嵴，在此定位，从骶正中嵴顶点进针刀，刀口线与脊柱纵轴平行，针刀经皮肤、皮下组织，直达骶正中嵴骨面，在骨面上纵疏横剥2～3刀，范围不超过1cm，然后，贴骨面向骶正中嵴两侧分别用提插刀法切割2刀，深度不超过0.5cm。

②第2支针刀松解竖脊肌骶骨背面左侧起点在第1支针刀松解竖脊肌骶正中嵴起点的基础上，从骶正中嵴左侧旁开2cm，在此定位，从骶骨背面进针刀，刀口线与脊柱纵轴平行，针刀经皮肤、皮下组织，直达骶骨骨面，在骨面上纵疏横剥2～3刀，范围不超过1cm。

③第3支针刀松解竖脊肌骶骨背面右侧的起点　在第1支针刀松解竖脊肌骶正中嵴起点的基础上，从骶正中嵴右侧旁开2cm，在此定位，从骶骨背面进针刀，刀口线与脊柱纵轴平行，针刀经皮肤、皮下组织，直达骶骨骨面，在骨面上纵疏横剥2～3刀，范围不超过1cm。

④第4支针刀松解竖脊肌髂嵴背左内侧和左骶外侧嵴起点（骶髂部压痛点）　在第1支针刀松解竖脊肌骶正中嵴起点的基础上，从骶正中嵴左侧旁开4cm，在此定位，从骶骨背面进针刀，刀口线与脊柱纵轴平行，针刀经皮肤、皮下组织，直达骶骨骨面，在骨面上纵疏横剥2～3刀，范围不超过1cm。

⑤第5支针刀松解竖脊肌髂嵴背右内侧和右骶外侧嵴起点（骶髂部压痛点）　在第1支针刀松解竖脊肌骶正中嵴起点的基础上，从骶正中嵴右侧旁开4cm，在此定位，从骶骨背面进针刀，刀口线与脊柱纵轴平行，针刀经皮肤、皮下组织，直达骶骨骨面，在骨面上纵疏横剥2～3刀，范围不超过1cm。

2. 第二次针刀松解腰椎棘突和横突部压痛点

（1）体位　让患者俯卧于治疗床上，肌肉放松。

（2）体表定位　腰椎横突部压痛点、腰椎棘突旁压痛点。

（3）消毒　施术部位用碘伏消毒2遍，然后铺无菌洞巾，使治疗点正对洞巾中间。

（4）麻醉　1%利多卡因局部麻醉。

（5）刀具　使用Ⅰ型针刀。

（6）针刀操作

①横突松解以L_3横突为例　摸准L_3棘突顶点，从L_3棘突中点旁开3cm，在此定位。刀口线与脊柱纵轴平行，针刀经皮肤、皮下组织，直达横突骨面，刀体向外移动，当有落空感时，即到L_3横突尖，在此用提插刀法切割横突尖的粘连、瘢痕2～3

刀，深度不超过 0.5cm，以松解竖脊肌、腰方肌及胸腰筋膜在横突尖部的粘连和瘢痕，然后，调转刀口线 90°，沿 L₃ 横突上下缘用提插刀法切割 2 ~ 3 刀，深度不超过 0.5cm，以切开横突间肌。其他横突尖松解方法与此相同（图 29 - 38）。

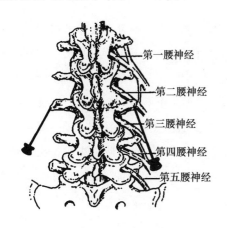

图 29 - 38　横突松解示意图

②棘突松解　见图 29 - 39。

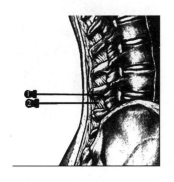

图 29 - 39　棘突松解示意图

a. 第 1 支针刀松解棘上韧带及两侧棘肌　以松解 L₃ 棘突为例，两侧髂嵴连线最高点与后正中线的交点为第四腰椎棘突，向上摸清楚 L₃ 棘突顶点，在此定位，从棘突顶点进针刀，刀口线与脊柱纵轴平行，针刀经皮肤、皮下组织，直达棘突骨面，在骨面上纵疏横剥 2 ~ 3 刀，范围不超过 1cm，然后，贴骨面向棘突两侧分别用提插刀法切割两刀，以松解两侧棘肌的粘连、瘢痕，深度不超过 0.5cm。其他棘突松解方法与此相同。

b. 第 2 支针刀松解棘间韧带　以松解 L₃ ~ L₄ 棘间韧带为例。两侧髂嵴连线最高点与后正中线的交点为第四腰椎棘突，向上即到 L₃ ~ L₄ 棘突间隙，

在此定位，从 L₄ 棘突上缘进针刀，刀口线与脊柱纵轴平行，针刀经皮肤、皮下组织，直达棘突骨面，调转刀口线 90°，沿 L₄ 棘突上缘用提插刀法切割 2 ~ 3 刀，深度不超过 1cm。其他棘间韧带松解方法与此相同。

【针刀术后手法治疗】

腰部过度屈曲 1 ~ 2 次。

第四节　肩部慢性软组织损伤

一、肩关节周围炎

【概述】

肩关节周围炎，简称肩周炎，俗称肩凝症、五十肩、漏肩风。本病好发于 50 岁左右的人群，女性高于男性，多见于体力劳动者。肩关节活动时疼痛、功能受限为其主要临床表现。

针刀是治疗肩周炎的最有效的方法之一。根据网眼理论，我们明确了肩周炎的病理机制是肩关节囊及周围软组织发生广泛的粘连、瘢痕及保护性的挛缩，这是它的整体病理构架。

【病因病理】

关于肩周炎的病因病理，历来众说纷纭。从软组织损伤的角度来说，它确实在发病后，呈现炎性渗出、细胞坏死、软组织增生、瘢痕粘连等病理变化。而中医学认为，该病由经脉空虚外邪侵入引起。针刀医学认为，肩周炎是一种典型的自我代偿性疾病，由于局部的一个病变点，如肱二头肌短头起点损伤后，人体为了保护和修复受伤的软组织，必然限制肩关节的功能，使受伤的软组织得到休息和部分修复，但肩关节周围的结构如肱二头肌长头、冈上肌、冈下肌、小圆肌及肩关节周围的滑液囊就因为人体这种修复调节，长期在异常的解剖位置进行活动，从而导致肩关节周围的肌肉、韧带、滑液囊进一步损伤，在其内形成广泛的粘连、瘢痕，最终导致肩关节功能严重障碍，甚至引起关节

强直。根据原始损伤的严重程度不同，人体对损伤的反应不同，人体的修复调节的程度和快慢也会有不同，有的患者症状轻，经过自我修复和锻炼一段时间后，没有经过医生治疗，肩关节功能得以恢复，临床表现自然消失，这就是有些学者提出的肩周炎是一种不需要治疗的自愈性疾病的原因。但有的患者，由于损伤重，自我修复功能差，肩关节周围的粘连、瘢痕就成了引起肩周炎的发病原因。其发病的关键部位是肱二头肌短头的附着点喙突处、肩胛下肌在小结节止点处，肱二头肌长头经过结节间沟处、小圆肌的止点，此时就需要针刀加以松解和调节，才能治愈疾病。

【临床表现】

1. 症状　患者主诉肩部疼痛，活动时疼痛加剧，严重者肩关节的任何活动都受限制。某些患者的疼痛在夜间会加重，影响睡眠。

2. 体征　肩关节肱二头肌短头的附着点喙突处、肩胛下肌在小结节止点处、肱二头肌长头经过结节间沟处、小圆肌的止点有明显压痛。

【诊断要点】

1. 慢性劳损，外伤筋骨，气血不足复感受风寒湿邪所致。

2. 好发年龄在50岁左右，女性发病率高于男性，右肩多于左肩，多见于体力劳动者，多为慢性发病。

3. 肩周疼痛，以夜间为甚，常因天气变化及劳累而诱发，肩关节活动功能障碍。

4. 肩部肌肉萎缩，肩前、后、外侧均有压痛，外展功能受限明显，出现典型的"扛肩"现象。

5. X线检查多为阴性，病程久者可见骨质疏松。

【针刀治疗】

（一）治疗原则

依据软组织损伤病因病理学理论和软组织损伤病理构架的网眼理论，肩周炎是由于肩关节周围广泛的粘连、瘢痕引起的肩关节功能障碍和临床表现，其病理构架的病变关键点就是临床体征中所出现的压痛点。为此，根据针刀医学的肩周炎病理机制及针刀医学精细解剖学及B超检查的结果，设计的肩关节"C"形针刀操作术式治疗肩周炎，取得良好效果。

（二）操作方法

1. 第一次"C"形针刀操作术式

（1）术式设计　从肩胛骨喙突中点横行向外经肱骨结节间沟，再向后最终到达腋窝皱折上方5cm的连线，恰似一个横行"C"形，从前到后，"C"形线上分布有肱二头肌短头起点——喙突点；肩胛下肌止点——小结节点；肱二头肌长头腱结节间沟的骨纤维管道部——肱骨结节间沟点；小圆肌止点——肱骨大结节后下面（图29-40）。

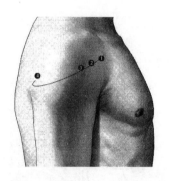

图29-40　肩关节"C"形针刀操作术式示意图

（2）体位　端坐位。

（3）体表定位　喙突点、肱骨小结节点、肱骨结节间沟点、肱骨大结节后下面。将选定的治疗点用记号笔标明。

（4）消毒　施术部位用碘伏消毒2遍，然后铺无菌洞巾，使治疗点正对洞巾中间。

（5）麻醉　轻度患者用1%利多卡因局部浸润麻醉，每个治疗点注药1ml；中、重度患者由麻醉师操作，在臂丛麻醉下进行。

（6）刀具　Ⅰ型4号直形针刀。

（7）针刀操作　见图29-41、图29-42。

①第1支针刀松解肱二头肌短头的起点——喙突顶点的外1/3　针刀体与皮肤垂直，刀口线与肱骨长轴一致，按针刀四步进针规程进针刀，直达喙突顶点外1/3骨面，纵疏横剥3刀，范围不超过0.5cm。

②第 2 支针刀松解肩胛下肌止点——肱骨小结节点　针刀体与皮肤垂直，刀口线与肱骨长轴一致，按针刀四步进针规程进针刀，直达肱骨小结节骨面，纵疏横剥 3 刀。范围不超过 0.5cm。

③第 3 支针刀松解肱二头肌长头在结间沟处的粘连　针刀体与皮肤垂直，刀口线与肱骨长轴一致，按针刀四步进针规程进针刀，直达肱骨结节间沟前面的骨面，先用提插刀法提插松解 3 刀，切开肱横韧带，然后顺结节间沟前壁，向后做弧形铲剥 3 刀。

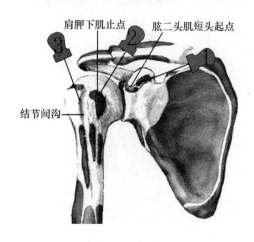

图 29 - 41　肩关节 "C" 形针刀松解部位（A）

④第 4 支针刀松解小圆肌止点——肱骨大结节后下方　针刀体与皮肤垂直，刀口线与肱骨长轴一致，按针刀四步进针规程进针刀，达肱骨大结节后下方的小圆肌止点，用提插刀法提插松解 3 刀。

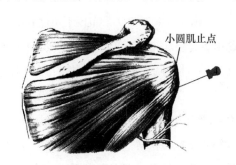

图 29 - 42　肩关节 "C" 形针刀松解部位（B）

⑤术毕，拔出针刀，局部压迫止血 3 分钟后，创可贴覆盖针眼。

（8）注意事项

①麻醉选择　除轻度患者（肩关节功能无明显障碍的患者）外，中、重度患者需在臂丛神经阻滞麻醉下做针刀松解，一是针刀松解较彻底，二是针刀术后手法很容易松解残余的粘连和瘢痕。如果在局部麻醉下进行松解和手法，尤其是强行手法松解粘连，容易引起骨折和肩关节脱位。

②喙突处松解　喙突顶点范围只有 0.8cm 左右，但却有 5 个肌肉、韧带的起止点，针刀对肩周炎的喙突松解部位位于喙突的外 1/3 处，以松解到肱二头肌短头的起点。如果在中 1/3 或者内 1/3 松解，则难以起效，还可能引起其他组织的损伤。

③防止头静脉损伤　头静脉起于手背静脉网的桡侧，沿前臂桡侧、上行至肘窝，在肱二头肌外侧沟内继续上行，经过三角肌、胸大肌间沟，再穿锁胸筋膜汇入腋静脉或者锁骨下静脉。在做肱骨小结节处肩胛下肌止点松解及肱骨结节间沟处肱二头肌长头起点松解时，表面是头静脉的走行路线。预防头静脉损伤的方法是先摸清楚三角肌、胸大肌间沟，旁开 0.5cm 进针刀，严格按照针刀四步进针规程进针刀，即可避免损伤头静脉（图 29 - 43）。

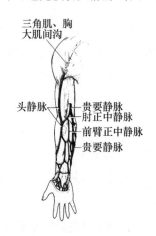

图 29 - 43　头静脉走行方向示意图

2. 第二次针刀松解冈上肌、冈下肌止点的粘连瘢痕

（1）体位　端坐位。

（2）体表定位　肱骨大结节顶部及后部。将选定的治疗点用记号笔标明。

（3）消毒　施术部位用碘伏消毒 2 遍，然后铺无菌洞巾，使治疗点正对洞巾中间。

（4）麻醉　用 1% 利多卡因局部浸润麻醉，每个治疗点注药 1ml。

（5）刀具　Ⅰ型4号直形针刀。

（6）针刀操作　见图29-44。

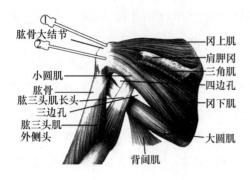

图29-44　肩周炎第二次针刀松解

①针刀松解冈上肌止点。在肱骨大结节顶部冈上肌止点处定位，刀口线与冈上肌肌纤维方向一致，针刀体与皮肤呈90°角，按针刀四步进针规程进针刀，针刀经皮肤、皮下组织，筋膜，直达肱骨大结节顶部骨面，在此纵疏横剥2~3刀，然后调转刀口线90°，在骨面上铲剥2~3刀，范围5mm。术毕，拔出针刀，局部压迫止血3分钟后，创可贴覆盖针眼。

②针刀松解冈下肌止点。在肱骨大结节后部冈下肌止点处定位，刀口线与冈下肌肌纤维方向一致，针刀体与皮肤呈90°角，按针刀四步进针规程进针刀，针刀经皮肤、皮肤组织，筋膜，直达肱骨大结节后部骨面，在此纵疏横剥2~3刀，然后调转刀口线90°，在骨面上铲剥2~3刀，范围5mm。

③术毕，拔出针刀，局部压迫止血3分钟后，创可贴覆盖针眼。

3. 第三次针刀松解三角肌的粘连和瘢痕　对肩关节外展功能明显受限的患者可松解三角肌的粘连和瘢痕。

（1）**体位**　端坐位。

（2）**体表定位**　三角肌前、中、后三束肌腹部及三角肌的止点。将选定的治疗点用记号笔标明。

（3）**消毒**　施术部位用碘伏消毒2遍，然后铺无菌洞巾，使治疗点正对洞巾中间。

（4）**麻醉**　用1%利多卡因局部浸润麻醉，每个治疗点注药1ml。

（5）**刀具**　Ⅰ型4号直形针刀。

（6）针刀操作　见图29-45、图29-46。

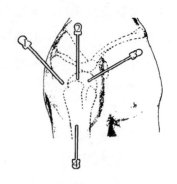

图29-45　肩周炎第三次针刀松解示意图

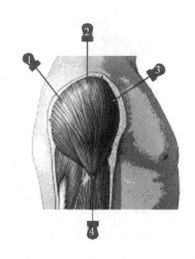

图29-46　肩周炎第三次针刀松解

①第1支针刀松解三角肌后束肌腹。针刀体与皮肤垂直，刀口线与肱骨长轴一致，按针刀四步进针规程进针刀，针刀经皮肤、皮下组织、筋膜达三角肌肌腹的后束，纵疏横剥2~3刀。范围不超过1cm。

②第2支针刀松解三角肌中束肌腹。针刀体与皮肤垂直，刀口线与肱骨长轴一致，按针刀四步进针规程进针刀，针刀经皮肤、皮下组织、筋膜达三角肌肌腹的中束，纵疏横剥2~3刀。范围不超过1cm。

③第3支针刀松解三角肌前束肌腹。针刀体与皮肤垂直，刀口线与肱骨长轴一致，按针刀四步进针规程进针刀，针刀经皮肤、皮下组织、筋膜达三角肌肌腹的前束，纵疏横剥2~3刀。范围不超过1cm。

④第4支针刀松解三角肌止点。针刀体与皮肤垂直，刀口线与肱骨长轴一致，按针刀四步进针规程进针刀，针刀经皮肤、皮下组织、筋膜，直达肱

骨面三角肌的止点，纵疏横剥2~3刀。范围不超过1cm，刀下有紧涩感时，调转刀口线90°，铲剥2~3刀，范围0.5cm。

⑤术毕，拔出针刀，局部压迫止血3分钟后，创可贴覆盖针眼。

4. 第四次针刀松解顽固性压痛点　轻中型患者经过三次针刀松解后，临床表现基本消失，肩关节活动基本恢复正常，但有些严重的患者在肩部仍有部分痛性结节或者顽固性压痛点。

【针刀术后手法治疗】

肩周炎的手法治疗只需在第一次"C"形针刀操作后做一次即可基本恢复肩关节的功能。根据病情，选择臂丛神经阻滞或者局部麻醉下进行手法治疗。

1. 在臂丛麻醉下的手法　在仰卧位进行。医者站于患侧，左手按住患肩关节上端，右手托扶患肢肘关节，做肩关节环转运动，可听到患肩关节有"喀叭"的撕裂声。

2. 在局部麻醉下的手法

（1）上举外展手法在仰卧位进行。医者站于患侧，患者应充分放松，左手按住患肩关节上端，右手托扶患肢肘关节，嘱患者尽量外展上举患肢，当达到最大限度，不能再上举时，右手迅速向上提位肘关节，可听到患肩关节有"喀叭"的撕裂声，推弹速度必须要快，待患者反应过来时，手法已结束。

（2）后伸内收手法在坐位进行。医生站在患者背后，单膝顶在患者的脊背中央，双手握住患者的双肘关节，向后牵引到最大位置时，再向肩关节后内方弹压一次。

二、肩袖损伤

【概述】

肩袖亦称旋转袖，是覆盖于肩关节前、上、后方的由冈上肌、冈下肌、肩胛下肌及小圆肌所形成的一个袖套样结构。这些肌腱的损伤及无菌性炎症或冈上肌腱的断裂即为肩袖损伤。

【病因病理】

导致肩袖撕裂的病因大致有：①急性创伤：肩关节突然外展上举或在极度内收位时过度牵拉均可引起肩袖撕裂。多发于青壮年或运动员。锐器直接刺伤肩袖为一种少见的类型；②慢性撞击性损伤：冈上肌腱在距大结节止点1cm处有一个乏血管区，是肩袖撕裂的危险区。该处肌腱易于发生退行性变，尤其在中老年患者。肩袖组织在肩峰下长期反复撞击，使肌腱遭受磨损，在退变的基础上易于发生断裂。此外，肩关节处的解剖学撞击因素如钩状肩峰、肩峰下骨赘形成、肩锁关节肥大及肱骨大结节过大或位置过高均可导致肩峰下结构、冈上肌、冈下肌、肩峰下滑囊及肱二头肌长头腱的撞击性损伤。

根据损伤时间的长短，一般认为三周以内的损伤属于新鲜损伤，三周以上属于陈旧性损伤。新鲜撕裂肩袖的局部肌肉水肿、组织脆弱，可有出血。陈旧破裂者的断端已瘢痕化，表面光滑。

肩袖撕裂按损伤的程度可分为挫伤、不完全撕裂和完全撕裂。①挫伤：损伤部位的局部出现水肿、充血、出血、渗出，此种损伤一般是可复性的；②不完全撕裂：是肩袖组织发生部分断裂，没有累及肩袖的全层；③完全性撕裂：是肩袖组织的全层断裂，以发生于冈上肌处最为多见。

肩袖撕裂的裂口大部分与肌纤维的方向垂直，为横行撕裂。裂口方向也可与肌纤维方向平行，为纵行撕裂。

【临床表现】

肩前方疼痛，急性期疼痛剧烈，肩部活动时明显加重，慢性期多为钝痛。肩关节内外旋时疼痛加重。肱骨大结节与肩峰间有明显的压痛。肩袖完全撕裂者，肩关节外展及上举功能明显受限，而部分撕裂者，肩关节仍能外展，但范围较小。

【诊断要点】

1. 有急性损伤史或重复的损伤及累积性劳损史。

2. 疼痛与压痛 肩前方痛且累及三角肌前方及外侧，急性期疼痛剧烈，呈持续性；慢性期为自发性钝痛。疼痛在肩部活动后或增加负荷后加重。

3. 上举功能障碍 有肩袖大型断裂的患者，上举及外展功能均明显受限。外展及前举范围小于45°。

4. 撞击试验阳性 患肩被动外展30°，前屈15°~20°，向肩峰方向叩击尺骨鹰嘴，使大结节与肩峰弓之间发生撞击，肩峰下间隙出现明显疼痛为阳性。

5. 臂坠落试验阳性。

6. 疼痛弧试验阳性 患臂上举60°~120°范围内出现疼痛为阳性。但仅对肩袖挫伤及部分撕裂的患者有一定诊断意义。

7. 盂肱关节内摩擦音 盂肱关节在被动或主动运动中出现摩擦或砾轧音，常由肩袖断端瘢痕引起。

8. 肌肉萎缩病史超过3周，肩周肌肉出现不同程度萎缩，以冈上肌、冈下肌及三角肌最为常见。

9. X线检查对诊断本病无特异性，但通过观察肩峰、肱骨大结节的形态，肩峰下间隙的宽窄对诊断有参考价值，并对鉴别诊断有帮助。肩关节造影对诊断肩袖完全撕裂是一种可靠的方法，可见造影剂外溢于肩峰下滑囊或三角肌下滑囊。

10. 超声诊断肩袖撕裂者可显示断端及缺损的范围。

【针刀治疗】

（一）治疗原则

依据软组织损伤病因病理学理论和软组织损伤病理构架的网眼理论，肩袖损伤是由于外伤后引起肩袖周围广泛的粘连、瘢痕，造成以肩关节疼痛和功能障碍为主要临床表现的病症，针刀整体松解破坏其病理构架，从而治愈疾病。

（二）操作方法

1. 第一次针刀松解肩袖止点的粘连瘢痕

（1）体位 端坐位。

（2）体表定位 肱骨头前、上、后肩袖止点。

（3）消毒 施术部位用碘伏消毒2遍，然后铺无菌洞巾，使治疗点正对洞巾中间。

（4）麻醉 用1%利多卡因局部浸润麻醉，每个治疗点注药1ml。

（5）刀具 Ⅰ型4号直形针刀。

（6）针刀操作 见图29-47~图29-49。

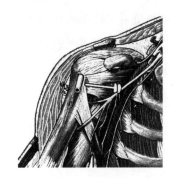

图29-47 肩袖损伤第一次针刀松解（前面观）

松解肩胛下肌止点

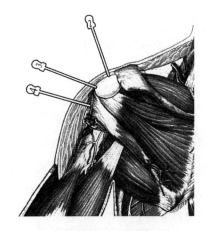

图29-48 肩袖损伤第一次针刀松解（后面观）

松解冈上、下肌及小圆肌止点

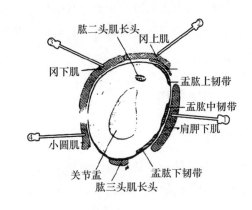

图29-49 肩袖损伤第一次针刀松解外侧观

①第1支针刀松解肩胛下肌止点——小结节点。针刀体与皮肤垂直，刀口线与肱骨长轴一致，按针刀四步进针规程进针刀，直达肱骨小结节骨面，纵疏横剥2刀，范围不超过0.5cm。

②第2支针刀松解冈上肌止点。在冈上肌止点寻找压痛点定位，刀口线与冈上肌纤维走行一致，按针刀四步进针规程进针刀，针刀体与皮肤呈90°角，刺入皮肤，经皮下组织，直达肱骨大结节上面骨面，纵疏横剥2~3刀，范围不超过0.5cm。

③第3支针刀松解冈下肌止点。刀口线与冈下肌肌纤维方向一致，针刀体与皮肤呈90°角，按针刀四步进针规程进针刀，直达肱骨大结节后面骨面，纵疏横剥2~3刀，范围不超过0.5cm。

④第4支针刀松解小圆肌止点——肱骨大结节后下方。针刀体与皮肤垂直，刀口线与肱骨长轴一致，按针刀四步进针规程进针刀，直达肱骨大结节后下方的小圆肌止点，用提插刀法提插松解2~3刀，范围不超过0.5cm。

⑤术毕，拔出针刀，局部压迫止血3分钟后，创可贴覆盖针眼。

2. 第二次针刀松解肩部外侧顽固性疼痛点

（1）体位　端坐位。

（2）体表定位　肩关节外侧压痛点。

（3）消毒　施术部位用碘伏消毒2遍，然后铺无菌洞巾，使治疗点正对洞巾中间。

（4）麻醉　用1%利多卡因局部浸润麻醉，每个治疗点注药1ml。

（5）刀具　Ⅰ型4号直形针刀。

（6）针刀操作　见图29-50。

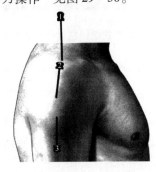

图29-50　肩袖损伤第二次针刀松解示意图

①第1支针刀松解肩峰部的压痛点。在肩峰压痛点定位，刀口线与上肢纵轴方向一致，针刀体与皮肤呈90°角，按针刀四步进针规程进针刀，经皮肤、经皮下组织，达硬结或者条索状物，纵疏横剥2~3刀，范围1cm。

②第2支针刀松解肩关节外侧的压痛点。在肩关节外侧压痛点定位，刀口线与上肢纵轴方向一致，针刀体与皮肤呈90°角，按针刀四步进针规程进针刀，经皮肤、经皮下组织，达硬结或者条索状物，纵疏横剥2~3刀，范围1cm。

③第3支针刀松解三角肌止点压痛点。在三角肌止点压痛点定位，刀口线与上肢纵轴方向一致，针刀体与皮肤呈90°角，按针刀四步进针规程进针刀，经皮肤、经皮下组织，达硬结或者条索状物，纵疏横剥2~3刀，范围1cm。

④术毕，拔出针刀，局部压迫止血3分钟后，创可贴覆盖针眼。

（7）注意事项　防止头静脉损伤。头静脉起于手背静脉网的桡侧，沿前臂桡侧、上行至肘窝，在肱二头肌外侧沟内继续上行，经过三角肌、胸大肌间沟，再穿锁胸筋膜汇入腋静脉或者锁骨下静脉。在作肱骨小结节处肩胛下肌止点松解时，表面是头静脉的走行路线。预防头静脉损伤的方法是先摸清楚三角肌、胸大肌间沟，旁开0.5cm进针刀，严格按照针刀四步进针规程进针刀，即可避免损伤头静脉。

【针刀术后手法治疗】

采用上举外展手法，在端坐位进行。医者站于患侧，患者应充分放松，左手按住患肩关节上端，右手托扶患肢肘关节，嘱患者尽量外展上举患肢，当达到最大限度时，右手迅速向上提位肘关节，可听到患肩关节有"喀叭"的撕裂声，推弹速度必须要快，待患者反应过来时，手法已结束。

三、肩部软组织扭挫伤

【概述】

肩部软组织扭挫伤是指旋转扭曲、牵拉、打击或碰跌等因素使人体肩部软组织遭受的损伤，以局部瘀肿疼痛、功能活动障碍为主要临床表现的病变，严重影响日常生活。

【病因病理】

肩关节过度扭转，可引起关节囊、筋膜的损伤或撕裂。重物打击肩部，可引起肌肉或血管的损伤或撕裂，致使肩部瘀肿疼痛，功能障碍。当上肢突然外展或已外展的上肢受外力使之突然下降，都可使冈上肌腱部分或全部断裂。如伤筋严重，筋膜大片受伤，肿痛剧烈，往往导致瘀肿难以消除，疼痛不易完全消失，从而形成慢性过程，继发为肩关节周围炎等。

【临床表现】

伤后可出现局部肿胀、疼痛、活动功能障碍。冈上肌腱断裂时，会出现典型的肌力消失，无力外展上臂，如果帮助患肢外展至60°以上后，就能自动抬举上臂。损伤轻者开始时一般无明显症状，休息后症状开始出现并渐重，受伤重者则当即出现症状。

【诊断要点】

1. 有扭转、牵拉、打击或碰跌等外伤史。

2. 损伤轻者初时不出现症状，重者当时即疼痛较剧，或伴有青紫、瘀肿及明显的肩关节活动功能障碍。扭伤的压痛点多在肌腱、韧带的起止点，而挫伤则多在损伤部位。

3. 肩部肿痛范围较大者，要查出肿痛的中心点，根据压痛最敏感的部位，判定受伤的准确位置。

4. 必须根据临床症状和体征，判断是否有肌腱、韧带的断裂和骨折的发生，仔细触摸肩前部有无骨性隆突或骨擦音，有无间接压痛，问清患肩受伤前有无疼痛等症状。必要时拍摄 X 线片进一步明确诊断。

【针刀治疗】

（一）治疗原则

由于肩部是一个整体，一块肌肉或者韧带损

伤，常激惹周围的软组织，引起周围软组织的粘连、瘢痕、挛缩，产生肩痛、背痛等临床表现。临床上，肩部软组织扭挫伤最常见的损伤部位在三角肌及其周围，针刀整体松解，可提高疗效，缩短疗程。

（二）操作方法

1. 体位 端坐位。

2. 体表定位 肩关节压痛点（图29－51）。

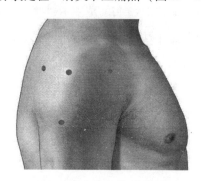

图29－51 体表定位示意图

3. 消毒 施术部位用碘伏消毒2遍，然后铺无菌洞巾，使治疗点正对洞巾中间。

4. 麻醉 用1%利多卡因局部浸润麻醉，每个治疗点注药1ml。

5. 刀具 Ⅰ型4号直形针刀。

6. 针刀操作 见图29－52。

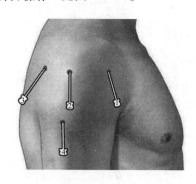

图29－52 肩部软组织扭挫伤针刀松解示意图

（1）第1支针刀松解肩关节前侧的压痛点。在肩关节前侧压痛点定位，刀口线与上肢纵轴方向一致，针刀体与皮肤呈90°角，按针刀四步进针规程进针刀，经皮肤、经皮下组织，达硬结或者条索状物，纵疏横剥2～3刀，范围1cm。

（2）第2支针刀松解肩关节外侧的压痛点。在肩关节外侧压痛点定位，刀口线与上肢纵轴方向一致，针刀体与皮肤呈90°角，按针刀四步进针规程进针刀，经皮肤、经皮下组织，达硬结或者条索状物，纵疏横剥2~3刀，范围1cm。

（3）第3支针刀松解肩关节后侧的压痛点。在肩关节后侧压痛点定位，刀口线与上肢纵轴方向一致，针刀体与皮肤呈90°角，按针刀四步进针规程进针刀，经皮肤、经皮下组织，达硬结或者条索状物，纵疏横剥2~3刀，范围1cm。

（4）第4支针刀松解三角肌止点。在三角肌止点压痛点定位，刀口线与上肢纵轴方向一致，针刀体与皮肤呈90°角，按针刀四步进针规程进针刀，经皮肤、经皮下组织，达硬结或者条索状物，纵疏横剥2~3刀，范围1cm。

（5）术毕，拔出针刀，局部压迫止血3分钟后，创可贴覆盖针眼。

【针刀术后手法治疗】

患者取端正坐位，医生立于患者患侧，与患者并排，面向前。医生以左前臂自后侧插于患者腋下，右手执患者手腕，两手做对抗牵引。牵引时，将前臂向前旋转，徐徐下落至医生两膝分开屈曲，将患侧腕部夹于两膝之间。同时，医生用插于腋下的左前臂将患者上臂向外侧牵拉，使肱骨大结节突出。医生用右手拇指掌面压于肱骨大结节前下方，用力向后上部按揉、弹拨冈上肌肌腱。同时，医生两手握住患者手腕向上拔伸，分别向前、后方向活动其肩关节2~3次。

四、冈上肌损伤

【概述】

冈上肌位于肩关节囊中，是肩部应力集中的交叉点，故此肌常发生损伤。摔跤、抬重物，或其他体力劳动均可成为病因。损伤的部位大多在此肌起点，也有肌腹部损伤。若损伤位于该肌在肱骨大结节的止点处，三角肌深面，常被误诊为肩周炎；若损伤在肌腹，常被笼统诊断为肩痛；若损伤在冈上窝起点时，常被诊为背痛。

【病因病理】

冈上肌损伤大多由上肢突然猛力外展造成。严重者造成冈上肌断裂。损伤之后，日久会造成损伤处粘连瘢痕。上肢的外展时，使瘢痕处受到牵拉，而引起急性发作。

【临床表现】

外伤后，冈上肌发生肌腱断裂，有剧烈疼痛，肩关节外展受限（仅能达到70°）。急慢性均有此临床表现。慢性期，有持续性疼痛，受凉加重，甚至影响睡眠。

【诊断要点】

1. 患者有明确的冈上肌外伤史或间接造成冈上肌受损的病史。

2. 在冈上肌肌腱或肌腹处有压明显的痛点。

3. 患者自主外展患侧上肢，引起压痛点处的疼痛加剧。

【针刀治疗】

（一）治疗原则

冈上肌损伤的部位主要是肌肉的起止点，即冈上窝内2/3和肱骨大结节。针刀治疗适应于损伤在3周以上的陈旧性冈上肌损伤，时间越久，治疗效果越明显。用针刀将其附着点处的粘连松解、瘢痕刮除，使冈上肌的动态平衡得到恢复。

（二）操作方法

1. 体位 端坐位。

2. 体表定位 冈上肌起止点。

3. 消毒 施术部位用碘伏消毒2遍，然后铺无菌洞巾，使治疗点正对洞巾中间。

4. 麻醉 用1%利多卡因局部浸润麻醉，每个治疗点注药1ml。

5. 刀具 使用Ⅰ型针刀。

6. 针刀操作 见图29-53。

（1）第1支针刀松解冈上肌起点。在冈上肌起点寻找压痛点定位，刀口线与冈上肌纤维走行一致，针刀体与皮肤呈 90°角，按针刀四步进针规程进针刀，经皮肤、经皮下组织，达冈上窝骨面，纵疏横剥 2～3 刀。

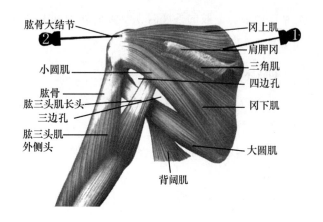

肱骨大结节
②
冈上肌
①
肩胛冈
小圆肌
三角肌
肱骨
四边孔
肱三头肌长头
三边孔
冈下肌
肱三头肌
外侧头
大圆肌
背阔肌

图 29 - 53　冈上肌损伤针刀松解示意图

（2）第 2 支针刀松解冈上肌止点。在肱骨大结节冈上肌止点处定位，刀口线与冈上肌肌纤维方向一致，针刀体与皮肤呈 90°角，按针刀四步进针规程进针刀，直达骨面，纵疏横剥 2～3 刀。

（3）术毕，拔出针刀，局部压迫止血 3 分钟后，创可贴覆盖针眼。

7. 注意事项　若冈上肌损伤经针刀治疗疗效不佳时，有以下两种原因。

（1）神经根型颈椎病　因为冈上肌受肩胛上神经支配，而肩胛上神经来自于 $C_{5\sim6}$ 脊神经根，所以 $C_{5\sim6}$ 脊神经受压迫引起的神经根性颈椎病也可以引起冈上肌部位的疼痛和酸胀。冈上肌和神经根型颈椎病的鉴别要点如下。

①神经根型颈椎病痛且多有麻木，并向上肢放射，达手指。冈上肌损伤仅痛至肩部，很少有麻木。

②冈上肌损伤在冈上肌走行区都有明显痛点，神经根型颈椎病在冈上肌走行区，痛点不明确，患者主诉从颈至肩，从肩至臂都有疼痛，呈块状或线状分布。

③冈上肌有明显的外伤史。神经根型颈椎病多无明显的外伤史。

④神经根型颈椎病颈椎棘突旁多有明显压痛点。冈上肌损伤，在颈椎棘突旁多无压痛点。

（2）肩胛上神经卡压综合征　详见肩胛上神经卡压综合征章节的针刀松解。

【针刀术后手法治疗】

1. 针刀术后，患者正坐位，在肩关节下垂并稍内收的姿势下，稍外展肩关节，医生一手托肘上部，一手在冈上肌处用大拇指按压 1～2 次，并过度内收患侧上肢 1 次，以牵拉冈上肌。

2. 患者正坐位，医生立于患者患侧与患者并排，面向前。医生以左手前臂自后侧插于患者腋下，右手持患者手腕，两手做对抗牵引。牵引时，将前臂向前旋转，徐徐下落。医生两膝分开屈曲，将患侧腕部夹于两膝之间。同时，医生用插于腋下的左前臂将患者上臂向外侧牵拉，使肱骨大结节突出。用右手拇指掌面压于肱骨大结节前下方，用力向后上部按揉、弹拨冈上肌肌腱。与此同时，两腿松开夹住的手腕，医生两手握住患者手腕向上拔伸，分别向前、后活动其肩关节 2～3 次。

五、冈下肌损伤

【概述】

冈下肌损伤在临床较为常见，且损伤多位于该肌起点。慢性期疼痛非常剧烈，患者常诉在肩胛冈下有钻心样疼痛。

【病因病理】

冈下肌大多由于上肢突然过度外展或内旋而遭受损伤。起始部的损伤多于止端的损伤。起始部损伤初期，在冈下窝处多有电击样疼痛，常累及肩峰的前方。止点损伤，在肱骨大结节后面有明显的疼痛。腱下滑液囊，大多数也是损伤引起，可以一并治疗。

冈下肌起始部损伤，慢性期疼痛较剧烈，其原因为：第一，肩胛上神经止于冈下窝，冈下肌起始部神经末梢较多，且敏感；第二，冈下肌在起始部损伤多较重。随着时间的延长，瘢痕粘连较重，挤压神经末梢也较严重。

【临床表现】

损伤初期，在冈下窝及肱骨大结节处多有明显胀痛，若在冈下肌起始部损伤，冈下窝处常发作钻心样疼痛。上肢活动受限，若被动活动患侧上肢，有时会引起冈下肌痉挛性疼痛。

【诊断要点】

1. 患者有明确的冈下肌外伤史或间接引起冈下肌损伤的病史。

2. 在冈下窝和肱骨大结节处疼痛且有压痛。

3. 让患者上肢自主内收外旋，引起疼痛加剧，或根本不能完成此动作。

【针刀治疗】

（一）治疗原则

冈下肌损伤的部位主要是冈下窝及该肌在肱骨大结节上的起止点。用针刀将其附着处的粘连松解、瘢痕刮除，使冈下肌的动态平衡得到恢复。

（二）操作方法

1. 体位　端坐位。

2. 体表定位　冈下肌起止点。

3. 消毒　施术部位用碘伏消毒2遍，然后铺无菌洞巾，使治疗点正对洞巾中间。

4. 麻醉　1%利多卡因局部麻醉。

5. 刀具　使用Ⅰ型针刀。

6. 针刀操作　见图29－54。

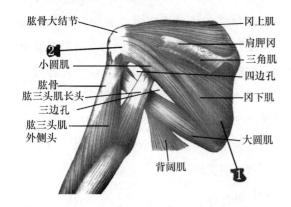

图29－54　冈下肌损伤针刀松解示意图

（1）第1支针刀松解冈下肌起点。刀口线和冈下肌肌纤维平行，针刀体和肩胛骨平面成90°角，按针刀四步进针规程进针刀，达骨面后，纵疏横剥2～3刀，范围不超过1cm。

（2）第2支针刀松解冈下肌止点。刀口线与冈下肌肌纤维方向一致，针刀体与皮肤呈90°角，按针刀四步进针规程进针刀，直达肱骨大结节后面骨面，纵疏横剥2～3刀，范围不超过0.5cm。

（3）术毕，拔出针刀，局部压迫止血3分钟后，创可贴覆盖针眼。

【针刀术后手法治疗】

应用阻抗抬肩手法。患者端坐位，医生用手掌压住患侧肩关节，嘱患者用力抬肩，当抬到最大位置时，医生突然放开按压的手掌，使冈下肌最大限度地收缩，1次即可。

六、小圆肌损伤

【概述】

小圆肌的损伤多在运动员进行训练或比赛时发生，容易误诊，理疗、按摩有效，但不能治愈。针刀精确松解，1～2次即可治愈。

【病因病理】

小圆肌损伤多见于投掷运动时引起局部急性损伤，人体在修复过程中形成粘连、瘢痕、挛缩和堵塞，影响肩关节功能。

【临床表现】

肩背部疼痛或酸痛，严重者伤侧不能卧位，在肩胛骨外缘该肌肌腹部会发生隆起、变硬，且压痛明显，以肱骨大结节后方小圆肌止点处的压痛为主。

【诊断要点】

1. 患者有明确的小圆肌损伤病史。

2. 肩胛骨外缘该肌肌腹变硬，压痛明显。

3. 将肩关节过度外展时，可于该肌触及条索状异物，按之可有疼痛。

【针刀治疗】

（一）治疗原则

依据针刀医学关于慢性软组织损伤的理论，用针刀将其附着处及肌腹部的粘连松解、瘢痕刮除，使小圆肌的动态平衡得到恢复。

（二）操作方法

1. 体位 端坐位。

2. 体表定位 肩胛骨外缘，肱骨大结节后下方。

3. 消毒 施术部位用碘伏消毒 2 遍，然后铺无菌洞巾，使治疗点正对洞巾中间。

4. 麻醉 1% 利多卡因局部麻醉。

5. 刀具 使用 I 型针刀。

6. 针刀操作 见图 29 - 55。

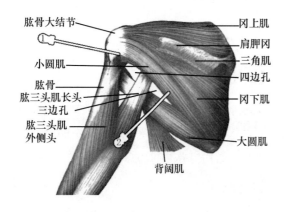

图 29 - 55　小圆肌损伤针刀松解示意图

（1）第 1 支针刀松解小圆肌止点。刀口线和小圆肌肌纤维平行，针刀体与皮肤垂直，按针刀四步进针规程进针刀，经皮肤、皮下组织、筋膜、肌肉、达肱骨面后，铲剥 2～3 刀，范围不超过 0.5cm。

（2）第 2 支针刀松解小圆肌肌腹部。刀口线与小圆肌肌纤维方向一致，针刀体与皮肤垂直，按针刀四步进针规程进针刀，经皮肤、皮下组织、筋膜、达小圆肌腹部，纵疏横剥 2～3 刀，范围不超过 1cm。

（3）术毕，拔出针刀，局部压迫止血 3 分钟后，创可贴覆盖针眼。

【针刀术后手法治疗】

应用阻抗抬肩手法。患者端坐位，医生用手掌压住患侧肘关节，嘱患者用力抬肩，当抬到最大位置时，医生突然放开按压的手掌，使小圆肌最大限度地收缩。1 次即可。

七、肩峰下滑囊炎

【概述】

肩峰下滑囊炎，又名三角肌下滑囊炎，系因肩部的急、慢性损伤，炎症刺激肩峰下滑囊，从而引起肩部疼痛和活动受限为主要临床表现的一种病症。

【病因病理】

本病可分为原发病变和继发病变两种。原发病变发生极少，大多为继发病变。临床常继发于肩峰下滑囊周围邻近组织的外伤、劳损或退变。而冈上肌肌腱炎与本病的关系更为密切。这是因为冈上肌肌腱在肩峰下滑囊的底部，当冈上肌肌腱发生急、慢性损伤时，滑囊也同时受损，从而继发肩峰下滑囊的非特异性炎症。

【临床表现】

肩峰下滑囊炎，虽然可影响其附近的很多组织，但临床上，以冈上肌受累为主，尤以冈上肌的下端肌腹和位于肩袖内的冈上肌腱影响最为严重，常表现为肌肉萎缩、与周边组织粘连等。

1. 初期肩部外侧不适，运动轻微受限，逐渐转变为疼痛、肿胀，并从肩峰下放射至三角肌的止端。在三角肌前缘可出现囊性肿块，肩部轮廓扩大。当上臂外展、外旋、内收时，三角肌疼痛明显加剧。肩峰下压痛，为本病的特征。合并有冈上肌肌腱炎时，可出现外展"中间疼痛弧征"。

2. 后期因滑囊壁逐渐增厚，且与肩袖粘连，使肩关节的运动功能逐渐缩小。使冈上肌、冈下肌出现不同程度的萎缩，导致三角肌逐渐萎缩。

【诊断要点】

1. 常有肩部急、慢性损伤和劳损史。或继发于冈上肌肌腱炎等。

2. 肩部疼痛。肩外侧深部疼痛，并向三角肌止点放射。疼痛一般为昼轻夜重，可因疼痛而致夜寐不安。

3. 压痛。肩关节外侧肩峰下和大结节处有明显的局限性压痛。

4. 肿胀急性期由于滑囊的充血、水肿，在肩关节前方可触及肿胀的滑囊。

5. 功能障碍急性期的功能障碍多因疼痛所致；慢性期的功能障碍则因滑囊壁逐渐增厚，且与肩袖粘连所致。肩关节功能活动明显受限，尤以外展、外旋为甚。

6. 肌肉萎缩早期出现冈上肌、冈下肌萎缩；晚期则三角肌也出现萎缩。

7. X线检查早期肩关节多无明显异常改变，晚期可见冈上肌腱内有钙盐沉着。

【针刀治疗】

（一）治疗原则

肩峰下滑囊损伤是由囊壁的膜性通道受瘢痕组织堵塞所致。用针刀将滑囊切开，排出囊内液体，即可疏通堵塞，治愈该病。

（二）操作方法

1. 体位　端坐位。

2. 体表定位　肩关节外侧肿胀压痛点。

3. 消毒　施术部位用碘伏消毒 2 遍，然后铺无菌洞巾，使治疗点正对洞巾中间。

4. 麻醉　1% 利多卡因局部麻醉。

5. 刀具　使用 I 型针刀。

6. 针刀操作　肩关节外侧肿胀压痛点定位。刀口线与上肢纵轴方向一致，按针刀四步进针规程进针刀，经皮肤、皮下组织、三角肌，当刀下有阻力感时，即到达囊肿壁，穿破囊壁，阻力感消失，缓慢进针刀，当刀下有粗糙感时，即到达囊肿的基底部生发层，在此处纵疏横剥 2～3 刀，范围 2～3cm，以破坏囊肿部生发层的分泌细胞，然后稍提针刀分别向囊肿的前后左右刺破囊壁后出针刀。术毕，拔

出针刀，局部压迫止血 3 分钟后，创可贴覆盖针眼（图 29－56）。

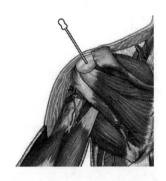

图 29－56　肩峰下滑囊炎针刀松解示意图

7. 注意事项　针刀在滑囊处剥离，不能到达骨面，否则影响疗效。

【针刀术后手法治疗】

用手指垂直下压滑囊，使囊内的滑液向四周扩散。

八、三角肌滑囊炎

【概述】

三角肌滑液囊位于三角肌深面，其分泌的滑液主要是供给位于三角肌下面、冈上肌表面的冈上肌筋膜及冈下肌和小圆肌表面的冈下肌筋膜和小圆肌筋膜，使三角肌与上述这些肌肉的肌腱不会因摩擦而受损。一旦三角肌滑囊因外伤或劳损而发生病变，这些肌肉和筋膜都将失去润滑，肩部就会出现严重不适感。本病过去多数由于误诊而被忽视，即使诊断明确，也缺乏有效的治疗措施。针刀医学对本病有着全新的认识，并取得了良好的疗效。

【病因病理】

三角肌滑囊因外伤或劳损，囊壁的膜性通道被自我修复的瘢痕组织堵塞，囊内的滑液不能排出，使滑囊膨胀，造成酸、胀、痛等感觉。由于失去滑液供应，冈上肌、冈下肌、小圆肌筋膜得不到润滑，导致肩部肌肉欠灵活、不适感。

【临床表现】

患者主诉肩部酸痛不适，上肢上举、外展困

难。慢性期，患者活动上肢时，肩部有摩擦音和弹响声。

【诊断要点】

1. 有外伤史和劳损史。

2. 在肩峰下滑囊下缘、肩关节下缘有摩擦音或弹响声。

3. 肩关节下缘三角肌中上部有轻度高起，皮肤发亮。

4. 让患者主动外展上举患肢，患者常因肩部疼痛加重而拒绝做此动作。

5. X 线检查可协助诊断该病，并排除其他肩部病变。

【针刀治疗】

（一）治疗原则

三角肌滑囊损伤是由囊壁的膜性通道受瘢痕组织堵塞所致。用针刀将滑囊切开，排出囊内液体，即可疏通堵塞，治愈该病。

（二）操作方法

1. 体位 端坐位。

2. 体表定位 肩关节外侧明显隆起处、三角肌腹部的压痛点。

3. 消毒 施术部位用碘伏消毒 2 遍，然后铺无菌洞巾，使治疗点正对洞巾中间。

4. 麻醉 1% 利多卡因局部麻醉。

5. 刀具 使用 I 型针刀。

6. 针刀操作 见图 29 - 57。

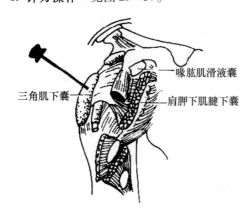

三角肌下囊 —

—喙肱肌滑液囊

—肩胛下肌腱下囊

图 29 - 57 三角肌滑囊炎针刀松解示意图

在定位处进针刀。针刀体与皮肤呈 90°角，刀口线和三角肌纤维走向平，按针刀四步进针规程进针刀，当穿过三角肌时，有较明显的落空感，即到达三角肌滑囊，在此纵疏横剥 2~3 刀，范围 2~3cm。术毕，拔出针刀，局部压迫止血 3 分钟后，创可贴覆盖针眼。

7. 注意事项 针刀在滑囊处剥离，不能到达骨面，否则影响疗效。

【针刀术后手法治疗】

用手指垂直下压滑囊，使囊内的滑液向四周扩散。

九、肱二头肌长头腱鞘炎

【概述】

肱二头肌长头腱鞘炎是一种常见病，可影响患侧上肢提物和外展。此病发病缓慢，多为摩擦劳损所致，且迁延难愈。过去常因非手术疗法难以奏效，而行手术治疗，将肱二头肌长头肌腱于结节间沟里切断，其远端与肱二头肌短头缝合，以此来解除肱二头肌长头在结节间沟内的摩擦，使症状消失。但手术后患肢的运动功能较手术前明显降低。

【病因病理】

在上肢活动时，肱二头肌长头除了在腱鞘内做上下滑动外，还做外展、内收的横向运动。但由于腱鞘被固定在肱骨结节间沟内，两侧有肱骨结节的骨性突起阻止，使肱二头肌长头保持在结节间沟内活动，但也因此常受到横向应力的损伤和摩擦力的损伤。

肱二头肌长头腱鞘炎的实质是一种慢性损伤性疾病。只有在上肢做频繁活动引起急性发作时，才引起炎性反应。由于慢性损伤，腱鞘壁增厚瘢痕及肌腱本身的劳损变性，使腱鞘相对变窄，致使肌腱在结节间沟骨纤维管道内活动受限而发病。

【临床表现】

患病初期患肢活动时，在肩前内下方，约肩峰下 3cm 处,相当于肱骨结节间沟处可隐有疼痛不适。随病程的延长,症状逐渐加剧,疼痛明显,上肢活动受限,患肢携物、外展、内旋时,症状加剧,有时局部尚有轻度肿胀。

【诊断要点】

1. 有劳损史或外伤史。

2. 在肩前偏内下方约 3cm 处有疼痛或压痛。

3. 自主屈曲肘关节后,外旋、内旋上臂引起疼痛加剧。

4. X 线检查排除肩部其他疾病。

【针刀治疗】

(一)治疗原则

肱二头肌长头腱鞘损伤的部位位于肱骨结节间沟的骨纤维管道内,鞘内有肱二头肌长头狭长的腱,在上肢活动时,长头腱在骨纤维管道内上下滑动。用针刀将肱横韧带处的粘连瘢痕松解,使肱二头肌长头的动态平衡得到恢复,此病即可得到治愈。

(二)操作方法

1. 第一次针刀松解肱横韧带处的粘连和瘢痕

(1)体位 端坐位。

(2)体表定位 肩关节肱骨结节间沟处的压痛点。

(3)消毒 施术部位用碘伏消毒 2 遍,然后铺无菌洞巾,使治疗点正对洞巾中间。

(4)麻醉 1% 利多卡因局部麻醉。

(5)刀具 使用 I 型针刀。

(6)针刀操作 以结节间沟的压痛点为进针刀点,刀口线方向和肱二头肌长头方向平行,针体与皮肤呈 90° 垂直,按针刀四步进针规程进针刀,达结节间沟骨面,沿结节间沟前、后壁向后、向前分别铲剥 2 ~ 3 刀,以切开部分肱横韧带的粘连和挛缩。术毕,拔出针刀,局部压迫止血 3 分钟后,创可贴覆盖针眼(图 29 - 58)。

2. 第二次针刀松解喙突的粘连和瘢痕。

(1)体位 端坐位。

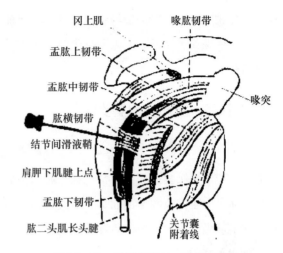

图 29 - 58 肱横韧带针刀松解示意图

(2)体表定位 肱二头肌短头起点的压痛点——喙突点。

(3)消毒 施术部位用碘伏消毒 2 遍,然后铺无菌洞巾,使治疗点正对洞巾中间。

(4)麻醉 1% 利多卡因局部麻醉。

(5)刀具 使用 I 型针刀。

(6)针刀操作 针刀松解肱二头肌短头的起点即喙突顶点的外 1/3:指压喙突压痛点,针刀体与皮肤垂直,刀口线与肱骨长轴一致,按针刀四步进针规程进针刀,直达喙突顶点外 1/3 骨面,纵疏横剥二刀,范围不超过 0.5cm,然后针刀再向内下方向提插 2 ~ 3 刀,以松解肱二头肌短头与喙肱肌的粘连瘢痕。术毕,拔出针刀,局部压迫止血 3 分钟后,创可贴覆盖针眼(图 29 - 59)。

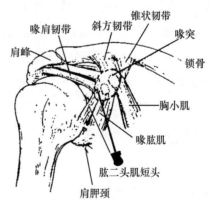

图 29 - 59 针刀松解示意图

【针刀术后手法治疗】

针刀术后,用推、按、擦法作用于肩前部肱二头肌长头肌腱处，或于局部轻轻弹拨。令患者屈曲肘关节，医生握住患肢腕上部做对抗牵拉，将患肢拉至伸直位。

十、肱二头肌短头肌腱炎

【概述】

肱二头肌短头肌腱炎是一种常见病。肱二头肌是上肢屈肌，由于上肢频繁的屈伸、后旋，易发生劳损。因上肢做伸屈和前臂前后旋转活动最多，故此病发病率很高。

【病因病理】

肱二头肌短头和喙肱肌起始腱相邻并列，而肱二头肌短头和喙肱肌的作用和活动方向是不同的。喙肱肌可内收前臂，屈臂向前，而肱二头肌可屈肘，使前臂旋后。所以两块肌肉的肌腱经常交错摩擦而损伤。如遇突然的屈肘、后旋前臂的动作，也容易损伤肱二头肌短头肌腱。另外，如喙突滑液囊和喙肱肌滑液囊有病变而闭锁，使喙肱肌和肱二头肌短头失去润滑，肱二头肌短头就会严重磨损而发病。肱二头肌短头损伤或劳损后，局部瘢痕粘连，使局部血运和体液新陈代谢产生障碍，而引起肌腱部位的变性。

【临床表现】

患者多表现为肩部喙突处疼痛，也可蔓延到全肩部疼痛，肩关节外展后伸活动时疼痛加剧，内收、内旋位时疼痛可以缓解。随着疼痛的发展，肩关节逐渐僵硬，活动功能障碍，肩臂上举、外展、后伸及旋后摸背功能受限。

【诊断要点】

1. 肩部有急慢性损伤史。
2. 在喙突处有明显疼痛和压痛。
3. 上肢后伸、摸背和上举受限。
4. 注意和肩周炎及肩部其他软组织损伤疾患相鉴别。
5. X线检查排除肩部其他病变。

【针刀治疗】

（一）治疗原则

肱二头肌短头肌腱损伤的主要部位是该肌腱在喙突外附着点处、喙肱肌外上方、胸小肌外侧的附着处。用针刀将其附着点处的粘连松解、瘢痕刮除，使局部的动态平衡得到恢复，该病即可得到治愈。

（二）操作方法

1. 第一次针刀松解喙突部的粘连和瘢痕 松解方法参照本节肱二头肌长头肌腱炎喙突部针刀松解。

2. 第二次针刀松解 在肱骨结节间沟处的压痛点定位。松解方法参照本节肱二头肌长头肌腱炎肱横韧带针刀松解方法。

【针刀术后手法治疗】

针刀术后，将肘关节屈曲，肩关节外展、后伸、略外旋，在肱二头肌短头肌腱拉紧的情况下，用另一手拇指在喙突部用弹拨理筋法操作。接着在局部按压 5 分钟，再摇动肩关节。治疗后，应鼓励患者做肩关节功能锻炼。

十一、肩峰下撞击综合征

【概述】

肩峰下撞击综合征又称肩疼痛弧综合征，是肩关节外展活动至一定范围时，肩部和上臂出现疼痛的综合征。

【病因病理】

肩峰的上方为喙肩弓，包括肩峰、喙突及连接两者的喙肩韧带，下方为肩袖和肱骨结节，肩峰下滑囊起到润滑和缓冲撞击的作用。肩峰下间隙前窄后宽，撞击时病变主要发生在前、中部。在肩峰下关节内，任何引起肱骨头与喙肩弓反复摩擦、撞击的疾病均可引起肩峰下撞击综合征，肩关节过度频繁外展，使肩峰下关节的各种组织反复摩擦和碰撞，尤其是肩峰下滑囊及肩袖组织发生充血、水肿、炎性渗出，此时往往伴有急性肩痛症状。反复的撞击性损害使肩峰下组织发生退行性变，滑囊肥厚，肩袖纤维变性，增生肥厚。病变进一步发展，肩袖可发生撕裂，肱二头肌长头腱病理性断裂。肩袖损伤后肩袖对肱骨头的稳定作用减弱，不能有效地控制肱骨头上移，使肩峰下间隙变小。肱骨头与肩峰的反复撞击可致骨性结构的改变，肩峰及肱骨大结节骨赘形成。

【临床表现】

1. 症状　以肩部和上臂外侧疼痛为主，可累及整个三角肌区。疼痛为持续性、夜间尤其明显。主动外展上臂60°~120°时疼痛明显，但被动活动时疼痛较轻或不痛，患者常喜欢下垂上肢以减轻疼痛。患肢无力，活动受限。个别患者肩关节外展时有阻挡的感觉。

2. 体征

（1）体检时在肩峰下端及肱骨大结节处有明显的压痛，肩关节活动时可听到捻发音和触及捻发感。

（2）疼痛弧征阳性。肩关节主动外展活动时出现60°~120°范围内的疼痛弧征，检查者用手固定肩胛骨，嘱患者外展肩关节，当外展至60°时出现明显的肩峰部疼痛，继续外展超过120°时疼痛又明显减轻或消失。当上臂从上举位放下至120°~60°时又出现疼痛。

（3）肩部撞击征阳性。患者取坐位，检查者一手稳定肩关节，另一手托住肘关节并向上方用力使肱骨大结节与肩峰间产生撞击，如出现疼痛即为阳性。病程长者，肩关节周围的肌肉萎缩，肩关节活动受限，尤以外展、外旋、后伸为著，严重者可呈冻结肩。

【诊断要点】

根据病史和临床表现、特殊检查及肌电检查，对典型病例不难做出诊断。X线检查有辅助诊断作用。肩峰下表面可见骨赘形成及骨质硬化，密度增高，冈上肌钙化阴影，肱骨大结节骨折或骨赘形

成，肩峰下间隙变小。

【针刀治疗】

1. 第一次针刀松解部分肩袖的止点

（1）体位　端坐位。

（2）体表定位　肩关节。

（3）消毒　施术部位用碘伏消毒两遍，然后铺无菌洞巾，使治疗点正对洞巾中间。

（4）麻醉　1%利多卡因局部麻醉。

（5）刀具　使用Ⅰ型针刀。

（6）针刀操作　见图29-60。

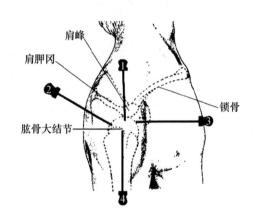

图29-60　肩袖的止点针刀松解示意图

①第1支针刀松解冈上肌行经路线的粘连瘢痕点。沿冈上肌肌纤维方向在肩峰下寻找其压痛点定位，刀口线与冈上肌纤维走行一致，针刀体与皮肤呈90°角，按针刀四步进针规程进针刀，经皮肤、皮下组织，刀下有硬结或者条索状物时，纵疏横剥2~3刀，范围不超过0.5cm，然后调转刀口线90°，用提插刀法切割2~3刀，当刀下有落空感时停止切割。

②第2支针刀松解冈下肌行经路线及其止点。在第1支针刀后下方2~3cm压痛点定点，刀口线与冈下肌肌纤维方向一致，针刀体与皮肤呈90°角，按针刀四步进针规程进针刀，经皮肤、皮下组织，当刀下有硬结或者条索状物时，纵疏横剥2~3刀，范围不超过0.5cm，然后达肱骨大结节后面骨面，调转刀口线90°，在骨面上铲剥2~3刀，范围不超过0.5cm。

③第3支针刀松解肩关节前侧关节囊的粘连和瘢痕。在第1支针刀前下方2~3cm压痛点定点，针刀体与皮肤垂直，刀口线与肱骨长轴一致，按针刀四步进针规程进针刀，经皮肤、经皮下组织，当刀下有硬结或者条索状物时，纵疏横剥2~3刀，范围不超过0.5cm，然后进一步深入针刀，当刀下有落空感时，即到达肩关节前侧关节囊，纵疏横剥2~3刀，范围不超过0.5cm。

④第4支针刀松解冈上肌止点的粘连瘢痕。在肱骨大结节顶点的压痛点定位，刀口线与冈上肌纤维走行一致，针刀体与皮肤呈90°角，按针刀四步进针规程进针刀，刺入皮肤，经皮下组织，当刀下有硬结或者条索状物时，纵疏横剥2~3刀，范围不超过0.5cm，然后直达骨面，调转刀口线90°，在骨面上铲剥2~3刀，范围不超过0.5cm。

⑤术毕，拔出针刀，局部压迫止血3分钟后，创可贴覆盖针眼。

2. 第二次针刀松解肩部外侧顽固性疼痛点

（1）体位　端坐位。

（2）体表定位　分别在肩关节外侧压痛点定位。

（3）消毒　施术部位用碘伏消毒两遍，然后铺无菌洞巾，使治疗点正对洞巾中间。

（4）麻醉　局部麻醉。

（5）刀具　使用Ⅰ型针刀。

（6）针刀操作　见图29-50。

①第1支针刀松解肩峰部的压痛点。在肩峰压痛点定位，刀口线与上肢纵轴方向一致，针刀体与皮肤呈90°角，按针刀四步进针规程进针刀，刺入皮肤，经皮下组织，达硬结或者条索状物，纵疏横剥2~3刀，范围1cm。

②第2支针刀松解肩关节外侧的压痛点。在肩关节外侧压痛点定位，刀口线与上肢纵轴方向一致，针刀体与皮肤呈90°角，按针刀四步进针规程进针刀，刺入皮肤，经皮下组织，达硬结或者条索状物，纵疏横剥2~3刀，范围1cm。

③第3支针刀松解三角肌止点压痛点。在三角肌止点压痛点定位，刀口线与上肢纵轴方向一致，

针刀体与皮肤呈90°角，按针刀四步进针规程进针刀，刺入皮肤，经皮下组织，达硬结或者条索状物，纵疏横剥2~3刀，范围1cm。

④术毕，拔出针刀，局部压迫止血3分钟后，创可贴覆盖针眼。

（7）注意事项　防止头静脉损伤（详见肩周炎第一次针刀松解注意事项）。

【针刀术后手法治疗】

本病采用上举外展手法，取患者端坐位进行。医者站于患侧，嘱患者充分放松，左手按住患肩关节上端，右手托扶患肢肘关节，嘱患者尽量外展上举患肢，当达到最大限度，不能再上举时，右手迅速向上提拉肘关节，可听到患肩关节有"喀叭"的撕裂声。注意推弹速度必须要快，待患者反应过来时，手法应已结束。

十二、腋窝条索状瘢痕

【概述】

真皮组织的瘢痕挛缩是整形临床外科中的常见病，外科手术治疗可以矫正瘢痕挛缩，但手术本身所遗留的瘢痕或损伤皮肤造成血供不良而导致坏死等却是外科手术不能解决的问题。针刀医学的闭合性手术理论从根本上解决了因为开放性手术本身所引起的瘢痕这一疑难问题，根据针刀医学慢性软组织损伤的理论及慢性软组织损伤病理构架的网眼理论，应用针刀闭合性手术的优势来治疗瘢痕挛缩，在临床上能取得非常满意的疗效。

【病因病理】

条索状瘢痕挛缩是组织修复愈合的最终结果，是人体抵抗创伤的一种保护性反应，是一种人体的代偿性修复过程，它不能完全恢复损伤组织原有的形态结构和功能。如果瘢痕没有导致动态平衡失调，则无须治疗，反之，则应治疗。

腋窝条索状瘢痕多见于外伤后和手术切口，尤其是腋臭开放性手术切口愈合之后。其病变部位在真皮层，可位于身体的各个部位，好发于伸屈活动

灵活的颈部、关节周围。

【临床表现】

腋窝条索状瘢痕，高出皮面，儿童患者可引起关节的继发性的肩部骨骼发育不良、畸形和肩关节功能障碍。

表皮的瘢痕呈条索状或片状，让患者伸屈关节，使瘢痕处于紧张状态，垂直于瘢痕长轴可自由横行推动瘢痕，或是使瘢痕处于松弛状态；沿瘢痕长轴可自由推动瘢痕，说明该瘢痕与深部组织无粘连，中间有脂肪层。

【诊断要点】

1. 病史　患者有明确的外伤史或手术史。

2. 患者的自觉症状　一般都可以用手指指出最紧张不适的部位。

3. 触诊　判断瘢痕的厚薄、紧张度、可移动性、与深部组织的关系、粘连与否，可了解瘢痕挛缩的范围。

【针刀治疗】

（一）治疗原则

腋窝条索状瘢痕挛缩的本质是真皮组织的缺损与挛缩，而缺损的皮肤组织量又不是特别多，如果用皮肤组织游离移植的方法或是"Z"字成形术的方法，完全可以矫正条索状瘢痕挛缩，但是必然要遗留明显的瘢痕痕迹。由于瘢痕挛缩是条索状瘢痕内真皮组织的纵向内应力过度增高造成的，其载体是瘢痕内的真皮组织纤维，所以只要用针刀分段切开松解，同时保持表皮的完整性和连续性，就可以达到治愈条索状瘢痕挛缩的目的，且不留瘢痕。

（二）操作方法

1. 第一次针刀松解瘢痕两端的粘连、瘢痕、挛缩和堵塞

（1）体位　仰卧位，肩关节外展90°。

（2）体表定位　腋窝瘢痕。

（3）消毒　施术部位用碘伏消毒2遍，然后铺无菌洞巾，使治疗点正对洞巾中间。

（4）麻醉　1%利多卡因局部麻醉。

（5）刀具　使用Ⅰ型针刀或特制月牙形针刀。

（6）针刀操作　见图29-61。

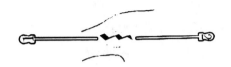

图29-61　瘢痕体表定位示意图

①第1支针刀松解瘢痕一端的瘢痕粘连。在瘢痕一端距正常皮肤0.5cm定位进针刀，用特制月牙形针刀。刀口线与手术切口平行，针刀体与皮肤垂直进针，按针刀四步进针规程进针刀，针刀刺入皮肤达瘢痕组织内，以提插切法向瘢痕深面切割，当刀下有落空感时，停止切割。提针刀到切口表面，针刀体向上倾斜30°角，以提插切法向瘢痕深层切割，当刀下有落空感时，停止切割。提针刀到切口表面，针刀体向下倾斜30°角，以提插切法向瘢痕深层切割，当刀下有落空感时，停止切割。此操作可根据切口周围瘢痕的大小，通过调整针刀体的方向对切口周围的粘连和瘢痕进行松解。

②第2支针刀松解瘢痕另一端的瘢痕粘连。在瘢痕另一端距瘢痕0.5cm定位，用特制月牙形针刀。刀口线与手术切口平行，针刀体与皮肤垂直进针，按针刀四步进针规程进针刀，针刀刺入皮肤瘢痕组织内，以提插切法向瘢痕深面切割，当刀下有落空感时，停止切割。提针刀到切口表面，针刀体向头侧倾斜30°角，以提插切法向瘢痕深层切割，当刀下有落空感时，停止切割。提针刀到切口表面，针刀体向脚侧倾斜30°角，以提插切法向瘢痕深层切割，当刀下有落空感时，停止切割。此操作可根据切口周围瘢痕的大小，通过调整针刀体的方向对切口周围的粘连和瘢痕进行松解。

③术毕，拔出针刀，局部压迫止血3分钟后，创可贴覆盖盖针眼。

2. 第二次针刀松解瘢痕周围的粘连、瘢痕、挛缩和堵塞

（1）体位　仰卧位，肩关节外展90°。

（2）体表定位　腋窝瘢痕。

（3）消毒　施术部位用碘伏消毒2遍，然后铺无菌洞巾，使治疗点正对洞巾中间。

（4）麻醉　1%利多卡因局部麻醉。

（5）刀具　使用Ⅰ型针刀或特制月牙形针刀。

（6）针刀操作　见图29-62。

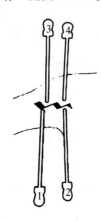

图29-62　针刀松解示意图

①第1支针刀松解瘢痕下部右侧的瘢痕粘连。在瘢痕下部右侧距瘢痕0.5cm定位，用特制月牙形针刀，刀口线与手术切口平行，针刀体与皮肤垂直进针，按针刀四步进针规程进针刀，针刀刺入皮肤达瘢痕组织，以提插切法向瘢痕深面切割，当刀下有落空感时，停止切割，提针刀到切口表面，针刀体向左侧倾斜30°角，以提插切法向瘢痕深层切割，当刀下有落空感时，停止切割。提针刀到切口表面，针刀体向右侧倾斜30°角，以提插切法向瘢痕深层切割，当刀下有落空感时，停止切割。此操作可根据切口周围瘢痕的大小，通过调整针刀体的方向对切口周围的粘连和瘢痕进行松解。

②第2支针刀松解瘢痕下部左侧的瘢痕粘连。在瘢痕下部左侧距瘢痕0.5cm定位，用特制月牙形针刀，刀口线与手术切口平行，针刀体与皮肤垂直进针，按针刀四步进针规程进针刀，针刀刺入皮肤达瘢痕组织，以提插切法向瘢痕深面切割，当刀下有落空感时，停止切割。提针刀到切口表面，针刀体向左侧倾斜30°角，以提插切法向瘢痕深层切割，当刀下有落空感时，停止切割。提针

刀到切口表面，针刀体向右侧倾斜30°角，以提插切法向瘢痕深层切割，当刀下有落空感时，停止切割。此操作可根据切口周围瘢痕的大小，通过调整针刀体的方向对切口周围的粘连和瘢痕进行松解。

③第3支针刀松解瘢痕上部右侧的瘢痕粘连。在瘢痕上部右侧距瘢痕0.5cm定位，用特制月牙形针刀，刀口线与手术切口平行，针刀体与皮肤垂直进针，按针刀四步进针规程进针刀，针刀刺入皮肤达瘢痕组织，以提插切法向瘢痕深面切割，当刀下有落空感时，停止切割。提针刀到切口表面，针刀体向左侧倾斜30°角，以提插切法向瘢痕深层切割，当刀下有落空感时，停止切割。提针刀到切口表面，针刀体向右侧倾斜30°角，以提插切法向瘢痕深层切割，当刀下有落空感时，停止切割。此操作可根据切口周围瘢痕的大小，通过调整针刀体的方向对切口周围的粘连和瘢痕进行松解。

④第4支针刀松解瘢痕上部左侧的瘢痕粘连。在瘢痕上部左侧距瘢痕0.5cm定位，用特制月牙形针刀，刀口线与手术切口平行，针刀体与皮肤垂直进针，按针刀四步进针规程进针刀，针刀刺入皮肤达瘢痕组织，以提插切法向瘢痕深面切割，当刀下有落空感时，停止切割。提针刀到切口表面，针刀体向左侧倾斜30°角，以提插切法向瘢痕深层切割，当刀下有落空感时，停止切割。提针刀到切口表面，针刀体向右侧倾斜30°角，以提插切法向瘢痕深层切割，当刀下有落空感时，停止切割。此操作可根据切口周围瘢痕的大小，通过调整针刀体的方向对切口周围的粘连和瘢痕进行松解。

⑤术毕，拔出针刀，局部压迫止血3分钟后，创可贴覆盖针眼。

（7）注意事项

①针刀松解时，注意保护瘢痕表皮层，不可刺开表皮。

②根据瘢痕长短及瘢痕的轻重程度，相距5~7天后做第二次松解术。第二次松解重复第一次的操

作，只是松解的位置不一样。

【针刀术后手法治疗】

根据瘢痕的部位，施以局部按压手法，对关节周围的瘢痕，术后采用对抗牵引手法，逐渐拉开挛缩的关节周围软组织的粘连。

第五节　肘部慢性软组织损伤

一、肘部扭挫伤

【概述】

肘关节受到直接或间接暴力作用所产生的软组织损伤中，肘部扭挫伤是常见的肘关节损伤，多在劳动及运动时致伤。

凡是使肘关节超过正常活动范围的运动，均可引起关节内、外软组织损伤。肘关节常见的扭挫伤有肘关节尺、桡侧副韧带撕裂，关节囊、肱二头肌腱部分撕裂及其他肘部肌肉、韧带及筋膜的撕裂等。其撕裂程度差异性较大，有的患者在骨折或脱位纠正后，肘关节扭挫伤就成为突出的症状；有部分患者，在发生运动性肘关节扭挫伤后，并未引起注意，直至引起肘关节活动受限时，才引起重视。

【病因病理】

肘部的扭挫伤大致分为三种暴力损伤。

1. 间接暴力　摔倒时手掌部撑地，暴力由前臂传达至肘部，躯干重力由上臂向下传至肘部，两力之和作用于肘关节，使关节活动度超出正常活动范围，引起肘关节周围的关节囊、韧带、肌腱组织的撕裂损伤。

2. 直接暴力　摔倒时肘部直接着地或从肘后方受到外来暴力的直接冲击，使肘部软组织受到挫伤，引起关节肿胀、疼痛、功能障碍。

3. 旋转暴力　上臂固定，前臂受到旋转扭曲的外力，使关节活动超出了正常范围，引起肘关节周围的软组织损伤。

【临床表现】

患者有明显的外伤史，肘关节呈半屈位，活动受限，严重者关节损伤处肿痛，皮下瘀斑明显，甚至有波动感。

初起时，肘部疼痛，活动无力。肘部肿胀常由关节腔积液及鹰嘴窝脂肪垫炎引起，可因肱桡关节后滑膜囊的肿胀而逐渐加重，以致伸肘时鹰嘴外观消失。

部分严重的肘部扭挫伤患者，有可能是脱位后的肘关节已自动复位而只表现为明显的关节肿胀，而无脱位症状，诊断时易误认为是单纯性扭伤。其中关节囊、韧带或筋膜若有撕裂性损伤，作关节被动运动时，有"关节松动"的不稳定感，并引起肘部的剧烈疼痛。

【诊断要点】

1. 肘关节有明显的外伤史。

2. 肘关节肿胀明显，皮下有瘀斑。

3. 肘关节屈伸活动时疼痛明显，功能活动受限。

4. 损伤严重的患者，应注意检查关节是否存在不稳定，侧副韧带分离试验是否呈阳性。

5. X 线检查　对患者进行常规肘关节正、侧位X 线摄片，以排除是否有撕脱性骨折。对疑似肘关节尺侧副韧带损伤的患者，行局部麻醉后，伸直肘关节，作被动肘外翻30°摄片。若内侧关节间隙明显增宽，则说明肘关节尺侧副韧带撕裂。同理，也可作桡侧副韧带损伤的检查。

【针刀治疗】

（一）治疗原则

依据针刀医学关于慢性软组织损伤的理论及慢性软组织损伤病理构架的网眼理论，在肘关节周围找准压痛点，用针刀对局部的粘连、瘢痕进行松解，使肘部的动态平衡得到恢复。

（二）操作方法

1. 体位　仰卧位，肘关节伸直位。

2. 体表定位 肘关节周围压痛点。

3. 消毒 施术部位用碘伏消毒 2 遍，然后铺无菌洞巾，使治疗点正对洞巾中间。

4. 麻醉 1% 利多卡因局部麻醉。

5. 刀具 使用 I 型针刀。

6. 针刀操作 见图 29 – 63。

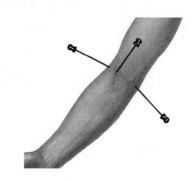

图 29 – 63 肘部扭挫伤针刀松解示意图

（1）第 1 支针刀松解肘关节外侧的压痛点 在肘关节外侧摸准压痛点，针刀体与皮肤垂直，刀口线与前臂纵轴平行，按照针刀四步进针规程，针刀经皮肤、皮下组织，达硬结处，纵疏横剥 2 ~ 3 刀，范围不超过 0.5cm。

（2）第 2 支针刀松解肘关节内侧的压痛点 在肘关节内侧摸准压痛点，针刀体与皮肤垂直，刀口线与前臂纵轴平行，按照针刀四步进针规程，针刀经皮肤、皮下组织，达硬结处，纵疏横剥 2 ~ 3 刀，范围不超过 0.5cm。

（3）第 3 支针刀松解肘关节前侧的压痛点 在肘关节外侧摸准压痛点，针刀体与皮肤垂直，刀口线与前臂纵轴平行，按照针刀四步进针规程，针刀经皮肤、皮下组织，达硬结处，纵疏横剥 2 ~ 3 刀，范围不超过 0.5cm。

7. 注意事项

（1）在作肘关节前侧针刀松解前，先标记肱动脉走行，针刀应尽可能从肱二头肌腱外侧进针刀，刀口线应与肱动脉走行方向一致，避免损伤肱动、静脉和正中神经。如硬结在肘关节前内侧、肱动脉的深层时，应从肱动脉内侧 1cm 处进针刀，斜刺到硬结，以避免损伤神经血管。

（2）在作肘关节后内侧针刀松解时，应尽可能

贴尺骨鹰嘴内侧进针刀，刀口线与前臂纵轴一致，避免损伤尺神经。

【针刀术后手法治疗】

针刀术后，患者仰卧，术者一手握患肢手腕，一手固定上臂，帮助患者做肘关节伸、屈、旋转活动数次。

二、肱骨外上髁炎

【概述】

肱骨外上髁炎是临床上的一种常见病、多发病，一般认为，伸肌总腱起始部（即肱骨外上髁部）的损伤或撕裂所产生的无菌性炎症，是引起本病的主要原因。目前对其发病机制的争论仍然较大，有学者认为，该病是肱骨外上髁部伸肌总腱起始处的慢性肌筋膜炎，还有学者认为该病是由无菌性炎症引起的肱骨外上髁及其附近结构疼痛的综合征，也有学者通过开放性手术观察到穿出伸肌总腱处的血管、神经束受到卡压是本病的病因。

【病因病理】

该病好发于经常做前臂旋转、伸屈肘关节运动的劳动者或运动员，大多由积累性损伤引起。伸腕肌、伸指总肌、旋后肌附着点处肌腱内部轻度撕裂和局部轻微出血、机化，在自我修复过程中产生的粘连、瘢痕，挤压该处的神经血管束，引起疼痛。

触诊时可于患侧肱骨外上髁深处发现一锐边，即内部瘢痕。正是这些瘢痕和粘连阻碍该处的血液循环，挤压该处的血管神经束，妨碍这些肌肉的功能活动，造成了臂部的功能障碍。由于发病后患者往往勉强运用上肢去完成生活自理，而使该处诸肌撕裂加重，牵拉与该处有牵连的神经支，致使与该处有联系的肌肉痉挛、疼痛而涉及前臂和肩前部。

【临床表现】

一般起病缓慢，因急性损伤而发病者较为少见。发病后疼痛涉及肩前部和前臂，局部有时会出现轻度的肿胀，活动前臂后疼痛加重，不能做握

拳、旋转前臂动作，握物无力，严重者握在手中的东西会自行掉落。

【诊断要点】

1. 一般无明显外伤史，但常见于有经常使用前臂活动的劳损史。

2. 肘关节旋转活动受限，肱骨外上髁处压痛明显。

3. 旋臂屈腕试验阳性。

【针刀治疗】

（一）治疗原则

依据针刀医学关于慢性软组织损伤的理论和网眼理论，肱骨外上髁附着的肌腱损伤后引起代偿性的自我修复和自我调节，形成局部的粘连、瘢痕和挛缩，造成局部的动态平衡失调，产生临床表现。用针刀将损伤的肌腱粘连松解、瘢痕刮除，使局部的动态平衡得到恢复，此病可得到治愈。

（二）操作方法

1. **体位**　坐位，将肘关节屈曲 90°平放于治疗桌面上。

2. **体表定位**　肱骨外上髁压痛明显处。

3. **消毒**　施术部位用碘伏消毒两遍，然后铺无菌洞巾，使治疗点正对洞巾中间。

4. **麻醉**　1%利多卡因局部麻醉。

5. **刀具**　使用Ⅰ型针刀。

6. **针刀操作**　常规消毒铺巾，找到压痛点，针刀刀口线和前臂纵轴方向一致，针刀体与皮肤呈 90°垂直，按照针刀四步进针规程刺入，针刀经皮肤、皮下组织，至肱骨外上髁顶点，先纵疏横剥 2～3 刀，然后向前沿肱骨外上髁前面紧贴骨面铲剥 2～3 刀，范围不超过 0.5cm。再提针刀于皮下，顺前臂肌肉肌纤维方向，向前臂方向提插疏通一下伸腕肌、指总伸肌、尺侧腕伸肌之间的粘连，然后出针（图 29-64）。

7. **注意事项**　肱骨外上髁炎 3 次针刀治疗可痊愈，若 3 次针刀治疗后无明显疗效，就应考虑是否

合并颈椎病，再仔细询问病史，检查患侧上肢有无感觉过敏或感觉迟钝，如有颈椎病等其他表现，应按颈椎病进行针刀治疗。若在局部反复多次做针刀，不但没有效果，反而会损伤正常组织。

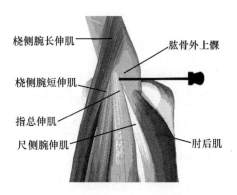

图 29-64　肱骨外上髁炎针刀松解示意图

【针刀术后手法治疗】

针刀术后，患者正坐，医生坐于患者患侧，右手持患侧腕部使患者前臂处于旋后位，左手用屈曲的拇指端压于患肢肱骨外上前方，其他四指放于患肢肘关节内侧，医生以右手逐渐屈曲患者肘关节至最大限度，左手拇指用力按压患者肱骨外上前方，然后再伸直肘关节，同时医生左手拇指推至患肢桡骨头前面，沿桡骨头前外缘向后弹拨腕伸肌起点，术后患者有桡侧三指麻木感及疼痛减轻的现象。

弹拨方法很多，亦可将患肢前臂旋后、屈肘，安置桌上，肘下垫以软物。医生以双手食指和中指将肱桡肌与伸腕肌向外扳，然后嘱患者将患侧前臂旋前，医生用拇指向外方推邻近桡侧腕长伸肌和桡侧腕短伸肌，反复数次。

三、肱骨内上髁炎

【概述】

肱骨内上髁炎常由损伤或劳损引起，表现为肱骨内上髁处及周围软组织疼痛。传统观念认为本病多见于学生，又称学生肘。

【病因病理】

急性牵拉和积累性损伤引起肱骨内上髁处的屈

肌总腱和旋前圆肌腱起点部位部分断裂、出血或渗出。长期伏案使肱骨内上髁受压，引起缺血，在修复过程中形成粘连、瘢痕，肌腱挛缩，引起顽固性疼痛。瘢痕粘连也可挤压尺神经皮支，引起神经性疼痛。

【临床表现】

患者肘内侧疼痛，病情时轻时重。急性发作时，患肢肘关节屈曲和前臂旋前时疼痛加重，使肘关节活动受限，严重影响日常生活。

【诊断要点】

1. 多见于青壮年，有肘部急性损伤或肘部慢性劳损史。

2. 肱骨内上髁处有疼痛及压痛，有时可在肱骨内上髁处触及黄豆大小的硬性结节。

3. 肘关节屈曲和前臂用力旋前时，疼痛加剧。

【针刀治疗】

（一）治疗原则

依据针刀医学关于慢性软组织损伤的理论，肱骨内上髁处附着的肌腱损伤后，引起粘连、瘢痕和挛缩，造成肘内侧端的动态平衡失调，产生上述临床表现。用针刀将其附着点处的粘连松解、瘢痕刮除，使肘内侧端的动态平衡得到恢复，此病可得到治愈。

（二）操作方法

1. 体位 俯卧位，肩关节前屈 90°，肘关节屈曲 90°。

2. 体表定位 肱骨内上髁压痛明显处。

3. 消毒 施术部位用碘伏消毒两遍，然后铺无菌洞巾，使治疗点正对洞巾中间。

4. 麻醉 1%利多卡因局部麻醉。

5. 刀具 使用 I 型针刀。

6. 针刀操作 常规消毒铺巾，在定位点找到压痛最明显处，针刀刀口线和前臂纵轴方向一致，针体与皮肤呈 90°，按照针刀四步进针规程进针刀，经皮肤、皮下组织，达肱骨内上髁顶点，先纵疏横

剥 2~3 刀，然后调转刀口线，紧贴骨面铲剥 2~3 刀，范围不超过 0.5cm（图 29-65）。

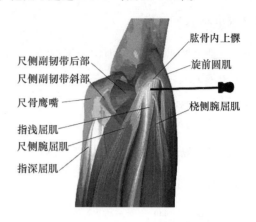

图 29-65 肱骨内上髁炎针刀松解示意图

7. 注意事项 治疗过程中注意勿伤及尺神经，如在施术过程中，患者前臂尺侧或者小指麻木，说明针刀碰到了尺神经，应将针刀退至皮下，稍调整角度后再进针刀（图 29-66）。

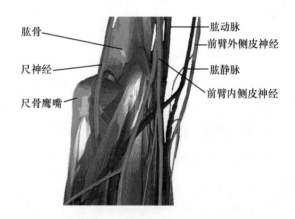

图 29-66 肱骨内上髁周围的重要神经与血管结构

【针刀术后手法治疗】

治疗手法与肱骨外上髁炎相似，只是部位在肱骨内上髁处。

四、肱桡关节滑囊炎

【概述】

肱桡关节滑囊炎大多由肱桡关节滑液囊闭锁而成，因表现为肘部疼痛，常被误诊为肱骨外上髁炎或肱桡关节病，针刀治疗该病有满意的疗效。

【病因病理】

肘关节是活动最频繁的关节，其伸屈、内旋和外旋都有桡肱关节和桡肱关节滑囊周围的几条肌腱参与。当肘关节伸直，前臂旋后位时，肱二头肌止点的应力集中，导致附着于肌肉止点附近的肱桡关节滑囊压力增高，引起肱二头肌止点与滑囊的粘连、瘢痕和挛缩，造成肘关节的动态平衡失调，从而出现一系列临床表现。

【临床表现】

肘关节酸胀不适，夜间或休息时加重，变动体位也不能缓解，常影响睡眠。

【诊断要点】

1. 在肘关节横纹，肱二头肌腱与肱桡肌之间、肱骨外上髁前内侧和桡骨小头的内侧有压痛点。

2. 将上肢伸直，在肘关节的掌侧，桡骨粗隆处有明显压痛。

3. 肘关节运动功能正常。

4. X线检查，以排除肘关节骨质方面的病变。

【针刀治疗】

（一）治疗原则

肱桡关节由肱骨小头与桡骨头构成。外侧有呈扇形分布的桡侧副韧带，起于肱骨外上髁下部，向下至环状韧带，并延长到桡骨的外面。肱桡关节滑囊（肱二头肌滑囊）恰位于肱二头肌止点桡骨粗隆与桡骨头之间。其外为肱桡肌，后外侧为旋后肌纤维脚（图29-67）。

依据慢性软组织损伤病理构架的网眼理论，针刀松解肱二头肌止点处的高应力点及与滑囊的粘连，此病可得到治愈。

（二）操作方法

1. 体位 仰卧位，肩关节前屈90°，肘关节保持伸直位并旋后。

2. 体表定位 肘关节平面，肱桡肌内侧深压痛点（图29-68）。

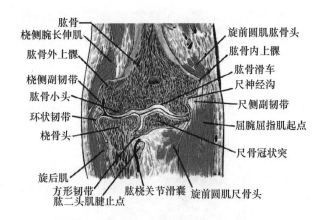

图29-67 肱桡关节滑囊解剖图（冠状面）

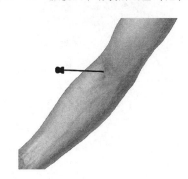

图29-68 肱桡关节滑囊针刀松解体表定位

3. 消毒 施术部位用碘伏消毒两遍，然后铺无菌洞巾，使治疗点正对洞巾中间。

4. 麻醉 1%利多卡因局部麻醉。

5. 刀具 使用Ⅰ型针刀。

6. 针刀操作 常规消毒铺巾，在定位点找到压痛最明显处，针刀刀口线和前臂纵轴方向一致，针体与皮肤呈90°，按照针刀四步进针规程进针刀，针刀经皮肤、皮下组织，顺肌间隙，当刀下有韧性感时，即到达粘连点，先纵疏横剥2~3刀，范围不超过0.5cm，然后针刀达桡骨粗隆骨面肱二头肌止点处，纵疏横剥2~3刀，范围不超过0.5cm（图29-69）。

【针刀术后手法治疗】

过度伸肘关节1~2次。

五、尺骨鹰嘴滑囊炎

【概述】

尺骨鹰嘴滑囊炎又称肘后滑囊炎，由于在过去本病多发于矿工，故又称为"矿工肘"。发病时，患肢肘关节功能严重受限，尤其是在作屈伸运动时，肘后部疼痛尤为明显。

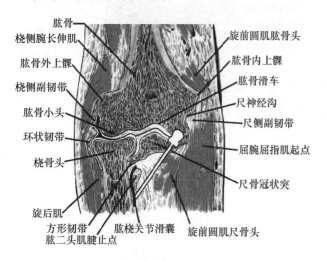

图 29 - 69　肱桡关节滑囊炎针刀松解示意图

【病因病理】

在正常情况下，尺骨鹰嘴皮下囊、鹰嘴腱内囊和肱三头肌腱下囊可分泌滑液，润滑肱三头肌及有关筋膜。肘关节背面局部撞击可使滑囊发生急性损伤，滑液渗出增多，局部肿胀疼痛。待自我修复后，滑囊由于瘢痕闭锁不能正常分泌滑液而引起尺骨鹰嘴滑囊肿痛。

【临床表现】

患侧肘关节背面胀痛，局部肿胀。肘关节呈半曲状态，伸肘时疼痛加剧。

【诊断要点】

1. 有外伤史或劳损史。

2. 肘关节背面疼痛，伸屈受限。

3. 可在肘关节背面扣及囊样肿物，质软，有轻度移动感，波动感，压痛轻微。

4. 注意与肱三头肌肌腱炎和尺骨鹰嘴骨折相鉴别。肱三头肌肌腱炎疼痛在肘关节背面，但无膨胀波动感，无囊样肿物，肱三头肌对抗阻力时疼痛加剧。尺骨鹰嘴骨折有明显外伤史，疼痛剧烈，压痛明显，可触及骨擦音，结合 B 超检查对该病的诊断有很大帮助。

【针刀治疗】

（一）治疗原则

尺骨鹰嘴滑囊损伤后，滑液囊由于瘢痕而闭锁，产生上述临床表现。肱三头肌及有关筋膜失去滑液囊的润滑而表现为肿痛，用针刀将囊壁粘连松解，使肘关节背面的动态平衡得到恢复，此病就得到治愈。

（二）操作方法

1. 体位　坐位，患肢屈曲45°角。

2. 体表定位　尺骨鹰嘴压痛明显处。

3. 消毒　施术部位用碘伏消毒两遍，然后铺无菌洞巾，使治疗点正对洞巾中间。

4. 麻醉　1% 利多卡因局部麻醉。

5. 刀具　使用 I 型针刀。

6. 针刀操作　见图 29 - 70。

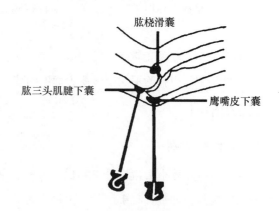

图 29 - 70　尺骨鹰嘴滑囊炎针刀松解示意图

（1）第 1 支针刀松解鹰嘴皮下囊　痛点如在肘关节背面皮下稍偏远侧者，为鹰嘴皮下囊，以痛点为进针点，针体与尺骨背面进针点的骨平面垂直，刀口线与肱三头肌走向平行，按照针刀四步进针规程进针刀，经皮肤、皮下组织，达骨平面，切勿刺入肘关节囊，以免损伤尺神经，纵行切开 2 ~ 3 刀，再横行剥离后出针，覆盖好无菌纱布块后，以拇指腹按压进针点片刻，并将患肢过伸，过屈 1 ~ 2 次即可。

（2）第 2 支针刀松解肱三头肌腱下囊或者鹰嘴腱内囊　痛点如在鹰嘴尖部的关节间隙处，即是鹰嘴腱内囊或肱三头肌腱下囊，较浅的为前者，较深的为后者。在痛点处进针，针体与进针处皮肤平面约成90°角，略向近侧倾斜，刀口线和肱三头肌走向平行，按照针刀四步进针规程进针刀，经皮肤、皮下组织，达鹰嘴尖部骨平面，较浅的不要达骨面，切勿刺入肘关节囊，以免损伤尺神经，做切开剥离2~3刀后出针，覆盖好无菌纱布块，以拇指腹按压进针点片刻，并将患肢过伸过屈1~2次即可。

【针刀术后手法治疗】

术后用力垂直下压滑囊，以排出囊内液体。

第六节 腕手部慢性软组织损伤

一、腕关节扭伤

【概述】

腕部结构复杂，受到外伤后，根据损伤的部位、程度的不同而临床表现各异、处理原则不同。本节仅讨论腕关节周围软组织的扭伤。

【病因病理】

急性扭伤多在腕部突然过度背伸、掌屈，尺、桡侧屈或旋转时发生。如跌倒时手掌（或背）触地，或持物而突然旋转等动作，均可致腕关节扭伤。慢性扭伤，常因腕关节长期超负荷运动而过度劳累或腕关节长期处于不合理位置的运动引起。

以上损伤均可造成关节周围的软组织扭伤、撕裂而劳损。损伤的韧带可因腕关节扭伤的方向不同而异。向背伸扭伤多伤及桡腕掌侧韧带，向掌侧屈扭伤多伤及桡腕背侧韧带，过度尺屈则易损伤腕桡侧副韧带，过度向桡侧屈则易损伤腕尺侧副韧带。

【临床表现】

1. 腕关节急性损伤 可见腕部肿胀、疼痛，活动时疼痛加剧。

2. 慢性损伤 疼痛较轻，无明显肿胀，只在作较大幅度活动时，伤处才有疼痛感，腕部常有乏力和不灵活感。

【诊断要点】

1. 根据症状和病史。

2. 根据体征，局部肿胀、压痛，特别是在扭伤一侧韧带的起止点处常有明显压痛，腕部无力，关节活动受限。如在屈腕时发生背侧疼痛，则为腕背侧韧带损伤，如在尺偏时发生桡骨茎突部疼痛，则为桡侧副韧带损伤。如果向各种方向活动均发生疼痛，且活动明显受限，则多为韧带和肌腱的复合损伤。

3. X线检查：拍摄前、后、侧位片，以排除骨折和脱位。

【针刀治疗】

（一）治疗原则

在针刀医学关于慢性软组织损伤病理构架的网眼理论指导下，应用针刀整体松解腕部伤痛组织，配合手法治疗，恢复腕关节的动静态平衡。

（二）操作方法

1. 第一次针刀松解腕掌侧韧带及筋膜的病变

（1）体位 手放在手术台上，掌心向上。

（2）体表定位 腕关节掌侧压痛点定位。

（3）消毒 施术部位用碘伏消毒两遍，然后铺无菌洞巾，使治疗点正对洞巾中间。

（4）麻醉 用1%利多卡因局部麻醉。

（5）刀具 使用I型针刀。

（6）针刀操作 见图29-71。

①第1支针刀松解腕掌面尺侧的压痛点 在腕掌面尺侧压痛点定位，刀口线与前臂纵轴平行，针刀体与皮肤呈90°角，按针刀四步进针规程，从定位处刺入，刀下有韧性感时，即到达腕掌侧的韧带粘连瘢痕点，进针刀1mm，纵疏横剥2~3刀，范围不超过0.5cm。

②第2支针刀松解腕掌面正中的压痛点 在腕掌面正中压痛点定位，刀口线与前臂纵轴平行，针刀体与皮肤呈90°角，按针刀四步进针规程，从定位处刺入，刀下有韧性感时，即到达腕掌侧的韧带粘连瘢痕点，进针刀1mm，纵疏横剥2~3刀，范

围不超过 0.5cm。

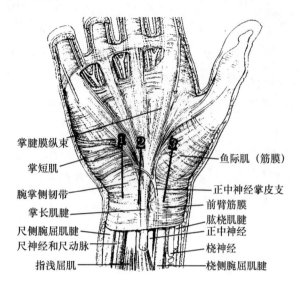

掌腱膜纵束
掌短肌
腕掌侧韧带
掌长肌腱
尺侧腕屈肌腱
尺神经和尺动脉
指浅屈肌

鱼际肌（筋膜）
正中神经掌皮支
前臂筋膜
肱桡肌腱
正中神经
桡神经
桡侧腕屈肌腱

图 29 – 71　针刀松解腕掌侧韧带及筋膜的病变示意图

③第 3 支针刀松解腕掌面桡侧的压痛点　在腕掌面桡侧压痛点定位，刀口线与前臂纵轴平行，针刀体与皮肤呈 90°角，按针刀四步进针规程，从定位处刺入，刀下有韧性感时，即到达腕掌侧的桡侧韧带粘连瘢痕点，进针刀 1mm，纵疏横剥 2 ~ 3 刀，范围不超过 0.5cm。

（7）注意事项

①针刀松解腕掌面桡侧周围软组织的粘连时，应摸清楚桡动脉搏动，并作标记，如压痛点在桡动脉正上方，应在桡动脉搏动内侧或者外侧 0.5cm 进针刀，并调节针刀体的方向至患处，同时，刀口线方向始终要与前臂纵轴平行，以避免损伤桡动脉。

②针刀松解腕掌面尺侧周围软组织的粘连时，应摸清楚尺动脉搏动，并作标记，如压痛点在尺动脉正上方，应在尺动脉搏动内侧或者外侧 0.5cm 进针刀，并调节针刀体的方向至患处，同时，刀口线方向要始终与前臂纵轴平行，以避免损伤尺动脉。

③针刀松解腕掌面正中的韧带与周围组织粘连时，注意刀口线方向始终与前臂纵轴平行，针刀始终在有坚韧感的腕横韧带上切割，不能在其他部位切割。有时针刀碰到正中神经，则刀下有窜麻感，不必惊慌，退针刀到皮下，稍调整针刀体的方向，再进针刀，即可避开正中神经。

2. 第二次针刀松解腕背侧韧带及筋膜的病变

（1）体位　坐位，手放在手术台上，掌心向下。

（2）体表定位　腕关节背侧压痛点定位。

（3）消毒　施术部位用碘伏消毒两遍，然后铺无菌洞巾，使治疗点正对洞巾中间。

（4）麻醉　用 1% 利多卡因局部麻醉。

（5）刀具　使用 I 型针刀。

（6）针刀操作　见图 29 – 72。

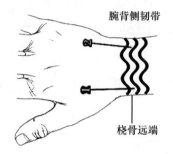

腕背侧韧带

桡骨远端

图 29 – 72　针刀松解腕背侧韧带及筋膜的病变松解示意图

①第 1 支针刀松解腕背面尺侧的压痛点　在腕背面尺侧压痛点定位，刀口线与前臂纵轴平行，针刀体与皮肤呈 90°角，按针刀四步进针规程，从定位处刺入，刀下有韧性感时，即到达腕背侧的韧带尺侧的粘连瘢痕点，进针刀 1mm，纵疏横剥 2 ~ 3 刀，范围不超过 0.5cm。

②第 2 支针刀松解腕背面桡侧的压痛点　在腕背面桡侧压痛点定位，刀口线与前臂纵轴平行，针刀体与皮肤呈 90°角，按针刀四步进针规程，从定位处刺入，刀下有韧性感时，即到达腕背侧韧带桡侧的粘连瘢痕点，进针刀 1mm，纵疏横剥 2 ~ 3 刀，范围不超过 0.5cm。

【针刀术后手法治疗】

针刀术后，患者取坐位，腕关节平伸，医生一手握患手掌指关节及指间关节，另一手握患腕关节近端，双手同时用力，作腕关节顺时针和逆时针旋转数次。

二、手指关节扭挫伤

【概述】

手指是人们生产劳动，体育运动时活动最多的部位之一，所以手指关节扭挫伤是临床常见的损伤。特别是在球类运动受伤较多。

【病因病理】

手指活动时受到碰击砸压，或因间接暴力使其过度背伸、掌屈、扭转等引起手指关节扭挫伤。如球类运动中，指尖受到猛烈冲撞，导致关节面软骨损伤，手指过度伸屈、旋转，可致关节囊或侧副韧带损伤。

【临床表现】

急性损伤后，局部剧痛，肿胀，关节强直不能屈伸；局部压痛明显，被动侧方活动时疼痛加剧。

【诊断要点】

1. 有急性损伤史。

2. 局部剧痛，肿胀，关节强直不能屈伸。

3. 局部压痛明显，被动侧方活动时疼痛加剧。

【针刀治疗】

1. 治疗原则 手指关节扭伤是人体在对手关节损伤的不断修复和调节过程中所形成的粘连和瘢痕，破坏了关节局部的动态平衡，应用针刀整体松解、剥离粘连与挛缩的病理组织，配合手法治疗，恢复手指关节的动静态平衡。

2. 操作方法

（1）体位 坐位，手放在手术台上，手指关节半屈位。

（2）体表定位 损伤指间关节尺侧、桡侧、背侧压痛点。

（3）消毒 施术部位用碘伏消毒2遍，然后铺无菌洞巾，使治疗点正对洞巾中间。

（4）麻醉 用1%利多卡因局部麻醉。

（5）刀具 使用特制弧形针刀。

（6）针刀操作 见图29-73。

①第1支针刀松解指间关节尺侧副韧带 在损伤指间关节尺侧压痛点定位，针刀弧形刀口线与手指纵轴平行，针刀体与皮肤呈90°角，按针刀四步进针规程，从定位处刺入，刀下有韧性感

时，即到达指间关节尺侧副韧带，进针刀1mm，纵疏横剥2～3刀，范围不超过0.5cm。然后调整针刀体，继续进针刀，达关节囊附着处，调转刀口线90°，贴指骨底骨面铲剥2刀，范围不超过1mm。

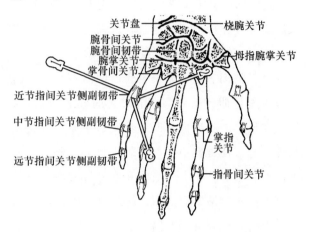

图29-73 手指关节扭挫伤针刀操作

②第2支针刀松解指间关节桡侧副韧带 在损伤指间关节桡侧压痛点定位，针刀弧形刀口线与手指纵轴平行，针刀体与皮肤呈90°角，按针刀四步进针规程，从定位处刺入，刀下有韧性感时，即到达指间关节桡侧副韧带，进针刀1mm，纵疏横剥2～3刀，范围不超过0.5cm。然后调整针刀体，继续进针刀，达关节囊附着处，调转刀口线90°，贴指骨底骨面铲剥2刀，范围不超过1mm。

③第3支针刀松解指间关节背侧关节囊的粘连瘢痕 在损伤指间关节背侧压痛点定位，针刀弧形刀口线与手指纵轴平行，针刀体与皮肤呈90°角，按针刀四步进针规程，从定位处刺入，针刀直达指骨底骨面，然后调转刀口线90°，贴指骨底骨面铲剥2刀，范围不超过1mm。

【针刀术后手法治疗】

针刀术毕，一手握患指受伤关节远端，一手握患指受伤关节近端，作被动屈伸运动2～3次。

三、桡骨茎突狭窄性腱鞘炎

【概述】

桡骨茎突狭窄性腱鞘炎是指发生于桡骨茎突部

骨–纤维管道的损伤性炎症，以该部位疼痛为主要表现，疼痛可放射到手指和前臂，多发生于新产妇及照顾婴幼儿的中老年妇女。

【病因病理】

在腕部桡骨下端茎突处有一腱鞘，鞘内有拇长展肌腱和拇短伸肌腱通过，进入拇指背侧。正常情况下，两肌腱只能紧密地通过这一坚韧的腱鞘。由于腱沟表浅而狭窄，底面凹凸不平，沟面又覆盖着伸肌支持带。加上长时间外展拇指时，肌腱在狭窄的腱鞘内不断地运动、摩擦，造成积累性劳损，使腱鞘组织纤维轻度撕裂、破裂、轻度出血、水肿，在水肿吸收和修复过程中，腱鞘内壁不断瘢痕增厚而狭窄，使两肌腱受挤压和粘连。拇指做勉强外展、内收活动时，可造成肌腱和鞘内壁的撕裂，使拇长展肌腱和拇短伸肌腱痉挛、疼痛、肿胀。

【临床表现】

一般发病缓慢，桡骨茎突周围疼痛，疼痛可放射到手指和前臂。常可见腕部有肿胀或肿块，拇指和腕部活动受限。

【诊断要点】

1. 桡骨茎突处压痛明显。

2. 让患侧拇指内收屈曲放于掌心，握拳，再使腕部向尺侧倾斜，可引起桡骨茎突处剧烈疼痛。

【针刀治疗】

1. 体位 坐位，患者握拳将患侧腕部放于治疗桌面上。

2. 体表定位 在桡骨茎突压痛明显处定位。

3. 消毒 施术部位用碘伏消毒两遍，然后铺无菌洞巾，使治疗点正对洞巾中间。

4. 麻醉 1%利多卡因局部麻醉。

5. 刀具 使用Ⅰ型针刀。

6. 针刀操作 常规消毒后，针刀刀口线和桡动脉平行，针刀体与皮肤垂直刺入，感觉刀下有韧性感，用提插刀法在纤维鞘管上切2～3刀，然后针刀

达骨面，在腱鞘内纵疏横剥2～3刀，出针刀后，创可贴覆盖针眼（图29-74）。

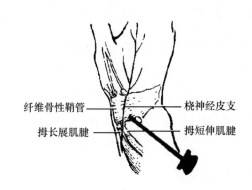

图29-74 桡骨茎突狭窄性腱鞘炎针刀松解示意图

7. 注意事项

（1）找准解剖位置，勿伤及桡动脉。

（2）如肿胀粘连严重，应注意勿损伤桡神经浅支，方法是进针刀速度不可太快，只要按四步进针规范操作，在进针过程中，完全可以避开神经。

针刀治疗1次后，未治愈者，5天后再做1次，一般不超过3次即可痊愈。

【针刀术后手法治疗】

先用拇指重点揉按桡骨茎突部及其上下方，达到舒筋活血的目的。然后一手握住患侧腕部，另一手食指及中指夹持拇指，其余手指紧握患者其他四指进行对抗牵引，并使患者腕部向尺侧和掌侧屈曲，同时，缓缓旋转推按桡骨茎突，重复操作3～4次。

四、屈指肌腱鞘炎

【概述】

由于手指伸屈频繁，屈指肌腱和腱鞘因摩擦劳损而发病，尤其以拇指和食指腱鞘炎最为常见。另外由于手指掌侧指横纹处无皮下组织，皮肤直接与腱鞘相连。外伤直接可达腱鞘处造成腱鞘炎。因此，屈指肌腱鞘炎大多在手指掌侧指横纹处。

【病因病理】

屈指肌腱鞘炎由摩擦劳损引起。损伤后，腱鞘

图中标注：纤维骨性鞘管、拇长展肌腱、桡神经皮支、拇短伸肌腱

修复瘢痕，滑液分泌减少，使摩擦损伤加剧。

【临床表现】

患指伸屈受限，多在指掌侧指横纹处疼痛，或有肿胀，严重者不能执筷和扣纽扣，病程日久者，患者多诉指关节处有弹响声。在压痛点处多可触及条索状、块状硬结。

【诊断要点】

1. 手指损伤或劳损史。

2. 手指掌面指横纹处疼痛、压痛，夜间较甚。

3. 手指伸屈功能障碍。

【针刀治疗】

1. 体位　坐位，拇指外展位，掌心向上平放于治疗台上。

2. 体表定位　在拇指及 2～5 指掌指关节掌侧触到串珠状硬结处定位。

3. 消毒　施术部位用碘伏消毒两遍，然后铺无菌洞巾，使治疗点正对洞巾中间。

4. 麻醉　1% 利多卡因局部麻醉。

5. 刀具　使用 Ⅰ 型针刀、专用弧形斜刃针刀。

6. 针刀操作

（1）第 1 支针刀松解拇指屈指肌腱鞘　摸清楚增厚串珠状腱鞘，从串珠的近端进针，斜面刀刃向上，刀口线与拇指屈指肌腱走行方向一致，针刀体与皮肤呈 90° 角刺入。通过皮肤达皮下组织即有一落空感，此时，将针刀体向拇指近端倾斜，使针刀体与拇指皮肤面呈 0° 角，刀下寻找环形卡压腱鞘近侧后，将针刀推入腱鞘，边推边切，直到有落空感为止（图 29 - 75）。

（2）第 2、3 支针刀分别松解示指、环指的屈指肌腱鞘　摸清楚增厚串珠状腱鞘，从串珠的近端进针，斜面刀刃向上，刀口线与拇指屈指肌腱走行方向一致，针刀体与皮肤呈 90° 角刺入。通过皮肤达皮下组织即有一落空感，此时，将针刀体向手指近端倾斜，使针刀体与手指皮肤面呈 0° 角，刀下寻找环形卡压腱鞘近侧后，将针刀推入腱鞘，边推边切，直到有落空

感为止（图 29 - 76）。

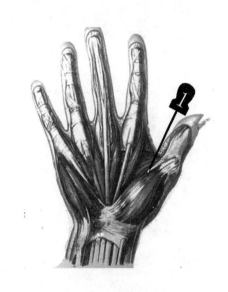

图 29 - 75　拇指屈指肌腱鞘炎针刀松解示意图

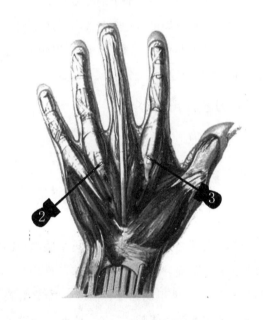

图 29 - 76　示指、环指的屈指肌腱鞘炎针刀松解示意图

7. 注意事项

（1）针刀松解拇指的纤维鞘时，由于拇指处于外展位，故拇指肌腱的走行方向与其他 4 指肌腱的走行方向是不一致的。所以，针刀体要与拇指的肌腱走行一致，而不能与其他 4 指的肌腱走行方向一致。反之，在做其他 4 指的纤维鞘切开时，针刀体要与其肌腱走行方向一致，而不能与拇指肌腱的走行方向一致。否则容易切断肌腱，导致针刀手术失

败，引起医疗事故的发生（图29-77）。

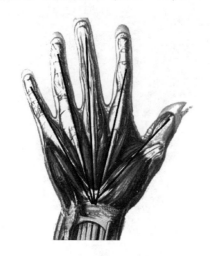

图29-77 各屈指肌腱走行方向示意图

（2）针刀不到骨面进行切割，因为环形卡压纤维鞘较厚，如想通过在骨面上的纵疏横剥将卡压环铲开，针刀必然要经过肌腱到骨面，纵疏横剥对肌腱的损伤就会明显加大，造成术后反应加重，功能恢复时间明显延长。

【针刀术后手法治疗】

过度掌屈背屈手指2~3下。

五、腕背侧腱鞘囊肿

【概述】

腱鞘囊肿是指关节囊或腱鞘附近某些组织的黏液变性所形成的囊肿，有单房性和多房性之分。囊肿壁的外壁为纤维组织构成，内壁与关节滑膜相似，囊内充满无色透明胶样黏液。囊腔可与关节腔或腱鞘相通，但也不与关节腔及腱鞘相通而成闭锁。

【病因病理】

腱鞘囊肿的形成与关节腔或腱鞘滑膜腔密切相关，可因外伤后局部形成淤积而成。多数学者认为它是关节囊或腱鞘中多余的结缔组织发生黏液样变性所致。

【临床表现】

囊肿生长缓慢，患者自觉局部酸痛或疼痛，发生于皮下，呈圆形或椭圆形，大小不一，发生于腕部背侧的一般在2~3cm。手握物或按压时疼痛。

【诊断要点】

1. 多见于青年和中年，女性多于男性。

2. 囊肿突起于皮面，质软而伴有张力感，呈圆形或椭圆形，大小不一，手握物或按压时疼痛。

【针刀治疗】

1. **体位** 坐位，患肢屈腕位。

2. **体表定位** 在手指肿块突出处定位。

3. **消毒** 施术部位用碘伏消毒两遍，然后铺无菌洞巾，使治疗点正对洞巾中间。

4. **麻醉** 1%利多卡因局部麻醉。

5. **刀具** 使用Ⅰ型针刀。

6. **针刀操作** 针刀于定位点进针，刀口线与伸指伸腕肌腱走行方向一致，针刀体与皮肤呈90°角刺入。通过皮肤达皮下组织，刺破囊壁，即有一落空感，此时，缓慢进针刀，感觉刀下有轻微阻塞感时，即到了腱鞘囊肿的基底部，也是囊肿的生发组织层，纵疏横剥2~3刀，范围不超过0.5cm，以破坏囊肿的生发细胞层，然后稍提针刀，按"十"字形，分别穿破囊壁四周后出针刀。针眼以创可贴覆盖（图29-78、图29-79）。

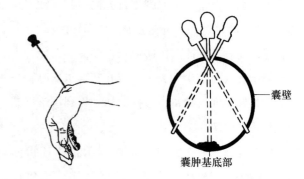

图29-78 针刀进针示意图　图29-79 针刀松解示意图

【针刀术后手法治疗】

针刀术后于屈腕位，医生用拇指强力按压囊肿两次，用纱布团压在囊肿表面，加压包扎5天后再松开。

六、掌腱膜挛缩症

【概述】

传统认为掌腱膜挛缩症系原因不明的进行性的掌腱膜挛缩。Plater 于 1610 年描述本病，1823 年 Cooper 首先确认此症，1832 年 Dupuytren 报告了本病的病因和病理，此后称之为 Dupuytren 挛缩。

【病因病理】

掌腱膜挛缩症的病因不明。但其发病与种族、性别、年龄、遗传等因素有关。欧洲高加索白人患此病较多，亚洲人较少，黑人罕见，我国可见到此病。男性明显多于女性，比率约 4∶1。多发生在中年或老年，年龄一般在 50～60 岁。遗传因素明显，一家中常有数人发病或几代人中有数人发病。本病可能与全身素质有关，某些疾病如痛风、风湿病、糖尿病、肝脏疾病以及大量饮酒者，常伴有掌腱膜挛缩。半数以上的患者常为双侧性，个别病例同时有跖腱膜挛缩或阴茎海绵体筋膜挛缩。Dupuytren 认为本病由外伤引起，但上述各种情况都不能用外伤加以解释。掌腱膜挛缩时，部分或全部掌腱膜由于瘢痕组织增生而增厚、短缩，致使掌指关节、近侧指间关节发生屈曲挛缩，手掌皮肤出现硬结皱褶。增生最明显处，多位于远侧掌横纹外，发病往往从环指相对的远侧掌横纹处开始。由于掌腱膜至皮肤的短纤维增生、挛缩的结果，可将皮下脂肪、汗腺、血管、淋巴管等挤压以至消失，在表皮与掌腱膜之间形成一坚韧的团块或索条，明显突出皮肤。

镜下观察，病变处皮肤角化层显著增厚，棘状细胞层变薄，真皮乳突消失。早期结缔组织中有圆形细胞、成纤维细胞增殖；晚期只有致密的瘢痕组织，脂肪及皮肤的深层组织被挤压逐渐消失。Bazin（1980）的研究表明，在挛缩的掌腱膜中含有增多的Ⅲ型胶原。

针刀医学认为掌腱膜挛缩症是由于长期劳损，导致掌腱膜所构成的弓弦力学系统异常，引起掌腱膜的起止点及行经路线产生粘连和挛缩而致。

【临床表现】

发病早期，常在环指、示指关节平面掌侧皮肤出现小结节，皮肤增厚，皮下逐渐形成挛缩带，远侧掌横纹附近产生皮肤皱褶，并呈现月牙状凹陷。病变进一步发展，则出现掌指关节和近侧指间关节屈曲挛缩，而远侧指间关节很少受累。病变皮肤失去原有弹性，变得粗厚、坚韧，与深面挛缩之掌腱膜紧密粘连。最常受累的手指是环指，其次是小指，再次是中指，食指受累较少，拇指更少。约半数为双侧患病，病程进展大多数缓慢，有的发展较快。在同一病例，有时病程进展较快，有时出现停顿现象。本病一般无疼痛感，但有时局部可有发僵不适或轻微的疼痛和麻木感。

【诊断要点】

1. 病程进展大多数较为缓慢，本病一般无疼痛感，但有时在病变的局部区域可能有发僵不适或轻微的疼痛和麻木感。

2. 常会在环指掌指关节平面的掌侧皮肤出现小的结节，皮肤厚度增加，皮下逐渐形成一条挛缩带，远侧掌横纹附近产生皮肤皱褶，并呈现月牙状的凹陷区域。随着病变进一步发展，会在掌指关节和近侧指间关节处出现屈曲挛缩，而远侧指间关节则很少受累。病变皮肤失去原有弹性，变得粗厚、坚韧，与深面挛缩之掌腱膜紧密粘连。

3. 最常受累的手指是环指，小指其次，再次是中指，食指受累较少，拇指更少。

【针刀治疗】

（一）治疗原则

依据慢性软组织损伤病理构架的网眼理论，应用针刀松解掌腱膜起止点及掌腱膜纵束、横束的粘连、瘢痕点。

（二）操作方法

1. 第一次针刀松解部分掌腱膜起止点及部分横束

（1）体位　坐位，手放在手术台上，掌心向上。

（2）体表定位　腕横韧带远端，掌骨头条索状物。

（3）消毒　施术部位用碘伏消毒两遍，然后铺无菌洞巾，使治疗点正对洞巾中间。

（4）麻醉　用1%利多卡因局部麻醉。

（5）刀具　使用Ⅰ型针刀。

（6）针刀操作　见图29-80。

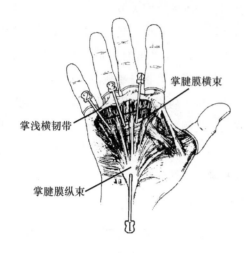

图29-80　掌腱膜起止点及部分横束针刀松解示意图

①第1支针刀松解掌腱膜起始部　在腕横韧带远端掌腱膜起始部定位，刀口线与前臂纵轴平行，针刀体与皮肤呈90°角，按针刀四步进针规程，从定位处刺入，刀下有韧性感时，即到达掌腱膜起始部，继续进针刀1mm，纵疏横剥2～3刀，范围不超过0.5cm。然后调转刀口线90°，提插切割2～3刀，刀下有落空感时停止切割。

②第2支针刀松解环指、小指之间的掌腱膜横束部及止点　在环指与小指指蹼条索状物定位，刀口线与环纵轴平行，针刀体与皮肤呈90°角，按针刀四步进针规程，从定位处刺入，刀下有韧性感时，即到达掌腱膜横束部，继续进针刀1mm，纵疏横剥2～3刀，范围不超过0.5cm。然后继续进针刀，达掌骨头，调转刀口线90°，贴骨面铲剥2～3刀，范围不超过3mm。

③第3支针刀松解中指、环指之间的掌腱膜横束部及止点　在中指与环指指蹼条索状物定位，刀口线与中指纵轴平行，针刀体与皮肤呈90°角，按针刀四步进针规程，从定位处刺入，刀下有韧性感时，即到达掌腱膜横束部，继续进针刀1mm，纵疏横剥2～3刀，范围不超过0.5cm。然后继续进针刀，达掌骨头，调转刀口线90°，贴骨面铲剥2～3刀，范围不超过3mm。

④第4支针刀松解食指、中指之间的掌腱膜横束部及止点　在食指、中指指蹼条索状物定位，刀口线与食指纵轴平行，针刀体与皮肤呈90°角，按针刀四步进针规程，从定位处刺入，刀下有韧性感时，即到达掌腱膜横束部，继续进针刀1mm，纵疏横剥2～3刀，范围不超过0.5cm。然后继续进针刀，达掌骨头，调转刀口线90°，贴骨面铲剥2～3刀，范围不超过3mm。

（7）注意事项

①针刀松解掌腱膜起始部时，正中神经位于掌长肌的外侧，一般不会损伤此神经。在调转刀口线横行切割时，需切断部分掌腱膜，直至刀下有落空感为止，否则疗效不好。

②针刀松解掌腱膜横束部及止点时，应特别注意针刀始终在挛缩的腱膜中操作，必须到掌骨头骨面后，才能调转刀口线，在骨面上松解掌腱膜止点，否则容易引起指动脉损伤。

2. 第二次针刀松解掌腱膜与周围软组织的粘连瘢痕及掌腱膜纵束

（1）体位　坐位，手放在手术台上，掌心向上。

（2）体表定位　腕横韧带远端，掌腱膜纵行条索状物。

（3）消毒　施术部位用碘伏消毒2遍，然后铺无菌洞巾，使治疗点正对洞巾中间。

（4）麻醉　用1%利多卡因局部麻醉。

（5）刀具　使用Ⅰ型针刀。

（6）针刀操作　见图29-81。

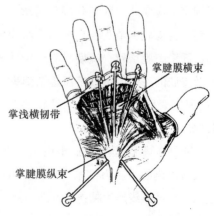

图29-81　掌腱膜与周围软组织的粘连瘢痕及掌腱膜纵束针刀松解示意图

①第1支针刀松解掌腱膜起始部桡侧与周围软组织的粘连。在腕横韧带远端，掌腱膜起始部桡侧条索部的边缘定位，刀口线与食指纵轴平行，针刀体与皮肤呈90°角，按针刀四步进针规程，从定位处刺入，仔细寻找挛缩的掌腱膜与周围软组织之间的间隙，在间隙中纵疏横剥2~3刀，范围不超过0.5cm。然后提插切割2~3刀，刀下有落空感时，停止切割。

②第2支针刀松解掌腱膜起始部尺侧与周围软组织的粘连。在腕横韧带远端，掌腱膜起始部尺侧条索部的边缘定位，刀口线与小指纵轴平行，针刀体与皮肤呈90°角，按针刀四步进针规程，从定位处刺入，仔细寻找挛缩的掌腱膜与周围软组织之间的间隙，针刀在间隙中纵疏横剥2~3刀，范围不超过0.5cm。然后提插切割2~3刀，刀下有落空感时，停止切割。

③第3支针刀松解掌腱膜到食指方向的掌腱膜纵束部　在食指掌指关节与掌根部连线的纵斜形条索状物定位，刀口线与条索方向一致，针刀体与皮肤呈90°角，按针刀四步进针规程，从定位处刺入，刀下有韧性感时，即到达掌腱膜纵束部，纵疏横剥2~3刀，范围不超过0.5cm。然后退针刀至掌腱膜纵束部表面，沿纵束内、外缘作扇形提插针刀2~3刀，范围不超过0.5cm。

④第4支针刀松解掌腱膜到中指方向的掌腱膜纵束部　在中指掌指关节与掌根部连线的纵斜形条索状物定位，刀口线与条索方向一致，针刀体与皮肤呈90°角，按针刀四步进针规程，从定位处刺入，刀下有韧性感时，即到达掌腱膜纵束部，纵疏横剥2~3刀，范围不超过0.5cm。然后退针刀至掌腱膜纵束部表面，沿纵束内、外缘作扇形提插针刀2~3刀，范围不超过0.5cm。

⑤第5支针刀松解掌腱膜到小指方向的掌腱膜纵束部　在小指掌指关节与掌根部连线的纵斜形条索状物定位，刀口线与条索方向一致，针刀体与皮肤呈90°角，按针刀四步进针规程，从定位处刺入，刀下有韧性感时，即到达掌腱膜纵束部，纵疏横剥2~3刀，范围不超过0.5cm。然后退针刀至掌腱膜

纵束部表面，沿纵束内、外缘作扇形提插针刀2~3刀，范围不超过0.5cm。

（7）注意事项

①针刀松解掌腱膜起始部桡侧与周围软组织的粘连时，应摸清楚桡动脉搏动，在桡动脉内侧进针刀，刀口线方向始终与2~5指纵轴平行，就会避免损伤桡动脉。

②针刀松解掌腱膜起始部尺侧与周围软组织的粘连时，应摸清楚尺动脉搏动，在尺动脉外侧进针刀，刀口线方向始终与2~5指纵轴平行，就会避免损伤尺动脉。

3. 第三次针刀松解掌侧骨间肌的粘连瘢痕

（1）体位　坐位，手放在手术台上，掌心向上。

（2）体表定位　2~5掌骨体。

（3）消毒　施术部位用碘伏消毒两遍，然后铺无菌洞巾，使治疗点正对洞巾中间。

（4）麻醉　用1%利多卡因局部麻醉。

（5）刀具　使用Ⅰ型针刀。

（6）针刀操作　见图29-82。

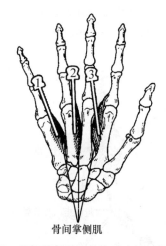

骨间掌侧肌

图29-82　骨间掌侧肌的粘连瘢痕针刀松解示意图

①第1支针刀松解第三骨间肌与掌骨的粘连在第五掌骨体中部定点，刀口线与小指纵轴平行，针刀体与皮肤呈90°角，按针刀四步进针规程，从定位处刺入，达第五掌骨体骨面桡侧，纵疏横剥2~3刀，范围不超过0.5cm。然后提插切割2~3刀，范围不超过0.5cm。

②第2支针刀松解第二骨间肌与掌骨的粘连

在第四掌骨体中部定点，刀口线与环指纵轴平行，针刀体与皮肤呈90°角，按针刀四步进针规程，从定位处刺入，达第四掌骨体骨面桡侧，纵疏横剥2~3刀，范围不超过0.5cm。然后提插切割2~3刀，范围不超过0.5cm。

③第3支针刀松解第一骨间肌与掌骨的粘连 在第二掌骨体中部定点，刀口线与食指纵轴平行，针刀体与皮肤呈90°角，按针刀四步进针规程，从定位处刺入，达第二掌骨体骨面尺侧，纵疏横剥2~3刀，范围不超过0.5cm。然后提插切割2~3刀，范围不超过0.5cm。

4. 第四次针刀松解掌指关节及近节指间关节的粘连瘢痕

（1）体位 坐位，手放在手术台上，掌心向上。

（2）体表定位 第二至五掌指关节及近节指间关节。

（3）消毒 施术部位用碘伏消毒两遍，然后铺无菌洞巾，使治疗点正对洞巾中间。

（4）麻醉 用1%利多卡因局部麻醉。

（5）刀具 使用Ⅰ型针刀。

（6）针刀操作 见图29-83。

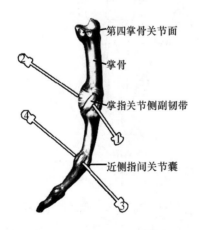

图29-83 掌指关节及近节指间关节的
粘连针刀松解示意图

①第1支针刀松解掌指关节桡侧副韧带的粘连 在掌指关节桡侧定点，刀口线与手指纵轴平行，针刀体与皮肤呈90°角，按针刀四步进针规程，从定位处刺入皮肤后，刀下有韧性感时，即到达掌指关节桡侧副韧带粘连处，纵疏横剥2~3刀，范围不超过

0.3cm。然后提插切割2~3刀，范围不超过0.3cm。

②第2支针刀松解掌指关节尺侧副韧带的粘连 在掌指关节尺侧定点，刀口线与手指纵轴平行，针刀体与皮肤呈90°角，按针刀四步进针规程，从定位处刺入皮肤后，刀下有韧性感时，即到达掌指关节尺侧副韧带粘连处，纵疏横剥2~3刀，范围不超过0.3cm。然后提插切割2~3刀，范围不超过0.3cm。

③第3支针刀松解近节指间关节桡侧副韧带的粘连 在近节指间关节桡侧定点，刀口线与手指纵轴平行，针刀体与皮肤呈90°角，按针刀四步进针规程，从定位处刺入皮肤后，刀下有韧性感时，即到达近节指间关节桡侧副韧带粘连处，纵疏横剥2~3刀，范围不超过0.3cm。然后提插切割2~3刀，范围不超过0.3cm。

④第4支针刀松解近节指间关节尺侧副韧带的粘连 在近节指间关节尺侧定点，刀口线与手指纵轴平行，针刀体与皮肤呈90°角，按针刀四步进针规程，从定位处刺入皮肤后，刀下有韧性感时，即到达近节指间关节尺侧副韧带粘连处，纵疏横剥2~3刀，范围不超过0.3cm。然后提插切割2~3刀，范围不超过0.3cm。

（7）注意事项 指动脉、指神经通过手指的前侧面到达手指远端，所以不能将手指的前侧面作为进针刀点，手指内、外侧面中点没有大的神经血管，在此处进针刀，不会损伤指动脉、指神经。

【针刀术后手法治疗】

每次针刀术后，过度掌屈背伸掌指关节及手指2~3下。

第七节 髋部慢性软组织损伤

一、髋部扭挫伤

【概述】

髋部扭挫伤是指髋关节在过度展、收、屈、伸时，扭挫而致髋关节周围肌肉和韧带损伤。本病多发于3～10岁小儿，又称小儿闪髋症、髋掉环、小儿髋关节半脱位。本病预后较好，一般2～3周后可痊愈。

【病因病理】

髋关节周围的肌肉和韧带比较坚实稳固，成年人伤筋的发生率较低。髋部扭伤多因摔跤或高处坠下时，髋关节过度外展、内收、屈曲、过伸所致，出现髋部周围肌肉、韧带的撕伤或断裂，圆韧带、关节囊的水肿。小儿以股内收肌群扭伤多见，因儿童股骨头发育不全，关节囊松弛，肌肉不够强劲，在摔跤、踢球、跳皮筋时易受伤。若髋部在过度劳累、感受风寒等基础上再损伤，将会加重症状。

【临床表现】

受伤后局部疼痛、肿胀、功能障碍，常出现跛行、拖拉步态、骨盆倾斜等。患侧腹股沟部有明显压痛及轻度肿胀，在股骨大转子后方亦有压痛，髋关节各方向运动时均可出现疼痛加剧。偶见患肢外观变长，但X线检查却无异常发现。若经久不愈，则可出现髋关节功能进行性障碍，或伴有低热，甚至有的时间长了患肢形成废用性萎缩。

【诊断要点】

1. 一般有外伤史，或有过度劳累、感受风寒等情况。

2. 患侧髋部疼痛、肿胀、功能障碍。

3. 患肢呈保护性姿态，如跛行、拖拉步态、骨盆倾斜等。

4. 多数患者腹股沟部有明显压痛，若为外侧扭伤则压痛点多在股骨大粗隆后方，髋关节各方向运动时疼痛加剧。

5. X线检查一般无异常。

6. 本病须与股骨头骨骺炎、髋关节结核等病相鉴别。

【针刀治疗】

（一）治疗原则

依据慢性软组织损伤病理构架的网眼理论，应用针刀松解髋部缝匠肌起点、大转子压痛点及臀大肌与髂胫束的结合部的软组织粘连、瘢痕点。

（二）操作方法

1. 体位　卧位。

2. 体表定位　缝匠肌起点、大转子压痛点及臀大肌与髂胫束的结合部。

3. 消毒　施术部位用碘伏消毒两遍，然后铺无菌洞巾，使治疗点正对洞巾中间。

4. 麻醉　用1%利多卡因局部浸润麻醉，每个治疗点注药1ml。

5. 刀具　使用Ⅰ型4号直形针刀。

6. 针刀操作

（1）第1支针刀松解缝匠肌起点　在髂前上棘处触摸到缝匠肌起点处的压痛点，刀口线与缝匠肌纤维方向一致，针刀体与皮肤垂直刺入，达肌肉起点处，调转刀口线90°，与缝匠肌肌纤维方向垂直，在骨面上向内铲剥2～3刀，范围不超过0.5cm。出针刀后，针眼处用创可贴覆盖（图29-84）。

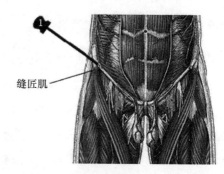

缝匠肌

图29-84　缝匠肌起点针刀松解示意图

（2）第2支针刀松解股骨大转子处的压痛点　触压到大转子处的压痛点，刀口线与下肢纵轴一致，针刀体与皮肤呈90°角刺入，针刀经皮肤、皮下组织，刀下有韧性感时，即到髂胫束的粘连处，纵疏横剥2～3刀，然后再进针刀在骨面，在骨面上向内铲剥2～3刀，范围不超过0.5cm，以松解肌肉与骨面的粘连和瘢痕。出针刀后，针眼处创可贴覆盖（图29-85）。

（3）第3支针刀松解臀大肌与髂胫束的结合部　如疼痛、压痛点在臀大肌与髂胫束的结合部，在大转子突出部后方压痛点处进针刀，刀口线与下肢纵轴方向一致，针刀经皮肤、皮下组织，刀下有韧性感时，即到臀大肌与髂胫束的结合部，纵疏横剥2~3刀，范围不超过1cm，出针刀后，针眼处创可贴覆盖（图29-85）。

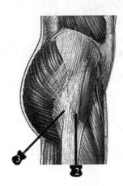

图29-85　股骨大转子压痛点、臀大肌与
髂胫束的结合部针刀松解意图

【针刀术后手法治疗】

针刀术毕，作髋关节被动伸、屈、收、展等活动1~2次。

二、股内收肌损伤

【概述】

股内收肌损伤较为常见，一般是指大腿内收肌群受到强力的牵拉或挫伤后，引起的肌纤维断裂，局部充血、肿胀等病理改变。本病可单独发生，亦可以和腰髋部及其周围组织损伤同时存在。本病多见于足球、骑马、体操、蛙泳等运动员。

【病因病理】

股内收肌损伤多由于间接暴力引起，多因髋突然猛烈内收或超常外展而受伤。当内收肌猛烈收缩或大腿用力内收突然受阻或对内收肌长期而过度牵拉时，均可使内收肌的肌纤维发生变性、断裂，血管破裂、间质破坏、局部出血和血肿形成。血肿机化、组织修复及各种异常的组织粘连机化、瘢痕挛缩等，都可导致内收肌的损伤。

【临床表现】

大腿内侧疼痛，尤其是耻骨部位疼痛厉害，可

以是持续性胀痛、牵扯样疼或撕裂样疼。患者行走呈摇摆步态，不敢迈大步，伤肢足尖外撇，用足底内侧着地跛行，疼痛向下可沿大腿内侧传至股骨内上髁部，严重者甚至传至小腿内侧。大腿内侧损伤处有明显的肿胀或皮下瘀血。耻骨部位内收肌起点处压痛明显，并可摸到断裂部位有凹陷存在。当受损肌肉相邻的其他肌肉发生保护性痉挛时，可以触摸到质硬而呈条索状的病变组织。病久内收肌变硬，发生骨化性肌炎，髋关节内收、外展时剧痛，活动受限。"4"字试验呈阳性。X线片显示内收肌部出现钙化阴影。

【诊断要点】

1. 有明显的外伤史。

2. 大腿内侧疼痛、肿胀、功能障碍。患侧膝、髋呈半屈曲状的被动体位。大腿外展和前屈功能受限。

3. 患者行走呈摇摆步态，内收抗阻试验阳性，内收肌部可触摸到条索状物，压痛明显。

4. X线检查一般无异常改变。晚期耻骨肌起点处可有骨质增生。

【针刀治疗】

（一）治疗原则

依据慢性软组织损伤病理构架的网眼理论，应用针刀松解内收肌起止点及行经途中软组织的粘连、瘢痕点。

（二）操作方法

1. 第一次针刀松解内收肌起点的粘连和瘢痕

（1）体位　仰卧位。

（2）体表定位　耻骨上下支。

（3）消毒　施术部位用碘伏消毒两遍，然后铺无菌洞巾，使治疗点正对洞巾中间。

（4）麻醉　用1%利多卡因局部浸润麻醉，每个治疗点注药1ml。

（5）刀具　使用Ⅰ型3号、4号直形针刀。

（6）针刀操作　见图29-86。

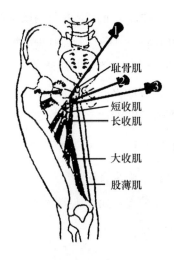

图 29 - 86 股内收肌损伤针刀松解意图

①第 1 支针刀松解耻骨肌起点　在耻骨上支触摸到成条索状的耻骨肌起点处的压痛点，刀口线与耻骨肌纤维方向一致，针刀体与皮肤垂直刺入，达肌肉起点处，调转刀口线 90°与耻骨肌肌纤维方向垂直，在耻骨上支骨面上向内铲剥 2～3 刀，范围不超过 0.5cm。出针刀后，针眼处创可贴覆盖。

②第 2 支针刀松解长收肌起点　在耻骨结节处摸到条索状的长收肌起点处的压痛点，刀口线与该肌肌纤维方向一致，针刀体与皮肤呈 90°角刺入，针刀经皮肤、皮下组织，直达骨面，在骨面上向内铲剥 2～3 刀，范围不超过 0.5cm，以松解肌肉与骨面的粘连和瘢痕。出针刀后，针眼处创可贴覆盖。

③第 3 支针刀松解短收肌和股薄肌起点　在耻骨下支处摸到条索状的短收肌和股薄肌起点后定位，刀口线与两肌肌纤维方向一致，针刀经皮肤、皮下组织，达骨面，在骨面上向内铲剥 2～3 刀，范围不超过 0.5cm，以松解肌肉与骨面的粘连和瘢痕。出针刀后，针眼处用创可贴覆盖。

2. 第二次针刀松解内收肌行经途中的粘连和瘢痕

（1）体位　患侧卧位。

（2）体表定位　内收肌行经路线。

（3）消毒　施术部位用碘伏消毒两遍，然后铺无菌洞巾，使治疗点正对洞巾中间。

（4）麻醉　用 1%利多卡因局部浸润麻醉，每个治疗点注药 1ml。

（5）刀具　使用 I 型 3 号直形针刀。

（6）针刀操作　见图 29 - 87。

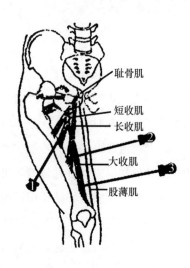

图 29 - 87　短收肌、长收肌、

大收肌止点针刀松解示意图

①第 1 支针刀松解短收肌止点　在大腿中段内侧触摸到成条索状的短收肌止点处的压痛点，刀口线与下肢纵轴方向一致，针刀体与皮肤垂直刺入，达肌肉在股骨的止点处，贴骨面向内后铲剥 2～3 刀，范围不超过 0.5cm。出针刀后，针眼处用创可贴覆盖。

②第 2 支针刀松解长收肌止点　在大腿中段内侧触摸到成条索将的长收肌止点处的压痛点，刀口线与下肢纵轴方向一致，针刀体与皮肤垂直刺入，达肌肉在股骨的止点处，贴骨面向内后铲剥 2～3 刀，范围不超过 0.5cm。出针刀后，针眼处用创可贴覆盖。

③第 3 支针刀松解大收肌止点　在大腿中下段内侧触摸到成条索状的大收肌止点处的压痛点，刀口线与下肢纵轴方向一致，针刀体与皮肤垂直刺入，达肌肉在股骨的止点处，贴骨面向内后铲剥 2～3 刀，范围不超过 0.5cm。出针刀后，针眼处用创可贴覆盖。

【针刀术后手法治疗】

针刀术后，立即做被动髋关节内收、内旋运动，在髋关节内收和屈曲最大位时，向相同方向做 1～2 次弹压手法。

三、臀肌挛缩症

【概述】

臀肌挛缩症是我国部分地区尤其是城郊及农村地区儿童的一种常见病及多发病，严重影响了儿童及青少年的生长发育和日常生活，是小儿跛行的原因之一。如未及时治疗可能进一步损害双髋关节功能，出现骨盆倾斜和继发性脊柱侧弯等并发症，影响患儿的正常发育。疾病的特征是由于臀部肌肉注射等多种原因引起的臀肌及其筋膜纤维变性、挛缩，引起髋关节功能受限所表现的特有步态、体征的临床症候群。

根据针刀医学关于慢性软组织损伤理论，各种原因引起的臀部软组织损伤都可以引起臀肌的粘连瘢痕，针刀通过精确松解病变的关键点，辅以手法，彻底松开病灶，恢复动态平衡，疾病就得到了根本的治疗。

【病因病理】

各种原因引起的臀部肌肉的慢性损伤，最终导致肌肉的粘连、瘢痕和挛缩，以及肌肉纤维化。病变范围涉及臀部各肌及筋膜，从单一臀大肌及筋膜至全部臀肌呈板状挛缩。受累肌肉频率大小依次为臀大肌、臀中肌、阔筋膜张肌、髂胫束、臀小肌、梨状肌等外旋肌群。病理特点：多数挛缩带位于臀大肌、阔筋膜张肌及二者之间，肌肉纤维化广泛而明显。

【临床表现】

根据患者不同的症状、体征，将臀肌挛缩症分为三度：

Ⅰ度：同时屈髋、屈膝90°时，强力内收，双膝可以并拢，但双侧股部无法交叉到对侧（跷"二郎腿"）。尖臀畸形不明显。Ober征弱阳性。

Ⅱ度：生活能自理，行走时可不表现出"八字步"，但上下楼或跑步时"八字步"明显。同时屈膝、屈髋90°，双膝无法并拢，不会跷"二郎腿"。臀部外上方塌陷，有明显"尖臀"畸形，Ober征阳性。

Ⅲ度：行走时呈明显的"八字步"，跑步困难，

难以自己穿上裤袜，下蹲时髋关节被迫强力外展外旋，呈"蛙式腿"，Ober征强阳性。髋关节必须在强力极度外展位，才能同时屈膝、屈髋达90°。臀部萎缩明显，有严重的"尖臀"畸形。骨盆变窄、变长，股骨颈干角增大。

【诊断要点】

1. 根据以上临床表现。

2. 影像学检查排除其他疾病。

【针刀治疗】

（一）治疗原则

根据针刀医学关于软组织损伤的病理构架的网眼理论，臀肌挛缩征是由于臀部的软组织损伤后引起的肌肉、筋膜、韧带的广泛粘连、瘢痕和挛缩引起动态平衡失调而引发的临床表现。针刀闭合性手术在几乎不损伤正常组织的情况下，对疾病的粘连、瘢痕和挛缩组织进行整体松解，达到治疗的目的。

（二）操作方法

1. 第一次针刀松解臀大肌止点及周围的粘连瘢痕点

（1）体位　健侧卧位。

（2）体表定位　臀大肌与髂胫束在股骨大粗隆上后方圆形挛缩点，臀大肌止点，臀中肌止点，外侧髋关节穿刺点。

（3）消毒　施术部位用碘伏消毒两遍，然后铺无菌洞巾，使治疗点正对洞巾中间。

（4）麻醉　在硬膜外麻醉下进行。

（5）刀具　使用Ⅱ型直形和弧形针刀。

（6）针刀操作　见图29-88。

①第1支针刀松解臀大肌延续为髂胫束时形成的挛缩点　将髋关节置于最大内收位，在股骨大粗隆上后方找到圆形的粘连、挛缩点的后方。刀口线与髂胫束走行方向一致，针刀经皮肤、皮下组织，刀下有坚韧感时，即到达臀大肌圆形挛缩点的后方，此时，调转刀口线90°，向前提插刀法切割粘连挛缩部，直到刀下有松动感。一般切割范围为

2～5cm，这是病变最关键的粘连瘢痕点，必须在第一次手术时完全松解。

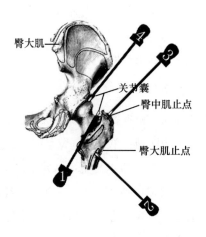

图29－88　臀肌挛缩松解示意图（1）

②第2支针刀松解臀大肌止点的挛缩点　在股骨的臀肌粗隆部定位。刀口线与髂胫束走行方向一致，针刀经皮肤、皮下组织、髂胫束，到达股骨骨面，纵疏横剥2～3刀，范围为1～2cm。

③第3支针刀松解臀中肌止点的挛缩点　在大粗隆臀中肌止点定位。刀口线与髂胫束走行方向一致，针刀经皮肤、皮下组织、髂胫束，到达股骨大粗隆骨面，调转刀口线90°，在骨面上铲剥2～3刀，范围为1～2cm。

④第4支针刀松解髋关节囊的挛缩点　在外侧髋关节穿刺点定位。刀口线与髂胫束走行方向一致，刀体与股骨干颈角方向一致，针刀经皮肤、皮下组织、髂胫束，当有落空感时，即已到髋关节囊，调转刀口线90°，针刀体向上与纵轴一致，提插刀法切割2～3刀，范围为不超过1cm。

2. 第二次针刀松解臀大肌、臀中肌起点及周围的粘连瘢痕点

（1）体位　健侧卧位。

（2）体表定位　髂嵴与髂骨翼结合部。

（3）消毒　施术部位用碘伏消毒两遍，然后铺无菌洞巾，使治疗点正对洞巾中间。

（4）麻醉　用1%利多卡因局部浸润麻醉，每个治疗点注药1ml。

（5）刀具　使用Ⅰ型3号直形针刀。

（6）针刀操作　见图29－89。

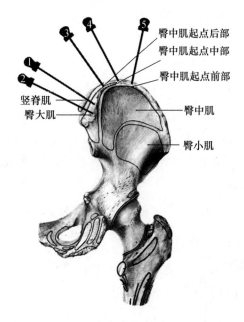

图29－89　臀肌挛缩松解示意图（2）

①第1支针刀松解臀大肌起点前部的挛缩点　在髂骨翼臀后线之后找到臀大肌的起点定位。刀口线与臀大肌肌纤维走行方向一致，针刀经皮肤、皮下组织、到达髂骨翼骨面，向下铲剥2～3刀，范围为1cm。

②第2支针刀松解臀大肌起点后部的挛缩点　以第1支针刀前方3cm定点，针刀操作方法同第1支针刀操作方法。

③第3支针刀松解臀中肌起点后部的挛缩　在髂骨翼上髂嵴最高点向后5cm处定位。刀口线与臀中肌肌纤维走行方向一致，针刀经皮肤、皮下组织，到达髂骨翼骨面，调转刀口线90°，向下铲剥2～3刀，范围为1cm。

④第4支针刀松解臀中肌起点中部的挛缩点　在髂骨翼上髂嵴最高点向后3cm处定位。刀口线与臀中肌肌纤维走行方向一致，针刀经皮肤、皮下组织，到达髂骨翼骨面，调转刀口线90°，向下铲剥2～3刀，范围为1cm。

⑤第5支针刀松解臀中肌起点前部的挛缩点　在髂骨翼上髂嵴最高点处定位。刀口线与臀中肌肌纤维走行方向一致，针刀经皮肤、皮下组织，到达髂骨翼骨面，调转刀口线90°，向下铲剥2～3刀，

范围为1cm。

（7）注意事项

①第1次针刀手术的第1支针刀必须松解到位，判断是否彻底松解臀大肌延续为髂胫束时的挛缩点的标志，是针刀松解后髋关节的内收和屈髋功能几乎恢复正常，未达到功能角度，则需在硬膜外麻醉下继续松解，否则，第2次及以后的针刀松解都在局部麻醉下进行，很难达到预期松解效果。

②在做臀大肌、臀中肌起点松解时，铲剥范围不宜太大，否则可能引起臀上血管的损伤，形成局部血肿。

【针刀术后手法治疗】

针刀术后，立即做被动髋关节内收、屈曲运动，在髋关节内收和屈曲最大位时，向相同方向做1～2次弹压手法。

四、臀中肌损伤

【概述】

臀中肌损伤有急、慢性两种。急性损伤者，局部肿痛显著，无复杂的临床症状，极少数病例因损伤较重，内出血太多，影响附近的神经和血管，出现臀部麻木、发凉等症状。慢性者，肿胀不显著，但出现的症状较为复杂，除局部疼痛麻木外，还常常引起坐骨神经痛，行走受限。若波及梨状肌时诊断更为困难。慢性臀中肌损伤的发病率在骨伤科疾病中较高，常被误诊为梨状肌损伤或笼统诊断为坐骨神经痛。

【病因病理】

臀中肌损伤大多由突然猛烈地外展大腿所致，在大腿前屈、内收、后伸外旋运动时损伤的机会较少。损伤日久，臀中肌瘢痕粘连、挛缩，和附近软组织粘连（大多数为肌肉筋膜损伤、挛缩和粘连），如果其他软组织和臀中肌相邻部位本身同时损伤，则多为臀中肌和其他软组织直接粘连，这种情况比较少见。

臀中肌瘢痕粘连，除本身活动受到限制，同时也挤压摩擦周围的软组织，引起其他软组织的临床症状。如挤压牵拉梨状肌就出现近似梨状肌损伤综合征的症状；挤压牵拉梨状肌上下孔的神经血管，就出现下肢疼痛麻木、发冷等症状。

【临床表现】

臀中肌损伤可根据臀中肌损伤所波及的范围和病理变化，分为两型：单纯型、臀梨综合型。

1. 单纯型 臀中肌本身受损，并未波及其他软组织，所以只在臀中肌本身有1～2个单纯的压痛点，多不引起牵涉痛。患者疼痛较局限，下肢有轻微的疼痛和麻木感。

2. 臀梨综合型 臀中肌本身有痛点，压痛波及梨状肌，做梨状肌牵拉试验，引起臀中肌疼痛加重，梨状肌上有压痛点，但都较轻微，且疼痛范围不清楚，或有下肢疼痛。

【诊断要点】

1. 有损伤史。

2. 臀中肌附着区有疼痛和压痛，梨状肌无压痛，患侧下肢或有轻微痛麻感觉；让患侧下肢主动做外展运动，引起痛点处疼痛加剧，为臀中肌损伤单纯型。

3. 臀中肌附着区有疼痛、压痛，位置偏于下侧，且梨状肌表面投影区也有疼痛和压痛（臀裂上端和患侧髂后上棘连线中点与同侧股骨大粗隆连线，即为梨状肌的表面投影），痛点和臀中肌上的痛点相邻，且两痛点模糊不清，很难分清，连成一片，做梨状肌牵拉试验引起疼痛加剧，下肢麻木感不明显，即为臀中肌损伤的臀梨综合型。

4. 臀中肌附着区有疼痛和压痛，并牵涉下肢沿坐骨神经干痛麻不适。梨状肌表面投影区有疼痛，并（或）引起下肢沿坐骨神经干痛麻加剧。患者走、站均感下肢疼痛不适，此为臀中肌损伤混合型。

【针刀治疗】

（一）治疗原则

依据网眼理论，臀中肌损伤的部位主要是其附着区，用针刀将其粘连松解、瘢痕刮除，使臀中肌的动态平衡得到恢复。

（二）操作方法

1. 体位　侧俯卧位，患侧在上。

2. 体表定位　臀中肌起止点。

3. 消毒　施术部位用碘伏消毒两遍，然后铺无菌洞巾，使治疗点正对洞巾中间。

4. 麻醉　用1%利多卡因局部浸润麻醉，每个治疗点注药1ml。

5. 刀具　使用Ⅰ型3号直形针刀。

6. 针刀操作　见图29-90。

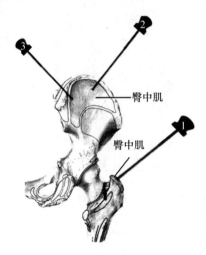

图29-90　臀中肌针刀松解示意图

（1）第1支针刀松解臀中肌止点　在大粗隆尖臀中肌止点定位。刀口线与髂胫束走行方向一致，针刀体与皮肤垂直，针刀经皮肤、皮下组织、髂胫束，到达股骨大粗隆尖骨面，调转刀口线90°，在骨面上铲剥2~3刀，范围为1~2cm。

（2）第2支针刀松解臀中肌前部起点　在髂嵴中点定位。刀口线与臀中肌走行方向一致，针刀体与皮肤垂直，针刀经皮肤、皮下组织、髂嵴骨面，调转刀口线90°，在髂骨外板的骨面上向下外铲剥2~3刀，范围为1~2cm。

（3）第3支针刀松解臀中肌后部起点　在髂嵴中后1/3定位。针刀操作与第2支针刀操作相同。

7. 注意事项

（1）由于臀中肌起点广阔，故做起点松解时，

应在臀中肌的髂嵴中点起点和髂嵴中后1/3分别用两支针刀松解。

（2）臀中肌损伤针刀术后血肿的防治。臀上动脉为髂内动脉第一大分支，发出后贴盆腔走行，经梨状肌上缘出坐骨大孔，进入臀部后分深、浅两支，深支在臀中肌深面走行，支配臀中肌和臀小肌，浅支经梨状肌和臀中肌间穿出后分数支，呈扇形分布于臀大肌上半部。臀上动脉出坐骨大孔处的体表投影在髂后上棘与大粗隆连线的中上1/3交界处。臀下动脉为髂内动脉另一大分支，经梨状肌下缘出坐骨大孔，供养臀大肌下半部。臀上动脉与臀下动脉有丰富的吻合。另外，髂内动脉的各分支在盆腔内与盆腔外相互间均有丰富的吻合。

一般情况下，通过对臀中肌起止点的针刀松解，完全可以使肌肉的粘连和瘢痕的关键点得以松解，加上术后手法，可将肌肉中间的病变粘连点拉开。如对局部解剖结构不熟悉，常引起臀上动脉的损伤，出现针刀术后臀部血肿。故尽量不要用针刀在臀中肌肌腹部松解，如果臀中肌肌腹部压痛明显，确有病变点存在，应避开臀上动脉的走行路线。

（3）如合并梨状肌损伤，其针刀松解参照梨状肌综合征的针刀操作。

【针刀术后手法治疗】

患者仰卧位，患侧下肢屈髋屈膝，医生将手压在膝关节髌骨下缘，向对侧肩关节猛压一下即可。

五、髂胫束损伤

【概述】

髂胫束损伤在整个运动损伤中占5.8%，发病率较低，多为阔筋膜张肌损伤后髂胫束保护性痉挛所致，常表现为髋关节及下肢疼痛。

【病因病理】

急性损伤多因大腿急剧后伸，外展用力过猛而引起。长期反复屈膝、经常弯腰或久坐使髋关节处于屈曲位，引起阔筋膜张肌挛缩，髂胫束挛缩、肿

痛，局部代谢产物滞留而产生疼痛及无菌性炎症。亦可因膝踝关节的扭伤，双下肢重力不平衡，而致积累性损伤。另外，髂前上棘阔筋膜张肌起点处还有缝匠肌起于此处，并斜向下内止于胫骨上端内侧面，因其起点的损伤挛缩，累及缝匠肌可引起膝关节内侧痛。当天气变化气温较低时，血液循环减慢，进一步使代谢产物滞留而加重病情。

【临床表现】

臀外侧及大腿外侧酸痛，患肢发沉，行走无力，走路抬腿髋部疼痛明显，上下楼时疼痛、乏力加重，不能单腿负重。重者大腿外侧有筋缩感，或突然跪地，病久者臀外侧及大腿外侧有麻木感，可因天气变化而加重。髂前上棘下方、股骨大转子上方，有明显压痛点，臀外侧广泛压痛，大腿外侧可摸到横向索条状物，压痛剧烈，直腿抬高受限。部分病人腰部前屈、后伸困难。部分患者 Ober 征阳性，X 线检查可见少数患者膝关节轻度骨质增生。

【诊断要点】

1. 臀外侧及大腿外侧酸痛，患肢发沉，行走无力。

2. 可因天气变化而加重。

3. 大腿外侧中段或中下 1/3 髂胫束处常可触及痛性肌肉挛缩硬结。

4. 部分患者 Ober 征阳性，X 线检查可见少数患者膝关于轻度骨质增生。

【针刀治疗】

（一）治疗原则

依据网眼理论，髂胫束损伤后，引起粘连、瘢痕和挛缩，造成局部的动态平衡失调。依据上述理论，用针刀分别松解髂胫束起止点及行经途中的粘连瘢痕，从而恢复局部的动态平衡。

（二）操作方法

1. 第一次针刀松解髂胫束浅层附着部的粘连和瘢痕

（1）体位　健侧卧位，患侧在上。

（2）体表定位　髂嵴。

（3）消毒　施术部位用碘伏消毒 2 遍，然后铺无菌洞巾，使治疗点正对洞巾中间。

（4）麻醉　用 1% 利多卡因局部浸润麻醉，每个治疗点注药 1ml。

（5）刀具　使用 I 型 4 号直形针刀。

（6）针刀操作　见图 29–91。

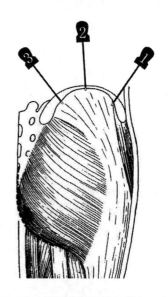

图 29–91　髂胫束浅层针刀松解示意图

①第 1 支针刀松解髂胫束浅层附着区前部的粘连和瘢痕　在髂前上棘后 2cm 定位。刀口线与髂胫束走行方向一致，针刀体与皮肤垂直，针刀经皮肤、皮下组织，达髂嵴前部髂胫束浅层附着区前部骨面，调转刀口线 90°，在髂骨翼骨面上向下铲剥 2~3 刀，范围为 1~2cm。

②第 2 支针刀松解髂胫束浅层附着区中部的粘连和瘢痕　在髂嵴最高点定位。刀口线与髂胫束走行方向一致，针刀体与皮肤垂直，针刀经皮肤、皮下组织、达髂嵴髂胫束浅层附着区中部骨面，调转刀口线 90°，在髂骨翼骨面上向下铲剥 2~3 刀，范围为 1~2cm。

③第 3 支针刀松解髂胫束浅层附着区后部的粘连和瘢痕　在髂嵴最高点向后 2cm 定位。刀口线与髂胫束走行方向一致，针刀体与皮肤垂直，针刀经皮肤、皮下组织，达髂嵴髂胫束浅层附着区后部骨面，调转刀口线 90°，在髂骨翼骨面上向下铲剥 2~

3刀，范围为1~2cm。

2. 第二次针刀松解髂胫束行经路线的粘连和瘢痕

（1）体位　健侧卧位，患侧在上。

（2）体表定位　髂胫束。

（3）消毒　施术部位用碘伏消毒两遍，然后铺无菌洞巾，使治疗点正对洞巾中间。

（4）麻醉　用1%利多卡因局部浸润麻醉，每个治疗点注药1ml。

（5）刀具　使用Ⅰ型3号、4号直形针刀。

（6）针刀操作　见图29-92。

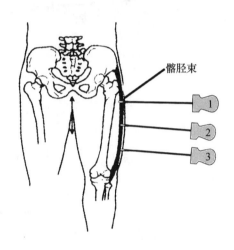

图29-92　髂胫束行经路线针刀松解示意图

①第1支针刀松解髂胫束上段的粘连和瘢痕在大腿外侧上段定位。刀口线与髂胫束走行方向一致，针刀体与皮肤垂直，针刀经皮肤、皮下组织，当刀下有韧性感时，即到达髂胫束，再向内刺入1cm，纵疏横剥2~3刀，范围为1~2cm。

②第2支针刀松解髂胫束中段的粘连和瘢痕在大腿外侧中段定位。刀口线与髂胫束走行方向一致，针刀体与皮肤垂直，针刀经皮肤、皮下组织，当刀下有韧性感时，即到达髂胫束，再向内刺入1cm，纵疏横剥2~3刀，范围为1~2cm。

③第3支针刀松解髂胫束下段的粘连和瘢痕在大腿外侧下段定位。刀口线与髂胫束走行方向一致，针刀体与皮肤垂直，针刀经皮肤、皮下组织，当刀下有韧性感时，即到达髂胫束，再向内刺入

1cm，纵疏横剥2~3刀，范围为1~2cm。

【针刀术后手法治疗】

患者仰卧位，在患侧下肢关于最大屈髋屈膝位时，医生将手压在膝关节髌骨外下缘，向对侧肩关节方向弹压1~2次。

六、弹响髋

【概述】

弹响髋是指髋关节在做屈曲、内收或内旋等动作时，紧张的筋膜束在大粗隆的隆凸上滑动，在髋的外侧可听到甚至可触到弹响。临床上以后者多见，故在习惯上一般将关节外原因引起者称为弹响髋或阔筋膜紧张症。本病的发病率很高，尤好发于青壮年，尤其是女性，常为双侧性，多由慢性劳损引起髂胫束的后缘或臀大肌肌腱的前缘增厚等病理改变所致。

【病因病理】

本病的发生可分为关节外原因和关节内原因。

关节外原因主要与臀大肌及髂胫束的病变有关。臀上肌的抵止部分覆盖在股骨大转子上面；髂胫束是由大腿的阔筋膜与阔筋膜张肌深浅两层筋膜以及臀大肌筋膜交织组成，向下穿过股骨大转子后方与大腿外侧肌间隔紧密连接，再向下止于胫骨外侧髁。由于慢性损伤引起臀大肌或髂胫束出现炎症，继而纤维化、增厚变形，在髋关节活动时与大转子相互接触、摩擦而发出弹响。另外，有的女性因骨盆大，两大转子间距离较宽，股骨后中线倾斜度加大，两侧大转子突出显著，使大转子与髂胫束摩擦诱发弹响。此外，大转子骨疣生长可导致弹响。

关节内原因如大转子滑囊炎可使囊壁增厚，引起纤维粘连；或髋关节囊和周围韧带等组织的钙化、瘢痕挛缩、组织粘连等使得活动时彼此之间相互摩擦而发出响音。另外，凡是引起股骨头和髋臼接触不良的因素，如髋臼缘的破损、髋臼的变形、髋臼窝内的游离体、股骨头的变形等，都可因活动时不合槽而发生弹响音。

【临床表现】

本病临床一般无特殊症状，只是活动时髋部有弹响。有时伴轻度酸胀感，患者常常感到精神紧张。弹响的产生可成随意性或习惯性，后者常出现疼痛。患者主动屈曲、内收或内旋髋关节时，可以触觉到大转子部有肥厚腱性组织的弹跳感。绝大多数患者没有自觉症状，少数患者在发出声响时有轻微钝痛。部分合并大粗隆滑囊炎患者，局部可有压痛。

【诊断要点】

1. 成年人一般有慢性劳损史，儿童弹响髋多因先天缺陷所致。

2. 髋关节在屈曲、内收、内旋等动作时，出现弹跳动作，并有响声。

3. 股骨大粗隆处可触及或见到一粗而紧的纤维带。

4. 患者一般无疼痛或轻度疼痛，但无剧痛。

5. X线检查一般无异常，少数有骨关节病变。

6. 注意与先天性髋关节脱位、咔嗒髋、骨关节疾病相鉴别。

【针刀治疗】

（一）治疗原则

根据针刀医学关于软组织损伤的病理构架的网眼理论，弹响髋是由于臀部的软组织损伤后引起的肌肉、筋膜、韧带的广泛粘连、瘢痕和挛缩引起动态平衡失调而引发的临床表现。针刀闭合性手术在几乎不损伤正常组织的情况下，对疾病的粘连、瘢痕和挛缩组织进行整体松解，达到治疗的目的。

（二）操作方法

1. 第一次针刀松解臀大肌与髂胫束之间的粘连和瘢痕

（1）体位　健侧卧位。

（2）体表定位　股骨大转子。

（3）消毒　施术部位用碘伏消毒两遍，然后铺无菌洞巾，使治疗点正对洞巾中间。

（4）麻醉　硬膜外麻醉。

（5）刀具　使用改良型弹响髋专用针刀。对Ⅱ型针刀刀刃部进行加工，使之成为月牙形刃口。

（6）针刀操作　见图29-93。

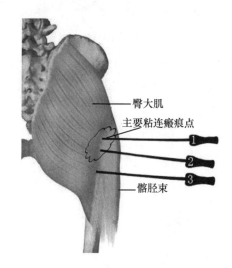

臀大肌
主要粘连瘢痕点
①
②
③
髂胫束

图29-93　臀大肌与髂胫束之间
粘连和瘢痕针刀松解示意图

①第1支针刀松解臀大肌与髂胫束的结合部前部的瘢痕挛缩点　将髋关节置于最大内收位，在股骨大粗隆上后方找到圆形的粘连、挛缩点的前部。刀口线与髂胫束走行方向一致，针刀经皮肤、皮下组织，刀下有坚韧感时，即到达臀大肌与髂胫束结合挛缩点的前部，此时，调转刀口线90°，向后提插刀法切割粘连挛缩部，直到刀下有松动感。一般切割范围为2~5cm，这是病变最关键的粘连瘢痕点，必须在第一次手术时完全松解。

②第2支针刀松解臀大肌与髂胫束的结合部后部的瘢痕挛缩点　将髋关节置于最大内收位，在股骨大粗隆上后方找到圆形的粘连、挛缩点的后部。刀口线与髂胫束走行方向一致，针刀经皮肤、皮下组织，刀下有坚韧感时，即到达臀大肌与髂胫束结合部的挛缩点的后部，此时，调转刀口线90°，向前提插刀法切割粘连挛缩部，直到刀下有松动感。一般切割范围为2~5cm，这是病变最关键的粘连瘢痕点，必须在第一次手术时完全松解。

③第3支针刀松解臀大肌止点的挛缩点　在股骨的臀大肌粗隆部定位。刀口线与髂胫束走行方向

一致，针刀经皮肤、皮下组织、髂胫束，到达股骨骨面，纵疏横剥2～3刀，范围为1～2cm。

2. 第二次针刀松解髂胫束的粘连和瘢痕

（1）体位　健侧卧位。

（2）体表定位　髂胫束行经路线。

（3）消毒　施术部位用碘伏消毒两遍，然后铺无菌洞巾，使治疗点正对洞巾中间。

（4）麻醉　用1%利多卡因局部浸润麻醉，每个治疗点注药1ml。

（5）刀具　使用Ⅰ型3号、4号直形针刀。

（6）针刀操作　见图29－94。

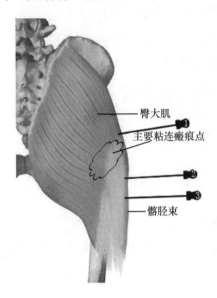

图29－94　髂胫束的粘连和瘢痕

①第1支针刀松解髂胫束在股骨大转子部的粘连和瘢痕　在股骨大转子尖部定位。刀口线与髂胫束走行方向一致，针刀体与皮肤垂直，针刀经皮肤、皮下组织，当刀下有韧性感时，即到达髂胫束，再向内刺入1cm，纵疏横剥2～3刀，范围为1～2cm。

②第2支针刀松解髂胫束中上段的粘连和瘢痕　在大腿外侧中上段定位。刀口线与髂胫束走行方向一致，针刀体与皮肤垂直，针刀经皮肤、皮下组织，当刀下有韧性感时，即到达髂胫束，再向内刺入1cm，纵疏横剥2～3刀，范围为1～2cm。

③第3支针刀松解髂胫束中段的粘连和瘢痕　在大腿外侧中段定位。刀口线与髂胫束走行方向一致，针刀体与皮肤垂直，针刀经皮肤、皮下组织，当刀下有韧性感时，即到达髂胫束，再向内刺入1cm，纵疏横剥2～3刀，范围为1～2cm。

（7）注意事项

①第一次针刀手术针刀必须松解到位，判断是否彻底松解臀大肌延续为髂胫束时的挛缩点的标志是针刀松解后髋关节的内收和屈髋功能几乎恢复正常，弹响声消失。未达到功能角度，则需在硬膜外麻醉下继续松解，否则，第二次及以后的针刀松解都在局部麻醉下进行，很难达到预期松解效果。

②熟悉局部解剖，准确掌握髂胫束及臀大肌的起止点及行经路线是手术成功的基础。

【针刀术后手法治疗】

针刀治疗后，手法拔伸牵引髋关节并旋转髋关节数次，当髋关节在最大内收内旋位时，术者再向相同方向弹压两次。在病床上进行间断下肢牵引一周，牵引重量30kg，以进一步拉开残余的粘连和瘢痕。

七、坐骨结节滑囊炎

【概述】

坐骨结节滑囊炎，是指位于两侧坐骨结节部位的滑囊炎，因外伤或劳损所致的一种无菌性炎症。多见于老年人及长期从事坐位工作的人，由于坐骨结节滑囊长期被压迫摩擦而发生炎症，导致囊壁慢慢增厚或纤维化。又称"脂肪臀"。

【病因病理】

本病与长期过久的坐位工作及臀部脂肪组织缺失有关，特别是体质较瘦弱者。由于长期坐位工作，臀大肌与坐骨结节直接机械压迫、摩擦刺激，慢性损伤引起滑囊的无菌性炎症。劳损之后，可致囊壁增生变厚，所以多可触及大小不等的扁圆形肿块。剧烈活动髋关节可使附着在坐骨结节上的肌腱损伤，从而牵拉损伤滑囊或肌腱损伤处的瘢痕刺激周围滑囊。

【临床表现】

主要为局部压痛，疼痛位于坐骨结节部，特别当端坐时尤甚，局部肿胀，臀肌收缩时也可产生疼痛并放射至臀部。当坐骨神经受刺激时，可出现坐骨神经痛症状，腘绳肌主动收缩或被动牵拉常可诱发疼痛。检查可发现坐骨结节部肿胀、压痛，仔细触诊，在坐骨结节部深层可触及边缘较清晰的椭圆形肿块或条索状物。

【诊断要点】

1. 长期坐位工作史。

2. 坐骨结节部局部压痛，端坐时尤甚。

3. 疼痛部位触诊可扪及边缘较清晰的椭圆形肿块或条索状物，压之疼痛。

4. 坐骨结节部 X 线检查无异常。

【针刀治疗】

（一）治疗原则

依据针刀闭合性手术理论理论，用针刀刺破滑囊壁，让滑囊积液流入组织间隙，被人体当作异物吸收，同时通过手法，使两层滑囊壁之间产生粘连，以防复发。

（二）操作方法

1. 体位 仰卧位，双髋屈曲90°。

2. 体表定位 坐骨结节囊肿处。

3. 消毒 施术部位用碘伏消毒两遍，然后铺无菌洞巾，使治疗点正对洞巾中间。

4. 麻醉 用1%利多卡因局部浸润麻醉，每个治疗点注药1ml。

5. 刀具 使用Ⅱ型直形针刀。

6. 针刀操作 见图29-95。

在坐骨结节囊肿处定位，刀口线与下肢纵轴方向一致，针刀经皮肤、皮下组织，刀下有阻力感时，即到达囊肿壁，穿破囊壁，阻力感消失，缓慢进针刀，当刀下有粗糙感时，即到达囊肿的基底部生发层，此时，纵疏横剥2~3刀，范围2~3cm，以破坏囊肿部生发层的分泌细胞，然后稍提针刀分

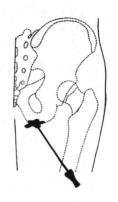

图 29-95 坐骨结节囊肿针刀松解示意图

别向囊肿的前后左右刺破囊壁后出针刀。

【针刀术后手法治疗】

针刀术后，让助手进一步屈曲患髋，术者用拳头用力顶压囊肿，一是使囊液通过针刀刺破的囊壁，到达囊肿周围的组织间隙，由人体将其作为异物加以吸收，二是使囊壁之间进一步粘在一起，以防止复发。手法术毕，局部加压包扎。

八、髂骨移植供区并发症

【概述】

髂骨取骨术是常见手术，髂骨含有丰富的松质骨，通常称之为自体骨库，临床上经常切取病人自体髂骨移植修复骨缺损或用于治疗骨不连接等。少数取髂骨术发生一些并发症，其并发症总发生率为9.4%~49%。

【病因病理】

本病多由取骨后，软组织剥离较大，损伤髂肌表面的神经，在髂前上棘切开筋膜，或过分牵拉易造成股外侧皮神经损伤。肌肉等软组织的广泛剥离及局部的骨缺损可导致局部长期疼痛。后侧髂嵴取骨致骶髂关节不稳、神经损伤致痛则是最广泛认可的原因。此外，术中大面积软组织剥离造成软组织损伤、出血及碎骨屑残存于软组织中，容易发生骨化性肌炎等。

【临床表现】

患者常表现为供区疼痛，疼痛持续时间长。股

外侧皮神经损伤可出现感觉异常性股痛。取骨时过度剥离臀中肌及臀小肌，可出现步态异常等。

【诊断要点】

1. 有髂骨取骨手术史。

2. 髂骨移植供区疼痛或感觉异常。

【针刀治疗】

（一）治疗原则

髂骨移植供区疼痛是骨科常见手术并发症，严重影响病人的生活质量，针刀松解可获奇效，多数病人一次治愈。

（二）操作方法

1. 体位　俯卧位。

2. 体表定位　手术瘢痕处。

3. 消毒　施术部位用碘伏消毒两遍，然后铺无菌洞巾，使治疗点正对洞巾中间。

4. 麻醉　用1%利多卡因局部浸润麻醉，每个治疗点注药1ml。

5. 刀具　使用Ⅰ型4号直形针刀。

6. 针刀操作　见图29－96。

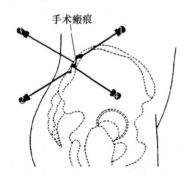

图29－96　髂骨移植供区并发症针刀松解示意图

（1）第1支针刀松解瘢痕前侧粘连点　在手术切口前侧0.5cm处定位，刀口线与髂嵴平行，针刀体与瘢痕呈45°角，从体表定位点进针刀，针刀刺入表皮后，向瘢痕方向进针刀，用提插刀法切开瘢痕真皮层后达筋膜和肌层，纵疏横剥2～3刀，范围1cm。

（2）第2支针刀松解瘢痕后侧粘连点　针刀操作参照第1支针刀松解方法。

（3）第3支针刀松解瘢痕上缘的粘连点　在手术切口前侧0.5cm处定位，刀口线与髂嵴平行，针刀体与瘢痕呈45°角，从体表定位点进针刀，针刀经刺入表皮后，向瘢痕方向进针刀，用提插刀法切开瘢痕真皮层后达筋膜和肌层，纵疏横剥2～3刀，范围1cm。

（4）第4支针刀松解瘢痕下缘粘连点　针刀操作参照第3支针刀松解方法。

【针刀术后手法治疗】

施以局部按压手法。

九、大腿部条索状瘢痕挛缩

【概述】

真皮组织的瘢痕挛缩是整形外科临床中的常见病，外科手术治疗可以矫正瘢痕挛缩，但手术本身所遗留的瘢痕痕迹或损伤皮肤造成血供不良而导致坏死等却是外科手术不能解决的问题。针刀医学的闭合性手术理论从根本上解决了因为开放性手术本身所引起的瘢痕这一疑难问题，根据针刀医学慢性软组织损伤的理论及慢性软组织损伤病理构架的网眼理论，应用针刀闭合性手术的优势来治疗瘢痕挛缩，在临床上能取得非常满意的疗效。

【病因病理】

条索状瘢痕挛缩是组织修复愈合的最终结果，是人体抵抗创伤的一种保护性反应，是一种人体的代偿性修复过程，它不能完全恢复损伤组织原有的形态结构和功能。如果瘢痕没有导致动态平衡失调，则不需要处理，反之，则应治疗。

条索状瘢痕多见于烧伤后、外伤后和手术切口，尤其是直线切口愈合之后。其病变部位在真皮层，可位于身体的各个部位，好发于伸屈活动灵活的颈部、关节周围。

【临床表现】

随着条索状瘢痕所在的部位不同，条索状瘢痕挛缩的临床表现也各异。如在颈部或关节部位，可造成明显的牵拉畸形，伸屈活动受限，跨过发育期的时间长的条索状瘢痕挛缩还可以造成面部和四肢关节的继发性的骨发育不良、形态畸形和功能障碍。

表皮的瘢痕呈条索状或片状，让患者伸屈关节，使瘢痕处于紧张状态，垂直于瘢痕长轴可自由横行推动瘢痕，或是使瘢痕处于松弛状态，沿瘢痕长轴可自由推动瘢痕，说明该瘢痕与深部组织无粘连，中间有脂肪层。

患者的自觉症状是：条索状瘢痕所在的部位有牵拉、紧张感，颈部或关节周围软组织的酸痛不适，晨起时尤其明显，活动后缓解。

【诊断要点】

1. 病史 烧伤史、外伤史，手术史。

2. 患者的自觉症状 一般都可以用手指指出最紧张不适的部位。

3. 触诊 判断瘢痕的厚薄、紧张度、可移动性，与深部组织的关系，是否粘连及瘢痕挛缩的范围。

【针刀治疗】

（一）治疗原则

由于瘢痕挛缩是条索状瘢痕内真皮组织的纵向内应力过度增高造成的，其载体是瘢痕内的真皮组织纤维，所以只要用针刀分段切开松解，同时保持表皮的完整和连续性，就可以达到治愈条索状瘢痕挛缩的目的，且不留瘢痕。

（二）操作方法

1. 体位 根据瘢痕位置，选用不同的体位，肌肉放松。

2. 体表定位 与瘢痕纵轴平行左右旁开1cm，瘢痕纵轴两端旁开1cm（图29-97）。

3. 消毒 施术部位用碘伏消毒两遍，然后铺无菌洞巾，使治疗点正对洞巾中间。

4. 麻醉 用1%利多卡因局部浸润麻醉，每个治疗点注药1ml。

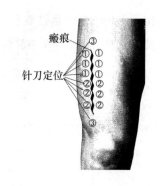

图29-97 瘢痕体表定位示意图

5. 刀具 使用Ⅰ型4号直形针刀。

6. 针刀操作 见图29-98。

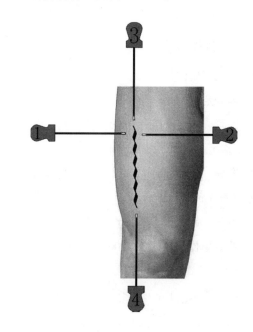

图29-98 条索状瘢痕挛缩针刀松解示意图

（1）第1支针刀松解瘢痕内侧粘连点 刀口线与重要神经、血管平行，针刀体与瘢痕呈45°角，从体表定位点进针刀，针刀经刺入表皮后，向瘢痕方向进针刀，用提插刀法切开瘢痕真皮层。

（2）第2支针刀松解瘢痕外侧粘连点 针刀操作参照第1支针刀松解方法。

（3）第3支针刀松解瘢痕上端粘连点 刀口线与重要神经血管平行，针刀体与瘢痕呈45°角，从体表定位点进针刀，针刀经刺入表皮后，沿瘢痕纵轴方向进针刀，用提插刀法切开瘢痕真皮层。

（4）第4支针刀松解瘢痕另一端粘连点 针刀操作参照第3支针刀松解方法。

7. 注意事项

（1）针刀松解时，注意保护表皮层，不可刺开表皮。

（2）根据瘢痕长短及瘢痕的轻重程度，相距5～7天后做第二次松解术。第二次松解重复第一次的操作，只是松解的位置不一样。

（3）对关节周围的瘢痕，如影响了关节功能，针刀松解参照创伤性关节性关节强直的针刀治疗。

【针刀术后手法治疗】

根据瘢痕的部位，施以局部按压手法，对关节周围的瘢痕，术后采用对抗牵引手法，逐渐拉开挛缩的关节周围软组织的粘连。

第八节　膝部慢性软组织损伤

一、膝关节外侧副韧带损伤

【概述】

膝关节外侧的稳定性主要由外侧副韧带、髂胫束及股三头肌维持。膝关节屈曲时外侧副韧带处于松弛状态，且由于受到对侧下肢的保护，暴力很难作用于膝内侧产生内翻应力。如果膝部内侧受压，使膝关节过度内翻，可造成膝关节外侧副韧带自腓骨头附着处撕裂或腓骨头骨折，有时可合并腓总神经损伤。

【病因病理】

当膝关节处于伸直位时，膝关节外侧副韧带可协同十字韧带、髂胫束对抗胫骨的内旋应力。当膝内翻而内旋应力过强时，可造成胫骨外髁向前外方旋转，与股骨外侧髁之间出现半脱位，而胫骨内髁与股骨内髁之间又保持正常的对合关系。此现象称为膝关节前外侧旋转不稳定，提示膝外侧副韧带、外侧关节囊韧带的后1/3、腘肌腱、弓形韧带及后十字韧带损伤。膝外侧副韧带断裂往往发生在止点处，并伴有腓骨小头撕脱骨折，而出现腓骨小头处肿胀。

临床上内翻应力的损伤并不少见，但闭合性单纯膝关节外侧副韧带损伤甚少发生，多为复合性损伤。只有在暴力作用于膝部内侧或小腿外侧，造成膝关节突然内翻的情况下，才有可能发生膝关节外侧副韧带的断裂。此类损伤多见于摔跤运动员、舞蹈演员及体力劳动者等。表现为膝关节外侧结构不稳的患者，大多数是由于膝部其他韧带损伤后，继发膝外侧副韧带松弛，造成膝关节外侧旋转不稳定所致。

临床上膝关节外侧副韧带断裂多合并外侧关节囊的损伤，有时可合并腘肌肌腱、十字韧带、半月板、腓肠肌外侧头、腓总神经、髂胫束或股二头肌等结构的损伤，甚至导致骨折的发生。

【临床表现】

大部分患者有膝关节外侧局限性剧烈疼痛，腓骨小头附近有明显的肿胀及皮下瘀血。局部压痛明显时，多有膝外侧副韧带断裂的可能。

肿胀程度往往与合并损伤的程度有关，肿胀明显者，可能由后关节囊及关节内损伤出现血肿所致，此时进行穿刺可抽出血液。当合并腓骨小头撕脱骨折时，血肿往往比较局限，而且容易产生皮下瘀斑。

膝关节外侧固定的压痛点不仅是诊断的主要依据，而且还可确定损伤的部位，膝外侧副韧带损伤多发生于止点处。膝关节功能障碍则是另一个重要表现，其障碍程度还取决于是否合并有其他损伤，例如，当合并腓总神经损伤时，则产生足下垂、足背及小腿外侧皮肤感觉消失或减退。

【诊断要点】

1. 患者多有明显的外伤史，并多发生于青壮年。

2. 膝关节外侧副韧带损伤后，伤侧肿胀、剧痛，膝关节呈半屈状，可勉强行走；韧带完全断裂时，皮下出现瘀血、青紫。由于明显的疼痛、肿胀、患者膝关节功能活动明显受限。

3. 可于股骨内、外髁或腓骨小头上缘、胫骨上端内缘触及压痛点和肿胀区，有韧带断裂者，可触及断裂间隙及回缩的韧带端。

4. 侧向运动试验阳性，个别慢性损伤的病例，可触及结节样硬物，压痛明显。

5. 一般双膝 X 线正侧位平片，可见有腓骨小头撕脱性骨折，但仅以此对膝外侧副韧带断裂进行诊断是不充分的。小腿内收位双膝 X 线正位片，对本病的诊断价值较大。

【针刀治疗】

（一）治疗原则

依据针刀医学关于慢性软组织损伤的理论及慢性软组织损伤病理构架的网眼理论，用针刀松解韧带起止点及行经途中的粘连、瘢痕，使膝部的动态平衡得到恢复，本病可得到根本性的治疗。

（二）操作方法

1. 体位 仰卧位，膝关节半屈位。

2. 体表定位 腓侧副韧带起止点。

3. 消毒 施术部位用碘伏消毒两遍，然后铺无菌洞巾，使治疗点正对洞巾中间。

4. 麻醉 用 1% 利多卡因局部浸润麻醉，每个治疗点注药 1ml。

5. 刀具 使用 I 型 4 号直形针刀。

6. 针刀操作 见图 29 - 99。

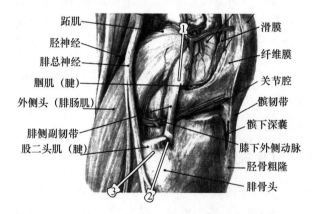

图 29 - 99　膝关节外侧副韧带损伤针刀松解示意图

（1）第 1 支针刀松解膝关节外侧副韧带起点的粘连、瘢痕 在股骨外侧髁部膝外侧副韧带起点处的压痛点定位，刀口线与下肢纵轴方向一致，针刀与皮肤呈 90° 角，按针刀四步进针规程进针刀，经皮肤、皮下组织、筋膜达股骨外侧髁骨面，纵疏横

剥 2 ~ 3 刀，范围 0.5cm。

（2）第 2 支针刀松解膝关节外侧副韧带止点的粘连、瘢痕 在腓骨头膝外侧副韧带止点处的压痛点定位，刀口线与下肢纵轴方向一致，针刀与皮肤呈 90° 角，按针刀四步进针规程进针刀，经皮肤、皮下组织、筋膜达腓骨头骨面，在其前侧铲剥 2 ~ 3 刀，范围 0.5cm。

（3）第 3 支针刀松解股二头肌止点的粘连、瘢痕 由于股二头肌腱与膝外侧副韧带相毗邻，故韧带的损伤会引起该肌腱止点处形成粘连、瘢痕。在腓骨头尖压痛点处定位，刀口线与下肢纵轴方向一致，针刀与皮肤呈 90° 角，按针刀四步进针规程进针刀，经皮肤、皮下组织、筋膜达腓骨头骨面，于此处铲剥 2 ~ 3 刀，范围 0.5cm。

7. 注意事项 在做韧带止点及股二头肌腱止点针刀松解时，必须熟悉局部解剖。在腓骨头部实施针刀松解时，刀口线的方向必须与下肢纵轴方向一致，进针速度不宜太快，针刀进入体内，务必在骨面上铲剥，以免损伤腓总神经。

【针刀术后手法治疗】

针刀术毕，患者侧卧于床边，患肢在上，助手用双手固定大腿下端，施术者站于患者前面，用一手拇指按住损伤处，其余四指于膝内侧握住患膝，另一手握住患肢踝关节，先与助手相对用力拔伸一次，然后内旋、外旋小腿各三次。

二、膝关节内侧副韧带损伤

【概述】

膝关节内侧副韧带损伤，是由于内侧副韧带受撞击、挤压、牵拉或其他各种外伤引起部分韧带撕裂、轻度内出血及肿胀等急性损伤，并且没有得到正确及时的治疗，年深日久而遗留下来以股骨内侧髁至胫骨内侧髁的顽固性疼痛为主要表现的疾病。

【病因病理】

该病多由于膝关节内侧副韧带急性损伤（但没有完全断裂），日久未得到正确治疗而发病。膝关内侧副韧带损伤后，在修复过程中，引起韧带和股骨内侧髁或胫骨内侧髁处发生粘连、瘢痕，使韧带局部弹性降低，不能自由滑动而影响膝关节的功能。

当勉强走路，或勉强做膝部其他活动时，瘢痕受到牵拉，可引起新的损伤而使症状加重。

【临床表现】

患者膝部内侧疼痛，活动后加重。患腿伸直受限，跛行，严重时不能行走，下蹲困难。在股骨内侧髁或胫骨内侧髁，有时可摸到小的皮下结节。

【诊断要点】

1. 患者有轻重不同的外伤史，常以小腿外翻扭伤多见。

2. 病程较长。

3. 在股骨内侧髁和胫骨内侧髁都可找到明显的压痛点。

4. 患腿伸直受限，跛行，严重时不能行走，下蹲困难。

5. 在股骨内侧髁或胫骨内侧髁，有时可摸到小的皮下结节。

6. 内侧副韧带分离试验阳性。

7. X线检查可对本病进行辅助诊断，并排除膝关节其他病变。

【针刀治疗】

（一）治疗原则

依据针刀医学关于慢性软组织损伤的理论及慢性软组织损伤病理构架的网眼理论，用针刀松解韧带起止点及行经途中的粘连、瘢痕，使膝部的动态平衡得到恢复，本病可得到根本性的治疗。

（二）操作方法

1. 体位 仰卧位，膝关节屈曲60°。

2. 体表定位 胫侧副韧带起止点。

3. 消毒 施术部位用碘伏消毒两遍，然后铺无菌洞巾，使治疗点正对洞巾中间。

4. 麻醉 用1%利多卡因局部浸润麻醉，每个治疗点注药1ml。

5. 刀具 使用 I 型4号直形针刀。

6. 针刀操作 见图29-100。

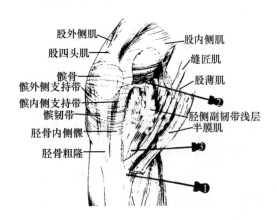

图29-100 膝关节内侧副韧带损伤针刀松解示意图

（1）第1支针刀松解鹅足滑囊 针刀体与皮肤垂直，刀口线与小腿纵轴平行，按针刀四步进针规程进针刀，经皮肤、皮下组织达鹅足滑囊部骨面，调转刀口线90°，铲剥2～3刀，范围不超过0.5cm。

（2）第2支针刀松解胫侧副韧带起点 针刀体与皮肤垂直，刀口线与大腿纵轴平行，按针刀四步进针规程进针刀，经皮肤、皮下组织到达韧带起点骨面，向上、向下各铲剥2刀，范围不超过0.5cm。

（3）第3支针刀松解胫侧副韧带止点 针刀体与皮肤垂直，刀口线与大腿纵轴平行，按针刀四步进针规程进针刀，经皮肤、皮下组织到达胫骨内侧髁内侧面该韧带止点的骨面上，铲剥2～3刀，范围不超过0.5cm。

7. 注意事项 胫侧副韧带损伤时，位于韧带止点附近的鹅足滑囊也有粘连和瘢痕，故做侧副韧带松解时，需同时松解鹅足囊。

【针刀术后手法治疗】

针刀术后，患者仰卧，患肢伸直并外旋。医生在损伤部位及其上、下方施揉、摩、擦等手法。新鲜损伤肿痛明显者手法宜轻，日后随着肿胀的消退，手法可逐渐加重。

三、膝关节创伤性滑膜炎

【概述】

膝关节损伤、手术刺激等积累性损伤及膝关

周围软组织损伤，均可刺激并损伤滑膜使之充血、渗出，产生大量积液，因此本病又称为膝关节渗出性关节炎。

【病因病理】

在人体全身关节中，膝关节滑膜是滑膜面积最大的，其可布满整个膝关节囊的内壁。由于膝部损伤和手术刺激以及积累性损伤等因素，刺激滑膜，使之受到连续性的摩擦损伤，使之充血、渗出。滑液大量的渗出是滑膜的一种保护性机制。膝关节滑膜的损伤通常伴有髌下脂肪垫的损伤。髌下脂肪垫位于翼状皱襞与髌滑膜皱襞之间，因此脂肪垫的损伤，必然累及上述两个皱襞，造成水液代谢通道堵塞，影响滑液的排泄吸收，使渗出的滑液积聚起来，从而产生了大量的积液。

由于渗出物的增多，关节内压增高，阻碍淋巴回流，形成恶性循环。同时积液日久，纤维素沉淀，可导致纤维性机化的发生，关节滑膜在长期慢性刺激下逐渐增厚，形成粘连，影响关节活动。积液日久还可发生变性而侵蚀滑膜，抽积液时常见到的黑褐色的液体，即为变性的积液。

【临床表现】

罹患的膝关节呈现膨隆、饱满状，多有胀痛。膝关节不能自由伸屈，致使行走困难，甚至不能行走。

【诊断要点】

1. 患者多有外伤或劳损史。

2. 膝关节饱满，双膝眼消失或隆出。

3. 浮髌试验阳性。

4. 膝关节伸屈困难。

5. X线检查显示膝关节无骨质增生和骨质破坏征象。

【针刀治疗】

（一）治疗原则

根据针刀医学关于慢性软组织病因学理论及慢性软组织损伤病理构架的网眼理论，对膝关节周围软组织进行整体松解，即可治愈本病。

（二）操作方法

1. 第一次针刀松解膝关节内、外侧副韧带起止点及鹅足囊的粘连和瘢痕

（1）体位　仰卧位，膝关节屈曲60°。

（2）体表定位　膝关节内、外侧副韧带起止点及鹅足。

（3）消毒　施术部位用碘伏消毒两遍，然后铺无菌洞巾，使治疗点正对洞巾中间。

（4）麻醉　用1%利多卡因局部浸润麻醉，每个治疗点注药1ml。

（5）刀具　使用Ⅰ型4号直形针刀。

（6）针刀操作　见图29－101、图29－102。

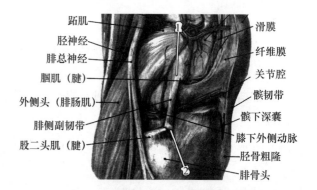

图29－101　膝关节外侧副韧带粘连瘢痕针刀松解示意图

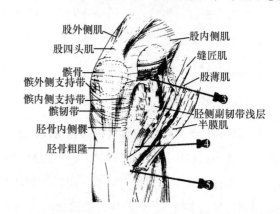

图29－102　膝关节内侧副韧带及鹅足囊滑膜松解示意图

①第1支针刀松解膝外侧副韧带起点的粘连和瘢痕　在股骨外侧髁部膝外侧副韧带起点的压痛点定位，刀口线与下肢纵轴方向一致，针刀与皮肤呈90°角，按针刀四步进针规程进针刀，经皮肤、皮下组织、筋膜达股骨外侧髁骨面，纵疏横剥2～3刀，范围0.5cm。

②第2支针刀松解膝外侧副韧带止点的粘连和瘢痕　在腓骨头膝外侧副韧带止点的压痛点定位，刀口

线与下肢纵轴方向一致,针刀与皮肤呈90°角,按针刀四步进针规程进针刀,经皮肤、皮下组织、筋膜达腓骨头骨面,在其前侧铲剥2~3刀,范围0.5cm。

③第3支针刀松解胫侧副韧带起点　针刀体与皮肤垂直,刀口线与大腿纵轴平行,按针刀四步进针规程进针刀,经皮肤、皮下组织到达韧带起点骨面,向上、向下各铲剥两刀,范围不超过0.5cm。

④第4支针刀松解胫侧副韧带止点　针刀体与皮肤垂直,刀口线与大腿纵轴平行,按针刀四步进针规程进针刀,经皮肤、皮下组织到达到胫骨内侧髁的内侧面韧带的止点骨面,铲剥2~3刀,范围不超过0.5cm。

⑤第5支针刀松解鹅足滑囊　针刀体与皮肤垂直,刀口线与小腿纵轴平行,按针刀四步进针规程进针刀,经皮肤、皮下组织到达鹅足滑囊部骨面,调转刀口线90°,铲剥2~3刀,范围不超过0.5cm。

2. 第二次针刀松解髌内、外侧支持带及膝关节前侧滑膜的瘢痕和挛缩

（1）体位　仰卧位,膝关节屈曲60°。

（2）体表定位　内、外膝眼,髌骨中点向内外各旁开2cm。

（3）消毒　施术部位用碘伏消毒两遍,然后铺无菌洞巾,使治疗点正对洞巾中间。

（4）麻醉　用1%利多卡因局部浸润麻醉,每个治疗点注药1ml。

（5）刀具　使用Ⅰ型4号直形针刀。

（6）针刀操作　见图29-103、图29-104。

①第1支针刀松解膝关节前外侧滑膜　在外膝眼定位,针刀体与皮肤垂直,刀口线与大腿纵轴平行,按针刀四步进针规程进针刀,经皮肤、皮下组织,穿过髌外侧支持带后有落空感时即到达膝关节前外侧滑膜,提插刀法切割2~3刀,范围不超过0.5cm。

②第2支针刀松解膝关节前内侧滑膜　在内膝眼定位,针刀体与皮肤垂直,刀口线与大腿纵轴平行,按针刀四步进针规程进针刀,经皮肤、皮下组织,穿过髌内侧支持带后有落空感时即到达膝关节前内侧滑膜,提插刀法切割2~3刀,范围不超过0.5cm。

③第3支针刀松解髌外侧支持带　在髌骨中点外缘旁开2cm定位,针刀体与皮肤垂直,刀口线与下肢纵轴一致,按针刀四步进针规程进针刀,经皮肤、皮下组织,当刀下有韧性感时,深入其中,纵疏横剥2~3刀,范围不超过1cm。

④第4支针刀松解髌内侧支持带　在髌骨中点内缘旁开2cm定位,针刀体与皮肤垂直,刀口线与下肢纵轴一致,按针刀四步进针规程进针刀,经皮肤、皮下组织,当刀下有韧性感时,深入其中,纵疏横剥2~3刀,范围不超过1cm。

【针刀术后手法治疗】

针刀术后,患者仰卧,屈膝屈髋90°,一助手握住股骨下端,施术者双手握持踝部,两者相对牵引,医生内、外旋转小腿,在牵引下,使膝关节尽量屈曲,再缓缓伸直。

四、髌下脂肪垫损伤

【概述】

髌下脂肪垫损伤,又称为髌下脂肪垫炎,多由劳损所致,急性外伤引起者相对较少。本病发病缓慢、多缠绵难愈,有逐渐加重的趋势。过去对本病的病因病理一直强调以炎症反应为主,对劳损及内部软组织变性认识不足,因此多以封闭为其主要的治疗措施,但治疗效果欠佳。针刀医学对该病有着

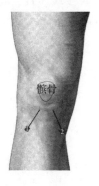
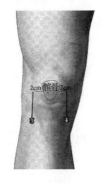

图29-103　膝关节前内、外侧滑膜针刀松解示意图

图29-104　髌内、外侧支持带针刀松解示意图

全新的认识，并在临床上取得了良好的治疗效果。

【病因病理】

本病发病多较缓慢，主要是由于膝关节的频繁屈伸活动、摩擦，从而造成损伤，引起脂肪垫充血变性，使其失去减少摩擦的作用，在修复过程中可产生粘连、瘢痕，并与髌韧带的摩擦加剧，使髌韧带活动受到限制，产生疼痛。

【临床表现】

髌骨下方、胫骨粗隆上方及髌韧带内下方有疼痛，膝关节伸屈受限，不能伸直。下楼梯时疼痛更为明显。

【诊断要点】

1. 患者多有膝关节劳损史。

2. 髌下脂肪垫处有疼痛，且有压痛。

3. 患者屈曲膝关节后令其迅速伸直，多不能完成，且引起髌骨下疼痛加剧。下楼梯时疼痛更为明显。

4. X线检查辅助诊断本病，并排除膝关节其他病变。

【针刀治疗】

（一）治疗原则

针刀医学关于慢性软组织损伤的理论认为髌下脂肪垫损伤后，瘢痕和髌韧带摩擦加剧，造成上述症状。在慢性期急性发作时，病变组织有水肿渗出，刺激神经末梢，使症状加剧。依据上述理论，用针刀将粘连松解、瘢痕刮除，使膝部的动态平衡得到恢复，本病可得到根本性的治疗。

（二）操作方法

1. 体位 仰卧位，膝关节屈曲60°。

2. 体表定位 髌韧带中点压痛点。

3. 消毒 施术部位用碘伏消毒2遍，然后铺无菌洞巾，使治疗点正对洞巾中间。

4. 麻醉 用1%利多卡因局部浸润麻醉，每个治疗点注药1ml。

5. 刀具 使用Ⅰ型3号直形针刀。

6. 针刀操作 在髌骨下缘和胫骨粗隆之间的压痛点定位，刀口线方向和髌韧带纵轴平行，针体和髌韧带平面垂直，按针刀四步进针规程进针刀，深达髌韧带下方，先做纵行切开剥离。然后将刀锋提至髌韧带内面脂肪垫的上面，刀口线方向不变，将针体沿刀口线垂直方向倾斜，与韧带平面成15°角，在髌韧带和脂肪垫之间纵疏横剥2~3刀，范围不超过1cm，并将针体沿刀口线方向摆动，将髌韧带和脂肪垫分剥开来。然后再使针体向相反方向倾斜，与髌韧带平面成15°角，重复上述手术方法，将髌韧带和脂肪垫的另一侧剥离开来（图29-105）。

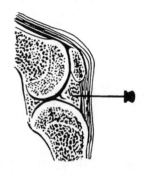

图29-105 髌下脂肪垫针刀松解示意图

7. 注意事项 把握进针深度，当刀锋穿过髌韧带以后即开始做切开剥离术，其深度约为0.5cm左右，不可穿过脂肪垫，以免造成膝关节滑膜和软骨的损伤。

【针刀术后手法治疗】

针刀术后，患者仰卧，屈膝屈髋90°，一助手握住患侧股骨下端，施术者双手握持患侧踝部，两人相对牵引。施术者内、外旋转患侧小腿，同时，在牵引下，使膝关节尽量屈曲，再缓缓伸直。此法对脂肪垫嵌入关节间隙者，效果显著。

术后加强功能锻炼，对疼痛轻、病程短的患者，可用醋酸氢化可的松加普鲁卡因局部封闭，效果更佳。

五、髌韧带损伤

【概述】

髌韧带损伤在临床上较为多见，且多为慢性。

急性轻伤者，常被患者忽视而不就诊。因为急性轻伤症状都不严重，重伤者髌韧带也不会离断，只有从胫骨结节处撕脱。这是由于髌韧带肥厚而坚韧的缘故。极少数由于锐器直接切断髌韧带而造成离断，大量的就诊者为慢性损伤。普通常规疗法收效甚微，或极易反复。

【病因病理】

在以猛力突然伸腿时，股四头肌急剧收缩，致使髌韧带拉伤，或膝关节受到外力发生强制性屈曲，也容易导致髌韧带拉伤。由于髌韧带肥厚而坚韧，一般不易被拉断。髌韧带被拉伤后，在该韧带的胫骨粗隆附着点处，有部分纤维撕脱或撕裂，可导致慢性少量的出血，病程日久，机化瘢痕，造成局部血运和代谢受阻，引起慢性顽固性疼痛。

【临床表现】

髌韧带的附着点——胫骨粗隆处有明显疼痛。膝关节不易伸直，走路跛行。

【诊断要点】

1. 患者有外伤史。

2. 髌韧带附着点——胫骨粗隆处有疼痛或压痛。

3. 股四头肌收缩时，引起疼痛加剧。

4. X线检查可对本病辅助诊断，并排除膝关节其他病变。

【针刀治疗】

（一）治疗原则

针刀医学关于慢性软组织损伤的理论认为，髌韧带损伤后，局部形成粘连、瘢痕，用针刀可将其精确松解，恢复膝部软组织的动态平衡，从而治愈疾病。

（二）操作方法

1. 体位　仰卧位，膝关节屈曲60°。

2. 体表定位　髌韧带。

3. 消毒　施术部位用碘伏消毒2遍，然后铺无菌洞巾，使治疗点正对洞巾中间。

4. 麻醉　用1%利多卡因局部浸润麻醉，每个治疗点注药1ml。

5. 刀具　使用Ⅰ型4号直形针刀。

6. 针刀操作　见图29-106。

（1）第1支针刀　在髌骨下缘髌韧带起点处定位，刀口线与下肢纵轴方向一致，按针刀四步进针规程进针刀，经皮肤、皮下组织，针刀紧贴髌骨下缘骨面，当刀下有韧性感时即到达髌韧带起点，此时调转刀口线90°，铲剥2~3刀，范围为0.5cm。

（2）第2支针刀　在髌骨下缘和胫骨粗隆之间的压痛点上定位，刀口线与下肢纵轴方向一致，按针刀四步进针规程进针刀，经皮肤、皮下组织，当刀下有韧性感时即到达髌韧带，在此处再进针刀0.5cm，纵疏横剥2~3刀，范围为1cm。

（3）第3支针刀　在胫骨粗隆中点定位，刀口线与下肢纵轴方向一致，按针刀四步进针规程进针刀，经皮肤、皮下组织，当刀下有韧性感时即到达髌韧带，穿过髌韧带，达胫骨粗隆骨面，调转刀口线90°，铲剥2~3刀，范围为0.5cm。

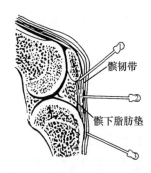

图29-106　髌韧带损伤针刀松解示意图

【针刀术后手法治疗】

针刀术后，患者仰卧，术者双手握持小腿上部，嘱患者尽量屈膝，在屈膝至最大限度时，术者向相同方向弹压膝关节两次。

六、鹅足滑囊炎

【概述】

缝匠肌、股薄肌及半腱肌经膝关节内侧止于胫骨结节内侧，相当于内侧膝关节间隙下 8cm 处，其外形类似鹅足而因此得名。鹅足的深面与膝内侧副韧带之间有一恒定的滑液囊，即鹅足滑囊。当膝关节内侧受到直接打击，或膝关节反复屈伸、扭转造成摩擦劳损，或肌肉的反复牵拉，均可造成鹅足滑囊的无菌性炎症，称为鹅足滑囊炎。

【病因病理】

由于长期挤压、摩擦或损伤，致使滑囊壁发生充血、水肿、渗出、增生、肥厚及粘连等无菌性炎症。由于滑囊液分泌增多，造成滑囊膨大，引起慢性期囊壁水肿、肥厚及纤维化，滑膜增生成绒毛状。有的滑囊底或肌腱内有钙质沉着，从而严重影响膝关节的功能。

【临床表现】

本病在临床上表现为膝关节内侧，相当于胫骨结节水平处出现肿胀、疼痛。用力屈膝时，疼痛加重。严重者可出现跛行。被动伸直、外展及外旋膝关节时，局部疼痛加重，有时可有波动感。

【诊断要点】

1. 患者膝关节内侧相当于胫骨结节水平处有肿胀、疼痛。用力屈膝时疼痛加重。

2. 严重患者可出现跛行。

3. 被动伸直、外展及外旋膝关节时，局部疼痛加重，有时可有波动感。

4. X 线检查对本病可辅助诊断，并可排除其他膝关节病变。

【针刀治疗】

（一）治疗原则

针刀医学关于慢性软组织损伤的理论认为，鹅足损伤后，在局部形成瘢痕，且同时引起鹅足滑膜周围组织的粘连，造成上述症状。用针刀松解粘连、切开瘢痕，使膝部的动态平衡得到恢复，本病可得到根本性的治疗。

（二）操作方法

1. 体位 仰卧位，膝关节屈曲 60°。

2. 体表定位 胫骨上段内侧部。

3. 消毒 施术部位用碘伏消毒 2 遍，然后铺无菌洞巾，使治疗点正对洞巾中间。

4. 麻醉 用 1% 利多卡因局部浸润麻醉，每个治疗点注药 1ml。

5. 刀具 使用 I 型 4 号直形针刀。

6. 针刀操作 针刀松解鹅足滑囊的挛缩点：在胫骨上段内侧部定位。刀口线与下肢纵轴方向一致，针刀经皮肤、皮下组织，到达胫骨内侧骨面，先用提插刀法切割 2～3 刀，然后贴骨面分别向上、中、下作扇形铲剥 2～3 刀，范围为 1cm。

【针刀术后手法治疗】

针刀术后，患者仰卧，膝关节取伸直位，一助手按住股骨下端外侧，医生一手握持踝部，一手弹压膝关节外侧数次。

七、髌下滑囊炎

【概述】

本病多见于青壮年体力劳动者或运动员。多由膝关节反复而频繁的伸屈活动引起，起病较为缓慢，多无明显外伤史。

【病因病理】

这三个滑囊虽然位置不同，但损伤机制大致相同，多由长期反复频繁的伸、屈膝活动所致。由于长期伸、屈膝活动，引起髌韧带与胫骨上端发生反复的摩擦运动，导致滑液囊的慢性损伤，造成滑液囊壁增厚，并发生纤维化而闭锁，致使滑液不能排出，滑囊膨胀，同时髌韧带和胫骨上端得不到润滑，而产生胀痛和不适感，并使膝关节伸屈受限。用非手术疗法治疗本病，往往很难奏效。一般采取手术切除，但由于手术后容易造成瘢痕组织残留，因此仍可引起膝关节伸屈功能受限。

【临床表现】

膝部髌下隐痛不适，膝关节伸屈功能受限，下楼困难。患侧下肢不能伸直，走路时呈跛行。伸屈下肢时，可加剧疼痛。与健侧相比髌韧带止点附近略隆起。

【诊断要点】

1. 患者有长期伸屈膝活动的劳损史。

2. 胫骨粗隆或稍上缘可有疼痛，并有轻微压痛。

3. 髌韧带下方有囊样突起，并有波动感。

4. X线检查对本病可辅助诊断，并可排除膝关节其他病变。

【针刀治疗】

（一）治疗原则

依据针刀医学关于慢性软组织损伤的理论，髌下滑液囊损伤，引起纤维化闭锁，滑液不能排出而产生上述临床表现。造成动态平衡失调的三大病理因素是粘连、瘢痕和堵塞，在慢性期急性发作时，病变组织有水肿渗出，刺激神经末梢使症状加剧。依据上述理论，用针刀将其粘连松解、瘢痕刮除，使膝部的动态平衡得到恢复，可治愈本病。

（二）操作方法

1. **体位** 仰卧位，膝关节屈曲60°。

2. **体表定位** 各滑囊压痛点。

3. **消毒** 施术部位用碘伏消毒两遍，然后铺无菌洞巾，使治疗点正对洞巾中间。

4. **麻醉** 用1%利多卡因局部浸润麻醉，每个治疗点注药1ml。

5. **刀具** 使用Ⅰ型4号直形针刀。

6. **针刀操作** 见图29-107。

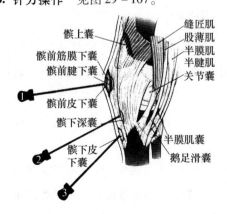

图 29-107 髌下滑囊炎针刀松解示意图

（1）第1支针刀松解髌前皮下囊 在滑囊压痛点定位，针刀体与皮肤垂直，刀口线与下肢纵轴平行，按针刀四步进针规程进针刀，经皮肤、皮下组织到达滑囊病变点，纵疏横剥2~3刀，范围不超过1cm。

（2）第2支针刀松解髌下深囊 在滑囊压痛点定位，针刀体与皮肤垂直，刀口线与下肢纵轴平行，按针刀四步进针规程进针刀，经皮肤、皮下组织，穿过髌韧带并有落空感时，即到达滑囊病变点，纵疏横剥2~3刀，范围不超过1cm。

（3）第3支针刀松解髌下皮下囊 在滑囊压痛点定位，针刀体与皮肤垂直，刀口线与下肢纵轴平行，按针刀四步进针规程进针刀，经皮肤、皮下组织，穿过髌韧带到并有落空感时，即到达滑囊病变点，纵疏横剥2~3刀，范围不超过1cm。

【针刀术后手法治疗】

在压痛点处用力按压，破坏滑囊，促进滑囊液的吸收。

八、腘窝囊肿

【概述】

腘窝囊肿，即腘窝内滑液囊肿，多因为膝关节积液，屈膝时腔内压力增高，迫使滑液后移产生病变，本病可引起膝后部疼痛、肿胀，并可触及弹性软组织肿块。

【病因病理】

本病病因可分为先天与后天两种，前者多见于儿童，后者可由滑囊本身的疾病，如慢性损伤等引起，但有一部分患者并发于膝关节慢性病变。老年人发病则多与膝关节增生性关节炎和其他病变有关。

【临床表现】

起病初期为腘窝内隐性肿胀，伴有机械性伸膝或屈膝运动障碍。除了部分由于张力而有轻微疼痛外，此病本身疼痛并不剧烈。偶可发现由于肿胀阻碍静脉回流，导致膝关节以下小腿水肿。

胭窝囊肿，是因为膝关节积液，屈膝时腔内压力增高，迫使滑液后移，从而形成囊肿。可引起膝后部疼痛和发胀，并可触及弹性软组织肿块。在膝关节做快速的屈伸运动时，囊肿即可膨胀。膝充分伸直，瓣膜孔关闭，致使肿胀持续不退；用手加压按摩囊肿，可使积潴在囊肿内的液体流回关节腔，令囊肿变瘪。

【诊断要点】

1. 患者可有伸膝或屈膝运动障碍，疼痛。

2. 体格检查：在胭窝部可触及弹性波动性肿物，表面光滑，质地较软，压痛不明显，并且和皮肤或其他组织不发生粘连。

3. X线检查：将空气注入囊内拍摄 X 线片，可发现滑囊与关节相通，以此则可确定诊断。利用 X 线检查可排除膝关节其他病变。

4. B 超检查：利用 B 超检查可进一步明确诊断。

【针刀治疗】

（一）治疗原则

根据针刀闭合性手术理论及慢性软组织损伤病因病理学理论，应用针刀刺破囊壁，使囊液流入组织间隙，由人体自行吸收，再通过手法，使两层囊壁之间产生粘连，以防止复发，则本病可等到治愈。

（二）操作方法

1. 体位 俯卧位。

2. 体表定位 胭窝囊肿处。

3. 消毒 施术部位用碘伏消毒两遍，然后铺无菌洞巾，使治疗点正对洞巾中间。

4. 麻醉 用 1% 利多卡因局部浸润麻醉，每个治疗点注药 1ml。

5. 刀具 使用 II 型直形针刀。

6. 针刀操作 在胭窝囊肿处定位。摸清楚胭动脉的搏动，在其内侧 1cm 处，刀口线与下肢纵轴方向一致，按针刀四步进针规程进针刀，经皮肤、皮

下组织，当刀下有阻力感时，即到达囊肿壁。穿破囊壁，阻力感消失，缓慢进针刀，当刀下有粗糙感时，即到达囊肿的基底部生发层，在此处，纵疏横剥 2 ~ 3 刀，范围 2 ~ 3cm，以破坏囊肿生发层的分泌细胞。然后稍提针刀分别向囊肿的上、下、左、右进针，以刺破囊壁（图 29 - 108）。

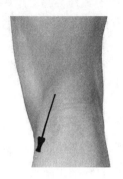

图 29 - 108　胭窝囊肿针刀操作示意图

【针刀术后手法治疗】

针刀术后，让助手进一步伸膝，施术者用拳头用力顶压囊肿，一是使囊液通过针刀刺破的囊壁，到达囊肿周围的组织间隙，由人体自行吸收；二是使囊壁之间进一步粘在一起，以防止复发。手法术毕，局部应加压包扎。

九、胫骨粗隆骨骺炎

【概述】

胫骨粗隆骨骺炎，又称为胫骨粗隆骨软骨病，常见于青少年，特别是年龄在 10 ~ 15 岁时，经常跑、跳的患者。

【病因病理】

胫骨粗隆骨骺为股四头肌腱 - 髌韧带的附着点，股四头肌长期、反复、猛烈的收缩、紧张或牵拉所产生的力，可通过髌骨、髌韧带传递到胫骨粗隆，引起慢性损伤，严重者可导致缺血性坏死。暴力过大时，还可发生骨骺骨折。当人体生长至 18 ~ 20 岁时，胫骨粗隆骨骺与骨干才可发生愈合，在未愈合前，承受应力的能力较差，若跑跳过多，易发生慢性损伤。

【临床表现】

本病主要表现为髌腱及髌腱附着于胫骨止点周围软组织的炎症反应。该病还可伴有撕脱性损伤，主要表现为肌腱受到过度牵拉而从胫骨上撕脱，并带有小块骨片。

患者膝关节前下方疼痛，通常活动后加重，休息后可缓解。

在膝关节前下方胫骨上端可看到一个明显的骨性包块，并有剧烈的压痛。

【诊断要点】

1. 患者有明确的膝关节劳损病史。

2. 患者膝关节前下方疼痛，通常活动后加重，休息后可缓解。

3. 通常于膝关节前下方胫骨上端可看到一个明显的骨性包块，并有剧烈的压痛。

4. X线检查可以显示为正常，或显示出撕脱样损伤，较为典型的表现为胫骨粗隆部好像被掀起一样，有时骨突起部可见到碎骨片。利用X线检查还可排除膝关节其他病变。

【针刀治疗】

（一）治疗原则

依据针刀医学关于慢性软组织损伤的理论，胫骨粗隆骨骺炎是由于髌韧带的强力牵拉，使髌韧带止点应力集中，人体为了对抗这种异常应力，在局部产生硬化、钙化及骨化的代偿过程而引起的疾病。依据上述理论，用针刀松解此处的粘连、瘢痕，使膝部的力平衡及动态平衡得到恢复，则治愈本病。

（二）操作方法

1. 体位　仰卧位，膝关节屈曲60°。

2. 体表定位　髌韧带起止点。

3. 消毒　施术部位用碘伏消毒两遍，然后铺无菌洞巾，使治疗点正对洞巾中间。

4. 麻醉　用1%利多卡因局部浸润麻醉，每个治疗点注药1ml。

5. 刀具　使用Ⅰ型4号直形针刀。

6. 针刀操作　见图29-109。

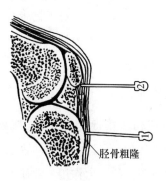

图29-109　胫骨粗隆骨骺炎针刀松解示意图

（1）第1支针刀　在胫骨粗隆中点定位。刀口线与下肢纵轴方向一致，按针刀四步进针规程进针刀，经皮肤、皮下组织，当刀下有韧性感时即到达髌韧带，穿过髌韧带，达胫骨粗隆骨面，调转刀口线90°，铲剥2~3刀，范围为0.5cm。

（2）第2支针刀　在髌骨下缘髌韧带起点定位。刀口线与下肢纵轴方向一致，按针刀四步进针规程进针刀，针刀经皮肤、皮下组织，紧贴髌骨下骨面，当刀下有韧性感时即到达髌韧带的起点，此时调转刀口线90°，铲剥2~3刀，范围为0.5cm。

【针刀术后手法治疗】

针刀术后，患者仰卧，术者双手握持小腿上部，嘱患者尽量屈膝，在屈膝至最限度时，术者向相同方向弹压膝关节两次。

第九节　踝足部慢性软组织损伤

一、踝关节陈旧性损伤

【概述】

踝关节扭伤是指踝关节韧带损伤或断裂的一种病证。为骨伤科常见多发病，可发生于任何年龄，青少年尤其是运动员发病较多，急性期足外翻时疼痛明显。如果是韧带撕裂，则可有内、外翻畸形。急性损伤后引起局部出血、水肿，通过人体的自我修复和自我调节，最终形成粘连瘢痕、韧带挛缩，严重者引起踝关节强直。有的运动员就是因为踝关节反复扭伤，中止了运动生涯。对于韧带完全断裂，只有开放性手术治疗。对于韧带撕裂伤，保守治疗复发率高，而通过针刀精确松解，创伤小，恢复快，且复发率低。

【病因病理】

踝关节扭伤多在行走、跑步、跳跃或下楼梯时，踝关节跖屈位，突然向外或向内翻，外侧或内侧副韧带受到强大的张力作用，致使踝关节的稳定性失去平衡与协调，而发生踝关节扭伤。其中最多发生在外侧副韧带，尤其是距腓前韧带损伤较多。

踝关节扭伤最重要的康复治疗原则是防止和消除肿胀。在致病因素的反复作用下出现滑膜水肿、充血与渗出增加，进而导致关节面软骨的坏死，甚至软骨下骨质也遭受破坏，与此同时，发生关节囊的粘连与挛缩，最终形成纤维性，甚至骨性强直。

【临床表现】

1. 外侧韧带损伤　由足部强力内翻引起。因外踝较内踝长和外侧韧带薄弱，使足内翻活动度较大，临床上外侧韧带损伤较为常见。外侧韧带损伤多为部分撕裂伤，表现为踝外侧疼痛、肿胀、走路跛行；有时可见皮下瘀血；外侧韧带部位有压痛；使足内翻时，引起外侧韧带部位疼痛加剧。

2. 内侧韧带损伤　由足部强力外翻引起，发生较少。其临床表现与外侧韧带损伤相似，但位置和方向相反。表现为踝关节内侧及前侧疼痛、肿胀、压痛，足外翻时引起内侧韧带部位疼痛。X线片也可发现有撕脱骨折。

【诊断要点】

1. 多有急性外伤史，踝关节反复扭伤史。

2. 踝关节内外侧疼痛、肿胀、压痛。

3. X线检查排除骨折和脱位。

【针刀治疗】

（一）治疗原则

踝关节陈旧性损伤是人体在对踝关节损伤的不断修复和调节过程中所形成的粘连和瘢痕，破坏了关节局部的动态平衡和踝关节的力学平衡，故在针刀医学闭合性手术理论及软组织损伤病理构架的网眼理论指导下，应用针刀整体松解、剥离、铲除粘连、挛缩及瘢痕组织，配合手法治疗，恢复关节的动静态平衡和力平衡。

（二）操作方法

1. 第一次针刀松解趾长伸肌腱鞘和拇长伸肌腱鞘的粘连瘢痕

（1）体位　仰卧位。

（2）体表定位　踝关节前侧。

（3）消毒　施术部位用碘伏消毒两遍，然后铺无菌洞巾，使治疗点正对洞巾中间。

（4）麻醉　1%利多卡因局部定点麻醉。

（5）刀具　使用Ⅰ型4号直形针刀。

（6）针刀操作　见图29-110。

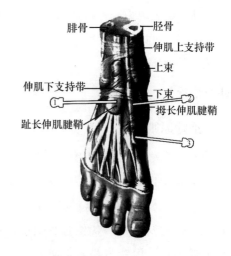

图29-110　针刀松解趾长伸肌腱鞘和
拇长伸肌腱鞘粘连瘢痕示意图

①第1支针刀松解趾长伸肌腱鞘的粘连瘢痕
在踝关节平面，足背动脉外侧1cm处寻找压痛点定位。刀口线与2~5趾长伸肌腱方向一致，使用Ⅰ型4号针刀，针刀体与皮肤呈90°角，按针刀四步进针规程，从定位处刺入，针刀经皮肤、皮下组织，当刀下有阻力感时，即到达趾长伸肌腱鞘的粘连瘢痕，继续进针刀1mm，纵疏横剥2~3刀，范围不超过0.5cm。

②第2支针刀松解拇长伸肌腱鞘上部的粘连瘢痕　在踝关节平面，足背动脉内侧1cm寻找压痛点定位。刀口线与拇长伸肌腱方向一致，使用Ⅰ型4号针刀，针刀体与皮肤呈90°角，按针刀四步进针规程，从定位处刺入，针刀经皮肤、皮下组织，当刀下有阻力感时，即到拇长伸肌腱鞘上部的粘连瘢痕，继续进针刀1mm，纵疏横剥2～3刀，范围不超过0.5cm。

③第3支针刀松解拇长伸肌腱鞘下部的粘连瘢痕　在第2支针刀远端1.5～2cm、足背动脉内侧1cm处寻找压痛点定位。刀口线与拇长伸肌腱方向一致，使用Ⅰ型4号针刀，针刀体与皮肤呈90°角，按针刀四步进针规程，从定位处刺入，针刀经皮肤、皮下组织，当刀下有阻力感时，即到拇长伸肌腱鞘下部的粘连瘢痕，继续进针刀1mm，纵疏横剥2～3刀，范围不超过0.5cm。

（7）注意事项　针刀术前必须先将足背动脉的走行路线标记出来，在动脉的内外侧寻找压痛点作为进针刀点。否则可能损伤足背动脉，造成严重的并发症。

2. 第二次针刀松解伸肌下支持带的粘连瘢痕

（1）体位　仰卧位。

（2）体表定位　踝关节前侧。

（3）消毒　施术部位用碘伏消毒两遍，然后铺无菌洞巾，使治疗点正对洞巾中间。

（4）麻醉　1%利多卡因局部定点麻醉。

（5）刀具　使用Ⅰ型4号直形针刀。

（6）针刀操作　见图29－111。

①第1支针刀松解伸肌下支持带上部的粘连瘢痕　在外踝尖定位。刀口线与小腿纵轴方向一致，使用Ⅰ型4号针刀，针刀体与皮肤呈90°角，按针刀四步进针规程，从定位处刺入，针刀经皮肤、皮下组织，当刀下有阻力感时，即到达伸肌下支持带上部的粘连瘢痕，提插刀法切割2～3刀，深度达骨面，然后纵疏横剥2～3刀，范围不超过0.5cm。

②第2支针刀松解伸肌下支持带下部的粘连瘢痕　在第1支针刀远端1cm处定位。刀口线与小腿

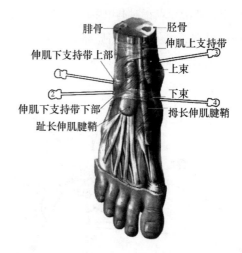

图29－111　针刀松解伸肌下支持带粘连瘢痕示意图

纵轴方向一致，使用Ⅰ型4号针刀，针刀体与皮肤呈90°角，按针刀四步进针规程，从定位处刺入，针刀经皮肤、皮下组织，当刀下有阻力感时，即到达伸肌下支持带下部的粘连瘢痕，提插刀法切割2～3刀，刀下有落空感即停止，然后纵疏横剥2～3刀，范围不超过0.5cm。

③第3支针刀松解伸肌下支持带上束的粘连瘢痕　在内踝尖下1.5～2cm定位。刀口线与小腿纵轴方向一致，使用Ⅰ型4号针刀，针刀体与皮肤呈90°角，按针刀四步进针规程，从定位处刺入，针刀经皮肤、皮下组织，当刀下有阻力感时，即到达伸肌下支持带上部的粘连瘢痕，提插刀法切割2～3刀，深度达骨面，然后纵疏横剥2～3刀，范围不超过0.5cm。

④第4支针刀松解伸肌下支持带下束的粘连瘢痕　在内踝尖上1.5～2cm定位。刀口线与小腿纵轴方向一致，使用Ⅰ型4号针刀，针刀体与皮肤呈90°角，按针刀四步进针规程，从定位处刺入，针刀经皮肤、皮下组织，当刀下有阻力感时，即到达伸肌下支持带下部的粘连瘢痕，提插刀法切割2～3刀，刀下有落空感即停止，然后纵疏横剥2～3刀，范围不超过0.5cm。

3. 第三次针刀松解踝关节内侧副韧带的粘连瘢痕

（1）体位　仰卧位。

（2）体表定位　踝关节内侧。

（3）消毒　施术部位用碘伏消毒两遍，然后铺

无菌洞巾，使治疗点正对洞巾中间。

（4）麻醉　1%利多卡因局部定点麻醉。

（5）刀具　使用Ⅰ型4号直形针刀。

（6）针刀操作　见图29－112。

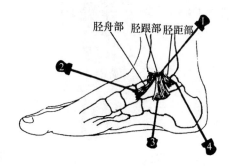

图29－112　针刀松解踝关节内侧副韧带示意图

①第1支针刀松解三角韧带的起点　从内踝尖部进针刀，刀口线与下肢纵轴平行，针刀体与皮肤呈90°角，针刀经皮肤、皮下组织，到达内踝尖骨面，调转刀口线90°，在骨面上向下铲剥两刀，范围不超过0.5cm。然后退刀到皮下，刀体分别向前向后至内踝尖前部及后部，再调转刀口线90°，在骨面上向下铲剥两刀，范围不超过0.5cm。

②第2支针刀松解三角韧带的胫舟部　从内踝尖部前下方2cm进针刀，刀口线与下肢纵轴平行，针刀体与皮肤呈90°角，针刀经皮肤、皮下组织，到达舟骨骨面，调转刀口线90°，在骨面上向下铲剥两刀，范围不超过0.5cm。

③第3支针刀松解三角韧带的胫跟部　从内踝尖部下方2cm进针刀，刀口线与下肢纵轴平行，针刀体与皮肤呈90°角，针刀经皮肤、皮下组织，到达跟骨骨面，调转刀口线90°，在骨面上向下铲剥两刀，范围不超过0.5cm。

④第4支针刀松解三角韧带的胫距部　从内踝尖部后下方2cm进针刀，刀口线与下肢纵轴平行，针刀体与皮肤呈90°角，针刀经皮肤，皮下组织，到达距骨骨面，调转刀口线90°，在骨面上向下铲剥两刀，范围不超过0.5cm。

4. 第四次针刀松解踝关节后侧外侧副韧带的粘连瘢痕

（1）体位　仰卧位。

（2）体表定位　踝关节外侧。

（3）消毒　施术部位用碘伏消毒两遍，然后铺无菌洞巾，使治疗点正对洞巾中间。

（4）麻醉　1%利多卡因局部定点麻醉。

（5）刀具　使用Ⅰ型4号直形针刀。

（6）针刀操作　见图29－113。

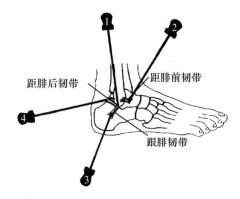

图29－113　针刀松解踝关节后侧
外侧副韧带粘连瘢痕示意图

①第1支针刀松解外侧副韧带的起点　从外踝尖部进针刀，刀口线与下肢纵轴平行，针刀体与皮肤呈90°角，针刀经皮肤、皮下组织，到达外踝尖骨面后，调转刀口线90°，在骨面上向下铲剥两刀，范围不超过0.5cm，以松解跟腓韧带的起点。然后退刀至皮下，刀体分别向前、向后至外踝尖前部及后部，再调转刀口线90°，在骨面上向下铲剥两刀，范围不超过0.5cm，以松解距腓前韧带的起点和距腓后韧带的起点。

②第2支针刀松解距腓前韧带的止点　从外踝尖部前下方2cm进针刀，刀口线与下肢纵轴平行，针刀体与皮肤呈90°角，针刀经皮肤、皮下组织，到达距骨外侧骨面，调转刀口线90°，在骨面上向下铲剥两刀，范围不超过0.5cm。

③第3支针刀松解跟腓韧带的止点　从外踝尖部下方2cm进针刀，刀口线与下肢纵轴平行，针刀体与皮肤呈90°角，针刀经皮肤、皮下组织，到达跟骨外侧骨面，调转刀口线90°，在骨面上向下铲剥两刀，范围不超过0.5cm。

④第4支针刀松解距腓后韧带的止点　从外踝尖部后下方2cm进针刀，刀口线与下肢纵轴平行，

针刀体与皮肤呈90°角,针刀经皮肤、皮下组织,到达跟骨后方骨面,调转刀口线90°,在骨面上向下铲剥两刀,范围不超过0.5cm。

(7)注意事项 对于踝关节功能严重障碍者,参照踝关节强直的针刀松解方法松解。

【针刀术后手法治疗】

在助手的协助下行踝关节的对抗性牵引,使关节充分背屈、跖屈3~5次后,施关节弹压术以促使关节恢复到正常角度。

二、慢性跟腱炎

【概述】

慢性跟腱炎是一种以跟腱及其周围部位疼痛为主要临床表现的疾病。多因外伤、劳损、感染或跟骨骨刺等刺激等所致。

【病因病理】

由于跟腱的慢性劳损如长距离行走、慢跑、跟腱处的外伤以及穿太紧的鞋长期摩擦刺激等引起跟腱及其轴位组织的充血、水肿、炎性渗出,病程迁延日久可致纤维性增生,跟腱轴位组织粘连或增厚。

【临床表现】

主要表现为跟腱处疼痛。当走路或跑跳时,跟腱紧张,可使疼痛明显加重。

【诊断要点】

1. 有明显的外伤史或劳损史。

2. 跟腱处疼痛,活动后加重,休息后减轻。

3. 跟腱处有明显的压痛和抗阻力疼痛。

【针刀治疗】

(一)治疗原则

慢性跟腱炎是由于跟腱损伤后的修复过程中,在其止点及周围形成了粘连和瘢痕。在跟腱损伤情况下,由于长期行走,跟腱的损伤必然影响到比目鱼肌和腓肠肌起点的损伤。根据针刀医学闭合性手术理论及软组织损伤病理构架的网眼理论,应用针刀整体松解、剥离、铲除粘连、挛缩及瘢痕组织,以及术后配合手法将残余的粘连瘢痕拉开,恢复力平衡和动态平衡,从而达到治疗目的。

(二)操作方法

1. 第一次针刀松解跟腱周围的粘连瘢痕

(1)体位 俯卧位。

(2)体表定位 跟腱周围压痛点。

(3)消毒 施术部位用碘伏消毒两遍,然后铺无菌洞巾,使治疗点正对洞巾中间。

(4)麻醉 1%利多卡因局部定点麻醉。

(5)刀具 使用Ⅰ型4号直形针刀。

(6)针刀操作 见图29-114。

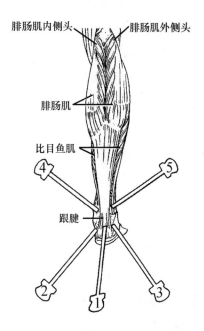

图29-114 针刀松解跟腱周围组织示意图

①第1支针刀松解跟腱止点中部的粘连瘢痕 在跟腱止点中部压痛点定位。刀口线与下肢纵轴平行,针刀体与皮肤呈90°角,针刀经皮肤、皮下组织,当刀下有阻力感时,即到达跟腱,继续进针刀1cm,纵疏横剥2~3刀,范围不超过0.5cm,以松解跟腱内部的粘连和瘢痕,然后再进针刀达跟骨骨面,调转刀口线90°,在骨面上向上铲剥两刀,范围不超过0.5cm,以松解跟腱止点的粘连和瘢痕。

②第2支针刀松解跟腱止点内侧的粘连瘢痕 在

第1支针刀内侧0.5cm定位。刀口线与下肢纵轴平行，针刀体与皮肤呈90°角，针刀经皮肤、皮下组织，当刀下有阻力感时，即到达跟腱，继续进针刀1cm，纵疏横剥2~3刀，范围不超过0.5cm，以松解跟腱内部的粘连和瘢痕，然后再进针刀达跟骨骨面，调转刀口线90°，在骨面上向上铲剥两刀，范围不超过0.5cm，以松解跟腱止点内侧的粘连和瘢痕。

③第3支针刀松解跟腱止点外侧的粘连瘢痕　在第1支针刀外侧0.5cm定位。刀口线与下肢纵轴平行，针刀体与皮肤呈90°角，针刀经皮肤、皮下组织，当刀下有阻力感时，即到达跟腱，继续进针刀1cm，纵疏横剥2~3刀，范围不超过0.5cm，以松解跟腱内部的粘连和瘢痕，然后再进针刀达跟骨骨面，调转刀口线90°，在骨面上向上铲剥2刀，范围不超过0.5cm，以松解跟腱止点外侧的粘连瘢痕。

④第4支针刀松解跟腱与内侧软组织之间的粘连瘢痕　在第2支针刀上面1.5~2cm处定位。刀口线与下肢纵轴平行，针刀体与皮肤呈90°角，针刀经皮肤、皮下组织，当刀下有阻力感时，即到达跟腱，针刀沿跟腱内缘向外探寻，当刀下有落空感时，即到达跟腱与内侧软组织的粘连瘢痕处，提插刀法切割2~3刀，深度1cm，然后纵疏横剥2~3刀，范围不超过0.5cm。

⑤第5支针刀松解跟腱与外侧软组织之间的粘连瘢痕　在第3支针刀上面1.5~2cm处定位。刀口线与下肢纵轴平行，针刀体与皮肤呈90°角，针刀经皮肤、皮下组织，当刀下有阻力感时，即到达跟腱，针刀沿跟腱外缘向内探寻，当刀下有落空感时，即到达跟腱与外侧软组织的粘连瘢痕处，提插刀法切割2~3刀，深度1cm，然后纵疏横剥2~3刀，范围不超过0.5cm。

2. 第二次针刀松解腓肠肌内、外侧头起点的粘连瘢痕及腓肠肌与比目鱼肌肌腹之间的粘连瘢痕

（1）体位　俯卧位。

（2）体表定位　股骨内、外侧髁及小腿后侧。

（3）消毒　施术部位用碘伏消毒两遍，然后铺无菌洞巾，使治疗点正对洞巾中间。

（4）麻醉　1%利多卡因局部定点麻醉。

（5）刀具　使用Ⅰ型针刀。

（6）针刀操作　见图29-115。

①第1支针刀松解腓肠肌内侧头的粘连瘢痕　在股骨内侧髁后部压痛点定位。刀口线与下肢纵轴平行，针刀体与皮肤呈90°角，针刀经皮肤、皮下组织，直达骨面，纵疏横剥2~3刀，范围不超过0.5cm，然后调转刀口线90°，在骨面上向下铲剥2~3刀，范围不超过0.5cm。

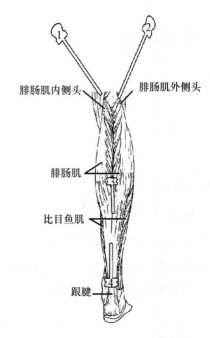

图29-115　针刀松解腓肠肌内外侧头起点及腓肠肌与比目鱼肌肌腹之间的粘连示意图

②第2支针刀松解腓肠肌外侧头的粘连瘢痕　在股骨外侧髁后部压痛点定位。刀口线与下肢纵轴平行，针刀体与皮肤呈90°角，针刀经皮肤、皮下组织，直达骨面，纵疏横剥2~3刀，范围不超过0.5cm，然后调转刀口线90°，在骨面上向下铲剥2~3刀，范围不超过0.5cm。

③第3支针刀松解小腿中段腓肠肌与比目鱼肌肌腹之间粘连瘢痕　在小腿后侧中部寻找压痛点定位。刀口线与下肢纵轴平行，针刀体与皮肤呈90°角，针刀经皮肤、皮下组织，当刀下有阻力感时，即到达腓肠肌，继续进针刀，当刀下有突破感时，即到达腓肠肌与比目鱼肌间隙，在此纵疏横剥2~3

刀，范围不超过1cm。

④第4支针刀松解小腿下段腓肠肌与比目鱼肌肌腹之间的粘连瘢痕　在小腿后侧下段寻找压痛点定位。刀口线与下肢纵轴平行，针刀体与皮肤呈90°角，针刀经皮肤、皮下组织，当刀下有阻力感时，即到达腓肠肌，继续进针刀，当刀下有突破感时，即到达腓肠肌与比目鱼肌间隙，在此纵疏横剥2~3刀，范围不超过1cm。

3. 第三次针刀松解腓肠肌与比目鱼肌内外侧缘之间的纵行粘连瘢痕

（1）体位　俯卧位。

（2）体表定位　小腿后侧下段。

（3）消毒　施术部位用碘伏消毒两遍，然后铺无菌洞巾，使治疗点正对洞巾中间。

（4）麻醉　1%利多卡因局部定点麻醉。

（5）刀具　使用Ⅰ型4号直形针刀。

（6）针刀操作　见图29-116。

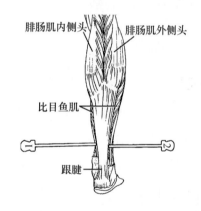

图29-116　针刀松解腓肠肌与比目鱼肌内外侧缘之间粘连示意图

①第1支针刀在跟腱止点上方5cm，跟腱内侧定点　刀口线与下肢纵轴平行，针刀体与皮肤呈90°角，针刀经皮肤、皮下组织，当刀下有阻力感时，即到达跟腱，针刀沿跟腱内缘向内下探寻，当刀下有落空感时，即到达跟腱内缘，向内侧转动针刀体，使针刀体与冠状面平行，针刀刃端从内向外，沿跟腱内侧前缘与比目鱼肌的肌间隙进针刀，一边进针刀，一边纵疏横剥，每次纵疏横剥范围不超过1cm。直至小腿后正中线。

②第2支针刀在跟腱止点上方5cm，跟腱外侧定点　刀口线与下肢纵轴平行，针刀体与皮肤呈90°角，针刀经皮肤、皮下组织，当刀下有阻力感时，即到达跟腱，针刀沿跟腱外缘向外下探寻，当刀下有落空感时，即到达跟腱外缘，向外侧针刀体方向，使针刀体与冠状面平行，针刀刃端从外向内，沿跟腱外侧前缘与比目鱼肌的肌间隙进针刀，一边进针刀，一边纵疏横剥，每次纵疏横剥范围不超过1cm。直至小腿后正中线，与第1支针刀汇合。

【针刀术后手法治疗】

每次针刀术毕，嘱患者仰卧位，医生双手握患足底前部，嘱患者踝关节尽量背伸，在背伸到最大位置时，术者用力将踝关节背伸一次。

三、跟痛症

【概述】

跟痛症主要是指病人在行走或站立时足底部疼痛。多由慢性损伤引起，常伴有跟骨结节部的前缘骨刺。本病多发生于中老年人，针刀治疗效果显著。

【病因病理】

长期站立的工作和负重的搬运工，以及长途行军的军人、来回走动的纺织工等，使跖腱膜长期处于绷紧状态，时久就产生了劳损性病变。病变最容易发生在跖腱膜的跟骨附着区。老年人跖腱膜和其他组织一样趋于老化状态，弹性较差，因此稍长时久站立和行走就会发生跖腱膜病变而产生足跟痛症状。

此外，由高处坠落时足尖着地支撑，跳跃时足先蹬地，在这一瞬间对跖腱膜的猛烈牵扯或足底受硬而锐利垫衬的挤磕等作用，就发生了跖腱膜创伤性炎症。

【临床表现】

跟部局部疼痛、肿胀、走路时加重。足跟底前内侧压痛，有时可触及骨性隆起，跟骨侧位线X线片可能有骨刺。

【诊断要点】

足跟底及足心痛，胀裂感，站立、行走时加重，重者几乎不能着地，足跟底明显压痛，跟骨侧位 X 线片显示跟骨结节前缘骨刺。

【针刀治疗】

（一）治疗原则

根据软组织损伤病理构架的网眼理论，慢性软组织损伤是由病变关键点连接成线，由线网络成面的原理，分析跟痛症的病理基础，发现它的病变关键点有两个，即跖腱膜中央部和跖腱膜内侧部，要破坏它的病理构架，就应该松解跖腱膜中央部和内侧部，此为治本之策。

（二）操作方法

1. 体位　仰卧位。

2. 体表定位　跟骨结节前下缘和内缘压痛点。

3. 消毒　施术部位用碘伏消毒两遍，然后铺无菌洞巾，使治疗点正对洞巾中间。

4. 麻醉　1% 利多卡因局部定点麻醉。

5. 刀具　使用 I 型 4 号直形针刀。

6. 针刀操作　见图 29 - 117。

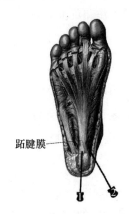

跖腱膜

图 29 - 117　跖腱膜结构及针刀松解示意图

（1）第 1 支针刀松解跟骨结节前下缘压痛点（跖腱膜的中央部）　在压痛点定位。从跟骨结节前下缘进针刀，刀口线与跖腱膜方向一致，针刀体与皮肤呈 90°角，针刀经皮肤、皮下组织、脂肪垫，到达跟骨结节前下缘骨面，调转刀口线 90°，在骨面上向前下铲剥两刀，范围不超过 0.5cm。

（2）第 2 支针刀松解跟骨结节内缘压痛点（跖腱膜的内侧部）　在第 1 支针刀内侧 2cm 的压痛点定位。针刀从跟骨结节内缘进针刀，刀口线与跖腱膜方向一致，针刀体与皮肤呈 90°角，针刀经皮肤、皮下组织、脂肪垫，到达跟骨结节内缘骨面，调转刀口线 90°，在骨面上向前下铲剥两刀，范围不超过 0.5cm。

7. 注意事项　针刀治疗跟痛症是对挛缩的跖腱膜进行松解，不是用针刀去刮除、切断骨质增生。骨质增生是人体对力平衡失调的自我修复和自我调节的结果，它本身不是引起疼痛的主要原因，跖腱膜的粘连瘢痕，起点处的应力集中才是引起疼痛的根本原因，故针刀松解跖腱膜的粘连和挛缩后，疼痛即可消失，骨质增生会逐渐变钝，不再影响病人的功能。

【针刀术后手法治疗】

每次针刀术毕，嘱患者仰卧位，医生双手握足底前部，嘱患者踝关节尽量背伸，在背伸到最大位置时，术者用力将踝关节背伸一次。

四、足背腱鞘囊肿

【概述】

足背腱鞘囊肿是指发生于踝关节囊或腱鞘附近的囊肿，有单房性和多房性之分。囊内为无色透明的黏液，囊腔可与关节腔或腱鞘相通，但也可成封闭状。

【病因病理】

本病与各种急慢性损伤有着密切的关系。由于外伤或慢性劳损致关节囊鞘稍上的结缔组织因局部血运不良，发生黏液样变性，形成囊肿。

【临床表现】

多见于青少年，表现为足背部与皮肤无粘连的结节，表面光滑，有波动感，硬如橡皮，疼痛和压痛较轻，常可自行消退，但可复发。

【诊断要点】

1. 可发生于任何年龄，青少年多见。

2. 肿块表面光滑、无粘连、无压痛，有囊性感。

【针刀治疗】

（一）治疗原则

根据针刀医学关于慢性软组织损伤和闭合性手术的理论进行针刀治疗。

（二）操作方法

1. 体位 坐位，踝关节中立位。

2. 体表定位 用记号笔在足背肿块突出处定位，作为针刀闭合性手术进针点。

3. 消毒 施术部位用碘伏消毒两遍，然后铺无菌洞巾，使治疗点正对洞巾中间。

4. 麻醉 1%利多卡因局部麻醉。

5. 刀具 使用 I 型 4 号直形针刀。

6. 针刀操作 见图 29 – 118。

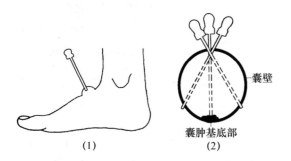

图 29 – 118 足背腱鞘囊肿针刀松解示意图

（1）针刀进针示意图；（2）针刀松解示意图

针刀于定位点进针，刀口线与伸趾肌腱走行方向一致，针刀体与皮肤呈 90°角刺入。通过皮肤达皮下组织，刺破囊壁，即有一落空感，然后缓慢进针刀，感觉刀下有轻微阻塞感时，即到了腱鞘囊肿的基底部，也是囊肿的生发组织层，在此纵疏横剥2～3 刀，范围不超过 0.5cm，以破坏囊肿的生发细胞层，然后稍提针刀，按"十"字形，分别穿破囊壁四周后出针刀。针眼以创可贴覆盖。

7. 注意事项 针刀手术前先标出足背动脉的走行路线，以免损伤血管。

【针刀术后手法治疗】

针刀术后，医生用拇指强力按压囊肿两次，用纱布团压在囊肿表面，加压包扎 5 天后再松开。

第三十章

骨关节疾病

第一节 颈椎病

一、软组织损伤型颈椎病

【概述】

在颈椎病的病理机制中，颈椎病首先是从椎周软组织、急慢性损伤点开始的，其病理过程都是在软组织急慢性损伤后，人体通过无菌性炎症的形式进行自我修复、自我代偿，最终引起病变软组织本身、病变软组织与邻近软组织之间、相关软组织与之所附着的颈椎骨质之间形成广泛的粘连、瘢痕、挛缩和堵塞这四大病理机制，如果在人体调节范围以内，没有引起动态平衡失调，就不会出现临床表现，反之，四大病理因素直接刺激、卡压穿行其间的血管、神经，就会引发神经、血管受压的临床表现，此时影像学无异常表现。

人体的自我调节能力在颈椎病发生发展过程中的作用：由于颈部软组织的损伤部位不同，每个个体对刺激、损伤的反应程度不同，对刺激、损伤的代偿能力不同，对损伤的自我修复程度不同，颈椎病的临床表现形式也不一样，病情的轻重程度也不一致。也就是说，没有临床表现，不等于没有软组织损伤的病理表现，只是这种损伤在人体的代偿范围以内，还没有引起颈部的动态平衡失调和力平衡失调，故没有临床表现，这时不需要治疗。只有当损伤超过了自我代偿的范围，造成了平衡失调，才需要外力干预，才需要治疗。换言之，外因（粘连、瘢痕、挛缩、骨质增生等）是颈椎病的基础，内因（人体的自我调节）才是是否引发颈椎病临床表现的决定因素，外因必须通过内因才能起作用。

【病因病理】

项韧带起于颈椎的棘突，止于枕外隆凸和枕外嵴，为三角形的弹力纤维膜。两侧有头夹肌、颈夹肌等多块肌肉附着。在其起点的深面是棘间韧带。其主要作用为控制颈部过度前屈，头部的左右旋转。在其他肌肉的作用下，颈部前屈时，项韧带被牵拉，极易受劳损，X线可见项韧带上有钙化点。

项韧带挛缩大多为长期低头工作的人积累性损伤引起，急性外伤引起的较为少见。头的过度前屈、高角度仰卧或持续低头工作（前屈），造成项韧带受到持续反复的牵拉性损伤，引起前、中斜角肌、肩胛提肌、斜方肌等软组织的联合损伤，损伤软组织之间出现粘连、瘢痕、挛缩、堵塞，导致软组织动态平衡失调，而引起相关肌肉损伤的临床表现。故这一类型的颈椎病主要是西医学颈椎病分型中的颈型的临床表现，严重的项韧带损伤可以引起韧带中部力平衡失调，出现项韧带硬化、钙化、骨化，项韧带挛缩的常见部位有颈椎的起点、枕骨粗隆下缘附着点和项韧带两侧肌肉的附着点。

枕下肌包括头后大、小直肌以及头下、上斜肌，前两者参与在寰枕关节上的仰头活动，后两者参与头在寰椎和枢椎平面上的旋转。

由于在枕下肌的行经途中有椎动脉的第二段末端和第三段通过，所以枕下肌挛缩后，压迫椎动脉，引起椎动脉型颈椎病的临床表现。

【临床表现】

1. 症状

（1）早期可有头颈、肩背部疼痛，有的疼痛剧烈，颈项部肌肉可有肿胀和痉挛。

（2）眩晕，多伴有复视、眼震、耳鸣、恶心呕吐等症状。

（3）头痛，呈间歇性，每次疼痛可持续数分钟或数小时。疼痛多位于枕部，呈跳痛，可向枕顶部放射。

（4）感觉障碍，可有面部、舌体、四肢或半身麻木，有的伴有针刺感、蚁行感。

2. 体征　枕外隆凸、枕骨上项线、颈椎棘突及棘旁有压痛，触诊检查颈项部肌肉痉挛或出现硬结条索。

3. 脑血流图　显示流入时间延长，主峰角增大，形成平顶或三峰波，提示脑血流量减少。

【诊断要点】

1. 具有较典型的根型症状（麻木、疼痛），且范围与颈脊神经所支配的区域相一致。

2. 压颈试验或臂丛牵拉试验阳性。

3. 影像学所见与临床表现相符合。

4. 痛点封闭无显效（诊断明确者可不做此试验）。

5. 排除颈椎外病变（胸廓出口综合征、网球肘、腕管综合征、肘管综合征、肩周炎、肱二头肌腱鞘炎）所致以上肢疼痛为主的疾患。

【针刀治疗】

（一）治疗原则

依据针刀医学关于人体弓弦力学系统及疾病病理构架的网眼理论，颈椎病是由于颈段的弓弦力学

系统受损后，颈部的软组织形成粘连瘢痕和挛缩，病情进一步发展引起颈段骨关节的移位，卡压神经血管，引发临床表现。应用针刀整体松解颈段软组织的粘连瘢痕挛缩，消除软组织对神经血管的卡压，恢复颈段软组织的力学平衡。

（二）操作方法

1. 术式设计　"T"形针刀整体松解术，这种术式包括了枕部及颈后侧主要软组织损伤的松解，包括项韧带部分起点及止点的松解，同时松解头夹肌起点、斜方肌起点、部分枕下肌起点与止点、颈夹肌起点以及项韧带。各松解点的排列与英文字母T相似，故称之为"T"形针刀整体松解术（图30－1）。

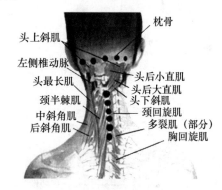

图30－1　"T"形针刀术体表定位

2. 体位　俯卧低头位。

3. 体表定位

（1）横线为5个点，中点为枕外隆凸，在上项线上距离后正中线向两侧分别旁开2.5cm定两点，在上项线上距离后正中线向两侧分别旁开5cm定两点。

（2）竖线为6个点，分别为$C_2 \sim C_7$棘突顶点。将选定的治疗点用记号笔标明。

4. 消毒　施术部位用碘伏消毒两遍，然后铺无菌洞巾，使治疗点正对洞巾中间。

5. 麻醉　用1%利多卡因局部浸润麻醉，每个治疗点注药1ml。

6. 刀具　使用Ⅰ型4号直形针刀。

7. 针刀操作　见图30－2、图30－3。

（1）第1支针刀在枕外隆凸定点，刀口线与人体纵轴一致，针刀体向脚侧倾斜45°，与枕骨垂直，针刀经皮肤、皮下组织、项筋膜达枕骨骨面后，纵疏横剥3刀，然后调转刀口线90°，向下铲剥3刀，范围0.5cm。然后提针刀于皮下组织，向左右呈45°角贴枕骨向下铲剥3刀，范围0.5cm，以松解斜方肌起点和头半棘肌止点。

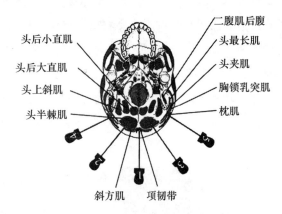

图30-2 "T"形针刀术横线松解示意图

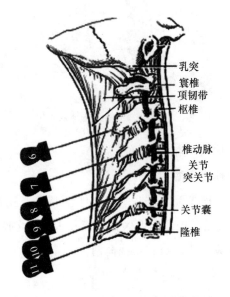

图30-3 "T"形针刀术竖线松解示意图

（2）第2、3支针刀在上项线上枕外隆凸左右各2.5cm处定点。以左侧为例加以介绍，刀口线与人体纵轴一致，针刀体向脚侧倾斜45°，与枕骨垂直，针刀经皮肤、皮下组织、项筋膜达枕骨骨面后，纵疏横剥3刀，然后调转刀口线90°，向下铲剥3刀，范围0.5cm。右侧第3支针刀操作与左侧相同。

（3）第4、5支针刀在上项线上枕外隆凸左右各5cm处定点，刀口线与人体纵轴一致，针刀体向脚侧倾斜45°，与枕骨垂直，针刀经皮肤、皮下组织、项筋膜达枕骨骨面后，纵疏横剥3刀，然后调转刀口线90°，向下铲剥3刀，范围0.5cm。右侧第5支针刀操作与左侧相同。

（4）"T"字形竖线即C_2～C_7棘突顶点。以第6支针刀松解C_2棘突顶点加以介绍，刀口线与人体纵轴一致，针刀体向头侧倾斜45°，与棘突呈60°，针刀经皮肤、皮下组织、项筋膜达C_2棘突顶点骨面后，纵疏横剥3刀，然后将针刀体逐渐向脚侧倾斜与C_2棘突走行方向一致，调转刀口线90°，沿棘突上缘向内切2刀，范围0.5cm，以切开棘间韧带。第7～11支针刀操作方法与第6支针刀操作方法相同。

（5）术毕，拔出针刀，局部压迫止血3分钟后，创可贴覆盖针眼。

8. 注意事项 初学针刀的医生，不宜做颈椎针刀松解，因为颈部神经血管多，结构复杂，由于对解剖关系不熟悉，勉强做针刀造成的严重并发症和后遗症在临床上时有发生。熟悉颈部的局部解剖，牢记神经、血管走行方向，针刀操作均在骨面上进行，针刀手术的安全性才有保证。

【针刀术后手法治疗】

针刀术后，嘱患者俯卧位，一助手牵拉患者两侧肩部，术者正对患者头项，右肘关节屈曲并托住患者下颌，左手前臂尺侧压在病人枕骨上，随颈部的活动施按揉法。用力不能过大，以免造成新的损伤。最后，提拿两侧肩部，并搓患者肩至前臂反复三次。

二、骨关节移位型颈椎病

【概述】

骨关节移位型颈椎病是软组织损伤型颈椎病病情发展的结果，是颈部软组织损伤后引起软组织起止点的粘连、瘢痕、挛缩和堵塞，牵拉颈椎向各个方向移位，压迫重要神经、血管，引发相应的临床表现。

在动态平衡的基础上，软组织在颈椎附着部的粘连、瘢痕引起颈椎骨关节应力失衡和应力集中，人体为了抵抗这种异常的拉力、压力、张力，一方面，在应力点集中的部位，如钩椎关节和椎体前后缘，产生局部硬化、钙化，最终形成骨质增生；另一方面，引起颈椎在水平面、矢状面、冠状面发生单一或者复合位移，当骨质增生或者颈椎位移刺激压迫颈部神经、血管、脊髓时，就会引发神经、血管和脊髓受压的临床表现。此时，颈椎 X 线检查会出现一个或者多个颈椎钩椎关节骨质增生或错位。

【病因病理】

寰枢关节移位，是由于枕下肌（头上、下斜肌，头后大、小直肌）损伤以后，形成的四大病理因素压迫和牵拉通过枕下三角内的椎动脉、枕大神经、耳小神经及颈上交感神经节。发病初期，肌肉的粘连瘢痕可直接挤压神经、血管，此时，放射影像学无异常表现，但患者可出现椎动脉型颈椎病和交感神经型颈椎病的临床表现，随着病情发展，损伤的枕下肌可牵拉寰、枢椎，使之错位，加重椎动脉的压迫，出现严重的椎动脉型颈椎病的临床表现。此时，颈椎张口位 X 线片可见寰齿间隙不对称、寰枢关节面不对称、枢椎旋转移位等寰、枢椎错位的影像学表现。通过上述分析可以看出，如果完全按照西医的颈椎病的分型，完全依据影像学表现，即使用开放性手术摘除椎间盘，切除骨质增生，扩大颈椎椎管、横突孔，但由于软组织的卡压没有解除，所以仍不能完全解除神经根的压迫。虽然第二至六颈椎横突前后结节之间约有 1cm 距离，但却有十几块肌肉的起点与止点，每块肌肉的起点与止点只有 1mm 到数毫米。这些细小解剖结构在颈椎病发病过程中有重要作用，也是针刀松解的关键病变点。从颈椎前结节到椎板后外侧的肌肉排列顺序是颈长肌、头长肌、前斜角肌、中斜角肌、后斜角肌、肩胛提肌、颈夹肌、颈髂肋肌、颈最长肌、

头最长肌、头半棘肌、颈半棘肌、多裂肌。

钩椎关节参与颈椎活动并限制椎体向侧方移动，可维持椎体间的稳定性。当第二至六颈椎棘突部、椎板部、横突部的软组织起点与止点损伤，如项韧带，前、中斜角肌及肩胛提肌损伤，头夹肌等肌肉、韧带损伤后，造成局部的应力集中，导致颈椎在矢状面、冠状面、纵轴、横轴等多方向的移位，压迫重要神经、血管，而引发临床症状。

钩椎关节移位可引起骨关节相对位置的变化，而引起神经血管的卡压。第一，由于软组织的牵拉，颈椎骨关节应力集中，导致应力集中部的骨质增生，如钩椎关节骨质增生、椎体前后缘的骨质增生等，根据受压的组织结构不同，引起相应的表现；第二，可引起椎间孔的位置变化，导致臂丛神经受压，出现神经根型颈椎病的表现；第三，可引起横突孔的位置变化，导致椎动脉扭曲，出现椎动脉型颈椎病的表现；第四，椎体错位，使椎管容积发生相对位置变化，引起椎间盘突出，出现脊髓型颈椎病的表现；第五，钩椎关节仰旋或者俯旋移位，牵拉椎体前侧方的交感神经，出现交感神经型颈椎病的表现。

【临床表现】

1. 症状

（1）椎动脉受压

①中重度眩晕　患者只能向一侧转头，向对侧转易导致发作，再转向对侧则又使症状减轻，总之，头颈部活动和姿势改变诱发或加重眩晕是本病的一个重要特点。严重者可发生晕厥或猝倒。

②眼部症状　如视力减退、一过性黑蒙、暂时性视野缺损、复视、幻视以及失明等。

（2）枕大神经受压　持续性头痛，往往在晨起、头部活动、乘车颠簸时出现或加重。持续数小时甚至数日。疼痛多位于枕部、枕顶部或颞部，呈跳痛（搏动性痛）、灼痛或胀痛，可向耳后、面部、牙部、枕顶部放射。发作时可有恶心、呕吐、出汗、流涎、心慌、憋气以及血压改变等自主神经功能紊乱的症状。

（3）臂丛神经根受压　颈项肩臂疼痛，颈部活动受限，患病上肢沉重无力，颈项神经窜痛，伴有针刺样或过电样麻痛，握力下降或持物落地。同时可伴有与臂丛神经分布区相一致的感觉、运动及反射障碍，如以前根受压为主者，肌力改变较明显；以后根受压为主者，则感觉障碍症状较重。感觉障碍与运动障碍两者往往同时出现，但由于感觉神经纤维的敏感性较高，因而更早地表现出症状。

（4）颈髓受压

①脊髓单侧受压　患侧肌张力增强，肌力减弱，浅反射减弱，腱反射亢进，并出现病理反射；对侧肢体无运动障碍，但浅感觉减退。颈部和患侧肩部疼痛。

②脊髓双侧受压　主要表现为缓慢进行性双下肢麻木、发冷、疼痛和行走不稳、步态笨拙、发抖、无力，如踩棉花感，头重脚轻。症状可逐渐加剧并转为持续性。后期可引起偏瘫、三肢瘫、四肢瘫和交叉瘫等多种类型。

2. 体征

（1）软组织损伤的体征　斜方肌、菱形肌、冈上肌、冈下肌、肩胛提肌或大、小圆肌起点与止点及肌腹部位有压痛点。

（2）臂丛神经根压迫表现　如果以前根受压为主者，肌力改变较明显；以后根受压为主者，则感觉障碍症状较重。感觉障碍与运动障碍两者往往同时出现。

（3）脊髓受压表现

①脊髓单侧受压　患侧肌张力增强，肌力减弱，浅反射减弱，腱反射亢进，并出现病理反射；对侧肢体无运动障碍，但浅感觉减退。

②脊髓双侧受压　可有偏瘫、三肢瘫、四肢瘫和交叉瘫等多种类型。

3. 脑血流图　显示流入时间明显延长，主峰角增大，形成平顶或三峰波，提示脑血流量明显减少。

4. 影像学表现

（1）颈椎正位 X 线片显示颈椎生理曲度变直或者反弓，单一或者多个颈椎错位，钩椎关节骨质增生，椎间隙变窄。

（2）MRI 显示颈椎管狭窄或（和）颈椎间盘突出，压迫脊髓。

【诊断要点】

根据临床表现及影像学表现对疾病进行诊断，对寰枢关节移位型颈椎病要求摄颈椎张口位 X 线片，通过寰枢外侧关节和寰枢正中关节的正常解剖关系以及枕下肌损伤引起寰枕关节移位的机制重新分析 X 线片表现，找到病变所在部位。

【针刀治疗】

（一）治疗原则

根据网眼理论，颈椎病的根本病因是软组织损伤。针对上段颈椎（寰枢椎）病变所致的颈椎病，我们专门了设计的小"T"形针刀操作，以松解枕下肌的粘连瘢痕，针对寰枢关节移位型的特点，在小"T"形针刀操作的基础上，对寰椎横突点进行精确松解。

针刀整体松解枕部、项部软组织，关节突周围以及颈椎横突处软组织附着处的粘连、瘢痕组织，通过调节颈段软组织的力学平衡，恢复颈椎骨关节的移位从而解除颈部神经血管或脊髓的压迫。

（二）操作方法

1. 第一次"T"形针刀整体松解术　参照本节软组织损伤型颈椎病的针刀治疗。

2. 第二次针刀松解两侧肩胛提肌止点及头夹肌起点的粘连和瘢痕

（1）体位　俯卧低头位。

（2）体表定位

①肩胛提肌止点——肩胛骨内上角。

②头夹肌起点——C_3 至 T_3 棘突最明显压痛点。将选定的治疗点用记号笔标明。

（3）消毒　施术部位用碘伏消毒两遍，然后铺无菌洞巾，使治疗点正对洞巾中间。

（4）麻醉　用 1% 利多卡因局部浸润麻醉，每个治疗点注药1ml。

（5）刀具 使用Ⅰ型4号直形针刀。

（6）针刀操作

①第1支针刀松解右侧肩胛提肌止点。刀口线方向与脊柱纵轴平行，针刀体和颈部皮肤垂直，针刀经皮肤、皮下组织、筋膜肌肉达肩胛骨内上角骨面，调转刀口线90°，向肩胛骨内上角边缘铲剥3刀，范围0.5cm（图30-4）。

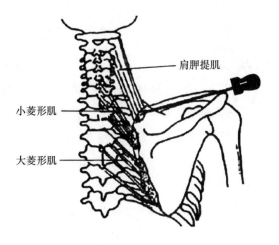

图30-4 肩胛提肌止点针刀松解示意图

②第2支针刀松解左侧肩胛提肌止点。针刀松解方法与右侧相同。

③第3支针刀松解头夹肌起点。以C$_3$至T$_3$棘突最明显压痛点作为进针刀点，刀口线与人体纵轴一致，针刀体与皮肤垂直，针刀经皮肤、皮下组织、筋膜达棘突顶点，纵疏横剥3刀，范围0.5cm（图30-5）。

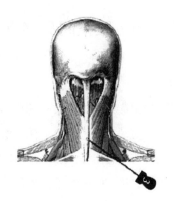

图30-5 头夹肌起点针刀松解示意图

④术毕，拔出针刀，局部压迫止血3分钟后，创可贴覆盖针眼。

（7）注意事项 对肥胖患者，确定肩胛骨内上

角困难时，让患者上下活动肩关节，医生用拇指先摸到肩胛冈，然后向上寻找到肩胛骨的内上角。如不能确定解剖位置，不能盲目做针刀松解，否则，可能因为解剖位置不清，造成创伤性气胸等严重后果。针刀操作时，铲剥一定要在骨面上进行，不能脱离骨面。

3. 第三次针刀松解病变颈椎及上、下相邻关节突关节囊及关节突韧带

（1）体位 俯卧低头位。

（2）体表定位 根据颈椎正侧位X线片确定病变颈椎，在病变颈椎及上、下颈椎关节突部及横突后结节实施针刀松解。如C$_4$~C$_5$钩椎关节移位，针刀松解C$_3$~C$_4$、C$_4$~C$_5$、C$_5$~C$_6$关节突韧带。从颈椎棘突顶点向两侧分别旁开2cm，作为左右关节突关节囊及韧带体表定位点，共6个治疗点（图30-6）。将选定的治疗点用记号笔标明。

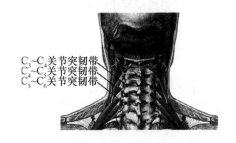

图30-6 关节突韧带体表定位

（3）消毒 施术部位用碘伏消毒2遍，然后铺无菌洞巾，使治疗点正对洞巾中间。

（4）麻醉 用1%利多卡因局部浸润麻醉，每个治疗点注药1ml。

（5）刀具 使用Ⅰ型4号直形针刀。

（6）针刀操作 见图30-7。

①第1支针刀松解病变颈椎左侧上、下关节突关节囊韧带。从病变颈椎关节突关节体表定位点进针刀，刀口线与人体纵轴一致，针刀体先向头侧倾斜45°，与颈椎棘突呈60°，针刀经皮肤、皮下组织、筋膜肌肉直达关节突骨面，然后将针刀体逐渐向脚侧倾斜，与颈椎棘突走行方向一致，在骨面上稍移位，寻找到落空感时，即为关节囊韧带，提插刀法切3刀，范围0.5cm。

②其他5支针刀的操作方法与第1支针刀操作

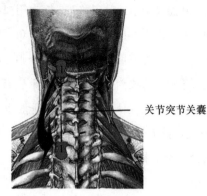

图 30 - 7 针刀松解关节突关节囊韧带

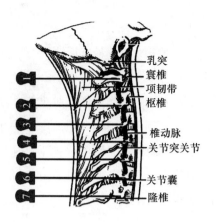

图 30 - 8 横突后结节软组织松解示意图

方法相同。

③术毕，拔出针刀，局部压迫止血 3 分钟后，创可贴覆盖针眼。

（7）注意事项 与软组织损伤型针刀治疗的注意事项相同。

4. 第四次针刀松解两侧颈椎横突后结节及结节间沟软组织附着处的粘连

（1）体位 仰卧位，做左侧横突松解时，头偏向右侧，做右侧横突松解时，头偏向左侧。

（2）体表定位 颞骨乳突与锁骨连线上。从乳突斜下 2cm 为寰椎横突，然后每间隔 1.5cm 为下一位颈椎横突。将选定的治疗点用记号笔标明。

（3）消毒 施术部位用碘伏消毒 2 遍，然后铺无菌洞巾，使治疗点正对洞巾中间。

（4）麻醉 用 1% 利多卡因局部浸润麻醉，每个治疗点注药 1ml。

（5）刀具 使用 I 型 4 号直形针刀。

（6）针刀操作 见图 30 - 8。

①第 1 支针刀松解右侧寰椎横突处组织的粘连和瘢痕。刀口线与人体纵轴一致，从左侧寰椎横突体表定位处进针刀。针刀经过皮肤、皮下组织、筋膜、肌层达寰椎横突骨面，然后沿骨面调转刀口线 90°，分别沿横突上下缘骨面铲剥 3 刀，范围 0.5cm。

②第 2 支针刀松解右侧枢椎横突处组织的粘连和瘢痕。刀口线与人体纵轴一致，从右侧枢椎横突体表定位处进针刀。针刀经过皮肤、皮下组织、筋膜、肌层达枢椎横突结节间沟，贴骨面向前、后铲

剥 3 刀，范围 0.5cm。

③第 3 ~ 7 支针刀松解右侧第三至七颈椎横突处的软组织粘连和瘢痕。针刀操作方法与第 2 支针刀相同。左侧颈椎横突松解方法与右侧相同。

④术毕，拔出针刀，局部压迫止血 3 分钟后，创可贴覆盖针眼。

（7）注意事项 与软组织损伤型针刀治疗的注意事项相同。

【针刀术后手法治疗】

嘱患者俯卧位，一助手牵拉其肩部，术者正对患者头项，右肘关节屈曲并托住患者下颌，左手前臂尺侧压在患者枕骨上，随颈部的活动施按揉法。用力不能过大，以免造成新的损伤。最后，提拿两侧肩部，并搓患者肩至前臂 3 次。

第二节 腰椎间盘突出症

【概述】

腰椎间盘突出症是腰腿痛常见原因之一，好发于 30 ~ 50 岁的体力劳动者或平时缺乏锻炼者。本病早期可用保守疗法、药物滴注等方法，消除水肿和炎症反应，能暂时缓解症状，但最终无法根除；外科椎间盘摘除术创伤较大，术后腰痛长期存在，而且开放手术，容易引起并发症和后遗症；根据慢性软组织损伤理论及网眼理论，腰椎间盘突出症不是椎间盘本身的问题，而是人体在对腰部损伤的修复过程中，腰部的

软组织粘连、瘢痕，导致了腰椎受力曲线的改变，使椎间盘受到挤压，突出而引起的腰腿痛。故针刀治疗不将椎间盘切除，只是松解腰部及神经根周围的粘连和瘢痕，将椎间盘与神经根的粘连分开，恢复腰部的受力曲线，以达到治疗目的。

【病因病理】

在退变的基础上，当椎间盘后部压力增加时发生纤维环破裂，髓核向后外侧突出，压迫神经根导致腰腿痛。西医根据影像学检查，证实了突出的节段，以及突出的范围和大小，但在临床上常见到有的患者腰椎间盘摘除以后，数月至数年或者更长时间，患者又出现和以前一样的症状，甚至加重，说明椎间盘突出本身致病的理论不完善，还有其他原因引起了临床表现。

根据针刀医学慢性软组织损伤的理论和力平衡失调的理论，椎间盘属于软组织，所以它的损伤修复也是通过粘连、瘢痕、挛缩和堵塞来完成。正常椎间盘的弹性很大，能耐受巨大的压力。随着年龄的增长和经常受挤压及扭转等外力的损伤，椎间盘原有结构可发生损伤或破坏。

根据网眼理论，腰椎间盘突出症是人体在腰部软组织损伤后的代偿过程中，改变了腰部的受力曲线，产生椎间盘部位的压力集中，导致椎间盘突出，如它不与神经根发生粘连、瘢痕，椎间盘突出就属于生理修复的范围，如椎间盘突出与周围的神经根发生了粘连、瘢痕，就是一个病理过程，需要借外力分离椎间盘与神经之间的粘连、瘢痕；同时，腰部的自我修复和自我调节是一个系统工程，当一个软组织损伤以后，首先该软组织进行自身代偿和修复，如果修复不全，周围的软组织就会参与协同修复，如果一侧出现病变，另一侧的软组织也会协同修复和调节，也就是说，腰椎间盘突出症不是椎间盘一个病变点的单独的孤立病灶，而是腰部整体病理改变中的一个突出表现而已。只治疗椎间盘的病变就不可能治愈该症。

椎间盘就像压在两块硬板当中的气球，随着上下硬板压力的变化而变化，从前后受力情况分析，如果后侧压力大，椎间盘就向前突出，反之，则向后突出；从左右受力情况分析，如果左侧压力大，椎间盘就向右侧运动，反之，则向左侧运动。如果椎间盘四周压力都增大时，椎间盘就会上下运动，如果应力过大，椎间盘可进入椎骨，形成所谓的许莫结节，也叫作椎间盘疝。若腰椎在矢状轴、冠轴和纵轴上的运动受到病变应力的影响，造成腰椎的上下、前后、左右的移位，必然造成椎间盘的位移，也决定了椎间盘的运动的方向。上述诸多的压力从何而来呢？不是骨质本身所产生的压力，而是椎间盘四周的软组织在起作用，从静态研究出发，去认识腰椎间盘突出症，就会得出椎间盘或者骨质本身的问题，而从动态研究出发，才能找到引起椎间盘运动和骨质错位及骨质增生的原因所在。比如，左侧的软组织慢性损伤后，左侧的肌肉、韧带代偿收缩，随之形成粘连、挛缩、瘢痕，腰椎左侧的压力增加，把椎间盘中的髓核向右侧挤压，人体为了维持正常的腰椎受力，其他软组织就会增厚代偿，如前、后纵韧带及棘上韧带等，当局部压力突然增加，超过了人体的自身代偿，如患者突然弯腰、扭伤，椎间盘就会向右侧运动，同时腰椎也代偿性产生微小移位，由于前纵韧带在解剖结构上比后纵韧带宽厚，椎间盘多向后外侧运动。当应力集中，椎间盘中的髓核向某一个方向运动，形成影像学上的椎间盘膨出、突出，若应力过大，椎间盘突破纤维环及其他组织，进入椎管即为椎间盘脱出。如果椎间盘或者腰椎的错位激惹神经根，引起神经根及周围组织的炎症、水肿，就会导致腰椎间盘突出症的临床表现（图30-9～图30-12）。

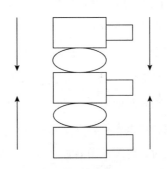

图30-9　腰椎间盘前后压力示意图

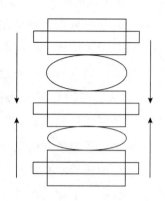
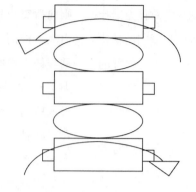
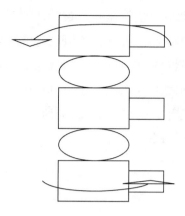

图 30-10　腰椎间盘左右压力示意图　　图 30-11　腰椎左右旋转示意图　　图 30-12　腰椎前后旋转示意图

正常情况下，坐骨神经在腿伸直达到最大运动范围时，神经根在神经孔内有 0.5～1cm 的滑动范围。发生粘连后，当大腿伸直时，神经根不能向外滑动，受牵拉产生疼痛。而骑自行车时，因不牵拉神经根，可不出现疼痛。

【临床表现】

1. 多发生于 30～50 岁的青壮年，男女无明显区别。患者多有反复腰痛发作史。

2. 腰痛伴坐骨神经痛是本病的主要症状。腰痛常局限于腰骶部附近，程度轻重不一。坐骨神经痛常为单侧。疼痛沿大腿后侧向下放射至小腿外侧、足跟部或足背外侧。行走时间长、久站或咳嗽、喷嚏、排便等腹压增高时均可使症状加重，休息后可缓解。疼痛多为间歇性，少数为持续性。

3. 下肢麻木或皮肤感觉减退，多局限于小腿后外侧、足背、足外侧缘。

4. 脊柱侧弯。多数患者有程度不同的脊柱侧弯。侧弯多突向健侧。

5. 压痛伴放射痛。用拇指深压棘突旁，患部常有压痛，并向患侧下肢放射。

6. 患侧直腿抬高试验阳性。患者仰卧，两下肢放平。先抬高健侧，记录能抬高的最大度数；再抬高患侧，当抬高到产生腰痛和下肢放射痛时，记录其抬高度数，严重者抬腿在 15°～30°。再降低患侧至疼痛消失时，将踝关节背屈，症状立即出现，此为加强试验阳性，可与其他疾病引起的直腿抬高试

验阳性相鉴别。

7. 反射和感觉改变。神经根受累后，可发生运动功能和感觉功能障碍。腓肠肌肌张力减低，拇背伸肌力减弱。

$L_2 \sim L_3$ 神经根受累时，膝反射减弱；L_4 神经根受累时，膝、跟腱反射减弱；L_5 和 S_1 神经根受累时，跟腱反射减弱。神经根受累严重或过久，相应腱反射可消失。

8. X 线检查：在正位平片上，腰椎侧弯是重要的 X 线表现，侧弯多数是由突出的间隙开始向健侧倾斜，患侧间隙较宽。侧位片可见腰椎生理前凸减小或消失，甚至向后凸，椎间盘突出的后方较宽，所谓前窄后宽表现。早期突出的椎间隙多无明显改变，晚期椎间隙可明显变窄，相邻椎体边缘有骨赘生成。

【诊断要点】

根据上述症状、体征和 X 线、CT 等影像学检查做出诊断（X 线所见不能作为本病的确诊依据，只作参考，但可观察到腰椎曲度的变化及腰椎微小错位，并能协助排除腰椎其他骨质疾病如骨折、结核、肿瘤等）。

【针刀治疗】

（一）治疗原则

综上所述，腰椎间盘突出症的根本病因是腰部的软组织损伤后所致的一种人体自身代偿性疾病，引起腰椎错位和椎间盘突出的根本原因都是软组织

损伤，故只针对椎间盘本身的治疗，如手术摘除椎间盘、药物融盘、椎间盘切吸等治疗方法，都是治标之法。整体松解腰部的软组织的粘连、瘢痕、挛缩和堵塞，让椎间盘承受的压力在人体自身调节范围以内，才是治本之策。过去针刀治疗多以压痛点为治疗定位点，短时间有效，但复发率高。根据网眼理论设计的"回"字形针刀松解术，对腰部软组织的关键病变点进行整体治疗，辅以手术矫正腰椎的微小错位，明显提高针刀治疗腰椎间盘突出症的疗效，大幅度降低复发率。

（二）操作方法

1. 第一次针刀松解为"回"字形针刀整体松解术　"回"字形针刀整体松解术适用于 $L_3 \sim L_4$、$L_4 \sim L_5$、$L_5 \sim S_1$ 的腰椎间盘突出症、腰椎间盘脱出症、多发性腰椎管狭窄症及腰椎骨性关节炎的治疗（图30－13）。

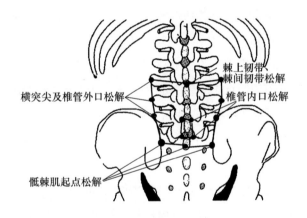

图30－13　回字形针刀整体松解术各松解部位示意图

如为 $L_3 \sim L_4$ 椎间盘突出症，椎管内外口松解为 $L_3 \sim L_4$、$L_4 \sim L_5$ 间隙，如为 $L_4 \sim L_5$、$L_5 \sim S_1$ 椎间盘突出症，椎管内外口松解为 $L_4 \sim L_5$、$L_5 \sim S_1$ 间隙。

腰部的整体松解包括 $L_3 \sim L_5$ 棘上韧带、棘间韧带；左右 $L_3 \sim L_5$ 腰椎横突，经腰椎横突根部 $L_3 \sim L_4$、$L_4 \sim L_5$、$L_5 \sim S_1$ 椎管外口的松解，胸腰筋膜的松解，髂腰韧带的松解，在骶正中嵴上和两侧骶骨后面竖脊肌起点的松解以及 $L_4 \sim L_5$、$L_5 \sim S_1$ 棘突间隙两侧经黄韧带左右椎管内口的松解。从各个松解

点的分布上看，很像"回"字形状。棘上韧带点、棘间韧带点、左右 $L_3 \sim L_5$ 腰椎横突点、骶正中嵴上和两侧骶骨后面竖脊肌起点的连线共同围成"回"字外面的"口"，而两侧4点椎管内口的松解点的连线围成"回"字中间的"口"，故将腰部的针刀整体松解术称为"回"字形针刀操作。这种术式不仅仅是腰椎间盘突出症的针刀松解的基础术式，也是腰椎管狭窄症的针刀整体松解的基础术式，只是在治疗腰椎管狭窄症时，椎管内松解的部位有所不同。下面从每个松解点阐述"回"字形针刀整体松解术的针刀操作方法。

（1）体位

①俯卧位，腹部置棉垫，使腰椎前屈缩小。适用于一般患者。

②俯卧位，在治疗床上进行骨盆牵引，牵引重量为 50kg，目的是使腰椎小关节距离拉大，棘突间隙增宽，便于针刀操作。牵引 5 分钟后进行针刀治疗。适用于肥胖患者或者腰椎间隙变窄的患者。

（2）体表定位　L_3、L_4、L_5 棘突及棘间，L_3、L_4、L_5 横突，骶正中嵴及骶骨后面，$L_3 \sim L_4$ 或 $L_4 \sim L_5$，$L_5 \sim S_1$ 黄韧带。

（3）消毒　施术部位用碘伏消毒两遍，然后铺无菌洞巾，使治疗点正对洞巾中间。

（4）麻醉　1% 利多卡因局部麻醉。

（5）刀具　使用 I 型针刀。

（6）针刀操作

①L_3、L_4、L_5 棘上韧带及棘间韧带松解　见图 29－30。

以松解 L_3 棘上韧带及 $L_3 \sim L_4$ 棘间韧带为例。

a. 第 1 支针刀松解棘上韧带　两侧髂嵴连线最高点与后正中线的交点为第四腰椎棘突，向上摸清楚 L_3 棘突顶点，在此定位，从棘突顶点进针刀，刀口线与脊柱纵轴平行，针刀经皮肤、皮下组织，直达棘突骨面，在骨面上纵疏横剥 2~3 刀，范围不超过 1cm，然后贴骨面向棘突两侧分别用提插刀法切割 2 刀，深度不超过 0.5cm。其他棘上韧带松解方法与此相同。

b. 第2支针刀松解棘间韧带　以松解 $L_3 \sim L_4$ 棘间韧带为例。两侧髂嵴连线最高点与后正中线的交点为第四腰椎棘突，向上即到 $L_3 \sim L_4$ 棘突间隙，在此定位，从 L_4 棘突上缘进针刀，刀口线与脊柱纵轴平行，针刀经皮肤、皮下组织，直达棘突骨面，调转刀口线 $90°$，沿 L_4 棘突上缘用提插刀法切割 $2 \sim 3$ 刀，深度不超过 1 cm。其他棘间韧带松解方法与此相同。

②针刀松解横突及椎间孔外口　横突松解包括横突尖部的松解和横突上下缘的松解以及横突根部的松解，横突尖部的松解主要松解竖脊肌、腰方肌及胸腰筋膜在横突尖部的粘连和瘢痕，横突上下缘的松解主要松解横突间韧带，横突根部的松解主要松解椎管外口的神经根的粘连和瘢痕。

a. 横突松解　以 L_3 横突为例。摸准 L_3 棘突顶点，从 L_3 棘突中点旁开 3 cm，在此定位。刀口线与脊柱纵轴平行，针刀经皮肤、皮下组织，直达横突骨面，刀体向外移动，当有落空感时，即到 L_3 横突尖，在此用提插刀法切割横突尖的粘连、瘢痕 $2 \sim 3$ 刀，深度不超过 0.5 cm，以松解竖脊肌、腰方肌及胸腰筋膜（图30 – 14）在横突尖部的粘连和瘢痕，然后调转刀口线 $90°$，沿 L_3 横突上下缘用提插刀法切割 $2 \sim 3$ 刀，深度不超过 0.5 cm，切开横突间韧带。其他横突尖松解方法与此相同（图29 – 34、图29 – 35）。

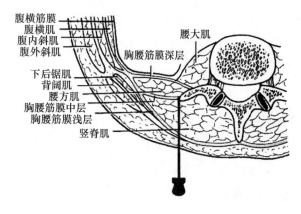

图 30 – 14　针刀松解胸腰筋膜示意图

b. $L_4 \sim L_5$ 椎管外口松解　将松解 L_5 横突的针刀退至竖脊肌内，刀口线与脊柱纵轴平行，调整针刀体，使之与脊柱纵轴呈 $45°$ 角进针刀，贴 L_5 横突上缘骨面到达横突根部，当有落空感时，即到椎间孔

外口，用提插刀法切割外口处的粘连和瘢痕两刀，深度不超过 0.5 cm（图30 – 15、图30 – 16）。

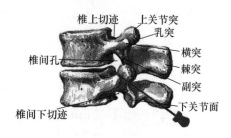

图 30 – 15　椎管外口松解侧面观

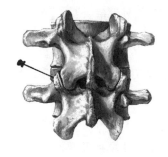

图 30 – 16　椎管外口松解后面观

③针刀通过黄韧带松解神经根管内口　黄韧带为连结相邻两椎板间的韧带，左右各一，由黄色弹力纤维组织组成，坚韧而富有弹性，协助围成椎管，黄韧带有限制脊柱过度前屈并维持脊柱于直立姿势的作用。在后正中线上，左右黄韧带之间存在 $1 \sim 2$ mm 的黄韧带间隙（图30 – 17），偶尔有薄膜相连，即后正中线上是没有黄韧带的，或者只有很薄的黄韧带。所以在此处做椎管内松解，要找到突破黄韧带的落空感较困难。所以，做椎管内松解，不在后正中线上定位，而是在后正中线旁开 1 cm 处定位。若针刀切破黄韧带时，可感觉到明显的落空感。

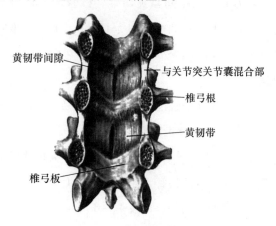

图 30 – 17　黄韧带间隙示意图

以松解 L_4 ~ L_5 椎管内口为例（图 30 – 18、图 30 – 19）。摸准 L_4 ~ L_5 棘突间隙，从间隙中点旁开 1cm 定位。刀口线与脊柱纵轴平行，针刀体向内，与矢状轴呈 20°角。针刀经皮肤、皮下组织、胸腰筋膜浅层、竖脊肌，当刺到有韧性感时，即到黄韧带。稍提针刀，寻找到 L_5 椎板上缘，调转刀口线 90°，在 L_5 椎板上缘切开部分黄韧带。当有明显落空感时，即到达椎管内，立刻再调转刀口线与人体纵轴一致，贴部分椎弓根骨面缓慢进针刀，在盘黄间隙平面，达神经根管内口。此时，患者有局部胀感，针刀再向内达后纵韧带处，在此用提插刀法切割 2 ~ 3 刀，深度不超过 0.5cm，以松解神经根管内口的粘连、瘢痕。其他椎管内口松解方法与此相同。

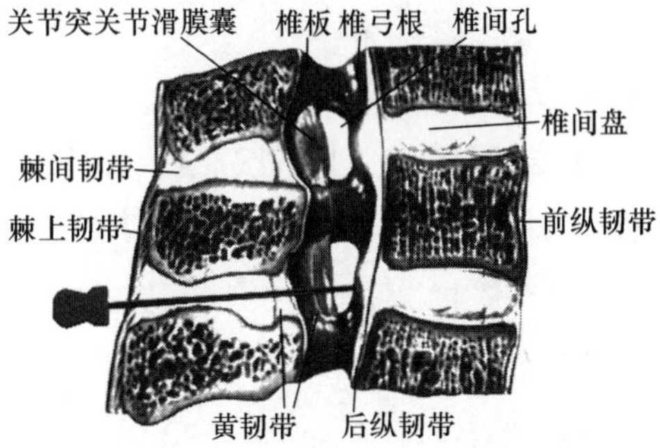

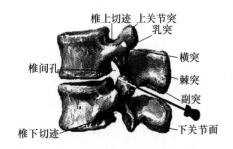

图 30 – 18　椎管内口松解示意图（1）

图 30 – 19　椎管内口松解示意图（2）

④髂腰韧带松解　见图 29 – 36。

a. 第 1 支针刀松解髂腰韧带起点　以 L_4 横突起点为例。摸准 L_4 棘突顶点，从 L_4 棘突中点旁开 3 ~ 4cm，在此定位。刀口线与脊柱纵轴平行，针刀经皮肤、皮下组织，直达横突骨面，刀体向外移动，当有落空感时，即到 L_4 横突尖，在此用提插刀法切割横突尖肌肉起点的粘连、瘢痕 2 ~ 3 刀，深度不超过 0.5cm。

b. 第 2 支针刀松解髂腰韧带止点　在髂后上棘定位，刀口线与脊柱纵轴平行，针刀经皮肤、皮下组织，直达髂后上棘骨面，针刀贴髂骨内侧骨面进针 2cm，后用提插刀法切割髂腰韧带止点的粘连、瘢痕 2 ~ 3 刀，深度不超过 0.5cm。

⑤竖脊肌起点松解　见图 30 – 20。

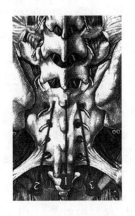

图 30 – 20　竖脊肌起点松解示意图

a. 第 1 支针刀松解竖脊肌骶正中嵴起点　两侧髂嵴连线最高点与后正中线的交点为第四腰椎棘突，向下摸清楚 L_5 棘突顶点，顺 L_5 棘突沿脊柱纵轴在后正中线上向下摸到的骨突部即为骶正中嵴，在此定位，从骶正中嵴顶点进针刀，刀口线与脊柱纵轴平行，针刀经皮肤、皮下组织，直达骶正中嵴骨面，在骨面上纵疏横剥 2 ~ 3 刀，范围不超过 1cm，然后，贴骨面向骶正中嵴两侧分别用提插刀法切割两刀，深度不超过 0.5cm。

b. 第 2、3 支针刀松解竖脊肌骶骨背面的起点　在第 1 支针刀松解竖脊肌骶正中嵴起点的基础上，从骶正中嵴分别旁开 2cm，在此定位，从骶骨背面进针刀，刀口线与脊柱纵轴平行，针刀经皮肤、皮下组织，直达骶骨骨面，在骨面上纵疏横剥 2 ~ 3 刀，范围不超过 1cm。

（7）注意事项

①"回"字形针刀整体松解术的第一步是要求定位准确，特别是腰椎棘突的定位十分重要，因为棘突定位直接关系到椎间隙的定位和横突的定位。所以若棘突定位错误，将直接影响疗效。如果摸不清腰椎棘突，可先在 C 臂机透视下将棘突定位后，

再做针刀松解。

②横突的定位棘突中点向水平线方向旁开3cm，针刀体与皮肤垂直进针刀，针刀均落在横突骨面，再向外移动刀刃，即能准确找到横突尖，此法简单实用，定位准确。

③椎管内松解切开部分黄韧带，可以扩大椎管容积，降低椎管内压，并对神经根周围的粘连、瘢痕直接松解。但在具体操作时，一定要注意刀口线的方向。第一步，针刀进入皮肤、皮下组织时，刀口线与人体纵轴一致，在切开黄韧带时，需调转刀口线90°，否则不能切开黄韧带，切开黄韧带有落空感以后，立刻调转刀口线，再次与人体纵轴一致，否则可能切断神经根，造成医疗事故。如果此时患者有坐骨神经窜麻痛，为针刀碰到了神经根，暂时停止进针，数分钟后，缓慢进针刀，达后纵韧带，由于针刀刃只有数毫米，加上神经根是圆形的，由有生命活性的神经细胞组成，当外力刺激它时，只要不是剧烈、疾速的刺激，它都会收缩、避让，这是生命活体对刺激的应激反应。所以，刀口线的方向和进针刀的快慢决定了针刀手术的安全性，按照针刀闭合性手术的操作规程进行椎管内松解是有安全保证的。

④为了防止针刀术后手法复位的腰椎间关节再错位，以及防止针刀不慎刺破硬脊膜，引起低颅压性头痛，"回"字形针刀整体松解术后，要求患者6小时内不能翻身，绝对卧床5~7天。

2. 第二次针刀松解胸腰筋膜

（1）体位　俯卧位。

（2）体表定位　胸腰筋膜见图30-21。

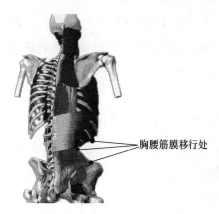

胸腰筋膜移行处

图30-21　针刀松解胸腰筋膜体表定位

（3）消毒　施术部位用碘伏消毒两遍，然后铺无菌洞巾，使治疗点正对洞巾中间。

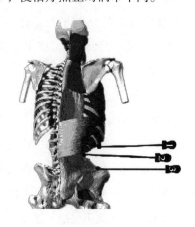

图30-22　针刀松解胸腰筋膜示意图

（4）麻醉　1%利多卡因局部麻醉。

（5）刀具　使用Ⅰ型针刀。

（6）针刀操作　见图30-22。

①第1支针刀松解上段胸腰筋膜　在第十二肋尖定位，刀口线与人体纵轴一致，针刀体与皮肤呈90°角。针刀经皮肤、皮下组织，直达第十二肋骨，调转刀口线45°，使之与第十二肋骨走行方向一致，在肋骨骨面上左右前后方向铲剥2~3刀，范围不超过0.5cm。然后贴骨面向下到肋骨下缘，提插刀法切割2刀，范围不超过0.5cm。

②第2支针刀松解中段胸腰筋膜　在第三腰椎棘突旁开8~10cm定位，刀口线与人体纵轴一致，针刀体与皮肤呈90°角。针刀经皮肤、皮下组织，达肌层，当有突破感即到达胸腰筋膜移行处，在此纵疏横剥2~3刀，范围不超过0.5cm。

③第3支针刀松解下段胸腰筋膜　在髂嵴中份压痛点定位，刀口线与人体纵轴一致，针刀体与皮肤呈90°角。针刀经皮肤、皮下组织，直达髂嵴，调转刀口线90°，在髂嵴骨面上内外前后方向铲剥2~3刀，范围不超过0.5cm。

3. 第三次针刀松解坐骨神经行经路线

（1）体位　俯卧位。

（2）体表定位　坐骨神经行经路线（图30-23）。

（3）消毒　施术部位用碘伏消毒两遍，然后铺

无菌洞巾，使治疗点正对洞巾中间。

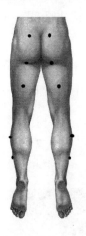

图30-23　针刀松解坐骨神经行经路线体表定位

（4）麻醉　1%利多卡因局部麻醉。

（5）刀具　使用Ⅰ型针刀。

（6）针刀操作　见图30-24。

①第1支针刀松解梨状肌处坐骨神经的粘连、瘢痕、挛缩　在髂后上棘和尾骨尖连线中点与股骨大转子尖连线中内1/3的交点处进针刀，刀口线与人体纵轴一致，针刀经皮肤、皮下组织、筋膜、肌肉，达梨状肌下孔处，提插刀法切割2~3刀。如患者有下肢窜麻感，说明针刀碰到了坐骨神经，此时停止针刀操作，退针刀2cm，稍调整针刀方向再进针刀，即可避开坐骨神经。

②第2支针刀松解臀横纹处坐骨神经的粘连、瘢痕、挛缩　在股骨大粗隆与坐骨结节连线中点处进针刀，刀口线与人体纵轴一致，针刀经皮肤、皮下组织、筋膜、肌肉，达坐骨神经周围，提插刀法切割2~3刀。如患者有下肢窜麻感，说明针刀碰到了坐骨神经，此时停止针刀操作，退针刀2cm，稍调整针刀方向再进针刀，即可避开坐骨神经。

③第3支针刀松解大腿中段坐骨神经的粘连、瘢痕、挛缩　在大腿中段后侧正中线上进针刀，刀口线与人体纵轴一致，针刀经皮肤、皮下组织、筋膜、肌肉，达坐骨神经周围，提插刀法切割2~3刀。如患者有下肢窜麻感，说明针刀碰到了坐骨神经，此时停止针刀操作，退针刀2cm，稍调整针刀方向再进针刀，即可避开坐骨神经。

④第4支针刀松解腓总神经行经路线上的粘连、瘢痕、挛缩　在腓骨头下3cm进针刀，刀口线与人体纵轴一致，针刀经皮肤、皮下组织、筋膜、肌肉，直达腓骨面，纵疏横剥2~3刀，范围1cm。

⑤第5支针刀松解腓总神经行经路线上的粘连、瘢痕、挛缩　在腓骨头下6cm进针刀，刀口线与人体纵轴一致，针刀经皮肤、皮下组织、筋膜、肌肉，直达腓骨面，纵疏横剥2~3刀，范围1cm。

（7）注意事项　在松解坐骨神经周围粘连、瘢痕、挛缩时，有时会碰到坐骨神经，此时停止针刀操作，退针刀2cm后，调整针刀体的方向再进针刀即可。应该特别注意的是，针刀的刀口线一定要与人体纵轴一致，即使针刀碰到坐骨神经也不会造成该神经的明显损伤，但如果针刀的刀口线方向与人体纵轴垂直，就可能切断坐骨神经，造成不可逆的严重的医疗事故。

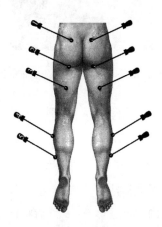

图30-24　针刀松解坐骨神经行经路线示意图

4. 第四次松解胸腰结合部的粘连和瘢痕　由于胸腰结合部是胸腰椎生理曲线转折点，也是胸腰椎重要的受力点，依据慢性软组织损伤病因病理学理论和软组织损伤病理构架的网眼理论，对此处进行松解。

（1）体位　俯卧位，肩关节及髂嵴部置棉垫，以防止呼吸受限。

（2）体表定位　T_{11}~L_1棘突、棘间、肋横突关节及L_1关节突关节（图30-25）。

（3）消毒　施术部位用碘伏消毒两遍，然后铺

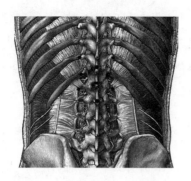

图 30 - 25 针刀松解胸腰结合部的体表定位

无菌洞巾，使治疗点正对洞巾中间。

（4）麻醉 1%利多卡因局部麻醉。

（5）刀具 使用 I 型针刀。

（6）针刀操作 见图 30 - 26。

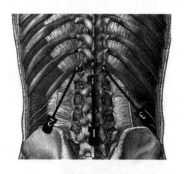

图 30 - 26 针刀松解胸腰结合部示意图

①第 1 支针刀松解 T_{12} ~ L_1 棘上韧带、棘间韧带 在 T_{12} 棘突顶点下缘定位，刀口线与人体纵轴一致，针刀体先向头侧倾斜45°，与胸椎棘突呈60°角，针刀经皮肤、皮下组织，直达棘突骨面，纵疏横剥 2 ~ 3 刀，范围不超过 0.5cm，然后将针刀体逐渐向脚侧倾斜，与胸椎棘突走行方向一致，从 T_{12} 棘突下缘骨面沿 T_{12} ~ L_1 棘间方向用提插刀法切割棘间韧带 2 ~ 3 刀，范围不超过 0.5cm。

②第 2 支针刀松解 T_{12} 左侧肋横突关节囊韧带 从 T_{12} ~ L_1 棘间中点旁开 2 ~ 3cm 进针刀，刀口线与人体纵轴一致，针刀体与皮肤呈90°角，针刀经皮肤、皮下组织、胸腰筋膜浅层、竖脊肌达横突骨面，沿横突骨面向外到肋横突关节囊，纵疏横剥 2 ~ 3 刀，范围不超过 2mm。

③第 3 支针刀松解 T_{12} 右肋横突关节囊韧带 针刀松解方法参照第 2 支针刀松解方法。

④T_{11} ~ T_{12}、L_1 ~ L_2 棘上韧带、棘间韧带、关节突关节韧带的松解参照 T_{12} ~ L_1 的针刀松解操作进行。

5. 第五次针刀松解腰椎关节突关节囊韧带

（1）体位 让患者俯卧于治疗床上，肌肉放松。

（2）体表定位 L_4 ~ L_5、L_5 ~ S_1 关节突关节（图 30 - 27）。

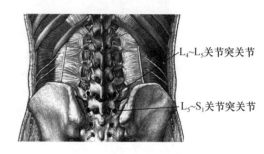

L_4~L_5关节突关节

L_5~S_1关节突关节

图 30 - 27 针刀松解腰椎关节突关节囊韧带体表定位

（3）消毒 施术部位用碘伏消毒两遍，然后铺无菌洞巾，使治疗点正对洞巾中间。

（4）麻醉 1%利多卡因局部麻醉。

（5）刀具 使用 I 型针刀。

（6）针刀操作 见图 30 - 28。

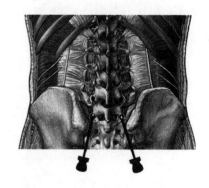

图 30 - 28 针刀松解腰椎关节突关节韧带

①第 1 支针刀松解 L_5 ~ S_1 左侧关节突关节韧带粘连、瘢痕、挛缩 摸准 L_5 棘突顶点处定位，在 L_5 棘突中点向左旁开3cm进针刀，刀口线与脊柱纵轴平行，针刀体与皮肤垂直，针刀经皮肤、皮下组织、胸腰筋膜浅层、竖脊肌，到达骨面，刀刃在骨面上向外移动，可触及一骨突部，此为 L_5 的下关节突，再向外移动，刀下有韧性感时，即达 L_5 ~ S_1 关节突关节韧带，在此用提插刀法切割 2 ~ 3 刀，深度

不超过 0.5cm，以松解关节突关节韧带的挛缩、粘连和瘢痕。

②第 2 支针刀松解 $L_5 \sim S_1$ 右侧关节突关节韧带粘连、瘢痕、挛缩　针刀操作方法同第 1 支针刀。

6. 第六次针刀松解顽固性压痛点　轻中型患者经过 5 次针刀松解后，临床表现基本消失，但有些严重的患者在腰部仍有部分痛性结节或者顽固性压痛点，此时，通过临床触诊发现这些压痛点或者痛性结节，进行针刀精确松解。其针刀手术操作方法与针刀治疗其他部位慢性软组织损伤的针刀操作方法相同。

【针刀术后手法治疗】

1. 针刀治疗后，立即做连续提腿复位手法，使其复位。连续提腿复位手法操作如下。

患者俯卧于治疗床上，第一助手将患者膝关节屈曲 90°，使小腿与大腿垂直，该助手站于治疗床上，靠近患者膝关节，弯腰握住患者双踝关节上缘；医者和第二助手站于治疗床两侧，用双手拇指指腹压于患椎旁压痛点（引起放射痛之点）上，两人各压住一边。

第一助手将患者双小腿垂直提起，使患者髂前上棘离开床面为止。在第一助手提双小腿的同时，术者和第二助手双拇指一齐下压椎旁压痛点。用力的方向与脊柱矢状面呈 45°角。当第一助手放下小腿，患者膝部着床时，术者和第二助手也同时松开。

第一助手侍患者膝部已着床面，术者和第二助手已松开后，再提起患者的双小腿，高度如前。术者和第二助手在第一助手提起小腿的同时，再一次用双拇指按压患椎两侧压痛点。如此连续提压 15 ~ 20 次。

将患者小腿放下、伸直，检查患椎两侧压痛点；无放射痛或放射痛明显减轻，即可停止整复，如放射痛无改变，可再做一遍；但一般不超过三遍。

手法结束后，将患者按脊柱外伤患者搬运方法送回病房。在搬运时保持患者躯干平直，仰卧于病床上，下肢可做屈伸活动，但躯干不得任意活动，更不得坐起，在床上可翻身，但也必须保持身体平直，不能扭转腰部，大小便时要保持腰部前凸位。需卧床 3 周。

连续提腿复位手法的治疗机制和力学分析：提腿复位手法是以人体一部分脊柱和大腿为杠杆，患者和第二助手的双拇指为支点，形成一个倒杠杆力，这个杠杆的一端是膝部，另一端是患椎以上三个椎体的位置，一般在 L_1 和 L_2 位置，这样杠杆的上段是 3 ~ 4 个椎体的长度，下段是患椎以下骶部和大腿的长度。按人体的一般长度计算，下段长度相当于上段长度的 5 倍左右。按杠杆原理，在下段末端膝部加 1kg 的力，在 L_1、L_2 位置就产生 5kg 的力。青壮年提腿力在 20kg 左右，这样上端就产生 100kg 的力。支点的力是两端力的总和，为 120kg（术者和第二助手向下用力，借助医生本身的体重，便于用力，连续 4 ~ 5 次后，休息 1 ~ 2 分钟）。

强大的支点力通过肌肉传递，直接作用于后纵韧带两侧的纤维环，推动其还纳。其次，这种复位法，使椎间盘上下的椎体对椎间盘产生了一种连续的活动的剪力，这种剪力加上两侧的支点力，强迫椎间盘还纳。另外，这种复位法使腰椎做连续的过伸运动，使患椎周围的软组织得到松解，使前纵韧带被拉长，这样还纳的椎间盘就不会受到迫使椎间盘后突的剪力的作用。

术后，护理上所采取的一系列使还纳的椎间盘不再后突的措施，保证了复位的效果，一般不需做第二次复位治疗。

2. 连续提腿复位手法可能刺激脊柱前外侧的交感神经，引起术后尿潴留，一般情况下经腹部热敷，足三里针刀强刺激，均可自解小便，必要时可导尿。

第三节　腰椎前移位

【概述】

由各种急、慢性损伤导致的腰椎前方移位，亦可称为腰椎前滑脱（不包括椎弓峡部裂及峡部不连等先天性椎体移位及椎弓骨折所引起的椎体前滑脱）。由于腰椎前移幅度不大，常被忽视，只作为一般性腰部骨质增生处理，因为在轻度前移位常有椎体前唇样增生。由于过去对此病在病因认识上的错误，所以未能找到有效的治疗措施。

【病因病理】

腰椎前移位一般多发于中、老年患者，由于腰部软组织慢性持续性受损和外伤暴力损伤后，腰部力平衡失调，造成椎间盘老化，韧带韧性下降，致使腰椎向前移位。常见于 L_4、L_5。由于椎体向前移位，影响周围软组织、神经根，引起一系列相应的临床症状。另外，软组织损伤日久瘢痕、粘连，甚则钙化，对前移位又起到一种畸形固定的作用。

【临床表现】

初期，部分患者可无明显症状，随着滑脱加剧症状逐渐明显，呈持续性腰痛，活动时加剧，使腰部活动受限；若滑脱严重，压迫神经，表现为下肢酸痛麻木等神经放射症状，严重者生活不能自理。

【诊断要点】

1. 腰痛绵延不止，稍负重则疼痛加剧。

2. 罹患椎骨棘突向前凹陷，棘突两侧有压痛，且往下腰、臀部及下肢放射。

3. 腰前后屈受限，直腿抬高试验阳性或阴性。

4. "4"字征阴性。

5. X 线腰椎正位片无异常，侧位片示腰椎椎前角或后角连续中断、屈曲，椎体前移，椎体前缘唇样增生，后关节脱位，无椎弓裂及峡部不连。

6. 排除结核、肿瘤、骨髓炎等，且需与假性脊柱滑脱（先天性）、椎弓峡部裂、峡部不连（先天性的）、腰椎旋转移位及后关节紊乱、慢性腰臀部肌损伤、风湿性骨炎、腰骶关节损伤、椎弓骨折引起的椎体滑脱、中央型椎间盘突出症等相鉴别。

【针刀治疗】

（一）治疗原则

根据针刀医学理论，腰椎滑脱症分为先天性

腰椎滑脱（真性滑脱）和由于腰部的慢性软组织损伤，使腰椎受力不平衡，尤其是下腰段椎间关节的力平衡失调，引起腰椎移位，病变椎体离开脊柱的正常阵列向前方滑动，而产生临床表现。故要使滑脱的腰椎复位，必须解决腰部软组织的粘连、瘢痕、挛缩和堵塞，再加上手法整复，才是治本之策。根据慢性软组织损伤病理构架的网眼理论，我们设计了以"回"字形针刀操作为基础术式的针刀整体松解术。使胸腰结合部的软组织以及腰部软组织的动态平衡得到恢复，在此基础上，应用手法调整腰段脊柱的力平衡，此病方可治愈。

（二）操作方法

1. 第一次针刀松解为"回"字形针刀整体松解术

（1）体位

①俯卧位，腹部置棉垫，使腰椎前屈缩小。适用于一般患者。

②俯卧位，在治疗床上进行骨盆牵引，牵引重量为 50kg，目的是使腰椎小关节距离拉大，棘突间隙增宽，便于针刀操作。牵引 5 分钟后进行针刀治疗。适用于肥胖患者或者腰椎间隙窄的患者。

（2）体表定位 L_3、L_4、L_5 棘突及棘间，L_3、L_4、L_5 横突，骶正中嵴及骶骨后面，$L_3 \sim L_4$ 或 $L_4 \sim L_5$、$L_5 \sim S_1$ 黄韧带。

（3）消毒 施术部位用碘伏消毒两遍，然后铺无菌洞巾，使治疗点正对洞巾中间。

（4）麻醉 1% 利多卡因局部麻醉。

（5）刀具 使用 I 型针刀。

（6）针刀操作

①L_3、L_4、L_5 棘上韧带、棘间韧带松解具体针刀操作同腰椎间盘突出症，详见相关内容。

②针刀松解横突及椎间孔外口具体针刀操作同腰椎间盘突出症，详见相关内容。

③针刀通过黄韧带松解神经根管内口具体针刀操作同腰椎间盘突出症，详见相关内容。

④髂腰韧带松解具体针刀操作同腰椎间盘突出症，详见相关内容。

⑤竖脊肌起点松解具体针刀操作同腰椎间盘突出症，详见相关内容。

（7）注意事项

①"回"字形针刀整体松解术的第一步是要求定位准确，特别是腰椎棘突的定位十分重要，因为棘突定位直接关系到椎间隙的定位和横突的定位。所以若棘突定位错误，将直接影响疗效。如果摸不清腰椎棘突，可先在 C 臂机透视下将棘突定位后，再做针刀松解。

②横突的定位棘突中点向水平线方向旁开 3cm，针刀体与皮肤垂直进针刀，针刀均落在横突骨面，再向外移动刀刃，即能准确找到横突尖，此法简单实用，定位准确。

③椎管内松解切开部分黄韧带，可以扩大椎管容积，降低椎管内压，并对神经根周围的粘连、瘢痕直接松解。但在具体操作时，一定要注意刀口线的方向。第一步，针刀进入皮肤、皮下组织时，刀口线与人体纵轴一致，在切开黄韧带时，需调转刀口线 90°，否则不能切开黄韧带，切开黄韧带有落空感以后，立刻调转刀口线，再次与人体纵轴一致，否则可能切断神经根，造成医疗事故。如果此时患者有坐骨神经窜麻痛，为针刀碰到了神经根，暂时停止进针，数分钟后，缓慢进针刀，达后纵韧带，由于针刀刃只有数毫米，加上神经根是圆形的，由有生命活性的神经细胞组成，当外力刺激它时，只要不是剧烈、疾速的刺激，它都会收缩、避让，这是生命活体对刺激的应激反应。所以，刀口线的方向和进针刀的快慢决定了针刀手术的安全性，按照针刀闭合性手术的操作规程进行椎管内松解是有安全保证的。

④为了防止针刀术后手法复位的腰椎间关节再错位，以及防止针刀不慎刺破硬脊膜，引起低颅压性头痛，"回"字形针刀整体松解术后，要求患者 6 小时内不能翻身，绝对卧床 5~7 天。

2. 第二次针刀松解胸腰筋膜　具体针刀治疗体位、体表定位、消毒、麻醉、针刀操作方法及注意事项同腰椎间盘突出症，详见相关内容。

3. 第三次松解胸腰结合部的粘连和瘢痕　具体针刀治疗体位、体表定位、消毒、麻醉、针刀操作方法及注意事项同腰椎间盘突出症，详见相关内容。

4. 第四次针刀松解腰椎关节突关节韧带　具体针刀治疗体位、体表定位、消毒、麻醉、针刀操作方法及注意事项同腰椎间盘突出症，详见相关内容。

5. 第五次针刀松解顽固性压痛点　具体针刀治疗体位、体表定位、消毒、麻醉、针刀操作方法及注意事项同腰椎间盘突出症，详见相关内容。

轻中型患者经过 5 次针刀松解后，临床表现基本消失，但有些严重的患者在腰部仍有部分痛性结节或者顽固性压痛点，此时，通过临床触诊发现这些压痛点或者痛性结节，进行针刀精确松解。其针刀手术操作方法与针刀治疗其他部位慢性软组织损伤的针刀操作方法相同。

【针刀术后手法治疗】

针刀手术做完后，让患者俯卧于手法治疗牵引床上，做骨盆牵引，牵引力为 40~120kg。牵引 20 分钟之后，让患者仰卧位，做屈髋按压手法治疗。

1. 屈髋按压手法的治疗过程　患者仰卧于治疗床上，两手重叠平放于小腹部（需正对前移之椎体）、令患者屈髋屈膝，臀部稍稍抬离床面，以移位椎体的上一椎体做支撑点。术者屈左肘，以前臂按压于患者胫骨结节下缘，右手挽扶患者双足跟部，使双膝关节齐平，嘱患者深呼吸后屏气，术者以左前臂用力向前胸方向按压，反复数次，有时可听到椎体错动弹响声，即告复位。若检查棘突仍有凹陷，可重做上法，直到棘突平复为止。然后再用轻手法按摩后送回病房（需用担架将患者抬送至病床上，上担架和病床均应保持脊柱挺直不动）。绝对卧床 7 天。

2. 对屈髋按压手法的简要说明 腰椎前移位多发于第四、五腰椎，极少数也发生于上腰椎，其原因如下。

（1）人体重心力线正好通过第四、五腰椎，受压力最大。

（2）腰椎向前的生理弧度致使该处受的剪切力最大。

（3）椎体前后纵韧带由上向下逐渐薄弱变窄，在此处尤为明显。

（4）腰骶关节面是向前倾斜的关节面，亦是前移位的解剖学原因。

（5）下腰部最易受到外力的影响。

屈髋按压手法是根据该病的发病机制和力学原理制定的，对此病的治疗整复有确定的疗效，当患者屈髋抬臀时，腰椎处于屈曲位，椎体后纵韧带、棘上韧带、棘间韧带等处于紧张的牵拉状态，产生迫使椎体后移的拉力，加上前方的外在压力以及屏气时腹腔产生的压力，3力相加作用于椎体上，使椎体向后移动而达到复位之目的。另外，在按压膝时，是以患者的大腿作为杠杆，患者重叠之双手作为支点。支点到膝部的长度一般都是支点到大腿上端长度的4倍左右。支点力是力臂和力距两点受力之和，也就是说医生在膝部下压1kg的力，使腰椎移位的力就是5kg，所以医生用力不大，但产生复位的力却很大。

3. 做屈髋按压手法的注意事项

（1）操作时一定要用力柔缓，不可鲁莽行事。

（2）术后一定要让患者绝对卧床休息，才能保证周围的软组织得到充分修复，增加复位成功率。

（3）手法治疗后，常出现腹胀或疼痛不适，对症处理后3天即可消失。

第四节 腰椎管狭窄症

【概述】

腰椎管狭窄症是引起腰腿痛的常见病之一，老年人多见。过去认为它的病因和病理机制为各种原因造成骨性椎管或硬脊膜囊狭窄，引起腰椎管、神经根管或椎间孔狭窄所致马尾和神经根的压迫综合征。退变是引起腰椎管狭窄症的第一位的病因。临床上可将椎管狭窄分为原发性和继发性两大类，按解剖部位分中央型（中央椎管）狭窄和侧方型（侧隐窝）狭窄两部分，以 L_4 和 L_5 腰椎管最多见，临床表现多样而复杂，腰痛，且常伴有间歇性跛行。

【病因病理】

根据慢性软组织损伤的理论和网眼理论，腰椎管狭窄症是一种人体代偿性疾病，是由于腰椎受力过大，引起的腰部黄韧带增厚，后纵韧带硬化、钙化和骨化，腰椎椎板及小关节骨质增生导致侧隐窝狭窄，引起神经根的压迫，引发临床表现。

【临床表现】

1. 症状与体征 发病慢，多见于中、老年，有明显的腰腿痛症状和间歇性跛行。患者常在步行 100～200m 时产生腰腿痛，弯腰休息一会或下蹲后症状会立即减轻或消失，若继续再走，不久疼痛又出现。脊柱后伸时症状加重，前屈时症状减轻。少数病例因压迫马尾及神经根而影响大、小便，甚至造成下肢不完全性瘫痪。椎管狭窄患者往往主诉多而体征少。检查脊椎偏斜不明显，腰椎正常，只是后伸痛。直腿抬高试验正常或只有中度牵拉痛。少数患者下肢肌肉萎缩，跟腱反射有时减弱或消失。

2. 影像学诊断

（1）X线检查 X线检查的目的主要是观察腰椎的生理弯曲及腰椎小关节的微小错位，以及骨质增生的部位、大小、方向等。因 X 线显影有放大率，摄片时体位倾斜、旋转，均能使显影不够确切，故在平片上测量椎管大小可靠性不大。

（2）CT检查 CT 检查对腰椎管狭窄症的诊断很有价值，可清楚显示椎管前后径、横径大小，及侧隐窝、椎间孔、黄韧带肥厚等情况。CT 可显示侧隐窝，正常时其前后径大于5mm，小于3mm 为侧隐窝狭窄。

【针刀治疗】

（一）治疗原则

脊柱的活动有六个自由度，一是在纵轴（Y轴）是产生轴向压缩、轴向牵拉和顺、逆时针方向旋转；二是在矢状轴（Z轴）上产生左右侧屈及前、后平移；三是在冠状轴（X轴）上产生前屈、后伸和左右侧向平移。而运动的起始部是由于软组织的收缩，腰椎受力过大，引起的腰部黄韧带增厚，后纵韧带硬化、钙化和骨化，腰椎椎板及小关节骨质增生等，引起神经根的压迫，引发临床表现。临床上可以见到CT显示侧隐窝几乎消失，整个椎管已呈"丁"字形，但神经压迫症状并不重，从这点上也显示了人体自身调节的重要性。所以，靠开放性手术切开椎板、扩大侧隐窝的方法只能缓解暂时的神经压迫，而手术本身所引起的并发症和后遗症也从另一个方面证实了粘连、瘢痕是引起神经压迫的原因。依据针刀医学关于骨质增生的原理及软组织损伤病理架构的网眼理论，对腰部众多软组织的粘连、挛缩和瘢痕进行整体松解，纠正腰椎的力平衡失调，使椎管发生相对位移，调节神经根的位置将神经根的压迫限制在人体的自我调节的范围以内，临床症状就会消失。

（二）操作方法

1. 第一次针刀松解为腰椎管狭窄症"回"字形针刀整体松解术 具体针刀治疗体位、体表定位、消毒、麻醉、针刀操作方法及注意事项同腰椎间盘突出症，详见相关内容。

2. 第二次针刀松解为侧隐窝松解术 见图30-29。

腰椎管狭窄症和腰椎间盘突出症的"回"字形针刀整体松解术大部分操作相同，只是在作椎管内口松解时有所不同，腰椎间盘突出症的椎管内口松解只松解到椎间孔内口、盘黄间隙即可。而腰椎狭窄症则需要松解侧隐窝周围与神经根的粘连和瘢痕。

以松解 L_5 侧隐窝为例，摸准 $L_4 \sim L_5$ 棘突间隙，

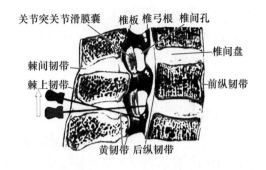

图30-29 侧隐窝松解示意图

椎间隙中点旁开1cm定位。

（1）第一步松解椎管内口 刀口线与脊柱纵轴平行，针刀体向内，与矢状轴呈20°角，针刀经皮肤、皮下组织、胸腰筋膜浅层、竖脊肌，当刺到有韧性感时，即到黄韧带。稍提针刀，寻找到 L_5 椎板上缘，调转刀口线90°，在椎板上缘切开部分黄韧带。当有明显落空感时，即到达椎管内，立刻再调转刀口线与人体纵轴一致，贴部分椎弓根骨面缓慢平行进针刀，在盘黄间隙平面，达神经根管内口。此时，患者有局部胀感，针刀再向内达后纵韧带处，在此用提插刀法切割2～3刀，深度不超过0.5cm，以松解神经根管内口的粘连、瘢痕。

（2）第二步松解侧隐窝 将针刀退至椎管外竖脊肌内，刀体向头侧倾斜10°～15°，缓慢进针刀，穿过黄韧带，贴部分椎弓根骨面，到达侧隐窝的前壁，即椎体的后面。此时，患者有局部胀感，用提插刀法切割2～3刀，深度不超过0.5cm，以松解侧隐窝的粘连、瘢痕。其他侧隐窝松解方法与此相同。

3. 第三次针刀松解胸腰筋膜 具体针刀治疗体位、体表定位、消毒、麻醉、针刀操作方法及注意事项同腰椎间盘突出症，详见相关内容。

4. 第四次针刀松解坐骨神经行经路线 具体针刀治疗体位、体表定位、消毒、麻醉、针刀操作方法及注意事项同腰椎间盘突出症，详见相关内容。

5. 第五次松解胸腰结合部的粘连和瘢痕 具体针刀治疗体位、体表定位、消毒、麻醉、针刀操作方法及注意事项同腰椎间盘突出症，详见相关内容。

6. 第六次针刀松解腰椎关节突关节韧带 具体针刀治疗体位、体表定位、消毒、麻醉、针刀操作方法及注意事项同腰椎间盘突出症，详见相关内容。

7. 第七次针刀松解顽固性压痛点 具体针刀治疗体位、体表定位、消毒、麻醉、针刀操作方法及注意事项同腰椎间盘突出症，详见本章相关内容。

【针刀术后手法治疗】

1. 推拿手法 针刀术后患者改为侧卧位，患侧在上，健侧下肢伸直，患侧下肢屈曲，术者一手放在患者肩部，将肩部向后扳，另一手前臂置于患侧髂嵴部，同时推髂嵴向前，以 $L_4 \sim L_5$ 为中心，用稳定的弹拨力使脊柱在纵轴上突然旋转。重复 $2 \sim 3$ 次，然后改变健侧在上的侧卧位，做同样手法，以调节腰椎关节的力平衡失调，使腰椎管产生相对位移，达到调节神经根在椎管内的位置。此手法只需在第一次针刀术后做，以后的针刀手术后不再用此法。

2. 注意事项 在做弹拨手法时，用力要稳，不能使用暴力，否则可引起腰椎骨折或者脱位。

第五节 腰椎骨性关节炎

【概述】

腰椎骨性关节炎是一种临床常见病和多发病，老年人居多，亦可见于中青年，也叫肥大性脊柱炎、增生性脊柱炎。病因以往一般都归结为腰椎退行性变引起骨质增生，挤压周围的软组织结构，刺激神经所致。1986 年针刀医学创始人朱汉章教授在全国生物力学大会上提出"骨质增生是关节内力平衡失调"的新理论，得到与会专家的赞同。

【病因病理】

腰椎的活动范围仅次于颈椎，也是脊柱活动非常频繁的节段。同时它承受着人体自身约 60% 的重量的压力，借助于它本身特殊的解剖学结构，

在正常情况下能够自如地完成它的使命。如它受到外伤或扭挫，就会变得怯懦和呆板，活动不灵，伸屈受限。腰椎的扭伤是经常性的。扭伤时除了软组织的损伤之外，腰椎关节错缝都将同时发生，小关节错位破坏了腰椎间的力平衡，时间久了就长出骨刺。

由于脊柱可以在三轴（矢状轴、冠状轴、纵轴）范围内运动，所以腰椎关节错缝移位，就是在三轴运动过程中所产生的前后、左右、平移位，前屈后仰移位，左右旋转移位，左右侧屈移位。

腰椎椎间关节是负重关节，承担着人体本身巨大的压力，腰部软组织损伤后的修复过程中，腰椎骨面上的软组织起止点产生粘连、瘢痕和挛缩。若腰部反复扭伤，就会引起腰椎的力平衡失调，腰椎椎间关节长期受到牵拉、挤压，引起骨质增生和腰椎椎间关节的错位。由于关节不吻合，人体平时弯腰伸背的活动，便引起腰椎关节面软骨和周围软组织间的摩擦性挫伤，如弯腰活动过多时，就会产生炎症水肿，使慢性腰疼急性发作。另外，腰椎周围的软组织也因老伤和新损，而瘢痕、粘连、挛缩，使腰痛顽固难愈。

【临床表现】

腰疼时轻时重，劳累后，或新的闪挫伤常引起急性发作，疼痛剧烈，通过卧床休息和简单治疗又可缓解。检查可发现患椎旁压痛，但无放射痛，且该处肌肉紧张，弹性下降。X 线片示，腰椎均有轻、重不同的骨质增生。正位片示，患椎椎间隙轻度不等宽，患椎棘突偏歪，或后关节间隙模糊或消失。侧位常无异常发现。

【诊断要点】

结合病史和临床表现不难诊断。需排除其他疾病，如结核、肿瘤、骨髓炎等。

【针刀治疗】

（一）治疗原则

在慢性期急性发作时，病变组织有水肿渗出刺

激神经末梢使症状加剧。腰椎骨质增生和移位的部位可发生在任何腰椎，最常见于 $L_3 \sim S_1$。针对不同病变部位，用针刀将其粘连松解、瘢痕刮除，再用手法将旋转移位纠正，使腰部的动态平衡得到恢复，此病就得到了根本性的治疗。

（二）操作方法

1. 第一次针刀松解为腰椎管狭窄症"回"字形针刀整体松解术 具体针刀治疗体位、体表定位、消毒、麻醉、针刀操作方法及注意事项同腰椎间盘突出症，详见相关内容。

2. 第二次针刀松解腰椎关节突关节囊韧带 具体针刀治疗体位、体表定位、消毒、麻醉、针刀操作方法及注意事项同腰椎间盘突出症，详见相关内容。

3. 第三次针刀松解胸腰筋膜 具体针刀治疗体位、体表定位、消毒、麻醉、针刀操作方法及注意事项同腰椎间盘突出症，详见相关内容。

4. 第四次松解胸腰结合部的粘连和瘢痕 具体针刀治疗体位、体表定位、消毒、麻醉、针刀操作方法及注意事项同腰椎间盘突出症，详见相关内容。

5. 第五次针刀松解顽固性压痛点 具体针刀治疗体位、体表定位、消毒、麻醉、针刀操作方法及注意事项同腰椎间盘突出症，详见相关内容。

对骨质增生较轻的患者经过五次针刀松解后，临床表现基本消失，但有些腰椎小关节错位严重或者骨质增生严重的患者在腰部仍有部分痛性结节或者顽固性压痛点，此时，通过临床触诊发现这些压痛点或者痛性结节，针刀精确松解。其针刀手术操作方法与针刀治疗其他部位慢性软组织损伤的针刀操作方法相同。

【针刀术后手法治疗】

1. 推拿手法 针刀术后患者改为侧卧位，患侧在上，患侧下肢屈曲，健侧下肢伸直，术者一手放在患者肩部，将肩部向后扳，另一手前臂置于患侧

髂嵴，同时推髂嵴向前，以 $L_4 \sim L_5$ 为中心，用稳定的弹拨力使脊柱在纵轴上突然旋转。上述手法重复 $2 \sim 3$ 次，然后改为健侧在上的侧卧位，做同样手法，以调节腰椎关节的力平衡失调，使腰椎管产生相对位移，以调节神经根在椎管内的位置。此手法只需在第一次针刀术后做，以后的针刀手术后不再用此法。

2. 注意事项 在做弹拨手法时，用力要稳，不能使用暴力，否则可引起腰椎骨折或者脱位。由于患腰椎骨性关节炎的患者多是中老年患者，多有骨质疏松，故做手法时，不宜过重，或者采取强暴手法，否则容易引起腰椎棘突或者横突骨折，甚至引起关节突骨折、腰椎脱位。

第六节 颈肋综合征

【概述】

颈肋综合征是胸廓出口区重要的血管神经受压引起的复杂的临床症候群，又名颈胸廓出口综合征、前斜角肌综合征、胸小肌综合征、肋锁综合征、过度外展综合征等，是指胸廓上口出口处，由于某种原因导致臂丛神经、锁骨下动静脉受压迫而产生的一系列上肢血管、神经症状的总称。

【病因病理】

颈肋可表现多种多样，最多者在 C_7 一侧或是两侧，有时亦可同时发生于 C_6 及 C_7 的一侧或两侧，但此情况较少。颈肋的长短可不一致，即在同一患者的两侧亦可长短不一。按颈肋长短及其附着点对情况，可分为下列 4 型。

1. 短小型 仅 C_7 颈椎横突上的肋突较长，常由一纤维带或纤维肌肉带与第一肋骨相连。此种畸形甚小，在 X 线片上有时不能看出，但因纤维带的存在而可产生相关症状（图 30 - 30）。

2. 中间型 颈肋较前者为长，其外端游离或由一纤维肌肉带与第一肋骨接连（图 30 - 31）。

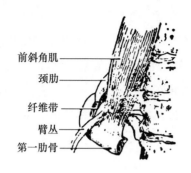

图 30 - 30　短小颈肋及短纤维带，患者无症状

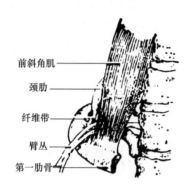

图 30 - 31　短小颈肋，但纤维带较长，造成神经挤压

3. 长大型　为一套近乎完整对肋骨，并由一纤维带与第一肋骨相连（图 30 - 32、图 30 - 33）。

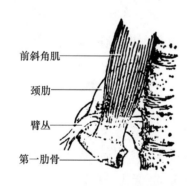

图 30 - 32　长大颈肋，引起神经挤压

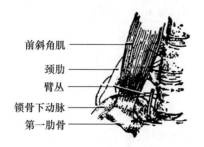

图 30 - 33　长大颈肋，引起神经血管挤压

4. 完整型　肋骨状似一真颈肋，与第一肋软骨相连接。

以上分类中，以第二、三型较为多见。产生症状最多为小颈肋及长纤维带；完整颈肋产生症状者较少，但症状可较为广泛。

【临床表现】

本病以女性多见，男女之比为 1：（2 ~ 3）。初诊年龄多为 20 ~ 40 岁。

1. 症状　最常见的症状为上肢的疼痛、麻木或疲劳感，其次为肩部的疼痛，再次为颈部的疼痛，有时可有寒冷感。根据受压成分的不同可以神经、动脉或静脉受压症状为主，其中多数主要表现为神经受压症状，以臂丛下干受累机会为多，故常表现为尺神经支配区的损害症状。

2. 体征　患者肩部多肌肉饱满，锁骨上窝区多较浅，有时可触及隆起的包块或肥厚的斜角肌，斜角肌三角处可有压痛，部分病例可于锁骨上窝闻及血管杂音。由于斜角肌的紧张，颈椎的后伸及侧屈活动常常受限。

神经学检查可见上肢肌力尤其是手的握力减退，但一般无明显的肌萎缩，严重者可出现手内在肌的萎缩。约 10% 的患者可出现尺神经支配区的痛觉减迟。上肢神经反射，颈神经根压迫试验多正常。

当血管受压时可出现上肢皮肤颜色改变和静脉怒张，手指有时可出现 Raynaud 现象。

严重者还可发生皮肤的溃疡和坏疽。

3. 影像学检查

（1）X 线平片　应常规摄胸部、颈椎及肩部 X 线片，在胸片上可观察是否有右肺上部肿瘤，颈椎片主要检查有无颈肋、第七颈椎横突过长，锁骨和第一肋骨畸形以及其他颈椎异常。但不应过分强调 X 线片的诊断价值，因有时虽有颈肋存在，但症状却系由其他疾病引起或完全无症状，而有时 X 线检查并无阳性发现，但却可存在纤维肌肉索带引起的压迫症状。

（2）血管造影　包括动脉造影与静脉造影，不宜常规采用。可显示血管受压的部位以及血管内的改变，其中以动脉造影更为常用。

（3）臂丛造影　可显示前斜角肌三角、肋锁间隙处的臂丛受压情况。

【诊断要点】

1. 上肢麻痛，感觉异常，以手、前臂内侧或肩胛部疼痛为主，或上肢疼痛、乏力、怕冷、容易疲劳等。

2. 神经分布区域皮肤感觉减弱或消失。

3. 斜角肌试验、过度伸展试验、肋锁试验阳性。

4. 胸部 X 线片显示颈椎横突过长，形成颈肋。

【针刀治疗】

针刀治疗的颈肋综合征适应证为第二、三型颈肋引起的神经血管卡压。

1. 第二型颈肋引起的神经血管卡压针刀操作

（1）体位　仰卧位。

（2）体表定位　患侧第一肋骨 Tinal 征阳性点。

（3）消毒　施术部位用碘伏消毒 2 遍，然后铺无菌洞巾，使治疗点正对洞巾中间。

（4）麻醉　1% 利多卡因局部麻醉，每个治疗点注药 1ml。

（5）刀具　使用Ⅰ型弧形针刀。

（6）针刀操作　从体表定位点进针刀，刀口线与人体纵轴一致，针刀体与皮肤垂直，严格按照四步进针规程进针刀，针刀经皮肤、皮下组织、筋膜到达第一肋骨骨面，调转刀口线 90°，针刀弧形向上，针刀刃端在骨面上铲剥 3 刀（图 30 – 34）。

2. 第三型颈肋引起的神经血管卡压针刀操作

（1）体位　仰卧位。

（2）体表定位　患侧第一肋骨 Tinal 征阳性点。

（3）消毒　施术部位用碘伏消毒 2 遍，然后铺无菌洞巾，使治疗点正对洞巾中间。

（4）麻醉　1% 利多卡因局部麻醉，每个治疗点注药 1ml。

（5）刀具　使用Ⅱ型弧形针刀。

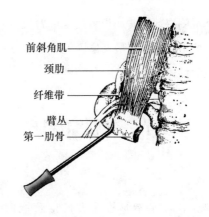

图 30 – 34　第二型第一肋骨 Tinal 征阳性点

（6）针刀操作　从体表定位点进针刀，刀口线与人体纵轴一致，针刀体与皮肤垂直，严格按照四步进针规程进针刀，针刀经皮肤、皮下组织、筋膜到达第一肋骨骨面，调转刀口线 90°，针刀弧形向上，针刀刃端在骨面上铲剥 3 刀，当刀下有落空感时停止进针刀（图 30 – 35）。

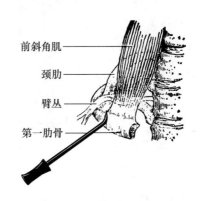

图 30 – 35　第三型第一肋骨 Tinal 征阳性点

（7）注意事项　初学针刀的医生，不宜做颈椎针刀松解，因为颈部神经血管多，结构复杂，由于对解剖关系不熟悉，勉强做针刀造成的严重并发症和后遗症在临床上时有发生。熟悉颈部的局部解剖，牢记神经、血管走行方向，针刀操作均在骨面上进行，针刀手术的安全性才有保证。

【针刀术后手法治疗】

针刀操作毕，患者俯卧位，一助手牵拉双侧肩部，术者正对患者头项，右肘关节屈曲并托住患者下颌，左手前臂尺侧压在患者枕骨，向健侧牵拉颈部 1～2 次，用力不能过大，以免造成新的损伤。最后，提拿两侧肩部，并从患者肩至前臂反复揉搓几次。肩关节主动外展到最大位置 2～3 次，进一步拉开胸小肌的粘连和瘢痕。

第七节　颈腰综合征

【概述】

颈腰综合征是指颈椎及腰椎椎管同时狭窄，并同时或先后出现椎管内神经受压并有临床表现者。

【病因病理】

西医对颈腰综合征的解释是指患者同时出现颈椎病和腰椎病的症状和体征，颈椎、腰椎同时出现退行性变，其根本原因是由于先天性椎管发育性狭窄以及后天获得性病变导致颈腰椎管狭窄，引起脊髓及神经根的压迫。

针刀医学认为，颈腰综合征是颈部或者腰部的慢性软组织损伤导致脊柱弓弦力学系统受力异常，人体按照脊柱弓弦力学系统的走行路线以粘连、瘢痕、挛缩进行自我修复和自我代偿，形成以点成线、以线成面的立体网络将病理构架，颈腰段脊柱劳损后，引起相应节段的筋膜、肌肉、韧带如项韧带、棘上韧带、棘间韧带、斜方肌、肩胛提肌、前、中斜角肌、胸腰筋膜、腰肋韧带、第三腰椎横突部、竖脊肌等多处软组织出现粘连、瘢痕、挛缩和堵塞，在这些软组织的起止点应力集中，牵拉相应节段脊椎引起错位或者出现骨质增生，造成脊髓和神经的刺激、压迫。由于脊柱生理弯曲的存在，根据数学关于曲率的原理，一段曲线的曲度变化需要通过另两段曲线的曲度改变才能维持整个曲线的曲度。故当颈段的生理弯曲变直或者曲度加大，必须通过胸腰段曲度的变化来适应颈段曲线的变化，由于胸段有胸廓支撑，其胸段的曲线变化有限。所以，颈段曲线的变化必然引起腰段的生理曲线的变化，从而引起颈腰段同时发病。换言之，根据人体弓弦力学系统，

颈椎病如果不能得到正确的治疗，一定会发展到腰部，而腰部的软组织损伤如果不能得到正确的治疗，一定会发展到颈部，引起相应的神经血管的卡压。颈腰综合征的临床表现与先天性的因素不大，与椎管狭窄的关系也不大，颈部的软组织的损伤才是颈腰综合征的根本原因。

【临床表现】

1. 颈椎症状特点

（1）脊髓受压或受刺激症状　以感觉障碍为先发且多见，在中期以后，由于病变程度加剧波及锥体束，可出现运动障碍症状，并随着病程的进展而日益明显，注意此类患者的根性症状大多较轻或缺如。

（2）影像学阳性所见　在 X 线、CT 及 MRI 等检查中均显示椎管矢状径与椎体矢状径的比值大多小于 0.75，绝对值小于 12mm，其中不少病例可在 10mm 以下，MRI 检查可清晰地显示硬膜囊受压的情况及具体部位。

（3）非手术疗法有效但下肢症状改变不大　此病所产生的症状为颈腰段病变共同引起，较为有效的头颈部轻重量持续牵引可使上肢及躯干症状缓解但却难以改善双下肢症状。

2. 腰椎症状特点　腰部症状在临床上主要表现为下述三大特点，当三者并存时，不仅具有诊断意义，且对鉴别诊断亦至关重要，应全面了解并加以确认。

（1）间歇性跛行　即当患者步行数十米或数百米后出现一侧或双侧，或以一侧为重的腰腿部症状，表现为腰酸、腿痛以及下肢麻木无力以至跛行等；但当稍许蹲下或坐下休息数分钟后又可继续步行，如此可连续行走，因有间歇期，故名间歇性跛行。

（2）主诉与客观检查的矛盾　当患者长距离步行或处于各种增加椎管内压的被迫体位时主诉甚多，甚至可有典型的坐骨神经放射性疼痛，尤其是在本病的早期及中早期。但在就诊时，由于临诊前的短暂休息，使椎管内压恢复到原来的状态，因此

检查常为阴性。

（3）腰部后伸受限及疼痛 腰部后伸受限并由此而出现各种症状但腰部恢复到伸直位或略向前屈时，症状立即消除或缓解因而这类患者虽不能步行，却能骑车。但如合并腰椎间盘脱出症时则腰部亦不能继续前屈，甚至微屈时也出现腰痛与坐骨神经痛症状。

【诊断要点】

1. 颈部临床表现 主要表现为颈髓受压或受刺激所引起的局部及全身症状、体征。

2. 腰部临床表现 主要表现为三大临床症状特点及其相应改变，早期以功能性改变为主，后期则出现阳性体征。

3. 影像学所见 无论是 X 线还是 CT、CTM 检查均显示颈椎及腰椎椎管矢状径与椎体的比值或绝对值均小于正常值。

4. 易激惹发病 一旦在与椎管相邻的部位出现某些占位性病变，例如椎节的松动与移位，髓核的膨隆、突出或脱出黄韧带的松弛或肥厚以及小关节的松动、增生与变异等一般性病变因素即可诱发各种脊髓或根性症状（以前者为多）。

【针刀治疗】

（一）治疗原则

依据慢性软组织损伤病理构架的网眼理论，我们设计了颈段针刀松解的大"T"形针刀操作和腰段针刀松解"回"字形松解术式作为颈腰综合征针刀松解的基本术式。

（二）操作方法

1. 第一次针刀整体松解术——颈段"T"形针刀操作 参照颈椎病的"T"形针刀操作针刀操作。

2. 第二次针刀整体松解术——腰段"回"字形针刀整体松解术 参照腰椎间盘突出症的"回"字形针刀整体松解术针刀操作。

第二次针刀术后手法治疗：针刀治疗后，立即做连续提腿复位手法，使其复位。具体手法操作参

见腰椎间盘突出症针刀术后手法治疗。

3. 第三次针刀操作——松解胸腰结合部软组织的粘连、瘢痕、挛缩 参照腰椎间盘突出症的胸腰结合部的针刀松解操作方法。

针刀术毕，双手重叠，从后正中线上按压胸腰段结合部数次。

第八节　胸椎小关节紊乱症

【概述】

胸椎小关节紊乱症系指胸椎的关节突关节、肋椎关节和肋横突关节因外力、劳损、长期姿势不良或胸椎退化等原因，导致关节面不对称、关节囊充血水肿、滑膜嵌顿及关节周围韧带、肌腱、神经组织损伤或受刺激而出现的以背部、胸胁部疼痛，呼吸活动障碍为主要症状的一类病证。青壮年多见，学龄前儿童次之，老年人少见，女多于男，各种职业均可发生，但体力劳动者多见。发病部位以上段胸椎最多见。

【病因病理】

本病分为急性和慢性两种。常因急性损伤被误诊、误治，从而转变为慢性，故临床上以慢性较为多见。

1. 急性损伤 体力劳动者，尤其是搬运工人，因提搬重物姿势不良，用力不协调，使胸椎发生扭转错位；外力直接撞击背部，幼儿由床坠地，单侧肩部着地，身体向一侧扭转；在校学生在做前后滚翻运动时，或打球、摔跤等，姿势不正，单肩着地，全身向一侧歪倒。脊柱小关节紊乱均可引起胸椎小关节的扭错。

2. 慢性损伤 长期工作姿势不端正，或其他疾病继发胸椎侧弯、扭转，或肌肉痉挛，使胸椎外在肌力失衡，或慢性劳损、胸椎间盘退行性改变，椎间隙狭窄，其周围的韧带、关节囊松弛，导致胸椎的内在稳定结构失调。以上诸因素均可使胸椎单个或多个椎体发生轻度移位，并连及胸椎小关节发生

移位，进而影响到相应的脊神经分支和交感神经支。由于机械性或化学（炎症）性刺激，使这些神经所支配的局部组织或器官产生功能障碍或失常，从而出现以背痛为主的各种症状和体征。

【临床表现与分型】

1. 神经根型 在生理呼吸运动中，胸椎小关节活动范围甚小，但在挤压或用力过猛的扭挫伤甚至咳嗽、打喷嚏等均可引起关节移位。轻者发生关节劳损，表现为局部的疼痛和不适；重者引起韧带撕裂、小关节半脱位，表现为"岔气"、肋间神经痛、季肋部疼痛不适、胸闷、胸部压迫堵塞感，以及相应脊神经支配区组织的感觉和运动的功能障碍。

2. 交感神经型 由于胸椎小关节紊乱及软组织无菌性炎症，刺激或压迫交感神经节后纤维，引起相应内脏自主神经功能紊乱症状。临床表现为受损交感神经支配区的特异性疼痛综合征（顽固难忍的疼痛、疼痛的广泛扩散及对各种刺激的感受异常等），血管运动性，汗液分泌性及其全分泌性紊乱、营养障碍等。由于内脏神经支配紊乱，出现内脏活动障碍，表现为心律失常、呼吸不畅、胃脘胀闷疼痛、腹胀、食欲不振或胃肠蠕动亢进等。在慢性期可因为内脏营养障碍发生各种内脏器质性病损。胸椎小关节紊乱引起交感神经的继发性病损，临床并不少见，但常被忽略或误诊为心血管、呼吸系统、消化系统的疾病。

【诊断要点】

1. 症状、体征 急性损伤者突然发病，多有胸背部扭挫等外伤史，背部呈持续散在性或局限性剧痛，夜间尤甚，辗转难眠，低头、弯腰、深呼吸、咳嗽、大声说话均可使疼痛加重。有时疼痛向病变相应的肋间隙、腰腹部及颈项、上肢放射。慢性损伤者病程较长，多说不出确切的病因，椎旁有明显散在或局限性压痛点，局部有条索状物，棘突偏歪或后凸。棘上韧带有肿胀增厚或剥离状改变。

2. 检查

（1）患椎相应小关节处深压痛。患椎棘突略高或偏歪，棘上或棘间韧带处压痛，并可摸到患椎处有筋结或条索状物等软组织异常改变。关节滑膜嵌顿者可见胸椎后凸或侧倾等强迫体位。

（2）X线检查：部分患者有患椎棘突偏歪改变。

【针刀治疗】

（一）治疗原则

针刀整体松解背部软组织、关节突周围的粘连、瘢痕组织，通过调节胸段软组织的力学平衡，恢复胸椎骨关节的移位等情况，从而解除症状。

（二）操作方法

现以 $T_5 \sim T_6$ 胸椎小关节紊乱症为例介绍胸椎小关节紊乱症的针刀治疗。$T_5 \sim T_6$ 胸椎小关节紊乱症主要松解 $T_4 \sim T_5$、$T_5 \sim T_6$ 及 $T_6 \sim T_7$ 处棘突、棘间、肋横突关节的粘连和瘢痕。

1. 体位 俯卧位，肩关节及髂嵴部置棉垫，以防止呼吸受限。

2. 体表定位 $T_6 \sim T_7$ 胸椎。胸椎的肋横突关节的位置一般在本椎与下位胸椎棘间中点旁开 2 ~ 3cm，如 T_6 的肋横突关节位于 $T_6 \sim T_7$ 棘间中点旁开 2 ~ 3cm，以此类推（图 30 - 36）。

3. 消毒 施术部位用碘伏消毒 2 遍，然后铺无菌洞巾，使治疗点正对洞巾中间。

4. 麻醉 1% 利多卡因局部麻醉。

5. 刀具 使用弧形针刀。

6. 针刀操作 见图 30 - 37。

（1）第 1 支针刀松解 $T_6 \sim T_7$ 棘上韧带、棘间韧带及多裂肌止点的粘连瘢痕 在 T_7 棘突顶点定位，刀口线与人体纵轴一致，刀体先向头侧倾斜 45°，与胸椎棘突呈 60° 角，按针刀四步进针规程进针刀，针刀经皮肤、皮下组织，直达棘突骨面，纵疏横剥 2 ~ 3 刀，范围不超过 0.5cm，然后将针刀体逐渐向脚侧倾斜与胸椎棘突走行方向一致，先沿棘突骨面分别从棘突左、右侧向椎板方向铲剥 2 ~ 3 刀，深度达棘突根部，以松解多裂肌止点的粘连瘢痕。再退

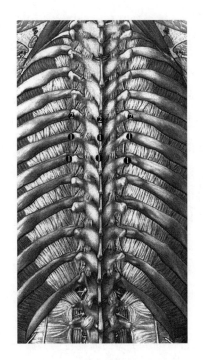

图 30 - 36　体表定位示意图

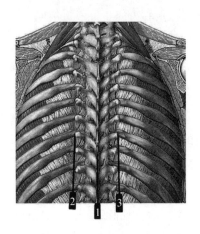

图 30 - 37　$T_6 \sim T_7$ 椎间及 T_7 肋横突
关节囊针刀松解示意图

针刀到棘突表面，调转刀口线 90°，从 T_7 棘突上缘骨面向上沿 T_6 和 T_7 棘间方向用提插刀法切割棘间韧带 2 ~ 3 刀，范围不超过 0.5cm。

（2）第 2 支针刀松解左侧 T_7 肋横突关节囊韧带　从 $T_6 \sim T_7$ 棘间中点旁开 2 ~ 3cm 进针刀，刀口线与人体纵轴一致，针刀体与皮肤呈 90°角，按针刀四步进针规程进针刀，针刀经皮肤、皮下组织、胸腰筋膜浅层、竖脊肌达横突骨面，沿横突骨面向外到横突尖部，纵疏横剥 2 ~ 3 刀，范围不超过 2mm。

（3）第 3 支针刀松解右侧 T_7 肋横突关节囊韧带　针刀松解方法参照第 2 支针刀松解方法。

【针刀术后手法治疗】

椎体有移位者，患者俯卧位，肌肉腰部放松，患者双手拉住床头，一助手立于床尾，两手握两踝部牵引，在牵引的基础上，用力上下抖动数下，连续 3 ~ 5 遍，术者立于患者躯干一侧，双手重叠放于错位脊柱的棘突上，当助手用力牵引时，术者向下弹压 1 次。此手法可隔 2 ~ 3 日 1 次。

第九节　腰椎小关节错位症

【概述】

腰椎小关节错位症是由于腰部外伤或者长期劳累导致腰椎小关节发生错位的临床病症，较为常见，约占腰腿痛 20%，多发于中老年人，大多属伴发。由于多数有后关节失稳或轻度移位，所以，近期治愈后复发率较高。

【病因病理】

当腰部在不正确姿势下负重或活动，或突然闪扭，或感受风寒湿邪，而使腰后关节损伤。因下腰段活动受力大，故该病多发生在下腰，特别是腰骶关节。

由于后关节稳定性差，活动度小，故该关节容易造成轻度移位；腰部在活动中后关节损伤性摩擦，而造成关节炎性改变；滑膜的松弛容易造成滑膜嵌顿入关节内。较严重的后关节紊乱也可造成腰段脊髓、马尾、脊神经、自主神经的激惹损伤，而出现相应的症状。$L_1 \sim L_4$ 棘突与横突周围筋膜结节、小关节紊乱，骶髂筋膜区损伤后，临床中出现以骶髂筋膜区及下腰段的酸胀疼痛为主要表现的症状。

【临床表现】

多有腰部闪扭劳损史。主诉急慢性下腰酸痛，甚至有臀部、大腿或骶尾部牵扯痛，一般无下肢窜痛。腰痛绵延不止，稍负重就会疼痛加剧。腰痛常在卧床休息或翻身时加剧，尤以晨起时疼痛明显，轻微活动后症状减轻，但多活动或劳累症状加重。严重者可激惹损伤马尾神经或自主神经，出现小便异常或腹胀便秘等。

检查时无神经根压迫症状，拇指触诊或可发现棘突偏歪，韧带钝厚或分离，棘旁压痛，一般无放射痛，无棘间隙改变。多数有腰活动轻度受限，以前屈、侧屈受限为主，如有滑膜嵌顿，后伸明显受限。

【诊断要点】

1. 患者多为中老年，其次是青年，多有闪扭伤或有劳损史。腰部疼痛，或牵扯至臀部、大腿，晨起痛剧，轻活动后痛减，劳累增剧。

2. 腰部有不同程度活动受限，棘旁压痛，可有棘突偏歪。

3. X线检查：较轻者X线片无异常发现。较重者可有关节突关节左右不等宽，或关节模糊，或关节面硬化，骨质增生等。

临床应注意与腰椎间盘突出症、第三腰椎横突综合征等鉴别。

【针刀治疗】

（一）治疗原则

根据慢性软组织损伤病理构架的网眼理论，我们设计了以"回"字形针刀操作为基础术式的针刀整体松解术。使腰部软组织的动态平衡得到恢复，在此基础上，应用手法调整腰段脊柱的力平衡，此病方可治愈。

（二）操作方法

以 $L_4 \sim L_5$ 腰椎小关节紊乱症为例介绍腰椎小关节紊乱症的针刀治疗。

针刀松解 $L_4 \sim L_5$、$L_5 \sim S_1$ 关节突关节韧带的粘连和瘢痕，具体操作方法参照腰椎间盘突出症的针刀治疗相关内容。

【针刀术后手法治疗】

针刀手术做完后，让患者俯卧于手法治疗牵引床上，做骨盆牵引，牵引力为 40～120kg。牵引20

分钟之后，让患者仰卧位，做屈髋按压手法治疗。

1. 屈髋按压手法的治疗过程 患者仰卧于治疗床上，两手重叠平放于小腹部（需正对前移之椎体）、令患者屈髋屈膝，臀部稍稍抬离床面，以移位椎体的上一椎体做支撑点。术者屈左肘，以前臂按压于患者胫骨结节下缘，右手挽扶患者双足跟部，使双膝关节齐平，嘱患者深呼吸后屏气，术者以左前臂用力向前胸方向按压，反复数次，有时可听到椎体错动弹响声，即告复位。若检查棘突仍有凹陷，可重做上法，直到棘突平复为止。然后再用轻手法按摩后送回病房（需用担架将患者抬送至病床上，上担架和病床均应保持脊柱挺直不动）。绝对卧床7天。

2. 对屈髋按压手法的简要说明 腰椎前移位多发于第四、五腰椎，极少数也发生于上腰椎，其原因有：①人体重心力线正好通过第四、五腰椎，受压力最大。②腰椎向前的生理弧度致使该处受的剪切力最大。③椎体前后纵韧带由上向下逐渐薄弱变窄，在此处尤为明显。④腰骶关节面是向前倾斜的关节面，亦是前移位的解剖学原因。⑤下腰部最易受到外力的影响。

屈髋按压手法是根据该病的发病机制和力学原理制定的，对此病的治疗整复有确定的疗效，当患者屈髋抬臀时，腰椎处于屈曲位，椎体后纵韧带、棘上韧带、棘间韧带等处于紧张的牵拉状态，产生迫使椎体后移的拉力，加上前方的外在压力以及屏气时腹腔产生的压力，三力相加作用于椎体上，使椎体向后移动而达到复位之目的。另外，在按压膝时，是以患者的大腿作为杠杆，患者重叠之双手作为支点。支点到膝部的长度一般都是支点到大腿上端长度的4倍左右。支点力是力臂和力距两点受力之和，也就是说医生在膝部下压1kg的力，使腰椎移位的力就是5kg，所以医生用力不大，但产生复位的力却很大。

3. 做屈髋按压手法的注意事项

（1）操作时一定要用力柔缓，不可粗糙行事。

（2）术后一定要让患者绝对卧床休息，才能保证周围的软组织得到充分修复，增加复位成功率。

（3）手法治疗后，常出现腹胀或疼痛不适，对症处理后 3 天即可消失。

第十节 骶尾椎损伤综合征

【概述】

骶尾椎损伤综合征是一种骨科常见病是由于骶尾部的跌仆伤、挤压伤，造成尾骨偏歪移位从而牵拉了骶尾椎前方的骶丛神经支及末端椎前及椎前交感神经节所构成的奇神经节引起了临床骶尾部疼痛及男、女性生殖系统疾病症候群。

【病因病理】

多由于身体坠落时臀部直接受伤，或分娩等原因，使尾骨骨折、脱位和韧带损伤或外伤性纤维组织炎刺激或压迫尾神经丛而引起骶尾骨痛。无外伤史的慢性尾骨痛，多因长期紧张坐位工作，或习惯性不良坐姿而造成。本病发病，女性多于男性。这是因为女性的骨盆具有解剖特殊性，骶尾骨后凸，使尾骨容易受到外伤。由于骶椎 2～4 节分布有副交感神经低级中枢，当骶髂筋膜挛缩或骶髂关节半错位，或者尾骨偏歪，刺激压迫了骶椎的交感神经低级中枢及尾椎前面的奇神经节，从而出现的临床症状。

【临床表现】

1. 症状

（1）多见于从事长期坐位工作者，如办公人员、出纳员、打字员等，或从事长期坐位震荡工作者，如矿区的司机、山区的拖拉机手等职业。容易造成骶尾椎挤压伤、跌仆伤。

（2）表现为尾骨尖部持续性钝痛、隐痛或灼痛，有时向臀部及腰骶部扩散。

（3）当快速坐下、起立、走路或大便时，疼痛可以加重。患者常因持续不断疼痛，而影响日常生活。

（4）女性多于男性，与女性的骨盆解剖结构特殊性有关。

（5）部分女性伴有痛经、闭经、不孕症等。

（6）男性伴有阳痿、性欲低下、性功能障碍等症状。

2. 体征 骶尾部触诊时，骶髂筋膜区软组织结节、增厚，呈筋膜结节疝，尾骨偏歪、移位、后翘或钩状，伴有胀痛、压痛、触及痛等。

3. X 线检查 需拍摄正侧位平片，以判定尾椎骨有无损伤及其程度。但有些畸形或变位，常为先天性，故应以临床症状为主要诊断依据。

【诊断要点】

根据临床症状和体征明确诊断。X 线检查判定尾椎是否有损伤，如有损伤，程度如何。

【针刀治疗】

1. 第一次针刀操作——腰部"口"字形针刀整体松解术（图 30 – 38）

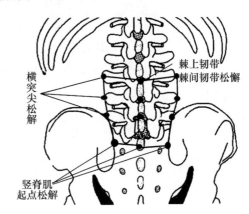

图 30 – 38 "口"字形针刀整体松解术
各松解部位示意图

腰部的整体松解包括 L_3～L_5 棘上韧带、棘间韧带；左右 L_3～L_5 腰椎横突的松解，在骶正中嵴上和两侧骶骨后面竖脊肌起点的松解。从各个松解点的分布上看，棘上韧带点、棘间韧带点、左右 L_3～L_5 腰椎横突点、骶正中嵴上和两侧骶骨后面竖脊肌起点的连线共同围成"口"字形状，故称之为"口"字形针刀整体松解术。下面从每个松解点阐述"口"字形针刀整体松解术的针刀操作方法。

（1）**体位** 俯卧位，腹部置棉垫，使腰椎前屈缩小。

（2）**体表定位** L_3、L_4、L_5 棘突及棘间，L_3、

L₄、L₅横突，骶正中嵴及骶骨后面。

（3）消毒 施术部位用碘伏消毒两遍，然后铺无菌洞巾，使治疗点正对洞巾中间。

（4）麻醉 1%利多卡因局部麻醉。

（5）刀具 使用Ⅰ型针刀。

（6）针刀操作

①L₃、L₄、L₅棘上韧带及棘间韧带松解具体针刀操作同腰椎间盘突出症，详见相关内容。

②横突松解具体针刀操作同腰椎间盘突出症，详见相关内容。

③髂腰韧带松解具体针刀操作同腰椎间盘突出症，详见相关内容。

④竖脊肌起点松解具体针刀操作同腰椎间盘突出症，详见相关内容。

（7）注意事项

①"口"字形针刀整体松解术的第一步是要求定位准确，特别是腰椎棘突的定位十分重要，因为棘突定位直接关系到椎间隙的定位和横突的定位。所以若棘突定位错误，将直接影响疗效。如果摸不清腰椎棘突，可先在C臂机透视下将棘突定位后，再做针刀松解。

②横突的定位：棘突中点向水平线方向旁开3cm，针刀体与皮肤垂直进针刀，针刀均落在横突骨面，再向外移动刀刃，即能准确找到横突尖，此法简单实用，定位准确。

2. 第二次针刀松解双侧骶结节韧带的粘连和瘢痕

（1）体位 仰卧位，屈膝屈髋90°。

（2）体表定位 双侧坐骨结节。

（3）消毒 施术部位用碘伏消毒两遍，然后铺无菌洞巾，使治疗点正对洞巾中间。

（4）麻醉 1%利多卡因局部麻醉。

（5）刀具 使用Ⅱ型针刀。

（6）针刀操作 见图30-39。

①第1支针刀松解右侧骶结节韧带止点的粘连和瘢痕 在定点处进针刀，刀口线与下肢纵轴平行，严格按照四步进针规程进针刀。针刀经皮肤、

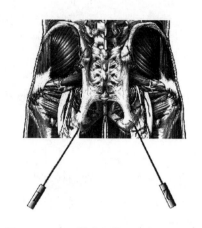

图30-39 骶结节韧带止点松解示意图

皮下组织，直达坐骨结节骨面，在骨面上铲剥2～3刀，范围不超过0.5cm。

②第2支针刀松解左侧骶结节韧带止点的粘连和瘢痕，针刀操作方法与第1支针刀相同。

第十一节 脊柱侧弯

【概述】

脊柱侧弯是指脊柱的一个或数个节段在冠状面上偏离身体中线向侧方弯曲，形成一个带有弧度的脊柱畸形，通常还伴有脊柱的旋转和矢状面上后突或前突的增加或减少，同时还有肋骨左右高低不等平、骨盆的旋转倾斜畸形和椎旁的韧带和肌肉的异常，它是一种症状或X线体征，可由多种疾病引起。脊柱侧凸通常发生于颈椎、胸椎或胸部与腰部之间的脊椎，也可以单独发生于腰背部。侧弯出现在脊柱一侧，呈"C"形；或在双侧出现，呈"S"形。它会减小胸腔、腹腔和骨盆腔的容积量，还会降低身高。

按弯曲方向分可分为：①侧凸，即部分脊柱棘突偏离身体中线称脊柱侧弯，有左侧凸、右侧凸及"S"形弯、"C"形弯；②后凸，指胸段脊柱后凸超过生理曲线范围者；③鞍背，是指局部某椎体被破坏，椎体突然向后凸起；④圆背，是指整个脊柱像弓一样向后凸起；⑤畸胸，分两种，一种是胸骨向外突起，另一种是胸骨向内凹陷；⑥旋转性（扭曲性），是因为腰椎横突一面

高一面低或胸骨扭曲形成的，这种弯曲是最复杂，最难治的。

按性质可分为：①先天性的脊柱侧弯，是指脊柱结构发生异常，即出生后有三角形半椎体、蝶形椎、融合椎，还有肋骨发育的异常，导致脊柱发生倾斜，导致侧弯或后凸畸形。临床较少见，多需要手术矫正。②特发性的脊柱侧弯，是指脊柱结构基本没有异常，由于神经肌肉力量的失平衡，导致脊柱原来应有生理弯曲变成了病理弯曲，即原有的胸椎后凸变成了侧凸等。临床常见，多由于长期不良姿势，不良生活习惯引起，多数可以通过保守治疗取得理想效果。

【病因病理】

1. 特发性脊柱侧弯　特发性脊柱侧弯是所有脊柱侧弯中最多见的，原因不明。80% 病人为结构性侧弯。诊断要在全面体检和 X 线片分析除外神经肌肉原因和其他综合征（如神经纤维瘤病）以后方能确定。特发性脊柱侧弯可发生在生长期的任何阶段，但多在生后 1 岁、5～6 岁、11 岁到骨龄成熟三个生长高峰出现。因此特发性脊柱侧弯常按发病年龄而划分。婴儿型特发性脊柱侧弯，多指在 3 岁以前发病的。少年型特发性脊柱侧弯多在 3～10 岁出现。而青年型特发性脊柱侧弯是指 10 岁到骨骼成熟期间发现的。其中以青年型最为常见。成年后出现的脊柱侧弯称为成年型侧弯。

特发性脊柱侧弯的病理改变主要包括：①椎体、棘突、椎板及小关节发生改变，侧弯凹侧椎体楔形变，并出现旋转，主侧弯的椎体和棘突向凹侧旋转。棘突向凹侧倾斜，使凹侧椎管变窄。凹侧椎板略小于凸侧。凹侧椎弓根变短、变窄。在凹侧，小关节增厚并硬化而形成骨赘；②肋骨的改变，椎体旋转导致凸侧肋骨移向背侧，使后背部突出，形成隆凸（hump），严重者称为"剃刀背"（razor - hack），凹侧肋骨互相挤在一起，并向前突出。凸侧肋骨互相分开，间隙增宽，导致胸廓不对称；③椎间盘、肌肉及韧带的改变，凹侧椎间隙变窄，凸侧增宽，凹侧的小肌肉可见轻度挛缩；④内脏的

改变，严重胸廓畸形使肺脏受压变形，导致肺通气量减少；由于肺泡萎缩，肺的膨胀受限，肺内张力过度，引起循环系统梗阻，严重者可引起肺源性心脏病。

特发性脊柱侧弯的病因：特发性脊柱侧弯的病理改变虽然大体相同，但是学界对其致病原因还存在诸多争议。自提出特发性脊柱侧弯这一疾病以来，许多学者为探索其病因，分别从生物力学因素、中枢神经系统改变、生物化学因素、遗传因素、营养及代谢因素等方面进行了大量研究。以下分别阐述特发性脊柱侧弯的可能病因。

（1）生物力学因素　生物力学因素在脊柱侧弯中起着重要作用。临床工作中大量病例表明任何造成脊柱生物力学改变的因素均可能导致脊柱侧弯，如骨盆倾斜影响脊柱稳定及腹肌系统较弱不能支撑脊柱所造成的侧弯。但是生物力学因素对特发性脊柱侧弯的影响还缺乏有说服力的实验研究。生物力学因素依解剖结构的不同可分为脊柱结构变化、椎旁肌的变化两种原因。

①特发性脊柱侧弯的脊柱结构变化　对特发性脊柱侧弯中脊柱结构的改变，已有许多的基础和临床研究。正确认识特发性脊柱侧弯的脊柱结构变化对其病因学及临床研究治疗都有很大帮助。脊柱不对称负荷、过度负荷可能是特发性脊柱侧弯产生的原因之一。多数学者认为脊柱在结构上的变化是脊柱侧弯继发性改变结果。Harrington 观察侧弯患者椎体的组织学改变，发现侧弯的大部分畸形是外力引起骨及软骨的适应性改变。说明弯曲畸形为骨外因素所致。Somerville 通过棘突间缝线固定及椎板处软组织松解来降低脊柱后方生长造成脊柱矢状面上前突，但治疗侧弯成功率较低，说明冠状面上平衡的脊柱前凸一般不导致脊柱侧弯。1984 年，Dickson 提出"两平面脊柱不平衡"设想来解释脊柱侧弯的成因：即脊柱在冠状面上不平衡（侧弯），同时伴有矢状面的失衡（前凸），才能在动物身上复制出脊柱侧弯模型，并且这种模型是进展性结构性脊柱侧弯模型。根据骨密度测量资料，我们认为骨质疏

松同样可能是造成侧弯的原因，但也可能是继发性因素。还有许多研究表明，能够导致躯干生长不平衡的因素包括骨骼、椎间盘和终板等结构的异常。这是因为脊柱后柱膜内成骨延迟，致使前柱软骨内成骨和后柱膜内成骨失衡，从而使脊柱前柱生长过快而后柱生长缓慢，导致脊柱生长与脊髓生长比例失衡，而这种比例失衡可导致脊柱侧弯。脊柱侧弯患者的椎间盘存在着基质合成代谢的异常，不能产生足够量的正常Ⅰ、Ⅱ型胶原来维持椎间盘的生物力学功能，使脊柱在正常的应力或轻微的非正常负荷下出现脊柱的畸形。据此我们认为脊柱受力不平衡导致脊柱侧弯，长期脊柱侧弯导致脊柱结构的改变，脊柱结构的改变反过来加重脊柱侧弯。

②特发性脊柱侧弯中椎旁肌的变化　从生物力学的角度出发，椎旁肌肌力的不平衡在特发性脊柱侧弯的发病过程中起了较为重要的作用。脊柱的运动依靠椎旁肌及其神经的支配。椎旁肌的病理变化与脊柱侧弯的关系一直是人们关注的问题，许多研究也试图通过椎旁肌的病理改变来明确脊柱侧弯的病因。临床观察证实脊柱侧弯患者椎旁肌的形态学、椎旁肌肌纤维的构成及椎旁肌神经终末支配均有改变。研究表明，肌肉畸形具有多样性，其改变主要表现在以下几方面：肌肉纤维形态、组织化学、肌电图及肌肉离子浓度等。特发性脊柱侧弯椎旁肌肌纤维类型与正常人之间有较大差别。在病理学上，椎旁肌肌纤维的类型变化所带来的功能改变及其与椎旁肌肌力不平衡之间的因果关系，对揭示特发性脊柱侧弯病因也有重要意义。正常人椎旁肌两侧肌型的构成大致相等，Ⅰ型肌纤维占54%～58%，两侧肌力均衡对维持脊柱的正常发育十分重要。在特发性脊柱侧弯患者中常发现肌纤维类型构成改变，其中凸侧Ⅰ型纤维明显多于凹侧，且伴有Ⅰ型肌纤维的群聚、肌萎缩等变化。椎旁肌在脊柱侧弯后于结构和功能上发生许多变化，特别是肌型分布的变化，使凹凸侧微量元素含量产生差异。研究发现，在特发性脊柱侧弯病人中，随着侧弯角度的增大，椎旁两侧肌中Ca、Mg、Fe含量增多，而凸侧肌中上述3种元素含量增多更加明显，且与Cobb角呈正相关性。但是，单纯用椎旁肌变化一种因素来解释侧弯的成因，难以令人信服。研究表明，肌肉的改变并不是引起特发性脊柱侧弯的真正病因，它只是其病理发展过程的一个阶段，是脊柱侧弯的继发性改变。

肌梭是横纹肌中调节肌肉收缩、调节其长度以及张力变化的本体感受器。出生后肌梭的数目是不会改变的。特发性脊柱侧弯患者椎旁肌中肌梭密度明显降低，多数肌梭结构正常，部分肌梭有不同程度的病理改变，如囊壁增厚、直径扩大、梭内肌纤维数增多且Cobb角越大，上述改变越明显。肌梭结构的改变是侧弯的继发改变，而肌梭的病理改变进一步使侧弯的进展加快。

目前尚无有力证据证实任何一种生物力学因素是脊柱侧弯的病因。脊柱的结构生物力学特性、异常负载等均是静态机制，而实际上人体整个脊柱既处于静态生物力学状况下，又处于动态生物力学状况之中，不但脊柱生物力学异常的静态机制可能造成脊柱侧弯，脊柱生物力学的动态过程也可能导致脊柱侧弯的发生和发展。

（2）中枢神经系统改变　许多临床和基础研究均显示中枢神经系统异常在特发性脊柱侧弯发病机制中起重要作用，然而研究结果并不一致。中枢神经系统疾患常常合并脊柱侧弯，但是很难鉴别出哪个是因哪个是果。

特发性脊柱侧弯常常合并前庭神经功能障碍。大量研究发现特发性脊柱侧弯患者对Caloric检查时表现为一种异常的眼震反应，提示眼-前庭传导障碍。这种前庭-眼球反射的不对称可能是高位脑皮层中枢发育不对称的结果。临床脑电图研究也证实，特发性脊柱侧弯患者的脑电图较正常者有显著改变。对称性水平或侧方凝视麻痹的患者并发特发性脊柱侧弯的比率非常高。一般认为，神经系统畸形的部位可能在脑桥旁正中网状结构，与前视神经运动核及前庭神经核相连。

有研究认为侧弯的发生与脑干功能性或器质性

改变有关。学者们还发现特发性脊柱侧弯患者与正常人之间位置觉、振动觉和前庭功能有显著差异而先天性脊柱侧弯患者未发现类似异常，这就提示特发性脊柱侧弯患者本体感觉通道功能障碍可能为原发病变。有报道，手术解除脊髓空洞后可使特发性脊柱侧弯病人的侧弯减轻，这使我们认为脊髓空洞与这些病人侧弯发生相关。

而另外一些学者认为大脑皮质可能是病因所在。经研究发现，特发性脊柱侧弯患者的肌电图和皮层诱发电位存在一侧异常或潜伏期不对称。磁共振（MRI）的发明使脊柱侧弯研究有了新的武器。合并 Chiari Ⅰ型畸形的颈胸段脊髓空洞与脊柱侧弯之间存在显著相关，在脊柱侧弯患者中脊髓空洞的发病率为 17%～47%。左侧弯以脊髓空洞较多，一些患者无其他阳性体征而仅仅表现为腹壁反射的不对称。目前无法证实这种反射的不对称究竟是脊髓空洞引起还是后脑或中脑损害所致。Ghiari Ⅰ型畸形可能是由于患者脊髓的生长较慢，导致脊髓短于椎管，或者脊髓生长缓慢是松果体功能障碍所致。

无论是临床观察的结果还是动物实验都表明，神经系统异常在特发性脊柱侧弯病因中起重要作用。神经系统异常通过椎旁肌力量的不对称作用引起脊柱侧弯。但是，任何现有学说都很难解释为什么神经系统有损害的脊柱侧弯患者尚可以完成一些需要高度协调能力的运动，也不能解释这样的事实，即多数脊柱侧弯患者在运动能力方面超过正常。

（3）生物化学因素

①生长激素 生长激素可能与脊柱畸形有关。特发性脊柱侧弯患者的生长模式不同是继发于生长激素不同，患者的年龄是重要的变量。生长激素却不应该是脊柱畸形的真正病因，因为生长需要多种激素和生长因子相互作用，所以生长的调控非常复杂。这些激素和生长因子包括：甲状腺激素、性激素、生长激素等；多种生长因子；调节蛋白（如钙调蛋白），虽然目前已研究了钙调蛋白与脊柱侧弯的关系，但是其他因子仍未深入研究。

②褪黑素 松果体的主要作用是分泌褪黑素。通过切除小鸡松果体可以成功地在小鸡身上复制出脊柱侧弯模型。在切除小鸡松果体后，必然导致其血清中褪黑素水平下降，因而产生一种假说，即血清褪黑素水平下降可能导致脊柱侧弯的发生。但恒河猴松果体摘除动物模型的成功构建，最终证实灵长类动物的脊柱侧弯形成机制与松果体和褪黑素可能无关。

③雌激素 特发性脊柱侧弯患者中女性患者的侧弯进展概率明显高于男性患者。多项研究表明，女性侧弯进展的危险约为男性的 10 倍。同时研究表明，特发性脊柱侧弯女孩月经初潮时间较相应年龄的正常女孩提前。雌激素需要与雌激素受体结合才能发挥生物效应，雌激素受体基因多态性与特发性脊柱侧弯的发生和发展有关。因为特发性脊柱侧弯患者雌激素受体基因的多态性，其侧弯的进展和预后有较大的差异。雌激素受体基因 Xbal 位点可能和特发性脊柱侧弯的发生有关，能较好地预测其未来的进展情况。

④5-羟色胺 平衡反射的破坏也可能是脊柱侧弯的病因之一，5-羟色胺对于维持正常姿势性肌肉张力和姿势平衡有重要作用。研究表明，5-羟色胺缺乏可能破坏肌张力和姿势平衡产生脊柱侧弯。同时，5-羟色胺在预防脊柱侧弯发展方面有重要的作用。

⑤钙调蛋白 钙调蛋白是钙结合受体蛋白，是真核细胞钙功能和多种酶系统的调节因子。钙调蛋白通过调节肌动蛋白和肌球蛋白的相互作用以及调节肌质网钙流动，从而调节骨骼肌和血小板的收缩特性。进展性脊柱侧弯患者与稳定性脊柱侧弯患者相比，血小板中钙调蛋白含量明显增高，而稳定性脊柱侧弯患者与正常对照组之间差异无统计学意义。因此认为血小板钙调蛋白可以作为预测脊柱侧弯进展的一个独立的指标。对特发性脊柱侧弯患者椎旁肌的研究发现，凸侧椎旁肌内钙调蛋白的含量明显低于凹侧，并且钙调蛋白与脊柱侧弯的严重性呈正相关。但是钙调蛋白的功能并不仅仅是细胞骨

架的组成部分那样简单，最近的研究表明，它同褪黑素、雌激素受体、生长激素之间都有相互作用，有可能直接影响骨细胞代谢甚至生长发育。钙调蛋白对于雌激素受体具有高度的亲和性，与雌激素受体结合以后可以使雌激素与其受体的结合能力大大降低，拮抗雌激素作用，雌激素可以升高成骨细胞内钙调蛋白的水平。钙调蛋白通过介导信号传递可以调节多巴胺促进的生长激素释放，而生长激素是儿童生长发育的主要调节激素。

（4）营养及代谢因素　在 21 世纪初，曾有学者认为营养不良（尤其是维生素缺乏）是特发性脊柱侧弯的病因。但研究表明，维生素缺乏所致的脊柱侧弯很少加重，同时经过相应的治疗可以逆转疾病发展。因此，营养及代谢因素也不是真正的病因。

（5）遗传因素　遗传因素在特发性脊柱侧弯发展中的作用已得到广泛的认同。遗传方式可能为常染色体、性连锁或多因素等。有关遗传方式的研究基本上将脊柱侧弯的病因归结为符合孟德尔遗传定律的单基因病变。这一概念将基因定义为将疾病由父代传给子代的遗传单位，遗传性状是显性的，这就是说这一基因的存在足以致病。但是，在临床中脊柱侧弯多表现为不同形式而非单一形式，这可以被解释为本病可能为多基因交互作用的结果。因为单基因病变易于受可变的外显率和异质性等遗传规律的影响：一部分携带目的基因的个体不发生脊柱侧弯时，外显率发生变化；当同一研究人群中，两个或两个以上基因各自起作用，并且因基因异质性的存在而表达各自的性状，出现临床表现的多样性。

针刀医学认为，特发性脊柱侧弯首先是脊柱动静态弓弦力学单元的弦的应力异常后引起脊柱单关节弓弦力学系统应力异常，然后引起脊柱弓弦力学系统的弓变形，再引起脊-肢弓弦力学系统的应力异常，人体通过粘连、瘢痕挛缩来代偿这些过大的应力，导致脊柱各关节的关节囊增厚。在关节囊、韧带、筋膜的行经路线及其附着处形成粘连，瘢痕，挛缩，如果这种异常应力不解除，人体脊柱

（弓）就只能在软组织异常应力情况下生长、发育，从而导致脊柱畸形，引发临床表现。

2. 成人脊柱侧弯　退行性脊柱侧弯是一种特殊类型的脊柱侧弯，是指成年以后新出现的侧弯，而不是被忽视的原有侧弯的进展，除外继发于脊柱椎体器质性病变如肿瘤、创伤骨折、结核等原因引起的侧弯。退行性脊柱侧弯常继发于腰椎间盘及腰椎骨关节退变，其临床特点为从退变的开始就伴随着腰疼及椎间盘突出的症状。随着病情的加重，出现广泛的椎间盘退变、椎间盘膨出突出小关节增生和黄韧带肥厚，从而产生椎管狭窄，出现典型的根性疼痛和神经源性间歇性跛行。多数患者同时伴有腰椎的滑脱或侧方移位。随着社会快速进入老龄化，退行性脊柱侧弯作为一严重退变的疾病，其发病率有明显增加趋势，是引起老年患者腰痛、下肢痛、间歇性跛行的重要原因。

与脊柱旋转或侧方滑脱一样，非对称性的椎间隙塌陷造成了脊柱的畸形，如侧方楔形的压缩性骨折可引起或加重侧弯的程度，这是除腰椎小关节退变之外的另一引起脊柱侧弯的重要因素。患者多伴有一定程度的腰椎前凸消失。伴有侧方滑脱者侧弯进展的速度更快，加重受累节段神经根的牵拉。关节突关节不对称时，会因磨损造成关节退变，进而引起中央性椎管或椎间孔狭窄。绝大多数患者出现神经根受压的疼痛，少数人也可表现为肌力下降。无论有无滑脱，严重的椎间隙塌陷所造成的疼痛和无力都特别顽固，相邻椎弓根间距的缩小会引起椎间孔狭窄。退行性脊柱侧弯的椎间孔狭窄者的症状发生机制与引起神经源性间歇性跛行的原因很相似，即神经受压缺血，在腰椎后伸时尤其明显，脊柱前屈时（如坐下）缓解。但有一部分继发于退行性脊柱侧弯的椎管狭窄患者自述肢体症状并不能通过前屈动作而缓解，可能与椎间孔明显狭窄，前屈不能使椎间孔扩大而缓解神经根受压有关，这是退行性脊柱侧弯的腰椎管狭窄和一般腰椎管狭窄不同之处之一。

有观点认为成人侧弯（即退行性脊柱侧弯）继

发于骨质疏松和骨软化症。另有观点认为成人侧弯与骨质疏松没有直接关系。但已有的资料证实在没有骨质疏松和骨软化症的成人中发生了进展性侧弯，目前普遍认为退行性脊柱侧弯主要是由于椎间盘、双侧椎间小关节严重的退变、不稳引起的，与骨质疏松没有直接相关。至于一些患者伴有骨质疏松表现，则可能是长期慢性腰背痛致活动减少而引起废用性骨质疏松，并不是退行性脊柱侧弯的直接原因。

针刀医学认为，退行性脊柱侧弯的发病原因与特发性脊柱侧弯的病因病理有相似之处，只是人体对脊柱弓弦力学系统、脊－肢弓弦力学系统异常应力的代偿方式不同。首先是脊柱动静态弓弦力学单元的弦的应力异常后引起脊柱单关节弓弦力学系统应力异常，然后引起脊柱弓弦力学系统的弓变形，再引起脊－肢弓弦力学系统的应力异常，人体通过粘连、瘢痕挛缩来代偿这些过大的应力，导致脊柱各关节的关节囊增厚。相关韧带筋膜粘连、瘢痕、挛缩，如果这种异常应力不解除，人体脊柱（弓）就只能在软组织异常应力情况下承受重力，从而导致脊柱畸形。同时，人体会在脊柱的关节囊、韧带、筋膜的附着处即弓弦结合部进行对抗性的调节，即在此处形成硬化、钙化、骨化，最终形成骨质增生，骨质增生的结果是使相关弓弦力学系统的弓变长，弦变短，从而代偿了异常的拉力。

【临床表现】

1. 特发性脊柱侧弯　特发性脊柱侧弯的临床表现多种多样，除背部不适以外，还有一侧肩高，一侧肩胛骨或乳房隆起，髂骨翼升高或突出以及腰部皱纹不对称。但这些畸形大多不是患者自己发现的。患者常伴有多系统症状，如头晕头痛、皮肤粉刺、痛经、抑郁、多动等，容易被诊断为颈椎病、粉刺、痛经、抑郁症、多动症等。

青少年主诉有背痛时宜仔细询问病史，全面的体检和摄脊柱的 X 线平片。若初步检查结果正常，可诊断为特发性脊柱侧弯。临床常发现脊柱侧弯症状持续存在，日常活动明显受限，而神经系统检查

为正常的病例。对神经系统检查异常的病人，脊髓的磁共振造影（MRI）常有指征。

青年特发性脊柱侧弯发生呼吸道症状的不多见。肺功能降低 45% 或有明显胸椎前突，导致胸廓前后径狭窄的病例开始有心肺功能受损，神经功能受损也不多见。对出现可疑症状时（如持续颈部疼痛、经常头痛、共济失调和力弱）应仔细做神经系统检查。一旦发现神经受损或胸椎凸侧向左，应作影像学检查。正常青年特发性脊柱侧弯其胸椎突右侧，异常的左凸弯常有深部脊髓病变。

2. 成人脊柱侧弯　患者主要表现为腰背痛、神经根性症状、椎管狭窄症及神经源性跛行。退行性脊柱侧弯病人的腰痛症状远较退行性脊柱滑脱者严重得多，这些患者不仅有多节段、严重的退行性椎间盘病，而且常在矢状面及冠状面上失平衡。腰背痛严重程度与病人矢状位畸形及半脱位程度相关。与大多数退变性椎管狭窄常继发于关节突关节的增生肥大不同，这些患者中根性痛和椎管狭窄更多是系椎体旋转半脱位引起。与典型退变性椎管狭窄疼痛不同的是，这种椎管狭窄性疼痛在脊柱背伸时加重，在坐位时疼痛通常不缓解，病人必须用双臂来帮助支撑他们身体的重量。在体征上，病人的根性痛症状可能不伴有确切的、客观的神经体征，神经根紧张征几乎总为阴性。

退行性脊柱侧弯病人的 X 线片表现发现，侧弯大部分于腰椎段，也可累及胸段及胸腰段，破坏性变化绝大部分位于 $L_2 \sim L_3$、$L_3 \sim L_4$ 和 $L_4 \sim L_5$ 椎间盘之间，而 $L_5 \sim S_1$ 椎间盘退变相对少见。$T_{12} \sim L_1$ 椎间盘基本保持完好，侧弯的严重性取决于畸形和椎间盘退变的程度。一些退行性脊柱侧弯病人大体只在矢状位上失去平衡。

【诊断要点】

1. 特发性脊柱侧弯　根据病史，查体及 X 线摄片，一般能明确诊断。

（1）病史　有与脊柱畸形有关的病史，如患者的健康状况、年龄及性成熟等。还有既往史、手术史和外伤史。并应了解脊柱畸形的幼儿母亲妊娠期

的健康状况，妊娠初期 3 个月内有无服药史，怀孕分娩过程中有无并发症等。家族史应注意其他人员脊柱畸形的情况。

（2）体检　①两肩不等高；②肩脚一高一低；③一侧腰部皱折皮纹；④腰前屈时两侧背部不对称，即"剃刀背征"；⑤脊柱偏离中线。

（3）X 线平片表现　脊柱前后位 X 线照片上有超过 10°的侧方弯曲。脊柱的 MRI 检查，排除脊髓的病变。

2. 成人脊柱侧弯

（1）主要表现为腰背痛、神经根性症状、椎管狭窄症及神经源性跛行。

（2）疼痛在脊柱背伸时加重，在坐位时疼痛通常不缓解，病人必须用双臂来帮助支撑他们身体的重量。在体征上，病人的根性痛症状可能不伴有确切的、客观的神经体征，神经根紧张征几乎总是阴性。

（3）X 线片表现为侧弯大部分于腰椎段，也可累及胸段及胸腰段，破坏性变化绝大部分位于 $L_2 \sim L_3$、$L_3 \sim L_4$ 和 $L_4 \sim L_5$ 椎间盘之间

（4）CT 和 MRI 表现为小关节突的增生肥大、内聚，黄韧带肥厚，椎间盘的变性，椎间盘突出，间隙变窄，侧隐窝变窄，神经根受压。

【针刀治疗】

（一）治疗原则

根据人体弓弦力学系统及慢性软组织损伤病理构架的网眼理论可知，脊柱侧弯的基本原因不是骨骼（弓）的问题，而是附着在骨骼的软组织（弦）的应力异常，导致脊柱的力学传导障碍，最终引起脊柱的畸形。针刀治疗通过整体松解这些软组织的粘连和瘢痕，然后通过人体的自我调节，重新恢复软组织的正常力学传导，最后使畸形的脊柱（弓）逐渐恢复正常。

脊柱侧弯针刀整体松解术分次松解腰、胸、颈相关弓弦力学系统的粘连、瘢痕和挛缩，破坏脊柱侧弯网络状的病理构架，然后应用针刀术后手法进一步松解残余的粘连和瘢痕，为脊柱畸形创造条件。

（二）操作方法

1. 第一次针刀操作——腰部"回"字形针刀整体松解术　参照腰椎间盘突出症"回"字形针刀整体松解术的操作。

2. 第二次针刀操作——松解胸腰筋膜的粘连和瘢痕　参照腰椎间盘突出症胸腰筋膜的针刀松解操作。

3. 第三次针刀操作——松解胸腰结合部的粘连和瘢痕　参照腰椎间盘突出症胸腰结合部的针刀松解操作。

4. 第四次针刀操作——松解腰椎关节突关节囊韧带　参照腰椎间盘突出症关节突关节囊韧带的针刀松解操作。

5. 第五次针刀操作——松解脊柱胸段弓弦力学系统的粘连瘢痕和挛缩

（1）单节段胸椎后外侧软组织针刀操作　由于脊柱侧弯可以引起胸段脊柱前后左右软组织的粘连、瘢痕、挛缩、钙化、骨化，但这些病变都是从单节段胸椎开始的，所以理解了单节段胸椎病变的针刀治疗，其他节段的针刀松解就有据可依了。具体部位的针刀松解在下面有详细的介绍。

①体位　俯卧位。

②体表定位　脊柱融合部。以某单节段融合的胸椎为例。

③麻醉

a. 1%利多卡因局部麻醉　一次只能松解部分节段的病变。

b. 全身麻醉　可一次完成多节段的针刀松解。

④针刀操作　见图 30 – 40。

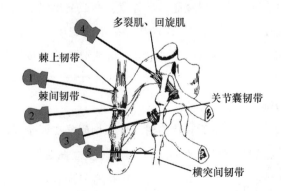

图 30 – 40　单节段胸椎后外侧软组织针刀操作示意图

a. 第 1 支针刀松解棘上韧带　在棘突顶点定位，使用Ⅰ型直形针刀，刀口线与脊柱纵轴平行，按四步进针规程进针刀，针刀经皮肤、皮下组织，直达棘突骨面，在骨面上纵疏横剥 2～3 刀，范围不超过 1cm。

b. 第 2 支针刀松解棘间韧带　根据 X 线片定位棘突间隙，使用Ⅰ型直形针刀，刀口线与脊柱纵轴平行，按四步进针规程进针刀，针刀经皮肤、皮下组织，调转刀口线 90°，提插刀法切割 2～3 刀，深度不超过 1cm。

c. 第 3 支针刀松解关节突关节囊韧带　分别在胸椎棘突顶点向左右旁开 2cm 定位，使用Ⅰ型直形针刀，刀口线与脊柱纵轴平行，按四步进针规程进针刀，针刀经皮肤、皮下组织，直达两侧关节突关节骨面位置，提插刀法切割关节囊韧带 3～4 刀，范围不超过 0.5cm。可切开部分关节囊韧带。

d. 第 4 支针刀松解多裂肌、回旋肌　在棘突顶点分别旁开 0.5cm 定位，使用Ⅰ型直形针刀，刀口线与脊柱纵轴平行，按四步进针规程进针刀，针刀经皮肤、皮下组织，沿棘突方向，紧贴骨面分别到达两侧的棘突根部后，在骨面上向下铲剥 3～4 刀，直到刀下有松动感，以达到切开部分多裂肌、回旋肌的作用。

e. 第 5 支针刀松解横突间韧带　使用Ⅰ型直形针刀，在胸椎棘突顶点分别旁开 3cm 定位，刀口线与脊柱纵轴平行，按四步进针规程进针刀，针刀经皮肤、皮下组织，直达两侧横突骨面，刀体向外移动，当有落空感时，即到达横突尖，在此用提插刀法切割横突尖的粘连、瘢痕 2～3 刀，深度不超过 0.5cm。然后，调转刀口线，分别在横突的上下缘，提插刀法切割 3～4 刀，深度不超过 0.5cm，以达到切断部分横突间韧带。

⑤注意事项

a. 定位要准确。

b. 针刀进针时，刀体向头侧倾斜 45°，与胸椎棘突呈 60°角，针刀直达棘突顶点骨面，对棘突顶点的病变进行松解，要进入棘间，松解棘间韧带，必须退针刀于棘突顶点的上缘，将针刀体逐渐向脚侧倾斜与胸椎棘突走行方向一致，才能进入棘突间，切割棘间韧带的范围应限制在 0.5cm 以内，以防止切入椎管内。如超过此范围，针刀的危险性明显加大。

（2）胸背部针刀整体松解　胸背部针刀整体松解时应分次从下向上进行，一次松解 3～5 个节段。

第一次针刀松解 T_8～T_{10} 节段脊柱软组织的粘连、瘢痕、挛缩和堵塞。第二次针刀松解节段由第一次针刀已松解的节段向上定 3 个节段，进行松解。以此类推，针刀操作方法详见单节段胸椎后外侧软组织针刀操作，一般情况下，胸段脊柱的针刀松解需要 3 次。

针刀操作方法详见单节段胸椎后外侧软组织针刀操作。

6. 第六次针刀操作——颈部"T"形针刀操作　参照颈椎病的"T"形针刀操作。

7. 第七次针刀操作——松解钩椎关节移位　参照颈椎病的钩椎关节移位的针刀操作。

8. 第八次针刀操作——松解颈椎横突后结节软组织的粘连和瘢痕　参照颈椎病的颈椎横突后结节的针刀操作。

9. 第九次针刀操作——松解前胸壁筋膜的粘连和瘢痕

（1）体位　仰卧位。

（2）体表定位　胸骨及剑突。

（3）麻醉　1% 利多卡因局部麻醉。

（4）刀具　使用Ⅰ型针刀。

（5）针刀操作　见图 30－41。

①第 1 支针刀松解胸前浅筋膜的粘连瘢痕　在胸骨上窝正中点定位，刀口线与人体纵轴平行，针刀体与皮肤垂直，按四步进针规程进针刀，刀下有韧性感时，用提插刀法切割 3～4 刀，深度达胸骨骨面。然后调转刀口线 90°，在胸骨上向下铲剥 2～3 刀。范围 0.5cm。

②第 2 支针刀松解右侧胸大肌筋膜的粘连瘢痕

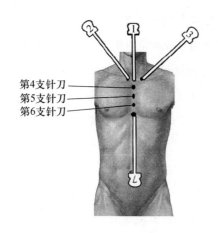

第4支针刀
第5支针刀
第6支针刀

图 30 - 41　前胸壁筋膜粘连瘢痕针刀松解示意图

在右侧胸锁关节外侧 1cm，锁骨下缘定位。刀口线与人体纵轴平行，针刀体与皮肤垂直，按四步进针规程进针刀，刀下有韧性感时，用提插刀法切割 3 ~ 4 刀，深度达锁骨骨面。然后调转刀口线 90°，在锁骨骨面上向下铲剥 2 ~ 3 刀，范围 0.5cm。注意，铲剥只能在锁骨骨面上进行，不可超过锁骨下缘。

③第 3 支针刀松解左侧胸大肌筋膜的粘连瘢痕在左侧胸锁关节外侧 1cm，锁骨下缘定位。刀口线与人体纵轴平行，针刀体与皮肤垂直，按四步进针规程进针刀，刀下有韧性感时，用提插刀法切割 3 ~ 4 刀，深度达锁骨骨面。然后调转刀口线 90°，在锁骨骨面上向下铲剥 2 ~ 3 刀，范围 0.5cm。注意，铲剥只能在锁骨骨面上进行，不可超过锁骨下缘。

④第 4 支针刀松解胸前浅筋膜的粘连瘢痕　在第 1 支针刀下 2cm 定位，针刀操作方法与第 1 支针刀相同。

⑤第 5 支针刀松解胸前浅筋膜中部的粘连瘢痕　在第 4 支针刀下 2cm 定位，针刀操作方法与第 1 支针刀相同。

⑥第 6 支针刀松解胸前浅筋膜下部的粘连瘢痕　在第 5 支针刀下 2cm 定位，针刀操作方法与第 1 支针刀相同。

⑦第 7 支针刀松解剑突的粘连瘢痕　在剑突尖部定位，刀口线与人体纵轴平行，针刀体与皮肤垂直，按四步进针规程进针刀，刀下有韧性感时，用提插刀法切割 3 ~ 4 刀，深度达剑突骨面。然后在剑突骨面上，向左铲剥到剑突左缘。再向右铲剥到剑

突右缘。注意，铲剥只能在剑突骨面上进行，不可超过剑突骨缘。

（6）注意事项　在作胸前部针刀松解时，针刀必须在锁骨、剑突骨面上进行，不能超过骨面，否则可能引起胸腹腔内脏器官的损伤。

【针刀术后手法治疗】

1. 胸椎周围软组织针刀操作后平卧硬板床，以 60kg 的重量作持续牵引。于床上，在医生的协助下，做被动挺腹伸腰及四肢屈伸运动，下床后在医生的协助下进行腰前屈、后仰、侧弯、旋转等功能训练。

2. 胸部针刀术后，被动扩胸数次。

3. 腹部针刀术后，作伸腰活动数次。

第十二节　强直性脊柱炎

【概述】

强直性脊柱炎（AS）以往曾被认为是类风湿关节炎的中枢型，因它有不同程度的韧带、肌肉、骨骼的病变，也有自身免疫功能的紊乱，所以又将其归为自身免疫功能障碍性疾病。还有一部分患者有家族史，与遗传有关。直到 1966 年世界风湿病会议才将该病从类风湿关节炎中分出，作为一个单独的疾病。病变主要累及骶髂关节、脊柱及其附属组织，引起脊柱强直和纤维化，造成脊柱僵硬、驼背，髋关节、膝关节屈曲型强直，并可有不同程度的眼、肺、心血管、肾等多个器官的损害。强直性脊柱炎以青年男性多发，20 岁左右是发病的高峰年龄。

【病因病理】

1. 病因　强直性脊柱炎病因虽有多种学说，但迄今仍不十分清楚，西医关于本病病因及发病机制主要有以下几个学说。

（1）感染学说　过去认为本病直接或间接与细菌、病毒感染有关。不少病例因感冒、扁桃体炎等感染引起。但从患者齿、鼻旁窦等病灶所分离出来的细菌种类很不一致，患者血液、关节中也从未培

养出致病菌株。用大量抗生素消除感染病灶后，对症状和病程发展并无直接影响。也有人提及 A 组溶血性链球菌与本病发生有关，但并未能提出充分有力的证据。

（2）自身免疫学说　起病时关节腔内有感染源侵入，作为抗原刺激骨膜或局部淋巴结中的浆细胞，产生特殊抗体。另一方面，抗原－抗体复合物能促进中性粒细胞、巨噬细胞和滑膜细胞的吞噬作用，吞噬抗原抗体的复合物成为类风湿细胞。为消除这种复合物，类风湿细胞中的溶酶体向细胞内释放出多种酶（如葡萄糖酶、胶原酶、蛋白降解酶），细胞一旦破裂，这种酶外流，导致关节软组织滑膜、关节囊、软骨、软骨下骨质的损坏，从而引起局部病变。

（3）其他　内分泌失调和代谢障碍学说认为本病的性别差异也许与内分泌有关；神经学说认为本病为中毒性神经营养障碍，但不能证实；遗传学说认为强直性脊柱炎较类风湿关节炎更具有明显的遗传特点，国内外有文献报道本病为遗传性疾病，认为亲代有 HLA－B27 抗原时，子代一半人具有 HLA－B27 抗原，所以强直性脊柱炎具有明显的家族性和遗传性；其他因素如寒冷、潮湿、疲劳、营养不良、外伤、精神创伤等，也常常是本病的主要诱发因素。

2. 病理

（1）强直性脊柱炎的起始阶段滑囊与骨的连接处有炎性改变，并伴随有骨侵蚀和骨的形成；其后关节边缘部分由于滑囊的骨化而"搭桥"；最后软骨下骨化可形成更严重的关节间强直（图30－42）。

（2）针刀医学认为该病的根本病因是有关电生理线路的功能紊乱，使自身免疫力下降，导致病菌、病毒感染后无法彻底将其清除。在自身代谢机制的作用下，关节炎性渗出，使周围软组织遭到破坏，造成粘连、挛缩、代谢障碍，渗出液无法排除，使关节囊内产生巨大的张力，软组织进一步变性，形成钙化、骨化，最终形成中轴关节的完全

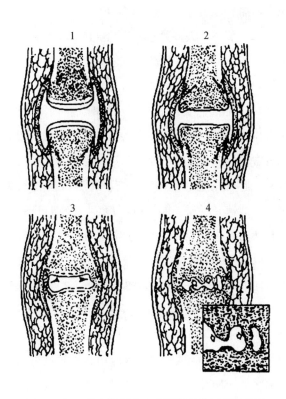

图30－42　强直性脊柱炎中滑囊骨化过程示意图

强直。

【临床表现】

强直性脊柱炎的特征病理改变为脊柱附着点炎症或肌腱端病损，炎症主要集中在肌腱、韧带和筋膜与骨的连接处。脊柱周围韧带的慢性炎症使韧带硬化，骨赘形成并纵向延伸，在两个相邻的椎体间连接形成骨桥。椎间盘纤维环与骨连接处的骨化使椎体变方，脊柱呈"竹节状"。同时，脊柱骨突关节与肋椎关节的慢性滑膜炎引起关节破坏、纤维化或骨化。上述病变由下而上或由上而下发展，最终使脊柱强直，活动受限。周围关节的病变主要为滑膜炎。

1. 骨骼表现　强直性脊柱炎主要累及骶髂关节、脊柱和外周关节。

（1）骶髂关节　90%的强直性脊柱炎患者病变首先累及骶髂关节，双侧对称，出现持续或间歇的腰骶部或臀部疼痛，可向大腿及腹股沟放射。往往伴有晨僵感。症状轻重差异很大，有的患者仅感腰部隐隐不适。体检发现直接按压或伸展骶髂关节时

患者疼痛。

（2）脊柱　大多数患者症状隐匿，呈慢性、波动性，病变可停止在骶髂关节，少数患者则进行性发展累及脊柱。一般从腰椎向上至胸椎和颈椎，约3%的强直性脊柱炎患者先累及颈椎，再向下发展。也有相当一部分患者首发症状在背部。腰椎受累时患者常主诉下背部疼痛及腰部活动受限。体检可发现患者腰部前屈、后仰、侧弯、转身等动作均受限。腰椎棘突压痛，椎旁肌肉痉挛，晚期可萎缩。脊柱活动度可用改良 Schober 实验测量，即患者直立，以两髂后上棘连线的中点为起点向上10cm（也可再向下5cm）做一标记，测量此两点之间的距离。令患者弯腰（双膝直立），再测此两点间的距离，若增加小于2.5cm 为异常。胸椎受累表现为背痛、前胸痛，胸廓扩张度受限。此时用软尺测量第四肋间隙水平（妇女乳房下缘）深呼气和深吸气之间胸围差，强直性脊柱炎患者常常小于2.5cm。颈椎受累出现颈部疼痛，头部固定于前屈位，抬头、侧弯和转动受限。患者直立靠墙，枕骨结节与墙之间的水平距离即枕墙距，正常人为0，患者常大于0。晚期整个脊柱完全强直，僵硬如弓，给患者生活和工作带来极大不便。

（3）外周关节　30%以上的患者有周围关节症状，尤以青少年发病的强直性脊柱炎更为常见。髋关节受累最为常见，患者主诉髋部或大腿内侧疼痛，以致下肢活动受限。近1/3 的患者可因髋关节严重的侵蚀性病变引起关节强直、功能丧失而致残。膝、踝、足、腕、肩等关节也可受累，出现急性关节炎症状。临床上以下肢关节病变多见，且多不对称。极少累及手部小关节，遗留畸形更为少见。

肌腱端病损可致足跟、耻骨联合等疼痛，但不易发现。

2. 颈部病变的局部表现　颈段强直性脊柱炎是强直性脊柱炎的晚期表现。颈项部软组织僵硬强直，出现硬结或者条索状物。颈部可以在任何位置出现强直，但以伸直位强直为多见，颈椎活动度严

重受限甚至消失。

3. 骨骼外表现

（1）全身症状　部分患者有发热、消瘦、乏力、食欲下降等症状。

（2）眼部症状　结膜炎、虹膜炎、葡萄膜炎可发生在25%的患者中，与脊柱炎严重程度无关，见于疾病的任何时期，有自限性。极少数患者病情严重且未经恰当治疗可出现失明。

（3）心脏表现　见于晚期病情较重的患者，出现主动脉瓣关闭不全、房室或束支传导障碍、心包炎、心肌炎等。

（4）肺部表现　少数患者发生肺尖纤维化，出现咳痰、咯血和气促，并发感染或胸膜炎时症状较重。胸廓僵硬可导致吸气时不能充分扩张肺部，由膈肌代偿呼吸。

（5）神经系统表现　晚期较严重的患者因脊柱强直和骨质疏松，引起椎体骨折、椎间盘脱出产生脊髓压迫症状。马尾综合征的发生表现为臀部或小腿疼痛，膀胱和直肠运动功能障碍。骨折最常发生于颈椎，所引起的四肢瘫是强直性脊柱炎最可怕的并发症，死亡率较高。

（6）淀粉样变　发生在肾脏和直肠，需经活检证实，较少见。伴蛋白尿，伴或不伴氮质血症的强直性脊柱炎患者中应注意鉴别。

【诊断要点】

强直性脊柱炎诊断标准如下。

（1）好发于青壮年，男性多于女性。

（2）下腰痛和僵硬超过3个月。

（3）胸廓疼痛和僵硬。

（4）腰椎活动受限。

（5）扩胸受限。

（6）虹膜炎病史。

（7）X线检查：双侧骶髂关节面模糊，软骨下可见致密影，关节间隙消失，晚期脊柱呈"竹节样"改变。

（8）实验室检查：血红蛋白降低，活动期血沉增快，抗"O"不高，类风湿因子多阴性，HLA –

B27 阳性。

以上（1）～（7）项中具备4项或第八项加任一项，即可确诊。

诊断主要根据病史、体征和X线检查等，对较晚期或已有脊柱强直性驼背的患者，容易诊断。

【针刀治疗】

（一）治疗原则

强直性脊柱炎是在多种致病因素的作用下，关节周围的软组织及关节内产生粘连、挛缩、瘢痕，使关节内产生高应力而导致关节内力学平衡失调，关节软骨破坏及在张力的刺激下纤维组织变性，最终产生骨性融合。应用针刀对病变部位进行整体松解其粘连挛缩的组织，辅以手法治疗，可重新恢复关节力学平衡状态，从根本上达到治疗目的。与此同时，运用针刀松解关节所带来的创伤小，并且不易造成再次粘连和瘢痕，可以达到良好的治疗效果。强直性脊柱炎可侵犯脊柱及四肢关节，下边将分述不同部位的针刀治疗操作方法。

（二）操作方法

强直性脊柱炎——颈段病变

1. 颈段病变针刀部分松解

针刀手术适应证：强直性脊柱炎颈段强直畸形。

针刀手术禁忌证：X线片颈段前纵韧带钙化及骨化。

对强直性脊柱炎早期只有颈部疼痛、晨僵，X线片没有骨性强直的患者，用 I 型针刀；对有钙化、骨化的患者需用 II 型针刀及根据病情和针刀手术部位制作的特型针刀。

单节段脊椎后外侧软组织针刀操作见图30-43。由于强直性脊柱炎可以引起脊柱前后左右软组织的粘连、瘢痕、挛缩、钙化、骨化，但这些病变都是从单节段脊椎开始的，所以理解了单节段脊椎病变的针刀治疗，其他节段的针刀松解就有据可依了。

（1）第1支针刀松解棘上韧带 术者刺手持针

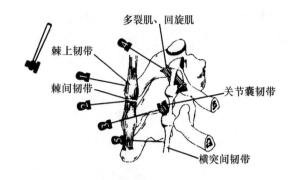

图30-43 单节段脊椎后外侧软组织针刀操作示意图

刀，从棘突顶点进针刀，刀口线与脊柱纵轴平行，针刀经皮肤、皮下组织，直达棘突骨面，在骨面上纵疏横剥2～3刀，范围不超过1cm，对棘上韧带钙化或者骨化，用骨锤锤击 II 型针刀柄，将针刀刃击入棘上韧带，达棘突顶点，然后纵疏横剥2～3刀，直到刀下有松动感为止，以达到切开棘上韧带的目的。

（2）第2支针刀松解棘间韧带 根据X线片定位棘突间隙。术者刺手持针刀，从棘突间隙进针刀，刀口线与脊柱纵轴平行，针刀经皮肤、皮下组织，调转刀口线90°，沿用提插刀法切割2～3刀，深度不超过1cm。对棘间韧带钙化或者骨化，用骨锤锤击 II 型针刀柄，将针刀刃击入棘间韧带1cm，然后提插法2～3刀，直到刀下有松动感为止，以达到切开棘间韧带的目的。

（3）第3支针刀松解关节突关节囊韧带 颈椎病变者采用 I 型针刀，从棘突顶点向左右旁开1.5cm分别进针刀；胸椎病变者用 I 型针刀，从棘突顶点向左右旁开2cm分别进针刀；腰椎病变者用 I 型针刀，从棘突顶点向左右旁开3cm分别进针刀。术者刺手持针刀，刀口线与脊柱纵轴平行，针刀经皮肤、皮下组织，直达两侧关节突关节骨面位置，提插刀法切割关节囊韧带3～4刀，范围不超过0.5cm。可切开部分关节囊韧带。

（4）第4支针刀松解多裂肌、回旋肌 从棘突顶点分别旁开0.5cm进针刀，术者刺手持针刀，刀口线与脊柱纵轴平行，针刀经皮肤、皮下组织，沿棘突方向，紧贴骨面分别到两侧的棘突根部后，在骨面上向下铲剥 3 ~ 4 刀，直到刀下有松动感，以达到切开部分多裂肌、回旋肌的作用。

（5）第 5 支针刀松解横突间韧带　颈椎病变者用 I 型针刀，从棘突顶点分别旁开 2.5cm 进针刀；胸椎病变者用 I 型针刀从棘突顶点分别旁开 3cm 进针刀；腰椎病变者用 I 型针刀从棘突顶点分别旁开 4cm 进针刀。术者刺手持针刀，刀口线与脊柱纵轴平行，针刀经皮肤、皮下组织，直达两侧横突骨面，刀体向外移动，当有落空感时，即到达横突尖，在此用提插刀法切割横突尖的粘连、瘢痕 2 ~ 3 刀，深度不超过 0.5cm，然后，调转刀口线，分别在横突的上下缘，提插刀法切割 3 ~ 4 刀，深度不超过 0.5cm，以达到切断部分横突间韧带。

2. 针刀整体松解　包括颈部后方，两侧面的整体松解。

（1）颈部第一次针刀松解颈段脊柱项韧带和棘间韧带的粘连及钙化点

①体位　俯卧低头位。

②体表定位　颈段脊柱项韧带和棘间韧带的粘连、瘢痕、挛缩及硬化钙化点（图 30 - 44）。

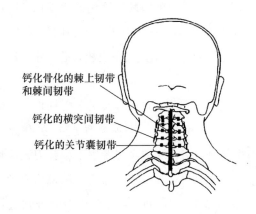

图 30 - 44　颈段脊柱棘上韧带和棘间韧带的
粘连、瘢痕、挛缩及硬化钙化点

③消毒　施术部位用碘伏消毒两遍，然后铺无菌洞巾，使治疗点正对洞巾中间。

④麻醉　用 1% 利多卡因局部浸润麻醉，每个治疗点注药 1ml。

⑤刀具　使用 I 型各号针刀、II 型针刀。

⑥针刀操作　见图 30 - 45、图 30 - 46。

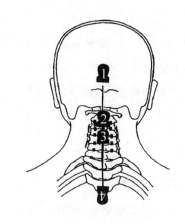

图 30 - 45　颈段强直性脊柱炎第一次
针刀松解示意图（正面）

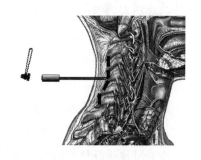

图 30 - 46　颈段强直性脊柱炎第一次
针刀松解示意图（侧面）

a. 第 1 支针刀松解 C_2 ~ C_3 项韧带和棘间韧带的粘连、瘢痕、挛缩及硬化钙化点。使用 I 型 4 号针刀，对棘上韧带骨化的患者，需要使用 II 型针刀，否则容易引起针刀体断裂或者损伤重要神经血管。术者刺手持针刀，刀口线与人体纵轴一致，刀体向头侧倾斜 45°，与枢椎棘突呈 60° 角，针刀直达枢椎棘突顶点下缘骨面，纵疏横剥 2 ~ 3 刀，范围不超过 0.5cm，如果棘上韧带已经钙化或者骨化，术者紧握针刀刀柄，调转刀口线 90°，针刀体与 2 ~ 3 棘间平行，助手用骨锤敲击针刀柄部，当术后术者感觉有松动，即已切断骨化的棘上韧带，停止敲击。

b. 第 2、3、4 支针刀松解 C_3 ~ C_4，C_4 ~ C_5，C_5 ~ C_6 项韧带和棘间韧带的粘连、瘢痕、挛缩及硬化钙化点。操作方法同第 1 支针刀。

⑦注意事项

a. 首先定位要准确。其次，进针刀时，刀体向头侧倾斜45°，与枢椎棘突呈60°角，针刀直达枢椎棘突顶点骨面，对棘突顶点的病变进行松解，要进入棘间，松解棘间韧带，必须退针刀于棘突顶点的上缘，将针刀体逐渐向脚侧倾斜与颈椎棘突走行方向一致，才能进入棘突间，切棘间韧带的范围限制在0.5cm以内，不会切入椎管。如超过此范围，针刀的危险性明显加大。

b. 针刀松解应分次进行，一次针刀松解3~5个节段。

（2）颈部第二次针刀松解关节囊韧带的粘连、瘢痕、挛缩及硬化钙化点

①体位　俯卧低头位。

②体表定位　颈段关节囊韧带的粘连、瘢痕、挛缩及硬化钙化点（图30-44）。

③消毒　施术部位用碘伏消毒两遍，然后铺无菌洞巾，使治疗点正对洞巾中间。

④麻醉　用1%利多卡因局部浸润麻醉，每个治疗点注药1ml。

⑤刀具　使用Ⅰ型各号针刀、Ⅱ型针刀。

⑥针刀操作　见图30-47。

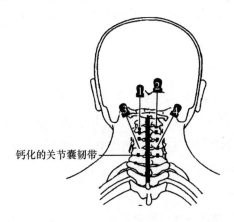

图30-47　颈段强直性脊柱炎第二次针刀松解示意图

a. 第1支针刀松解左侧C$_2$~C$_3$上下关节突关节囊韧带　使用Ⅰ型4号针刀，对关节囊钙化的患者，需要使用Ⅱ型针刀，否则容易引起针刀体断裂或者损伤重要神经血管。从关节突韧带体表定位点进针刀，术者刺手持针刀，刀口线与人体纵轴一致，刀体先向头侧倾斜45°，与颈椎棘突呈60°角，针刀直达关节突骨面，然后将针刀体逐渐向脚侧倾斜与颈

椎棘突走行方向一致，在骨面上稍移位，寻找落空感时，即为关节囊韧带，提插刀法切两刀，范围不超过2mm，如果关节囊韧带已经钙化或者骨化，需在透视引导下行针刀松解，针刀到达硬化的关节囊韧带后，调转刀口线90°，铲剥2~3刀，范围不超过2mm。

b. 第2、3、4支针刀分别松解其他节段关节突关节囊韧带的粘连、瘢痕、挛缩　针刀操作方法与第1支针刀相同。

⑦注意事项

a. 如果没有把握定位，必须在透视引导下进行针刀操作，否则，容易引起脊髓或者椎动脉损伤等严重并发症。

b. 针刀松解应分次进行，一次针刀松解3~5个节段。

（3）颈部第三次针刀松解横突间韧带的粘连、瘢痕、挛缩点

①体位　俯卧低头位。

②体表定位　在透视下定位颈段横突间韧带的粘连、瘢痕、挛缩及硬化钙化点（图30-44）。

③消毒　施术部位用碘伏消毒两遍，然后铺无菌洞巾，使治疗点正对洞巾中间。

④麻醉　用1%利多卡因局部浸润麻醉，每个治疗点注药1ml。

⑤刀具　使用Ⅰ型各号针刀、Ⅱ型针刀。

⑥针刀操作　见图30-48。

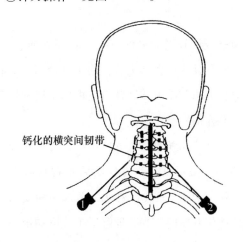

图30-48　颈段强直性脊柱炎第三次针刀松解示意图

a. 第1支针刀松解左侧横突间韧带的粘连　在X线透视下，术者刺手持Ⅰ型4号针刀，从后正中线旁开3cm左右，刀口线与人体纵轴一致，刀体向与皮肤垂直，根据透视引导，直达相应的横突尖铲剥2～3刀，范围2mm，然后沿横突上下缘贴骨面切割横突间韧带2～3刀，切割范围2mm。

b. 第2支针刀松解右侧横突间韧带的粘连　如果有其他节段的横突间韧带的硬化，可参照此方法进行松解。

⑦注意事项

a. 如果没有把握定位，必须在透视引导下进行针刀操作，否则，容易引起脊髓或者椎动脉损伤等严重并发症。

b. 针刀松解应分次进行，一次针刀松解3～5个节段。

⑧针刀术后手法治疗　每次针刀术后，嘱患者俯卧位，一助手牵拉肩部，术者正对患者头项，右肘关节屈曲并托住患者下颌，左手前臂尺侧压在患者枕部，随颈部的活动施按揉法。用力不能过大，以免造成新的损伤。最后，提拿两侧肩部，并从患者肩至前臂反复揉搓几次。

强直性脊柱炎——胸背部病变

1. 胸背部病变针刀部分松解

针刀手术适应证：强直性脊柱炎胸段强直畸形。

针刀手术禁忌证：X线片胸段前纵韧带钙化及骨化。

对强直性脊柱炎早期只有胸背部疼痛、晨僵，X线片没有骨性强直的患者，用Ⅰ型针刀，对有钙化、骨化的患者需用Ⅱ型针刀及根据病情和针刀施术部位制作的特制弧形针刀。

（1）单节段胸椎后外侧软组织针刀操作　由于强直性脊柱炎可以引起脊柱前后左右软组织的粘连、瘢痕、挛缩、钙化、骨化，但这些病变都是从单节段胸椎开始的，所以理解了单节段胸椎病变的针刀治疗，其他节段的针刀松解就有据可依了。具体部位的针刀松解在下面有详细的介绍。

①体位　俯卧位。

②体表定位　脊柱融合部。以某单节段融合的胸椎为例。

③消毒　施术部位用碘伏消毒两遍，然后铺无菌洞巾，使治疗点正对洞巾中间。

④麻醉

a. 1%利多卡因局部定点麻醉　一次只能松解部分节段的病变。

b. 全身麻醉　可一次完成多节段的针刀松解。

⑤刀具　使用Ⅰ型针刀、Ⅱ型针刀及特型针刀。

⑥针刀操作　见图30-44。

a. 第1支针刀松解棘上韧带　在棘突顶点定位，刀口线与脊柱纵轴平行，按针刀四步进针规程进针刀，针刀经皮肤、皮下组织，直达棘突骨面，在骨面上纵疏横剥2～3刀，范围不超过1cm。对棘上韧带钙化或者骨化，用骨锤锤击Ⅱ型针刀柄，将针刀刃击入棘上韧带，达棘突顶点，然后纵疏横剥2～3刀，直到刀下有松动感为止，以达到切开棘上韧带的目的。

b. 第2支针刀松解棘间韧带　根据X线片定位棘突间隙，刀口线与脊柱纵轴平行，按针刀四步进针规程进针刀，针刀经皮肤、皮下组织，调转刀口线90°，用提插刀法切割2～3刀，深度不超过1cm。对棘间韧带钙化或者骨化，用骨锤锤击Ⅱ型针刀柄，将针刀刃击入棘间韧带1cm，然后提插法2～3刀，直到刀下有松动感为止，以达到切开棘间韧带的目的。

c. 第3支针刀松解关节突关节囊韧带　使用Ⅰ型针刀，分别在胸椎棘突顶点向左右旁开2cm定位，刀口线与脊柱纵轴平行，按针刀四步进针规程进针刀，针刀经皮肤、皮下组织，直达两侧关节突关节骨面位置，提插刀法切割关节囊韧带3～4刀，范围不超过0.5cm。可切开部分关节囊韧带。

d. 第4支针刀松解多裂肌回旋肌　在棘突顶点分别旁开0.5cm定位，刀口线与脊柱纵轴平行，按针刀四步进针规程进针刀，针刀经皮肤、皮下组织，沿棘突方向，紧贴骨面分别到达两侧的棘突根部后，在骨面上向下铲剥 3~4 刀，直到刀下有松动感，以达到切开部分多裂肌、回旋肌的作用。

e. 第 5 支针刀松解横突间韧带　使用Ⅰ型针刀，在胸椎棘突顶点分别旁开 3cm 定位，刀口线与脊柱纵轴平行，按针刀四步进针规程进针刀，针刀经皮肤、皮下组织，直达两侧横突骨面，刀体向外移动，当有落空感时，即到达横突尖，在此用提插刀法切割横突尖的粘连、瘢痕 2~3 刀，深度不超过 0.5cm。然后，调转刀口线，分别在横突的上下缘，提插刀法切割 3~4 刀，深度不超过 0.5cm，以达到切断部分横突间韧带。

⑦注意事项

a. 定位要准确。

b. 针刀进针时，刀体向头侧倾斜 45°，与枢椎棘突呈 60°角，针刀直达枢椎棘突顶点骨面，对棘突顶点的病变进行松解，要进入棘间，松解棘间韧带，必须退针刀于棘突顶点的上缘，将针刀体逐渐向脚侧倾斜与颈椎棘突走行方向一致，才能进入棘突间，切割棘间韧带的范围应限制在 0.5cm 以内，以防止切入椎管内。如超过此范围，针刀的危险性明显加大。

2. 胸背部病变针刀整体松解　胸背部针刀整体松解时应分次进行，一次松解 3~5 个节段。

（1）第一次针刀松解驼背驼峰处及上、下两个节段脊柱软组织的粘连、瘢痕、挛缩和堵塞。针刀操作方法详见单节段胸椎后外侧软组织针刀操作。

（2）第二次针刀松解节段由第一次针刀已松解的节段向上定 3 个节段，进行松解。比如，第一次针刀松解为 $T_{5~7}$ 节段，第二次针刀松解节段为 $T_{2~4}$。针刀操作方法详见单节段胸椎后外侧软组织针刀操作。

（3）第三次针刀松解节段由第一次针刀已松解的节段向下定 3 个节段，进行松解。比如，第一次针刀松解为 $T_{5~7}$ 节段，第三次针刀松解节段为 $T_{8~10}$。针刀操作方法详见单节段胸椎后外侧软组织针刀操作。

（4）第四次针刀松解胸腰结合部的强直。

①体位　俯卧位，肩关节及髂嵴部置棉垫，以防止呼吸受限。

②体表定位　T_{11}~L_1 棘突、棘间、肋横突关节及 L_1 关节突关节（图 30-49）。

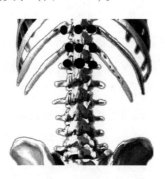

图 30-49　胸腰结合部针刀松解体表定位示意图

③消毒　施术部位用碘伏消毒两遍，然后铺无菌洞巾，使治疗点正对洞巾中间。

④麻醉　1% 利多卡因局部定点麻醉。

⑤刀具　使用Ⅰ型针刀、Ⅱ型针刀及特型针刀。

⑥针刀操作　见图 30-50、图 30-51。

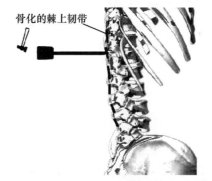

图 30-50　骨化的棘上韧带针刀松解示意图

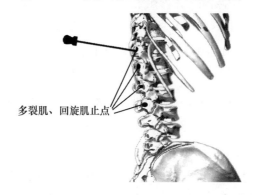

图 30-51　T_{12} 多裂肌回旋肌止点针刀松解示意图

a. 第1支针刀松解 T_{12} ~ L_1 棘上韧带、棘间韧带 在 T_{12} 棘突顶点下缘定位，使用 I 型4号针刀，对棘上韧带骨化的患者，需要使用特型针刀，否则容易引起针刀体断裂或者损伤重要神经血管。刀口线与人体纵轴一致，针刀体先向头侧倾斜45°，与胸椎棘突呈60°角，按针刀四步进针规程进针刀，针刀经皮肤、皮下组织达棘突骨面，纵疏横剥2~3刀，范围不超过0.5cm。然后将针刀体逐渐向脚侧倾斜与胸椎棘突走行方向一致，从 T_{12} 棘突下缘骨面沿 T_{12} ~ L_1 棘间方向用提插刀法切割棘间韧带2~3刀，范围不超过0.5cm。如果棘上韧带已骨化，需用 II 型针刀松解，刀口线与人体纵轴一致，达棘上韧带后，调节刀口线90°，与棘上韧带垂直，骨锤敲击针刀柄部，切断该韧带，直到刀下有松动感时停止敲击。一般骨化的棘上韧带在1cm以内，且已与棘间韧带粘连在一起，故切断了棘上韧带，同时也松解了棘间韧带。

b. 第2支针刀松解 T_{12} ~ L_1 左侧肋横突关节囊韧带 使用 I 型4号针刀，对关节囊钙化的患者，需要使用特型针刀，否则容易引起针刀体断裂或者损伤重要神经血管。在 T_{12} ~ L_1 棘间中点旁开3cm定位，刀口线与人体纵轴一致，针刀体与皮肤呈90°角，按针刀四步进针规程进针刀，针刀经皮肤、皮下组织、胸腰筋膜浅层、竖脊肌达横突骨面，沿横突骨面向外至横突尖部，纵疏横剥2~3刀，范围不超过2mm。

c. 第3支针刀松解 T_{12} ~ L_1 右肋横突关节囊韧带 针刀松解方法参照第2支针刀松解方法。

d. T_{11} ~ T_{12}，L_1 ~ L_2 棘上韧带、棘间韧带、关节突关节韧带的松解参照 T_{12} ~ L_1 的针刀松解操作进行。

e. 第4支针刀松解 T_{12} 右侧的多裂肌回旋肌止点 在 T_{12} 棘突顶点向右侧旁开0.5cm进针刀，刀口线与脊柱纵轴平行，按针刀四步进针规程进针刀，针刀经皮肤、皮下组织，沿棘突方向，紧贴骨面，到棘突根部后，从骨面右侧贴棘突，向棘突要部铲剥3~4刀，直到刀下有松动感，以达到

切开部分多裂肌、回旋肌的作用。如果多裂肌、回旋肌有钙化骨化，用 II 型针刀贴棘突骨面向棘突根部剥离。其他节段多裂肌、回旋肌止点松解参照此法操作。

f. 第5支针刀松解 L_1 ~ L_2 的横突间韧带 在棘突顶点分别旁开4cm定点，刀口线与脊柱纵轴平行，按针刀四步进针规程进针刀，针刀经皮肤、皮下组织，直达两侧横突骨面，刀体向外移动，当有落空感时，即到达横突尖，在此用提插刀法切割横突尖的粘连、瘢痕2~3刀，深度不超过0.5cm。然后，调转针刀体与横突长轴一致，分别在横突的上下缘，提插刀法切割3~4刀，深度不超过0.5cm，以达到切断部分横突间韧带（图30-52）。

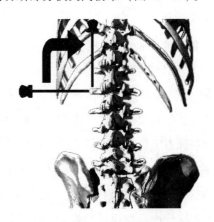

图30-52 针刀松解 L_1 ~ L_2 的横突间韧带

其他节段多裂肌回旋肌止点及横突间韧带松解参照此法操作。

（5）第五次针刀松解前胸壁筋膜的粘连瘢痕，具体参照本章第十一节脊柱侧弯前胸壁筋膜的针刀治疗。

（6）针刀术后手法治疗

①胸椎周围软组织针刀操作后平卧硬板床，以60kg的重量作持续牵引。于床上，在医生的协助下，做被动挺腹伸腰及四肢屈伸运动，下床后在医生的协助下进行腰前屈、后仰、侧弯、旋转等功能训练。

②胸部针刀术后，被动扩胸数次。

③腹部针刀术后，作伸腰活动数次。

强直性脊柱炎——腰段病变

腰段病变针刀整体松解

针刀手术适应证：强直性脊柱炎腰段强直畸形。

针刀手术禁忌证：X线片腰段前纵韧带钙化及骨化。

对强直性脊柱炎早期只有腰部疼痛、晨僵，X线片没有骨性强直的患者，用Ⅰ型针刀，对有钙化、骨化的患者需用Ⅱ型针刀及根据病情和针刀手术部位制作的特型针刀。

（1）第一次针刀松解胸腰结合部的强直　具体操作方法参照本节强直性脊柱炎——胸背部病变的针刀治疗相关内容

（2）第二次针刀松解 $L_2 \sim L_4$ 的强直

①体位　俯卧位，肩关节及髂嵴部置棉垫，以防止呼吸受限。

②体表定位　$L_2 \sim L_4$ 棘突、棘间、关节突关节、横突间韧带（图30-53）。

③消毒　施术部位用碘伏消毒两遍，然后铺无菌洞巾，使治疗点正对洞巾中间。

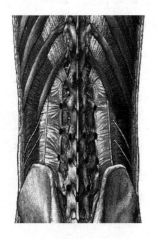

图30-53　针刀松解 $L_2 \sim L_4$ 强直的体表定位

④麻醉　1%利多卡因局部麻醉。

⑤刀具　使用Ⅰ型针刀。

⑥针刀操作　具体针刀松解方法与第一次针刀松解胸腰结合部的强直方法相同。

（3）第三次针刀松解 $L_5 \sim S_1$ 的强直　针刀松解方法与第一次针刀松解胸腰结合部的强直方法相同。

（4）第四次针刀松解腰部筋膜及竖脊肌腰段的粘连、瘢痕、挛缩和堵塞

①体位　俯卧位。

②体表定位　在 $L_3 \sim L_5$ 棘突下旁开3cm定点，共6点。松解胸腰筋膜、背阔肌行经路线。

③消毒　施术部位用碘伏消毒两遍，然后铺无菌洞巾，使治疗点正对洞巾中间。

④麻醉　1%利多卡因局部定点麻醉。

⑤刀具　使用Ⅰ型针刀。

⑥针刀操作　见图30-54。

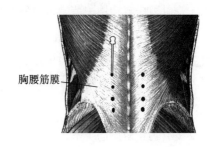

胸腰筋膜

图30-54　针刀松解腰部胸腰筋膜浅层

以针刀松解 L_3 平面胸腰筋膜为例加以描述。

刀口线与脊柱纵轴平行，针刀经皮肤、皮下组织，有韧性感时，即到胸腰筋膜浅层，先用提插刀法切割2～3刀，然后穿过胸腰筋膜达肌肉层内纵疏横剥2～3刀，范围1cm。

其他定点的针刀松解操作方法参照上述操作方法，每7天做1次针刀松解，3次为1个疗程。可连续作2个疗程。

（5）第五次针刀松解胸腹壁软组织　适应于驼背患者，在脊柱周围软组织松解术的治疗过程中，由于脊柱逐渐伸直，原来挛缩的胸腹壁软组织受到牵拉而致胸腹壁疼痛，同时也限制了驼背的矫直，故应松解。

①体位　仰卧位。

②体表定位　胸肋关节、剑突、肋弓紧张处及压痛点（图30-55）。

③消毒　施术部位用碘伏消毒两遍，然后铺无菌洞巾，使治疗点正对洞巾中间。

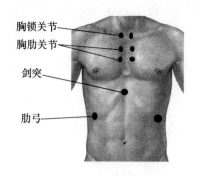

图 30 – 55　针刀松解胸腹壁软组织体表定位

④麻醉　全麻或者 1% 利多卡因局部麻醉。

⑤刀具　使用 I 型针刀。

⑥针刀操作

a. 第 1 支针刀松解胸锁关节，刀口线与松解的人体纵轴一致，针刀体与皮肤垂直，针刀经皮肤、皮下组织，到达胸肋关节间隙，用提插刀法，切割 3～4 刀，范围 0.5cm。对侧胸锁关节松解方法与此相同。

b. 第 2 支针刀松解胸肋关节，左手拇指压住第一胸肋关节间隙，右手持针刀在左手拇指背面进针刀，刀口线与松解的人体纵轴一致，针刀体与皮肤垂直，针刀经皮肤、皮下组织，到达胸肋关节，用提插刀法，切割 3～4 刀。其他胸肋关节松解方法与此相同。

c. 第 3 支针刀松解剑突部，摸准剑突位置，刀口线与松解的人体纵轴一致，针刀体与皮肤垂直，针刀经皮肤、皮下组织，到达剑突部，铲剥 3～4 刀。

d. 第 4 支针刀松解肋弓部，摸准肋弓最低点，刀口线与松解的人体纵轴一致，针刀体与皮肤垂直，针刀经皮肤、皮下组织，到达肋弓部，调转刀口线 90°，在骨面上铲剥 3～4 刀。

⑦注意事项　进针不可太深，以免气胸，损伤胸腹腔重要内脏器官，造成严重并发症。

（6）第六次松解耻骨联合、髂嵴之压痛点以及腹直肌肌腹之压痛点

①体位　仰卧位。

②体表定位　腹直肌肌腹、耻骨联合，髂嵴紧

张处压痛点（图 30 – 56）。

③消毒　施术部位用碘伏消毒两遍，然后铺无菌洞巾，使治疗点正对洞巾中间。

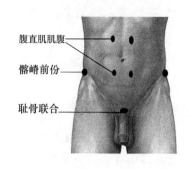

图 30 – 56　腹直肌肌腹、耻骨联合及髂嵴紧张处

④麻醉　全麻或者 1% 利多卡因局部麻醉。

⑤刀具　使用 I 型针刀。

⑥针刀操作

a. 第 1 支针刀松解腹直肌肌腹部 刀口线与人体纵轴一致，针刀体与皮肤垂直，针刀经皮肤、皮下组织，到达腹直肌肌腹部，纵疏横剥 3～4 刀，范围 0.5cm。对侧腹直肌肌腹松解方法与此相同。

b. 第 2 支针刀松解髂嵴前份 刀口线与人体纵轴一致，针刀体与皮肤垂直，针刀经皮肤、皮下组织，到达髂嵴前份，调转刀口线 90°，铲剥 3～4 刀，范围 0.5cm。对侧髂嵴松解方法与此相同。

c. 第 3 支针刀松解耻骨联合 摸准剑突耻骨联合位置，刀口线与人体纵轴一致，针刀体与皮肤垂直，针刀经皮肤、皮下组织，到达耻骨联合纤维软骨表面，纵疏横剥 3～4 刀。范围 0.5cm。

⑦注意事项　进针不可太深，免入腹腔，勿伤肝、肠等内脏器官。

（7）针刀术后手法治疗

①脊柱周围软组织针刀操作后平卧硬板床，以 60kg 的重量作持续对抗牵引。在床上做被动挺腹屈腰及四肢屈伸手法，下床后在医生的协助下进行腰前屈、后仰、侧弯、旋转等功能训练。

②胸部针刀术后，被动扩胸数次。

③腹部针刀术后，作伸腰活动数次。

强直性脊柱炎——髋部病变

针刀主要适应于强直性脊柱炎髋关节强直畸形的治疗。对强直性脊柱炎早期只有髋关节疼痛，X线片没有骨性强直的病人，用Ⅰ型针刀，对有钙化、骨化的病人需用Ⅱ型针刀。

（1）第一次针刀松解缝匠肌起点，股直肌起点，髂股韧带及髋关节前侧关节囊，部分内收肌起点

①体位 仰卧位。

②体表定位 髂前上、下棘，股骨大转子，髋关节前侧关节囊，耻骨。

③消毒 施术部位用碘伏消毒两遍，然后铺无菌洞巾，使治疗点正对洞巾中间。

④麻醉 硬膜外麻醉。

⑤刀具 使用Ⅰ型和Ⅱ型针刀。

⑥针刀操作 见图30-57。

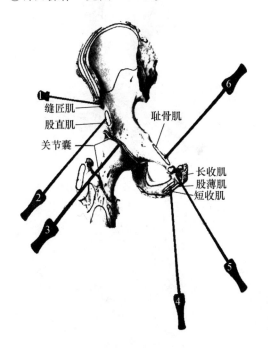

图30-57 髋关节前侧松解示意图

a. 第1支针刀松解缝匠肌起点 使用Ⅰ型针刀从髂前上棘进针刀，刀口线与下肢纵轴平行，针刀体与皮肤呈90°角，针刀经皮肤、皮下组织，到达骨面缝匠肌起始处，调转刀口线90°，在骨面上铲剥2刀，范围不超过0.5cm。

b. 第2支针刀松解股直肌起点 使用Ⅱ型针刀，在髂前上棘处摸到股直肌起点处定位，刀口线与该肌肌纤维方向一致，针刀经皮肤、皮下组织，达髂前上棘骨面，调转刀口线90°。在骨面上向内铲剥2~3刀，范围不超过0.5cm，出针刀后，针眼处创可贴覆盖。

c. 第3支针刀松解髋关节髂股韧带及髋关节前面关节囊 使用Ⅱ型针刀，从髋关节前侧关节穿刺点进针刀，刀口线与下肢纵轴平行，针刀体与皮肤呈90°角，针刀经皮肤、皮下组织，当针刀下有韧性感时，即到达髂股韧带中部，纵疏横剥2刀，范围不超过0.5cm，再向下进针，当有落空感时，即到关节腔，用提插刀法切割2刀，范围不超过0.5cm。

d. 第4支针刀松解短收肌和股薄肌起点 在耻骨下支处摸到条索状的短收肌和股薄肌起点后定位，刀口线与两肌肌纤维方向一致，针刀经皮肤、皮下组织，达骨面，在骨面上向内铲剥2~3刀，范围不超过0.5cm，以松解肌肉与骨面的粘连和瘢痕。出针刀后，针眼处创可贴覆盖。

e. 第5支针刀松解长收肌起点 在耻骨结节处摸到条索状的长收肌起点处的压痛点定点，刀口线与该肌肌纤维方向一致，针刀体与皮肤呈90°角刺入，针刀经皮肤、皮下组织，直达骨面，在骨面上向内铲剥2~3刀，范围不超过0.5cm，以松解肌肉与骨面的粘连和瘢痕。出针刀后，针眼处创可贴覆盖。

f. 第6支针刀松解耻骨肌起点 在耻骨上支触摸到成条索状的耻骨肌起点处的压痛点定点，刀口线与耻骨肌纤维方向一致，针刀体与皮肤垂直刺入，达肌肉起点处，调转刀口线90°，与耻骨肌肌纤维方向垂直，在耻骨上支骨面上向内铲剥2~3刀，范围不超过0.5cm。出针刀后，针眼处创可贴覆盖。

（2）第二次针刀松解臀中肌起点，股方肌起点，髋关节外后侧关节囊

①体位 侧俯卧位，患侧髋关节在上。

②体表定位 股骨大转子，髋关节外后侧关节囊。

③消毒　施术部位用碘伏消毒两遍，然后铺无菌洞巾，使治疗点正对洞巾中间。

④麻醉　硬膜外麻醉。

⑤刀具　使用Ⅱ型针刀。

⑥针刀操作　见图30－58。

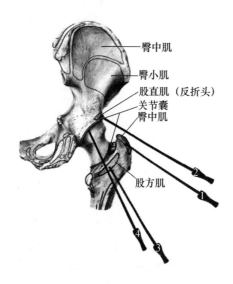

图30－58　髋关节外后侧松解示意图

a. 第1支针刀松解臀中肌止点的挛缩点　在股骨大转子尖部定位。刀口线与下肢纵轴方向一致，针刀经皮肤、皮下组织达股骨大转子尖的骨面，贴骨面铲剥2～3刀，范围为1cm。

b. 第2支松解髋关节外侧关节囊　以第1支针刀为参照物，从髋关节外侧关节穿刺点进针刀，刀口线与下肢纵轴平行，针刀体与皮肤呈130°角，沿股骨颈干角方向进针刀，针刀经皮肤、皮下组织，达股骨大转子尖，再向下进针，直到髋关节外侧关节间隙，此时用提插刀法切割2刀，范围不超过0.5cm。

c. 第3支针刀松解股方肌起点的粘连瘢痕　将髋关节内收内旋，摸清楚股骨大转子尖部。在大转子尖部后方定位，刀口线与下肢纵轴方向一致，针刀体与皮肤垂直，针刀经皮肤、皮下组织、达大转子骨面，紧贴大转子后方继续进针刀，然后将针刀体向头侧倾斜45°，在大转子后内侧骨面上铲剥2～3刀，范围为0.5cm。

d. 第4支针刀松解髋关节后侧关节囊　以第3支针刀为参照物，从股骨大转子后缘进针刀，刀

口线与下肢纵轴平行，针刀体与皮肤呈130°角，沿股骨颈干角方向进针刀，针刀经皮肤、皮下组织，达股骨大转子后缘，贴骨面进刀，当有落空感时，即到关节腔，用提插刀法切割2刀，范围不超过1cm。

（3）第三次松解髋关节骨性强直

①体位　仰卧位。

②体表定位　股骨大转子。

③消毒　施术部位用碘伏消毒两遍，然后铺无菌洞巾，使治疗点正对洞巾中间。

④麻醉　硬膜外麻醉。

⑤刀具　使用Ⅱ型针刀。

⑥针刀操作　见图30－59、图30－60。

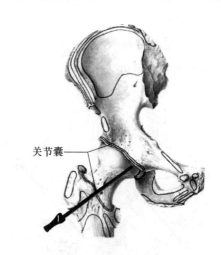

图30－59　髋关节骨性强直针刀松解示意图（1）

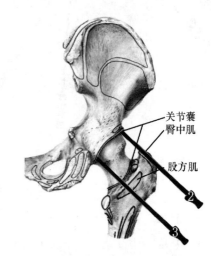

图30－60　髋关节骨性强直针刀松解示意图（2）

a. 第1支针刀松解髋关节髂股韧带及髋关节前面关节囊及骨性强直　使用Ⅱ型针刀从髋关节前侧

关节穿刺点进针刀，刀口线与下肢纵轴平行，针刀体与皮肤呈 90°角，针刀经皮肤、皮下组织，当针刀下有韧性感时，即到了髂股韧带中部，纵疏横剥2 刀，范围不超过 0.5cm，再向下进针，当有落空感时即到关节腔，继续进针刀，找到髋关节间隙，横行剥离的同时进针刀，深入髋关节间隙，以打开股骨头与髋臼的骨性连结。

b. 第 2 支针刀松解髋关节髂股韧带及髋关节外面关节囊及骨性强直 使用Ⅱ型针刀从髋关节外侧关节穿刺点进针刀，刀口线与下肢纵轴平行，针刀体与皮肤呈 90°角，针刀经皮肤、皮下组织，到达股骨大转子尖部，按颈干角继续进针刀，找到髋关节外侧间隙，横行剥离的同时进针刀，深入髋关节间隙，以打开股骨头与髋臼的骨性连结。

c. 第 3 支针刀松解髋关节后侧关节囊及骨性强直 使用Ⅱ型针刀从股骨大转子尖后侧进针刀，刀口线与下肢纵轴平行，针刀体与皮肤呈 90°角，针刀经皮肤、皮下组织，到达股骨大转子尖部后侧，紧贴骨面，按颈干角继续进针刀，找到髋关节后侧间隙，横行剥离的同时进针刀，深入髋关节间隙，以打开股骨头与髋臼的骨性连结。

(4) 第四次针刀松解髂胫束起止点的粘连和瘢痕

①体位 健侧卧位，患侧在上。

②体表定位 髂嵴，髂胫束行经路线。

③消毒 施术部位用碘伏消毒两遍，然后铺无菌洞巾，使治疗点正对洞巾中间。

④麻醉 用 1% 利多卡因局部浸润麻醉，每个治疗点注药 1ml。

⑤刀具 使用Ⅰ型 3 号直形针刀。

⑥针刀操作 见图 30 - 61。

a. 第 1 支针刀松解髂胫束浅层附着区前部的粘连和瘢痕 在髂前上棘后 2 cm 定位。刀口线与髂胫束走行方向一致，针刀体与皮肤垂直，针刀经皮肤、皮下组织、达髂嵴前部髂胫束浅层附着区前部骨面，调转刀口线 90°，在髂骨翼骨面上向下铲剥2 ~ 3 刀，范围为 1 ~ 2cm。

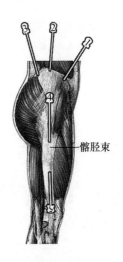

髂胫束

图 30 - 61 髂胫束起止点针刀松解示意图

b. 第 2 支针刀松解髂胫束浅层附着区中部的粘连和瘢痕 在髂嵴最高点定位。刀口线与髂胫束走行方向一致，针刀体与皮肤垂直，针刀经皮肤、皮下组织、达髂嵴髂胫束浅层附着区中部骨面，调转刀口线 90°，在髂骨翼骨面上向下铲剥 2 ~ 3 刀，范围为 1 ~ 2cm。

c. 第 3 支针刀松解髂胫束浅层附着区后部的粘连和瘢痕 在髂嵴最高点向后 2 cm 定位。刀口线与髂胫束走行方向一致，针刀体与皮肤垂直，针刀经皮肤、皮下组织、达髂嵴髂胫束浅层附着区后部骨面，调转刀口线 90°，在髂骨翼骨面上向下铲剥 2 ~ 3 刀，范围为 1 ~ 2cm。

d. 第 4 支针刀松解髂胫束上段的粘连和瘢痕 在大腿外侧上段定位。刀口线与髂胫束走行方向一致，针刀体与皮肤垂直，针刀经皮肤、皮下组织、当刀下有韧性感时，即到达髂胫束，再向内刺入1cm，纵疏横剥 2 ~ 3 刀，范围为 1 ~ 2cm。

e. 第 5 支针刀松解髂胫束中段的粘连和瘢痕 在大腿外侧中段定位。刀口线与髂胫束走行方向一致，针刀体与皮肤垂直，针刀经皮肤、皮下组织、当刀下有韧性感时，即到达髂胫束，再向内刺入1cm，纵疏横剥 2 ~ 3 刀，范围为 1 ~ 2cm。

(5) 第五次针刀松解缝匠肌止点的粘连和瘢痕

①体位 仰卧位。

②体表定位 胫骨上段内侧。

③消毒 施术部位用碘伏消毒两遍，然后铺无菌洞巾，使治疗点正对洞巾中间。

④麻醉 用1%利多卡因局部浸润麻醉，每个治疗点注药1ml。

⑤刀具 使用Ⅱ型直形针刀

⑥针刀操作 在胫骨上段内侧部定位。刀口线与下肢纵轴方向一致，针刀经皮肤、皮下组织至胫骨内侧骨面，贴骨面铲剥2~3刀，范围为1cm（图30-62）。

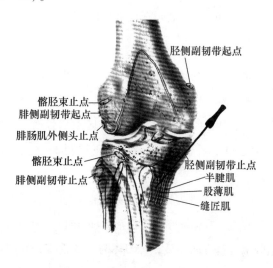

图30-62 缝匠肌止点针刀松解示意图

⑦注意事项

a. 在髋关节前方松解前方关节囊时，先触摸到股动脉的确切位置后，在向外旁开2cm处进行针刀操作是安全的。

b. 关节强直病人的针刀松解，1次松解范围不可太多，需要分次进行松解。一般对纤维性强直需3~6次。

c. 对骨性强直病人，需用Ⅱ型针刀进行松解。

（6）针刀术后手法治疗

①针刀术毕作手法。屈膝，一助手压在双髂前上棘，术者一前臂置于患者患侧小腿上部，一手托住患者小腿下部，使患者做髋关节"？"和反"？"运动数次。每次针刀术后，手法操作相同。

②对髋关节骨性强直的病人，针刀术后手法弧度不能过大，要循序渐进，逐渐加大髋关节活动的

弧度，绝不能用暴力手法，一次将髋关节活动到正常位置，否则会引起股骨颈骨折，导致严重的并发症。

第十三节 类风湿关节炎

【概述】

类风湿关节炎（RA）是一种慢性、全身性的炎性自身免疫疾病。主要侵犯全身各处关节，呈多发性、对称性、慢性、增生性滑膜炎，继而引起关节囊和软骨破坏、骨侵蚀，造成关节畸形。除关节外，全身其他器官或组织也可受累，包括皮下组织、心、血管、肺、脾、淋巴结、眼和浆膜等处。

类风湿关节炎病程多样，常导致关节活动受限、行动不便和残疾。遗传和环境因素共同影响着炎性反应的进程、范围和类型。绝大多数患者血浆中有类风湿因子（RF）及其免疫复合物存在。

全世界类风湿关节炎患者约占总人口的1.4%，中国的患病率为0.3%左右。任何年龄均可发病，发病年龄多在25~55岁之间，发病高峰在40~60岁，也见于儿童。女性发病率为男性的2~3倍。

【病因病理】

类风湿关节炎是一种自身免疫性疾病，病因至今不明。遗传因素造成了类风湿关节炎的易感性，感染可触发此病的发生，多种复杂的因素参与了类风湿关节炎关节和全身免疫反应的紊乱过程。

根据分子模拟学说，外来抗原分子的结构和抗原性与机体某些抗原相似，造成与自身抗原的交叉反应，人体自身抗原可能有软骨的Ⅱ、Ⅳ、Ⅵ型胶原及其他的软骨细胞抗原（但真正导致类风湿关节炎的抗原还不清楚）。这种自身抗原经过携带 HLA-DR 分子的抗原呈递细胞的吞噬、加工，激活了 T 细胞，释放多种细胞因子，促进发生更强的免疫反应。B 细胞和浆细胞过度激活产生大量免疫球蛋白和类风湿因

子，形成免疫复合物并沉积在滑膜组织上。局部由单核、巨噬细胞产生的白细胞介素－1（IL－1）、肿瘤坏死因子α（TNF－α）和白三烯B_4（LTB_4）能刺激多形核细胞进入滑膜。局部产生前列腺素E_2（PGE_2）的扩血管作用也能促进炎症细胞进入炎症部位，吞噬免疫复合物及释放溶酶体酶，如中性蛋白酶和胶原酶，破坏胶原组织，使滑膜表面及关节软骨受损。类风湿因子还可见于浸润滑膜的浆细胞、增生的淋巴滤泡及滑膜细胞内，同时也能见到I33－RF复合物。故即使感染因素不存在，仍能不断产生类风湿因子，使病变反应发展成为慢性炎症，包括滑膜炎、滑膜增生、软骨和骨的损害，及类风湿关节炎的全身表现。这是类风湿关节炎的起始。

1. 关节病理表现　关节滑膜炎是类风湿关节炎的基本病理表现，滑膜微血管增生、水肿、血管损伤和血栓形成是滑膜炎的早期表现。滑膜衬里细胞由1~2层增生至8~10层，滑膜间质表现有大量含Ia＋抗原的T淋巴细胞及浆细胞、巨噬细胞、中性粒细胞等炎性细胞的浸润。常有浅表滑膜细胞坏死并覆有纤维素样沉积物，其中含有少量γ－球蛋白的补体复合物，关节腔内有含中性粒细胞的渗出液。炎症细胞和血管侵入软骨或骨组织，形成侵蚀性血管翳，软骨破坏明显，软骨细胞减少。修复期可形成纤维细胞增生和纤维性血管翳。血管翳可以自关节软骨边缘处的滑膜逐渐向软骨面延伸，覆盖于关节软骨面上，阻断软骨和滑液的接触，影响其营养。也可由血管翳中释放一些水解酶对关节软骨、软骨下骨、韧带和肌腱中的胶原成分造成侵蚀性损坏，使关节腔遭到破坏，上下关节面融合，关节发生纤维化强直、错位，甚至骨化，关节功能完全丧失（图30－63）。

2. 血管病理表现　基本病理表现为血管炎。主要表现为小动脉的坏死性全层动脉炎，有单核细胞浸润、内膜增生及血栓形成，还可有小静脉炎及白细胞破碎性血管炎。血管炎为关节外表现的主要病理基础，可造成皮肤、神经和多种内脏的损伤。

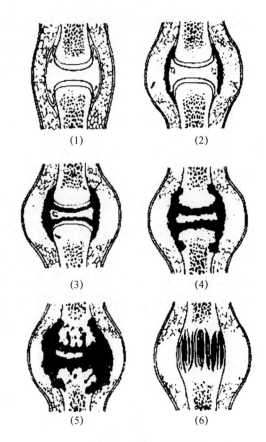

图30－63　类风湿关节炎的病理变化示意图

（1）正常的关节可见关节软骨和滑膜；（2）关节早期病变包括滑膜增生（空心箭头示）、软组织水肿（实心箭头示）及骨质疏松；（3）中期发炎的滑膜组织或血管翳（空心箭头示）从软骨表面延展，导致软骨的侵蚀，还可见关节囊肿胀、软组织水肿及骨质疏松，关节边缘可出现小的骨侵蚀；（4）（5）后期可见边缘或中央形成巨大的侵蚀及囊肿；（6）发展到晚期，关节的纤维性强直是其典型的特征

3. 类风湿结节的病理表现　类风湿结节的中心是在血管炎基础上形成的纤维素样坏死区，中间呈多层放射状或栅栏状排列的组织细胞及携带HLA－DR抗原的巨噬细胞，最外层为肉芽组织及淋巴细胞、浆细胞等慢性炎性细胞，多在摩擦部位的皮下或骨膜上出现。

针刀医学认为，类风湿关节炎发病的真正原因是人体有关部位电生理线路的功能紊乱，造成关节耐受潮湿、寒冷的能力下降。而在发病过程中由于关节软骨周围软组织的慢性损伤，引起关节内炎性反应，产生大量的渗出液，关节囊及周围软组织由此遭到破坏，造成严重的微循环障碍。又由于渗出液不断增加而不能及时排出关节，使关节内承受巨大的张力。根据针刀医学骨质增生的理论可知，任何软组织长期受到过度的力的刺激，必然产生变性（变硬→硬化→钙化→骨化），最终导致关节功能完全丧失。

【临床表现】

初发时病情发展缓慢，患者先有几周到几个月的疲倦乏力、体重减轻、胃纳不佳、低热、手足麻木与刺痛等前驱症状。随后发生某一关节疼痛、僵硬，以后关节肿大日渐显著，周围皮肤温热、潮红，自动或被动运动都引起疼痛。开始时可能1个或少数几个关节受累，且往往是游走性，以后可发展为对称性多关节炎。

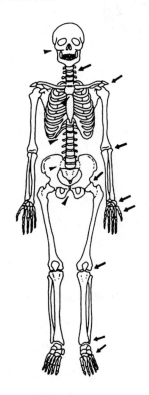

图30-64 类风湿关节炎最易累及的关节示意图
箭头所指为膝关节、肘关节、腕关节、髋关节、
肩关节及踝关节等周围关节及中轴关节

关节的受累常从四肢远端的小关节开始，以后再累及其他关节。主要累及有滑膜的关节、可活动的周围小关节和大关节（图30-64）。近侧的指间关节的发病几率最高，呈棱状肿大，其次为掌指、

趾、腕、膝、肘、踝、肩和髋关节等。95%的患者晨间可有关节僵硬、肌肉酸痛，表现为病变关节在静止不动后出现较长时间的僵硬，维持半小时至数小时，适度活动后僵硬现象可减轻。晨僵时间与关节炎严重性呈正比，可作为疾病活动指标之一。

关节疼痛与压痛往往是最早的症状。手和腕关节、足和踝、膝、肩、肘、髋、颈椎、寰枢、寰枕关节均可受累。骶髂关节、耻骨联合可有侵蚀，但常无症状。胸椎、腰椎、骶椎常不受累。疼痛多呈对称性、持续性，且疼痛的严重程度不稳定。

多发生关节肿胀，原因是关节积液和周围软组织炎，滑膜肥厚。常见部位是腕、近指、掌指、膝关节等，多呈对称性分布。

由于关节肿痛和运动的限制，关节附近肌肉的僵硬和萎缩也日益显著。以后即使急性炎症消失，由于关节内已有纤维组织增生，关节周围组织也变得僵硬。病变关节最后变得僵硬而畸形，膝、肘、手指、腕部都固定在屈位。手指常在掌指关节处向外侧成半脱位，形成特征性的尺侧偏向畸形。近侧指间关节呈棱状肿大，小指指间关节屈曲畸形。约10%～30%患者在关节的隆突部位出现皮下类风湿结节。

晚期患者多见关节畸形，这是由滑膜炎的绒毛破坏了软骨和软骨下的骨质，形成关节纤维化或骨性强直。肌腱、韧带受损，肌肉萎缩使关节不能保持在正常位置，造成关节脱位。这样关节功能可完全丧失。

关节病变只能致残，罕有致死，但关节外表现则有致死的可能。关节外病变的病理基础是血管炎。

1. 类风湿血管炎 此症状常在恶性类风湿关节炎（约占类风湿关节炎的1%）中表现，病情严重，病程长。病理表现为坏死性血管炎，主要累及动脉并伴血栓形成，可出现严重的内脏损伤。血清中常有高滴度的类风湿因子，冷球蛋白阳性，补体水平降低，免疫复合物水平增高。临床上可出现心包炎、心内膜炎、心肌炎、冠状动脉炎或急性主动脉

瓣关闭不全。侵犯肝脾可出现 Felty 综合征，侵犯胃肠道出现肠系膜动脉栓塞，侵犯神经系统表现为多发性神经炎，侵犯眼部可出现巩膜炎和角膜炎。可引起坏死性肾小球肾炎、急性肾功能衰竭，还可出现指尖或甲周出血点、严重的雷诺现象、指端坏死、血栓等。恶性类风湿关节炎病情严重，可威胁患者生命，一旦出现上述症状，应在抗生素控制感染的基础上，选择中药及其他药物治疗。

2. 类风湿结节 为含有免疫复合物的类风湿因子聚积所致。在类风湿关节炎起病时少见，多见于晚期和有严重全身症状者，类风湿因子常显阳性。类风湿结节的存在提示病情处于活动期。临床上将其分为深部结节和浅表结节两种。

浅表结节好发部位在关节隆突部及经常受压处，如前臂伸侧、肘部、腕部、关节鹰嘴突、骶部、踝部、跟腱等处，偶见于脊柱、头皮、足跟等部位。一至数个，直径数毫米至数厘米，质硬、无疼痛，对称性分布，初黏附于骨膜上，增大后稍活动。可长期存在，少数软化后消失。

深部结节发生于内脏，好发于胸膜和心包膜的表面及肺和心脏的实质组织。除非影响脏器功能，否则不引起症状。

【诊断要点】

1987 年美国风湿病学会提出类风湿关节炎的分类标准。有下述 7 项中的 4 项者，可诊断为类风湿关节炎。

1. 晨僵持续至少 1 小时。

2. 有 3 个或 3 个以上的关节同时肿胀或有积液。这些关节包括双侧近端指间关节、掌指关节、腕关节、肘关节、膝关节、踝关节和跖趾关节。

3. 掌指关节、近端指间关节或腕关节中至少有 1 个关节肿胀或有积液。

4. 在第二项所列举的关节中，同时出现关节对称性肿胀或积液（双侧近端指间关节和掌指关节受损而远端指间关节常不受累，是类风湿关节炎的特征之一）。约 80% 的类风湿关节炎患者有腕部多间隙受累、尺骨茎突处肿胀并有触痛、背侧伸肌腱鞘

有腱鞘炎，这些都是类风湿关节炎的早期征象。类风湿关节炎患者的足部关节也常受累。跖趾关节常发生炎症，而远端趾间关节很少受累。跖骨头向足底半脱位时可形成足趾翘起来的畸形。

5. 皮下类风湿结节。

6. 类风湿因子阳性（滴度 > 1：32，所用检测方法在正常人群中的阳性率不超过 5%，而 90% 的类风湿关节炎患者的类风湿因子滴度为 1：256，高滴度类风湿因子对类风湿关节炎来说比较特异）。

7. 手和腕的后前位 X 线照片显示有骨侵蚀、关节间隙狭窄或有明确的骨质疏松。

第二至五项必须由医师观察认可。第一至四项必需持续存在 6 周以上。此标准的敏感性为 91% ~ 94%，特异性为 88% ~ 89%。

【针刀治疗】

（一）治疗原则

根据针刀医学慢性软组织损伤病因病理学理论及慢性软组织损伤病理构架的网眼理论，类风湿关节炎是由于小关节周围的软组织慢性损伤后，人体在代偿过程中，形成粘连瘢痕，导致关节囊肿胀，挛缩，限制了关节活动。随着病情发展，引起关节周围的肌腱、韧带起止点的粘连瘢痕，由于关节的前面、后面、内侧面、外侧面的肌腱、韧带起止点的广泛粘连，就会影响到这些肌腱与相连的肌腹部及肌肉的另一端也代偿性地发生粘连和瘢痕，从而另一个关节也出现代偿性的粘连瘢痕，这就是类风湿关节炎多关节损伤的原因所在。换言之，类风湿关节炎的多关节损伤是一个力学传递的结果。即一个关节的损伤，也就是一个点的损伤，通过肌肉的起止点这一条线的力学传递，最终引起多个关节的全面损伤。

治疗本病的目的：一是减轻或消除患者因关节炎引起的关节肿痛、压痛、晨僵和关节外症状；控制疾病的发展，防止和减少关节和骨的破坏，尽可能保持受累关节的功能，促进被破坏的关节和骨的修复；二是纠正畸形，使强直的关节全部或者部分恢复功能。而治疗的关键是早期诊断和早期治疗。

近期疗效评定主要依据是：关节疼痛、肿胀、晨僵、压痛、关节活动度、握力、ESR、CRP、类风湿因子等。远期疗效评定的主要依据是：关节功能评价、关节畸形程度、关节影像学检查（X线分期）等。

（二）操作方法

针刀治疗本病，一方面通过调节相关的电生理线路，增强人体的抵抗力；另一方面，对受损关节进行整体松解，从而达到治疗目的。由于各个关节的解剖结构不一样，其针刀松解方法也不一样，以下将分述之。在此只描述针刀调节相关电生理线路的操作方法。

1. 上肢取以下3个穴位进行电生理线路的调节。

（1）体位　坐位，前臂中立位。

（2）体表定位　按阳池、曲池、合谷穴定位。

（3）消毒　施术部位用碘伏消毒两遍，然后铺无菌洞巾，使治疗点正对洞巾中间。

（4）麻醉　不用麻醉。

（5）刀具　使用Ⅰ型针刀。

（6）针刀操作

①阳池穴在腕背横纹上，伸指总肌腱和小指固有伸肌之间的凹陷中，按照针刀四步进针规程进针刀，经皮肤、皮下组织、筋膜，当刀下有酸胀感时，纵向剥离2～3刀，范围1cm。此处有背侧骨间动脉，并分布着前臂背侧皮神经和桡神经的肌支，进针刀时注意避开。术毕，拔出针刀，局部压迫止血3分钟后，创可贴覆盖针眼（图30－65）。

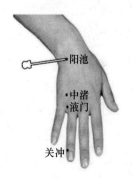

图30－65　阳池穴针刀调节示意图

②曲池穴屈肘70°，肱骨外上髁与肘横纹外端

连线的中点定位。按照针刀四步进针规程进针刀，经皮肤、皮下组织、筋膜达肌层，当刀下有酸胀感时，纵向剥离2～3刀，范围1cm。此处分布有桡返动脉及支配该部肌肉的桡神经和前臂背侧皮神经，入针时注意避开。术毕，拔出针刀，局部压迫止血3分钟后，创可贴覆盖针眼（图30－66）。

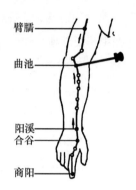

图30－66　曲池穴针刀调节示意图

③合谷穴在第一、二掌骨之间，第二掌骨桡侧的中点处进针刀，按照针刀四步进针规程进针刀，经皮肤、皮下组织、筋膜达肌层，当刀下有酸胀感时，纵向剥离2～3刀，范围1cm。此处有来自桡动脉的掌背动脉，分布着桡神经浅支，正中神经肌支，进针时注意避开。术毕，拔出针刀，局部压迫止血3分钟后，创可贴覆盖针眼（图30－67）。

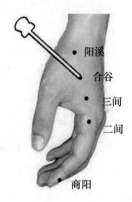

图30－67　合谷穴针刀调节示意图

2. 下肢取以下3个穴位进行电生理线路的调节。

（1）体位　仰卧位。

（2）体表定位　按阳陵泉、解溪、悬钟穴定位。

（3）消毒　施术部位用碘伏消毒两遍，然后铺无菌洞巾，使治疗点正对洞巾中间。

（4）麻醉　不用麻醉。

（5）刀具　使用Ⅰ型针刀。

（6）针刀操作

①阳陵泉穴腓骨小头的前下方定位。按照针刀四步进针规程进针刀，经皮肤、皮下组织、筋膜，达腓骨长肌和伸趾总肌之间，当刀下有酸胀感时，纵向剥离2~3刀，范围1cm。此处是腓总神经分为腓浅神经与腓深神经的分叉处，有胫前动脉的分支和胫返后动脉，分布着腓肠外侧皮神经。术毕，拔出针刀，局部压迫止血3分钟后，创可贴覆盖针眼（图30-68）。

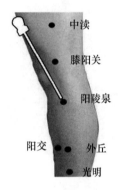

图30-68　阳陵泉穴针刀调节示意图

②解溪穴足踝关节前面横纹的中央（趾长伸肌腱与拇长伸肌腱之间，处于小腿十字韧带中）定位，按照针刀四步进针规程进针刀，经皮肤、皮下组织、筋膜，当刀下有酸胀感时，纵向剥离2~3刀，范围1cm。此处有胫前动脉，分布着腓浅神经，腓深神经。术毕，拔出针刀，局部压迫止血3分钟后，创可贴覆盖针眼（图30-69）。

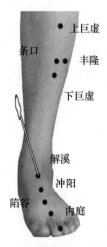

图30-69　解溪穴针刀调节示意图

③悬钟穴在外踝骨中线上3寸，腓骨前缘，趾长伸肌与腓骨短肌的分歧处定位，按照针刀四步进针规程进针刀，经皮肤、皮下组织、筋膜达肌层，当刀下有酸胀感时，纵向剥离2~3刀，范围1cm。此处有胫前动脉的分支，分布着腓浅神经、腓深神经，由腓肠侧皮神经控制皮肤的感觉。术毕，拔出针刀，局部压迫止血3分钟后，创可贴覆盖针眼（图30-70）。

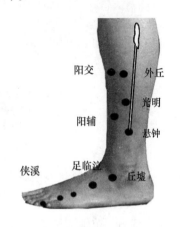

图30-70　悬钟穴针刀调节示意图

一、肩关节类风湿关节炎

1. 第一次针刀调节相关电生理线路　具体参照针刀调节相关电生理线路的操作方法。

2. 第二次针刀松解肩关节前外侧软组织的粘连瘢痕　具体参照关节强直中肩关节强直的第一次针刀治疗。

3. 第三次针刀松解肩关节囊　具体参照关节强直中肩关节强直的第二次针刀治疗。如果肩关节囊粘连瘢痕严重，或者伴有盂肱韧带粘连时，用Ⅰ型针刀松解比较困难，需用Ⅱ型针刀松解。操作方法与用Ⅰ型针刀松解的操作方法一样。

4. 第四次针刀松解部分肩袖的止点

（1）体位　端坐位。

（2）体表定位　肩关节。

（3）消毒　施术部位用碘伏消毒两遍，然后铺无菌洞巾，使治疗点正对洞巾中间。

（4）麻醉　1%利多卡因局部麻醉。

（5）刀具　使用Ⅰ型针刀。

（6）针刀操作　见图30-71。

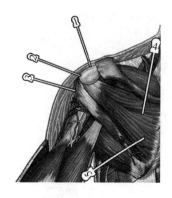

图30-71　肩袖止点针刀松解示意图

①第1支针刀松解冈上肌止点。在冈上肌止点寻找压痛点定位，刀口线与冈上肌纤维走行一致，针刀体与皮肤呈90°角，按照针刀四步进针规程进针刀，皮肤、经皮下组织，达肱骨大结节上端骨面，纵疏横剥2～3刀，范围不超过0.5cm。

②第2支针刀松解冈下肌止点。刀口线与冈下肌肌纤维方向一致，针刀体与皮肤呈90°角，按照针刀四步进针规程进针刀，直达肱骨大结节后面骨面，纵疏横剥2～3刀，范围不超过0.5cm。

③第3支针刀松解小圆肌止点——肱骨大结节后下方。针刀体与皮肤垂直，刀口线与肱骨长轴一致，按照针刀四步进针规程进针刀，直达肱骨大结节后下方的小圆肌止点，用提插刀法提插松解2刀，范围不超过0.5cm。

④第4支针刀松解冈下肌上部起点。在肩胛冈内1/3垂直向下2cm定点，针刀体与皮肤垂直，刀口线与冈下肌肌纤维方向一致，按照针刀四步进针规程进针刀，经皮肤、皮下组织，直达肩胛下窝骨面，纵疏横剥2～3刀，范围不超过0.5cm。

⑤第5支针刀松解冈下肌下部起点。在第4支针刀下方2cm定点，针刀体与皮肤垂直，刀口线与冈下肌肌纤维方向一致，按照针刀四步进针规程进针刀，经皮肤、皮下组织，直达肩胛下窝骨面，纵疏横剥2～3刀，范围不超过0.5cm。

⑥术毕，拔出针刀，局部压迫止血3分钟后，创可贴覆盖针眼。

5. 第五次针刀松解肩关节顽固性压痛点及条状硬结

（1）体位　端坐位。

（2）体表定位　肩关节外侧压痛点。

（3）消毒　施术部位用碘伏消毒两遍，然后铺无菌洞巾，使治疗点正对洞巾中间。

（4）麻醉　局部麻醉。

（5）刀具　使用Ⅰ型针刀。

（6）针刀操作　见图30-72。

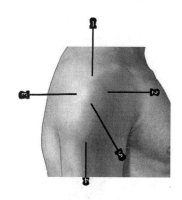

图30-72　肩关节顽固性压痛点针刀松解示意图

①第1支针刀松解肩峰部的压痛点。在肩峰压痛点定位，刀口线与上肢纵轴方向一致，针刀体与皮肤呈90°角，按照针刀四步进针规程进针刀，经皮肤、皮下组织，达硬结或者条索状物，纵疏横剥2～3刀。范围1cm。

②第2支针刀松解肩关节外侧的压痛点。在肩关节前外侧压痛点定位，刀口线与上肢纵轴方向一致，针刀体与皮肤呈90°角，按照针刀四步进针规程进针刀，经皮肤、皮下组织，达硬结或者条索状物，纵疏横剥2～3刀。范围1cm。

③第3支针刀松解肩关节后外侧的压痛点。在肩关节后外侧压痛点定位，刀口线与上肢纵轴方向一致，针刀体与皮肤呈90°角，按照针刀四步进针规程进针刀，经皮肤、皮下组织，达硬结或者条索状物，纵疏横剥2～3刀。范围1cm。

④第4支针刀松解三角肌止点压痛点。在三角肌止点压痛点定位，刀口线与上肢纵轴方向一致，针刀体与皮肤呈90°角，按照针刀四步进针规程进

针刀，经皮肤、皮下组织，达硬结或者条索状物，纵疏横剥2～3刀。范围1cm。

⑤第5支针刀松解三角肌肌腹部的压痛点。在三角肌肌腹部压痛点定位，刀口线与上肢纵轴方向一致，针刀体与皮肤呈90°角，按照针刀四步进针规程进针刀，经皮肤、皮下组织，达硬结或者条索状物，纵疏横剥2～3刀。范围1cm。

⑥术毕，拔出针刀，局部压迫止血3分钟后，创可贴覆盖针眼。

（7）注意事项　在作肩关节前外侧的针刀松解时，应特别注意刀口线方向，防止头静脉损伤。头静脉起于手背静脉网的桡侧，沿前臂桡侧上行至肘窝，在肱二头肌外侧沟内继续上行，经过三角肌胸大肌间沟，再穿锁胸筋膜汇入腋静脉或者锁骨下静脉。在做肱骨小结节处肩胛下肌止点松解时，表面是头静脉的走行路线。预防头静脉损伤的方法是先摸清楚三角肌胸大肌间沟，旁开0.5cm进针刀，严格按照针刀四步进针规程进针刀，即可避免损伤头静脉。

【针刀术后手法治疗】

在以针刀松解肩部关节囊及周围软组织后，医生握住患肢前臂及肘关节，由助手将其右手伸入患侧腋下固定，两人配合作对抗牵引及摆动肩关节，然后使肩关节尽量外展。使关节囊彻底松开，降低关节内张力，使关节恢复活动功能。但如肩关节已经强直，手法不宜过猛，应随针刀治疗多次进行手法治疗，才能使关节功能恢复。

二、肘关节类风湿关节炎

1. 第一次针刀松解肘关节周围浅层的粘连瘢痕

（1）体位　仰卧位，肩关节外展前屈90°，肘关节屈曲30°，前臂旋后位。

（2）体表定位　肘关节周围压痛点及硬结，先标记肱动脉走行路线。

（3）消毒　施术部位用碘伏消毒两遍，然后铺无菌洞巾，使治疗点正对洞巾中间。

（4）麻醉　1%利多卡因局部麻醉。

（5）刀具　使用Ⅰ型针刀。

（6）针刀操作　见图30-73、图30-74。

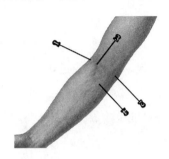

图30-73　针刀松解肘关节周围浅层的粘连瘢痕示意图

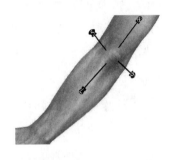

图30-74　针刀松解肘关节后侧周围浅层的粘连瘢痕

①第1支针刀松解肘关节外侧的压痛点　在肘关节外侧摸准压痛点，针刀体与皮肤垂直，刀口线与前臂纵轴平行，按照针刀四步进针规程，从定位处刺入，针刀经皮肤、皮下组织，达硬结处，纵疏横剥2～3刀，范围不超过0.5cm。

②第2支针刀松解肘关节内侧的压痛点　在肘关节内侧摸准压痛点，针刀体与皮肤垂直，刀口线与前臂纵轴平行，按照针刀四步进针规程，从定位处刺入，针刀经皮肤、皮下组织，达硬结处，纵疏横剥2～3刀，范围不超过0.5cm。

③第3支针刀松解肘关节前外侧的压痛点　在肘关节前外侧摸准压痛点，针刀体与皮肤垂直，刀口线与前臂纵轴平行，按照针刀四步进针规程，从定位处刺入，针刀经皮肤、皮下组织，达硬结处，纵疏横剥2～3刀，范围不超过0.5cm。

④第4支针刀松解肘关节前内侧的压痛点　在肘关节前内侧摸准压痛点，针刀体与皮肤垂直，刀口线与前臂纵轴平行，按照针刀四步进针规程，从定位处刺入，针刀经皮肤、皮下组织，达硬结处，

纵疏横剥2～3刀，范围不超过0.5cm。

⑤第5支针刀松解肘关节后外侧的压痛点 在肘关节后外侧摸准压痛点，针刀体与皮肤垂直，刀口线与前臂纵轴平行，按照针刀四步进针规程，从定位处刺入，针刀经皮肤、皮下组织，达硬结处，纵疏横剥2～3刀，范围不超过0.5cm。

⑥第6支针刀松解肘关节后内侧的压痛点 在肘关节后内侧摸准压痛点，针刀体与皮肤垂直，刀口线与前臂纵轴平行，按照针刀四步进针规程，从定位处刺入，针刀经皮肤、皮下组织，达硬结处，纵疏横剥2～3刀，范围不超过0.5cm。

⑦第7支针刀松解肘关节后上方的压痛点 在肘关节后上方摸准压痛点，针刀体与皮肤垂直，刀口线与前臂纵轴平行，按照针刀四步进针规程，从定位处刺入，针刀经皮肤、皮下组织，达硬结处，纵疏横剥2～3刀，范围不超过0.5cm，然后再进针刀，达肱骨后侧骨面，在骨面上纵疏横剥2～3刀，范围不超过0.5cm。

⑧第8支针刀松解尺骨鹰嘴尖部的压痛点 在鹰嘴尖部摸准压痛点，针刀体与皮肤垂直，刀口线与前臂纵轴平行，按照针刀四步进针规程，从定位处刺入，针刀经皮肤、皮下组织，达硬结处，纵疏横剥2～3刀，范围不超过0.5cm。

（7）注意事项

①在作肘关节前侧针刀松解前，先标记肱动脉走行位置，针刀应尽可能从肱二头肌腱外侧进针刀，避免损伤肱动、静脉和正中神经，刀口线应与肱动脉走行方向一致，如硬结在肘关节前内侧，肱动脉的深层时，应从肱动脉内侧1cm进针刀，斜刺到硬结，可避免损伤血管神经（图30-44）。

②在作肘关节后内侧针刀松解时，应尽可能贴尺骨鹰嘴尖骨面进针刀，刀口线与前臂纵轴一致，避免损伤尺神经。

2. 第二次针刀松解肘关节侧副韧带起止点的粘连瘢痕

（1）体位 坐位，患肢肩关节前屈外展，置于手术台上。

（2）体表定位 肱骨外上髁（桡侧副韧带起点）、肱骨内上髁（尺侧副韧带起点）、桡骨头（桡侧副韧带止点）以及尺骨上端（尺侧副韧带止点）处。

（3）消毒 施术部位用碘伏消毒两遍，然后铺无菌洞巾，使治疗点正对洞巾中间。

（4）麻醉 1%利多卡因局部麻醉。

（5）刀具 使用Ⅱ型针刀。

（6）针刀操作 具体操作方法参照肘关节强直第二次针刀治疗。

（7）注意事项

①对肘关节粘连瘢痕严重的患者，可隔5～7天再用Ⅰ型针刀松解局部的粘连和瘢痕，松解方法与第二次针刀松解方法相同，只是进针点的定位与上次间隔0.5cm。不超过3次。

②对没有针刀临床诊疗经验的初学者，不能胜任类风湿关节的针刀操作。Ⅱ型针刀体积大，刀体硬，所以使用Ⅱ型针刀松解范围宽，疗效也好，但如果操作不当，则容易引起神经血管的损伤。

3. 第三次针刀松解肘关节关节囊的粘连瘢痕

（1）体位 坐位，患肢肩关节前屈外展，置于手术台上。

（2）体表定位 肘关节前后间隙。

（3）消毒 施术部位用碘伏消毒两遍，然后铺无菌洞巾，使治疗点正对洞巾中间。

（4）麻醉 1%利多卡因局部麻醉。

（5）刀具 使用Ⅰ型或Ⅱ型针刀。

（6）针刀操作 见图30-75。

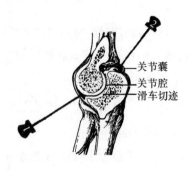

图30-75 前后关节囊松解示意图（Ⅰ型针刀松解）

①第1支针刀松解肘关节前方关节囊 先摸到肱动脉搏动,在动脉搏动外侧旁开1cm处定点,刀口线与肱动脉走行方向一致,针刀体与皮肤呈90°角刺入皮肤,按照针刀四步进针规程,从定位处刺入,针刀经皮肤、皮下组织,当针刀经肌间隙有落空感时,即到达挛缩的肘关节前方关节囊,提插刀法切割关节囊两刀,深度不超过0.5cm,然后调转刀口线90°,提插刀法切割关节囊两刀,深度不超过0.5cm。

②第2支针刀松解肘关节后方关节囊 从尺骨鹰嘴尖进针刀,刀口线与前臂纵轴平行,按照针刀四步进针规程,贴尺骨鹰嘴尖刺入,经皮肤、皮下组织,当有落空感时,即到达挛缩的肘关节后方关节囊,提插刀法切割后关节囊两刀,深度不超过0.5cm。然后调转刀口线90°,提插刀法切割关节囊两刀,深度不超过0.5cm。

对肘关节强直程度重,此次Ⅰ型针刀松解效果差的患者,隔5~7天需用Ⅱ型针刀对关节囊进行松解,松解方法与Ⅰ型针刀松解方法一样,只是Ⅱ型针刀松解范围大。

(7)注意事项

①对肘关节粘连瘢痕严重的患者,可隔5~7天再用Ⅰ型针刀松解局部的粘连和瘢痕,松解方法与第三次针刀松解方法相同,只是进针点的定位与上次间隔0.5cm。不超过3次。

②对没有针刀临床诊疗经验的初学者,不能胜任类风湿关节的针刀操作。Ⅱ型针刀体积大,刀体硬,所以使用Ⅱ型针刀松解范围宽,疗效也好,但如果操作不当,则容易引起神经、血管的损伤。

【针刀术后手法治疗】

患者坐位,一助手握上臂,术者一手握前臂上段,一手掌顶在肘关节后侧,做肘关节伸屈活动数次,在屈曲肘关节到达最大限度时,再做一次针刀手法学的弹拨手法,术后用石膏将肘关节固定在手法扳动后的屈曲最大位置6小时,然后松开石膏,做主动肘关节屈伸功能锻炼。每次针刀术后,手法操作相同。

三、手和腕关节类风湿关节炎

几乎所有的类风湿关节炎病人都累及手和腕关节(图30-76),也有手及腕关节单独或最先发病。典型的早期特征是近端指间关节因肿胀产生的梭形外观,常伴有掌指关节对称性肿胀,远端指间关节很少受累。软组织松弛无力可产生手指的尺侧偏斜,常伴有近端指骨掌侧半脱位;掌指关节的尺侧偏斜常合并桡掌关节的桡侧偏斜,导致手呈"之"字变形。晚期患者,可出现"鹅颈"畸形及"钮花"畸形。这些改变将导致手部力量丧失。腕部受

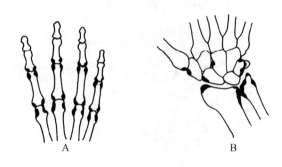

图30-76 类风湿关节炎手和
腕部常受累部位示意图

累在中国人类风湿关节炎中尤其常见,无痛性的尺骨茎突区肿胀是其早期征象之一。掌侧的滑膜增厚和腱鞘炎可压迫腕横韧带下的正中神经,引起"腕管综合征",出现拇指、食指、中指掌侧面,无名指桡侧皮肤感觉异常与迟钝,也可伴有大鱼际肌的萎缩。在晚期,由于纤维性强直或骨性强直,腕部变得不能活动,桡尺远端关节受累常使旋前和旋后运动严重障碍。尺骨头综合征(包括疼痛、运动受限、尺骨末端背侧突出等症状)在类风湿关节炎可见到。

手和腕关节的病变可出现以下畸形:琴键征(下桡尺关节向背侧脱位,突出的尺骨茎突受压后可回缩,放松后可向上回复,伴剧痛,如同弹钢琴键)、尺侧偏移、鹅颈畸形、钮花畸形、望远镜手、槌状指等。

1. 第一次针刀调节相关电生理线路 具体参照本节开篇部分针刀调节相关电生理线路的操作

方法。

2. 第二次针刀松解腕关节前侧浅层软组织的粘连瘢痕

（1）体位　坐位，手放在手术台上，掌心向上。

（2）体表定位　先标记尺、桡动脉走行路线，在腕关节掌侧各定位点定位。

（3）消毒　施术部位用碘伏消毒两遍，然后铺无菌洞巾，使治疗点正对洞巾中间。

（4）麻醉　用1%利多卡因局部麻醉。

（5）刀具　使用Ⅰ型针刀。

（6）针刀操作　见图30-77。

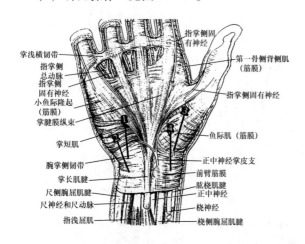

图30-77　腕关节前侧浅层软组织的粘连针刀松解示意图

①第1支针刀松解腕横韧带近端尺侧的粘连瘢痕　在腕远横纹尺动脉内侧0.5cm定点。刀口线与前臂纵轴平行，针刀体与皮肤呈90°角，按针刀四步进针规程，从定位处刺入，刀下有韧性感时，即到达腕横韧带近端尺侧的粘连瘢痕点，提插刀法松解2～3刀，提插深度为刀下有落空感。距离约为0.5cm。

②第2支针刀松解前臂掌尺侧筋膜远端的粘连瘢痕　在第1支针刀上方1cm定位，刀口线与前臂纵轴平行，针刀体与皮肤呈90°角，按针刀四步进针规程，从定位处刺入，刀下有韧性感时，即到达前臂掌侧筋膜的粘连瘢痕，进针刀1mm，纵疏横剥2～3刀，范围不超过0.5cm。

③第3支针刀松解腕横韧带近端桡侧的粘连瘢痕　在腕远横纹桡动脉外侧0.5cm定点。刀口线与前臂纵轴平行，针刀体与皮肤呈90°角，按针刀四步进针规程，从定位处刺入，刀下有韧性感时，即到达腕横韧带近端桡侧的粘连瘢痕点，提插刀法松解2～3刀，提插深度为刀下有落空感。距离约为0.5cm。

④第4支针刀松解前臂掌桡侧筋膜远端的粘连瘢痕　在第4支针刀上方1cm定位，刀口线与前臂纵轴平行，针刀体与皮肤呈90°角，按针刀四步进针规程，从定位处刺入，刀下有韧性感时，即到达前臂掌侧筋膜的粘连瘢痕，进针刀1mm，纵疏横剥2～3刀，范围不超过0.5cm。

3. 第三次针刀松解腕关节后侧浅层软组织的粘连瘢痕

（1）体位　坐位，手放在手术台上，掌心向下。

（2）体表定位　在腕关节背侧各定位点定位。

（3）消毒　施术部位用碘伏消毒两遍，然后铺无菌洞巾，使治疗点正对洞巾中间。

（4）麻醉　用1%利多卡因局部麻醉。

（5）刀具　使用Ⅰ型针刀。

（6）针刀操作　见图30-78。

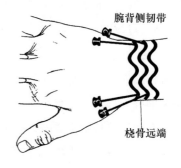

图30-78　腕关节后侧浅层软组织的
粘连瘢痕针刀松解示意图

①第1支针刀松解腕背侧韧带尺侧远端的粘连瘢痕点　在相当于掌侧腕远横纹平面的钩骨背面定位。刀口线与前臂纵轴平行，针刀体与皮肤呈90°角，按针刀四步进针规程，从定位处刺入，刀下有韧性感时，即到达腕横韧带近端尺侧的粘连瘢痕

点，提插刀法松解2～3刀，提插深度为刀下有落空感。距离约为0.5cm。

②第2支针刀松解腕背侧韧带尺侧中部的粘连瘢痕点　在第1支针刀上方0.5cm定位，刀口线与前臂纵轴平行，针刀体与皮肤呈90°角，按针刀四步进针规程，从定位处刺入，刀下有韧性感时，即到达腕背侧韧带的粘连瘢痕，进针刀1mm，纵疏横剥2～3刀，范围不超过0.5cm。

③第3支针刀松解腕背侧韧带桡侧远端的粘连瘢痕点　在相当于掌侧腕远横纹平面的桡骨茎突背面定位，刀口线与前臂纵轴平行，针刀体与皮肤呈90°角，按针刀四步进针规程，从定位处刺入，刀下有韧性感时，即到达腕背侧韧带远端桡侧的粘连瘢痕点，提插刀法松解2～3刀，深度到骨面。

④第4支针刀松解腕背侧韧带桡侧中部的粘连瘢痕点　在第3支针刀上方0.5cm定位，刀口线与前臂纵轴平行，针刀体与皮肤呈90°角，按针刀四步进针规程，从定位处刺入，刀下有韧性感时，即到达腕背侧韧带中部桡侧的粘连瘢痕点，提插刀法松解2～3刀，深度到骨面。

4. 第四次针刀松解腕关节前侧深层软组织的粘连瘢痕

（1）体位　坐位，手放在手术台上，掌心向上。

（2）体表定位　尺桡骨茎突，腕关节压痛点。

（3）消毒　施术部位用碘伏消毒两遍，然后铺无菌洞巾，使治疗点正对洞巾中间。

（4）麻醉　用1%利多卡因局部麻醉。

（5）刀具　使用Ⅰ型针刀。

（6）针刀操作　见图30-79。

①第1支针刀松解桡腕掌侧韧带起点　在桡骨茎突前侧压痛点定位，刀口线与前臂纵轴平行，针刀体与皮肤呈90°角，按针刀四步进针规程，从定位处刺入，达桡骨茎突骨面后，沿茎突骨面向下进针刀，当刀下有落空感时，即穿过茎突边缘，退针刀至茎突边缘骨面，调转刀口线90°，在骨面上铲剥两刀，范围不超过0.5cm。

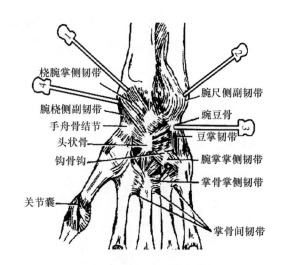

图30-79　腕关节前侧深层软组织的
粘连瘢痕针刀松解示意图

②第2支针刀松解腕尺侧副韧带起点　在尺骨茎突压痛点定位，刀口线与前臂纵轴平行，针刀体与皮肤呈90°角，按针刀四步进针规程，从定位处刺入，达尺骨茎突前侧骨面后，沿茎突骨面向下进针刀，当刀下有落空感时，即穿过茎突边缘，退针刀至茎突边缘骨面，调转刀口线90°，在骨面上铲剥两刀，范围不超过0.5cm。

③第3支针刀松解腕尺侧副韧带止点　在豌豆骨压痛点定位，刀口线与前臂纵轴平行，针刀体与皮肤呈90°角，按针刀四步进针规程，从定位处刺入，达豌豆骨前侧骨面后，在骨面上铲剥两刀，范围不超过0.5cm。

④第4支针刀松解腕桡侧副韧带起点　在桡骨茎突外侧压痛点定位，刀口线与前臂纵轴平行，针刀体与皮肤呈90°角，按针刀四步进针规程，从定位处刺入，达桡骨茎突外侧骨面后，沿茎突外侧骨面向下进针刀，当刀下有落空感时，即穿过茎突外侧边缘，退针刀至茎突外侧边缘骨面，调转刀口线90°，在骨面上铲剥两刀，范围不超过0.5cm。

5. 第五次针刀松解腕关节背侧深层软组织的粘连瘢痕

（1）体位　坐位，手放在手术台上，掌心向下。

（2）体表定位　尺桡骨茎突，腕关节压痛点。

（3）消毒　施术部位用碘伏消毒两遍，然后铺无菌洞巾，使治疗点正对洞巾中间。

（4）麻醉　用1%利多卡因局部麻醉。

（5）刀具　使用Ⅰ型针刀。

（6）针刀操作　见图30-80。

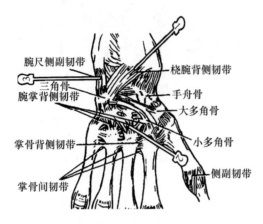

图30-80　关节背侧深层软组织的
粘连瘢痕针刀松解腕示意图

①第1支针刀松解桡腕背侧韧带起点　在桡骨茎突后侧压痛点定位，刀口线与前臂纵轴平行，针刀体与皮肤呈90°角，按针刀四步进针规程，从定位处刺入，达桡骨茎突后侧骨面后，沿茎突骨面向下进针刀，当刀下有落空感时，即穿过茎突边缘，退针刀至茎突边缘骨面，调转刀口线90°，在骨面上铲剥两刀，范围不超过0.5cm。

②第2支针刀松解腕掌背侧韧带起点　在腕关节中部背侧压痛点定位，刀口线与前臂纵轴平行，针刀体与皮肤呈90°角，按针刀四步进针规程，从定位处刺入，刀下有韧性感时，即到达腕掌背侧韧带，进针刀1mm，纵疏横剥2～3刀，范围不超过0.5cm。

③第3支针刀松解腕尺侧副韧带走行路线的粘连瘢痕　在尺骨茎突背侧压痛点定位，刀口线与前臂纵轴平行，针刀体与皮肤呈90°角，按针刀四步进针规程，从定位处刺入，达尺骨茎突背侧骨面后，沿茎突背侧骨面向下进针刀，当刀下有落空感时，即穿过茎突边缘，退针刀至茎突边缘骨面，调转刀口线90°，在骨面上铲剥2刀，范围不超

过0.5cm。

6. 第六次针刀松解手关节掌侧软组织的粘连瘢痕

（1）体位　坐位，手放在手术台上，掌心向上。

（2）体表定位　沿掌指关节、近节指间关节、远节指间关节平面掌侧指横纹正中定3点。

（3）消毒　施术部位用碘伏消毒两遍，然后铺无菌洞巾，使治疗点正对洞巾中间。

（4）麻醉　用1%利多卡因局部麻醉。

（5）刀具　使用Ⅰ型针刀。

（6）针刀操作　见图30-81。

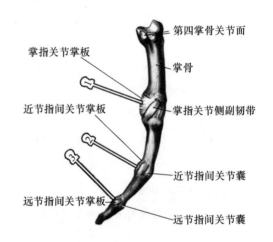

图30-81　手关节掌侧软组织粘连瘢痕针刀松解示意图

①第1支针刀松解掌指关节掌板的粘连瘢痕　在掌指关节掌侧正中定点。使用Ⅰ型4号针刀，刀口线与手指纵轴平行，针刀体与皮肤呈90°角，按针刀四步进针规程，从定位处刺入，刀下有韧性感时，即到达屈指肌腱，向下直刺，穿过肌腱有突破感，再进针刀，刀下有明显阻力感，即到达掌板，提插刀法松解2～3刀，然后调转刀口线90°，提插刀法2～3刀，提插深度为刀下有落空感。

②第2支针刀松解近节指间关节掌板的粘连瘢痕　在近节指间关节平面指掌侧正中定点。使用Ⅰ型4号针刀，刀口线与手指纵轴平行，针刀体与皮肤呈90°角，按针刀四步进针规程，从定位处刺入，刀下有韧性感时，即到达屈指肌腱，向下直刺，穿过肌腱有突破感，再进针刀，刀下有明显阻力感，即到达掌

板，提插刀法松解2~3刀，然后调转刀口线90°，提插刀法2~3刀，提插深度为刀下有落空感。

③第3支针刀松解远节指间关节掌板的粘连瘢痕　在远节指间关节平面指掌侧正中定点。使用Ⅰ型4号针刀，刀口线与手指纵轴平行，针刀体与皮肤呈90°角，按针刀四步进针规程，从定位处刺入，刀下有韧性感时，即到达屈指肌腱，向下直刺，穿过肌腱有突破感，再进针刀，刀下有明显阻力感，即到达掌板，提插刀法松解2~3刀，然后调转刀口线90°，提插刀法2~3刀，提插深度为刀下有落空感。

7. 第七次针刀松解手关节背侧软组织的粘连瘢痕

（1）体位　坐位，手放在手术台上，掌心向下。

（2）体表定位　沿掌指关节、近节指间关节、远节指间关节背侧定3点。

（3）消毒　施术部位用碘伏消毒两遍，然后铺无菌洞巾，使治疗点正对洞巾中间。

（4）麻醉　用1%利多卡因局部麻醉。

（5）刀具　使用Ⅰ型针刀。

（6）针刀操作　见图30-82。

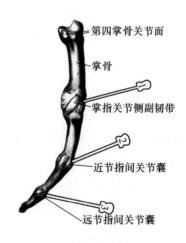

图30-82　手关节背侧软组织粘连疤针刀松解示意图

①第1支针刀松解掌指关节背侧关节囊的粘连瘢痕　在掌指关节平面指背正中定点。使用Ⅰ型4号针刀，刀口线与手指纵轴平行，针刀体与皮肤呈90°角，按针刀四步进针规程，从定位处刺入，刀下有韧性感时，即到达指伸肌腱中央腱，向下直刺，穿过肌腱有突破感，再进针刀，刀下有阻力感，即

到达关节囊，提插刀法松解2~3刀，然后调转刀口线90°，提插刀法2~3刀，提插深度为刀下有落空感。

②第2支针刀松解近节指间关节背侧关节囊的粘连瘢痕　在近节指间关节平面指背正中定点。使用Ⅰ型4号针刀，刀口线与手指纵轴平行，针刀体与皮肤呈90°角，按针刀四步进针规程，从定位处刺入，刀下有韧性感时，即到达指伸肌腱中央腱，向下直刺，穿过肌腱有突破感，再进针刀，刀下有阻力感，即到达关节囊，提插刀法松解2~3刀，然后调转刀口线90°，提插刀法2~3刀，提插深度为刀下有落空感。

③第3支针刀松解远节指间关节背侧关节囊的粘连瘢痕　在远节指间关节平面指背正中定点。使用Ⅰ型4号针刀，刀口线与手指纵轴平行，针刀体与皮肤呈90°角，按针刀四步进针规程，从定位处刺入，刀下有韧性感时，即到达指伸肌腱终腱，向下直刺，穿过肌腱有突破感，再进针刀，刀下有阻力感，即到达关节囊，提插刀法松解2~3刀，然后调转刀口线90°，提插刀法2~3刀，提插深度为刀下有落空感。

8. 第八次针刀松解掌指关节背侧软组织的粘连瘢痕及掌指关节背侧的骨性强直

（1）体位　坐位，手放在手术台上，掌心向上。

（2）体表定位　掌指关节背侧面10点、12点、2点定位（图30-83）。

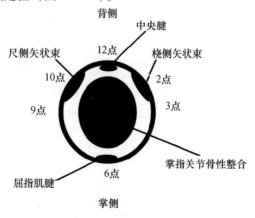

图30-83　掌指关节横断面针刀定位示意图

（3）消毒　施术部位用碘伏消毒两遍，然后铺无菌洞巾，使治疗点正对洞巾中间。

（4）麻醉　用1%利多卡因局部麻醉。

（5）刀具　使用Ⅰ型针刀、弧形针刀。

（6）针刀操作　见图30-84。

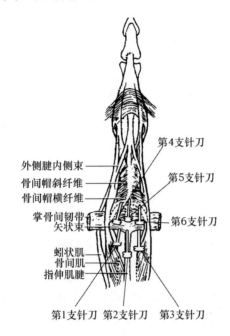

图30-84　掌指关节背侧软组织的粘连瘢痕及掌指关节背侧骨性强直针刀松解示意图

①松解尺侧矢状束的粘连瘢痕及掌指关节尺背侧的骨性融合　在10点定位点进针刀。使用专用弧形针刀，刀口线与手指纵轴平行，针刀体与皮肤呈90°角，按针刀四步进针规程，从定位处刺入，一边进针刀，一边纵疏横剥外硬化、钙化的尺侧矢状束，达掌指关节尺背侧间隙，然后调整刀体方向，调转刀口线90°，用骨锤敲击弧形针刀柄，使针刀弧形端贴掌骨头凸面进入关节间隙，从而切断骨性融合，深度0.5cm。

②松解中央腱的粘连瘢痕及掌指关节背侧的骨性融合　在12点定位点进针刀。使用专用弧形针刀，刀口线与手指纵轴平行，针刀体与皮肤呈90°角，按针刀四步进针规程，从定位处刺入，一边进针刀，一边纵疏横剥外硬化、钙化的中央腱，达掌指关节背侧间隙，然后调整刀体方向，调转刀口线90°，用骨锤敲击弧形针刀柄，使针刀弧形端贴掌骨头背侧凸面进入关节间隙，从而切断骨性融合，深

度0.5cm。

③松解桡侧矢状束的粘连瘢痕及掌指关节桡背侧的骨性融合　在2点定位点进针刀。使用专用弧形针刀，刀口线与手指纵轴平行，针刀体与皮肤呈90°角，按针刀四步进针规程，从定位处刺入，一边进针刀，一边纵疏横剥外硬化、钙化的桡侧矢状束，达掌指关节桡背侧间隙，然后调整刀体方向，调转刀口线90°，用骨锤敲击弧形针刀柄，使针刀弧形端贴掌骨头凸面进入关节间隙，从而切断骨性融合，深度0.5cm。

④松解尺侧骨间帽横韧带及尺侧骨间帽斜韧带的粘连瘢痕　在第1支针刀远端0.5cm定点。使用专用Ⅰ型针刀，刀口线与手指纵轴平行，针刀体与皮肤呈90°角，按针刀四步进针规程，从定位处刺入，一边进针刀，一边纵疏横剥外硬化、钙化的尺侧骨间帽横韧带粘连瘢痕，然后调整刀体向掌骨方向倾斜60°，贴骨面向指骨方向铲剥2~3刀，范围0.5cm，松解尺侧骨间帽斜韧带的粘连瘢痕。

⑤松解中部骨间帽横韧带及中部骨间帽斜韧带的粘连瘢痕　在第2支针刀远端0.5cm定点。使用专用Ⅰ型针刀，刀口线与手指纵轴平行，针刀体与皮肤呈90°角，按针刀四步进针规程，从定位处刺入，一边进针刀，一边纵疏横剥外硬化、钙化的骨间帽横韧带粘连瘢痕，然后调整刀体向掌骨方向倾斜60°，贴骨面向指骨方向铲剥2~3刀，范围0.5cm，松解骨间帽斜韧带中部的粘连瘢痕。

⑥松解桡侧骨间帽横韧带及桡侧骨间帽斜韧带的粘连瘢痕　在第3支针刀远端0.5cm定点。使用专用Ⅰ型针刀，刀口线与手指纵轴平行，针刀体与皮肤呈90°角，按针刀四步进针规程，从定位处刺入，一边进针刀，一边纵疏横剥外硬化、钙化的桡侧骨间帽横韧带粘连瘢痕，然后调整刀体向掌骨方向倾斜60°，贴骨面向指骨方向铲剥2~3刀，范围0.5cm，松解桡侧骨间帽斜韧带的粘连瘢痕。

9. 第九次针刀松解掌指关节掌面及侧面的软组织粘连瘢痕及掌侧骨性强直

（1）体位　坐位，手放在手术台上，掌心

向上。

（2）体表定位　掌指关节 3 点、6 点、9 点定位（图 30-83）。

（3）消毒　施术部位用碘伏消毒两遍，然后铺无菌洞巾，使治疗点正对洞巾中间。

（4）麻醉　用 1% 利多卡因局部麻醉。

（5）刀具　使用弧形针刀。

（6）针刀操作

①第 1 支针刀松解掌指关节掌板的粘连瘢痕及掌指关节掌侧的骨性融合　在掌指关节平面指掌侧正中定点。使用弧形针刀，刀口线与手指纵轴平行，针刀体与皮肤呈 90° 角，按针刀四步进针规程，从定位处刺入，刀下有韧性感时，即到达屈指肌腱，向下直刺，穿过肌腱有突破感，再进针刀，刀下有明显阻力感，即到达掌板，然后调转刀口线 90°，用骨锤敲击弧形针刀柄，使针刀弧形刃端贴掌骨头掌侧凸面进入关节间隙，从而切断骨性融合，深度 0.5cm（图 30-85）。

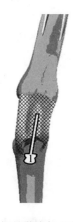

图 30-85　掌指关节掌板的粘连瘢痕及掌指
关节掌侧骨性融合针刀松解示意图

②第 2 支针刀松解掌指关节尺侧侧副韧带的粘连瘢痕及掌指关节尺侧的骨性融合　在掌指关节平面尺侧正中点定点。选用指关节专用弧形针刀，刀口线与手指纵轴平行，针刀体与皮肤呈 90° 角，按针刀四步进针规程，从定位处刺入，向下直刺到尺侧掌骨头，调转刀口线 90°，沿掌骨头弧度，向关节方向铲剥 2~3 刀，范围 0.5cm，然后用骨锤敲击弧形针刀柄，使针刀弧形刃端贴掌骨头侧面凸面进

入关节间隙，从而切断骨性融合，深度 0.5cm（图 30-86）。

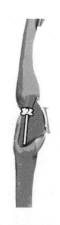

图 30-86　掌指关节尺侧侧副韧带的粘连瘢痕及
掌指关节尺侧骨性融合针刀松解示意图

③第 3 支针刀松解掌指关节桡侧侧副韧带的粘连瘢痕及掌指关节桡侧的骨性融合　在掌指关节平面桡侧正中点定点。选用指关节专用弧形针刀，刀口线与手指纵轴平行，针刀体与皮肤呈 90° 角，按针刀四步进针规程，从定位处刺入，向下直刺到桡侧掌骨头，调转刀口线 90°，沿掌骨头弧度，向关节方向铲剥 2~3 刀，范围 0.5cm，然后用骨锤敲击弧形针刀柄，使针刀弧形刃端贴掌骨头侧面凸面进入关节间隙，从而切断骨性融合，深度 0.5cm（图 30-87）。

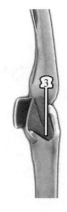

图 30-87　掌指关节桡侧侧副韧带的粘连瘢痕及
掌指关节桡侧骨性融合针刀松解示意图

【针刀术后手法治疗】

1. 对腕关节病变的病人，每次针刀术毕，一手握患手，一手固定腕关节近端，作被动屈伸运动 4~

5次。

2. 对指关节病变的病人，每次针刀术毕，一手握患指病变关节远端，一手握患指病变关节近端，作被动屈伸运动2~3次。

四、膝关节类风湿关节炎

1. 第一次针刀调节相关电生理线路 具体参照本节开篇部分针刀调节相关电生理线路的操作方法。

2. 第二次针刀松解膝关节前内侧软组织粘连瘢痕

（1）体位 仰卧位，屈膝30°角。

（2）体表定位 膝关节前内侧。

（3）消毒 施术部位用碘伏消毒两遍，然后铺无菌洞巾，使治疗点正对洞巾中间。

（4）麻醉 用1%利多卡因局部浸润麻醉，每个治疗点注药1ml。

（5）刀具 使用Ⅰ型4号直形针刀。

（6）针刀操作 见图30-88。

①第1支针刀松解髌上囊 在髌骨上缘2cm定位，针刀体与皮肤垂直，刀口线与股四头肌方向一致，按针刀四步进针规程进针刀，经过皮肤、皮下组织，穿过股四头肌后有落空感，即到达髌上囊，先纵疏横剥两刀，然后将刀体向大腿方向倾斜45°，针刀沿股骨凹面，提插两刀，范围不超过1cm，以疏通髌上囊与关节囊的粘连点。

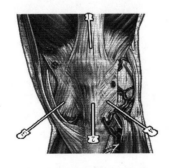

图30-88 膝关节前外侧针刀松解示意图

②第2支针刀松解髌下脂肪垫 针刀体与皮肤垂直，刀口线与髌韧带走行方向一致，按针刀四步进针规程进针刀，经皮肤、皮下组织，穿过髌韧带后有明显的落空感，再进针刀1cm，即到达髌下脂

肪垫，纵疏横剥两刀，范围不超过1cm。

③第3支针刀松解髌内侧支持带 在髌骨内下缘2cm定点，针刀体与皮肤垂直，刀口线与下肢纵轴一致，按针刀四步进针规程进针刀，经皮肤、皮下组织，刀下有韧性感，深入其中，纵疏横剥2~3刀。范围不超过1cm。

④第4支针刀松解髌外侧支持带 在髌骨外下缘2cm定点，针刀体与皮肤垂直，刀口线与下肢纵轴一致，按针刀四步进针规程进针刀，经皮肤、皮下组织，刀下有韧性感，深入其中，纵疏横剥2~3刀。范围不超过1cm。

⑤第5支针刀松解鹅足滑囊的挛缩点 在胫骨上段内侧部定位。刀口线与下肢纵轴方向一致，按针刀四步进针规程进针刀，经皮肤、皮下组织，达胫骨内侧骨面，贴骨面分别向上、中、下作扇形铲剥2~3刀，范围为1cm（图29-100）。

3. 第三次针刀松解股直肌与股中间肌之间的粘连瘢痕

（1）体位 仰卧位，屈膝30°角。

（2）体表定位 股骨下段。

（3）消毒 施术部位用碘伏消毒两遍，然后铺无菌洞巾，使治疗点正对洞巾中间。

（4）麻醉 用1%利多卡因局部浸润麻醉，每个治疗点注药1ml。

（5）刀具 使用Ⅰ型4号直形针刀。

（6）针刀操作 见图30-89。

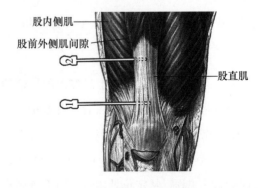

图30-89 股直肌与股中间肌针刀松解示意图

①第1支针刀松解股直肌与股中间肌下部的粘连瘢痕 在髌骨外上3cm定点。刀口线与下肢纵轴

方向一致，按针刀四步进针规程进针刀，经皮肤、皮下组织浅筋膜层，在此处摆动针刀刀刃，找到股直肌与股中间肌下部的间隙，将针刀插入两肌之间，纵行疏通3～4刀，范围为3cm。以松解两肌之间的粘连和瘢痕。

②第2支针刀松解股直肌与股中间肌中部的粘连瘢痕　与第1支针刀平行，在第1支针刀上方3cm定点。刀口线与下肢纵轴方向一致，按针刀四步进针规程进针刀，经皮肤、皮下组织浅筋膜层，在此处摆动针刀刀刃，找到股直肌与股中间肌下部的间隙，将针刀插入两肌之间，做纵行疏通3～4刀，范围为3cm。以松解两肌之间的粘连和瘢痕。

4. 第四次针刀松解胫侧副韧带的粘连瘢痕

（1）体位　仰卧位，屈膝30°角。

（2）体表定位　膝关节内侧。

（3）消毒　施术部位用碘伏消毒两遍，然后铺无菌洞巾，使治疗点正对洞巾中间。

（4）麻醉　用1%利多卡因局部浸润麻醉，每个治疗点注药1ml。

（5）刀具　使用Ⅰ型4号直形针刀。

（6）针刀操作　见图30－90。

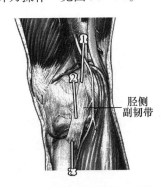

图30－90　胫侧副韧带针刀松解示意图

①第1支针刀松解胫侧副韧带起点　在股骨内髁中部定点，针刀体与皮肤垂直，刀口线与大腿纵轴平行，按针刀四步进针规程进针刀，经皮肤、皮下组织到股骨内髁骨面韧带起点处，向上、向下各铲剥两刀，范围不超过0.5cm。

②第2支针刀松解胫侧副韧带行经路线的粘连瘢痕　在膝关节内侧间隙压痛点定点，针刀体与皮肤垂直，刀口线与小腿纵轴平行，按针刀四步进针规程进针刀，经皮肤、皮下组织，当刀下有韧性感时，即到达到胫侧副韧带，刺入韧带，向上、向下各铲剥两刀，范围不超过0.5cm。

③第3支针刀松解胫侧副韧带止点　在胫骨上段内侧韧带止点处定点，针刀体与皮肤垂直，刀口线与小腿纵轴平行，按针刀四步进针规程进针刀，针刀经皮肤、皮下组织到胫骨内侧骨面韧带止点处，向上、向下各铲剥两刀，范围不超过0.5cm。

5. 第五次针刀松解髂胫束起止点的粘连和瘢痕　具体操作方法参照强直性脊柱炎髋部病变第四次针刀治疗内容。

6. 第六次针刀松解膝关节关节囊的粘连和瘢痕

（1）体位　仰卧位，屈膝30°角。

（2）体表定位　膝关节内侧。

（3）消毒　施术部位用碘伏消毒两遍，然后铺无菌洞巾，使治疗点正对洞巾中间。

（4）麻醉　用1%利多卡因局部浸润麻醉，每个治疗点注药1ml。

（5）刀具　使用Ⅰ型3号直形针刀。

（6）针刀操作

①第1支针刀松解膝关节前内侧关节囊　在内膝眼定点，刀口线与小腿纵轴平行，针刀体与皮肤呈90°角，按针刀四步进针规程进针刀，经皮肤、皮下组织，当有韧性感时，即到达髌内侧支持带，突破支持带，有落空感，再向内进针刀，当刀下有阻力感时，即到达膝关节前侧滑膜及关节囊，提插刀法切割2～3刀，切到有落空感，不到骨面，范围不超过0.5cm（图30－91）。

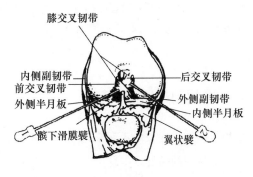

图30－91　膝关节前侧关节囊松解示意图

②第2支针刀松解膝关节前外侧关节囊　在外膝眼进定点，松解方法参照第1支针刀松解方法（图30－91）。

③第3支针刀松解膝关节后侧关节囊　先在腘窝处摸清楚腘动脉搏动，从动脉搏动处向内或者外旁开2cm处进针刀，刀口线与腘动脉走行方向一致，针刀体与皮肤呈90°角，按针刀四步进针规程进针刀，经皮肤、皮下组织，当有韧性感时，即到达膝关节后侧关节囊，提插刀法切割2～3刀，切到有落空感为止，不到达骨面，范围不超过0.5cm（图30－92）。

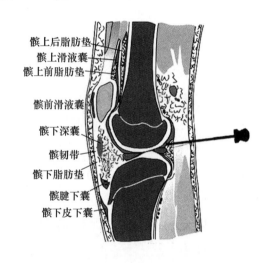

髌上后脂肪垫
髌上滑液囊
髌上前脂肪垫

髌前滑液囊

髌下深囊

髌韧带

髌下脂肪垫

髌腱下囊
髌下皮下囊

图30－92　膝关节后侧关节囊松解示意图

（7）注意事项　做膝关节后侧关节囊松解时，必须熟悉局部解剖，清楚腘部血管及神经的走行方向，否则引起重要神经血管损伤，将导致严重后果。

【针刀术后手法治疗】

进行针刀松解后，以手法弹压下肢，使关节囊及肌肉、韧带彻底松开，降低关节内张力，必要时绷带屈曲固定关节3～5小时，使关节恢复活动功能。

五、踝足部类风湿关节炎

足和踝部类风湿关节炎在临床上较为常见，甚至可早于手与腕的病变，但踝关节病变在早期及轻型患者中少见。跖趾关节的滑膜炎最常见，而趾间关节不常受累。跖趾关节的肿胀，半脱位造成足趾两侧压痛，跖骨疼痛，跖骨头半脱位，拇趾外翻，足趾外侧偏移和爪样足变形，以上损伤可引起患者的步态异常。

前足部的病变特别常见，有80%～90%的患者累及，在10%～20%的患者发病的最初阶段即有此表现。足侧部跖趾关节最常累及，间歇或持续的疼痛、压痛和软组织肿胀，即使在发病的早期也能常见。后足跗骨及舟状骨常受累，但多不易被察觉。患者诉疼痛发僵，继发性足肌痉挛时间较久后，常导致外翻畸形和强直性扁平足。足跟痛在强直性脊柱炎是重要症状，提示附着点炎，在类风湿关节炎亦可存在，主要由于腓肠肌下滑囊炎或足跟外滑囊炎，常与腓肠肌结节并发。前足跖骨头常受侵蚀引起疼痛。足畸形多发生于跖趾关节炎及其内缩肌腱鞘炎后。由于足掌痛患者常以足跟行走，足呈上屈，导致足趾呈爪样，最后跖趾关节脱位。跖骨头侵蚀，足变宽出现外翻畸形。

足部及踝关节间歇或持续的疼痛、压痛和软组织肿胀为本病的早期症状，跖趾关节最常见。腓肠肌滑囊炎或足跟外滑囊炎常与腓肠肌结节并发。前足跖骨头常受侵蚀引起疼痛。足畸形多发生于跖趾关节炎及其内缩肌腱鞘炎后。由于足掌痛患者常以足跟行走，足呈上屈，导致足趾呈爪样，最后跖趾关节脱位，跖骨头侵蚀，足变宽出现外翻畸形。

1. 第一次针刀调节相关电生理线路　具体参照本节开篇部分针刀调节相关电生理线路的操作方法。

2. 第二次针刀松解趾长伸肌腱鞘和拇长伸肌腱鞘的粘连瘢痕

（1）体位　仰卧位，踝关节中立位。

（2）体表定位　踝关节内侧。

（3）消毒　施术部位用碘伏消毒两遍，然后铺无菌洞巾，使治疗点正对洞巾中间。

（4）麻醉　1%利多卡因局部定点麻醉。

（5）刀具　使用Ⅰ型针刀。

（6）针刀操作　具体操作方法参照踝关节陈旧性损伤第一次针刀治疗内容。

3. 第三次针刀松解伸肌下支持带的粘连瘢痕

（1）体位　仰卧位，踝关节中立位。

（2）体表定位　踝关节内侧。

（3）消毒　施术部位用碘伏消毒两遍，然后铺无菌洞巾，使治疗点正对洞巾中间。

（4）麻醉　1%利多卡因局部定点麻醉。

（5）刀具　使用Ⅰ型针刀。

（6）针刀操作　具体操作方法参照踝关节陈旧性损伤第二次针刀治疗内容。

4. 第四次针刀松解踝关节囊的粘连瘢痕

（1）体位　仰卧位，踝关节中立位。

（2）体表定位　踝关节内侧。

（3）消毒　施术部位用碘伏消毒两遍，然后铺无菌洞巾，使治疗点正对洞巾中间。

（4）麻醉　1%利多卡因局部定点麻醉。

（5）刀具　使用弧形针刀。

（6）针刀操作　见图30-93、图30-94。

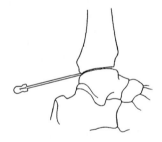

图30-93　针刀松解踝关节后侧关节囊的粘连示意图

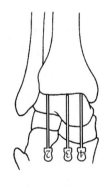

图30-94　针刀松解踝关节前部关节囊粘连示意图

①第1支针刀松解踝关节后侧关节囊的粘连瘢痕　在踝关节后侧定位。使用特制弧形针刀，刀口

线与足纵轴平行，针刀体与皮肤呈90°角，按四步进针规程进针刀。针刀经皮肤、皮下组织、跟腱到达踝关节后面，调转刀口线90°，使针刀的弧形面与距骨骨面相吻合，铲剥2～3刀，深度0.5cm。

②第2支针刀松解踝关节前外侧关节囊的粘连瘢痕　先用记号笔标出足背动脉行经线路，以防损伤。在踝关节背侧，足背动脉外侧2cm处定点。使用特制弧形针刀，刀口线与足纵轴平行，针刀体与皮肤呈90°角，按四步进针规程进针刀。针刀经皮肤、皮下组织到达踝关节前外侧面，调转刀口线90°，使针刀的弧形面与距骨骨面相吻合，铲剥2～3刀，深度0.5cm。

③第2支针刀松解踝关节前中份关节囊的粘连瘢痕　先用记号笔标出足背动脉行经线路，以防损伤。在踝关节背侧，足背动脉内侧1cm处定位。使用特制弧形针刀，刀口线与足纵轴平行，针刀体与皮肤呈90°角，按四步进针规程进针刀。针刀经皮肤、皮下组织到达踝关节前面，调转刀口线90°，使针刀的弧形面与距骨骨面相吻合，铲剥2～3刀，深度0.5cm。

④第4支针刀松解踝关节前内侧关节囊的粘连瘢痕　先用记号笔标出足背动脉行经线路，以防损伤。在踝关节背侧，足背动脉内侧2cm处定位，使用特制弧形针刀，刀口线与足纵轴平行，针刀体与皮肤呈90°角，按四步进针规程进针刀。针刀经皮肤、皮下组织到达踝关节前内侧面，调转刀口线90°，使针刀的弧形面与距骨骨面相吻合，铲剥2～3刀，深度0.5cm。

5. 第五次针刀松解踝关节骨性强直

（1）体位　仰卧位，踝关节中立位。

（2）体表定位　踝关节内侧。

（3）消毒　施术部位用碘伏消毒两遍，然后铺无菌洞巾，使治疗点正对洞巾中间。

（4）麻醉　1%利多卡因局部定点麻醉。

（5）刀具　使用弧形针刀。

（6）针刀操作　见图30-95、图30-96。

①第1支针刀松解踝关节前侧的骨性强直　针

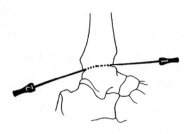

图 30-95　针刀松解踝关节前侧与后侧的骨性强直示意图

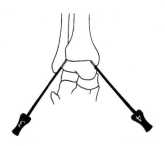

图 30-96　针刀松解踝关节内侧与外侧的骨性强直示意图

刀闭合性手术在电视透视下进行，通过透视确定关节间隙。先用记号笔标出足背动脉行经线路，以防损伤。使用特制弧形针刀，按四步进针法从足背动脉内侧 1cm 处进针刀，刀口线与足纵轴平行，针刀体与皮肤呈 90°角，针刀经皮肤、皮下组织到达踝关节前面，调转刀口线 90°，使针刀的弧形面与距骨骨面相吻合，用骨锤将针刀锤入胫距关节前部，直到关节中央。

②第 2 支针刀松解踝关节后侧的骨性强直　针刀闭合性手术在电视透视下进行，通过透视确定关节间隙。在踝关节后侧定位。使用特制弧形针刀，刀口线与足纵轴平行，针刀体与皮肤呈 90°角，按四步进针规程进针刀。针刀经皮肤、皮下组织、跟腱到达踝关节后面，调转刀口线 90°，使针刀的弧形面与距骨骨面相吻合，用骨锤将针刀锤入胫距关节后部，直到关节中央，与第 1 支针刀会师。

③第 3 支针刀松解踝关节外侧的骨性强直　针刀闭合性手术在电视透视下进行，通过透视确定关节间隙。在外踝尖定位。使用特制弧形针刀，刀口线与下肢纵轴平行，针刀体与皮肤呈 90°角，按四步进针规程进针刀。针刀经皮肤、皮下组织，到达外踝尖，调整针刀体，使之与外踝关节间隙方向一致，调转刀口线 90°，使针刀的弧形面与外踝骨面

相吻合，用骨锤将针刀锤入腓距关节，深度约 2cm。

④第 4 支针刀松解踝关节内侧的骨性强直　针刀闭合性手术在电视透视下进行，通过透视确定关节间隙。在内踝尖定位。使用特制弧形针刀，刀口线与下肢纵轴平行，针刀体与皮肤呈 90°角，按四步进针规程进针刀。针刀经皮肤、皮下组织，到达内踝尖，调整针刀体，使之与内踝关节间隙方向一致，调转刀口线 90°，使针刀的弧形面与内踝骨面相吻合，用骨锤将针刀锤入胫距关节，深度约1.5～2cm。

【针刀术后手法治疗】

在助手的协助下进行踝关节的对抗性牵引，使关节充分背屈、跖屈 3～5 次，后施关节弹压术以促使关节恢复到正常角度。注意手法不可过猛，否则强直引起踝关节骨折等严重并发症。

第十四节　肘部创伤性骨化性肌炎

【概述】

骨化性肌炎是指韧带、腱膜、肌腱及骨骼肌的胶原性组织的异常骨化为主要临床表现的疾病。一般临床上将其分为两型，即创伤性骨化性肌炎与进行性骨化性肌炎。肘关节的创伤性骨化性肌炎多发生在肘关节的前侧，如肱骨下段，尺桡骨上段前侧。对形成骨化性肌炎患者的治疗除开放性手术切除骨化组织外，无其他治疗方法，但开放性手术瘢痕本身又可引起肘关节的功能障碍，故除非骨化组织已和正常骨融合在一起时，才对患者实施开放性手术。在早、中期，可对患者实施针刀治疗，且治疗效果较好。

【病因病理】

1. 血肿演变　组织在受到创伤后会出现肌损伤，导致血肿。血肿在机化过程中，并未被逐渐吸收，而是由纤维组织填充逐渐转化为软骨组织，再由软骨组织发展为骨组织，并向骨骼肌内延伸。

2. 骨膜剥离或撕裂　当损伤迁延至骨膜时，会

导致骨化组织长入肌组织中，并逐渐在其中进行骨化性增殖，出现骨化征。

也有部分学者认为，该病是骨膜增生所致。受到外伤后，在组织的修复过程中，骨细胞分化并向肌组织中生长，因而使肌内出现骨质性结构。此外，有学者在研究中发现前列腺素的作用、肌代谢异常及肌组织本身的创伤性反应对骨化性肌炎的发生也存在一定的影响。

【临床表现】

创伤性骨化性肌炎，其病变部位多只显于单一的病灶，故又称其为局限性骨化性肌炎。

通常，组织受外伤 2~3 周后，在软组织中会出现钙化及骨化灶，主要表现为受伤组织的局部出现较大的血肿，关节局部与病灶区出现肿胀、疼痛，局部皮肤温度升高及关节运动功能受限。组织受创伤 3~4 周后，在 X 线平片上可显示出淡淡的云雾状影或毛绒状致密影像，多呈片状，且界限不清。到后期，随着关节局部肿胀的消失，在病灶区域可触及坚实的肿块，肘关节运动功能受限明显。组织受外伤 6~8 周后，在 X 线平片上可显示出病灶的边缘被致密骨包绕。肌内骨化影结构表现为界限清晰、边缘整齐、密度较高的阴影，具有新生骨的大部特点。病变软组织的核心有明显囊性结构，而其内腔也在逐渐扩大。组织受外伤 5~6 个月后，肿块逐渐收缩，并与邻近的骨皮质之间显出 X 线透亮带。该透亮带可作为与骨旁型骨肉瘤的重要鉴别点。

【诊断要点】

1. 患者均有明确的外伤史；大部分患者曾受伤后接受过多次复位操作；关节脱位复位后，未作关节制动；或伤后关节活动不佳，有以暴力强制扳动的病史。

2. 受伤软组织的局部出现钙化及骨化灶，关节局部与病灶区出现肿胀、疼痛，病变局部皮肤的温度升高，肘关节运动功能明显受限。

3. X 线检查对该病诊断的准确率很高，并能观察病情的发展变化。

【针刀治疗】

（一）治疗原则

根据针刀医学关于骨质增生病因学理论，骨化性肌炎是由于肘关节受伤后，引起附着于关节周围的肌腱、韧带起止点的应力异常，应力集中的部位被牵拉，人体在自我修复过程中引起纤维组织（粘连瘢痕）不足以抵抗这样的异常拉力，只有通过硬化、钙化、骨化来代偿，在局部形成钙化、骨化组织的病理过程。如在肱肌和肱二头肌止点处形成的钙化、骨化，可以引起肱肌和肱二头肌肌腹和起点拉力异常，从而形成粘连、瘢痕，如果病情进一步发展，可引起肱肌、肱二头肌肌腹部或者起点的钙化、骨化。故针刀治疗需要整体松解这些肌肉的起止点，切断部分肌肉与骨化组织的连接点。对早期局部有部分钙化、骨化的病变，进行针刀治疗，可获得满意的疗效；到晚期，由于新生骨与肱骨或者尺桡骨长在一起，使得针刀治疗较为困难。

（二）操作方法

1. 第一次针刀松解肘关节周围浅层的粘连瘢痕

（1）体位 仰卧位，前臂旋后位。

（2）体表定位 肘关节周围压痛点。

（3）消毒 施术部位用碘伏消毒两遍，然后铺无菌洞巾，使治疗点正对洞巾中间。

（4）麻醉 用 1% 利多卡因局部麻醉。

（5）刀具 使用 I 型针刀。

（6）针刀操作 见图 30-73、图 30-97。

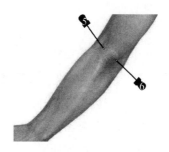

图 30-97 针刀松解肘关节后内外侧压痛点示意图

①第 1 支针刀松解肘关节外侧的压痛点 在肘关节外侧摸准压痛点，针刀体与皮肤垂直，刀口线

与前臂纵轴平行，按照针刀四步进针规程，针刀经皮肤、皮下组织，达硬结处，纵疏横剥 2~3 刀，范围不超过 0.5cm。

②第 2 支针刀松解肘关节内侧的压痛点　在肘关节内侧摸准压痛点，针刀体与皮肤垂直，刀口线与前臂纵轴平行，按照针刀四步进针规程，针刀经皮肤、皮下组织，达硬结处，纵疏横剥 2~3 刀，范围不超过 0.5cm。

③第 3 支针刀松解肘关节前外侧的压痛点　在肘关节外侧摸准压痛点，针刀体与皮肤垂直，刀口线与前臂纵轴平行，按照针刀四步进针规程，针刀经皮肤、皮下组织，达硬结处，纵疏横剥 2~3 刀，范围不超过 0.5cm。

④第 4 支针刀松解肘关节前内侧的压痛点　在肘关节前内侧摸准压痛点，针刀体与皮肤垂直，刀口线与前臂纵轴平行，按照针刀四步进针规程，针刀经皮肤、皮下组织，达硬结处，纵疏横剥 2~3 刀，范围不超过 0.5cm。

⑤第 5 支针刀松解肘关节后外侧的压痛点　在肘关节后外侧摸准压痛点，针刀体与皮肤垂直，刀口线与前臂纵轴平行，按照针刀四步进针规程，针刀经皮肤、皮下组织，达硬结处，纵疏横剥 2~3 刀，范围不超过 0.5cm。

⑥第 6 支针刀松解肘关节后内侧的压痛点　在肘关节后内侧摸准压痛点，针刀体与皮肤垂直，刀口线与前臂纵轴平行，按照针刀四步进针规程，针刀经皮肤、皮下组织，达硬结处，纵疏横剥 2~3 刀，范围不超过 0.5cm。

（7）注意事项

①在做肘关节前侧针刀松解前，先标记肱动脉走行位置，针刀应尽可能从肱二头肌腱外侧进针刀，避免损伤肱动、静脉和正中神经，刀口线应与肱动脉走行方向一致，如硬结在肘关节前内侧，肱动脉的深层时，应从肱动脉内侧 1cm 进针刀，斜刺到硬结，可避免损伤神经血管（图 30 – 98）。

②在做肘关节后内侧针刀松解时，应尽可能贴尺骨鹰嘴内侧进针刀，刀口线与前臂纵轴一致，避

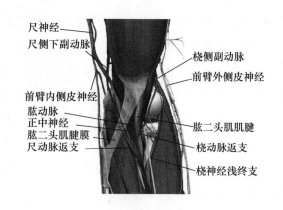

图 30 – 98　肘关节解剖结构图（前区）

免损伤尺神经。

2. 第二次针刀松解肘关节近端的骨化部位

（1）体位　仰卧位，前臂旋后位。

（2）体表定位　肘关节，肱动脉走行路线。

（3）消毒　施术部位用碘伏消毒两遍，然后铺无菌洞巾，使治疗点正对洞巾中间。

（4）麻醉　臂丛神经阻滞麻醉或 1% 利多卡因局部麻醉。

（5）刀具　使用 I 型针刀。

（6）针刀操作　见图 30 – 99。

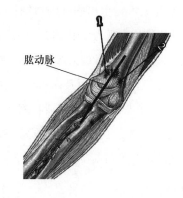

图 30 – 99　针刀松解肘关节近端骨化部位示意图

①第 1 支针刀松解肘关节近端外侧的骨化部位　在肘关节近端，肱骨前外侧包块处，肱动脉外侧 1cm 定位，针刀体与皮肤垂直，刀口线与前臂纵轴平行，按照针刀四步进针规程，针刀经皮肤、皮下组织，当刀下有韧性感时，即到达骨化的包膜，刺穿包膜，在骨化包块内纵疏横剥 2~3 刀，范围不超过 0.5cm。然后进针刀达肱骨前外侧骨面，调转刀口线 90°，沿骨面向前下铲剥 2~3 刀，范围不超

过0.5cm。

②第2支针刀松解肘关节近端内侧的骨化部位 在肘关节近端，肱骨前内侧包块处，肱动脉内侧1cm定位，针刀体与皮肤垂直，刀口线与前臂纵轴平行，按照针刀四步进针规程，针刀经皮肤、皮下组织，当刀下有韧性感时，即到达骨化的包膜，刺穿包膜，在骨化包块内纵疏横剥2~3刀，范围不超过0.5cm。然后进针刀达肱骨前内侧骨面，调转刀口线90°，沿骨面向前下铲剥2~3刀，范围不超过0.5cm。

（7）注意事项

①与第一次针刀松解肘关节周围浅层的粘连瘢痕的注意事项相同。

②根据病情，骨化部位可作3~5次针刀松解，隔5~7天做下一次针刀松解，只是进针部位与上一次进针部位间隔1cm，针刀操作方法相同。

3. 第三次针刀松解肘关节远端桡骨上段的骨化部位

（1）体位 仰卧位，前臂旋后位。

（2）体表定位 肘关节，肱动脉走行路线。

（3）消毒 施术部位用碘伏消毒两遍，然后铺无菌洞巾，使治疗点正对洞巾中间。

（4）麻醉 臂丛神经阻滞麻醉或1%利多卡因局部麻醉。

（5）刀具 使用I型针刀。

（6）针刀操作 在肘关节远端，桡骨前侧包块处，肱动脉外侧1cm定位，针刀体与皮肤垂直，刀口线与前臂纵轴平行，按照针刀四步进针规程，针刀经皮肤、皮下组织，刀下有韧性感时，到达骨化的包膜，刺穿包膜，在骨化包块内纵疏横剥2~3刀，范围不超过0.5cm。然后进针刀，达桡骨前外侧骨面，调转刀口线90°，沿骨面向前下铲剥2~3刀，范围不超过0.5cm（图30-100）。

（7）注意事项

①与第一次针刀松解肘关节周围浅层的粘连瘢痕的注意事项相同。

②根据病情，骨化部位可做3~5次针刀松解，

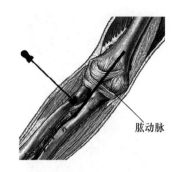

图30-100 针刀松解肘关节远端与桡骨上段骨化部位示意图

隔5~7天作下一次针刀松解，只是进针部位与上一次进针部位间隔1cm，针刀操作方法相同。

4. 第四次针刀松解肘关节远端尺骨上段的骨化部位

（1）体位 仰卧位，前臂旋后位。

（2）体表定位 肘关节，肱动脉走行路线。

（3）消毒 施术部位用碘伏消毒两遍，然后铺无菌洞巾，使治疗点正对洞巾中间。

（4）麻醉 臂丛神经阻滞麻醉或1%利多卡因局部麻醉。

（5）刀具 使用I型针刀。

（6）针刀操作 在肘关节远端，尺骨前侧包块处，肱动脉内侧1cm定位，针刀体与皮肤垂直，刀口线与前臂纵轴平行，按照针刀四步进针规程，针刀经皮肤、皮下组织，当刀下有韧性感时，即到达骨化的包膜，刺穿包膜，在骨化包块内纵疏横剥2~3刀，范围不超过0.5cm。然后进针刀达尺骨前外侧骨面，调转刀口线90°，沿骨面向前下铲剥2~3刀，范围不超过0.5cm（图30-101）。

5. 第五次针刀松解肘关节周围的韧带。

（1）体位 仰卧位，前臂旋后位。

（2）体表定位 肘关节，肱动脉走行路线。

（3）消毒 施术部位用碘伏消毒两遍，然后铺无菌洞巾，使治疗点正对洞巾中间。

（4）麻醉 臂丛神经阻滞麻醉或1%利多卡因局部麻醉。

（5）刀具 使用I型针刀。

（6）针刀操作 见图30-102。

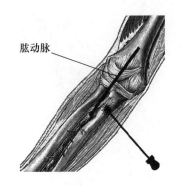

图 30 - 101　针刀松解肘关节远端尺骨
上段骨化部位示意图

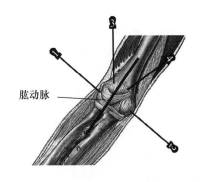

图 30 - 102　针刀松解肘关节周围韧带示意图

①第 1 支针刀松解桡侧副韧带起点　在肱骨外上髁定位，针刀体与皮肤垂直，刀口线与前臂纵轴平行，按照针刀四步进针规程，针刀经皮肤、皮下组织，达肱骨外上髁骨面，调转刀口线 90°，沿骨面向前下铲剥 2～3 刀，范围不超过 0.5cm。

②第 2 支针刀松解尺侧副韧带起点　在肱骨内上髁定位，针刀体与皮肤垂直，刀口线与前臂纵轴平行，按照针刀四步进针规程，针刀经皮肤、皮下组织，达肱骨内上髁骨面，调转刀口线 90°，沿骨面向前下铲剥 2～3 刀，范围不超过 0.5cm。

③第 3 支针刀松解肘关节前外侧关节囊　在肘关节前侧，肱骨外上髁平面，肱动脉标记点外侧 1cm 进针刀，针刀体与皮肤垂直，刀口线与前臂纵轴平行，按照针刀四步进针规程，针刀经皮肤、皮下组织，达肱骨外上髁前面的骨面，调转刀口线 90°，沿骨面向前下铲剥 2～3 刀，范围不超过 0.5cm。

④第 4 支针刀松解肘关节前内侧关节囊　在肘关节前侧，肱骨内上髁平面，肱动脉标记点内侧

1cm 进针刀，针刀体与皮肤垂直，刀口线与前臂纵轴平行，按照针刀四步进针规程，针刀经皮肤、皮下组织，达肱骨内上髁前面的骨面，调转刀口线 90°，沿骨面向前下铲剥 2～3 刀，范围不超过 0.5cm。

（7）注意事项

①与第 1 次针刀松解肘关节周围浅层的粘连瘢痕的注意事项相同。

②根据病情，骨化部位可作 3～5 次针刀松解，隔 5～7 天作下一次针刀松解，只是进针部位与上一次进针部位间隔 1cm，针刀操作方法相同。

6. 第六次针刀松解肱二头肌及肱肌起点的异常应力点

（1）体位　仰卧位，前臂旋后位。

（2）体表定位　喙突，肱骨结节间沟，肱骨下段前面，先标记肱动脉走行路线。

（3）消毒　施术部位用碘伏消毒两遍，然后铺无菌洞巾，使治疗点正对洞巾中间。

（4）麻醉　臂丛神经阻滞麻醉或 1% 利多卡因局部麻醉。

（5）刀具　使用 I 型针刀。

（6）针刀操作　见图 30 - 103。

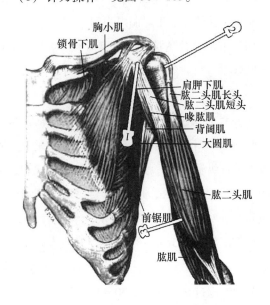

图 30 - 103　针刀肱二头肌及肱肌起点异常应力点示意图

①第 1 支针刀松解肱二头肌短头的起点——喙突顶点的外 1/3　针刀体与皮肤垂直，刀口线与肱骨长轴一致，按针刀四步进针规程，针刀经皮肤、

皮下组织，直达喙突顶点外 1/3 骨面，纵疏横剥两刀，范围不超过 0.5cm。

②第 2 支针刀松解肱二头肌长头在结节间沟处的粘连 针刀体与皮肤垂直，刀口线与肱骨长轴一致，按针刀四步进针规程进针刀，直达肱骨结节间沟前面的骨面，先用提插刀法松解两刀，切开肱横韧带，然后顺结节间沟前壁，向后做弧形铲剥两刀。

③第 3 支针刀松解肱肌起点的粘连 针刀体与皮肤垂直，刀口线与肱骨长轴一致，按针刀手术四步操作规程进针刀，直达肱骨下段前面的骨面，纵疏横剥两刀，范围不超过 0.5cm。

（7）注意事项 与第一次针刀松解肘关节周围浅层的粘连瘢痕的注意事项相同。

【针刀术后手法治疗】

患者坐位，一助手握其患侧上臂，术者握患者侧前臂上段，做肘关节伸屈活动数次，在屈肘关节到达最大位置时，做弹拨手法。每次手法应循序渐进，不可用暴力手法，否则可能引起肘关节骨折等严重并发症。

第十五节 股骨头骨软骨炎

【概述】

股骨头骨软骨炎，临床上又将其称为扁平髋或潘西病。主要是因为股骨头骺的骨化核的缺血坏死，导致股骨头不同程度的变形，从而影响髋关节功能活动的一种骨性关节炎。本病多见于儿童，特别是 4～7 岁的幼童，多以单侧发病为主；在成人，该病则以骨关节炎的形式出现。

【病因病理】

本病发生的原因，大部分学者认为多由髋关节的外伤以及其慢性劳损所造成，如自高处跳下或多次摔倒以及髋部的撞击伤等，虽未出现骨折类的破坏，却可使位于股骨头处的骨骺受到损伤，并引起股骨头骨骺处的血供发生障碍，从而导致股骨头缺血性坏死。

由于股骨头骨软骨炎起病缓慢，病程长，所以其症状以及体征在早期均不会明显，而易被忽视，一旦症状明显时，又往往已是后期，给治疗带来困难。所以对该病要早发现、早治疗，才会有好的治疗效果。

【临床表现】

在患者步行时，可出现跛行，在快速步行时跛行会表现得更加明显，而远行困难。患者在开始时，往往会在走路时出现患髋的疼痛，而于休息后减轻，主要表现在腹股沟的内侧处，并常向同侧的髋膝部放射，随病情的进展，疼痛可由间歇性逐渐转变为持续性，此时髋关节功能障碍明显。本病开始时会因为疼痛而影响活动以及负重，随病情的进展，由于股骨头骨骺的变形会逐渐影响到患髋的屈伸与旋转活动，特别是在髋关节外展外旋时，活动受限更加明显，严重时下蹲与盘腿不能，连穿裤子都会感到困难。至后期，患髋会出现屈曲、内收挛缩畸形，并伴有肌肉萎缩明显，以大腿为明显，臀肌也可出现萎缩。

【诊断要点】

1. 跛行，可于患者步行时发现，让患者快速步行时，跛行会更加明显，远行则显得更为困难。

2. 疼痛，开始于步行时出现患髋疼痛，休息可缓解，常向同侧髋膝部放射，到后期，可由间歇性疼痛转变为持续性疼痛。

3. 髋关节运动功能障碍。

4. 后期患髋会呈屈曲、内收样挛缩畸形。

5. 肌肉萎缩，以大腿为明显。

6. X 线表现：①早期：髋关节囊阴影会扩大，而关节间隙增宽，干骺端脱钙；股骨头处的骨化核会变小，而密度增高，外形尚可，数周后股骨头可向外侧脱位，半年后骨化核会出现碎裂；②缺血坏死期：此期中，股骨头会变扁；③退行期：病后 1～3 年内会发生退行性改变，股骨颈变得短而宽，干骺端稀疏，并有囊性样变；④恢复期：股骨头骨骺密度恢复正常，但股骨头则变成宽扁的卵圆形、杯状，从而形成扁平状髋，甚至会出现半脱位。

【针刀治疗】

（一）治疗原则

针刀治疗依据针刀医学慢性软组织损伤病因病理学理论和病理构架的网眼理论，通过对髋关节周围软组织的关键病变点进行整体的松解，再加以针刀术后的手法，彻底松解病变的病理构架，消除髋关节的病理因素，从而增加股骨头的血液供应，以达到治疗目的。

（二）操作方法

1. 第一次针刀松解髋关节前侧关节囊及内收肌起点的粘连和瘢痕

（1）体位　仰卧位。

（2）体表定位　髋关节前侧关节囊，内收肌起点整体松解。

（3）消毒　施术部位用碘伏消毒两遍，然后铺无菌洞巾，使治疗点正对洞巾中间。

（4）麻醉　在硬膜外麻醉下进行。

（5）刀具　使用Ⅱ型直形及弧形针刀。

（6）针刀操作　见图30-104。

①第1支针刀松解髋关节髂股韧带及髋关节前面关节囊　从髋关节前侧关节穿刺点进针刀，刀口线与下肢纵轴平行，针刀体与皮肤呈90°角，针刀经皮肤、皮下组织，当针刀下有韧感时，即到了髂股韧带中部，纵疏横剥两刀，范围不超过1cm，再向下进针，当有落空感时，即到关节腔，用提插刀法切割两刀，范围不超过1cm。

②第2支针刀松解耻骨肌起点　从耻骨上支耻骨肌起点进针刀，刀口线与下肢纵轴平行，针刀体与皮肤呈90°角，针刀经皮肤、皮下组织，直接到达耻骨上支肌肉起点部，在骨面上左右上下各铲剥两刀，范围不超过0.5cm。

③第3支针刀松解长收肌起点　从耻骨结节进针刀，刀口线与下肢纵轴平行，针刀体与皮肤呈90°角，针刀经皮肤、皮下组织，向耻骨下支方向行

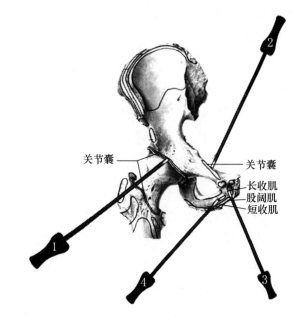

图30-104　髋关节前侧关节囊及
内收肌起点针刀松解示意图

进，刀下有坚韧感时为长收肌起点，贴骨面上下铲剥两刀，范围不超过0.5cm。

④第4支针刀松解短收肌、股薄肌起点　从耻骨结节下外1cm进针刀，刀口线与下肢纵轴平行，针刀体与皮肤呈90°角，针刀经皮肤、皮下组织，沿耻骨下支方向向外下行进，刀下有坚韧感时为短收肌、股薄肌起点，贴骨面上下铲剥两刀，范围不超过0.5cm。

2. 第二次针刀松解髋关节后外侧关节囊及股二头肌起点的粘连和瘢痕

（1）体位　侧俯卧位。

（2）体表定位　髋关节后外侧关节囊，股二头肌起点整体松解。

（3）消毒　施术部位用碘伏消毒两遍，然后铺无菌洞巾，使治疗点正对洞巾中间。

（4）麻醉　在硬膜外麻醉下进行。

（5）刀具　使用Ⅱ型直形及弧形针刀。

（6）针刀操作　见图30-105。

①第1支针刀松解髋关节外侧关节囊　从髋关节外侧关节穿刺点进针刀，刀口线与下肢纵轴平行，针刀体与皮肤呈130°角，沿股骨颈干角方向进针刀，针刀经皮肤、皮下组织，达股骨大转子尖，

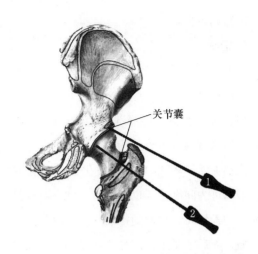

图 30-105　髋关节后外侧关节囊针刀松解示意图

提插刀法切割两刀，切开部分臀中肌止点，然后抬起针刀，使针刀体向上与股骨干呈 90°角，再向下进针，当有落空感时即到关节腔，用提插刀法切割两刀，范围不超过 1cm。

②第 2 支针刀松解髋关节后侧关节囊　在股骨大粗隆平面，贴股骨后缘进针刀，针刀体与皮肤呈 130°角，沿股骨颈干角方向进针刀，针刀经皮肤、皮下组织，紧贴股骨颈，当有落空感时，即到关节腔，用提插刀法切割两刀，范围不超过 1cm。

3. 第三次针刀松解臀大肌、臀中肌起点处的粘连和瘢痕

（1）体位　健侧卧位。

（2）体表定位　髂嵴髂骨翼交界处。

（3）消毒　施术部位用碘伏消毒两遍，然后铺无菌洞巾，使治疗点正对洞巾中间。

（4）麻醉　用 1% 利多卡因局部浸润麻醉，每个治疗点注药 1ml。

（5）刀具　使用 I 型 3 号针刀。

（6）针刀操作　见图 29-89。

①第 1 支针刀松解臀大肌起点后部的挛缩点在髂骨翼臀后线以后找到臀大肌的起点定位。刀口线与臀大肌肌纤维走行方向一致，针刀经皮肤、皮下组织，到达髂骨翼骨面，向下铲剥 2~3 刀，范围为 1cm。

②第 2 支针刀臀大肌起点前部的挛缩点　以第 1 支针刀前方 3cm 定点，针刀操作方法同第 1 支针

刀操作方法。

③第 3 支针刀松解臀中肌起点后部的挛缩点在髂骨翼上髂嵴最高点向后 5cm 处定位。刀口线与臀中肌肌纤维走行方向一致，针刀经皮肤、皮下组织，到达髂骨翼骨面，调转刀口线 90°，贴骨面向下铲剥 2~3 刀，范围为 1cm。

④第 4 支针刀松解臀中肌起点中部的挛缩点在髂骨翼上髂嵴最高点向后 3cm 处定位。刀口线与臀中肌肌纤维走行方向一致，针刀经皮肤、皮下组织，到达髂骨翼骨面，调转刀口线 90°，向下铲剥 2~3 刀，范围为 1cm。

⑤第 5 支针刀松解臀中肌起点前部的挛缩点在髂骨翼上髂嵴最高点处定位。刀口线与臀中肌纤维走行方向一致，针刀经皮肤、皮下组织，到达髂骨翼骨面，调转刀口线 90°，向下铲剥 2~3 刀，范围为 1cm。

【针刀术后手法治疗】

针刀术毕，手法拔伸牵引，旋转髋关节 2~3 次，在病床上进行间断下肢牵引 6 周，牵引重量 30kg，以使关节间隙增宽，血液微循环得以恢复，有利于软骨的生长发育。

第十六节　股骨头坏死

【概述】

股骨头坏死，可由髋关节损伤、关节手术、类风湿、饮酒过量、长期激素治疗等多种原因引起。坏死如未能及时修复，可发展为股骨头塌陷，严重影响髋关节功能。

【病因病理】

如前所述无菌性股骨头坏死可由多种原因引起，除损伤后缺血性股骨头坏死发病机制较明确外，其他原因引起者多机制不明。

缺血性股骨头坏死的演变过程可分为 3 个阶段：坏死期、修复期和股骨头塌陷期。

1. 坏死期　股骨头缺血后，大部分骨细胞于缺

血后 2 小时失去合成能力。除软骨外，于 12～24 小时内，股骨头内所有细胞均死亡。

2. 修复期 修复过程大约于 2 周左右开始，与坏死过程交错进行。最早出现的修复反应是骨小梁之间的原始间叶细胞和毛细血管增生，并逐渐扩展，8～12 周后，可遍及坏死股骨头的大部分。在坏死骨小梁表面的间叶细胞逐渐分化为成骨细胞，并合成新骨。未分化的间叶细胞和破骨细胞穿入死骨区，进行吸收清除，并由新生骨代替，最后完全变为活骨，称为爬行替代过程，再经漫长的晚期塑造，变为成熟的骨小梁。

3. 股骨头塌陷 在整个修复过程中皆可发生塌陷。一般认为，在爬行替代过程中，新生血管已长入，但尚未骨化，形成一个软化带，在遭受外力时即可塌陷，临床上发现坏死塌陷均在坏死骨与正常骨交界处。由此可见，塌陷是以修复为前提的，有实验研究证明，修复能力越强，塌陷率越高，进展越快。

根据慢性软组织损伤的理论，针刀医学认为本病虽病因多有不同，但共同的病理生理变化是关节囊和髋关节周围软组织损伤或微循环障碍，使股骨头得不到足够的营养而坏死。

【临床表现】

股骨头坏死病人的临床表现往往很隐蔽，在缓慢的发病过程中早期诊断常被延误。因此，提高对股骨头坏死一病的认识极为重要。不同病因所致的股骨头坏死有着不同的病史。在采集病史时，要仔细了解外伤史，即使是极轻微的外伤也应给予重视。应用皮质类固醇（激素）的病史，有时是很小的剂量也可能引起极不良的后果。饮酒史是一项重要内容，每天饮酒 250ml，半年以上就可能患脂肪肝或股骨头坏死。是否患过与股骨头坏死有关的疾病，如动脉硬化、某些贫血症、类风湿关节炎、强直性脊柱炎、痛风等症。有些特殊职业，如高空飞行、潜水作业、某些与毒性物品相关的职业等也应注意。询问暴力损伤史，了解伤后骨折或脱位时损伤的程度及合并症等，应特别注意初期处理的时间、次数和质量。

1. 症状

（1）疼痛 发生于外伤后者，多在伤痛消失较长时间后再产生疼痛。应用激素或其他疾病所致者与外伤者大致相同。疼痛部位大多在髋关节周围，以腹股沟韧带中点下外处为主，也可以发生在大转子上或臀后部。可以是逐渐发生，也可能突然疼痛；疼痛可为间歇性，也可为持续性。不管是何原因所致的骨坏死，它们的疼痛在开始时都多为活动后疼痛，而后才发生夜间痛或休息痛。夜间痛或休息痛大多为骨或囊内压升高的表现。疼痛的性质也大致相似，开始多为酸痛、钝痛等不适，逐渐产生刺痛或夜间痛等症状。

（2）放射痛 疼痛常向腹股沟区、臀后区或外侧放射，个别人还有麻木感。比较常见的特殊症状是膝部或膝内侧的放射痛，如果为原因不清的膝部痛，特别应当想到髋关节是否有病，这是一个非常值得提高警惕的信号。

（3）髋关节僵硬或活动受限 早期为关节屈伸不灵活，有的人不能跷二郎腿，或患肢外展外旋活动受限，"盘腿"困难。到晚期则关节活动极度受限甚至强直。

（4）进行性短缩性跛行 由于疼痛而致的跛行为保护性反应，而股骨头塌陷者则是短缩所致；在晚期可由髋关节半脱位所致。早期往往出现间歇性跛行，儿童表现最为明显。双侧病变者，步态蹒跚，行走艰难。

（5）下肢无力 行路、劳作均感力不从心。

（6）下蹲、展腿困难 下蹲时髋关节疼痛，下蹲的度数越来越小。下肢的外展距离逐渐缩小，以至外展大腿极度困难，甚至丧失外展功能。

2. 体征

（1）压痛 早期仅有髋关节局部压痛，其压痛点多在腹股沟中点稍下方或在臀后、转子间线稍内处。

（2）"4"字试验 又称法伯尔－派崔克（Fabere－Patrick）试验。患者仰卧位，一侧髋膝关节屈曲，髋关节外展、外旋，小腿内收、外旋，将足外踝放在对侧大腿上，两腿相交成"4"字形。检查者以一手掌压住左髂前上棘固定骨盆，右手向下向外压患者右膝。如髋关节出现疼痛，而膝关节不能接触床面为阳性，表明该侧髋关节有病变（图30 - 106）。

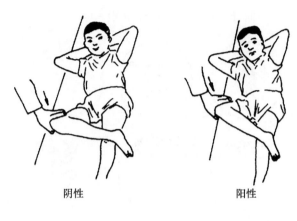

阴性　　　　　阳性

图 30 - 106　"4" 字试验

（3）阿利斯（Allis）试验　患者取仰卧位，屈膝屈髋，两足并齐，足底放于床面上，正常时双膝顶点应该等高，若一侧膝比另一侧低时即为阳性（图 30 - 107）。

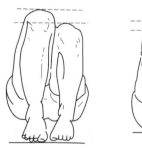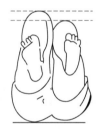

图 30 - 107　艾利斯试验

（4）托马斯（Thomas）试验　患者仰卧位，腰部放平紧贴于床面，将健腿髋、膝极度屈曲，尽力使大腿接近于腹壁，置骨盆于前倾体位，然后再令患者将患肢伸直，若患肢不能伸直而呈屈曲状态为阳性，大腿与床面形成的夹角即为畸形角度（图30 - 108），提示髋关节有屈曲挛缩畸形或髂腰肌痉挛。

（5）川德伦伯格试验（Tredelenburg 征）　亦称髋关节承重机能试验，即单腿站立试验。站立位，检查者站于病人背后观察。嘱病人先以健侧下肢单

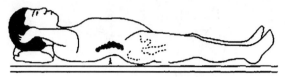

患肢平放床面，腰椎代偿性前凸

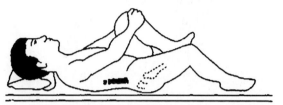

健肢屈曲髋，膝关节，腰椎前凸消失，但患肢髋屈曲

图 30 - 108　托马斯试验（阳性）

腿站立，患侧下肢抬起，患侧骨盆向上抬起，该侧臀皱襞上升为阴性；再嘱患侧单腿站立，健腿屈膝离地，此时患侧骨盆（臀皱襞）下降即为阳性。此试验反应髋关节稳定情况，任何髋关节结构的改变如先天性或外伤性髋关节脱位、股骨颈骨折等或肌瘫痪、无力而影响臀肌，特别是影响臀中肌的作用，甚至发生麻痹性髋脱位时，此试验均呈阳性（图 30 - 109）。

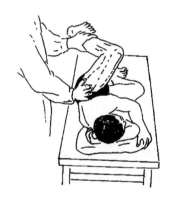

图 30 - 109　川德伦伯格试验

（6）欧伯尔（Ober）试验　又称髂胫束挛缩试验。患者取侧卧位，健腿在下呈屈膝屈髋体位，患腿在上，膝屈曲90°位，减少腰椎前凸，检查者一手固定骨盆，另一手握住患者踝部，将患髋后伸外展，然后放松握踝之手，正常时应落在健腿之后方，若患肢大腿不能落下或落在健腿之前方为阳性，说明患肢髋关节有屈曲外展畸形。本方法主要检查因髂胫束挛缩引起的屈曲外展畸形（图 30 - 110）。

（7）股内收肌检查　病人侧卧位，被检侧下肢

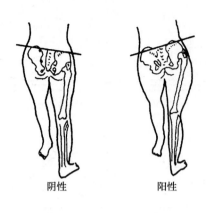

阴性　　　　阳性

图 30 - 110　欧伯尔试验

置检查台上。检查者托起位于上方的下肢,使上方的髋关节呈外展 25°位。令病人内收髋关节直到检查侧大腿与上方的大腿相接触。用对抗其运动方向的抵抗力施加于膝关节近端。也可取仰卧位,伸直膝关节,令病人抗阻力地由外展位内收下肢,触到收缩的肌腹。

(8) 髋外旋肌检查　病人坐位,双下肢沿检查台垂下,双手扶住检查台以固定骨盆。检查者一手于膝关节上施加压力,以防髋关节外展和屈曲,另一手在踝关节施加阻力,令病人抗阻力外旋膝关节。也可取仰卧位,下肢伸直,做下肢抗阻力外旋动作。

(9) 肢体测量　肢体长度测量可能稍短,肢体相对应部位的周径测量患侧可能较细,说明有肌萎缩。

3. 影像学变化特征

(1) X线片表现　临床 X 线分期,一般以 Marcus 法分为 6 期。

Ⅰ期　无症状,X 线片有轻微密度增高,或点状密度增高区。

Ⅱ期　仍无症状,X 线密度明显增高,头无塌陷。

Ⅲ期　症状轻微,有软骨下骨折或新月征,一般多见于扇形骨折,而新月征较少见到。

Ⅳ期　髋痛,呈阵发性或持续性,跛行及功能受限,股骨头扁平或死骨区塌陷。

Ⅴ期　疼痛明显,死骨破裂,关节间隙狭窄,骨质密度增加、硬化。

Ⅵ期　疼痛严重,有的较 Ⅴ 期疼痛减轻,但股骨头肥大变形,半脱位,髋臼不光滑,甚或硬化增加。

(2) CT 扫描表现　CT 扫描过程中,因股骨头在髋臼中心,表面的关节软骨有时厚度不均,在中央小窝平面的骨松质中心部分可见骨小梁增厚呈星芒状排列,故名"星芒征"(图 30 - 111)。

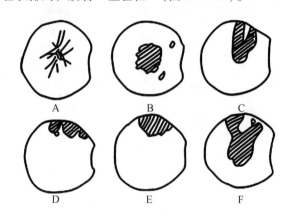

图 30 - 111　股骨头"星芒征"
A. 正常"星芒征"　　B ~ F. 异常"星芒征"

正常股骨头光滑完整,骨小梁中心稍粗,星芒状骨小梁向股骨周围放射状排列。部分骨小梁可呈丛状增粗,中央部出现轻度融合。股骨头坏死时,星芒征的形状、密度及部位等皆可发生相应改变。这个特征正好与股骨头坏死的早期改变做鲜明对比,可以较早地发现股骨头坏死;CT 片比 X 线片能更清晰地显示股骨头坏死区内的增生、硬化、碎裂和囊性变等病变,较早地发现股骨头坏死的征象。

(3) MRI 扫描表现　见图 30 - 112。

MRI 对诊断股骨头坏死具有重要的意义。在 0 期,患者无自觉症状,X 线片无异常,此时 MRI 可有阳性表现,典型的表现为 T_2 加权像上呈"双线征",负重区出现外围低信号环绕内圈高信号。间质反应区肉芽组织充血水肿成为内圈高信号,外围反应性硬化缘为增生的骨小梁,表现为低信号。

Ⅰ期,在 T_1 加权像上股骨头负重区显示线样低信号,而在 T_2 加权像上该区比正常组织信号强,表

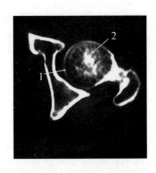

图30-112　股骨头坏死CT图像（Ⅱ期）

1. "星芒征"变形；2. 新月征

现为局限性信号升高或"双线征"。由于股骨头坏死，血管阻塞，静脉灌注量减低，骨内压增高，髓腔内灌注减少，造成水肿，股骨头髓腔内含氢较多的脂肪组织受到侵犯，坏死后造成氢的浓度减低，合并发生修复反应。此期，X线片仅显示有骨质疏松表现。

Ⅱ期，在 T_1 加权像上，股骨头区有新月形不均匀信号强度的坏死区。在 X 线平片上，股骨头内可见高密度的硬化区。

Ⅲ期，股骨头开始变形，软骨下塌陷，新月体形成，但关节间隙正常。T_1 加权像上为带状低信号区，有时会不明显；在 T_2 加权像上，由于细胞内渗出或关节液充填骨折线呈高信号。在 X 线平片上，由于矿物质的沉积而出现高密度。

Ⅳ期，关节软骨被彻底破坏，关节间隙狭窄，合并退行性改变。此时，股骨头坏死异常信号带常较 X 线平片范围大，形状可为线状、带状、楔形或新月形，多位于股骨头前上方，范围和大小不一。

【诊断要点】

1. 主要标准

（1）临床症状、体征和病史　髋关节痛，以腹股沟和臀部、大腿为主，髋关节内旋活动受限且内旋时疼痛加重，有髋部外伤史、应用皮质类固醇史或酗酒病史。

（2）X 线改变　股骨头塌陷而无关节间隙变窄；股骨头内有分界的硬化带；软骨下骨折有透亮线影（新月征阳性、软骨下骨折）。

（3）骨同位素扫描　显示股骨头内热区中有冷区。

（4）股骨头 MRI　T_1 加权像带状低信号影或 T_2 加权像显示双线征。

（5）骨活检　显示骨小梁骨细胞空陷窝超过50％，且累及邻近多根骨小梁，骨髓坏死。

2. 次要标准

（1）X 线片显示股骨头塌陷伴关节间隙变窄，股骨头内囊性变或斑点状硬化，股骨头外上部变扁。

（2）核素骨扫描显示热区中冷区。

（3）股骨头 MRI 显示同质性或异质性低信号强度，伴加权像带状型改变。

两个或两个以上主要标准阳性，即可诊断为股骨头坏死。一个主要标准阳性或三个次要标准阳性，至少包括一种 X 线片异常，即可诊断为可疑股骨头坏死。

【针刀治疗】

（一）治疗原则

依据针刀医学关于人体弓弦力学系统及疾病病理构架的网眼理论，股骨头坏死的基本原因是由于髋关节弓弦力学系统力平衡失调，导致股骨头压力性骨坏死，针刀整体松解髋关节周围软组织的粘连和瘢痕，调节了髋关节内张力、拉力、压力的平衡。对股骨头坏死早期病人，针刀整体松解术可以避免人工髋关节置换；对中期病人，针刀整体松解术可避免或者明显延长人工髋关节置换的时间。

（二）操作方法

1. 第一次针刀松解髋关节前侧关节囊及内收肌起点的粘连和瘢痕

（1）体位　仰卧位。

（2）体表定位　髋关节前侧关节囊，内收肌起点。

（3）消毒　在施术部位，用碘伏消毒3遍，然后铺无菌洞巾，使治疗点正对洞巾中间。

（4）麻醉　用1%利多卡因局部浸润麻醉，每个治疗点注药1ml。

（5）刀具　Ⅱ型直形针刀和弧形针刀。

（6）针刀操作　见图30－113。

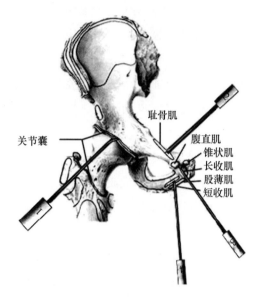

关节囊　耻骨肌　腹直肌　锥状肌　长收肌　股薄肌　短收肌

图30－113　针刀松解髋关节前侧

①第1支针刀松解髋关节髂股韧带及髋关节前面关节囊。使用Ⅱ型弧形针刀，从髋关节前侧关节穿刺点进针刀，刀口线与下肢纵轴平行，针刀体与皮肤呈90°角，针刀经皮肤、皮下组织，当针刀下有坚韧感时，即到达髂股韧带中部，纵疏横剥3刀，范围0.5cm。调转刀口线90°角，弧形向上进针，当有落空感时，即达关节腔，用提插刀法切割3刀，范围0.5cm。

②第2支针刀松解耻骨肌起点。使用Ⅱ型直形针刀，从耻骨上支的耻骨肌起点进针刀，刀口线与下肢纵轴平行，针刀体与皮肤呈90°角，针刀经皮肤、皮下组织，直接到达耻骨上支耻骨肌起点部，在骨面上左右上下各铲剥3刀，范围0.5cm。

③第3支针刀松解长收肌起点。使用Ⅱ型直形针刀，从耻骨结节进针刀，刀口线与下肢纵轴平行，针刀体与皮肤呈90°角，针刀经皮肤、皮下组织，向耻骨下支方向行进，刀下有坚韧感时为长收肌起点，上下铲剥3刀，范围0.5cm。

④第4支针刀松解短收肌、股薄肌起点。使用Ⅱ型直形针刀，从耻骨结节下外1cm处进针刀，刀

口线与下肢纵轴平行，针刀体与皮肤呈90°角，针刀经皮肤、皮下组织，沿耻骨下支方向向外下行进，刀下有坚韧感时为短收肌、股薄肌起点，贴骨面上下铲剥3刀，范围0.5cm。

⑤术毕，拔出针刀，局部压迫止血3分钟后，创可贴覆盖针眼。

2. 第二次针刀松解髋关节后外侧关节囊及股二头肌起点的粘连和瘢痕

（1）体位　健侧卧位。

（2）体表定位　髋关节后外侧关节囊，股二头肌起点。

（3）消毒　在施术部位，用碘伏消毒两遍，然后铺无菌洞巾，使治疗点正对洞巾中间。

（4）麻醉　用1%利多卡因局部浸润麻醉，每个治疗点注药1ml。

（5）刀具　Ⅱ型直形和弧形针刀。

（6）针刀操作　见图30－114。

①第1支针刀松解臀中肌止点的粘连和瘢痕。使用Ⅱ型直形针刀，在股骨大转子尖进针刀，刀口线与下肢纵轴平行，针刀体与皮肤呈130°角，沿股骨颈干角方向进针刀，针刀经皮肤、皮下组织，达股骨大转子尖，提插刀法切割3刀，切开部分臀中肌止点。

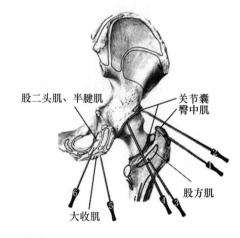

股二头肌、半腱肌　关节囊　臀中肌　股方肌　大收肌

图30－114　针刀松解髋关节后外侧

②第2支针刀松解髋关节外侧关节囊。使用Ⅱ型弧形针刀，从髋关节外侧关节穿刺点进针刀，刀口线与下肢纵轴平行，针刀体与皮肤呈130°角，沿

股骨颈干角方向进针刀，针刀经皮肤、皮下组织，达股骨大转子尖，提插刀法切割3刀，切开部分臀中肌止点，然后抬起针刀，使针刀体向上与股骨干呈90°角。再向下进针，当有落空感时即达关节腔，用提插刀法切割3刀，范围0.5cm。

③第3支针刀松解股方肌止点的粘连和瘢痕。使用Ⅱ型直形针刀，在股骨大转子尖下后方3cm处定点，刀口线与下肢纵轴平行，针刀体与皮肤呈130°角，沿股骨颈干角方向进针刀，针刀经皮肤、皮下组织，达股骨大转子后侧骨面，提插刀法切割3刀，切开部分股方肌止点。

④第4支针刀松解髋关节后侧关节囊。使用Ⅱ型弧形针刀，在股骨大粗隆平面，贴股骨后缘进针刀，针刀体与皮肤呈130°角，沿股骨颈干角方向进针刀，针刀经皮肤、皮下组织，紧贴股骨颈，当有落空感时，即达关节腔，用提插刀法切割3刀，范围0.5cm。

⑤第5支针刀松解大收肌起点。使用Ⅱ型直形针刀，屈髋关节90°，在坐骨结节进针刀，刀口线与下肢纵轴平行，针刀体与皮肤呈90°角，针刀经皮肤、皮下组织，达坐骨结节骨面大收肌起点处，上下铲剥3刀，范围0.5cm。

⑥第6支针刀松解股二头肌、半腱肌起点。屈髋关节90°，使用Ⅱ型直形针刀，在坐骨结节进针刀，刀口线与下肢纵轴平行，针刀体与皮肤呈90°角，针刀经皮肤、皮下组织，达坐骨结节骨面、大收肌起点处，上下铲剥3刀，范围0.5cm；然后针刀再向上后方，当有坚韧感时即达股二头肌及半腱肌起点，上下铲剥3刀，范围0.5cm。

⑦术毕，拔出针刀，局部压迫止血3分钟后，创可贴覆盖针眼。

3. 第三次针刀松解臀大肌、臀中肌、缝匠肌起点的粘连和瘢痕

（1）体位　健侧卧位。

（2）体表定位　髂嵴。

（3）消毒　在施术部位，用碘伏消毒两遍，然后铺无菌洞巾，使治疗点正对洞巾中间。

（4）麻醉　用1%利多卡因局部浸润麻醉，每个治疗点注药1ml。

（5）刀具　Ⅰ型4号直形针刀。

（6）针刀操作　见图30-115、图30-116。

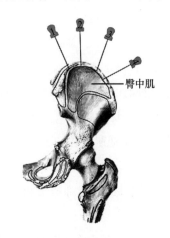

图30-115　针刀松解臀大肌、臀中肌起点

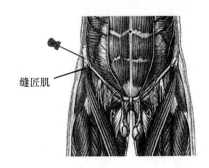

图30-116　针刀松解缝匠肌起点

①第1支针刀松解臀中肌起点后部的挛缩点。髂骨翼上髂嵴最高点向后11cm处定位。刀口线与臀中肌肌纤维走行方向一致，针刀经皮肤、皮下组织，到达髂骨翼骨面，调转刀口线90°，向下铲剥3刀，范围0.5cm。

②第2支针刀松解臀中肌中后部的挛缩点。髂骨翼上髂嵴最高点向后8cm处定位。刀口线与臀中肌肌纤维走行方向一致，针刀经皮肤、皮下组织，到达髂骨翼骨面，调转刀口线90°，向下铲剥3刀，范围0.5cm。

③第3支针刀松解臀中肌起点中前部的挛缩点。在髂骨翼上髂嵴最高点处定位。刀口线与臀中肌肌纤维走行方向一致，针刀经皮肤、皮下组织，到达髂骨翼骨面，调转刀口线90°，向下铲剥3刀，范

围 0.5cm。

④第4支针刀松解臀中肌起点前部的挛缩点。在髂骨翼上髂嵴最高点向前 3cm 处定位，刀口线与臀中肌肌纤维走行方向一致，针刀经皮肤、皮下组织，到达髂骨翼骨面，调转刀口线 90°，向下铲剥 3 刀，范围 0.5cm。

⑤第5支针刀松解缝匠肌起点。在髂前上棘处触摸到缝匠肌起点处的压痛点，刀口线与缝匠肌纤维方向一致，针刀体与皮肤垂直刺入，达肌肉起点处，调转刀口线 90°，与缝匠肌肌纤维方向垂直，在骨面上向内铲剥 3 刀，范围 0.5cm（图 30-116）。

⑥术毕，拔出针刀，局部压迫止血 3 分钟后，创可贴覆盖针眼。

4. 第四次针刀松解臀大肌起点与止点的粘连和瘢痕

（1）体位　健侧卧位。

（2）体表定位　髂嵴后份，股骨大转子尖外侧下 5cm 的臀肌粗隆部。

（3）消毒　在施术部位，用碘伏消毒两遍，然后铺无菌洞巾，使治疗点正对洞巾中间。

（4）麻醉　用 1% 利多卡因局部浸润麻醉，每个治疗点注药 1ml。

（5）刀具　Ⅰ型 4 号直形针刀。

（6）针刀操作　见图 30-117。

①第1支针刀松解臀大肌起点的挛缩点。在髂嵴后份定位，刀口线与下肢纵轴方向一致，针刀经皮肤、皮下组织达髂嵴后份的骨面，贴骨面铲剥 3 刀，范围 0.5cm。

②第2支针刀松解臀大肌止点的挛缩点。在股骨大转子尖外侧下 5cm 的臀肌粗隆部定位，刀口线与下肢纵轴方向一致，针刀经皮肤、皮下组织、髂胫束，到达股骨骨面，贴股骨后侧骨面铲剥 3 刀，范围 0.5cm。

③术毕，拔出针刀，局部压迫止血 3 分钟后，创可贴覆盖针眼。

（7）注意事项

①做后侧髋关节囊松解时，一定要紧贴股骨颈骨面进针刀，否则，可能刺伤坐骨神经。

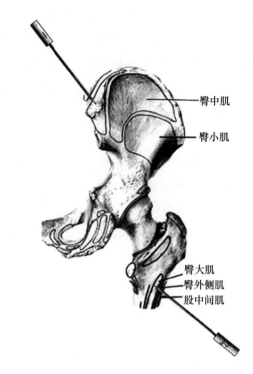

图 30-117　针刀松解臀大肌、臀中肌止点

②由于股骨头坏死病人下肢负重能力减弱，腰部必然受损，所以，一般股骨头坏死的病人均有腰部的劳损，故在针刀松解髋关节周围的病变组织时，如在脊柱侧弯或者腰部有阳性体征时，需按腰部的劳损做相应的针刀松解，才能彻底纠正髋关节的力平衡失调。

【针刀术后手法治疗】

手法拔伸牵引髋关节后（注意不能旋转关节），在病床上进行间断下肢牵引 6 周，牵引重量 30kg，以使关节间隙增宽，血液微循环得以恢复，股骨头有生长空间。

第十七节　膝关节骨关节炎

【概述】

过去认为，膝关节的局部损伤、炎症及慢性劳损可引起关节面软骨变性。软骨下骨板反应性损伤，导致膝关节出现一系列症状和体征，称为增生性关节炎。由于上述病理改变的存在，临床上又常把增生性关节炎称为骨关节炎，或叫退行性关节炎。

西医学把膝关节骨关节炎分为继发性和原发性两种。所谓继发性是指该病继发于关节的先天或后天畸形及关节损伤；而原发性则多见于老人，发病原因多为遗传和体质虚弱等。

针刀医学认为，膝关节骨性关节炎根本原因在于膝关节周围的软组织的积累性损伤后，导致膝关节动态平衡失调，使附着于胫股关节和髌股关节的韧带、肌肉、肌腱及局部脂肪垫、筋膜之间产生粘连、瘢痕和挛缩，从而破坏了膝关节内部的力学平衡，使正常负重力线发生变化，关节软骨面有效负重面积减少，单位面积内的骨小梁压力增高，引起骨质增生和微小骨折，进而引起骨质塌陷。当这种力平衡失调超过人体自我修复时，即可引发临床表现。针刀可以治疗本病在西医临床分期中1~4期的患者。

【病因病理】

西医学认为，裸露的软骨下骨板反复受到应力冲击后，可产生反应性骨质增生。针刀医学认为，膝关节骨性关节炎根本的病因主要为继发性，主要是由于膝关节周围的软组织损伤后，引起膝关节力平衡失调，导致疾病的发生。有研究证实，膝关节的骨性关节炎是受外在因素的影响而形成的。一是膝关节周围的软组织损伤引起粘连、牵拉，破坏膝关节的力平衡，使关节内产生高应力点；二是由于某种疾病，如类风湿关节炎，破坏关节周围的软组织，从而使关节内力平衡失调而出现骨刺。这是针刀医学对这一疾病的新认识。

为了说明膝关节骨关节炎是由于力平衡失调引起的，首先分析一下膝关节正常的力学表现过程。膝关节是由股骨和胫骨形成的。胫骨关节在矢状面上的活动幅度最大，它在矢状面从完全伸直到完全屈曲的幅度为0°~140°。从膝关节完全伸直到90°屈曲，胫骨关节在横断面上的活动增加，完全伸直时它在横断面上基本上完全没有活动，而屈曲90°时，外旋幅度为0°~45°，内旋幅度为0°~30°。膝关节屈曲90°以后，横截面的活动幅度减少，这主要是由于软组织的制约作用引起的。在冠状面上也有类似的情况。膝关节完全伸直时，几乎不可能有

外展或内收活动，其屈曲到30°时，冠状面活动增加，这时被动外展和被动内收的最大值均仅几度。屈曲超过30°后，同样是由于软组织的制约作用，冠状面上的活动减少。

通过对膝关节内部力学状态的分析，在伸直状态，由于软组织的作用，膝关节无论是旋转还是内收和外展，都是很稳定的，而在屈曲时，从0°~90°，它的活动的幅度就越来越大，所以膝关节在走路时一屈一伸，而屈的幅度完全在30°以内。在伸直时，关节承受压力，而在屈曲时，关节不承受压力。软组织损伤后，失去了对膝关节的控制能力，膝关节就失去稳定，关节面压力的分布就得不到平衡。这就是膝关节骨性关节炎形成的根本原因。

【临床表现】

主要症状是关节疼痛，行走不便，关节伸屈受限，下蹲及上下楼困难，或突然活动时有刺痛，并常伴有腿软的现象。膝关节伸直到一定程度时引起疼痛，并且在膝关节的伸屈过程中往往发出捻发音，并可出现关节积液。另外，严重者甚至有肌肉萎缩。

【诊断要点】

1. 患者有明确的膝关节劳损病史。

2. 患者关节疼痛，行走不便，关节伸屈受限，下蹲及上下楼困难，或突然活动时有刺痛，并常伴有腿软的现象。

3. 膝关节伸直到一定程度时引起疼痛，并且在膝关节的伸屈过程中往往发出捻发音，并可出现关节积液。

4. 严重者甚至有肌肉萎缩。

5. X线检查：从X线片上可以将骨关节炎分为4期。

（1）第1期　只有关节边缘骨质增生，关节间隙并不狭窄，说明关节软骨的厚度没有改变。

（2）第2期　除有关节边缘骨质增生外，还有关节间隙变窄，说明由于磨损，关节软骨正在逐渐变薄。

（3）第 3 期 除有上述变化外，还有软骨下囊性变，说明软骨下骨板亦因疾病的进展而累及。软骨下囊性变可有程度上差别。

（4）第 4 期 关节已经毁坏，出现屈曲挛缩，呈"X"形腿或"O"形腿，并有不同程度的骨缺损。

划分疾病的早中晚期，可参照 X 线片上的表现。可以认为第 1 期属于早期病变，第 2 期与第 3 期的早期尚处于病变的中期，而第 3 期的后期与第 4 期处于病变的晚期。

6. 膝关节骨关节炎在临床上也可分为 4 期。

（1）骨关节炎的发生前期 关节在活动后稍有不适，活动增加后伴有关节的疼痛及肿胀，X 线及 CT 不能发现明显软骨损害迹象。

（2）关节炎改变的早期 活动增多时有明显的疼痛，休息后减轻，X 线观察，改变较少，只有 CT 可见软骨轻度损害，同位素检查，被损关节可见凝聚现象。

（3）骨关节炎的进展期 骨软骨进一步损害，造成关节畸形，功能部分丧失，X 线片可见关节间隙变窄，关节周围骨的囊性变，有时有游离体出现。

（4）骨关节炎的晚期 骨的增生、软骨的剥脱以及导致功能完全丧失，关节畸形明显，X 线片示关节间隙变窄，增生严重，关节变得粗大，甚至造成骨的塌陷。

【针刀治疗】

（一）治疗原则

依据网眼理论，膝关节骨性关节炎的病理构架是膝关节周围的软组织产生广泛的粘连、瘢痕和挛缩。针刀松解的关键点是膝关节周围肌肉、韧带的起止点及滑液囊、脂肪垫等，术后配合手法，以恢复膝关节正常受力线，解除拉应力和压应力的不平衡，使膝关节内部的力平衡得到恢复，本病可得到根本性的治疗。

（二）操作方法

膝关节骨关节炎的病变点包括：髌上囊、髌股韧带、髌下脂肪垫、髌骨内外侧支持带、腓侧副韧带、

胫侧副韧带、鹅足囊、髌韧带止点、前交叉韧带起点内外缘及后交叉韧带起点内外缘。这些主要的粘连瘢痕点分布在膝关节前侧、内侧、外侧及后侧，是疾病病理构架的主要病变点和连接点，松解这些病变关键点，可破坏疾病的整体病理构架（图 30 - 118 ~ 图 30 - 120）。

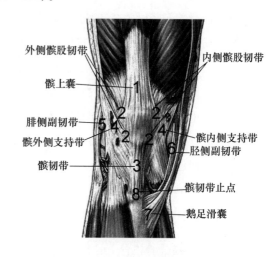

图 30 - 118 右膝关节前、内、外侧病变关键点示意图（浅层）

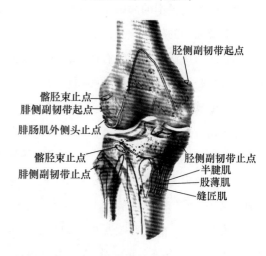

图 30 - 119 膝关节两侧病变关键点示意图（深层）

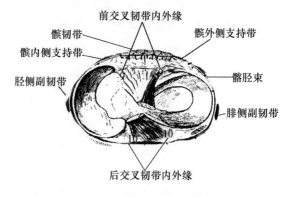

图 30 - 120 前后交叉韧带针刀松解点示意图

1. 膝关节前侧松解术

（1）体位　仰卧位，膝关节屈曲60°，双足平放在手术床上，如关节强直，不能弯曲，可在腘窝下放置一棉垫。

（2）体表定位　膝关节前部体表标志。中央部的髌骨，髌骨上延股四头肌腱，下续髌韧带，直达胫骨结节，股四头肌腱中间可扪及股直肌。深面为髌上囊，股直肌两侧分别为股内侧肌和股外侧肌，髌骨下缘，髌韧带两侧可扪及轻微的凹陷，分别为外侧膝眼和内侧膝眼，髌骨内外侧缘分别有内侧髌股韧带（髌内侧支持带深层）和外侧髌股韧带（髌外侧支持带深层）（图30－121）。

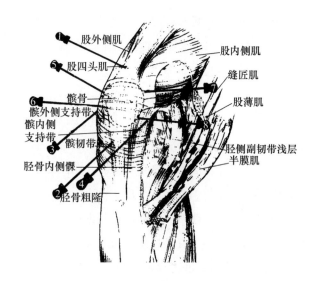

图30－122　膝关节前侧针刀松解整体示意图

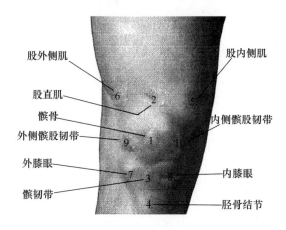

图30－121　右膝关节前部体表标志示意图

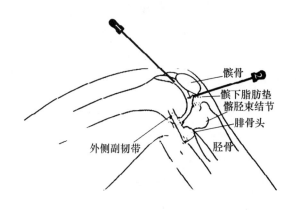

图30－123　髌上囊及髌下脂肪垫针刀松解示意图

病变关键点定位：髌上囊，髌下脂肪垫，髌骨内外侧支持带，内外侧髌股韧带。

（3）消毒　施术部位用碘伏消毒两遍，然后铺无菌洞巾，使治疗点正对洞巾中间。

（4）麻醉　用1%利多卡因局部浸润麻醉，每个治疗点注药1ml。

（5）刀具　对粘连轻，病程短，膝关节功能基本正常者，使用Ⅰ型针刀；对粘连瘢痕重，病程长，膝关节功能明显受限者，使用Ⅱ型针刀。

（6）针刀操作　见图30－122～图30－124。

①第1支针刀松解髌上囊　针刀体与皮肤垂直，刀口线与股四头肌方向一致，按针刀四步进针规程进针刀，经皮肤、皮下组织，穿过股四头肌后有落空感时，即到达髌上囊，先纵疏横剥两刀。然后将刀体向大腿方向倾斜45°，针刀沿股骨

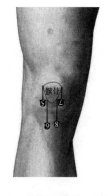

图30－124　髌股韧带针刀松解示意图

凹面，提插两刀，以疏通髌上囊与关节囊的粘连点。

②第2支针刀松解髌下脂肪垫　针刀体与皮肤垂直，刀口线与髌韧带走行方向一致，按针刀四步进针规程进针刀，经皮肤、皮下组织，穿过髌韧带后有明显的落空感时，再进针刀1cm，即到达髌下

脂肪垫，纵疏横剥两刀。

③第3支针刀松解髌外侧支持带　在髌骨中点外缘旁开2cm定位，针刀体与皮肤垂直，刀口线与下肢纵轴一致，按针刀四步进针规程进针刀，经皮肤、皮下组织，刀下有韧性感，深入其中，纵疏横剥2～3刀。范围不超过1cm。

④第4支针刀松解髌内侧支持带　在髌骨中点内缘旁开2cm定位，针刀体与皮肤垂直，刀口线与下肢纵轴一致，按针刀四步进针规程进针刀，经皮肤、皮下组织，刀下有韧性感，深入其中，纵疏横剥2～3刀。范围不超过1cm。

⑤第5支针刀松解外侧髌股韧带外上缘　髌股韧带是髌内外侧支持带的深层，起于髌骨侧缘，止于股骨内外髁。在髌骨外上缘定位，刀口线与下肢纵轴平行，按针刀四步进针规程进针刀，针刀紧贴髌骨外上缘骨面铲剥2～3刀，深度不超过0.5cm。

⑥第6支针刀松解外侧髌股韧带外下缘　在髌骨外缘外下份定位，刀口线与下肢纵轴平行，按针刀四步进针规程进针刀，针刀紧贴髌骨外下缘骨面，铲剥2～3刀，深度不超过0.5cm。

⑦第7支针刀松解内侧髌股韧带内上缘　在髌骨内缘上份定位，刀口线与下肢纵轴平行，按针刀四步进针规程进针刀，针刀紧贴髌骨内上缘骨面，铲剥2～3刀，深度不超过0.5cm。

⑧第8支针刀松解内侧髌股韧带内下缘　在髌骨内缘下份定位，刀口线与下肢纵轴平行，按针刀四步进针规程进针刀，针刀紧贴髌骨内下缘骨面，铲剥2～3刀，深度不超过0.5cm。如膝关节内有积液，在抽出针刀时，会有部分积液通过针眼流出，只要针刀手术精确到位，整体松解术后，积液自然会吸收，不必用注射器将关节积液抽出。

2. 膝关节外侧松解术

（1）体位　同膝关节前侧松解术。

（2）体表定位　腓侧副韧带起止点。

（3）消毒　施术部位用碘伏消毒两遍，然后铺无菌洞巾，使治疗点正对洞巾中间。

（4）麻醉　用1%利多卡因局部浸润麻醉，每

个治疗点注药1ml。

（5）刀具　对粘连轻，病程短，膝关节功能基本正常者，使用Ⅰ型针刀；对粘连瘢痕重，病程长，膝关节功能明显受限者，使用Ⅱ型针刀。

（6）针刀操作　见图30－125。

①第1支针刀松解腓侧副韧带起点　针刀体与皮肤垂直，刀口线与下肢纵轴平行，按针刀四步进针规程进针刀，经皮肤、皮下组织达韧带起点骨面，纵疏横剥2～3刀，范围不超过0.5cm。

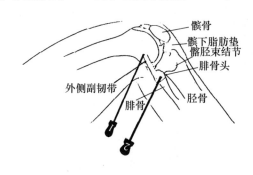

图30－125　膝关节外侧针刀松解示意图

②第2支针刀松解腓侧副韧带止点　拇指按住腓骨头，针刀体与皮肤垂直，针刀贴拇指甲进针刀，刀口线与下肢纵轴平行，按针刀四步进针规程进针刀，经皮肤、皮下组织，达韧带腓骨头顶端骨面，铲剥2～3刀，范围不超过0.5cm。

3. 膝关节内侧松解术

（1）体位　同膝关节前侧松解术。

（2）体表定位　胫侧副韧带起止点，鹅足滑囊。

（3）消毒　施术部位用碘伏消毒两遍，然后铺无菌洞巾，使治疗点正对洞巾中间。

（4）麻醉　用1%利多卡因局部浸润麻醉，每个治疗点注药1ml。

（5）刀具　对粘连轻、病程短、膝关节功能基本正常者，使用Ⅰ型针刀；对粘连瘢痕重、病程长、膝关节功能明显受限者，使用Ⅱ型针刀。

（6）针刀操作　见图29－100。

①第1支针刀松解鹅足滑囊　针刀体与皮肤垂直，刀口线与小腿纵轴平行，按针刀四步进针规程进针刀，经皮肤、皮下组织达鹅足滑囊部骨面，调

转刀口线90°，铲剥2～3刀，范围不超过0.5cm。

②第2支针刀松解胫侧副韧带起点　针刀体与皮肤垂直，刀口线与大腿纵轴平行，按针刀四步进针规程进针刀，经皮肤、皮下组织达韧带起点骨面，向上、向下各铲剥两刀，范围不超过0.5cm。

③第3支针刀松解胫侧副韧带止点　针刀体与皮肤垂直，刀口线与大腿纵轴平行，按针刀四步进针规程进针刀，经皮肤、皮下组织达到胫骨内侧髁的内侧面韧带的止点骨面，铲剥2～3刀，范围不超过0.5cm。

4. 膝关节后侧松解术

（1）体位　俯卧位。

（2）体表定位　让患者主动弯曲膝关节，扪及腓肠肌内、外侧头起点后再定点。

（3）消毒　施术部位用碘伏消毒两遍，然后铺无菌洞巾，使治疗点正对洞巾中间。

（4）麻醉　用1%利多卡因局部浸润麻醉，每个治疗点注药1ml。

（5）刀具　对粘连轻，病程短，膝关节功能基本正常者，使用Ⅰ型针刀；对粘连瘢痕重，病程长，膝关节功能明显受限者，使用Ⅱ型针刀。

（6）针刀操作　见图30－126。

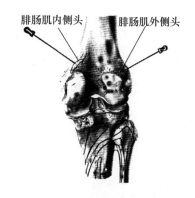

图30－126　膝关节后侧针刀松解示意图

①第1支针刀松解腓肠肌内侧头　先触摸到腘动脉搏动，确定血管走行后，在腘动脉搏动的内侧2cm、上2cm处定位，针刀体与皮肤垂直，刀口线与大腿纵轴平行，按针刀四步进针规程进针刀，经皮肤、皮下组织到达股骨内侧髁后面肌肉内侧头的起点处骨面，调转刀口线90°，铲剥2～3刀，范围

不超过0.5cm。

②第2支针刀松解腓肠肌外侧头　先触摸到腘动脉搏动，确定血管走行后，在腘动脉搏动外侧2cm、上2cm处定位，针刀体与皮肤垂直，刀口线与大腿纵轴平行，按针刀四步进针规程进针刀，经皮肤、皮下组织到达股骨外侧髁后面肌肉外侧头起点处骨面，调转刀口线90°，铲剥2～3刀，范围不超过0.5cm。

（7）注意事项　在膝关节前侧松解术后，进针刀过程中，不可太快，如患者有剧痛感，可能针刀碰到了膝内上动脉或者膝外上动脉，不能盲目继续进针刀，此时将针刀退到皮下，调整方向再进针刀，即可到达骨面。

5. 前交叉韧带起点松解术

（1）体位　同膝关节前侧松解术。

（2）体表定位　前交叉韧带起点的内、外缘。

（3）消毒　施术部位用碘伏消毒两遍，然后铺无菌洞巾，使治疗点正对洞巾中间。

（4）麻醉　用1%利多卡因局部浸润麻醉，每个治疗点注药1ml。

（5）刀具　对粘连轻，病程短，膝关节功能基本正常者，使用Ⅰ型针刀；对粘连瘢痕重，病程短长，膝关节功能明显受限者，使用Ⅱ型针刀。

（6）针刀操作　见图29－103、图30－127。

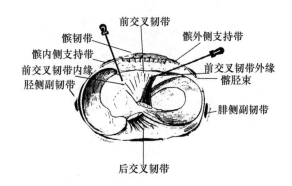

图30－127　前交叉韧带针刀松解示意图（水平面观）

①第1支针刀松解前交叉韧带起点的外缘　针刀从外膝眼进针，针刀体与皮肤垂直，刀口线与大腿纵轴平行，针刀经皮肤、皮下组织，穿过髌外侧支持带，直达胫骨髁间隆起前方的外缘，再调转刀

口线90°，在骨面上铲剥2～3刀，范围不超过0.5cm。

②第2支针刀松解前交叉韧带起点的内缘　针刀从内膝眼进针，针刀体与皮肤垂直，刀口线与大腿纵轴平行，针刀经皮肤、皮下组织，穿过髌内侧支持带，直达胫骨髁间隆起的前方内缘，再调转刀口线90°，在骨面上铲剥2～3刀，范围不超过0.5cm。

6. 后交叉韧带起点松解术

（1）体位　俯卧位。

（2）体表定位　后交叉韧带起点的内、外缘。

（3）消毒　施术部位用碘伏消毒两遍，然后铺无菌洞巾，使治疗点正对洞巾中间。

（4）麻醉　用1%利多卡因局部浸润麻醉，每个治疗点注药1ml。

（5）刀具　对粘连轻，病程短，膝关节功能基本正常者，使用Ⅰ型针刀；对粘连瘢痕重，病程长，膝关节功能明显受限者，使用Ⅱ型针刀。

（6）针刀操作　见图30-128。

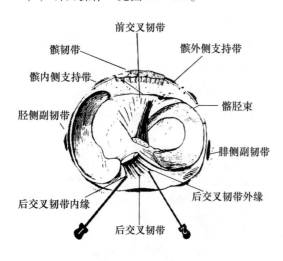

图30-128　后交叉韧带内外缘针刀松解示意图

①第1支针刀松解后交叉韧带起点的内缘　确定后交叉韧带起点的胫骨髁间隆起的后方的平面，先触摸到腘动脉搏动，确定血管走行后，在腘动脉搏动内侧2cm处定位，针刀体与皮肤垂直，刀口线与大腿纵轴平行，按针刀四步进针规程进针刀，直达胫骨髁间隆起后方骨面韧带起点的内缘，再调转刀口线90°，在骨面上铲剥2～3刀，范围不超

过0.5cm。

②第2支针刀松解后交叉韧带起点的外缘　确定后交叉韧带起点的胫骨髁间隆起的后方的平面，先触摸到腘动脉搏动，确定血管走行后，在腘动脉搏动外侧2cm处定位，针刀体与皮肤垂直，刀口线与大腿纵轴平行，按针刀四步进针规程进针刀，直达胫骨髁间隆起后方骨面韧带起点的外缘，再调转刀口线90°，在骨面上铲剥2～3刀，范围不超过0.5cm。

（7）注意事项　在膝关节后侧松解术后，进针刀过程中，不可太快，如患者有剧痛感，可能针刀碰到了膝下内侧动脉或者膝下外侧动脉，不能盲目继续进针刀，此时将针刀退到皮下，调整方向再进针刀，即可到达骨面。

【针刀术后手法治疗】

1. 手法　让患者仰卧，医生一手握住踝关节上方，另一手托住小腿上部，在牵拉状态下，摇晃、旋转伸屈膝关节，然后用在牵引状态下的推拿手法，将内、外翻和轻度屈曲畸形纠正。此即纠正膝关节内部的力平衡失调。

2. 托板固定　对于有"O"形腿或者"X"形腿的患者，手术复位后，选用两块长条托板，固定于膝关节的内外侧，长度上至臀横纹，下至踝关节上缘。3条纱布绷带固定，其中2条固定于托板两端，另一条固定于中间膝关节下方胫骨结节下缘。注意在固定时，一定要将患肢的畸形角矫正。一般采取在手法矫正后，医生不放下患肢即将托板固定的办法。托板一般固定14天，固定期间，应密切观察下肢血供，防止因为夹板太紧引起下肢缺血坏死。

第十八节　髌骨软化症

【概述】

髌骨软化症是医学上的难题，主要原因是对该病的病因缺乏正确的理解。有多种理论解释本病的发生，如内分泌学说、软骨营养障碍学说和软骨溶解学说，但都没有抓住该病的主要病因。针刀医学对本病病因病理有着全新的认识，在临床上取得了良好的效果。

【病因病理】

股四头肌为稳定髌骨的动力成分，其中股内侧肌更为重要。因其附于髌骨上缘和内缘上 2/3，当其收缩时，有向上内牵引髌骨的作用。其可视为髌骨的内收肌，对防止髌骨脱位起重要的作用。髌骨面纵嵴与股骨凹形滑车面相对应，可阻止髌骨左右滑动（图30－129）。

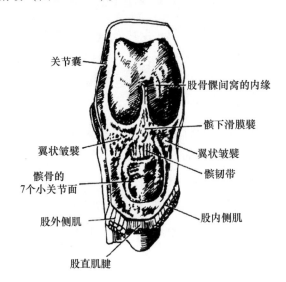

图 30－129　髌股关节示意图

关节囊
股骨髁间窝的内缘
髌下滑膜襞
翼状皱襞
翼状皱襞
髌韧带
髌骨的7个小关节面
股外侧肌
股内侧肌
股直肌腱

膝关节的活动每时每刻都有髌骨参加，而髌骨下面有 7 个小关节面，在下肢伸屈过程中，在不同的角度时，都有一个小关节面和股骨关节面相吻合，如髌骨周围的软组织有一处因损伤而发生挛缩或弛缓，都将影响髌骨关节面和股骨关节面的吻合。如果髌骨周围的软组织有一处挛缩或弛缓，髌股关节就出现不吻合，而髌骨下面的各个小关节面边缘均有突起的骨嵴，关节不吻合时，这些骨嵴就和股骨关节面互相摩擦而损伤关节软骨，使之渐渐变得粗糙。髌骨运行轨道全靠周围软组织的互相协调，软组织功能出现障碍，髌骨则偏离原来的运行轨道，与股骨关节面发生摩擦、撞击。关节周围的滑囊也因此受到继发性损伤，致使脂肪垫充血和肥

厚，影响髌股关节面和周围软组织的滑液供应，引起疼痛和运动障碍。

此外，由于髌骨软骨缺乏滑液的供应和微循环障碍而缺乏营养，再加之摩擦撞击的损伤，使髌骨出现损伤和退变。

【临床表现】

患者膝关节疼痛，上、下楼或半蹲位时可加重疼痛。有时可出现"假交锁"征象，轻微活动髌骨时发出清脆的响声，即可"解锁"（这是由于髌骨软骨面损伤后，与关节面不吻合而引起的）。有时患者可出现软腿现象。

【诊断要点】

1. 患者有明确的外伤史或劳损史。

2. 上下楼或处于半蹲位时，疼痛加重。

3. 髌骨研磨试验阳性。

4. 髌骨下脂肪垫压痛阳性。

5. 有"软腿"或"假交锁"征象出现。

6. X 线检查：X 线片显示髌骨有脱钙和萎缩现象。利用 X 线检查还可排除膝关节其他病变。

7. 鉴别诊断：髌骨软化症需要与以下疾病相鉴别。

（1）髌韧带上端慢性损伤（过去称为髌骨末端病）　表现为髌骨下端疼痛。病变部位为髌骨与髌腱相交部位的损伤或劳损，局部压痛明显，股四头肌阻抗征阳性。

（2）髌下脂肪垫炎　病变在髌下脂肪组织内，由于损伤或寒湿侵袭等刺激而发生疼痛，也可继发于关节其他组织病变。检查时将髌骨推向下方，另一手挤压髌骨下缘可产生疼痛。

（3）半月板损伤　半月板损伤和髌骨软化症都有交锁现象，但前者为真性的，后者是假性的，结合其他检查不难鉴别。

（4）骨关节炎　又称为骨关节病，多见于老年患者，临床表现为关节伸屈到一定程度时引起疼痛，伸屈受限，下蹲困难等。X 线片表现为骨质疏松、关节间隙变窄、软骨下骨质硬化及关节边缘增

生等。而髌骨软化多见于中、青年人，关节疼痛在髌股关节面和髌骨周围，半蹲位疼痛加剧。

【针刀治疗】

（一）治疗原则

依据针刀医学关于慢性软组织损伤的原理及慢性软组织损伤病理构架的网眼理论，髌骨周围软组织损伤后，造成髌骨的动态平衡失调，产生上述临床表现。用针刀将软组织附着点处的粘连、瘢痕进行整体松解，使髌骨及膝关节的动态平衡得到恢复，本病可得到根本性的治疗。

（二）操作方法

1. 体位 仰卧位。

2. 体表定位 髌骨内、外侧支持带，内、外侧髌股韧带。

3. 消毒 施术部位用碘伏消毒两遍，然后铺无菌洞巾，使治疗点正对洞巾中间。

4. 麻醉 用1%利多卡因局部浸润麻醉，每个治疗点注药1ml。

5. 刀具 对粘连轻，病程短，膝关节功能基本正常者，使用Ⅰ型针刀；对粘连瘢痕重，病程长，膝关节功能明显受限者，使用Ⅱ型针刀。

6. 针刀操作 见图30-130。

（1）第1支针刀松解髌上囊 针刀体与皮肤垂直，刀口线与股四头肌方向一致，按针刀四步进针规程进针刀，经皮肤、皮下组织，当穿过股四头肌有落空感时，即到达髌上囊，先纵疏横剥两刀。然后将刀体向大腿方向倾斜45°，针刀沿股骨凹面，提插两刀，以疏通髌上囊与关节囊的粘连点。范围不超过0.5cm。

（2）第2支针刀松解髌下脂肪垫 针刀体与皮肤垂直，刀口线与髌韧带走行方向一致，按针刀四步进针规程进针刀，经皮肤、皮下组织，当穿过髌韧带有明显落空感时，再进针刀1cm，即到达髌下脂肪垫，纵疏横剥两刀。范围不超过0.5cm。

（3）第3支针刀松解髌外侧支持带 在髌骨中点外缘旁开2cm定位，针刀体与皮肤垂直，刀

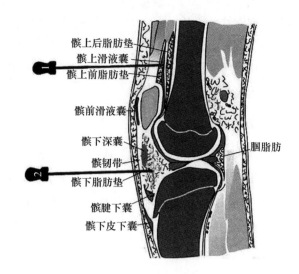

图30-130 髌上囊、脂肪垫针刀松解示意图

口线与下肢纵轴一致，按针刀四步进针规程进针刀，经皮肤、皮下组织，刀下有韧性感时，深入其中，纵疏横剥2~3刀。范围不超过1cm（图30-122）。

（4）第4支针刀松解髌内侧支持带 在髌骨中点内缘旁开2cm定位，针刀体与皮肤垂直，刀口线与下肢纵轴一致，按针刀四步进针规程进针刀，经皮肤、皮下组织，刀下有韧性感时，深入其中，纵疏横剥2~3刀。范围不超过1cm（图30-122）。

（5）第5支针刀松解外侧髌股韧带外上缘 髌股韧带是髌内外侧支持带的深层，起于髌骨侧缘，止于股骨内外髁。在髌骨外上缘定位，刀口线与下肢纵轴平行，按针刀四步进针规程进针刀，针刀紧贴髌骨外上缘骨面铲剥2~3刀，深度不超过0.5cm（图30-122）。

（6）第6支针刀松解外侧髌股韧带外下缘 在髌骨外缘外下份定位，刀口线与下肢纵轴平行，按针刀四步进针规程进针刀，针刀紧贴髌骨外下缘骨面，铲剥2~3刀，深度不超过0.5cm（图30-122）。

（7）第7支针刀松解内侧髌股韧带内上缘 在髌骨内缘上份定位，刀口线与下肢纵轴平行，按针刀四步进针规程进针刀，针刀紧贴髌骨内上缘骨面，铲剥2~3刀，深度不超过0.5cm（图30-

122）。

（8）第8支针刀松解内侧髌股韧带内下缘 在髌骨内缘下份定位，刀口线与下肢纵轴平行，按针刀四步进针规程进针刀，针刀紧贴髌骨内下缘骨面，铲剥2～3刀，深度不超过0.5cm（图30－122）。

【针刀术后手法治疗】

针刀术后，立即进行手法治疗，患者仰卧，患肢伸直，医生拇指和其他四指张开，抓握住髌骨，用力上下（沿肢体纵轴）滑动髌骨。这样可使关节囊、支持韧带进一步松解。医生一手拿住患肢踝关节上缘，令患者屈膝屈髋，另一手拇指顶住髌骨上缘，再令患肢伸直，同时拇指用力向下顶推髌骨，用力方向为直下方和斜下方。对膝关节伸屈障碍者，用过伸过屈膝关节的镇定手法，在过伸过屈位置上各停留30秒钟。

第十九节 关节强直

一、肩关节强直

【概述】

肩关节在病理因素的作用下，发生关节功能的部分甚至全部丧失，出现关节的纤维性或骨性融合，称为肩关节强直。

【病因病理】

肩关节强直在临床上可见于强直性脊柱炎、类风湿关节炎及肩关节脱位晚期等肩部损伤。强直性脊柱炎中，其病理改变以非特异性滑膜炎及纤维素沉积为主，而滑膜炎症及血管翳也可造成关节软骨及软骨下骨的侵蚀破坏，从而出现软骨化生及软骨内成骨，最终发生关节内骨性强直，以肩锁关节和胸锁关节的强直为主。有外伤所致者则是由于制动的时间过长而导致关节功能障碍。

【临床表现】

肩关节强直使该关节的外展、内收、旋前、旋后及前屈、后伸等各个方向的运动均受到限制；如肩关节发生结核性病变时，肩关节外旋、外展、前屈及后伸功能障碍，同时伴有三角肌、冈上肌、冈下肌的萎缩，出现方肩畸形，还可出现肱骨头的半脱位。当肩关节发生化脓性病变时，肩关节多呈半外展位固定，伴有病理性脱位。当发生强直性脊柱炎时，虽然肩关节的病理改变较少出现，但也可发生双侧肩关节的强直。当肩关节发生类风湿关节炎时，往往是双侧肩关节同时受累。

【诊断要点】

1. 既往有肩关节的化脓性关节炎、关节结核、外伤及强直性脊柱炎、类风湿关节炎等病史。

2. 肩关节出现多个方向的运动功能障碍，或完全失去运动功能。

3. X线片示肩关节间隙狭窄，或完全消失并有骨小梁通过。

【针刀治疗】

（一）治疗原则

根据针刀医学中关于软组织损伤动态平衡失调的理论，造成动态平衡失调的四大病理因素是粘连、挛缩、瘢痕和堵塞，根据慢性软组织损伤病理构架的网眼理论，针刀整体松解肩关节周围粘连挛缩的组织，重新恢复肩关节的力学平衡状态，能从根本上达到治疗目的。

在针刀医学的闭合性手术理论的指导下，运用针刀松解粘连所造成的创伤小，并且不易造成再次粘连和瘢痕化，可以达到良好的治疗效果。

（二）操作方法

1. 第一次针刀松解肩关节前外侧软组织的粘连瘢痕

（1）体位 端坐位。

（2）体表定位 肩关节（图30－131）。

（3）消毒 施术部位用碘伏消毒两遍，然后铺无菌洞巾，使治疗点正对洞巾中间。

（4）麻醉 1%利多卡因局部麻醉。

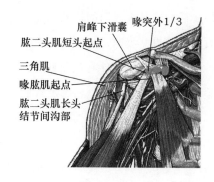

图 30－131　肩关节前侧体表定位示意图

（5）刀具　使用Ⅰ型针刀。

（6）针刀操作　见图 30－132。

①第1支针刀松解肱二头肌短头的起点——喙突顶点的外 1/3。针刀体与皮肤垂直，刀口线与肱骨长轴一致，按针刀四步进针规程进针刀，直达喙突顶点外 1/3 骨面，纵疏横剥两刀，范围不超过 0.5cm。

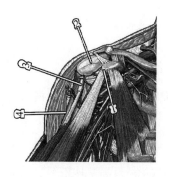

图 30－132　肩关节前外侧软组织针刀松解示意图

②第2支针刀松解肩峰下滑囊。在肩关节外侧肿胀压痛点定位。刀口线与上肢纵轴方向一致，按针刀四步进针规程进针刀，经皮肤、皮下组织、三角肌，刀下有阻力感时，即到达囊肿壁，穿破囊壁，阻力感消失，缓慢深入针刀，当刀下有粗糙感时，即到达囊肿的基底部生发层，在此处，纵疏横剥 2～3 刀，范围 2～3cm，以破坏囊肿部生发层的分泌细胞，然后稍提针刀分别向囊肿的上下前后刺破囊壁后出针刀。

③第3支针刀松解肱二头肌长头在结节间沟处的粘连。针刀体与皮肤垂直，刀口线与肱骨长轴一致，按针刀四步进针规程进针刀，直达肱骨结节间

沟前面的骨面，先用提插刀法提插松解两刀，切开肱横韧带，然后顺结节间沟前壁，向后做弧形铲剥两刀。

④第4支针刀松解三角肌止点。针刀体与皮肤垂直，刀口线与肱骨长轴一致，按针刀四步进针规程进针刀，经皮肤、皮下组织、筋膜，直达肱骨面三角肌的止点，纵疏横剥 2～3 刀。范围不超过 1cm，刀下有紧涩感的，调转刀口线 90°，铲剥 2～3 刀，范围 0.5cm。

⑤术毕，拔出针刀，局部压迫止血 3 分钟后，创可贴覆盖针眼。

2. 第二次针刀松解肩关节囊

（1）体位　端坐位。

（2）体表定位　肩关节。

（3）消毒　施术部位用碘伏消毒两遍，然后铺无菌洞巾，使治疗点正对洞巾中间。

（4）麻醉　1% 利多卡因局部麻醉。

（5）刀具　使用Ⅰ型针刀。

（6）针刀操作　见图 30－133。

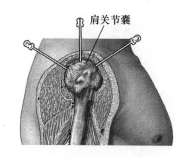

图 30－133　肩关节囊针刀松解示意图

①第1支针刀松解肩关节上侧关节囊。在肩峰顶点下 1cm 定点，针刀体与皮肤垂直，刀口线与肱骨长轴一致，按针刀四步进针规程进针刀，经皮肤、皮下组织、筋膜，穿过三角肌，刀下有韧性感时，即到达关节囊，在此提插刀法切割 2～3 刀。每刀均需有落空感，方到达关节腔。

②第2支针刀松解肩关节前侧关节囊。在第1支针刀前 2cm 定点，针刀体与皮肤垂直，刀口线与肱骨长轴一致，按针刀四步进针规程进针刀，经皮肤、皮下组织、筋膜，穿过三角肌，刀下有韧性感

时，即到达关节囊，在此提插刀法切割2~3刀。每刀均需有落空感，方到达关节腔。

③第3支针刀松解肩关节后侧关节囊。在第1支针刀后2cm定点，针刀体与皮肤垂直，刀口线与肱骨长轴一致，按针刀四步进针规程进针刀，经皮肤、皮下组织、筋膜，穿过三角肌，刀下有韧性感时，即到达关节囊，在此提插刀法切割2~3刀。每刀均需有落空感，方到达关节腔。

④术毕，拔出针刀，局部压迫止血3分钟后，创可贴覆盖针眼。

3. 第三次针刀松解部分肩袖的止点

（1）体位　端坐位。

（2）体表定位　肩关节。

（3）消毒　施术部位用碘伏消毒两遍，然后铺无菌洞巾，使治疗点正对洞巾中间。

（4）麻醉　1%利多卡因局部麻醉。

（5）刀具　使用Ⅰ型针刀。

（6）针刀操作　见图29-48。

①第1支针刀松解冈上肌止点。在冈上肌止点寻找压痛点定位，刀口线与冈上肌纤维走行一致，针刀体与皮肤呈90°角，按针刀四步进针规程进针刀，经皮肤、经皮下组织，达肱骨大结节上端骨面，纵疏横剥2~3刀，范围不超过0.5cm。

②第2支针刀松解冈下肌止点。刀口线与冈下肌肌纤维方向一致，针刀体与皮肤呈90°角，按针刀四步进针规程进针刀，直达肱骨大结节后面骨面，纵疏横剥2~3刀，范围不超过0.5cm。

③第3支针刀松解小圆肌止点——肱骨大结节后下方。针刀体与皮肤垂直，刀口线与肱骨长轴一致，按针刀四步进针规程进针刀，直达肱骨大结节后下方的小圆肌止点，用提插刀法提插松解2刀，范围不超过0.5cm。

④术毕，拔出针刀，局部压迫止血3分钟后，创可贴覆盖针眼。

4. 第四次针刀松解肩部外侧顽固性压痛点

（1）体位　端坐位。

（2）体表定位　肩关节外侧压痛点。

（3）消毒　施术部位用碘伏消毒两遍，然后铺无菌洞巾，使治疗点正对洞巾中间。

（4）麻醉　1%利多卡因局部麻醉。

（5）刀具　使用Ⅰ型针刀。

（6）针刀操作　见图30-134。

①第1支针刀松解肩峰部的压痛点。在肩峰压痛点定位，刀口线与上肢纵轴方向一致，针刀体与皮肤呈90°角，按针刀四步进针规程进针刀，经刺入皮肤、经皮下组织，达硬结或者条索状物，纵疏横剥2~3刀。范围1cm。

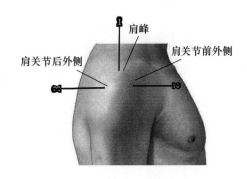

图30-134　针刀松解示意图

②第2支针刀松解肩关节前外侧的压痛点。在肩关节前外侧压痛点定位，刀口线与上肢纵轴方向一致，针刀体与皮肤呈90°角，按针刀四步进针规程进针刀，经皮肤、经皮下组织，达硬结或者条索状物，纵疏横剥2~3刀。范围1cm。

③第3支针刀松解肩关节后外侧的压痛点。在肩关节后外侧压痛点定位，刀口线与上肢纵轴方向一致，针刀体与皮肤呈90°角，按针刀四步进针规程进针刀，经皮肤、经皮下组织，达硬结或者条索状物，纵疏横剥2~3刀。范围1cm。

④术毕，拔出针刀，局部压迫止血3分钟后，创可贴覆盖针眼。

（7）注意事项　在作肩关节前外侧的针刀松解时，应特别注意刀口线方向，防止头静脉损伤。头静脉起于手背静脉网的桡侧，沿前臂桡侧、上行至肘窝，在肱二头肌外侧沟内继续上行，经过三角肌、胸大肌间沟，再穿锁胸筋膜汇入腋静脉或者锁骨下静脉。在做肱骨小结节处肩胛下肌止点松解时，表面是头静脉的走行路线。预防头静脉损伤的方法是先摸清楚三角肌、胸大肌间沟，旁开0.5cm进针刀，严格按照针刀四步进针规程进针刀，即可避免损伤头静脉。

【针刀术后手法治疗】

每次针刀术后，医生握住患肢前臂及肘关节，由助手将其右手伸入患侧腋下固定肩关节，两人配合作对抗牵引及摆动肩关节，然后使肩关节尽量外展。但要注意如肩关节强直严重，手法不宜过猛，应随针刀治疗多次进行手法治疗，才能使关节功能恢复。

二、肘关节强直

【概述】

肘关节强直在临床上较为多见，多为纤维性强直，严重影响关节功能，针刀治疗效果好，无后遗症和并发症。

【病因病理】

1. 肘关节骨折后，复位固定不当。

2. 肘关节创伤后治疗不当，如长期固定、强力活动、按摩等。

3. 肘关节周围肌肉、肌腱、韧带、关节囊等损伤引起广泛严重的粘连瘢痕。

4. 骨化性肌炎。

【临床表现】

肘关节强直在屈曲位最多，约占2/3；伸直位约1/3。肘关节功能严重障碍。X线检查可显示骨关节的形态，关节间隙变化和骨质增生等情况。

【诊断要点】

根据临床表现与X线检查可明确诊断。

【针刀治疗】

（一）治疗原则

依据针刀医学慢性软组织损伤病因病理学理论和病理构架的网眼理论，通过对肘关节周围软组织的关键病变点及部分软组织的起止点进行整体的松解，再加以针刀术后的手法，彻底松解病变的病理构架，以达到治疗目的。

（二）操作方法

1. 第一次针刀松解肘关节周围浅层的粘连瘢痕

（1）体位　仰卧位，前臂旋后位。

（2）体表定位　肘关节周围压痛点。

（3）消毒　施术部位用碘伏消毒两遍，然后铺无菌洞巾，使治疗点正对洞巾中间。

（4）麻醉　1%利多卡因局部麻醉。

（5）刀具　使用Ⅰ型针刀。

（6）针刀操作　见图30-73、图30-135。

①第1支针刀松解肘关节外侧的压痛点　在肘关节前外侧摸准压痛点，针刀体与皮肤垂直，刀口线与前臂纵轴平行，按照针刀四步进针规程，针刀经皮肤、皮下组织，达硬结处，纵疏横剥2~3刀，范围不超过0.5cm。

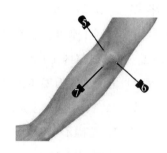

图30-135　针刀松解肘关节后侧周围压痛点示意图

②第2支针刀松解肘关节内侧的压痛点　在肘关节内侧摸准压痛点，针刀体与皮肤垂直，刀口线与前臂纵轴平行，按照针刀四步进针规程，针刀经皮肤、皮下组织，达硬结处，纵疏横剥2~3刀，范围不超过0.5cm。

③第3支针刀松解肘关节前外侧的压痛点　在肘关节外侧摸准压痛点，针刀体与皮肤垂直，刀口线与前臂纵轴平行，按照针刀四步进针规程，针刀经皮肤、皮下组织，达硬结处，纵疏横剥2~3刀，范围不超过0.5cm。

④第4支针刀松解肘关节前内侧的压痛点　在肘关节前内侧摸准压痛点，针刀体与皮肤垂直，刀

口线与前臂纵轴平行，按照针刀四步进针规程，针刀经皮肤、皮下组织，达硬结处，纵疏横剥2～3刀，范围不超过0.5cm。

⑤第5支针刀松解肘关节后外侧的压痛点　在肘关节后外侧摸准压痛点，针刀体与皮肤垂直，刀口线与前臂纵轴平行，按照针刀四步进针规程，针刀经皮肤、皮下组织，达硬结处，纵疏横剥2～3刀，范围不超过0.5cm。

⑥第6支针刀松解肘关节后内侧的压痛点　在肘关节后内侧摸准压痛点，针刀体与皮肤垂直，刀口线与前臂纵轴平行，按照针刀四步进针规程，针刀经皮肤、皮下组织，达硬结处，纵疏横剥2～3刀，范围不超过0.5cm。

⑦第7支针刀松解鹰嘴尖部的压痛点　在鹰嘴尖部摸准压痛点定位，针刀体与皮肤垂直，刀口线与前臂纵轴平行，按照针刀四步进针规程，针刀经皮肤、皮下组织，达硬结处，纵疏横剥2～3刀，范围不超过0.5cm。

（7）注意事项

①在作肘关节前侧针刀松解前，先标记肱动脉走行位置（图30－98），应尽可能从肱二头肌腱外侧进针刀，避免损伤肱动、静脉和正中神经，刀口线应与肱动脉走行方向一致，如硬结在肘关节前内侧，肱动脉的深层时，应从肱动脉内侧1cm进针刀，斜刺到硬结。可避免损伤神经血管。

②在作肘关节后内侧针刀松解时，应尽可能贴尺骨鹰嘴内侧进针刀，刀口线与前臂纵轴一致，避免损伤尺神经。

2. 第二次针刀松解肘关节侧副韧带起止点的粘连瘢痕

（1）体位　坐位，患肢肩关节前屈外展，置于手术台上。

（2）体表定位　肱骨外上髁、肱骨内上髁、桡骨头、尺骨上端。

（3）消毒　施术部位用碘伏消毒两遍，然后铺

无菌洞巾，使治疗点正对洞巾中间。

（4）麻醉　臂丛神经阻滞麻醉。

（5）刀具　使用Ⅱ型直行和弧形针刀。

（6）针刀操作　见图30－136。

①第1支针刀松解桡侧副韧带起点　刀口线与前臂纵轴平行，针刀体与皮肤呈90°角，从定位处按照针刀四步进针规程刺入，针刀经皮肤、皮下组织，达肱骨外上髁骨面的桡侧副韧带起点处，在骨面上铲剥两刀，范围不超过0.5cm。

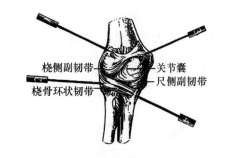

图30－136　侧副韧带松解示意图（前面）

②第2支针刀松解桡侧副韧带止点　刀口线与前臂纵轴平行，针刀体与皮肤呈90°角，从定位处按照针刀四步进针规程刺入，针刀经皮肤、皮下组织，达桡骨小头骨面的桡侧副韧带止点处，在骨面上铲剥两刀，范围不超过0.5cm。

③第3支针刀松解尺侧副韧带起点　刀口线与前臂纵轴平行，针刀体与皮肤呈90°角，从定位处按照针刀四步进针规程刺入，针刀经皮肤、皮下组织，达内上髁骨面的尺侧副韧带起点处，在骨面上铲剥两刀，范围不超过0.5cm。

④第4支针刀松解尺侧副韧带止点　刀口线与前臂纵轴平行，针刀体与皮肤呈90°角，从定位处按照针刀四步进针规程刺入，针刀经皮肤、皮下组织，达尺骨滑车切迹内侧缘韧带止点处，在骨面上铲剥两刀，范围不超过0.5cm。

3. 第三次针刀松解肘关节关节囊的粘连瘢痕

（1）体位　坐位，患肢肩关节前屈外展，置于手术台上。

（2）体表定位　肘关节前后间隙。

（3）消毒　施术部位用碘伏消毒两遍，然后铺

无菌洞巾，使治疗点正对洞巾中间。

（4）麻醉　臂丛神经阻滞麻醉。

（5）刀具　使用Ⅱ型直行和弧形针刀。

（6）针刀操作　见图30-137。

①第1支针刀松解肘关节前方关节囊　先摸到肱动脉搏动，在动脉搏动外侧旁开1cm，刀口线与前臂纵轴平行，针刀体与皮肤呈90°角按照针刀四步进针规程刺入，针刀经皮肤、皮下组织，当针刀经肌间隙有落空感时，即到达挛缩的肘关节前方关节囊，提插刀法切割关节囊两刀，深度不超过0.5cm，然后调转刀口线90°，提插刀法切割关节囊两刀，深度不超过0.5cm。

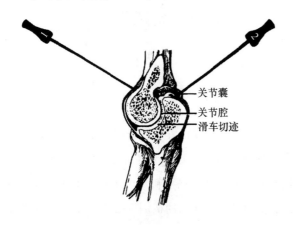

图30-137　前后关节囊松解示意图（冠状切面）

②第2支针刀松解肘关节后方关节囊　从尺骨鹰嘴尖进针刀，刀口线与前臂纵轴平行，按照针刀四步进针规程，针刀贴尺骨鹰嘴尖刺入，经皮肤、皮下组织，当有落空感时，即到达挛缩的肘关节后方关节囊，提插刀法切割后关节囊两刀，深度不超过0.5cm。然后调转刀口线90°，提插刀法切割关节囊两刀，深度不超过0.5cm。

（7）注意事项

①在肘关节前方松解前方关节囊时，先触摸到肱动脉的确切位置后，再向外旁开1cm处进行针刀操作是安全的。

②关节强直患者的针刀松解一次松解范围不可太多，需要分次进行松解。一般对纤维性强直需3~6次。

【针刀术后手法治疗】

患者坐位，一助手握上臂，术者握前臂上段，做肘关节伸屈活动数次，在屈肘关节到达最大位置时，再做一次针刀手法学的弹拨手法，术后用石膏将肘关节固定在手法扳动后的屈曲最大位置6小时，然后松开石膏，做主动肘关节屈伸功能锻炼。每次针刀术后，手法操作相同。

三、桡腕关节强直

【概述】

桡腕关节强直是桡腕关节病变或损伤所造成的严重结果，保守疗法及关节松解术疗效不好。针刀医学关于慢性软组织损伤的理论和疾病病理构架的理论认为，桡腕关节强直是桡腕关节周围的软组织损伤后引起局部应力集中，人体在自我调节、自我修复过程中，所形成的粘连、瘢痕，引起力平衡失调，导致关节功能障碍。

【病因病理】

桡腕关节周围慢性软组织损伤，如挤压伤、钝挫伤、劳损等，使桡腕关节周围的肌肉、韧带、关节囊长期处于挛缩收缩状态，人体在自我调节、自我修复过程中，所形成的粘连、瘢痕，引起力平衡失调，导致关节功能障碍。

【临床表现】

关节强直所致的运动障碍使桡腕关节伸屈，收展，环转功能障碍，若发生骨性强直，则桡腕关节的运动功能完全丧失。

【诊断要点】

1. 桡腕关节呈强直畸形，被动活动部分或全部丧失。

2. X线片示桡腕关节的关节腔狭窄，甚至模糊不清，骨性强直可见关节之间有骨小梁通过。

【针刀治疗】

1. 第一次针刀松解腕掌侧浅层韧带及筋膜的病变

（1）体位　坐位，手平放在手术台上，掌心向上。

（2）体表定位 先标记尺、桡动脉走行路线，在腕关节掌侧各定位点定位。

（3）消毒 施术部位用碘伏消毒两遍，然后铺无菌洞巾，使治疗点正对洞巾中间。

（4）麻醉 用1%利多卡因局部麻醉。

（5）刀具 使用Ⅰ型针刀。

（6）针刀操作 见图30-138。

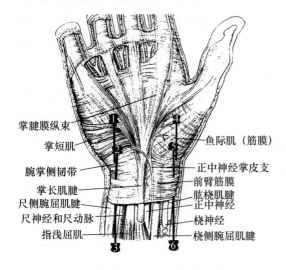

图30-138 腕掌侧浅层韧带及筋膜
病变针刀松解示意图

①第1支针刀松解腕横韧带远端尺侧的粘连瘢痕点 在腕远横纹尺动脉内侧0.5cm定点。刀口线与前臂纵轴平行，针刀体与皮肤呈90°角，按针刀四步进针规程，从定位处刺入，刀下有韧性感时，即到达腕横韧带远端尺侧的粘连瘢痕点，提插刀法松解2~3刀，提插深度为刀下有落空感。距离约为0.5cm。

②第2支针刀松解前臂掌尺侧筋膜远端的粘连瘢痕 在第1支针刀上方1cm定位，刀口线与前臂纵轴平行，针刀体与皮肤呈90°角，按针刀四步进针规程，从定位处刺入，刀下有韧性感时，即到达前臂掌侧筋膜的粘连瘢痕，再进针刀1mm，纵疏横剥2~3刀，范围不超过0.5cm。

③第3支针刀松解前臂掌尺侧筋膜近端的粘连瘢痕 在第2支针刀上方1cm定位，刀口线与前臂纵轴平行，针刀体与皮肤呈90°角，按针刀四步进

针规程，从定位处刺入，刀下有韧性感时，即到达前臂掌侧筋膜的粘连瘢痕，再进针刀1mm，纵疏横剥2~3刀，范围不超过0.5cm。

④第4支针刀松解腕横韧带远端桡侧的粘连瘢痕点 在腕横纹桡动脉桡侧0.5cm定点。刀口线与前臂纵轴平行，针刀体与皮肤呈90°角，按针刀四步进针规程，从定位处刺入，刀下有韧性感时，即到达腕横韧带远端桡侧的粘连瘢痕点，提插刀法松解2~3刀，提插深度为刀下有落空感。距离约为0.5cm。

⑤第5支针刀松解前臂掌桡侧筋膜远端的粘连瘢痕 在第4支针刀上方1cm定位，刀口线与前臂纵轴平行，针刀体与皮肤呈90°角，按针刀四步进针规程，从定位处刺入，刀下有韧性感时，即到达前臂掌侧筋膜的粘连瘢痕，进针刀1mm，纵疏横剥2~3刀，范围不超过0.5cm。

⑥第6支针刀松解前臂掌桡侧筋膜近端的粘连瘢痕 在第5支针刀上方1cm定位，刀口线与前臂纵轴平行，针刀体与皮肤呈90°角，按针刀四步进针规程，从定位处刺入，刀下有韧性感时，即到达前臂掌侧筋膜的粘连瘢痕，进针刀1mm，纵疏横剥2~3刀，范围不超过0.5cm。

（7）注意事项

①针刀松解腕掌面桡侧周围软组织的粘连时，应摸清楚桡动脉搏动，并作标记，如压痛点在桡动脉正上方，在桡动脉搏动内侧或者外侧0.5cm进针刀，调节针刀体的方向，同时，刀口线方向始终与前臂纵轴平行，就会避免损伤桡动脉。

②针刀松解腕掌面尺侧周围软组织的粘连时，应摸清楚尺动脉搏动，并作标记，如压痛点在尺动脉正上方，在尺动脉搏动内侧或者外侧0.5cm进针刀，调节针刀体的方向，同时，刀口线方向始终与前臂纵轴平行，就会避免损伤尺动脉。

③针刀松解腕掌面正中的韧带与周围组织粘连时，注意刀口线方向始终与前臂纵轴平行，针刀始终在有坚韧感的腕横韧带上切割，不能在其他部位切割，有时，针刀碰到正中神经，如刀下有窜麻

掌腱膜纵束
掌短肌
腕掌侧韧带
掌长肌腱
尺侧腕屈肌腱
尺神经和尺动脉
指浅屈肌

鱼际肌（筋膜）
正中神经掌皮支
前臂筋膜
肱桡肌腱
正中神经
桡神经
桡侧腕屈肌腱

感，不必惊慌，退针刀到皮下，稍调整针刀体的方向，再进针刀，即可避开正中神经。

2. 第二次针刀松解腕背侧浅层韧带及筋膜的病变

（1）体位　坐位，手放在手术台上，掌心向下。

（2）体表定位　在腕关节背侧各定位点定位。

（3）消毒　施术部位用碘伏消毒两遍，然后铺无菌洞巾，使治疗点正对洞巾中间。

（4）麻醉　用1%利多卡因局部麻醉。

（5）刀具　使用Ⅰ型针刀。

（6）针刀操作　见图30－139。

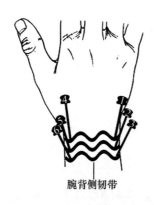

腕背侧韧带

图30－139　腕背侧浅层韧带及筋膜的
病变针刀松解示意图

①第1支针刀松解腕背侧韧带尺侧远端的粘连瘢痕点　在相当于掌侧腕远横纹平面的钩骨背面定位。刀口线与前臂纵轴平行，针刀体与皮肤呈90°角，按针刀四步进针规程，从定位处刺入，刀下有韧性感时，即到达腕横韧带近端尺侧的粘连瘢痕点，提插刀法松解2～3刀，提插深度为刀下有落空感。范围约为0.5cm。

②第2支针刀松解腕背侧韧带尺侧中部的粘连瘢痕点　在第1支针刀上方0.5cm定位，刀口线与前臂纵轴平行，针刀体与皮肤呈90°角，按针刀四步进针规程，从定位处刺入，刀下有韧性感时，即到达前臂掌侧筋膜的粘连瘢痕，进针刀1mm，纵疏横剥2～3刀，范围不超过0.5cm。

③第3支针刀松解腕背侧韧带尺侧近端的粘连瘢痕点　在第2支针刀上方0.5cm定位，刀口线与

前臂纵轴平行，针刀体与皮肤呈90°角，按针刀四步进针规程，从定位处刺入，刀下有韧性感时，即到达前臂掌侧筋膜的粘连瘢痕，进针刀1mm，纵疏横剥2～3刀，范围不超过0.5cm。

④第4支针刀松解腕背侧韧带桡侧远端的粘连瘢痕点　在相当于掌侧腕远横纹平面的桡骨茎突背面定位，刀口线与前臂纵轴平行，针刀体与皮肤呈90°角，按针刀四步进针规程，从定位处刺入，刀下有韧性感时，即到达腕背侧韧带远端桡侧的粘连瘢痕点，提插刀法松解2～3刀，深度到骨面。

⑤第5支针刀松解腕背侧韧带桡侧中部的粘连瘢痕点　在第4支针刀上方0.5cm定位，刀口线与前臂纵轴平行，针刀体与皮肤呈90°角，按针刀四步进针规程，从定位处刺入，刀下有韧性感时，即到达腕背侧韧带中部桡侧的粘连瘢痕点，提插刀法松解2～3刀，深度到骨面。

⑥第6支针刀松解腕背侧韧带桡侧近端的粘连瘢痕点　在第5支针刀上方0.5cm定位，刀口线与前臂纵轴平行，针刀体与皮肤呈90°角，按针刀四步进针规程，从定位处刺入，刀下有韧性感时，即到达腕背侧韧带近端桡侧的粘连瘢痕点，提插刀法松解2～3刀，深度到骨面。

3. 第三次针刀松解腕关节掌侧的粘连瘢痕

（1）体位　坐位，手放在手术台上，掌心向上。

（2）体表定位　尺桡骨茎突，腕关节压痛点。

（3）消毒　施术部位用碘伏消毒两遍，然后铺无菌洞巾，使治疗点正对洞巾中间。

（4）麻醉　用1%利多卡因局部麻醉。

（5）刀具　使用Ⅰ型针刀、特制弧形针刀。

（6）针刀操作　见图30－140。

①第1支针刀松解桡腕掌侧韧带起点　在桡骨茎突前侧压痛点定位，刀口线与前臂纵轴平行，针刀体与皮肤呈90°角，按针刀四步进针规程，从定位处刺入，达桡骨茎突骨面后，沿茎突骨面向下进针刀，当刀下有落空感时，即穿过茎突边缘，退针

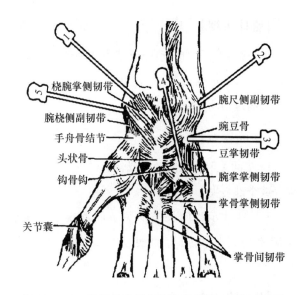

图 30 - 140　腕关节掌侧的粘连瘢痕针刀松解示意图

刀至茎突边缘骨面，调转刀口线 90°，在骨面上铲剥 2 刀，范围不超过 0.5cm。

②第 2 支针刀松解腕尺侧副韧带起点　在尺骨茎突压痛点定位，刀口线与前臂纵轴平行，针刀体与皮肤呈 90°角，按针刀四步进针规程，从定位处刺入，达尺骨茎突前侧骨面后，沿茎突骨面向下进针刀，当刀下有落空感时，即穿过茎突边缘，退针刀至茎突边缘骨面，调转刀口线 90°，在骨面上铲剥 2 刀，范围不超过 0.5cm。

③第 3 支针刀松解腕尺侧副韧带止点　在豌豆骨压痛点定位，刀口线与前臂纵轴平行，针刀体与皮肤呈 90°角，按针刀四步进针规程，从定位处刺入，达豌豆骨前侧骨面后，在骨面上铲剥 2 刀，范围不超过 0.5cm。

④第 4 支针刀松解腕掌掌侧韧带起点　在腕掌侧中部压痛点定位，刀口线与前臂纵轴平行，针刀体与皮肤呈 90°角，按针刀四步进针规程，从定位处刺入，刀下有韧性感时，即到达腕掌掌侧韧带，进针刀 2mm，纵疏横剥 2 ~ 3 刀，范围不超过 0.5cm。

⑤第 5 支针刀松解腕桡侧副韧带起点　在桡骨茎突外侧压痛点定位，刀口线与前臂纵轴平行，针刀体与皮肤呈 90°角，按针刀四步进针规程，从定位处刺入，达桡骨茎突外侧骨面后，沿

茎突外侧骨面向下进针刀，当刀下有落空感时，即穿过茎突外侧边缘，退针刀至茎突外侧边缘骨面，调转刀口线 90°，在骨面上铲剥 2 刀，范围不超过 0.5cm。

（7）注意事项

①在松解桡腕掌侧韧带起点时，应首先摸清楚桡动脉搏动，在动脉搏动外侧进针刀，以免误伤桡动脉。

②在松解腕尺侧副韧带起点时，应首先摸清楚尺动脉搏动，在动脉搏动内侧进针刀，以免误伤尺动脉。

4. 第四次针刀松解腕关节背侧的粘连瘢痕

（1）体位　坐位，手放在手术台上，掌心向下。

（2）体表定位　尺桡骨茎突，腕关节压痛点。

（3）消毒　施术部位用碘伏消毒两遍，然后铺无菌洞巾，使治疗点正对洞巾中间。

（4）麻醉　用 1% 利多卡因局部麻醉。

（5）刀具　使用 I 型针刀。

（6）针刀操作　见图 30 - 141。

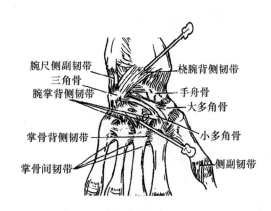

图 30 - 141　腕关节背侧的粘连瘢痕针刀松解示意图

①第 1 支针刀松解桡腕背侧韧带起点　在桡骨茎突后侧压痛点定位，刀口线与前臂纵轴平行，针刀体与皮肤呈 90°角，按针刀四步进针规程，从定位处刺入，达桡骨茎突后侧骨面后，沿茎突骨面向下进针刀，当刀下有落空感时，即穿过茎突边缘，退针刀至茎突边缘骨面，调转刀口线 90°，在骨面上铲剥 2 刀，范围不超过 0.5cm。

②第 2 支针刀松解腕掌背侧韧带起点　在腕关节中部背侧压痛点定位，刀口线与前臂纵轴平行，针刀体与皮肤呈 90°角，按针刀四步进针规程，从定位处刺入，刀下有韧性感时，即到达腕掌掌侧韧带，进针刀 1mm，纵疏横剥 2~3 刀，范围不超过 0.5cm。

【针刀术后手法治疗】

1. 每次针刀术后，患者正坐，前臂于旋前位，手背朝上。医生双手握患者掌部，右手在桡侧，左手在尺侧，而拇指平放于腕关节的背侧，以拇指指端按于腕关节背侧。在拔伸情况下摇晃关节。然后，将手腕在拇指按压下背伸至最大限度，随即屈曲，并左右各旋转 2~3 次。

2. 每次针刀术后，患者正坐，前臂于旋后位，手背朝下。医生双手握患者掌部，右手在桡侧，左手在尺侧，而拇指平放于腕关节的掌侧，以拇指指端按于腕关节掌侧。在拔伸情况下摇晃关节。然后，将手腕在拇指按压下屈曲至最大限度，并左右各旋转 2~3 次。

四、指间关节强直

【概述】

指间关节强直是指间关节病变或损伤所造成的严重结果，保守疗法及关节松解术疗效不好。针刀医学关于慢性软组织损伤的理论和疾病病理构架的理论认为，指间关节强直是指间关节周围的软组织损伤后引起局部应力集中，人体在自我调节、自我修复过程中，所形成的粘连、瘢痕，引起力平衡失调，引起关节功能障碍。

【病因病理】

指间关节周围慢性软组织损伤，如挤压伤、钝挫伤、劳损等，使指间关节周围的肌肉、韧带、关节囊长期处于挛缩状态，指间关节周围的软组织损伤后引起局部应力集中，人体在自我调节、自我修复过程中，所形成的粘连、瘢痕，引起力平衡失调，引起关节功能障碍。

【临床表现】

关节强直所致的运动障碍使指间关节伸屈功能障碍，关节发生畸形改变。若发生骨性强直，则指间关节的运动功能完全丧失。

【诊断要点】

1. 指间关节呈屈曲畸形或伸直畸形，被动活动部分或全部丧失。

2. X 线片示指间关节的关节间隙狭窄，甚至模糊不清，骨性强直可见关节之间有骨小梁通过。

【针刀治疗】

（一）近节指间关节强直

以中指近节指关节强直为例进行描述。

1. 第一次针刀松解中指近节指间关节关节囊及侧副韧带的粘连瘢痕

（1）体位　坐位，手放在手术台上，掌心向上。

（2）体表定位　沿近节指间关节平面前、后、内、外共定 4 点。

（3）消毒　施术部位用碘伏消毒两遍，然后铺无菌洞巾，使治疗点正对洞巾中间。

（4）麻醉　用 1% 利多卡因局部麻醉。

（5）刀具　使用 I 型针刀，专用弧形针刀。

（6）针刀操作

①第 1 支针刀松解指间关节背侧关节囊的粘连瘢痕　在指间关节平面指背正中定点。使用 I 型 4 号针刀，刀口线与手指纵轴平行，针刀体与皮肤呈 90°角，按针刀四步进针规程，从定位处刺入，刀下有韧性感时，即到达指伸肌腱终腱，向下直刺，穿过肌腱有突破感，再进针刀，刀下有阻力感，即到达关节囊，提插刀法松解 2~3 刀，然后调转刀口线 90°，提插刀法 2~3 刀，提插深度为刀下有落空感（图 30-142）。

②第 2 支针刀松解指间关节掌板的粘连瘢痕　在指间关节平面指掌侧正中定点。使用 I 型 4 号针

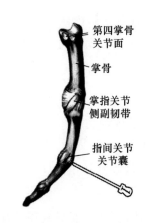

图 30－142　指间关节背侧关节囊
粘连针刀松解示意图

刀，刀口线与手指纵轴平行，针刀体与皮肤呈 90°
角，按针刀四步进针规程，从定位处刺入，刀下有
韧性感时，即到达屈指肌腱，向下直刺，穿过肌腱
有突破感，再进针刀，刀下有明显阻力感，即到达
掌板，提插刀法松解 2～3 刀，然后调转刀口线
90°，提插刀法 2～3 刀，提插深度为刀下有落空感
（图 30－143）。

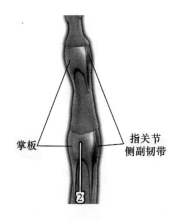

图 30－143　指间关节掌板粘连针刀松解图

③第 3 支针刀松解指间关节尺侧侧副韧带的粘
连瘢痕　在指间关节平面尺侧正中点定点。选用指
关节专用弧形针刀，刀口线与手指纵轴平行，针刀
体与皮肤呈 90°角，按针刀四步进针规程，从定位
处刺入，向下直刺到尺侧指骨底，然后调转刀口线
90°，沿指骨底弧度，向关节方向铲剥 2～3 刀，范
围 0.5cm（图 30－144）。

④第 4 支针刀松解指间关节桡侧侧副韧带的粘
连瘢痕　在指间关节平面桡侧面正中点定点。选用

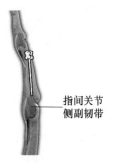

图 30－144　指间关节尺侧侧副韧带
粘连针刀松解示意图

指关节专用弧形针刀，刀口线与手指纵轴平行，针
刀体与皮肤呈 90°角，按针刀四步进针规程，从定
位处刺入，向下直刺到桡侧指骨底，然后调转刀口
线 90°，沿指骨底弧度，向关节方向铲剥 2～3 刀，
范围 0.5cm（图 30－145）。

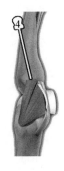

图 30－145　指间关节桡侧侧副韧带
粘连瘢痕针刀松解示意图

**2. 第二次针刀松解中指近节指间关节周围软组
织的粘连瘢痕**

（1）体位　坐位，手放在手术台上，掌心
向上。

（2）体表定位　沿近节指间关节平面定点。

（3）消毒　施术部位用碘伏消毒两遍，然后铺
无菌洞巾，使治疗点正对洞巾中间。

（4）麻醉　用 1% 利多卡因局部麻醉。

（5）刀具　使用 I 型针刀，专用弧形针刀。

（6）针刀操作　见图 30－146、图 30－147。

①第 1 支针刀松解中央腱与关节的粘连瘢痕
在指间关节平面指背侧正中定点，与第一次进针刀
点间隔 0.5cm。使用 I 型 4 号针刀，刀口线与手指
纵轴平行，针刀体与皮肤呈 90°角，按针刀四步进

针规程，从定位处刺入，刀下有韧性感时，即到中央腱，向下直刺，穿过肌腱有突破感时，纵疏横剥2~3刀，范围0.5cm，然后调整刀体方向，分别向指骨头和指骨底方向稍进针刀，纵疏横剥2~3刀，范围0.5cm。

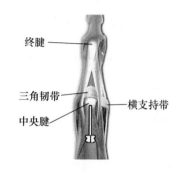

图30-146　中央腱与关节的粘连
瘢痕针刀松解示意图

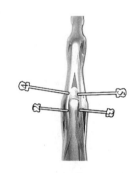

图30-147　中指近节指间关节周围
软组织的粘连瘢痕针刀松解示意图

②第2支针刀松解内侧指背腱膜与中央腱之间的粘连瘢痕　在指间关节平面指背侧正中点向内旁开0.5cm定点。使用Ⅰ型4号针刀。刀口线与手指纵轴平行，针刀体与皮肤呈90°角，按针刀四步进针规程，从定位处刺入，刀下有韧性感时，即到内侧指背腱膜，进针刀1~2mm，纵疏横剥2~3刀，范围0.5cm。

③第3支针刀松解外侧指背腱膜与中央腱之间的粘连瘢痕　在指间关节平面指背侧正中点向外旁开0.5cm定点。使用Ⅰ型4号针刀。刀口线与手指纵轴平行，针刀体与皮肤呈90°角，按针刀四步进针规程，从定位处刺入，刀下有韧性感时，即到外侧指背腱膜，进针刀1~2mm，纵疏横剥2~3刀，范围0.5cm。

④第4支针刀松解内侧三角韧带及螺旋韧带的粘连瘢痕　在第2支针刀远端0.5cm定点。使用Ⅰ型4号针刀。刀口线与手指纵轴平行，针刀体与皮肤呈90°角，按针刀四步进针规程，从定位处刺入，刀下有韧性感时，即到内侧三角韧带及螺旋韧带，调转刀口线90°，针刀直达骨面，即到内侧三角韧带及螺旋韧带的止点，贴骨面铲剥，范围0.5cm。

⑤第5支针刀松解外侧三角韧带及螺旋韧带的粘连瘢痕　在第3支针刀远端0.5cm定点。使用Ⅰ型4号针刀。刀口线与手指纵轴平行，针刀体与皮肤呈90°角，按针刀四步进针规程，从定位处刺入，刀下有韧性感时，即到外侧三角韧带及螺旋韧带，调转刀口线90°，针刀直达骨面，即到外侧三角韧带及螺旋韧带的止点，贴骨面铲剥，范围0.5cm。

3. 第三次针刀松解中指近节指间关节骨性融合

（1）体位　坐位，手平放在手术台上，掌心向上。

（2）体表定位　沿近节指间关节平面在6、9、10、2、3点位定点（图30-148）。

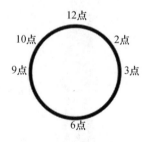

图30-148　近节指间关节横断面针刀定位示意图

（3）消毒　施术部位用碘伏消毒两遍，然后铺无菌洞巾，使治疗点正对洞巾中间。

（4）麻醉　用1%利多卡因指根麻醉。

（5）刀具　使用专用弧形针刀。

（6）针刀操作　见图30-149~图30-152。

①第1支针刀松解桡背侧的骨性融合　在指间关节平面10点位定点，使用专用弧形针刀，刀口线与手指纵轴平行，针刀体与皮肤呈90°角，按针刀四步进针规程，从定位处刺入，一边进针刀，一边纵疏横剥硬化、钙化的软组织，达指骨头，然后调

整刀体方向，调转刀口线90°，用骨锤敲击弧形针刀柄，使针刀弧形端贴指骨头凸面进入关节间隙，从而切断骨性融合，深度0.5cm。

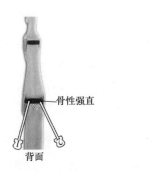

图30-149　桡背侧、尺背侧骨性融合针刀松解示意图　　图30-150　指关节掌侧骨性融合针刀松解示意图

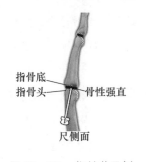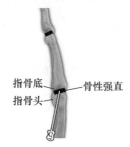

图30-151　指关节尺侧骨性融合针刀松解示意图　　图30-152　指关节桡侧骨性融合针刀松解示意图

②第2支针刀松解尺背侧的骨性融合　在指间关节平面2点位定点，使用专用弧形针刀，刀口线与手指纵轴平行，针刀体与皮肤呈90°角，按针刀四步进针规程，从定位处刺入，一边进针刀，一边纵疏横剥硬化、钙化的软组织，达指骨头，然后调整刀体方向，调转刀口线90°，用骨锤敲击弧形针刀柄，使针刀弧形端贴指骨头凸面进入关节间隙，从而切断骨性融合，深度0.5cm。

③第3支针刀松解指关节掌侧的骨性融合　在指间关节平面6点位定点，使用专用弧形针刀，刀口线与手指纵轴平行，针刀体与皮肤呈90°角，按针刀四步进针规程，从定位处刺入，一边进针刀，一边纵疏横剥外硬化、钙化的软组织，达指骨头，然后调整刀体方向，调转刀口线90°，用骨锤敲击弧形针刀柄，使针刀弧形端贴指骨头凸面进入关节间隙，从而切断骨性融合，深度0.5cm。

④第4支针刀松解指关节尺侧的骨性融合　在

指间关节平面3点位定点，使用专用弧形针刀，刀口线与手指纵轴平行，针刀体与皮肤呈90°角，按针刀四步进针规程，从定位处刺入，一边进针刀，一边纵疏横剥硬化、钙化的软组织，达指骨头，然后调整刀体方向，调转刀口线90°，用骨锤敲击弧形针刀柄，使针刀弧形端贴指骨头凸面进入关节间隙，从而切断骨性融合，深度0.5cm。

⑤第5支针刀松解指关节桡侧的骨性融合　在指间关节平面9点位定点，使用专用弧形针刀，刀口线与手指纵轴平行，针刀体与皮肤呈90°角，按针刀四步进针规程，从定位处刺入，一边进针刀，一边纵疏横剥硬化、钙化的软组织，达指骨头，然后调整刀体方向，调转刀口线90°，用骨锤敲击弧形针刀柄，使针刀弧形端贴指骨头凸面进入关节间隙，从而切断骨性融合，深度0.5cm。

（7）注意事项　在手指部针刀手术时，要熟悉局部解剖，尤其是牢记血管、指神经的走行路线的立体解剖（图30-153），否则就可能引起医源性血管神经损伤，造成医疗事故。遵循以下原则，可避免指血管、神经的损伤。

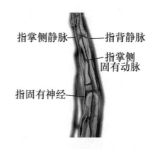

图30-153　指血管神经走行路线示意图

①进针刀时，刀口线的方向与手指纵轴方向一致，当需要调整刀口线时，必须清楚刀下具体的软组织成分，否则不能任意调转刀口线。

②在6点位，9点位至12点位，12点位至3点位平面上进行针刀操作是安全的。除指神经卡压外，禁止在4点位，5点位，7点位，8点位进行针刀操作（图30-154）。

（二）远节指间关节强直

以中指远节指间关节强直为例进行描述。

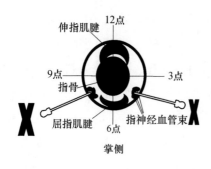

图 30 - 154　针刀危险区示意图

1. 第一次针刀松解中指远节指间关节关节囊及侧副韧带的粘连瘢痕

（1）体位　坐位，手放在手术台上，掌心向上。

（2）体表定位　沿近节指间关节平面前、后、内、外共定4点。

（3）消毒　施术部位用碘伏消毒两遍，然后铺无菌洞巾，使治疗点正对洞巾中间。

（4）麻醉　用1%利多卡因局部麻醉。

（5）刀具　使用Ⅰ型针刀，专用弧形针刀。

（6）针刀操作　见图30-155、图30-156。

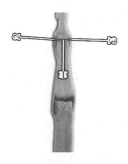

图 30 - 155　中指远节指间关节关节囊及
侧副韧带针刀松解示意图

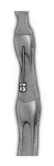

图 30 - 156　中指远节指间关节针刀松解示意图

①第1支针刀松解远节指间关节背侧关节囊的

粘连瘢痕　在远节指间关节平面指背正中定点。使用Ⅰ型4号针刀，刀口线与手指纵轴平行，针刀体与皮肤呈90°角，按针刀四步进针规程，从定位处刺入，刀下有韧性感时，即到达指伸肌腱终腱，向下直刺，穿过肌腱有突破感，再进针刀，刀下有阻力感，即到达关节囊，提插刀法松解2~3刀，然后调转刀口线90°，提插刀法2~3刀，提插深度为刀下有落空感。

②第2支针刀松解远节指间关节尺侧侧副韧带的粘连瘢痕　在远节指间关节平面尺侧正中点定点。选用指关节专用弧形针刀，刀口线与手指纵轴平行，针刀体与皮肤呈90°角，按针刀四步进针规程，从定位处刺入，向下直刺到尺侧指骨底，然后调转刀口线90°，沿指骨底弧度，向关节方向铲剥2~3刀，范围0.5cm。

③第3支针刀松解远节指间关节桡侧侧副韧带的粘连瘢痕　在远节指间关节平面桡侧正中点定点。选用指关节专用弧形针刀，刀口线与手指纵轴平行，针刀体与皮肤呈90°角，按针刀四步进针规程，从定位处刺入，向下直刺到桡侧指骨底，然后调转刀口线90°，沿指骨底弧度，向关节方向铲剥2~3刀，范围0.5cm。

④第4支针刀松解远节指间关节掌板的粘连瘢痕　在远节指间关节平面指掌侧正中定点。使用Ⅰ型4号针刀，刀口线与手指纵轴平行，针刀体与皮肤呈90°角，按针刀四步进针规程，从定位处刺入，刀下有韧性感时，即到达屈指肌腱，向下直刺，穿过肌腱有突破感，再进针刀，刀下有明显阻力感，即到达掌板，提插刀法松解2~3刀，然后调转刀口线90°，提插刀法2~3刀，提插深度为刀下有落空感。

2. 第二次针刀松解中指远节指间关节周围软组织的粘连瘢痕

（1）体位　坐位，手放在手术台上，掌心向下上。

（2）体表定位　沿近节指间关节平面定点。

（3）消毒　施术部位用碘伏消毒两遍，然后铺

无菌洞巾，使治疗点正对洞巾中间。

（4）麻醉　用1%利多卡因局部麻醉。

（5）刀具　使用Ⅰ型针刀，专用弧形针刀。

（6）针刀操作　见图30-157。

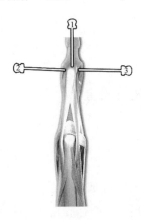

图30-157　中指远节指间关节周围软组织
的粘连瘢痕针刀松解示意图

①第1支针刀松解终腱与关节的粘连瘢痕　在远节指间关节平面指背侧正中定点，与第一次进针刀点间隔0.5cm。使用Ⅰ型4号针刀，刀口线与手指纵轴平行，针刀体与皮肤呈90°角，按针刀四步进针规程，从定位处刺入，刀下有韧性感时，即到终腱，向下直刺，穿过肌腱有突破感时，纵疏横剥2~3刀，范围0.5cm，然后调整刀体方向，分别向指骨头和指骨底方向稍进针刀，纵疏横剥2~3刀，范围0.5cm。

②第2支针刀松解内侧指背筋膜与终腱之间的粘连瘢痕　在远节指间关节平面指背侧正中点向内旁开0.5cm定点。使用Ⅰ型4号针刀。刀口线与手指纵轴平行，针刀体与皮肤呈90°角，按针刀四步进针规程，从定位处刺入，刀下有韧性感时，即到内侧指背筋膜，一边进针刀，一边纵疏横剥，范围0.5cm，直达骨面。

③第3支针刀松解外侧指背筋膜与终腱之间的粘连瘢痕　在远节指间关节平面指背侧正中点向外旁开0.5cm定点。使用Ⅰ型4号针刀。刀口线与手指纵轴平行，针刀体与皮肤呈90°角，按针刀四步进针规程，从定位处刺入，刀下有韧性感时，即到外侧指背筋膜，一边进针刀，一边纵疏横剥，范围

0.5cm，直达骨面。

3. 第三次针刀松解中指远节指间关节骨性融合

（1）体位　坐位，手放在手术台上，掌心向上。

（2）体表定位　沿近节指间关节平面在6，9，10，2，3点定点（图30-148）。

（3）消毒　施术部位用碘伏消毒两遍，然后铺无菌洞巾，使治疗点正对洞巾中间。

（4）麻醉　用1%利多卡因指根麻醉。

（5）刀具　使用专用弧形针刀。

（6）针刀操作　见图30-158~图30-161。

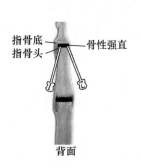

图30-158　桡背侧、尺
背侧骨性融合针刀操作部位

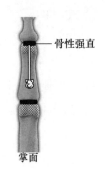

图30-159　远节指间关节
掌侧骨性融合针刀松解示意图

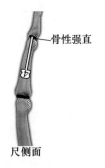

图30-160　远节指间关节
尺侧骨性融合针刀松解示意图

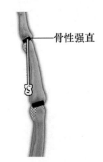

图30-161　远节指间关节
桡侧骨性融合针刀松解示意图

①第1支针刀松解桡背侧的骨性融合　在远节指间关节平面10点位定点，使用专用弧形针刀，刀口线与手指纵轴平行，针刀体与皮肤呈90°角，按针刀四步进针规程，从定位处刺入，一边进针刀，一边纵疏横剥硬化、钙化的软组织，达指骨头，然后调整刀体方向，调转刀口线90°，用骨锤敲击弧形针刀柄，使针刀弧形端贴指骨头凸面进入关节间隙，从而切断骨性融合，深度0.5cm。

②第2支针刀松解尺背侧的骨性融合　在远节指间关节平面2点位定点，使用专用弧形针刀，刀口线与手指纵轴平行，针刀体与皮肤呈90°角，按针刀四步进针规程，从定位处刺入，一边进针刀，一边纵疏横剥硬化、钙化的软组织，达指骨头，然后调整刀体方向，调转刀口线90°，用骨锤敲击弧形针刀柄，使针刀弧形端贴指骨头凸面进入关节间隙，从而切断骨性融合，深度0.5cm。

③第3支针刀松解远节指间关节掌侧的骨性融合　在远节指间关节平面6点位定点，使用专用弧形针刀，刀口线与手指纵轴平行，针刀体与皮肤呈90°角，按针刀四步进针规程，从定位处刺入，一边进针刀，一边纵疏横剥硬化、钙化的软组织，达指骨头，然后调整刀体方向，调转刀口线90°，用骨锤敲击弧形针刀柄，使针刀弧形端贴指骨头凸面进入关节间隙，从而切断骨性融合，深度0.5cm。

④第4支针刀松解远节指间关节尺侧的骨性融合　在远节指间关节平面3点位定点，使用专用弧形针刀，刀口线与手指纵轴平行，针刀体与皮肤呈90°角，按针刀四步进针规程，从定位处刺入，一边进针刀，一边纵疏横剥硬化、钙化的软组织，达指骨头，然后调整刀体方向，调转刀口线90°，用骨锤敲击弧形针刀柄，使针刀弧形端贴指骨头凸面进入关节间隙，从而切断骨性融合，深度0.5cm。

⑤第5支针刀松解远节指间关节桡侧的骨性融合　在远节指间关节平面9点位定点，使用专用弧形针刀，刀口线与手指纵轴平行，针刀体与皮肤呈90°角，按针刀四步进针规程，从定位处刺入，一边进针刀，一边纵疏横剥硬化、钙化的软组织，达指骨头，然后调整刀体方向，调转刀口线90°，用骨锤敲击弧形针刀柄，使针刀弧形端贴指骨头凸面进入关节间隙，从而切断骨性融合，深度0.5cm。

（7）注意事项　与近节指间关节针刀操作的注意事项相同。

【针刀术后手法治疗】

每次针刀术毕，术者一手握患指近节指骨，一手握患指中节指骨，作近节指间关节伸屈运动数次，作手法治疗，尤其对骨性融合的关节进行手法治疗时，用力不能过猛，否则，可能引起指骨骨折等严重并发症。

五、髋关节强直

【概述】

髋关节强直是髋关节病变或损伤所造成的严重结果，保守疗法及开放性髋关节松解术疗效不好。髋关节融合术后，一个强直在功能位的髋关节还需要同侧腰部和膝关节的代偿，引起慢性腰痛，膝关节受力不均匀，继发膝周疼痛，久治不愈。最终只有进行人工关节置换，但对中青年的患者来说，由于金属磨损，还可能第二次换关节。

针刀医学关于慢性软组织损伤的理论和疾病病理构架的理论认为，髋关节强直是髋关节周围的软组织损伤后引起局部应力集中，人体在自我调节、自我修复过程中，所形成的粘连、瘢痕，引起力平衡失调，导致关节功能障碍。

【病因病理】

髋关节周围慢性软组织损伤，如挤压伤、钝挫伤、劳损等，使髋关节周围的肌肉、韧带、关节囊长期处于挛缩收缩状态，最终导致关节强直。

【临床表现】

关节强直所致的运动障碍使髋关节伸屈，收展功能障碍，若发生骨性强直，则髋关节的三轴运动功能完全丧失。

【诊断要点】

1. 髋关节呈屈曲畸形，被动活动部分或全部丧失。

2. X线片示髋关节的关节腔狭窄，甚至模糊不清，骨性强直可见髋臼和股骨头之间骨小梁通过。

【针刀治疗】

（一）治疗原则

根据针刀医学关于慢性软组织损伤的理论和疾病病理构架的理论，对髋关节强直周围的粘连、瘢痕进行整体松解，髋关节的功能方可得以恢复。

（二）操作方法

1. 第一次针刀松解缝匠肌起点，股直肌起点，髂股韧带及髋关节前侧关节囊，部分内收肌起点。具体操作方法参照强直性脊柱炎髋部病变第一次针刀治疗。

2. 第二次针刀松解臀中肌起点，股方肌起点，髋关节外后侧关节囊。具体操作方法参照强直性脊柱炎髋部病变第二次针刀治疗。

3. 第三次针刀松解髂胫束起止点的粘连和瘢痕。具体操作方法参照强直性脊柱炎髋部病变第四次针刀治疗。

4. 第四至六次针刀松解根据髋关节活动程度在局部麻醉下松解髋关节周围的其他粘连瘢痕点以及条索状物。

5. 注意事项

（1）在髋关节前方松解前方关节囊时，先触摸到股动脉的确切位置后，再向外旁开 2cm 处进行针刀操作是安全的。

（2）关节强直病人的针刀松解，1 次松解范围不可太多，需要分次进行松解。一般对纤维性强直需 3~6 次。

（3）对骨性强直病人，需用 Ⅱ 型针刀进行松解，参见强直性脊柱炎髋部病变有关章节。

【针刀术后手法治疗】

患者仰卧位，屈膝，一助手压在双髂前上棘，术者一前臂置于患者患侧小腿上部，一手托住患者小腿下部，使患者髋关节"?"和反"?"运动数次。每次针刀术后，手法操作相同。

六、膝关节强直

【概述】

膝关节类风湿关节炎、骨折、出血、长期制动及滑膜切除等原因，均可导致膝关节内部粘连，失去主动及被动活动，称之为膝关节强直；膝关节强直可分为伸直型强直和屈曲型强直，其中以伸直型多见。

【病因病理】

膝关节的伸直型强直多继发于膝关节内或膝关节附近的骨折出血后制动时间过长，或者发生于滑膜炎中滑膜切除术后以及半月板切除术后及类风湿关节炎等。由于损伤的炎性渗出物的刺激及功能锻炼的缺乏，致使关节囊及关节内粘连、关节囊挛缩、髌上囊消失及股四头肌挛缩，髌上囊的粘连可影响股四头肌腱的滑动，从而使关节屈曲受限；而膝关节长期伸直位固定，可导致髌支持带的纤维化、挛缩及与股骨髁发生粘连，使股骨髁不能转动。

膝关节的屈曲型强直主要是由于损伤后呈屈膝位制动过久，引起屈肌痉挛及关节粘连；或由于脂肪垫纤维化，使髌骨上下移动受限所致。

【临床表现】

患者的膝关节活动受限或丧失活动能力，屈伸活动度在 0°~10° 之间，单侧关节伸直型强直可出现跛行，髌骨失去活动度，并且关节被动活动时，可扪及磨砂感；部分患者可伴有关节疼痛。

【诊断要点】

1. 患者既往有膝关节骨折等外伤史或滑膜、韧带及半月板切除等手术史及类风湿关节炎、强直性脊柱炎等病史。

2. 膝关节主动、被动屈伸功能部分或全部丧失。

3. 查体示髌骨无活动度，膝关节活动时可扪及磨砂感。

4. X 线检查对本病可辅助诊断，并可排除膝关节其他病变。

【针刀治疗】

（一）治疗原则

依据针刀医学关于慢性软组织损伤的理论及慢性软组织损伤病理构架状理论，用针刀对膝关节周围的粘连、瘢痕进行整体松解，使膝部的动态平衡得到恢复，本病可得到根本性的治疗。

（二）操作方法

1. 第一次针刀松解膝关节前内侧软组织粘连瘢痕

（1）体位　仰卧位，屈膝30°角。

（2）体表定位　膝关节前内侧。

（3）消毒　施术部位用碘伏消毒两遍，然后铺无菌洞巾，使治疗点正对洞巾中间。

（4）麻醉　用1%利多卡因局部浸润麻醉，每个治疗点注药1ml。

（5）刀具　使用Ⅱ型直形针刀。

（6）针刀操作　见图30－162。

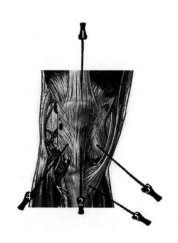

图30－162　膝关节前外侧针刀松解示意图

①第1支针刀松解髌上囊　在髌骨上缘2cm定位，针刀体与皮肤垂直，刀口线与股四头肌方向一致，按针刀四步进针规程进针刀，经皮肤、皮下组织，当穿过股四头肌有落空感时，即到达髌上囊，先纵疏横剥两刀，然后将刀体向大腿方向倾斜45°，针刀沿股骨凹面，提插两刀，以疏通髌上囊与关节囊的粘连点。

②第2支针刀松解髌下脂肪垫　针刀体与皮肤垂直，刀口线与髌韧带走行方向一致，按针刀四步进针规程进针刀，经皮肤、皮下组织，穿过髌韧带后有明显的落空感，再进针刀1cm，即到达髌下脂肪垫，纵疏横剥两刀。

③第3支针刀松解髌内侧支持带　在髌骨内下缘2cm定点，针刀体与皮肤垂直，刀口线与下肢纵轴一致，按针刀四步进针规程进针刀，经皮肤、皮下组织，刀下有韧性感，深入其中，纵疏横剥2～3刀。范围不超过1cm。

④第4支针刀松解髌外侧支持带　在髌骨外下缘2cm定点，针刀体与皮肤垂直，刀口线与下肢纵轴一致，按针刀四步进针规程进针刀，经皮肤、皮下组织，刀下有韧性感，深入其中，纵疏横剥2～3刀。范围不超过1cm。

⑤第5支针刀松解鹅足的挛缩点　在胫骨上段内侧部定位。刀口线与下肢纵轴方向一致，按针刀四步进针规程进针刀，经皮肤、皮下组织胫骨内侧骨面，贴骨面分别向上、中、下作扇形铲剥2～3刀，范围为1cm。

2. 第二次针刀松解股直肌与股中间肌之间的粘连瘢痕及髂胫束挛缩

（1）体位　仰卧位，屈膝30°角。

（2）体表定位　股骨下段。

（3）消毒　施术部位用碘伏消毒两遍，然后铺无菌洞巾，使治疗点正对洞巾中间。

（4）麻醉　用1%利多卡因局部浸润麻醉，每个治疗点注药1ml。

（5）刀具　使用Ⅱ型直形针刀。

（6）针刀操作　见图30－163。

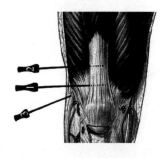

图30－163　股直肌与股中间肌之间
针刀松解示意图

①第1支针刀松解股直肌与股中间肌下部的粘连瘢痕 在髌骨外上3cm定点。刀口线与下肢纵轴方向一致，按针刀四步进针规程进针刀，经皮肤、皮下组织浅筋膜层，在此处摆动针刀刀刃，找到股直肌与股中间肌下部的间隙，将针刀插入两肌之间，纵行疏通3~4刀，范围为3cm，以松解两肌之间的粘连、瘢痕。

②第2支针刀松解股直肌与股中间肌中部的粘连瘢痕 与第1支针刀平行，在第1支针刀上方3cm定点。刀口线与下肢纵轴方向一致，按针刀四步进针规程进针刀，经皮肤、皮下组织浅筋膜层，在此处摆动针刀刀刃，找到股直肌与股中间肌下部的间隙，将针刀插入两肌之间，纵行疏通3~4刀，范围为3cm，以松解两肌之间的粘连、瘢痕。

③第3支针刀松解髂胫束的挛缩 在髌骨外上缘3cm定点。刀口线与下肢纵轴方向一致，按针刀四步进针规程进针刀，经皮肤、皮下组织浅筋膜层，在此处摆动针刀刀刃，找到髂胫束前缘后，调整刀体，与人体矢状面方向一致，提插刀法切割髂胫束2~3刀，范围为0.5cm。

（7）注意事项 关节强直患者，股直肌与股中间肌之间的粘连瘢痕非常严重，Ⅰ型针刀太细，不能有效松解两肌之间的粘连和瘢痕，必须用Ⅱ型针刀。在此处仅以针刀松解做纵行疏通，不做横行剥离，以免损伤正常的肌肉组织，针刀松解的范围在2~3cm以内，不能太小，否则松解不到位可影响疗效。

3. 第三次针刀松解腓肠肌起点的粘连瘢痕

（1）体位 俯卧位，膝关节伸直位。

（2）体表定位 股骨髁后侧。

（3）消毒 施术部位用碘伏消毒两遍，然后铺无菌洞巾，使治疗点正对洞巾中间。

（4）麻醉 用1%利多卡因局部浸润麻醉，每个治疗点注药1ml。

（5）刀具 使用Ⅱ型直形针刀。

（6）针刀操作 具体操作方法参照膝关节骨性关节炎第四次针刀治疗。

（7）注意事项 在膝关节后侧松解术中，进针刀不可太快，如患者有剧痛感，可能是针刀碰到了膝内上动脉或者膝外上动脉的缘故，不能盲目继续进针刀，此时应将针刀退至皮下，调整方向再进针刀，即可到达骨面。

【针刀术后手法治疗】

针刀松解膝关节囊及周围软组织后，术者双手握患侧小腿上段，嘱患者尽量伸屈膝关节，在最大伸膝位和最大屈膝位时，术者分别向相同方向弹压屈膝1~2次。

七、踝关节强直

【概述】

踝关节继发于外伤后产生关节纤维性或骨性融合，使关节固定于功能位或非功能位，称之为踝关节强直。

【病因病理】

在致病因素的反复作用下出现滑膜的水肿充血与渗出增加，进而导致关节面软骨的坏死。软骨下骨甚至也遭受破坏，与此同时，发生关节囊的粘连与挛缩，最终形成纤维性甚至骨性强直。

【临床表现】

非功能位强直的患者可出现走路跛行或持杖协行，同时可伴有足内翻畸形，若双侧关节均受累则出现行走困难。

患者受累的踝关节活动度严重受限，甚至完全消失，同时可伴见其原发病的临床症状。

【诊断要点】

1. 踝关节强直于功能位或非功能位，主动及被动活动基本丧失。

2. 既往有关节结核、类风湿、痛风或踝部外伤史。

3. X线检查示关节间隙狭窄或模糊不清，并有骨小梁通过。

【针刀治疗】

（一）治疗原则

关节强直的根本原因是由于关节内外因素综合作用，使关节周围及其内部结构发生病变，产生粘连、挛缩及瘢痕，从而破坏了关节局部的力学平衡，故在针刀医学闭合性手术理论及网眼理论的指导下，应用针刀整体松解相关软组织的粘连、挛缩及瘢痕组织，配合手法治疗，恢复关节的动态平衡，才是治疗之本，对于踝关节骨性强直，应用特制弧形针刀，从关节前、后、内、外深入关节，对骨性强直进行闭合松解，开创了骨性强直针刀闭合性手术松解的先河。

（二）操作方法

1. 第一次针刀松解三角韧带及周围的粘连瘢痕

（1）体位　仰卧位，踝关节中立位。

（2）体表定位　踝关节外侧。

（3）消毒　施术部位用碘伏消毒两遍，然后铺无菌洞巾，使治疗点正对洞巾中间。

（4）麻醉　1%利多卡因局部定点麻醉。

（5）刀具　使用专用弧形针刀及Ⅰ型针刀。

（6）针刀操作　见图30-164。

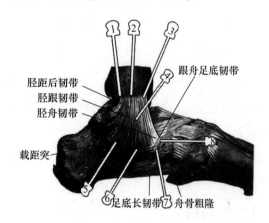

图30-164　针刀松解三角韧带及周围的
粘连瘢痕示意图

①第1支针刀松解三角韧带后方起点（胫距后韧带起点）及踝关节囊的粘连瘢痕　在内踝尖后上1cm定位。使用专用弧形针刀，刀口线与下肢纵轴平行，针刀体与皮肤呈90°角，按四步进针规程进针刀。针刀经皮肤、皮下组织到达内踝后部骨面，调转刀口线90°，使针刀的弧形面与内踝后侧骨面相吻合，贴骨面向内踝后下铲剥两刀，范围0.5cm，然后刀体分别向上向下铲剥两刀，范围不超过0.5cm。

②第2支针刀松解三角韧带起点中部（胫跟韧带起点）及踝关节囊的粘连瘢痕　在内踝尖定位。使用专用弧形针刀，刀口线与下肢纵轴平行，针刀体与皮肤呈90°角，按四步进针规程进针刀。针刀经皮肤、皮下组织到达内踝尖骨面，调转刀口线90°，使针刀的弧形面与内踝尖骨面相吻合，贴骨面向下铲剥两刀，范围0.5cm，然后刀体分别向上、向下铲剥两刀，范围不超过0.5cm，以松解关节囊的粘连瘢痕。

③第3支针刀松解三角韧带起点前部（胫舟韧带起点）及踝关节囊的粘连瘢痕　在内踝尖前上方1cm处定位。使用专用弧形针刀，刀口线与下肢纵轴平行，针刀体与皮肤呈90°角，按四步进针规程进针刀。针刀经皮肤、皮下组织到达内踝前骨面，调转刀口线90°，使针刀的弧形面与内踝前骨面相吻合，贴骨面向下铲剥两刀，范围0.5cm，然后刀体分别向上、向下铲剥两刀，范围不超过0.5cm。

④第4支针刀松解胫跟韧带行经线路的粘连瘢痕　在第2支针刀下方1.5~2cm处定位，使用Ⅰ型4号针刀，刀口线与下肢纵轴平行，针刀体与皮肤呈90°角，按照四步进针规程进针刀。针刀经皮肤、皮下组织，当刀下有阻力感时，即到达胫跟韧带，再向下进针刀1~2mm，行纵疏横剥2~3刀，范围不超过0.5cm。

⑤第5支针刀松解胫跟韧带后部止点的粘连瘢痕　在跟骨载距突后部定位。使用专用弧形针刀，刀口线与下肢纵轴平行，针刀体与皮肤呈90°角，按四步进针规程进针刀。针刀经皮肤、皮下组织到达跟骨面，调转刀口线90°，使针刀的弧形面与距骨载距突骨面相吻合，贴骨面向上铲剥两刀，范围0.5cm，然后刀体分别向前、向后铲剥两刀，范围不超过0.5cm。

⑥第6支针刀松解胫跟韧带前部止点的粘连瘢痕　在跟骨载距突中部定位。使用专用弧形针刀，刀口线与下肢纵轴平行，针刀体与皮肤呈90°角，按四步进针规程进针刀。针刀经皮肤、皮下组织到达跟骨面，调转刀口线90°，使针刀的弧形面与距骨载距突骨面相吻合，贴骨面向上铲剥两刀，范围0.5cm，然后刀体分别向前、向后铲剥两刀，范围不超过0.5cm。

⑦第7支针刀松解胫舟韧带止点的粘连瘢痕　在舟骨粗隆后上方0.5cm处定位。使用专用弧形针刀，刀口线与下肢纵轴平行，针刀体与皮肤呈90°角，按四步进针规程进针刀。针刀经皮肤、皮下组织到达舟骨面，调转刀口线90°，使针刀的弧形面与舟骨骨面相吻合，贴骨面向后铲剥两刀，范围0.5cm，然后刀体分别向前、向后铲剥两刀，范围不超过0.5cm。

⑧第8支针刀松解跟舟足底韧带止点的粘连瘢痕　在第7支针刀上方1cm定位。使用专用弧形针刀，刀口线与下肢纵轴平行，针刀体与皮肤呈90°角，按四步进针规程进针刀。针刀经皮肤、皮下组织到达舟骨面，调转刀口线90°，使针刀的弧形面与舟骨骨面相吻合，贴骨面向后铲剥两刀，范围0.5cm。

2. 第二次针刀松解踝关节外侧韧带及周围的粘连瘢痕

（1）体位　俯卧位，踝关节中立位。

（2）体表定位　踝关节外侧。

（3）消毒　施术部位用碘伏消毒两遍，然后铺无菌洞巾，使治疗点正对洞巾中间。

（4）麻醉　1%利多卡因局部定点麻醉。

（5）刀具　使用弧形针刀及Ⅰ型针刀。

（6）针刀操作　见图30-165。

①第1支针刀松解踝关节前侧关节囊，距腓前韧带起点的粘连瘢痕　在外踝尖前上方1cm处定位。使用专用弧形针刀，刀口线与足纵轴平行，针刀体与皮肤呈90°角，按四步进针规程进针刀。针刀经皮肤、皮下组织到达外踝前侧腓骨骨面，调转刀口线90°，

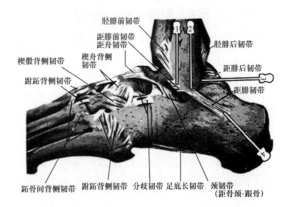

图30-165　针刀松解踝关节外侧韧带及
周围的粘连示意图

使针刀的弧形面与外踝前缘骨面相吻合，贴骨面向前下铲剥2刀，当刀下有落空感时即停止，然后分别向上、向下作扇形铲剥，范围不超过0.5cm。

②第2支针刀松解踝关节外侧关节囊，跟腓韧带起点的粘连瘢痕　在外踝尖定位。使用专用弧形针刀，刀口线与足纵轴平行，针刀体与皮肤呈90°角，按四步进针规程进针刀。针刀经皮肤、皮下组织到达外踝尖骨面，调转刀口线90°，使针刀的弧形面与外踝尖骨面相吻合，贴骨面向后下铲剥两刀，当刀下有落空感时即停止，然后分别向前、向后外作扇形铲剥，范围不超过0.5cm。

③第3支针刀松解踝关节后侧关节囊，距腓后韧带起点的粘连瘢痕　在外踝尖后上方1cm定位。使用专用弧形针刀，刀口线与足纵轴平行，针刀体与皮肤呈90°角，按四步进针规程进针刀。针刀经皮肤、皮下组织到达外踝后侧腓骨骨面，调转刀口线90°，使针刀的弧形面与外踝后缘骨面相吻合，贴骨面向后下铲剥两刀，当刀下有落空感时即停止，然后分别向上、向下作扇形铲剥，范围不超过0.5cm。

④第4支针刀松解跟腓韧带止点的粘连瘢痕　在外踝尖下后方2~3cm处定位。使用Ⅰ型针刀，刀口线与足纵轴平行，针刀体与皮肤呈90°角，按四步进针规程进针刀。针刀经皮肤、皮下组织到达外跟骨骨面，调转刀口线90°，贴骨面向上铲剥两刀，然后分别向前、向后外作扇形铲剥，范围不超过0.5cm。

3. 第三次针刀松解踝关节骨性强直

（1）体位　仰卧位，踝关节中立位。

（2）体表定位　踝关节内、外、前、后侧。

（3）消毒　施术部位用碘伏消毒两遍，然后铺无菌洞巾，使治疗点正对洞巾中间。

（4）麻醉　1% 利多卡因局部定点麻醉。

（5）刀具　使用特制弧形针刀。

（6）针刀操作　具体操作方法参照踝足部类风湿关节炎第五次针刀操作。

【针刀术后手法治疗】

在助手的协助下进行踝关节的对抗性牵引，使关节充分背屈、跖屈 3~5 次，后施关节弹压术以促使关节恢复到正常角度。注意手法不可过猛，否则强直引起踝关节骨折等严重并发症。

第三十一章

关 节 畸 形

第一节 肘关节畸形

一、肘内翻

【概述】

肘关节的外翻角消失，并有内翻角形成时，称为肘内翻畸形，该畸形可影响肘关节的正常功能活动。正常肘关节完全伸直时并不在同一条直线上，前臂与上臂的纵轴线形成一向外翻的交角，该角的补角称为提携角，其正常值为 10°～15°。肘关节的屈伸活动范围为 0°（伸）～150°（屈），可有 5°～10° 过伸，无内收、外展运动。若外翻角在 10° 以内时，称为肘内翻。正常肱骨髁部前倾角（系肱骨前线与骨骺轴线的交角）的正常值为 30° 以内。正常情况下，桡骨小头与肱骨小头相对，桡骨干的纵轴向上的延长线必通过桡骨小头骨骺中心及肱骨小头骨骺中心。

【病因病理】

多种情况均可导致肘内翻畸形，多为骨折、脱位留下的后遗症，或为先天性畸形。

【临床表现】

患者肘部以下的前臂呈内翻畸形，但前臂伸屈、旋转功能无障碍。在甩臂行走时，患者由于前臂与手部常因碰撞身体而带来不便，故需外展上臂。X 线检查测量肘部时，提携角明显消失，甚至有肘内翻畸形，肱骨小头中点常位于桡骨纵轴线的内侧。

【诊断要点】

1. 患者肘部以下的前臂呈内翻样改变。

2. 前臂伸屈、旋转功能无障碍。

3. 行走时，由于前臂与手部常因碰撞身体而带来不便，患者通常会外展上臂。

4. X 线检查：肘部提携角明显消失，肘内翻畸形显著，肱骨小头的中点常位于桡骨纵轴线内侧。

【针刀治疗】

（一）治疗原则

依据针刀医学慢性软组织损伤病因病理学理论和慢性软组织损伤病理构架的网眼理论，肘内翻是由于肘关节周围的软组织的应力平衡失调，引起关节变形。通过对肘关节周围软组织的关键病变点，部分软组织的起止点进行整体松解，既松解内侧的粘连瘢痕所造成的拉力异常，也要松解由于肘关节内侧的拉力异常所造成的肘关节外侧的张力异常。再加以针刀术后的手法，彻底松解病变的病理构架，以达到治疗目的。

（二）操作方法

1. 第一次针刀松解肘关节周围浅层的粘连瘢痕 具体内容与肘关节强直第一次针刀松解肘关

周围浅层的粘连瘢痕方法相同

2. 第二次针刀松解肘关节内外侧的粘连瘢痕

（1）体位　仰卧位，肩关节外展90°，前臂旋后位。

（2）体表定位　肱骨内外上髁及附近（图31-1）。

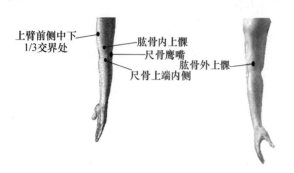

图31-1　体表定位示意图

（3）消毒　施术部位用碘伏消毒两遍，然后铺无菌洞巾，使治疗点正对洞巾中间。

（4）麻醉　1%利多卡因局部麻醉。

（5）刀具　使用Ⅰ型针刀。

（6）针刀操作　见图31-2～图31-4。

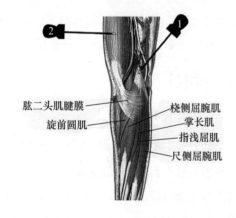

图31-2　针刀松解肘关节内外侧粘连瘢痕示意图

①第1支针刀松解屈指屈腕肌起点及尺侧副韧带起点　在肱骨内上髁定点，刀口线与前臂纵轴平行，针刀体与皮肤呈90°角，按针刀四步进针规程，从定位处刺入，针刀经皮肤、皮下组织，达肱骨内上髁骨面，在骨面上铲剥两刀，范围不超过0.5cm，以松解屈指屈腕肌起点的粘连和瘢痕。然后贴骨面向后下，当刀下有韧性感时，即到尺侧副韧带起点后侧起点，在骨面上铲剥两刀，范围不超过0.5cm，

再退针刀至尺骨内侧髁顶点。然后贴骨面沿肱骨内上髁远端行进，刀下有韧性感时，即到尺侧副韧带起点前侧起点，在骨面上铲剥两刀，范围不超过0.5cm。

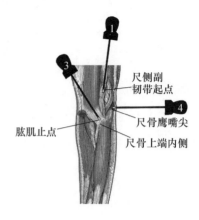

图31-3　针刀松解肘关节内外侧粘连瘢痕示意图

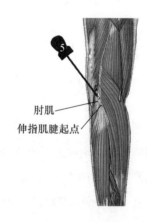

图31-4　针刀松解肘关节外侧高张力点示意图

②第2支针刀松解肱肌起点　在上臂前侧中下1/3交界处定点，刀口线与上臂纵轴平行，针刀体与皮肤呈90°角，按针刀四步进针规程，从定位处刺入，针刀经皮肤、皮下组织，达肱骨下段骨面，在骨面上纵疏横剥两刀，范围不超过1cm。

③第3支针刀松解肱肌止点　尺骨上端内侧定点，刀口线与前臂纵轴平行，针刀体与皮肤呈90°角，按针刀四步进针规程，从定位处刺入，针刀经皮肤、皮下组织，达尺骨上端内侧骨面，在骨面上先纵疏横剥两刀，范围不超过1cm，然后调转刀口线90°，向上铲剥2～3刀，范围不超过0.5cm。

④第4支针刀松解肱三头肌止点　尺骨鹰嘴尖定点，刀口线与前臂纵轴平行，针刀体与皮肤呈

90°角，按针刀四步进针规程，从定位处刺入，针刀经皮肤、皮下组织，达尺骨鹰嘴尖骨面，在骨面上先纵疏横剥两刀，范围不超过 1cm，然后调转刀口线 90°，向上铲剥 2～3 刀，范围不超过 0.5cm。

⑤第 5 支针刀松解肘关节外侧高张力点　在肱骨外上髁定点，刀口线与前臂纵轴平行，针刀体与皮肤呈 90°角，按针刀四步进针规程，从定位处刺入，针刀经皮肤、皮下组织，达肱骨外上髁骨面，在骨面上铲剥两刀，范围不超过 0.5cm，以松解伸指伸腕肌起点的粘连和瘢痕，然后退针刀至外侧髁顶点，贴骨面沿外上髁远后侧行进，刀下有韧性感时，即到肘肌起点，在骨面上铲剥 2 刀，范围不超过 0.5cm。

（7）注意事项　对畸形严重，粘连瘢痕面积大，范围宽的患者，可隔 3～7 天再作针刀松解，只是进针刀点不能在同一位置，应与上次进针刀点间隔 0.5～1cm，松解方法与第一、二次针刀松解方法相同。

【针刀术后手法治疗】

患者坐位，一助手固定上臂，术者一手握前臂上段，一手掌顶在肘关节外侧，做肘关节外展活动数次，在屈肘关节外展到达最大位置时，再做一次针刀手法学的弹拨手法，术后用石膏将肘关节固定在手法扳动后的最大外展位置 6 小时，然后松开石膏，做主动肘关节屈伸功能锻炼。每次针刀术后，手法操作相同。

二、肘外翻

【概述】

肘关节有明显外翻畸形，提携角超过 15°～25°，为肘外翻畸形。

【病因病理】

多种原因均可导致肘外翻畸形，多为骨折、脱位留下来的后遗症，或先天性畸形。

【临床表现】

患者前臂呈明显外翻畸形，但伸屈、旋转功能尚无障碍，其前臂提携角过大（多为 25°以上），患者常将患肢处于屈肘旋前位，以减轻肘外翻畸形的外观。肘外翻严重时，可引起类似于迟发性尺神经炎病状，如手部尺神经分布区域皮肤感觉的迟钝或刺痛，可有尺侧腕屈肌萎缩及肌无力的表现。肘外翻严重者可引起骨性肘关节炎。X 线检查，可见肘关节提携角明显过大。

【诊断要点】

1. 前臂外翻畸形明显，提携角过大（多为 25°以上）。

2. 前臂伸屈、旋转功能尚无障碍。

3. 患者常将患肢处于屈肘旋前位，以减轻肘外翻畸形的外观。

4. X 线检查，可见肘关节提携角明显过大。

【针刀治疗】

（一）治疗原则

依据针刀医学慢性软组织损伤病因病理学理论和慢性软组织损伤病理构架的网眼理论，肘外翻是由于肘关节周围的软组织的应力平衡失调，引起关节变形的结果。通过对肘关节周围软组织的关键病变点，部分软组织的起止点进行整体松解，既松解外侧的粘连瘢痕所造成的拉力异常，也要松解由于肘关节内侧的拉力异常所造成的肘关节外侧的张力异常。再加以针刀术后的手法，彻底松解病变的病理构架，以达到治愈目的。

（二）操作方法

1. 第一次针刀松解肘关节周围浅层的粘连瘢痕　具体内容肘关节强直第一次针刀松解肘关节周围浅层的粘连瘢痕方法相同。

2. 第二次针刀松解肘关节内外侧浅层的粘连瘢痕

（1）体位　仰卧位，肩关节外展 90°，前臂旋后位。

（2）体表定位　肱骨内上髁、肱骨外上髁及附近（图 31－5）。

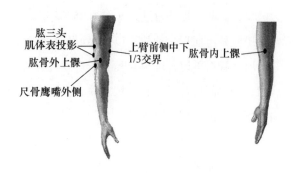

图 31 - 5　体表定位示意图

（3）消毒　施术部位用碘伏消毒两遍，然后铺无菌洞巾，使治疗点正对洞巾中间。

（4）麻醉　1% 利多卡因局部麻醉。

（5）刀具　使用 I 型针刀。

（6）针刀操作　见图 31 - 6。

① 第 1 支针刀松解肘关节外侧高拉力点　在肱骨外上髁定点，刀口线与前臂纵轴平行，针刀体与皮肤呈 90° 角，按针刀四步进针规程，从定位处刺入，针刀经皮肤、皮下组织，达肱骨外上髁骨面，在骨面上铲剥两刀，范围不超过 0.5cm，以松解伸指伸腕肌起点的粘连和瘢痕。然后退针刀至外侧髁顶点，贴骨面沿外上髁远后侧行进，刀下有韧性感时，即到达肘肌起点，在骨面上铲剥两刀，范围不超过 0.5cm。

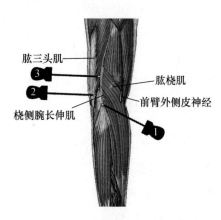

图 31 - 6　针刀松解肘关节内外侧
浅层粘连瘢痕示意图

② 第 2 支针刀松解屈指屈腕肌起点及尺侧副韧带起点　在肱骨内上髁定点，刀口线与前臂纵轴平行，针刀体与皮肤呈 90° 角，按针刀四步进针规程，从定位处刺入，针刀经皮肤、皮下组织，达肱骨内上髁骨面，在骨面上铲剥两刀，范围不超过 0.5cm，以松解屈指屈腕肌起点的粘连和瘢痕。然后贴骨面向后下，刀下有韧性感时，即到尺侧副韧带起点后侧起点，在骨面上铲剥两刀，范围不超过 0.5cm，再退针刀至尺骨内侧髁顶点。然后贴骨面沿内上髁远端行进，刀下有韧性感时，即到尺侧副韧带起点前侧起点，在骨面上铲剥两刀，范围不超过 0.5cm。

③ 第 3 支针刀松解桡肱肌止点的粘连瘢痕　在肱骨外上髁顶点近端 2 ~ 3cm 定点，刀口线与前臂纵轴平行，针刀体与皮肤呈 90° 角，按针刀四步进针规程，从定位处刺入，针刀经皮肤、皮下组织，达肱骨外侧髁上嵴骨面，在骨面上先纵疏横剥两刀，范围不超过 1cm，然后调转刀口线 90°，向前铲剥 2 ~ 3 刀，范围不超过 0.5cm。

3. 第三次针刀松解肘关节外侧深层的粘连瘢痕

（1）体位　坐位，患肢肩关节前屈外展，置于手术台上。

（2）体表定位　肘关节前后间隙。

（3）消毒　施术部位用碘伏消毒两遍，然后铺无菌洞巾，使治疗点正对洞巾中间。

（4）麻醉　1% 利多卡因局部麻醉。

（5）刀具　使用 I 型针刀。

（6）针刀操作　见图 31 - 7、图 31 - 8。

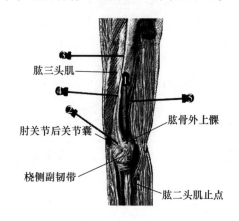

图 31 - 7　针刀松解肘关节外侧深层粘连瘢痕示意图

① 第 1 支针刀松解桡侧副韧带起点及肘关节外侧关节囊的粘连瘢痕　肱骨外上髁尖定点，刀口线与前臂纵轴平行，针刀体与皮肤呈 90° 角，按

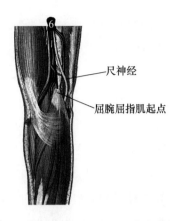

图 31 - 8 针刀松解肘关节内侧高张力点示意图

针刀四步进针规程，从定位处刺入，针刀经皮肤、皮下组织，直达骨面，贴肱骨外上髁骨面向下进针刀，当针刀有韧性感时，即到达桡侧副韧带起点和腕关节外侧关节囊，在此铲剥两刀，范围不超过0.5cm。

②第2支针刀松解肘关节后侧关节囊的粘连瘢痕 在第1支针刀内下1cm定点，刀口线与前臂纵轴平行，针刀体与皮肤呈90°角，按针刀四步进针规程，从定位处刺入，针刀经皮肤、皮下组织，直达肱骨外上髁后侧骨面，贴骨面向下进针刀，当针刀有韧性感时，即到达肘关节后侧关节囊，在此铲剥两刀，范围不超过0.5cm。

③第3支针刀松解肱三头肌内侧头上部的粘连瘢痕 上臂后侧正中中下1/3交界处定点，刀口线与上臂纵轴平行，针刀体与皮肤呈90°角，按针刀四步进针规程，从定位处刺入，针刀经皮肤、皮下组织，达肱骨后侧骨面，在骨面上先纵疏横剥两刀，范围不超过1cm，然后调转刀口线90°，向上铲剥2~3刀，范围不超过0.5cm。

④第4支针刀松解肱三头肌内侧头下部的粘连瘢痕 第3支针刀远端2cm定点，刀口线与上臂纵轴平行，针刀体与皮肤呈90°角，按针刀四步进针规程，从定位处刺入，针刀经皮肤、皮下组织，达肱骨后侧骨面，在骨面上先纵疏横剥两刀，范围不超过1cm，然后调转刀口线90°，向上铲剥2~3刀，范围不超过0.5cm。

⑤第5支针刀松解肱肌起点 在上臂前侧中下1/3交界处定点，刀口线与上臂纵轴平行，针刀体

与皮肤呈90°角，按针刀四步进针规程，从定位处刺入，针刀经皮肤、皮下组织，达肱骨下段骨面，在骨面上纵疏横剥两刀，范围不超过1cm。

⑥第6支针刀松解肘关节内侧高张力点 在肱骨内上髁定点，刀口线与前臂纵轴平行，针刀体与皮肤呈90°角，按针刀四步进针规程，从定位处刺入，针刀经皮肤、皮下组织，达肱骨内上髁骨面，在骨面上铲剥两刀，范围不超过0.5cm，以松解屈指屈腕肌起点的粘连和瘢痕。然后贴骨面向后下，刀下有韧性感时，即到达尺侧副韧带起点后侧起点，在骨面上铲剥两刀，范围不超过0.5cm，再退针刀至尺骨内侧髁顶点。然后贴骨面沿内上髁远端行进，刀下有韧性感时，即到达尺侧副韧带起点前侧起点，在骨面上铲剥两刀，范围不超过0.5cm。

（7）注意事项

①对畸形严重、粘连瘢痕面积大、范围宽的患者，可隔3~7天再作针刀松解，只是进针刀点不能在同一位置，应与上次进针刀点间隔0.5~1cm，松解方法与第一、二次针刀松解方法相同。

②避免损伤尺神经。尺神经发自臂丛内侧束，出腋窝后在肱动脉内侧下行，至三角肌止点处穿过内侧肌间隔至臂后区内侧，下行至肱骨内上髁后方的尺神经沟，在此处，尺神经的位置表浅，隔皮肤能够触摸到。再向下经过尺侧腕屈肌起点至前臂前内侧。尺神经的体表投影：胸大肌下缘肱动脉起始端搏动点至肱骨内上髁后方与鹰嘴之间，向下由肱骨内上髁后方经前臂尺侧至豌豆骨外侧缘的连线。针刀刀体宽0.8mm，只要刀口线与神经走行方向一致，针刀在肱骨内上髁骨面上操作，就不会损伤尺神经，所以，针刀在肘关节内侧的操作是非常安全的（图31-9）。

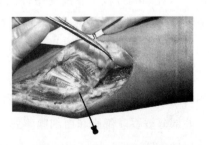

图 31 - 9 针刀松解示意图

【针刀术后手法治疗】

患者坐位，一助手固定上臂，术者一手握前臂上段，一手掌顶在肘关节内侧，做肘关节内收活动数次，在屈肘关节内收到达最大限度时，再做一次弹拨手法，术后用石膏将肘关节固定在手法扳动后的最大内收位置6小时，然后松开石膏，做主动肘关节屈伸功能锻炼。每次针刀术后，手法操作相同。

第二节　脊髓灰质炎后遗症
——髋关节畸形

【概述】

脊髓灰质炎是一种病毒引起的急性传染病。由于脊髓灰质炎病毒对脊髓前角细胞有特殊的亲和力，故脊髓的前角细胞常常受到损害，故称脊髓灰质炎。本病多见于6个月至3岁的婴幼儿，故俗称小儿麻痹，大龄儿童或成人也可发病，约25%的患者发生在15岁以后。由于脊髓灰质炎疫苗的普及，本病的发病率已大大降低。

【病因病理】

脊髓灰质炎是由圆形的嗜神经性病毒引起，这种病毒的活力极强，耐寒，对酒精、苯酚、抗生素有很强的耐受力，但对干燥敏感，抗热力差，煮沸消毒、紫外线照射、氧化剂溶液可很快失活。

脊髓灰质炎病毒通过消化道或呼吸道进人体内，首先在消化道淋巴结大量繁殖，再通过血循环全身播散。急性期病毒侵犯脊髓前角神经节细胞，当进入血循环丰富的脊髓前角，尤其是胸腰段和颈胸段的前角运动神经细胞后，神经细胞发生肿胀、充血、变性、分裂和破坏。起初，脊髓的损害比较局限，当炎症反应逐渐消退后，周围是坏死的神经节细胞，并部分被吞噬细胞和白细胞溶解。4个月后，此区域被大量增生的神经胶质和大量的淋巴细胞所填充。

受累的神经细胞停止恢复，瘫痪的肌肉不再恢复功能。肌肉的瘫痪程度与神经细胞损害的程度成正比。由于肢体肌力不平衡、不良体位、重力、患肢运动功能代偿活动及其他因素的影响，继发病理改变继续进行，出现软组织挛缩、肌肉萎缩、骨骼发育差、骨与关节变形和患肢短缩等，造成不同程度的功能障碍，髋关节畸形就是其后遗症之一。由于臀大肌和股四头肌麻痹，阔筋膜张肌和髂胫束挛缩，可引起髋关节的屈曲、外展、外旋畸形。

【临床表现】

脊髓灰质炎临床表现可分为3期，急性期、恢复期、慢性期（畸形期）。脊髓灰质炎后遗髋关节畸形主要表现为髋关节的活动受限。短缩的髂胫束位于髋关节的前外侧平面，可将股骨牵拉到屈曲和外展位置，可出现髋关节屈曲、外展、外旋畸形。

【诊断要点】

1. 患者有脊髓灰质炎患病史。

2. 急性期有类似感冒症状，发热腹泻后出现肌肉疼痛及瘫痪，热退后瘫痪逐渐恢复，但留下不对称性不同程度的弛缓性瘫痪，肌肉萎缩，肌张力低，关节畸形，无病理反射，患肢血运差，皮温低，无感觉障碍等。

3. 有髋关节的活动受限，表现为髋关节屈曲、外展、外旋畸形。

【针刀治疗】

一、髋关节单纯屈曲畸形

（一）治疗原则

针刀治疗依据针刀医学慢性软组织损伤病因病理学理论和病理构架的网眼理论，通过对髋关节周围软组织的关键病变点进行整体的松解，加以针刀术后的手法，彻底破坏病变的病理构架，增加股骨头的血液供应，恢复髋关节的生理功能，从而达到治疗目的。

（二）操作方法

1. 第一次针刀松解髂腰肌止点、部分内收肌起点及股直肌起点处的粘连和瘢痕

（1）体位　卧位。

（2）体表定位　股骨小转子，耻骨上、下支，髂前下棘。

（3）消毒　施术部位用碘伏消毒两遍，然后铺无菌洞巾，使治疗点正对洞巾中间。

（3）麻醉　用1%利多卡因局部浸润麻醉，每个治疗点注药1ml。

（5）刀具　使用Ⅰ型3号、4号直形针刀。

（6）针刀操作　见图31-10。

①第1支针刀松解髂腰肌止点　先摸清楚股动脉搏动并用定点笔标出其行经路线。大腿外旋位，摸清楚股骨大转子尖部的位置，在股骨大转子内下方4cm处，避开股动、静脉，刀口线与下肢纵轴方向一致，针刀体与皮肤垂直刺入，达骨面，向内探到小圆形的骨面时，即到股骨小转子，调转刀口线90°，在小转子骨面上向内铲剥2~3刀，范围不超过0.5cm。出针刀后，针眼处创可贴覆盖。

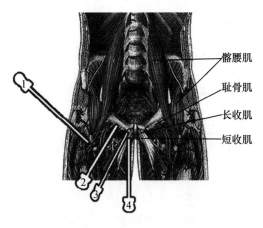

图31-10　髂腰肌止点及部分内收
肌起点针刀松解示意图

②第2支针刀松解耻骨肌起点　在耻骨上支触摸到成条索状的耻骨肌起点处的压痛点，刀口线与耻骨肌纤维方向一致，针刀体与皮肤垂直刺入，达肌肉起点处，调转刀口线90°，与耻骨肌肌纤维方

向垂直，在耻骨上支骨面上向内铲剥2~3刀，范围不超过0.5cm。出针刀后，针眼处创可贴覆盖。

③第3支针刀松解长收肌起点　在耻骨结节处摸到条索状的长收肌起点处的压痛点，刀口线与该肌肌纤维方向一致，针刀体与皮肤呈90°角刺入，针刀经皮肤、皮下组织，直达骨面，在骨面上向内铲剥2~3刀，范围不超过0.5cm，以松解肌肉与骨面的粘连和瘢痕。出针刀后，针眼处创可贴覆盖。

④第4支针刀松解短收肌和股薄肌起点　在耻骨下支处摸到条索状的短收肌和股薄肌起点后定位，刀口线两肌肌纤维方向一致，针刀经皮肤、皮下组织，达骨面，在骨面上向内铲剥2~3刀，范围不超过0.5cm，以松解肌肉与骨面的粘连和瘢痕。出针刀后，针眼处创可贴覆盖。

⑤第5支针刀松解股直肌起点　在髂前下棘处摸到股直肌起点处定位，刀口线与该肌肌纤维方向一致，针刀经皮肤、皮下组织，达髂前上棘骨面，调转刀口线90°。在骨面上向内铲剥2~3刀，范围不超过0.5cm，出针刀后，针眼处创可贴覆盖（图31-11）。

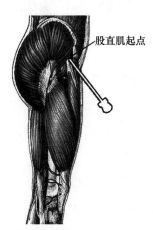

图31-11　股直肌起点针刀松解示意图

2. 第二次针刀松解缝匠肌起止点及股直肌与股中间肌的粘连和瘢痕

（1）体位　仰卧位。

（2）体表定位　髂前上棘，胫骨上段内侧，髌骨上缘4~5cm。

（3）消毒　施术部位用碘伏消毒两遍，然后铺无菌洞巾，使治疗点正对洞巾中间。

（4）麻醉　用1%利多卡因局部浸润麻醉，每个治疗点注药1ml。

（5）刀具　使用Ⅰ型3号、4号直形针刀。

（6）针刀操作　见图31-12。

①第1支针刀松解缝匠肌起点　在髂前上棘处触摸到缝匠肌起点处的压痛点，刀口线与缝匠肌纤维方向一致，针刀体与皮肤垂直刺入，达肌肉起点处，调转刀口线90°，与缝匠肌肌纤维方向垂直，在骨面上向内铲剥2～3刀，范围不超过0.5cm。出针刀后，针眼处创可贴覆盖。

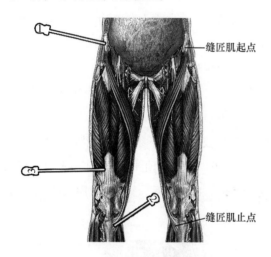

图31-12　缝匠肌起止点针刀松解示意图

②第2支针刀松解缝匠肌止点的挛缩点　在胫骨上段内侧部定位。刀口线与下肢纵轴方向一致，针刀经皮肤、皮下组织胫骨内侧骨面，贴骨面铲剥2～3刀，范围为1cm。

③第3支针刀松解股直肌与股中间肌的粘连和瘢痕　在髌骨上缘4～5cm外侧旁开3cm定位，刀口线股直肌肌纤维方向一致，针刀体与冠状面平行，与皮肤垂直，按四步进针法进针刀，找到股直肌与股中间肌的间隙，直接刺入达两肌之间，纵疏横剥2～3刀，范围1～2cm。出针刀后，针眼处创可贴覆盖。

【针刀术后手法治疗】

针刀术后，立即做被动髋关节伸直运动，在髋

关节伸直到最大位时，向相同方向做1～2次弹压手法。

二、髋关节屈曲外展畸形

（一）治疗原则

针刀治疗依据针刀医学慢性软组织损伤病因病理学理论和病理构架的网眼理论，通过对髋关节周围软组织的关键病变点进行整体的松解，加以针刀术后的手法，彻底破坏病变的病理构架，增加股骨头的血液供应，恢复髋关节的生理功能，从而达到治疗目的。

（二）操作方法

1. 第一、二次针刀松解　与髋关节单纯屈曲畸形的针刀松解方法相同。

2. 第三次针刀松解髂胫束起止点的粘连和瘢痕　具体操作方法见强直性脊柱炎髋部病变第四次针刀治疗。

【针刀术后手法治疗】

针刀术后，立即做被动髋关节伸直，外展运动，在髋关节伸直外展到最大位时，向相同方向做1～2次弹压手法。

三、髋关节屈曲外展外旋畸形

（一）治疗原则

针刀治疗依据针刀医学慢性软组织损伤病因病理学理论和病理构架的网眼理论，通过对髋关节周围软组织的关键病变点进行整体的松解，加以针刀术后的手法，彻底破坏病变的病理构架，增加股骨头的血液供应，恢复髋关节的生理功能，从而达到治疗目的。

（二）操作方法

1. 第一、二次针刀松解　与髋关节单纯屈曲畸形的针刀松解方法相同。

2. 第三次针刀松解　与髋关节屈曲外展畸形的针刀松解方法相同。

3. 第四次针刀松解外旋诸肌的粘连瘢痕

（1）体位 侧卧位，患侧在上。

（2）体表定位 股骨大转子。

（3）消毒 施术部位用碘伏消毒两遍，然后铺无菌洞巾，使治疗点正对洞巾中间。

（4）麻醉 用1%利多卡因局部浸润麻醉，每个治疗点注药1ml。

（5）刀具 使用Ⅱ型直形针刀。

（6）针刀操作 将髋关节内收内旋，摸清楚股骨大转子尖部。在大转子尖部后方定位，刀口线与下肢纵轴方向一致，针刀体与皮肤垂直，针刀经皮肤、皮下组织，达大转子骨面，紧贴大转子后方继续进针刀，然后将针刀体向头侧倾斜45°，在大转子后内侧骨面上铲剥2~3刀，范围为0.5cm（图31-13）。

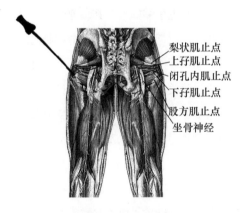

梨状肌止点
上孖肌止点
闭孔内肌止点
下孖肌止点
股方肌止点
坐骨神经

图31-13 髋关节外旋肌针刀松解示意图

【针刀术后手法治疗】

针刀术后，立即做被动髋关节伸直，外展和外旋运动，在髋关节伸直外展外旋到最大位时，向相同方向做1~2次弹压手法。

第三节 膝关节畸形

一、膝关节伸膝装置挛缩畸形

【概述】

膝关节的伸直装置是由股四头肌腱、髌骨及髌韧带共同组成，位于膝关节的前面。膝关节的伸直装置主要有参与伸膝活动、固定髌骨、稳定关节、加强膝关节囊等生理功能。膝关节伸膝装置挛缩畸形多由胎儿时期肌肉发育障碍或膝关节外伤所致，主要表现为膝关节伸展功能障碍。针刀医学对本病有着全新的认识，并在临床上取得了良好的治疗效果。

【病因病理】

发病的主要原因包括先天性和后天性因素。先天性的膝关节伸膝装置挛缩畸形的病理改变，可能是在胎儿发育的关键时期由于各种因素造成肌肉发育不完善，致使关节活动障碍。后天性的病理变化，主要是由于股骨骨折和邻近软组织损伤、股四头肌部分瘢痕化或纤维化引起。

【临床表现】

膝关节及周围组织发生变性、挛缩、短缩、僵硬或关节的破坏，伸膝无力是最主要的临床表现，由于伸膝无力，还会影响膝关节稳定性，导致步态异常。伸膝无力患者在行走时小腿向前甩动，膝过伸，使重力线位于膝关节横轴前方，以完成交锁来维持膝关节的稳定。

【诊断要点】

1. 患者有致畸或外伤病史。

2. 伸膝无力。有些还合并伸膝时疼痛。患者在行走时，表现为小腿向前甩动，膝过伸样步态异常。

3. 伸膝抗阻试验阳性。

4. X线检查对本病可辅助诊断，并可排除膝关节其他病变。

【针刀治疗】

（一）治疗原则

依据针刀医学关于慢性软组织损伤的理论及慢性软组织损伤病理构架状理论的网眼理论，以及挛缩的部位，对膝关节周围软组织所形成的粘连、瘢痕进行整体松解，使膝部的动态平衡得到恢复，从而矫正畸形。

（二）操作方法

1. 第一次针刀松解股直肌与股中间肌之间的粘连瘢痕

（1）具体操作方法参照膝关节类风湿关节炎第三次针刀治疗的内容。

（2）注意事项：膝关节伸膝装置挛缩畸形的患者股直肌与股中间肌之间的粘连瘢痕非常严重，Ⅰ型针刀太细，不能有效松解两肌之间的粘连和瘢痕，必须使用Ⅱ型针刀。在此处进行针刀松解只作纵行疏通，不作横行剥离，以避免损伤正常肌肉组织，针刀松解的弧度在 2～3cm 以内，不能太小，否则，松解不到位，影响疗效。

2. 第二次针刀松解膝关节前内侧软组织粘连瘢痕

（1）髌上囊、髌下脂肪垫、髌内侧支持带、髌外侧支持带针刀松解　具体操作方法参照膝关节类风湿关节炎第二次针刀治疗的内容。

（2）第5支针刀松解鹅足滑囊的挛缩点　在胫骨上段内侧部定位。刀口线与下肢纵轴方向一致，按针刀四步进针规程进针刀，经皮肤、皮下组织达胫骨内侧骨面，贴骨面分别向上、中、下作扇形铲剥2～3 刀，范围为1cm（图31－14）。

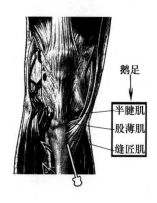

图 31－14　鹅足滑囊针刀松解示意图

【针刀术后手法治疗】

针刀松解膝关节囊及周围软组织后，术者双手握患侧小腿上段，嘱患者尽量屈膝，在屈膝最大位时，术者向相同方向弹压屈膝 1～2 次。

二、膝关节屈膝装置挛缩畸形

【概述】

膝关节屈曲挛缩是指各种原因引起的膝关节及周围组织的变性、挛缩、短缩、僵硬或关节的破坏，发生屈曲挛缩畸形、关节活动范围减少或不能活动；站立时肢体重力线落于膝关节中心线的后方。由于膝关节失稳，轻者可以引起步态异常，须在扶助下行走。严重的患者则难以直立，通常需要坐轮椅或蹲移。合并有滑膜、关节病变者可有膝关节疼痛。针刀医学对本病有着全新的认识，并在临床上取得了良好的治疗效果。

【病因病理】

发病的主要原因包括先天性和后天性因素。先天性膝关节屈膝装置挛缩畸形，其病理改变，可能是在胎儿发育的关键时期由于各种因素造成肌肉发育不完善和关节活动障碍。后天性病因中，小儿麻痹后遗症和脑瘫患者，膝关节屈曲畸形较为常见。此外，膝关节屈曲挛缩多见于手术创伤后，由于膝关节长期的制动，股四头肌肌力下降，以及关节囊挛缩等综合因素所致。其病理变化主要为股中间肌纤维化，广泛粘连于股直肌和股骨，髌骨与股骨髁间的粘连，股四头肌腱扩张部与髁间的粘连，股直肌瘢痕挛缩等。

【临床表现】

膝关节及周围组织发生变性、挛缩、短缩、僵硬或关节的破坏，膝关节发生屈曲挛缩畸形、关节活动范围减少或不能活动，站立时肢体重力线落于膝关节中心线的后方。由于膝关节失稳，轻者可以引起步态异常，须在扶助下行走。严重的患者则难以直立，通常需要坐轮椅或蹲移。合并有滑膜、关节病变者可有膝关节疼痛。

【诊断要点】

1. 患者有致畸或外伤病史。

2. 膝关节发生屈曲挛缩畸形、关节活动范围减少或不能活动。

3. 由于膝关节失稳，轻者可以引起步态异常，须在扶助下行走；重者患者难以直立，通常需要坐轮椅或蹲移。

4. 合并滑膜、关节病变者可有膝关节疼痛。

5. X线检查对本病可辅助诊断，并排除其他膝关节病变。

【针刀治疗】

（一）治疗原则

依据针刀医学关于慢性软组织损伤的理论及慢性软组织损伤病理构架的网眼理论，以及挛缩的部位，用针刀对膝关节周围软组织所形成的粘连、瘢痕进行整体松解，使膝部的动态平衡得到恢复，从而矫正畸形。

（二）操作方法

1. 第一次针刀松解腓肠肌起点的粘连瘢痕 具体操作方法参照膝关节骨性关节炎膝关节后侧松解的针刀操作方法。

2. 第二次针刀松解股直肌与股中间肌之间的粘连瘢痕 具体参照本节膝关节伸膝装置挛缩畸形的第一次针刀松解方法。

3. 第三次针刀松解膝关节前内侧软组织粘连瘢痕 具体参照本节膝关节伸膝装置挛缩畸形的第二次针刀松解方法。

【针刀术后手法治疗】

针刀松解膝关节囊及周围软组织后，术者双手握患侧小腿上段，嘱患者尽量伸膝，在伸膝最大位时，术者向相同方向弹压伸膝1~2次。

第四节　踝足骨畸形

一、足拇外翻

【概述】

第一跖骨内收、拇趾外翻畸形，引起局部疼痛和穿鞋障碍，称为拇外翻，是常见的足部畸形。女

性多见，男女比例可达1:40。

【病因病理】

病因较多，临床类型各异。大多为成人（成人型），少儿期亦有发病（少儿型）。目前认为病因有以下几种。

①鞋过窄或尖，或长期着高跟鞋，导致前足特别是拇趾外翻畸形。

②平跖足引起拇趾外旋和第一跖骨内收。

③跖骨内收，以第一至三跖骨内收明显，发生率67%。

④第一跖骨过长。

⑤拇收肌和屈拇短肌腓侧部分肌张力过大，使拇趾近节基底受到肌力牵张过度，同时引起两籽骨向外移位或两籽骨分离。

⑥第二趾或第二跖骨头切除，使拇趾失去了维持正常位置的重要因素，易导致拇外翻畸形。

⑦类风湿引起的屈肌挛缩。

【临床表现】

1. 第一跖趾关节向内突起和行走痛是这类患者最重要主诉，穿鞋后有压痛，于关节内突部分，常有胼胝和红肿。

2. 关节背、内方有拇囊炎发生，有压痛。

3. 拇趾外翻，压于第二趾背，则第二趾常伴有锤状趾。

4. 第一跖趾关节跖面负重痛、触痛和胼胝，平跖足多见。

5. X线检查：除上述拇外翻特征外，还有：①第一跖趾关节附近骨质增生，尤以跖骨头内侧为著，拇囊炎的阴影适合于增生骨部位；②籽骨移位或分离；③关节半脱位或脱位。

【诊断要点】

根据上述的临床表现、X线检查及测量拇外翻角度大于20°，可做出诊断。

【针刀治疗】

（一）治疗原则

拇外翻是由于穿鞋紧，足纵弓前部长期劳损，

第一跖趾关节弓弦力学系统紊乱，破坏了第一跖趾关节局部的动态平衡和力学平衡，导致第一跖趾关节的关节囊、韧带及拇收肌的粘连瘢痕和挛缩畸形。在针刀医学闭合性手术理论、软组织损伤病理构架的网眼理论指导下，应用针刀整体松解、剥离、铲除粘连、挛缩及瘢痕组织，配合手法治疗，纠正畸形，恢复关节的动静态平衡和力平衡。

（二）操作方法

1. 第一次针刀松解第一跖趾关节内侧的粘连瘢痕

（1）体位　仰卧位。

（2）体表定位　踝关节中立位。

（3）消毒　施术部位用碘伏消毒两遍，然后铺无菌洞巾，使治疗点正对洞巾中间。

（4）麻醉　1%利多卡因局部定点麻醉。

（5）刀具　使用 I 型针刀及专用弧形针刀。

（6）针刀操作　见图31–15。

①第1支针刀松解跖趾关节关节囊跖骨头内侧附着处的粘连瘢痕　在第一跖趾关节跖骨头内侧定位。使用专用弧形针刀，刀口线与足趾纵轴方向一致，针刀体与皮肤呈90°角，按针刀四步进针规程，从定位处刺入，向下直刺到第一跖骨头，然后调转刀口线90°，针刀体向跖骨侧倾斜60°，沿跖骨头弧度，向关节方向铲剥2～3刀，范围不超过0.5cm。

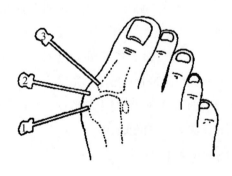

图31–15　针刀松解第一跖趾关节内侧的
粘连瘢痕示意图

②第2支针刀松解跖趾关节内侧关节囊行经线路的粘连瘢痕　在第一跖趾关节间隙内侧定位。使用 I 型4号针刀，刀口线与足趾纵轴方向一致，针

刀体与皮肤呈90°角，按针刀四步进针规程，从定位处刺入，针刀经皮肤，皮下组织，刀下有韧性感时，即达到增厚的跖趾关节关节囊，继续进针刀1mm，提插刀法切割2～3刀，然后再行纵疏横剥2～3刀，范围不超过0.5cm。

③第3支针刀松解跖趾关节关节囊趾骨头内侧附着处的粘连瘢痕　在第一跖趾关节趾骨底内侧定位。使用专用弧形针刀，刀口线与足趾纵轴方向一致，针刀体与皮肤呈90°角，按针刀四步进针规程，从定位处刺入，向下直刺到第一趾骨底，然后调转刀口线90°，针刀体向趾骨侧倾斜60°，沿趾骨底弧度，向关节方向铲剥2～3刀，范围不超过0.5cm。

2. 第二次针刀松解第一跖趾关节外侧的粘连瘢痕

（1）体位　仰卧位。

（2）体表定位　踝关节中立位。

（3）消毒　施术部位用碘伏消毒两遍，然后铺无菌洞巾，使治疗点正对洞巾中间。

（4）麻醉　1%利多卡因局部定点麻醉。

（5）刀具　使用 I 型针刀及专用弧形针刀。

（6）针刀操作　见图31–16。

①第1支针刀松解跖趾关节关节囊跖骨头外侧附着处的粘连瘢痕　在第一跖趾关节跖骨头外侧定位。使用专用弧形针刀，刀口线与足趾纵轴方向一致，针刀体与皮肤呈90°角，按针刀四步进针规程，从定位处刺入，向下直刺到第一跖骨头，然后调转刀口线90°，针刀体向跖骨侧倾斜60°，沿跖骨头弧度，向关节方向铲剥2～3刀，范围不超过0.5cm。

②第2支针刀松解跖趾关节外侧关节囊行经线路的粘连瘢痕　在第一跖趾关节间隙外侧定位，使用 I 型4号针刀，刀口线与足趾纵轴方向一致，针刀体与皮肤呈90°角，按针刀四步进针规程，从定位处刺入，针刀经皮肤，皮下组织，刀下有韧性感时，即达到增厚的跖趾关节关节囊，继续进针刀1mm，提插刀法切割2～3刀，然后再行纵疏横剥2～3刀，范围不超过0.5cm。

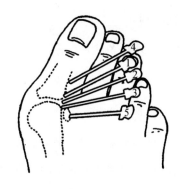

图 31 - 16　针刀松解第一跖趾关节外侧的
粘连瘢痕示意图

③第 3 支针刀松解跖趾关节关节囊趾骨头外侧附着处的粘连瘢痕　在第一跖趾关节趾骨底外侧定位。使用专用弧形针刀，刀口线与足趾纵轴方向一致，针刀体与皮肤呈 90°角，按针刀四步进针规程，从定位处刺入，向下直刺到第一趾骨底，然后调转刀口线 90°，针刀体向趾骨侧倾斜 60°，沿趾骨底弧度，向关节方向铲剥 2 ~ 3 刀，范围 0.5cm。

④第 4 支针刀松解拇收肌附着处的粘连瘢痕　在第 1 支针刀远端 0.5cm 定位，使用 I 型 4 号针刀，刀口线与足趾纵轴方向一致，针刀体与皮肤呈 90°角，按针刀四步进针规程，从定位处刺入，针刀经皮肤，皮下组织，刀下有韧性感时，即达到拇收肌附着处，应用提插刀法切割 2 ~ 3 刀，刀下有落空感时停止。然后再行纵疏横剥 2 ~ 3 刀，范围不超过 0.5cm。

⑤第 5 支针刀松解外侧籽骨软组织附着处的粘连瘢痕　在第 3 支针刀近端 0.5cm，籽骨处定位，如定位困难，可以在 C 臂机透视下定位。使用专用弧形针刀，刀口线与足趾纵轴方向一致，针刀体与皮肤呈 90°角，按针刀四步进针规程，从定位处刺入，向下直刺到外侧籽骨，然后沿籽骨四周边缘分别用提插刀法切割 2 ~ 3 刀。

3. 第三次针刀松解第一跖趾关节背侧的粘连瘢痕

（1）体位　仰卧位。

（2）体表定位　踝关节中立位。

（3）消毒　施术部位用碘伏消毒两遍，然后铺无菌洞巾，使治疗点正对洞巾中间。

（4）麻醉　1%利多卡因局部定点麻醉。

（5）刀具　使用 I 型针刀及专用弧形针刀。

（6）针刀操作　见图 31 - 17。

①第 1 支针刀松解跖趾关节关节囊跖骨头背内侧附着处的粘连瘢痕　在第一跖趾关节跖骨头背内侧定位。使用专用弧形针刀，刀口线与足趾纵轴方向一致，针刀体与皮肤呈 90°角，按针刀四步进针规程，从定位处刺入，向下直刺到第一跖骨头背内侧，然后调转刀口线 90°，针刀体向跖骨侧倾斜 60°，沿跖骨头弧度，向关节方向铲剥 2 ~ 3 刀，范围 0.5cm。

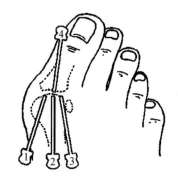

图 31 - 17　针刀松解第一跖趾关节背侧的
粘连瘢痕示意图

②第 2 支针刀松解跖趾关节关节囊跖骨头背侧中部附着处的粘连瘢痕　在第一跖趾关节跖骨头背侧中部定位。使用专用弧形针刀，刀口线与足趾纵轴方向一致，针刀体与皮肤呈 90°角，按针刀四步进针规程，从定位处刺入，向下直刺到第一跖骨头背侧中部，然后调转刀口线 90°，针刀体向跖骨侧倾斜 60°，沿跖骨头弧度，向关节方向铲剥 2 ~ 3 刀，范围 0.5cm。

③第 3 支针刀松解跖趾关节关节囊跖骨头背外侧附着处的粘连瘢痕　在第一跖趾关节跖骨头背外侧定位。使用专用弧形针刀，刀口线与足趾纵轴方向一致，针刀体与皮肤呈 90°角，按针刀四步进针规程，从定位处刺入，向下直刺到第一跖骨头背外侧，然后调转刀口线 90°，针刀体向跖骨侧倾斜 60°，沿跖骨头弧度，向关节方向铲剥 2 ~ 3 刀，范围 0.5cm。

④第 4 支针刀松解跖趾关节背侧关节囊行经线路的粘连瘢痕　在第一跖趾关节背侧间隙定位，使用 I 型 4 号针刀，刀口线与足趾纵轴方向一致，针刀体与皮肤呈 90° 角，按针刀四步进针规程，从定位处刺入，针刀经皮肤，皮下组织，刀下有韧性感时，即达到增厚的跖趾关节关节囊，继续进针刀 1mm，提插刀法切割 2～3 刀，然后再行纵疏横剥 2～3 刀，范围不超过 0.5cm。

【针刀术后手法治疗】

第二次针刀术毕，进行手法治疗。先作跖趾关节对抗牵引 1 分钟，术者右手拇指顶在第一跖趾关节间隙内侧，左手握拇趾向内摆动数次，第三次针刀术后，再作用上述手法，拇外翻畸形即可基本矫正。术后根据畸形程度，对畸形较重的患者，手法术后，在第一跖趾关节内侧用小夹板固定 48～72 小时，如畸形较轻，手法术后不需要外固定。

二、马蹄内翻足

【概述】

马蹄内翻足主要指因腓骨肌瘫痪导致的足内翻肌力不平衡，造成足下垂和内翻畸形。

【病因病理】

1. 腓骨肌瘫痪，可伴有部分胫前肌瘫痪，跟腱挛缩，胫后肌肌力较强，其他足伸肌或伴有不同程度的瘫痪。

2. 单侧马蹄内翻足患者双下肢不等长，患足因下肢不等长，前足跖地以延长短缩肢体长度的代偿畸形。

【临床表现】

主要表现为足下垂，有向内翻转倾向，足外缘或足背着地，半数有前足内收、内旋畸形。若跖腱膜挛缩，可合并高弓足畸形。跟腱挛缩时，马蹄畸形固定，常伴有跟骨内翻、内旋；若胫距关节、跗间关节畸形及关节周围组织挛缩时，马蹄内翻畸形成为骨性畸形。

【诊断要点】

根据临床表现和 X 线片可做出诊断。

【针刀治疗】

（一）治疗原则

马蹄内翻足是由于小腿踝足部的软组织粘连瘢痕后引起的畸形。根据针刀医学闭合性手术理论及软组织损伤病理构架的网眼理论，应用针刀整体松解、剥离、铲除粘连、挛缩及瘢痕组织，针刀术后，配合手法将残余的粘连瘢痕拉开，可以矫正畸形，从而达到治疗目的。

（二）操作方法

1. 第一次针刀松解腓肠肌与比目鱼肌内外侧缘之间的纵行粘连瘢痕

（1）体位　俯卧位。

（2）体表定位　跟腱周围。

（3）消毒　施术部位用碘伏消毒 2 遍，然后铺无菌洞巾，使治疗点正对洞巾中间。

（4）麻醉　1% 利多卡因局部定点麻醉。

（5）刀具　使用 I 型针刀。

（6）针刀操作　见图 31-18。

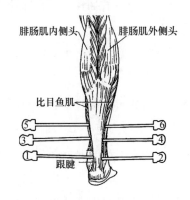

图 31-18　针刀松解腓肠肌与比目鱼肌内外侧缘之间的纵行粘连示意图

①第 1 支针刀在跟腱止点上方 5cm，跟腱内侧定点　刀口线与下肢纵轴平行，针刀体与皮肤呈 90° 角，针刀经皮肤、皮下组织，当刀下有阻力感时，即到达跟腱，针刀沿跟腱内缘向内下探寻，当刀下有落空感时，即到达跟腱内缘，向内侧转动针刀体，使针刀体

与冠状面平行，针刀刃端从内向外，沿跟腱内侧前缘与比目鱼肌的肌间隙进针刀，一边进针刀，一边纵疏横剥，每次纵疏横剥范围不超过1cm。直至小腿后正中线，准备与第2支针刀汇合。

②第2支针刀在跟腱止点上方5cm，跟腱外侧定点 刀口线与下肢纵轴平行，针刀体与皮肤呈90°角，针刀经皮肤、皮下组织，当刀下有阻力感时，即到达跟腱，针刀沿跟腱外缘向外下探寻，当刀下有落空感时，即到达跟腱外缘，向外侧转动针刀体，使针刀体与冠状面平行，针刀刃端从外向内，沿跟腱外侧前缘与比目鱼肌的肌间隙进针刀，一边进针刀，一边纵疏横剥，每次纵疏横剥范围不超过1cm。直至小腿后正中线，与第1支针刀汇合。

③第3支针刀在第1支针刀上方2cm，腓肠肌内侧定点 刀口线与下肢纵轴平行，针刀体与皮肤呈90°角，针刀经皮肤、皮下组织，刀下有阻力感时，即到达腓肠肌，针刀沿腓肠肌内侧向内下探寻，当刀下有落空感时，即到达腓肠肌内缘，向内侧转动针刀体，使针刀体与冠状面平行，针刀刃端从内向外，沿腓肠肌内侧前缘与比目鱼肌的肌间隙进针刀，一边进针刀，一边纵疏横剥，每次纵疏横剥范围不超过1cm。直至小腿后正中线，准备与第2支针刀汇合。

④第4支针刀在第2支针刀上方2cm，腓肠肌外侧定点 刀口线与下肢纵轴平行，针刀体与皮肤呈90°角，针刀经皮肤、皮下组织，刀下有阻力感时，即到达腓肠肌，针刀沿腓肠肌外侧向内下探寻，当刀下有落空感时，即到达腓肠肌外缘，向内侧转动针刀体，使针刀体与冠状面平行，针刀刃端从外向内，沿腓肠肌外侧前缘与比目鱼肌的肌间隙进针刀，一边进针刀，一边纵疏横剥，每次纵疏横剥范围不超过1cm。直至小腿后正中线，准备与第2支针刀汇合。

⑤第5支针刀在第3支针刀上方2～3cm，腓肠肌内侧定点 刀口线与下肢纵轴平行，针刀体与皮肤呈90°角，针刀经皮肤、皮下组织，刀下有阻力感时，即到达腓肠肌，此处的腓肠肌与比目鱼肌的

间隙比较模糊，应仔细体会刀下的感觉，针刀沿腓肠肌内侧缓慢向内下探寻，当刀下有落空感时，即到达腓肠肌内缘，向内侧转动针刀体，使针刀体与冠状面平行，针刀刃端从内向外，沿腓肠肌内侧前缘与比目鱼肌的肌间隙进针刀，一边缓慢进针刀，一边纵疏横剥，每次纵疏横剥范围不超过1cm。针刀操作深度2cm。

⑥第6支针刀在第4支针刀上方2～3cm，腓肠肌外侧定点 刀口线与下肢纵轴平行，针刀体与皮肤呈90°角，针刀经皮肤、皮下组织，当刀下有阻力感时，即到达腓肠肌，此处的腓肠肌与比目鱼肌的间隙比较模糊，应仔细体会刀下的感觉，针刀沿腓肠肌外侧缓慢向内下探寻，当刀下有落空感时，即到达腓肠肌外缘，向外侧转动针刀体，使针刀体与冠状面平行，针刀刃端从外向内，沿腓肠肌内侧前缘与比目鱼肌的肌间隙进针刀，一边缓慢进针刀，一边纵疏横剥，每次纵疏横剥范围不超过1cm。针刀操作深度2cm。

2. 第二次针刀松解跟腱周围的粘连瘢痕

（1）体位 俯卧位。

（2）体表定位 跟腱周围。

（3）消毒 施术部位用碘伏消毒两遍，然后铺无菌洞巾，使治疗点正对洞巾中间。

（4）麻醉 1%利多卡因局部定点麻醉。

（5）刀具 使用Ⅰ型针刀。

（6）针刀操作 见图31-19。

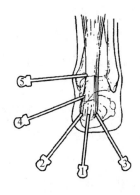

图31-19 针刀松解跟腱周围的粘连示意图

①第1支针刀松解跟腱止点中部的粘连瘢痕 在跟腱止点中点定位。刀口线与下肢纵轴平行，针

刀体与皮肤呈90°角，针刀经皮肤、皮下组织，当刀下有阻力感时，即到达跟腱，继续进针刀1cm，纵疏横剥2～3刀，范围不超过0.5cm，以松解跟腱内部的粘连和瘢痕，然后进针刀达跟骨骨面，调转刀口线90°，在骨面上向上铲剥两刀，范围不超过0.5cm，以松解跟腱止点的粘连和瘢痕。

②第2支针刀松解跟腱止点内侧的粘连瘢痕 在第1支针刀内侧0.5cm定位。刀口线与下肢纵轴平行，针刀体与皮肤呈90°角，针刀经皮肤、皮下组织，当刀下有阻力感时，即到达跟腱，继续进针刀1cm，纵疏横剥2～3刀，范围不超过0.5cm，以松解跟腱内部的粘连和瘢痕，然后进针刀达跟骨骨面，调转刀口线90°，在骨面上向上铲剥两刀，范围不超过0.5cm，以松解跟腱止点内侧的粘连和瘢痕。

③第3支针刀松解跟腱止点外侧的粘连瘢痕 在第1支针刀外侧0.5cm定位。刀口线与下肢纵轴平行，针刀体与皮肤呈90°角，针刀经皮肤、皮下组织，当刀下有阻力感时，即到达跟腱，继续进针刀1cm，纵疏横剥2～3刀，范围不超过0.5cm，以松解跟腱内部的粘连和瘢痕，然后进针刀达跟骨骨面，调转刀口线90°，在骨面上向上铲剥两刀，范围不超过0.5cm，以松解跟腱止点外侧的粘连瘢痕。

④第4支针刀松解跟腱与内侧软组织之间的粘连瘢痕 在第2支针刀上面1.5～2cm定位。刀口线与下肢纵轴平行，针刀体与皮肤呈90°角，针刀经皮肤、皮下组织，刀下有阻力感时，即到达跟腱，针刀沿跟腱内缘向外探寻，当刀下有落空感时，即到达跟腱与内侧软组织的粘连瘢痕处，调转刀口线90°，提插刀法切割跟腱内侧部2～3刀，然后纵疏横剥2～3刀，范围不超过0.5cm。

⑤第5支针刀松解跟腱与内侧软组织之间的粘连瘢痕 在第4支针刀上面1.5～2cm定位。刀口线与下肢纵轴平行，针刀体与皮肤呈90°角，针刀经皮肤、皮下组织，当刀下有阻力感时，即到达跟腱，针刀沿跟腱内缘向外探寻，当刀下有落空感时，即到达跟腱与内侧软组织的粘连瘢痕处，调转刀口线90°，提插刀法切割跟腱内侧部2～3刀，然

后纵疏横剥2～3刀，范围不超过0.5cm。

3. 第三次针刀松解三角韧带及周围的粘连瘢痕

（1）体位 俯卧位，踝关节中立位。

（2）体表定位 踝关节内侧。

（3）消毒 施术部位用碘伏消毒两遍，然后铺无菌洞巾，使治疗点正对洞巾中间。

（4）麻醉 1%利多卡因局部定点麻醉。

（5）刀具 使用专用弧形针刀及Ⅰ型针刀。

（6）针刀操作 见图31－20。

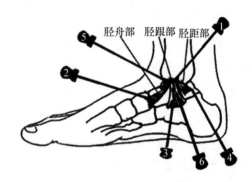

图31－20 踝关节前内侧松解示意图

①第1支针刀松解三角韧带的起点 使用专用弧形针刀，从内踝尖部进针刀，刀口线与下肢纵轴平行，针刀体与皮肤呈90°角，按四步进针规程进针刀。针刀经皮肤、皮下组织到达内踝尖骨面，调转刀口线90°，使针刀的弧形面与内踝尖骨面相吻合，贴骨面向下铲剥两刀，范围0.5cm，然后退刀到皮下，刀体分别向前向后至内踝尖前部及后部，在骨面上向下铲剥两刀，范围不超过0.5cm，

②第2支针刀松解胫舟韧带 使用专用弧形针刀，从内踝尖部前方2～3cm，摸清楚距舟关节间隙，从关节间隙进针刀，刀口线与下肢纵轴平行，针刀体与皮肤呈90°角，针刀经皮肤、皮下组织到达舟骨骨面，调转刀口线90°，使弧形面与骨面相吻合，在骨面上向下铲剥两刀，范围不超过0.5cm。

③第3支针刀松解胫跟韧带 使用专用弧形针刀，从内踝尖部下方2～3cm跟骨内侧进针刀，刀口线与下肢纵轴平行，针刀体与皮肤呈90°角，针刀经皮肤、皮下组织，到达跟骨骨面，调转刀口线90°，使针刀弧形面下跟骨骨面相吻合，在骨面上向

上铲剥两刀，范围不超过0.5cm。

④第4支针刀松解胫距后韧带　使用专用弧形针刀，从内踝尖部后下方2~3cm进针刀，刀口线与下肢纵轴平行，针刀体与皮肤呈90°角，针刀经皮肤、皮下组织到达距骨骨面，调转刀口线90°，使针刀弧形面与距骨骨面相吻合，在骨面上向上铲剥两刀，范围不超过0.5cm。

⑤第5支针刀松解踝关节前方关节囊部　触摸足背动脉搏动处，在足背动脉内侧1cm足背侧横纹线上进针刀，刀口线与下肢纵轴平行，针刀体与皮肤呈90°角，针刀经皮肤、皮下组织，当有落空感时即到关节腔，用提插刀法切割两刀，范围不超过0.5cm。再调转刀口线90°，用提插刀法切割两刀，范围不超过0.5cm。

⑥第6支针刀松解胫跟韧带行经线路　使用Ⅰ型4号针刀，从第1支针刀下方1~2cm进针刀，刀口线与下肢纵轴平行，针刀体与皮肤呈90°角，针刀经皮肤、皮下组织，当刀下有阻力感时，即到达胫跟韧带，再向下进针刀1mm，行纵疏横剥2~3刀，范围不超过0.5cm。

4. 第四次针刀松解跗跖关节囊、跗跖韧带及周围的粘连瘢痕

（1）体位　仰卧位，踝关节中立位。

（2）体表定位　踝关节跗跖关节。

（3）消毒　施术部位用碘伏消毒两遍，然后铺无菌洞巾，使治疗点正对洞巾中间。

（4）麻醉　1%利多卡因局部定点麻醉。

（5）刀具　使用专用弧形针刀。

（6）针刀操作　见图31-21。

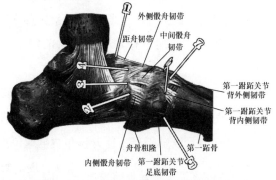

图31-21　针刀松解跗跖关节囊示意图

①第1支针刀松解距舟关节囊、距舟韧带起点及周围的粘连瘢痕　使用专用弧形针刀，先用记号笔将足背动脉走行路线标记出来，以避免损伤。在胫距关节背侧，足背动脉内侧0.5cm定位。使用弧形针刀，刀口线与足纵轴平行，针刀体与皮肤呈90°角，按四步进针规程进针刀。针刀经皮肤、皮下组织到达距骨骨面，调转刀口线90°，使针刀的弧形面与距骨骨面相吻合，贴骨面向前下铲剥两刀，范围0.5cm，然后分别向内、向后外作扇形铲剥，范围不超过0.5cm。

②第2支针刀松解内侧舟楔关节囊、内侧骰舟背侧韧带起点处的粘连瘢痕　使用专用弧形针刀，摸清楚内侧舟楔关节间隙，在内侧舟楔关节间隙进针刀，刀口线与下肢纵轴平行，针刀体与皮肤呈90°角，按照四步进针规程进针刀，针刀经皮肤、皮下组织到达舟骨骨面，调转刀口线90°，使弧形面与舟骨面相吻合，在骨面上向舟楔关节间隙铲剥两刀，范围不超过0.5cm。

③第3支针刀松解中间舟楔关节囊、中间骰舟背侧韧带起点处的粘连瘢痕　使用专用弧形针刀，摸清楚内侧舟楔关节间隙，在第2支针刀外侧0.5~1cm进针刀，刀口线与下肢纵轴平行，针刀体与皮肤呈90°角，按照四步进针规程进针刀，针刀经皮肤、皮下组织到达舟骨骨面，调转刀口线90°，使弧形面与舟骨面相吻合，在骨面上向舟楔关节间隙铲剥两刀，范围不超过0.5cm。

④第4支针刀松解外侧舟楔关节囊、外侧骰舟背侧韧带起点处的粘连瘢痕　使用专用弧形针刀，摸清楚内侧舟楔关节间隙，在第3支针刀外侧0.5~1cm进针刀，刀口线与下肢纵轴平行，针刀体与皮肤呈90°角，按照四步进针规程进针刀，针刀经皮肤、皮下组织到达舟骨骨面，调转刀口线90°，使弧形面与舟骨面相吻合，在骨面上向舟楔关节间隙铲剥两刀，范围不超过0.5cm。

⑤第5支针刀松解第一跗跖关节足底韧带及第一跗跖关节囊的粘连瘢痕　使用专用弧形针刀，摸清楚内侧舟楔关节间隙，从第一跗跖关节内侧进针

刀，刀口线与足纵轴平行，针刀体与皮肤呈90°角，按照四步进针规程进针刀，针刀经皮肤、皮下组织到达第一跖跗关节跖骨头，调转刀口线90°，使弧形面与跖骨头骨面相吻合，在骨面上向第一跖跗关节间隙铲剥两刀，范围不超过0.5cm。

⑥第6支针刀松解第一跖跗关节背内侧韧带及第一跖跗关节囊的粘连瘢痕　使用专用弧形针刀。摸清楚第一跖跗关节间隙，从第一跖跗关节背内侧进针刀，刀口线与足纵轴平行，针刀体与皮肤呈90°角，按照四步进针规程进针刀，针刀经皮肤、皮下组织到达第一跖跗关节跖骨头，调转刀口线90°，使弧形面与跖骨头骨面相吻合，在骨面上向第一跖跗关节间隙铲剥两刀，范围不超过0.5cm。

⑦第7支针刀松解第一跖跗关节背外侧韧带及第一跖跗关节囊的粘连瘢痕　使用专用弧形针刀。摸清楚第一跖跗关节间隙，从第一跖跗关节背外侧进针刀，刀口线与足纵轴平行，针刀体与皮肤呈90°角，按照四步进针规程进针刀，针刀经皮肤、皮下组织到达第一跖跗关节跖骨头，调转刀口线90°，使弧形面与跖骨头骨面相吻合，在骨面上向第一跖跗关节间隙铲剥两刀，范围不超过0.5cm。

5. 第五次针刀松解踝关节外侧关节囊，相关韧带及周围的粘连瘢痕

（1）体位　仰卧位，踝关节中立位。

（2）体表定位　踝关节外侧。

（3）消毒　施术部位用碘伏消毒两遍，然后铺无菌洞巾，使治疗点正对洞巾中间。

（4）麻醉　1%利多卡因局部定点麻醉。

（5）刀具　使用弧形针刀。

（6）针刀操作　见图31－22、图31－23。

①第1支针刀松解踝关节后侧关节囊、距腓后韧带起点的粘连瘢痕　在外踝尖后上方1cm处定位。使用专用弧形针刀，刀口线与足纵轴平行，针刀体与皮肤呈90°角，按四步进针规程进针刀。针刀经皮肤、皮下组织到达外踝后侧腓骨骨面，调转刀口线90°，使针刀的弧形面与外踝后缘骨面相吻合，贴骨面向后下铲剥两刀，当刀下有落空感时停

止，然后分别向上、向下作扇形铲剥，范围不超过0.5cm。

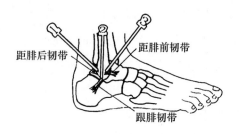

图31－22　针刀松解踝关节外侧关节囊示意图

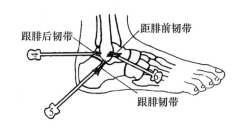

图31－23　针刀松解外踝周围韧带示意图

②第2支针刀松解踝关节外侧关节囊、跟腓韧带起点的粘连瘢痕　在外踝尖定位。使用专用弧形针刀，刀口线与足纵轴平行，针刀体与皮肤呈90°角，按四步进针规程进针刀。针刀经皮肤、皮下组织到达外踝尖骨面，调转刀口线90°，使针刀的弧形面与外踝尖骨面相吻合，贴骨面向后下铲剥两刀，当刀下有落空感时停止，然后分别向前、向后外作扇形铲剥，范围不超过0.5cm。

③第3支针刀松解踝关节前侧关节囊、距腓前韧带起点的粘连瘢痕　在外踝尖前上方1cm处定位。使用专用弧形针刀，刀口线与足纵轴平行，针刀体与皮肤呈90°角，按四步进针规程进针刀。针刀经皮肤、皮下组织到达外踝前侧腓骨骨面，调转刀口线90°，使针刀的弧形面与外踝前缘骨面相吻合，贴骨面向前下铲剥两刀，当刀下有落空感时停止，然后分别向上、向下作扇形铲剥，范围不超过0.5cm。

④第4支针刀松解距腓后韧带止点的粘连瘢痕　在第1支针刀后方2cm处定位。使用专用弧形针刀，刀口线与足纵轴平行，针刀体与皮肤呈90°角，按四步进针规程进针刀。针刀经皮肤、皮下组

织到达距骨骨面，调转刀口线90°，使针刀的弧形面与距骨面相吻合，贴骨面向前下铲剥两刀，范围不超过0.5cm，然后分别向上、向下作扇形铲剥，范围不超过0.5cm。

⑤第5支针刀松解跟腓韧带止点的粘连瘢痕在外踝尖下后方2~3cm处定位。使用专用弧形针刀，刀口线与足纵轴平行，针刀体与皮肤呈90°角，按四步进针规程进针刀。针刀经皮肤、皮下组织到达外跟骨骨面，调转刀口线90°，贴骨面向上铲剥两刀，然后分别向前、向后外作扇形铲剥，范围不超过0.5cm。

⑥第6支针刀松解距腓前韧带止点的粘连瘢痕　在第3支针刀前下方2~3cm处定位。使用专用弧形针刀，刀口线与足纵轴平行，针刀体与皮肤呈90°角，按四步进针规程进针刀。针刀经皮肤、皮下组织到达距骨骨面，调转刀口线90°，使针刀的弧形面与距骨面相吻合，贴骨面向后铲剥两刀，范围不超过0.5cm，然后分别向内、向外作扇形铲剥，范围不超过0.5cm。

【针刀术后手法治疗】

每次针刀术毕，均进行手法治疗。先作踝关节对抗牵引2~3分钟，然后作踝关节外翻、外旋运动数次。

第三十二章

手术后关节功能障碍

第一节 胸背部开放性手术后遗症

【概述】

胸背段后正中切口手术后瘢痕，常影响背部活动。胸段椎管狭窄症后正中切口手术瘢痕粘连是该病发生的主要原因之一。针刀闭合性手术能准确、有效地松解手术切口瘢痕挛缩，从而恢复因为手术瘢痕引起的背部功能障碍，因此，针刀闭合性手术是目前针对胸背段椎管狭窄症手术后遗症的主要治疗手段。

【病因病理】

开放性手术切口在愈合过程中所形成的纤维索带引起切口周围各层之间产生粘连、瘢痕、挛缩和堵塞。

【临床表现】

切口瘢痕及周围软组织硬化、压痛；背部活动受限，对胸段椎管狭窄症的患者，在切口周围按压时，可引起相应节段脊髓支配区域的感觉异常。

【诊断要点】

依据临床表现及体征可对本病确诊。

【针刀治疗】

（一）治疗原则

依据针刀医学关于慢性软组织损伤的病因学理论及慢性软组织损伤病理构架的网眼理论，应用针刀对手术切口周围及切口各层次组织的粘连、瘢痕、挛缩和堵塞进行针对性的精确松解，可有效解除切口瘢痕对脊髓的压迫。

（二）操作方法

1. 第一次针刀松解手术瘢痕两端的粘连、瘢痕、挛缩和堵塞

（1）体位

①俯卧位，腹部置棉垫。

②俯卧位在治疗床上骨盆大剂量牵引 50 ~ 100kg，目的是使胸椎小关节距离拉大，棘突间隙增宽，便于针刀操作。牵引 5 分钟后进行针刀治疗。适用于肥胖患者或者胸椎间隙窄的患者。

（2）体表定位　手术切口瘢痕（图 32 – 1）。

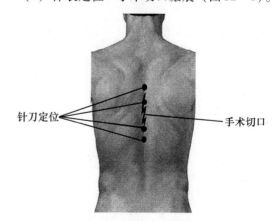

图 32 – 1　体表定位示意图

（3）消毒　施术部位用碘伏消毒两遍，然后铺无菌洞巾，使治疗点正对洞巾中间。

（4）麻醉　1%利多卡因局部定点麻醉。

（5）刀具　使用Ⅰ型针刀。

（6）针刀操作　见图32-2、图32-3。

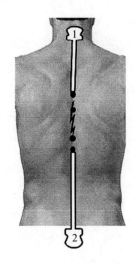

图32-2　切口瘢痕针刀松解示意图

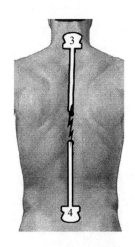

图32-3　切口瘢痕针刀松解示意图

①第1支针刀松解手术切口上缘的粘连瘢痕　在手术切口瘢痕的上缘0.5cm定位，刀口线与脊柱纵轴平行，按针刀四步进针规程进针刀，针刀体向头侧倾斜30°，针刀经正常皮肤刺入，进入瘢痕，用提插刀法向瘢痕深面切割，当刀下有落空感时，停止切割。提针刀到切口表面，反复切割2~3次，范围1cm。

②第2支针刀松解手术切口下缘的粘连瘢痕　在手术切口瘢痕的下缘0.5cm定位，刀口线与脊柱纵轴平行，按针刀四步进针规程进针刀，针刀体向脚侧倾斜30°，针刀经正常皮肤刺入，进入瘢痕，用提插刀法向瘢痕深面切割，当刀下有落空感时，停止切割。提针刀到切口表面，反复切割2~3次，范围1cm。

③第3支针刀松解手术切口上部粘连瘢痕　在手术切口瘢痕的上中1/3定位，刀口线与脊柱纵轴平行，针刀体与皮肤垂直，按针刀四步进针规程进针刀，针刀经切口瘢痕进入，用提插刀法向瘢痕深面切割，当刀下有落空感时，停止切割。提针刀到切口表面，针刀体向头侧倾斜30°角，以提插刀法向瘢痕深层切割，当刀下有落空感时，停止切割。提针刀到切口表面，针刀体向脚侧倾斜30°角，提插刀法向瘢痕深层切割，当刀下有落空感时，停止切割。此操作可根据切口瘢痕的大小，通过调整针刀体的方向对切口周围的粘连和瘢痕进行松解。

④第4支针刀松解手术切口下部粘连瘢痕　在手术切口瘢痕的中下1/3定位，刀口线与脊柱纵轴平行，针刀体与皮肤垂直，按针刀四步进针规程进针刀，针刀经切口瘢痕进入，以提插刀法向瘢痕深面切割，当刀下有落空感时，停止切割。提针刀到切口表面，针刀体向头侧倾斜30°角，以提插刀法向瘢痕深层切割，当刀下有落空感时，停止切割。提针刀到切口表面，针刀体向脚侧倾斜30°角，以提插刀法向瘢痕深层切割，当刀下有落空感时，停止切割。此操作可根据切口周围瘢痕的大小，通过调整针刀体的方向对切口周围的粘连和瘢痕进行松解。

（7）注意事项

①由于开放性手术破坏了局部的正常精细解剖结构，给针刀闭合性手术带来了很大困难，针刀下的感觉不是正常的组织结构，而是瘢痕结缔组织，而且针刀是在非直视下手术，稍有不慎，可能损伤神经根，甚至切断神经根，造成不可逆的医疗事故，对患者带来终身痛苦。所以，针刀医生必须有深厚的针刀临床操作功底，对局部的应用解剖了如指掌，对椎间盘摘除术的过程有深入的了解，方可实施针刀松解。

②术后绝对卧床2~3周，此后，继续松解病变部位未松解到的瘢痕粘连。

2. 第二次针刀松解切口瘢痕周围的粘连、瘢痕、挛缩和堵塞

（1）体位　俯卧位。

（2）体表定位　手术切口瘢痕。

（3）消毒　施术部位用碘伏消毒两遍，然后铺无菌洞巾，使治疗点正对洞巾中间。

（4）麻醉　1%利多卡因局部定点麻醉。

（5）刀具　使用Ⅰ型针刀。

（6）针刀操作　见图32-4。

①第1支针刀松解手术切口上部左侧的粘连瘢痕　在手术切口瘢痕的上中1/3左侧0.5cm定位，刀口线与脊柱纵轴平行，针刀体与矢状面呈45°角，按针刀四步进针规程进针刀，针刀经切口瘢痕进入，以提插刀法向瘢痕深面切割，当刀下有落空感时，停止切割。提针刀到切口表面，针刀体向头侧倾斜30°角，以提插刀法向瘢痕深层切割，当刀下有落空感时，停止切割。提针刀到切口表面，针刀体向脚侧倾斜30°角，以提插刀法向瘢痕深层切割，当刀下有落空感时，停止切割。此操作可根据切口周围瘢痕的大小，通过调整针刀体的方向对切口周围的粘连和瘢痕进行松解。

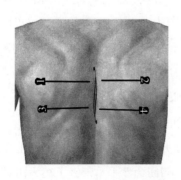

图32-4　切口瘢痕松解示意图

②第2支针刀松解手术切口上部右侧的粘连瘢痕　在手术切口瘢痕的上中1/3右侧0.5cm定位，刀口线与脊柱纵轴平行，针刀体与矢状面呈45°角，按针刀四步进针规程进针刀，针刀经切口瘢痕进入，以提插刀法向瘢痕深面切割，当刀下有落空感时，停止切割。提针刀到切口表面，针刀体向头侧

倾斜30°角，以提插刀法向瘢痕深层切割，当刀下有落空感时，停止切割。提针刀到切口表面，针刀体向脚侧倾斜30°角，以提插刀法向瘢痕深层切割，当刀下有落空感时，停止切割。此操作可根据切口瘢痕的大小，通过调整针刀体的方向对切口的粘连和瘢痕进行松解。

③第3支针刀松解手术切口左侧下部的粘连瘢痕　在手术切口瘢痕的中下1/3左侧0.5cm定位，针刀松解参照第1支针刀松解方法。

④第4支针刀松解手术切口右侧下部的粘连瘢痕　在手术切口瘢痕的中下1/3右侧0.5cm定位，针刀松解参照第2支针刀松解方法。

（7）注意事项

①由于开放性手术破坏了局部的正常精细解剖结构，给针刀闭合性手术带来了很大困难，针刀下的感觉不是正常的组织结构，而是瘢痕结缔组织，而且针刀是在非直视下手术，稍有不慎，可能损伤神经根，甚至切断神经根，造成不可逆的医疗事故，对患者带来终身痛苦。所以，针刀医生必须有深厚的针刀临床操作功底，对局部的应用解剖了如指掌，对椎间盘摘除术的过程有深入的了解，方可实施针刀松解。

②术后绝对卧床2~3周，此后，继续松解病变部位未松解到的瘢痕粘连。

3. 第三次针刀松解，对于伴有严重的腰肋部疼痛的患者可松解胸腰筋膜

（1）体位　俯卧位。

（2）体表定位　胸腰筋膜。

（3）消毒　施术部位用碘伏消毒两遍，然后铺无菌洞巾，使治疗点正对洞巾中间。

（4）麻醉　1%利多卡因局部定点麻醉。

（5）刀具　使用Ⅰ型针刀。

（6）针刀操作　见图32-5。

①第1支针刀松解上段胸腰筋膜　在十二肋尖定位，刀口线与人体纵轴一致，针刀体与皮肤呈90°角，按针刀四步进针规程进针刀，针刀经皮肤、皮下组织直达十二肋骨，调转刀口线45°，使之与

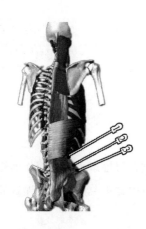

图 32-5　胸腰筋膜针刀松解示意图

第十二肋的走行方向一致，在肋骨骨面上向各方向铲剥 2~3 刀，范围不超过 0.5cm。然后，贴骨面向下到肋骨下缘，提插刀法切割两刀，范围不超过 0.5cm。

②第 2 支针刀松解中段胸腰筋膜　在第三腰椎棘突旁开 8~10cm 定位，刀口线与人体纵轴一致，针刀体与皮肤呈 90° 角，按针刀四步进针规程进针刀，针刀经皮肤、皮下组织、肌层，当有突破感即到达胸腰筋膜移行处，在此纵疏横剥 2~3 刀，范围不超过 0.5cm。

③第 3 支针刀松解下段胸腰筋膜　在髂嵴中份压痛点定位，刀口线与人体纵轴一致，针刀体与皮肤呈 90° 角，按针刀四步进针规程进针刀，针刀经皮肤、皮下组织直达髂嵴，调转刀口线 90°，在髂嵴骨面上向各方向铲剥 2~3 刀，范围不超过 0.5cm。

【针刀术后手法治疗】

无须手法治疗。

第二节　肩关节开放性手术后遗症

【概述】

肩关节开放性手术后关节功能障碍是指肩关节开放性手术后由于切口瘢痕引起切口周围的筋膜、肌肉、韧带及肩关节囊形成广泛的粘连、瘢痕、挛缩及堵塞所导致的肩关节功能障碍。单纯康复理疗治疗效果差，针刀闭合性手术，不但不会造成新的手术切口瘢痕，而且能够精确松解瘢痕组织之间的粘连，为肩关节开放性手术后关节功能障碍的患者提供了一种全新的治疗方法。

【病因病理】

开放性手术切口在愈合过程中可使切口周围的筋膜、肌肉、韧带及肩关节囊形成广泛的粘连、瘢痕、挛缩及堵塞，导致肩关节功能障碍。早期严重创伤引起组织损伤、渗出，术后长时间关节制动，渗出吸收不全，导致组织间的粘连及关节周围软组织及关节囊挛缩，肩关节长期活动减少，关节液分泌及营养功能障碍，关节软骨退变，组成关节的骨骼废用性萎缩。手术后的僵硬则导致选择性受限。

【临床表现】

患者肩关节切口处的瘢痕挛缩，局部干燥，切口可高出皮面。肩关节的伸、展、屈、收等功能均有不同程度的障碍。

【诊断要点】

1. 肩关节处存在开放性手术切口瘢痕。
2. 肩关节功能障碍。

【针刀治疗】

（一）治疗原则

根据针刀医学慢性软组织损伤病因病理学理论及慢性软组织损伤病理构架的网眼理论，使用针刀对手术切口的瘢痕粘连进行由浅入深，由表及里的整体松解，然后应用针刀术后手法，将瘢痕彻底松解，恢复关节功能。

（二）操作方法

1. 第一次针刀松解开放性手术切口瘢痕　以肩关节外侧手术瘢痕为例加以描述。

（1）体位　端坐位。

（2）体表定位　手术瘢痕纵轴平行左右旁开 1cm，瘢痕纵轴两端旁开 1cm（图 32-6）。

（3）消毒　施术部位用碘伏消毒两遍，然后铺无菌洞巾，使治疗点正对洞巾中间。

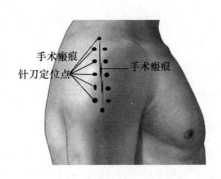

图 32 - 6　体表定位示意图

（4）麻醉　1% 利多卡因局部麻醉。

（5）刀具　使用 I 型针刀。

（6）针刀操作　见图 32 - 7。

①第 1 支针刀松解瘢痕上端粘连点。刀口线与上肢纵轴方向一致，针刀体与瘢痕呈 45° 角，从体表定位点进针刀，按针刀四步进针规程进针刀，针刀刺入表皮后，沿瘢痕纵轴方向进针刀，用提插刀法切开瘢痕真皮层。

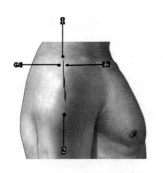

图 32 - 7　针刀松解示意图

②第 2 支针刀松解瘢痕下端粘连点。针刀操作参照第 1 支针刀松解方法。

③第 3 支针刀松解瘢痕左侧粘连点。刀口线与上肢纵轴方向一致，针刀体与瘢痕呈 45° 角，从体表定位点进针刀，按针刀四步进针规程进针刀，针刀经刺入表皮后，向瘢痕方向进针刀，用提插刀法切开瘢痕真皮层。

④第 4 支针刀松解瘢痕右侧粘连点。针刀操作参照第 3 支针刀松解方法。

⑤术毕，拔出针刀，局部压迫止血 3 分钟后，创可贴覆盖针眼。

（7）注意事项

①针刀松解时，注意保护瘢痕表皮层，不可刺

开表皮。

②根据瘢痕长短及瘢痕的轻重程度，间隔 5 ~ 7 天后做第二次松解术。第二次松解重复第一次的操作，只是松解的位置不一样。在瘢痕松解手术间歇期可同时进行其他深层软组织粘连瘢痕的针刀松解。

2. 第二次针刀松解肩关节前外侧软组织的粘连瘢痕　具体操作方法参照肩关节强直的第一次针刀治疗内容。

3. 第三次针刀松解肩关节囊　具体操作方法参照肩关节强直的第二次针刀治疗内容。

【针刀术后手法治疗】

具体操作方法参照肩关节强直的针刀术后手法治疗。

第三节　肘关节开放性手术后遗症

【概述】

肘关节开放性手术后遗症是指肘关节开放性手术后由于切口瘢痕引起切口周围的筋膜、肌肉、韧带及肘关节囊形成广泛的粘连、瘢痕、挛缩和堵塞所导致的肘关节功能障碍。单纯康复理疗治疗效果差。而针刀闭合性手术，不但不会造成新的手术切口瘢痕，而且能够精确松解瘢痕组织之间的粘连，为肘关节开放性手术后遗症的患者提供了一种全新的治疗方法。

【病因病理】

开放性手术切口在愈合过程中所造成切口周围的筋膜、肌肉、韧带及肘关节囊形成广泛的粘连、瘢痕、挛缩和堵塞，导致肘关节功能障碍。

【临床表现】

患者肘关节切口处的瘢痕挛缩，局部干燥，切口可高出皮面。肘关节的伸、展、屈、收等功能均有不同程度的障碍。

【诊断要点】

1. 肘关节开放性手术切口瘢痕。

2. 肘关节功能障碍。

【针刀治疗】

（一）治疗原则

依据针刀医学关于慢性软组织损伤的理论，使用针刀对手术切口的瘢痕粘连进行由浅入深，由表及里的整体松解，然后应用针刀术后手法，将瘢痕彻底松解，可恢复关节功能。

（二）操作方法

1. 第一次针刀松解开放性手术切口瘢痕　以肘关节外侧手术瘢痕为例加以描述。

（1）体位　仰卧位。

（2）体表定位　分别于手术瘢痕纵轴平行左右旁开 0.5cm，瘢痕纵轴两端旁开 0.5cm 定位（图 32-8）。

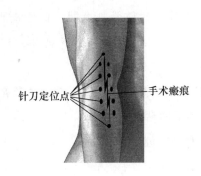

图 32-8　肘关节开放性手术后遗症
体表定位示意图

（3）消毒　施术部位用碘伏消毒两遍，然后铺无菌洞巾，使治疗点正对洞巾中间。

（4）麻醉　1% 利多卡因局部麻醉。

（5）刀具　使用 I 型针刀。

（6）针刀操作　见图 32-9。

①第 1 支针刀松解瘢痕顶端粘连点　刀口线与上肢纵轴方向一致，针刀体与瘢痕呈 45° 角，从体表定位点进针刀，针刀刺入表皮后，沿瘢痕纵轴方向进针刀，用提插刀法切开瘢痕真皮层。

②第 2 支针刀松解瘢痕另一端粘连点　针刀操作参照第 1 支针刀松解方法。

③第 3 支针刀松解瘢痕后侧粘连点　刀口线与上肢纵轴方向一致，针刀体与瘢痕呈 45° 角，从体

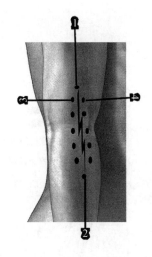

图 32-9　肘关节开放性手术
后遗症针刀松解示意图

表定位点进针刀，针刀刺入表皮后，向瘢痕方向进针刀，用提插刀法切开瘢痕真皮层。

④第 4 支针刀松解瘢痕前侧粘连点　针刀操作参照第 3 支针刀松解方法。

（7）注意事项

①针刀松解时，注意保护表皮层，不可刺开表皮。

②根据瘢痕长短及瘢痕的轻重程度，相距 5~7 天后做第二次松解术。第二次松解重复第一次的操作，只是松解的位置不一样。在瘢痕松解手术间歇期可同时进行其他深层软组织粘连瘢痕的针刀松解。

2. 第二次针刀松解肘关节前外侧软组织的粘连瘢痕

（1）体位　健侧卧位。

（2）体表定位　肘关节。

（3）消毒　施术部位用碘伏消毒两遍，然后铺无菌洞巾，使治疗点正对洞巾中间。

（4）麻醉　1% 利多卡因 40ml 加入 0.1% 肾上腺素数滴臂丛麻醉或者 1% 利多卡因局部麻醉。

（5）刀具　使用 I 型针刀。

（6）针刀操作　见图 32-10~图 32-12。

①第 1 支针刀松解肱三头肌与肘关节囊的粘连瘢痕　摸到尺骨鹰嘴尖前侧进针刀，针刀体与皮肤垂直，刀口线与上肢纵轴方向一致，按针刀四步进

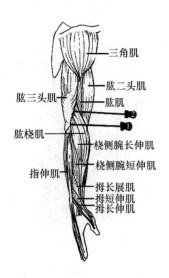

图 32 - 10 针刀松解肱三头肌与肘关节囊及
与肱桡肌的粘连瘢痕示意图

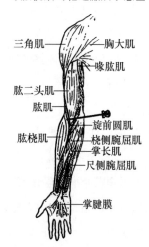

图 32 - 11 针刀松解肱肌与肱桡肌
之间的粘连瘢痕示意图

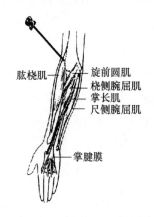

图 32 - 12 针刀松解肱桡肌起点的
瘢痕示意图

针规程进针刀，经皮肤、皮下组织，当刀下有阻力

感时，即到达粘连瘢痕点，纵疏横剥 2～3 刀，范围
1cm，缓慢进针刀，当刀下有落空感时，即到达肘
关节囊，纵疏横剥 2～3 刀，范围 1cm。

②第 2 支针刀松解肱三头肌与肱桡肌的粘连和
瘢痕　在第 1 支针刀上方 2cm 处定点，刀口线与上
肢纵轴方向一致，按针刀四步进针规程进针刀，经
皮肤、皮下组织，当刀下有阻力感时，即到达肱三
头肌与肱桡肌的粘连瘢痕处，纵疏横剥 2～3 刀，范
围 1cm。

③第 3 支针刀松解肱肌与肱桡肌之间的粘连
瘢痕及肱桡肌起点的瘢痕　在肱桡肌起点前方定
点，针刀体与皮肤垂直，刀口线与肱骨长轴一
致，按针刀四步进针规程进针刀，经皮肤、皮下
组织，当刀下有阻力感时，即到达肱肌与肱桡肌
的粘连瘢痕处，纵疏横剥 2～3 刀，范围 1cm，
然后继续进针刀达肱骨外上髁骨面肱桡肌起点，
调转刀口线 90°，在骨面上铲剥 2～3 刀，范
围 0.5cm。

3. 第三次针刀松解肘关节外内侧关节囊及肱三
头肌腱与肱骨的粘连瘢痕

（1）体位　健侧卧位。

（2）体表定位　肘关节。

（3）消毒　施术部位用碘伏消毒两遍，然后铺
无菌洞巾，使治疗点正对洞巾中间。

（4）麻醉　1% 利多卡因局部麻醉。

（5）刀具　使用 I 型针刀。

（6）针刀操作　见图 32 - 13。

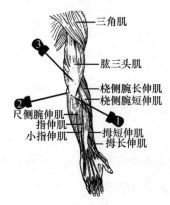

图 32 - 13 针刀松解肘关节外内侧关节囊及
肱三头肌腱的粘连瘢痕示意图

①第1支针刀松解肘关节后侧关节囊 在尺骨鹰嘴顶点处定点，针刀体与皮肤垂直，刀口线与肱骨长轴一致，按针刀四步进针规程进针刀，经皮肤、皮下组织、筋膜，当刀下有韧性感时，即到达关节囊，在此提插刀法切割2～3刀。每刀均需有落空感，方到达关节腔，然后纵疏横剥2～3刀，范围1cm。

②第2支针刀松解肘关节内侧关节囊 在尺骨鹰嘴顶点后上方1cm处定点，针刀体与皮肤垂直，刀口线与肱骨长轴一致，按针刀四步进针规程进针刀，经皮肤、皮下组织、筋膜，当刀下有韧性感时，即到达关节囊，在此提插刀法切割2～3刀。每刀均需有落空感，方到达关节腔，然后纵疏横剥2～3刀，范围1cm。

③第3支针刀松解肱三头肌腱与肱骨的粘连瘢痕 在第1支针刀上方2cm处定点，针刀体与皮肤垂直，刀口线与肱骨长轴一致，按针刀四步进针规程进针刀，经皮肤、皮下组织、筋膜，当刀下有韧性感时，即到达肱三头肌腱，直刺到肱骨面，纵疏横剥2～3刀，范围1cm。

【针刀术后手法治疗】

每次针刀术后，医生握住患肢上臂和前臂，作肘关节的屈伸运动。注意对肘关节粘连严重者，手法不宜过猛，否则可能引起肘关节骨折，造成严重的医疗事故。针刀术后手法应把握稳、准、巧三原则，每次针刀术后逐渐加力，才能使关节功能恢复。

第四节　腕手部开放性手术后遗症

【概述】

腕手部开放性手术后多遗留瘢痕挛缩。真皮组织的瘢痕挛缩是整形外科临床中的常见病，外科手术治疗可以矫正瘢痕挛缩，但手术本身所遗留瘢痕痕迹或损伤皮肤造成血供不良而导致坏死等却是外科手术不能解决的问题。针刀医学的闭合性手术理论从根本上解决了因为开放性手术本身所引起的瘢痕这一疑难问题，根据针刀医学慢性软组织损伤理论及慢性软组织损伤病理构架的网眼理论，应用针刀闭合性手术的优势来治疗腕手部开放性手术后遗留的瘢痕挛缩，在临床上能取得非常满意的疗效。

【病因病理】

条索状瘢痕挛缩是组织修复愈合的最终结果，是人体抵抗创伤的一种保护性反应，是一种人体的代偿性修复过程，它不能完全恢复损伤组织原有的形态结构和功能。如果瘢痕没有导致动态平衡失调，就不需要去处理它，反之，则应治疗。

条索状瘢痕多见于烧伤后、外伤后和手术切口，尤其是直线切口愈合之后。其病变部位在真皮层，可位于身体的各个部位，好发于伸屈活动灵活的颈部、关节周围。

【临床表现】

随着条索状瘢痕所在的部位不同，条索状瘢痕挛缩的临床表现各异。在腕关节部位，可造成明显的牵拉畸形，伸屈活动受限，跨过发育期的时间长的条索状瘢痕挛缩还可以造成四肢关节继发性的骨发育不良、形态畸形和功能障碍。

表皮的瘢痕呈条索状或片状，让患者伸屈关节，使瘢痕处于紧张状态，垂直于瘢痕长轴可自由横行推动瘢痕，或是使瘢痕处于松弛状态，沿瘢痕长轴可自由推动瘢痕，说明该瘢痕与深部组织无粘连，中间有脂肪层。

患者的自觉症状是：条索状瘢痕所在的部位有牵拉、紧张感，关节周围软组织酸痛不适，晨起时尤其明显，活动后缓解。

【诊断要点】

1. 病史 有手术史。

2. 患者的自觉症状 一般都可以用手指指出最紧张不适的部位。

3. 触诊 判断瘢痕的厚薄，紧张度，可移动性，与深部组织的关系，是否粘连及瘢痕挛缩的范围。

【针刀治疗】

针刀松解开放性手术切口瘢痕，以腕肘关节内侧手术瘢痕为例加以描述

1. 体位 肩关节外展位，前臂旋后位，掌心向上，平放在治疗台上。

2. 体表定位 分别于手术瘢痕纵轴平行左右旁开0.5cm，瘢痕纵轴两端旁开0.5cm定位（图32-14）。

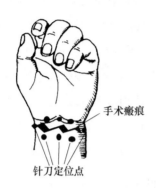

图32-14 腕手部开放性
手术后遗症体表定位

3. 消毒 施术部位用碘伏消毒两遍，然后铺无菌洞巾，使治疗点正对洞巾中间。

4. 麻醉 用1%利多卡因局部麻醉。

5. 刀具 使用Ⅰ型针刀、专用弧形针刀。

6. 针刀操作 见图32-15。

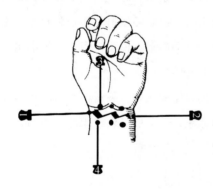

图32-15 腕关节内侧手术
瘢痕针刀松解示意图

①第1支针刀松解瘢痕外侧顶端粘连点 使用Ⅰ型针刀，刀口线与上肢纵轴方向一致，针刀体与瘢痕呈45°角，按照四步进针规程进针刀，针刀刺入表皮后，沿瘢痕纵轴方向进针刀，用提插刀法切开瘢痕真皮层，然后退针刀到入针点，调整针刀体与皮肤呈90°角，垂直进针刀，当刀下有韧性感时，到达腕横韧带层面，提插切割2~3刀，刀下有落空感时，停止切割。

②第2支针刀松解瘢痕另一端粘连点 针刀操作参照第1支针刀松解方法。

③第3支针刀松解瘢痕远侧粘连点 刀口线与上肢纵轴方向一致，针刀体与瘢痕呈45°角，按照四步进针规程进针刀，针刀刺入表皮后，向瘢痕方向进针刀，用提插刀法切开瘢痕真皮层。然后退针刀到入针点，调整针刀体与皮肤呈90°角，垂直再进针刀，当刀下有韧性感时，到达腕横韧带层面，提插切割2~3刀，刀下有落空感时，停止切割。

④第4支针刀松解瘢痕近侧粘连点 针刀操作参照第3支针刀松解方法。

7. 注意事项

①定位时，先标出尺桡动脉走行方向，针刀手术操作中，严格按照四步进针规程进针刀，在松解腕横韧带时，术者应熟悉局部解剖，提插切割时，当刀下有落空感时，不可再向深层切割，由于动脉是圆形，而针刀刀刃只有数微米，缓慢进针刀，不会损伤动脉，使针刀既能松解腕横韧带的挛缩，又不至于损伤尺桡动脉。切记不能快速进针刀，刀口线方向一定与血管走行方向一致。

②松解腕正中部的瘢痕时，应注意不要损伤正中神经，严格按照四步进针规程，缓慢进针刀，当刀下有落空感时，停止切割，有时，如刺激到正中神经，不要惊慌，稍退针刀，向内侧或者外侧调整针刀体方向，避开神经再进针刀。切记不能快速进针刀，刀口线方向一定与正中神经走行方向一致。

③针刀松解时，注意保护表皮层，不可刺开表皮。

④根据瘢痕长短及瘢痕的轻重程度，相距5~7天后做第二次松解术。第二次松解重复第一次的操作，只是松解的位置不一样。在瘢痕松解手术间歇期可同时进行其他深层软组织粘连瘢痕的针刀松解。

【针刀术后手法治疗】

针刀术后，患者正坐，前臂于旋前位，手背朝上。医生双手握患者掌部，右手在桡侧，左手在尺侧，而拇指平放于腕关节的背侧，以拇指指端按于腕关节背侧。在拔伸情况下摇晃关节。然后，将手腕在拇指按压下背伸至最大限度，随即屈曲，并左右各旋转 2~3 次。

第五节 髋关节开放性手术后关节功能障碍

【概述】

髋关节开放性手术后关节功能障碍是指髋关节开放性手术后，由于切口瘢痕引起切口周围的筋膜、肌肉、韧带及髋关节囊形成广泛的粘连、瘢痕、挛缩、堵塞，导致髋关节功能障碍，康复理疗治疗效果差，由于针刀闭合性手术，不会造成新的手术切口瘢痕，而且针刀 能够精确松解瘢痕组织之间的粘连，为髋关节开放性手术后关节功能障碍的病人提供了一种全新的治疗方法。

【病因病理】

开放性手术切口在愈合过程中所造成切口周围的筋膜、肌肉、韧带及髋关节囊形成广泛的粘连、瘢痕、挛缩、堵塞，导致髋关节功能障碍。

【临床表现】

1. 切口瘢痕挛缩，局部干燥，切口高出皮面。

2. 髋关节伸、展、屈、收功能均有不同程度的障碍。

【诊断要点】

1. 髋关节开放性手术切口瘢痕。

2. 髋关节功能障碍。

【针刀治疗】

（一）治疗原则

针刀治疗依据针刀医学慢性软组织损伤病因病

理学理论和病理构架的网眼理论，通过对手术瘢痕点进行整体的松解，以达到治疗目的。

（二）操作方法

1. 第一次针刀松解开放性手术切口瘢痕 以髋关节外侧手术瘢痕为例加以描述。

（1）体位 健侧卧位。

（2）体表定位 与瘢痕纵轴平行左右旁开1cm，瘢痕纵轴两端旁开1cm（图32-16）。

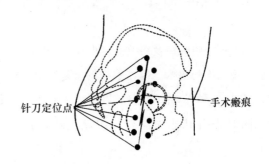

图32-16 针刀定位点示意图

（3）消毒 施术部位用碘伏消毒两遍，然后铺无菌洞巾，使治疗点正对洞巾中间。

（4）麻醉 用1%利多卡因局部浸润麻醉，每个治疗点注药1ml。

（5）刀具 使用Ⅰ型4号直形针刀。

（6）针刀操作 见图32-17。

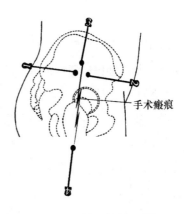

图32-17 针刀松解示意图

①第1支针刀松解瘢痕后侧粘连点 刀口线与重要神经血管平行，针刀体与瘢痕呈45°角，从体表定位点进针刀，针刀刺入表皮后，向瘢痕方向进针刀，用提插刀法切开瘢痕真皮层。

②第2支针刀松解瘢痕前侧粘连点 针刀操作

参照第1支针刀松解方法。

③第3支针刀松解瘢痕顶端粘连点　刀口线与重要神经血管平行，针刀体与瘢痕呈45°角，从体表定位点进针刀，针刀刺入表皮后，沿瘢痕纵轴方向进针刀，用提插刀法切开瘢痕真皮层。

④第4支针刀松解瘢痕下端粘连点　针刀操作参照第3支针刀松解方法。

（7）注意事项

①针刀松解时，注意保护表皮层，不可刺开表皮。

②根据瘢痕长短及瘢痕的轻重程度，相距5~7天后做第二次松解术。第二次松解重复第一次的操作，只是松解的位置不一样。在瘢痕松解手术间歇期可同时进行其他深层软组织粘连瘢痕的针刀松解。

2. 第二次针刀松解缝匠肌起点，股直肌起点，髂股韧带及髋关节前侧关节囊，部分内收肌起点　具体参照强直性脊柱炎髋部病变的第一次针刀治疗。

3. 第三次针刀松解臀中肌的粘连瘢痕　具体参照髋部慢性软组织损伤臀中肌损伤的针刀治疗相关内容。

4. 第四次针刀松解股骨大转子部的粘连瘢痕

（1）体位　健侧卧位。

（2）体表定位　股骨大转子。

（3）消毒　施术部位用碘伏消毒两遍，然后铺无菌洞巾，使治疗点正对洞巾中间。

（4）麻醉　用1%利多卡因局部浸润麻醉，每个治疗点注药1ml。

（5）刀具　使用Ⅰ型3号直形针刀。

（6）针刀操作　见图32-18。

①第1支针刀松解股骨大转子处前面的压痛点　触压到大转子前面的压痛点，刀口线与下肢纵轴一致，针刀体与皮肤呈90°角刺入，针刀经皮肤、皮下组织，刀下有韧性感时，即到髂胫束的粘连处，纵疏横剥2~3刀，然后再进针刀到骨面，在骨面上向内铲剥2~3刀，范围不超过0.5cm，以松解

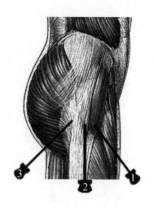

图32-18　股骨大转子针刀松解意图

肌肉与骨面的粘连和瘢痕。出针刀后，针眼处创可贴覆盖。

②第2支针刀松解股骨大转子处中部的压痛点　触压到大转子处的压痛点，刀口线与下肢纵轴一致，针刀体与皮肤呈90°角刺入，针刀经皮肤、皮下组织，刀下有韧性感时，即到髂胫束的粘连处，纵疏横剥2~3刀，然后再进针刀到骨面，在骨面上向内铲剥2~3刀，范围不超过0.5cm，以松解肌肉与骨面的粘连和瘢痕。出针刀后，针眼处创可贴覆盖。

③第3支针刀松解臀大肌与髂胫束的结合部　如疼痛、压痛点在臀大肌与髂胫束的结合部，在大转子突出部后方压痛点处进针刀，刀口线与下肢纵轴方向一致，针刀经皮肤、皮下组织，刀下有韧性感时，即到臀大肌与髂胫束的结合部，纵疏横剥2~3刀，范围不超过1cm，出针刀后，针眼处创可贴覆盖。

【针刀术后手法治疗】

每次针刀术后，立即做被动髋关节伸直，外展运动，在髋关节伸直外展到最大位时，向相同方向做1~2次弹压手法，以进一步松解残余的粘连和瘢痕。

第六节　膝关节开放性手术后关节功能障碍

【概述】

膝关节开放性手术后关节功能障碍，是指膝关

节开放性手术后，由于切口瘢痕引起切口周围的筋膜、肌肉、韧带及膝关节囊形成广泛的粘连、瘢痕、挛缩及堵塞，所导致的膝关节功能障碍。对本病利用单纯的康复理疗，治疗效果差。针刀闭合性手术，不但不会造成新的手术切口瘢痕，而且能够精确松解瘢痕组织间的粘连，为膝关节开放性手术后关节功能障碍的患者提供了一种全新的治疗方法。

【病因病理】

开放性手术切口在愈合过程中所造成切口周围的筋膜、肌肉、韧带及膝关节囊形成广泛的粘连、瘢痕、挛缩、堵塞，是导致膝关节功能障碍的主要原因。

【临床表现】

患者膝关节切口处的瘢痕挛缩，局部干燥，切口可高出皮面。膝关节的伸、展、屈、收等功能均有不同程度的障碍。

【诊断要点】

1. 患者有明确的膝关节手术史。

2. 膝关节周围有明显瘢痕的开放性手术切口瘢痕，局部干燥，切口可高出皮面。

3. 膝关节活动功能明显下降。

【针刀治疗】

（一）治疗原则

依据针刀医学关于慢性软组织损伤的理论，慢性软组织损伤病理构架的网眼理论及针刀闭合性手术理论，用针刀对手术切口处所产生的粘连、瘢痕进行松解，使膝部的动态平衡得到恢复，本病可得到根本性的治疗。

（二）操作方法

1. **第一次针刀松解开放性手术切口瘢痕**　以膝关节前外侧手术瘢痕为例加以描述。

（1）体位　仰卧位。

（2）体表定位　分别于瘢痕纵轴平行左右旁开1cm，瘢痕纵轴两端旁开1cm定位（图32-19）。

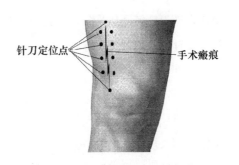

图32-19　体表定位示意图

（3）消毒　施术部位用碘伏消毒两遍，然后铺无菌洞巾，使治疗点正对洞巾中间。

（4）麻醉　用1%利多卡因局部浸润麻醉，每个治疗点注药1ml。

（5）刀具　使用Ⅰ型4号直形针刀。

（6）针刀操作　见图32-20。

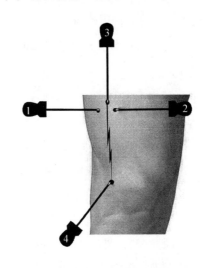

图32-20　针刀松解示意图

①第1支针刀松解瘢痕外侧粘连点　刀口线与重要神经、血管平行，针刀体与瘢痕呈45°角，按针刀四步进针规程，从体表定位点进针刀，刺入表皮后，向瘢痕方向进针刀，用提插刀法切开瘢痕真皮层。

②第2支针刀松解瘢痕内侧粘连点　针刀操作参照第1支针刀松解方法。

③第3支针刀松解瘢痕顶端粘连点　刀口线与重要神经血管平行，针刀体与瘢痕呈45°角，按针刀四步进针规程，从体表定位点进针刀，刺入表皮后，沿瘢痕纵轴方向进针刀，用提插刀法切开瘢痕真皮层。

④第4支针刀松解瘢痕另一端粘连点　针刀操作参照第3支针刀松解方法。

（7）注意事项

①针刀松解时，注意保护表皮层，不可刺开表皮。

②根据瘢痕长短及瘢痕的轻重程度，相距5～7天后做第二次松解术。第二次松解重复第一次的操作，只是松解的位置不一样。在瘢痕松解手术间歇期可同时进行其他深层软组织粘连瘢痕的针刀松解。

2. 第二次针刀松解髌上囊、髌下脂肪垫及髌股韧带

（1）体位　仰卧位。

（2）体表定位　膝关节前内侧。

（3）消毒　施术部位用碘伏消毒两遍，然后铺无菌洞巾，使治疗点正对洞巾中间。

（4）麻醉　用1%利多卡因局部浸润麻醉，每个治疗点注药1ml。

（5）刀具　使用Ⅰ型3号、4号直形针刀。

（6）针刀操作　见图32-21。

①第1支针刀松解髌上囊　针刀体与皮肤垂直，刀口线与股四头肌方向一致，按针刀四步进针规程进针刀，经皮肤、皮下组织，当穿过股四头肌有落空感时，即到达髌上囊，先纵疏横剥两刀。然后将刀体向大腿方向倾斜45°，调转刀口线90°，针刀沿股骨凹面，提插两刀，深度不超过0.5cm，以疏通髌上囊与关节囊的粘连点。

②第2支针刀松解髌下脂肪垫　针刀体与皮肤垂直，刀口线与髌韧带走行方向一致，按针刀四步进针规程进针刀，经皮肤、皮下组织，当穿过髌韧带有明显的落空感时，再进针刀1cm，即到达髌下脂肪垫，纵疏横剥两刀，深度不超过0.5cm。

③第3支针刀松解外侧髌股韧带外上缘（图32-21）　髌股韧带是髌内外侧支持带的深层，起于髌骨侧缘，止于股骨内外髁。在髌骨外上缘定位，刀口线与下肢纵轴平行，按针刀四步进针规程进针刀，针刀紧贴髌骨外上缘骨面铲剥2～3刀，深度不超过0.5cm。

④第4支针刀松解外侧髌股韧带外下缘　在髌

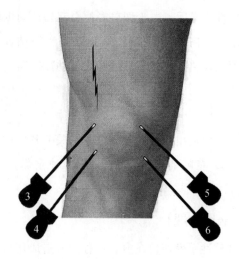

图32-21　髌股韧带针刀松解示意图

骨外缘外下份定位，刀口线与下肢纵轴平行，按针刀四步进针规程进针刀，针刀紧贴髌骨外下缘骨面，铲剥2～3刀，深度不超过0.5cm。

⑤第5支针刀松解内侧髌股韧带内上缘　在髌骨内缘上份定位，刀口线与下肢纵轴平行，按针刀四步进针规程进针刀，针刀紧贴髌骨内上缘骨面，铲剥2～3刀，深度不超过0.5cm。

⑥第6支针刀松解内侧髌股韧带内下缘　在髌骨内缘下份定位，刀口线与下肢纵轴平行，按针刀四步进针规程进针刀，针刀紧贴髌骨内下缘骨面，铲剥2～3刀，深度不超过0.5cm。

如膝关节内有积液，在抽出针刀时，会有部分积液通过针刀孔流出，只要针刀手术精确到位，整体松解术后，积液自然会吸收，不必用注射器将关节积液抽出。

3. 第三次针刀松解鹅足囊的粘连瘢痕

（1）体位　仰卧位，膝关节屈曲60°。

（2）体表定位　胫骨上段内侧部。

（3）消毒　施术部位用碘伏消毒两遍，然后铺无菌洞巾，使治疗点正对洞巾中间。

（4）麻醉　用1%利多卡因局部浸润麻醉，每个治疗点注药1ml。

（5）刀具　使用Ⅰ型4号直形针刀。

（6）针刀操作　针刀松解鹅足囊的挛缩点。在胫骨上段内侧部定位。刀口线与下肢纵轴方向一致，按针刀四步进针规程进针刀，经皮肤、皮下组织胫骨内侧骨面，贴骨面分别向上、中、下作扇形铲剥2～3刀，范围为1cm（图31－14）。

【针刀术后手法治疗】

每次针刀术后，立即做被动膝关节伸屈，收展运动，在膝关节伸直外展到最大位时，向相同方向做1～2次弹拨手法，以进一步松解残余的粘连和瘢痕。

第七节　踝关节开放性手术后关节功能障碍

【概述】

踝关节开放性手术后多遗留瘢痕挛缩。真皮组织的瘢痕挛缩是整形外科临床中的常见病，外科手术治疗可以矫正瘢痕挛缩，但手术本身所遗留瘢痕痕迹或损伤皮肤造成血供不良而导致坏死等却是外科手术不能解决的问题。针刀医学的闭合性手术理论从根本上解决了因为开放性手术本身所引起的瘢痕这一疑难问题，根据针刀医学慢性软组织损伤的理论及慢性软组织损伤病理构架的网眼理论，应用针刀闭合性手术的优势来治疗腕手部开放性手术后遗留的瘢痕挛缩，在临床上能取得非常满意的疗效。

【病因病理】

条索状瘢痕挛缩是组织修复愈合的最终结果，是人体抵抗创伤的一种保护性反应，是一种人体的代偿性修复过程，它不能完全恢复损伤组织原有的形态结构和功能。如果瘢痕没有导致动态平衡失调，就不需要处理它，反之则应治疗。

条索状瘢痕多见于烧伤后、外伤后和手术切口，尤其是直线切口愈合之后。其病变部位在真皮层，可位于身体的各个部位，好发于伸屈活动灵活的踝部关节周围。

【临床表现】

随着条索状瘢痕所在的部位不同，条索状瘢痕挛缩的临床表现各异。在踝关节部位，可造成牵拉畸形，伸屈活动受限，跨过发育期的时间长的条索状瘢痕挛缩还可以造成四肢关节的继发性的骨发育不良、形态畸形和功能障碍。

表皮的瘢痕呈条索状或片状，让患者伸屈关节，使瘢痕处于紧张状态，垂直于瘢痕长轴可自由横行推动瘢痕，或是使瘢痕处于松弛状态，沿瘢痕长轴可自由推动瘢痕，说明该瘢痕中间有脂肪层，与深部组织无粘连。

患者的自觉症状：条索状瘢痕所在的部位有牵拉、紧张感，足部或踝关节周围软组织的酸痛不适，晨起时尤其明显，活动后缓解。

【诊断要点】

1. 病史　有手术史。

2. 患者的自觉症状　一般都可以用手指指出最紧张不适的部位。

3. 触诊　判断瘢痕的厚薄，紧张度，可移动性，与深部组织的关系，是否粘连及瘢痕挛缩的范围。

【针刀治疗】

（一）治疗原则

根据针刀医学慢性软组织损伤病因病理学理论，慢性软组织损伤病理构架的网眼理论，对手术切口的瘢痕粘连进行由浅入深，由表及内的整体松解，然后应用针刀术后手法，将瘢痕彻底松解，恢复关节功能。

（二）操作方法

针刀松解开放性手术切口瘢痕，以踝关节前外侧手术瘢痕为例加以描述。

1. 体位　仰卧位，踝关节中立位。

2. 体表定位　踝关节前外侧，分别距瘢痕0.5cm定点（图32－22）。

3. 消毒　施术部位用碘伏消毒两遍，然后铺无菌洞巾，使治疗点正对洞巾中间。

4. 麻醉　1%利多卡因局部定点麻醉。

5. 刀具　使用Ⅰ型针刀。

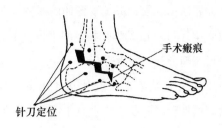

图 32 - 22 踝关节前外侧手术瘢痕针刀定位示意图

6. 针刀操作 见图 32 - 23。

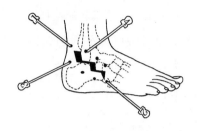

图 32 - 23 踝关节瘢痕针刀松解示意图

①第 1 支针刀松解瘢痕后侧顶端粘连点 使用Ⅰ型针刀，刀口线与瘢痕纵轴方向一致，针刀体与瘢痕呈 45°角，按照四步进针规程进针刀，针刀刺入表皮后，沿瘢痕纵轴方向进针刀，用提插刀法切开瘢痕真皮层，达到瘢痕中央。

②第 2 支针刀松解瘢痕另一端粘连点 针刀操作参照第 1 支针刀松解方法，到瘢痕中央与第 1 支针刀会师。

③第 3 支针刀松解瘢痕后下份粘连点 刀口线与瘢痕纵轴方向一致，针刀体与瘢痕呈 45°角，按照四步进针规程进针刀，针刀刺入表皮后，向瘢痕方向进针刀，用提插刀法切开瘢痕真皮层，准备与第 4 支针刀会师。

④第 4 支针刀松解瘢痕近侧粘连点 针刀操作参照第 3 支针刀松解方法，到瘢痕中央与第 3 支针刀会师。

7. 注意事项

①针刀松解时，注意保护表皮层，不可刺开表皮。

②根据瘢痕长短及瘢痕的轻重程度，相距 5 ~ 7 天后做第二次松解术。第二次松解重复第一次的操作，只是松解的位置不一样。在瘢痕松解手术间歇期可同时进行其他深层软组织粘连瘢痕的针刀松解。

【针刀术后手法治疗】

针刀术后，医生一手握患者足背前部，另一手置于足跟部，作踝关节跖屈内旋活动数次。

第三十三章

神经卡压综合征

第一节　头颈部神经卡压综合征

一、枕大神经卡压综合征

【概述】

枕大神经卡压综合征是由于外伤、劳损或炎性刺激等原因导致局部软组织渗出、粘连和痉挛，刺激、卡压或牵拉枕大神经，引起头枕顶放射痛为主要表现的一种临床常见病。

【病因病理】

长期低头工作，颈肌痉挛，深筋膜肥厚，炎症渗出，粘连，可压迫枕大神经。由于枕大神经绕寰枢关节，当寰枢关节半脱位、脱位时亦可受牵拉或损伤；再者，颈部肌肉，尤其是斜方肌的肌筋膜炎，也可导致此神经受压，产生神经支配区的疼痛，局部淋巴结肿大，也可能是致痛的原因。

【临床表现】

1. 症状　以枕大神经痛为突出的症状，多呈自发性疼痛，常因头部运动而诱发，其疼痛为针刺样、刀割样，头部疼痛或咳嗽用力均可诱发疼痛。疼痛发作时常伴有局部肌肉痉挛，偶见枕大神经支配区有感觉障碍。

2. 体征　检查头颈呈强迫性体位，头略向后侧

方倾斜，在枕外隆凸与乳突连线的内 1/3 处（即枕大神经穿出皮下处）及第二颈椎棘突与乳突连线中点有深压痛。在其上的上项线处有浅压痛。各压痛点可向枕颈放射，有时在枕大神经分布区尚有感觉过敏或感觉减退（图 33－1）。

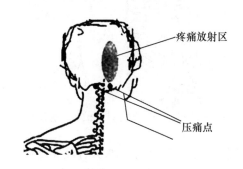

图 33－1　枕大神经的压痛点及其疼痛放射区示意图

【诊断要点】

枕大神经卡压综合征主要依据上述临床表现诊断，临床上须与落枕相鉴别。落枕患者无颈项部外伤史，晨起时感到一侧或双侧颈项部疼痛，活动困难，局部僵硬，头歪向患侧，颈部活动时疼痛加重，有时可牵涉到肩背部。胸锁乳突肌呈痉挛状态，严重者可累及斜方肌和肩胛提肌，可触及条索状的肌束，局部压痛明显。

【针刀治疗】

（一）治疗原则

根据针刀医学关于慢性软组织损伤的理论及网

眼理论，一侧神经受到卡压，另一侧的软组织也会挛缩和粘连，对枕大神经卡压进行整体松解，完全可以取代开放性手术松解，治愈该病。

（二）操作方法

1. 体位 俯卧位。

2. 体表定位 枕大神经穿出皮下处。

3. 消毒 施术部位用碘伏消毒两遍，然后铺无菌洞巾，使治疗点正对洞巾中间。

4. 麻醉 用1%利多卡因局部浸润麻醉，每个治疗点注药1ml。

5. 刀具 使用Ⅰ型4号直形针刀。

6. 针刀操作 见图33-2。

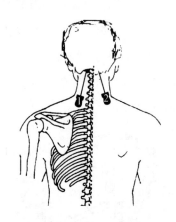

图33-2 枕大神经针刀松解示意图

①第1支针刀松解左侧枕大神经穿出皮下处的卡压 在枕外隆凸与左侧乳突连线的内1/3处（即枕大神经穿出皮下处）定位。术者刺手持针刀，刀口线与人体纵轴一致，刀体向脚侧倾斜45°，与枕骨垂直，押手拇指贴在上项线进针刀点上，从押手拇指的背侧进针刀，针刀到达上项线骨面后，调转刀口线90°，铲剥3刀，范围不超过0.5cm。

②第2支针刀松解右侧枕大神经穿出皮下处的卡压 针刀松解方法参照第1支针刀松解操作。

7. 注意事项 在做针刀松解时，针刀体应向脚侧倾斜，与纵轴呈45°角，与枕骨面垂直，不能与纵轴垂直，否则有损伤椎管的危险（图33-3）。

【针刀术后手法治疗】

针刀操作毕进行手法治疗，患者俯卧位，一助

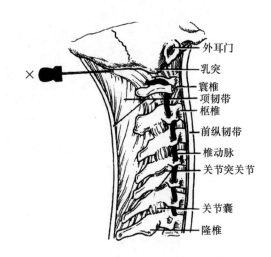

图33-3 枕大神经针刀松解危险操作示意图

手牵拉双侧肩部，术者正对患者头项，右肘关节屈曲并托住患者下颌，左手前臂尺侧压在患者枕骨，随颈部的活动施按揉法。用力不能过大，以免造成新的损伤。最后，提拿两侧肩部，并从患者肩至前臂反复揉搓几次。

二、锁骨上神经卡压综合征

【概述】

锁骨上神经发自颈3神经根的前支和颈4神经根的大部分，从胸锁乳突肌深面向后下方穿出，行于颈阔肌深面，至锁骨附近穿至皮下，行向外下方，分成内侧、中间、外侧三组，分布于颈下部侧面、肩部和胸壁上部的皮肤。

【病因病理】

软组织急性拉伤或挫伤治疗不彻底，残留了粘连或瘢痕；或因为长期慢性劳损，造成肌肉或肌腱处于长期紧张状态而出现营养障碍；不良姿势或长期处于一种姿势下会使应力集中于某一处，久之造成局部组织水肿、渗出、粘连；感受风寒湿邪的侵袭，可使局部毛细血管收缩，组织营养障碍，久之局部组织损伤，渗出增多，亦可造成肌肉痉挛，牵拉附近肌群，这些均可导致锁骨上神经的卡压，从而产生锁骨上神经卡压综合征。

【临床表现】

患者多为慢性起病，病程较长，自觉颈肩部钝

痛、酸胀等不适感，以疼痛为主要症状，可为隐痛、胀痛、刺痛，疼痛可为急性发作，伴有肌痉挛和颈僵直，咳嗽可加重。疼痛可向头颈部或肩背部放射。严重者可有颈部活动受限，其所支配的肌肉如胸锁乳突肌、颈阔肌麻痹，偶见颈下部侧面、肩部和胸壁上部的皮肤出现感觉过敏或感觉减退。上述症状可在受凉或伏案工作后加重。

检查时可见患者颈部僵直，颈项肌感僵硬，痉挛而不松弛，肩胛骨内上角有明显压痛感，多伴有硬结和条索状物，部分患者有剥离感。颈部活动可受限，亦可见强迫性头位、单侧发病者，颈项偏向患侧，颈椎前屈，健侧侧屈受限。有时颈下部侧面、肩部和胸壁上部的皮肤可出现感觉过敏或感觉减退。化验基本正常。X线检查对本病无特殊意义。

【针刀治疗】

（一）治疗原则

依据针刀医学关于慢性软组织损伤的理论及网眼理论，通过对神经卡压点进行精确闭合性针刀松解，完全可以取代开放性手术松解，治愈该病。

（二）操作方法

1. 体位　俯卧位。

2. 体表定位　胸锁乳突肌中段后缘 Tinal 征阳性点。

3. 消毒　施术部位用碘伏消毒两遍，然后铺无菌洞巾，使治疗点正对洞巾中间。

4. 麻醉　用1%利多卡因局部浸润麻醉，每个治疗点注药1ml。

5. 刀具　使用 I 型4号直形针刀。

6. 针刀操作　Tinal 征阳性点进针刀，刀口线与人体纵轴一致，针刀体与皮肤垂直，针刀经皮肤、皮肤组织后，当刀下有韧性感时即到达锁骨上神经出筋膜卡压处，提插切割3刀，范围不超过0.5cm（图33-4）。

【针刀术后手法治疗】

无须手法治疗。

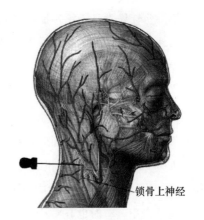

图33-4　胸锁乳突肌中段后缘 Tinal 征阳性点针刀松解示意图

三、胸廓出口综合征

【概述】

胸廓出口综合征（TOS）是胸廓出口区重要的血管神经受压引起的临床症候群，主要表现为疼痛、麻木、肌力减退和上肢不适。受压的血管神经结构从上到下包括臂丛神经、锁骨下动脉和锁骨下静脉，压迫通常由肌纤维结构变化和先天性结构变化所致。TOS 的发病率一般为 0.3%～0.7%，文献报道最小患者的年龄为6岁，多数患者在20～40岁之间，男性与女性之比为1∶4，肥胖者居多。

1921年，Cooper 描述了胸廓出口区神经血管受压的症状。1956年，Peet 介绍了胸廓出口综合征颈肩疼及上肢麻木的表现。1958年，Robert 建议命名为胸廓出口综合征。对胸廓出口综合征一直存在很大的争议。在病因学方面已否认了神经元学说，明确了卡压为致病的原因。TOS 因受压的结构不同而分为神经型 TOS 和血管型 TOS。近些年来有人又把神经型 TOS 分为真正的神经型 TOS 和非特异性神经型 TOS，前者有典型的临床症状、体征、放射学证据和肌电图改变，后者仅有类似的主观症状而无其他客观证据，临床上以后者多见（85%以上）。

【病因病理】

TOS 的病因可分为骨性因素和软组织因素两大类。骨性因素主要包括：①第七颈椎横突过长；

②颈肋；③第一肋骨异常；④第一肋骨骨折；⑤锁骨骨痂形成。软组织因素主要包括：先天及后天斜角肌变化、先天性束带或韧带形成，其中斜角肌因素最为重要。因颈肩部创伤引起的 TOS 最为常见，其次为机械因素，炎症和肿瘤最少。

TOS 患者神经和血管受压常同时存在，神经受压较血管受压明显，可单独也可同时存在。Roos 将 TOS 分为 3 型：上干型、下干型和混合型。上干型主要是 C_5、C_6 受侵犯，有时也有 C_7 受侵犯；下干为 C_8、T_1 受损；混合型为全臂丛受损。临床上以下干型为主，占 TOS 数的 85% ~ 90%。

【临床表现】

1. 常见症状 患者常有疼痛、麻木、肌力减退、怕冷和肿胀感。疼痛常为钝痛，有时为锐痛，严重者须用麻醉药方能缓解。疼痛沿 C_8 ~ T_1 支配区分布，麻木则分布于尺神经支配区。前臂内侧皮神经区麻木是 TOS 的一个重要体征。

2. 典型体征

（1）尺侧屈腕肌肌力正常 尺侧屈腕肌由 C_7 支配，下干受压时，尺侧屈腕肌无损伤。

（2）手部精细活动丧失 臂丛下干的神经纤维参与正中神经内侧束，主要支配屈腕肌、屈拇肌、大鱼际肌群及第一、二蚓状肌，下干受压，手部精细活动丧失。

3. 交感神经的表现 交感神经纤维受压，除上肢有酸痛外，还常有"雷诺现象"，表现为肢体苍白、发绀、怕冷，亦有患者表现为双手大量出汗。

4. 静脉及动脉 TOS 的症状 静脉 TOS 较动脉常见，表现为肢体远端肿胀、发青、疼痛及沉重感。动脉型 TOS 主要表现为疼痛、无力及肢体冰冷。

5. TOS 肌筋膜炎 5% 左右的 TOS 患者由于患侧不适，对侧肢体过度使用，常引起肌筋膜炎。肌筋膜炎出现于斜方肌肩胛区和胸部，症状以疼痛和痉挛为主。

【诊断要点】

对于静脉型 TOS，多普勒检查及静脉造影可确诊；对动脉型 TOS，非侵入性血管检查及动脉造影具有重要价值；神经受压的临床表现已如前述。另可借助以下特殊检查来诊断：

1. 肩外展试验 患者坐位，检查者扪及患者腕部桡动脉，慢慢使前臂旋后，外展 90° ~ 100°。屈肘 90°，桡动脉搏动消失或减弱，为阳性。该项检查阳性率很高，但存在一定的假阳性。

2. 斜角肌挤压试验 患者坐位，检查者扪及腕部桡动脉，肩外展 30°，略后伸，并令患者头颈后伸，逐渐转向患侧，桡动脉搏动如减弱或消失为阳性。该检查阳性率很低，但常常有诊断价值。

3. 锁骨上叩击试验 令患者头偏向健侧，叩击患侧颈部，出现手指发麻或触电样感，为阳性。

4. 锁骨上压迫试验 检查者用同侧手扪患者的腕部桡动脉，用对侧拇指压迫锁骨上，桡动脉消失。有学者曾对正常人群做过调查，90% 的正常人，压迫锁骨上，桡动脉搏动亦消失。但是如果压迫点距锁骨上缘 2 ~ 3cm 桡动脉搏动亦消失。说明锁骨上动脉抬高明显，较有诊断价值。

5. Roose 试验 为活动的肩外展试验，双上肢放在肩外展试验的位置上用力握拳，再完全松开，每秒钟 1 次，45 秒内就不能坚持者为阳性体征。

6. 肋间挤压试验 站正位，双上肢伸直后伸，脚跟抬起，桡动脉搏动消失，明显减弱为阳性。

7. 电生理检查 电生理检查在胸廓出口综合征的早期无特殊价值，可能会出现 F 波延长。其他常常无异常发现，晚期以尺神经运动传导速度在锁骨部减慢有较大的诊断价值。

8. X 线检查 通过胸片了解有无第一、二肋骨与锁骨的畸形及骨改变；颈椎正侧位片了解有无颈肋或第七颈椎横突粗大。

【针刀治疗】

（一）治疗原则

依据针刀医学慢性软组织损伤病因病理学理论和针刀闭合性手术理论，通过对神经卡压点进行精确闭合性针刀松解，完全可以取代开放性手术松解，治愈该病。

（二）操作方法

1. 体位　仰卧位。

2. 体表定位　斜角肌间隙，喙突。

3. 消毒　施术部位用碘伏消毒两遍，然后铺无菌洞巾，使治疗点正对洞巾中间。

4. 麻醉　用1%利多卡因局部浸润麻醉，每个治疗点注药1ml。

5. 刀具　使用Ⅰ型4号直形针刀。

6. 针刀操作　见图33-5、图33-6。

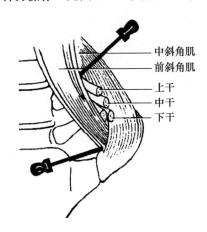

图33-5　针刀松解斜角肌卡压示意图

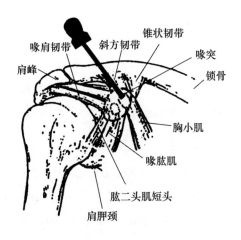

图33-6　针刀松解胸小肌的起点示意图

（1）第1支针刀松解前中斜角肌间隙的卡压　术者站在患者头端靠患侧，确定前、中斜角肌间隙，该间隙位于胸锁乳突肌后缘、颈外浅静脉内侧。术者押手触到胸锁乳突肌的锁骨头，再缓慢向颈后部移行，触及前、中斜角肌间隙。约在锁骨上

3~3.5cm处即为进针刀点，用记号笔标出此点的位置。常规消毒铺巾，刀口线与中斜角肌肌纤维走行一致，针刀体与皮肤呈90°角，从定位点进针刀，针刀通过皮肤、皮下组织，沿前、中斜角肌间隙垂直进针刀，达斜角肌间隙内，再将穿刺针向内、下、后稍稍向骶尾部方向推进。进针约2cm时，有筋膜落空感时，已进入斜角肌间隙，缓慢进针刀，刀下有韧性感或者患者上肢有串麻感时，即到达粘连、瘢痕部，纵疏横剥3刀，范围不超过0.5cm。

（2）第2支针刀松解前斜角肌锁骨止点的卡压　头偏向健侧。术者站在患者头端患侧，押手食指在锁骨上窝深部触及锁骨下动脉搏动点（此点通常位于锁骨与颈外静脉交叉点附近）。在搏动点外侧0.5cm，锁骨上约1cm处进针刀。刀口线与中斜角肌肌纤维走行一致，针刀体与皮肤呈90°角，针刀穿过皮肤、皮下组织，然后向后、下、内方向推进，达第一肋骨骨面，沿着第一肋骨的纵轴向前探寻，当有韧性感时，即到前斜角肌止点，调转刀口线90°，提插刀法切割3刀，范围不超过0.5cm。

（3）第3支针刀松解胸小肌的止点　即喙突顶点的内1/3，先触摸到患侧肩胛骨喙突后定位，术者刺手持针刀，针刀体与皮肤垂直，刀口线与胸小肌肌纤维方向一致，直达喙突骨面，然后针刀向内探寻，当有落空感时、即到喙突内缘，退针刀在喙突内1/3骨面上，调转刀口线90°，提插刀法在骨面上切割3刀，范围不超过0.5cm。

7. 注意事项

（1）在做前中斜角肌间隙针刀松解时，应先确定前、中斜角肌间隙，不能盲目进针刀，针刀松解过程中，仔细体会刀下的感觉，进针刀速度不可太快。

（2）在做前斜角肌锁骨止点的针刀松解时，应先确定锁骨下动脉的搏动很重要，不能盲目进针刀，针刀松解过程中，仔细体会刀下的感觉，到达第一肋骨骨面后，方可调转刀口线进行松解，松解的范围不能超过0.5cm，针刀松解过程都是在骨面上进行，不可脱离骨面，否则，有损伤重要神经、

血管的可能。

【针刀术后手法治疗】

针刀操作毕，患者俯卧位，一助手牵拉双侧肩部，术者正对患者头项，右肘关节屈曲并托住患者下颌，左手前臂尺侧压在患者枕骨，向健侧牵拉颈部 1~2 次，用力不能过大，以免造成新的损伤。最后，提拿两侧肩部，并从患者肩至前臂反复揉搓几次。肩关节主动外展到最大位置 2~3 次，进一步拉开胸小肌的粘连和瘢痕。

第二节 胸背部神经卡压综合征

一、肩胛背神经卡压综合征

【概述】

本病表现为颈、肩、背、腋及侧胸壁的酸痛和不适，肩胛背神经是来自 C_5 神经根与胸长神经合干的神经。

有关肩胛背神经卡压的文献报道较少。1993 年 Kevin 报道用肩胛背神经封闭治疗颈肩痛，取得一定的疗效，其封闭点为肩胛背神经易受压的中斜角肌及肩胛骨内上角内侧缘处，此处也正是临床压痛最为明显处，同时也符合解剖学观察。

肩胛背神经多起自 C_5 神经根，部分纤维发自 C_4 神经根，同时存在着 C_4、C_5 共干的现象。肩胛背神经的起始部位为前斜角肌所覆盖，穿过中斜角肌后与副神经并行，至肩胛提肌前缘后穿过该肌达菱形肌，支配肩胛提肌和大小菱形肌。

1. 肩胛背神经的起源 肩胛背神经在距椎间孔边缘 5~8mm，自 C_5 外侧发出后即进入中斜角肌。其来源有 3 种情况：①肩胛背神经与胸长神经起始段合干；②肩胛背神经与胸长神经分别从 C_5 发出；③肩胛背神经接收 C_3~C_4 发出的分支。

2. 肩胛背神经的行经 上述 3 种形式发出的肩胛背神经，其起始部均穿过中斜角肌，在中斜角肌内斜行，行走 5~30mm，距起点约 5mm 处有 2~3 束 2mm 粗的中斜角肌腱性纤维横跨其表面。

3. 肩胛背神经的分支 合干者，出中斜角肌 1~2mm，肩胛背神经和胸长神经分开后，主干即发出 1 分支，经肩胛提肌，然后在菱形肌深面下行。C_5 发出的胸长神经下行至锁骨水平先后与 C_6 及 C_7 发出的胸长神经支合干，然后沿前锯肌深面走行。

【病因病理】

肩胛背神经被头夹肌、肩胛提肌和大小菱形肌包绕，单纯性肩胛背神经卡压极少见，常常伴发于臂丛神经的损伤或卡压。肩胛背神经卡压产生的原因可能有：一是颈神经根（特别是 C_5 神经根）受压而累及作为其分支的肩胛背神经；另一原因是肩胛背神经在其行经中因解剖因素而受压，如穿过中斜角肌的腱性起始纤维；也可因局部肿瘤（如脂肪瘤）、放射性组织损伤或慢性组织损伤引起卡压。

【临床表现】

1. 病史及症状 本病常见于中青年女性。全部患者均以颈肩背部不适、酸痛为主要症状。颈部不适与天气有关，于阴雨天、冬天可加重，劳累后也可加重。上臂上举受限，颈肩背部酸痛，常不能入睡。肩部无力，偶有手麻，主要为前臂及手桡侧半发麻。

2. 体征和检查 部分患者可有前臂感觉减退，少数患者上肢肌力特别是肩外展肌力下降。局部压痛点明显，多数位于患侧背部第三、四胸椎棘突旁 3cm 及胸锁乳突肌后缘中点。

【诊断要点】

可根据临床特点进行诊断，如颈肩部疼痛、不适，沿肩胛背神经行经有压痛，特别是按压第三、四胸椎棘突旁可诱发同侧上肢麻痛，则可明确诊断为该病。

【针刀治疗】

（一）治疗原则

依据人体弓弦力学系统理论及疾病病理构架的网眼理论，肩胛背神经卡压是由于神经周围软组织卡压神经所致，通过针刀准确松解卡压即可。

（二）操作方法

1. 体位　坐位。

2. 体表定位　肩胛骨内上角与 C_6 棘突连线的中点。

3. 消毒　施术部位用碘伏消毒两遍，然后铺无菌洞巾，使治疗点正对洞巾中间。

4. 麻醉　用 1% 利多卡因局部浸润麻醉，每个治疗点注药 1ml。

5. 刀具　Ⅰ型 4 号直形针刀。

6. 针刀操作　见图 33－7。

（1）针刀松解肩胛背神经在菱形肌上缘的粘连和瘢痕。在肩胛骨内上角与 C_6 连线的中点明显压痛点处进针刀，针刀体与皮肤垂直，刀口线与足底纵轴一致，按四步进针刀规程进针刀，经皮肤、皮下组织，刀下有坚韧感，患者有局部酸麻痛感时，即到达肩胛背神经在菱形肌上缘的粘连和瘢痕，以提插刀法切割 3 刀，范围 0.5cm，然后再纵疏横剥 3 刀，范围 0.5cm。

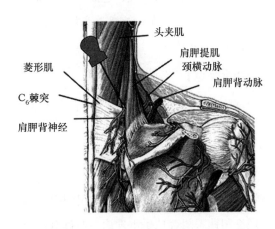

图 33－7　针刀松解肩胛背神经卡压

（2）术毕，拔出针刀，局部压迫止血 3 分钟后，创可贴覆盖针眼。

【针刀术后手法治疗】

针刀术后，患者坐位，嘱患者做拥抱动作 4 次，以进一步拉开局部的粘连。

二、胸长神经卡压综合征

【概述】

胸长神经卡压征是由于胸长神经卡压而引起的一种以肩部疼痛、肩外展无力及抬臂困难为主要症状的疾病。胸长神经是人体最长的纯运动神经，起源于 C_5、C_6、C_7 神经根，支配前锯肌。大多数肩胛背神经在 C_5 的起始与胸长神经的起始合干，合干部分穿经中斜角肌的腱性起源和腱性纤维环，起源于 C_5 的胸长神经也可与肩胛背神经一起受到卡压。

【病因病理】

可致胸长神经损伤的因素很多：多种运动性牵拉伤，可致胸长神经损伤。重复性背负重物或用肩部较多的重体力劳动，也可导致胸长神经损伤。腋区手术或第一肋切除时，易损伤胸长神经导致胸长神经的麻痹。臂丛牵拉伤引起的瘢痕反应以及放射性组织硬化等可致胸长神经卡压综合征的发生。

【临床表现】

1. 病史和症状

（1）患者可能有颈部不适和"颈椎病"病史。

（2）胸前、胸侧壁和腋下不适，有胀痛、针刺样痛，如在左胸壁酷似心绞痛。

（3）如合并肩胛背神经卡压，患者可能有背部向心前区的放射痛。

（4）心内科检查排除心绞痛。

2. 体征

（1）胸锁乳突肌后缘中点上下压痛显著。

（2）叩击胸前可能诱发胸前刺痛。

（3）合并肩胛背神经卡压时有肩胛背神经卡压的体征。

（4）翼状肩胛是胸长神经损伤的典型体征。翼状肩胛的检查方法：伸臂、推墙时，可诱发翼状肩胛的发生。

【诊断要点】

颈部痛点局部封闭后症状消失，要高度考虑到胸长神经卡压的可能性。肌电图检查有助于诊断。

本病需与下列疾病相鉴别。

1. 心绞痛　左胸前的疼痛必须和心绞痛鉴别，做有关心脏的检查。

2. 胆绞痛 右胸前的不适和疼痛应考虑胆囊、胆道疾病的可能，结合腹部体征和胆道病史，不难排除。

【针刀治疗】

（一）治疗原则

针刀治疗依据针刀医学慢性软组织损伤病因病理学理论和针刀闭合性手术理论，通过对神经卡压点进行精确闭合性针刀松解，完全可以取代开放性手术松解，治愈该病。

（二）操作方法

1. 体位 仰卧位。

2. 体表定位 中斜角肌后缘中点，Tinel 阳性点。

3. 消毒 施术部位用碘伏消毒两遍，然后铺无菌洞巾，使治疗点正对洞巾中间。

4. 麻醉 1% 利多卡因局部定点麻醉。

5. 刀具 使用 I 型针刀。

6. 针刀操作 在中斜角肌后缘中点处附近，以 Tinel 征阳性点定位，针刀体与皮肤垂直，刀口线与上肢纵轴一致，按针刀手术四步操作规程进针刀，针刀经皮肤、皮下组织、浅筋膜，当刀下有落空感时，即到达胸长神经在穿中斜角肌腱性结构时引起的卡压点，稍提针刀 0.3cm 后，纵疏横剥 2~3 刀，范围不超过 0.5cm，以松解中斜角肌腱性结构对胸长神经的卡压（图 33-8）。

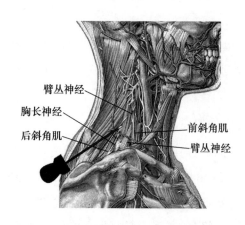

图 33-8　胸长神经卡压松解示意图

臂丛神经
胸长神经
后斜角肌
前斜角肌
臂丛神经

【针刀术后手法治疗】

针刀术后，俯卧位，做颈部伸屈，侧屈活动 2~3 次。

三、肋间神经卡压综合征

【概述】

外伤、劳损、带状疱疹及胸外科开放性手术后瘢痕粘连等均可以引起肋间神经的卡压，此处卡压，患者疼痛剧烈，封闭理疗难以解决问题，针刀可以对卡压的肋间神经进行精确松解。

【病因病理】

肋间神经周围的粘连瘢痕压迫刺激了肋间神经引起临床表现。

【临床表现】

侧胸疼痛，呈持续性隐痛，阵发性加剧，老年患者，可因为胸痛不敢咳嗽，造成排痰困难，呼吸道分泌物堵塞，引起肺不张等严重并发症。检查：卡压部位的 Tinel 征（+）。

【诊断要点】

根据临床表现可确诊，X 线片排除其他疾病。

【针刀治疗】

（一）治疗原则

针刀治疗依据针刀医学慢性软组织损伤病因病理学理论和针刀闭合性手术理论，通过对神经卡压点进行精确闭合性针刀松解，完全可以取代开放性手术松解，治愈该病。

（二）操作方法

1. 体位 健侧卧位。

2. 体表定位 肋间神经卡压点。

3. 消毒 施术部位用碘伏消毒两遍，然后铺无菌洞巾，使治疗点正对洞巾中间。

4. 麻醉 1% 利多卡因局部定点麻醉。

5. 刀具 使用 I 型针刀。

6. 针刀操作 在 Tinel 征阳性点定位，针刀体与皮肤垂直，刀口线与肋弓方向一致，按针刀手术四步操作规程进针刀，针刀经皮肤、皮下组织、筋膜，直达肋骨骨面，然后针刀向下探寻，当有落空感时已到肋骨下缘，针刀沿肋骨下缘向下铲剥 2～3 刀，范围不超过 0.5cm（图 33-9）。

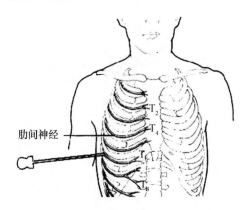

图 33-9 肋间神经卡压针刀松解示意图

7. 注意事项 在做针刀松解时，针刀先到达肋骨骨面，沿骨面向下找到肋骨下缘，针刀松解一定在肋骨骨面上操作，不可超过肋骨下缘，否则可能刺破胸膜引起创伤性气胸。

【针刀术后手法治疗】

针刀操作毕，患者坐位，深呼吸 1～2 次。

第三节 腰腹部神经卡压综合征

一、臀上皮神经卡压综合征

【概述】

臀上皮神经卡压综合征也被称作臀上皮神经损伤、臀上皮神经嵌压症、臀上皮神经炎、臀上皮神经痛及臀神经综合征等。

由 T_{12}～L_3 脊神经后外侧支的皮支组成。从起始到终止，大部分走行在软组织中，将其走行过程分为 4 段、6 点、1 管（图 33-10）。

骨表段：从椎间孔发出后（出孔点），沿横突背走行并被纤维束固定（横突点）。

肌内段：进入竖脊肌（入肌点），向下、向外走行于肌内，走出竖脊肌（出肌点）。

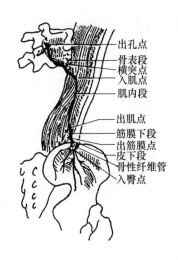

图 33-10 臀上皮神经 4 段、6 点、1 管示意图

筋膜下段：走行于腰背筋膜浅层深面。

皮下段：走出深筋膜（出筋膜点），与筋膜下段成一钝角的转折，向下外走行，穿行于皮下浅筋膜。此段跨越髂嵴，经过由坚强的竖脊肌、腰背筋膜在髂嵴的上缘附着处所形成的骨纤维性扁圆形隧道（骨性纤维管）进入臀筋膜（入臀点）。

入臀后一般分为前、中、后 3 支，在筋膜中穿行，中支最粗大，最长者可至股后部腘窝平面之上。

【病因病理】

1. 解剖因素 臀上皮神经在穿出由骶髂筋膜形成的卵圆形的孔隙处是一个薄弱环节。一旦腰部损伤，臀肌强力收缩而发生局部压力增高，可使筋膜深部脂肪组织从该孔隙处向浅层疝出、嵌顿等而引起腰痛。

2. 损伤因素 除了外力直接作用导致神经损伤外，躯干向健侧过度弯曲或旋转时，臀上皮神经受牵拉，可发生神经的急、慢性损伤，或向外侧移位，造成神经水肿粘连而出现卡压。

临床上触及的痛性筋束，肉眼观察呈小片状，较触及的短小，与臀中肌及臀筋膜粘连，为纤维性粘连。全部束状物均非神经，与肉眼所见的神经支也无粘连。这些束状结节，光镜下观察均系纤维脂肪组织，其中有小血管壁增厚、炎性细胞浸润。可见横纹肌纤维，偶尔夹有神经纤维。

【临床表现】

主要表现为患侧腰臀部尤其是臀部的疼痛，呈刺痛、酸痛或撕裂样疼痛。疼痛常常是持续发生的，很少有间断发生。一般疼痛的部位较深，区域模糊，没有明确的界限。急性期疼痛较剧烈，并可向大腿后侧放散，但常不超过膝关节。患侧臀部可有麻木感，但无下肢麻木；患者常诉起坐困难，弯腰时疼痛加重。

【诊断要点】

多数患者可以检查到固定的压痛点，一般在 L_3 横突及髂嵴中点及其下方压痛，按压时可有胀痛或麻木感，并向同侧大腿后方放射，一般放射痛不超过膝关节。直腿抬高试验多为阴性，但有 10% 的患者可出现直腿抬高试验阳性，腱反射正常。

【针刀治疗】

（一）治疗原则

针刀治疗依据针刀医学慢性软组织损伤病因病理学理论和针刀闭合性手术理论，通过对神经卡压点进行精确闭合性针刀松解，完全可以取代开放性手术松解，治愈该病。

（二）操作方法

1. 体位 俯卧位。

2. 体表定位 L_3 横突点，髂嵴中后部。

3. 消毒 施术部位用碘伏消毒两遍，然后铺无菌洞巾，使治疗点正对洞巾中间。

4. 麻醉 用 1% 利多卡因局部浸润麻醉，每个治疗点注药 1ml。

5. 刀具 使用 I 型 3 号直形针刀。

6. 针刀操作 见图 33－11。

（1）第 1 支针刀松解臀上皮神经 L_3 横突点的粘连瘢痕 从 L_3 棘突中点旁开 3cm，在此定位。刀口线与脊柱纵轴平行，针刀经皮肤、皮下组织，直达横突骨面，刀体向外移动，当有落空感时即到 L_3 横突尖，在此用提插刀法切割横突尖的粘连瘢痕 2～3 刀，深度不超过 0.5cm，以松解臀上皮神经在横突

尖部的粘连和瘢痕。

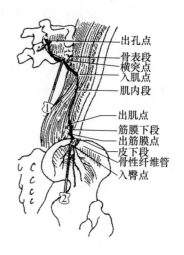

图 33－11　臀上皮神经卡压针刀松解示意图

（2）第 2 支针刀松解臀上皮神经入臀点的粘连和瘢痕 在髂嵴中后部压痛点定位。刀口线与脊柱纵轴平行，针刀经皮肤、皮下组织，直达髂骨骨面，刀体向上移动当有落空感时，即到髂嵴上缘臀上皮神经的入臀点，在此用纵疏横剥 2～3 刀，深度不超过 1cm，以松解臀上皮神经入臀点的粘连和瘢痕。

【针刀术后手法治疗】

针刀操作毕，患者仰卧位，屈膝屈髋 1～2 次。

二、髂腹下神经卡压综合征

【概述】

髂腹下神经是来源于腰丛神经的分支，由于侧腹部外伤，使该神经在髂嵴经过前份时受到卡压，引起顽固性一侧腹部麻痛。髂腹下神经起于腰丛，从腰大肌外缘穿出后行于腹横肌与腹内斜肌之间至髂前上棘内侧 2～3cm 处穿过腹内斜肌，行于腹内斜肌和腹外斜肌腱膜之间至腹股沟管浅环上方穿过腹外斜肌腱膜，分布于耻骨联合上方的皮肤（图 33－12）。该神经支配行程沿途的腹前外侧壁肌。

【病因病理】

髂腹下神经卡压综合征多见于腹部急性外伤后遗症。

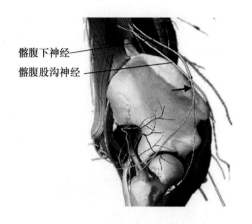

图 33 - 12　髂腹下神经解剖位置

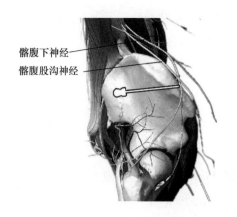

图 33 - 13　髂腹下神经卡压综合征针刀操作

【临床表现】

侧下腹部酸胀、麻痛感，喜弯腰，在侧腹部及髂嵴前份有明显压痛点，Tinel 征阳性。

【诊断要点】

根据临床表现均可确诊。

【针刀治疗】

（一）治疗原则

根据针刀闭合性手术理论和慢性软组织损伤病因病理学理论，用针刀精确松解神经卡压处，完全可以取代开放性手术治疗该病。

（二）操作方法

1. 体位　健侧卧位。

2. 体表定位　髂嵴前中份 Tinel 征阳性点。

3. 消毒　施术部位用碘伏消毒两遍，然后铺无菌洞巾，使治疗点正对洞巾中间。

4. 麻醉　1% 利多卡因局部定点麻醉。

5. 刀具　使用 I 型针刀。

6. 针刀操作　刀口线与下肢长轴一致，针刀体与皮肤垂直，针刀经皮肤、皮下组织，达髂嵴骨面，纵疏横剥 2~3 刀，调转刀口线 90°，在骨面上向髂嵴内板方向铲剥 2~3 刀（图 33 - 13）。

【针刀术后手法治疗】

针刀术毕，俯卧位，将髋关节被动过伸位 2~3 次。

三、髂腹股沟神经卡压综合征

【概述】

髂腹股沟神经是来源于腰丛神经分支，由于局部损伤或者其他部位骨缺损，取髂骨填充骨缺损后，髂骨取骨部位切口粘连、瘢痕卡压了该神经。引起腹股沟区烧灼痛。保守治疗效果不好，严重影响患者的生活质量。进行针刀精确松解，疗效良好。

髂腹股沟神经（图 33 - 14）也是腰丛神经的分支，髂腹股沟神经在髂腹下神经的下方，从腰大肌外缘穿出后行于腹横肌与腹内斜肌之间至髂前上棘内侧 2~3cm 处穿过腹内斜肌，然后斜行于腹内斜肌和腹外斜肌腱膜之间至腹股沟管浅环上方穿过腹外斜肌腱膜。髂腹股沟神经分布于腹股沟部和阴囊或大阴唇皮肤，肌支支配腹壁肌。

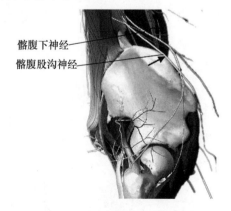

图 33 - 14　髂腹股沟神经解剖位置

【病因病理】

髂腹股沟神经卡压综合征多见于髂骨取骨术取

骨区的手术后遗症，由于手术刺激或者切口瘢痕，卡压了髂腹股沟神经。

【临床表现】

腹股沟部和阴囊或大阴唇区麻木、疼痛、烧灼感，大腿前内侧疼痛，髋关节内收外展时疼痛加剧，病情严重时可出现行走跛行。查体：髂嵴中后份压痛，Tinel 征阳性，患侧"4"字试验阳性，屈膝屈髋分腿试验阳性。

【诊断要点】

根据临床表现均可确诊。

【针刀治疗】

（一）治疗原则

根据针刀闭合性手术理论和慢性软组织损伤病因病理学理论，用针刀精确松解神经卡压处，完全可以取代开放性手术治疗该病。

（二）操作方法

1. 体位　健侧卧位。

2. 体表定位　髂嵴中后份 Tinel 征阳性点。

3. 消毒　施术部位用碘伏消毒两遍，然后铺无菌洞巾，使治疗点正对洞巾中间。

4. 麻醉　1% 利多卡因局部定点麻醉。

5. 刀具　使用 I 型针刀。

6. 针刀操作　刀口线与下肢长轴一致，针刀体与皮肤垂直，针刀经皮肤、皮下组织，达髂嵴骨面，纵疏横剥2～3刀，调转刀口线90°，在骨面上向髂嵴内板方向铲剥2～3刀（图33－15）。

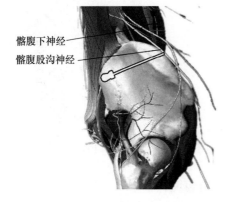

髂腹下神经
髂腹股沟神经

图33－15　髂腹股沟神经卡压综合征针刀操作示意图

【针刀术后手法治疗】

针刀术毕，俯卧位，将髋关节被动过伸位2～3次。

第四节　肩部神经卡压综合征

一、肩胛上神经卡压综合征

【概述】

肩胛上神经卡压综合征是由于肩胛上神经在肩胛切迹处受到压迫而产生的一系列临床症状。

肩胛上神经卡压是肩部疼痛病因中最常见的原因之一。国外有学者认为，该征约占所有肩痛患者的1%～2%。1909年，Ewald 描述了一种创伤后肩胛上"神经炎"。1926年，Foster 报道了16例有肩胛上神经病变的病例。1948年，Parsonage 和 Turner 报道的136例肩痛病例中有4例患肩胛上神经炎。这些就是最早的有关肩胛上神经卡压征的报道。1959年，Kopell 和 Thornpson 对肩胛上神经在肩胛上切迹部的卡压做了详尽的描述，并称之为肩胛上神经卡压综合征（SNE）。以后有关肩胛上神经卡压的病例报道逐渐增多。1975年，Clein 报道了肩胛上神经卡压症，他认为间接和直接暴力都可以造成肩胛上神经不同程度的损伤，而牵拉伤可能作用最大，损伤单独累及肩胛上神经也是可能的。发生 Colles 骨折时，致伤的外力传递到前臂、上臂和肩关节，由于肩胛上神经比较固定，可直接造成神经损伤，也可同时损伤神经周围组织，在愈合过程中可能减少切迹间的容积，而压迫神经或其发向肩关节的分支，成为 Colles 骨折的后遗症，而造成骨科医师误认的"冻结肩"。

肩胛上神经起源于臂丛神经上干，其纤维来自 C_4、C_5、C_6，是运动和感觉的混合神经。从上干发出后沿斜方肌和肩胛舌骨肌深面外侧走行，通过肩胛横韧带下方的肩胛切迹进入冈上窝，而与其伴行的肩胛上动静脉则从该韧带的浅层跨过，再进入冈上窝。该神经在经过肩胛切迹和肩胛上横韧带所组成的骨-纤维孔较为固定。肩胛上神经在冈上窝发出两根肌支支配冈上肌，两支或更多的细感觉支支配肩关节和肩锁关节的感觉。肩胛上切迹在解剖上可分为以下6种类型：①肩胛上界较宽的窝；②切迹为钝"V"字形；③对称的"U"形与侧界平行；④非常小的"V"形沟；⑤与三型相似，但由于韧带骨化使切迹内直径减小；⑥完全性韧带骨化。这些变化可能与神经卡压相关（图33-16）。然后，该神经与肩胛上动脉和静脉伴行，穿过肩胛下横韧带。肩胛上神经的感觉神经纤维和肱骨后的皮肤感觉在相间的神经节段，且均是支配深部感觉的纤维，故有人常诉的肩周疼痛是钝痛，经常不能说清确切部位。Sunderland认为，由于上肢的不断活动，肩胛骨的不断移位，而使切迹处神经反复受到牵拉和摩擦，导致神经损伤、炎性肿胀和卡压，这是肩胛上神经的解剖学基础。

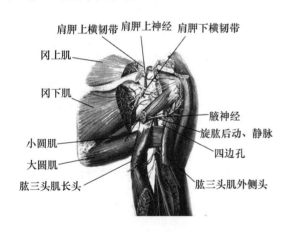

图33-16　肩胛上神经解剖示意图

【病因病理】

肩胛上神经卡压可因肩胛骨骨折或盂肱关节损伤等急性损伤所致。肩关节脱位也可损伤肩胛上神经。肩部前屈特别是肩胛骨固定时的前屈使肩胛上神经活动度下降，易于损伤。肿瘤、盂肱关节结节样囊肿及肩胛上切迹纤维化等均是肩胛上神经卡压的主要原因。有报道认为，肩袖损伤时的牵拉也可致肩胛上神经损伤。各种局部脂肪瘤和结节均可压迫肩胛上神经的主干或肩胛下神

经分支引起卡压。

肩胛上神经在通过肩胛上切迹时神经相对固定，使其易于在重复运动时受损。肩胛骨和盂肱关节的重复运动使神经在切迹处摩擦出现神经的炎性反应、水肿，这样就可导致卡压性损害。肩胛骨远端的运动可致肩胛上神经拉紧，引起"悬吊效应"，使神经在切迹处绞锁，引起神经病变。Mizuno等报道，当副神经麻痹后，肩胛骨向下外侧下垂可使肩胛上神经受到肩胛上横韧带的牵拉。肩胛上神经肩关节支可引起盂肱关节疼痛，这是临床最常见的症状。

【临床表现】

1. 病史　通常患者有创伤或劳损史，以优势手多见，男性多于女性。

2. 症状　患者多有颈肩部不适，呈酸胀钝痛，患者常不能明确指出疼痛部位，有夜间痛醒史，疼痛可沿肩肱后放射至手部，亦可向肩胛下部放射，疼痛和肩部主动活动有关，被动活动多不产生疼痛，颈部活动对疼痛无明显影响，逐渐出现肩外展无力、上举受限。

3. 体征

（1）冈上肌、冈下肌萎缩。

（2）肩外展无力，特别是开始30°左右的肩外展肌力明显较健侧减弱。

（3）肩外旋肌力明显下降，甚至不能。

（4）肩部相当于肩胛切迹处压痛明显。

【诊断要点】

肩胛上神经卡压综合征的诊断需通过仔细询问病史、完整的物理检查及肌电检查来确诊。以下辅助检查有助于该征的诊断。

1. 上臂交叉试验　即双臂前屈90°，在胸前交叉，肩部疼痛加重。

2. 肩胛骨牵拉试验　令患者将患侧手放置于对侧肩部，并使肘部处于水平位，使患侧肘部向健侧牵拉，可刺激卡压的肩胛上神经，诱发肩部疼痛。

3. 利多卡因注射试验　对临床表现不典型的病

例，可于肩胛上切迹压痛点注射 1% 的利多卡因。如果症状迅速缓解，可倾向于肩胛上神经卡压综合征的诊断。

4. 肌电检查 肩胛上神经运动传导速度明显减慢，冈上、下肌均有纤颤电位，腋神经及三角肌正常。

5. X 线检查 肩胛骨前后位 X 线片向骶尾部倾斜 15°～30°投照，以检查肩胛上切迹的形态．有助于诊断。

【针刀治疗】

（一）治疗原则

针刀治疗依据针刀医学慢性软组织损伤病因病理学理论和针刀闭合性手术理论，通过对神经卡压点进行精确闭合性针刀松解，完全可以取代开放性手术松解，治愈该病。

（二）操作方法

1. 体位 俯卧位。

2. 体表定位 肩胛冈中点上方 1cm，肩胛冈中、外 1/3 下方。

3. 消毒 施术部位用碘伏消毒两遍，然后铺无菌洞巾，使治疗点正对洞巾中间。

4. 麻醉 1% 利多卡因局部麻醉。

5. 刀具 使用 I 型针刀。

6. 针刀操作 见图 33 - 17。

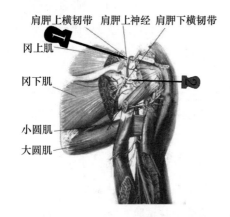

图 33 - 17 肩胛上神经针刀松解示意图

（1）第 1 支针刀松解肩胛上横韧带。在肩胛冈中点上方 1cm，针刀体与皮肤垂直，刀口线与冈上肌肌纤维方向垂直，按针刀四步进针规程进针刀，直达肩胛骨冈上窝骨面，然后针刀向上探寻，当有落空感时到肩胛骨的肩胛上切迹，退针刀 0.5cm，到骨面上，提插刀法沿肩胛上切迹向前切割 2～3 刀，范围不超过 0.5cm。

（2）第 2 支针刀松解肩胛下横韧带。在肩胛冈中、外 1/3 下方酸、麻、胀痛明显处定位，针刀体与皮肤垂直，刀口线与冈下肌肌纤维方向一致，按针刀四步进针规程进针刀，直达肩胛骨冈下窝骨面，在骨面上纵疏横剥 2～3 刀，范围不超过 0.5cm。

（3）术毕，拔出针刀，局部压迫止血 3 分钟后，创可贴覆盖针眼。

7. 注意事项 在作肩胛上横韧带针刀松解时，针刀沿肩胛骨冈上窝的骨面向上去寻找肩胛上切迹，此法安全，无危险性。

【针刀术后手法治疗】

1. 针刀操作毕，患者坐位，主动耸肩 1～2 次。

2. 应用阻抗抬肩手法。患者端坐位，医生用手掌压住患肘关节，嘱患者用力抬肩，当抬到最大位置时，医生突然放开按压的手掌，使冈下肌最大限度地收缩。1 次即可。

二、肱骨中上段骨折后桡神经卡压综合征

【概述】

1932 年，Wartenbery 首次报道 35 例由桡神经感觉支引起的手部疼痛的病例，患者手背桡侧疼痛或麻木、感觉减退、握力下降，临床也称之为 Wartenbery 综合征，又称之为手痛性麻痹和手袖疾病。随着有关研究的进展，人们逐渐认识到桡神经卡压综合征是腕部疼痛、无力的重要原因之一。该病为临床上的常见疾病。

桡神经是臂丛后侧束的最大终末支，接受来自 C_5、C_6、C_7、C_8 和 T_1 的神经纤维。桡神经在起始段于腋动脉的后方，发出肱三头肌长头的肌支行至肱骨后方进入肌腹，经肱三头肌肌腹发出臂后皮神经

及前臂后皮神经，这两支皮神经支配上臂和前臂后侧的皮肤感觉。继之，桡神经发出支配肱三头肌各个头的肌支，然后经过桡神经沟，在肱骨外上髁上方约10cm处穿出外侧肌间隔。此处桡神经被肱三头肌外侧头肌肉起点处的纵横交叉的纤维包绕。出肌间隔后桡神经位于肱三头肌、肱肌和肱桡肌之间继续下行，至肱骨外上髁上方3~5cm发出支配肱桡肌和桡侧腕长伸肌的肌支。接着桡神经便分叉为桡神经感觉支（浅支）和桡神经运动支（深支）即骨间后神经，支配桡侧腕短伸肌的肌支，其肌支一直位于骨间后神经的浅面与之伴行，直至骨间后神经进入旋后肌管。所谓旋后肌管即桡神经深支（骨间后神经）穿过旋后肌的一个肌性间隙。此处的旋后肌纤维从桡侧近端向尺侧远端排列，而神经周围的肌纤维呈半环状包绕神经。

【病因病理】

肱骨干骨折直接压迫造成软组织的损伤、水肿，甚至局部的渗血，使得外侧肌间隙的肌纤维环内的桡神经受压或者骨折愈合期新生骨痂的压迫而诱发该病。

【临床表现】

1. 症状

（1）外伤劳损史　大多数患者可被问及前臂有外伤、扭伤和反复腕关节活动史，包括需长期伸屈腕关节和旋转前臂史。

（2）疼痛　手背桡侧疼痛或麻木，于桡神经浅支行经路线叩击可致手部发麻。尤其握拳尺偏时，手背可出现刺痛。前臂旋前时症状加重，可向肘部甚至肩部放射。

（3）手部无力　握拳、抓、捏均可能诱发疼痛而不能用力。

2. 体征

（1）腕下垂：伸腕及伸指伸拇均不能。检查时要注意少数患者在用力握拳时，由于屈肌腱的缩短而产生伸腕动作，甚至可达伸腕的功能位，应在手指放松的情况下，令患者作伸腕动作。

（2）Tinel征阳性：Tinel征最明显处往往是桡神经浅支卡压处。

（3）手背及前臂桡侧感觉异常，包括痛觉、触觉、振荡觉的改变和两点辨别觉异常。

（4）屈腕握拳、屈腕尺偏、前臂旋前均可诱发疼痛。

【诊断要点】

手背疼痛、麻木，前臂桡侧Tinel征阳性，握拳、屈腕、前臂旋前时症状加重，即可诊断该病。电生理可协助诊断。

1. 前臂中段、肱桡肌肌腹远端Tinel征阳性。

2. 桡神经浅支激发试验多为阳性。

3. 电生理检查，传导速度减慢，严重者记录不到感觉电位。

【针刀治疗】

（一）治疗原则

针刀治疗依据针刀医学慢性软组织损伤病因病理学理论和针刀闭合性手术理论，通过对神经卡压点进行精确闭合性针刀松解，可治愈该病。

（二）操作方法

1. 体位　坐位。

2. 体表定位　肱骨中上段骨折Tinel征阳性点处定位。

3. 消毒　施术部位用碘伏消毒2遍，然后铺无菌洞巾，使治疗点正对洞巾中间。

4. 麻醉　1%利多卡因局部麻醉。

5. 刀具　使用Ⅰ型针刀。

6. 针刀操作　针刀体与皮肤垂直，刀口线与足底纵轴一致，按针刀四步进针规程进针刀，针刀经皮肤、皮下组织，刀下有坚韧感，即到桡神经卡压点，此时，缓慢进针刀，如患者有沿桡神经支配区域串麻感，是针刀碰到了桡神经干，稍退针刀，调整针刀角度，从桡神经干前面或者后面进针刀，达肱骨骨面，纵行疏通2~3刀，范围1cm。术毕，拔出针刀，局部压迫止血3分钟后，创可贴覆盖针眼

（图 33 - 18）。

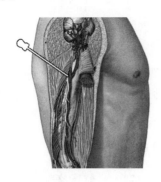

图 33 - 18　桡神经卡压针刀松解示意图

【针刀术后手法治疗】

针刀术后，患者坐位，嘱患者做屈肘旋后动作 2~4 次，以进一步拉开局部的粘连。

三、四边孔综合征

【概述】

四边孔综合征即旋肱后动脉和神经或腋神经的一个主要分支在四边孔处受压后所引起的一系列临床症候群。其主要表现是腋神经支配的肩臂外侧的感觉障碍和三角肌功能及肩外展受限。可继发于肩部外伤或上肢过分运动后。胸廓出口综合征也可合并四边孔综合征。

四边孔综合征是一种较少见的神经卡压综合征，和其他周围神经卡压综合征一样，诊断常常有困难。从 1983 年 Cahill 报道的 18 例该综合征开始，至今英文文献上仅查到 6 篇文献，共 27 个病例，可能不少患者被误诊为胸廓出口综合征或并存于该病之中。

四边孔是由小圆肌、大圆肌、肱三头肌长头和肱骨颈内侧缘组成的解剖间隙。大小圆肌之间有一层筋膜组织，腋神经从后侧束发出后即斜向后行、贴四边孔上缘过该孔，沿三肌深层继续向外、向前行走，支配肩背外侧皮肤感觉的皮支穿出肌肉进入皮下。大圆肌起于肩胛骨下角的背面及冈下筋膜，止于肱骨小结节嵴，使肱骨内收、内旋。小圆肌起于肩胛骨腋缘背面，止于肱骨大结节下部和关节囊，使肱骨内收和外旋，肱三头肌长头起于肩胛骨

盂下粗隆，与其他两头合并后止于于尺骨鹰嘴。当肩关节外展、外旋时，这三块肌肉均受到牵拉，从上方、下方及内侧对四边孔产生压迫。

【病因病理】

四边孔综合征可能是一种获得性疾病，因在尸体解剖的研究中未能发现在术中所见到的纤维束状结构，故不支持该病是以先天性解剖异常为基础的疾病。Francel 认为该病与创伤有关，也可能是肩关节过度的活动，使腋神经在肩袖周围的肌腹中反复摩擦创伤致纤维化，造成在该部位产生可能压迫神经血管的粘连所致。陈德松在解剖学研究中发现肱三头肌长头是造成腋神经卡压的常见部位。

【临床表现】

1. 病史　本病以青壮年多见，以优势手为主，可发生于双侧肢体，可能有肩部外伤史。

2. 症状　患肢呈间歇性疼痛或麻痛，可播散到上臂、前臂和手部，部分患者可有肩沉加重、肩部无力的感觉，一些病例有夜间疼痛史，症状在不知不觉中加重，在就诊时已有肩外展障碍。

3. 体征

（1）肩关节前屈、外展、外旋时症状加重。

（2）肩外展肌力下降，或肩外展受限，被动活动正常，被动活动无疼痛。

（3）可有三角肌萎缩的现象。

（4）从后方按压四边孔有明显的局限性压痛。

（5）将肩关节置外旋位 1 分钟可诱发疼痛。

【诊断要点】

诊断主要依靠体检结果，即肩部疼痛，肩外展肌力下降，三角肌萎缩，四边孔处的局限性压痛，肩和上臂外侧的麻木及肩外展无力或受限。以下辅助检查有助于诊断。

1. 肌电图　三角肌可有纤颤电位，腋神经传导速度减慢。

2. 血管造影　旋肱后动脉闭塞，常可提示腋神经受压。

四边孔综合征需要与以下疾病相鉴别。

（1）C₇神经根卡压　常有肩胛上神经同时累及，压痛点主要在颈部。

（2）肩周炎　肩部被动活动亦受限，压痛以肩前二头肌长头处最为显著。

（3）肩关节冲击症　肩部疼痛存在 60°～120° 左右的疼痛弧，压痛主要在肩峰下。

【针刀治疗】

（一）治疗原则

针刀治疗依据针刀医学慢性软组织损伤病因病理学理论和针刀闭合性手术理论，通过对神经卡压点进行精确闭合性针刀松解，可治愈该病。

（二）操作方法

1. 第一次针刀松解神经卡压处

（1）体位　坐位。

（2）体表定位　四边孔。

（3）消毒　施术部位用碘伏消毒两遍，然后铺无菌洞巾，使治疗点正对洞巾中间。

（4）麻醉　1% 利多卡因局部麻醉。

（5）刀具　使用 I 型针刀。

（6）针刀操作　针刀切开部分四边孔粘连筋膜和瘢痕：在四边孔 Tinel 征阳性点定位，针刀体与皮肤垂直，刀口线与足底纵轴一致，按针刀四步进针规程进针刀，经皮肤、皮下组织，刀下有坚韧感时即到达四边孔，以提插刀法切割 2～3 刀，范围不超过 0.5cm，然后再纵疏横剥 2～3 刀，范围不超过 1cm（图33 - 19）。术毕，拔出针刀，局部压迫止血 3 分钟后，创可贴覆盖针眼。

2. 第二次针刀调节局部穴位的电生理线路　对有三角肌萎缩的患者，需要针刀调节局部穴位的电生理线路。

3. 注意事项　针刀进行要缓慢，如果在进针刀过程中患者有剧痛或肩关节有电麻感，可能为针刀刺伤了旋肱后动脉或者腋神经，应退针刀于皮下，稍调整针刀体角度，再进针刀，即可避开血管神经。

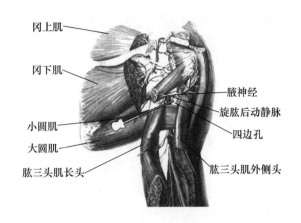

图33 - 19　四边孔松解示意图

（冈上肌　冈下肌　小圆肌　大圆肌　肱三头肌长头　腋神经　旋肱后动静脉　四边孔　肱三头肌外侧头）

【针刀术后手法治疗】

针刀术后，患者坐位，嘱患者做拥抱动作 2～4 次，以进一步拉开四边孔的粘连。

第五节　肘部神经卡压综合征

一、肘管综合征

【概述】

肘管综合征又称创伤性尺神经炎、迟发性尺神经炎、肘部尺神经卡压等，是临床上最常见的尺神经卡压病变，也是最常见的上肢神经卡压症之一。

1878 年 Panas 最早报道了 3 例在肘部有尺神经受压症状表现的患者。Moucher 和 Platt 又分别于 1914 年和 1926 年相继报道了类似病例，并强调指出创伤性原因，特别是肱骨外上髁骨折，可导致肘外翻畸形，从而引起尺神经的过度紧张和摩擦，使之受压。同样，肱骨髁上骨折和内上髁骨折也可引起尺神经的损伤。Platt 将肘部尺神经损伤分为原发性创伤后尺神经炎（骨折后即刻出现）、继发性创伤后尺神经炎（骨折数周后出现）、迟发性尺神经炎（骨折许多年后出现）。至 1957 年，Osborne 确定了尺神经卡压的概念。1958 年，Feindel 和 Stratford 将肘部尺神经区命名为"肘管"，将在此处发生的尺神经受压病变称为"肘管综合征"。从此对肘管和肘管综合征的研究有了较广泛的开展。

肘管是由尺侧腕屈肌肱骨头、尺骨鹰嘴头之间的纤维性筋膜组织（弓状韧带）和肱骨内上髁髁后沟（尺神经沟）围成的骨性纤维性管鞘。其前壁为肱骨内上髁，外壁为肘关节内侧的尺肱韧带，内侧壁是肘管支持带。尺神经经肘管自上臂内侧下行至前臂屈侧，在尺神经沟内位置表浅，可触及其在沟内的活动。正常情况下，鹰嘴和肱内上髁的距离变宽，肘管后内侧筋膜组织被拉紧，同时外侧的尺肱韧带向内侧凸出，肘管容积变小。伸肘时，肘管的容积最大（图33-20）。

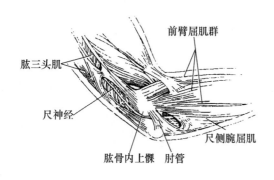

前臂屈肌群

肱三头肌

尺神经

尺侧腕屈肌

肱骨内上髁　肘管

图33-20　肘管解剖结构图

【病因病理】

引起肘管综合征的原因可分为内源性或外源性。内源性神经卡压则是指由于各种解剖结构异常而导致的神经卡压，如Struthers弓、滑车上肘肌、上臂内侧肌间隔、前臂深屈肌腱膜、肘管支持带、肱三头肌内侧头、肘部畸形（先天性或创伤后）、局部占位性病变（脂肪瘤、骨软骨瘤等）、肘关节骨性关节炎等，均可成为卡压尺神经的直接原因。

除了局部解剖结构对尺神经的影响外，肘部在做屈伸运动时，也可对肘管和肘部尺神经产生重要的影响。屈肘时肘部尺神经更易受到卡压，其机制是屈肘时尺神经受到牵拉摩擦，使肘管内压力升高。目前一般认为，尺神经受牵拉后内部张力的上升对神经内微循环造成影响，从而导致神经传导功能的障碍。肘管内高压对尺神经的影响机制可能是受压后神经缺血缺氧，或是直接的机械性损伤作用所致。

外源性神经卡压可由以下一些原因引起。

（1）手术后麻痹　在外科手术后出现症状，特别是骨科手术和心脏手术后。

（2）麻醉后麻痹　是由于长时间麻醉时，上臂和肘部的位置不当，使神经受到压迫。

（3）止血带麻痹　是由于不适当地或过长时间地使用止血带所致。

（4）职业性尺神经卡压　工作时经常保持屈肘位，易导致肘部尺神经卡压的发生。如计算机键盘操作员、自动生产线装配工和汽车驾驶员，办公室工作者如伏案工作时肘内侧长期压在桌面上，也可诱发尺神经的卡压。

（5）其他　如肘内侧钝击伤可引起急性神经卡压，习惯性屈肘休息或睡眠也可诱发尺神经的卡压。

另外，和其他任何的神经卡压病变一样，存在全身性疾病，如糖尿病、肾病、酒精中毒、营养不良、麻风病等均可诱发压迫性神经疾患。

【临床表现】

1. 症状　肘部尺神经卡压常见于中年男性，以体力劳动者多见。患者最常见的症状是环小指的麻木和刺痛感。轻度患者可能只有症状的存在；中、重度患者可有感觉的减退和消失。患者在肘内侧可有酸痛不适感，并可向远侧或近侧放射。可有夜间因麻木而醒。患者还可有手部乏力、握力减退、肌肉萎缩、手部活动笨拙、不灵活、抓不紧东西等主诉。常常在用手工作时，特别是做屈肘活动时症状会加重。

2. 体征

（1）尺神经支配区的感觉障碍　包括刺痛、过敏或感觉缺失。除尺侧一个半手指出现感觉障碍外，手背尺侧也出现感觉障碍。

（2）肌肉萎缩、肌力减退　病程不同，手部肌萎缩程度也不同。早期可出现手部肌无力现象，晚期可出现爪型手畸形。肌力减退最突出的表现是小指处于外展位。内收不能，握力、捏力减弱。重度患者肌肉完全麻痹，有时尺侧腕屈肌和指深屈肌受累而肌力减弱。

（3）肘部尺神经滑脱、增粗　尺神经随着肘关节的屈伸运动，在肱骨内上髁上方会出现异常滑动。有时可摸到肘部一端尺神经增粗或有梭形肿大，并有压痛。

（4）肘外翻畸形　肘部有骨折史者可出现肘外翻畸形。

（5）屈肘试验阳性　屈肘时可加剧尺侧一个半手指的麻木或异常感。

（6）肘部 Tinel 征阳性

3. 分类　Dellon 等于 1988 年对本病提出了新的分类标准。

（1）轻度

①感觉　间歇性感觉异常，振动觉增高。

②运动　自觉（主观）衰弱无力，笨拙或失去协调。

③试验　屈肘试验和（或）Tinel 征（＋）。

（2）中度

①感觉　间歇性感觉异常，振动觉正常或增高。

②运动　衰弱的程度较明显，有夹、握力减弱。

③试验　屈肘试验和（或）Tinel 征（＋）。

（3）重度

①感觉　感觉异常持续存在，振动觉减低，两点辨别觉异常。

②运动　夹、握力减弱及肌力萎缩。

③试验　屈肘试验和（或）Tinel 征（＋），爪形手畸形。

【诊断要点】

根据病史和临床表现、特殊检查，及肌电检查，对典型病倒不难做出诊断，但早期诊断有一定的困难。

1. 感觉功能检查　感觉功能检查对诊断肘管综合征具有重要意义。肘管综合征尺侧皮肤感觉变化的特点是：手部尺侧 1 个半手指、小鱼际及尺侧手背部感觉障碍。

2. 屈肘试验　屈肘试验对于肘管综合征的诊断具有一定的特异性。检查方法：患者上肢自然下垂位，屈肘 120°，持续约 3 分钟，出现手部尺侧感觉异常者为阳性。

3. X 线平片　X 线检查可发现肘部骨性结构的异常。

4. 肌电图　电生理检查对肘管综合征的诊断与鉴别诊断，特别是一些复杂病例的诊断，有一定的参考价值。

【针刀治疗】

1. 体位　坐位，患侧肩关节外展 90°，肘关节屈曲 90°。

2. 体表定位　肱骨内上髁、尺骨鹰嘴。

3. 消毒　施术部位用碘伏消毒两遍，然后铺无菌洞巾，使治疗点正对洞巾中间。

4. 麻醉　1% 利多卡因局部麻醉。

5. 刀具　使用 I 型针刀。

6. 针刀操作　见图 33-21。

①第 1 支针刀松解肘管前端尺侧腕屈肌肱骨头的纤维组织　在肱骨内上髁定位。针刀体与皮肤垂直，刀口线与尺侧腕屈肌纤维方向一致，按针刀四步进针规程，从定位处刺入，针刀经皮肤、皮下组织，直达肱骨内上髁骨面，针刀沿骨面向后，提插刀法切割 2~3 刀，范围不超过 0.5cm。

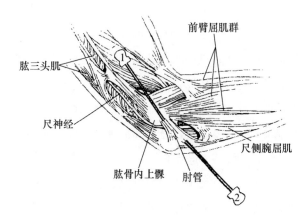

图 33-21　肘管针刀松解示意图

②第 2 支针刀松解肘管后端尺骨鹰嘴的纤维组织　在尺骨鹰嘴内缘定位。针刀体与皮肤垂直，刀口线与尺侧腕屈肌纤维方向一致，按针刀四步进针规程，从定位处贴鹰嘴内缘进针刀，针刀经皮肤、

皮下组织，直达尺骨鹰嘴骨面，针刀向后沿骨面，提插刀法切割 2 ~ 3 刀，范围不超过 0.5cm。

7. 注意事项 在做针刀松解时，如患者出现沿尺神经方向串麻感，系因针刀碰到尺神经的缘故，退针刀于皮下，严格按照上述针刀松解方法再进针刀即可。

【针刀术后手法治疗】

针刀操作毕，患者坐位，主动伸屈肘关节 1 ~ 2 次。

二、桡管综合征

【概述】

早在 1883 年，就有学者认为桡神经或桡神经分支的卡压可能是引起网球肘的原因之一。1905 年，Guillain 报道了 1 例病例，一位管乐师因前臂反复的旋后和旋前，引起骨间后神经卡压。以后，对骨间后神经卡压的病例不断有临床报道。动脉瘤、肿瘤及肘部骨折等均被认为是骨间后神经卡压的原因。然而，多年来，网球肘一直是前臂近端外侧疼痛的主要诊断。1956 年，Michele 和 Krueger 描述了桡侧旋前肌综合征的临床症状和体征；1960 年，进一步报道了近端旋后肌松解治疗顽固性网球肘的临床疗效。1972 年，Roles 和 Maudsley 首先描述了桡管综合征，桡管并不是一个真正的管道，实质上是桡神经穿过的一个区域的组织所组成，引起桡管综合征和骨间后神经卡压综合征的解剖原因在 Frohse 弓和旋后肌管这一段是重叠的。但是，桡管综合征没有功能障碍，也就是说没有骨间后神经支配的肌肉麻痹。1979 年，Werner 和 Lister 首次通过详尽的资料，证实了桡神经卡压与肘外侧、前臂近端外侧疼痛的关系，并提出与肱骨外上髁炎的鉴别要点及与网球肘的联系。近年来，随着对桡管综合征研究的不断深入，对其认识亦日臻完善。

桡神经源于臂丛神经后束，其神经纤维来源于 C_5 ~ T_1。桡神经主要支配肱桡肌、桡侧腕长伸肌和肱肌的桡侧部，一般桡神经向这些肌肉发出 1 ~ 3 个分支。在腋窝内，桡神经位于腋动脉的后面，肩胛下肌、背阔肌和大圆肌之前，斜向下外，经背阔肌下缘与肱三头肌长头腱所形成的"臂腋角"的前方，与肱深动脉伴行，先行于肱三头肌长头与内侧头之间的肱肌管，紧贴肱三头肌长头与内侧头二肌的表面，旋向外下方，在外侧头起始部的下方，桡神经通过外侧头起始部形成的肌纤维环，进入外侧肌间隙，此环约在肱骨外上髁近侧 10cm 处。肌间隙开始为肱桡肌与肱肌之间的间隙，随后是肱桡肌与桡侧腕伸肌之间的间隙。桡神经顺肌间隙越过肱骨外上髁的前方进入前臂，分为深、浅 2 支。浅支为桡神经浅支，深支为骨间后神经。

桡管位于桡骨近端前侧，长约 4 指，起于肱骨桡骨小头关节的近端，其远端的止点位于旋后肌浅面，桡神经由其深部穿过。外侧壁由肱桡肌和桡侧伸腕长、短肌构成，桡侧伸腕短肌的筋膜边界向内侧与前臂深筋膜相邻，与骨间后神经保持紧密接触，这些肌肉跨过神经形成桡管的前壁。桡管的底部由肱桡关节囊构成，内侧壁由肱肌和肱二头肌腱构成。

桡神经穿出桡管后，沿桡骨近端 1/3 行向后方。旋后肌二头止点间存在一裸露区，位于桡骨的后部，二头肌结节水平。在此处前臂旋后时，神经与骨膜可直接接触。当该区域发生骨折、桡骨小头脱位或进行内固定时，易损伤桡神经。当桡神经穿过旋后肌浅头下后，还有许多束带可引起神经卡压。束带偶尔在旋后肌中部形成桡管内的变异，如桡侧腕短伸肌起点腱性化或止点分裂均可致桡管综合征的发生。

桡神经出旋后肌后，在前臂背侧，骨间后神经分出浅支和深支。浅支支配尺侧腕伸肌、指总伸肌、小指伸肌。深支支配拇长展肌、拇长伸肌、拇短伸肌、食指固有伸肌。最后神经通过第四伸肌间室支配腕背侧关节囊和指间关节。

在桡管内，引起骨间后神经卡压的解剖结构有 4 个：①第一个神经卡压点位于桡骨小头水平，为肱肌和肱桡肌之间的筋膜束带或两肌之间的组织粘连所引起。由于该束带变异较多，在此部位的压迫临床较少见。②第二个神经卡压点位于桡骨颈水平，由 Henry 血管袢卡压神经所致。Henry 血管袢由桡动脉返支和静脉的分支组成。这些血管有时与神经缠绕，向旋后肌、肱肌和前臂伸肌群发出分支。③第三个神经卡压点位于桡侧腕短伸肌近端内侧，系功能性神经卡压。桡侧腕短伸肌源于伸肌群止点和肘关节的侧副韧带。它的起点为筋膜，与旋后肌的起点相连续，这一结构具有一定的临床意义。当松解 Frohse 弓时，同时可减小桡侧伸腕短肌对外上髁的张力，对外上髁炎也可起到一定的治疗作用。然而，松解桡侧伸腕短肌不能缓解该卡压。④第四个神经卡压点为 Frohse 弓。Frohse 弓为反折型弓形结构，距桡侧伸腕短肌边界远端 1cm，距肱桡关节 2～4cm，是引起桡管综合征的最常见的原因。弓型结构为旋后肌浅头的近端边界，神经由此穿出。该结构的外侧起自外上髁的最外端，为腱性结构。纤维结构向远端形成弓形结构前，回旋并与内侧纤维合并。内侧纤维起自外上髁内侧，恰位于桡骨小头关节面的外侧。内侧纤维为腱性或膜性结构，使腱弓更为坚硬。纤维腱弓厚度和大小存在明显的变异。由于新生儿旋后肌浅头近端总是肌性结构，由此可以认为纤维结构的形成与后天前臂旋前和旋后活动有关。

【病因病理】

桡管综合征的发生以重复性前臂慢性损伤为主，以优势手常见。手工劳动者及需反复用力旋转前臂的运动员易发此征。40～60 岁患者较多见，发病前无明显创伤病史，症状逐渐出现，男女比例相似。据统计，网球肘患者中约 5% 为桡管综合征，其他引起桡管综合征的原因如下。

1. 外伤 Spinner 报告了 10 例桡管综合征的病例，其中 9 例有前臂外伤史。外伤所致前臂损伤，可在桡神经易卡压部位形成瘢痕和粘连，引起神经卡压征的发生。

2. 肿瘤 旋后肌管内的腱鞘囊肿和脂肪瘤。

3. 骨折和脱位 桡骨小头脱位和孟氏骨折易致

桡神经损伤。

4. 类风湿关节炎 类风湿病变可使滑膜增厚，晚期可破坏肱桡关节囊，致桡骨小头脱位，损伤神经。

5. 局部瘢痕 炎症和外伤后，逐渐出现局部瘢痕，可致神经卡压。

6. 病毒性神经炎 发生症状 3 个月常有"感冒"史，不能追问到其他有关病因，病毒感染后，也可造成神经内外结缔组织的增生。

7. 医源性损伤 主要是局部注射封闭药物、外敷膏药等，可致神经周围瘢痕形成和神经的损伤。

【临床表现】

1. 病史和症状 本病以中年男性为多见，可能有长期的"网球肘"的病史。最主要的临床表现是肘外侧痛，以钝痛为主，可向近端沿桡神经放射，也可向远端沿骨间后神经放射，患者常不能明确指出疼痛点。前臂及肘部活动后疼痛加剧，夜间痛比较明显。

2. 体征

（1）压痛点 在肘外侧沿桡神经的行经部位进行触压会出现不适、酸痛，肱骨外上髁亦有压痛，但最显著压痛点位于肱骨外上髁下方，偏内侧 2～3cm。

（2）中指试验 抗阻力伸中指均可诱发肘外侧疼痛。

（3）感觉检查 手背桡侧、前臂外侧，可能有轻度的感觉减退。

【诊断要点】

肘外侧疼痛，肘外侧压痛广泛，最显著压痛点位于肱骨外上髁下内方 2～3cm 处，无功能障碍及感觉障碍，应考虑为桡管综合征。

桡管综合征需与以下肘部病变相鉴别。

（1）骨间后神经卡压综合征 二者病因相似，卡压部位相近，病理上无明显区别，仅以临床表现加以区分，即桡管综合征以感觉障碍为主，运动障碍不明显，而骨间后神经卡压综合征以运动障碍为主。

（2）网球肘 即肱骨外上髁炎，最显著的压痛点应位于肱骨外上髁。

（3）C_5、C_6神经根卡压 亦常常有肘外侧放射性疼痛，但肘外侧可无明显压痛。

【针刀治疗】

1. 体位 坐位。肩关节外展90°，前臂置于手术台上。

2. 体表定位 桡骨小头水平卡压点、桡骨颈水平卡压点、桡侧腕短伸肌近端内侧神经卡压点、Frohse 弓卡压点。

3. 消毒 施术部位用碘伏消毒两遍，然后铺无菌洞巾，使治疗点正对洞巾中间。

4. 麻醉 1%利多卡因局部麻醉。

5. 刀具 使用 I 型针刀。

6. 针刀操作

（1）第1支针刀松解桡骨小头水平卡压点 在上臂外侧下1/3，以 Tinel 征阳性点定位，针刀体与皮肤垂直，刀口线与上肢纵轴一致，按针刀四步进针规程，从定位处刺入，针刀经皮肤、皮下组织、浅筋膜，当刀下有坚韧感，患者有酸、麻、胀感时，即到达肱肌和肱桡肌之间的筋膜束带或两肌之间的组织粘连瘢痕点，在此纵疏横剥2~3刀，范围不超过1cm（图33-22）。

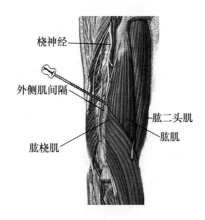

图33-22 桡神经桡骨小头水平卡压点松解示意图

②第2支针刀松解桡骨颈水平卡压点 在桡骨颈前外侧水平，以 Tinel 征阳性点定位，针刀体与皮肤垂直，刀口线与上肢纵轴一致，按针刀四步进针规程，从定位处刺入，针刀经皮肤、皮下组织、浅筋膜，达桡骨颈骨面，患者有酸、麻、胀感，在骨面上铲剥2~3刀，范围不超过0.5cm（图33-23）。

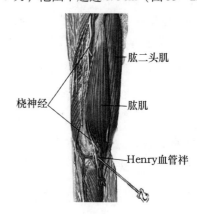

图33-23 桡神经桡骨颈水平卡压点松解示意图

③第3支针刀松解桡侧腕短伸肌近端内侧引起的神经卡压点 在肱骨外上髁定位，针刀体与皮肤垂直，刀口线与上肢纵轴一致，按针刀四步进针规程，从定位处刺入，针刀经皮肤、皮下组织、浅筋膜，达肱骨外上髁骨面，在外上髁前缘贴骨向前铲剥2~3刀，范围不超过0.5cm（图33-24）。

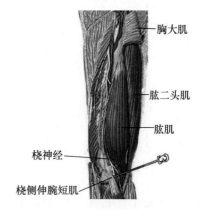

图33-24 桡侧腕短伸肌近端神经卡压点松解示意图

④第4支针刀松解 Frohse 弓卡压点 参见骨间后神经卡压综合征的针刀治疗。

【针刀术后手法治疗】

针刀术后，患者坐位，做肘关节伸屈、旋转动作2~3次。

三、骨间后神经卡压综合征

【概述】

骨间后神经是桡神经在肘关节水平附近分出的

深支，为运动支。骨间后神经卡压综合征是指此神经由于各种原因受卡压而出现肘外侧疼痛、手部无力等临床表现的病症。

1908 年，德国的 Frohse 和 Framkel 就描述了旋后肌的两头在肱骨外上髁的顶部和内侧缘所形成的一个纤维腱性弓，骨间后神经从该弓底通过，并可能被该弓压迫，而产生骨间后神经卡压综合征。1968 年，Spinner 将此弓命名为 Frohse 弓。

桡神经在肘关节水平附近分成两支，浅支为感觉支，深支为运动支，称为骨间后神经。Frohse 弓，即旋后肌浅头近侧的腱性组织所形成的纤维弓，该弓有一个向下的弧度，深约 1cm。在成人标本中，纤维弓的大小、厚度都不一样，70% 为腱－膜性结构，30% 为坚韧的腱性结构，当前臂完全被动旋前时，骨间后神经被覆盖在该弓浅层的桡侧腕短伸肌的锐利腱性组织所压迫，这就是骨间后神经卡压综合征的主要病因。在对婴儿进行解剖学研究时未能发现该弓的存在，所以大多数学者认为 Frohse 弓是后天获得的。骨间后神经通过旋后肌的浅层和深层之间，故将其称为旋后肌管，旋后肌管长约 5cm，其远端有时能看到有腱性组织包绕骨间后神经。骨间后神经在进入旋后肌管前有桡动脉返支与之伴行一同进入旋后肌管，在 Frohse 弓近端常见有 2~4 支小动脉从桡动脉返支发出，跨过骨间后神经进入桡侧伸腕肌内。Frohse 弓的特点、桡侧腕短伸肌及桡侧返动脉与桡神经及 Frohse 弓的关系如下。

1. Frohse 弓由旋后肌浅层近侧缘形成，桡神经深支经弓的深面入旋后肌浅深两层之间。该弓位于桡骨颈部，起止纤维附着于环状韧带及肱桡关节囊。

2. 桡侧腕短伸肌腱起于肱骨外上髁和肱桡关节囊，其内侧缘及深面（覆盖旋后肌面）均为腱性，与 Frohse 弓形成三种不同的关系：①桡侧腕短伸肌腱以较疏散的结缔组织联系并横过 Frohse 弓，其内缘在前臂被动旋后运动时，向 Frohse 弓及桡神经深支上方滑移；②桡侧腕短伸肌腱内缘加入 Frohse 弓外缘或小部分与 Frohse 弓外侧部重叠，内侧以疏松

纤维桥横过 Frohse 弓；③桡侧伸腕短肌腱内缘形成了横过 Frohse 弓上方，甚至达其内侧并成为桡侧伸腕短肌筋膜起点。

3. 桡侧返动脉发出扇形分支分布于桡侧腕伸长肌、桡侧腕短伸肌、肱桡肌及肱桡关节囊，与桡神经深支及桡侧伸腕短肌交叉关系复杂。

4. 旋后肌管仅在游离缘有部分腱性组织，远端为肌性。

【病因病理】

骨间后神经卡压综合征的潜在结构基础为引起桡神经深支卡压的 Frohse 弓及加强 Frohse 弓的桡侧腕短伸肌腱，与神经关系密切的桡侧返动脉的作用也同等重要。前臂长期的伸屈旋转运动使 Frohse 弓及桡侧腕短伸肌腱坚强并增厚或桡侧返动脉增粗，均可使桡神经深支受压迫而损伤。在用力过度、外伤等诱因下，局部水肿、出血、粘连可造成神经卡压而产生麻痹。

【临床表现】

1. 病史及症状

（1）常见于男性优势手，以手工业者多见。

（2）肘外侧疼痛为早期症状，多为放射性疼痛，向上可放射至肘部，向下可放射到前臂下段，夜间或休息时疼痛更为明显。

（3）手部无力：患者主诉伸指、伸拇及前臂旋后无力。

（4）手功能障碍：晚期患者可出现指下垂、拇下垂。

2. 体征

（1）肌萎缩　确诊为骨间后神经卡压的患者，常常有前臂伸肌群的萎缩。

（2）局部压痛　压痛常常局限在肱骨外上髁下方 2~4 cm 处，外上髁亦可能同时有压痛。

（3）诱发痛　伸肘时抗阻力旋后，可诱发疼痛。因旋前时旋后肌被拉长，而抗阻力旋后，旋后肌在拉长的情况下收缩使骨间神经压迫加重，而伸腕短肌的腱性缘在前臂旋后时亦强力收缩而加强对

神经的压迫。伸肘位、腕平伸、抗阻力伸中指，可诱发肘外侧痛。

（4）局部肿块 少数纤瘦的患者肌肉可出现萎缩，可于 Frohse 弓处扪及条索状肿块，并有压痛。

（5）伸指伸拇障碍 晚期患者可出现拇指不能伸、不能向桡侧外展，2～5 指掌指关节不能伸直。

【诊断要点】

1. 骨间后神经卡压综合征临床表现为肘外侧有夜间疼痛，肱骨外上髁下方压痛，前臂抗阻力旋后，有诱发痛、指下垂、拇下垂等。

2. 甩水试验：屈腕位，反复旋转前臂，像甩掉手部所沾的水，亦可诱发疼痛，实为牵拉旋后肌和桡侧腕短伸肌，而对骨间后神经产生压迫。

3. 电生理检查：可发现骨间后神经的运动神经传导速度下降，伸指、伸拇及尺侧伸腕肌有纤颤电位。

4. 骨间后神经卡压综合征需与以下疾病相鉴别。

（1）顽固性网球肘 网球肘的病理是伸肌腱总起点处的劳损，局部病理变化主要是充血水肿，有渗出和粘连，部分筋膜纤维断裂，镜下可见有淋巴细胞浸润。压痛点局限于肱骨外上髁，休息时疼痛明显好转，无夜间疼痛加重现象，握拳屈腕可诱发肘外侧剧痛。肌电图常无异常发现，局部封闭常有较好的效果。

（2）桡管综合征 该病主要表现为肘外侧前臂近段疼痛不适，前臂活动时疼痛可加重，桡管综合征的压痛较广泛，在肘关节上下沿桡神经行经可能均存在压痛，但该病没有运动障碍。

（3）上臂桡神经卡压症 该病除垂指垂拇外，还存在垂腕，并可能有手背部感觉障碍。

（4）颈椎病 颈椎病引起的肘部疼痛常为放射性，常伴有颈部不适、疼痛，肘外侧压痛不明显，颈椎平片、MRI 可证实。

（5）全身性疾病 如动脉结节性周围炎、糖尿病、铅中毒、癔病等，所以对肘外侧疼痛的患者应询问全身病史，全面检查患者。

【针刀治疗】

1. 体位 坐位。肩关节外展 90°，前臂旋前，置于手术台上。

2. 体表定位 旋后肌 Frohse 弓。

3. 消毒 施术部位用碘伏消毒两遍，然后铺无菌洞巾，使治疗点正对洞巾中间。

4. 麻醉 1% 利多卡因局部麻醉。

5. 刀具 使用 I 型针刀。

6. 针刀操作 针刀松解桡神经在旋后肌 Frohse 弓的卡压点，在前臂外前侧上 1/3 处，以 Tinel 征阳性点定位，针刀体与皮肤垂直，刀口线与上肢纵轴一致，按针刀四步进针规程，从定位处刺入，针刀经皮肤、皮下组织、浅筋膜，当刀下有坚韧感，患者有酸、麻、胀感时，即到达桡神经在旋后肌 Frohse 弓的卡压点，在此处用提插刀法切割 2～3 刀，范围不超过 0.5cm（图 33－25）。

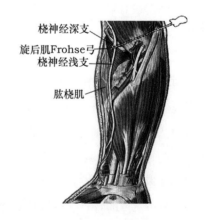

桡神经深支
旋后肌Frohse弓
桡神经浅支
肱桡肌

图 33－25 Frohse 弓松解示意图

【针刀术后手法治疗】

针刀术后，患者坐位，做腕关节及肘关节伸屈旋转动作 2～3 次。

四、旋前圆肌综合征

【概述】

旋前圆肌综合征是前臂正中神经主干由于各种因素作用受到卡压，表现为正中神经主干受损后运动及感觉障碍的一种综合征。

1951 年，Seyffarth 首次提出了"旋前圆肌综合征"这一概念，报道的 17 例患者均为正中神经在旋前圆肌的两个头之间及屈指浅肌所形成的弓处受压所引起。以后对该病的定义、临床表现、电生理等方面均陆续有文献报道。1978 年 Spinner 对本病的诊断、治疗、预后进行了详尽的描述。

正中神经在肘部行于肱肌的表面、肱二头肌腱膜及部分屈肌起点的下方。在前臂近侧 1/3，正中神经于旋前圆肌的两个头之间下行，与尺动脉相隔旋前圆肌深头（尺骨头），而后行于屈指浅、深肌之间，至前臂远端 1/3 浅出于前臂桡侧深筋膜深层，而后进入腕管。

正中神经在肘横纹上 3～4cm 有肌支出现，分别支配旋前圆肌、桡侧屈腕肌、掌长肌、屈指浅肌及肘关节的肌支。旋前圆肌的肱骨头多为第一支，在 Hueter 线上 3.5cm 至线下 5.5cm 的范围发出。在旋前圆肌的肱骨头与尺骨汇合处水平发出正中神经的重要分支——前骨间神经。旋前圆肌的肱骨头起自内上髁屈肌群共同起点、内侧肌间隔。Dellon 认为肱骨头起自肱骨内上髁近侧 2cm，正常的起点仅附着于内上髁。异常高位的附着点的肱骨头在伸肘旋前时可产生对正中神经的卡压。尺骨头起于尺骨冠状突，斜向外下，与内上髁头汇合在桡肌深面，止于桡骨中下 1/3 外侧。当两头汇合时形成一个旋前圆肌的腱弓，该弓位于 Hueter 线以下 3～7.5cm，长约 4.5cm。可因尺骨头的构成不同而形成不同形态的腱弓：尺骨头是肌性的，腱弓偏正中神经的桡侧；尺骨头为腱性的，其本身就形成了腱弓；尺骨头缺如，腱弓也就不存在。

正中神经与旋前圆肌的关系可有不同的变异。人群中 80% 的人正中神经自旋前圆肌的两个头之间穿过，其余 20% 的人正中神经与旋前圆肌关系如下：正中神经经过肱骨头深面与尺骨头无关或仅有很小的关系；正中神经经过旋前侧肌两头汇合成肌腹的深面；正中神经穿过旋前圆肌的任意一个头的肌腹。穿过旋前圆肌后，正中神经继而穿过屈指浅肌形成的腱弓。该弓为屈指浅肌内侧头与外侧头汇合形成，该弓位于 Hueter 线下方约 6.0cm 处。

【病因病理】

凡是能造成正中神经在前臂行经途中产生局部卡压的因素，都可以成为旋前圆肌综合征的病因。

（1）肱二头肌腱膜 正中神经在肘部自肱二头肌腱膜下方穿过，前臂旋前时，腱膜与正中神经关系较紧密，易形成卡压。当腱膜增厚、正中神经直接行于腱膜下方、腱膜下血肿形成或腱膜纤维化时，都会形成对正中神经的卡压。

（2）旋前圆肌 旋前圆肌肌腹肥厚，旋前圆肌肱骨头起点过高，肱骨头深面或尺骨头浅面腱性组织过多，旋前圆肌形成的腱弓均会造成正中神经卡压。

（3）屈指浅肌形成腱弓 正中神经从屈指浅肌腱弓下经过进入深面时，可以产生卡压。

【临床表现】

旋前圆肌综合征发病年龄多在 50 岁左右，女性多于男性，为男性患者的 4 倍以上。

1. 主要症状

（1）前臂近端疼痛 以旋前圆肌区疼痛为主，抗阻力旋前时疼痛加剧，可向肘部、上臂放射，也可向颈部和腕部放射。一般无夜间疼痛史。该特点可与腕臂综合征进行鉴别。

（2）感觉障碍 手掌桡侧和桡侧 3 个半手指麻木，但感觉减退比较轻，反复旋前运动可使感觉减退加重。

（3）肌肉萎缩 手指不灵活，拇食指捏力减弱，以拇食指对指时拇指的掌指关节、食指的近指关节过屈，而远节关节过伸为特征，鱼际肌有轻度萎缩。

2. 体征

（1）感觉检查 正中神经分布区（包括手掌侧基底部、正中神经掌皮支的支配区域）感觉减退或过敏，前臂近侧压痛。

（2）运动检查 手指屈曲，大鱼际对掌、对指肌力减弱。

【诊断要点】

根据病史、症状、体征多可对本病进行诊断。

辅助检查有助于旋前圆肌综合征的诊断。

1. 物理检查

（1）Tinel 征　肘部附近、旋前圆肌深面 Tinel 征阳性，阳性率约 50%。向前臂、桡侧三指半或肘部近侧放射，另称 McMamy 征。

（2）旋前圆肌激发试验　屈肘、抗阻力前臂旋前检查多为阳性。

（3）指浅屈肌腱弓激发试验　中指抗阻力屈曲诱发桡侧 3 个半指麻木，为指浅屈肌腱弓激发试验阳性。

（4）肱二头肌腱膜激发试验　前臂屈肘 120°，抗阻力旋前，诱发正中神经感觉异常，为肱二头肌腱膜激发试验阳性。

2. 肌电图检查　旋前圆肌综合征患者可出现运动或感觉传导速度减慢。应用针电极对卡压区正中神经支配肌群进行电诊断，通过判断肌肉失神经电位的变化，有助于诊断和鉴别诊断。

旋前圆肌综合征应与腕管综合征相鉴别，两者临床表现相似，主要相同点：①腕部和前臂痛；②大鱼际肌肌力减弱；③桡侧 3 个半手指麻木或感觉异常。但旋前圆肌综合征无夜间痛，腕部 Tinel 征阴性，腕部神经传导速度正常，掌皮支区感觉减退。旋前圆肌综合征需与胸廓出口综合征、臂丛神经炎、神经根型颈椎病等病症相鉴别。

【针刀治疗】

1. 体位　坐位。肩关节外展 90°，前臂置于手术台上。

2. 体表定位　肱二头肌腱止点，旋前圆肌肌腹部，屈指浅肌所形成的腱弓。

3. 消毒　施术部位用碘伏消毒两遍，然后铺无菌洞巾，使治疗点正对洞巾中间。

4. 麻醉　1% 利多卡因局部麻醉。

5. 刀具　使用 I 型针刀。

6. 针刀操作

（1）第 1 支针刀松解正中神经在肱二头肌腱止点腱膜处的卡压点　在肱二头肌腱止点处，以 Tinel

征阳性点定位，针刀体与皮肤垂直，刀口线与上肢纵轴一致，按针刀四步进针规程，从定位处刺入，针刀经皮肤、皮下组织、浅筋膜，当刀下有坚韧感，患者有酸、麻、胀感时，即到达肱二头肌止点腱膜处的卡压点，在此纵疏横剥 2～3 刀，范围不超过 0.5cm（图 33－26）。

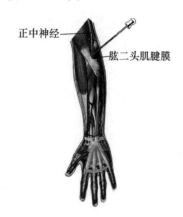

图 33－26　肱二头肌止点腱膜松解示意图

（2）第 2 支针刀松解正中神经在旋前圆肌肌腹部的卡压点　在前臂前侧上 1/3 部，以 Tinel 征阳性点定位，针刀体与皮肤垂直，刀口线与上肢纵轴一致，按针刀四步进针规程，从定位处刺入，针刀经皮肤、皮下组织、浅筋膜，当刀下有坚韧感，患者有酸、麻、胀感时，即到达旋前圆肌肌腹部的卡压点，在此纵疏横剥 2～3 刀，范围不超过 0.5cm（图 33－27）。

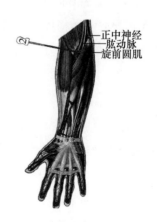

图 33－27　旋前圆肌肌腹部松解示意图

（3）第 3 支针刀松解正中神经在屈指浅肌形成的腱弓处的卡压点　在前臂前侧中上 1/3 部，以 Tinel 征阳性点定位，针刀体与皮肤垂直，刀口线与上肢纵轴一致，按针刀四步进针规程，从定位处刺入，针刀经皮肤、皮下组织、浅筋膜，当刀下有坚韧感，或者患者有麻感时，即到达屈指浅肌所形成的腱弓的卡压点，在此以提插刀法切割2～3刀，范围不超过0.5cm（图33－28）。

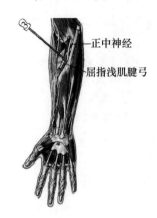

图33－28　屈指浅肌形成腱弓松解示意图

【针刀术后手法治疗】

针刀术后，患者坐位，做肘关节伸屈旋转及过伸动作2～3次。

五、桡神经感觉支卡压综合征

【概述】

1932年，Wartenbery首次报道35例由桡神经感觉支引起的手部疼痛的病例，患者手背桡侧麻痛、感觉减退、握力降低，临床称之为Wartenbery综合征，又称之为手痛性麻痹、犯人麻痹和手袖疾病。Wartenbery认为该病由桡神经浅支单纯性神经炎和神经炎性疾病所引起。随着有关研究的进展，人们逐渐认识到，桡神经感觉支在前臂的卡压，是腕部疼痛、无力的重要原因之一。该病在临床上较多见。

桡神经感觉支即桡神经浅支，走行于肱桡肌的深面，在桡侧伸腕肌与肱桡肌的肌腱肌腹交界处的间隙，由深层穿至浅层，在两肌腱的间隙处有交叉及环行纤维组织将该段桡神经浅支包绕，并与两腱及筋膜组织连接在一起，比较固定；在进入浅层后，桡神经浅支有一定的滑动度。

【病因病理】

桡神经浅支在进入浅层的部分可有一定的伸缩活动，当腕关节屈曲而前臂旋前和握拳时，桡神经浅支均被拉紧，而当腕背伸、前臂旋后伸指时该神经松弛。当腕关节长期反复活动，特别是职业的需要，桡神经浅支就可能长期因反复的牵拉、摩擦造成损伤；局部外伤、扭伤可能加重桡神经浅支与两旁的肌腱及深层筋膜的粘连，进一步减少活动度，而易诱发该病。

【临床表现】

1. 症状

（1）外伤劳损史　大多数患者可被问及前臂有外伤、扭伤和反复腕关节活动史，包括需长期伸屈腕关节和旋转前臂史。

（2）疼痛　为灼性痛、麻痛和针刺样痛，随腕关节活动而加剧，可向上臂和肩部放射。

（3）手部无力　握拳、抓、捏均可能诱发疼痛而不能用力。

2. 体征

（1）Tinel征阳性：Tinel征最明显处往往是桡神经浅支卡压处。

（2）手背及前臂桡侧感觉异常，包括痛觉、触觉和两点辨别觉异常。

（3）腕部压痛。

（4）屈腕握拳、屈腕尺偏、前臂旋前均可诱发疼痛。

【诊断要点】

手背疼痛、麻木、前臂桡侧Tinel征阳性，握拳、屈腕、前臂旋前时症状加重，即可诊断该病，电生理检查可协助诊断。

1. 于前臂中段、肱桡肌肌腹远端，Tinel征阳性。

2. 桡神经浅支激发试验多为阳性。

3. 诊断性神经阻滞：于肱桡肌腱腹交界处注射2%普鲁卡因5ml，10～20min后症状改善，疼痛减轻，手指力量加强。因在注射处，前臂外侧皮神经与桡神经浅支相距很近，可先于前臂上段、头静脉旁注射普鲁卡因，以排除前臂外侧皮神经引起的疼痛。

4. 电生理检查：传导速度减慢，严重者记录不到感觉电位。

5. 桡神经感觉支卡压综合征需与以下疾病相鉴别。

（1）腕部韧带损伤　常有外伤史，局部压痛显著，无感觉障碍。

（2）桡骨茎突狭窄性腱鞘炎　腕部疼痛于桡骨茎突处压痛显著，疼痛性质为胀痛或酸痛，腕尺偏时疼痛加剧，无感觉障碍。于拇长展肌、拇短伸肌腱鞘内注射 0.25% 布比卡因，疼痛立即消失。

（3）前臂外侧皮神经炎　大多数因静脉注射药物外渗引起，如有头静脉注射史，要考虑该病。可予肘部头静脉旁注射 0.25% 布比卡因 3~5ml，如腕部疼痛消失，则支持前臂外侧皮神经炎，如不能消失则为桡神经浅支卡压。

（4）颈椎病　亦常有腕、手背桡侧和前臂桡侧的麻痛，颈椎 X 线摄片和 MRI 可证实。

【针刀治疗】

1. 体位　坐位。肩关节外展 90°，前臂中立位，置于手术台上。

2. 体表定位　桡神经浅支出筋膜点。

3. 消毒　施术部位用碘伏消毒两遍，然后铺无菌洞巾，使治疗点正对洞巾中间。

4. 麻醉　1% 利多卡因局部麻醉。

5. 刀具　使用 I 型针刀。

6. 针刀操作　针刀松解桡神经浅支出筋膜处的卡压点：在前臂外前侧下 1/3 处，以 Tinel 征阳性点定位，针刀体与皮肤垂直，刀口线与上肢纵轴一致，按针刀四步进针规程，从定位处刺入，针刀经皮肤、皮下组织、浅筋膜，当刀下有坚韧感，患者有酸、麻、胀感时，即到达桡神经浅支出筋膜处的卡压点，以提插刀法切割 2~3 刀，范围不超过 0.5cm（图 33-29）。

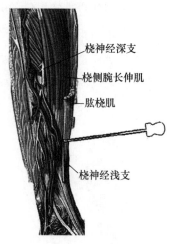

桡神经深支
桡侧腕长伸肌
肱桡肌
桡神经浅支

图 33-29　桡神经浅支松解示意图

【针刀术后手法治疗】

针刀术后，患者坐位，做腕关节及肘关节伸屈旋转动作 2~3 次。

六、前臂内侧皮神经卡压综合征

【概述】

前臂内侧皮神经常可作为指神经移植的来源，以后支应用为主。肘部手术或瘢痕可引起该神经损伤，诱发疼痛。

前臂内侧皮神经起自臂丛内侧束，首先经过腋动、静脉之间，然后走行于腋静脉的内侧，下行入臂与肱静脉伴行，该神经行于臂部深筋膜深面与肱静脉之间，在肘上方穿深筋膜时分为前支和后支，后支再分出数支小分支，跨越肱骨内上髁区支配鹰嘴部。前支支配前臂的前中 1/3 部。

【病因病理】

肘部外伤、手术操作等因素可使局部深筋膜挛缩，纤维结缔组织增生，瘢痕组织形成，并导致前臂内侧皮神经浅出肘部深筋膜处狭窄，从而引起对前臂内侧皮神经的压迫。

【临床表现】

1. 症状　前臂内侧掌侧面刺痛或灼样痛，并伴有麻木感。疼痛范围较广泛，患者多不能指出确切的痛点。

2. 体征 体检可发现前臂内侧掌侧面有痛觉减退或痛觉过敏区，在臂中、下 1/3 交界处的内侧附近有明显压痛点，Tinel 征阳性。

【诊断要点】

本病可根据临床表现诊断，另外，诊断性神经阻滞和电生理学检查有助于本病的确诊。

1. 诊断性神经阻滞 在肘部贵要静脉旁注射 0.25% 布比卡因 3～5ml，5～10min 后，如前臂内侧掌侧面的疼痛减轻甚至完全消失，则支持本病。

2. 肌电图检查 可发现大多数患者前臂内侧皮神经传导速度减慢，动作电位潜伏期延长，波幅降低，严重者可记录不到动作电位。

【针刀治疗】

1. 体位 坐位。肩关节外展 90°，前臂旋前位，置于手术台上。

2. 体表定位 前臂内侧皮神经出筋膜点。

3. 消毒 施术部位用碘伏消毒两遍，然后铺无菌洞巾，使治疗点正对洞巾中间。

4. 麻醉 1% 利多卡因局部麻醉。

5. 刀具 使用 I 型针刀。

6. 针刀操作 针刀松解前臂内侧皮神经出筋膜点的卡压点：在上臂内侧中上 1/3 处，以 Tinel 征阳性点定位，针刀体与皮肤垂直，刀口线与上肢纵轴一致，按针刀四步进针规程，从定位处刺入，针刀经皮肤、皮下组织及浅筋膜，当刀下有坚韧感，患者有酸、麻、胀感时，即到达前臂内侧皮神经出筋膜点的卡压点，以提插刀法切割 2～3 刀，范围不超过 1cm（图 33-30）。

【针刀术后手法治疗】

针刀术后，患者坐位，做腕关节及肘关节伸屈旋转动作 2～3 次。

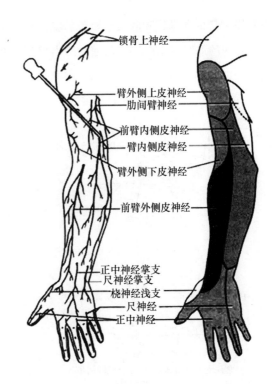

图 33-30 前臂内侧皮神经卡压点松解示意图

第六节 腕手部神经卡压综合征

一、腕尺管综合征

【概述】

腕尺管综合征又被称为 Guyon 管尺神经卡压、腕尺管综合征和腕部尺神经卡压等，是临床上常见的尺神经卡压病变，也是较早被认识的上肢周围神经卡压病变之一。本病多为慢性职业劳损，多见于木工、铁工、铲掘工、骑自行车长途旅行者。

腕尺管（图 33-31、图 33-32）也称 Guyon 管，位于小鱼际肌区的近端，豌豆骨和钩骨钩之间的一个狭窄的间隙。近端的入口为三角形，由豌豆骨尺侧、腕掌韧带浅面和腕横韧带后侧的横向面组成。在 Guyon 管内，管壁的底部，豆钩韧带位于中央，腕横韧带纤维位于桡侧，豆掌韧带位于尺侧端；管壁的顶部为多层结构，由腕横韧带掌腱膜近端的纤维束和掌短肌远端组成；管的内侧壁由豌豆骨和小指展肌的腱性起点构成；管的外侧壁则由被

733

覆有腕横韧带的钩骨钩和联系掌短肌筋膜与小鱼际肌筋膜之间的筋膜组织组成。在远端的出口处，有从钩骨钩的顶部发出的腱弓样结构向内侧和近侧跨行至豌豆骨，并加入到小鱼际肌的腱性起点中。

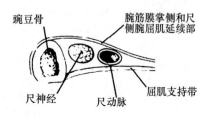

图 33-31　尺管入口解剖结构示意图

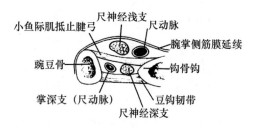

图 33-32　腕尺管出口解剖结构示意图

Guyon 管内有尺神经、尺动脉及其伴行静脉，脂肪组织。尺神经在腕部近侧 7~9cm 处发出了手背支后，下行至腕部，在动脉的尺侧进入 Guyon 管。在管内，尺神经分为深支和浅支，即运动支和感觉支。Gross 和 Gelberan 根据尺神经分为深支和浅支的部位将 Guyon 管分为三个区：一区是指尺神经分叉处以近的部分；二区是指分叉以远包绕尺神经深支的部分；三区是指分叉以远包绕尺神经浅支的部分。

尺神经感觉终末支在 Guyon 管内与运动支分开后，继续由浅面向远走行，最后跨过出口处的腱弓行至小鱼际肌的浅面，离开 Guyon 管；运动支则继续向远侧和深面走行，最后在腱弓的深面下行，向桡侧绕过钩骨，行经小指短屈肌的深面，离开 Guyon 管。在管内，尺神经深支发出支配小鱼际肌的肌支，支配掌短肌的分支则起于尺神经的浅支。尺神经浅支在出管时分为两个终末支，并最终延续为支配小指桡侧和环指小指尺侧皮肤感觉的指神经。尺神经深支到达掌中部后，位于指深屈肌腱的深面，并发支以支配尺侧的两块蚓状肌、全部的骨间肌、拇收肌和拇短屈肌的尺侧头。尺动脉的掌深支和尺神经深支伴行至掌部，并参与组成掌深弓。

此外，在腕部水平，肌肉和神经的解剖学变异与本病的发生常有一定关系，并可影响疾病的临床表现和对疾病的诊断。尺神经的变异有：尺神经深支没有经过 Guyon 管，而是发出一支分支，经过钩骨的桡侧，即通过腕管，在钩骨远侧和其他分支汇合；终束段的尺神经深支也可发出一加入正中神经的运动支（Riche-Cannieu 交通支）。尺神经的感觉支和正中神经、桡神经感觉支的交叉支配更为常见。在肌肉的变异中，最常见的是掌长肌有一副束，其起于腱近侧，止于豌豆骨，形成一个弓状结构，尚未分支的尺神经伴随尺动脉穿经此弓。已有人发现副掌长肌腱可引起腕部尺神经卡压。在诊断时必须考虑到可能存在的这些变异。

【病因病理】

Khoo 将常见的原因分为肿块、解剖变异、创伤（包括急性和慢性）和血管疾病四大类。腕部尺神经卡压最常见的病因是结节性压迫，如腱鞘囊肿，压迫神经的部位多数位于三角骨与钩骨的关节处。肌肉变异，如副小指屈肌、小指展肌，以及掌长肌延伸至 Guyon 管等，引起的神经卡压也是腕尺管综合征的主要原因。其他因素如尺动脉疾病、腕骨骨折、掌骨骨折、异位肌肉、类风湿关节炎、增厚的腕掌侧韧带、脂肪瘤、腱鞘巨细胞瘤、远侧尺腕关节脱位未复位以及腕部的烧伤等等也可致尺神经卡压。也有报道，在腕管综合征患者中可伴有尺神经卡压。与其他任何的神经卡压病变一样，存在全身性疾病如糖尿病、肾病、慢性酒精中毒、营养不良、麻风病等均可诱发压迫性神经疾患。

【临床表现】

Shea 和 McIaine 将腕部尺神经卡压根据神经在 Guyon 管内受压部位的不同分为以下三型。

Ⅰ型：包括运动和感觉的损伤。病变位于 Guyon 管或其近侧。运动的受累包括所有尺神经支配的手内肌，而感觉的受累则影响到手掌尺侧、小指两侧和环指尺侧的皮肤感觉。

Ⅱ型：仅有运动功能的受累。病变位于Guyon管的远端出口处。尺神经支配的蚓状肌、骨间肌、拇收肌被累及，但小鱼际肌未受累。临床表现为骨间肌的萎缩，拇内收无力，环指小指的爪形手畸形，Froment征阳性，而手部感觉正常。

Ⅲ型：仅有感觉功能的受累。病变位于Guyon管的远端出口处。感觉改变局限在手掌尺侧、小指两侧和环指尺侧的皮肤，手背皮肤无累及，而手部运动功能也正常。

在Ⅰ型中，最常见的原因是腱鞘囊肿，其次是远侧尺桡关节附近的骨折和异位肌肉。在Ⅱ型中，最常见原因是腱鞘囊肿，其次是腕骨骨折。在Ⅲ型中，掌浅弓或尺动脉末端的栓塞是最常见的原因。

【诊断要点】

1. 病史及临床表现　患者主诉常有环、小指麻木、手内肌无力。询问病史应包括患者的职业史和运动习惯，是否在工作或运动时有小鱼际肌部的过度受压。同样应询问是否有既往的小鱼际肌部的外伤史或腕部的骨折、脱位史。

2. 物理检查

（1）腕钩骨区压痛或肿块　1区和2区卡压最常见的原因为钩骨钩骨折，因此，此类患者常有钩骨附近的压痛。

（2）Tinel征　腕尺管区Tinel征阳性对诊断具有一定的价值。

（3）运动和感觉检查　尺侧环指小指感觉异常和手内肌萎缩。

3. X线、MRI、肌电图检查　对临床诊断具有一定的参考价值。

【针刀治疗】

1. 体位　坐位，仰掌。

2. 体表定位　腕尺管。

3. 消毒　施术部位用碘伏消毒两遍，然后铺无菌洞巾，使治疗点正对洞巾中间。

4. 麻醉　1%利多卡因局部麻醉。

5. 刀具　使用Ⅰ型针刀。

6. 针刀操作

（1）第1支针刀松解尺管入口　在Tinel征阳性点近端0.5cm定位，刀口线先与前臂纵轴平行，按针刀手术四步操作规程进针刀，针刀经皮肤、皮下组织，刀下有坚韧感时到达腕筋膜掌侧和尺侧腕屈肌延续部，提插切法切割2～3刀，范围不超过0.5cm，以切开部分腕筋膜掌侧和尺侧腕屈肌延续部（图33－33）。

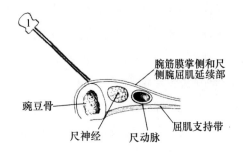

图33－33　尺管入口针刀松解示意图

（2）第2支针刀松解尺管出口　在Tinel征阳性点远端0.5cm定位，刀口线先与前臂纵轴平行，按针刀手术四步操作规程进针刀，针刀经皮肤、皮下组织，刀下有韧性感时到达腕筋膜延续部，提插切法切割2～3刀，范围不超过0.5cm，然后继续进针刀，当有坚韧感时即到达小鱼际肌腱弓，提插切法切割2～3刀，范围不超过0.5cm，以切开部分小鱼际肌腱弓（图33－34）。

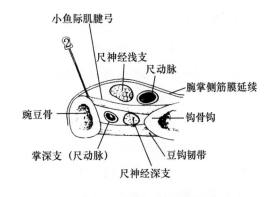

图33－34　尺管出口针刀松解示意图

【针刀术后手法治疗】

针刀操作毕，患者坐位，将腕关节过度桡偏1~2次。

二、腕管综合征

【概述】

腕管综合征是周围神经卡压中最常见的一种，多以重复性手部运动特别是抓握性手部运动者多见，如用充气钻的工人、木工、铁匠等。以中年人多发，占患者总数的82%，女性多于男性。据悉，为妇女腕管综合征发生率较高的原因是女性腕管较小而肌腱的直径相对较大的缘故。50%以上的患者表现为双侧患病，其中38%的患者对侧无明显症状，仅出现神经传导异常。

最早有关腕管综合征的文献是Paget在1854年报道的1例因腕部创伤导致正中神经受压的病例。1913年Maris和Foix首次提出切断腕横韧带以松解正中神经的建议，为腕管综合征的研究提供了最初的理论依据。1933年James进行了第一例正中神经减压术。到1938年，Moersch才将正中神经在腕管处卡压命名为"腕管综合征"，认为手部感觉和运动的症状是因腕部正中神经受压引起。1950年，Phalen报道了大量腕管综合征的病例并首次对腕管综合征的病因、诊断及治疗进行了详尽的描述，虽然多年来一直对颈肋与腕管压迫的诊断存有争议，但从此腕管综合征就成为骨科的常见病之一。

【病因病理】

腕管内压升高时，可减慢或中断神经的轴浆运输，使神经束膜水肿，而当压力成为持续的压迫状态时，可发生神经内膜水肿，神经内膜、束膜的通透性下降，从而使神经纤维束受压，神经内血供减少，神经纤维发生永久性的病理变化。桡骨远端骨折时腕关节过屈位固定，腕管内急性出血、液体增多，如血友病腕部出血、腕管内注射、烧伤引起腕管内渗出均可因腕管内压力增高而引起该综合征。

腕管综合征的病因可分为局部性和全身性因素。

1. 局部因素

（1）腕管容积变小：腕骨变异，腕横韧带增厚，肢端肥大。

（2）腕管内容物变多：创伤性关节炎，前臂或腕部骨折（colles骨折、月骨骨折），腕骨脱位或半脱位（舟骨旋转半脱位、月骨掌侧脱位），变异的肌肉（掌深肌、蚓状肌和屈指浅肌肌腹过长），局部软组织肿块（神经瘤、脂肪瘤、腱鞘囊肿），正中动脉损伤或栓塞，滑膜增生，局部血肿形成（出血性疾病、抗凝治疗患者）等。

（3）屈腕尺偏固定时间过长，睡姿影响（夜间手腕不自主屈曲位固定）。

（4）反复的屈伸腕指活动，反复上肢振动，工作影响（打字员、乐器演奏员等）。

2. 全身因素

（1）神经源性因素　糖尿病性神经损伤、酒精中毒性神经损伤、工业溶剂毒作用、神经双卡综合征、淀粉样变。

（2）感染、非感染性炎性反应　类风湿关节炎、痛风、非特异性滑膜炎、感染性疾病。

（3）体液失衡　妊娠、子痫、绝经、甲状腺功能紊乱（黏液性水肿）、肾功能衰竭、红斑狼疮行血透的患者、雷诺病、肥胖、变形性骨炎（Paget disease）。

【临床表现】

1. 分型　根据网眼理论，我们将腕管综合征分为腕管入口卡压和腕管出口卡压。正中神经进入腕管时受到的卡压为入口卡压，正中神经出腕管时受到的卡压为出口卡压。临床上绝大部分正中神经有腕管的卡压都是入口卡压（图33-35）。

2. 临床表现　腕管综合征好发于中年女性，多为40~60岁，其临床表现如下。

（1）桡侧三指半麻木、疼痛和感觉异常。这些症状也可在环指小指或腕管近端出现。掌部桡侧近端无感觉异常。

（2）常有夜间痛及反复屈伸腕关节后症状加重。

（3）患者常以腕痛、指无力、捏握物品障碍及

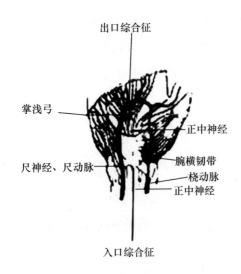

图 33-35 腕管综合征分型示意图

物品不自主从手中掉下为主诉。

（4）病变严重者可发生大鱼际肌萎缩，拇对掌功能受限。腕部的不适可向前臂、肘部甚至肩部放射；当症状进一步加重时，出现精细动作受限，如拿硬币、系纽扣困难。

【诊断要点】

患者出现桡侧三指半疼痛、麻木、感觉减退和鱼际肌萎缩三大症状中的一个或两个症状时要考虑该病，尤其是伴有夜间因麻木而醒者更应高度怀疑该病。物理检查及其他辅助检查具有重要诊断价值。

1. 两点辨别觉 用钝头分规纵向检查（>6mm为阳性）。可作为评价腕管综合征的一项指标。

2. 单丝检查 用单丝垂直触压皮肤。检查中，患者视野应离开检查手。该项检查灵敏度、特异度均较高。

3. 振感检查 用256频率的音叉击打坚硬物后，用音叉的尖端置于检查指指尖，并双手同指对照，观察感觉变化。

4. Phalen 试验 双前臂垂直，双手尽量屈曲，持续60秒手部正中神经支配区出现麻木和感觉障碍为阳性。30秒出现阳性表明病变较重。该检查灵敏度为75%~88%，特异性为47%，与单丝检查合用灵敏度增加82%，特异性增至86%。

5. 止血带试验 用血压表置于腕部，充气使气压达20kPa（150mmHg），持续30秒，出现麻木为

阳性。该检查灵敏度、特异度较高。

6. 腕部叩击试验 腕部正中神经部叩击，灵敏度为67%。

7. 肌电图、X 线、CT 和 MRI 检查 对腕管综合征的辅助诊断和鉴别诊断具有重要价值。

【针刀治疗】

1. 体位 坐位。

2. 体表定位 腕横韧带。

3. 消毒 施术部位用碘伏消毒两遍，然后铺无菌洞巾，使治疗点正对洞巾中间。

4. 麻醉 1%利多卡因局部麻醉。

5. 刀具 使用Ⅰ型针刀。

6. 针刀操作

（1）正中神经入口卡压松解术 见图33-36、图33-37。

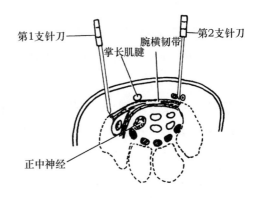

图 33-36 腕管松解进针刀示意图

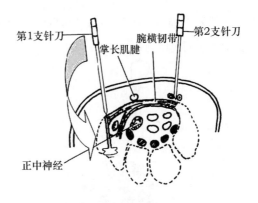

图 33-37 切开腕横韧带示意图

①第1支针刀切开部分腕管近端腕横韧带尺侧在腕部掌侧有3条纵行皮下的隆起，中间为掌长肌腱，桡侧为桡侧腕屈肌腱，尺侧为尺侧腕屈肌腱。在

近侧腕横纹尺侧腕屈肌腱的内侧缘定位，针刀体与皮肤垂直，刀口线先与前臂纵轴平行，按针刀手术四步操作规程进针刀，针刀经皮肤、皮下组织，刀下有坚韧感时到达腕横韧带近端尺侧，然后针刀向近端探寻，当有落空感时到达腕横韧带尺侧上缘，此时将针刀体向前臂近端倾斜90°，与腕横韧带平行，提插切法向远端切割韧带2~3刀，范围不超过0.5cm，以切开部分腕管近端腕横韧带尺侧部分。

②第2支针刀切开部分腕管近端腕横韧带桡侧　在近侧腕横纹桡侧腕屈肌腱的内侧缘定位，针刀体与皮肤垂直，刀口线先与前臂纵轴平行，按针刀手术四步操作规程进针刀，针刀经皮肤、皮下组织，刀下有坚韧感时到达腕横韧带近端桡侧，然后针刀向近端探寻，当有落空感时到达腕横韧带桡侧上缘，此时将针刀体向前臂近端倾斜90°，与腕横韧带平行，提插切法向远端切割韧带2~3刀，范围不超过0.5cm，以切开部分腕管近端腕横韧带桡侧部分。

（2）正中神经出口卡压松解术　针刀切开部分腕管远端腕横韧带。

在Tinel征阳性点定位，针刀体与皮肤垂直，刀口线先与前臂纵轴平行，按针刀手术四步操作规程进针刀，针刀经皮肤、皮下组织，刀下有坚韧感时到达腕横韧带远端，然后针刀向远端探寻，当有落空感时到达腕横韧带远端，此时将针刀体向前臂远端倾斜90°，与腕横韧带平行，提插切法向近端切割腕横韧带2~3刀，范围不超过0.5cm，以切开部分腕管远端的腕横韧带（图33-38）。

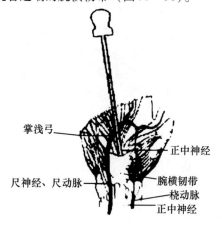

掌浅弓

正中神经

尺神经、尺动脉

腕横韧带
桡动脉
正中神经

图33-38　腕管出口卡压松解示意图

7. 注意事项　在做出口针刀松解时，注意针刀始终在有坚韧感的腕横韧带上切割，不能在其他部位切割，否则可能引起正中神经的医源性损伤。

【针刀术后手法治疗】

针刀操作毕，患者坐位，将腕关节过度背伸1~2次。

三、正中神经返支卡压综合征

【概述】

正中神经返支卡压是正中神经出腕管以后其鱼际肌支所受到软组织的卡压，外科手术松解痛苦大，术后遗留终身瘢痕，针刀松解效果立竿见影。

正中神经返支也称鱼际肌支，在腕横韧带远端0.3~0.5cm由正中神经干发出，其主干长度不超过1cm。它一般再分为两个肌支，支配拇短展肌及拇短屈肌。

正中神经返支可通过以下3种形式穿过腕横韧带：韧带外、韧带下和韧带内，主要支配拇短展肌和拇对掌肌。

【病因病理】

各种软组织损伤、局部肿块、解剖异常等均可致正中神经返支卡压。正中神经返支卡压后出现局部组织的萎缩、感觉障碍。

【临床表现】

临床以拇对掌、对指功能受限为主，疼痛不明显，表现为大鱼际肌萎缩，但无感觉异常。一旦确诊应尽早行神经松解术。

【诊断要点】

拇对掌、对指功能受限为主，疼痛不明显，表现为大鱼际肌萎缩，但无感觉异常。一旦确诊应尽早行神经松解术。

【针刀治疗】

1. 体位　坐位。肩关节外展90°，前臂旋前位，置于手术台上。

2. 体表定位　正中神经返支卡压点。

3. 消毒　施术部位用碘伏消毒两遍，然后铺无菌洞巾，使治疗点正对洞巾中间。

4. 麻醉　1%利多卡因局部麻醉。

5. 刀具　使用Ⅰ型针刀。

6. 针刀操作　针刀松解正中神经返支卡压点：在远侧腕掌横纹远端2~3cm，腕关节掌侧正中偏外侧，以Tinel征阳性点定位，针刀体与皮肤垂直，刀口线与上肢纵轴一致，按针刀手术四步操作规程进针刀，针刀经皮肤、皮下组织、浅筋膜，当刀下有坚韧感，患者有酸、麻、胀感时，即到达正中神经返支卡压点，然后针刀向远端探寻，当有落空感时到达腕横韧带远端，此时将针刀体向前臂远端倾斜90°，与腕横韧带平行，以提插切法向近端切割韧带2~3刀，范围不超过0.5cm，以切开部分腕管远端的腕横韧带（图33-39）。

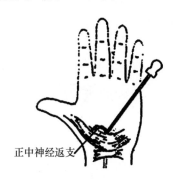

图33-39　正中神经返支卡压示意图

【针刀术后手法治疗】

针刀术后，患者坐位，做腕关节过度背伸活动2~3次。

四、指神经卡压综合征

【概述】

临床上指神经卡压征较少见。多因慢性反复性挤压损伤造成软组织的损伤，卡压指神经造成。指神经卡压征多见于拇指，由保龄球所致的拇指指神经卡压征又称保龄球拇指或滚木球拇指。

指总动脉位于伴行的指神经的掌侧缘，而指固有动脉位于伴行的指固有神经的背侧缘处。除拇指外，其他指的指神经在蚓状肌管内通过，蚓状肌管的深面为坚厚的掌深横韧带及骨间肌肌膜，浅面由较薄软的掌浅横韧带所覆盖，后者与掌腱膜的纵向纤维及腱鞘相连，掌浅横韧带的挛缩易造成指神经的卡压。拇指和小指尺侧指神经走行区，虽不存在蚓状肌管，但也存在由掌指关节处腱鞘和与其相连的支持韧带形成的潜在性管道状结构。

【病因病理】

指神经卡压征的发病原因是多方面的，但慢性反复性挤压损伤是其主要原因。固定的劳动姿势可对指神经走行区某固定部位进行反复性的挤压，易引起局部纤维组织的增生和挛缩，进而压迫该段神经。在解剖学上，除拇指外，其他指的指神经在蚓状肌管内通过，蚓状肌管的深面为坚厚的掌深横韧带及骨间肌肌膜，浅面由较薄软的掌浅横韧带所覆盖，后者与掌腱膜的纵向纤维及腱鞘相连，掌浅横韧带的挛缩易造成指神经的卡压。拇指和小指尺侧指神经走行区，虽不存在蚓状肌管，但也存在由掌指关节处腱鞘和与其相连的支持韧带形成的潜在性管道状结构。

【临床表现】

1. 症状　以指掌面半侧的持久性麻木和感觉障碍为主要特征，并可伴有疼痛、手指发凉、萎缩、指甲变形等指神经受压和营养不良症状。

2. 体征　受累指掌面半侧刺痛觉减退或丧失，手指患侧可有局部触痛，能扪及增粗之指神经，在神经卡压处（增粗神经近端）叩击，Tinel征为阳性。

【诊断要点】

根据病史、症状和体征，指神经卡压征的诊断比较容易，但要和反射性交感神经营养不良症、末梢神经炎、腕管或尺管综合征及神经根型颈椎病等疾病相鉴别。后者可有单指或多指的全指性或指掌侧感觉障碍，而没有指掌半侧性感觉障碍。在管道结构内，指神经与指动脉并行，指动脉也可同时受压，此时即出现手指发凉、疼痛、麻木等症状。有时，与反射性交感神经营养不良症较难鉴别；后者通常为多指发病，指端皮肤青紫，全指发生疼痛和麻木，受凉刺激时症状明显加重则为 Tinel 征阴性。腕管综合征可出现指掌侧感觉障碍，由于桡神经的代偿有时只表现出拇指掌尺侧的感觉障碍，环指出现桡半侧感觉障碍。腕管综合征早期感觉障碍偏在某一侧时，要与本病相鉴别。鉴别诊断的要点是 Tinel 征阳性点的位置，前者在腕管处而后者在掌指关节处。如果指总神经分支较晚，也可发生指总神经卡压征，此时可出现该神经支配区两手指相邻侧的感觉障碍。

【针刀治疗】

1. 体位 坐位。肩关节外展 90°，前臂旋前位，手置于手术台上。

2. 体表定位 Tinel 征阳性点。

3. 消毒 施术部位用碘伏消毒两遍，然后铺无菌洞巾，使治疗点正对洞巾中间。

4. 麻醉 1% 利多卡因局部麻醉。

5. 刀具 使用 I 型针刀。

6. 针刀操作 见图 33 - 40。

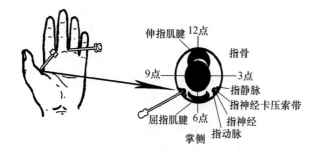

图 33 - 40　指神经卡压综合征针刀松解部位

（1）第 1 支针刀松解拇指指神经卡压　拇指根部，Tinel 征阳性点定位，针刀体与皮肤垂直，刀口线与上肢纵轴一致，按针刀手术四步操作规程进针刀，针刀经皮肤、皮下组织、浅筋膜，患者有酸、麻、胀感，当刀下有韧性感，即到达指神经卡压点，继续进针刀约 1mm，纵疏横剥 2～3 刀，范围 0.5cm。

（2）第 2 支针刀松解中指指神经卡压　中指根部，Tinel 征阳性点定位，针刀体与皮肤垂直，刀口线与上肢纵轴一致，按针刀手术四步操作规程进针刀，针刀经皮肤、皮下组织、浅筋膜，患者有酸、麻、胀感，当刀下有韧性感，即到达指神经卡压点，继续进针刀约 1mm，纵疏横剥 2～3 刀，范围 0.5cm。

7. 注意事项 指神经周围有指动静脉，指神经卡压是由于在指神经的外面被增生的软组织环形卡压所致，而 Tinel 征阳性点就是软组织卡压的位置，由于针刀的刀口线只有数微米，同时，将进针刀时，由于针刀对人体的刺激，刀下的指血管会自动收缩，加以血管神经是圆形，只要刀口线始终与指神经血管的走行方向保持一致，进针刀的速度不要太快，切破索带就停止进针刀，就不会损伤指血管和指神经。

【针刀术后手法治疗】

针刀操作毕，患者坐位，术者将掌指关节过度背伸 1～2 次。

五、手指外伤性神经瘤

【概述】

外伤性指神经瘤常在指神经损伤之后，该部位断裂的神经近端有神经纤维及鞘膜细胞无规则地生长，形成团块，局部呈梭形膨大，或神经与瘢痕组织粘连无明显界限，多数人不认为是一种肿瘤，又称假性神经瘤。

【病因病理】

外伤性指神经瘤常在指神经损伤之后，该部位断裂的神经近端有神经纤维及鞘膜组织无规则地生长，形成团块，局部梭形膨大，或神经与瘢痕组织粘连无明显界限。神经瘤发生在手指，因手指局部软组织少、神经瘤位置表浅，形成的触痛更加明显。神经瘤产生疼痛症状是各种因素的综合，与损伤神经所处的部位，神经再生修复不良处在瘢痕组织床中无髓纤维与细的有髓纤维比例增高等因素有关。

【临床表现】

手指残端局部常见到残端的皮肤变薄及不同程度的肿胀，手指残端接触实物时产生疼痛，检查时可以用棉絮或分别装有冷热水的试管触碰手指残端，能够测出感觉过敏，用钝头的小木棍压迫手指残端的指腹侧可以发现残端出现范围在2mm以内的明确压痛点，借此可以做出诊断。在多数的病例中还可以见到手指残端因遗留的指骨过长，形成的局部骨性突起，使残指的皮肤变薄。少数病例还可以见到残端创口未能愈合，造成指骨外露，或残端瘢痕愈合，此种残端痛应和残端神经瘤相鉴别。

【诊断要点】

1. 手指外伤性神经瘤多发生在截指术后。

2. 根据以上临床表现。

3. Tinel征阳性。

【针刀治疗】

1. 体位　坐位。肩关节外展90°，前臂旋前位，手置于手术台上。

2. 体表定位　Tinel征阳性点定位。

3. 消毒　施术部位用碘伏消毒两遍，然后铺无菌洞巾，使治疗点正对洞巾中间。

4. 麻醉　1%利多卡因局部麻醉。

5. 刀具　Ⅰ型针刀。

6. 针刀操作

残指端，Tinel征阳性点定位，针刀体与皮肤垂直，刀口线与手指矢状轴一致，按针刀手术四步操作规程进针刀，针刀经皮肤、皮下组织、浅筋膜，患者有酸、麻、胀感，当刀下有韧性感，即到达指神经瘤，继续进针刀约5mm，刀下有突破感时，即切入神经瘤的包膜，纵疏横剥2~3刀，范围0.5cm，然后调转刀口线90°，提插刀法切割2~3刀（图33-41、图33-42）。

【针刀术后手法治疗】

无须手法治疗。

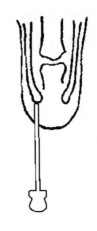

图33-41　针刀松解矢状面示意图

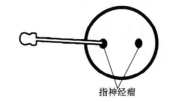

指神经瘤

图33-42　针刀松解横断面示意图

第七节　髋部神经卡压综合征

一、股外侧皮神经卡压综合征

【概述】

股前外侧皮神经在途经之处因某种致压因素卡压引起的神经功能障碍，从而引起大腿部麻痛等一系列症状，称为股外侧皮神经卡压综合征。

股前外侧皮神经由腰大肌外缘向下跨过髂窝，先位于髂筋膜深面，至近腹股沟韧带处即位于髂筋膜中，神经于髂前上棘内侧下方1.0~1.5cm处穿出腹股沟韧带的纤维性管道。纤维性管道长2.5~4.0cm，此处的神经干较为固定。剖开纤维性管道，见股前外侧皮神经在髂前上棘内侧，与髂筋膜紧密连在一起，有纵横交错的纤维组织包裹神经，并与髂前上棘内侧附着成一片。股前外侧皮神经出腹股沟韧带的纤维性管道后行于大腿阔筋膜下方，于髂前上棘下方3.0~5.0cm处穿过阔筋膜，在此点神经亦相对固定。在两处相对固定的神经段，正好位于髋关节的前方。随髋关节的屈伸，该段神经容易受到牵拉和挤压。另外，股前外侧皮神经在骨盆内行程长、出骨盆入股部时形成的角度大、穿过缝匠肌的途径有变异等，均可以诱发神经卡压。在股部可将股前外侧皮神经分为主干型（占42.5%）和无主干型（占57.5%）两类。主干型以一粗大主干跨越腹股沟韧带至股部，再分为前、后两支（占25%）或前、中、后三支（占17.5%）；无主干型在股部直接以前、后支（占35%）或前、中、后支（占22.5%）两种形式出现。

1. 主干 出现率为42.5%，横径平均为4.4mm，前后径平均为0.9mm。主干在距髂前上棘10mm处跨越腹股沟韧带进入股部，经缝匠肌的前面或从肌的后面穿过该肌上部，行于阔筋膜两层之间，在股部的长度平均为18mm，多数在穿入浅层以前即分为两个或三个分支，少数以主干的形式穿出深筋膜。

2. 前支 出现率为100%，横径平均为2.5mm，前后径平均为0.8mm。无主干型的前支在距髂前上棘13.8（6.1~32.0）mm处跨越腹股沟韧带至股部，行于阔筋膜两层之间。在髂髌连线（髂前上棘与髌骨外侧缘的连线）的上1/3，股前外侧皮神经基本上与此线段平行，绝大多数在其内侧10mm的范围内下降，分布于大腿前外侧部皮肤。在股部其长度平均为85（12.7~257）mm。穿阔筋膜浅出的部位距髂前上棘70.4（17~190）mm。

3. 后支 出现率为100%，横径平均为2.4mm，前后径平均为0.7mm。无主干型的后支在距髂前上棘9.3mm处越过腹股沟韧带进入股部，于距髂前上棘30.7（1.0~80.0）mm处，髂连线内、外侧各约4mm的范围内，穿深筋膜至浅层，分布于大腿外侧部上份的皮肤。此神经在股部的长度平均为30.0（4.8~141）mm。

4. 中间支 出现率为40%，横径平均为1.8mm，前后径平均为0.7mm。无主干型中间支在髂前上棘12.2（4.0~16.4）mm处越过腹股沟韧带至股部，行于阔筋膜两层之间，于距髂前上棘63.1（13~126）mm处，髂髌连线内、外侧各约4mm的

范围内穿深筋膜至浅层，分布于大腿前外侧部皮肤。此神经在股部的长度为93（42~215）mm。

【病因病理】

1. 由于股前外侧皮神经在骨盆内行程长，出骨盆入股部时形成的角度大，穿过缝匠肌的途径有变异，而且在穿腹股沟韧带的纤维性管道和阔筋膜时神经亦相对固定，因此当肢体活动或体位不当时，容易使其受到持续性牵拉、摩擦、挤压等，造成局部组织水肿，瘢痕形成，肌筋膜鞘管增厚，引起神经卡压。此外，肥胖的中老年女性易发生骶髂脂肪疝嵌顿，压迫股前外侧皮神经。

2. 骨盆骨折、肿瘤、异物、石膏固定，均可引起股外侧皮神经卡压。

3. 手术切取髂骨时，刺激或局部瘢痕粘连可压迫神经。

4. 外伤发生的髂腰肌筋膜内血肿，亦可引起卡压。

【临床表现】

患者主诉股前外侧麻木，有针刺或灼样疼痛，但不超过膝关节，患侧臀部可有麻木感，无下肢麻木，有些病人还伴有股四头肌萎缩，行走时疼痛加重，卧床休息症状可缓解。

【诊断要点】

髂前上棘内下方有压痛，该处 Tinel 征阳性，股前外侧感觉减退或过敏。后伸髋关节，牵拉股外侧皮神经时，症状加重。为了明确诊断，了解致压原因，应进一步用 X 线检查腰椎、骨盆及髋部有无骨性病变，或采用其他诊断技术排除肿瘤、结核、炎症或出血导致的股外侧皮神经受压等。

【针刀治疗】

（一）治疗原则

针刀治疗依据针刀医学慢性软组织损伤病因病理学理论和针刀闭合性手术理论，通过对神经卡压点进行精确闭合性针刀松解，完全可以取代开放性手术松解，治愈该病。

（二）操作方法

1. 体位　仰卧位。

2. 体表定位　髂前上棘内下方压痛点。

3. 消毒　施术部位用碘伏消毒两遍，然后铺无菌洞巾，使治疗点正对洞巾中间。

4. 麻醉　用1%利多卡因局部浸润麻醉，每个治疗点注药1ml。

5. 刀具　使用Ⅰ型3号直形针刀。

6. 针刀操作

针刀松解股前外侧皮神经髂前上棘内下方卡压点　在髂前上棘内下方压痛点定位，针刀体与皮肤垂直，刀口线与下肢纵轴一致，按针刀手术四步操作规程进针刀，针刀经皮肤、皮下组织、筋膜，直达髂前上棘内侧骨面，针刀在骨面上向下铲剥2～3刀，范围不超过0.5cm（图33-43、图33-44）。

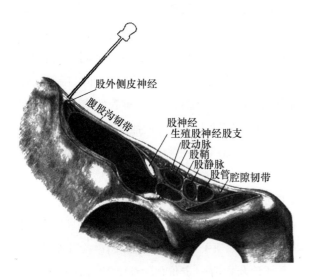

图33-43　针刀松解上面观示意图

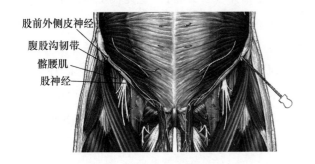

图33-44　针刀松解前面观示意图

7. 注意事项　在做针刀松解时，针刀松解一定在骨面上操作，不可脱离骨面，否则可能刺破腹壁，损伤腹腔内脏器官。

【针刀术后手法治疗】

针刀操作毕，患者俯卧位，做髋关节后伸1～2次。

二、梨状肌综合征

【概述】

梨状肌综合征是坐骨神经在通过梨状肌出口时受到卡压或慢性损伤引起的一组临床症候群。本病多见于青壮年，男性多于女性，近2∶1；可有臀部外伤史、劳累、受寒湿等诱因。主要症状为臀中部相当于梨状肌投影部位的疼痛，并向股外侧、股后侧、小腿外侧放射。大部分病人有间歇性跛行和下肢痛，蹲位休息片刻可缓解，极少有腰痛症状；亦可有臀部、股部等肌肉萎缩表现。由于与椎间盘突出病的临床表现相似，常常引起混淆，故对该征病理机制的深入了解，有助于临床的鉴别诊断。

梨状肌起自骶骨前外侧面，止于股骨大转子尖，属于下肢外旋肌之一，坐骨神经为全身最大的神经，起自腰骶神经丛，经坐骨神经通道穿至臀部，位于臀大肌和梨状肌的前面，上孖肌、闭孔内肌、下孖肌和股方肌的后面，向下至大腿。在臀部与梨状肌关系密切，二者间关系常有变异，坐骨神经与梨状肌的关系可分为以下9型。

Ⅰ型：坐骨神经总干穿梨状肌下孔至臀部，此型为常见型，占61.19%。

Ⅱ型：胫神经穿梨状肌下孔，腓总神经穿梨状肌肌腹，此型为常见变异型，占32.89%。

Ⅲ型：坐骨神经总干穿梨状肌肌腹，占0.61%。

Ⅳ型：坐骨神经在盆内已分为两大终支，即胫神经和腓总神经，两支同穿梨状肌下孔，占1.99%。

Ⅴ型：腓总神经穿梨状肌下孔，胫神经穿梨状肌肌腹，占 0.26%。

Ⅵ型：坐骨神经总干穿梨状肌上孔至臀部，占 0.08%。

Ⅶ型：胫神经穿梨状肌下孔，腓总神经穿梨状肌上孔，占 2.6%。

Ⅷ型：腓总神经在盆内分为两支，一支穿梨状肌上孔，一支与胫神经同经梨状肌下孔出盆，占 0.17%。

Ⅸ型：骶丛穿梨状肌肌腹至臀部后，再分出坐骨神经，占 0.17%。

【病因病理】

由于梨状肌解剖特点及其变异，加之各种外伤、疾病及慢性劳损，导致梨状肌肥厚与纤维化，引起梨状肌综合征的发生，主要包括以下几方面。

1. 梨状肌压迫坐骨神经 坐骨神经或其分支通过异常的梨状肌，这种变异是病因之一。此外，除了变异的梨状肌之外，发生了病变的梨状肌也可造成坐骨神经疼痛，如受寒湿、外伤、劳损，或者 S_1、S_2 或骶丛受刺激等因素，导致梨状肌受刺激而发生痉挛、肿大，与周围组织发生粘连。

2. 变异的梨状肌腱所致的坐骨神经受压 梨状肌腱异常发育时，坐骨神经及其分支可经过梨状肌两腱之间或一腱前方或后方，这种异常的梨状肌腱直接压迫坐骨神经及其周围的营养血管，以致局部血运障碍及无菌性炎性反应而引起坐骨神经痛。

3. 骶髂关节的病变及梨状肌腱止端下方与髋关节囊之间滑液囊的炎症等 骶髂关节的病变或滑液囊的炎性变可以刺激梨状肌引起痉挛，并可通过炎性刺激该肌和坐骨神经产生坐骨神经痛。当神经根周围有瘢痕或蛛网膜炎时，从椎间孔到臀部一段坐骨神经发生粘连，导致坐骨神经张力增大，移动范围缩小，易被梨状肌压迫。

【临床表现】

坐骨神经除发出至髋关节囊后部的关节支与大腿后屈肌群的肌支外，主要以其两大终末支，即胫神经与腓总神经，支配膝关节以下的运动功能及部分感觉功能。患者主诉大腿后侧至小腿外侧或足底有放射性疼痛及麻木感，患肢无力，但腰痛常不明显。检查患肢股后肌群，小腿前、后及足部肌力减弱，重者踝、趾关节活动完全丧失，出现足下垂；小腿外侧及足部感觉减退或消失。可发现梨状肌有痉挛呈条索状或腊肠状，梨状肌有压痛，并向下放射，一般腰椎棘突旁无压痛，脊柱前屈时下肢疼痛加重，后伸时疼痛减轻或缓解。直腿抬高试验多为阳性，端坐屈头无腿痛。将足内旋时出现疼痛，并向下放射。

【诊断要点】

1. 特殊检查

（1）主动试验 令病人伸髋、伸膝时做髋关节外旋动作，同时在患者足部予以对抗。患者出现臀中部及坐骨神经疼痛或加重为阳性。

（2）被动试验 被动用力内旋、屈曲、内收髋关节，引起疼痛或疼痛加重者为阳性。臀部压痛点加强试验：患者俯卧于检查床上，按压臀区痛点后，嘱患者支撑起上肢，使脊柱过伸，继而嘱患者跪俯于床上，使脊柱屈曲。比较臀部同一压痛点伸屈两种姿势的疼痛程度，如脊柱过伸时压痛减轻，而脊柱屈曲时压痛加重，称为椎管外疼痛反应。

（3）骶管冲击试验 向骶管内推注 0.5% 普鲁卡因 20ml，如患肢放射痛不加重，为椎管外反应。而椎管内病变常常在注药时出现下肢疼痛，可助于与椎间盘突出症的鉴别。

2. 辅助检查 腰椎 X 线摄片多无明显病变，骨盆摄片时有骶髂关节炎等表现。超声检查在梨状肌综合征诊断中有一定价值。谢雁翔（1990 年）认为：①梨状肌横断径增大、形态异常；②梨状肌肌外膜粗糙增厚（≥3mm）；③梨状肌回声不均，光点粗强；④梨状肌下孔狭窄或消失（≤8mm）；⑤坐骨神经变异或显示不清。上述 5 条中具有 4 条者，即可提示为梨状肌综合征。坐骨神经肌电图亦可有异常发现，如呈现纤颤电位或单纯相等变化，神经传导速度可下降。一般认为 CT 检查无诊断价值。

【针刀治疗】

（一）治疗原则

针刀治疗依据针刀医学慢性软组织损伤病因病

理学理论和针刀闭合性手术理论，通过对神经卡压点进行精确闭合性针刀松解，完全可以取代开放性手术松解，治愈该病。

（二）操作方法

1. 体位 俯卧位。

2. 体表定位 坐骨神经在梨状肌下孔的体表投影，即髂后上棘与尾骨尖连线的中点与股骨大转子连线的中内 1/3 的交点处。

3. 消毒 施术部位用碘伏消毒两遍，然后铺无菌洞巾，使治疗点正对洞巾中间。

4. 麻醉 用 1% 利多卡因局部浸润麻醉，每个治疗点注药 1ml。

5. 刀具 使用 I 型 3 号直形针刀。

6. 针刀操作 针刀松解坐骨神经在梨状肌下孔的卡压点：在定位处进针刀，针刀体与皮肤垂直，刀口线与下肢纵轴一致，按针刀手术四步操作规程进针刀，针刀经皮肤、皮下组织、浅筋膜、肌肉，当患者有麻感时，已到坐骨神经在梨状肌下孔的部位，退针刀 2cm，针刀体向内或者向外倾斜10°～15°，再进针刀，刀下有坚韧感时，即到坐骨神经在梨状肌下孔的卡压点，以提插刀法向下切割 2～3 刀，范围不超过 1cm（图33－45）。

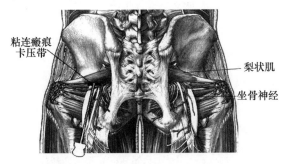

图 33－45 梨状肌卡压松解示意图

【针刀术后手法治疗】

针刀术后，俯卧位，做直腿抬高 2～3 次。

三、股神经卡压综合征

【概述】

股神经卡压综合征是由于股神经途经的鞘管发生狭窄而使股神经受压所引起的一系列症状，如处理不及时，往往引起股四头肌麻痹且不易恢复。

股神经由腰丛发出后，在腰大肌与髂肌之间下行，并随同髂腰肌经肌腔隙入股，在股前方分为数支，支配耻骨肌、缝匠肌、股四头肌及股前区皮肤，其终支为隐神经。髂腰肌被髂腰肌筋膜所包绕，在腹股沟部，其后侧及外侧为髂骨，内侧为髂耻骨梳韧带，前方为腹股沟韧带，筋膜内包有股神经及股外侧皮神经，是一个密闭的腔隙。在腹股沟韧带下方，髂腰肌筋膜增厚形成纤维弓，构成致密的鞘管。

【病因病理】

不论何种原因引起髂腰肌撕裂伤，均可造成肌筋膜鞘管内水肿、出血，致使髂腰肌筋膜下张力增加，压迫其内的股神经和股外侧皮神经，导致神经卡压征。常见原因有髋关节过伸运动引起的髂腰肌牵拉伤，或髂腰肌强烈收缩而致伤；或血友病患者虽轻度损伤而导致局部血肿，均可发病；此外，手术不当也可导致局部瘢痕对神经的压迫。

【临床表现】

外伤后发病者，常为突发而渐加重。病情的进程与髂腰肌出血的缓急有关。患者首先主诉患侧髂窝部疼痛，患髋不能伸直，呈外展、外旋位。此常为髂腰肌内张力增高，引起肌肉痉挛所致，这时，患侧髂窝部可触及肿块或有饱满感。

【诊断要点】

在腹股沟韧带上方有明显压痛，下腹部也有压痛。先有大腿前内侧至膝及小腿前内侧的麻木，而后伸膝力弱，膝腱反射由弱到消失，股四头肌逐渐无力而麻痹，肌肉出现萎缩。本征可同时并发股外侧皮神经卡压征，出现股外侧皮肤感觉障碍。

【针刀治疗】

（一）治疗原则

针刀治疗依据针刀医学慢性软组织损伤病因病理学理论和针刀闭合性手术理论，通过对神经卡压点进行精确闭合性针刀松解，完全可以取代开放性手术松解，治愈该病。

（二）操作方法

1. 体位 仰卧位。

2. 体表定位 腹股沟韧带中点外下 2cm，Tinel 征阳性点。

3. 消毒 施术部位用碘伏消毒两遍，然后铺无菌洞巾，使治疗点正对洞巾中间。

4. 麻醉 用 1% 利多卡因局部浸润麻醉，每个治疗点注药 1ml。

5. 刀具 使用 I 型 4 号直形针刀。

6. 针刀操作 针刀松解股神经在腹股沟韧带处的卡压点：在定位处进针刀，针刀体与皮肤垂直，刀口线与下肢纵轴一致，按针刀手术四步操作规程进针刀，针刀经皮肤、皮下组织、浅筋膜，当患者有麻感时，即已到达股神经在腹股沟韧带处卡压点的部位，退针刀 2cm，针刀体向外侧倾斜 10°～15°，以提插刀法向下切割 2～3 刀，范围不超过 1cm（图 33－46、图 33－47）。

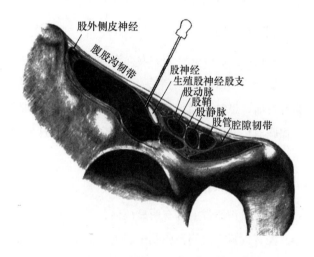

图 33－46 股神经卡压松解上面观

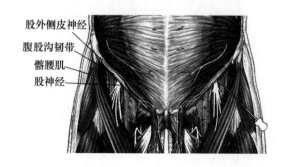

图 33－47 股神经卡压松解前面观

【针刀术后手法治疗】

针刀术后，仰卧位，做髋关节后伸 2～3 次。

第八节 膝部神经卡压综合征

一、腓总神经卡压综合征

【概述】

腓总神经与腓骨小头相邻，各种原因引起的腓骨小头的变形或增大以及解剖的变异，均可引起腓总神经卡压综合征的发生，是下肢较常见的一种周围神经卡压症。针刀医学对本病有着全新的认识，并在临床上取得了良好的治疗效果。

坐骨神经至大腿下 1/3 处分出胫神经及腓总神经。腓总神经经过腘窝外侧沟后，在腓骨头的后外侧下行，于腓骨头颈交界部与腓骨骨膜相连，并进入腓管内（图 33－48）。腓管是指腓骨长肌纤维与腓骨颈所形成的骨纤维管道，长度约 27mm，腓管入口为腓骨长肌起始部及腘筋膜，一般均为腱性筋膜。腓管的出口可为腱性纤维，可为肌肉，也可为腱肌联合。在腓管内，腓总神经与腓骨颈的骨膜紧贴在一起。腓总神经在腓管部有三个分支，即腓浅神经、腓深神经和胫前返神经。腓浅神经走行于腓

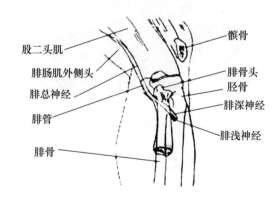

图 33－48 腓管结构示意图

骨长短肌之间，其运动支支配小腿外侧肌群；感觉支于小腿中、下 1/3 处穿出筋膜，支配小腿外侧、足背和趾背皮肤。腓深神经走行于胫骨前肌和趾长

伸肌之间，其肌支支配小腿胫前肌群，有分支沿胫前血管及足背血管走行，穿出踝前十字韧带后，分出两条分支，一支支配趾短伸肌，另一支沿足背血管支配第一趾间隙背侧皮肤感觉。

【病因病理】

腓总神经卡压常见的病因如下。

1. 因体位不当而致神经受压。坐姿不正确（如喜架腿坐），或各种体位时膝关节急剧屈曲和下蹲位时使其受压，或腓总神经反复被腓骨长肌纤维弓挤压、摩擦，发生水肿而致受压，局部结缔组织增生会加重卡压症状。

2. 局部的占位性病变。胫腓关节的腱鞘囊肿、腓骨上端的肿瘤、腓肠肌外侧头籽骨、股二头肌腱腱鞘囊肿、外侧半月板囊肿等均可压迫腓总神经而致病。

3. 小腿上端骨折，关节结构紊乱。腓骨颈骨折、胫骨平台骨折等。晚期可在骨痂形成过程中直接或间接地对腓总神经形成压迫。膝关节内侧脱位可引起腓总神经断离。

4. 踝关节内翻位扭伤。由于腓总神经被固定在腓骨颈上方腓骨长肌深面，有力的踝内翻引起突然的牵拉，亦可损伤腓总神经，使之发生水肿而卡压。

5. 医源性损伤。全膝关节成形术后引起的腓总神经麻痹，石膏或小夹板使用不当，在妇科检查和分娩过程中受脚架压迫等。

【临床表现】

多有外伤史、不良体位等诱因或有占位性病变。患者常有小腿酸软无力、前外侧麻木，或足下垂等临床表现。

【诊断要点】

1. 患者有明确的外伤史、不良体位等诱因或有占位性病变。

2. 胫前肌、趾长伸肌、拇长伸肌、腓骨长肌肌力减弱，小腿外侧及足背部皮肤感觉减退。

3. 有时局部可扪及肿块，腓骨颈部 Tinel 征呈阳性。

4. 症状严重，出现足下垂者，需高抬膝、髋关节，足向上甩。

5. 对于腓深神经卡压程度的检测，可通过检测胫前肌的背伸踝关节功能和拇长伸肌、拇短伸肌及 2~4 趾的伸趾功能改变来判断。拇伸功能往往表现微弱和不完全麻痹，这时可以通过双侧对比来确定。肌电图检查可见无随意活动电位，刺激诱发电位可正常。

6. X 线检查可对本病辅助诊断，并排除膝关节其他病变。

【针刀治疗】

（一）治疗原则

根据针刀闭合性手术理论及慢性软组织损伤病因病理学理论，应用针刀对神经卡压点进行精确松解，可治愈本病。

（二）操作方法

1. 体位　仰卧位，患膝屈曲60°。

2. 体表定位　腓骨头前后。

3. 消毒　施术部位用碘伏消毒两遍，然后铺无菌洞巾，使治疗点正对洞巾中间。

4. 麻醉　用1%利多卡因局部浸润麻醉，每个治疗点注药1ml。

5. 刀具　使用Ⅰ型4号直形针刀。

6. 针刀操作　见图33-49。

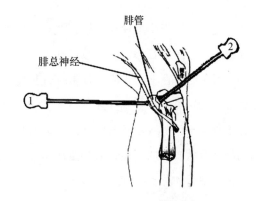

图 33-49　腓管松解示意图

（1）第1支针刀切开腓管后部的卡压点　在腓骨头颈交界的后方点定位，针刀体与皮肤垂直，刀口线与腓骨纵轴呈45°角，与腓总神经走行方向平行，按针刀四步进针规程进针刀，经皮肤、皮下组织、筋膜直达腓骨头颈交界骨面，针刀向前下方纵疏横剥 2~3 刀，范围不超过 0.5cm。

（2）第 2 支针刀切开腓管前部的卡压点　在腓骨头颈交界的前方点定位，针刀体与皮肤垂直，刀口线与腓骨纵轴呈 45°角，与腓总神经走行方向平行，按针刀四步进针规程进针刀，经皮肤、皮下组织、筋膜直达腓骨头颈交界骨面，针刀向前下方纵疏横剥 2~3 刀，范围不超过 0.5cm。

7. 注意事项　在做针刀松解时，针刀先到达腓骨骨面，刀口线方向必须与腓总神经走行保持一致，针刀松解一定在腓骨骨面上操作，否则可能损伤腓总神经。

【针刀术后手法治疗】

针刀操作毕，伸屈膝关节 1~2 次。

二、腓浅神经卡压综合征

【概述】

腓浅神经卡压综合征比较少见，常发生于慢性劳损性骨筋膜室高压或胫腓骨骨折及筋膜室内出血等因素所致的急性骨筋膜室高压，此时膨大的肌肉引起腓浅神经在穿出筋膜部受压，引发一系列临床表现。针刀医学对本病有着全新的认识，并在临床上有着良好的治疗效果。

腓浅神经来源于腓总神经，绝大部分起始处位于小腿上 1/3 上区腓骨颈处，少数可在上 1/3 中区起始。一般起始后在上 1/3 段，行于腓骨长肌深面与腓骨之间的区域内，然后于上 1/3 下区和中 1/3 上区行于腓骨长、短肌之间的区域内，继而行于前肌间隔的外侧深筋膜的深面，下行至浅出处，腓浅神经主要以主干和分支（足背内侧，中间皮神经）两种形式穿出深筋膜，以前者为主。主干穿出深筋膜的位置主要位于外踝上方、小腿中 1/3 下区和下 1/3 上区。足背内侧皮神经亦主要由该区域穿出深筋膜。足背中间皮神经穿出深筋膜的部位，主要位于下 1/3 区的中上区。

【病因病理】

慢性劳损性骨筋膜室高压或胫腓骨骨折及筋膜室内出血，导致急性骨筋膜室高压，引起此神经受到卡压；此外，许多特发性因素、骨折引起的软组织损伤、足踝跖屈内翻性损伤，也可引起腓浅神经受到卡压。

【临床表现】

该病在临床上较少见，小腿、足背及踝前疼痛是该综合征的主要特征（图 33-50）。疼痛与站立有关，站立抬高患肢时，疼痛可缓解，故又可称之为"站立性"疼痛。患者可有怕走远路等主诉。体检时，可发现小腿外侧有固定压痛点或 Tinel 征阳性。X 线摄片检查无异常，肌电图检查可有腓浅神经感觉传导速度减慢，潜伏期改变。

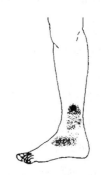

图 33-50　疼痛分布示意图

【诊断要点】

依据临床表现及相关检查，可对本病做出准确的诊断。

【针刀治疗】

（一）治疗原则

根据针刀闭合性手术理论及慢性软组织损伤病因病理学理论，应用针刀对神经卡压点进行精确松解，可治愈本病。

（二）操作方法

1. 体位　仰卧位。

2. 体表定位　小腿外侧中下 1/3，Tinel 征阳性点（图 33-51）。

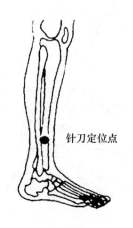

图 33 – 51　体表定位示意图

3. 消毒　施术部位用碘伏消毒两遍，然后铺无菌洞巾，使治疗点正对洞巾中间。

4. 麻醉　用 1% 利多卡因局部浸润麻醉，每个治疗点注药 1ml。

5. 刀具　使用 I 型 4 号直形针刀。

6. 针刀操作　在针刀松解腓浅神经出筋膜处的卡压点定位。针刀体与皮肤垂直，刀口线与下肢纵轴一致，按针刀四步进针规程进针刀，经皮肤、皮下组织，当刀下有坚韧感，患者有酸、麻、胀感时，已到达腓浅神经出筋膜处的卡压点，纵疏横剥 2 ~ 3 刀，范围不超过 1cm（图 33 – 52）。

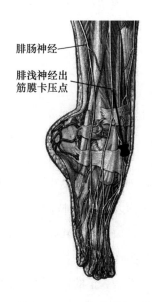

腓肠神经

腓浅神经出筋膜卡压点

图 33 – 52　针刀松解示意图

【针刀术后手法治疗】

针刀术后，仰卧位，做踝关节内翻、外翻动作

2 ~ 3 次。

第九节　踝足部神经卡压综合征

一、跖管综合征

【概述】

本病又称踝管综合征，多发于老年人，多因随年龄增长韧带弹性较低所致。其次，踝关节反复扭伤也容易发病，它与跖管所在的位置和本身结构有很大关系。该病在临床上常被误诊为风湿脚痹或末梢神经炎。即使诊断明确，以中西医药物治疗也疗效欠佳。近年来矫形外科用手术疗法切除部分支持带以松解胫后神经的压迫，疗效显著，但较为痛苦，有的尚残留轻微不适。

依据针刀医学慢性软组织损伤病因病理学理论和针刀闭合性手术理论，通过对神经卡压点进行精确闭合性针刀松解，完全可以取代开放性手术松解，治愈本病。

跖管是在内踝下侧的一个狭窄的骨性通道（图 33 – 53），上面有分裂韧带覆盖，下面有跟骨内侧面组成的扁形管腔，中间有胫后动脉、胫后神经、拇长屈肌、趾长屈肌通过，分裂韧带受损伤挛缩使管腔更为狭窄。

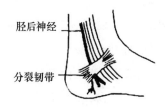

胫后神经

分裂韧带

图 33 – 53　跖管结构示意图

【病因病理】

发病原因一是平常足部缺乏活动，而突然活动量增大。二是踝关节反复扭伤，使跖管内肌腱摩擦劳损或肌腱部分撕裂，产生慢性少量出血、水肿、日久机化、增生、肥厚及瘢痕。造成跖管内容物体积增大。而跖骨为骨性纤维管，缺乏伸缩性，不能

随之膨胀，因而形成相对狭窄，于是管内压力增高，由此产生胫后神经受压症状。

【临床表现】

初期主要表现为在走路多、久立或劳累后出现内踝后部不适，休息后改善。持续日久，则出现跟骨内侧和足底麻木或有蚁行感。重者可出现足趾皮肤干燥、发亮，汗毛脱落及足部内在肌肉萎缩，走路跛行。

【诊断要点】

1. 痛麻区域局限于跟骨内侧和足底。

2. 叩击内踝后方，足部针刺感可加剧。

3. 做足部极度背伸时，症状加剧。

【针刀治疗】

（一）治疗原则

依据针刀医学关于慢性软组织损伤的理论，跗管损伤后粘连和瘢痕造成跗管相对狭窄而产生上述临床表现。动态平衡失调的三大病理因素是粘连、瘢痕和挛缩，慢性期急性发作时，有渗出水肿刺激神经梢使症状加剧。依据上述理论，用针刀将挛缩的韧带松解，刮除瘢痕，使内踝关节的动态平衡得到恢复，此病便得到了根本性的治疗。

（二）操作方法

1. 体位 患侧卧位。患侧在下，将患足内踝朝上，沙袋垫平稳。

2. 体表定位 在内踝后缘与足跟骨划一直线，分别在内踝与跟骨内侧定位。

3. 消毒 施术部位用碘伏消毒两遍，然后铺无菌洞巾，使治疗点正对洞巾中间。

4. 麻醉 1%利多卡因局部麻醉。

5. 刀具 使用Ⅰ型针刀。

6. 针刀操作 见图33-54。

（1）第1支针刀切开分裂韧带内踝部的起点

在内踝后缘定位，针刀体与皮肤垂直，刀口线与腓骨纵轴呈45°角，按针刀手术四步操作规程进针刀，针刀经皮肤、皮下组织、筋膜，直达内踝后缘骨面，沿骨面向下探寻，刀下有坚韧感时，即到达分裂韧带的

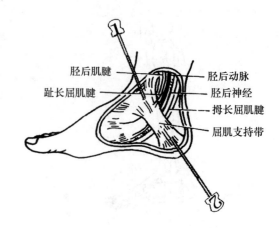

胫后肌腱　趾长屈肌腱　胫后动脉　胫后神经　拇长屈肌腱　屈肌支持带

图33-54　跗管针刀松解示意图

起点，以提插刀法切割2~3刀，范围不超过0.5cm。

（2）第2支针刀切开分裂韧带跟骨内侧的止点

在跟骨内侧面定位，针刀体与皮肤垂直，刀口线与下肢纵轴呈45°角，按针刀手术四步操作规程进针刀，针刀经皮肤、皮下组织、筋膜，直达跟骨内侧骨面，沿骨面探寻，刀下有坚韧感时，即到达分裂韧带的止点，向上下各铲剥切割2~3刀，范围不超过0.5cm。

【针刀术后手法治疗】

针刀术后，患者仰卧，患肢外旋，医生以一指禅推法或揉法于小腿内后侧，由上而下推至踝部，重点在跗管局部，沿与跗管纵向肌垂直的方向推、揉5~10分钟，以通经活血，使跗管压力降低，同时在局部配合弹拨法疏理经筋，最后顺肌腱方向用擦法，还可配合中药熏洗。

二、Morton跖骨痛

【概述】

足底趾间神经病变通常发生于第三趾间，为趾总神经病变，被称之为趾间神经瘤。1876年由Morton首先提出，故临床常以Morton跖骨痛命名。治疗上常采用跖骨头切除及趾神经切除术。所谓的神经瘤，实际上并不是真正的神经瘤，而是按神经瘤来治疗，切除后的结果是形成一个真正的神经瘤，不过这种治疗方法常可使疼痛缓解。

足底趾总神经为足底内、外侧神经的终末感觉支，通过跖横韧带跖面至趾端，支配第三趾蹼缘皮肤。该

神经向前在第三趾蹼处分成第三趾腓侧趾固有神经和第四趾胫侧趾固有神经，后方是足底内、外侧神经的连接部，所以在屈趾时，足底趾总神经到第三趾蹼的分支被移向近侧，但受远端牵拉力限制。足底趾总神经通过第三、四跖骨间韧带的浅面，亦受该韧带限制。

【病因与病理】

当踝关节跖屈而趾背伸时，身体重量集中在跖骨头，足底趾总神经由于伸趾而被拉向远端，再加上跖骨间韧带的限制，常使足底趾总神经受到牵拉和压迫，这是产生 Morton 跖骨痛的重要原因。

此外，与该病相关的原因还有以下几方面。

（1）与足底趾总神经伴行的趾总动脉易发生增厚和闭塞，导致神经缺血。

（2）足底趾总神经在第三、四跖骨下方，在步行时易受到足底的挤压，当穿着高跟尖头的鞋子时，第一、五跖骨向侧方移动受限制，此时足部的压力将使第三、四跖骨头产生一个向内的运动而对神经产生挤压等。

（3）Maler（1951年）还认为跖骨滑膜在此处的囊肿也是致病的重要原因之一。

（4）大多数 Morton 跖骨痛系姿势异常引起，特别是高弓足时足掌部突起或足跟的内外翻等。有时单纯性特殊类型的跖骨头压低也可引起外源性神经受压。多数组织学检查发现血管束存在动脉内的炎性反应以及一些特殊性神经损害，如神经瘤等。偶尔可见由压迫性刺激引起的神经增厚。

【临床表现】

疼痛常常发生于第三跖骨，也可表现为第一、二、四跖骨间疼痛。疼痛往往较为剧烈，无明显诱因，有时行走时突然绊倒或鞋过紧可诱发疼痛，并向相应的足趾放射。疼痛也可向足跟、小腿放射，表现为电击样、烧灼样疼痛，常持续几秒钟。足掌弥散性疼痛可持续数分钟。

跖骨头部可有压痛，第三趾蹼跖面或第三跖骨头部跖面可触及一隆起物，第三趾蹼区与对侧相比可有感觉改变，但亦有双侧同时出现者。

【诊断要点】

除出现以上症状和体征外，X 线摄片可发现跖骨头变平变宽，以第二、三跖骨多见。在趾蹼间用利多卡因阻滞可消除患者症状。肌电图有助于排除其他部位神经受压。

【针刀治疗】

（一）治疗原则

依据针刀医学慢性软组织损伤病因病理学理论和针刀闭合性手术理论，通过对神经卡压点进行精确闭合性针刀松解，完全可以取代开放性手术松解，治愈该病。

（二）操作方法

1. 体位　仰卧位。

2. 体表定位　第三、四趾间跖面压痛点定位。

3. 消毒　施术部位用碘伏消毒两遍，然后铺无菌洞巾，使治疗点正对洞巾中间。

4. 麻醉　1% 利多卡因局部麻醉。

5. 刀具　使用 I 型针刀。

6. 针刀操作　针刀切开部分第三、四跖骨间韧带。在第三、四趾间跖面压痛点定位，针刀体与皮肤垂直，刀口线与足底纵轴一致，按针刀手术四步操作规程进针刀，针刀经皮肤、皮下组织，刀下有坚韧感时，即到达第三、四跖骨间韧带，以提插刀法切割 2～3 刀，范围不超过 0.5cm（图 33－55）。

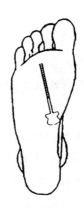

图 33－55　Morton 跖骨痛针刀松解示意图

【针刀术后手法治疗】

针刀术后，患者仰卧，术者推压患肢跖趾关节的跖面，做跖趾关节背伸活动 1～2 次。

第三十四章

内 科 疾 病

第一节 呼吸系统相关疾病

一、慢性支气管炎

【概述】

慢性支气管炎是由于感染或非感染因素引起气管、支气管黏膜及其周围组织的慢性非特异性炎症。其病理特点是支气管腺体增生、黏液分泌增多。临床出现连续两年以上，每年持续三个月以上的咳嗽、咳痰或气喘等症状。早期多在冬季发作，春暖后缓解；晚期炎症加重，症状长年存在，不分季节。疾病进展又可并发慢性阻塞性肺气肿、肺源性心脏病，严重影响劳动能力和健康。

本病为常见病、多发病，根据我国70年普查的结果，患病率为3.82%。随着年龄增长，患病率递增，50岁以上的患病率高达15%或更多。本病流行与吸烟、地区和环境卫生等有密切关系。

肺脏的功能活动主要受迷走神经和从脊髓 $T_1 \sim T_5$ 节段发出的交感神经支配（图34-1）。

【病因病理】

以往一直认为慢性支气管炎是支气管发生的感染性和非感染性炎症。从上述关于肺脏与自主神经关系的叙述，可知肺脏的功能活动是受自主神经控制的，这些自主神经来自迷走神经和 $T_1 \sim T_5$ 节段。针刀医学通过对慢性支气管炎病因、病理的深入研究，并通过大量的临床实践，发现其最根本的原因不在肺脏的本身，而在于控制它的自主神经的功能紊乱，如慢性支气管炎反复发作后，支气管黏膜的迷走神经感受器反应性增高，副交感神经功能亢进，可出现过敏现象而发生喘息。而引起这一自主神经功能紊乱的进一步原因是 $T_1 \sim T_5$ 部位的慢性软组织损伤和骨关节损伤及迷走神经在颈部走行部位的慢性软组织损伤。另外一部分疾病则由于和肺脏相联系的电生理线路发生故障所致，如电流量增加或电流量减弱或出现短路等。

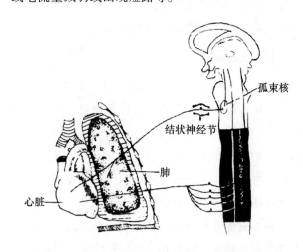

图34-1 肺脏神经支配示意图

由于慢性软组织损伤和骨关节损伤所导致的

自主神经被牵拉或卡压，使自主神经功能紊乱，功能紊乱的本质根据针刀医学关于人体电生理线路新的生理系统的理论可知，就是自主神经这种电生理线路的电流量和肺脏有关其他电生理线路电流量的不稳，电流量过强就呈现亢进性的临床症状，电流量过弱就呈现衰退性的临床症状。所谓亢进性的类似于中医学所说的实证、热证；所谓抑制性的类似于中医学所说的虚证、寒证。

【临床表现】

部分患者在起病前有急性呼吸道感染史。常在寒冷季节发病，出现咳嗽、咯痰，尤以晨起为著，痰呈白色黏液泡沫状，黏稠不易咳出。在急性呼吸道感染时，症状加剧，痰量增多，黏稠度增加或为黄色脓性，偶有痰中带血。随着病情发展，终年咳嗽，咳痰不停，秋冬加剧。喘息型支气管炎患者在症状加剧成继发感染时，常有哮喘样发作，气急不能平卧。呼吸困难一般不明显，但并发肺气肿后，随着肺气肿程度增加，则呼吸困难的程度逐渐加剧。

本病早期多无体征。有时在肺底部可听到湿性和干性啰音。喘息型支气管炎在咳嗽或深吸气后可听到哮鸣音，发作时有广泛哮鸣音，长期发作的病例可有肺气肿的体征。

用拇指触压 T_3 上、下、左、右可见压痛，软组织可见结节和条索。

根据临床表现，将慢性支气管炎分为单纯型与喘息型两型，前者主要表现为反复咳嗽、咳痰，后者除咳嗽、咳痰外尚有喘息症状，并伴有哮鸣音。

【诊断要点】

主要依靠病史和症状。在排除其他心、肺疾患后，临床上凡有慢性或反复的咳嗽、咳痰或伴喘息，每年发病至少持续 3 个月，并连续 2 年或以上者，诊断即可成立。如每年发病持续不足 3 个月，而有明确的客观检查依据（如 X 线、肺功能等）亦可诊断。

1. 血液检查　慢性支气管炎急性发作期或并发肺部感染时，可见白细胞计数及中性粒细胞增多。喘息型者嗜酸粒细胞可增多。缓解期多无变化。

2. 痰液检查　痰液培养可见肺炎球菌、流感嗜血杆菌、甲型链球菌及奈瑟球菌等。涂片中可见大量中性粒细胞、已破坏的杯状细胞，喘息型者常见较多的嗜酸粒细胞。

3. 呼吸功能检查　早期常无异常。有小气道阻塞时，最大呼气流速—容积曲线在 75% 和 50% 肺容量时，流量明显降低，闭合容积可增加。发展到气道狭窄或有阻塞时，第一秒用力呼气量占用总肺活量的比值减少（＜70%），最大通气量减少（＜预计值的 80%）。

4. X 线检查　单纯型慢性支气管炎，X 线检查正常，或仅见两肺下部纹理增粗，或呈条索状，这是支气管壁纤维组织增生变厚的征象。若合并支气管周围炎，可有斑点阴影重叠其上。

此外，必须摄以 T_3 为中心的胸椎正侧位片，根据针刀影像诊断学有关读片方法，仔细阅读 X 线片，检查 T_3 有无旋转移位和前后移位，有无以 T_3 为中心的轻度侧弯。

【针刀治疗】

（一）治疗原则

根据软组织损伤病理构架的网眼理论，通过针刀对脊背部的软组织损伤进行整体松解，配合手法及适当的药物，来纠正自主神经受牵拉卡压的问题，排除电生理线路障碍，使慢性支气管炎得到有效的治疗。

（二）操作方法

1. 第一次针刀松解 T_2 ~ T_3、T_3 ~ T_4 周围的粘连瘢痕

（1）体位　俯卧位，肩关节及髂嵴部置棉垫，以防止呼吸受限。

（2）体表定位　T_2 ~ T_3、T_3 ~ T_4 棘突及周围。

（3）消毒　施术部位用碘伏消毒两遍，然后铺无菌洞巾，使治疗点正对洞巾中间。

（4）麻醉　1% 利多卡因局部定点麻醉。

（5）刀具　使用Ⅰ型针刀。

（6）针刀操作　见图34-2。

①第1支针刀松解 T_2~T_3棘上韧带、棘间韧带及多裂肌止点的粘连瘢痕　在 T_3 棘突顶点定位，刀口线与人体纵轴一致，刀体先向头侧倾斜45°，与胸椎棘突呈60°角，按针刀四步进针规程进针刀，针刀经皮肤、皮下组织，直达棘突骨面，纵疏横剥2~3刀，范围不超过0.5cm，然后将针刀体逐渐向脚侧倾斜与胸椎棘突走行方向一致，先沿棘突骨面分别从棘突左、右侧向椎板方向铲剥2~3刀，深度达棘突根部，以松解多裂肌止点的粘连瘢痕。再退针刀到棘突表面，调转刀口线90°，从 T_3 棘突上缘骨面向上沿 T_2 和 T_3 棘间方向用提插刀法切割棘间韧带2~3刀，范围不超过0.5cm。

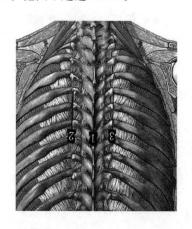

图34-2　T_2~T_3、T_3~T_4周围粘连瘢痕
针刀松解示意图

②第2支针刀松解左侧 T_4 肋横突关节囊韧带　在 T_3~T_4 棘间中点旁开2~3cm定位，刀口线与人体纵轴一致，针刀体与皮肤呈90°角，按针刀四步进针规程进针刀，针刀经皮肤、皮下组织、胸腰筋膜浅层、竖脊肌达横突骨面，沿横突骨面向外到横突尖部，纵疏横剥2~3刀，范围不超过2mm。

③第3支针刀松解 T_4 右侧肋横突关节囊韧带肋横突关节囊韧带　针刀松解方法参照第2支针刀松解方法。

④T_2~T_3，T_3~T_4 其余部位的粘连瘢痕的针刀松解参照上述针刀松解方法进行。

（7）注意事项

①做胸椎针刀操作，为了避免针刀进入椎管而损伤脊髓，在后正中线上松解棘上韧带和棘间韧带时，应按以下步骤进行操作。进针时，刀体向头侧倾斜45°，与胸椎棘突呈60°角，针刀直达胸椎棘突顶点骨面；对棘突顶点的病变进行松解，要进入棘间松解棘间韧带，必须退针刀于棘突顶点的上缘，将针刀体逐渐向脚侧倾斜与胸椎棘突走行方向一致，才能进入棘间，切棘间韧带的范围限制在0.5cm以内，以免切入椎管，否则针刀的危险性明显加大（图34-3）。

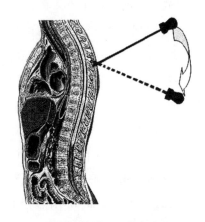

图34-3　胸椎松解针刀刀体角度变化示意图

②如果定位困难，需要在X线透视下进行定位后再进行针刀手术，不能盲目定点作针刀松解，否则可能引起胸腔内脏器官损，造成严重的并发症和后遗症。

2. 第二次针刀松解 C_7~T_1、T_1~T_2周围的粘连瘢痕

（1）体位　俯卧位，肩关节及髂嵴部置棉垫，以防止呼吸受限。

（2）体表定位　C_7~T_1、T_1~T_2棘突及周围。

（3）消毒　施术部位用碘伏消毒两遍，然后铺无菌洞巾，使治疗点正对洞巾中间。

（4）麻醉　1%利多卡因局部定点麻醉。

（5）刀具　使用Ⅰ型针刀。

（6）针刀操作　见图34-4。

①第1支针刀松解 C_7~T_1棘上韧带、棘间韧带及多裂肌止点的粘连瘢痕　在 T_1 棘突顶点定位，刀口线与人体纵轴一致，刀体先向头侧倾斜45°，与胸椎棘突呈60°角，按针刀四步进针规程进针刀，

针刀经皮肤、皮下组织，直达棘突骨面，纵疏横剥2~3刀，范围不超过0.5cm，然后将针刀体逐渐向脚侧倾斜与胸椎棘突走行方向一致，先沿棘突骨面分别从棘突左、右侧向椎板方向铲剥2~3刀，深度达棘突根部，以松解多裂肌止点的粘连瘢痕。再退针刀到棘突表面，调转刀口线90°，从T_1棘突上缘骨面向上沿C_7和T_1棘间方向用提插刀法切割棘间韧带2~3刀，范围不超过0.5cm。

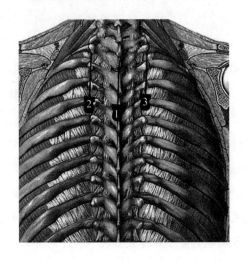

图34-4 C_7~T_1、T_1~T_2周围粘连瘢痕
针刀松解示意图

②第2支针刀松解左侧T_1肋横突关节囊韧带 在C_7~T_1棘间上缘旁开2~3cm定位，刀口线与人体纵轴一致，针刀体与皮肤呈90°角，按针刀四步进针规程进针刀，针刀经皮肤、皮下组织、胸腰筋膜浅层、竖脊肌达横突骨面，沿横突骨面向外到横突尖部，纵疏横剥2~3刀，范围不超过2mm。

③第3支针刀松解右肋横突关节囊韧带 针刀松解方法参照第2支针刀松解方法。

④T_1~T_2周围的粘连瘢痕的针刀松解参照第一次T_2~T_3针刀松解方法进行。

（7）注意事项 与第一次针刀松解的注意事项相同。

3. 第三次针刀松解T_4~T_5、T_5~T_6周围的粘连瘢痕

（1）体位 俯卧位，肩关节及髂嵴部置棉垫，以防止呼吸受限。

（2）体表定位 T_4~T_5、T_5~T_6棘突及周围。

（3）消毒 施术部位用碘伏消毒两遍，然后铺无菌洞巾，使治疗点正对洞巾中间。

（4）麻醉 1%利多卡因局部定点麻醉。

（5）刀具 使用Ⅰ型针刀。

（6）针刀操作 见图34-5。

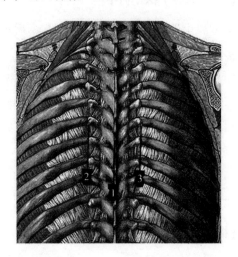

图34-5 T_4~T_5、T_5~T_6周围粘连瘢痕
针刀松解示意图

①第1支针刀松解T_4~T_5棘上韧带、棘间韧带及多裂肌止点的粘连瘢痕 在T_5棘突顶点定位，刀口线与人体纵轴一致，刀体先向头侧倾斜45°，与胸椎棘突呈60°角，按针刀四步进针规程进针刀，针刀经皮肤、皮下组织，直达棘突骨面，纵疏横剥2~3刀，范围不超过0.5cm，然后将针刀体逐渐向脚侧倾斜与胸椎棘突走行方向一致，先沿棘突骨面分别从棘突左、右侧向椎板方向铲剥2~3刀，深度达棘突根部，以松解多裂肌和回旋肌止点的粘连瘢痕。再退针刀到棘突表面，调转刀口线90°，从T_5棘突上缘骨面向上沿T_4和T_5棘间方向用提插刀法切割棘间韧带2~3刀，范围不超过0.5cm。

②第2支针刀松解左侧T_5肋横突关节囊韧带 在T_4~T_5棘间上缘旁开2~3cm定位，刀口线与人体纵轴一致，针刀体与皮肤呈90°角，按针刀四步进针规程进针刀，针刀经皮肤、皮下组织、胸腰筋膜浅层、竖脊肌达横突骨面，沿横突骨面向外到横突尖部，纵疏横剥2~3刀，范围不超过2mm。

③第3支针刀松解右肋横突关节囊韧带 针刀松解方法参照第2支针刀松解方法。

④T₅~T₆周围的粘连瘢痕的针刀松解参照T₄~
T₅针刀松解方法进行。

（7）注意事项　与第一次针刀松解的注意事项
相同。

【针刀术后手法治疗】

1. 如属于T₃关节位置变化者，针刀术后用俯卧
推压整复手法进行整复。

2. 如属于T₃上、下、左、右有压痛、结节、条
索者，针刀术后即在局部用指揉法按揉1分钟即可。

3. 如属于电生理线路功能紊乱者，无须手法
治疗。

二、支气管哮喘

【概述】

关于支气管哮喘病（简称哮喘）的定义，中华
医学会呼吸病学会在1997年4月在青岛召开的第二
届全国哮喘会议规定哮喘病的定义是：支气管哮喘
是由嗜酸性粒细胞、肥大细胞、T淋巴细胞等多种
炎性细胞参与的气道慢性炎症。这种炎症使易感者
对各种激发因子具有气道高反应性，并可引起气道
缩窄，表现为反复发作的喘息、呼吸困难、胸闷或
咳嗽等症状，常在夜间和（或）清晨发作、加剧，
常常出现广泛多变的可逆性气流受限，多数患者可
自行缓解或经治疗缓解。

【病因病理】

1. 病因　哮喘的病因还不十分清楚，大多认为
是多基因遗传有关的变态反应性疾病，环境因素对
发病也起重要的作用。

（1）遗传因素　许多调查资料表明，哮喘患者
亲属患病率高于群体患病率，并且亲缘关系越近，
患病率越高；患者病情越严重，其亲属患病率也越
高。目前，对哮喘的相关基因尚未完全明确，但有
研究表明，有多位点的基因与变态反应性疾病相
关。这些基因在哮喘的发病中起着重要作用。

（2）促发因素　环境因素在哮喘发病中也起到
重要的促发作用。相关的诱发因素较多，包括吸入

性抗原（如：尘螨、花粉、真菌、动物毛屑等）和
各种非特异性吸入物（如：二氧化硫、油漆、氨气
等）；感染（如病毒、细菌、支原体或衣原体等引
起的呼吸系统感染）；食物性抗原（如鱼、虾蟹、
蛋类、牛奶等）；药物（如心得安、阿司匹林等）；
气候变化、运动、妊娠等都可能是哮喘的诱发
因素。

2. 发病机制　哮喘的发病机制不完全清楚。多
数人认为，变态反应、气道慢性炎症、气道反应性
增高及自主神经功能障碍等因素相互作用，共同参
与哮喘的发病过程。

（1）变态反应　当变应原进入具有过敏体质的
机体后，通过巨噬细胞和T淋巴细胞的传递，可刺
激机体的B淋巴细胞合成特异性IgE，并结合于肥
大细胞和嗜碱性粒细胞表面的高亲和性的IgE受体。
若过敏原再次进入体内，可与肥大细胞和嗜碱性粒
细胞表面的IgE交联，从而促发细胞内一系列的反
应，使该细胞合成并释放多种活性介质导致平滑肌
收缩、黏液分泌增加、血管通透性增高和炎症细胞
浸润等。炎症细胞在介质的作用下又可分泌多种介
质，使气道病变加重，炎症浸润增加，产生哮喘的
临床症状。

根据过敏原吸入后哮喘发生的时间，可分为速
发型哮喘反应（IAR）、迟发型哮喘反应（LAR）和
双相型哮喘反应（OAR）。IAR几乎在吸入过敏原
的同时立即发生反应，15~30分钟达高峰，2小时
后逐渐恢复正常。LAR约6小时左右发病，持续时
间长，可达数天。而且临床症状重，常呈持续性哮
喘表现，肺功能损害严重而持久。LAR的发病机制
较复杂，不仅与IgE介导的肥大细胞脱颗粒有关，
主要是气道炎症反应所致。现在认为哮喘是一种涉
及多种炎症细胞相互作用、许多介质和细胞因子参
与的一种慢性气道炎症疾病。LAR主要与气道炎症
反应有关。

（2）气道炎症　气道慢性炎症被认为是哮喘的
基本的病理改变和反复发作的主要病理生理机制。
不管哪一种类型的哮喘，哪一期的哮喘，都表现为

以肥大细胞、嗜酸性粒细胞和 T 淋巴细胞为主的多种炎症细胞在气道的浸润和聚集。这些细胞互相作用可以分泌出数十种炎症介质和细胞因子。这些介质、细胞因子与炎症细胞构成复杂的网络，相互作用和影响，使气道炎症持续存在。当机体遇到诱发因素时，这些炎症细胞能够释放多种炎症介质和细胞因子，引起气道平滑肌收缩，黏液分泌增加，血浆渗出和黏膜水肿。已知多种细胞，包括肥大细胞、嗜酸性粒细胞、中性粒细胞、上皮细胞、巨噬细胞和内皮细胞都可产生炎症介质。主要的介质有：组胺、前列腺素、白三烯、血小板活化因子、嗜酸性粒细胞趋化因子、中性粒细胞趋化因子、主要碱基蛋白、嗜酸性粒细胞阳离子蛋白、内皮素-1、黏附因子等。总之，哮喘的气道慢性炎症是由多种炎症细胞、炎症介质和细胞因子参与的，相互作用形成恶性循环，使气道炎症持续存在。其相互关系十分复杂，有待进一步研究。

（3）气道高反应性（AHR） 表现为气道对各种刺激因子出现过强或过早的收缩反应，是哮喘患者发生发展的另一个重要因素。目前普遍认为气道炎症是导致气道高反应性的重要机制之一。气道上皮损伤和上皮内神经的调控等因素亦参与了 AHR 的发病过程。当气道受到变应原或其他刺激后，由于多种炎症细胞释放炎症介质和细胞因子，神经轴索反射使副交感神经兴奋性增加，神经肽的释放等，均与 AHR 的发病过程有关。AHR 为支气管哮喘患者的共同病理生理特征，然而出现 AHR 者并非都是支气管哮喘，如长期吸烟、接触臭氧、病毒性上呼吸道感染、慢性阻塞性肺疾病等也可出现 AHR。

（4）神经机制 神经因素也被认为是哮喘发病的重要环节。支气管受复杂的自主神经支配。除胆碱能神经、肾上腺素能神经外，还有非肾上腺素能非胆碱能（NANC）神经系统。支气管哮喘与 β-肾上腺素能受体功能低下和迷走神经张力亢进有关，并可能存在有 α-肾上腺素能神经的反应性增加。NANC 能释放舒张支气管平滑肌的神经介质，如血管肠激肽、一氧化氮，以及收缩支气管平滑肌的介质，如 P 物质、神经激肽等。两者平衡失调，则可引起支气管平滑肌收缩。

【临床表现】

与哮喘相关的症状有咳嗽、喘息、呼吸困难、胸闷、咳痰等。典型的表现是发作性伴有哮鸣音的呼气性呼吸困难。严重者可被迫采取坐位或呈端坐呼吸，干咳或咯大量白色泡沫痰，甚至出现发绀等。哮喘症状可在数分钟内发作，经数小时至数天，用支气管扩张药或自行缓解。早期或轻症的患者多数以发作性咳嗽和胸闷为主要表现。这些表现缺乏特征性。哮喘的发病特征是：①发作性：当遇到诱发因素时呈发作性加重。②时间节律性：常在夜间及凌晨发作或加重。③季节性：常在秋冬季节发作或加重。④可逆性：平喘药通常能够缓解症状，可有明显的缓解期。认识这些特征，有利于哮喘的诊断与鉴别。

缓解期可无异常体征。发作期胸廓膨隆，叩诊呈过清音，多数有广泛的以呼气相为主的哮鸣音，呼气延长。严重哮喘发作时常有呼吸费力、大汗淋漓、发绀、胸腹反常运动、心率增快等体征。

实验室和其他检查如下。

（1）血液常规检查 发作时可有嗜酸性粒细胞增高，但多数不明显，如并发感染可有白细胞数增高，分类中性粒细胞比例增高。

（2）痰液检查 涂片在显微镜下可见较多嗜酸性粒细胞，可见嗜酸性粒细胞退化形成的尖棱结晶、黏液栓和透明的哮喘珠。如合并呼吸道细菌感染，痰涂片革兰染色、细胞培养及药物敏感试验有助于病原菌诊断及指导治疗。

（3）肺功能检查 缓解期肺通气功能多数在正常范围。在哮喘发作时，由于呼气流速受限，表现为第一秒用力呼气量（FEV1.0）、一秒率（FEV1.0/FVC%）、最大呼气中期流速（MMER）、呼出 50% 与 75% 肺活量时的最大呼气流量（MEF50% 与 MEF75%）以及呼气峰值流量（PEFR）均减少。可有用力肺活量减少，残气量增加，功能残气量和肺总量增加，残气占肺总量百分比增高。经过治疗后可逐渐恢复。

（4）血气分析　哮喘严重发作时可有缺氧，PaO_2 和 SaO_2 降低，由于过度通气可使 $PaCO_2$ 下降，pH 上升，表现呼吸性碱中毒。如重症哮喘，病情进一步发展，气道阻塞严重，可有缺氧及 CO_2 潴留，$PaCO_2$ 上升，表现呼吸性酸中毒。如缺氧明显，可合并代谢性酸中毒。

（5）胸部 X 线检查　早期在哮喘发作时可见两肺透亮度增加，呈过度充气状态；在缓解期多无明显异常。如并发呼吸道感染，可见肺纹理增加及炎症性浸润阴影。同时要注意肺不张、气胸或纵隔气肿等并发症的存在。

（6）特异性过敏原的检测　可用放射性过敏原吸附试验（RAST）测定特异性 IgE，过敏性哮喘患者血清 IgE 可较正常人高 2~6 倍。在缓解期可做皮肤过敏试验判断相关的过敏原，但应防止发生过敏反应。

【诊断要点】

1. 临床诊断依据

（1）反复发作的喘息、呼吸困难、胸闷或咳嗽，多与接触变应原、冷空气、物理、化学性刺激、病毒性上呼吸道感染、运动等有关。

（2）发作时在双肺可闻及散在弥漫性，以呼气相为主的哮鸣音，呼气相延长。

（3）用平喘药能明显缓解症状，或上述症状可自行缓解。

（4）排除其他疾病所引起的喘息、气急、胸闷和咳嗽。

（5）临床表现不典型者（如无明显喘息或体征）至少应有下列三项中的一项：① 支气管激发试验或运动试验阳性；② 支气管舒张试验阳性 ③ 昼夜 PEF 变异率大于等于 20%。

符合 1~4 条或 4~5 条者可以诊断支气管哮喘。通过随诊治疗后的反应符合哮喘的规律，可以确定诊断。

2. 协助哮喘确诊的检查　症状不典型者（如无明显喘息和体征），应按具体情况选择下列检查，

至少应有下列三项中的一项阳性，结合平喘治疗能明显缓解症状和改善肺功能，可以确定诊断。

（1）支气管激发试验或运动试验阳性：支气管激发试验常采用组织胺或乙酰甲胆碱吸入法。吸入组织胺累积剂量 7.8 ≥ mol 或乙酰甲胆碱浓度 8mg/ml 以内，肺通气功能（FEV1.0）下降 20% 者为气道高反应性，是支持支气管哮喘的有力证据，一般适用于通气功能在正常预计值的 70% 或以上的患者。

（2）支气管舒张试验阳性：吸入激动剂后 15min，或强化平喘治疗（包括激素的使用，故亦称激素试验）1~2 周后，FEV1.0 增加 15% 以上，且绝对值增加 ≥ 200ml 为阳性，适用于发作期，FEV1.0 <60% 的正常预计值者。

（3）PEFR 日内变异率或昼夜波动率≥20%。

由于哮喘的临床表现并非哮喘特有，所以在建立诊断的同时，需要排除其他疾病所引起的喘息、胸闷和咳嗽。

【针刀治疗】

（一）治疗原则

根据软组织损伤病理构架的网眼理论，通过针刀对胸背部的软组织损伤进行整体松解，配合手法及适当的药物，来纠正自主神经受牵拉卡压的问题，排除电生理线路障碍，使收缩的支气管得以扩张。

（二）操作方法

1. 第一次针刀调节电生理线路

（1）大椎穴的电生理路线针刀调节

①体位　俯卧位，肩关节及髂嵴部置棉垫，以防止呼吸受限。

②体表定位　C_7~T_1 棘突间。

③麻醉　1% 利多卡因局部定点麻醉。

④消毒　施术部位用碘伏消毒两遍，然后铺无菌洞巾，使治疗点正对洞巾中间。

⑤刀具　使用 I 型针刀。

⑥针刀操作　在 C_7~T_1 棘突间定位，刀口线与

脊柱纵轴平行，按针刀四步进针规程进针刀，针刀经皮肤、皮下组织，深度3～5mm，纵行疏通2～3刀（图34-6）。

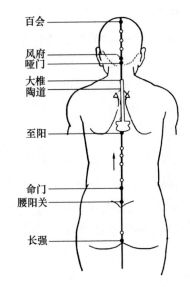

图34-6　大椎穴电生理路线针刀调节示意图

（2）肺俞穴的电生理路线针刀调节

①体位　俯卧位，肩关节及髂嵴部置棉垫，以防止呼吸受限。

②体表定位　T_3～T_4棘突间旁开1.5寸。

③消毒　施术部位用碘伏消毒两遍，然后铺无菌洞巾，使治疗点正对洞巾中间。

④麻醉　1%利多卡因局部定点麻醉。

⑤刀具　使用Ⅰ型针刀。

⑥针刀操作　在双侧T_3～T_4棘突间旁开1.5寸定位，刀口线与脊柱纵轴平行，按针刀四步进针规程进针刀，针刀经皮肤、皮下组织，深度达肋骨骨面，纵行疏通2～3刀（图34-7）。

（3）膏肓穴的电生理路线针刀调节

①体位　俯卧位，肩关节及髂嵴部置棉垫，以防止呼吸受限。

②体表定位　T_4～T_5棘突间旁开3寸。

③消毒　施术部位用碘伏消毒两遍，然后铺无菌洞巾，使治疗点正对洞巾中间。

④麻醉　1%利多卡因局部定点麻醉。

⑤刀具　使用Ⅰ型针刀。

⑥针刀操作　在双侧T_4～T_5棘突间旁开3寸定

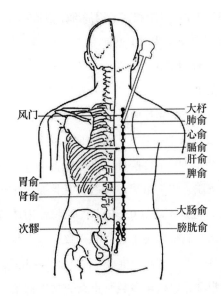

图34-7　肺俞穴电生理路线针刀调节示意图

位，刀口线与脊柱纵轴平行，按针刀四步进针规程进针刀，针刀经皮肤、皮下组织，深度达肋骨骨面，纵行疏通2～3刀（图34-8）。

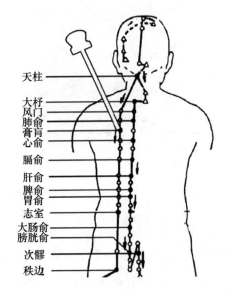

图34-8　膏肓穴电生理路线针刀调节示意图

2. 第二次针刀松解 C_7～T_1、T_1～T_2 周围的粘连瘢痕

（1）体位　俯卧位，肩关节及髂嵴部置棉垫，以防止呼吸受限。

（2）体表定位　C_7～T_1、T_1～T_2周围的粘连瘢痕点

（3）消毒　施术部位用碘伏消毒两遍，然后铺无菌洞巾，使治疗点正对洞巾中间。

（4）麻醉　1%利多卡因局部定点麻醉。

（5）刀具　使用Ⅰ型针刀。

（6）针刀操作　见图34-9。

①第1支针刀松解 $C_7 \sim T_1$ 棘上韧带、棘间韧带及多裂肌止点的粘连瘢痕　在 T_1 棘突顶点定位，刀口线与人体纵轴一致，刀体先向头侧倾斜45°，与胸椎棘突呈60°角，按针刀四步进针规程进针刀，针刀经皮肤、皮下组织，直达棘突骨面，纵疏横剥2~3刀，范围不超过0.5cm，然后将针刀体逐渐向脚侧倾斜与胸椎棘突走行方向一致，先沿棘突骨面分别从棘突左、右侧向椎板方向铲剥2~3刀，深度达棘突根部，以松解多裂肌止点的粘连瘢痕。再退针刀到棘突表面，调转刀口线90°，从 T_1 棘突上缘骨面向上沿 C_7 和 T_1 棘间方向用提插刀法切割棘间韧带2~3刀，范围不超过0.5cm。

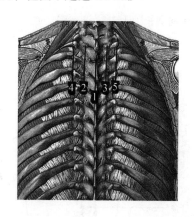

图34-9　$C_7 \sim T_1$ 与 $T_1 \sim T_2$ 周围粘连瘢痕针刀松解示意图

②第2支针刀松解 $C_7 \sim T_1$ 左侧关节突关节韧带的粘连瘢痕　在 $C_7 \sim T_1$ 棘间旁开1.5cm~1.8cm定位，刀口线与人体纵轴一致，针刀体与皮肤呈90°角，按针刀四步进针规程进针刀，针刀经皮肤、皮下组织，到第一胸椎椎板，沿椎板上缘缓慢进针刀，当针刀有韧性感时，即到达 $C_7 \sim T_1$ 左侧关节突关节韧带的粘连瘢痕，提插切割2~3刀，范围不超过2mm。

③第3支针刀松解 $C_7 \sim T_1$ 右侧关节突关节韧带的粘连瘢痕　针刀松解方法与第2支针刀相同。

④第4支针刀松解左侧 T_1 肋横突关节囊韧带　在 $C_7 \sim T_1$ 棘间旁开2~3cm进针刀，刀口线与人体纵轴一致，针刀体与皮肤呈90°角，按针刀四步进针规程进针刀，针刀经皮肤、皮下组织、胸腰筋膜浅层、竖脊肌达横突骨面，沿横突骨面向外到横突尖部，纵疏横剥2~3刀，范围不超过2mm。

⑤第5支针刀松解右侧 T_1 肋横突关节囊韧带　针刀松解方法参照第2支针刀松解方法。

⑥ $T_1 \sim T_2$ 周围的粘连瘢痕的针刀松解　参照 $C_7 \sim T_1$ 针刀松解方法进行。

（7）注意事项

①做胸椎针刀操作，为了避免针刀进入椎管而损伤脊髓，在后正中线上松解棘上韧带和棘间韧带时，应按以下步骤进行操作。进针时，刀体向头侧倾斜45°，与胸椎棘突呈60°角，针刀直达胸椎棘突顶点骨面；对棘突顶点的病变进行松解，要进入棘间，松解棘间韧带，必须退针刀于棘突顶点的上缘，将针刀体逐渐向脚侧倾斜与胸椎棘突走行方向一致，才能进入棘突间，切棘间韧带的范围限制在0.5cm以内，以免切入椎管，否则针刀的危险性明显加大（图34-3）。

②凡高热、喘急、声高者针刀均快速横行；凡无热、喘息无力、声音低微者，针刀均慢速纵行。

③如果定位困难，需要在X线透视下进行定位后再进行针刀手术，不能盲目定点作针刀松解，否则可能引起胸腔内脏器官受损，造成严重的并发症和后遗症。

【针刀术后手法治疗】

1. 如属于 C_7、T_1 有错位的患者，针刀术后即用俯卧推压手法进行整复。

2. 如属于电生理线路功能紊乱者，无须手法治疗。

第二节　循环系统相关疾病

一、颈源性血压异常

【概述】

颈源性血压异常是由于外伤、劳损、感受外

邪、退变等原因，导致颈椎组织失稳、错位，或组织痉挛、炎症，直接或间接刺激颈交感神经、椎动脉，引起脑内缺血、血管舒缩中枢功能紊乱，而导致中枢性血压异常。

【病因病理】

颈椎病损伤（尤其是上颈段）刺激颈交感神经（尤其是颈上神经节和颈下神经节），使颈内动脉神经与椎动脉神经兴奋性增高，可导致丘脑下部的后部缩血管中枢与延髓外侧的加压区受到影响，并不断发出异常冲动，引起交感神经兴奋性增高，使血管平滑肌收缩性增强，心跳加快，冠状动脉舒张等，可导致血压升高。相反，由于交感神经兴奋性减低，血流障碍，使脑缺血，影响到丘脑下部的前部舒血管中枢与延髓内侧的减压区时，可导致血压下降。

颈椎病损伤发生在下颈段 $C_{5~6}$、$C_{6~7}$ 椎体移位或者发生椎周软组织损伤形成炎性渗出、局部筋膜结节，则可引起上肢交感神经与血管功能障碍，导致外周性血压异常，常发生在一侧上肢，多为低血压。

【临床表现】

本病多发生于中老年人，少部分为青年人群。患者常有颈部疼痛、酸胀或异常感觉，活动时常有局部摩擦音。早期血压多呈波动，发作期常与颈部劳累损伤等因素有关，血压波动一般经 2～3 周可缓解；中后期呈持续性高血压或低血压，多伴有交感神经功能紊乱的症状出现。严重时，由于交感神经的痉挛致血管收缩，使椎动脉供血受阻，引起脑与脊髓缺血，可出现相应的症状。部分患者伴有视力障碍、自觉发热，有时出现长时期的低热，或肢体发凉、怕冷、麻木，心慌心悸，心律不齐，心动过速或过缓，有时胸闷，胸前区胀痛，胃肠蠕动增加或嗳气等。

【诊断要点】

1. 多发生于中老年人，少部分为青年人群。

2. 颈部疼痛、酸胀或异常感觉，活动时常有局部摩擦音。

3. 早期血压发作常与颈部劳累损伤等因素有关，一般经 2～3 周可缓解，中后期呈持续性高血压或低血压，多伴有交感神经功能紊乱的症状出现，严重时引起脑与脊髓缺血相应的症状。

4. 脊柱三指触诊法颈部压痛、肌筋膜结节，触到棘突或横突偏移等。

5. 其他检查心电图，眼底，尿、血常规等检查，中后期可有异常改变。

6. X 线片可见颈椎中下段棘突偏歪，小关节双影、双边征。

【针刀治疗】

（一）治疗原则

依据针刀医学关于人体弓弦力学系统及疾病病理构架的网眼理论，颈椎病是由于颈段的弓弦力学系统受损后，颈部的软组织形成粘连瘢痕和挛缩，病情进一步发展引起颈段骨关节的移位，卡压神经血管，引发临床表现。应用针刀整体松解颈段软组织的粘连瘢痕挛缩，调节颈段的力学平衡，消除软组织对神经血管的卡压。

（二）操作方法

1. 第一次"T"形针刀整体松解术 具体参照软组织损伤型颈椎病的针刀治疗。

2. 第二次针刀松解病变颈椎及上、下相邻关节突关节囊及关节突韧带 具体参照骨关节移位型颈椎病的第三次针刀治疗。

【针刀术后手法治疗】

针刀术后，嘱患者俯卧位，一助手牵拉肩部，术者正对头项，右肘关节屈曲并托住患者下颌，左手前臂尺侧压在病人枕骨上，随颈部的活动施按揉法。用力不能过大，以免造成新的损伤。最后，提拿两侧肩部，并搓患者肩至前臂反复 3 次。

二、阵发性心动过速

【概述】

阵发性心动过速是一种阵发性、规则而快速的异位性节律，心率一般为 160～220 次/分，有突然发作和突然停止的特点，根据异位起搏点的部位不同可分为房性、交界性和室性三种，前两者有时极难区别，故统称为室上性阵发性心动过速。室上性阵发性心动过速多发生于功能性心脏病患者，预后多良好，但冠心病、风心病及甲状腺功能亢进者亦可出现。室性心动过速，大多发生于患有较严重心脏病患者，特别是急性心肌梗死或心肌炎时，亦可发生于低血钾、低血镁及原发性 Q－T 间期延长综合征以及洋地黄、奎尼丁中毒时。

【病因病理】

迷走神经张力降低，交感神经兴奋性加强均能引起阵发性心动过速。慢性软组织损伤和骨关节损伤导致的自主神经牵拉及卡压均可使自主神经功能紊乱。根据针刀医学关于人体电生理线路的生理功能可知，其本质是由于交感神经电流量增加或者是迷走神经电流量减少所引起的；也可以是心脏本身的电生理线路电流量增强而导致心脏自律系统的兴奋性增强所致。

【临床表现】

心动过速突然发作和突然中止，其诱发因素多为情绪激动、猛然用力、疲劳或饱餐，亦可无明显诱因。发作时主要症状为心悸、胸闷、头颈部发胀、头晕、乏力、出汗及恶心；心室性阵速发作尤其是持续时间较长时，大多有明显血流动力障碍，表现为休克、昏厥、阿－斯综合征发作、急性心力衰竭，甚至猝死，预后严重，应作紧急处理。

【诊断要点】

1. 室上性心动过速 心电图表现为心率多在 160～220 次/分，心律齐，QRS 时间在 0.10 秒以内。如见有 P 波，P－R＞0.12 秒，则为房性心动过速；如每个搏动前或后见到逆行 P 波，P－R＜0.10 秒，则为交界性心动过速。

2. 室性心动过速 心电图表现为心率多在140～180 次/分；QRS 波群宽大畸形，间期＞0.12 秒，T 波方向与主波方向相反；如能发现 P 波，其频率比心

室率慢，且彼此无固定关系；如能发现 P 波传入心室，形成心室夺获（由窦性 P 波下传引起心室激动，QRS 波群为室上性），或室性融合波（分别由窦性 P 波下传激动心室形成 QRS 波群前半部及由异位室性起搏点激动心室，形成 QRS 波群后半部分所组成），则诊断更为明确。

3. 扑动与颤动 当异位起搏点自律性增高，超过阵发性心动过速频率，便形成扑动或颤动。①心房扑动：频率一般 250～350 次/分，快速而规则，如房室传导比例恒定，心室律总是规则的，多为2：1 传导或4：1 传导；传导比例发生改变时，则室律不规则，心电图表现为 P 波消失，代之以 250～350 次/分、间隔均匀、形状相同、连续的扑动波（F 波），形如锯齿状；QRS 波呈室上性；心室率随不同房室比例而定，心律可规则或不规则。②心房颤动：较常见，其心电图表现为 P 波消失，代之以大小不等、形态各异、间隔极不规则的颤动波（f 波），其频率为 350～600 次/分，QRS 波群间隔极不规则。③心室扑动和心室颤动：心室扑动心电图表现为连续比较规则的大振幅波动，其频率每分钟为 250 次/分左右，预后严重，且一般迅速转变为心室颤动。心室颤动时，QRS－T 波群完全消失，代之以形状不一、大小各异、极不均匀的颤动波，其频率为 250～350 次/分。

【针刀治疗】

（一）治疗原则

根据网眼理论和关于人体电生理线路系统的理论，通过针刀整体治疗，调节相关电生理系统，恢复心脏正常功能。

（二）操作方法

1. 第一次松解 T_4～T_5、T_5～T_6 及 T_6～T_7 处棘突、棘间、肋横突关节的粘连

（1）体位 俯卧位，肩关节及髂嵴部置棉垫，以防止呼吸受限。

（2）体表定位 T_6～T_7 胸椎。胸椎的肋横突关节的位置一般在本椎与下胸椎棘间中点旁开 2～

3cm，如 T_6 的肋横突关节位于 $T_6 \sim T_7$ 棘间中点旁开 2~3cm，以此类推（图34-10）。

（3）消毒　施术部位用碘伏消毒两遍，然后铺无菌洞巾，使治疗点正对洞巾中间。

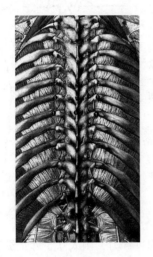

图34-10　体表定位示意图

（4）麻醉　1%利多卡因局部定点麻醉。

（5）刀具　使用 I 型针刀。

（6）针刀操作　见图34-11。

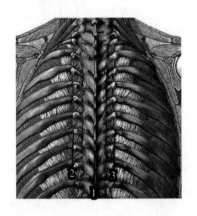

图34-11　$T_6 \sim T_7$ 椎间及 T_7 肋横突关节囊
针刀松解示意图

①第1支针刀松解 $T_6 \sim T_7$ 棘上韧带、棘间韧带及多裂肌止点的粘连瘢痕　在 T_7 棘突顶点定位，刀口线与人体纵轴一致，刀体先向头侧倾斜45°，与胸椎棘突呈60°角，按针刀四步进针规程进针刀，针刀经皮肤、皮下组织，直达棘突骨面，纵疏横剥 2~3 刀，范围不超过 0.5cm，然后将针刀体逐渐向脚侧倾斜与胸椎棘突走行方向一致，先沿棘突骨面分别从棘突左、右侧向椎板方向铲剥 2~3 刀，深度

达棘突根部，以松解多裂肌止点的粘连瘢痕。再退针刀到棘突表面，调转刀口线90°，从 T_7 棘突上缘骨面向上沿 T_6 和 T_7 棘间方向用提插刀法切割棘间韧带 2~3 刀，范围不超过 0.5cm。

②第2支针刀松解左侧 T_7 肋横突关节囊韧带　从 $T_6 \sim T_7$ 棘间中点旁开 2~3cm 进针刀，刀口线与人体纵轴一致，针刀体与皮肤呈90°角，按针刀四步进针规程进针刀，针刀经皮肤、皮下组织、胸腰筋膜浅层、竖脊肌达横突骨面，沿横突骨面向外到横突尖部，纵疏横剥 2~3 刀，范围不超过 2mm。

③第3支针刀松解右侧 T_7 肋横突关节囊韧带　针刀松解方法参照第2支针刀松解方法。

2. 第二次针刀松解 T_5 的上、下、左、右的压痛、结节及条索

（1）体位　俯卧位，肩关节及髂嵴部置棉垫，以防止呼吸受限。

（2）体表定位　T_5 周围压痛点及痛性结节。

（3）消毒　施术部位用碘伏消毒两遍，然后铺无菌洞巾，使治疗点正对洞巾中间。

（4）麻醉　1%利多卡因局部定点麻醉。

（5）刀具　使用 I 型针刀。

（6）针刀操作　在 T_5 横突周围的压痛点，或结节，或条索处定若干点，刀口线均和人体纵轴平行，按针刀四步进针规程进针刀，深度可达肋横突关节骨面，如在横突之间深度也不得超过肋骨的外表面，如在棘突之间深度达椎管外 3mm 以上，各点针刀达到相应深度后，疼痛的点则进行纵行疏通法和横行剥离法即可，有结节和条索者则采用纵行切开法或瘢痕刮除法。术毕，贴好创可贴后，按压各点 2~5 分钟。在治疗期间，一般 1 周需复诊 1 次，仔细检查，新发现及上一次经过治疗的各个部位的压痛、结节、条索，需继续治疗，直至其消失为止。

3. 第三次针刀调节电生理线路

（1）体位　俯卧位。

（2）体表定位　厥阴俞（双）、心俞（双）、间使（双）。

（3）消毒　施术部位用碘伏消毒两遍，然后铺无菌洞巾，使治疗点正对洞巾中间。

（4）麻醉　1%利多卡因局部定点麻醉。

（5）刀具　使用Ⅰ型针刀。

（6）针刀操作

①第1支针刀调节厥阴俞穴位的电生理线路通过$T_4 \sim T_5$棘突之间的连线中点处作一点，通过这点作一垂直于脊柱纵轴线的垂线，并从此点沿此横线向两侧各旁开1.5寸（同身寸）处定两点，在此两点定位，刀口线和脊柱纵轴线平行，针体和背部平面垂直，按针刀四步进针规程进针刀，深入达肋骨背面，纵行疏通2～3下即可。在纵行疏通时速度应缓慢，不可快速（图34-12）。

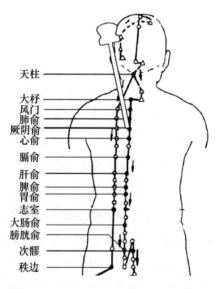

图34-12　厥阴俞穴位电生理线路针刀调节示意图

②第2支针刀调节心俞穴位的电生理线路　在$T_5 \sim T_6$棘突之间通过两个棘突的连线的中点，通过这点作一垂直于脊柱纵轴线的垂线，并从此点沿此横线向两侧各旁开1.5寸（同身寸）处定两点，在此两点定位，刀口线和脊柱纵轴线平行，针体垂直于背平面刺入，按针刀四步进针规程进针刀，深入达肋骨背面，纵行疏通2～3下即可。在纵行疏通时速度应缓慢，不可快速（图34-13）。

③第3支针刀调节间使穴位的电生理线路　在双侧腕横纹上3寸，桡侧腕屈肌和掌长肌腱之间定位，刀口线和上肢纵轴平行，与皮肤垂直，按针刀

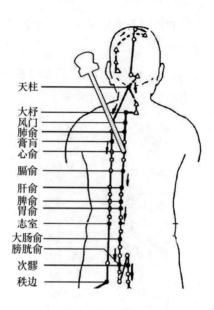

图34-13　心俞穴位电生理线路针刀调节示意图

四步进针规程进针刀，刺入0.5寸，纵行疏通2～3下即可，速度应慢（图34-14）。

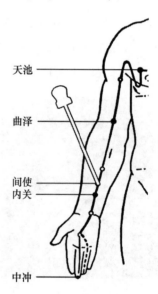

图34-14　间使穴位电生理线路针刀调节示意图

（7）注意事项　参见本章第一节呼吸系统相关疾病第一次针刀治疗中的注意事项。

【针刀术后手法治疗】

1. 如属于T_5关节位置变化者，针刀术后，即用有关胸椎整复手法进行整复。

2. 如属于T_5上、下、左、右有压痛、结节、条索者，针刀术后即在局部用指揉法按揉1分钟即可。

3. 如属于电生理线路功能紊乱者，无需手法。

三、窦性心动过缓

【概述】

当窦房结发出的冲动频率过慢，每分钟在60次以下称为窦性心动过缓。在正常情况下，常见于健康的青年人、运动员与睡眠状态，主要为自主神经功能紊乱，如迷走神经张力增强所致；其他原因包括甲状腺功能减退、阻塞性黄疸、颅内压增高、冠状动脉硬化性心脏病、慢性心肌病变和伤寒等。

【病因病理】

该病是由于迷走神经张力过高所引起的。另外，因为慢性软组织损伤，所导致的自主神经牵拉及卡压，使自主神经功能减弱。根据针刀医学关于人体电生理线路的生理功能可知，其本质是由于交感神经电流量减少或者是迷走神经电流量增加，从而导致心脏自律系统的兴奋性降低所致。

【临床表现】

可无症状。但若心率减慢较明显，则可有心悸、胸闷、头晕、乏力，偶亦有发生晕厥者。听诊心率慢而规则，第一心音减弱，活动后心率可增快。

【诊断要点】

窦性P波规律出现，每分钟40~60次；P-R间期>0.12秒；常伴有窦性心律不齐，即不同PP间期之间的差异大于0.12s。

【针刀治疗】

（一）治疗原则

根据网眼理论和关于人体电生理线路系统的理论，通过针刀治疗，增加相关电生理系统电流量，提高交感神经兴奋性，减弱迷走神经兴奋。

（二）操作方法

1. 第一次针刀调节电生理线路

（1）体位 俯卧位。

（2）体表定位 厥阴俞（双）、心俞（双）、百会。

（3）消毒 施术部位用碘伏消毒两遍，然后铺无菌洞巾，使治疗点正对洞巾中间。

（4）麻醉 1%利多卡因局部定点麻醉。

（5）刀具 使用Ⅰ型针刀。

（6）针刀操作

①厥阴俞、心俞的电生理线路针刀调节 参照本节阵发性心动过速的针刀治疗。

②百会穴的电生理线路针刀调节（图34-15）两耳尖直上，头顶正中，在此点上进针刀，刀口

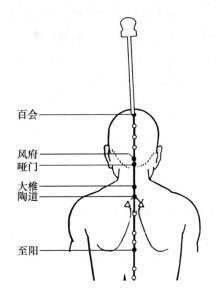

百会
风府
哑门
大椎
陶道
至阳

图34-15 百会穴位的电生理线路针刀调节示意图

线和脊柱纵轴线平行，针体垂直于背平面刺入，深入达肋骨背面，纵行疏通2~3下即可。在纵行疏通时速度应缓慢，不可快速。

2. 第二次针刀松解 $T_4 \sim T_5$ 和 $T_5 \sim T_6$ 周围的粘连瘢痕

（1）体位 俯卧位，肩关节及髂嵴部置棉垫，以防止呼吸受限。

（2）体表定位 $T_4 \sim T_5$ 和 $T_5 \sim T_6$ 棘突及周围。

（3）消毒 施术部位用碘伏消毒两遍，然后铺无菌洞巾，使治疗点正对洞巾中间。

（4）麻醉 1%利多卡因局部定点麻醉。

（5）刀具 使用Ⅰ型针刀。

（6）针刀操作 见图34-16。

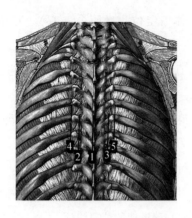

图 34－16　$T_4 \sim T_5$ 和 $T_5 \sim T_6$ 周围粘连瘢痕
针刀松解示意图

①第 1 支针刀松解 $T_4 \sim T_5$ 棘上韧带、棘间韧带及多裂肌止点的粘连瘢痕　在 T_5 棘突顶点定位，刀口线与人体纵轴一致，刀体先向头侧倾斜 45°，与胸椎棘突呈 60° 角，按针刀四步进针规程进针刀，针刀经皮肤、皮下组织，直达棘突骨面，纵疏横剥 2 ～ 3 刀，范围不超过 0.5cm，然后将针刀体逐渐向脚侧倾斜与胸椎棘突走行方向一致，先沿棘突骨面分别从棘突左、右侧向椎板方向铲剥 2 ～ 3 刀，深度达棘突根部，以松解多裂肌止点的粘连瘢痕。再退针刀到棘突表面，调转刀口线 90°，从 T_5 棘突上缘骨面向上沿 T_{4-5} 棘间方向用提插刀法切割棘间韧带 2 ～ 3 刀，范围不超过 0.5cm。

②第 2 支针刀松解 $T_5 \sim T_6$ 左侧关节突关节韧带的粘连瘢痕　从 T_{5-6} 棘间旁开 1.5cm ～ 1.8cm 进针刀，刀口线与人体纵轴一致，针刀体与皮肤呈 90° 角，按针刀四步进针规程进针刀，针刀经皮肤、皮下组织，到第一胸椎椎板，沿椎板上缘缓慢进针刀，当针刀有韧性感时，即到达 $C_7 \sim T_1$ 左侧关节突关节韧带的粘连瘢痕，提插切割 2 ～ 3 刀，范围不超过 2mm。

③第 3 支针刀松解 $T_5 \sim T_6$ 右侧关节突关节韧带的粘连瘢痕　针刀松解方法与第 2 支针刀相同。

④第 4 支针刀松解左侧 T_5 肋横突关节囊韧带　从 T_{4-5} 棘间旁开 2 ～ 3cm 进针刀，刀口线与人体纵轴一致，针刀体与皮肤呈 90° 角，按针刀四步进针规程进针刀，针刀经皮肤、皮下组织、胸腰筋膜浅层、竖脊肌达 T_5 横突骨面，沿横突骨面向外到横突尖部，纵疏横剥 2 ～ 3 刀，范围不超过 2mm。

⑤第 5 支针刀松解右侧 T_5 肋横突关节囊韧带　针刀松解方法参照第 4 支针刀松解方法。

⑥$T_5 \sim T_6$ 周围的粘连瘢痕的针刀松解　参照 $T_4 \sim T_5$ 针刀松解方法进行。

（7）注意事项

①做胸椎针刀操作时，为了避免针刀进入椎管而损伤脊髓，在后正中线上松解棘上韧带和棘间韧带时，应按以下步骤进行操作：进针时，刀体向头侧倾斜 45°，与胸椎棘突呈 60° 角，针刀直达胸椎棘突顶点骨面；对棘突顶点的病变进行松解，要进入棘间；松解棘间韧带，必须退针刀于棘突顶点的上缘，将针刀体逐渐向脚侧倾斜与胸椎棘突走行方向一致，才能进入棘突间，切棘间韧带的范围限制在 0.5cm 以内，如此则不会切入椎管。如超过此范围，针刀的危险性明显加大（图 34－3）。

②如定位困难，需要在 X 线透视下进行定位后再进行针刀手术，不能盲目定点作针刀松解，否则可能引起胸腔内脏器官损，造成严重的并发症和后遗症。

【针刀术后手法治疗】

在脊柱区带，出针刀点上用拇指按压 1 分钟；单纯属于电生理功能紊乱者，不需要作手法。

四、无症状性心肌缺血

【概述】

无症状性心肌缺血是无临床症状，但客观检查有心肌缺血的表现，亦称隐匿型冠心病。患者有冠状动脉粥样硬化，但病变较轻或有较好的侧支循环，或患者痛阈较高因而无疼痛症状。其心肌缺血的心电图表现可见于静息时，在增加心脏负荷时，或仅在 24 小时的动态观察中间断出现（无痛性心肌缺血）。

无症状性心肌缺血正日益受到重视，主要是由于近年来大量的研究发现，25%～50%的急性猝死者中，生前无绞痛发作史，但近90%的尸检中，都发现这些患者均有严重的冠状动脉粥样硬化病变。美国2%～4%貌似健康的无症状的中年人，检查发现有明显的冠状动脉病变和无症状性心肌缺血发作。猝死的机制通常是致命性心律失常。致命性快速室性心律失常发作前，心电图检出无症状性心肌缺血与猝死之间可能有因果关系。另外，Meissner等报道，美国每年有45万人猝死，其中20%～50%死于缓慢性心律失常，在此之前或同时，常伴有无症状性心肌缺血。Framingham对5209例冠心病患者进行30年随访观察中发现，25%的心肌梗死是无症状的，其10年内病死率为84%。结果表明，无症状心肌梗死的猝死率和病死率与有症状的心肌梗死的猝死率和病死率相似。

【病因病理】

心肌缺血是由于心肌氧供应与心肌氧需要量之间不平衡引起的，临床上可表现为心绞痛或无症状性心肌缺血。Cohn将心肌缺血分为：①原发性心肌缺血，由于血管收缩增强或痉挛导致供血减少，常发生在静息时；②继发性心肌缺血，由于氧需求量增加，常发生在劳力时；③混合性心肌缺血。临床以混合性心肌缺血多见。运动、吸烟、寒冷、精神紧张、血管内皮损伤、某些药物（如心得安、麦角新碱）均可以导致冠脉张力增高。一些自体物质，如血栓素 A_2、某些肽类激素、血小板因子及某些神经递质都可以引起血管收缩。近年来还发现血管内皮损伤后内皮素的释放与内皮舒张因子的减少与冠脉痉挛有关。内皮素是目前所知的最强烈的缩血管因子，而且还可刺激血管平滑肌细胞的增生。这些机制在心肌缺血，特别是无症状心肌缺血的发生中具有十分重要的位置。

无症状性心肌缺血发作在休息或活动情况下均可发生，这一点与心绞痛发作相似，但无症状性心肌缺血发作还有明显的生理节奏性，其发作高峰在早上6～12时，占每日总发作次数的50%左右，这段时间活动量不大，心率无明显增快，而且冠脉造影及基础研究均显示，这段时间的冠脉张力较高、血儿茶酚胺分泌达高峰、血小板聚集能力强、纤溶系统活性较低，这段时间也是冠心病心绞痛、心肌梗死及猝死的高发时间。因此认为，无症状性心肌缺血的发作与冠状动脉痉挛的关系更为密切。新近研究发现，劳力负荷增加时，无症状性心肌缺血的发作率也增加。下午15～21时可能存在无症状性心肌缺血的第二高峰，因此无症状性心肌缺血发作与心肌耗氧量增加也有一定的关系。

无症状心肌缺血发生时不伴相关症状的机制：①内源性阿片类物质是重要的镇痛类物质：30年前人们就发现某些无症状心肌缺血患者有较高的疼痛耐受性。国内外有些报告证实无症状心肌缺血患者血浆内源性阿片类物质水平较高，从而对疼痛的敏感性减低，存在"心绞痛警报系统的缺陷"。但是并非所有的研究都支持这一观点，关于内服性阿片类物质与无症状心肌缺血发病的确切机制有待进一步探讨。②缺血面积、缺血程度以及缺血持续的时间在无症状心肌缺血发生中的作用：Sigwart的研究表明，缺血心肌首先出现舒张功能的异常，然后收缩功能异常，最后才出现心绞痛症状。这说明短时间的心肌缺血可以不发生心绞痛。有学者认为，当心肌缺血范围小、时间较短、程度较轻时，可能达不到疼痛的阈值，就表现为无症状心肌缺血。我们认为这种机制可能在心绞痛无症状心肌缺血中起着重要作用。③神经因素：有研究表明无症状心肌缺血患者血浆 β-内啡肽水平高于有疼痛症状的患者。内啡肽能抑制疼痛神经的传导，所以这种传导异常可导致无症状心肌缺血。

针刀医学认为本病是脊柱区带性疾病和人体电生理线路的生理功能紊乱。通过松解脊柱弓弦力学系统中弓弦结合部的粘连瘢痕，调节与心脏相关的生理路线，可以完全或者部分恢复心脏的血供。

【临床表现】

患者多系中年以上，无心肌缺血的症状，在体格检查时发现心电图（静息、动态或负荷试验）有

ST 段压低、T 波倒置等，或放射性核素心肌显像（静息或负荷试验）示心肌缺血表现。

此类患者与其他类型的冠心病患者之不同，在于并无临床症状，但已有心肌缺血的客观表现，即心电图或放射性核素心肌显像示心脏已受到冠状动脉供血不足的影响。可以认为是早期的冠心病（但不一定是早期的冠状动脉粥样硬化），它可能突然转为心绞痛或心肌梗死，亦可能逐渐演变为缺血性心肌病，发生心力衰竭或心律失常，个别患者亦可能猝死。

【诊断要点】

诊断主要根据静息、动态或负荷试验的心电图检查和（或）放射性核素心肌显像，发现患者有心肌缺血的改变，而无其他原因，又伴有动脉粥样硬化的危险因素。进行选择性冠状动脉造影检查可确立诊断。

【针刀治疗】

（一）治疗原则

针刀治疗依据针刀医学慢性软组织损伤病因病理学理论、网眼理论，通过松解脊柱弓弦力学系统中弓弦结合部的粘连瘢痕，调节与心脏相关的生理路线，完全或者部分恢复心脏的血供。

（二）操作方法

1. 第一次针刀松解背部浅层软组织的粘连、瘢痕

（1）体位　健侧卧位。

（2）体表定位　菱形肌起止点。

（3）消毒　施术部位用碘伏消毒两遍，然后铺无菌洞巾，使治疗点正对洞巾中间。

（4）麻醉　1% 利多卡因局部定点麻醉。

（5）刀具　使用 I 型针刀。

（6）针刀操作　见图 34 - 17。

①第 1 支针刀松解小菱形肌起点的粘连瘢痕　C$_7$ 棘突的顶部定位，刀口线与脊柱纵轴方向一致，针刀体与皮肤呈 90° 角，按针刀四步进针规程进针刀，针刀经皮肤、皮下组织、筋膜达颈椎棘突顶点骨面，纵疏横剥 2 ~ 3 刀，范围 1cm，然后分别沿棘突两侧向棘突根部提插切割 2 ~ 3 刀，范围不超过 0.5cm。

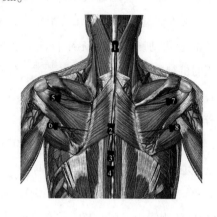

图 34 - 17　背部浅层软组织粘连瘢痕针刀松解示意图

②第 2 支针刀松解大菱形肌起点上部的粘连瘢痕　在 T$_1$ 棘突顶部定位，刀口线与脊柱纵轴方向一致，针刀体与皮肤呈 90° 角，按针刀四步进针规程进针刀，针刀经皮肤，皮下组织、筋膜、达胸椎棘突顶点骨面，纵疏横剥 2 ~ 3 刀，范围 1cm，然后分别沿胸椎棘突两侧向棘突根部提插切割 2 ~ 3 刀，范围不超过 0.5cm。

③第 3 支针刀松解大菱形肌起点中部的粘连瘢痕　在 T$_3$ 棘突顶部定位，刀口线与脊柱纵轴方向一致，针刀体与皮肤呈 90° 角，按针刀四步进针规程进针刀，针刀经皮肤，皮下组织、筋膜、达胸椎棘突顶点骨面，纵疏横剥 2 ~ 3 刀，范围 1cm，然后分别沿胸椎棘突两侧向棘突根部提插切割 2 ~ 3 刀，范围不超过 0.5cm。

④第 4 支针刀松解大菱形肌起点下部的粘连瘢痕　在 T$_4$ 棘突顶部定位，刀口线与脊柱纵轴方向一致，针刀体与皮肤呈 90° 角，按针刀四步进针规程进针刀，针刀经皮肤，皮下组织、筋膜、达胸椎棘突顶点骨面，纵疏横剥 2 ~ 3 刀，范围 1cm，然后分别沿胸椎棘突两侧向棘突根部提插切割 2 ~ 3 刀，范围不超过 0.5cm。

⑤第 5 支针刀松解小菱形肌止点左侧的粘连瘢痕　在肩胛骨内上角，肩胛提肌止点内下方，摸准

肩胛骨脊柱缘，寻找压痛点定位。刀口线和小菱形肌肌纤维方向平行，针体和背部皮肤成90°角刺入，按针刀四步进针规程进针刀，针刀经皮肤、皮下组织，达肩胛骨内侧骨面，然后针刀小心向内寻找肩胛骨内侧缘，当刀下有落空感时，即到小菱形肌止点骨面。调转刀口线90°，向内铲剥2~3刀。范围0.5cm。

⑥第6支针刀松解大菱形肌止点左侧的粘连瘢痕　在小菱形肌止点下方，摸准肩胛骨脊柱缘，寻找压痛点定位。刀口线和大菱形肌肌纤维方向平行，针体和背部皮肤成90°角刺入，按针刀四步进针规程进针刀，针刀经皮肤、皮下组织，达肩胛骨内侧骨面，然后针刀小心向内寻找肩胛骨内侧缘，当刀下有落空感时，即到大菱形肌止点骨面。调转刀口线90°，向内铲剥2~3刀。范围0.5cm。

⑦第7支针刀松解小菱形肌止点右侧的粘连瘢痕　针刀松解方法参照第5支针刀。

⑧第8支针刀松解大菱形肌止点右侧的粘连瘢痕　针刀松解方法参照第6支针刀。

（7）注意事项　做肌腹部松解时，针刀在肌腹内操作，对损伤严重，或者菱形肌发达的患者，针刀可以到肋骨松解菱形肌与肋骨骨面的粘连，但针刀只能在肋骨面上操作，切不可深入肋间，否则可引起创伤性气胸等严重并发症。

2. 第二次针刀松解 T_4~T_5 和 T_5~T_6 周围的粘连瘢痕　具体参照本节窦性心动过缓的第二次针刀治疗操作方法。

3. 第三次针刀松解枕下肌和 C_7~T_1 周围的粘连瘢痕

（1）体位　俯卧位，肩关节及髂嵴部置棉垫，以防止呼吸受限。

（2）体表定位　枕下肌和 C_7~T_1 棘突及周围。

（3）消毒　施术部位用碘伏消毒两遍，然后铺无菌洞巾，使治疗点正对洞巾中间。

（4）麻醉　1%利多卡因局部定点麻醉。

（5）刀具　使用Ⅰ型针刀。

（6）针刀操作　见图34-18。

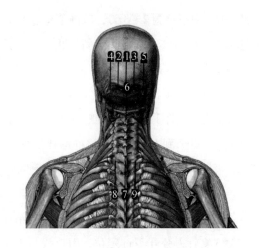

图34-18　枕下肌和 C_7~T_1 周围粘连瘢痕
针刀松解示意图

①第1支针刀松解项韧带止点、斜方肌起点、头半棘肌止点　在枕外隆凸部定位。术者刺手持针刀，刀口线与人体纵轴一致，刀体向脚侧倾斜45°，与枕骨垂直，押手拇指贴在上项线枕外隆凸的头皮上，从押手拇指的背侧按针刀四步进针规程进针刀，针刀到达上项线骨面后，调转刀口线90°，向下铲剥2~3刀，范围不超过0.5cm，然后提针刀于皮下组织，向左右呈45°角分别达上项线下1cm，铲剥2~3刀，范围不超过0.5cm，以松解斜方肌起点和头半棘肌止点。

②第2支针刀松解左侧头后大、小直肌止点的粘连瘢痕　从第1支针刀进针点分别向左旁开2.5cm定点，术者刺手持针刀，刀口线与人体纵轴一致，刀体与人体矢状轴呈45°角，并向脚侧倾斜45°，与枕骨垂直，押手拇指贴在上项线进针刀点上，从押手拇指的背侧，按针刀四步进针规程进针刀，针刀到达上、下项线之间的骨面后，调转刀口线90°，铲剥2~3刀，范围不超过1cm。

③第3支针刀松解右侧头后大、小直肌止点的粘连瘢痕　从第1支针刀进针点分别向右旁开2.5cm定点，术者刺手持针刀，刀口线与人体纵轴一致，刀体与人体矢状轴呈45°角，并向脚侧倾斜45°，与枕骨垂直，押手拇指贴在上项线进针刀点上，从押手拇指的背侧，按针刀四步进针规程进针刀，针刀到达上、下项线之间的枕骨骨面后，调转

刀口线90°，向下铲剥2～3刀，范围不超过1cm。

④第4支针刀松解左侧头上斜肌止点的粘连瘢痕　在第2支针刀旁开2cm定位，刀口线与人体纵轴一致，刀体向脚侧倾斜45°，与枕骨垂直，押手拇指贴在乳突尖部，从押手拇指的背侧，按针刀四步进针规程进针刀，针刀到上、下项线之间的枕骨骨面后，调转刀口线90°，向下铲剥2～3刀，范围不超过1cm。

⑤第5支针刀松解右侧头上斜肌止点的粘连瘢痕　在第3支针刀旁开2cm定位，刀口线与人体纵轴一致，刀体向脚侧倾斜45°，与枕骨垂直，押手拇指贴在乳突尖部，从押手拇指的背侧，按针刀四步进针规程进针刀，针刀到上、下项线之间的枕骨骨面后，调转刀口线90°，向下铲剥2～3刀，范围不超过1cm。

⑥第6支针刀松解枢椎棘突周围软组织的粘连瘢痕　在枢椎棘突顶点定位。刀口线与人体纵轴一致，刀体向头侧倾斜45°，与枢椎棘突呈60°角，按针刀四步进针规程进针刀，针刀直达枢椎棘突顶点骨面，纵疏横剥2～3刀，范围不超过0.5cm，以松解头后大直肌的起点，然后稍退针刀，再从枢椎棘突两侧刺入，深度不超过0.5cm，提插2刀，以松解头上斜肌的止点。再退针刀于棘突顶点的上缘，将针刀体逐渐向脚侧倾斜与颈椎棘突走行方向一致，调转刀口线90°，沿棘突上缘向内切两刀，切开棘间韧带，范围不超过0.5cm。

⑦第7支针刀松解第七颈椎棘突周围软组织的粘连瘢痕　在第七颈椎棘突顶点定位，术者刺手持针刀，刀口线与人体纵轴一致，刀体向头侧倾斜45°，与第七颈椎棘突呈60°角，按针刀四步进针规程进针刀，针刀直达第七颈椎棘突顶点骨面，纵疏横剥2～3刀，范围不超过0.5cm，然后稍退针刀，再从第七颈椎棘突两侧刺入，深度不超过0.5cm，提插两刀，以松横突棘肌等短节段肌止点。再退针刀于棘突顶点的上缘，将针刀体逐渐向脚侧倾斜与颈椎棘突走行方向一致，调转刀口线90°，沿棘突上缘向内切2刀，切开棘间韧带，范围不超过0.5cm。

⑧第8支针刀松解以C_7～T_1左侧关节突关节囊韧带　在C_7棘突向左侧旁开1.5～2cm定位，刀口线与人体纵轴一致，刀体先向头侧倾斜45°，与颈椎棘突呈60°角，按针刀四步进针规程进针刀，针刀直达关节突骨面，然后将针刀体逐渐向脚侧倾斜与颈椎棘突走行方向一致，在骨面上稍移位，寻找落空感时，即为关节囊韧带，提插刀法切两刀，范围不超过2mm。

⑨第9支针刀松解以C_7～T_1右侧关节突关节囊韧带　在C_7棘突向右侧旁开1.5～2cm定位，刀口线与人体纵轴一致，刀体先向头侧倾斜45°，与颈椎棘突呈60°角，按针刀四步进针规程进针刀，针刀直达关节突骨面，然后将针刀体逐渐向脚侧倾斜与颈椎棘突走行方向一致，在骨面上稍移位，寻找落空感时，即为关节囊韧带，提插刀法切两刀，范围不超过2mm。

（7）注意事项　针刀进针时，刀体向头侧倾斜45°，与枢椎棘突呈60°角，针刀直达枢椎棘突顶点骨面，对棘突顶点的病变进行松解，要进入棘间，松解棘间韧带，必须退针刀于棘突顶点的上缘，将针刀体逐渐向脚侧倾斜与颈椎棘突走行方向一致，才能进入棘突间，切棘间韧带的范围限制在0.5cm以内，不会切入椎管。如超过此范围，针刀的危险性明显加大（图34-19）。

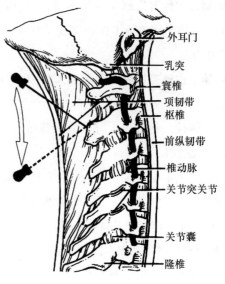

图34-19　针刀体角度变化示意图

外耳门

乳突

寰椎

项韧带

枢椎

前纵韧带

椎动脉

关节突关节

关节囊

隆椎

4. 第四次针刀松解胸前部筋膜的粘连瘢痕。

（1）体位　仰卧位。

（2）体表定位　胸骨周围（34－20）。

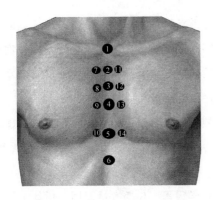

图34－20　体表定位示意图

（3）消毒　施术部位用碘伏消毒两遍，然后铺无菌洞巾，使治疗点正对洞巾中间。

（4）麻醉　1%利多卡因局部定点麻醉。

（5）刀具　使用Ⅰ型针刀。

（6）针刀操作　见图34－21。

①第1支针刀松解胸前浅筋膜的粘连瘢痕　胸骨上窝正中点定位，刀口线与人体纵轴平行，针刀体与皮肤垂直，按针刀四步进针规程进针刀，当刀下有韧性感时，用提插刀法切割3～4刀，提插深度达胸骨骨面，然后调转刀口线90°，在胸骨上向下铲剥2～3刀。范围0.5cm。

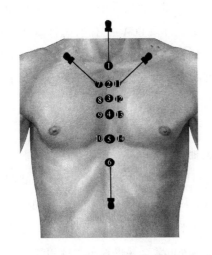

图34－21　胸前部筋膜粘连瘢痕针刀松解示意图

②第2支针刀松解胸前浅筋膜的粘连瘢痕　在第二胸肋关节与前正中线交点处定位作为针刀的进

针点。针刀操作方法与第1支针刀相同。

③第3支针刀松解胸前浅筋膜的粘连瘢痕　在第三胸肋关节与前正中线交点处定位作为针刀的进针点。针刀操作方法与第1支针刀相同。

④第4支针刀松解胸前浅筋膜的粘连瘢痕　在第四胸肋关节与前正中线交点处定位作为针刀的进针点。针刀操作方法与第1支针刀相同。

⑤第5支针刀松解胸前浅筋膜的粘连瘢痕　在第五胸肋关节与前正中线交点处定位作为针刀的进针点。针刀操作方法与第1支针刀相同。

⑥第6支针刀松解剑突的粘连瘢痕　在剑突尖部定位。刀口线与人体纵轴平行，针刀体与皮肤垂直，按针刀四步进针规程进针刀，当刀下有韧性感时，用提插刀法切割3～4刀，提插深度达剑突骨面，然后在剑突骨面上，向左铲剥，铲剥到剑突左缘。再向右铲剥，铲剥到剑突右缘。注意，铲剥只能在剑突骨面上进行，不可超过剑突骨缘。

⑦第7支针刀松解左侧第二胸肋关节韧带的粘连瘢痕　在左侧第二胸肋关节定位，刀口线与人体纵轴平行，针刀体与皮肤垂直，按针刀四步进针规程进针刀，针刀经皮肤进入，直达左侧第二胸肋关节胸骨肋切迹，针刀向外铲剥，刀下有韧性感时，即到左侧第二胸肋关节韧带处，用提插刀法切割3～4刀，深度0.3cm。

⑧第8～10支针刀松解左侧第三至五胸肋关节韧带的粘连瘢痕　针刀操作方法与第7支针刀相同。

⑨第11支针刀松解右侧第二胸肋关节韧带的粘连瘢痕　在右侧第二胸肋关节定位，刀口线与人体纵轴平行，针刀体与皮肤垂直，按针刀四步进针规程进针刀，针刀经皮肤进入，直达右侧第二胸肋关节胸骨肋切迹，针刀向外铲剥，刀下有韧性感时，即到右侧第二胸肋关节韧带处，用提插刀法切割3～4刀，深度0.3cm。

⑩第12～14支针刀松解右侧第三至五胸肋关节韧带的粘连瘢痕　针刀操作方法与第11支针刀相同。

（7）注意事项　在作胸前部针刀松解时，针刀必须在锁骨、胸骨、剑突骨面上进行，不能超过骨面，否则可能引起胸腹腔内脏器官的损伤。

【针刀术后手法治疗】

1. 胸椎周围软组织针刀操作后平卧硬板床，以60kg的重量作持续对抗牵引。在床上做被动挺腹伸腰及四肢屈伸手法，下床后在医生的协助下进行腰前屈、后仰、侧弯、旋转等功能训练。

2. 胸部针刀术后，被动扩胸数次。

3. 腹部针刀术后，作伸腰活动数次。

第三节　消化系统相关疾病

一、慢性胃炎

【概述】

慢性胃炎系指不同病因引起的胃黏膜的慢性炎症或萎缩性病变，其实质是胃黏膜上皮遭受反复损害后，由于黏膜特异的再生能力，以致黏膜发生改建，且最终导致不可逆的固有胃腺体的萎缩，甚至消失。本病十分常见，约占接受胃镜检查患者的80%～90%，男性多于女性，随年龄增长发病率逐渐增高。

早在1728年Stahl首先提出慢性胃炎的概念。20世纪中期Schindler按胃镜形态学观察将慢性胃炎分为浅表性、萎缩性、肥厚性胃炎和伴随其他疾病的胃炎。所谓肥厚性胃炎，过去由胃镜诊断者多未能由活检病理证实，因而目前该名词已废弃不用。Wood又将慢性胃炎分为浅表性、萎缩性及胃萎缩。纤维胃镜问世以来对胃炎的研究更加深入。1973年Whitehead从病理角度，按部位、程度、活动性及有无肠腺化生进行分类。1973年Strckland等主张以病变部位结合血清壁细胞抗体的检测结果作为依据，将慢性萎缩性胃炎分为A型（胃体炎、壁细胞抗体阳性）和B型（胃窦炎，壁细胞抗体阴性）。1982年我国慢性胃炎学术会议将其分为慢性浅表性胃炎与慢性萎缩性胃炎、1990年Misiewicz等根据内镜所见与活检病理结合又提出了悉尼系统分类法，由此可见慢性胃炎的分类方法繁多至今仍未统一。

【病因病理】

慢性胃炎的发生一般认为与周围环境的有害因素及易感体质有关。物理的、化学的、生物性的有害因素长期反复作用于易感人体即可引起本病。病因持续存在或反复发生即可形成慢性病变。

1. 物理因素　长期饮浓茶、烈酒、咖啡，过热、过冷、过于粗糙的食物，可导致胃黏膜的损伤。

2. 化学因素　长期大量服用非甾体类消炎药如阿司匹林、吲哚美辛等可抑制胃黏膜前列腺素的合成，破坏黏膜屏障；吸烟，烟草中的尼古丁不仅可影响胃黏膜的血液循环，还可导致幽门括约肌功能紊乱，造成胆汁反流；各种原因的胆汁反流均可破坏黏膜屏障。

3. 生物因素　细菌尤其是Hp感染，与慢性胃炎密切相关，其机制是Hp呈螺旋形，具鞭毛结构，可在黏液层中自由活动，并与黏膜细胞紧密接触，直接侵袭胃黏膜；并可产生多种酶及代谢产物如尿素酶及其代谢产物氨、过氧化物歧化酶、蛋白溶解酶、磷脂酶A等破坏胃黏膜；此外，Hp抗体可造成自身免疫损伤。

4. 免疫因素　慢性萎缩性胃炎患者的血清中能检出壁细胞抗体（PCA），伴有恶性贫血者还能检出内因子抗体（IFA）。壁细胞抗原和PCA形成的免疫复合体，在补体参与下破坏壁细胞。IFA与内因子结合后阻滞维生素 B_{12} 与内因子结合，导致恶性贫血。

5. 其他　心力衰竭、肝硬化合并门脉高压、营养不良都可引起慢性胃炎。糖尿病、甲状腺病、慢性肾上腺皮质功能减退和干燥综合征患者同时伴有萎缩性胃炎较多见。胃部其他疾病如胃液、胃息肉、胃溃疡等也常合并慢性萎缩性胃炎。遗传因素也已受到重视。

而根据针刀医学研究认为，慢性胃炎的根本病因不在胃的本身，而是由于软组织损伤和相应胸椎的位移，使控制胃的交感神经和迷走神经受到牵拉和卡压，使胃的生理活动功能下降所引起的，或者是由于胃的本身劳损造成胃的微循环障碍和有关组织的挛缩，或者是由于控制胃的电生理线路的功能发生紊乱所引起的。

以上三方面的问题都可以使胃脏本身的新陈代谢减慢，因而得不到足够的营养补充。这是它的根本的病理变化，至于它所表现出来的慢性炎性反应，只是胃的应激反应而已。

【临床表现】

慢性胃炎缺乏特异性症状，症状的轻重与胃黏膜的病变程度并非一致。大多数患者常无症状或有程度不同的消化不良症状，如上腹隐痛、食欲减退、餐后饱胀、反酸等。萎缩性胃炎患者可有贫血、消瘦、舌炎、腹泻等，个别患者伴黏膜糜烂者上腹痛较明显，并可有出血。

【诊断要点】

1. 本病的诊断主要依赖于胃镜检查和直视下胃黏膜活组织检查。

（1）浅表性胃炎 黏膜充血、水肿，呈花斑状红白相间的改变，且以红为主，或呈麻疹样表现，有灰白或黄白色分泌物附着，可有局限性糜烂和出血点。

（2）萎缩性胃炎 黏膜失去正常的橘红色，可呈淡红色、灰色、灰黄色或灰绿色，重度萎缩呈灰白色，色泽深浅不一，皱襞变细、平坦，黏膜下血管透视如树枝状或网状。有时在萎缩黏膜上见到上皮细胞增生而成的颗粒。萎缩的黏膜脆性增加，易出血，可有糜烂灶。

（3）慢性糜烂性胃炎 又称疣状胃炎或痘疹状胃炎，它常和消化性溃疡、浅表性或萎缩性胃炎等伴发，亦可单独发生。主要表现为胃黏膜出现多个疣状、膨大皱襞状或丘疹样隆起，直径 5~10mm，顶端可见黏膜缺损或脐样凹陷，中心有糜烂，隆起周围多无红晕，但常伴有大小相仿的红斑，以胃窦部多见，可分为持续型及消失型。在慢性胃炎悉尼系统分类中它属于特殊类型胃炎，内镜分型为隆起糜烂型胃炎和扁平糜烂型胃炎。

2. 实验室检查

（1）胃酸测定 浅表性胃炎胃酸正常或偏低，萎缩性胃炎则明显降低，甚至缺乏。

（2）血液胃泌素含量测定 B 型胃炎含量一般正常，A 型胃炎常升高，尤其恶性贫血者上升更加明显。

（3）幽门螺杆菌检查 可通过培养、涂片、尿素酶测定等方法检查。

（4）其他检查 萎缩性胃炎血清中可出现壁细胞抗体、内因子抗体或胃泌素抗体。X 线钡餐检查对慢性胃炎诊断帮助不大，但有助于鉴别诊断。

3. 针刀医学对慢性胃炎的诊断，除了依据西医学检查所提供的胃脏本身的病理变化情况以外，主要在进一步寻求慢性胃炎的根本病因。

（1）要拍摄上胸段的 X 线正侧位片，看相应节段的胸椎有无位置移动的变化。

（2）触压相应胸椎上、下、左、右的软组织有无压痛和结节，其范围在相应棘突的两侧各旁开 3 寸之内。

（3）如以上两方面均找不出阳性体征，其即为单纯性的电生理线路的紊乱所引起的胃炎。

【针刀治疗】

（一）治疗原则

一是根据针刀医学关于脊椎区带病因学的理论，二是根据电生理线路系统的理论，三是根据内脏的慢性软组织损伤的理论来进行治疗。

（二）操作方法

1. 第一次针刀松解相应脊柱有微小错移处

（1）体位 俯卧位。

（2）体表 定位 T_5、T_6、T_7 微小移位处。

（3）消毒 施术部位用碘伏消毒两遍，然后铺无菌洞巾，使治疗点正对洞巾中间。

（4）麻醉 1% 利多卡因局部定点麻醉。

（5）刀具 使用 I 型针刀。

（6）针刀操作 根据胸椎的正侧位 X 线片，如在 T_5、T_6、T_7 有任何一个方向的微小移位（根据针刀影像学诊断原理读片），即在此椎体棘突与其上下相邻棘突的中点定两点，以此两点作两条与脊柱中线垂直的线，并在此两条线上以上述相邻棘突的中点为起点，向两侧各旁开 1 ~ 1.5cm 各定两点。共定 6 点。刀口线均和脊柱中线平行，针刀体均垂直于胸椎部位的平面，棘突间的两针刺入后，将针刀体略向下倾斜刺入 0.3 ~ 0.5cm，然后将刀口线转动 90°，沿刀口线纵行切开 2 ~ 3 刀即可。脊柱两侧四点刺入深度达肋横突关节囊，沿关节间隙切开数刀即可。

2. 第二次针刀松解局部的阳性压痛点

（1）体位 俯卧位。

（2）体表定位 T_5、T_6、T_7 压痛处。

（3）消毒 施术部位用碘伏消毒两遍，然后铺无菌洞巾，使治疗点正对洞巾中间。

（4）麻醉 1% 利多卡因局部定点麻醉。

（5）刀具 使用 I 型针刀。

（6）针刀操作 如属于脊柱区带的软组织损伤，其范围在 T_5、T_6、T_7 上、下、左、右，在触诊有阳性点（如压痛、结节、条索等）处进针刀，将根据其阳性反应的走向决定刀口线的方向，如有结节、条索，就将其切开、刮碎。

3. 第三次针刀调节局部的电生理线路 如属电生理功能紊乱者，针刀治疗如下。

（1）在胸剑联合中点与脐连线的中点（中脘穴）定一点，针刀体和腹部平面垂直，刀口线和腹中线平行，刺入 0.3 ~ 0.5 寸深处，纵行剥离 3 ~ 4 下，如食欲不振者纵行剥离速度应缓慢，如经常感到饥饿者，纵行剥离后，行快速的横行剥离 5 ~ 6 下（图 34 - 22）。

（2）在前臂内侧腕横纹中点上 2 寸处（内关穴）定一点，该点位于掌长肌与桡侧腕屈肌之间，针刀从此点刺入，针刀体垂直于前臂内侧面，刀口线和前臂中线平行，刺入 1 ~ 1.5 分深处，纵行剥离 3 ~ 4 下，如食欲不振者纵行剥离速度应缓慢；如

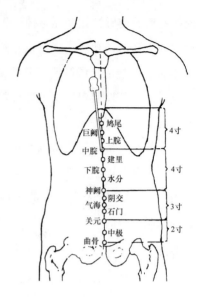

图 34 - 22 从中脘穴处进针刀

经常感到饥饿者，纵行剥离后，即行快速的横行剥离 5 ~ 6 下（图 34 - 23）。

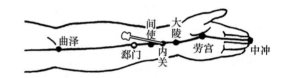

图 34 - 23 从内关穴处进针刀

（3）在 T_{12} 棘突下向两侧各旁开 1.5 寸（胃俞穴）取两点，在此两点上进针刀，针刀体与背部皮肤垂直，刀口线和脊柱中线平行，刺入 0.7 ~ 1 寸深处，纵行剥离 3 ~ 4 下。如食欲不振者纵行剥离速度应缓慢；如经常感到饥饿者，纵行剥离后，即行快速横行剥离 5 ~ 6 下（图 34 - 24）。

（4）在 T_{11} 棘突下向两侧各旁开 1.5 寸（脾俞穴）取两点，在此两点上进针刀，针刀体与背部皮肤垂直，刀口线和脊柱中线平行，刺入 0.7 ~ 1 寸深处，纵行剥离 3 ~ 4 下。如食欲不振者纵行剥离速度应缓慢；如经常感到饥饿者，纵行剥离后，即行快速的横行剥离 5 ~ 6 下（图 34 - 24）。

【针刀术后手法治疗】

1. 如属于相关椎体位移，针刀术后，立即进行胸椎整复手法治疗。

2. 如属于单纯电生理线路紊乱者，无须配合手法。

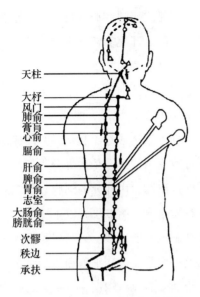

图 34 - 24 从脾俞、胃俞穴处进针刀

3. 如属于脊柱区带软组织损伤者，针刀术后，在各个进针点处，指压 20 秒钟。以促进局部的微循环，使电生理线路能够迅速恢复。

二、贲门痉挛

【概述】

食管 - 贲门失弛缓症又称贲门痉挛、巨食管、是由食管神经肌肉功能障碍所致的疾病，其主要特征是食管缺乏蠕动，食管下端括约肌高压和对吞咽动作的松弛反应减弱。在食管运动功能紊乱的疾病中常为常见。临床表现为咽下困难、食物反流和下端胸骨后不适或疼痛。本病为一种少见病（估计每 10 万人中仅约 1 人），可发生于任何年龄，但最常见于 20 ~ 39 岁的年龄组。儿童很少发病，男女发病大致相等，较多见于欧洲和北美。

【病因病理】

本病的病因迄今不明。一般认为本病属神经源性疾病。病变可见食管壁肌层 Auerbach 神经丛节细胞变性或数目减少或缺失，胆碱能功能减退，食管蠕动减弱或消失，食管下段括约肌痉挛，贲门不能松弛，以致食物淤积，食管扩张肥厚。有时黏膜充血、炎症，甚至溃疡，长期食物淤积，食管扩张及肥厚。

【临床表现】

1. **咽下困难** 无痛性咽下困难是本病最常见最早出现的症状，占 80% ~ 95% 以上。起病多较缓慢，但亦可较急，初起可轻微，仅在餐后有饱胀感觉而已。咽下困难多呈间歇性发作，常因情绪波动、发怒、忧虑、惊骇或进食过冷和辛辣等刺激性食物而诱发。病初咽下困难时有时无，时轻时重，后期则转为持续性。

2. **疼痛** 占 40% ~ 90%，性质不一，可为闷痛、灼痛、针刺痛、割痛或锥痛。疼痛部位多在胸骨后及中上腹；也可在胸背部、右侧胸部、右胸骨缘以及左季肋部。疼痛发作有时酷似心绞痛，甚至舌下含硝酸甘油片后可获缓解。疼痛发生的机制可由于食管平滑肌强烈收缩，或食物滞留性食管炎所致。随着咽下困难的逐渐加剧，梗阻以上食管的进一步扩张，疼痛反可逐渐减轻。

3. **食物反流** 发生率可达 90%，随着咽下困难的加重，食管的进一步扩张，相当量的内容物可潴留在食管内至数小时或数日之久，而在体位改变时反流出来。从食管反流出来的内容物因未进入过胃腔，故无胃内呕吐物的特点，但可混有大量黏液和唾液。在并发食管炎、食管溃疡时，反流物可含有血液。

【诊断要点】

1. 咽下困难、食物反流和胸骨后疼痛为本病的典型临床表现。

2. 上消化道钡餐检查：食管扩大并有液平面，下端呈鸟嘴状，出现逆蠕动。如食管高度扩大，可屈曲呈"S"形。

3. 以胸椎 6 ~ 8 为中心的正侧位 X 线片：可见到胸椎骨关节不同情况位移。

【针刀治疗】

（一）治疗原则

根据人体脊柱弓弦力学系统及慢性软组织损伤病理构架的网眼理论，贲门失弛缓症与胸段脊柱弓弦力学系统受力异常后，人体通过粘连、瘢痕、挛缩对异常应力进行代偿，形成网络状的病理构架，引起胸段脊柱的变形，使食道及贲门的位置发生改变，进而引发贲门失弛缓症的临床表现。故应用针刀整体松解胸段脊柱、胸腰结合部、颈胸结合部弦的行经路线及弓弦结合部的粘连瘢痕和挛缩，调节脊柱弓弦力学系统，达到治疗目的。

（二）操作方法

1. 第一次针刀松解胸腰结合部 具体参照腰椎间盘突出症的第四次针刀治疗。

2. 第二次松解 $T_4 \sim T_5$、$T_5 \sim T_6$ 及 $T_6 \sim T_7$ 处棘突、棘间、肋横突关节的粘连 具体参照阵发性心动过速的第一次针刀治疗。

3. 第三次针刀松解 $C_7 \sim T_1$、$T_1 \sim T_2$ 周围的粘连瘢痕 具体参照支气管哮喘的第二次针刀治疗。

【针刀术后手法治疗】

每次针刀操作后，均进行颈椎对抗牵引手法。

三、消化性溃疡

【概述】

消化性溃疡主要指胃溃疡和十二指肠溃疡，是一种多发病、常见病。溃疡的形成有各种因素，其中酸性胃液对黏膜的消化作用是溃疡形成的基本因素，此病也因此得名。本病是全球性多发病，本病的总发病率可能占人口的 10% ~ 12%。

在大多数国家和地区，十二指肠溃疡比胃溃疡多见。男性多见，男女之比为 (5.23 ~ 6.5)∶1。本病可见于任何年龄，但以青壮年发病者居多。胃溃疡的发病年龄一般较十二指肠溃疡约迟 10 年，但60 ~ 70 岁以上初次发病者也不在少数，女性患者的平均年龄比男性患者为高。

【病因病理】

消化性溃疡的病因和发病机制尚未完全阐明，但经实验和临床研究表明本病涉及多种因素，包括胃酸分泌过多、幽门螺旋杆菌感染、胃黏膜的保护作用减弱、胃排空延迟和胆汁反流、胃肠肽的作用以及遗传、药物、环境和精神因素，其中前三类因素是引起消化性溃疡的主要环节。

由上述因素所致的溃疡多呈圆形或卵圆形，其边缘常因充血水肿而增厚，溃疡基底光滑而清洁，表面常覆以纤维素膜或纤维脓性膜。溃疡活动期其组织的病理改变由浅到深依次可分为四层，第一层为急性炎性渗出物，由坏死的细胞、组织碎片和纤维蛋白样物质组成。第二层为以中性粒细胞为主的非特异性细胞浸润所组成。第三层是肉芽组织，还有增生的毛细血管、炎症细胞和结缔组织成分。最底层为纤维样或瘢痕组织层，可扩展到肌肉的肌层甚至浆膜层。

以上是西医学的对消化性溃疡病病因病理的认识。根据针刀医学研究溃疡病的真正病因及其病理变化有如下两个方面的原因。

（1）从关于脊柱区带病因学的理论可以知道，损伤（主要是劳损）使相应的胸椎发生位移或软组织损伤变性，造成对控制胃功能的交感神经和迷走神经的牵拉、卡压，引起该神经的功能紊乱和功能低下。它的病理变化是在有关胃的交感神经和迷走神经的功能低下的时候，胃的生理功能极大地下降，即消化和吸收能力下降、胃的微循环障碍，这样胃黏膜受到各种食物的刺激损伤以后，就难以得到修复，造成本病。

（2）从关于内脏软组织损伤的理论可以知道，由于经常的暴食暴饮，胃长时间处于超负荷工作的状态下，胃脏本身过劳而损伤，从软组织损伤后的普遍的病理变化规律可知，胃脏本身将造成较大面积的瘢痕（这种瘢痕细小，但数量极多）、纤维挛缩，微循环和体液代谢通道被阻塞，此时如胃黏膜受到食物的刺激而损伤，胃黏膜就得不到修复，造成本病。

【临床表现】

1. 腹痛 本病患者少数可无症状，或以出血、穿孔等并发症的发生作为首诊症状，但绝大多数是以中上腹疼痛起病的。消化性溃疡疼痛特点如下。

（1）长期性 由于溃疡发生后可自行愈合，但每于愈合后又好复发，故常有上腹疼痛长期反复发作的特点。整个病程平均6～7年，有的可长达10～20年，甚至更长。

（2）周期性 上腹疼痛呈反复周期性发作，乃此种溃疡的特征之一，尤以十二指肠溃疡更为突出。中上腹疼痛发作可持续数日、数周或更长，继以较长时间的缓解。全年都可发作，但以春、秋季节发作者多见。

（3）节律性 溃疡疼痛与饮食之间的关系具有明显的相关性和节律性。十二指肠溃疡的疼痛好发在两餐之间，持续不减直至下餐进食或服制酸药物后缓解。一部分十二指肠溃疡病人可发生半夜疼痛。胃溃疡疼痛的发生较不规则，常在餐后1小时内发生，经1～2小时后逐渐缓解，直至下餐进食后再次出现上述节律。

（4）疼痛部位 十二指肠溃疡的疼痛多出现于中上腹部，或在脐上方，或在脐上方偏左处；胃溃疡疼痛的位置也多在中上腹，但稍偏高处，或在剑突下和剑突下偏左处。

（5）疼痛性质 多呈钝痛、灼痛或饥饿样痛，一般较轻而能耐受，持续性剧痛提示溃疡穿透或穿孔。

2. 其他症状与体征

（1）其他症状 本病除中上腹疼痛外，尚可有唾液分泌增多、烧心、反胃、嗳酸、嗳气、恶心、呕吐等其他胃肠道症状。食欲多保持正常，但偶可因食后疼痛发作而惧食，以致体重减轻。全身症状可有失眠等神经官能症的表现，或有缓脉、多汗等自主神经系统不平衡的症状。

（2）体征 溃疡发作期中，上腹部可有局限性压痛，程度不重，其压痛部位多与溃疡的位置基本相符。

【诊断要点】

1. 内镜检查 不论选用纤维胃镜或电子胃镜，均为确诊消化性溃疡的主要方法。在内镜直视下，消化性溃疡通常呈圆形、椭圆形或线形，边缘锐利，基本光滑，为灰白色或灰黄色苔膜所覆盖，周围黏膜充血、水肿，略隆起。

2. X线钡餐检查 消化性溃疡的主要X线征象是壁龛或龛影，是钡悬液填充溃疡的凹陷部分所造成。在正面观，龛影呈圆形或椭圆形，边缘整齐。因溃疡周围的炎性水肿而形成环形透亮区。因溃疡纤维组织的收缩，四周黏膜皱襞呈放射状向壁龛集中，直达壁龛边缘。在侧面观，壁龛突出胃壁轮廓以外。龛影与胃腔的交界处，即溃疡口部，有时可显示一宽1～2mm的透光细线。

胃溃疡的龛影多见于胃小弯，且常在溃疡对侧见到痉挛性胃切迹。十二指肠溃疡的龛影常见于球部。由于溃疡周围组织的炎症和局部痉挛等，X线钡餐检查时可发现局部压痛与激惹现象。溃疡愈合和瘢痕收缩，可使局部发生变形，尤多见于十二指肠球部溃疡，后者可呈三叶草形、花心样等变形，这些均为溃疡存在的间接征象。

3. Hp感染的检测 细菌培养是诊断Hp感染最可靠的方法，革兰染色检查Hp是一种快速简便的方法。组织尿素酶检测也是一种简便、快速的诊断方法。血清学检测采用酶联免疫吸附测定（ELISA）法，测定血清中抗Hp抗体。其敏感性和特异性都比较好，可应用于流行病学调查，了解人群的感染情况。随着分子生物学技术的迅速发展，应用PCR技术，能特异性地检出活检组织中的Hp。

4. 胃液分析 正常男性和女性的基础酸排出量（BAO）平均分别为2.5mmol/h和1.3mmol/h，男性和女性十二指肠溃疡病人的BAO平均分别为5.0mmol/h和3.0mmol/h。当BAO > 10mmol/h时，常提示胃泌素瘤的可能。五肽胃泌素按$6\mu g/kg$剂量注射后，十二指肠溃疡者最大酸排出量（MAO）常超过40mmol/h。由于各种胃病的胃液分析结果，胃酸幅度与正常人有重叠，对溃疡病的诊断仅作参考。

【针刀治疗】

（一）治疗原则

根据该病的病因和发病机制，本病治疗需依据内脏慢性软组织损伤的理论及脊柱区带病因学的理论来彻底解除其病因。

（二）操作方法

1. 第一至三次针刀治疗 $T_5 \sim T_8$胸椎棘突、棘间、肋横突关节。胸椎的肋横突关节的位置一般在本椎与下胸椎棘间中点旁开$2 \sim 3cm$，如T_6的肋横突关节位于$T_6 \sim T_7$棘间中点旁开$2 \sim 3cm$，以此类推。

（1）第一次松解$T_5 \sim T_6$、$T_6 \sim T_7$；第二次松解$T_7 \sim T_8$；第三次松解$T_8 \sim T_9$。

①体位 俯卧位，肩关节及髂嵴部置棉垫，以防止呼吸受限。

②体表定位 见图34-25。

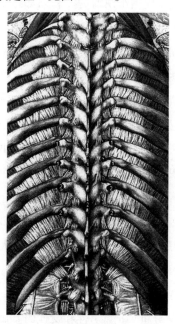

图34-25 体表定位示意图

③消毒 施术部位用碘伏消毒两遍，然后铺无菌洞巾，使治疗点正对洞巾中间。

④麻醉 1%利多卡因局部麻醉下进行。

⑤刀具 使用Ⅰ型4号针刀。

⑥针刀操作 见图34-11。

a. 第1支针刀松解$T_6 \sim T_7$棘上韧带、棘间韧带 在T_7棘突顶点定位，刀口线与人体纵轴一致，刀体先向头侧倾斜45°，与胸椎棘突呈60°角，针刀经皮肤、皮下组织，直达棘突骨面，纵疏横剥$2 \sim 3$刀，范围不超过$0.5cm$，然后将针刀体逐渐向脚侧

倾斜与胸椎棘突走行方向一致，从T_7棘突上缘骨面向上沿$T_6 \sim T_7$棘间方向用提插刀法切割棘间韧带$2 \sim 3$刀，范围不超过$0.5cm$。

b. 第2支针刀松解T_7左侧肋横突关节囊韧带 从$T_6 \sim T_7$棘间中点旁开$2 \sim 3cm$进针刀，刀口线与人体纵轴一致，针刀体与皮肤呈90°角，针刀经皮肤、皮下组织、胸腰筋膜浅层、竖脊肌达横突骨面，沿横突骨面向外到横突尖部，纵疏横剥$2 \sim 3$刀，范围不超过2mm。

c. 第3支针刀松解T_7右侧肋横突关节囊韧带 针刀松解方法参照第2支针刀松解方法。

d. 松解$T_5 \sim T_6$棘上韧带、棘间韧带、肋横突关节囊 只是松解胸椎序数不同，针刀松解方法参照$T_6 \sim T_7$棘上韧带、棘间韧带及肋横突关节囊的针刀松解方法。

（2）第二次松解$T_7 \sim T_8$只是松解胸椎序数不同，针刀松解方法参照第一次针刀松解方法。

（3）第三次松解$T_8 \sim T_9$只是松解胸椎序数不同，针刀松解方法参照第一次针刀松解方法。

经过1周的卧床休息结束以后，需拍X线片复查，了解骨关节是否彻底复位，如未复位，可隔1周或根据具体情况安排下一次治疗，目的是使骨关节移位得到纠正。

（4）$T_6 \sim T_8$胸椎的上、下、左、右脊柱区带范围内有压痛，或结节，或条索时，按如下方法治疗在其压痛点、结节、条索处定若干点，在各点处进针刀，刀口线均和人体纵轴平行，深度可达肋横突关节骨面，如在横突之间深度也不得超过肋骨的外表面，如在棘突之间深度达椎管外3mm以上，各点针刀达到相应深度后，务必将结节、条索切开、刮碎。

2. 第四次针刀治疗 中脘、内关、胃俞、脾俞穴位松解。针刀松解参见本节慢性胃炎的相关操作。

血海在双侧大腿内侧面之下部股骨内上髁，向上1寸处在缝匠肌与股内侧肌之间各定一点，针体和进针处的平面垂直，刀口线和大腿的纵轴平行，

从内向外刺入 1~1.5cm 深处。纵行剥离 2~3 下，在横行剥离 2~3 下即可。

膈俞在 T_7~T_8 棘突间向两旁旁开各 1.5 寸取两点，在此两点上进针刀，针体和背部平面垂直，刀口线和脊柱中线平行，刺入 0.7~1cm 深处，纵行剥离 3~4 下，即行快速的横行剥离 5~6 下，向棘突方向斜刺点弹 3~4 下。

【针刀术后手法治疗】

针刀术后进行手法治疗，如属于相关椎体位移，针刀术后可采用胸椎后移位的复位手法：让病人俯卧治疗床上，医生右手握拳，食指和中指的掌指关节扣在患椎棘突上，左手握住自己右手的腕部，令病人吸气，当吸气到最大限度时，医生突然将中、食指的掌指关节平衡下压，速度要快，1 秒钟左右，此时即可有震动感或弹响声，手法结束，即告复位；如属于脊柱区带软组织损伤者，针刀术后，在各个进针点处指压 20 秒钟，以促进局部的微循环。

四、溃疡性结肠炎

【概述】

溃疡性结肠炎又称慢性非特异性溃疡性结肠炎，是一种原因不明的慢性结肠炎，病变主要位于结肠的黏膜层，可累及直肠和结肠远端，甚至遍布整个结肠。主要症状有腹痛、腹泻、脓血便和里急后重，病程漫长，反复发作。用目前常见的中西方法治疗收效甚微，针刀医学根据其四大基本理论对该病进行了长期的实验研究，找到了它的病因所在，用针刀配合药物治疗，取得了满意的疗效。

【病因病理】

病因尚不完全清楚，但和下列几种因素有关。遗传因素、过敏因素、感染因素、自身免疫因素。结肠黏膜常常只有炎症性改变而未或不形成肉眼上可见的溃疡病变，或溃疡愈合，只遗留下肉眼上的炎症性病变。病变分布在直-乙状结肠的病例，可达 98%。以上是现代医学对本病的认识，

针刀医学原理认为，该病是由于脊柱病理区带的病理变化影响及人体电生理功能紊乱引起的一系列症状。

【临床表现】

1. 症状 一般起病缓慢，病情轻重不一，易反复发作。发作的诱因有精神刺激、过度疲劳、饮食失调、继发感染因素等，大便量少而黏滞带脓血，大便次数增多或便秘，里急后重，有些患者出现便前左下腹痉挛性疼痛后排便，便后疼痛缓解的规律，其他症状可见上腹饱胀不适、嗳气、恶心。重症患者因长期营养丢失及厌食，可出现体重减轻，体力下降。

2. 体征

（1）左下腹或全腹有压痛，伴有肠鸣音亢进，常可触及硬管状的乙状结肠和降结肠，提示肠壁增厚。

（2）肛门指检，可有压痛或带出黏液、脓血。

3. 辅助检查

（1）血常规检查 贫血属于轻或重度，白细胞计数活动期高，以中性粒细胞增多为主。

（2）粪便检查 有黏液及不同量的红、白细胞，在急性发作期涂片可见大量的多核巨噬细胞，粪便培养阴性。

（3）X 线检查 钡灌肠检查肠管边缘模糊、黏膜皱襞失去正常形态；结肠袋消失；铅管状结肠；结肠局部痉挛性狭窄和息肉；还可以见到溃疡引起的锯齿样影像。

（4）纤维内镜检查 对本病的诊断价值最大，除可对病变的范围、分布情况、炎症情况和溃疡等进行直接观察，还可取活体组织，进行病理鉴别诊断，并可做细胞化学、培养、生化测定和免疫学研究等项目。注意此检查一般在急重症患者，暂缓进行，以免穿孔或引起大量的出血。

【诊断要点】

本病诊断根据三项条件。

1. 临床上有既往病史或持续、反复发作的腹

泻、黏液血便等症状。

2. 手术标本病理、肠黏膜活检组织病理、内窥检查和 X 线检查，有 4 种之一即可。

3. 除外肠道特异性感染如寄生虫、结核和肠道肿瘤，以及其他肠道炎症性疾病如克罗恩病和免疫异常性疾病等。

【针刀治疗】

（一）治疗原则

根据对本病的病因病理的认识，用针刀来调节电生理系统的电流量及解除脊柱区带病理变化的影响，可从根本上解决该病的治疗问题。

（二）操作方法

1. 椎体有移位者，参见 X 线片，观察 $T_{11} \sim L_1$ 有否上、下、左、右的移位，在病变椎体与其上下相邻的椎体棘突连线的中点，以及相对应的左右旁开 $1 \sim 1.5cm$ 处定点，共 6 点。刀口线方向于脊柱纵轴平行，垂直刺入，松解棘间韧带，两旁刺入深度达骨面，纵行切开关节突关节囊。

2. 属于脊柱区带有阳性反应物者，在 $T_{11} \sim L_1$ 的上、下、左、右触及压痛条索、结节者，在此处进针刀，刀口线方向与阳性反应物方向一致，纵行剥离 $2 \sim 3$ 下，并将条索和结节切开，进针刀深度达 $2 \sim 3cm$。

3. 属于单纯电生理功能紊乱者

（1）双侧髌韧带外侧凹陷下 3 寸，胫骨前肌和伸趾长肌之间，胫骨旁一横指处（足三里穴）各定一点，刀口线和人体纵轴平行，垂直刺入 1 寸，纵行剥离 $2 \sim 3$ 下（图 34 - 26）。

（2）在 L_4 棘突下向左右各旁开 1.5 寸处（大肠俞穴）定 2 点，刀口线和人体纵轴平行，刺入 $1.5cm$，纵行剥离 $2 \sim 3$ 下（图 34 - 27）。

【针刀术后手法治疗】

1. 脊柱区带有阳性反应物者，出针刀后在进针刀处按压 20 秒钟。

2. 属于椎体有移位者，患者俯卧位，肌肉腰部

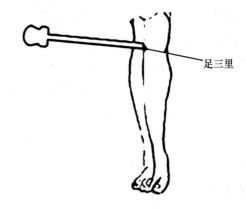

图 34 - 26　从足三里穴处进针刀示意图

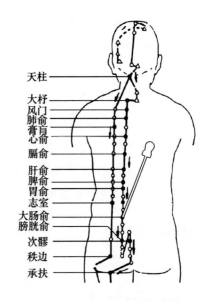

图 34 - 27　从大肠俞穴处进针刀

放松，患者双手拉住床头，一助手立于床尾，两手握两踝部牵引，在牵引的基础上，用力上下抖动数下，连续作 $3 \sim 5$ 遍，术者立于患者躯干一侧，双手重叠放于 $T_{12} \sim L_1$ 棘突上，当助手用力牵引时，术者向下弹压 1 次。此手法可隔 $2 \sim 3$ 日 1 次。

五、慢性腹泻

【概述】

凡病程在 2 个月以上的腹泻或间歇期在 $2 \sim 4$ 周内的复发性腹泻均称为慢性腹泻。

【病因病理】

1. 病因　慢性腹泻的患者在受到重复感染、饮食、情绪等各种因素的刺激后，有可能引起急性发作。

（1）慢性肠道感染性疾病　如慢性细菌性痢疾、真菌感染等疾病。

（2）某些肠道寄生虫病　如慢性阿米巴痢疾、肠道滴虫病、钩虫病、蛔虫病等，由于寄生于人体消化道不同的寄生虫的排泄物、代谢产物以及机械因素的刺激，往往也会造成不同程度的消化道功能紊乱，也可引起不同程度的腹泻和便秘。其中钩虫对人体的最大影响是肠道失血，导致大便潜血和贫血。

（3）非感染性炎症性肠病　常见的有溃疡性结肠炎等。引起腹泻时往往伴有腹痛、大便带黏液，严重时有明显的全身症状。

（4）消化功能不良和吸收功能障碍　包括各种引起消化酶的分泌减少，如慢性胰腺炎、胰腺癌、因手术切除过多肠段造成的短肠综合征、系统性硬化病对肠道的影响、溃疡性结肠炎对肠黏膜的反复破坏与修复致肠黏膜瘢痕化等均会影响肠黏膜的吸收功能。

2. 病理　慢性腹泻的发病机制有以下几点。

（1）肠蠕动增强，排空过速　由于各种原因所致肠蠕动增强，肠的排空速度过快均可导致腹泻。如肠神经官能症时肠内容物的量正常，但由于神经兴奋性的异常增高，使肠蠕动加速，出现腹泻；慢性菌痢、慢性肠阿米巴病、肠结核等因肠道有慢性炎症而发生腹泻；肠大部切除术后，肠内容物在肠道内停留的时间过短也会发生腹泻。

（2）食物在肠内消化不完全　如倾倒综合征、慢性胰腺疾病、肠大部切除术后等，食物在肠内不能完全消化而发生腹泻。

（3）食物吸收不良　原发性与继发性吸收不良综合征等均因被消化的食物不能被很好地吸收而发生腹泻。

【临床表现】

病变位于直肠和乙状结肠的患者多有便意频繁和里急后重，每次排便量少，有时只排出少量气体和黏液，粪色较深，多呈黏胨状，可混有血液，小肠病变的腹泻无里急后重，粪便稀烂呈液状，色较

淡，小肠吸收不良者粪呈油腻状多泡沫含食物残渣，有恶臭。慢性痢疾、血吸虫、溃疡性结肠炎、直肠等引起的腹泻每次排便数次，粪便常带脓血。溃疡性肠结核者常有腹泻与便秘交替现象。遇慢性大量水泻伴失水缺钾和酸中毒表现、不能因禁食和抗生素治疗而止泻的病例，要怀疑少见的胰性霍乱综合征，肠易激综合征的功能性腹泻多在清晨起床后和早餐后发生，每日 2~3 次，粪便有时含大量黏液。

【诊断要点】

对于慢性腹泻的原因十分复杂，有时给诊断和鉴别诊断造成极大的困难。因此对于疑难病例，必须细致地询问病史、体检、粪便镜检以及有选择性的器械检查，如乙状结肠镜纤维结肠镜、X 线钡剂造影、钡剂灌肠造影、肠黏膜活检等，以利诊断和鉴别诊断。

首先要注意患者的年龄及性别，如菌痢多见于儿童和青壮年，而大肠癌、胰腺癌多见于中老年人，老年人也容易发生小肠缺血性腹泻。中年女性则容易发生功能性腹泻。

其次要注意腹泻的症状及其伴随的症状。不少慢性疾病，特别是胃肠道疾病以腹泻为主要症状，也有以其他症状为主要症状的。即使同种疾病，有的以腹泻为主，有的腹泻很轻或无腹泻，而以其他症状为主，有的腹泻时发时止，时好时坏，如溃疡性结肠炎、慢性肠阿米巴病等。与腹泻并存的某些症状也有助于鉴别诊断，如腹泻伴有痉挛性下腹疼痛，大便后腹痛减轻或消失，常见于结肠疾病；若在脐周或右下腹部常发生腹痛，大便后腹痛并不减轻者，多为小肠病变；腹痛伴有里急后重，常提示直肠与乙状结肠疾病；腹泻伴有阵发性绞痛，局部起包块或局限性腹胀；肠蠕动亢进，常提示有不完全性肠梗阻，应注意与肠结核、克罗恩病、小肠恶性淋巴瘤、大肠癌等鉴别；便秘与腹泻交替出现，常见于肠结核、大肠癌、克罗恩病、结肠憩室炎、慢性结肠炎等；慢性腹泻伴有发热，应注意小肠恶性淋巴瘤、克罗恩病、肠结核、大肠癌、结缔组织

疾病等；若慢性腹泻伴有便血，应注意肠结核、小肠恶性淋巴瘤、大肠癌等，如病程超过 2 年以上，大肠癌的可能性较小；慢性腹泻伴有腹痛，为非炎症性疾病，如肠大部切除术、原发性吸收不良综合征等；慢性腹泻伴有食欲不振，常见于慢性肝、胆疾病，重症慢性结肠炎，恶性肿瘤；而成人胰性脂肪泻时，常有食欲亢进。

【针刀治疗】

（一）治疗原则

依据针刀医学的脊柱相关疾病理论及慢性软组织损伤病因病理学理论和软组织损伤病理构架的网眼理论，慢性腹泻是由于支配胃肠的内脏神经在行经途中被卡压，使肠道长期处于高蠕动状态，依据上述理论，针刀整体松解后腰部软组织慢性损伤的粘连、瘢痕，解除被卡压的内脏神经，恢复肠道的动态平衡，此病就得到治愈。

（二）操作方法

1. 第一次针刀松解上腰段关节突关节韧带的粘连、瘢痕、挛缩和堵塞

（1）体位 俯卧位。

（2）体表定位 $T_{12} \sim L_1$，$L_1 \sim L_2$ 关节突关节（图 34 - 28）。

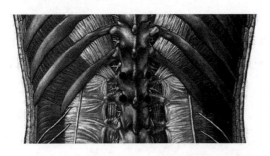

图 34 - 28 上腰段关节突关节韧带松解术体表定位

（3）消毒 施术部位用碘伏消毒两遍，然后铺无菌洞巾，使治疗点正对洞巾中间。

（4）麻醉 1% 利多卡因局部定点麻醉。

（5）刀具 使用 I 型针刀。

（6）针刀操作 见图 34 - 29。

以松解右侧 $T_{12} \sim L_1$ 关节突关节韧带为例。摸准

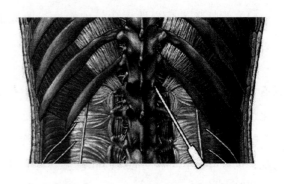

图 34 - 29 上腰段关节突关节韧带松解示意图

T_{12} 棘突顶点下缘定位，棘突中点旁开 2cm 进针刀。刀口线与脊柱纵轴平行，针刀体与皮肤垂直，针刀经皮肤、皮下组织、胸腰筋膜浅层、竖脊肌，到达骨面。刀刃在骨面上向外移动，可触及一骨突部，此为 T_{12} 的下关节突。再向外移动，刀下有韧性感时，即到 $T_{12} \sim L_1$ 关节突关节韧带。在此用提插刀法切割 2 ~ 3 刀，深度不超过 0.5cm，以松解关节突关节韧带的挛缩、粘连和瘢痕。其他节段关节突关节韧带松解方法与此相同。

2. 第二次调节相关经络的电生理线路

（1）体位 坐位。

（2）体表定位 外膝眼下 3 寸，距胫骨前外缘侧一横指（足三里穴）。

（3）消毒 施术部位用碘伏消毒两遍，然后铺无菌洞巾，使治疗点正对洞巾中间。

（4）麻醉 1% 利多卡因局部定点麻醉。

·（5）刀具 使用 I 型针刀。

（6）针刀操作 刀口线与下肢长轴一致，针刀体与皮肤垂直，针刀经皮肤、皮下组织，当患者有酸、麻、胀感时，缓慢纵行疏通 2 ~ 3 刀（图 34 - 26）。

【针刀术后手法治疗】

腰部针刀术后进行抖牵法。患者俯卧位，腰部肌肉放松，患者双手拉住床头，一助手立于床尾，两手握两踝部牵引，在牵引的基础上，用力上下抖动数下，连续作 3 ~ 5 遍，术者立于患者躯干一侧，双手重叠放于 $T_{12} \sim L_1$ 棘突上，当助手用力牵引时，术者向下弹压 1 次。此手法可隔 2 ~ 3 日 1 次。

六、功能性便秘

【概述】

便秘是指排便不顺利的状态，包括粪便干燥排出不畅和粪便不干亦难排出两种情况。一般每周排便少于 2～3 次（所进食物的残渣在 48 小时内未能排出）即可称为便秘。

正常人的排便习惯差别很大，这与个体差异、生活习惯尤其是饮食习惯有关。一般情况下，正常人每日排便 1～2 次，有的 2～3 天一次（只要无排便困难及其他不适均属正常），但大多人（约占 60% 以上）为每日排便 1 次。

【病因病理】

急性便秘的原因多为器质性，如脊椎的急性损伤、肠扭转、肠绞窄等。慢性便秘的原因比较多，有器质性的，如肿瘤（如结、直肠癌）、炎症（如肠结核、克罗恩病、溃疡性大肠炎等）、肠粘连、慢性阻塞性肺气肿、甲状旁腺功能亢进症、甲状腺功能减退症、糖尿病合并神经病变、硬皮病、长期服用抗抑郁药或镇静剂等；有功能性的，如进食量太少或食物中纤维含量太少，造成粪便量不足引起的单纯性便秘，如由肠神经系统功能障碍引起的肠易激综合征。临床上，慢性便秘原因中最多见的还是功能性便秘。

【临床表现】

便秘的临床表现与引起便秘的病因有关，有时便秘患者的表现只有粪便干硬、排便费力。另外，由于用力排出干硬粪便会引起肛裂，有些患者还可能有腹胀、恶心、食欲减退、乏力、头昏等症状，但这些症状均缺乏特异性。在为便秘患者作体格检查时，常可在其左下腹触及粪块和痉挛的结肠。

【诊断要点】

1. 有关病史　仔细的病史询问对便秘的诊断有极重要的价值。便秘病程长，若患者在体重、食欲、体力方面无明显变化，常提示为功能性便秘；

食量过少和食物过于精细，常与单纯性便秘有关；由精神因素、生活形态改变、长途旅行等原因引起的便秘常与肠易激综合征有关；腹部手术后的肠粘连也与便秘有关等等。

2. 粪便常规检查和粪潜血试验　可观察到粪便的形状、数量、有无脓血和黏液等；潜血试验则有助于发现肠道的少量出血。

3. X 线检查　腹部正面摄影如有肠道扩张，且伴有液体平面时，应考虑肠阻塞的可能；如发现肠道内有粪便潴留，尤其粪便潴留于乙状结肠内时，要考虑结肠的排便异常。

4. 钡剂肠摄影及大肠镜检查　可观察结、直肠内有无狭窄和阻塞。

【针刀治疗】

（一）治疗原则

根据针刀医学理论脊柱相关疾病理论及慢性软组织损伤病因病理学理论和软组织损伤病理构架的网眼理论，长期便秘是由于支配胃肠的内脏神经在行经途中被卡压，使肠道长期处于半麻痹状态，依据上述理论，针刀整体松解后腰部软组织慢性损伤的粘连、瘢痕，解除被卡压的内脏神经，并调节相关经络的电生理线路，恢复肠道的动态平衡，可使此病得到治愈。

（二）操作方法

1. 第一次针刀松解上腰段关节突关节韧带的粘连、瘢痕、挛缩和堵塞

（1）体位　俯卧位。

（2）体表定位　$L_1 \sim L_2$，$L_2 \sim L_3$ 关节突关节（图 34－30）。

（3）消毒　在施术部位用碘伏消毒两遍，然后铺无菌洞巾，使治疗点正对洞巾中间。

（4）麻醉　1% 利多卡因局部定点麻醉。

（5）刀具　使用Ⅰ型针刀。

（6）针刀操作　以松解右侧和 $L_1 \sim L_2$ 关节突关节韧带为例。摸准在 L_1 棘突顶点下缘旁开 2cm 进针刀，刀口线与脊柱纵轴平行，针刀体与皮肤垂直，

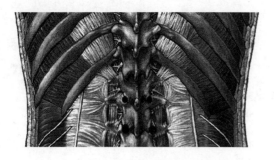

图 34 – 30　上腰段关节突关节韧带松解术体表定位

针刀经皮肤、皮下组织、胸腰筋膜浅层、竖脊肌，到达骨面。刀刃在骨面上向外移动，可触及一骨突部，此为 L_1 的下关节突。再向外移动，刀下有韧性感时，即到 $L_1 \sim L_2$ 关节突关节韧带，在此用提插刀法切割 2～3 刀，深度不超过 0.5cm，以松解关节突关节韧带的挛缩、粘连和瘢痕。其他节段关节突关节韧带松解方法与此相同（图 34 – 31）。

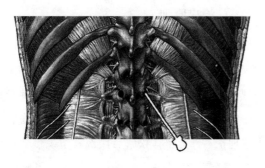

图 34 – 31　上腰段关节突关节韧带松解示意图

2. 第二次调节相关经络的电生理线路

（1）体位　坐位。

（2）体表定位　外膝眼下 3 寸，距胫骨前外缘侧一横指（足三里穴）。

（3）消毒　在施术部位用碘伏消毒两遍，然后铺无菌洞巾，使治疗点正对洞巾中间。

（4）麻醉　1% 利多卡因局部定点麻醉。

（5）刀具　使用 I 型针刀。

（6）针刀操作　刀口线与下肢长轴一致，针刀体与皮肤垂直，针刀经皮肤、皮下组织，当患者有酸、麻、胀感时，快速纵行疏通 2～3 刀（图 34 – 26）。

【针刀术后手法治疗】

腰部针刀术后进行抖牵法。患者俯卧位，肌肉腰部放松，患者双手拉住床头，一助手立于床尾，两手握两踝部牵引，在牵引的基础上，用力上下抖动数下，连续作 3～5 遍，术者立于患者躯干一侧，双手重叠放于 $L_1 \sim L_2$ 棘突上，当助手用力牵引时，术者向下弹压 1 次。此手法可隔 2～3 日一次。

七、慢性阑尾炎

【概述】

慢性阑尾炎是一种常见病，以临床表现多，无典型体征，大部以右下腹痛、不适及食欲不振为特征，常与其他脏器的慢性炎症相混淆。

【病因病理】

大多数慢性阑尾炎是急性阑尾炎消退后遗留下来的病变。少数慢性阑尾炎是由阑尾腔内有粪石、谷粒、虫卵等异物刺激所致；或先天性扭曲、粘连、淋巴滤泡过度增生，致使管腔变窄所致。在急性阑尾炎发作时，如当时炎症较轻，症状可很快消失，但数周后阑尾的炎症可转为慢性。慢性阑尾炎中，阑尾黏膜和黏膜下层可见以淋巴细胞和嗜伊红细胞为主的慢性炎性。

细胞浸润，阑尾管壁中有巨噬细胞。此外，阑尾因纤维组织增生，脂肪增加，管壁变厚，甚至管腔狭窄或闭塞，而妨碍了阑尾排空，压迫阑尾壁内神经末梢而产生疼痛等症状。

针刀医学认为，急性发作的患者，大多是由于饮食不节造成阑尾局部的疲劳性损伤，各种病菌、毒素造成的侵害性损伤使阑尾局部的软组织急性损伤。因失治、误治，数周后在人体自我修复过程中，该处产生了慢性软组织损伤的病理改变，局部电生理线路电流量减弱。那些无急性发作史的患者，则由于疲劳性损伤、不良体位、急慢性外伤、隐蔽性损伤导致脊柱区带慢性软组织损伤。骨关节移位，多在胸 10～11 脊髓段，软组织损伤及骨关节移位对途经此处的交感神经产生牵拉刺激或卡压，导致交感神经电生理线路的电流量下降，使阑尾黏膜上皮细胞分泌的黏液和免疫球蛋白减少，失去保护作用。

【临床表现】

常具有典型的急性阑尾炎发作史，右下腹又经常疼痛，有的患者仅有隐痛或不适感，剧烈活动或饮食不节可诱发急性发作。有的表现很似消化性溃疡，有胃肠道功能紊乱或大便习惯改变等症状。

阑尾部位有局限性压痛。X 线钡餐检查可见，阑尾不充盈或钡剂排出缓慢，充盈的阑尾位置不易移动等。

【诊断要点】

1. 明确的急性发作史。

2. 患者有不同程度的右下腹部疼痛史，并可因劳累和饮食不节诱发。

3. 局限的右下腹压痛明显。

4. $T_{10} \sim T_{11}$ 脊柱区带范围内有压痛，或结节，或条索状物，或椎体的偏移。

【针刀治疗】

（一）治疗原则

依据慢性内脏软组织损伤的理论，脊柱区带病因的理论，电生理线路系统的理论进行治疗。

（二）操作方法

1. 属于第十一至十二胸椎骨关节移位者，根据 X 线片，用针刀医学原理影像学读片方法确定移位的椎体及方向，在确定椎体的棘突与上、下相邻的椎体棘突连线的中点各定一点，并在此两点的左右各旁开 2 ~ 2.5cm 定点，共定 6 点。中间的两针刀，刀口线与脊柱纵轴平行，针刀体与背部平面垂直刺入，深达椎管外 3mm，然后调转刀口线 90°，切开剥离 2 ~ 3 下。旁边的 4 个点，刀口线与脊柱纵轴平行，针刀体与背平面垂直刺入，深达肋横突关节囊，微微调转刀口线，将关节囊切开 2 ~ 3 刀。如还同时合并有与其相邻的上、下椎体位置改变，可按此方法定点一并治疗。

卧床休息 1 ~ 2 周后，拍 X 线片复查，了解骨关节是否复位，如未复位，可隔 1 周或根据具体情况安排下 1 次治疗。

2. 属于 $T_{10} \sim T_{11}$ 节段脊柱区带范围内发现压痛、结节、条索者，患者取俯卧位，在疼痛、结节、条索点上垂直进针刀，刀口线与脊柱纵轴平行，达肋横突关节面，如在两肋之间，也不可超过肋骨的外侧面。如在棘突之间，深度达椎管外 3mm 以上。有压痛的用纵行剥离法和横行剥离法即可，有结节或条索者，则进行纵行切开法或瘢痕刮除法。在治疗期间，一般 7 日需复诊 1 次，仔细检查，如未彻底消除以上病变，则应继续治疗，方法同前。如复诊又发现有新的脊柱区带出现病变，则用上述方法进行治疗。

3. 第十至十一胸椎既无关节移位，又无压痛、结节等病理变化者，此为单纯的电生理线路障碍所致，分别在双侧外膝眼下 3 寸，距胫骨前缘一横指处（足三里穴）及双侧外膝眼下 6 寸，距胫骨前缘一横指处（上巨虚穴）定点。在以上 4 点处进针刀，刀口线与下肢纵轴平行，针刀体与皮肤平面垂直刺入，纵行剥离 2 ~ 3 下，速度宜慢（图 34 - 32）。

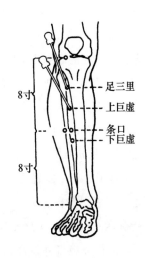

8寸　　　　　　足三里
　　　　　　　　上巨虚
　　　　　　　　条口
　　　　　　　　下巨虚
8寸

图 34 - 32　从足三里、上巨虚穴处进针刀

4. 在腹部压痛点上定一点，刀口线与人体前正中线平行，针刀体与腹部皮肤垂直刺入 0.5 ~ 1.5cm（不可过深），至有坚韧感和柔韧感为止。患者出现胀痛和酸痛感时，即可作纵行剥离 2 ~ 3 下。

【针刀术后手法治疗】

1. 属于骨关节移位的，用胸椎手法治疗。

2. 属于脊椎区带软组织损伤的，用拇指在出针刀点上按压 20 秒钟，以促进微循环，使电生理线路恢复。

3. 单纯电生理功能紊乱者，无需手法。

第四节　泌尿生殖系统相关疾病

一、慢性肾盂肾炎

【概述】

慢性肾盂肾炎通常指慢性细菌性肾盂肾炎。根据有无感染的征象和尿中有无炎症细胞及细菌可将其分为慢性活动性肾盂肾炎和慢性无活动性肾盂肾炎。前者有长期的感染，伴细菌不断生长；后者则有过去感染引起的病理损害。本病属中医的"劳淋""虚乏""腰痛"范畴。

【临床表现】

慢性肾盂肾炎的临床表现主要有以下几种类型。

1. 反复急性发作型　患者有急性肾盂肾炎病史，以后反复发作，这是典型的慢性肾盂肾炎。主要表现为膀胱刺激征，可伴有低热或中等热度及腰部酸痛。部分患者有轻度的面部或下肢水肿。

2. 血尿型　少数患者发作时除有轻度膀胱刺激症状之外，反复发作血尿，大多为镜下血尿，尿色黯红而混浊，多伴有腰酸或腰痛。

3. 长期低热型　无膀胱刺激症状，仅有低热、头昏、疲乏、食欲减退、体重减轻及面色萎黄等。

4. 高血压型　患者以头昏、头痛及疲乏无力为主，无明显膀胱刺激症状，检查时发现有高血压。15%～20%慢性肾盂肾炎患者并发高血压，个别患者可演变为恶性高血压。

5. 无症状菌尿型　患者既无全身症状，也无膀胱刺激症状，但尿中含有大量细菌，影像学检查可有慢性肾盂肾炎的表现，病变呈隐匿性发展。

【诊断要点】

除反复发作的尿路感染病史之外，尚需结合影像学及肾脏功能检查。

1. 肾外形凹凸不平，且双肾大小不等。

2. 静脉肾盂造影可见肾盂、肾盏变形，缩窄。

3. 持续性肾小管功能损害。

具备上述第一、二条中任何一项再加第三条可诊断为慢性肾盂肾炎。

【针刀治疗】

（一）治疗原则

根据以上我们对该病病因病理的认识，针对内脏慢性软组织损伤，胸腰椎骨关节损伤以及电生理系统进行治疗，可以消除该病的致病因素。

（二）操作方法

1. 第一次针刀松解 T_{11}～L_1 棘间韧带

（1）体位　俯卧位。

（2）体表定位　在 T_{11}～L_1 椎体上、下棘间韧带或在 T_{11}～L_1 部位的脊柱区带范围内的压痛、结节和条索点。

（3）消毒　施术部位用碘伏消毒两遍，然后铺无菌洞巾，使治疗点正对洞巾中间。

（4）麻醉　用1%利多卡因局部浸润麻醉，每个治疗点注药1ml。

（5）刀具　使用Ⅰ型4号直形针刀。

（6）针刀操作　见图34-33。

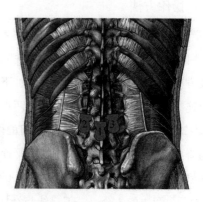

图34-33　T_{11}～T_{12} 棘间及关节突关节囊针刀松解示意图

①如属于骨关节移位型，针刀体与皮肤垂直，刀口线与人体纵轴一致，按照四步进针刀规程进针刀，针刀经皮肤皮下直达棘突骨面，纵疏横剥两刀，在棘间韧带操作，深度达椎管外3mm，然后调转刀口线和人体纵轴垂直，用切开剥离法，将韧带松解1～3刀，两侧共4刀，深度达关节囊部位。

②如属于慢性软组织损伤者，在 T_{11} ~ L_1 部位的脊柱区带范围寻找压痛、结节和条索，刀口线和人体纵轴平行，疼痛点进行纵行剥离，然后横行剥离，有条索和硬结者，将其切开、刮碎。

2. 第二次针刀松解相关经络电生理线路

①分别在 L_1 及 L_2 棘突下向两侧各旁开 1.5 寸处（三焦俞、肾俞穴）定点，从此 4 点处进针刀，刀口线和人体纵轴平行，针刀体与局部表面垂直刺入 1cm，纵行剥离 2 ~ 3 下（图 34 – 34）。

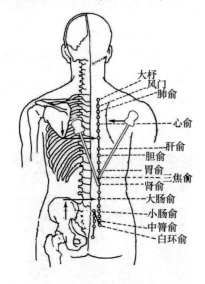

图 34 – 34 从三焦俞、肾俞穴处进针刀

②前正中线上，脐上 1 寸处（水分穴）定 1 点，刀口线和人体纵轴平行，针刀体与局部表面垂直刺入 0.8cm，纵行剥离 2 ~ 3 下（图 34 – 35）。

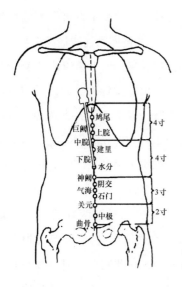

图 34 – 35 从水分穴处进针刀

③在双侧外膝眼下 3 寸，距胫骨前缘处（足三里穴）各定 1 点，刀口线和人体纵轴平行，垂直刺入 1cm，纵行剥离 2 ~ 3 下（图 34 – 26）。

【针刀术后手法治疗】

1. 椎体有移位患者俯卧位，使肌肉腰部放松，患者双手拉住床头，一助手立于床尾，两手握其两踝部牵引，在牵引的基础上，用力上下抖动数下，连续作 3 ~ 5 遍，术者立于患者躯干一侧，双手重叠放于错位脊柱的棘突上，当助手用力牵引时，术者向下弹压 1 次。此手法可隔 2 ~ 3 日做 1 次。

2. 属于慢性软组织损伤者，在出针刀点上用拇指揉按 1 分钟；单纯电生理功能紊乱者，不需用手法治疗。

二、脊源性排尿困难

【概述】

脊源性排尿异常，是指脊柱外伤或脊柱周围软组织损伤，小关节错位或增生退变使脊柱力学平衡改变，而引起的排尿异常，包括尿频、尿急、尿失禁、尿量增多或减少所导致的小便失控等，在临床上是一种常见病、疑难病。引起本病的脊柱损伤部位，多在肾区胸腰关节段，以 T_{12} ~ L_2 之间为高发段。

【病因病理】

当胸腰关节段外伤、劳损等原因引起椎体、小关节错位及周围软组织损伤，继而可刺激有关组织而导致排尿异常。如发生在颈椎，可影响经颈椎横突孔的椎动脉，使下丘脑供血受阻，脑内排尿中枢缺血，引起中枢性排尿异常。发生在 T_{12} ~ L_2 时，可损伤腰膨大而致膀胱自主排尿中枢功能障碍。发生在下腰段，可影响马尾神经的正常功能。发生在骶部可影响副交感神经。发生在梨状肌孔可因梨状肌痉挛或炎症蔓延影响阴部神经。如此种种原因，中断或减弱了脊髓低级中枢与高级中枢之间的联系。高级中枢对膀胱的反射抑制作用减弱，从而出现尿频、尿急、尿痛；若排尿活动完全由脊髓反射所控制，则出现排尿困难或尿失禁。

中医学认为，脊椎乃督脉之通道，其两侧面膀胱经所行。督脉与膀胱经脉损伤、经脉不通，气化失调或湿聚下焦，导致排尿异常。

【临床表现】

本病好发人群本病多发在青少年或壮年，女性多于男性，常有脊柱和腰骶部病史。本病临床表现以尿频、尿痛、尿量增多、遗尿或排尿困难为主要临床表现。脊柱三指触诊法颈椎上部软组织僵硬，$T_{12} \sim L_2$ 棘突偏歪，项韧带可有钙化，局部压痛明显，胸或腰椎亦可有棘突偏歪、压痛。尿常规检查一般无异常等，X 线检查腰椎生理曲度改变，部分伴有棘突偏歪，小关节错位。

【诊断要点】

1. 本病多发生于青少年或壮年，女性多于男性，常有脊柱和腰骶部病史。

2. 尿频：指患者排尿次数增多，不同于多尿，每次尿量很少，轻者每日 3 ~ 5 次，重者十余次不等。

3. 尿急：有尿意时，立即就要小便，有时因来不及而尿裤子。

4. 尿痛：排尿时感到不适，尿道口疼痛并有烧灼刺激感。

5. 尿量增多：指成人 24 小时内超过 1.5L。

6. 遗尿：指夜间或某种情况下出现不随意的排尿，不伴有其他排尿异常。

7. 排尿困难：排尿时不能立即将尿排出，必须经一定的时间如数秒或数分钟后才能排尿。

8. 触诊时颈椎上部软组织僵硬，$T_{12} \sim L_2$ 棘突偏歪，项韧带可有钙化，局部压痛明显，胸椎或腰椎亦可有棘突偏歪、压痛。

9. 尿常规检查一般无异常等。

10. X 线检查：腰椎生理曲度改变，部分伴有棘突偏歪，小关节错位。

【针刀治疗】

（一）治疗原则

依据关于针刀医学慢性内脏软组织损伤理论，及电生理线路的理论，用针刀治疗局部软组织损伤和调整电生理线路电流量，配合药物，从根本上予以治疗。

（二）操作方法

1. 第一次针刀松解 $T_{12} \sim L_2$ 棘突和横突

（1）体位　让患者俯卧于治疗床上，肌肉放松。

（2）体表定位　$T_{12} \sim L_2$ 棘突和横突。

（3）消毒　施术部位用碘伏消毒两遍，然后铺无菌洞巾，使治疗点正对洞巾中间。

（4）麻醉　用 1% 利多卡因局部浸润麻醉，每个治疗点注药 1ml。

（5）刀具　使用 I 型 4 号直形针刀。

（6）针刀操作　见图 34 - 36。

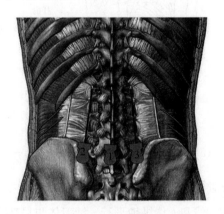

图 34 - 36　$T_{12} \sim L_1$ 棘间及横突针刀松解示意图

①第 1 支针刀松解棘上韧带及棘间韧带　以松解 T_{12} 棘突为例，两侧髂嵴连线最高点与后正中线的交点为第四腰椎棘突，向上摸清楚 T_{12} 棘突顶点，在此定位，从棘突顶点进针刀，刀口线与脊柱纵轴平行，针刀经皮肤、皮下组织，直达棘突骨面，在骨面上纵疏横剥 2 ~ 3 刀，范围不超过 1cm。调转刀口线 90°，沿 T_{12} 棘突上缘及下缘用提插刀法切割 2 ~ 3 刀，深度不超过 1cm。

②第 2、3 支针刀松解两侧横突　以 L_1 横突为例（T_{12} 不做横突松解）。摸准 L_1 棘突顶点，从 L_1 棘突中点旁开 2cm，在此定位。刀口线与脊柱纵轴平行，针刀经皮肤、皮下组织，直达横突骨面，刀体

向外移动，当有落空感时，即到 L_1 横突尖，在此用提插刀法切割横突尖的粘连、瘢痕 2~3 刀，深度不超过 0.5cm，以松解竖脊肌、腰方肌及胸腰筋膜在横突尖部的粘连和瘢痕，然后，调转刀口线 90°，沿 L_1 横突上下缘用提插刀法切割 2~3 刀，深度不超过 0.5cm，以切开横突间肌。L_2 横突尖松解方法与此相同。

2. 第二次针刀调节相关经络电生理线路

①第 1 支针刀调节关元穴　脐正下方 3 寸（关元穴）定点，刀口线与人体纵轴平行，针刀体与进针部位皮肤平面垂直刺入 0.5~1cm，纵行缓慢剥离 2~3 下（图 34-37）。

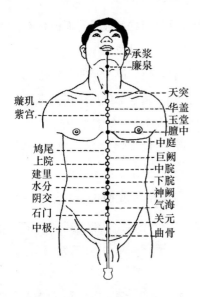

图 34-37　从关元穴处进针刀

②第 2 支针刀调节中极穴　在脐正下方 4 寸（中极穴）定点，刀口线与人体纵轴平行，针刀体与进针部位皮肤平面垂直刺入后，沿耻骨联合内面平行，紧贴内面刺入 1.5~2.5cm，纵行剥离横行剥离（图 34-38）。

③第 3 支针刀调节三阴交　在两小腿内侧，当足内踝尖上 3 寸，胫骨内侧缘后方（三阴交穴）各定 1 点，刀口线与下肢纵轴平行，垂直刺入 1 寸，纵行剥离 2~3 下（图 34-39）。

【针刀术后手法治疗】

如有脊柱外伤史，而且病程在 3 天以内者，可单用手法治疗。患者俯卧位，两助手分别通过腋下和双

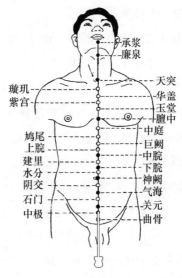

图 34-38　从中极穴处进针刀

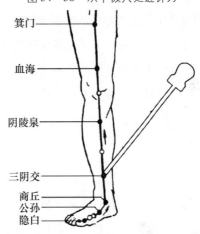

图 34-39　从三阴交穴处进针刀

踝部作对抗牵引 1 分钟后，施术者根据患者脊柱外伤及椎体移位的情况做相应的手法复位即可。

三、男性性功能障碍

【概述】

男性的性功能障碍是以性功能异常为特征的常见病。可能因下丘脑垂体纤维受损影响垂体前叶促性腺激素释放，或下丘脑脊髓纤维受损影响调节脊髓各中枢活动引起。表现为性欲减退、阳痿、性早熟或发育延迟等。

【病因病理】

1. 颈椎病造成高级神经功能及神经中枢的功能失调，使内分泌功能紊乱，抑制垂体的促性腺激素

分泌造成睾丸生精功能减退。

2. 阴茎的海绵体内有与动脉相通的血窦，当动脉扩张时，一方面由于流入阴茎的血液增多，并充满于血窦内，使阴茎体积增大而勃起，另一方面，由于静脉被胀大的海绵体压迫而使静脉血回流受阻，进一步促进勃起。阴茎内的小动脉同时受盆内脏神经（副交感神经）和腹下神经（交感神经）支配，盆内脏神经兴奋，血管扩张，引起勃起，腹下神经兴奋，则血管收缩，阴茎变软。脊髓的勃起中枢在骶髓 1～3 节段，并受大脑皮质的控制。颈椎病由于刺激和压迫交感神经及椎动脉，反射性地使大脑皮质中枢受到抑制而引起。

3. 脊柱力学平衡失稳可造成各级性控制中枢兴奋性增高与降低。阳痿与早泄是各级性控制中枢兴奋与抑制两方面协调失平衡的两种表现，很可能是性兴奋性一度增高，于是各中枢负担加重，最终导致衰竭而进入抑制状态。

【临床表现】

1. 阳痿　指阴茎不能勃起或勃起不满意。

2. 无性欲、性欲降低、性欲旺盛　性欲达到一定程度时，即引起阴茎勃起。只有长时期在适当刺激下不引起性欲或在同样条件下性欲出现显著改变，才有实际意义。

3. 早泄　是指射精过早。健康的壮年男性一般在性交 2～6 分钟时射精，在更短时间内射精亦是正常的。因此，只有在阴茎进入阴道前就射精才能肯定为早泄。

4. 遗精　指在无性交活动时的射精。在未结婚的青年人，一定频率的遗精是正常的。由于性欲观念在清醒时发生遗精，或在正常性生活的情况下经常遗精，都是病理性的。

除以上症状外，还有性交困难、不射精等。

【诊断要点】

1. 性生活的经历、频率、持续时间、性欲、勃起、射精和情欲高潮的情况；手淫的频率；有无精神症状；对不能射精的患者应了解有无遗精；对勃起障碍者应了解性交和不性交时的差别；有无功能性和器质性病变史。

2. 有无生殖系统畸形和炎症；有无神经系统和内分泌系统疾病。

【针刀治疗】

（一）治疗原则

依据关于针刀医学慢性内脏软组织损伤理论，及电生理线路的理论，用针刀治疗局部软组织损伤和调整电生理线路电流量，配合药物，从根本上予以治疗。

（二）操作方法

1. 第一次针刀松解骶骨背面的粘连、瘢痕

（1）体位　俯卧位。

（2）体表定位　第二至四骶后孔。

（3）消毒　施术部位用碘伏消毒两遍，然后铺无菌洞巾，使治疗点正对洞巾中间。

（4）麻醉　1% 利多卡因局部定点麻醉。

（5）刀具　使用Ⅰ型 4 号直形针刀。

（6）针刀操作　见图 34-40。

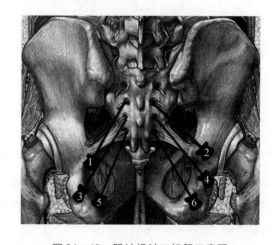

图 34-40　骶神经针刀松解示意图

①第 1 支针刀松解左侧第二骶后孔　摸准骶正中嵴最上方，在其下外方 3cm 左右定位，左侧为左第二骶骨后孔。如无法定位，可以在 C 臂机透视下定位。刀口线与脊柱纵轴平行，针刀体与皮肤垂直，针刀经皮肤、皮下组织，直达骶骨骨面，刀体向四周移动，当有落空感时即到第二骶后孔，在此

纵疏横剥 2～3 刀，以松解左侧第二骶神经后支的粘连和瘢痕。

②第 2 支针刀松解右侧第二骶后孔　摸准骶正中嵴最上方，在其下外方 3cm 左右定位，右侧为右第二骶骨后孔。如无法定位，可以在 C 臂机透视下定位。刀口线与脊柱纵轴平行，针刀体与皮肤垂直，针刀经皮肤、皮下组织，直达骶骨骨面，刀体向四周移动，当有落空感时即到第二骶后孔，在此纵疏横剥 2～3 刀，以松解右侧第二骶神经后支的粘连和瘢痕。

③第 3 支、第 4 支针刀松解左右侧第三骶后孔　分别在第 1、2 支针刀的基础上，向下 2cm 定位。如无法定位，可以在 C 臂机透视下定位。针刀松解方法参见第 1、2 支针刀松解方法。

④第 5 支、第 6 支针刀松解左右侧第四骶后孔　分别在第 3、4 支针刀的基础上，向下 2cm 定位。如无法定位，可以在 C 臂机透视下定位。针刀松解方法参见第 1、2 支针刀松解方法。

⑤若有阳性压痛点、条索结节　在 T_{12}～L_2 病理区带范围内找到，或者在骶骨孔周围者，在此处进针刀，刀口线和阳性物纵轴平行，垂直刺入，条索和硬结者须切开、刮碎。

2. 第二次针刀调节相关经络电生理线路

（1）患者仰卧位，在脐正下方 3 寸（关元穴）定点，刀口线与人体纵轴平行，针刀体与进针部位皮肤平面垂直刺入 0.5～1cm，纵行缓慢剥离 2～3 下（图 34－37）。

（2）患者仰卧位，在脐正下方 4 寸（中极穴）定点，刀口线与人体纵轴平行，针刀体与进针部位皮肤平面垂直刺入后，沿耻骨联合内面平行，紧贴内面刺入 1.5～2.5cm，纵行剥离横行剥离（图34－38）。

四、骶源性前列腺炎

【概述】

骶源性前列腺炎是男性泌尿生殖系的常见病，发病率高，占泌尿科男性患者的 35%～40%，多发于 20～40 岁的青壮年。本病发病缓慢，经久难愈。分为细菌性慢性前列腺炎和非菌性慢性前列腺炎两种，且以后者较多见。

前列腺是位于膀胱与尿生殖膈之间的不成对的实质性器官，由腺组织和肌组织构成。表面包有筋膜鞘，称为前列腺囊。囊与前列腺之间有前列腺静脉丛。前列腺的分泌物是精液的主要组成部分。前列腺呈前后稍扁的栗子形，上端宽大称为前列腺底，邻接膀胱颈。下端尖细，位于尿生殖膈上，称为前列腺尖。底与尖之间的部分称为前列腺体。体的后面较平坦，在正中线上有一纵行浅沟，称为前列腺沟。男性尿道在腺底近前缘处穿入前列腺，经腺实质前部，由前列腺尖穿出。近底的后缘处，有一对射精管穿入前列腺，开口于尿道前列腺部后壁的精阜上。前列腺的排泄管开口于尿道前列腺部的后壁。前列腺有阴部内动脉、膀胱下动脉、直肠下（中）动脉的分支分布；前列腺底及两侧分布有前列腺静脉丛，此丛经膀胱下静脉入髂内静脉；前列腺淋巴管较发达，主要入髂内淋巴和骶淋巴结；前列腺有下腹下神经丛下部（盆丛）的分支分布，并构成前列腺神经丛。

前列腺一般分为 5 个叶，即前叶、中叶、后叶和两侧叶（图 34－41），中叶呈楔形，位于尿道与射精管之间。40 岁以后，中叶可变肥大，向上凸顶膀胱，使膀胱垂明显隆起，并压迫尿道引起排尿困难。两侧叶的肥大可从两侧压迫尿道，而致尿潴留。

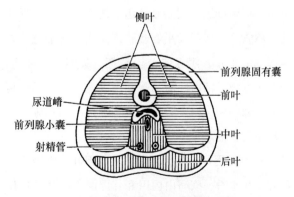

图 34－41　前列腺（横断面）

前列腺为复管泡状腺，腺周围有结缔组织和平滑肌组成的被膜，并伸入腺内构成隔，其内含有大量平滑肌，收缩时可促进腺体分泌。腺腔较大多皱襞，上皮高低不一，有呈立方、扁平、柱状或假复层柱状，这表示各种不同阶段的分泌活动。前列腺分泌物系黏稠蛋白液，呈碱性，具有特殊臭味。男性激素睾酮可促进前列腺的生长发育，摘除睾丸后，前列腺有相应的改变，分泌物消失。

【病因病理】

1. 病因　慢性前列腺炎可分为两种类型，即细菌性慢性前列腺炎和非细菌性慢性前列腺炎。

（1）细菌性慢性前列腺炎多数由尿道的逆行感染所致。前列腺分内层与周围层，内层腺管为顺行性，而周围层腺管为逆行倒流。因此，在射精时如后尿道有感染，可使大量致病菌挤向周围层腺管。下尿路或结肠的炎症也可通过淋巴管感染前列腺。另外，性欲过旺、前列腺充血、会阴部及尿道损伤，其他泌尿生殖系统病变，如尿道狭窄、前列腺增生、下尿路梗阻，都可成为慢性细菌性前列腺炎的诱因。

（2）非细菌性慢性前列腺炎盆腔充血、中断性交、长途骑车、经常坐位工作常可诱发，使前列腺经常反复或长时间充血，而引发非细菌性慢性前列腺炎。

2. 病理　慢性前列腺炎的病理变化为腺泡、腺管和间质呈炎性反应，有多核细胞、淋巴细胞、浆细胞和巨噬细胞浸润和结缔组织增生，坏死灶纤维化、腺管管径狭窄或小管被脓细胞或上皮细胞堵塞引起腺泡扩张，使腺体结构破坏、皱缩、纤维化，而变小变硬。细菌性前列腺炎患者前列腺周围层可见大量致病菌。因多数抗生素不能透入前列腺，故本病不易根治。

3. 针刀医学的病因病理　从病因和组织结构的病理变化来看，该病由内因和外因两方面共同作用而引起。

（1）内因　性生活过度，前列腺频繁强烈收缩，使前列腺及周围组织发生疲劳性损伤，大量瘢痕组织堆积，导致前列腺腺体增大，外层包膜增生。增生的包膜又可刺激前列腺，使其变硬变厚，失去弹性。增大的前列腺腺体会压迫尿道和精道管，使之缩窄，甚至堵塞。

（2）外因　机体抵抗力下降，致病菌的侵害。内因反复作用可引起非细菌性慢性前列腺炎，内外因共同作用就可引起细菌性慢性前列腺炎。

【临床表现】

1. 症状　慢性前列腺炎症状表现多样，且无特异性。

（1）排尿症状　由于后尿道炎可引起尿频、轻度尿急，尿痛或尿道烧灼感，并可放射到阴茎头部。严重者出现排尿困难，甚至尿潴留。可见终末血尿。细菌性慢性前列腺炎患者清晨尿道口有黏液、粘丝及脓液分泌。

（2）局部症状　后尿道、会阴部和肛门部钝痛，肛门坠胀感，下蹲或大便时加重。下腰部有反射痛，可放射至阴茎、精索、睾丸、腹股沟部、耻骨上区、大腿内侧、臀部等处。

（3）性功能障碍　性欲减退或消失、射精痛、血精、阳痿、遗精、早泄以及不育。

（4）精神症状　患者情绪低落，甚或并发神经官能症，表现为乏力、头晕、眼花、失眠、精神抑郁。

2. 体征　肛门指诊可扪及前列腺表面大小不同的结节。它可以有一定弹性和活动度，或完全硬固，腺体周围粘连固定，大多数有轻度压痛。

3. 实验室及其他检查　慢性前列腺炎的临床症状和体征比较复杂而又无特异性，仅根据症状和体征做出诊断是不可靠的。实验室及其他检查对提高慢性前列腺炎诊断水平有决定性的意义。

（1）尿液检查　尿的常规检查和培养意义不大。尿三杯试验有较大诊断价值。前列腺炎常在第一杯出现碎屑，第二杯清晰，第三杯继续有碎片、白细胞及上皮细胞。

（2）前列腺液检查　对慢性前列腺炎的诊断目

前仍以前列腺液中白细胞的多少作为主要依据。正常前列腺液镜检每一高倍视野白细胞不超过 10 个，还可看到许多黄色屈光的卵磷脂小体；若每高倍视野细胞超过 10 个以上，即可诊断，此时磷脂小体也显著减少或消失。

（3）前列腺液培养　在慢性前列腺炎诊断，特别是鉴别细菌性或非细菌性前列腺炎有诊断价值。

（4）尿液或前列腺液分段定位培养和菌落计数（Meares－Stamey 检查法）　按要求无菌操作下分别收集按摩前列腺前首先排出的 10ml 尿（VB1），代表尿道标本；排尿 200ml 弃去，留取 10ml 中段尿（VB2），代表膀胱标本；经按摩后排出的纯前列腺液（EPS）以及前列腺按摩后立即排出的 10ml 尿（VB3），代表前列腺及后尿道标本。将收集的各标本作培养及定量菌落计数和药敏试验。若 VB2 菌落数多而超出 1000 个/ml，为膀胱炎；VB1 菌落之最高污染极限为 100 菌落/ml，在 VB2 无菌时，VB1 菌落数明显 > EPS 或 VB3，为尿道炎；若 VB1 及 VB2 阴性，或 < 3000 个菌落数/ml，而 EPS 或 VB3 超过 5000 菌落数/ml，即 VB3 超过 VB2 两倍时，就可诊断为细菌性前列腺炎；VB4 个标本均无菌时可诊断为非细菌性前列腺炎。

（5）精液检查　前列腺感染严重时，在精液中可发现大量脓细胞和细菌，对不愿做前列腺按摩或按摩失败者，精液检查有一定参考价值。

（6）前列腺液 pH 测定　目前一般认为前列腺液的 pH 为 6~7，即呈弱酸性。在慢性前列腺炎，前列腺液 pH 则明显增高；并观察到前列腺治愈之程度和前列腺液 pH 恢复正常成正比。因此前列腺液 pH 的测定不仅可作为慢性前列腺炎诊断的参考，而且还可作为衡量疗效的一项指标。

（7）前列腺液免疫球蛋白测定　在慢性前列腺炎的前列腺液中 3 种免疫球蛋白都有不同程度的增加，其中 IgA 最明显，其次为 IgG，而且这种增加在细菌性前列腺炎比非细菌性前列腺炎更明显。

（8）尿流动力学检查　慢性前列腺炎中层最高尿流率偏低，尿流曲线高峰多呈锯齿状，曲线升线

和降段呈长斜坡状。

【诊断要点】

本病诊断主要依据病史、症状、体征，辅以实验室检查。一般说来，如果无尿路感染及全身症状，而前列腺液检查每一高倍视野有 10 个以上白细胞，前列腺液培养找到一定量的致病菌即可做出细菌性前列腺炎诊断；若症状像慢性前列腺炎，前列腺液有白细胞增多，但前列腺液涂片及培养都没有细菌，尿液检查细菌阴性者，则可诊为无菌性慢性前列腺炎。本病须与慢性尿道炎、膀胱炎、前列腺化脓性感染，前列腺淋菌感染，前列腺结核、前列腺结石、前列腺增生症、前列腺癌及某些肛门疾病等进行鉴别。

【针刀治疗】

（一）治疗原则

依据关于针刀医学慢性内脏软组织损伤理论，及电生理线路的理论，用针刀治疗局部软组织损伤和调整电生理线路电流量，配合药物，从根本上予以治疗。

（二）操作方法

1. 第一次针刀松解骶骨背面的粘连、瘢痕　针刀治疗参见男性性功能障碍。

2. 第二次针刀调节相关经络电生理线路

（1）在脐正下方 4 寸（中极穴），刀口线与身体纵轴平行，针刀体与进针刀点皮肤表面垂直刺激入 0.5~1cm，用纵行剥离法，剥离 2~3 下，速度宜慢（图 34－38）。

（2）在双侧小腿内侧面的下部，内踝尖缘上 3 寸（三阴交穴），刀口线与下肢纵轴平行，针刀体与进针刀点皮肤皮面垂直刺入，纵行剥离 2~3 下（图 34－39）。

（3）在双侧臀部第四骶椎下方凹陷的旁开 3 寸处（秩边穴），刀口线与脊柱纵轴平行，针刀体与进针部位皮肤垂直刺入 1.2cm，纵行剥离 2~3 下，速度宜慢（图 34－42）。

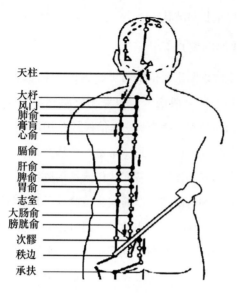

图 34 - 42 从秩边穴处进针刀

（4）在脐下 3 寸，前正中线左右各旁开 2 寸（水道穴），刀口线与人体前正中线平行，针刀体与腹部皮肤平面垂直刺入 1.2cm，纵行剥离 2～3 下，速度宜慢（图 34 - 43）。

（5）如伴有尿道灼热、会阴部胀痛者，在平脐左右各旁开 2 寸处（天枢穴），刀口线与前正中线平行，针刀体与腹部皮肤平面垂直刺入 1.2cm，用横行剥离法，剥离 2～3 下（图 34 - 43）。

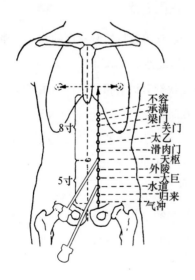

图 34 - 43 从水道、天枢穴处进针刀

（6）如伴有下腹坠胀、精神疲惫的，可加用下列穴位。

①脐正下方 3 寸（关元穴）。在此纵行剥离 2～3 下，速度宜慢（图 34 - 37）。

②第十一胸椎棘突下向左右各旁开 1.5 寸（脾俞穴）。在此 2 穴处各定一点，刀口线与脊柱纵轴平行，针刀体与背部平面垂直，刺入 1cm，纵行剥离 2～3 下，速度宜慢（图 34 - 24）。

（7）如会阴部酸胀，分泌物减少，前列腺硬化，可加如下治疗。

①屈膝，在大腿内侧，髌底内侧端上 2 寸，当股四头肌内侧头的隆起处（血海穴）定点，刀口线与大腿纵轴平行，针刀体垂直于进针部位皮肤刺入纵行剥离 2～3 下（图 34 - 44）。

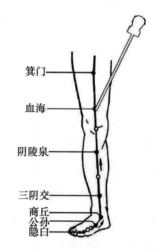

图 34 - 44 从血海穴处进针刀

②在足背侧，当第一、二趾间，趾蹼缘的后方赤白肉际处（行间穴）定点，刀口线方向与距骨纵轴方向平行，针刀体与皮肤平面垂直刺入 0.3cm，纵行剥离 2～3 下，速度易慢（图 34 - 45）。

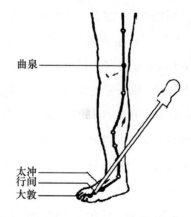

图 34 - 45 从行间穴处进针刀

③患者跪位，充分暴露会阴囊根部与肛门连线的中点处（会阴穴），在此处定点。备皮后严格消

毒，刀口线与其连线方向平行，针刀体与进针部位皮肤垂直进针，深度 2~3cm 左右，横行剥离 2~3下，出针刀，按压片刻，用小块无菌纱布覆盖（图 34-46）。

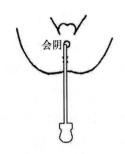

图 34-46 从会阴穴处进针刀

3. 第三次针刀松解前列腺包膜的挛缩

（1）体位　侧卧位。

（2）体表定位　下腹部。

（3）消毒　施术部位用碘伏消毒两遍，然后铺无菌洞巾，使治疗点正对洞巾中间。

（4）麻醉　1% 利多卡因局部麻醉。

（5）刀具　使用Ⅰ型针刀。

（6）针刀操作　医生左手食指从肛门插入即可触到前列腺，用食指将前列腺推顶至小腹腹壁，用针刀刺穿腹壁，刀口线和腹中线平行，针刀体和进针部位垂直，刀锋达前列腺表面，纵行切开 3~4刀，即是将前列腺表面张力很大的包膜切开。拔出针刀后，用力压迫针孔 3~5 分钟，小便可顿时通畅。

【针刀术后手法治疗】

按摩前列腺每周 1 次，以促进前列腺内炎性分泌物的排出，改善前列腺血液循环，加速炎症的吸收和消退。

前列腺按摩术通常采用膝胸位或直立前伏位（下肢分开站立，胸部伏于检查台上），体质虚弱者可用侧卧位或仰卧位。按摩前嘱患者排净小便。术者立于患者左侧，指套及肛门处涂以石蜡油，末节指腹轻压肛门，同时嘱患者张口呼吸以缓解肛门括约肌痉挛。食指伸入直肠约 5cm 深，摸到前列腺后，分别从左右两叶外侧由上而下向中线按压，再沿中线向尿道方向推挤。如此反复 2~3 次，即可见

前列腺液由尿道外口滴出。操作时用力要轻柔均匀，每次 3~5 分钟，若患者疼痛难忍，应停止操作，每周 1 次，6~8 次为 1 疗程。

急性前列腺炎时，按摩可促使炎症扩散，应当禁忌。

第五节　神经系统相关疾病

一、颈源性头痛

【概述】

颈源性头痛是由于颈椎上段软组织损伤、枕部筋膜挛缩增厚、小关节错位等因素，刺激压迫颈部的相应神经、血管而引起的后枕部疼痛，向头部放射，称之为颈源性头痛。本病多发于长期伏案的中青年人群。

【病因病理】

当颈椎上段发生软组织损伤、小关节错位，引起枕下肌群及枕筋膜紧张、痉挛，形成炎性结节，使枕大神经、枕小神经、耳大神经受累，引起颈枕部疼痛；同时，由于颈枕部的筋膜紧张挛缩，使枕部动静脉血管受累，引起血运障碍、正常营养物质供应受阻，酸性代谢产物聚集，导致局部炎性反应，加剧刺激了颈枕部的神经，引起头痛。

【临床表现】

本病多见于 30 岁以上中青年人，以长期伏案工作者多见。疼痛部位当枕大神经受累时，疼痛多发于后枕部，向顶部及前额部放射疼痛；当枕小神经受累时，后枕部疼痛向颞部放射疼痛；当枕下神经受累时，后枕部及寰枕关节局限性疼痛，部分伴有语言障碍。疼痛性质后枕钝痛、牵拉痛，有时为放射性疼痛。持续时间起初是间歇性疼痛，随后可以发展为持续性疼痛。伴随症状当椎动脉受累，可伴有头晕、恶心、呕吐、记忆力减退等症状。头痛症状常随颈部体位的改变加重或减轻。

【诊断要点】

1. 多见于 30 岁以上中青年人，以长期伏案工

作者多见。

2. **疼痛部位**：当枕大神经受累时，疼痛多发于后枕部，向顶部及前额部放射疼痛；当枕小神经受累时，后枕部疼痛向颞部放射疼痛；当枕下神经受累时，后枕部及寰枕关节局限性疼痛，部分伴有语言障碍。疼痛性质后枕钝痛、牵拉痛，有时为放射性疼痛。

3. 头痛症状常随颈部体位的改变加重或减轻。

4. **脊柱三指触诊法**：C_1 横突周围、C_2 棘突、C_{2-3} 棘间隙旁，枕腱弓中点多有压痛。

5. **X 线检查**：开口位片寰枕间隙左右不等，齿突偏歪；寰椎位置位于口腔中央；寰齿侧间隙及寰枢关节间隙左右不对称，寰枢椎外侧缘左右不对称，齿状突轴线至枢椎外侧缘距离不相等；正位片可显示钩椎关节增生；侧位片可发现寰枢椎前间隙间距≥3mm；寰椎后弓呈仰或旋转式移位，颈椎生理曲度变直，或颈椎后缘连线中断、反张；椎间隙变窄；椎体前后骨刺形成；项韧带钙化。

6. 脑血流图中椎 – 基底动脉区可见缺血改变。

7. 应排除颅内占位性病变。

【针刀治疗】

（一）治疗原则

根据慢性软组织损伤病理构架的网眼理论，应用小"T"形针刀整体松解术松解上段颈椎周围的软组织及枕下肌与枕筋膜，解除枕部神经与血管压迫，从而起到了治疗颈源性头痛的作用。

（二）操作方法

1. **体位** 俯卧低头位。

2. **体表定位** 见图 34 – 47。

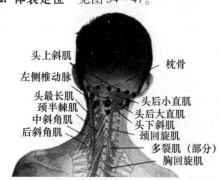

图 34 – 47 小"T"形针刀术体表定位示意图

（1）横线为 7 个点，中点为枕外隆凸，在上项线上向两侧旁开 2.5cm 为两个点，再向外旁开 2.5cm 为两个点，两侧乳突为两个点。这 7 点各为项韧带、头后大直肌、头后小直肌、头上斜肌、胸锁乳突肌、头夹肌及头最长肌的止点。

（2）竖线为两个点，即寰椎后结节和枢椎棘突，分别为头后大直肌、头后小直肌及头下斜肌等软组织的起点。

3. **消毒** 施术部位用碘伏消毒两遍，然后铺无菌洞巾，使治疗点正对洞巾中间。

4. **麻醉** 用 1% 利多卡因局部浸润麻醉，每个治疗点注药 1ml。

5. **刀具** 使用 I 型 4 号直形针刀。

6. **针刀操作** 见图 34 – 48、图 34 – 49。

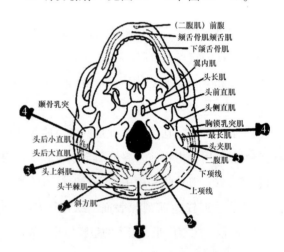

图 34 – 48 小"T"形针刀术松解示意图（1）

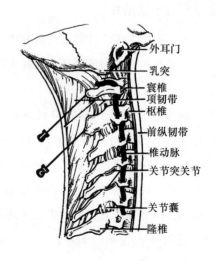

图 34 – 49 小"T"形针刀术松解示意图（2）

①横线第1支针刀松解项韧带止点、斜方肌起点、头半棘肌止点　术者刺手持针刀，刀口线与人体纵轴一致，刀体向脚侧倾斜45°，与枕骨垂直，押手拇指贴在上项线枕外隆凸的头皮上，从押手拇指的背侧进针刀，针刀到达上项线骨面后，调转刀口线90°，铲剥2~3刀，范围不超过0.5cm，然后提针刀于皮下组织，向左右呈45°角分别达上项线下1cm，铲剥2~3刀，范围不超过0.5cm，以松解斜方肌起点和头半棘肌止点。

②横线两侧第2支针刀进针点　从第1支针刀进针点分别向左右旁开2.5cm定两个点，为两侧的第2支针刀进针点，松解头后大直肌、头后小直肌以及头上斜肌的止点。术者刺手持针刀，刀口线与人体纵轴一致，刀体与人体矢状轴呈45°角，并向脚侧倾斜45°，与枕骨垂直，押手拇指贴在上项线进针刀点上，从押手拇指的背侧进针刀，针刀到达上项线骨面后，调转刀口线90°，铲剥2~3刀，范围不超过1cm。

③横线两侧第3支针刀进针点　从第2支针刀进针点分别向左右再旁开2.5cm定两个点，为两侧的第3支针刀进针点，松解头夹肌止点、胸锁乳突肌止点、头最长肌止点。术者刺手持针刀，刀口线与人体纵轴一致，刀体向脚侧倾斜45°，与枕骨垂直，押手拇指贴在上项线进针刀点上，从押手拇指的背侧进针刀，针刀到达上项线骨面后，再向下刺入达下项线，调转刀口线90°，铲剥2~3刀，范围不超过1cm。

④横线两侧第4支针刀进针点　以两侧乳突为进针刀点，松解胸锁乳突肌止点、头最长肌止点。术者刺手持针刀，刀口线与人体纵轴一致，刀体向脚侧倾斜45°，与枕骨垂直，押手拇指贴在乳突尖部，从押手拇指的背侧进针刀，针刀到达乳突骨面后，调转刀口线90°，铲剥2~3刀，范围不超过1cm。

⑤竖线第1支针刀　在寰椎后结节用针刀松解头后小直肌起点，刀口线与人体纵轴一致，刀体向头侧倾斜45°，与寰椎后结节呈60°角，针刀直达寰椎后结节，在骨面上提插2~3刀。

⑥竖线第2支针刀　从枢椎棘突进针刀，松解头后大直肌起点、头下斜肌起点。刀口线与人体纵轴一致，刀体向头侧倾斜45°，与枢椎棘突呈60°角，针刀直达枢椎棘突顶点骨面，纵疏横剥2~3刀，范围不超过0.5cm，以松解头后大直肌的起点，然后稍退针刀，再从枢椎棘突两侧刺入，深度不超过0.5cm，提插2刀，以松解头下斜肌的起点。再退针刀于棘突顶点的上缘，将针刀体逐渐向脚侧倾斜与颈椎棘突走行方向一致，调转刀口线90°，沿棘突上缘向内切2刀，切开棘间韧带，范围不超过0.5cm。

7. 注意事项　针刀进针时，刀体向头侧倾斜45°，与枢椎棘突呈60°角，针刀直达枢椎棘突顶点骨面，对棘突顶点的病变进行松解，要进入棘间松解棘间韧带，必须退针刀于棘突顶点的上缘，将针刀体逐渐向脚侧倾斜与颈椎棘突走行方向一致，才能进入棘突间，切棘间韧带的范围限制在0.5cm以内，不会切入椎管。如超过此范围，针刀的危险性明显加大（图34-19）。

二、颈源性眩晕

【概述】

颈源性眩晕是由于颈部软组织损伤形成筋膜结节或小关节错位，致椎动脉受刺激（或受压），脑供血不足，而出现眩晕、头痛、运动障碍性眩晕、血压异常、记忆力减退、耳鸣、耳聋等综合征。

【病因病理】

引起眩晕的原因多种多样，如外伤、劳损、头颈体位不正等。颈椎上段软组织损伤、小关节错位，引起枕下肌群及枕筋膜紧张、痉挛、渗出，形成筋膜结节。眩晕主要成因是供血不足，而寰枢关节的改变是影响供血关系的关键，是眩晕的主要原因。颈椎轻度移位，周围软组织痉挛或炎性改变，直接引起椎动脉的痉挛压迫，使椎-基底动脉缺血，造成颅内微循环障碍而致病。

造成微循环障碍的常见原因如下。

1. 椎体错位，压迫血管神经，引起血管痉挛，管腔狭窄。

2. 血管骨膜损伤，血管退化、硬化。

3. 血液黏稠度增加，血液流速减慢或血栓形成等。

此外，钩椎关节的改变，椎间盘的突出和椎间小关节的错位，脑干及颈脊髓网状结构的功能障碍等，都有可能压迫血管神经而引起眩晕。

【临床表现】

本病以40岁以上的人多见，有时因外伤劳损，也可发生在青年人，临床上主要有以下表现。

1. 颈部症状　一般有颈部活动障碍或活动时颈部有摩擦音，局部疼痛或疼痛不明显或有局部冷热感等。

2. 眩晕　为首发症状。有时为早期唯一症状。眩晕与颈部体位转动有关，为仰视旋颈位眩晕。其表现为旋转感、倾斜感、摇动感、失稳感、眼前发黑，头重脚轻或者下肢发软等；发作时间多为数秒或数分钟或2～3周缓解，缓解期症状仍有轻度存在；严重眩晕，当颈部体位改变时出现猝倒症；可有突然晕倒，但意识清楚，视听力正常，数秒或数分钟即可完全恢复。

3. 头痛　其发生部位多在枕部或耳颞部，位置较深。多为胀痛，困重感，常伴有恶心呕吐、出汗等。

4. 运动障碍　脑干缺血累及锥体束时发生轻度肢体瘫痪，常为单瘫或四肢瘫，有的出现延髓麻痹等。

5. 听觉与视觉障碍　内听动脉缺血可致耳鸣、听力减退，甚至耳聋；大脑后动脉缺血与脑干缺血可有眼朦、失明。还可出现眼前发黑、复视、眼球震颤等。

6. 其他症状　由于缺血波及相应的组织，还可出现血压异常、记忆力减退、精神紊乱、平衡障碍、共济失调等。

【诊断要点】

1. 颈部局部疼痛或疼痛不明显或有局部冷热感等。

2. 眩晕，有时为早期唯一症状。眩晕与颈部体位转动有关，为仰视旋颈位眩晕。

3. 头痛，其发生部位多在枕部或耳颞部，位置较深。多为胀痛，困重感，常伴有恶心呕吐、出汗等。

4. 脑干缺血累及锥体束时发生轻度肢体瘫痪，常为单瘫或四肢瘫，有的出现延髓麻痹等。

5. 内听动脉缺血可致耳鸣、听力减退，甚至耳聋；大脑后动脉缺血与脑干缺血可有眼朦、失明。还可出现眼前发黑、复视、眼球震颤等。

6. 由于缺血波及相应的组织，还可出现血压异常、记忆力减退、精神紊乱、平衡障碍、共济失调等。

7. 脊柱三指触诊法，可有颈部活动受限，局部压痛或触及肌痉挛，软组织异常改变、增厚感，棘突或横突偏移等。转颈试验阳性。

8. 其他检查，如X线片可有颈椎病的表现。病变部位多发生于寰枢椎、C_5等。颈椎侧位片，见寰枕间隙小于6mm，或寰枕间隙吻合征。张口位可见寰枢间隙左右不等，寰椎侧块不等，枢椎棘突偏歪等。

9. 椎动脉造影有梗阻现象。脑血流图检查可有枕乳导联异常改变。脑电图形可有电压降低，颞区有移动性慢波。

10. 血脂正常或增高。

【针刀治疗】

（一）治疗原则

根据针刀医学理论脊柱相关疾病理论及慢性软组织损伤病因病理学理论和软组织损伤病理构架的网眼理论，眩晕是由于颈椎小关节错位，压迫通过其间的动脉，使头部供血减少，从而导致此病。依据上述理论，针刀整体松解颈部软组织慢性损伤的粘连、瘢痕，纠正小关节的错位，恢复头部血供，从而解除症状，可使此病得到治愈。

（二）操作方法

应用小"T"形针刀整体松解术对上段颈部软

组织的粘连和瘢痕。

针刀治疗参见本节颈源性头痛的内容。

三、颈源性失眠

【概述】

睡眠是一个复杂的生理现象。正常人每隔24小时有一个醒－睡周期，每个部分又可分为不同程度的意识水平阶段——觉醒中的兴奋、警惕和松弛状态。失眠是由于多种原因破坏了这个醒－睡周期，出现的一种临床症状。

颈源性失眠是由于颈部交感区以 $C_4 \sim C_7$ 小关节紊乱错位刺激颈部，损害了颈中交感神经节与星状神经节，引起的大脑功能极度兴奋，从而出现的一种睡眠障碍综合征。临床上主要表现为入睡困难、睡后易醒、醒后难以入睡并伴有睡眠时多梦等。

【病因病理】

大脑的兴奋和抑制是一组互相制约的基本活动。兴奋活动过度可使皮质的神经细胞功能减弱，而抑制过程可使神经细胞恢复功能。正常情况下，当大脑皮质经过相当时间的兴奋或一时过强的兴奋后，皮质的神经细胞处于疲劳状态中，可以引起抑制。抑制过程在大脑皮质中占优势时就开始扩散，当抑制过程扩散到整个大脑皮质及皮质下中枢时，就形成了睡眠。如果颈椎小关节错位或增生的骨赘直接压迫或刺激椎动脉、颈交感神经节，导致椎动脉痉挛，椎－基底动脉供血不足，反射性地使大脑中枢的兴奋性增高或影响到自主神经次高级中枢——下丘脑的功能而导致失眠。此外，颈部肌肉痉挛、僵硬，导致颈曲度改变，使颈部血管神经、软组织受到牵拉或压迫，造成交感神经功能紊乱和血管痉挛，从而影响到大脑的供血，使脑内二氧化碳的浓度增高，从而中枢兴奋性增强，导致失眠。

【临床表现】

本病多见于40岁左右中青年人，长期伏案工作者。患者以失眠为主要症状，伴多梦、心情烦躁、

易于冲动等。本病的发病与颈部姿势的改变有明显的关系，部分患者具有头颈侧位姿，部分患者常有颈部活动障碍、局部疼痛、头晕头沉、胃纳不佳等表现。本病还应与精神性失眠、环境性失眠相鉴别。精神性失眠以失眠为主要症状，患者往往自觉症状重，常与体格检查不相符。重度精神分裂症患者也有失眠症状，但一般无颈部症状和阳性体征。环境性失眠多由于环境的改变而引起，一旦环境改变，失眠便不治而愈。

【诊断要点】

1. 患者多为40岁左右中青年人，长期伏案工作者。

2. 本病多见于长期伏案工作者。

3. 本病与颈部姿势的改变有明显的关系。

4. 脊柱三指触诊法，颈部肌肉僵硬、活动受限，局部压痛或触痛。

5. X线检查可见颈椎中下段小关节错位或棘突偏歪，小关节双影、双边征，颈椎骨质增生、椎间盘突出或变性、韧带钙化或骨化、颈曲变直等。

6. 肌电图检查或体外诱发电位检查可见异常。

【针刀治疗】

（一）治疗原则

根据慢性软组织损伤病理构架的网眼理论，引起颈后区的软组织的慢性损伤，甚至下段颈椎错位，对颈后区的病灶采用小"T"形针刀整体松解术，并根据电生理线路系统的理论调节颈部的电生理线路。

（二）操作方法

1. 第一次针刀操作 采用小"T"形针刀整体松解术对上段颈部软组织的粘连和瘢痕，针刀治疗参见本节颈源性头痛的内容。

2. 第二次针刀操作松解相关经络电生理线路

（1）在双侧腕掌侧远端横纹上2寸及尺侧腕屈肌腱的桡侧缘处（内关、神门）定点，从此4点处进针刀，刀口线与上肢纵轴平行，针刀与局部皮肤

垂直刺入1cm，纵疏横剥2～3下（图34－50、图34－23）。

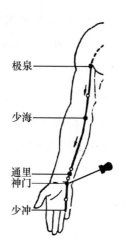

图34－50　从神门穴处进针刀

（2）在双侧外膝眼下3寸，距胫骨前外缘一横指（足三里）定点，从此两点进针刀，刀口线与下肢纵轴平行，针刀与局部皮肤垂直刺入1.5cm，纵疏横剥2～3下（图34－26）。

（3）在双侧小腿内侧，内踝尖上6寸，胫骨内侧缘后际（漏谷）定点，从此两点进针刀，刀口线与下肢纵轴平行，针刀与局部皮肤垂直刺入1.2cm，纵疏横剥2～3下（图34－51）。

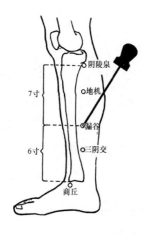

图34－51　从漏谷穴处进针刀示意图

四、中风后遗症

【概述】

中风是以突然昏倒、意识不清、口渴、言謇、偏瘫为主症的一种疾病。它包括现代医学的脑出血、脑血栓、脑栓塞、短暂脑缺血发作等病，是一种死亡率较高的疾病。中风后遗症主要是因为脑血管意外之后，脑组织缺血或受血肿压迫、推移、脑水肿等而使脑组织功能受损。常见的后遗症主要有肢体瘫痪、口角歪斜、失语、大小便失禁、性格异常、痴呆等等。对于中风后遗症，治疗必须抓紧时间积极治疗。针刀对偏瘫，中枢性瘫痪及口眼歪斜有较好的疗效。

【病因病理】

中风的基本病因包括血管壁病变、心脏病及侧支循环代偿功能不全等。

1. 引起血管壁病变的主要原因

（1）高血压性动脉硬化。长期高血压状态下，平滑肌玻璃样变、坏死；小动脉壁变薄部分，可在高张力下膨出成为微动脉瘤，它的破裂是脑出血的主要原因。高血压还可使较大动脉分叉处形成袋状动脉瘤，合并动脉粥样硬化易形成梭形动脉瘤，均是蛛网膜下隙出血的常见原因。

（2）脑动脉硬化主要侵犯供应脑的大中动脉，长期使管壁增厚，管腔变窄，内膜增厚，斑块形成，在血流动力学作用下斑块可破裂、溃疡、出血、血栓形成，引起动脉闭塞及其供血区脑梗死。

（3）血管先天发育异常和遗传性疾病，包括动脉瘤、动静脉畸形以及各级血管发育不全、狭窄、扩张、迂曲等。这些血管病可引起脑出血、蛛网膜下腔出血，也可导致脑梗死。

（4）各种感染和非感染性动静脉炎是引起缺血性脑卒中的较常见的原因之一。

（5）中毒、代谢及全身性疾病导致的血管壁病变，如血液病、肿瘤、糖尿病、结缔组织疾病、淀粉样变也可以引起出血性或缺血性脑卒中。

2. 心脏方面疾病　如风湿性心瓣膜病、先心病、细菌性心内膜炎、心房纤颤等引起的心内栓子脱落是心源性脑栓塞的主要原因。

3. 侧支循环代偿功能不全　如脑底动脉环先天发育缺陷是脑梗死能否发生和导病情严重程度的重要影响因素。

4. 其他病因 包括吸烟、酗酒、体力活动减少、饮食（如高摄盐量及肉类、动物油的高摄入）、超重、药物滥用、口服避孕药、感染、眼底动脉硬化、无症状性颈动脉杂音、血液病及血液流变学异常所致的血栓前状态或血黏度增加等亦与中风的发生有关。中风的病理基础主要是脑动脉的粥样硬化和脂肪透明变性、纤维素样坏死，除此之外还有发育畸形、动脉瘤、炎症、淀粉样沉积和动脉分层等。若为继发于脑外的病变，则是从心脏或颅外循环脱落的栓子堵塞脑动脉而致病。血液成分、血流动力学或灌流压的异常也是其病理基础之一。当这些病理过程导致局部脑血流不足以维持脑功能和脑细胞存活时，发生缺血性中风（脑梗死）；导致脑内或蛛网膜下隙内血管破裂时，发生出血性中风（脑出血或蛛网膜下隙出血）。

【临床表现】

脑中风临床最主要的表现是神志障碍和运动、感觉以及语言障碍。经过一段时间的治疗，除神志清醒外，其余症状依然会不同程度地存在，这些症状称为后遗症。后遗症的轻重因病人的体质和并发症而异。常见的中风后遗症如下。

1. 麻木 患侧肢体，尤其是肢体的末端，如手指或脚趾或偏瘫侧的面颊部皮肤有蚁爬感觉，或有针刺感，或表现为刺激反应迟钝。麻木常与天气变化有关，天气急剧转变、潮湿闷热，或下雨前后，天气寒冷等情况下，麻木感觉尤其明显。

2. 口眼歪斜 一侧眼袋以下的面肌瘫痪。表现为鼻唇沟变浅，口角下垂，露齿。鼓颊和吹哨时，口角歪向健侧，流口水，说话时更为明显。

3. 中枢性瘫痪 中枢性瘫痪，又称上运动神经元性瘫痪，或称痉挛性瘫痪、硬瘫。是由于大脑皮层运动区锥体细胞及其发出的神经纤维——锥体束受损而产生。由于上运动神经元受损，失去了对下运动神经元的抑制调控作用，使脊髓的反射功能"释放"，产生随意运动减弱或消失，临床上主要表现为肌张力增高，腱反射亢进，出现病理反射，呈痉挛性瘫痪。

4. 周围性瘫痪 周围性瘫痪，又称下运动神经元性瘫痪，或称弛缓性瘫痪、软瘫。是因脊髓前角细胞及脑干运动神经核，及其发出的神经纤维——脊髓前根、脊神经、脑神经受损害产生的瘫痪。由于下运动神经元受损，使其所支配的肌肉得不到应有的冲动兴奋，临床上表现为肌张力降低，反射减弱或消失，伴肌肉萎缩，但无病理反射。

5. 偏瘫 又叫半身不遂，是指一侧上下肢、面肌和舌肌下部的运动障碍，它是急性脑血管病的一个常见症状。轻度偏瘫病人虽然尚能活动，但走起路来，往往上肢屈曲，下肢伸直，瘫痪的下肢走一步划半个圈，即为偏瘫步态。病情严重者常卧床不起，丧失生活能力。

6. 失语 失语是脑血管病的一个常见症状，主要表现为对语言的理解、表达能力丧失，是由于大脑皮层（优势半球）的语言中枢损伤所引起的。在中风病中，最常见的是运动性失语，表现为患者丧失说话能力，不会说话，但能理解别人说话的意思，常用手势或点头来回答问题。其次是感觉性失语，表现为患者仍会说话，而且有时说起话来快而流利，但因不懂别人说话的内容而答非所问。如果两者并存者叫作混合性失语。这种病人自己不会说话，也不理解别人说话的意思，这是病变损及优势半球的额叶、颞叶所致。

除上述情况还有一种失语，叫作命名性失语。其特点是：病人理解物品的性质和用途，就是叫不出名字。如指着牙刷问病人"这是什么东西？"他会答"刷牙用的。"拿着茶缸问病人"这叫什么名字？"他会说"喝水用的。"病人心里明白就是叫不出名字，所以叫命名性失语。命名性失语的中枢，在优势半球颞叶后部和顶叶上部，当这个部位受损时，就会发生上述情况的失语。

7. 失认 失认是指病人认识能力的缺失，它包括视觉、听觉、触觉及对身体部位认识能力的缺失，是脑卒中的症状之一。

（1）视觉失认 尽管病人的视力和推理能力正常，但不能通过视觉辨认或辨认不清他熟悉的事物。

①视觉空间失认症 是指病人对地理空间丧失辨认能力，不能辨别方向，常会在一个熟悉的地方迷路。病变主要涉及右侧顶颞交界处皮质。

②面孔失认症 病人对自己熟悉的面孔不能辨认，甚至连自己的亲人和密友也认不出，但可以从说话的声音中辨出。在镜子里不能辨认自己。本症最常见于右侧中央沟后部病变。

③颜色失认症 虽无色盲，但病人不能认出过去熟悉的颜色。表现为不认识颜色或颜色命名障碍。此症多见于左侧颞枕区病变。

（2）听觉失认 表现为病人不能辨认熟悉的声音如摇动钥匙的声音、水倒进容器的声音、熟悉的歌曲、音乐等。病变部位为双侧 Heschl 区破坏或此区与内侧膝状体之间的联系中断。

（3）触觉失认（失实体觉） 病人眼闭后不能依靠触觉辨认熟悉的物品如钢笔、牙膏、筷子等，病变部位在顶叶。

（4）身体体位的失认（即印象障碍） 见于右顶颞枕交界区广泛病变。包括：

①疾病感缺失 有严重瘫痪病人、拒绝承认偏瘫的存在。

②偏侧躯体失认 病人不认为瘫痪的半身是自己的。

③动觉性幻觉 病人感到肢体的体积、长度和重量发生改变或移位，或体会到瘫痪侧有两个上肢或两个下肢。

8. 失用 失用，即运用不能，病人肢体无瘫痪，也无感觉障碍和共济失调，但不能准确完成有目的的动作。失用包括。

（1）观念运动性失用症 病变在左顶叶下部。临床表现为病人不能执行一种他了解性质的有目的动作，尤其面部和上肢动作如前臂的屈伸、握拳、指的屈伸，手势等。

（2）观念性失用症 病变为左顶叶或双顶叶广泛性损害，病人无意义地、混乱地执行一种动作，特别是复杂动作，如点火吸烟、把火柴塞进嘴巴，

而用纸烟当作火柴擦火柴盒。

（3）结构性失用症 可见于任何一侧半球损害，病灶多在顶下小叶及顶叶后部，偶见于额叶，左侧损害较右侧多见，也可为双侧同时损害。病人无个别动作的失用，但动作的空间排列失调。例如，不能照样模仿简单的火柴排列，摆积木及画图，但却能完全认识自己的错误。

（4）穿着失用症 病变见于右侧颞顶枕联合区。当双侧性时，失用更明显。病人穿衣不能，衣服里外不分或将腿伸进袖子里。

（5）口面失用症 病变由中央回下端盖部前份或额下回后份病变引起。表现为不能在命令下或模仿下执行口面部随意运动，如吹口哨、示齿、舌向各方向伸出、舔唇等。

（6）肢体运动性失用症 病变由运动前区受损引起。表现为不能实施快速，交替的动作如用一个手指弹琴似地轻敲，本病常常只累及单侧上肢及手指远端。

【诊断要点】

1. 急性脑血管意外（脑出血、脑血栓、脑栓塞、蛛网膜下隙出血等）经临床救治后，生命体征相对平稳。

2. 中风恢复期一般为脑梗死发病 2 周后或脑出血发病 1 个月后，后遗症为发病半年后，遗留意识、语言、肢体运动功能、感觉功能等诸项神经功能缺损症状。

3. 头部 CT 示软化灶形成或见不同程度脑萎缩。

【针刀治疗】

（一）治疗原则

针刀医学认为，中风引起的偏瘫，中枢性瘫痪及口眼歪斜与中风后脊柱弓弦力学系统、脊－肢弓弦力学系统以及四肢弓弦力学系统的应力异常，在弓弦结合部及弦的行经路线上形成粘连、瘢痕、挛缩后引起的畸形。根据针刀医学闭合性手术理论及软组织损伤病理构架的网眼理论，应用针刀整体松解、剥离、粘连、挛缩及瘢痕组织，针刀术后，配合手法将残余的粘连瘢痕拉开，从而达到治疗目的。

（二）操作方法

1. 偏瘫（中枢性瘫痪）的针刀治疗

（1）第一次针刀松解采用后颈部"T"形针刀操作，具体参照软组织损伤型颈椎病的针刀治疗。

（2）第二次针刀操作，钩椎关节移位的针刀松解。

①体位 俯卧低头位。

②体表定位 根据临床表现及颈椎正侧位 X 线片确定病变颈椎，在病变颈椎及上下颈椎关节突部及横突后结节实施针刀松解。如 $C_4 \sim C_5$ 钩椎关节移位，针刀松解 $C_3 \sim C_4$、$C_4 \sim C_5$、$C_5 \sim C_6$ 关节突韧带（图30-6）。

$C_2 \sim C_7$ 关节突关节左右径平均为 $3.3 \sim 5.8$ mm，棘突到关节突关节中心的距离（A）平均11mm，棘突到横突后结节的距离（B）平均为 $20 \sim 24$mm（图34-52）。

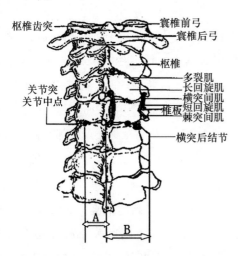

图34-52 关节突关节解剖位置示意图

颈椎关节突韧带松解定位：测量颈椎正位 X 线片棘突到关节突关节中心的距离，确定关节突韧带松解点。摸到第七颈椎棘突顶点后，再向上找到病变颈椎棘突，从棘突顶点向两侧旁开 1.5cm，作为左右关节突韧带体表定位点。

③消毒 施术部位用碘伏消毒两遍，然后铺无菌洞巾，使治疗点正对洞巾中间。

④麻醉 1% 利多卡因局部麻醉。

⑤刀具 使用Ⅰ型4号直形针刀。

⑥针刀操作

a. 第 1 支针刀松解左侧上下关节突关节囊韧带 从关节突韧带体表定位点进针刀，刀口线与人体纵轴一致，针刀体先向头侧倾斜45°，与颈椎棘突呈60°角，针刀直达关节突骨面，然后将针刀体逐渐向脚侧倾斜，与颈椎棘突走行方向一致，在骨面上稍移位，寻找落空感时，即为关节囊韧带，提插刀法切两刀，范围不超过2mm（图34-53）。

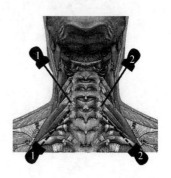

图34-53 关节突关节囊韧带针刀松解示意图

b. 第 2 支针刀松解右侧上下关节突关节囊韧带 方法与左侧相同。

（3）第三次针刀松解，采用"口"字形针刀整体松解术（图30-38）。

腰部的整体松解包括 $L_3 \sim L_5$ 棘上韧带、棘间韧带；左右 $L_3 \sim L_5$ 腰椎横突的松解，在骶正中嵴上和两侧骶骨后面竖脊肌起点的松解。从各个松解点的分布上看，棘上韧带点、棘间韧带点、左右 $L_3 \sim L_5$ 腰椎横突点、骶正中嵴上和两侧骶骨后面竖脊肌起点的连线共同围成"口"字形状，故称之为"口"字形针刀整体松解术。具体操作方法参照骶尾椎损伤综合征的第一次针刀治疗。

（4）第四次针刀松解胸腰筋膜。具体参照腰椎间盘突出症的第二次针刀治疗。

（5）第五次针刀松解人体后面相关弓弦结合部的粘连和瘢痕。

①体位 俯卧位。

②体表定位 相关肢带骨软组织附着处。

③消毒 施术部位用碘伏消毒两遍，然后铺无菌洞巾，使治疗点正对洞巾中间。

④麻醉 1% 利多卡因局部麻醉。

⑤刀具 使用专用弧形针刀。

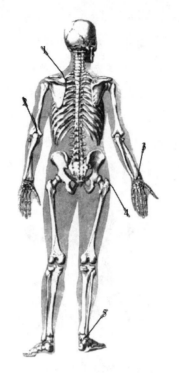

图 34-54 针刀松解人体后面相关弓弦结合部示意图

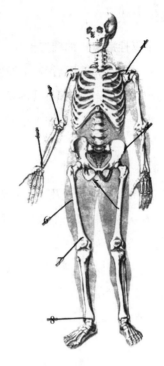

图 34-55 针刀松解人体前面相关弓弦结合部示意图

⑥针刀操作 见图 34-54。

a. 第 1 支针刀松解肩胛提肌止点 在肩胛骨内上角定点，刀口线方向和肩胛提肌肌纤维方向平行，针体和背部皮肤成 90°角，按针刀四步进针规程进针刀，针刀经皮肤、皮下组织达肩胛骨内上角边缘骨面。纵疏横剥 2~3 刀，然后调转刀口线 90°，向肩胛骨内上角边缘方向铲剥 3 刀，范围 0.5cm。

b. 第 2 支针刀松解肱三头肌止点 在尺骨鹰嘴尖定点，刀口线方向和肩胛提肌肌纤维方向平行，针体和背部皮肤成 90°角，按针刀四步进针规程进针刀，针刀经皮肤、皮下组织达尺骨鹰嘴尖骨面。纵疏横剥 3 刀，然后调转刀口线 90°，在骨面上向四周铲剥 3 刀，范围 0.5cm。

c. 第 3 支针刀松解桡腕背侧韧带起点 在桡骨茎突后侧定位，刀口线与前臂纵轴平行，针刀体与皮肤呈 90°角，按针刀四步进针规程，从定位处刺入，达桡骨茎突后侧骨面后，沿茎突骨面向下进针刀，当刀下有落空感时，即穿过茎突边缘，退针刀至茎突边缘骨面，调转刀口线 90°，在骨面上铲剥 3 刀，范围不超过 0.5cm。

d. 第 4 支针刀松解臀中肌止点 在大粗隆尖臀中肌止点定位。刀口线与髂胫束走行方向一致，针刀体与皮肤垂直，针刀经皮肤、皮下组织、髂胫束，到达股骨大粗隆尖骨面，调转刀口线 90°，在骨面上铲剥 3 刀，范围为 1~2cm。

e. 第 5 支针刀松解跟腱止点中部的粘连瘢痕 在跟腱止点中部定位。刀口线与下肢纵轴平行，针刀体与皮肤呈 90°角，针刀经皮肤、皮下组织，当刀下有阻力感时，即到达跟腱，继续进针刀 1cm，纵疏横剥 3 刀，范围不超过 0.5cm，以松解跟腱内部的粘连和瘢痕，然后再进针刀达跟骨骨面，调转刀口线 90°，在骨面上向上铲剥 3 刀，范围不超过 0.5cm，以松解跟腱止点的粘连和瘢痕。

（6）第六次针刀松解人体前面相关弓弦结合部的粘连和瘢痕。

①体位 仰卧位。

②体表定位 相关肢带骨软组织附着处。

③消毒 施术部位用碘伏消毒两遍，然后铺无菌洞巾，使治疗点正对洞巾中间。

④麻醉 1% 利多卡因局部麻醉。

⑤刀具 使用专用弧形针刀。

⑥针刀操作 见图 34-55。

a. 第1支针刀松解肱二头肌短头的起点，在喙突顶点定点　针刀体与皮肤垂直，刀口线与肱骨长轴一致，按针刀四步进针规程进针刀，直达喙突顶点外1/3骨面，提插切割2~3刀，范围不超过0.5cm。

b. 第2支针刀松解肘关节前侧筋膜及肱二头肌腱膜的粘连瘢痕　在肘关节前侧肱二头肌腱外侧定点，针刀体与皮肤垂直，刀口线与前臂纵轴平行，按照针刀四步进针规程进针刀，针刀经皮肤、皮下组织，达硬结处，纵疏横剥2~3刀，范围不超过0.5cm。

c. 第3支针刀松解腕掌掌侧韧带起点　在腕掌侧中部定位，刀口线与前臂纵轴平行，针刀体与皮肤呈90°角，按针刀四步进针规程，从定位处刺入，刀下有韧性感时，即到达腕掌掌侧韧带，进针刀2mm，纵疏横剥2~3刀，范围不超过0.5cm。

d. 第4支针刀松解缝匠肌起点　在髂前上棘处触摸到缝匠肌起点处定点，刀口线与缝匠肌纤维方向一致，针刀体与皮肤垂直刺入，达肌肉起点处，调转刀口线90°，与缝匠肌肌纤维方向垂直，在骨面上向内铲剥2~3刀，范围不超过0.5cm。

e. 第5支针刀松解股直肌与股中间肌行经路线　在大腿前侧正中定点，刀口线与股四头肌纤维方向一致，针刀体与皮肤垂直刺入，达股直肌肌层，纵疏横剥2~3刀，范围不超过2cm，然后进针刀穿过股直肌达股中间肌内，纵疏横剥2~3刀，范围不超过2cm。

f. 第6支针刀松解髂胫束及股外侧肌行经路线　在大腿外侧正中定点，刀口线与股四头肌纤维方向一致，针刀体与皮肤垂直刺入，刀下有韧性感时，即到达髂胫束，纵疏横剥2~3刀，范围不超过2cm，然后进针刀穿过髂胫束，达股外侧肌内，纵疏横剥2~3刀，范围不超过2cm。

g. 第7支针刀松解股四头肌止点　在髌骨上缘中点定点，刀口线与股四头肌纤维方向一致，针刀体与皮肤垂直刺入，刀下有韧性感时，即到达骨四头肌止点，纵疏横剥2~3刀，范围不超过2cm，然后调转刀口线90°，在髌骨面上向上铲剥两刀，范围不超过0.5cm。

h. 第8支针刀松解踝关节前方关节囊部　触摸足背动脉搏动处，在足背动脉内侧1cm足背侧横纹线上进针刀，刀口线与下肢纵轴平行，针刀体与皮肤呈90°角，针刀经皮肤、皮下组织，当有落空感时即到关节腔，用提插刀法切割两刀，范围不超过0.5cm。再调转刀口线90°，用提插刀法切割两刀，范围不超过0.5cm。

2. 口眼歪斜的针刀治疗

（1）第一次针刀松解采用后颈部大"T"形针刀操作，针刀操作方法参照偏瘫、中枢性瘫痪的针刀治疗中的第一次针刀治疗。

（2）第二次针刀松解头面部软组织的粘连和瘢痕。

①体位　仰卧位。

②体表定位　眼眶附近、额部、眉弓、鼻部、两颊、唇及口周等处皮下硬结及条索。

③施术部位　用碘伏消毒两遍，然后铺无菌洞巾，使治疗点正对洞巾中间。

④麻醉　1%利多卡因局部麻醉。

⑤刀具　使用面部专用防滑针刀。

⑥针刀操作　见图34-56。

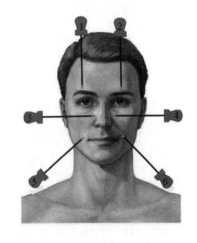

图34-56　针刀松解头面部软组织示意图

a. 第1支针刀松解右侧眉部皮肤、皮下的硬结和条索　从硬结和条索处进针刀，刀口线与人体纵轴一致，针刀体与皮肤垂直，严格按四步进针刀规程进针刀，针刀经皮肤、皮肤组织、筋膜达硬结条索，纵疏横剥2~3刀，然后提插切割2~3刀。

b. 第2支针刀松解左眉部皮肤、皮下的硬结和

条索 针刀操作方法与第 1 支针刀的操作方法相同。

c. 第 3 支针刀松解右侧鼻翼部的硬结和条索

从硬结和条索处进针刀，刀口线与人体纵轴一致，针刀体与皮肤垂直，严格按四步进针刀规程进针刀，针刀经皮肤、皮肤组织、筋膜达硬结条索，纵疏横剥 2~3 刀，然后提插切割 2~3 刀。

d. 第 4 支针刀松解左侧鼻翼部的硬结和条索

针刀操作方法与第 3 支针刀的操作方法相同。

e. 第 5 支针刀松解右侧口角轴的硬结和条索

从硬结和条索处进针刀，刀口线与人体纵轴一致，针刀体与皮肤垂直，严格按四步进针刀规程进针刀，针刀经皮肤、皮肤组织、筋膜达硬结条索，纵疏横剥 2~3 刀，然后提插切割 2~3 刀。

f. 第 6 支针刀松解左侧口角轴的硬结和条索

针刀操作方法与第 5 支针刀的操作方法相同。

【针刀术后手法治疗】

中枢性瘫痪的针刀治疗，第四次针刀松解"口"字形针刀整体松解术后，采用两点一面颈椎复位手法。患者仰卧治疗床上，使头顶和床头边缘齐平，医生左手放于患者颈项部，右手托扶于下颌处，用左手捏拿颈项部肌肉 3 遍，接着托住患者枕部，一助手拉压住患者的双肩，进行对抗牵引。约 1 分钟后，医生突然加大拉力，然后左手拇指推顶住患椎左侧横突（以钩椎关节向右侧旋转为例），食指钩住患椎棘突，右手托于患者下颌部，嘱患者慢慢将头向右侧转动，医生右手掌部按压于患者脸的左侧，待转到最大限度时，在一瞬间双手协同动作，同时用力，左手食指将棘突用力向左侧勾拉，拇指用力将横突向颈前左方推顶，医生右手弹压患者脸的左侧。这些动作都在同一时间、同一横断面上完成。然后将头扶正，再对抗牵引 1 次。

手法治疗结束后，立即用颈围固定。

五、三叉神经痛

【概述】

三叉神经分布区内反复发作的阵发性短暂剧烈疼痛而不伴三叉神经功能破坏的表现称三叉神经痛（又称痛性抽搐）。常于 40 岁后起病，女性较多。单侧发病居多，少数为双侧。

对于严重的三叉神经痛，临床主要用三叉神经根切断术、三叉神经节前切断术或延髓神经束切断术，虽能解除疼痛，但术后面部可出现感觉消失之弊，患者不易接受。而针刀治疗可以避免这一弊病。

三叉神经痛有原发性和继发性两种，针刀医学主要治疗原发性三叉神经痛。

【病因病理】

三叉神经痛有原发性和继发性两种。原发性三叉神经痛病因目前尚未完全了解，继发性三叉神经痛的病因由小脑脑桥角肿瘤、三叉神经根及半月神经节肿瘤、血管畸形、动脉瘤、蛛网膜炎、多发性硬化等引起。

关于三叉神经痛的病理变化，意见不统一，有人认为在三叉神经半月节及感觉根内没有特殊的病变可见。另有人认为变化很大，神经节内可见节细胞的消失、炎性浸润、动脉粥样硬化改变及脱髓鞘变等。

以上是现代医学对本病的认识，针刀医学认为本病的根本病因是三叉神经分布区的慢性软组织损伤、颈椎移位等。

【临床表现】

表现为骤然发生的剧烈疼痛，严格限于三叉神经感觉支配区内。发作时病人常紧按病侧面部或用力擦面部减轻疼痛，可致局部皮肤粗糙，眉毛脱落。有的在发作时不断作咀嚼动作，严重者可伴同侧面部肌肉的反射性抽搐，所以又称"痛性抽搐"。每次发作仅数秒钟至 1~2 分钟即骤然停止。间歇期正常。发作可由一日数次至一分钟数次。发作呈周期性，持续数周、数月或更长，可自行缓解。病程初期发作较少，间隔期较长，随病程进展，缓解期逐渐缩短。

通常自一侧的上颌支（第二支）或下颌支（第三支）开始，随病程进展可影响其他分支。由眼支（第一支）起病者极少见。个别病人可先后或同时发生两侧三叉神经痛。

病人面部某个区域可能特别敏感，稍加触碰即引起疼痛发作，如上下唇、鼻翼外侧、舌侧缘等，这些区域被称为"触发点"。此外，在三叉神经的皮下分支穿出骨孔处，常有压痛点。发作期间面部的机械刺激，如说话、进食、洗脸、剃须、刷牙、打呵欠甚至微风拂面皆可诱发疼痛发作，病人因而不敢大声说话、洗脸或进食，严重影响病人生活，甚至导致营养状况不良，有的产生消极情绪。

【诊断要点】

1. 呈发作性剧痛，持续时间短，一般数秒至 2~3min。

2. 疼痛局限于三叉神经分布区内，不超越三叉神经的分布范围。

3. 颜面部有"触发点"。

4. 间歇期神经系统检查无阳性所见。

【针刀治疗】

（一）治疗原则

根据人体脊柱弓弦力学系统及软组织损伤病理构架的网眼理论，三叉神经痛是由于神经与周围软组织的粘连和瘢痕所致，根据神经卡压的部位运用针刀进行准确松解，疗效良好。

（二）操作方法

1. 第一次松解三叉神经第一支

（1）体位 仰卧位。

（2）体表定位 眶上孔。

（3）消毒 施术部位用碘伏消毒两遍，然后铺无菌洞巾，使治疗点正对洞巾中间。

（4）麻醉 1%利多卡因局部麻醉。

（5）刀具 使用Ⅰ型4号直形针刀。

（6）针刀操作 在眶上缘中、内1/3交界处进针刀，刀口线与人体纵轴平行，针刀体与皮肤垂直，针刀经皮肤、皮下组织，直达眶上孔处骨面，贴骨面向前、后铲剥3刀，范围不超过2mm（图34-57）。

2. 第二次松解三叉神经第二支

（1）体位 仰卧位。

（2）体表定位 眶下孔。

（3）消毒 施术部位用碘伏消毒两遍，然后铺

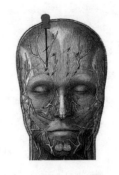

图34-57 三叉神经第一支痛针刀松解示意图

无菌洞巾，使治疗点正对洞巾中间。

（4）麻醉 1%利多卡因局部麻醉。

（5）刀具 使用Ⅰ型4号直形针刀。

（6）针刀操作 在眶下缘中点进针刀，刀口线与人体纵轴平行，针刀体与皮肤垂直，针刀经皮肤、皮下组织，直达眶下孔处骨面，贴骨面铲剥3刀，范围不超过2mm（图34-58）。

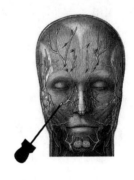

图34-58 三叉神经第二支痛针刀松解示意图

六、面肌痉挛

【概述】

面肌痉挛又称半面痉挛，为半侧面部肌肉阵发性不自主抽搐，中年以上女性较多见。

【病因病理】

原发性面肌痉挛的病因目前尚不明了，可能是由于在面神经传导路上的某些部位存在病理性刺激所引起。少数病例属面神经麻痹的后遗症，也有人认为颅内血管压迫面神经可引起面肌痉挛。以上是现代医学对此病的认识，针刀医学认为本病是由于面部的弓弦力学系统的力平衡失调，导致面肌的运动轨迹发生变化，同时卡压了支配面肌的神经，引

发临床表现。

【临床表现】

痉挛常自一侧眼轮匝肌开始，后渐扩展到同侧诸表情肌，唯额肌较少受累。抽搐呈间歇性不规则发作，不能自控。疲劳、情绪激动，谈笑瞬目等可诱发或使之加重。除少数者外，抽搐时面部无疼痛。频繁发作可影响视力、言语与咀嚼功能。偶见患侧面部血管舒缩功能紊乱。镫骨肌受累可致耳鸣和听觉过敏。长期持续痉挛可致面部联动与肌无力。本病罕有自然恢复者，如不治疗终将发生强直痉挛与面瘫。

【诊断要点】

根据临床表现，无其他神经系统体征，肌电图显示有纤维震颤而无失神经支配等确诊不难。X线颞骨断层、CT、MRI，有助于排除面神经鞘膜瘤，听神经瘤等引起的面肌阵挛。

【针刀治疗】

（一）治疗原则

根据人体脊柱弓弦力学系统及软组织损伤病理构架的网眼理论，面肌痉挛是由于面神经在出颅处以及在其行经路线上与周围软组织的粘连和瘢痕所致，根据神经卡压的部位运用针刀进行准确松解，疗效良好。

（二）操作方法

1. 第一次针刀松解面神经出茎乳孔处

（1）体位　仰卧位。

（2）体表定位　颅骨乳突。

（3）消毒　施术部位用碘伏消毒两遍，然后铺无菌洞巾，使治疗点正对洞巾中间。

（4）麻醉　1%利多卡因局部麻醉。

（5）刀具　使用Ⅰ型4号直形针刀。

（6）针刀操作　在患侧乳突下缘向后平行1cm处进针刀，严格按照四步进针规程进针刀，刀口线与人体纵轴平行，针刀体与皮肤垂直，针刀经皮肤、皮下组织，筋膜达乳突骨后缘，当刀下有落空

感或者出现面神经支配区域麻木时，即到达面神经出颅处，此时，贴骨面向后缓慢铲剥3刀，深度2~3mm（图34-59）。

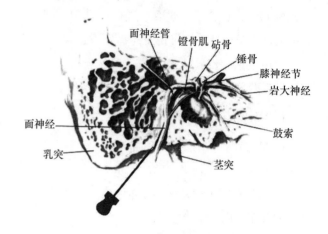

图34-59　面神经出茎乳孔处针刀松解示意图

2. 第二次针刀松解眼轮匝肌、口轮匝肌的粘连和瘢痕

（1）体位　仰卧位。

（2）体表定位　眼、口部周围。

（3）消毒　施术部位用碘伏消毒两遍，然后铺无菌洞巾，使治疗点正对洞巾中间。

（4）麻醉　1%利多卡因局部麻醉。

（5）刀具　使用面部专用防滑针刀。

（6）针刀操作　见图34-60。

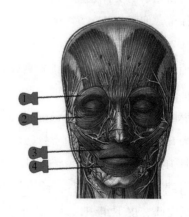

图34-60　眼轮匝肌、口轮匝肌针刀松解示意图

①第1支针刀松解患侧眼轮匝肌上份的粘连瘢痕　在患侧外眼角上内1.5cm定点，刀口线与人体纵轴一致，针刀体与皮肤垂直，严格按四步进针刀规程进针刀，针刀经皮肤、皮肤组织筋膜后，调转

刀口线90°，进入眼轮匝肌，提插刀法3刀，范围不超过0.5cm。

②第2支针刀松解患侧眼轮匝肌下份的粘连瘢痕 在患侧外眼角下内1.5cm定点，刀口线与人体纵轴一致，针刀体与皮肤垂直，严格按四步进针刀规程进针刀，针刀经皮肤、皮肤组织筋膜后，调转刀口线90°，进入眼轮匝肌，提插刀法3刀，范围不超过0.5cm。

③第3支针刀松解患侧口轮匝肌上份的粘连瘢痕 在患侧嘴角上内2cm定点，刀口线与人体纵轴一致，针刀体与皮肤垂直，严格按四步进针刀规程进针刀，针刀经皮肤、皮肤组织筋膜后，调转刀口线90°，进入眼轮匝肌，提插刀法3刀，范围不超过0.5cm。

④第4支针刀松解患侧口轮匝肌下份的粘连瘢痕 在患侧嘴角下内2cm定点，刀口线与人体纵轴一致，针刀体与皮肤垂直，严格按四步进针刀规程进针刀，针刀经皮肤、皮肤组织筋膜后，调转刀口线90°，进入眼轮匝肌，提插刀法3刀，范围不超过0.5cm。

七、面神经麻痹

【概述】

茎乳孔内急性非化脓性的面神经炎，引起周围性面神经麻痹，或称 Bell 麻痹。中医学认为由于中风经络所致，称为"吊线风"或"口角㖞斜"。

【病因病理】

中医认为本病多由经络空虚，风寒或风热之邪乘虚侵袭阳明、少阳经络，以致经气阻滞，经筋失养，筋肉纵缓不收而发病。

西医认为本病确切的病因尚不清楚。一部分患者在受凉后或头面部受风后发病，故认为可能是局部营养神经的血管受风寒影响而发生痉挛，导致该神经组织缺血、水肿、受压而致病。病理变化主要是面神经水肿，髓鞘或轴突有不同程度的变性，位于茎乳孔和面神经管的骨细胞也存在变性。

针刀医学认为，周围性面神经麻痹是由于面神经在出颅骨处受到卡压，引起的面肌麻痹。面部肌肉失去神经支配后，在肌肉的起止点及肌肉行经路线上出现粘连和瘢痕。进一步加重了肌肉失神经支配。

【临床表现】

任何年龄均可发病，但以20~50岁最为常见，男性略多，绝大多数为一侧性，双侧少见。发作与季节关系不大，通常发病较急，一侧面部表情肌突然瘫痪，可于数小时内达到高峰，有的患者在发病前几天有同侧耳后、耳内、乳突区或面部轻度疼痛不适感，数天即消失。患者往往在清晨起床洗脸刷牙时发现口眼㖞斜、面肌麻痹。

病侧面部表情肌瘫痪，前额皱纹消失，眼裂扩大，鼻唇沟平坦，口角下垂，面部被牵向健侧，面部肌肉运动时因健侧面部的收缩牵拉，使上述体征更明显。病侧不能蹙眉、皱额、闭目露齿、鼓气和噘嘴等动作。闭目时瘫痪侧眼球转向外上方，露出角膜下的白色巩膜。鼓气和吹口哨时，因患侧口唇不能闭合而漏气。进食时食物残渣潴留于病侧的齿颊间隙内，并有口水自该侧滴下。泪点随下眼睑外翻，使泪液不能吸收而外溢。

除上述症状外，还可因面神经受损在茎乳孔以上而影响鼓索神经时，尚可有病侧前三分之二舌部味觉减退或消失。如在镫骨肌分支以上的部位受损害时，还可有味觉损害和听觉过敏。膝状神经节被累及时，可出现病侧乳突部疼痛以及耳郭和外耳道感觉迟钝，外耳道或鼓膜中出现疱疹。膝状神经节以上损害时尚有泪液分泌减少，病侧面部的出汗障碍，但无外耳道或鼓膜的疱疹。

面神经如恢复不完全时，常可产生瘫痪肌的萎缩、面肌痉挛或连带运动，也就是面神经麻痹的后遗症。瘫痪肌的挛缩表现为病侧鼻唇沟加深，口角反牵向患侧，眼裂缩小，常易误认为健侧为患侧。但让患者作主动运动如露齿时，即可发现挛缩侧的面肌并不收缩，而健侧面肌收缩正常，面肌痉挛为病侧面肌发生不自主的抽动，于情绪激动或精神紧张时更为明显。临床常见的连动症是当患者瞬目时即发生病侧上唇轻微颤动，露齿时病侧眼睛不自主闭合，试图闭目时，病侧额肌收缩，进食咀嚼时病侧眼泪流下或颞部润红，局部发热，汗液分泌等表现。这些表现可能是由于病损后神经纤维再生时，长入邻近的属于其他功能的神经鞘细胞通路中所造成。

【诊断要点】

根据发病形式和临床特点，诊断不困难，但必须将周围性或中枢性面神经麻痹和能引起周围性面神经麻痹的其他疾病相鉴别。

1. 急性感染多发性神经炎，可有周围性面神经麻痹，但常为双侧伴有对称性的肢体运动和感觉障碍和脑脊液中的蛋白质增加而细胞数不增加的分离现象。

2. 腮腺炎或腮腺肿瘤、颌后的化脓性淋巴结炎、中耳炎并发症均可累及面神经，但多有原发病的特殊表现可资鉴别。

3. 后颅窝病变，如桥小脑角肿瘤，颅底脑膜炎及鼻咽癌颅内转移等原因所致的面神经麻痹，大多发病较慢，有其他脑神经受损的特殊表现。面神经在脑干内受炎症、肿瘤、出血等侵及时，则尚有邻近神经结构损害的体征可资鉴别。

4. 大脑半球病变，如肿瘤、脑血管意外等产生的中枢性面神经瘫痪仅限于病变对侧下面部表情肌的运动障碍，而上面部表情肌运动则正常，且多有肢体的瘫痪。

【针刀治疗】

根据针刀医学关于慢性软组织损伤病理构架的网眼理论，应用针刀解除面神经卡压，调节失神经支配软组织的应力，达到治疗目的。

1. 第一次针刀松解面神经出颅骨处

（1）体位　俯卧低头位。

（2）体表定位　面神经出颅孔（茎乳孔）。

（3）消毒　施术部位用碘伏消毒两遍，然后铺无菌洞巾，使治疗点正对洞巾中间。

（4）麻醉　1%利多卡因局部麻醉。

（5）刀具　使用Ⅰ型4号直形针刀。

（6）针刀操作　从颞骨乳突前缘进针刀，术者刺手持针刀，刀口线与人体纵轴一致，针刀贴乳突前缘骨面至乳突根部到达茎突孔时，出现面神经支配区窜麻感，此时，在茎乳孔处铲剥2刀，范围1mm（图34-61、图34-62）。

2. 第二次针刀松解面神经支配肌肉　针刀操作

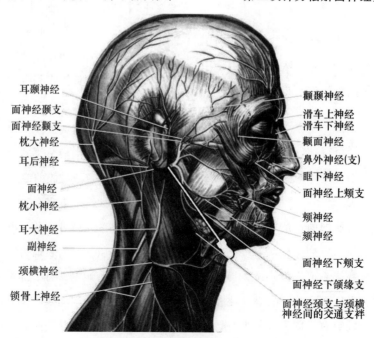

图34-61　从颞骨乳突前缘进针刀（1）

左侧标注（自上而下）：
耳颞神经
面神经颞支
面神经颧支
枕大神经
耳后神经
面神经
枕小神经
耳大神经
副神经
颈横神经
锁骨上神经

右侧标注（自上而下）：
颧颞神经
滑车上神经
滑车下神经
颧面神经
鼻外神经(支)
眶下神经
面神经上颊支
颊神经
颏神经
面神经下颊支
面神经下颌缘支
面神经颈支与颈横神经间的交通支祥

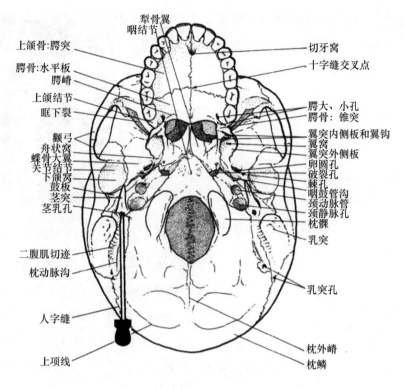

型骨翼
咽结节
上颌骨:腭突
腭骨:水平板
腭嵴
上颌结节
眶下裂
颧弓
舟状窝翼突大结节窝
蝶骨大结节下
关节下
鼓板
茎突
茎乳孔
二腹肌切迹
枕动脉沟
人字缝
上项线

切牙窝
十字缝交叉点
腭大、小孔
腭骨：锥突
翼突内侧板和翼钩
翼窝
翼突外侧板
卵圆孔
破裂孔
棘孔
咽鼓管沟
颈动脉管
颈静脉孔
枕髁
乳突
乳突孔
枕外嵴
枕鳞

图 34 - 62 从颞骨乳突前缘进针刀（2）

方法参照面肌痉挛的针刀松解方法。

八、带状疱疹后遗症

【概述】

带状疱疹是由水痘 - 带状疱疹病毒感染引起的一种病毒性皮肤病，沿周围神经分布有群集疱疹，并以神经痛为特征。

【病因病理】

本病的病原体水痘 - 带状疱疹病毒有亲神经和皮肤的特性。对该病毒无免疫力或有低免疫力的人群（多数是儿童）感染后，病毒经呼吸道黏膜侵入人体内，使人发生水痘或呈隐性感染。以后病毒侵入皮肤的感觉神经末梢，可长期潜伏于脊髓神经后根或脑神经节的神经元内。当宿主的免疫功能减退时，如患某些感染（如感冒）、恶性肿瘤，使用某些免疫抑制剂，经放射治疗、器官移植，发生外伤，处于月经期以及过度疲劳等，神经节内的病毒即被激发活化，使受累神经节发炎或坏死，产生神经痛。同时，病毒沿感觉神经通路到达皮肤，即在该神经支配区内发生特有的节段性疱疹。

针刀医学认为，水痘 - 带状疱疹病毒易潜伏于人体，导致的电生理线路电流量的改变若处在人体能调节的范围内，可不发病。当人体由于长期不正确姿势导致的脊柱疲劳性损伤、积累性损伤、日常生活中的隐蔽性损伤等，使脊柱区带软组织损伤或骨关节移位，造成沿相应节段的感觉神经受压、牵拉、卡压，从而导致该感觉神经支配区电生理线路系统电流量异常增加，表现出沿神经分布区的疱疹性改变。此外，药物性损害、射线的侵害性损伤等都可进一步激活以前人体已处隐蔽异常状态的电生理线路，此时电流量异常增加，也可导致疱疹病毒活跃，使电生理线路毫线终端电流受阻，形成皮肤损害。如果不是这样，即使有病毒的侵害，也不能导致皮肤和神经等软组织的病损。

【临床表现】

本病好发于皮肤与黏膜交界处，特别是口角、唇缘、鼻孔周围。患处往往先有感觉过敏和神经痛，随后出现潮红斑，继而变化成互不融合的粟粒至黄豆大水疱，疱液澄清或混浊。陆续发疹，常依次沿神经呈带状分布，各簇水泡群之间皮肤正常。

数日后水疱干涸、结痂，愈后遗留暂时性淡红斑或色素沉着。全程 2～3 周。皮损常发生在身体的一侧，沿某一周围神经分布区排列，一般不超过中线。多见于肋间神经或三叉神经第一分支区，亦可见于腰腹部、四肢及耳部等。

【诊断要点】

根据簇集性水疱、带状排列、单侧分布及伴有明显的神经痛等特点，不难诊断。有时需与单纯疱疹相鉴别，后者好发于皮肤、黏膜交界处，疼痛不著，且有反复发作倾向。

【针刀治疗】

（一）治疗原则

依据针刀医学关于慢性软组织损伤病因病理学的理论、脊柱区带病因学的理论和人体电生理线路系统的理论，以及根据带状疱疹发病部位来确定相应的支配神经，可以通过针刀和手法及适当的药物，来纠正相应神经受牵拉、卡压，或电生理线路电流量过于增加的问题，使疱疹得到治疗。

（二）操作方法

1. 第一次针刀松解肋间神经周围的粘连、瘢痕、挛缩和堵塞

（1）体位　根据病变部位取仰卧或俯卧位。

（2）体表定位　沿病变肋间神经行经路线。以第九肋间神经病变为例。

（3）消毒　施术部位用碘伏消毒两遍，然后铺无菌洞巾，使治疗点正对洞巾中间。

（4）麻醉　1% 利多卡因局部定点麻醉。

（5）刀具　使用 I 型针刀。

（6）针刀操作　见图 34－63。

①第 1 支针刀松解肋角部肋间神经的卡压　在第九肋肋角部定点，刀口线与肋骨平行，针刀体与皮肤呈 90°，按针刀四步进针规程进针刀，针刀经皮肤、皮下组织达肋骨面，针刀沿肋骨面向下至肋骨下缘，贴骨面纵行疏通 2～3 刀，范围不超过 0.5cm。

②第 2 支针刀松解第九肋骨中部肋间神经的卡

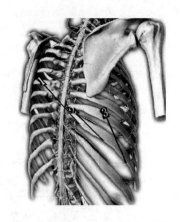

图 34－63　第九肋间神经病变针刀松解示意图

压　在同一肋骨上，距第 1 支针刀向外 3cm，在第九肋骨中部定点，刀口线与肋骨平行，针刀体与皮肤呈 90°，按针刀四步进针规程进针刀，针刀经皮肤、皮下组织达肋骨面，针刀沿肋骨面向下至肋骨下缘，贴骨面纵行疏通 2～3 刀，范围不超过 0.5cm。

③第 3 支针刀松解第九肋骨中后部肋间神经的卡压　在同一肋骨上，距第 2 支针刀向外 3cm，在第九肋骨中后部定点，刀口线与肋骨平行，针刀体与皮肤呈 90°，按针刀四步进针规程进针刀，针刀经皮肤、皮下组织达肋骨面，针刀沿肋骨面向下至肋骨下缘，贴骨面纵行疏通 2～3 刀，范围不超过 0.5cm。

2. 第二次针刀松解各痛性结节、条索的粘连、瘢痕、挛缩和堵塞

（1）体位　根据病变部位取侧卧、仰卧或俯卧位。

（2）体表定位　痛性结节、条索部。

（3）消毒　施术部位用碘伏消毒两遍，然后铺无菌洞巾，使治疗点正对洞巾中间。

（4）麻醉　1% 利多卡因局部定点麻醉。

（5）刀具　使用 I 型针刀。

（6）针刀操作　在痛性结节部定点，刀口线与人体主要神经血管走行方向一致，针刀体与皮肤呈 90°角，按针刀四步进针规程进针刀，针刀经皮肤、皮下组织达结节条索部，纵行疏通 2～3 刀范围不超过 0.5cm。

3. 第三次针刀调节电生理线路

（1）体位　仰卧位。

（2）体表定位　曲池、合谷、阳陵泉。

（3）消毒　施术部位用碘伏消毒两遍，然后铺无菌洞巾，使治疗点正对洞巾中间。

（4）麻醉　无须麻醉。

（5）刀具　使用Ⅰ型针刀。

（6）针刀操作　以患侧肢体的穴位为主要针刀调节对象。

①曲池穴　屈患肘90°，在上肢肘横纹桡侧的尽头定点，刀口线与桡骨纵轴平行，针体与进针部位皮肤平面垂直，按针刀四步进针规程进针刀，刺入1cm，横行剥离2~3刀，速度宜快（图30－127）。

②合谷穴　在患侧手背第一、二掌骨之间，平第二掌骨中点处定点，刀口线与第二掌骨纵轴平行，针体与进针部位皮肤平面垂直，按针刀四步进针规程进针刀，刺入1cm，横行剥离2~3刀，速度宜快（图30－128）。

③阳陵泉穴　在腓骨小头前下方凹陷处定点，刀口线与小腿纵轴一致，针体与进针部位皮肤平面垂直，按针刀四步进针规程进针刀，刺入1cm，横行剥离2~3刀，速度宜快（图30－129）。

【针刀术后手法治疗】

1. 如属于颈、胸、腰椎骨关节位置变化者，针刀术后即用颈、胸、腰椎整复手法。

2. 如属于脊椎区带软组织损伤者，针刀术后立即在局部用指揉法按揉1分钟即可。

3. 如属于电生理线路功能紊乱者无须手法治疗。

第六节　内分泌系统相关疾病

一、甲状腺功能亢进症

【概述】

甲状腺功能亢进症（简称甲亢）是由于多种病因（包括自身免疫、遗传和精神因素等）引起的甲状腺激素分泌过多所致的一组内分泌系统的常见病。本病临床上以高代谢症群、神经兴奋性增高、甲状腺弥漫性肿大，不同程度的突眼症为特征。患者表现为急躁亢奋、多食消瘦、恶热多汗、心悸心慌、大便量多、目突颈肿等。

【病因病理】

弥漫性甲状腺肿伴甲亢的病因尚未完全阐明。目前多数认为本病的发生与自身免疫、遗传以及精神刺激等因素有关。

1. 自身免疫学说　大多数活动期患者血中可测出抗甲状腺球蛋白抗体和抗微粒体抗体。有研究表明，长效甲状腺刺激物（LATS），能刺激甲状腺增生，并促进甲状腺的碘摄取、甲状腺激素的合成和释放，但约有半数患者血中测不出LATS，患者的亲属血中也可测出LATS，但并无甲亢。近年来在患者血中发现了一种LATS保护物，可阻碍LATS与甲状腺的结合，使其保持活性，且有90%的患者血清中可测LATS保护物。因此，有人认为LATS－P可能是引起甲亢的主要原因，但是血中LATS－P浓度和甲亢的严重程度也无明显的关系。甲亢中患者发生自身免疫反应的原因还不肯定，可能是由于甲状腺细胞的抗原性发生了变化，使免疫系统将其当作外来物质，于是发生自身免疫反应；或者由于免疫活性细胞发生了突变，出现针对自身甲状腺的淋巴细胞，由于遗传上的免疫监视功能的缺陷，不能迅速将这种突变细胞杀死，使其存活下来，而造成自身免疫。

2. 遗传　自身免疫病一般均有家族史或遗传史。甲亢患者的家庭中常常发生甲状腺疾病。故遗传是本病的易感因素。

3. 精神因素　临床证实多数患者在发病前有精神刺激或创伤的病史。有人认为精神刺激可扰乱机体免疫系统，增加对感染的易感性，减少抗体产生，促进自身免疫疾病的发生。

甲状腺呈不同程度的弥漫性肿大，腺体内血管扩张，增生。腺泡上皮细胞增生，由静止时的立方形变为柱状，腺泡壁增生皱褶呈乳头状突起伸向滤泡腔。腺泡内胶质减少。间质组织中有大量淋巴细胞及浆细胞浸润。全身淋巴组织包括脾和胸腺中淋巴组织增生。

在浸润性突眼的患者中，球后组织脂肪增加，淋巴细胞浸润，水肿，黏多糖（包括透明质酸）沉积，眼外肌水肿变性。此外，还可有颈前局限性黏液性水肿，常呈对称性皮肤增厚、淋巴细胞浸润、黏多糖沉积、胶原纤维断裂、水肿等变化，还可出现骨骼肌、心肌变性、心脏增大、肝脂肪浸润、骨质疏松等改变。

针刀医学认为，长期忿郁恼怒或忧愁焦虑的情绪性损伤使甲状腺局部软组织损伤，并使电生理线路功能发生紊乱，甲状腺的交感神经兴奋性增高，电生理线路电流量增加；另外，根据以上甲状腺的神经支配可知，甲状腺体要受颈中及颈下神经节分出的交感神经支配，这些神经节，位置与 C_6、C_7 及 T_1 脊髓段有关。因疲劳性损伤，不良体位的积累性损伤、受凉、暴力及隐蔽性损伤等方式使这些相关部位的骨关节移位，脊柱区带部位软组织损伤使交感神经受到挤压、牵拉、化学物质的刺激，而出现电生理线路电流量增多，而引起该病。

【临床表现】

甲亢的主要临床表现有甲状腺肿大、性情急躁、容易激动、失眠、两手颤动、怕热、多汗、食欲亢进、体重减轻、心悸、脉快有力（脉率常在每分钟 100 次以上，休息及睡眠时仍快）、脉压增大（主要由于收缩压升高）、内分泌功能紊乱（如月经失调）等。其中脉率增快及脉压增大尤为重要，常可作为判断病情程度和治疗效果的重要标志。

【诊断要点】

除依据其主要临床表现，还需结合一些特殊检查，甲亢的特殊检查方法中，较重要的有。

1. 基础代谢率测定　可根据脉压和脉率计算，或用基础代谢测定器测定。后者较可靠，前者简便

易行。常用计算公式为：基础代谢率 =（脉率 + 脉压）－ 111。

测定基础代谢率要在完全安静、空腹时进行。基础代谢率正常为 ± 10%；增高至 + 20% ~ 30% 为轻度甲亢，+ 30% ~ 60% 为中度，+ 60% 以上为重度。

2. 甲状腺摄 ^{131}I 率测定　正常甲状腺 24 小时内摄取的 ^{131}I 量为人体总量的 30% ~ 40%。如果在 2 小时内甲状腺摄取 ^{131}I 量超过人体总量的 25%，或在 24 小时内超过人体总量的 50%，且吸 ^{131}I 高峰提前出现，都表示有甲亢。

3. 血清中 T_3 和 T_4 含量的测定　甲亢患者血清 T_3 可高于正常 4 倍左右，而 T_4 仅为正常的 2 倍半，因此，T_3 测定对甲亢的诊断具有较高的敏感性。

【针刀治疗】

（一）治疗原则

依据慢性软组织损伤病因病理学理论，慢性软组织损伤病理构架的网眼理论，颈前区甲状腺肿大，局部产生粘连、瘢痕、挛缩和堵塞，人体在自我修复过程中，引起颈后区的软组织的慢性损伤，甚至下段颈椎错位，对颈后区的病灶采用大"T"形针刀整体松解术，并根据电生理线路系统的理论调节颈部的电生理线路。

（二）操作方法

1. 第一次针刀操作为"T"形针刀操作　具体参照软组织损伤型颈椎病的针刀治疗。

2. 第二次针刀松解病灶，适用于伴甲状腺弥漫性肿大的患者

（1）体位　仰卧位。

（2）体表定位　胸骨切迹上两横指，甲状腺肿块处。

（3）消毒　施术部位用碘伏消毒两遍，然后铺无菌洞巾，使治疗点正对洞巾中间。

（4）麻醉　用 1% 利多卡因局部浸润麻醉，每个治疗点注药 1ml。

（5）刀具　使用 I 型 4 号直形针刀。

（6）针刀操作　在肿块中心定点，术者用押手固定一侧肿物，刺手持针刀从肿块腺体中心进针刀，刀口线与人体纵轴一致，垂直肿块腺体刺入，针刀经皮肤、皮下组织，刺破肿块包膜时有落空感，用提插刀法继续进针刀达肿块对侧壁有韧性感，穿过对侧包膜有落空感时停止进针刀。退针刀至皮下，再向肿块上下左右刺4针，深度均穿过对侧壁，出针后指压止血。如对侧有肿块，针刀操作相同（图34-64）。

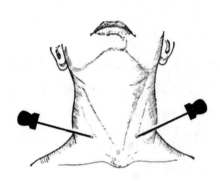

图34-64　甲亢第二次针刀松术示意图

3. 第三次针刀调节相关经络电生理线路

（1）患者仰卧位，在颈前部，喉结上方，甲状软骨上切迹与舌骨体下缘之间的凹陷处定点。术者刺手持针刀，刀口线与前正中线平行，针尖向舌根部方向斜刺1.5cm，横行摆动2~3下，速度宜慢（图34-65）。

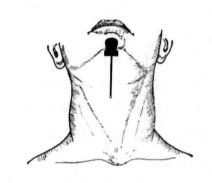

图34-65　从甲状软骨上切迹与舌骨体下缘之间的凹陷处进针刀

（2）在双侧前臂掌面的下段，腕上3寸，掌长肌腱与桡侧腕屈肌之间（间使穴）定点，术者刺手持针刀，刀口线与桡骨纵轴平行，针体与进针部位皮肤平面垂直刺入0.5~1.5cm，横行剥离2~3下，

速度宜慢（图34-14）。

（3）如伴眼突症者，在面部，眉弓内侧端的凹陷处（攒竹穴）定点，术者刺手持针刀，刀口线与人体纵轴平行，针尖沿皮向下斜刺0.5cm，有酸胀感即可。

（4）如伴心悸失眠、易激动者，在T_5棘突下，左右各旁开1.5寸（心俞穴），定两点，术者刺手持针刀，刀口线与脊柱纵轴平行，针体与背部皮肤垂直，刺入0.5~1cm，横行剥离2~3下（见图34-13）。

【针刀术后手法治疗】

如有X线片显示有颈椎错位，大"T"形针刀术毕，嘱患者俯卧位，一助手牵拉肩部，术者正对患者头项，右肘关节屈曲并托住患者下颌，左手前臂尺侧压在患者枕骨，随颈部的活动施按揉法。用力不能过大，以免造成新的损伤。最后，提拿两侧肩部，并从患者肩至前臂反复揉搓几次。

二、脊源性血糖不稳

【概述】

脊源性血糖不稳是由于颈胸段关节软组织损伤、小关节错位，刺激压迫了脊神经、颈下交感神经节（即星状节神经），反射性引起下丘脑前部的交感神经高级中枢功能紊乱，从而引起内环境平衡失调而引起患者血糖不稳。

【病因病理】

本病主要由于颈椎下段C_5~C_7小关节错位，刺激压迫了脊神经、颈下交感神经节即星状节神经，反射性引起下丘脑前部的交感神经高级中枢功能紊乱，从而引起内环境平衡失调，使胰岛血液循环障碍及分泌紊乱。交感神经受刺激而兴奋，除直接引起血管收缩外，还使交感肾上腺功能亦增强，肾上腺素与去甲肾上腺素分泌增多。使副交感神经功能相对抑制，而致胰岛分泌下降，又使肝糖原分解而血糖升高。如果能重视脊椎病因的骨性刺激或压迫对交感神经低级中枢和节前纤维的伤害，将对糖尿病的防治有重要意义。

【临床表现】

糖尿病是中、老年人的常见病，主要由于胰岛素分泌不足，引起糖、脂肪及蛋白质代谢紊乱的一种疾病。通常表现为多尿、多饮、多食的"三多"症状，出现全身乏力、消瘦、易感染等现象；重症糖尿病可并发多系统脏器的损害，引起心、脑、肾、神经、肝胆、胃肠、生殖器官、皮肤、骨骼及肌肉等病变；晚期可发生酮症酸中毒昏迷或非酮症酸中毒，将危及生命。

糖尿病分为幼年型（胰岛素依赖性糖尿病）和成年型（非胰岛素依赖性糖尿病）。其典型的症状为"三多一少"，即多饮、多食、多尿、体重明显减少。一般有口渴、乏力、精神萎靡，胸背部有明显疼痛，活动时疼痛加剧。伴随症状：①皮肤瘙痒，尤其是女性患者外阴瘙痒是常见症状之一，其原因为尿糖刺激局部所致。②男性会出现勃起功能障碍（俗称阳痿），女性可出现月经紊乱或闭经。③酮症性酸中毒，是糖尿病的严重急性并发症。当代谢紊乱发展至脂肪分解加速、血酮超过正常时，称为酮血症。酮体系酸性代谢产物，消耗体内碱储备，可引起代谢性酸中毒，病情严重者可发生昏迷。④感染：包括皮肤感染、结核、泌尿系感染及其他部位的化脓性感染等。⑤血管病变：基本病理变化是动脉硬化及微血管病变，常并发高血压性以及脑血管疾病等。若眼底动脉病变可引起失明。⑥神经病变：常以末梢神经首先受损，下肢较上肢严重，常出现脚下踩棉感、肢端麻木、针刺样痛等，严重者可出现肌肉萎缩甚至瘫痪。

【诊断要点】

1. 其典型的症状为"三多一少"，即多饮、多食、多尿、体重明显减少。

2. 伴随症状：①皮肤瘙痒；②男性会出现勃起功能障碍（俗称阳痿），女性可出现月经紊乱或闭经；③酮症性酸中毒；④感染：包括皮肤感染、结核、泌尿系感染及其他部位的化脓性感染等；⑤血

管病变；⑥神经病变。

3. 实验室检查：尿糖可达 1~4 个"+"号；空腹血糖都在 6.0mmol/L 以上。

4. 脊柱三指触诊法：颈椎下段棘突排列不齐；棘突旁压痛明显；错位椎体旁肌肉僵硬；后关节囊呈条索状或可触及结节状颗粒。

5. X 线侧位片可能出现胸椎下段棘突偏歪、小关节错位、横突旋转移位。

【针刀治疗】

（一）治疗原则

依据慢性软组织损伤病因病理学理论，慢性软组织损伤病理构架的网眼理论，对胸段脊柱区的病灶采用针刀整体松解术，并根据电生理线路系统的理论调节颈部的电生理线路。

（二）操作方法

1. 第一次针刀松解 T_5~T_7 棘上、棘间韧带及关节突关节囊

（1）体位 俯卧位。

（2）体表定位 在 T_5~T_7 椎体上、下棘间韧带及其相对应左、右各旁开 2cm 定点。

（3）消毒 施术部位用碘伏消毒两遍，然后铺无菌洞巾，使治疗点正对洞巾中间。

（4）麻醉 用 1% 利多卡因局部浸润麻醉，每个治疗点注药 1ml。

（5）刀具 使用 I 型 4 号直形针刀。

（6）针刀操作 在椎体上、下棘间韧带及其相对应左、右各旁开 2cm 定点，共 9 点。在定点处进针刀，松解棘间韧带，切开关节突关节囊（图 34-11）。

2. 第二次针刀松解 T_8~T_{10} 棘上、棘间韧带及关节突关节囊

（1）体位 俯卧位。

（2）体表定位 在 T_8~T_{10} 椎体上、下棘间韧带及其相对应左、右各旁开 1.5 寸定点。

（3）消毒 施术部位用碘伏消毒两遍，然后铺无菌洞巾，使治疗点正对洞巾中间。

（4）麻醉 用1%利多卡因局部浸润麻醉，每个治疗点注药1ml。

（5）刀具 使用Ⅰ型4号直形针刀。

（6）针刀操作 在T_8~T_{10}椎体上、下棘间韧带及其相对应左、右各旁开2cm定点，共9点。在定点处进针刀，松解棘间韧带，切开关节突关节囊（图34－66）。

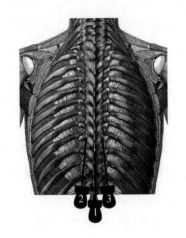

图34－66 T_8~T_9棘间及关节突关节囊

针刀松解示意图

3. 第三次针刀操作为疏通相关经络电生理线路

（1）患者俯卧位，分别在T_7、T_{11}棘突下向两侧各旁开1.5寸处（膈俞、脾俞穴）定点，刀口线和人体纵轴平行，针刀尖斜向棘突根部方向，与矢状面呈45°角，刺入0.8cm，纵行剥离2~3下（图34－66）。

（2）患者仰卧位，在双侧外膝眼下3寸，距胫骨前外缘侧一横指处（足三里穴）定两点，刀口线和人体纵轴平行，垂直刺入1寸，纵行剥离2~3下（图34－26）。

（3）患者仰卧位，在两小腿内侧，当足内踝尖上3寸，胫骨内侧缘后方（三阴交穴）各定1点，刀口线与下肢纵轴平行，垂直刺入1寸，纵行剥离2~3下（图34－39）。

【针刀术后手法治疗】

椎体有移位患者俯卧位，使肌肉腰部放松，患者双手拉住床头，一助手立于床尾，两手握其两踝部牵引，在牵引的基础上，用力上下抖动数下，连

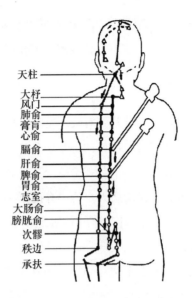

图34－67 从膈俞、脾俞穴处进针刀

续3~5遍，术者立于患者躯干一侧，双手重叠放于错位脊柱的棘突上，当助手用力牵引时，术者向下弹压1次。此手法可隔2~3日做1次。

第七节 风湿性疾病

一、雷诺综合征

【概述】

雷诺综合征又称肢端动脉痉挛症，是由于支配周围血管的交感神经功能紊乱致肢端小动脉痉挛性而引起手或足部一系列皮肤颜色改变的综合征。本病于1862年由雷诺首先提出，故名。传统上将雷诺症状者分为两种类型：①原发性即雷诺病，不能找到任何潜在疾病而症状和病情缓和者。②继发性者又称雷诺现象，兼患一种或几种疾病，病情比较严重。目前多已把雷诺病和雷诺现象归并，统称为雷诺综合征。临床上较常见和重要的是后者，约占本症的2/3，而雷诺病则少见。本病发病年龄多在20~40岁之间，常见于青年女性，男性与女性发病的比例约为1∶5。

【病因病理】

雷诺综合征的病因至今尚未明了，传统比较公认的病因有：①寒冷刺激：病人对寒冷刺激特别敏

感，多数病人冬季发病或冷刺激可诱发症状发作，夏季气候温暖时症状可自行缓解。重症病人对温度的变化特别敏感，即使夏季也可发病。本病在我国北方地区发病率较高。②神经兴奋：很多病人的发病与情绪波动、精神紧张有关。发病时患者血液中肾上腺素与去甲肾上腺素的含量明显增高。③免疫与结缔组织疾病：大多数雷诺综合征患者中，血清免疫检查异常，提示病人血清中有抗原－抗体复合物存在，它可直接或间接作用于交感神经引起血管痉挛。除自身免疫性疾病外，结缔组织性疾病的病人也常同时合并有雷诺综合征。④内分泌紊乱：本病女性多见，占70%～90%，且在月经来潮时病人症状加重，妊娠期症状减轻。药物调整内分泌紊乱时可明显缓解病人症状。⑤动脉阻塞性疾病：如动脉硬化、血栓闭塞性脉管炎、胸廓出口综合征以及血液高凝状态、真性红细胞增多症、阵发性血红蛋白尿、慢性肾功能衰竭、中枢或周围神经系统疾病等，可导致或伴有雷诺综合征。⑥特殊的生活工作环境：一些工种的工人，手指的小动脉有慢性震动性创伤。此外，动脉直接的创伤、冻伤、慢性低温损伤等均可发生雷诺综合征。⑦药源性因素：如麦角新碱、β肾上腺受体阻滞剂、口服避孕药等均可引起或加重雷诺综合征。

疾病早期，指（趾）动脉并无器质性改变，而是功能性小动脉痉挛造成远端组织一过性缺血，是可逆的。病变晚期出现动脉狭窄，甚至血管腔内血栓形成，动脉闭塞，此病变是不可逆转的。长期手指慢性缺血可致手指形态的变化，表现为皮肤粗糙、指甲肥厚变形、指骨疏松等，重者手指局部皮肤可有溃疡及坏死。苍白、青紫和潮红是雷诺综合征引起的典型皮色改变的3个阶段。颜色的变化与皮肤毛细血管丛血流量和血氧浓度有关。受凉时，手指的血管痉挛，血流量减少，血液从血管丛排空，皮肤呈苍白色。痉挛后血管丛麻痹，血液滞留于血管中，血液中血氧含量减少，皮肤呈青紫色。当复温后，血管反应性扩张，氧含量渐渐升高，皮肤呈潮红色。反应期后，皮肤逐渐恢复为正常颜色。

针刀医学认为，雷诺综合征是由于颈后部软组织慢性损伤后，引起下段颈椎的微小错位，牵拉颈胸神经节，使其兴奋性增高，导致肢端小动脉收缩而引发临床表现。

【临床表现】

雷诺综合征多见于女性青年，很少超过40岁，男性少见。常在寒冷刺激或情绪激动时发病。早期手指在环境温度低于18℃时发病，但到晚期，仅在25℃时即可发作，周身是否暖和更是重要的因素。发病的初期，有明显的季节性，即寒冷季节发作频繁且持续时间较长。

典型发作时，手指动脉血流可突然中断，引起手指呈苍白色，患指有发凉、麻木、刺痛；继而皮肤呈青紫色；最后血流恢复，因反应性充血手指转为潮红，患指可有烧灼样胀痛。一般情况下，解除寒冷刺激后，皮色由苍白、青紫经过潮红阶段恢复正常的时间大致是15～30分钟。雷诺综合征的另一特征是手指症状有明显的对称性，即多为双侧发病。严重的病例可有皮肤光薄、指甲脆裂、指尖可有小溃疡等。晚期则皮肤变厚、关节僵直活动受限。

【诊断要点】

1. 结合临床表现。

2. 影像学检查：①手指X线平片：排除类风湿病变和指腹钙化。②上肢动脉造影：观察手指动脉痉挛变化情况。

3. 实验室检查：包括抗核抗体测定、类风湿因子测定、免疫球蛋白电泳、补体含量抗天然DNA抗体、冷沉球蛋白等测定，有助于诊断。

【针刀治疗】

针刀医学认为，雷诺综合征是由于颈后部软组织慢性损伤后，引起下段颈椎的微小错位，牵拉颈胸神经节，使其兴奋性增高，导致肢端小动脉收缩而引发临床表现。依据网眼理论，整体松解颈部软组织及上肢相关部位的粘连瘢痕，针刀术后，手法纠正颈椎小关节错位，从而使牵拉的交感神经恢复正常，该病即可治愈。

1. 第一次针刀操作——"T"形针刀松解术

具体参照软组织损伤型颈椎病的针刀治疗。

2. 第二次针刀操作——颈肩部肌肉松解

（1）体位 俯卧低头位。

（2）体表定位 见针刀操作。

（3）消毒 施术部位用碘伏消毒两遍，然后铺无菌洞巾，使治疗点正对洞巾中间。

（4）麻醉 用1%利多卡因局部麻醉。

（5）刀具 使用Ⅰ型针刀。

（6）针刀操作 见图34-68。

①第1支针刀松解冈上肌 在冈上窝中份找到冈上肌的起点部进针刀，术者刺手持针刀，刀口线与冈上肌纤维走行一致，针刀体与皮肤呈90°角，刺入皮肤，经皮下组织，在冈上肌肌腹中纵行疏通3～4刀，再达冈上窝骨面，纵疏横剥2～3刀。

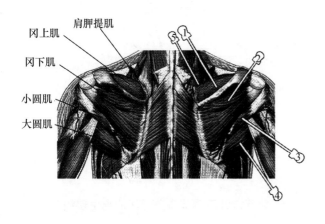

图34-68 颈肩部肌肉针刀松解示意图

②第2支针刀松解冈下肌 在冈下窝中份找到冈下肌的起点部进针刀，术者刺手持针刀，刀口线与冈下肌纤维走行一致，针刀体与皮肤呈90°角，刺入皮肤，经皮下组织，在冈下肌肌腹中纵行疏通3～4刀，再达冈下窝骨面，纵疏横剥2～3刀。

③第3支针刀松解小圆肌 在冈下窝中份找到小圆肌的起点部进针刀，术者刺手持针刀，刀口线与小圆肌纤维走行一致，针刀体与皮肤呈90°角，刺入皮肤，经皮下组织，在小圆肌肌腹中纵行疏通3～4刀，再达冈下窝骨面，纵疏横剥2～3刀。

④第4支针刀松解大圆肌 在冈下窝中份找大小圆肌的起点部进针刀，术者刺手持针刀，刀口线与大圆肌纤维走行一致，针刀体与皮肤呈90°角，刺入皮肤，经皮下组织，在大圆肌肌腹中纵行疏通3～4刀，再达冈下窝骨面，纵疏横剥2～3刀。

⑤第5支针刀松解肩胛提肌止点 如压痛点在肩胛骨内上角的边缘，术者刺手持针刀，刀口线方向和肩胛提肌肌纤维方向平行，针体和背部皮肤成90°角刺入，达肩胛骨内上角边缘骨面。调转刀口线90°，向肩胛骨内上角边缘骨面铲剥2～3刀。即可出针。

（7）注意事项

①初学针刀的医生，不宜做颈椎针刀松解，因为颈部神经血管多，结构复杂，因为解剖关系不熟悉，勉强做针刀造成的严重并发症和后遗症在临床上时有发生。熟悉颈部的局部解剖，牢记神经、血管走行方向，针刀操作均在骨面上进行，针刀手术的安全性才有保证。

②项韧带呈"Y"形位于起于寰椎后结节和第二至七颈椎棘突，向后向上止于枕骨枕外隆凸和枕外嵴。针刀手术是闭合性手术，医生必须有立体解剖的意识，对项韧带的形状、起点及止点，一定要做到心中有数。

③肩胛提肌针刀止点松解时，对肥胖患者，确定肩胛骨内上角比较困难，让患者上下活动肩关节，医生用拇指先摸到肩胛冈，然后向上寻找到肩胛骨的内上角，如不能确定解剖位置，不能盲目做针刀松解，否则，可能因为解剖位置不清，造成创伤性气胸等严重后果。针刀操作时，铲剥一定在骨面上进行，不能脱离骨面。

3. 第三次针刀调节上肢桡侧的电生理线路

（1）体位 坐位。

（2）体表定位 穴位定位。

（3）消毒 施术部位用碘伏消毒两遍，然后铺无菌洞巾，使治疗点正对洞巾中间。

（4）麻醉 无须麻醉。

（5）刀具 使用Ⅰ型针刀。

（6）针刀操作　见图34-69。

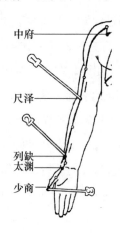

图34-69　针刀调节上肢桡侧的电生理
线路示意图

①第1支针刀调节尺泽穴的电生理线路　在肘横纹中，肱二头肌腱桡侧凹陷处定位。按照四步进针规程进针刀，针刀经皮肤、皮下组织、筋膜，当刀下有酸胀感时，纵向剥离2~3刀，范围1cm。

②第2支针刀调节列缺穴的电生理线路　在前臂桡侧缘，桡骨茎突上方，腕横纹上1.5寸，肱桡肌腱与拇长展肌腱之间定位。按照四步进针规程进针刀，针刀经皮肤、皮下组织、筋膜，当刀下有酸胀感时，纵向剥离2~3刀，范围1cm。

③第3支针刀调节少商穴的电生理线路　在拇指末节桡侧，距指甲角0.1寸（指寸）定位。按照四步进针规程进针刀，针刀经皮肤、皮下组织、筋膜，当刀下有酸胀感时，纵向剥离2~3刀，范围1cm。

4. 第四次针刀调节上肢尺侧的电生理线路

（1）体位　坐位。

（2）体表定位　穴位定位。

（3）消毒　施术部位用碘伏消毒两遍，然后铺无菌洞巾，使治疗点正对洞巾中间。

（4）麻醉　无须麻醉。

（5）刀具　使用Ⅰ型针刀。

（6）针刀操作　见图34-70。

①第1支针刀调节少海穴的电生理线路　屈肘，在肘横纹内侧端与肱骨内上髁连线的中点处定位。

按照四步进针规程进针刀，针刀经皮肤、皮下组织、筋膜，当刀下有酸胀感时，纵向剥离2~3刀，范围1cm。

②第2支针刀调节神门穴的电生理线路　在腕部，腕掌侧横纹尺侧端，尺侧腕屈肌腱的桡侧凹陷处定位。按照四步进针规程进针刀，针刀经皮肤、皮下组织、筋膜，当刀下有酸胀感时，纵向剥离2~3刀，范围1cm。

③第3支针刀调节少冲穴的电生理线路　在手部，小指指甲下缘，靠无名指侧的边缘上定位。按照四步进针规程进针刀，针刀经皮肤，皮下组织，筋膜，当刀下有酸胀感时，纵向剥离2~3刀，范围1cm。

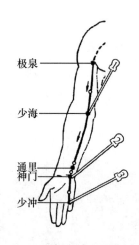

图34-70　针刀调节上肢尺侧的电生理
线路示意图

5. 第五次针刀调节下肢后侧的电生理线路

（1）体位　坐位。

（2）体表定位　穴位定位。

（3）消毒　施术部位用碘伏消毒两遍，然后铺无菌洞巾，使治疗点正对洞巾中间。

（4）麻醉　无须麻醉。

（5）刀具　使用Ⅰ型针刀。

（6）针刀操作　见图34-71。

①第1支针刀调节殷门穴的电生理线路　在大腿后面，当承扶与委中的连线上，承扶下6寸定位。按照四步进针规程进针刀，针刀经皮肤，皮下组织，筋膜，当刀下有酸胀感时，纵向剥离2~3刀，

范围1cm。

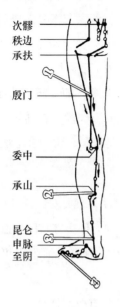

图34-71 针刀调节下肢后侧的电生理
线路示意图

②第2支针刀调节承山穴的电生理线路　在小腿后面正中，委中与昆仑之间，当伸直小腿或足跟上提时腓肠肌肌腹下出现尖角凹陷处定位。按照四步进针规程进针刀，针刀经皮肤，皮下组织，筋膜，当刀下有酸胀感时，纵向剥离2～3刀，范围1cm。

③第3支针刀调节昆仑穴的电生理线路　在足部外踝后方，当外踝尖与跟腱之间的凹陷处定位。按照四步进针规程进针刀，针刀经皮肤，皮下组织，筋膜，当刀下有酸胀感时，纵向剥离2～3刀，范围1cm。

④第4支针刀调节至阴穴的电生理线路　在足小趾末节外侧，距趾甲角0.1寸定位。按照四步进针规程进针刀，针刀经皮肤，皮下组织，筋膜，当刀下有酸胀感时，纵向剥离2～3刀，范围1cm。

6. 第六次针刀调节下肢内侧的电生理线路

（1）体位　坐位。

（2）体表定位　穴位定位。

（3）消毒　施术部位用碘伏消毒两遍，然后铺无菌洞巾，使治疗点正对洞巾中间。

（4）麻醉　无须麻醉。

（5）刀具　使用I型针刀。

（6）针刀操作　见图34-72。

①第1支针刀调节阴谷穴的电生理线路　在腘窝内侧，屈膝时，当半腱肌肌腱与半膜肌肌腱之间定位。按照四步进针规程进针刀，针刀经皮肤、皮下组织、筋膜，当刀下有酸胀感时，纵向剥离2～3刀，范围1cm。

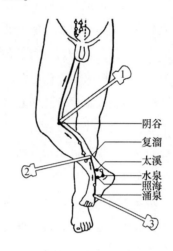

图34-72 针刀调节下肢内侧的电生理
线路示意图

②第2支针刀调节复溜穴的电生理线路　在在小腿内侧，太溪直上2寸，跟腱的前方定位。按照四步进针规程进针刀，针刀经皮肤，皮下组织，筋膜，当刀下有酸胀感时，纵向剥离2～3刀，范围1cm。

③第3支针刀调节涌泉穴的电生理线路　在足底部，卷足时足前部凹陷处，约当第二、三趾趾缝纹头端与足跟连线的前1/3与后2/3交点上定位。按照四步进针规程进针刀，针刀经皮肤，皮下组织，筋膜，当刀下有酸胀感时，纵向剥离2～3刀，范围0.5cm。

【针刀术后手法治疗】

颈部针刀术后，嘱患者俯卧位，一助手牵拉肩部，术者正对患者头项，右肘关节屈曲并托住患者下颌，左手前臂尺侧压在患者枕骨，随颈部的活动施按揉法。用力不能过大，以免造成新的损伤。最后，提拿两侧肩部，并搓患者肩至前臂反复几次。

二、痛风

【概述】

痛风是一组嘌呤代谢紊乱所致的慢性代谢紊乱疾病，临床以体内尿酸产生过多或肾脏排泄尿酸减少，引起血尿酸升高，形成高尿酸血症以及反复发作的痛风性关节炎、痛风石沉积、痛风性慢性关节炎和关节畸形等为特征。尿酸盐沉积于各种间叶组织内引发炎症反应，其中沉积于关节并引起病变者，称为痛风性关节炎。血尿酸长期升高得不到及时控制和经常有痛风性关节炎发作者，可在关节周围或耳郭等处的皮下，发现高出于皮面的黄白色结节，临床称之为痛风石。

痛风分为原发性痛风和继发性痛风两大类。原发性痛风除了少数由于遗传原因导致体内某些酶缺陷外，病因大都不明确，并常伴有肥胖、高血脂、高血压、糖尿病等。继发性痛风是继发于白血病、淋巴瘤、溶血性贫血、慢性肾功能不全以及某些先天性代谢紊乱疾病如糖原累积病Ⅰ型等。某些药物如速尿、乙胺丁醇。水杨酸类等均可引起继发性痛风。

【病因病理】

现代医学认为本病因酶缺乏或分子缺陷病导致体内尿酸代谢障碍，或因嘌呤合成增多，导致血尿酸增高。尿酸盐结晶可沉积于关节软骨、软骨下骨质、滑膜、关节周围的组织结构耳郭以及肾脏，从而引起局灶性坏死，并可导致无血管区周围纤维组织增生，即形成痛风结石。关节病主要为软骨变性、滑膜增生和边缘性骨侵蚀。

【临床表现】

临床表现分为三期，即无症状期、急性关节炎期和慢性关节炎期。

1. 无症状期　仅有高尿酸血症。

2. 急性关节炎期　起病急骤，早期多侵犯单个关节，以第一跖趾关节为多见，其次为踝、手、腕、膝和肘等关节。一般数日至两周症状缓解，关节炎逐渐消退，皮肤红肿逐渐恢复正常。间歇期可从数月至数年，关节完全恢复，以后，每年可复发1~2次或数年复发一次，发作越来越频繁，间歇期逐渐缩短，受累关节逐渐增多。

3. 慢性关节炎期　随着病程的迁延，炎症不能消退，关节出现畸形僵硬。在耳轮常可发现痛风结节，也可见于其他部位，常为多个散发。

【诊断要点】

1. 典型的急性关节炎发作，可自行缓解或进入无症状间歇期，同时证实有高尿酸血症；

2. 关节腔积液中或白细胞内可发现有尿酸盐结晶；

3. 痛风结节中有尿酸结晶发现。

4. X线检查显示软骨临近关节的骨质有不整齐的穿凿样圆形缺损。

凡具备上述前三项中一项者即可确诊。

【针刀治疗】

（一）治疗原则

通过对损伤关节囊及关节周围韧带等关键病变点的针刀松解，可以疏通关节周围的粘连瘢痕，促进血液循环，从而促进关节功能康复。对痛风石，应用针刀将其捣碎，通过人体吸收后排泄。以针刀松解以拇趾关节病变为例加以介绍。

（二）操作方法

1. 第一次针刀松解拇趾关节关节囊及侧副韧带的粘连瘢痕

（1）体位　仰卧位，踝关节中立位。

（2）体表定位　拇趾关节平面背侧、内、外侧共定3点。

（3）消毒　施术部位用碘伏消毒两遍，然后铺无菌洞巾，使治疗点正对洞巾中间。

（4）麻醉　1%利多卡因局部定点麻醉。

（5）刀具　使用Ⅰ型针刀、专用弧形针刀。

（6）针刀操作　见图34-73。

①第1支针刀松解拇趾关节背侧关节囊的粘连

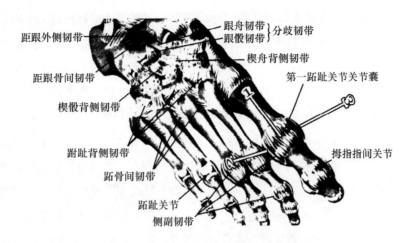

图 34 – 73 针刀松解拇趾关节关节囊及
侧副韧带的粘连示意图

瘢痕 在拇趾关节平面背侧正中定点。使用 I 型 4
号针刀，刀口线与拇趾纵轴平行，针刀体与皮肤呈
90°角，按针刀四步进针规程，从定位处刺入，当刀
下有韧性感时，即到达拇长伸肌腱，向下直刺，穿
过肌腱时有突破感，再进针刀，当刀下有阻力感，
即到达拇趾关节关节囊，行提插刀法 2～3 刀，然后
调转刀口线 90°，提插刀法 2～3 刀，提插深度为刀
下有落空感。

②第 2 支针刀松解拇趾关节腓侧侧副韧带的粘
连瘢痕 在拇趾关节平面腓侧正中点定点。选用专
用弧形针刀，刀口线与拇趾纵轴平行，针刀体与皮
肤呈 90°角，按针刀四步进针规程，从定位处刺入，
当刀下有韧性感时，即到达拇趾关节腓侧副韧带，
纵疏横剥 2～3 刀，范围 0.5cm，然后再向下进针
刀，直刺到跖骨头，调转刀口线 90°，沿跖骨头弧
度，向关节方向铲剥 2～3 刀，范围 0.5cm。

③第 3 支针刀松解拇趾关节胫侧侧副韧带的粘
连瘢痕 在拇趾关节平面胫侧正中点定点。选用专
用弧形针刀，刀口线与拇趾纵轴平行，针刀体与皮
肤呈 90°角，按针刀四步进针规程，从定位处刺入，
当刀下有韧性感时，即到达拇趾关节胫侧副韧带，
纵疏横剥 2～3 刀，范围 0.5cm，然后再向下进针
刀，直刺到跖骨头，调转刀口线 90°，沿跖骨头弧
度，向关节方向铲剥 2～3 刀，范围 0.5cm。

2. 第二次针刀捣碎痛风石

（1）体位 仰卧位，踝关节中立位。

（2）体表定位 痛风石肿块处。

（3）消毒 施术部位用碘伏消毒两遍，然后铺
无菌洞巾，使治疗点正对洞巾中间。

（4）麻醉 1% 利多卡因局部定点麻醉。

（5）刀具 使用 I 型针刀。

（6）针刀操作 见图 34 – 74。

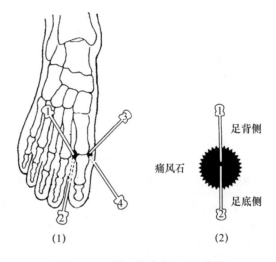

图 34 – 74 针刀捣碎痛风石示意图

（1）针刀操作足背面示意图；（2）针刀操作横断面示意图

①第 1 支针刀捣碎拇趾关节腓侧的痛风石，在
拇趾关节腓侧的痛风石足背侧定点。使用 I 型 4 号
针刀，刀口线与拇趾纵轴平行，针刀体与皮肤呈
90°角，按针刀四步进针规程，从定位处刺入，针刀
经皮肤、皮下组织，当刀下有沙石感时，即到达痛
风石，提插刀法向痛风石的不同方向进行切割 3～4
刀，然后调转刀口线 90°，再行提插刀法 3～4 刀，

提插深度到痛风石中央，准备与第 2 支针刀会师。

②第 2 支针刀在拇趾关节腓侧的痛风石足底侧定点，使用 I 型 4 号针刀，刀口线与拇趾纵轴平行，针刀体与皮肤呈 90°角，按针刀四步进针规程，从定位处刺入，针刀经足底皮肤、皮下组织，当刀下有沙石感时，即到达痛风石，提插刀法向痛风石的不同方向进行切割 3 ~ 4 刀，然后调转刀口线 90°，提插刀法 3 ~ 4 刀，提插深度到痛风石中央，与第 1 支针刀会师。

③第 3 支针刀捣碎拇趾关节胫侧的痛风石，在拇趾关节胫侧的痛风石足背侧定点。使用 I 型 4 号针刀，刀口线与拇趾纵轴平行，针刀体与皮肤呈 90°角，按针刀四步进针规程，从定位处刺入，针刀经皮肤、皮下组织，当刀下有沙石感时，即到达痛

风石，提插刀法向痛风石的不同方向进行切割 3 ~ 4 刀，然后调转刀口线 90°，再行提插刀法 3 ~ 4 刀，提插深度到痛风石中央，准备与第 4 支针刀会师。

④第 4 支针刀在拇趾关节胫侧的痛风石足底侧定点，使用 I 型 4 号针刀，刀口线与拇趾纵轴平行，针刀体与皮肤呈 90°角，按针刀四步进针规程，从定位处刺入，针刀经足底皮肤、皮下组织，当刀下有沙石感时，即到达痛风石，提插刀法向痛风石的不同方向进行切割 3 ~ 4 刀，然后调转刀口线 90°，提插刀法 3 ~ 4 刀，提插深度到痛风石中央，与第 3 支针刀会师。

【针刀术后手法治疗】

无须手法治疗。

第三十五章

妇科疾病

第一节 痛经

【概述】

凡在经期前后或行经期出现下腹疼痛或其他不适，影响工作及生活者，称为痛经。痛经分为原发性及继发性两种。前者是生殖器官无器质性病变者，后者是指由生殖器官器质性病变而致的痛经。本节主要介绍原发性痛经。

【病因病理】

引起痛经的因素有多种，如神经精神因素、卵巢内分泌因素以及子宫因素等。其他因素如血管加压素、子宫神经与神经递质等也可引起痛经。

子宫肌肉强烈收缩，子宫血流量减少，使宫腔内压力增高而引起疼痛。子宫血流量减少，缺血缺氧也会引发剧烈的疼痛。此外，痛经还与前列腺素（PG）含量的升高有关。原发性痛经的子宫肌肉过强收缩与 $PGF_{2\alpha}$ 大量释放有关。原发痛经妇女的经血和子宫内膜中 PG 含量比正常人明显增多，严重痛经患者宫内膜中 PG 含量比正常人高 10 多倍。$PGF_{2\alpha}$ 活性明显增加，引起子宫过强收缩，导致痛经，尤其在经期初 36 小时内。月经来潮时，子宫内膜的 PG 经子宫肌与阴道壁血管、淋巴管被吸收进入血液，引起胃肠泌尿道和血管平滑肌的收缩，而

产生一系列全身症状，如恶心呕吐、腹泻、晕厥等。PG 活性丧失后，症状消失。

针刀医学认为痛经的主要原因是支配盆腔的骶神经受到卡压及人体电生理线路功能紊乱，引起人体内生化成分的改变所致。

【临床表现】

下腹疼痛是痛经的主要症状，疼痛常于经前数小时开始，逐渐或迅速加剧，呈阵发性绞痛、痉挛性、瘀血性或进行性加重，持续时间长短不一，多于 2~3 天后缓解，严重者疼痛可放射到外阴、肛门、腰骶部并伴有恶心、呕吐、腹痛、腹泻、头痛、烦躁、四肢厥冷、面色苍白等全身症状。

腰骶骨疼痛，患者常有腰骶部酸、胀痛，常常由于下腹痛明显而遮盖了腰部的症状。

【诊断要点】

根据经期腹痛的症状及盆腔检查诊断一般不难。检查时应注意盆腔内有无器质性病变并做相应的辅助检查。

【针刀治疗】

（一）治疗原则

依据慢性软组织损伤病理构架的网眼理论，在腰部病变关键点，进行针刀整体松解有效。本疗法不适合于器质性病变引起的痛经。

（二）操作方法

1. 第一次针刀松解 $L_2 \sim L_4$ 棘上韧带及横突的粘连、瘢痕

（1）体位　俯卧位。

（2）体表定位　$L_2 \sim L_4$ 棘上韧带及横突尖。

（3）消毒　在施术部位，用碘伏消毒两遍，然后铺无菌洞巾，使治疗点正对洞巾中间。

（4）麻醉　1%利多卡因局部麻醉。

（5）刀具　使用 I 型针刀。

（6）针刀操作　见图35-1。

①第1支针刀松解棘上韧带　以 L_2 棘突为例。两侧髂嵴连线最高点与后正中线的交点为第四腰椎棘突，向上摸清楚 L_2 棘突顶点，在此定位，从棘突顶点进针刀，刀口线与脊柱纵轴平行，针刀经皮肤、皮下组织，直达棘突骨面，在骨面上纵疏横剥2~3刀，范围不超过1cm，然后贴骨面向棘突两侧分别用提插刀法切割两刀，深度不超过0.5cm。其他棘突棘上韧带松解方法与此相同。

②第2支针刀松解横突　以 L_2 横突为例。摸准 L_2 棘突顶点，从 L_2 棘突中点旁开3cm，在此定位。刀口线与脊柱纵轴平行，针刀经皮肤、皮下组织，直达横突骨面，刀体向外移动，当有落空感时，即到 L_2 横突尖，在此用提插刀法切割横突尖的粘连、瘢痕2~3刀，深度不超过0.5cm，以松解竖脊肌、腰方肌及胸腰筋膜在横突尖部的粘连和瘢痕，然后，调转刀口线90°，沿 L_2 横突上下缘用提插刀法切割2~3刀，深度不超过0.5cm，以切开横突间肌。其他横突尖松解方法与此相同。

2. 第二次针刀松解腰肋韧带的粘连、瘢痕

（1）体位　俯卧位。

（2）体表定位　腰肋韧带起止点。

（3）消毒　施术部位，用碘伏消毒两遍，然后铺无菌洞巾，使治疗点正对洞巾中间。

（4）麻醉　1%利多卡因局部麻醉。

（5）刀具　使用 I 型针刀。

（6）针刀操作　见图35-2。

①第1支针刀松解腰肋韧带起点　在第十二肋

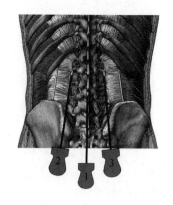

图35-1　L_2 棘上韧带及横突松解示意图

压痛点定位，刀口线与人体纵轴一致，针刀体与皮肤呈90°角，针刀经皮肤、皮下组织，直达肋骨，调转刀口线45°，使之与第十二肋骨走行方向一致，在肋骨骨面上左右前后方向铲剥2~3刀，范围不超过0.5cm，然后，贴骨面向下到肋骨下缘，提插刀法切割2刀，范围不超过0.5cm。

②第2支针刀松解腰肋韧带止点　在髂嵴后份附着部压痛点定位，刀口线与人体纵轴一致，针刀体与皮肤呈90°角，针刀经皮肤、皮下组织，直达髂嵴，调转刀口线90°，在髂嵴骨面上内外前后方向铲剥2~3刀，范围不超过0.5cm。

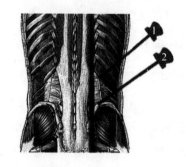

图35-2　腰肋韧带起止点针刀松解示意图

3. 第三次针刀调节相关经络电生理线路

（1）在小腿内侧，足内踝尖上3寸，胫骨内侧缘后方（三阴交穴）处进针刀，刺入1寸，纵行剥离2~3下（图34-39）。

（2）在下腹部，前正中线上，当脐中下3寸（关元穴）处进针刀，刺入0.8寸，纵行剥离2~3下（图34-37）。

（3）在腰部，第二腰椎棘突下，旁开1.5寸（肾俞穴）处进针刀，刺入1寸，纵行剥离2~3下

（图35-3）。

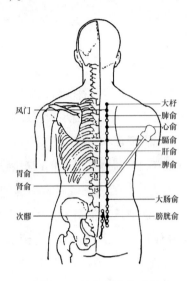

图35-3 从肾俞穴处进针刀

（4）外膝眼下3寸，距胫骨前缘一横指（足三里穴）处进针刀，刺入1寸，纵行剥离2~3下（图34-26）。

（5）在下腹部，前正中线上，当脐中下1.5寸（气海穴）处进针刀。刀口线与人体长轴一致，针刀体与皮肤垂直，刺入1寸，纵行剥离2~3下（图35-4）。

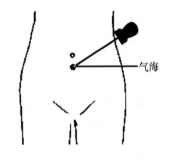

图35-4 从气海穴处进针刀

（6）在下腹部，脐中下4寸，距前正中线2寸（归来穴）进针刀，刀口线与人体长轴一致，针刀体与皮肤垂直，刺入1寸，纵行剥离2~3下（图35-5）。

（7）在背部，第九胸椎棘突下，旁开1.5寸（肝俞穴）处进针刀，刺入1寸，纵行剥离2~3下（图35-6）。

【针刀术后手法治疗】

无须手法治疗。

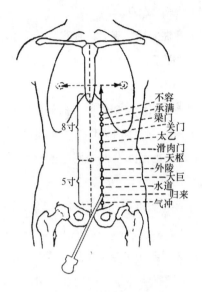

图35-5 从归来穴处进针刀

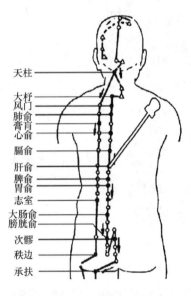

图35-6 从肝俞穴处进针刀

第二节 闭 经

【概述】

闭经是妇科疾病的常见症状，可分为原发性和继发性两类。前者是指女性年过18岁，月经尚未来潮者；后者是指女性在建立了正常月经周期后，停经6个月以上者。

【病因病理】

下丘脑-垂体-卵巢轴的任何一个环节发生故

障都可以导致闭经。

1. 子宫性闭经 患者的卵巢功能和垂体促性腺激素分泌功能正常，但子宫内膜不能对卵巢激素产生正常的反应。

2. 卵巢性闭经 如果卵巢缺如或发育不良，卵巢损坏或早衰，致体内无性激素产生时，子宫内膜即不能生长，也不能发生周期性变化和剥脱，月经不能来潮。

3. 脑垂体性闭经 脑垂体前叶功能失调可影响促性腺激素的分泌，继而影响卵巢功能而引起闭经。

4. 丘脑下部性闭经 丘脑下部的功能失调可影响垂体，进而影响卵巢引起闭经。引起丘脑下部功能失调有神经精神因素，消耗性疾病或营养不良，药物抑制综合征，闭经泌乳综合征以及其他内分泌腺功能的异常。

针刀医学认为，闭经固然由上述一些器官变化引起，但根本原因还是电生理线路系统功能紊乱所引起，用针刀调节电生理线路系统使之恢复正常功能，该病就可治愈。但是如属于肿瘤、生殖器官畸形、结核等原因引起者，即不适用本疗法。

【临床表现】

1. 子宫性闭经

（1）先天性无子宫或子宫发育不良 都为原发性闭经，外生殖器和第二性征发育良好，无阴道或仅有很浅的隐窝，如已婚，常诉性交困难，妇科检查可扪及偏小的子宫或只有残迹。

（2）子宫内膜粘连 常引起继发性闭经，伴有周期性下腹或腰背痛，外生殖器和第二性征正常。

2. 卵巢性闭经

（1）先天性卵巢发育不良 原发性闭经，矮身材，桶状胸，肘外翻，后发际低，第二性征不发育，生殖器呈幼稚型，常并发主动脉狭窄与泌尿系统异常。先天性卵巢发育不良的另一种表现是身材高大，骨骺闭合延迟，阴毛少，乳房小，骨盆狭窄，原发性闭经。

（2）无反应性卵巢综合征 原发性闭经，第二性征发育不良，腋毛、阴毛稀少或缺如，外阴及乳房

发育较差，其临床表现酷似单纯性卵巢发育不全。

（3）卵巢功能早衰 此症多发生在 20 ~ 30 岁妇女，患者可有正常生育史，然后突然出现闭经；也可先有月经过少而后长期闭经。少数病例在月经初潮后有 1 ~ 2 次月经即出现闭经。由于雌激素水平低落，出现阴道干枯、性交困难、面部潮热、出汗烦躁等更年期综合征症状和体征。

3. 垂体性闭经 垂体前叶功能减退症最早出现和最常见的症状是产后无乳，然后出现产后闭经，性欲减退，第二性征逐渐消退，生殖器萎缩。如果促甲状腺素及促肾上腺素的分泌也受到影响，患者除闭经外，出现乏力、怕冷、毛发脱落、反应迟钝、心动过缓、血压降低等症状。

4. 丘脑下部性闭经 症状有嗜睡或失眠、多食、肥胖或顽固性厌食、消瘦，发热或体温过低，多汗或不出汗，手足发绀，括约肌功能障碍，精神变态，喜怒无常。

如为肥胖性生殖无能营养不良症，除闭经外，有生殖器官及第二性征发育不全和脂肪分布集中于躯干、大腿及肩臂、膝肘以下并不肥胖。如同时出现尿崩症、肢端肥大或溢乳症等，提示病变在下丘脑。

5. 其他 内分泌腺功能异常，如肾上腺皮质功能和甲状腺功能异常。

【诊断要点】

根据病史、临床表现、体格检查、药物实验及相关的实验室检查可明确诊断。

【针刀治疗】

（一）治疗原则

依据慢性软组织损伤病理构架的网眼理论，在腰部病变关键点，进行针刀整体松解有效。本疗法不适合于器质性病变引起的痛经。

（二）操作方法

1. 第一次针刀松解骶骨背面的粘连、瘢痕 针刀治疗参见男性性功能障碍的相关内容。

2. 第二次针刀调节相关经络电生理线路

（1）在小腿内侧，足内踝尖上 3 寸（三阴交），

胫骨内侧缘后方处进针刀，刺入 1 寸，纵行剥离 2～3 下（图 34－39）。

（2）在下腹部，前正中线上，脐中下 3 寸（关元）处进针刀，刺入 0.8 寸，纵行剥离 2～3 下（图 34－37）。

（3）屈膝，在大腿内侧，髌底内侧端上 2 寸（血海），当股四头肌内侧头的隆起处进针刀，刺入 1 寸，纵行剥离 2～3 下（图 34－44）。

（4）在腰部第二腰椎棘突下，旁开 1.5 寸处（志室）进针刀，刺入 1 寸，纵行剥离 2～3 下（图 35－7）。

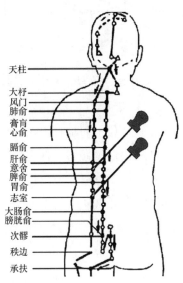

图 35－7　从志室、意舍穴处进针刀

（5）在背部，第十一胸椎棘突下，旁开 1.5 寸处（意舍）进针刀，刺入 1 寸，纵行剥离 2～3 下（图 35－7）。

（6）在小腿前外侧，外膝眼下 3 寸，距胫骨前缘一横指（足三里）处进针刀，刺入 1 寸，纵行剥离 2～3 下（图 34－26）。

【针刀术后手法治疗】

无须手法治疗。

第三节　功能性子宫出血

【概述】

功能失调性子宫出血（简称功血）是由于腰骶段软组织损伤、小关节错位等因素，刺激压迫骶部的相应神经、血管，引起神经内分泌功能失调而引起的子宫出血，称之为功能失调性子宫出血。

【病因病理】

机体内外许多因素，如精神过度紧张、恐惧、环境和气候的骤变、劳累、营养不良或代谢紊乱等等。这些因素都通过大脑皮层的神经介质干扰下丘脑－垂体－卵巢的互相调节和制约的机制，以致失去其正常有规律的周期性变化，突出表现在卵巢功能失调，性激素分泌量的异常，影响靶器官子宫内膜，从而使月经紊乱和出血异常。

大多数由于雌激素水平的下降或雌、孕激素比例的失调而引起出血。在雌激素持续性作用下的子宫内膜，若雌激素水平突然明显下降，则可引起撤退性子宫出血。若内源性或药物性雌激素不足以维持子宫内膜增厚的速度，亦能出现少量突破性出血。雌、孕激素比例失调，常因雌激素不足而有突破性出血。

无排卵功血患者在雌激素的长期作用下，除子宫内膜可出现增生过长、腺瘤型增生等外，由于缺乏间歇性孕激素对抗作用，子宫内膜增厚，血管供应增多，腺体亦增多，间质支架缺乏，组织变脆，内膜中的螺旋小动脉也不发生节段性收缩和放松，从而使内膜不产生大片坏死脱落，但往往脱落不规律或不完全，创面血管末端不收缩，使流血时间延长，流血量较多且不易自止。此外，多次组织的破损活化了血内纤维蛋白溶酶，而引起更多纤维蛋白裂解、血凝块不易发生，进一步加重出血。

西医学对功血的认识不无道理，但针刀医学认为其实质原因还是由生理线路功能紊乱所引起。

【临床表现】

1. 无排卵型功血　多发于青春期及更年期妇女。无规律的子宫出血是本型的主要症状，其表现特点是月经周期、经期、经量都不正常，常见月经周期紊乱、经期长短不一、出血量时多时少，甚至大量出血休克，半数患者先有短期停经，然后发生出血，出血量往往较多，持续长达月余不能自止，有时一开始即表现为不规则出血，也有开始时周期尚准，但经量多、经期长。出血多者可伴有贫血。

2. 排卵型功血 多发于生育年龄妇女，尤多见于产后或流产后，表现为月经规律，但周期缩短，月经频发，经期流血时间延长，可长达 10 日以上。月经量也较多，少数可出现贫血。

【诊断要点】

根据详细的病史、全身检查和妇科检查结合临床表现一般不难诊断。

【针刀治疗】

（一）治疗原则

依据慢性软组织损伤病理构架的网眼理论，针刀整体松解通过调节内脏神经功能，疏通其电生理路线，治疗本病效果良好。

（二）操作方法

1. 第一次针刀松解骶骨背面粘连、瘢痕 针刀治疗参见男性性功能障碍的相关内容。

2. 第二次针刀操作为调整相关经络电生理线路

（1）腰部后正中线上，第二腰椎棘突下（命门穴）进针刀，刀口线与脊柱正中线平行，针刀体与进针处皮肤平面垂直刺入 1 寸，纵行剥离 2～3 下（图 35－8）。

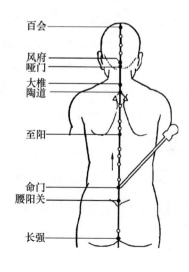

图 35－8 从命门穴处进针刀

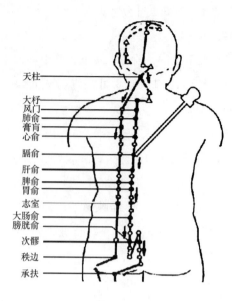

图 35－9 从膈俞穴处进针刀

（2）在小腿内侧内踝尖上 3 寸，胫骨内侧缘后方处（三阴交穴）进针刀。刀口线和胫骨中线平行，针刀体和进针部位平面垂直刺入，当刀锋进入皮肤后，针刀体向内后侧倾斜，直达胫骨骨面，深度约 1 寸，纵行剥离 2～3 下（图 34－39）。

（3）下腹部前正中线上，脐中下 3 寸处（关元穴）进针刀，刺入 0.8 寸，纵行剥离 2～3 下（图 34－37）。

（4）在背部第七胸椎棘突下，后正中线旁开 1.5 寸处（膈俞穴）进针刀。刀口线与脊柱正中线平行，针刀体与进针处皮肤平面垂直刺入 1 寸，纵行剥离 2～3 下（图 35－9）。

（5）屈膝，在大腿内侧，髌底内侧端上 2 寸，当股四头肌内侧头的隆起处（血海穴）进针刀，刺入 1 寸，纵行剥离 2～3 下（图 34－44）。

（6）在腰部第二腰椎棘突下，后正中线旁开 1.5 寸处（肾俞穴）进针刀，刺入 1 寸，纵行剥离 2～3 下（图 35－3）。

【针刀术后手法治疗】

无须手法治疗。

第四节　慢性盆腔炎

【概述】

本病指内生殖器（包括子宫、输卵管和卵巢）及其周围结缔组织、盆腔腹膜的慢性炎症，可局限于某部位，也可涉及整个内生殖器，常因急性期未经彻底治疗而转为慢性。

【病因病理】

一般为混合感染，致病菌，如溶血性链球菌、厌氧链球菌、葡萄球菌、大肠埃希菌、变形杆菌、沙眼衣原体等，通过血液、淋巴或直接扩散引起盆腔器官及结缔组织产生粘连、增厚，瘢痕增生，有时炎性渗出液未被吸收而形成囊性包块。

针刀医学认为本病的根本原因是由内脏器官慢性软组织损伤、脊柱区带病理变化和电生理线路紊乱导致支配内生殖器的神经电流量异常所致的一种慢性疾病。

【临床表现】

一般由急性期未经彻底治疗转化而来，大多数人全身症状不明显，下腹坠胀、疼痛及腰骶部疼痛，在劳累、性生活后和经期加剧，常伴有月经不调，白带增多。子宫活动受限，在子宫及输卵管一侧或双侧可能触及囊状物，并有轻度压痛，盆腔结缔组织炎时，一侧或双侧有结状增厚、压痛或可扪到包块。

【诊断要点】

根据以上的临床表现、体征及辅助检查的情况，可以确诊。

需要与子宫内膜异位症和盆腔瘀血症、盆腔结核等相鉴别。

【针刀治疗】

（一）治疗原则

根据针刀医学关于慢性软组织损伤、网眼理论、脊柱区带病因学和人体电生理线路的原理，对相关的骶神经后支的粘连、瘢痕进行整体松解，并对相关电生理线路进行整体松解，可取得较好疗效。

（二）操作方法

1. 第一次针刀松解骶骨背面的粘连、瘢痕　针刀治疗参见男性性功能障碍的相关内容。

2. 第二次针刀操作为调节相关经络电生理线路

①在脐正下方3寸处（关元穴）定一点，刀口线和人体纵轴平行，针刀体与皮肤平面垂直刺入0.8cm，纵行剥离2~3下（图34-37）。

②在脐正下方4寸处（中极穴）定一点，刀口线和人体纵轴平行，针刀体与皮肤平面垂直刺入0.8cm，纵行剥离2~3下（图34-38）。

③在双侧小腿前内侧面的下部，当内踝尖上3寸，及胫骨内侧缘后方凹陷处（三阴交穴）定两点，刀口线和人体纵轴平行，针刀体与皮肤平面垂直刺入1cm，刺入纵行剥离2~3下（图34-39）。

④在第二腰椎棘突下左右各旁开1.5寸（肾俞穴）定两点，刀口线和人体纵轴平行，针刀体与皮肤平面垂直刺入1cm，纵行剥离2~3下。注意剥离时，速度应慢（图35-3）。

【针刀术后手法治疗】

1. 如属于相关椎体位移，针刀术后立即进行手法治疗。

2. 如属于单纯电生理线路紊乱者，无须配合手法。

3. 如属于脊柱区带软组织损伤者，针刀术后在各个进针点处，指压20秒，以促进局部的微循环，使电生理线路能够迅速恢复。

第五节　乳腺囊性增生

【概述】

本病也称慢性囊性乳腺病（简称乳腺病），是乳腺间质的良性增生。如增生发生于腺管周围，可伴有大小不等的囊肿形成；如增生发生于腺管内，可表现为上皮的乳头样增生，并伴有乳腺管囊性扩张；也可见增生发生于小叶实质者。本病是妇女多发病之一，常见于 25～40 岁之间。由于本病的临床表现有时与乳腺癌相似，因此，本病的正确诊断非常重要。针刀医学对本病的病因病理有着全新的认识，并在临床上取得了良好的治疗效果。

【病因病理】

成年妇女乳腺随月经周期出现增生和恢复的周期性改变。有些患者受生理性雌激素刺激过度或发生变异反应而恢复不全。切开乳房，可见乳腺组织呈黄白色、无包膜样结构，其中有许多散在的小囊，导管内充满灰绿色脱落的细胞，呈膏状；组织学检查，可见导管上皮呈腺样增生，常有小囊肿形成；或由于囊内出血及扩张，使导管阻塞，形成较大的囊肿；囊内上皮细胞的增生可形成乳头样结构；导管周围结缔组织和纤维间质增生能使腺泡变形。

针刀医学认为，情绪性损伤和药物性损伤（使用含性激素或影响性激素的药物），引起下丘脑 - 垂体 - 卵巢轴功能异常，导致调节人体内分泌电生理线路系统功能紊乱和乳腺软组织代谢障碍是本病发生的主要原因和病理过程。

【临床表现】

1. 症状

（1）乳房胀痛，具有周期性，常于月经前期发生或加重，少数患者也可无周期性加重。

（2）乳房肿块，常为多发性，见于一侧或两侧。可较局限，或分散于整个乳房，月经期后可减少或消失。

（3）约有 15% 的患者可见乳头溢液。

2. 体征
查体可见肿块呈结节状，大小不一，质韧而不硬，活动度好，但与周围组织分界不清楚。腋窝淋巴结不肿大。

【诊断要点】

根据以上临床表现和体征，诊断并不困难，对不能排除有乳腺癌的患者，必要时可进行活组织切片检查。如患者有乳腺癌家族史，组织切片发现上皮细胞增生活跃。若是乳腺癌，则以外科手术为主。

【针刀治疗】

（一）治疗原则

依据针刀医学关于慢性软组织损伤的理论、慢性软组织损伤病理构架的网眼理论以及电生理线路的理论，乳腺囊性增生是由于乳腺软组织代偿性增生所形成的肿块。针刀治疗一是调节相关电生理线路，二是将肿块包膜刺破，使肿块内容物进入组织间隙，人体将其作为异物吸收。针刀治疗前，必须对肿块作穿刺活检，以排除乳腺癌。

（二）操作方法

1. 第一次针刀操作

（1）体位　坐位。

（2）体表定位　乳腺肿块。

（3）消毒　施术部位用碘伏消毒两遍，然后铺无菌洞巾，使治疗点正对洞巾中间。

（4）麻醉　1% 利多卡因局部定点麻醉。

（5）刀具　使用 I 型针刀。

（6）针刀操作　刺破乳腺肿块，乳腺肿块较小的可用 1 支针刀以一点三孔方式切破肿块包膜（图 35－10）。

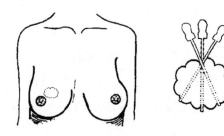

图 35－10　一点三孔针刀切割示意图

①第 1 支针刀于 12 点定位点进针，刀口线与乳腺管方向一致，针刀体与皮肤呈 90°角，按针刀四步进针规程进针刀，通过皮肤达皮下组织，刺破囊壁，即有一落空感，此时，缓慢进针刀，在囊腔中纵疏横剥 2～3 刀，范围 0.5cm。

②第 2 支针刀于 6 点定位点进针，刀口线与乳腺管方向一致，针刀体与皮肤呈 90°角，按针刀四步进针规程进针刀，通过皮肤达皮下组织，刺破囊壁，即有一落空感，此时，缓慢进针刀，在囊腔中

纵疏横剥 2～3 刀，范围 0.5cm，与第 1 支针刀会师。

③第 3 支针刀于 9 点定位点进针，刀口线与乳腺管方向一致，针刀体与皮肤呈 90°角，按针刀四步进针规程进针刀，通过皮肤达皮下组织，刺破囊壁，即有一落空感，此时，缓慢进针刀，在囊腔中纵疏横剥 2～3 刀，范围 0.5cm。

④第 4 支针刀于 3 点定位点进针，刀口线与乳腺管方向一致，针刀体与皮肤呈 90°角，按针刀四步进针规程进针刀，通过皮肤达皮下组织，刺破囊壁，即有一落空感，此时，缓慢进针刀，在囊腔中纵疏横剥 2～3 刀，范围 0.5cm，与第 3 支针刀会师。

（7）注意事项　对乳腺肿块较大的用 4 支针刀分别切破肿块四周的包膜（图 35 - 11）。摸准肿块，用一手固定。

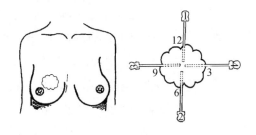

图 35 - 11　针刀切割示意图

2. 第二次针刀调节电生理路线

（1）体位　俯卧位。

（2）体表定位　膻中、外关（双）。

（3）消毒　施术部位用碘伏消毒两遍，然后铺无菌洞巾，使治疗点正对洞巾中间。

（4）麻醉　1% 利多卡因局部定点麻醉。

（5）刀具　使用 I 型针刀。

（6）针刀操作

①针刀调节膻中穴的电生理线路（图 35 - 12）在两乳头连线的中点定位。刀口线与人体长轴一致，针刀体与皮肤垂直，按针刀四步进针规程进针刀，针刀经皮肤、皮下组织达筋膜层，当患者有酸、麻、胀

感时，快速纵行疏通 2～3 刀，每 7 天作 1 次针刀松解，3 次为 1 个疗程。可连续作 2 个疗程。

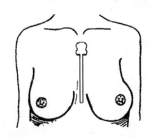

图 35 - 12　膻中穴电生理线路针刀调节示意图

②针刀调节外关穴的电生理线路（图 35 - 13）　在前臂背侧，腕上 2 寸，尺、桡骨之间定点。刀口线与人体长轴一致，针刀体与皮肤垂直，按针刀四步进针规程进针刀，针刀经皮肤、皮下组织达筋膜层，当患者有酸、麻、胀感时，快速纵行疏通 2～3 刀，每 7 天作 1 次针刀松解，3 次为 1 个疗程。可连续作 2 个疗程。双侧操作方法相同。

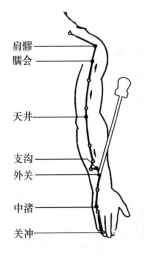

图 35 - 13　外关穴电生理线路针刀调节示意图

【针刀术后手法治疗】

无须手法治疗。

第三十六章

儿 科 疾 病

第一节 小儿先天性斜颈

【概述】

先天性肌性斜颈又称小儿肌性斜颈、原发性斜颈，是由于一侧胸锁乳突肌较短或收缩所致颈脖歪斜的疾病，临床以患侧颈部有一肌性肿块，头向患侧歪斜、前倾，颜面旋向健侧，下颌指向健侧肩部为其特征，久之可使面部变形。根据其临床表现，可归属于中医学"颈筋硬结""斜颈"等范畴。

【病因病理】

其病因尚未完全肯定，目前有许多说法：①与损伤有关。分娩时一侧胸锁乳突肌因受产道或产钳挤压受伤出血，血肿机化形成挛缩。②分娩时胎儿头位不正，阻碍一侧胸锁乳突肌血运供给，引起该肌缺血性改变所致。③由于胎儿在子宫内头部向一侧偏斜所致，而与生产过程无关。

中医学认为引起小儿斜颈的病因比较单纯，有内外二因。禀赋不足、颈肌气血瘀滞是产生斜颈的内在因素；孕妇少动及胎儿出生时局部受损是发生斜颈的外在因素。

1. 孕妇少动　孕妇坐卧少动，性情怠惰是导致小儿斜颈的常见原因之一，由于坐卧少动致胎头偏斜，不能及时调整，局部气血瘀阻。

2. 娩出受损　小儿出生时因过于肥大、臀位、横位等原因，娩出困难，或用产钳、电吸助产，致颈部局部受损，经脉阻滞，经气失畅，凝集而成肿块。

中医学认为，本病的主要病理因素是气血瘀滞，经筋挛缩。无论是坐卧少动，还是产时受损，都致颈肌局部气血瘀滞，经脉瘀阻，络脉不宣，筋肉失于濡养，拘挛收缩，或离经之血瘀积于皮下、肌腠之间，瘀血久聚，凝滞不化，以致胸锁乳突肌肿胀变性。针刀医学认为，肌性斜颈的病理主要是患侧胸锁乳突肌发生纤维性挛缩，起初可见纤维细胞增生和肌纤维变化，最终全部为结缔组织所代替。

【临床表现】

患儿头向患侧歪斜、前倾，下颌转向健侧，不能自行端正头部。颈部一侧胸锁乳突肌出现椭圆或梭形肿块，质硬，轻者可为较软的肿块或仅见条索样变。将颈部向健侧旋转时，肿块突出明显。以后肿块逐渐挛缩紧张，更为硬韧，头颈歪斜日趋明显，屈向健侧的活动受限。较大的患儿，其颜面发育两侧不对称，患侧面部扁短，健侧面部长圆，双眼不在同一平面。晚期颈段脊柱向健侧侧弯，上胸段脊柱则发生代偿性向患侧侧弯。患儿一般生后1周即有症状，肿块2～4周内迅速增大。

【诊断要点】

1. 患儿可有难产史，特别是臀位牵引史。

2. 出生1周后见胸锁乳突肌有2～4cm的梭形或椭圆形肿块，无压痛，可随肌肉移动，局部颜色正常。

3. 头部向患侧倾斜，面部则转向健侧。

4. X线检查无特殊。

5. 患儿一般活动正常，手足活动也正常。

6. 先天性肌性斜颈应与其他原因所致的斜颈相鉴别　如应注意排除骨关节疾患或损伤所致的斜颈；通过X线片排除先天性颈椎畸形、颈椎半脱位、高肩胛症、颈椎外伤、结核、类风湿关节炎等；亦应排除肌炎、淋巴腺炎、眼病引起的斜颈，某些神经性疾患和痉挛性斜颈以及姿势异常等引起的斜颈。

【针刀治疗】

（一）治疗原则

依据病理构架的网眼理论，先天性斜颈是由于一是胸锁乳突肌起止点的粘连、瘢痕，其肌腹挛缩，二是由于该肌的病变引起其附近的软组织也产生网络状的粘连、瘢痕，且病变侧的粘连、挛缩所引起的拉力异常，对侧也会有引力异常，从而形成一个病理构架。故治疗应通过针刀整体松解，手法辅正，再配合适当的牵引，颈托固定，理疗和中药纠正挛缩后导致的血运障碍问题和畸形，可使本病得到治愈。

（二）操作方法

1. 第一次针刀松解胸锁乳突肌起点及行经途中的粘连、瘢痕。

（1）体位　侧卧位，头偏向对侧。

（2）体表定位　胸锁乳突肌起点，肌腹部压痛点。

（3）消毒　施术部位用碘伏消毒两遍，然后铺无菌洞巾，使治疗点正对洞巾中间。

（4）麻醉　用1%利多卡因局部浸润麻醉，每个治疗点注药1ml。

（5）刀具　使用Ⅰ型4号直形针刀。

（6）针刀操作　见图36-1、图36-2。

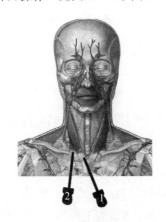

图36-1　针刀松解胸锁乳突肌起点示意图

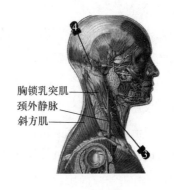

胸锁乳突肌
颈外静脉
斜方肌

图36-2　针刀松解胸锁乳突肌肌腹部
与止点示意图

①第1支针刀松解胸锁乳突肌胸骨头起点。使用Ⅰ型4号针刀，对瘢痕坚硬而且高出皮肤的患者，需要使用Ⅱ型针刀，否则容易引起针刀体断裂或者损伤重要神经血管。令患儿取患侧在上的侧卧位，术者刺手持针刀，在胸锁乳突肌胸骨头起点处及有压痛、硬结、条索处使刀口线与肌纤维走行方向平行，针刀到达胸骨骨面后，调转刀口线90°，在骨面上铲剥在骨面上铲剥2～3刀，范围0.5cm。

②第2支针刀松解胸锁乳突肌锁骨头起点。在胸锁乳突肌锁骨头起点处及有压痛、硬结、条索处进针刀，针刀操作方法与第1支针刀相同。

③第3支针刀松解胸锁乳突肌肌腹部。肌腹部

挛缩性病变主要位于下段，此段无较大神经血管通过，故行针刀治疗是安全的。令患儿取患侧在上的侧卧位，在胸锁乳突肌下段的条索、硬结处取数点（一般 3 ~ 4 点），术者用押手将肌腹捏起，刺手持针刀，针体与体表呈 15° ~ 20° 斜行刺入，刀口线与肌纤维平行，用通透剥离法。注意切勿垂直刺入，以防误伤颈部的大血管。由于肌腹部的粘连瘢痕较多，可分次在不同平面多点对肌腹部的病变进行整体松解。

④第 4 支针刀松解胸锁乳突肌止点。使用 I 型 4 号针刀，体位同上，在止点处的痛点及硬结或条索处定 2 ~ 3 点。术者刺手持针刀，刀口线与肌纤维走行方向平行刺入，深达乳突骨面，调转刀口线 90°，在骨面上铲剥 2 ~ 3 刀，范围 0.5cm。

⑤如患儿未得到及时治疗，病情可随年龄增长而加重。因此，在治疗时，就需分别对不同年龄采取相应的辅助治疗措施。6 个月以内的患儿一般不用针刀治疗，仅用轻柔的手法加姿势矫正；5 岁以下的患儿行针刀治疗需配合麻醉镇痛；而 5 岁以上的患儿随年龄增长，胸锁乳突肌的挛缩及缺血性肌纤维变性加重，针刀治疗的次数会增加，且需同时松解对侧胸锁乳突肌的粘连和瘢痕。

（7）注意事项

①在做肌腹部针刀松解时，应注意不要损伤胸锁乳突肌中段后侧的颈外静脉，具体方法是在针刀定位时，用手指按压锁骨上窝，显露颈外静脉在胸锁乳突肌中段后侧的充盈程度，用记号笔标出静脉走行方向，针刀松解时避开血管走行路径即可。

②对挛缩明显的患者，肌腹部可作分次松解，每次松解 2 ~ 3 个点，每 5 ~ 7 天松解 1 次，最多不超过 4 次。每次进针刀位置与上次进针刀位置间隔 0.5cm，松解方法与第一次针刀松解方法相同。

2. 第二次应用小"T"形针刀整体松解术对上段颈椎周围的软组织损伤进行松解。具体操作方法参照颈源性头痛的针刀治疗。

【针刀术后手法治疗】

1. 针刀治疗后即刻手法　每次针刀治疗后均须立刻行手法治疗。主要的方法为分筋、理筋及肌抗阻力牵拉。

2. 针刀间隔期手法　以传统的推拿按摩手法为主，目的是帮助肌肉恢复血液循环，解除硬结，增加弹性。

第二节　痉挛性脑瘫

【概述】

脑性瘫痪简称脑瘫，是指出生前到出生后 1 个月内各种原因所致的非进行性脑损伤。主要表现为中枢性运动障碍及姿势异常。痉挛性脑瘫患者占脑瘫的 70%，它引起的肢体畸形，关节功能障碍严重影响了患者的生活质量。中医康复治疗痉挛性脑瘫虽然取得了一定疗效，但疗效缓慢，治疗周期长，疗效不确切；西医矫形外科治疗该病手术创伤大，康复周期长，往往还导致矫枉过正。

【病因病理】

针刀医学认为虽然脑损伤是非进行，但运动障碍及姿势异常却是进展性，这是由于肢体软组织的长期慢性损伤后，肌肉、韧带、关节囊、筋膜的紧张、挛缩，引起关节力学传导异常，最终引起四肢弓弦力学系统、脊 – 肢弓弦力学系统、脊柱弓弦力学系统的损害，超过了人体的自我代偿和自我修复限度，导致关节畸形、步态异常。

【临床表现】

痉挛型脑瘫的临床表现主要是肌张力增强、腱反射亢进、踝阵挛和巴氏征阳性。又由于屈肌的张力通常比伸肌群的张力高，而出现屈、伸肌力不平衡，出现特有的姿态与肢体畸形；病人走路的步态也由于屈肌张力增高严重痉挛之故而表现其独特步态。损伤部位主要在大脑皮层运动区和锥体束。

1. 肌张力增强　肌张力过高是脑性瘫痪的重要表现，我们根据检查时肢体痉挛产生的阻力分级，可分为三级。

重度痉挛：这类患儿全身肌肉处于高度共同收缩状态，也就是说，躯干和四肢都处于痉挛状态。在重度痉挛的患儿身上可以发现某些典型的痉挛外形，较常见的一种是：上肢完全屈曲，肘、腕和各指关节处呈屈曲状，肩韧带收缩，肩关节内旋、内收，肘部腕尺关节也内旋；下肢呈伸展状态；患儿头部常后仰，并转向一侧。在有些患儿肘关节也可以伸展为主，他们的肩韧带往往是拉长的；下肢的伸展状态表现为髋关节伸展、内旋，膝关节也伸展，踝关节跖屈，脚掌内翻，整个下肢内收，甚至出现剪刀样交叉。当然，每个患儿尚存在着各种个体差异。重度痉挛不仅仅累及上、下肢，它必然还累及躯干。背部肌群的痉挛可导致躯干运动缺乏，由于背部两侧肌群痉挛程度不同，还可引起脊柱侧弯。腰大肌的痉挛不仅仅导致腿部的屈曲，而且还会引起腰椎前突，抑制腰部肌群的活动。

中度痉挛：患儿在静止的状态下，出现的痉挛状态是中度的。当患儿企图运动时，特别是患儿平行受到威胁，而做出反应性运动时，其肌张力会急剧增高。这类患儿的动作往往显得迟缓、笨拙。病理性原始反射可能存在，但不像重度痉挛的患儿那样容易引出。若痉挛状态不能改善，挛缩与畸形可能会逐渐产生，并趋于严重。

轻度痉挛：患儿在静止状态下或处于各种容易掌握的运动时，肌张力基本正常或轻度增高。当做难度较大的运动时，肌张力会相对增高，并可出现关联运动。做精细动作时，会显得笨拙，动作协调性差。这类患儿常不易引出病理性原始反射，并均能引出一定的自动反应。

2. 姿势异常

（1）上肢异常姿态 较严重的上肢痉挛性瘫痪时才能出现异常姿态，由于胸大肌、肱二头肌、旋前圆肌、腕屈肌、拇收肌、屈指肌等的张力高于伸肌，使患肢出现肩部外展、肘部屈曲、前臂旋前、屈腕、拇收屈指握拳姿态。

（2）下肢常见痉挛的肌群 ①小腿三头肌挛缩；②髋部屈肌群（髂腰肌、股直肌、缝匠肌、阔筋膜张肌）挛缩；③内收肌群（大收肌、长收肌、短收肌、股薄肌、耻骨肌）挛缩。

（3）站立姿态 严重的双下肢痉挛性脑瘫往往不能独立站立，需要依靠扶持或靠墙站立，此时上身呈前倾、屈髋、屈膝、双足交叉足跟不能着地的典型姿态。根据病情的程度上述畸形或轻或重。

3. 步态异常

（1）轻度尖足步态 为了缓解挛缩的小腿三头肌，足尖着地后足跟抬起，足趾伸肌收缩，拇趾呈鹅头状行走。开始着地是整个足底、膝关节保持屈曲状态似缓解痉挛，当向前跨越伸膝时足跟立即抬起，用前足支撑移动健肢，重心在跖骨头，在以上过程中踝关节运动极少，只是在正着地的前足部做蹬地运动，使身体抬起。

（2）高度尖足步态 如形成固定性尖足，即不能背屈，足底不再着地，足跟也不再着地。矢状面观：双足支撑时，足的蹬地由足尖进行，急剧离地，从后向前，伸直性痉挛变为失调性收缩，膝强烈过屈，接着足尖再次着地。呈明显的跳跃步态，使垂直方向大幅度运动。此外可以看到患者头部交替向前方探出，有人称其为"鸡样"或"鸽样"步态。

（3）屈髋、屈膝、尖足步态 在正常步行中，矢状面上主要是髋、膝、踝三大关节反复地进行屈曲和伸展运动，尖足将永久地引起膝与髋的屈曲挛缩，从而丧失了步行中的伸展期。步行时，患者使身体向前倾斜呈一种持续鞠躬姿势，为的是使足从后方迈到前方，呈典型鸡样步态。

（4）痉挛性全身障碍步态 患者基本上是四肢瘫或三肢瘫或以双下肢瘫为主。患者不能用足跟站立，看似轻微尖足，但其在腰椎前凸、屈髋、内收、屈膝状态下走路。

4. 锥体束损害特有反射

（1）巴宾斯基征阳性 此反射是检查大脑皮质运动区及其皮质脊髓束纤维受损害时的重要依据之一。

（2）霍夫曼反射阳性 是判断锥体束损害的

依据。

5. 腱反射阵挛 腱反射出现阵挛表现也是锥体束损害类脑性瘫痪的体征之一，通常以踝阵挛出现率最高，其次是髌阵挛，腕阵挛也偶尔见到。

【诊断要点】

1. 婴儿期出现的中枢性瘫痪。

2. 可伴有智力低下、惊厥、行为为异常、感觉障碍及其他异常。

3. 需除外进行性疾病所致的中枢性瘫痪及正常儿一过性运动发育落后。

另外，据 2000 年 9 月第六届全国小儿脑性瘫痪学术交流暨国际交流会上重新确定，脑瘫的定义应按照《脑瘫流行病学》（英文版）规定从出生前至出生后 3 岁以前，大脑非进行性损伤引起的姿势运动功障碍。

痉挛性脑瘫的诊断要符合上述脑性瘫痪的诊断要点，还具有痉挛性脑瘫的临床特点就可以确诊。

【针刀治疗】

（一）治疗原则

依据针刀医学关于人体弓弦力学系统及疾病病理构架的网眼理论，痉挛性脑瘫所造成的关节畸形及软组织的紧张挛缩是由于脊柱、脊－肢及四肢弓弦力学系统的力平衡失调所致。通过针刀整体松解关节周围软组织的粘连瘢痕，调节关节内张力、拉力和压力平衡，从而有效矫正畸形及软组织的挛缩。

（二）操作方法

1. 第一次"口"字形针刀整体松解术 参照骶尾椎损伤综合征的第一次针刀治疗。

2. 第二次针刀松解胸腰筋膜 参照腰椎间盘突出症的第二次针刀治疗。

3. 第三次针刀松解髋关节内收肌起点的粘连和瘢痕 参照股内收肌损伤的第一次针刀治疗。

4. 第四次针刀松解内收肌止点的粘连和瘢痕 参照股内收肌损伤的第二次针刀治疗。

5. 第五次针刀松解髂胫束浅层附着部的粘连和瘢痕 参照髂胫束损伤的第一次针刀治疗。

6. 第六次针刀松解髂胫束行经路线的粘连和瘢痕 参照髂胫束损伤的第二次针刀治疗。

7. 第七次针刀松解腓肠肌与比目鱼肌内外侧缘之间的纵行粘连瘢痕 参照马蹄内翻足的第一次针刀治疗。

8. 第八次针刀松解跟腱周围的粘连瘢痕 参照马蹄内翻足的第二次针刀治疗。

9. 第九次针刀松解三角韧带及其周围的粘连瘢痕 参照马蹄内翻足的第三次针刀治疗。

10. 第十次针刀松解跗跖关节囊、跗跖韧带及其周围的粘连瘢痕 参照马蹄内翻足的第四次针刀治疗。

11. 第十一次针刀松解踝关节外侧关节囊、相关韧带及其周围的粘连瘢痕 参照马蹄内翻足的第五次针刀治疗。

12. 第十二次针刀松解腓骨肌长、腓骨短肌之间的粘连瘢痕

（1）体位 仰卧位。

（2）体表定位 以腓骨为骨性标志选择性定点。

（3）消毒 施术部位用碘伏消毒两遍，然后铺无菌洞巾，使治疗点正对洞巾中间。

（4）麻醉 用 1% 利多卡因局部浸润麻醉，每个治疗点注药 1ml。

（5）刀具 Ⅰ型 4 号直形针刀。

（6）针刀操作 见图 36 - 3、图 36 - 4。

①第 1 支针刀松解腓骨长肌起点处的粘连瘢痕。在腓骨头外下 3cm 处定点，针刀体与皮肤垂直，刀口线与小腿纵轴平行，按照四步进针刀规程进针刀，针刀经皮肤、皮下组织达腓骨面，纵疏横剥两刀，范围 1cm。

②第 2 支针刀松解腓骨长、短肌腱的粘连瘢痕。在外踝后方扪到腓骨长短肌腱硬结处定点，针刀体与皮肤垂直，刀口线与小腿纵轴平行，按照四步进针刀规程进针刀，针刀经皮肤、皮下组织，仔细寻

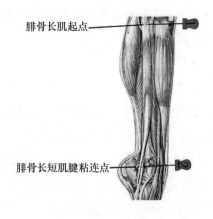

图 36 - 3　针刀松解腓骨长、短肌腱

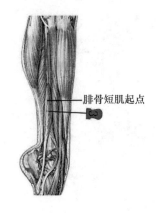

图 36 - 4　针刀松解腓骨短肌起点

找到腓骨长短肌腱之间的间隙后，纵疏横剥两刀，范围 1cm。

③第 3 支针刀松解腓骨短肌起点处的粘连瘢痕。在腓骨中下 1/3 外侧定点，针刀体与皮肤垂直，刀口线与小腿纵轴平行，按照四步进针刀规程进针刀，针刀经皮肤、皮下组织达腓骨面，纵疏横剥 2 刀，范围 1cm。

④术毕，拔出针刀，局部压迫止血 3 分钟后，创可贴覆盖针眼。

（7）注意事项　第 2 支针刀松解腓骨长短肌腱的粘连瘢痕时，需注意当针刀不同程度刺入皮肤、皮下组织后，针刀刃端向前后摆动，寻找两肌腱的间隙，再进行针刀操作，不能做提插切割刀法，否则可能切断肌腱，引起医疗事故。

【针刀术后手法治疗】

针刀术后做踝关节内外翻被动活动。

第三节　小儿股骨头骨骺炎

【概述】

本病又称幼年畸形性骨软骨炎，临床上又将其称为扁平髋或潘西病。主要是因为股骨头骺的骨化核的缺血坏死，导致股骨头不同程度的变形，从而影响髋关节功能活动的一种骨性关节炎。本病多见于儿童，特别是 4 ~ 7 岁的幼童，多以单侧发病为主；在成人，该病则以骨关节炎的形式出现。

【病因病理】

本病发生的原因，大部分学者认为多由髋关节的外伤以及其慢性劳损所造成，如自高处跳下或多次摔倒以及髋部的撞击伤等，虽未出现骨折类的破坏，却可使位于股骨头处的骨骺受到损伤，并引起股骨头骨骺处的血供发生障碍，从而导致股骨头缺血性坏死。

由于小儿股骨头骨骺炎起病缓慢，病程长，所以其症状以及体征在早期均不会明显，而易被忽视，一旦症状明显时，又往往已是后期，给治疗带来困难。所以对该病要早发现、早治疗，才会有好的治疗效果。

【临床表现】

在患者步行时，可发现跛行，在快速步行时跛行会表现得更加明显，而远行困难。患者在发病之初，往往会在走路时出现患髋的疼痛，而于休息后减轻。主要表现在腹股沟的内侧处，并常向同侧的髋膝部放射，随病情进展，疼痛可由间歇性逐渐转变为持续性，此时髋关节功能障碍明显。本病开始时会因为疼痛而影响活动以及负重，随病情进展，由于股骨头骨骺的变形会逐渐影响患髋的屈伸与旋转活动，特别是在髋关节外展外旋时，活动受限更加明显，严重时下蹲与盘腿不能，穿裤子也会感到困难。至后期，患髋会出现屈曲、内收挛缩畸形，并伴有肌肉萎缩，以大腿为明显，臀部肌肉也可出现萎缩。

【诊断要点】

1. 跛行，可于患者步行时发现，让患者快速步行时，跛行会更加明显，远行则显得更为困难。

2. 疼痛，起初于步行时出现患髋疼痛，休息可缓解，常向同侧髋膝部放射，到后期，可由间歇性疼痛转变为持续性疼痛。

3. 髋关节运动功能障碍。

4. 后期患髋会呈屈曲、内收样挛缩畸形。

5. 肌肉萎缩，以大腿为明显。

6. X线表现

（1）早期 髋关节囊阴影会扩大，而关节间隙增宽，干骺端脱钙；股骨头处的骨化核会变小，而密度增高，外形尚可，数周后股骨头可向外侧脱位，半年后骨化核会出现碎裂。

（2）缺血坏死期 此期中，股骨头会变扁。

（3）退行期 病后 1～3 年内会发生退行性改变，股骨颈变得短而宽，干骺端稀疏，并有囊性样变。

（4）恢复期 股骨头骨骺密度恢复正常，但股骨头则变成宽扁的卵圆形、杯状，从而形成扁平状髋，甚至会出现半脱位。

【针刀治疗】

（一）治疗原则

针刀治疗依据针刀医学慢性软组织损伤病因病理学理论和病理构架的网眼理论，通过对髋关节周围软组织的关键病变点进行整体松解，再加以针刀术后的手法，彻底松解病变的病理构架，消除髋关节的病变，从而增加股骨头的血液供应，以达到治疗目的。

（二）操作方法

1. 第一次针刀松解髋关节前侧关节囊及内收肌起点的粘连和瘢痕 具体参照股骨头坏死第一次针刀操作方法。

2. 第二次针刀松解髋关节后外侧关节囊及髂股韧带的粘连和瘢痕

（1）体位 俯卧位。

（2）体表定位 髋关节外侧关节穿刺点。

（3）消毒 施术部位用碘伏消毒两遍，然后铺无菌洞巾，使治疗点正对洞巾中间。

（4）麻醉 用1%利多卡因局部浸润麻醉，每个治疗点注药1ml。

（5）刀具 使用 I 型弧形针刀。

（6）针刀操作 见图 36－5。

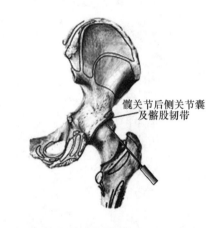

髋关节后侧关节囊及髂股韧带

图 36－5 针刀松解髋关节后外侧关节囊

①松解髋关节外侧关节囊。从髋关节外侧关节穿刺点进针刀，刀口线与下肢纵轴平行，针刀体与皮肤呈 130°角，沿股骨颈干角方向进针刀，针刀经皮肤、皮下组织，达股骨大转子尖，调转刀口线 90°，弧形向上，提插刀法切割两刀，切开部分臀中肌止点，然后抬起针刀，使针刀体向上与股骨干呈 90°角，再向下进针。当针刀有韧性感时即到达髂股韧带，有落空感时即到达关节腔，用提插刀法切割两刀，范围 0.5cm。

②术毕，拔出针刀，局部压迫止血 3 分钟后，创可贴覆盖针眼。

【针刀术后手法治疗】

针刀术毕，手法拔伸牵引，旋转髋关节 3 次，在病床上进行间断下肢牵引 6 周，牵引重量 30kg，以使关节间隙增宽，血液微循环得以恢复，有利于软骨的生长发育。

第四节 小儿膝内翻

【概述】

小儿膝内翻（即"O"形腿）是由于婴儿时期缺乏维生素 D，以致骨质缺钙、变软、骨骺发育障碍而引起的肢体畸形。近年来，由于营养条件的改善以及采取各种预防措施，典型的病例已不多见。

【病因病理】

本病常因缺乏维生素 D 和日光照射，肠道疾病或食物中钙、磷的缺乏所致。上述因素均可引起血清中钙、磷的不足，钙、磷乘积下降，造成骨骼钙化障碍，骨质普遍软化，在受压或负重后则会产生骨骼畸形。常见为膝内翻（即"O"形腿）和膝外翻（即"X"形腿）。

在临床上亦有不少并无缺钙因素的"O"形腿婴幼儿病例，其病因与胎位、出生后哺育不当有关系。因幼儿骨骼正处于迅速发育期，如卧床、站立时没有注意下肢体位，即可造成"O"形腿。

【临床表现】

因 1 岁内小儿可有生理性弯曲，故仅 1 岁以上的小儿才出现明显下肢畸形。膝内翻，双下肢伸直或站立时，两膝之间形成空隙，严重者近似"O"形，又叫"O"形腿。

【诊断要点】

根据典型的"O"形腿畸形的临床症状和体征，结合血生化改变及 X 线改变可做出正确诊断。

辅助检查：①血清钙稍降低，血磷明显降低，钙磷乘积亦低（常 <30），碱性磷酸酶增高。②X 线检查：干骺端临时钙化带模糊或消失，呈毛刷样，并有杯口状改变，骨骺软骨明显增宽，骨骺与干骺端的距离加大，骨质普遍稀疏，密度减低，可有骨干弯曲。

【针刀治疗】

（一）治疗原则

依据针刀医学关于慢性软组织损伤的理论及慢性软组织损伤病理构架网眼理论，以及挛缩的部位，用针刀将膝关节周围软组织所产生的粘连、瘢痕进行整体松解，使膝部的动态平衡得到恢复，从而矫正畸形。

（二）操作方法

1. 第一次针刀松解膝关节前内侧软组织粘连瘢痕

（1）适应证

①年龄在 10 周岁以内的婴幼儿。

②未患过小儿麻痹症者。

（2）体位 仰卧位。

（3）体表定位 膝关节前内侧定位（图 36-6）。

（4）消毒 施术部位用碘伏消毒两遍，然后铺无菌洞巾，使治疗点正对洞巾中间。

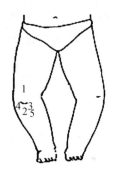

图 36-6 膝关节前内侧体表定位示意图

（5）麻醉 用 1% 利多卡因局部浸润麻醉，每个治疗点注药 1ml。

（6）刀具 使用 I 型和 II 型直形针刀。

（7）针刀操作

①第 1 支针刀松解髌上囊 使用 I 型直形针刀。在髌骨上缘 2cm 定点，针刀体与皮肤垂直，刀口线与股四头肌方向一致，按针刀四步进针规程进针刀，经皮肤、皮下组织，当穿过股四头肌有落空感时，即到达髌上囊，先纵疏横剥 2 刀，然后将刀体向大腿方向倾斜 45°，针刀沿股骨凹面，提插 2 刀，以疏通髌上囊与关节囊的粘连点。范围不超过 1cm（图 36-7）。

②第 2 支针刀松解髌下脂肪垫 使用 I 型直形针刀。针刀体与皮肤垂直，刀口线与髌韧带走行方

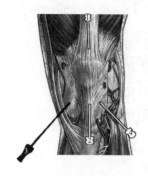

图 36-7 膝关节前外侧针刀松解示意图

向一致，按针刀四步进针规程进针刀，经皮肤、皮下组织，穿过髌韧带后有明显的落空感，再进针刀1cm，即到达髌下脂肪垫，纵疏横剥2刀。范围不超过1cm（图36-7）。

③第3支针刀松解髌内侧支持带　使用Ⅱ型直形针刀。在髌骨内下缘2cm定点，针刀体与皮肤垂直，刀口线与下肢纵轴一致，按针刀四步进针规程进针刀，经皮肤、皮下组织，刀下有韧性感，深入其中，纵疏横剥2~3刀。范围不超过1cm（图36-7）。

④第4支针刀松解髌外侧支持带　使用Ⅰ型直形针刀。在髌骨外下缘2cm定点，针刀体与皮肤垂直，刀口线与下肢纵轴一致，按针刀四步进针规程进针刀，经皮肤、皮下组织，刀下有韧性感，深入其中，纵疏横剥2~3刀。范围不超过1cm（图36-7）。

⑤第5支针刀松解鹅足囊的挛缩点　在胫骨上段内侧部定位。刀口线与下肢纵轴方向一致，按针刀四步进针规程进针刀，经皮肤、皮下组织胫骨内侧骨面，贴骨面分别向上、中、下作扇形铲剥2~3刀，范围为1cm（图31-14）。

2. 第二次针刀松解胫侧副韧带的粘连瘢痕

（1）体位　仰卧位，屈膝30°角。

（2）体表定位　膝关节内侧（图36-8）。

（3）消毒　施术部位用碘伏消毒两遍，然后铺无菌洞巾，使治疗点正对洞巾中间。

（4）麻醉　用1%利多卡因局部浸润麻醉，每个治疗点注药1ml。

（5）刀具　使用Ⅰ型和Ⅱ型直形针刀。

（6）针刀操作　见图36-9。

①第1支针刀松解胫侧副韧带起点　使用Ⅰ型直

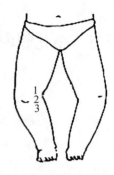

图 36-8 胫侧副韧带体表定位示意图

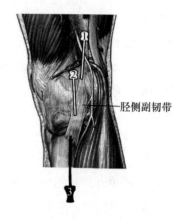

——胫侧副韧带

图 36-9 胫侧副韧带粘连针刀松解示意图

形针刀。在股骨内髁中部定点，针刀体与皮肤垂直，刀口线与大腿纵轴平行，按针刀四步进针规程进针刀，经皮肤、皮下组织到达股骨内髁骨面韧带起点处，向上，向下各铲剥2刀，范围不超过0.5cm。

②第2支针刀松解胫侧副韧带行经路线的粘连瘢痕　使用Ⅰ型直形针刀。在膝关节内侧间隙压痛点定点，针刀体与皮肤垂直，刀口线与小腿纵轴平行，按针刀四步进针规程进针刀，经皮肤、皮下组织，当刀下有韧性感时，即到达到胫侧副韧带，刺入韧带，向上、向下各铲剥2刀，范围不超过0.5cm。

③第3支针刀松解胫侧副韧带止点　使用Ⅱ型直形针刀。在胫骨上段内侧韧带止点处定点，针刀体与皮肤垂直，刀口线与小腿纵轴平行，按针刀四步进针规程进针刀，经皮肤、皮下组织到胫骨内侧骨面韧带止点处，向上，向下各铲剥2刀，范围不超过0.5cm。

（7）注意事项

①由于膝内翻患者膝关节内侧副韧带粘连和瘢

痕很严重，用Ⅰ型针刀不能完全松解其粘连和瘢痕，需使用Ⅱ型针刀，松解范围宽，疗效好。

②对4岁以下的儿童不用Ⅱ型针刀，只用Ⅰ型针刀，第三次针刀手术按上述部位松解，只是具体位置与第一、二次旁开0.5～1cm。一般情况下，需要1～2个疗程，即3～6次。

【针刀术后手法治疗】

每次针刀术毕，均作短暂膝关节对抗牵引，以进一步拉开粘连和挛缩，但由于儿童在生长期，不能使用暴力牵引，应循序渐进。否则，可能造成膝关节骨折等严重并发症。

第五节　小儿膝外翻

【概述】

小儿膝外翻（即"X"形腿），是膝关节以下向外翻转，股骨下面关节向外倾斜，病儿双膝靠拢后，两侧内踝之间有一距离。其发病机制和病因与"O"形腿相同，所应用的矫形器也和"O"形腿相同，固定方法稍有差异。

【病因病理】

参照本章第四节。

【临床表现】

膝外翻，与膝内翻相反，双下肢伸直时，两足内踝分离而不能并拢，严重者近似"X"形，又叫"X"形腿。

【诊断要点】

根据典型的"X"形腿畸形的临床症状和体征，结合辅助检查，可做出正确诊断。

【针刀治疗】

（一）治疗原则

依据针刀医学关于慢性软组织损伤的理论及慢性软组织损伤病理构架网眼理论，以及挛缩的部

位，用针刀将膝关节周围的软组织的粘连、瘢痕进行整体松解，使膝部的动态平衡得到恢复，从而矫正畸形。

（二）操作方法

1. 第一次针刀松解膝关节前内侧软组织粘连瘢痕　操作方法参见小儿膝内翻的第一次针刀松解方法。

2. 第二次针刀松解股直肌与股中间肌之间的粘连瘢痕，腓侧副韧带起止点

（1）体位　仰卧位，屈膝30°角。

（2）体表定位　股骨下段（图36－10）。

（3）消毒　施术部位用碘伏消毒两遍，然后铺无菌洞巾，使治疗点正对洞巾中间。

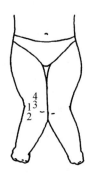

图36－10　股骨下段体表定位示意图

（4）麻醉　用1%利多卡因局部浸润麻醉，每个治疗点注药1ml。

（5）刀具　使用Ⅰ型4号直形针刀。

（6）针刀操作

①第1支针刀松解腓侧副韧带起点的粘连和瘢痕　在股骨外侧髁部找到膝外侧副韧带起点的压痛点定点，刀口线与下肢纵轴方向一致，针刀与皮肤呈90°角，按针刀四步进针规程进针刀，经皮肤、皮下组织、筋膜达股骨外侧髁骨面，纵疏横剥2～3刀，范围0.5cm（图29－101）。

②第2支针刀松解腓侧副韧带止点的粘连和瘢痕　在腓骨头找到膝外侧副韧带止点的压痛点定点，刀口线与下肢纵轴方向一致，针刀与皮肤呈90°角，按针刀四步进针规程进针刀，经皮肤、皮下组织、筋膜达腓骨头骨面，在其前侧铲剥2～3刀，范围0.5cm（图29－101）。

③第3支针刀松解股直肌与股中间肌下部的粘连瘢痕　在髌骨外上3cm定点。刀口线与下肢纵轴方向一致，按针刀四步进针规程进针刀，经皮肤、皮下组织、浅筋膜层，在此处摆动针刀刀刃，找到股直肌与股中间肌下部的间隙，将针刀插入两肌之间，做纵行疏通3~4刀，范围为3cm，以松解两肌之间的粘连和瘢痕（图30-163）。

④第4支针刀松解股直肌与股中间肌中部的粘连瘢痕　与第1支针刀平行，在第1支针刀上方3cm定点。刀口线与下肢纵轴方向一致，按针刀四

步进针规程进针刀，针刀经皮肤、皮下组织浅筋膜层，在此处摆动针刀刀刃，找到股直肌与股中间肌下部间隙后，将针刀插入两肌之间，做纵行疏通3~4刀，范围为3cm，以松解两肌之间的粘连和瘢痕（图30-163）。

【针刀术后手法治疗】

每次针刀术毕，均作短暂膝关节对抗牵引，以进一步拉开粘连和挛缩，但由于儿童在生长期，不能使用暴力牵引，应循序渐进。否则，可能造成膝关节骨折等严重并发症。

第三十七章

五官科疾病

第一节　眉棱骨痛

【概述】

"眉棱骨"是中医名称，位于两眉上缘骨突处，即是眉弓。眉棱骨疼痛是农村常见病，好发于老年妇女。

【病因病理】

软组织变性之瘢痕组织卡压神经末梢、微循环障碍是其主要病因。

【临床表现】

不明原因的两眉弓疼痛，无其他全身性疾病。

【诊断要点】

根据临床表现，排除其他病因即可诊断。

【针刀治疗】

（一）治疗原则

依据针刀医学关于人体弓弦力学系统及疾病病理构架的网眼理论，眉棱骨痛实质是由于眶上神经或滑车上神经受到卡压，应用针刀松解局部的神经卡压粘连。

（二）操作方法

1. 体位　仰卧位。

2. 体表定位　眶上缘正中压痛点为眶上神经卡压点，此点向内 1～2cm 为滑车上神经卡压点。

3. 消毒　施术部位用碘伏消毒两遍，然后铺无菌洞巾，使治疗点正对洞巾中间。

4. 麻醉　用 1% 利多卡因局部浸润麻醉，每个治疗点注药 1ml。

5. 刀具　Ⅰ型 4 号直形针刀。

6. 针刀操作　见图 37-1。

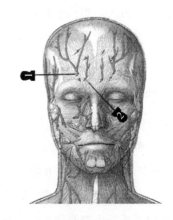

图 37-1　针刀松解眶上神经、滑车上
神经示意图

①第 1 支针刀松解眶上神经卡压点的粘连瘢痕。从定点处进针刀，刀口线与人体纵轴一致，针刀体与皮肤垂直，针刀经皮肤、皮肤组织筋膜达骨面，纵疏横剥 3 刀，然后分别向上向下铲剥 3 刀，范围 0.5cm。

②第 2 支针刀松解滑车上神经卡压点的粘连瘢

痕。从定点处进针刀，刀口线与人体纵轴一致，针刀体与皮肤垂直，针刀经皮肤、皮肤组织筋膜达骨面，纵疏横剥 3 刀，然后分别向上向下铲剥 3 刀，范围 0.5cm。

③术毕，拔出针刀，局部压迫止血 3 分钟后，创可贴覆盖针眼。

【针刀术后手法治疗】

针刀术毕，行局部指压分拨手法。

第二节　上睑下垂

【概述】

上睑下垂是指上睑部分或全部不能提起所造成的下垂状态，即在向前方注视时上睑缘遮盖角膜上部超过角膜的 1/5，轻者不遮盖瞳孔，只影响外观，重者部分或全部遮盖瞳孔，则妨碍视觉的功能。中医学称眼睑下垂为"睑废"，多由于脾肾双亏或者是外伤后气血不和所致。现代医学认为"上睑下垂"是指上睑的提上睑肌和 Muller 平滑肌的功能不全或丧失所致。针刀医学侧从生物力学的角度认识到"上睑下垂"的实质就是眼眶周围的弓弦力学机构异常，导致局部形成了粘连、瘢痕和挛缩。

【病因病理】

中医学认为目为肝之窍，并在《灵枢·大惑论》中说："五脏六腑之精气，皆上注于目而为之精。"后世医家据此发展成为"五轮"学说，并将眼胞归属于脾，称为"肉轮"，脾主肌肉，肌肉之精为约束。眼睑下垂分为双侧和单侧两种情况，其发病原因又有先天和后天的区别。脾为后天之本，主运化、统血，有输布水谷精微的作用，也是气血生化之源；肾为先天之本，具有储存、封藏人身精气的作用。因此先天性睑废，属于先天不足，脾肾双亏，表现为双侧眼睑下垂。后天性睑废，因发病原因不同主要有虚实两个方面，因脾胃为气血生化之源，有统摄血液的作用，如脾虚气弱，眼睑部自然抬举无力，从而表现为双侧眼睑下垂。如外伤后

局部气血不和，脉络失于宣通，则单侧眼睑下垂，或双睑下垂不一。

西医学将上睑下垂的病因分为先天性或获得性两种。先天性为常染色体显性遗传，导致动眼神经核或提上睑肌的发育不良。获得性是因动眼神经麻痹、提上睑肌损伤、交感神经疾病、重症肌无力及机械性开睑运动障碍。如上睑的炎性肿胀或新生物。这些因素都造成上睑向下，使睑缘位于瞳孔缘以下，严重时可完全遮挡瞳孔。

针刀医学认为眼部的弓弦力学系统由静态弓弦力学单元和动态弓弦力学单元及辅助装置（滑囊、脂肪及皮肤）三个部分组成。在正常的生理状态下眼眶部动、静态弓弦力学系统根据生物力学的原理进行着各种协调的活动，包括眼睑的屈伸。由于各种原因导致眼眶周围慢性软组织的损伤，在提上睑肌和 Muller 平滑肌周围以及支配相应肌肉的动眼神经和交感神经周围弓弦结合部形成粘连、瘢痕、挛缩等病变，最终导致动眼神经和交感神经麻痹、提上睑肌受损、眼外肌麻痹导致后天性眼睑下垂。

【临床表现】

1. 先天性眼睑下垂　常为双侧，但两侧不一定对称，单侧下垂常伴有眼球上转运动障碍；双睑下垂较明显的患者眼睑皮肤平滑、薄且无皱纹，牵拉眉毛向上呈弓形凸起，以此提高上睑位置，或患者仰头视物。

2. 获得性眼睑下垂　多有外伤等其他相关病史或伴随症状。如动眼神经麻痹可能伴有其他眼外肌麻痹；提上睑肌损伤有外伤史；交感神经损害有 Horner 综合征；上睑下垂具有晨轻夜重的特点，注射新斯的明后能减轻首先考虑重症肌无力的可能。

【诊断要点】

1. 有明确病史，如动眼神经麻痹可能伴有眼外肌麻痹；提上睑肌损伤有外伤史；交感神经损伤有 Horner 综合征；重症肌无力具有晨轻夜重的特点，注射新斯的明后明显减轻。

2. 有上述临床表现。

【针刀治疗】

（一）治疗原则

根据慢性软组织损伤病理构架的网眼理论进行治疗。

（二）操作方法

1. 第一次松解采用颈部小"T"形针刀操作进行　具体参照颈源性头痛的针刀治疗。

2. 第二次针刀调节眼周相关弦的粘连和瘢痕

（1）体位　仰卧位。

（2）体表定位　眼周组织。

（3）消毒　施术部位用碘伏消毒两遍，然后铺无菌洞巾，使治疗点正对洞巾中间。

（4）麻醉　用1%利多卡因局部浸润麻醉，每个治疗点注药1ml。

（5）刀具　使用Ⅰ型4号直形针刀。

（6）针刀操作

①以指将眼球推于外侧固定，在眉头内侧端凹陷处，用针刀向眼眶内缘斜刺0.5~1寸，刀口线与肌纤维平行，刺入后缓慢纵行剥离2~3刀，拔后易出血，贴创可贴，指压局部数分钟（图37-2）。

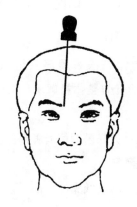

图37-2　从眼眶内缘处进针刀

②针刀调节眶上缘弦的粘连和瘢痕，在眼部眉中点、眶上缘进针刀，刀口线与眼轮匝肌肌纤维平行，针刀体与该处皮肤平面垂直，沿眶上缘达骨面，快速纵行剥离再横行剥离2~3刀，范围5mm（图37-3）。

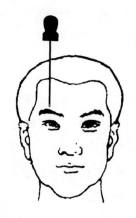

图37-3　从眶上缘进针刀

③由眉毛中点向前发际引一直线，将此线分三等分，在上1/3正对瞳孔处斜向下刺入针刀0.5寸，刀口线与身体纵轴平行，先纵行再横行剥离2~3刀（图37-4）。

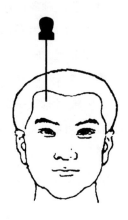

图37-4　从眉毛中点至前发际上1/3
正对瞳孔处进针刀

【针刀术后手法治疗】

第一次针刀术后用骨关节错位型颈椎病手法整复治疗，第二次针刀术后行局部指压分拨手法。

第三节　近　视

【概述】

近视眼是指眼在不使用调节时，平行光线通过眼的屈光系统屈折后，焦点落在视网膜之前的一种屈光状态。近视的主要特征是看近物清晰、视远物模糊。古称"能近怯远证"。清代黄庭镜《目经大成》开始称为"近视",与今相同。多见于青少年。

【病因病理】

近视是由多种因素导致的。近年来许多证据表明环境和遗传因素共同参与了近视的发生。

1. 遗传因素 研究认为高度近视眼的双亲家庭,下一代近视的发病率较高,近视眼具有一定的遗传倾向已被公认,对高度近视更是如此。但对一般近视遗传倾向就不很明显。

2. 环境因素 近视眼的发生和发展与近距离用眼的关系非常密切。长时间近距离看事物,使眼球中睫状肌失去弹性晶状体而导致晶状体不能复原(比天生厚),于是发生近视。

【临床表现】

1. 近视眼的临床表现多种多样,轻度近视者对模糊的远处物象多习以为常,且因视近非常清晰,平时生活、学习及工作多能适应,并不感到有所限制。仅当有视远需要,或当与正常视力者比较,或当健康体格检查时,方被察觉。一般主诉视力模糊或直接诉说"近视",如看不清黑板,分不明路标等。

2. 为了减少眼的弥散光圈所形成的朦胧像,不少近视者多通过缩小睑裂,增加景深,来提高视力,故常表现习惯性眯眼动作。通常外观近视眼的眼球较大、饱满、前突。

3. 飞蚊幻视或飞蝇幻视是近视眼常见主诉。这是由于玻璃体变性、液化、浑浊所形成的细微漂浮物,投影在视网膜上,而引起眼前黑影飘动现象。

4. 眼科检查:凡屈光度为 -3.0D 以下者为低度近视;-3.0D ~ -6.0D 为中度近视;-6.0D 以上者为高度近视。

【诊断要点】

由于近视眼十分普遍,表现又很典型,故较远视眼及正视眼容易识别。但仅据主诉视力低于正常,不能对近视眼进行定性诊断。确诊近视眼不应只看近视现象,主要依据眼调节静止时的屈光性质与程度,以便划分近视眼类别。为此需要采取多种

诊断手段,包括了解病史,检查远近近视,并对远视力进行定性测定、近点距离与调节力测定、屈光测定常瞳与睫状肌麻痹下的验光及同位元动态检影等,以及眼底检查及眼轴长度等。中华医学会眼科学会原眼屈光学组将近视在睫状体肌麻痹后消失者诊为假性近视;度数减少者为中间近视;睫状体麻痹后近视度数不变为真性近视。在近视眼的诊断中,主要依据指标为远视力及屈光状况。由于按现行常规方法所测结果,它是一种主觉功能,即所谓"视力表视力",常受到主客观因素的影响,用作定量指标,特别是被用来评论屈光状态时,必须十分小心。

【针刀治疗】

(一)治疗原则

依据针刀医学关于人体弓弦力学系统及疾病病理构架的网眼理论,眼屈光不正与颈段的弓弦力学系统受损后,颈部的软组织形成粘连瘢痕和挛缩,病情进一步发展引起颈段骨关节的移位,卡压椎动脉,导致视神经缺血有密切关系。颈部针刀整体松解术——"T"形针刀整体松解术可有效松解颈段软组织的粘连瘢痕挛缩,调节颈段的力学平衡,消除软组织对神经血管的卡压,恢复视神经的血供。

(二)操作方法

1. 第一次针刀松解颈部软组织的粘连和瘢痕——"T"形针刀整体松解术 具体参照软组织损伤型颈椎病的针刀治疗。

2. 第二次针刀松解两侧肩胛提肌止点及头夹肌起点的粘连和瘢痕

(1)体位 俯卧低头位。

(2)体表定位

①肩胛提肌止点——肩胛骨内上角。

②头夹肌起点——C_3 至 T_3 棘突最明显压痛点。

将选定的治疗点用定点笔标明。

(3)消毒 施术部位用碘伏消毒两遍,然后铺无菌洞巾,使治疗点正对洞巾中间。

(4)麻醉 用1%利多卡因局部浸润麻醉,每

个治疗点注药1ml。

（5）刀具　使用Ⅰ型4号直形针刀。

（6）针刀操作

①第1支针刀松解右侧肩胛提肌止点　刀口线方向与脊柱纵轴平行，针体和颈部皮肤垂直，针刀经皮肤、皮下组织、筋膜肌肉达肩胛骨内上角骨面，调转刀口线90°，向肩胛骨内上角边缘铲剥2～3刀，范围0.5cm。右侧肩胛提肌止点的松解与左侧相同（图37-5）。

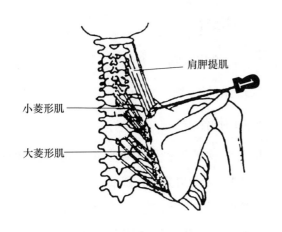

图37-5　肩胛提肌止点针刀松解示意图

②第2支针刀松解左侧肩胛提肌止点　针刀松解方法与右侧相同。

③第3支针刀松解头夹肌起点　在C_3至T_3棘突最明显压痛点作为进针刀点，刀口线与人体纵轴一致，针刀体与皮肤垂直，针刀经皮肤、皮下组织，筋膜达棘突顶点纵疏横剥2～3刀，范围不超过0.5cm（图37-6）。

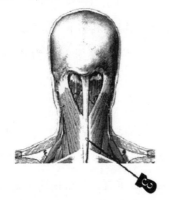

图37-6　头夹肌起点针刀松解示意图

出针刀后，全部针眼处创可贴覆盖。

（7）注意事项　对肥胖患者，确定肩胛骨内上角困难时，让患者上下活动肩关节，医生用拇指先摸到肩胛冈，然后向上寻找到肩胛骨的内上角，如不能确定解剖位置，不能盲目做针刀松解。否则，可能因为解剖位置不清，造成创伤性气胸等严重后果。针刀操作时，铲剥一定在骨面上进行，不能脱离骨面。

【针刀术后手法治疗】

嘱患者俯卧位，一助手牵拉肩部，术者正对患者头项，右肘关节屈曲并托住患者下颌，左手前臂尺侧压在患者枕骨，随颈部的活动施按揉法。用力不能过大，以免造成新的损伤。最后，提拿两侧肩部，并搓患者肩至前臂反复几次。

第四节　散　光

【概述】

散光，是眼睛的一种屈光不正常状况，与角膜的弧度有关。人类的眼睛并不是完美的，有些人眼睛的角膜在某一角度区域的弧度较弯，而另一些角度区域则较扁平。造成散光的原因，就是由于角膜上的这些厚薄不匀或角膜的弯曲度不匀而使得角膜各子午线的屈折率不一致，使得经过这些子午线的光线不能聚集于同一焦点。这样，光线便不能准确地聚焦在视网膜上形成清晰的物像，这种情况便称为散光。

【病因病理】

规则散光多数是由于角膜先天性异态变化所致，还可能存在晶状体散光。也有些后天引起的散光，比如眼睑长针眼或粟粒肿，长期用眼姿势不良（如经常眯眼、揉眼、躺着看书等等），这样眼皮压迫角膜也会使角膜弧度改变，发生散光并使散光度数增加，另外，一些眼科手术（如白内障及角膜手术）也可能改变散光的度数及轴度。不规则散光主要由于角膜屈光面凹凸不平所致，如角膜溃疡、瘢痕、圆锥角膜、翼状胬肉等。散光形成的原因很多，最主要的是由于眼睛的角膜弯曲度发生变化所造成的。

【临床表现】

根据散光的程度可以把散光分成 4 种类型：轻度为少于 +1.00 屈光度；中度为 +1.00 ~ +2.00 屈光度；重度为 +2.00 ~ +3.00 屈光度；高度为大于 +3.00 屈光度。

散光眼主要临床表现为视物模糊与视疲劳。

1. 视力减退 其程度由于散光性质、屈光度高低及轴的方向等因素有较大差异，属于生理范围的散光通常对远近视力无任何影响，高度数散光，多由于合并径线性弱视或其他异常，视力减退明显，并难以获得良好的矫正视力。

2. 视疲劳 较轻度散光眼患者为了提高视力，往往利用改变调节、眯眼、斜颈等方法进行自我矫正，持续的调节紧张和努力易引起视疲劳。高度散光眼由于主观努力无法提高视力，视疲劳症状反而不明显。

【诊断要点】

（一）检查

1. 主观检查

（1）散光表观察 散光眼的主观检查可用散光表观察，初步了解被检眼的散光子午线视网膜上朦胧的物像形状。

（2）主观试镜验光 主观试镜验光一般都是在客观验光之后进行。目的在两点：第一，对单眼矫正镜片准确性的主观确定。Jackson 交叉圆柱镜校正散光轴向和散光度有重要的作用，达到既有最佳视力又有最舒适的视觉效果；第二，双眼视觉平衡试验，包括对普通视标、红绿色视标、立体视标等的双眼视试验。达到比较良好的双眼视觉效果。尤其是在双眼均需散光镜矫正的情况下，客观验光散光轴不在垂直或水平位，单眼试验时效果良好，但双眼视试验时，有可能出现物体变形和倾斜，视觉光学上称为空间扭曲，必须

调整柱镜轴位，消除这一现象。有人认为对于双眼小角度的散光轴，柱镜轴均向邻近的水平或垂直位调整效果更好。

2. 客观检查

（1）角膜散光检查。

（2）眼散光检查：眼散光的客观测量也即为眼屈光不正的测量，即所谓的客观验光，临床最为普遍使用的客观验光为电脑验光仪验光和检影镜检影验光。

【针刀治疗】

（一）治疗原则

散光的治疗原则同近视。

（二）操作方法

1. 第一次针刀松解颈部软组织的粘连和瘢痕——"T"形针刀整体松解术 具体参照软组织损伤型颈椎病的针刀治疗。

2. 第二次针刀松解两侧肩胛提肌止点及头夹肌起点的粘连和瘢痕 具体参照近视第二次针刀操作方法。

3. 第三次针刀松解枕额肌肌腹部的粘连、瘢痕和挛缩

（1）体位 仰卧位。

（2）体表定位 眼眶上缘中点上 4cm。

（3）消毒 施术部位用碘伏消毒两遍，然后铺无菌洞巾，使治疗点正对洞巾中间。

（4）麻醉 用 1% 利多卡因局部麻醉。

（5）刀具 应用面部直径为 0.5mm 的直形针刀。

（6）针刀操作 见图 37 - 7。

①第 1 支针刀松解右侧枕额肌肌腹的粘连瘢痕 从定点为处进针刀，刀口线与枕额肌走方向一致，针刀体与皮肤垂直，严格按四步进针刀规程进针刀，针刀经皮肤、皮肤组织筋膜达额骨面，纵疏横剥 3 刀，范围不超过 1cm。

②第2支针刀松解对侧枕额肌肌腹部的粘连和瘢痕 针刀操作方法与第1支针刀针刀相同。

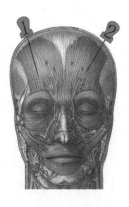

图 37 - 7 第三次针刀松解枕额肌肌腹部示意图

第五节 青光眼

【概述】

青光眼是以眼压病理性升高为主要症状，并有视神经萎缩和视野缺损的一种综合性常见病，也是严重的致盲病之一。多是双眼俱患，但一般是一眼先得，一眼后得。眼压是指眼内容物对眼球壁的压力，我国正常人眼压范围为 10～21mmHg，两眼眼压一般对称，正常人两眼压差 <5mmHg，昼夜差 <8mmHg。如果眼压 ≥24mmHg 或两眼压差 ≥5mmHg，昼夜差≥8mmHg 则为可疑青光眼。

【病因病理】

解剖因素目前认为是主要的发病因素。如：小眼球、小角膜、前房浅、房角窄，晶状体较厚、位置相对靠前，使瞳孔缘与晶状体前表面接触紧密，房水通过瞳孔时阻力增加，后房压力相对高于前房，推挤虹膜向前膨隆，前房更浅，房角进一步变窄，形成了生理性瞳孔阻滞，导致虹膜向前膨隆，一旦周边虹膜与小梁网发生接触，房角即关闭，眼压急剧升高，引起急性闭角型青光眼急性发作。

可因情绪激动、精神创伤、过度疲劳、气候突变、暗处停留时间过久、暴饮暴食、滴用散瞳剂等发病。

【临床表现】

急性发作期病人有剧烈偏头痛、眼胀痛、视力迅速下降到眼前指数或光感，伴有恶心、呕吐等全身症状。

体征：①眼睑水肿，球结膜混合性充血；②角膜水肿呈雾状混浊；③前房极浅，如眼压持续增高，可致前房角大部分甚至全部关闭；④瞳孔中等度散大，呈椭圆形，光反射消失；⑤房水浑浊，甚至出现絮状渗出物；⑥眼压明显增高达 50～80mmHg；⑦眼底多因角膜水肿而看不清，检查眼底，可见视网膜动脉搏动，视盘水肿，视盘周围可有小片状出血；⑧高眼压缓解后眼前段常留下永久性损伤。

角膜色素沉着、虹膜扇形萎缩、晶状体前囊下有青光眼斑，诊断为急性闭角型青光眼急性发作期的三联征。

病人在急性发作之前往往没有任何症状，但具有前房浅、前房角窄的解剖特点，可诊断为临床前期青光眼。急性大发作期未能及时治疗或反复的小发作后，房角产生广泛粘连，小梁网功能已遭受严重损害。表现为瞳孔散大，眼压中度升高，眼底可见视盘呈杯状凹陷，称青光眼杯；视神经萎缩，并有相应视野缺损。

【诊断要点】

急性发作期症状比较典型，诊断并不困难，但应注意与胃肠道疾病、颅脑疾患或偏头痛等鉴别。由于急性闭角型青光眼大发作期的自觉症状有恶心、呕吐、剧烈的头痛等全身症状，可能掩盖眼痛及视力下降而被误诊。

【针刀治疗】

（一）治疗原则

针刀医学认为，青光眼与颈部及眼部的弓弦力学系统应力平衡失调有关，故按照慢性软组织损伤病理构架的网眼理论，应用针刀对上颈段及眼部周围网络状病理构架进行整体松解，可收到显著的疗效。

（二）操作方法

1. 第一次应用小"T"形针刀整体松解术对上

段颈椎周围的软组织损伤进行松解 具体参照颈源性头痛的针刀治疗。

2. 第二次针刀松解眼部弓弦力学系统的高应力点

（1）体位 仰卧位，闭目。

（2）体表定位 眼眶上、下、外缘定点。以右侧为例，介绍针刀操作方法。

（3）消毒 施术部位用碘伏消毒两遍，然后铺无菌洞巾，使治疗点正对洞巾中间。

（4）麻醉 1%利多卡因局部麻醉。

（5）刀具 应用面部专用弧形防滑针刀。

（6）针刀操作 见图37-8。

①第1支针刀松解眼眶上缘弓弦力学系统高应力点的粘连和瘢痕 在眶上孔外侧0.5cm定点，刀口线与人体纵轴方向平行，针刀体与皮肤垂直，严格按四步进针刀规程进针刀，针刀经皮肤、皮肤组织，直达额骨骨面，纵疏横剥2~3刀，范围不超过0.5cm，然后，调转刀口线90°，贴骨面向下铲剥2~3刀，深度范围不超过0.5cm。

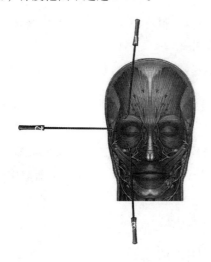

图37-8 青光眼第二次针刀操作示意图

②第2支针刀松解眼眶外缘弓弦力学系统高应力点的粘连和瘢痕 在眼眶外缘0.5cm定点，刀口线与人体纵轴方向平行，针刀体与皮肤垂直，严格按四步进针刀规程进针刀，针刀经皮肤、皮肤组织，直达额骨骨面，纵疏横剥2~3刀，范围不超过0.5cm，然后贴骨面向内铲剥2~3刀，深度范围不超过0.5cm。

③第3支针刀松解眼眶下缘弓弦力学系统高应力点的粘连和瘢痕 在眶下孔外侧0.5cm定点，刀口线与人体纵轴方向平行，针刀体与皮肤垂直，严格按四步进针刀规程进针刀，针刀经皮肤、皮肤组织，直达额骨骨面，纵疏横剥2~3刀，范围不超过0.5cm，然后，调转刀口线90°，贴骨面向下铲剥2~3刀，深度范围不超过0.5cm。

第六节 视神经乳头炎

【概述】

视神经乳头炎是视神经球内段或紧邻眼球的球后段视神经的急性炎症，其发病很急，视力障碍严重，常累及双眼。

【病因病理】

很多疾病均可引起视乳头炎，如脑膜炎、肺炎、流行性感冒、败血症、眶蜂窝组织炎、葡萄膜炎、结核、贫血等。然而约半数的病例，用目前的检查方法还不能查出病因。

针刀医学认为本病是由视乳头局部慢性软组织损伤和电生理线路紊乱所致。

【临床表现】

多数病人均系双眼突然发生视物模糊，一两天内视力严重障碍，甚至全无光觉。有时病人可同时伴有眼球转动时疼痛，少数人有头痛、头晕感觉。

1. 眼部检查 外眼正常。双眼失明者，双眼瞳孔散大，直接及间接光反射均消失；视力严重障碍者，瞳孔的光反射明显减弱或迟钝；单眼患者患侧或双眼患者受累程度严重的一侧可有相对性传入性瞳孔障碍或称Marcus Gunn瞳孔。

2. 眼底检查 视乳头充血、水肿，但隆起程度通常不超过2~3屈光度（D）。视网膜静脉增粗，而动脉一般无改变；视乳头浅面或其周围可有小的出血点；但渗出物很少。有的除视乳头水肿外，整个眼底后极部视网膜也有水肿，称为视神经视网膜炎。

3. 视野检查 可查见巨大而致密的中心暗点，有时周边视野也可向心性缩小，严重者患眼全盲。

【诊断要点】

根据上述症状、眼科检查，可做出诊断。

【针刀治疗】

（一）治疗原则

视神经乳头炎的治疗原则同近视。

（二）操作方法

1. 第一次针刀松解颈部软组织的粘连和瘢痕——"T"形针刀整体松解术 具体参照软组织损伤型颈椎病的针刀治疗。

2. 第二次针刀松解两侧颈椎横突后结节及结节间沟软组织附着处（图37-9）的粘连和瘢痕

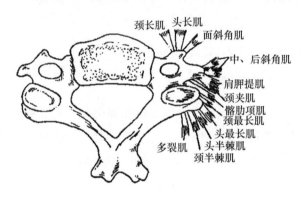

图37-9 颈椎横突及周围骨面附着的软组织示意图

（1）体位 仰卧位，作左侧横突松解时，头偏向右侧，作右侧横突松解时，头偏向左侧。

（2）体表定位 颞骨乳突与锁骨连线上。从乳突斜下2cm为寰椎横突，然后每间隔1.5cm为下一位颈椎横突。将选定的治疗点用定点笔标明。

（3）消毒 碘伏在施术部位皮肤行常规消毒两遍，消毒后，铺无菌洞巾，使治疗点正对洞巾中间。

（4）麻醉 每治疗点可注射1%利多卡因1ml。

（5）刀具 选用Ⅰ型4号针刀。

（6）针刀操作 见图37-10。

①第1支针刀松解右侧寰椎横突处组织的粘连和瘢痕。刀口线与人体纵轴一致，严格按照四步进针规程进针刀，从右侧寰椎横突体表定位处进针

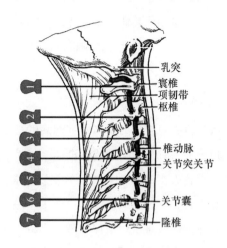

图37-10 横突后结节软组织松解示意图

刀。针刀经过皮肤、皮下组织、筋膜、肌层达寰椎横突骨面，然后沿骨面调转刀口线90°，分别沿横突上下缘骨面铲剥2~3刀，范围不超过0.2cm。

②第2支针刀松解右侧枢椎横突处组织的粘连和瘢痕。刀口线与人体纵轴一致，严格按照四步进针规程进针刀，从右侧枢椎横突体表定位处进针刀。针刀经过皮肤、皮下组织、筋膜、肌层达枢椎横突结节间沟，贴骨面向前、后铲剥2~3刀，范围不超过0.2cm。

③第3~7支针刀松右侧第三至七颈椎横突处的软组织粘连和瘢痕。针刀操作方法与第2支针刀相同。

④左侧颈椎横突松解方法与右侧相同。

出针刀后，全部针眼处创可贴覆盖。

（7）注意事项 与软组织损伤型针刀治疗的注意事项相同。

第七节 颈性失明

【概述】

颈性失明是一段时间内视力极度下降甚至全盲，眼科检查无特殊病理性改变的慢性眼部疾病。针刀医学认为它是由于颈部软组织慢性损伤或劳损后，导致颈项部及眼眶周围的弓弦力学系统力平衡

失调，影响颈部交感神经、椎动脉并进一步导致眼眶周围软组织微循环障碍，最终导致视力减退或全盲。根据针刀医学影像学可在颈椎 X 线平片见到寰椎、枢椎有移位。

【病因病理】

西医学将失明或视力下降根据起病的形式和病程的长短分为一过性、突然或逐渐；一过性视力丧失是指视力丧失在 24 小时以内自行恢复正常。它常见于视盘水肿，一过性缺血发作；椎－基底动脉供血不足；体位性低血压；精神刺激性黑蒙；视网膜中央动脉痉挛；癔症；过度疲劳；偏头疼。另外视网膜中央静脉阻塞、缺血性视神经病变、青光眼、血压突然变化、中枢神经系统病变等病变也可导致一过性视力丧失。视网膜动脉或静脉阻塞、缺血性视神经病变、玻璃体积血、视网膜脱离、视神经炎等常见于突然视力下降并伴有眼疼。逐渐视力下降不伴有眼疼常见于白内障、屈光不正、开角型青光眼、慢性视网膜疾病等疾病。视力下降、但眼底检查未见异常则见于球后视神经炎、视锥细胞变性、Stargardt 病、中毒性或肿瘤所致的视神经病变、视杆细胞性全色盲、弱视、癔症等。

针刀医学认为，人体的椎动脉穿行于上六位颈椎的横突孔内，椎动脉供应枕叶视中枢和椎动脉供应脑干。颈上交感神经节发出的节后纤维分布于眼部和颈动脉，调节眼循环和瞳孔扩大肌、眼睑肌。外伤、劳损等各种原因导致颈项部弓弦力学系统的弦如颈后部的项韧带、棘间韧带等慢性劳损，在弓弦结合部或弦的行经路线形成瘢痕、粘连、挛缩，进一步影响颈项部后侧如枕下肌的力平衡失调，枕下肌等后侧弓弦力学系统的力平衡失调，进一步会影响弓及颈椎椎体和附属结构，如寰枢关节会出现轻度的移位，影响椎动脉从而出现轻度的狭窄和痉挛，影响眼部周围器官、组织的血液供应，导致视力减退甚至于全盲。

【临床表现】

1. 眼部无任何器质性改变，表现为单纯性视力

极度下降甚至全盲。

2. 体格检查示　颈部后群肌肉、软组织紧张；触诊第一颈椎横突双侧位置不对称。

3. 用针刀医学影像学诊断读片法发现颈椎 X 线平片寰椎、枢椎有明显移位。

【诊断要点】

根据临床表现、针刀影像学诊断读片法可见颈椎 X 线平片寰、枢椎有移位并排除其他致盲疾病，即可诊断为颈性失明。

【针刀治疗】

（一）治疗原则

根据针刀医学关于脊柱区带病因学、慢性软组织损伤病因病理学理论及软组织损伤病理构架的网眼理论，主要纠正上段颈椎的微小错位，整体调节上颈段的软组织损伤，应用小"T"形针刀操作加手术整复，达到治疗目的。

（二）操作方法

1. 第一次针刀松解上段颈部的慢性软组织损伤　参照上睑下垂的第一次针刀治疗。

2. 第二次针刀松解寰枢椎软组织附着点

（1）体位　俯卧低头位。

（2）体表定位　以乳突为参照点，在乳突下方后摸到的骨突部即为寰椎横突。以枢椎棘突为参照点，确定枢椎横突尖（图 37－11）。

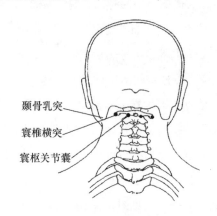

颞骨乳突
寰椎横突
寰枢关节囊

图 37－11　针刀松解寰枢椎软组织附着点的体表定位

（3）消毒　施术部位用碘伏消毒两遍，然后铺

无菌洞巾，使治疗点正对洞巾中间。

（4）麻醉 用1%利多卡因局部浸润麻醉，每个治疗点注药1ml。

（5）刀具 使用Ⅰ型4号直形针刀。

（6）针刀操作

①寰椎横突点的针刀松解 针刀松解头上斜肌起点和头下斜肌止点。先摸到乳突，在乳突的后下方摸到的骨突部就是寰椎横突。术者刺手持针刀，刀口线与人体纵轴一致，刀体先向头侧倾斜45°，与寰椎横突呈60°角，针刀从正侧面乳突下进针，针刀经过皮肤、皮下组织、头最长肌、胸锁乳突肌后部直达寰椎横突尖骨面，然后，针刀体逐渐向脚侧倾斜与寰椎横突平行，在骨面上铲剥两刀，范围不超过0.1cm（图37－12、图37－13）。

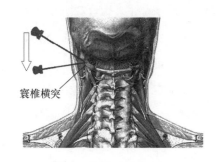

图37－12 寰椎横突针刀松解示意图（1）

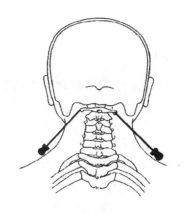

图37－13 寰椎横突针刀松解示意图（2）

②枢椎关节囊的针刀松解 针刀松解关节囊韧带，先在俯卧低头位确定枢椎棘突，在枢椎棘突顶部旁开1.5cm，作为进针刀点。术者刺手持针刀，刀口线与人体纵轴一致，刀体先向头侧倾斜45°，与枢椎棘突呈45°角，针刀经过皮肤、皮下组织、颈后部肌肉到达寰枢关节骨面，然后，针刀体逐渐向脚侧倾斜与寰枢关节面平行，在寰枢关节囊间隙横向铲剥2刀，范围不超过0.1cm（图37－14、图37－15）。

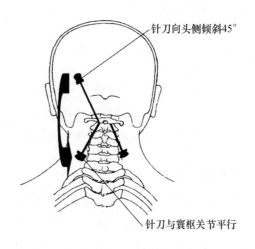

图37－14 枢椎关节囊的针刀松解示意图（1）

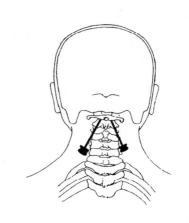

图37－15 枢椎关节囊的针刀松解示意图（2）

（7）注意事项 此部位的针刀操作，针刀进针时，刀体先向头侧倾斜45°，到达骨面，针刀不会进入椎管和横突孔，但此时针刀刀法无法进行，所以，在有骨面作参照物的情况下，将针刀体逐渐向脚侧倾斜与寰椎横突平行，就可以进行针刀的铲剥了。横突尖到横突孔的距离在2mm以上，所以，范围不超过0.1cm，不会进入横突孔。

【针刀术后手法治疗】

针刀术后，嘱患者俯卧位，一助手牵拉肩部，术者正对患者头项，右肘关节屈曲并托住患者下颌，左手前臂尺侧压在患者枕骨，随颈部的活动施按揉法。

用力不能过大，以免造成新的损伤。最后，提拿两侧肩部，并从患者肩至前臂反复揉搓数次。

第八节　颈源性耳鸣

【概述】

颈源性耳鸣耳聋是由于颈椎上段软组织损伤、枕筋膜劳损、挛缩、小关节错位，刺激压迫枕神经而引起耳鸣耳聋综合征，称之为颈源性耳鸣耳聋。

【病因病理】

颈椎的急慢性损伤和退行性改变，引起颈椎内外平衡失调。在日常活动中，易发生颈椎解剖位置的改变。由于机体代偿机制的作用，颈椎解剖位置的这种改变，可自行缓解，尚不致产生明显的临床症状。若机体失去代偿，颈椎的解剖位移，就能刺激或压迫颈部交感神经或椎动脉，发生椎-基底动脉系统供血不足或迷路动脉血管反射性痉挛，致内耳血循环急慢性障碍引起耳鸣和耳聋。

青壮年患者，因无严重的颈椎骨关节病损，其内耳血液循环障碍多为血管痉挛所致，表现为暂时的一侧感音性耳鸣和重听，伴有颈交感神经功能紊乱症状。其内耳血液循环障碍呈慢性过程。临床上多表现为渐进性、双侧性、感音性耳鸣和耳聋，不易与其他原因所致的耳鸣和耳聋相区别。

【临床表现】

耳鸣和耳聋是颈椎病常见症状之一，但极少单独存在。常伴眩晕、血管性头痛、视力改变等脑血管神经症状，疲乏无力，胸闷、心悸等。在眩晕发作时，半数以上患者伴有耳鸣，约1/3患者有渐进性耳聋。青壮年颈源性耳鸣多为颈椎急性损伤引起的耳鸣，音调较高，属感音性耳鸣。多伴有重听甚至耳聋现象，呈间歇性发作，且与头颈位置的改变有关，同时伴有轻重不等的脑血管、神经症状。颈部压痛点与耳鸣多在同一侧。老年人的颈源性耳鸣多见于颈椎慢性损伤患者，耳鸣多呈持续性，时轻时重。

【诊断要点】

1. 耳鸣和耳聋是颈椎病常见症状之一，常伴眩晕，血管性头痛，视力改变等脑血管神经症状。

2. 青壮年颈源性耳鸣多为颈椎急性损伤引起的耳鸣，音调较高，属感音性耳鸣。

3. 多伴有重听甚至耳聋现象，呈间歇性发作，且与头颈位置的改变有关。

4. 脊柱三指触诊法可见 C_3 以上棘突偏歪、小关节疼痛、结节，颞乳突前下方肌筋膜结节伴压痛。

5. X 线片可见 $C_2 \sim C_3$ 偏歪，小关节错位。

【针刀治疗】

（一）治疗原则

依据针刀医学关于人体弓弦力学系统及疾病病理构架的网眼理论，耳鸣与内耳血供减少有密切关系。而内耳的血供主要来源于椎动脉，故颈段的弓弦力学系统受损后，颈部的软组织形成粘连瘢痕和挛缩，病情进一步发展引起颈段骨关节的移位，卡压椎动脉，导致内耳缺血有引发临床表现。颈部针刀整体松解术可有效松解颈段软组织的粘连瘢痕挛缩，调节颈段的力学平衡，消除软组织对神经血管的卡压，恢复内耳的血供。

（二）操作方法

1. 第一次针刀松解颈部软组织的粘连和瘢痕——小"T"形针刀整体松解术 参照上睑下垂的第一次针刀治疗。

2. 第二次针刀松解乳突部软组织的粘连和瘢痕

（1）体位　仰卧位。

（2）体表定位　乳突尖。

（3）消毒　施术部位用碘伏消毒两遍，然后铺无菌洞巾，使治疗点正对洞巾中间。

（4）麻醉　1% 利多卡因局部麻醉。

（5）刀具　使用 I 型 4 号直形针刀。

（6）针刀操作　在乳突尖进针刀，刀口线与人体纵轴一致，针刀体与皮肤呈 90°角，针刀经皮肤、皮下组织、筋膜到达乳突骨面，提插刀法切割2～3刀，然后沿乳突尖部作扇形铲剥两刀，以松解胸锁乳突肌止点的粘连和瘢痕（图37-16）。

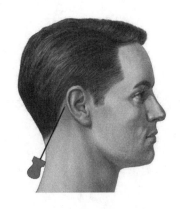

图37-16　针刀整体松解术治疗耳鸣示意图

【针刀术后手法治疗】

无须手法治疗。

第九节　颈源性鼻炎

【概述】

颈源性鼻炎是由于颈椎上段软组织损伤、枕筋膜挛缩、小关节错位，刺激压迫了颈交感神经，使交感神经和副交感神经发生功能紊乱，引起患者头痛头晕、鼻塞流涕、鼻部发痒、喷嚏、鼻黏膜肿胀等症状，称为颈源性鼻炎。

【病因病理】

当C_1～C_3由于急性损伤或慢性劳损而发生横突前错位或侧摆式错位时，引起交感神经纤维或副交感神经纤维的刺激或压迫而出现神经兴奋或抑制，使所支配的器官功能发生障碍。上位颈椎错位或枕筋膜劳损硬化可并发颈源性鼻炎，当颈椎错位纠正以后，或枕筋膜损伤痊愈后，颈源性鼻炎也可随之而愈。此类患者常于低头或仰头工作时出现流涕、打喷嚏等症状而诱发。由于体位改变使神经受刺激或解除刺激，故症状可突然发生亦可突然停止。若神经纤维受颈椎错位压迫时间较长，其支配的器官成为"致敏器官"而使过敏反应加重。只要纠正错位的颈椎，解除对神经的压迫，过敏性疾病就有可能达临床自愈。

【临床表现】

本病多见于20～35岁之间的青壮年人，以长期屈颈伏案工作者多见。患者多伴有颈部肌肉紧张或颈部僵硬、疼痛、活动受限、颈椎病症状。自觉头痛头晕，鼻部不适，鼻部发痒、发酸，喷嚏，流清鼻涕，继而发生鼻塞，部分患者伴有咽部不适、咳嗽等。鼻部症状多与颈部症状轻重一致。常有头痛、头晕，颈、肩、背部疼痛，视物模糊，流泪，心慌、胸闷、气短，耳鸣、听力下降等。

【诊断要点】

1. 多见于20～35岁之间的青壮年人，以长期屈颈伏案工作者多见。

2. 患者多伴有颈部肌肉紧张或颈部僵硬、疼痛、活动受限、颈椎病症状。触诊可发现C_1横突不对称，C_2～C_4棘突偏歪甚至后关节隆起、压痛，前中斜角肌有硬结压痛。

3. 鼻部症状多与颈部症状轻重一致。

4. 鼻部检查，早期有鼻黏膜充血（发红）水肿，病程较长者常伴有鼻黏膜发白。

5. 脊柱三指触诊可见颈椎上段棘突偏歪，枕筋膜硬化，$C_{1～2}$棘突旁、$C_{2～3}$后关节囊压痛明显，并可触及筋膜结节伴弹响声。

6. 按摩纠正棘突偏歪，临床症状可以缓解，可作为鉴别诊断。

7. X线检查：张口位片：寰椎双侧的侧块不对称；寰齿侧间隙及寰枢关节间隙左右不对称；枢椎棘突偏歪。侧位片：寰椎呈仰倾式或旋转式错位；C_1～C_2、C_2～C_3棘突偏歪；小关节囊双影征。

【针刀治疗】

（一）治疗原则

根据针刀医学关于脊柱区带病因学、慢性软组织损伤病因病理学理论及软组织损伤病理构架的网眼理论，主要纠正颈椎上段微小错位，整体调节上颈段的软组织损伤，应用小"T"形针刀操作加手术整复，达到治疗目的。

（二）操作方法

1. 第一次针刀松解颈部软组织的粘连和瘢痕——小"T"形针刀整体松解术 参照上睑下垂的第一次针刀治疗。

2. 第二次针刀松解——鼻腔内松解

（1）体位 仰卧位。

（2）体表定位 鼻腔黏膜。

（3）消毒 施术部位用碘伏消毒两遍，然后铺无菌洞巾，使治疗点正对洞巾中间。

（4）麻醉 1%利多卡因局部定点麻醉。

（5）刀具 使用Ⅰ型4号直形针刀。

（6）针刀操作 见图37-17。

①针刀由一侧鼻孔进入，沿鼻腔内侧壁刺穿黏膜，紧贴鼻中隔软骨作黏膜下纵疏横剥2~3刀，范围5mm。松解对侧鼻腔内侧壁，方法相同。

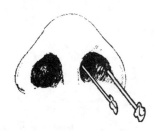

图37-17 过敏性鼻炎第二次针刀松解
——鼻腔内松解

②针刀由一侧鼻孔进入，沿鼻腔外侧壁刺入中鼻甲，紧贴中鼻甲骨质表面作黏膜下纵疏横剥2~3刀，范围5mm。松解对侧鼻腔外侧壁，方法相同。

3. 第三次针刀松解相关的病变弓弦结合部

①从前发际正中点直上1寸，即为进针刀点（图37-18），刀口线与身体横轴平行，针刀体与该处颅骨切线平行刺入0.3~0.4寸，纵行剥离2~3刀，然后调整针刀体与皮肤垂直，进针刀达骨面，纵疏横剥2~3刀，调转刀口线90°分别向上、下铲剥2~3刀，范围1cm。

②在面部，两眉毛内侧端连线的中点处入针刀，刀口线与额肌纤维平行，从上向下沿皮横刺入

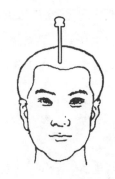

图37-18 从前发际正中点直上1寸进针刀

0.5~1寸，纵行剥离2~3刀，然后进针刀达骨面，纵疏横剥2~3刀，调转刀口线90°分别向左、右铲剥2~3刀，范围1cm。应防止针刀滑向外下方，以免伤及眼球（图37-19）。

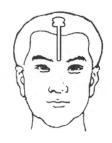

图37-19 从两眉毛内侧端连线的中点处进针刀

【针刀术后手法治疗】

局部治疗术后用手在鼻腔外侧按压1分钟。

第十节 酒渣鼻

【概述】

酒糟鼻俗称"红鼻子"或"红鼻头"，是发生在面部的一种慢性炎症性皮肤病。常发于颜面中部、鼻尖和鼻翼部，还可延及两颊、颌部和额部。轻度者只有毛细血管扩张，局部皮肤潮红，油脂多；重度的患者可出现红色小丘疹、脓疱，严重者鼻端肥大形成鼻赘。毛囊虫感染是发病的重要因素，但其并不是唯一的因素。嗜烟、酒及喜食辛辣刺激性食物；有心血管疾患及内分泌障碍；月经不调；有鼻腔内疾病或体内其他部位有感染病灶；胃

肠机能紊乱如消化不良、习惯性便秘等都和本病的发生有关（图37-20）。

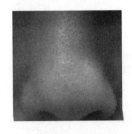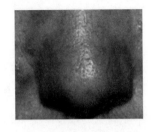

图37-20 正常鼻部外观（左）酒糟鼻（右）

【病因病理】

毛囊虫感染是本病发病的重要因素，但其并不是唯一的因素：嗜烟、酒及喜食辛辣刺激性食物；有心血管疾患及内分泌障碍；月经不调；有鼻腔内疾病或体内其他部位有感染病灶；胃肠机能紊乱如消化不良、习惯性便秘等都和本病的发生有关。

酒渣鼻从开始到停止发展会经过较长时间，病情也是时轻时重，人们根据其病理发展人为地将其分为三个时期，即红斑期、丘疹脓疱期、鼻赘期。

（1）红斑期 这是刚刚发病的时候，以皮肤发红为主要特点。在脸的中部，特别是鼻子、两颊、眉间出现红斑，两侧对称，红斑一开始只是偶尔出现，如吃了辛辣食物或喝热饮料、外界环境温度升高、感情冲动时，面部发红充血，自己觉得发烫。之后反复发作，红色持续不退，鼻尖、鼻翼及面颊等处可看到扩张的毛细血管，像树枝一样的，同时面中部持久性发红，看上去也是油光光的，毛孔粗大。

（2）丘疹脓疱期 在红斑基础上，鼻子、面颊部、颏部可出现一些脓疱，甚至结节，有人误以为是青春痘。鼻部、面颊处的毛囊口更加扩大，脓疱也是此起彼伏，数年不愈，少数病人还可并发结膜炎、睑缘炎等，中年女性患者皮疹常在经前加重。

（3）鼻赘期 只有少数患者才会发展到这一期，几乎都会发生在男性。患者鼻尖部的皮脂腺和结缔组织增殖，形成紫红色结节状或肿瘤状突起，鼻尖部肥大，鼻子表面凹凸不平，毛细血管扩张显著，毛囊口明显扩大，油光光的。从红斑发展至鼻赘期差不多需要数十年。

针刀医学认为，本病是由于鼻部皮肤、筋膜及肌肉的慢性损伤导致鼻部的代谢障碍，最终形成鼻赘。

【临床表现】

本病多见于中年人，女性多于男性，但男性患者病情较重，皮损好发于面部中央，对称分布。常见于鼻部、两颊、眉间、颏部。

【诊断要点】

本病为临床常见皮肤病，根据其临床症状易于诊断。酒糟鼻可出现：鼻子潮红，表面油腻发亮，持续存在，伴有瘙痒、灼热和疼痛感。早期鼻部出现红色的小丘疹、丘疱疹和脓疱，鼻部毛细血管充血严重，肉眼可见明显树枝状的毛细血管分支，最终鼻子上出现大小不等的结节和凹凸不平的增生，鼻子肥大不适。

【针刀治疗】

（一）治疗原则

依据人体弓弦力学系统理论及疾病病理构架的网眼理论，酒糟鼻是由于鼻部慢性感染以后人体代偿新形成的粘连、瘢痕、挛缩和堵塞，应用针刀松解鼻部弓弦结合部及弦的应力异常点的粘连和瘢痕，人体通过自我代偿，增厚的皮肤变薄，肿大的鼻子逐渐恢复正常。

（二）操作方法

1. 体位 仰卧位，头尽量后仰。

2. 体表定位 鼻肿大、硬结部。

3. 消毒 施术部位用碘伏消毒两遍，然后铺无菌洞巾，使治疗点正对洞巾中间。

4. 麻醉 用1%利多卡因局部浸润麻醉，每个治疗点注药1ml。

5. 刀具 使用Ⅰ型弧形针刀。

6. 针刀操作 见图37-21、图37-22。

（1）第1支针刀松解鼻尖、鼻翼部的硬结、粘连。刀口线与人体纵轴垂直，从鼻尖进针刀，纵疏横剥3刀，遇硬结切3刀，然后，退针刀至皮下，针刀体分别向左右倾斜45°，提插刀法切割

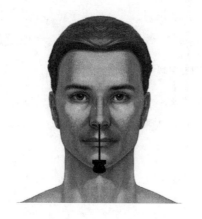

图 37-21　第 1 支针刀松解鼻尖、鼻翼部的
硬结、粘连

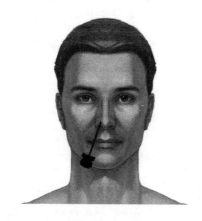

图 37-22　第 2 支针刀松解鼻背部硬结

两刀，以切开鼻翼部位的粘连和硬结，遇硬结切3 刀。

（2）第 2 支针刀松解鼻背部硬结。刀口线与人体长轴一致，从鼻尖进针刀到皮下组织，沿鼻背方向提插刀法切割 3 刀，切割深度 0.2cm，遇硬结和条索状物，再切 3 刀。

（3）术毕，拔出针刀，局部压迫止血 3 分钟后，创可贴覆盖针眼。

7. 注意事项

（1）进针刀时，应避开表面扩大的毛细血管，针刀始终在皮下进行操作，不可进入鼻腔鼻孔内。

（2）根据病情，逐次松解。

（3）如果有螨虫感染，可以选择使用一些杀螨药物，如硫黄软膏和新肤螨灵霜等。

【针刀术后手法治疗】

针刀术毕，行局部指压分拨手法。

第十一节　鼻息肉

【概述】

鼻息肉是鼻腔和鼻窦黏膜的常见慢性疾病，以极度水肿的鼻黏膜在中鼻道形成单发或多发息肉为临床表现。针刀医学根据慢性软组织损伤理论，认识到鼻息肉的发生是由于鼻周软组织动态平衡失调所致。

【病因病理】

中医学《灵枢·五色》说"五色决于明堂，明堂者，鼻也"。古人通过观察鼻部的色泽来诊断疾病，说明鼻与五脏六腑关系紧密，而鼻为肺窍属于脾，与足阳明胃经有关。若是肺脏调和，则鼻气通利，嗅觉灵敏。鼻部息肉寒热皆可生成，如风冷伤于脏腑，邪气克于太阴肺经，则风冷邪气蕴积于鼻腔，导致津液壅塞，鼻气不能宣畅调达，日久风冷邪气与血气搏结，停留鼻腔内部，从而变生息肉。同时肺气热极，或风湿郁滞，日久凝浊，也能形成息肉。

西医学认为鼻息肉的发病与多种因素有关，如遗传因素、免疫缺陷、解剖结构异常、纤毛功能障碍，YOUNG 综合征、阿司匹林耐受不良等。目前得到多数学者认同的是 Bemstein 等的关于鼻息肉形成的"多种因素发病学说"。其内容认为，鼻腔侧壁和前筛区空气动力学的改变，以及细菌病毒的存在导致宿主免疫反应的增强，产生多种细胞因子作用于鼻黏膜，致鼻腔侧壁和前筛区黏膜产生炎症性改变，以嗜酸性粒细胞浸润为主。

针刀医学总结了中、西医学关于鼻息肉的病因病理学，在临床中从解剖学和生物力学的角度，认识到鼻息肉的发生主要是鼻腔内部和鼻腔周围组织力平衡失调，局部的黏膜和纤维组织蕴积，形成粘连、瘢痕和挛缩，最终导致鼻息肉的发生。它以鼻骨，外鼻骨性支架之一的上颌骨，鼻中隔软骨，呈三角形的鼻外侧软骨，紧紧围绕在鼻前孔的前部的鼻翼大软骨、鼻中隔、下鼻甲、中鼻甲、上鼻甲构成了鼻部弓弦力学系统的弓；鼻前庭被覆皮肤，鼻腔黏膜，呼吸区黏膜，位于鼻腔上部的嗅区黏膜构成了鼻部静态弓弦力学系统的弦，它稳定和连接着弓弦力学系统的弦。在正常的生理状态下，动静态弓弦力学系统处于力平衡状态之中。在各种原因的影响下一旦弦或者是弓劳损或者是生物力学失衡的牵拉等，势必导致力平衡失调，在弓弦结合部会形成粘连、瘢痕和挛缩。最终导致鼻息肉的发生。

【临床表现】

1. 多数病人鼻塞是常见症状。鼻息肉多为双侧发病、单侧者较少，所以常表现为双侧鼻塞并渐加重为持续性，息肉体积长大后可完全阻塞鼻通气。鼻塞重者睡眠时打鼾，说话呈闭塞性鼻音。后鼻孔息肉可致呼气困难。常常伴随有流黏液样或脓性涕，间或为清涕，可伴喷嚏。嗅觉减退或消失；鼻背、额部及面颊部胀痛不适。

2. 鼻镜或鼻内镜检查，鼻腔内有一个或多个表面光滑，灰白色、淡黄或淡红色的如荔枝肉状半透明肿物，其蒂广，触之柔软，不易出血。复发性鼻息肉则基底广，多发，质地韧，伴周围结构破坏和瘢痕。充分收缩鼻腔后可发现小息肉。息肉大而多者，可向前突至前鼻孔，前端因常受外界空气及尘埃刺激，呈淡红色，有时表面有溃疡及痂皮。鼻息肉向后发展可突至后鼻孔甚至鼻咽。巨大或复发鼻息肉可致鼻背变宽，形成"蛙鼻"，鼻腔内可见稀薄浆液性或黏稠、脓性分泌物。

【诊断要点】

1. **鼻塞** 可为单侧或双侧，常为渐进性、持续性鼻塞。息肉体积长大后可完全堵塞，阻塞鼻通气，充血剂滴鼻无明显效果。

2. **嗅觉减退或消失** 息肉堵塞嗅区引起。

3. **耳部症状** 息肉过大或过多可突于鼻后孔甚至鼻咽部。如直接压迫咽鼓管口或间接导致咽鼓管黏膜肿胀即可引起患侧耳胀、耳鸣和听力下降，导致慢性分泌性中耳炎。

4. **头昏头痛** 鼻息肉除可使鼻塞外，同时可因堵塞鼻窦窦口致鼻窦受累引起头昏，头痛。

5. **咽部症状** 由于鼻塞、患者常张口呼吸，导致咽喉干燥、充血、异物感等。

6. **鼻镜检查** 鼻腔内有一个或多个表面光滑、呈淡黄色、灰白色或淡红色的肉状半透明肿物，其蒂广，触之柔软，不痛，不易出血。复发者鼻息肉则基底广，多发、质地韧，伴周围结构破坏或瘢痕。可发现散在的小息肉。鼻腔内可见脓性分泌物。

7. **外鼻畸形** 少数患者因病程长，息肉过多（或过大）及鼻背部鼻骨与上颌骨鼻突间骨缝增宽而致蛙鼻畸形。

8. **嗅觉** 息肉堵塞嗅区可使嗅觉减退或丧失。

9. **影像学检查** 鼻额位 X 线片或冠状位鼻部 CT 扫描多显示鼻窦呈云雾样混浊。上颌窦黏膜增厚或见多个小半圆形阴影。鼻腔内可见多个团块。

10. **病理学检查** 典型者上皮为假复层柱状纤毛上皮，亦可化生为扁平上皮。上皮下为水肿的疏松结缔组织，其间有浸润的浆细胞、中性粒细胞及嗜酸性粒细胞等。

【针刀治疗】

（一）治疗原则

依据针刀医学关于慢性软组织损伤病因病理学理论，鼻腔黏膜属于软组织，它的慢性炎症符合慢性软组织损伤的病因病理学改变，应用针刀对其囊腔进行通透剥离，囊腔内容物被人体当作异物吸收。同时对其基底部提插切割，防止复发，取得了满意的临床效果。

（二）操作方法

1. **体位** 仰卧位，头尽量后仰。

2. **体表定位** 鼻息肉部位。

3. **消毒** 施术部位用碘伏消毒两遍，然后铺无菌洞巾，使治疗点正对洞巾中间。

4. **麻醉** 1% 利多卡因局部定点麻醉。

5. **刀具** 使用 I 型 4 号直形针刀。

6. 针刀操作 见图 37 – 23、图 37 – 24。

（1）第 1 支针刀对鼻息肉体部进行通透剥离 刀口线与鼻息肉长轴一致，针刀经鼻腔达鼻息肉体部，用通透剥离刀法，穿过鼻息肉达对侧囊壁，再刺破对侧囊壁。再将针刀退到鼻息肉体部，再重复一次通透剥离。

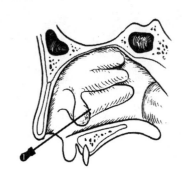

图 37 – 23　第 1 支针刀对鼻息肉体部进行通透剥离

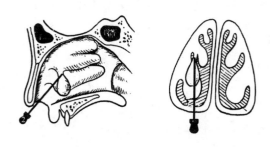

图 37 – 24　第 2 支针刀松解鼻息肉蒂部

（2）第 2 支针刀松解鼻息肉蒂部 刀口线与鼻息肉长轴一致，针刀经鼻腔达鼻息肉蒂部，在息肉蒂部用提插刀法切割 2 ~ 3 刀，当刀下有落空感时，即已穿过息肉蒂部，停止切割。

第十二节　鼻甲肥大

【概述】

鼻甲肥大是指鼻黏膜长期受到炎症刺激而引起的鼻甲黏膜水肿，导致鼻腔阻塞而产生的症状。

下鼻甲是变应性鼻炎主要的靶器官，它的神经支配主要来源于筛前神经和鼻后下神经的下鼻甲支。筛前神经由感觉及副交感成分组成。由鼻丘黏膜下进入下鼻甲前端。鼻后下神经由感觉、交感及副交感成分组成，从下鼻甲后端分布于下鼻甲的黏膜。鼻后下神经对下鼻甲的功能有着重要的调节作用。如切断该神经，将对下鼻甲功能产生很大影响。

【病因病理】

一般由慢性单纯性鼻炎发展而来，黏膜上皮纤毛脱落，变为复层立方上皮，黏膜下层由水肿继而发生纤维组织增生而使黏膜肥厚，久之，可呈桑葚状或息肉样变，骨膜和骨组织增生，鼻甲骨骨质可呈肥大改变。

1. 变态反应存在，长期烟酒刺激。烟酒是人们健康的大敌，几乎每种疾病都与烟酒有关，鼻甲肥大也不例外。长期的烟酒刺激会导致鼻甲肥大。

2. 长期的慢性疾病导致身体抵抗力下降，自主神经紊乱，使鼻腔炎症反复发作。

3. 长期使用麻黄素溶液或滴鼻净滴鼻。

4. 上呼吸道病变存在（鼻窦炎、鼻中隔脓肿、慢性增殖体炎、慢性扁桃体炎等）。

【临床表现】

1. 鼻塞较重，多为持续性张口呼吸，嗅觉多减退。

2. 鼻涕稠厚，多呈黏液性或黏脓性。由于鼻后滴漏，刺激咽喉导致咳嗽、多痰。

3. 当肥大的中鼻甲压迫鼻中隔时，可引起三叉神经眼支所分出的筛前神经受压产生炎症，出现不定期发作性额部疼痛，并向鼻梁和眼眶放射，称筛前神经痛或筛前神经综合征。

4. 黏膜肿胀，呈粉红的或紫红色，表面不平，或呈节状或桑葚状，尤以下鼻甲前段及其游离缘明显，探针轻压不明显，触之有硬实感。

5. 下鼻甲明显肥大，或下鼻甲与中鼻甲均肥大，常致鼻腔阻塞。鼻腔底部或下鼻甲有黏液性或黏脓性分泌物。

6. 局部用血管收缩剂后黏膜收缩不明显。

【诊断要点】

1. 下鼻甲明显肥大，或下鼻甲与中鼻甲均肥大，常致鼻腔阻塞。鼻腔底部或下鼻甲有黏液性或脓液性分泌物。

2. 黏膜肿胀，呈粉红色或紫红色，表面不平，呈结节状或桑葚状，尤以下鼻甲前段及游离缘为明显。探针轻压凹陷不明显，触之有硬实感。

3. 局部用血管收缩剂后黏膜收缩不明显。

【针刀治疗】

（一）治疗原则

依据针刀医学关于人体弓弦力学系统及疾病病理构架的网眼理论，鼻甲与鼻部软组织的粘连和瘢痕有密切关系，其中以下鼻甲肥大最为多见。针刀整体松解鼻部软组织的粘连和瘢痕，从而恢复鼻的功能。

（二）操作方法

1. 体位　仰卧位，头尽量后仰。

2. 体表定位　下鼻甲。

3. 消毒　施术部位用碘伏消毒两遍，然后铺无菌洞巾，使治疗点正对洞巾中间。

4. 麻醉　用1%利多卡因局部浸润麻醉，每个治疗点注药1ml。

5. 刀具　使用Ⅰ型4号直形针刀。

6. 针刀操作　刀口线与人体纵轴一致，从鼻腔观察到肥大的下鼻甲后定点，在此处进针刀。针刀经过皮肤、皮下组织、刺入下鼻甲，纵疏横剥3刀，范围不超过0.5cm，然后调转刀口线90°，提插切割3刀，范围不超过0.5cm（图37-25）。

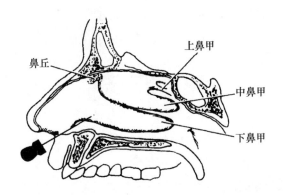

图37-25　针刀整体松解术治疗鼻甲肥大示意图

【针刀术后手法治疗】

局部治疗术后用手在鼻腔外侧按压1分钟。

第十三节　颈源性牙痛

【概述】

颈源性牙痛，是由于颈椎上段软组织损伤、小关节错位，刺激压迫了颈丛神经累及了支配咀嚼肌的下颌神经及面部肌肉的三叉神经交通支，而引起的牙痛。

【病因病理】

外伤、慢性劳损或感受风寒湿邪等因素可使颈椎内外力平衡失调、颈生理曲度改变、颈椎关节突关节错位及颈椎周围软组织痉挛或炎症等。在颈椎发生退行性变化时尤易出现力平衡失调。力平衡失调时可导致颈神经受刺激。由于颈丛的分支枕小神经、耳大神经与支配咀嚼肌的下颌神经及支配面部的三叉神经有交通支的联系，一旦由于颈椎的退变使颈丛受到激惹，除了其支配部位出现相应的枕部疼痛、耳鸣、耳堵塞感外，还可影响下颌神经及三叉神经，引起所支配的颞下颌关节及牙齿周围疼痛而出现牙痛症状。

【临床表现】

本病多见于20～35岁之间长期伏案的青壮年人，主要症状为牙齿周围疼痛，颞颌关节部位疼痛及张口咀嚼时疼痛加重。当头颈部受寒冷刺激时牙痛症状也随之加剧。牙痛可伴有一侧的颈部疼痛，严重者还可出现鼻塞、耳聋、耳鸣等症状。颞下颌关节的张口位片、斜位X线片检查，可排除颞下颌关节炎和骨关节破坏、强直等疾病。口腔五官科检查与急性化脓性上颌窦炎、急性化脓性颌骨骨髓炎、牙髓炎、牙周炎、急性化脓性中耳炎等鉴别。

【诊断要点】

1. 多见于20～35岁之间长期伏案的青壮年人。

2. 主要症状为牙齿周围及颞颌关节部位疼痛，张口咀嚼时疼痛加重。

3. 牙痛可伴有一侧的颈部疼痛，严重者还可出现鼻塞、耳聋、耳鸣等症状。

4. 局部检查可见患侧颞下颌关节周围压痛，张口受限或患侧牙周压痛。

5. 脊柱三指触诊法于患侧第一颈椎横突与第二颈椎关节突关节处，枕骨隆突外侧可触及肌筋膜结节、压痛。

6. X线正位片可见两侧钩椎关节间隙不对称，关节致密、增生，明显骨赘以及椎间隙狭窄，寰枢间沟及寰齿间隙左右不等宽。侧位片可见颈椎生理曲度变直或反张，椎间隙变窄，双突征，或椎间孔改变以及韧带钙化等。

【针刀治疗】

（一）治疗原则

依据针刀医学关于慢性软组织损伤理论进行针刀松解。

（二）操作方法

1. 体位　仰卧位。

2. 体表定位　面部患牙疼痛点。

3. 消毒　施术部位用碘伏消毒两遍，然后铺无菌洞巾，使治疗点正对洞巾中间。

4. 麻醉　1% 利多卡因局部麻醉。

5. 刀具　使用 I 型 4 号直形针刀。

6. 针刀操作　在面部触及患牙根部疼痛点，避开神经血管进针刀，刀口线与牙纵轴垂直，刺到牙根的骨性组织后，针刀沿牙根滑动，达到牙根末端，沿牙纵轴切开 1~2 刀（图 37-26）。

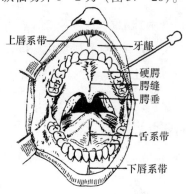

图 37-26　牙髓炎局部治疗示意图

【针刀术后手法治疗】

无须手法治疗。

第十四节　牙周炎

【概述】

牙周炎是指牙龈、牙骨质、牙周韧带和牙槽骨等牙齿的支持组织发生病变。由慢性牙龈炎发展而来。中医学历代以来均以"牙痛""齿痛""齿龈肿痛"等来形容牙周炎。如《诸病源候论》中就以"牙齿痛候""牙痛候""齿痛候"来阐释牙周炎的病因病机。现代医学认为多为金黄色葡萄球菌、链球菌感染为主。

【病因病理】

中医学认为牙齿为骨之余，肾之标，上牙龈属于足阳明胃经，下牙龈属于手阳明大肠经。牙周之病多因伤胃，而素有湿热，上浮于牙龈之间，遇风寒或冷饮侵袭，则湿热郁滞于内，不能外达，所以牙周疼痛。《诸病源候论》中述"手阳明之支入于齿，齿是骨所终，髓之所养。若风冷客于经络，伤于骨髓，冷气入齿根，则齿痛。"说明风冷邪气是诱发牙周炎的重要因素。

西医学病因有：

（1）局部因素　异物等局部刺激时形成牙周炎的重要因素，如牙齿根面得结石、长期食物嵌塞、局部义齿的卡环等。

（2）全身因素　常因营养不良和代谢障碍、内分泌异常、重症系统性疾病等能使机体抵抗力下降的因素引起。

（3）细菌　多为金黄色葡萄球菌、链球菌等一般化脓性细菌感染引起。一般情况下牙周病从牙周边缘的牙龈开始，首先是异物对牙龈产生的机械性刺激，破坏了牙龈上皮的完整性，受细菌的感染，致使牙龈发生炎症性肿胀，与根剥离，龈沟加深形成假性牙周袋。炎症沿着根面向根端方向发展，延伸，造成牙周纤维溶解，牙龈崎吸收、破坏，牙骨质的形成中止，而产生牙周袋成为牙周炎。病理变化主要是牙周袋的形成和牙槽骨的吸收。病变组织在镜下的特殊表现，为一般化脓性炎症反应，对本病无诊断意义。

针刀医学以整体观念为主导思想，将口腔的骨性结构和周围的软组织联系起来，形成口腔部的动、静态弓弦力学系统。它以上颌骨、上颌窦、下颌骨、舌骨、牙为弓构成口腔的基本形态。以固定牙齿的牙周韧带、颞下颌关节的纤维囊、关节囊内侧的蝶下颌韧带、从茎突顶部及邻近前部到下颌角及下颌骨后缘的粗大的颈深筋膜韧带即茎突下颌韧带、关节结节上方连接于颧骨颧突根部的颞下颌韧带、关节囊内的滑膜等为弦，构成了口腔部的静态弓弦力学结构。在正常的生理情况下，静态弓弦力学系统的弓构成基本的解剖形态，而弦则固定、连接、稳定着这套力学系统。如果因为各种原因导致弓和弦力平衡失调，在弦的行经途中或者是弓弦结合部势必形成粘连、瘢痕和挛缩，它既能持续的影响弓的稳定性，同时也能进一步加重弓弦结合部的病理改变。使牙周组织持续性出现肿痛等临床表现。

【临床表现】

临床可见牙龈肿胀、出血、有牙周袋、牙槽骨吸收，牙齿松动、牙龈退缩等症状。牙周袋的深度用牙周探针测量，正常龈沟深度在2mm以内，超过2mm为牙周袋。以镊子夹持前牙，作颊舌向或近远中向摇动、检查松动度。牙槽骨的吸收程度需依X线检查来判定。

【诊断要点】

一般根据牙周袋超过2mm，袋内有脓液溢出，牙龈炎症波及牙周袋范围，X线摄片显示牙槽嵴骨皮质失去完整性便可做出诊断。本病应与增生性牙龈炎、牙槽脓肿、急性牙周膜炎、坏死性龈缘炎及血液病在口腔的表现等病症进行鉴别。

【针刀治疗】

（一）治疗原则

根据慢性软组织损伤病理构架的网眼理论，针对面部及口腔的弓弦力学系统进行整体松解。

（二）操作方法

1. 第一次针刀松解颈部软组织的粘连和瘢痕——小"T"形针刀整体松解术　参照上睑下垂的第一次针刀治疗。

2. 第二次针刀松解咽部软组织粘连瘢痕

（1）体位　仰卧仰头位，闭口。

（2）体表体位　舌骨。

（3）消毒　施术部位用碘伏消毒两遍，然后铺无菌洞巾，使治疗点正对洞巾中间。

（4）麻醉　用1%利多卡因局部浸润麻醉，每个治疗点注药1ml。

（5）刀具　使用Ⅰ型4号直形针刀。

（6）针刀操作　见图37-27。

①第1支针刀松解茎突舌骨肌弓弦结合部的粘连瘢痕。在舌骨体与舌骨大角拐弯处进针刀，刀口线与人体纵轴一致，针刀体与皮肤垂直，针刀经皮肤、皮下组织、筋膜达舌骨面，纵疏横剥3刀，然后贴舌骨骨面向下铲剥3刀，范围0.5cm。

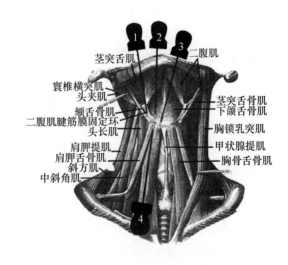

图37-27　针刀松解咽部软组织

②第2支针刀松解颏舌骨肌弓弦结合部的粘连瘢痕。在第1支针刀内侧0.5cm处定点进针刀，刀口线与人体纵轴一致，针刀体与皮肤垂直，针刀经皮肤、皮下组织、筋膜达舌骨面，纵疏横剥3刀，然后贴舌骨骨面向上铲剥3刀，范围0.5cm。

③第3支针刀松解胸骨舌骨肌弓弦结合部的粘连瘢痕。在第2支针刀内侧0.5cm处定点进针刀，刀口线与人体纵轴一致，针刀体与皮肤垂直，针刀经皮肤、皮下组织、筋膜达舌骨面，纵疏横剥3刀，然后贴舌骨骨面向下铲剥3刀，范围0.5cm。

④第4支针刀松解肩胛舌骨肌弓弦结合部的粘连瘢痕。在第2支针刀下0.5cm处定点进针刀，刀口线与人体纵轴一致，针刀体与皮肤垂直，针刀经皮肤、皮下组织、筋膜达舌骨面，纵疏横剥3刀，然后贴舌骨骨面向下铲剥3刀，范围0.5cm。

⑤术毕，拔出针刀，局部压迫止血3分钟后，创可贴覆盖针眼。

3. 第三次针刀松解两侧颈阔肌的粘连和瘢痕

（1）体位　仰卧仰头位，闭口。

（2）体表定位　两侧距正中线约2指宽处的下颌体下缘，两侧锁骨中内1/3点及中外1/3点。

①第1、2、3支针刀松解右侧颈阔肌弓弦结合部的粘连和瘢痕。

②第4、5、6支针刀松解左侧颈阔肌弓弦结合部的粘连和瘢痕。

（3）消毒　施术部位用碘伏消毒两遍，然后铺无菌洞巾，使治疗点正对洞巾中间。

（4）麻醉　用1%利多卡因局部浸润麻醉，每个治疗点注药1ml。

（5）刀具　使用面部专用弧形针刀。

（6）针刀操作　见图37-28。

①第1支针刀松解右侧颈阔肌弓弦结合部的粘连和瘢痕　在距正中线约2指宽处的右侧下颌体下缘定点，刀口线与人体纵轴方向平行，针刀体与皮肤垂直，针刀经皮肤、皮下组织，直达下颌骨骨面，纵疏横剥2~3刀，范围不超过0.5cm，然后调转刀口线90°，沿下颌体骨面下缘向下铲剥2~3刀，

深度范围不超过0.5cm。

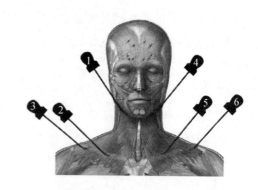

图37-28　针刀松解两侧颈阔肌示意图

②第2支针刀松解右侧阔肌锁骨中内份弓弦结合部的粘连和瘢痕　右锁骨中内1/3定点，刀口线与人体纵轴方向平行，针刀体与皮肤垂直，针刀经皮肤、皮下组织，直达锁骨骨面，纵疏横剥2~3刀，范围不超过0.5cm，然后调转刀口线90°，沿锁骨骨面向上铲剥2~3刀，深度范围不超过0.5cm，再退针刀到锁骨骨面，沿锁骨骨面向下铲剥铲剥2~3刀，深度范围不超过0.5cm。

③第3支针刀松解右侧颈阔肌锁骨中外份弓弦结合部的粘连和瘢痕　针刀操作方法与第2支针刀相同。

④第4支针刀松解左侧颈阔肌弓弦结合部的粘连和瘢痕　在距正中线约2指宽处的左侧下颌体下缘定点，刀口线与人体纵轴方向平行，针刀体与皮肤垂直，针刀经皮肤、皮下组织，直达下颌骨骨面，纵疏横剥2~3刀，范围不超过0.5cm，然后调转刀口线90°，沿下颌体骨面下缘向下铲剥2~3刀，深度范围不超过0.5cm。

⑤第5支针刀松解左侧颈阔肌锁骨中内份弓弦结合部的粘连和瘢痕　在左锁骨中内1/3定点，刀口线与人体纵轴方向平行，针刀体与皮肤垂直，针刀经皮肤、皮下组织，直达锁骨骨面，纵疏横剥2~3刀，范围不超过0.5cm，然后，调转刀口线90°，沿锁骨骨面向上铲剥2~3刀，深度范围不超过0.5cm，再退针刀到锁骨骨面，沿锁骨骨面向下铲剥铲剥2~3刀，深度范围不超过0.5cm。

⑥第6支针刀松解左侧颈阔肌锁骨中外份弓弦结合部的粘连和瘢痕　针刀操作方法与第5支针刀

相同。

（7）注意事项

①术者必须熟悉颈部的局部解剖以及重要神经血管走行方向。

②所有针刀的手术操作过程均在骨面上进行，如脱离骨面，可能损伤周围的重要神经血管。

【针刀术后手法治疗】

1. 第一次针刀术毕，嘱患者俯卧位，一助手牵拉肩部，术者正对患者头项，右肘关节屈曲并托住患者下颌，左手前臂尺侧压在患者枕骨上，随颈部的活动施按揉法。用力不能过大，以免造成新的损伤。最后，提拿两侧肩部，并从患者肩至前臂反复揉搓 3 次。

2. 第二次针刀术毕，用拔伸法，让颈部后伸，对颈前部进行牵拉。

3. 第三次针刀术毕，在针刀治疗部位用拇指按揉 3 分钟。

第十五节 慢性咽炎

【概述】

本病为咽部黏膜、黏膜下及淋巴组织的弥漫性炎症，常为上呼吸道炎症的一部分。本病为常见病，多发于成年人。

【病因病理】

1. 病因 除强调精神因素为本病重要诱因外，主要因素可归纳为以下几个方面。

（1）变应性体质 常与其他变应性疾病，如支气管哮喘、荨麻疹等同时或交替发作，多有家族史，可能与遗传有关。

（2）变应原接触 ①吸入物，如尘埃、花粉、真菌、动物皮毛、化学粉末等。②食入物，许多食物均可以引起过敏，如面粉、牛奶、鸡蛋等；药物如水杨酸、磺胺类和抗生素等。③细菌及其毒素。④注射物，如血清、青霉素、链霉素等。⑤接触物，如油漆、皮毛、氨水等致敏原。

（3）其他因素 如冷热变化，温度不调，阳光或紫外线的刺激等，还可能有内分泌失调，或体液酸碱平衡失调等内在因素，如肾上腺素缺少，甲状腺素、卵巢素及垂体后叶素失调或体液偏于碱性等。

2. 病理 常年性变态反应性鼻炎，早期鼻黏膜水肿呈灰色，病变属可逆性，此时病理检查，可见上皮下层显著水肿，组织内有嗜伊红细胞浸润，鼻分泌物中亦含有嗜伊红细胞。如过敏反应衍变为炎性反应，组织改变即较显著，上皮变性，基膜增厚和水肿，有血管周围浸润和纤维变性，腺体肥大、膨胀、阻塞，可囊肿样变性。慢性炎症的病变更显著，有上皮增生，甚至乳头样形成。有继发感染者，病变黏膜呈颗粒状，分泌物转为脓性，多形核细胞增多，黏膜下有细胞浸润及纤维组织增生。

季节性变态反应性鼻炎病理主要为鼻黏膜水肿，有嗜伊红细胞浸润，分泌物呈水样，可有息肉形成。

以上是西医学对本病的认识，针刀医学认为本病的病因是鼻腔内有劳损（可为炎症性损伤），鼻窦附近有微循环障碍。

【临床表现】

1. 症状 咽部可有各种不适感觉，如灼热、干燥、微痛、异物感、痰黏感，习惯以咳嗽清除分泌物，常在晨起用力清除分泌物时，有作呕不适。通过咳嗽，清除出稠厚的分泌物后症状缓解。上述症状因人而异，轻重不一，一般全身症状多不明显。

2. 体征

（1）慢性单纯性咽炎 检查时，咽部反射亢进，易引起恶心，咽黏膜弥漫性充血，色暗红，咽后壁有散在的淋巴滤泡增生，其周围有扩张的血管网，且常附有少量黏稠分泌物。

（2）慢性肥厚性咽炎 咽黏膜增厚，弥漫充血，色深红，小血管扩张，咽后壁淋巴滤泡增生、充血、肿胀隆起呈点状分布或相互融合成块状，或可见 1~2 个淋巴滤泡顶部有黄白色小点，严重者两侧咽侧索、咽腭弓等处有充血肥厚（实际就是咽部软组织损伤后的增生）。

（3）萎缩性咽炎　检查时咽部感觉及反射减退，可见咽黏膜菲薄、干燥；萎缩较重者，黏膜薄如发光的蜡纸，咽部吞咽运动时黏膜出现皱纹，咽后壁隐约可见颈椎体轮廓；萎缩更重者，黏膜表面常附有片状深灰色或棕褐色干痂（实际就是咽部软组织损伤后的变性挛缩）。

【诊断要点】

1. 本病呈慢性发作，病程长，咽部有干、痒、隐痛、异物感等症状。

2. 检查有咽黏膜慢性充血、肥厚，淋巴滤泡肿大，或咽黏膜萎缩变薄等局部体征。但慢性咽炎有时仅为继发病变，或与慢性咽炎相似的症状，常是许多全身疾病的局部表现，故须详问病史，重视对鼻腔、鼻窦、喉腔、下呼吸道、消化道以及全身疾病的检查，找出病源，以便进行去因治疗。本病尤其要注意与咽部梅毒、麻风、结核、狼疮、肿瘤、咽神经官能症、食道癌、丙种球蛋白缺乏症、茎突过长症等进行鉴别。

3. 颈椎 X 线检查显示　颈椎关节有旋转移位。

【针刀治疗】

（一）治疗原则

依据针刀医学关于人体弓弦力学系统及疾病病理构架的网眼理论，慢性咽炎是由于颈段弓弦力学系统受损所引起的咽喉功能异常，应用针刀整体松解颈段弓弦力学系统及咽部软组织的粘连和瘢痕。

（二）操作方法

1. 第一次针刀松解颈部软组织的粘连和瘢痕——小"T"形针刀整体松解术　参照上睑下垂的第一次针刀治疗。

2. 第二次针刀松解咽部软组织粘连瘢痕　参照牙周炎的第二次针刀治疗。

3. 第三次针刀松解颈部筋膜

（1）体位　仰卧位，闭口。

（2）体表定位　喉结平面。

（3）消毒　施术部位用碘伏消毒两遍，然后铺无菌洞巾，使治疗点正对洞巾中间。

（4）麻醉　用 1% 利多卡因局部浸润麻醉，每个治疗点注药 1ml。

（5）刀具　使用 I 型 4 号直形针刀。

（6）针刀操作　见图 37-29、图 37-30。

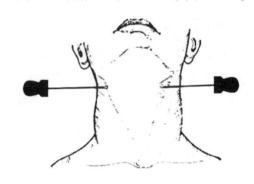

图 37-29　针刀进针点示意图

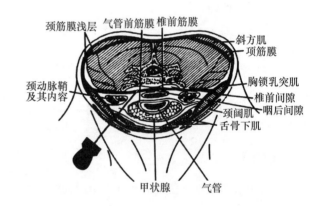

图 37-30　针刀松解第七颈椎平面断面解剖

①术者在第七颈椎平面，用押手拇指钝性分开内脏鞘（甲状腺、气管、食管）与颈血管神经鞘间隙，刺手持针刀，贴押手拇指背面，从内脏鞘（甲状腺、气管、食管）与颈血管神经鞘间隙进针刀，刀口线和人体纵轴一致，加压分离，到达内脏鞘（甲状腺、气管、食管）与颈血管神经鞘间隙后，一边进针刀，一边纵疏横剥 3 刀，达椎前筋膜。

②术毕，拔出针刀，局部压迫止血 3 分钟后，创可贴覆盖针眼。

（7）注意事项　初学者或者对颈部生理解剖不熟悉的医生，不能做此处的针刀松解，以防止损伤重要神经血管。针刀手术过程中，要缓慢进针刀，控制进针刀速度，如纵疏横剥过程中患者出现剧痛，可能是针刀刺伤了颈部血管，应立即停止针刀操作，退针刀 1cm 后，稍调整方向继续进针刀，纵疏横剥的范围不能超过 0.5cm。

【针刀术后手法治疗】

1. 第一次针刀术毕，嘱患者俯卧位，一助手牵拉肩部，术者正对患者头项，右肘关节屈曲并托住患者下颌，左手前臂尺侧压在患者枕骨上，随颈部的活动施按揉法。用力不能过大，以免造成新的损伤。最后，提拿两侧肩部，并从患者肩至前臂反复揉搓 3 次。

2. 第二次针刀术毕，用拔伸法，让颈部后伸，对支气管咽喉部进行牵拉。

3. 第三次针刀术毕，在针刀治疗部位用拇指按揉 3 分钟。

第十六节　颞下颌关节紊乱症

【概述】

本病因器质性病变导致长期开口困难或完全不能开口者，称为颞下颌关节强直。临床上可分为两类：第一类是由于一侧或两侧关节内发生病变，最后造成关节内的纤维性或骨性粘连，称为关节内强直，简称关节强直，也有人称真性关节强直；第二类病变是在关节外上下颌间皮肤、黏膜或深层组织，称为颌间挛缩或关节外强直，也有人称假性关节强直。

【病因病理】

下颌关节的损伤，造成关节囊挛缩；或因周围肌肉、皮肤等的损伤、挛缩造成下颌关节运动受限。

【临床表现】

1. 关节内紊乱

（1）开口困难　关节内强直的主要症状是进行性开口困难或完全不能开口，病史较长，一般在数年以上。开口困难的程度因强直的性质而变化。如

属纤维性强直一般可有一定的开口度，而完全骨性强直则完全不能开口。有时骨性强直的患者，尤其是儿童，用力开口时，下颌骨仍可有数毫米的活动度，但这并非关节的活动，而是下颌体的弹性及颅颌连接处不全骨化的结果。开口困难造成进食困难，通常只能由磨牙后间隙处缓慢吸入流汁或半流汁，或从牙间隙用手指塞入小块软食。

（2）面下部发育障碍畸形　多发生在儿童。由于咀嚼功能的减弱和下颌的主要生长中心髁状突被破坏所致。下颌畸形一般随年龄的增长而日益明显，表现为面容两侧不对称，颏部偏向患侧。患侧下颌体、下颌升支短小，相应面部反而丰满；健侧下颌由于生长发育正常，相应面部反而扁平、狭长，因而常常容易误诊。双侧强直者，由于整个下颌发育障碍，下颌内缩、后退，而正常上颌却向前突，形成特殊的下颌畸形面容（图 37-31）。发病年龄愈小，颜面下部发育障碍畸形愈严重。尤其是幼儿，由于下颌发育受阻，形成下颌畸形和下颌后缩，使下颌骨及其相应的组织，特别是舌和舌骨均处于后缩位置，即与咽后壁间的距离缩小，造成上呼吸道狭窄，以致引起阻塞性睡眠呼吸暂停综合征。这种综合征在入睡后，发生严重鼾声，并有呼吸暂停，而频繁的呼吸暂停和缺氧可引起一系列心肺功能障碍，有的伴有精神障碍，甚至可危及生命。

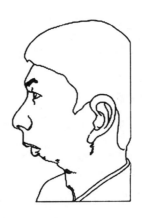

图 37-31　双侧颞下颌关节强直的下颌
畸形面容示意图

除有下颌发育障碍外，下颌角前切迹明显凹陷，下颌角显著向下突出。发生角前切迹的一般解

释是：由于患者经常力图开口，长期地下颌升颌肌群向上牵引与下颌体上的降颌肌群向下牵拉而形成。

（3）咬颌关系错乱　下颌骨发育障碍造成面下部垂直距离变短，牙弓变小而狭窄。因此，牙的排列和垂直方向生长均受阻碍，结果造成咬合关系明显错乱。下颌磨牙常倾向舌侧，下颌牙的颊尖咬于上颌牙的舌尖，甚至无接触，颌切牙向唇侧倾斜呈扇形分离。如果关节强直发病于成年人或青春发育期以后，因下颌骨已发育正常或基本正常，则面部无明显畸形，仅有开口受限。

（4）髁状突活动减弱或消失　用两手小指末端放在两侧外耳道内，拇指放在颧骨部做固定，请患者做开闭口运动和侧方运动，此时通过外耳道前壁，不仅能查明髁状突有无活动度，并且可对比两侧髁状突运动的差别，以便确定诊断。关节内强直侧没有活动或者活动度极小（纤维性强直），而健侧则活动明显。

（5）X线检查　在关节侧位X线片上，可见3种类型：第一种类型正常关节解剖形态消失，关节间隙模糊，关节窝及髁状突骨密质有不规则破坏，临床上可有轻度开口运动，此种类型多属纤维性强直。第二种类型可见关节间隙消失，髁状突和关节窝融合成很大的致密团块，呈骨球状。第三种类形可见致密的骨性团块波及乙状切迹，使正常喙突、颧弓乙状切迹影像消失，在下颌升支侧位X线片上，下颌升支和颧弓甚至可完全融合呈"T"形。

2. 关节外紊乱

（1）开口困难　关节外强直的主要症状也是开口困难或完全不能开口。在询问病史时，常有因坏疽性口炎引起的口腔溃烂史，或上下颌骨损伤史，或放射治疗等病史。开口困难的程度因关节外瘢痕粘连的程度而有所不同。由于病理变化发生在关节外部，而不侵及下颌骨的主要生长发育中心，因此，即使在生长发育期前患病，一般患者面下部发育障碍畸形和咬颌关系错乱均较关节内强直为轻。

（2）口腔或颌面部瘢痕挛缩或缺损畸形　颌间挛缩常使患侧口腔龈颊沟变浅或消失，并可触到范围不等的条索状瘢痕区，但当瘢痕发生在下颌磨牙后区以后的部位时，则不易被查到。由坏疽性口炎引起者，常伴有软组织缺损畸形，牙排列错乱。由于损伤或灼伤引起的颌间瘢痕或缺损畸形，诊断比较容易。

（3）髁状突活动减弱或消失　与关节内强直比较，多数挛缩的瘢痕较关节内强直的骨性粘连有伸缩性，所以开颌运动时，患侧髁状突尚可有轻微活动，尤其是在侧方运动时，活动更为明显。但如颌间瘢痕已骨化，呈骨性强直时，则髁状突的活动也可以消失。

（4）X线检查　在关节侧位X线片上，髁状突、关节窝和关节间隙清楚可见。在下颌骨或颧骨后前位片上，有些病例可见到上颌与下颌升支之间的颌间间隙变窄，密度增高。有时可见大小不等的骨化灶，甚至上、下颌骨之间或下颌与颧骨、颧弓之间形成骨性粘连，这时可称为骨性颌间挛缩。

3. 混合性紊乱　临床上可见关节内和关节外强直同时存在的病例，其症状为二者症状的综合，称为混合型强直。

【诊断要点】

1. 关节内紊乱　①开口困难，关节内强直的主要症状是进行性开口困难或完全不能开口，病史较长，一般在数年以上。属纤维性强直一般可有一定的开口度；而完全骨性强直则完全不能开口。②下颌畸形面容。③咬颌关系错乱。④X线检查可明确分型。

2. 关节外紊乱　①开口困难，关节外强直的主要症状也是开口困难或完全不能开口。②口腔或颌面部瘢痕挛缩或缺损畸形。③髁状突活动减弱或消失。④X线检查可明确诊断。

3. 混合性紊乱　关节内和关节外强直同时存在。

【针刀治疗】

（一）治疗原则

依据针刀医学关于人体弓弦力学系统及疾病病

理构架的网眼理论，颞下颌关节紊乱是由于颞下颌关节弓弦力学系统受损所引起的关节功能异常，应用针刀整体松解颞下颌关节弓弦力学系统软组织的粘连和瘢痕。

（二）操作方法

1. 第一次针刀松解两侧咬肌的粘连瘢痕和挛缩

（1）体位　仰卧仰头位，闭口。

（2）体表定位　两侧咬肌起点与止点及硬结条索，以右侧为例，介绍针刀手术方法。

（3）消毒　施术部位用碘伏消毒两遍，然后铺无菌洞巾，使治疗点正对洞巾中间。

（4）麻醉　用1%利多卡因局部浸润麻醉，每个治疗点注药1ml。

（5）刀具　使用Ⅰ型4号弧形针刀。

（6）针刀操作　见图37－32。

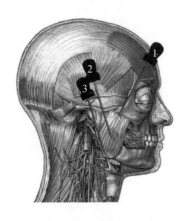

图37－32　针刀松解两侧咬肌

①第1支针刀松解右侧咬肌起点的粘连和瘢痕。在颧弓咬肌起点处定点，刀口线与人体纵轴方向平行，针刀体与皮肤垂直，针刀经皮肤、皮下组织，直达骨面，纵疏横剥3刀，范围0.5cm，然后，调转刀口线90°，沿骨面向下铲剥3刀，范围0.5cm。

②第2支针刀松解右侧咬肌止点的粘连和瘢痕。在下颌角咬肌止点处定点，刀口线与人体纵轴方向平行，针刀体与皮肤垂直，针刀经皮肤、皮下组织，直达骨面，纵疏横剥3刀，范围0.5cm，然后，调转刀口线90°，沿骨面向上铲剥3刀，范围0.5cm。

③第3支针刀松解右侧咬肌行经路线的粘连和瘢痕。在咬肌表面硬结和条索处定点，刀口线与咬肌肌纤维方向平行，针刀体与皮肤垂直，针刀经皮肤、皮下组织，刀下有韧性感时，即到达病变处，再进针刀0.5cm，纵疏横剥3刀，范围0.5cm。

④术毕，拔出针刀，局部压迫止血3分钟后，创可贴覆盖针眼。

2. 第二次针刀松解两侧颞下颌关节关节囊及韧带的粘连瘢痕和挛缩

（1）体位　仰卧仰头位，闭口。

（2）体表定位　张口触摸到颞下颌关节凹陷两侧的骨突定点，以右侧为例，介绍针刀手术方法。

（3）消毒　施术部位用碘伏消毒两遍，然后铺无菌洞巾，使治疗点正对洞巾中间。

（4）麻醉　用1%利多卡因局部浸润麻醉，每个治疗点注药1ml。

（5）刀具　使用Ⅰ型4号弧形针刀。

（6）针刀操作　见图37－33。

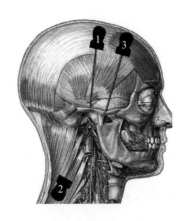

图37－33　针刀松解颞下颌关节囊、韧带

①第1支针刀松解右侧颞下颌关节关节囊颞骨起点处的粘连和瘢痕。张口触摸到颞下颌关节凹陷上缘颞骨关节窝定点，刀口线与人体纵轴方向平行，针刀体与皮肤垂直，针刀经皮肤、皮下组织，直达颞骨骨面，纵疏横剥3刀，范围0.5cm，然后，调转刀口线90°，沿骨面向下铲剥3刀，范围0.5cm。

②第2支针刀松解右侧颞下颌关节关节囊颞骨止点处的粘连和瘢痕。张口触摸到颞下颌关节凹陷下缘下颌骨髁突定点，刀口线与人体纵轴方向平行，针刀

体与皮肤垂直，针刀经皮肤、皮下组织，直达颞骨骨面，纵疏横剥3刀，范围0.5cm，然后，调转刀口线90°，沿骨面向上铲剥3刀，范围0.5cm。

③第3支针刀松解右侧颞下颌外侧韧带起点的粘连和瘢痕。在第1支针刀前0.8cm处定点，刀口线与人体纵轴方向平行，针刀体与皮肤垂直，针刀经皮肤、皮下组织，直达颞骨骨面，纵疏横剥3刀，范围0.5cm，然后，调转刀口线90°，沿骨面向下铲剥3刀，范围0.5cm。

④术毕，拔出针刀，局部压迫止血3分钟后，创可贴覆盖针眼。

【针刀术后手法治疗】

针刀术毕，做颞下颌关节推压放松手法。患者正坐位，术者立于患者后侧，将患者的头部紧贴术者的胸壁，双手四指托住下颌体，双拇指顶在两侧下颌角，拇指先用力向前推压颞下颌关节，然后其余四指用力向后推压颞下颌关节，达到进一步松解病变部位残余的粘连和瘢痕的目的。反复推压3次。

第三十八章

美容减肥与整形外科疾病

第一节 斑 秃

【概述】

斑秃，俗称"鬼剃头"，是一种骤然发生的局限性斑片状的脱发性毛发病。其病变处头皮正常，无炎症及自觉症状。本病病程经过缓慢，可自行缓解和复发。若整个头皮毛发全部脱落，称全秃；若全身所有毛发均脱落者，称普秃。该病与免疫力失调、压力突然加大有一定关系（图38-1）。

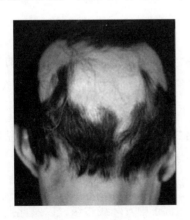

图38-1 斑秃

【病因病理】

目前病因尚不明了。神经精神因素被认为是一个重要因素。不少病例发病前有神经精神创伤如长期焦急、忧虑、悲伤、精神紧张和情绪不安等现象。有时病人在病程中，这些精神因素可使病情迅速加重。近年来研究，斑秃的原因与下列因素有关。

1. 遗传过敏 10%~20%的病例有家族史。有报告单卵双生者同时在同一部位发生斑秃，还有报告一家四代均有斑秃，认为是遗传缺陷性疾病。从临床累积的病例看出，具有遗传过敏性体质的人易伴发斑秃。美国统计患斑秃的儿童患者中18%有湿疹或哮喘，或者两者兼有；成人斑秃患者约占9%；全秃的儿童患者比例更高，占23%。日本统计的斑秃患者有遗传过敏体质者占10%，荷兰则高达52.4%。不过荷兰确立遗传过敏体质的依据，是把阳性皮肤试验和遗传过敏家族史者也包括进来了。因此各国及地区对遗传过敏体质的诊断标准不同，数据也无法进行比较。国内陈盛强做的一项斑秃与人白细胞抗原的相关研究表明：斑秃病人的 HLA - A9 抗原频率（16.67%）较正常人（32.65%）显著降低，从实验的角度支持斑秃的遗传过敏因素。

2. 自身免疫 斑秃患者伴有一些自身免疫性疾病的比率比正常人群高。如伴甲状腺疾病者占0~8%；伴白癜风者占4%（正常人仅1%）。而斑秃病人中有关自身抗体的研究报告不一，有说存在的，也有说未找到的。国内张信江的一项关于T细胞亚群及 β_2 - 微球蛋白的研究中提示斑秃患者存在着 T 细胞网络紊乱及体液免疫失调。目前尚不能肯定斑秃就是自身免疫性疾病，但其可伴发自身免疫性疾病，对皮质激素暂时有效等，提示倾向于自身免疫学说。

斑秃的病理表现为：毛囊周围及下部有淋巴细胞浸润，部分可侵入毛囊壁，并有发基质细胞的变性。在已脱落毛发的毛囊中可有新的毫毛形成。新长的毛发缺少色素。晚期毛囊、毛球及其真皮乳头均缩小，位置也上移。周围基质明显缩小，周围结缔组织血管变性，血管有血栓形成。日久毛囊数目也减少，此时细胞浸润也不明显。

针刀医学认为，斑秃的原因是因为颈段弓弦力学系统的应力异常后，引起头部的软组织如帽状腱膜以及头部的肌肉应力异常，形成网格状的粘连和瘢痕，这些粘连和瘢痕卡压了行经其间的血管，使头皮的血供减少，引起脱发。针刀整体松解头颈部粘连瘢痕点，破坏了疾病的病理构架，从而治愈疾病。

【临床表现】

斑秃可发生在从婴儿到老人的任何年龄，但以中年人较多，性别差异不明显。本病常于无意中发现或被他人发现，无自觉症状，少数病例在发病初期患处可有轻度异常感觉。初起为 1 个或数个边界清楚的圆形或椭圆形脱发区，直径 1 ~ 2cm。脱发区的边缘处常有一些松而易脱的头发，有的已经折断，近侧端的毛发往往萎缩。如将该毛发拔出，可以看到该毛发上粗下细，且下部的毛发色素脱失。这种现象是进展期的征象。脱发现象继续增多，可互相融合形成不规则形。如继续进展可以全秃，严重者眉毛、睫毛、腋毛、阴毛和全身毫毛也都脱落，即为普秃。脱发也可停止，此时脱发区范围不再扩大，边缘毛发也较牢固，不易拔出。经过若干月份，毛发可逐渐或迅速长出。也有的病人先长出白色茸毛，以后逐渐变粗变黑，长长，成为正常头发。脱发的头皮正常、光滑，无炎症现象，有时看上去较薄稍凹，这是由于头发和发根消失之故，而非真正头皮变薄。

【诊断要点】

根据突然发生圆形或椭圆形脱发，脱发区头皮正常，不难诊断。但仍需与白癣、梅毒性秃发、假性斑秃相鉴别。

1. 白癣 不完全脱发，毛发多数折断，残留毛根不易被拔出，附有鳞屑。断发中易查到霉菌。好发于儿童。

2. 梅毒性秃发 虽也呈斑状秃发，头发无瘢痕形成，但边缘不规则，呈虫蛀状。脱发区脱发也不完全，数目众多，好发于后侧。伴有其他梅毒症状，梅毒血清学检查阳性。

3. 假性斑秃 患处头皮萎缩，光滑而带有光泽，看不见毛囊开口，斑片边缘处无上粗下细的脱发。

【针刀治疗】

（一）治疗原则

依据人体弓弦力学系统理论及疾病病理构架的网眼理论，斑秃是由于颈段及头面部弓弦力学系统力平衡失调导致头皮的血供和神经支配障碍所致，用针刀调节颈段及头面部弓弦力学软组织的粘连和瘢痕，恢复头部软组织的营养，使头发再生。

（二）操作方法

1. 第一次针刀松解后颈部软组织的粘连和瘢痕 参照颈椎病软组织损伤型之"T"形针刀整体松解术进行。

2. 第二次针刀松解头面部软组织的粘连和瘢痕

（1）体位　坐位。

（2）体表定位

①前额部正中发际线边缘，以及此点向左右旁开3cm，共3点。

②枕外隆凸上2cm，以及此点向左右旁开3cm，共3点。

（3）消毒　施术部位用碘伏消毒两遍，然后铺无菌洞巾，使治疗点正对洞巾中间。

（4）麻醉　用1%利多卡因局部浸润麻醉，每个治疗点注药 1ml。

（5）刀具 使用 I 型弧形针刀。

（6）针刀操作 见图 38-2、图 38-3。

①第 1 支针刀从前额部正中上缘定点处进针刀，刀口线与脊柱纵轴平行，针刀经皮肤、皮下组织，直达额骨骨面，先纵疏横剥 3 刀，范围 0.5cm，然后调转刀口线 90°，贴骨面向头顶方向铲剥，深度 0.5cm。

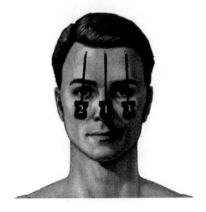

图 38-2 第二次针刀松解斑秃（1）

②第 2 支针刀从第 1 支针刀向右旁开 3cm 进针刀，刀口线与脊柱纵轴平行，针刀经皮肤、皮下组织，直达额骨骨面，先纵疏横剥 3 刀，范围 0.5cm，然后调转刀口线 90°，贴骨面向头顶方向铲剥，深度 0.5cm。

③第 3 支针刀从第 1 支针刀向左旁开 3cm 进针刀，刀口线与脊柱纵轴平行，针刀经皮肤、皮下组织，直达额骨骨面，先纵疏横剥 3 刀，范围 0.5cm，然后调转刀口线 90°，贴骨面向头顶方向铲剥，深度 0.5cm。

④第 4 支针刀从枕外隆凸上 2cm 定点处进针刀，刀口线与脊柱纵轴平行，针刀经皮肤、皮下组织，直达枕骨骨面，先纵疏横剥 3 刀，范围 0.5cm，然后调转刀口线 90°，贴骨面向头顶方向铲剥，深度 0.5cm。

⑤第 5 支针刀从枕外隆凸上 2cm 向左 3cm 处进针刀，刀口线与脊柱纵轴平行，针刀经皮肤、皮下组织，直达枕骨骨面，先纵疏横剥 3 刀，范围 0.5cm，然后调转刀口线 90°，贴骨面向头顶方向铲

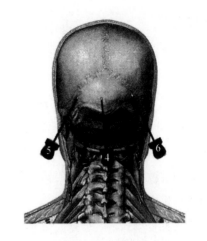

图 38-3 第二次针刀松解斑秃（2）

剥，深度 0.5cm。

⑥第 6 支针刀从枕外隆凸上 2cm 向右 3cm 处进针刀，刀口线与脊柱纵轴平行，针刀经皮肤、皮下组织，直达枕骨骨面，先纵疏横剥 3 刀，范围 0.5cm，然后调转刀口线 90°，贴骨面向头顶方向铲剥，深度 0.5cm。

⑦术毕，拔出针刀，局部压迫止血 3 分钟后，创可贴覆盖针眼。

【针刀术后手法治疗】

无须手法治疗。

第二节 黄褐斑

【概述】

本病亦称肝斑、蝴蝶斑，是一种常见的发生于颜面部的局限性淡褐色到深褐色的色素沉着性皮肤病。多见于中青年妇女。一般认为与内分泌激素代谢异常有关（图 38-4）。

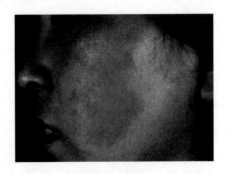

图 38-4 黄褐斑

【病因病理】

目前病因尚不清，常认为与内分泌功能改变有关。见于妇女妊娠期或口服避孕药者及其他因素。妇女妊娠期的黄褐斑（妊娠性黄褐斑），开始于妊娠3～5个月，分娩以后色素斑渐渐消失。面部色素沉着可能是由于雌激素与黄体酮联合作用，刺激黑色素细胞，而孕激素促使黑素体的转运和扩散，增加了黑色素的生成促使色素沉着。

也见于慢性胃肠疾病、肝病、结核、癌瘤、恶性淋巴瘤和慢性酒精中毒等。长期应用某些药物如苯妥英钠、冬眠灵、避孕药均可发生黄褐斑。此外，强烈的日晒、化妆品的应用也可诱发黄褐斑。黄褐斑也见于未婚、未孕的正常女性或男性，其原因不明。

其在皮肤中的病理改变是：表皮中色素过度沉着，真皮中噬黑素细胞有较多的色素。真皮血管和毛囊周围有少许淋巴细胞浸润。

针刀医学认为，黄褐斑是由于头面部弓弦力学系统的力平衡失调，面部的弓弦力学结构出现粘连、瘢痕、挛缩，导致皮肤应力异常，随着病情的发展，面部软组织的粘连瘢痕又引起颈部的弓弦力学系统的粘连和瘢痕，卡压了支配面部的神经和血管，使皮肤营养不足，局部微循环障碍，引起皮肤色素沉着。

【临床表现】

皮损为淡褐色或黄褐色斑，边界较清，形状不规则，对称分布于眼眶附近、额部、眉弓、鼻部、两颊、唇及口周等处，无自觉症状及全身不适。在夏天强烈阳光照晒后、月经行经期、孕期时，色素斑色素加深变黑；分娩后或停用避孕药后部分患者色素斑可以减退，甚至消失。但大多数患者病程难以确定，可持续数月或数年而不退。

【诊断要点】

本病是一种比较常见的色素性皮肤病，不难诊断。好发于女性面颊部、鼻梁、口唇周围，其为褐色或淡黑色的斑，形状、大小不等，表面光滑，不痛不痒，呈对称性分布，状如蝴蝶。

【针刀治疗】

（一）治疗原则

依据人体弓弦力学系统理论及疾病病理构架的网眼理论，黄褐斑是由于面部弓弦力学系统力平衡失调所致，用针刀调节面部的弓弦力学的异常应力，恢复面部皮肤等软组织的营养，使其恢复正常，斑痕消失。

（二）操作方法

1. 第一次针刀松解面部动静态弓弦力学系统的粘连、瘢痕和挛缩

（1）体位　仰卧位。

（2）体表定位　面部皮肤、皮下及弓弦结合部。

（3）消毒　施术部位用碘伏消毒两遍，然后铺无菌洞巾，使治疗点正对洞巾中间。

（4）麻醉　用1%利多卡因局部浸润麻醉，每个治疗点注药1ml。

（5）刀具　使用Ⅰ型4号直形针刀。

（6）针刀操作　见图38－5。

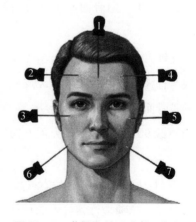

图38－5　黄褐斑第一次针刀松解

①第1支针刀松解额中部软组织的粘连瘢痕。刀口线与人体纵轴一致，针刀体与皮肤垂直，针刀经皮肤、皮肤组织、筋膜达额骨面，纵疏横剥3刀，然后调转刀口线90°，铲剥3刀，范围0.5cm。

②第2支针刀松解右侧额部软组织的粘连瘢痕。刀口线与人体纵轴一致，针刀体与皮肤垂直，针刀

经皮肤、皮下组织、筋膜达额骨面，纵疏横剥 3 刀，然后调转刀口线 90°，铲剥 3 刀，范围 0.5cm。然后提针刀于真皮内，针刀体与皮肤平行，向左提插切割 3 刀，范围 0.5cm，以松解真皮层内的粘连和瘢痕。

③第 3 支针刀松解右侧颧部软组织的粘连瘢痕。刀口线与人体纵轴一致，针刀体与皮肤垂直，针刀经皮肤、皮下组织、筋膜达颧骨面，纵疏横剥 3 刀，然后调转刀口线 90°，沿颧骨骨面上下铲剥 3 刀，范围 0.5cm。然后提针刀于真皮内，针刀体与皮肤平行，向左提插切割 3 刀，范围 0.5cm，以松解真皮层内的粘连和瘢痕。

④第 4、5 支针刀松解左侧额、颧部软组织的粘连瘢痕。针刀操作方法与第 2、3 支针刀的操作方法相同。

⑤第 6 支针刀松解右侧颌部软组织的粘连瘢痕。刀口线与人体纵轴一致，针刀体与皮肤垂直，针刀经皮肤、皮下组织、筋膜达下颌角骨面，纵疏横剥 3 刀，然后调转刀口线 90°，向下铲剥 3 刀，当刀下有落空感时停止进针刀，一般铲剥的范围为 0.5cm。然后提针刀于真皮内，针刀体与皮肤平行，向左提插切割 3 刀，范围 0.5cm，以松解真皮层内的粘连和瘢痕。

⑥第 7 支针刀松解左侧颌部软组织的粘连瘢痕。针刀操作方法与第 6 支针刀的操作方法相同。

⑦术毕，拔出针刀，局部压迫止血 3 分钟后，创可贴覆盖针眼。

2. 第二次针刀松解眼眶附近、额部、眉弓、鼻部、两颊、唇及口周等处皮下硬结及条索

（1）体位 仰卧位。

（2）体表定位 眼眶附近、额部、眉弓、鼻部、两颊、唇及口周等处皮下硬结及条索。

（3）消毒 施术部位用碘伏消毒两遍，然后铺无菌洞巾，使治疗点正对洞巾中间。

（4）麻醉 用 1% 利多卡因局部浸润麻醉，每个治疗点注药 1ml。

（5）刀具 使用 I 型 4 号直形针刀。

（6）针刀操作 见图 38 - 6。

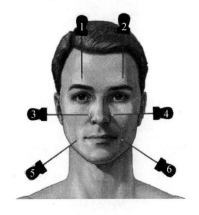

图 38 - 6 黄褐斑第二次针刀松解

①第 1 支针刀松解右侧眉部皮肤、皮下的硬结和条索。从硬结和条索处进针刀，刀口线与人体纵轴一致，针刀体与皮肤垂直，针刀经皮肤、皮下组织、筋膜达硬结条索，纵疏横剥 3 刀，然后提插切割 3 刀。

②第 2 支针刀松解左侧眉部皮肤、皮下的硬结和条索。针刀操作方法与第 1 支针刀的操作方法相同。

③第 3 支针刀松解右侧鼻翼部的硬结和条索。从硬结和条索处进针刀，刀口线与人体纵轴一致，针刀体与皮肤垂直，针刀经皮肤、皮下组织、筋膜达硬结条索，纵疏横剥 3 刀，然后提插切割 3 刀。

④第 4 支针刀松解左侧鼻翼部皮肤、皮下的硬结和条索。针刀操作方法与第 3 支针刀的操作方法相同。

⑤第 5 支针刀松解右侧口角轴的硬结和条索。从硬结和条索处进针刀，刀口线与人体纵轴一致，针刀体与皮肤垂直，针刀经皮肤、皮下组织、筋膜达硬结条索，纵疏横剥 3 刀，然后提插切割 3 刀。

⑥第 6 支针刀松解左侧口角轴的硬结和条索。针刀操作方法与第 5 支针刀的操作方法相同。

⑦术毕，拔出针刀，局部压迫止血 3 分钟后，创可贴覆盖针眼。

【针刀术后手法治疗】

无须手法治疗。

第三节 雀 斑

【概述】

雀斑是一种面部常见皮肤病，发生在颜面、颈部、手背等日晒部位。本病始发于学龄前儿童，少数自青春期发病，女多于男，多伴有家族史。皮损多为针尖至芝麻大小的圆形淡黄或褐色斑点，数目多少不定，散在或密集，对称分布，互不融合，无自觉症状，病程缓慢。夏季或日晒后颜色加深，数目增多，冬季色淡，数目减少。多见于皮肤白皙的女子（图38-7）。

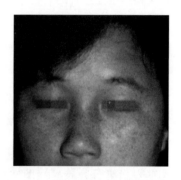

图38-7 雀斑

【病因病理】

雀斑是一种常染色体显性遗传性色素沉着斑点，是受上代遗传基因影响的一种特征表现，在雀斑家族的每个人的基因里都有这种雀斑片段，世代相传，但不是人人都表现出来，现代研究已将人体雀斑致病基因锁定在4号染色体长臂32~34带区域。

人类的皮肤基底层里都散布着一定的黑色素细胞，黑色素细胞不断地产生黑色素，黑色素起着抵御宇宙中各种射线（主要是紫外线）对人体的伤害的作用。由于皮肤中所含黑色素的多少不同，就有了肤色之分。导致雀斑在皮肤中形成的病理改变是基因遗传而变异了的黑色素细胞形成的。变异了的黑色素细胞比普通的黑色素细胞大，树枝状突增多，增大。树枝状突中充满了黑色素，在皮肤表面就显露出一个一个的黑点。

针刀医学认为，雀斑是头面部弓弦力学系统的力平衡失调，面部的弓弦力学结构出现粘连、瘢痕、挛缩，导致皮肤应力异常，随着病情的发展，面部软组织的粘连瘢痕又引起颈部的弓弦力学系统的粘连和瘢痕，卡压了支配面部的神经和血管，使皮肤营养不足，局部微循环障碍，引起皮肤色素沉着。

【临床表现】

雀斑色素斑呈点状或圆形、卵圆形，或呈各种不规则的形态；分布在颜面部，尤其是鼻与两颊周围最为常见，大小如同针尖至米粒大，直径一般在2mm以下，呈淡褐色至深褐色不等；分布数量少者几十个，多者成百，多数呈密集分布，但互不融合，孤立的布散在面部周围，严重者也可见于手背、颈、耳前后、耳腔、肩臂等躯体暴露的部位。多数呈对称性。一般始发于5~10岁的儿童，女性明显多于男性，也可发生于青春期后的少女，到成年后（20岁以后）多数色斑呈静止状态、停止发展。雀斑颜色的轻重，斑点数字的多少是随遗传程度，光照强度，年龄大小，地域不同，种族不同，职业与工作环境不同，甚至与心情不同睡眠是否充足有一定关系。但这些关系中，主要与雀斑的遗传基因密切相关的。

【诊断要点】

尽管根据颜色、大小以及分布情况雀斑容易诊断，但还是需与颧部褐青色痣、雀斑样痣、着色性干皮病、雀斑样痣、面正中雀斑样痣、色素沉着-肠道息肉综合征、黄褐斑等进行鉴别。

（1）颧部褐青色痣 颧部对称分布的黑灰色斑点，界限明显，数目为10~20个，多见于女性。

（2）雀斑样痣 发病年龄在一岁或两岁左右，颜色较雀斑深，与日晒无关，无夏重冬轻变化，可发生在任何部位。病理示黑色素细胞数目增加。常一侧，一般表现为密集。

（3）着色性干皮病 雀斑样色素斑点周围有毛细血管扩张，色素斑点大小不等，深浅不匀，分布不均。见有萎缩性斑点，类似皮肤异色病样表现光敏突出。

（4）面正中雀斑样痣　罕见，常在1岁左右发病，褐色集中在面中央，伴有其他畸形、癫痫、低智等。

（5）色素沉着－肠道息肉综合征　色素斑为黑色，口唇颊黏膜多见，不受日光影响，常常伴有息肉。

（6）黄褐斑　淡褐色到深褐色的色素斑对称分布面部，不累及眼睑和口腔。边缘清楚或呈弥漫性，有时呈蝶翼状。育龄期女性多见。

【针刀治疗】

（一）治疗原则

根据对雀斑病因病理的分析可知，根据慢性软组织损伤病理构架的网眼理论，用针刀调节面部的弓弦力学的异常应力，恢复面部皮肤等软组织的营养，使其恢复正常，斑痕消失。

（二）操作方法

1. 第一次针刀松解面部动静态弓弦力学单元的粘连、瘢痕和挛缩。

（1）体位　仰卧位。

（2）体表定位　面部皮肤、皮下，及弓弦结合部。

（3）消毒　施术部位用碘伏消毒两遍，然后铺无菌洞巾，使治疗点正对洞巾中间。

（4）麻醉　用1%利多卡因局部麻醉。

（5）刀具　应用面部专用防滑针刀。

（6）针刀操作　见图38－8、图38－9。

①第1支针刀松解面额部正中发际部的软组织的粘连瘢痕　刀口线与人体纵轴一致，针刀体与皮肤垂直，严格按四步进针刀规程进针刀，针刀经皮肤、皮下组织、筋膜达额骨面，纵疏横剥3刀，然后调转刀口线90°，分别向上向下铲剥3刀，范围不超过1cm。

②第2支针刀松解右侧颧弓最高部软组织的粘连瘢痕　刀口线与颧弓纵轴一致，针刀体与皮肤垂

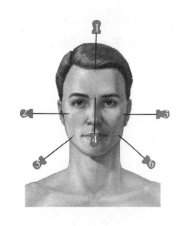

图38－8　雀斑第一次针刀松解示意图（1）

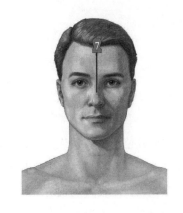

图38－9　雀斑第一次针刀松解示意图（2）

直，严格按四步进针刀规程进针刀，针刀经皮肤、皮下组织、筋膜达颧骨面，纵疏横剥3刀，调转刀口线90°，沿颧骨面上下铲剥3刀，范围不超过0.5cm。然后提针刀于真皮内，针刀体与皮肤平行，向左提插切割3刀，范围不超过1cm，以松解真皮层内的粘连和瘢痕。

③第3支针刀松解左侧颧弓最高部软组织的粘连瘢痕　针刀操作方法与第2支针刀的操作方法相同。

④第4支针刀松解印堂穴软组织的粘连瘢痕　刀口线与人体纵轴一致，针刀体与皮肤垂直，严格按四步进针刀规程进针刀，针刀经皮肤、皮下组织、筋膜达额骨面，纵疏横剥3刀，然后调转刀口线90°，向下铲剥3刀，范围不超过0.5cm。

⑤第5支针刀松解右侧口角轴的硬结和条索　从硬结和条索处进针刀，刀口线与人体纵轴一致，针刀体与皮肤垂直，严格按四步进针刀规程进针刀，针刀经皮肤、皮下组织、筋膜达硬结条索，纵

疏横剥 3 刀，然后提插切割 3 刀。

⑥第 6 支针刀松解左侧口角轴的硬结和条索针刀操作方法与第 5 支针刀的操作方法相同。

⑦第 7 支针刀松解鼻尖部软组织的粘连瘢痕刀口线与人体纵轴一致，针刀体与皮肤垂直，严格按四步进针刀规程进针刀，针刀经皮肤、皮下组织、筋膜达鼻尖面，纵疏横剥 3 刀，然后调转刀口线 90°，向四周分别铲剥 3 刀，范围不超过 0.5cm。

2. 第二次针刀治疗——颈项部"T"形针刀操作。具体参照颈椎病软组织损伤型之"T"形针刀整体松解术进行。

第四节　色素痣

【概述】

色素痣也简称色痣、斑痣或黑痣，是由正常含有色素的痣细胞所构成的最常见于皮肤的良性肿瘤，偶见于黏膜表面。临床表现有多种类型。颜色多呈深褐或墨黑色，还有没有颜色的无色痣。依其基本的组织病理可分型为交界痣、皮内痣、混合痣。有些类型色素痣在一定条件下可发生恶变，值得重视。色素痣多发生在面、颈、背等部，可见于任何正常人体。可在出生时即已存在，或在生后早年逐渐显现。多数增长缓慢，或持续多年并无变化，但很少发生自发退变。色素痣是由色素细胞构成的先天良性肿瘤，大多均属良性；在后期有恶变者，色素痣一旦恶变，其恶性程度极高，转移率也最快，而且治疗效果不理想。该病均可见于皮肤各处，面颈部、胸背部好发部位。少数发生在黏膜，如口腔、阴唇、睑结膜。对某些好发交界痣部位的色素痣及有恶变症的色素痣应及时切除。

【病因病理】

由色素细胞构成的先天良性肿瘤大多均属良性。皮内痣为大痣细胞分化而来，是更成熟的小痣细胞，并进入真皮及其周围结缔组织中。交界痣为痣细胞在表皮和真皮交界处，呈多个巢团状，边界清楚，分布距离均匀，每个巢内的上一半在表皮的底层内，下一半则在真皮浅层内。这些痣细胞为大痣细胞，色素较深。复合痣在痣细胞进入真皮的过程中，常同时有皮内痣和残留的交界痣，为上述两型痣的混合形式。

针刀医学认为，色素痣是由于皮肤的代谢异常、细胞变异，引起的病变，但色素痣只是结果，其发病原因是局部弓弦力学系统的力平衡失调，局部的弓弦力学结构出现粘连、瘢痕、挛缩，导致皮肤应力异常，卡压了支配局部的神经和血管，使皮肤营养不足，局部微循环障碍所致。

【临床表现】

1. 皮内痣　痣细胞巢位于真皮上部，成人常见，多见于头颈部。损害为圆顶状或蒂状的丘疹和结节，淡褐至深褐色，几毫米到几厘米大小，表面有或多或少毛发生长（图 38-10）。

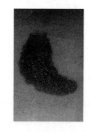

图 38-10　皮内痣

2. 交界痣　痣细胞巢位于真皮基底部，大多在儿童期出现，好发于掌跖、甲床及生殖器部位。损害扁平或略微隆起，直径 5~6mm，圆形或卵圆形，界限清楚、褐色，中央色素比周围深，表面光滑无毛，皮纹存在（图 38-11）。

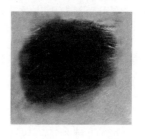

图 38-11　交界痣

3. 混合痣　表皮及真皮内均有痣细胞巢。见于青少年或成年，损害特点介于交界痣与皮内痣之间（图 38-12）。

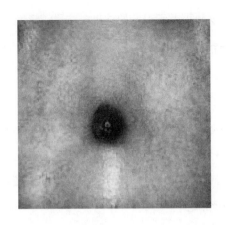

图 38 - 12　混合痣

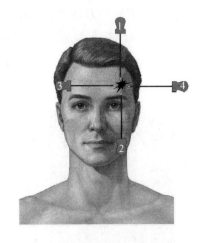

图 38 - 13　色素痣针刀松解示意图

【诊断要点】

色素痣大小由几毫米到几厘米，甚至面积很大，常左右对称，边界清楚，边缘光滑，色泽均匀。根据痣细胞内色素含量不同，颜色可为黄、褐或黑色，但也可呈蓝、紫色或近肤色。有些损害处可贯穿着短而粗的黑色毛发。若痣在短期内迅速增大，色泽加深变黑，边缘发红不规则，表面出血、破损以及周围出现卫星状损害，表明痣有恶变征象，应予手术切除，及时送病理检查。

【针刀治疗】

（一）治疗原则

根据慢性软组织损伤病理构架的网眼理论，用针刀调节面部的弓弦力学系统的异常应力，恢复面部皮肤等软组织的营养，从而达到治疗目的。

（二）操作方法

对色素痣周围进行"十"字针刀操作。

1. 体位　仰卧位。

2. 体表定位　色素痣周围。

3. 消毒　施术部位用碘伏消毒两遍，然后铺无菌洞巾，使治疗点正对洞巾中间。

4. 麻醉　用 1% 利多卡因局部麻醉。

5. 刀具　应用面部专用防滑针刀。

6. 针刀操作　见图 38 - 13。

①第 1 支针刀距色素痣上缘 0.5cm 定位　从定位处进针刀，刀口线与人体纵轴一致，针刀体与皮肤垂直，严格按四步进针刀规程进针刀，针刀经皮肤、皮肤组织、筋膜达硬结条索，纵疏横剥 3 刀，然后向下提插切割 3 刀，切割范围超过病变中心。

②第 2 支针刀距色素痣下缘 0.5cm 定位　从定位处进针刀，刀口线与人体纵轴一致，针刀体与皮肤垂直，严格按四步进针刀规程进针刀，针刀经皮肤、皮下组织、筋膜达硬结条索，纵疏横剥 3 刀，然后向下提插切割 3 刀，切割范围超过病变中心，与第 1 支针刀相接。

③第 3 支针刀距色素痣左侧缘 0.5cm 定位　从定位处进针刀，刀口线与人体纵轴一致，针刀体与皮肤垂直，严格按四步进针刀规程进针刀，针刀经皮肤、皮下组织、筋膜达硬结条索，纵疏横剥 3 刀，然后向下提插切割 3 刀，切割范围超过病变中心。

④第 4 支针刀距色素痣右侧缘 0.5cm 定位　从定位处进针刀，刀口线与人体纵轴一致，针刀体与皮肤垂直，严格按四步进针刀规程进针刀，针刀经皮肤、皮下组织、筋膜达硬结条索，纵疏横剥 3 刀，然后向下提插切割 3 刀，切割范围超过病变中心，与第 1 支针刀相接。

第五节　眼　袋

【概述】

眼袋，就是下眼睑浮肿，由于眼睑皮肤很薄，皮下组织薄而松弛，很容易发生水肿现象，从而产生眼袋。眼袋的形成有诸多因素，遗传是重要因素，而且随着年龄的增长愈加明显 眼袋系下睑皮肤、皮下组织，肌肉及眶隔松弛，眶后脂肪肥大，突出形成袋状突起称眼袋（图38－14）。

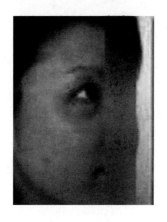

图38－14　眼袋

【病因病理】

眼袋的形成由于眶内脂肪堆积过多或下睑支持结构薄弱而使原本的平衡改变时，眶内脂肪突破下睑的限制突出于眶外。眼袋的形成一部分主要是跟遗传有关，再一个是因为年龄的增长皮肤松弛和肌肉松弛而引起眼袋，或者是后天睡眠不好，这也是引起眼袋的一个原因。比如说有的人长期在电脑下面工作，这样眼袋出现机会就比较多一些。原发性眼袋往往有家族遗传史，多见于年轻人，眶内脂肪过多为其主要原因。继发性眼袋多见于中老年人常常是综合性的表现。再有，就是哭泣、各种眼睛局部感染、食物、药物或化妆品过敏等原因均可引起眼皮水肿。眼袋不仅使人显得衰老、疲惫，严重的甚至影响视力。

眼袋有真性及假性之分，导致假性眼袋的原因很复杂，随着治疗和消除病因，眼睛水肿是会消退的。但是由于组织的增龄老化而产生的真性眼袋，任何药物和高超的化妆术也很难使之消失和掩盖。而且这种下眼皮的臃肿、松弛、下垂还会随着年龄的增长而日渐明显。

针刀医学认为，眼袋是眼部的弓弦力学系统的力平衡失调，在眼部的弓弦结合部及弦的行经路线上出现粘连、瘢痕、挛缩，导致眼部软组织的应力异常，皮肤松弛所引发的结果。

【临床表现】

由于眼袋的形成原因不同，它的临床表现的也有所差别。

1. 单纯眼轮匝肌肥厚型眼袋　由于遗传性因素，年轻时就有下睑眼袋。其突出特点为靠近下睑缘，呈弧形连续分布，皮肤并不松弛，多见于20～32岁年轻人。

2. 单纯皮肤松弛型　下睑及外眦皮肤松弛，但无眶隔松弛，故无眶隔脂肪突出，眼周出现细小皱纹，多见于33～45岁的中年人。

3. 下睑轻中度膨隆型　主要是眶隔脂肪的先天过度发育，多见于23～36岁的中青年人。

4. 下睑中重度膨隆型　同时伴有下睑的皮肤松弛，主要是皮肤、眼轮匝肌及眶隔松弛，造成眶隔脂肪由于重力作用脱垂，严重者外眦韧带松弛，睑板外翻，睑球分离，常常出现流泪，多见于45～68岁的中老年人。

【针刀治疗】

（一）治疗原则

根据慢性软组织损伤病理构架的网眼理论对眼部受力分析，用针刀松解头面部及眼部的弓弦力学的异常应力，从而恢复眼部的力学平衡，达到治疗目的。

（二）操作方法

1. 第一次针刀治疗头面部的粘连、瘢痕和挛缩

（1）体位　仰卧位。

（2）体表定位　面部相应皮肤、皮下，及弓弦结合部。

（3）消毒　施术部位用碘伏消毒两遍，然后铺无菌洞巾，使治疗点正对洞巾中间。

（4）麻醉　用1%利多卡因局部麻醉。

（5）刀具　应用直径为0.5mm的针刀。

（6）针刀操作　见图38－15。

①第1支针刀松解右侧额肌及筋膜的粘连、瘢

痕　刀口线与人体纵轴一致，针刀体与皮肤垂直，严格按四步进针刀规程进针刀，针刀经皮肤、皮下组织、筋膜达额骨面，纵疏横剥3刀，然后调转刀口线90°，分别向上向下铲剥3刀，范围不超过1cm。

②第2支针刀松解左侧额肌及筋膜的粘连、瘢痕　刀口线与人体纵轴一致，针刀体与皮肤垂直，严格按四步进针刀规程进针刀，针刀操作方法与第1支针刀相同。

③第3支针刀松解右侧颞部软组织的粘连、瘢痕　刀口线与人体纵轴一致，针刀体与皮肤垂直，严格按四步进针刀规程进针刀，针刀经皮肤、皮肤组织、筋膜达颞骨面，纵疏横剥3刀，然后调转刀口线90°，沿颞骨骨面上下铲剥3刀，范围不超过0.5cm。

④第4支针刀松解左侧颞部软组织的粘连、瘢痕　针刀操作方法与第3支针刀的操作方法相同。

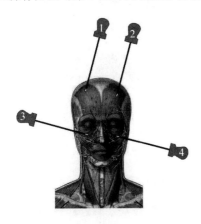

图38-15　眼袋第一次针刀松解示意图

2. 第二次针刀治疗松解眼部四周皮肤、皮下的粘连、瘢痕和挛缩

（1）体位　仰卧位。

（2）体表定位　眼部四周皮肤、皮下及弓弦结合部。

（3）消毒　施术部位用碘伏消毒两遍，然后铺无菌洞巾，使治疗点正对洞巾中间。

（4）麻醉　用1%利多卡因局部麻醉。

（5）刀具　应用直径为0.5mm的针刀。

（6）针刀操作　见图38-16。

①第1支针刀松解眼眶上缘软组织的粘连、瘢痕　在眶上缘正中定点，刀口线与人体纵轴一致，针刀体与皮肤垂直，严格按四步进针刀规程进针刀，针刀经皮肤、皮下组织、筋膜达眶上缘骨面，纵疏横剥3刀，然后调转刀口线90°，分别向下铲剥3刀，范围不超过0.5cm。

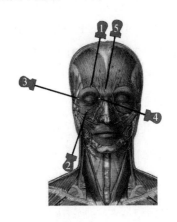

图38-16　眼袋第二次针刀松解示意图

②第2支针刀松解眶下缘软组织的粘连瘢痕　在眶下缘正中定点，刀口线与人体纵轴一致，针刀体与皮肤垂直，严格按四步进针刀规程进针刀，针刀操作方法与第1支针刀相同。

③第3支针刀松解眶外缘软组织的粘连、瘢痕　在眼眶外缘骨突部定点，刀口线与人体纵轴垂直，针刀体与皮肤垂直，严格按四步进针刀规程进针刀，针刀经皮肤、皮肤组织、筋膜达颞骨额突骨面，纵疏横剥3刀，然后调转刀口线90°，沿颞骨骨面内铲剥3刀，范围不超过0.2cm。

④第4支针刀松解眶内缘软组织的粘连、瘢痕　在眼眶内缘骨突部定点，针刀操作方法与第3支针刀的操作方法相同。

⑤第5支针刀松解两眉连线中点处软组织的粘连　在印堂穴处进针刀，达骨面后纵疏横剥3刀。

（7）注意事项　眼部解剖精细，神经、血管众多，作眼部周围软组织的针刀松解，必须熟悉眼部的精细解剖及神经、血管的走行方向，否则，可能引起严重的并发症，故初学者不能作眼部的针刀整体松解术。

缘，在两唇缘间有一横沟，笑时呈现两道清楚的红唇。

第六节　厚　唇

【概述】

唇的厚度是指口轻轻闭合时，上下红唇的厚度。医学美容专家认为女性美唇标准应为上红唇8.2mm，下红唇9.1mm，男性比女性稍厚2~3mm，唇厚度的年龄变化很明显，40岁以后唇厚度明显变薄，另外人种不同唇厚度也不同，非洲人的口唇较厚，北欧、北美人薄。一般认为上、下唇红唇中央厚度分别在8~12mm以上为厚唇。

【病因病理】

引起厚唇的主要原因有：先天性肥厚、重唇（可在开口或闭口时见二唇缘），较少见面神经麻痹，克罗恩病引起口唇结缔组织肥大等。

针刀医学认为厚唇是由于唇部慢性损伤后，唇部软组织的应力异常，人体通过粘连瘢痕对抗异常应力进行代偿，最终造成口腔弓弦力学结构受力异常，使口角轴的应力异常，在唇部形成粘连、瘢痕、挛缩使唇部变形，根据慢性软组织损伤病理构架的网眼理论，针刀松解唇部弓弦力学结构异常应力点粘连和瘢痕，使变厚的嘴唇恢复正常。

【临床表现】

所谓"厚唇"是指，男性唇厚度上唇超过9mm，下唇超过10.5mm；女性上唇超过8mm，下唇超过9mm为厚唇。厚唇与遗传及人种特征有关，也有的为局部慢性感染。唇黏膜下方的黏液腺由于种种原因刺激而增生肥大，在重力作用下还会有往下坠落的趋势，当说话或微笑时，正常部位的唇肌收缩迫使下坠处黏膜组织下垂外翻加重，厚唇从审美的角度来看，总是给人一种"愚钝"的感觉。重唇又称双唇或双上唇，可见上唇有两个唇缘。两唇缘间有横沟，为先天性发育畸形，重唇主要见于上唇，多在青春期表现最为明显，质地均匀，与正常无异，少数病人可能有家族史。该畸形对容貌影响很大，在闭口时，畸形不显，开口时，可见两唇

【针刀治疗】

1. 第一次针刀松解唇部皮肤、皮下及弓弦结合部的粘连、瘢痕和挛缩

（1）体位　仰卧位。

（2）体表定位　唇部皮肤、皮下及弓弦结合部。

（3）消毒　施术部位用碘伏消毒两遍，然后铺无菌洞巾，使治疗点正对洞巾中间。

（4）麻醉　用1%利多卡因局部麻醉。

（5）刀具　应用直径为0.5mm的针刀。

（6）针刀操作　见图38-17。

①第1支针刀松解上唇正中部软组织的粘连瘢痕　刀口线与人体纵轴一致，针刀体与皮肤垂直，严格按四步进针刀规程进针刀，针刀经皮肤、皮下组织、筋膜达硬结处，纵疏横剥3刀，然后提插切割3刀，范围不超过0.5cm。

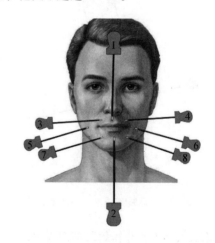

图38-17　厚唇第一次针刀松解示意图

②第2支针刀松解下唇正中部软组织的粘连瘢痕　针刀操作方法与第1支针刀的操作方法相同。

③第3支针刀松解上唇右侧软组织的粘连瘢痕　刀口线与人体纵轴一致，针刀体与皮肤垂直，严格按四步进针刀规程进针刀，针刀经皮肤、皮下组织、筋膜达硬结处，纵疏横剥3刀，然后提插切

割 3 刀，范围不超过 0.5cm。

④第 4 支针刀松解上唇左侧软组织的粘连瘢痕　针刀操作方法与第 3 支针刀的操作方法相同。

⑤第 5 支针刀松解右侧口角轴的硬结和条索　从硬结和条索处进针刀，刀口线与人体纵轴一致，针刀体与皮肤垂直，严格按四步进针刀规程进针刀，针刀经皮肤、皮下组织、筋膜达硬结条索，纵疏横剥 3 刀，然后提插切割 3 刀。

⑥第 6 支针刀松解左侧口角轴的硬结和条索　针刀操作方法与第 5 支针刀的操作方法相同。

⑦第 7 支针刀松解下唇右侧软组织的粘连瘢痕　刀口线与人体纵轴一致，针刀体与皮肤垂直，严格按四步进针刀规程进针刀，针刀经皮肤、皮下组织、筋膜达硬结处，纵疏横剥 3 刀，然后提插切割 3 刀，范围不超过 0.5cm。

⑧第 8 支针刀松解下唇左侧软组织的粘连瘢痕　针刀操作方法与第 3 支针刀的操作方法相同。

2. 第二次针刀松解面部皮肤、皮下及弓弦结合部的粘连、瘢痕和挛缩

（1）体位　仰卧位。

（2）体表定位　面部皮肤、皮下及弓弦结合部。

（3）消毒　施术部位用碘伏消毒两遍，然后铺无菌洞巾，使治疗点正对洞巾中间。

（4）麻醉　用 1% 利多卡因局部麻醉。

（5）刀具　应用直径为 0.5mm 的针刀。

（6）针刀操作　见图 38 - 18。

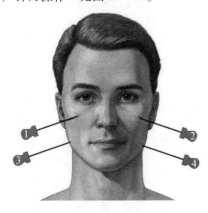

图 38 - 18　厚唇第二次针刀松解示意图

①第 1 支针刀松解右侧颧弓最高部软组织的粘连瘢痕　刀口线与颧弓纵轴一致，针刀体与皮肤垂直，严格按四步进针刀规程进针刀，针刀经皮肤、皮下组织、筋膜达颧骨面，纵疏横剥 3 刀，调转刀口线 90°，沿颧骨骨面上下铲剥 3 刀，范围不超过 0.5cm。然后提针刀于真皮内，针刀体与皮肤平行，向左提插切割 3 刀，范围不超过 1cm，以松解真皮层内的粘连和瘢痕。

②第 2 支针刀松解左侧颧弓最高部软组织的粘连瘢痕　针刀操作方法与第 1 支针刀的操作方法相同。

③第 3 支针刀松解右侧下颌角软组织的粘连瘢痕　刀口线与人体纵轴一致，针刀体与皮肤垂直，严格按四步进针刀规程进针刀，针刀经皮肤、皮下组织、筋膜达下颌骨面，纵疏横剥 3 刀，然后调转刀口线 90°，向下铲剥 3 刀，范围不超过 0.5cm。

④第 4 支针刀松解左侧下颌角软组织的粘连瘢痕　针刀操作方法与第 3 支针刀的操作方法相同。

第七节　唇裂手术后瘢痕

【概述】

唇裂是口腔颌面部较常见的先天畸形，发病率有上升的趋势，我国在 20 世纪 60 年代统计为千分之一，1988 年统计则为千分之 1.82，进行整形手术所留下的瘢痕，严重影响患者的面貌。

唇裂手术后瘢痕主要由于整形手术后皮肤缺损面积较大，创口经肉芽形成、创缘的向心性收缩、上皮再生覆盖等步骤而形成的。针刀疗法对其有良好的治疗效果。

针刀医学的闭合性手术理论从根本上解决了因为唇裂手术所引起的瘢痕这一疑难问题，根据针刀医学慢性软组织损伤的理论及慢性软组织损伤病理构架的网眼理论，应用针刀闭合性手术的优势来治疗唇裂手术后瘢痕，在临床上能取得非常满意的疗效。

【病因病理】

唇裂手术后瘢痕主要为增生性瘢痕和挛缩性瘢痕。

有研究认为在正常的伤口愈合过程中，胶原的合成代谢与降解代谢之间维持着平衡状态。但在增生性瘢痕中，这种正常的平衡被破坏，胶原的合成明显超过降解，最终导致胶原的大量堆积，从而产生增生性瘢痕。而挛缩瘢痕的生成，始于创缘的向心性移缩，其过程据某些研究认为主要为从创缘基底的成纤维细胞（或干细胞）分化而成的成肌细胞所起的作用。成肌细胞是高度分化的成纤维细胞，胞质中不仅含有丰富的内质网，能产生胶原，并有甚多成束的微丝；具有平滑肌细胞的特征和同样的收缩性能。肉芽组织的组成成分中，成肌纤维细胞至少占30%。在创面愈合过程中，成肌细胞与成纤维细胞联结而成的合胞体，使创缘皮肤与创面基底的组织相连接，其收缩使创缘带动四周正常皮肤成向心性收缩，因而创面日益缩小。创面愈合后，并有大量胶原纤维沉积的瘢痕组织继续收缩，遂形成挛缩瘢痕。

针刀医学认为，唇裂手术后，由于切口瘢痕引起切口周围的筋膜、肌肉、韧带形成广泛的粘连、瘢痕、挛缩。对本病利用单纯的康复理疗，治疗效果差。针刀闭合性手术，不但不会造成新的手术切口瘢痕，精确松解瘢痕组织间的粘连，而且可以矫正手术引起的唇部畸形，为唇裂手术后瘢痕提供了一种全新的治疗方法。

【临床表现】

唇裂手术后瘢痕主要为增生性瘢痕和挛缩性瘢痕。增生性瘢痕明显高于周围正常皮肤，局部增厚变硬。在早期因有毛细血管充血，瘢痕表面呈红色、潮红或紫色。在此期，痒和痛为主要症状，甚至可因搔抓而致表面破溃。在经过相当一段时期后，充血减少，表面颜色变浅，瘢痕逐渐变软、平坦，痒痛减轻以致消失，这个增生期的长短因人和病变部位不同而不同。一般来讲，儿童和青壮年增生期较长，而50岁以上的老年人增生期较短，而唇

部因血供比较丰富如瘢痕增生期较长，与周围正常皮肤一般有明显的界线。增生性瘢痕的收缩性较挛缩性瘢痕为小，挛缩瘢痕两侧的皮肤及皮下组织可以逐渐伸长，成为蹼状的瘢痕挛缩，称蹼状挛缩瘢痕。

【针刀治疗】

（一）治疗原则

依据针刀医学关于慢性软组织损伤的理论，慢性软组织损伤病理构架的网眼理论及针刀闭合性手术理论，用针刀对手术切口处所产生的粘连、瘢痕进行松解，使唇部力学动态平衡得到恢复。

（二）操作方法

1. 体位　仰卧位。
2. 体表定位　分别于瘢痕纵轴平行左右旁开1cm，瘢痕纵轴两端旁开1cm定位（图38－19）。

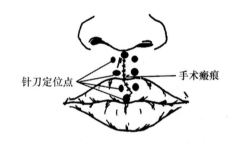

图38－19　唇裂术后瘢痕针刀定位示意图

3. 消毒　施术部位用碘伏消毒两遍，然后铺无菌洞巾，使治疗点正对洞巾中间。
4. 麻醉　用1%利多卡因局部麻醉。
5. 刀具　应用直径为0.5mm的针刀。
6. 针刀操作　见图38－20。

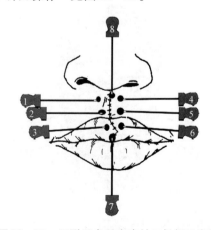

图38－20　唇裂手术后瘢痕针刀松解示意图

①第1支针刀松解瘢痕右侧上部粘连点　刀口线与人体纵轴方向平行，针刀体与瘢痕呈45°角，严格按四步进针规程进针刀，从体表定位点进针刀，刺入表皮后，向瘢痕方向进针刀，用提插刀法切开瘢痕真皮层，然后进针刀到皮下与筋膜之间，纵疏横剥3刀，范围不超过0.5cm。

②第2支针刀松解瘢痕右侧中部粘连点　针刀操作参照第1支针刀松解方法。

③第3支针刀松解瘢痕右侧下部粘连点　针刀操作参照第1支针刀松解方法。

④第4支针刀松解瘢痕左侧上部粘连点　针刀操作参照第1支针刀松解方法。

⑤第5支针刀松解瘢痕左侧中部粘连点　针刀操作参照第1支针刀松解方法。

⑥第6支针刀松解瘢痕左侧下部粘连点　针刀操作参照第1支针刀松解方法。

⑦第7支针刀松解瘢痕下端粘连点　刀口线与人体纵轴方向平行，针刀体与瘢痕垂直，严格按四步进针规程进针刀，从体表定位点进针刀，刺入表皮后，在真皮层内沿瘢痕方向上提插切割3刀，切到瘢痕中段，以切开瘢痕真皮层，然后退针刀至进针处，向下刺入，达瘢痕中间，向上提插切割3刀，切到瘢痕中段，以切开瘢痕。

⑧第8支针刀松解瘢痕上端粘连点　针刀操作参照第7支针刀松解方法。

（7）注意事项

①针刀松解时，注意保护表皮层，不可刺开表皮。

②根据瘢痕长短及瘢痕的轻重程度，相距5～7天后做第二次松解术。第二次松解重复第一次的操作，只是松解的位置不一样。在瘢痕松解手术间歇期可同时进行其他深层软组织粘连瘢痕的针刀松解。

第八节　面部皱纹

【概述】

人类的面颈部皮肤常可见有呈条、带状的皱纹线，这些皱纹线的出现大多与皮肤老化有关，尤其是当皱纹线在数量上增多、沟纹加深时，无疑是皮肤老化的征象。皱纹是健美的大敌，颜面部和颈部是人们与外界交流的窗口，特别是面部是显示人体美最重要的部位。因此，怎样推迟皱纹的产生和加重或除去或减轻已经出现的皱纹，便成为人们留住青春美容、延缓容貌衰老最为关心的问题。采取行之有效的办法将皱纹除去，以延缓青春丽容的时间，或追回渐失去的丽容，有利于改善审美心态，防止心理上的衰老。

【病因病理及临床表现】

按照皱纹产生的原因，面部皱纹可分为三类。

1. 体位性皱纹线　在人体凡是运动幅度较大的部位都有宽松的皮肤，以适应肢体完成各种生理运动。这些充裕的皮肤在处于松弛状态时即自然形成宽窄、长短和深浅不等的皱纹线；当皮肤被拉紧时，皱纹线随即消失；当体位发生改变时，皱纹线出现的部位亦发生改变。这种随体位的不同而出现的皮肤皱纹线称为体位性皱纹线。这种皱纹线均出现在关节附近，人出生时即已存在，属于正常生理现象，而非皮肤老化表现。例如颈部、肘部和膝部的横行皮肤皱纹线即生来有之，随关节屈伸状态的不同（即体位的不同），皱纹出现的侧别（前、后、内、外侧）和程度亦不相同，但皱纹线总是出现在皮肤松弛的一侧。当人们进入壮年之后，随着年龄的不断增加和全身生理功能的逐渐降低，皮肤弹性亦逐渐减退，其表现为原来的体位性皱纹线逐渐加深和增多，这就是皮肤老化的表现。

2. 动力性皱纹线　动力性皱纹线的产生是面部表情肌收缩牵拉皮肤的结果。表情肌属皮肌，即起于骨面或筋膜，止于皮肤，收缩时牵拉皮肤，使皮肤呈现出各种不同形态、大小、深浅的皱纹，同时引起眼、耳、鼻、口等器官在形态、位置上发生相应的改变，从而显露出多姿多彩的表情，抒发和传递着内心世界各种复杂多变的情感和信息。由于万物之灵的人类具有高度的思维和语言能力，其表情常是千变万化、奥妙莫测的，因此表情肌数量多，结构精细，功能灵巧，各肌或肌群之间舒缩运动配合完美，从而使动力性皱纹线在形态和程度上也表现出多样性。当表情肌收缩时，肌纤维缩短，牵引皮肤形成与肌纤维长轴相垂直的皮肤皱纹线，这是动力性皱纹线的特点之一；另一特点是此线一旦形成，即使该表情肌未收缩，皱纹线也不会完全消失。因此，动力性皱纹线的出现，亦为老化的征象。对于个别人来说，只是出现时间的早晚和轻重程度的不同而已，这常与体质、情绪、工作环境和性质、职业等有关，瘦者或体弱者出现较早，胖者或体健者出现较晚，女性较男性出现要早；经常夸张性的面部表情可以加速此类线的提早出现或程度的加深。若皱纹明显加重，则更应视为老化的表现之一。

面部主要的动力性皱纹线（图38-21）有以下几种。

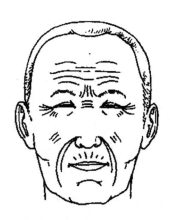

图38-21 动力性皱纹线

（1）额纹 俗称抬头纹，位于眉和眉间的上方至邻近前额发际处，呈横向排列，为额肌收缩所致，恰与额肌纤维走行方向垂直。沟纹一般为3~6条，可分为正中组和外侧组，前者在眉间上方，后者在眉的上方，正中组与外侧组之间可稍有连续或有分叉，外侧组的产生乃因额肌直接收缩所致，中间组的产生则系两侧额纹共同牵拉正中皮肤的结果。正常时，左、右额纹对称。额肌受面神经颞支支配，一侧面神经额支同时接受双侧皮质核束发来的冲动，故当面神经核下瘫（下运动神经元损伤）时，病灶侧额肌瘫痪，额纹消失；当面神经核上瘫（上运动神经元损伤）时，两侧额纹均正常存在。

额纹出现较早，少数人可于20多岁即开始展现。随着年龄的增长，皮肤逐渐老化，弹性下降，额纹也随之加深。坚持每日按摩皮肤，促进血液循环，改善皮肤营养，可延缓额纹的出现或加深。

（2）眉间纹 位于两眉之间，多为2~3条，主为垂直走向，但下部纹常向两侧略呈八字形展开，亦与眉间肌纤维方向垂直。

（3）鼻根纹 是位于鼻根部的横纹，常为1~2条，位于左、右内眦连线上方，此为纵行的降眉间肌收缩所致。

（4）眼睑纹 布于上、下睑皮肤，为眼轮匝肌收缩所致。上睑纹细密明显，中间部呈垂直向，内侧部稍向内上方辐射，外侧部亦逐渐向外上方散开。下睑纹稍粗浅，呈垂直状或稍斜向外下，如有眼袋时皱纹不明显。

（5）鱼尾纹 呈粗细不等的条纹状，沿外眦部做放射状排列，闭眼时因眼轮匝肌收缩致纹理更为明显。随着年龄的增长，皮肤弹性降低而松弛，鱼尾纹会逐渐加深并向两侧稍延伸。

（6）鼻唇沟纹 位于鼻唇沟外侧缘，即位于颊脂垫与口轮匝肌相交处的皮肤皱襞，多为一条，但有时在主纹的内侧或外侧可有一与主纹相平行的次纹，次纹常较短浅。任何人在微笑时均可出现此纹，但年轻人在不笑时可消失。中年起则逐渐显露，不笑时也可存在，笑时则更明显。鼻唇沟纹若下延至下颌体下缘，则应视为明显老化的现象。鼻唇沟纹是上唇外上侧呈放射状排列的表情肌收缩所致，在年老者，也有因皮肤松弛所致的重力性皱纹相混，故亦有将鼻唇沟纹看作是混合性皱纹者。

（7）颊纹 位于颊部，鼻唇沟纹的外侧，为一条或数条，并略与鼻唇沟纹平行。较明显的颊纹常上延过颧部，并可与下睑外侧纹和下部鱼尾纹相连续。其产生原理同鼻唇沟纹，但出现较晚。瘦人的颊纹更为明显。

（8）唇纹 是上、下唇的皮肤皱纹，在唇中部呈垂直状，两侧的纹理渐向外上（上唇）或外下（下唇）倾斜，在口角处则呈放射状排列。唇部因缺乏皮下组织，皮肤与口轮匝肌紧连。口轮匝肌又较宽，故皱纹呈现出密而细的特点，红唇处较明显；拱嘴时皮肤部可有 2～3 条粗纹，上唇者较明显。

（9）颏纹 位于颏部，横行走向，多不明显，为颏部肌收缩所致。

（10）耳前纹 位于耳轮脚与颧弓根之间及其上方，呈纵行走向，一般为 1～2 条，老者和瘦者明显。此纹为耳前肌收缩所致。

3. 重力性皱纹 重力性皱纹出现的时间较晚，多在 40 岁以后逐渐发生。其产生机制是因骨骼的萎缩、肌肉的松弛和皮肤弹性的减弱，加之皮下脂肪逐渐减少，在重力作用下皮肤松弛下垂所致。随着年龄的不断增长，上述变化越来越明显，重力性皱纹线也越来越多和加重。因此，在正常情况下，重力性皱纹线的出现亦是老化的征象之一。但在体弱多病和重症营养不良的情况下，也可出现重力性皱纹线，呈现出"小老头""小老太"的征象，这种情况就不应视为老化的表现。不管什么情况，重力性皱纹线的出现，都与美容格格不入，必须尽早预防。

重力性皱纹线临床表现为：多发生在骨骼较突出处和肌肉较多处，乃因骨骼和肌肉的萎缩减少了对皮肤的支撑作用，加之皮肤弹性下降，皮肤在重力作用下松弛下垂。

在额部，由于颅顶骨（包括额骨）的萎缩，额肌和帽状腱膜松弛，额部皮肤弹性减弱而下垂所致的重力性皱纹线已融于动力性皱纹线，使额部皱纹加深。因此，试图将二者加以区别是无必要也不可能，而且在美容除皱术中也是采取同一术式施之。

在睑部，由于皮肤薄，皮下组织疏松，脂肪较少，当眼轮匝肌和额肌（额肌的少部纤维交错止于眼轮匝肌）松弛时，上睑皮肤即逐渐下垂形成所谓"肿眼泡"，以上睑外侧部为甚；在下睑，还因眶隔

萎缩，眶内脂肪疝出，致皮肤臃肿下垂，形成所谓"眼袋"。"肿眼泡"和"眼袋"为睑部重力性皱纹的典型代表，明显有碍于美容，只能采取美容手术矫正。

当额肌和皱眉肌萎缩松弛时，眉间皮肤下垂可加重鼻根横纹。

因颧骨萎缩和口周辐射状肌松弛，颊脂体缩小，致使颧、颊部皮肤一并下垂。由于口角皮肤较固定，故下垂皮肤在口角外侧明显臃肿，甚至与松弛的下颌皮肤共同形成"重下颌"。

【针刀治疗】

（一）治疗原则

针刀医学认为，皱纹是由于面部动静态弓弦力学系统的力平衡失调，在面部产生的条索状瘢痕。根据慢性软组织损伤病理构架的网眼理论，用针刀松解面部弓弦力学的粘连和瘢痕，恢复面部皮肤等软组织的营养，就能减少甚至消除皱纹。根据面部皱纹的位置不一样，我们将其分为四种类型，分别进行针刀整体松解。

（二）操作方法

1. 额部除皱术

（1）体位 仰卧位。

（2）体表定位 额部皮肤、皮下，及弓弦结合部（图 38－22）。

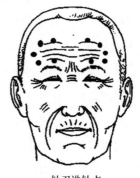

● 针刀进针点

图 38－22 额部除皱针刀体表定位

（3）消毒 施术部位用碘伏消毒两遍，然后铺无菌洞巾，使治疗点正对洞巾中间。

（4）麻醉　用1%利多卡因局部麻醉。

（5）刀具　应用直径为0.5mm的针刀。

（6）针刀操作

第1、3、4、5、9支针刀松解额部右侧皱纹处软组织的粘连瘢痕。

第2、6、7、8、10支针刀松解额部左侧皱纹处软组织的粘连瘢痕（图38-23）。

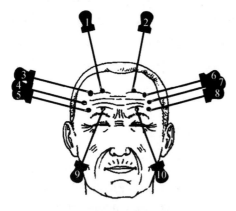

图38-23　额部除皱针刀松解示意图

①第1支针刀在右侧额部最上皱纹中点定点，刀口线与人体纵轴一致，针刀体与皮肤垂直，严格按四步进针规程进针刀，针刀经皮肤、皮下组织、筋膜达额骨面，纵疏横剥3刀，然后调转刀口线90°，贴骨面分别向上向下铲剥3刀，范围不超过1cm。

②第2支针刀松解额部左侧上部皱纹处软组织的粘连瘢痕。在左侧额部最上皱纹中点定点，针刀操作方法与第1支针刀相同。

③第3支针刀在第1支针刀进针点外2cm定点，刀口线与人体纵轴一致，针刀体与皮肤垂直，严格按四步进针规程进针刀，针刀经皮肤、皮下组织、筋膜达额骨面，纵疏横剥3刀，然后贴骨面向内铲剥3刀，范围不超过3cm。

④第4支针刀在第3支针刀进针点下1~2cm定点，针刀操作方法与第1支针刀相同。

⑤第5支针刀在第4支针刀进针点下1~2cm定点，针刀操作方法与第1支针刀相同。

⑥第6支针刀在第2支针刀进针点外2cm定点，刀口线与人体纵轴一致，针刀体与皮肤垂直，严格按四步进针规程进针刀，针刀经皮肤、皮下组织、

筋膜达额骨面，纵疏横剥3刀，然后贴骨面向内铲剥3刀，范围不超过3cm。

⑦第7支针刀在第6支针刀进针点下1~2cm定点，针刀操作方法与第1支针刀相同。

⑧第8支针刀在第7支针刀进针点下1~2cm定点，针刀操作方法与第1支针刀相同。

⑨第9支针刀在右侧额部最下皱纹中点定点，刀口线与人体纵轴一致，针刀体与皮肤垂直，严格按四步进针规程进针刀，针刀经皮肤、皮下组织、筋膜达额骨面，纵疏横剥3刀，然后调转刀口线90°，贴骨面分别向上向下铲剥3刀，范围不超过1cm。

⑩第10支针刀松解额部左侧最下部皱纹处软组织的粘连瘢痕。在左侧额部最下皱纹中点定点，针刀操作方法与第9支针刀相同。

（7）注意事项

①针刀松解时，注意保护表皮层，不可刺开表皮。

②根据瘢痕长短及瘢痕的轻重程度，相距5~7日后做第二次松解术。第二次松解重复第一次的操作，只是松解的位置不一样。

2. 鱼尾除皱术

（1）体位　仰卧位。

（2）体表定位　额部皮肤、皮下及弓弦结合部（图38-24）。

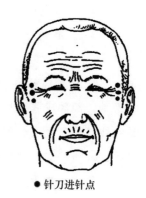

● 针刀进针点

图38-24　鱼尾除皱针刀体表定位

（3）消毒　施术部位用碘伏消毒两遍，然后铺无菌洞巾，使治疗点正对洞巾中间。

（4）麻醉　用1%利多卡因局部麻醉。

（5）刀具　应用直径为 0.5mm 的针刀。

（6）针刀操作　见图 38 - 25。

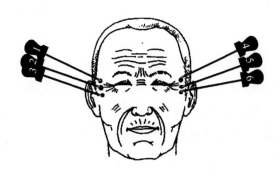

图 38 - 25　鱼尾除皱针刀松解示意图

第 1、2、3 支针刀松解右侧鱼尾纹处软组织的粘连瘢痕。

第 4、5、6 支针刀松解左侧鱼尾纹处软组织的粘连瘢痕。

①第 1 支针刀在右侧鱼尾纹最上尾端（相当于眼眶外 3cm、上 2cm）定点，刀口线与人体纵轴一致，针刀体与皮肤垂直，严格按四步进针规程进针刀，针刀经皮肤、皮下组织、筋膜达骨面，纵疏横剥 3 刀，然后贴骨面分别向内铲剥 3 刀，范围不超过 1.5cm。

②第 2 支针刀在第 1 支针刀下 1~2cm 定点，针刀操作方法与第 1 支针刀相同。

③第 3 支针刀在第 2 支针刀下 1~2cm 定点，针刀操作方法与第 1 支针刀相同。

④第 4 支针刀在左侧鱼尾纹最上尾端（相当于眼眶外 3cm、上 2cm）定点，刀口线与人体纵轴一致，针刀体与皮肤垂直，严格按四步进针规程进针刀，针刀经皮肤、皮下组织、筋膜达骨面，纵疏横剥 3 刀，然后贴骨面分别向内铲剥 3 刀，范围不超过 1.5cm。

⑤第 5 支针刀在第 4 支针刀下 1~2cm 定点，针刀操作方法与第 1 支针刀相同。

⑥第 6 支针刀在第 5 支针刀下 1~2cm 定点，针刀操作方法与第 1 支针刀相同。

（7）注意事项　同额部除皱术。

3. 鼻唇沟纹除皱术

（1）体位　仰卧位。

（2）体表定位　鼻唇部皮肤、皮下，及弓弦结合部（图 38 - 26）。

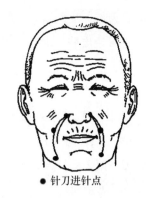

● 针刀进针点

图 38 - 26　鼻唇沟纹除皱针刀体表定位

（3）消毒　施术部位用碘伏消毒两遍，然后铺无菌洞巾，使治疗点正对洞巾中间。

（4）麻醉　用 1% 利多卡因局部麻醉。

（5）刀具　应用直径为 0.5mm 的针刀。

（6）针刀操作　见图 38 - 27。

第 1、2、3 支针刀松解右侧鼻唇沟皱纹处软组织的粘连瘢痕。

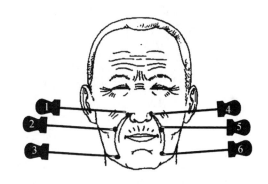

图 38 - 27　鼻唇沟纹除皱针刀松解示意图

第 4、5、6 支针刀松解左侧鼻唇沟皱纹处软组织的粘连瘢痕。

①第 1 支针刀在右侧鼻唇沟纹定点，刀口线与人体纵轴一致，针刀体与皮肤垂直，严格按四步进针规程进针刀，针刀经皮肤、皮下组织、筋膜达骨面，纵疏横剥 3 刀，然后贴骨面分别向内下铲剥 3 刀，范围不超过 1.5cm。

②第 2 支针刀在右侧口角外缘 3~4cm 定点，针刀操作方法与第 1 支针刀相同。

③第 3 支针刀在第 2 支针刀下 3cm 定点，针刀操作方法与第 1 支针刀相同。

④第 4 支针刀在左侧鼻唇沟纹定点，刀口线与

人体纵轴一致，针刀体与皮肤垂直，严格按四步进针刀规程进针刀，针刀经皮肤、皮下组织、筋膜达骨面，纵疏横剥3刀，然后贴骨面分别向内下铲剥3刀，范围不超过1.5cm。

⑤第5支针刀在左侧口角外缘3～4cm定点，针刀操作方法与第1支针刀相同。

⑥第6支针刀在第5支针刀下3cm定点，针刀操作方法与第1支针刀相同。

（7）注意事项　同额部除皱术。

4. 面中部除皱术

（1）体位　仰卧位。

（2）体表定位　鼻唇部皮肤、皮下及弓弦结合部（图38-28）。

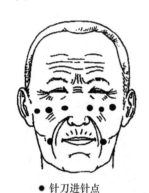

● 针刀进针点

图38-28　面中部除皱针刀体表定位

（3）消毒　施术部位用碘伏消毒两遍，然后铺无菌洞巾，使治疗点正对洞巾中间。

（4）麻醉　用1%利多卡因局部麻醉。

（5）刀具　应用面部专用防滑针刀。

（6）针刀操作　见图38-29。

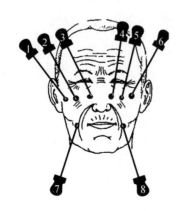

图38-29　面中部除皱针刀松解示意图

第1、2、3支针刀松解右侧面中部皱纹处软组织的粘连瘢痕。

第4、5、6支针刀松解左侧面中部皱纹处软组织的粘连瘢痕。

①第1支针刀在右侧颧弓外端定点，刀口线与人体纵轴一致，针刀体与皮肤垂直，严格按四步进针刀规程进针刀，针刀经皮肤、皮肤组织、筋膜达骨面，纵疏横剥3刀，然后调转刀口线90°，贴骨面分别向上、向下铲剥3刀，范围不超过0.5cm。

②第2支针刀在右侧颧弓中点定点，针刀操作方法与第1支针刀相同。

③第3支针刀右侧颧弓内端定点，针刀操作方法与第1支针刀相同。

④第4支针刀在左侧颧弓内端定点，刀口线与人体纵轴一致，针刀体与皮肤垂直，严格按四步进针刀规程进针刀，针刀经皮肤、皮下组织、筋膜达骨面，纵疏横剥3刀，然后调转刀口线90°，贴骨面分别向上、向下铲剥3刀，范围不超过0.5cm。

⑤第5支针刀在左侧颧弓中点定点，针刀操作方法与第1支针刀相同。

⑥第6支针刀左侧颧弓外端定点，针刀操作方法与第1支针刀相同。

（7）注意事项　同额部除皱术。

第九节　头面部瘢痕

【概述】

头面部开放性手术后瘢痕是指由于感染、外伤或者开放性手术治疗后，遗留的瘢痕，严重影响患者的身心健康。

【病因病理】

外伤，感染，开放性手术切口在愈合过程中所形成的粘连、瘢痕、挛缩。

【临床表现】

因为凸起瘢痕或/和下陷瘢痕导致瘢痕处高出

皮面或者下陷与面部深层组织粘连在一起，引起头面部外观畸形，不对称。

【诊断要点】

依据临床表现确诊。

【针刀治疗】

（一）治疗原则

依据针刀医学关于慢性软组织损伤的病因学理论及慢性软组织损伤病理构架的网眼理论，针对外伤等原因引起的各层次组织的粘连、瘢痕、挛缩和堵塞，应用针刀进行针对性的松解，可使凸起的瘢痕逐渐吸收。

（二）操作方法

1. 第一次针刀松解头面手术切口两端的粘连、瘢痕、挛缩

（1）体位 仰卧位。

（2）体表定位 头面部瘢痕处。

（3）消毒 施术部位用碘伏消毒两遍，然后铺无菌洞巾，使治疗点正对洞巾中间。

（4）麻醉 用1%利多卡因局部浸润麻醉，每个治疗点注药1ml。

（5）刀具 使用Ⅰ型4号直形针刀。

（6）手术切口瘢痕松解 第1、2支针刀松解手术切口两端的瘢痕粘连（图38-30）。

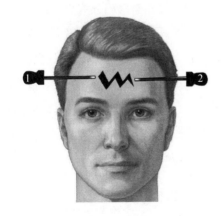

图38-30 第一次针刀松解手术切口两端的粘连、瘢痕、挛缩示意图

①第1支针刀松解手术切口一端的瘢痕粘连

用特制月牙形针刀在手术切口瘢痕的一端定位，术者刺手持针刀，刀口线与手术切口平行，针刀体与皮肤垂直，针刀经切口瘢痕进入，用提插切法向瘢痕深面切割，当刀下有落空感时，停止切割。然后，调整刀口线，使针刀体沿切口线方向，以提插切法松解瘢痕层正常组织之间的粘连，如果切口短，直接切割至切口中间，与第2支针刀会师。如果切口长，第1支针刀切至瘢痕内1/3，第二次从此进针刀，切至瘢痕中间，与第2支针刀会师。

②第2支针刀松解手术切口另一端瘢痕粘连

针刀操作方法与第1支针刀相同，切割至切口中间，与第1支针刀会师，如果切口长，第2支针刀切至瘢痕内1/3，第二次从此进针刀，切至瘢痕中间，与第1支针刀会师。

2. 第二次针刀松解切口周围的瘢痕和粘连（图38-31）

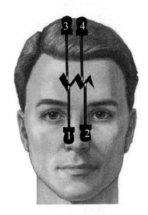

图38-31 第二次针刀松解切口周围的瘢痕和粘连示意图

①第1支针刀松解瘢痕下部右侧的瘢痕粘连

在瘢痕下部右侧0.5cm定位，用特制月牙形针刀，术者刺手持针刀，刀口线与手术切口平行，针刀体与皮肤垂直，针刀经切口瘢痕进入，以提插切法向瘢痕深面切割，当刀下有落空感时，停止切割，提针刀到切口表面，针刀体向脚侧倾斜30°角，以提插切法向瘢痕深层切割，当刀下有落空感时，停止切割，提针刀到切口表面，针刀体向头侧倾斜30°角，以提插切法向瘢痕深层切割，当刀下有落空感时，停止切割，此操作可根据切口周围瘢痕的大小，通过调整针刀体的方向对切口周围的粘连和瘢

痕进行松解。

②第2支针刀松解瘢痕下部左侧的瘢痕粘连　在瘢痕下部左侧0.5cm定位，针刀操作方法与第1支针刀相同。

③第3支针刀松解瘢痕上部右侧的瘢痕粘连　在瘢痕上部右侧0.5cm定位，用特制月牙形针刀，术者刺手持针刀，刀口线与手术切口平行，针刀体与皮肤垂直，针刀经切口瘢痕进入，以提插切法向瘢痕深面切割，当刀下有落空感时，停止切割，提针刀到切口表面，针刀体向脚侧倾斜30°角，以提插切法向瘢痕深层切割，当刀下有落空感时，停止切割，提针刀到切口表面，针刀体向脚侧倾斜30°角，以提插切法向瘢痕深层切割，当刀下有落空感时，停止切割，此操作可根据切口周围瘢痕的大小，通过调整针刀体的方向对切口周围的粘连和瘢痕进行松解。

④第4支针刀松解瘢痕上部左侧的瘢痕粘连　在瘢痕上部左侧0.5cm定位，针刀操作方法与第3支针刀相同。

（7）注意事项　头面部针刀手术要慎重，因为针刀手术刀下的感觉不是正常的组织结构，而是瘢痕结缔组织，而且针刀是在非直视下手术，稍有不慎，可能遗留针刀手术瘢痕，造成严重后果。

【针刀术后手法治疗】

无须手法治疗。

第十节　乳头内陷

【概述】

女性乳头不突出于乳晕的表面，甚至凹陷沉没于皮面，局部如同火山口状，这种情况称作乳头内陷，当然乳头凹陷的程度因人而异，轻者仅表现为不同程度的乳头退缩，用手可挤出乳头，或负压吮吸使乳头突出于体表。重者表现为完全淹没于皮面，无法被挤出，常呈反向生长。当然这些内陷乳头即使挤出，也一般较细小。常无明显的乳头颈部。女性乳头内陷的发生率为1%～2%。两侧乳头内陷程度可不一致，可仅一侧发生。是一种常见的女性疾病。乳头深陷于乳晕中，不仅外观不雅，而且由于凹陷乳头可积存污垢或油脂，造成奇痒，湿疹或炎症。严重内陷则使婴儿难以吸吮乳汁困难，给患者带来生活上不便及心理的压抑。

【病因病理】

乳头内陷主要是先天性的，但也可由外伤或手术、乳腺肿瘤以及乳腺炎后的纤维增生引起。先天性乳头内陷是因乳头和乳晕的平滑肌发育不良，这些肌纤维向内牵拉，再加上乳头下缺乏支撑组织的撑托，就形成了乳头内陷。一般双侧同时发生，也可有单侧发病。内陷的乳头，如稍加挤压或牵拉乳头就可复出的，即为轻度乳头内陷。乳头先天性内陷，多见于无哺乳史的妇女。继发性乳头内陷常见于乳腺疾病，如乳腺癌，常为单侧内陷。

针刀医学认为乳头是由于乳房慢性损伤后，乳头周围软组织的应力异常，人体通过粘连瘢痕对抗异常应力进行代偿，最终造成乳房弓弦力学结构受力异常，在乳头周围形成粘连、瘢痕、挛缩使乳头凹陷。

【临床表现】

乳头内陷的程度有所差别，有的仅表现为乳头的退缩，重者表现为乳头凹入甚至翻转。

【诊断要点】

临床表现可将乳头内陷分为三型：Ⅰ型：乳头部分内陷，乳头颈存在，能轻易用手使内陷乳头挤出，挤出后乳头大小与常人相似。Ⅱ型：乳头全部凹陷在乳晕之中，但可用手挤出乳头，乳头较正常为小，多半没有乳头颈部。Ⅲ型：乳头完全埋在乳晕下方，无法使内陷乳头挤出。

【针刀治疗】

（一）治疗原则

依据人体弓弦力学系统理论及疾病病理构架的网眼理论，乳头内陷是由于乳头周围软组织的粘连和瘢痕牵拉乳头所致，应用针刀准确松解粘连和瘢痕，恢复乳头的正常位置。

（二）操作方法

1. 体位　仰卧位。

2. 体表定位　以乳头为中心，向上、下、内、外各1cm处定点（图38-32）。

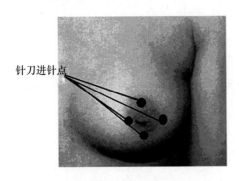

图38-32　乳头内陷针刀体表定位

3. 消毒　施术部位用碘伏消毒两遍，然后铺无菌洞巾，使治疗点正对洞巾中间。

4. 麻醉　用1%利多卡因局部浸润麻醉，每个治疗点注药1ml。

5. 刀具　I型4号直形针刀。

6. 针刀操作　见图38-33。

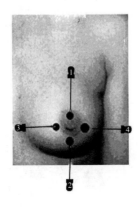

图38-33　乳头内陷针刀松解示意图

①第1支针刀从乳头上部定位点进针刀，刀口线与人体纵轴平行，针刀体与皮肤平面呈90°角，针刀经皮肤、皮下组织，当刀下有韧性感时，提插切割3刀，然后将针刀体向上倾斜，使刀刃向乳头方向，纵疏横剥3刀，以松解乳头悬韧带的粘连和瘢痕。最后将针刀刺入达乳头下方中心点位置。

②第2支针刀从乳头下部定位点进针刀，刀口线与人体纵轴平行，针刀体与皮肤平面呈90°角，针刀经皮肤、皮下组织，当刀下有韧性感时，提插切割3刀，然后将针刀体向下倾斜，使刀刃向乳头方向，纵疏横剥3刀，以松解乳头悬韧带的粘连和瘢痕。最后将针刀刺入达乳头下方中心点位置，与第1支针刀相接。

③第3支针刀从乳头内侧定位点进针刀，刀口线与人体纵轴垂直，针刀体与皮肤平面呈90°角，针刀经皮肤、皮下组织，当刀下有韧性感时，提插切割3刀，然后将针刀体向内侧倾斜，使刀刃向乳头方向，纵疏横剥3刀，以松解乳头悬韧带的粘连和瘢痕。最后将针刀刺入达乳头下方中心点位置。

④第4支针刀从乳头外侧定位点进针刀，刀口线与人体纵轴垂直，针刀体与皮肤平面呈90°角，针刀经皮肤、皮下组织，当刀下有韧性感时，提插切割3刀，然后将针刀体向外侧倾斜，使刀刃向乳头方向，纵疏横剥3刀，以松解乳头悬韧带的粘连和瘢痕。最后将针刀刺入达乳头下方中心点位置，与第3支针刀相接。

⑤术毕，拔出针刀，局部压迫止血3分钟后，创可贴覆盖针眼。

【针刀术后手法治疗】

无须手法治疗。

第十一节　肥胖症

肥胖症是指人体脂肪积聚过多而造成体重增加的疾病，是临床常见的一种代谢性和营养性疾病。当进食热量多于人体消耗量而以脂肪形式储存于体内，使体重超过理想体重20%者称为肥胖，超过理想体重10%又不到20%者称为超重。也可以体重指数〔体重（kg）/身高的平方（m²）〕超过24作为诊断肥胖的标准。临床上以体重增加、皮下脂肪增厚为特征。中重度肥胖还兼有其他并发症。

【病因病理】

西医学认为，肥胖症是一组异质性疾病，是遗传因素、环境因素等多种因素相互作用的结果。脂肪的积聚是由于摄入的能量超过消耗的能量，即多食或消耗减少，或两者兼有，均可引起肥胖，但这一能量平衡紊乱的原因尚未阐明。肥胖症有家族聚集倾向，但遗传基础未明，不排除共同饮食、活动习惯的影响。环境因素主要是饮食和体力活动，进食多、喜甜食或油腻食物、快餐、在外用餐等使能量摄入增多。饮食构成中，脂肪比糖类更容易引起脂肪积聚。体力活动不足使能量消耗减少，从而影响肥胖症的发生。

中医学认为，肥胖症发生多为饮食不节，嗜食肥甘，贪图安逸，使肺、脾胃、肾功能失调所致。病机有虚实两端，早则多实，久则多虚。胃主受纳，脾主运化，实者胃中积热，消谷善饥，能食而肥；久之脾胃功能虚损，运化失职，水液代谢失常，湿浊内阻，气机失畅，且病及肺肾，而为虚实夹杂之证。病程久远者，总以脾虚为本，湿、痰为标，也可见有血瘀之变。亦有因先天禀赋不足，或年高真阳衰微，脾阳失于温煦者。

【临床表现】

肥胖症可见于任何年龄，女性较多见。多有进食过多或运动是不足病史。常有肥胖家族史。轻度肥胖多无症状。中重度肥胖症可引起气急、关节痛、肌肉酸痛、体力活动减少以及焦虑、忧郁等。肥胖症还可伴随或并发睡眠中阻塞性呼吸暂停、胆囊疾病、高尿酸血症和痛风、骨关节病、静脉血栓、生育功能受损以及某些癌肿发病率增高等，且麻醉或手术并发症增多。肥胖症及其一系列慢性伴随病、并发症严重影响患者健康、正常生活及工作能力和寿命。

【诊断要点】

1. 体重超过标准20%或体重指数（BMI）超过24。

2. 男性腰围≥85cm，女性腰围≥80cm为腹型肥胖。

3. 用CT或MRI扫描腹部第四至五腰椎水平面计算内脏脂肪面积时，以腹内脂肪面积≥100cm² 作为判断腹内脂肪增多的切点。

【针刀治疗】

（一）治疗原则

由于代谢缓慢，运动量小，引起腰腹部的皮下脂肪堆积，腰腹部筋膜、肌肉松弛，应用慢性软组织损伤病因病理学理论和软组织损伤病例构架的网眼理论，通过松解胸腰筋膜及竖脊肌的粘连、瘢痕、挛缩和堵塞，从而治疗该病。

（二）操作方法

1. 调节腹部经络的电生理线路

（1）体位　仰卧位。

（2）体表定位　中脘、水分、天枢、关元、气海。

（3）消毒　在施术部位用碘伏消毒两遍，然后铺无菌洞巾，使治疗点正对洞巾中央。

（4）麻醉　1%利多卡因局部定点麻醉。

（5）刀具　Ⅰ型4号直形针刀

（6）针刀操作　见图38-34。

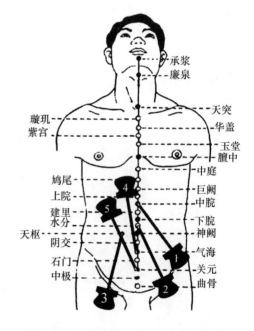

图38-34　从中脘、水分、天枢、气海、
关元处进针刀

①在上腹部，前正中线上，脐上4寸处（中脘穴）定一点，刀口线和人体纵轴平行，针刀体与皮肤平面垂直刺入0.8cm，纵行剥离2~3下。

②在上腹部，前正中线上，脐上1寸处（水分穴）定一点，刀口线和人体纵轴平行，针刀体与皮肤平面垂直刺入0.8cm，纵行剥离2~3下。

③在腹部，横平脐中，前正中线旁开2寸（天枢穴）定一点，刀口线和人体纵轴平行，针刀体与

皮肤平面垂直刺入0.8cm，纵行剥离2～3下。

④在下腹部，前正中线上，当脐中下1.5寸处（气海穴）定一点，刀口线和人体纵轴平行，针刀体与皮肤平面垂直刺入0.8cm，纵行剥离2～3下。

⑤在下腹部，前正中线上，当脐中下3寸处（关元穴）定一点，刀口线和人体纵轴平行，针刀体与皮肤平面垂直刺入0.8cm，纵行剥离2～3下。

2. 调节腰部经络的电生理线路

（1）体位　俯卧位。

（2）体表定位　肾俞、志室、秩边、承扶。

（3）消毒　在施术部位用碘伏消毒两遍，然后铺无菌洞巾，使治疗点正对洞巾中央。

（4）麻醉　1％利多卡因局部定点麻醉。

（5）刀具　I型4号直形针刀。

（6）针刀操作　见图38－35。

①在腰区，第二腰椎棘突下，后正中线旁开1.5寸处（肾俞穴）定一点，刀口线和人体纵轴平行，针刀体与皮肤平面垂直刺入1.5cm，纵行剥离2～3下。

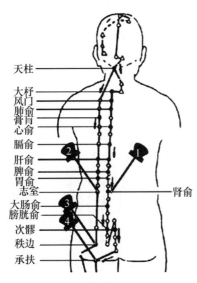

图38－35　从肾俞、志室、秩边、承扶处进针刀

②在腰区，第二腰椎棘突下，后正中线旁开3寸处（志室穴）定一点，刀口线和人体纵轴平行，针刀体与皮肤平面垂直刺入1.5cm，纵行剥离2～3下。

③在骶区，横平第四骶后孔，骶正中嵴旁开3寸（秩边穴）定一点，刀口线和人体纵轴平行，针刀体与皮肤平面垂直刺入1.5cm，纵行剥离2～3下。

④在大腿后面，臀下横纹的中点（承扶穴）定

一点，刀口线和人体纵轴平行，针刀体与皮肤平面垂直刺入1.5cm，纵行剥离2～3下。

3. 调节背腰段脊柱弓弦力学系统

（1）体位　俯卧位。

（2）体表定位　在$T_6 \sim T_{10}$棘突节段上，以正中线旁开3cm定点，共8～10点。

（3）消毒　在施术部位用碘伏消毒两遍，然后铺无菌洞巾，使治疗点正对洞巾中央。

（4）麻醉　1％利多卡因局部定点麻醉。

（5）刀具　I型4号直形针刀。

（6）针刀操作　以松解T_6棘上韧带、$T_6 \sim T_7$棘间韧带及两侧关节囊韧带为例（图38－36）。

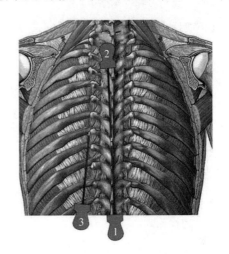

图38－36　松解T_6棘上韧带、$T_6 \sim T_7$棘间
韧带及两侧关节囊韧带

①第1支针刀松解T_6棘上韧带　在T_6棘突定点下缘定位，从棘突顶点进针刀，刀口线与脊柱纵轴平行，针刀经皮肤、皮下组织，直达棘突骨面，在骨面上纵疏横剥2～3刀，范围不超过1cm，然后贴骨面向棘突两侧分别用提插刀法切割2刀，深度不超过0.5cm。其他棘上韧带松解方法与此相同。

②第2支针刀松解$T_6 \sim T_7$棘间韧带　在T_6棘突定点下缘定位，从T_6棘突下缘进针刀，刀口线与脊柱纵轴平行，针刀经皮肤、皮下组织，直达棘突骨面，调转刀口线90°，沿T_7棘突上缘用提插刀法切割2～3刀，深度不超过1cm。其他棘间韧带松解方法与此相同。

③第3支针刀松解T_6左侧肋横突关节囊韧带

在 $T_5 \sim T_6$ 棘突定点旁开3cm定点，刀口线与脊柱纵轴平行，针刀体与皮肤呈90°，针刀经皮肤、皮下组织、胸腰筋膜、竖脊肌，直达横突骨面，沿横突向外到肋横突关节囊，纵疏横剥2～3刀，范围不超过2cm。右侧肋横突关节囊韧带参照左侧操作进行。

其余节段参照 T_6 节段进行针刀操作。

（7）针刀术后手法　先松弛背部肌肉及软组织，根据胸椎错位类型，分别选用龙层花整脊手法，用俯卧位双向分压法、旋转分压法、俯卧冲压法、仰卧垫压复位法、立位靠墙垫压复位法或坐位扳肩膝顶复位法，年老或骨质疏松者，用悬提摇摆复位法等以纠正脊椎的仰旋、俯旋、侧弯侧摆错位。

4. 调节四肢部经络的电生理线路

（1）体位　仰卧位。

（2）体表定位　曲池、合谷、足三里、丰隆、三阴交、内庭。

（3）消毒　在施术部位用碘伏消毒两遍，然后铺无菌洞巾，使治疗点正对洞巾中央。

（4）麻醉　1%利多卡因局部定点麻醉。

（5）刀具　Ⅰ型4号直形针刀。

（6）针刀操作

①在肘区，屈肘成直角，在尺泽和肱骨外上髁连线中点凹陷处（曲池）定一点，刀口线和人体上肢纵轴平行，针刀体与皮肤平面垂直刺入1cm，刺入纵行剥离2～3下（图38－37）。

②在手背，第二掌骨桡侧的中点处（合谷）定一点，刀口线和人体上肢纵轴平行，针刀体与皮肤平面垂直刺入1cm，刺入纵行剥离2～3下（图38－37）。

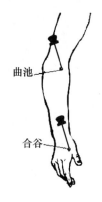

图38－37　从曲池、合谷处进针刀

③在小腿外侧，犊鼻下3寸，胫骨前嵴外一横指处（足三里）定一点，刀口线和人体下肢纵轴平行，针刀体与皮肤平面垂直刺入1cm，刺入纵行剥离2～3下（图38－38）。

④在小腿外侧，外踝尖上8寸，胫骨前肌外缘（丰隆穴）定一点，刀口线和人体下肢纵轴平行，针刀体与皮肤平面垂直刺入1cm，刺入纵行剥离2～3下（图38－38）。

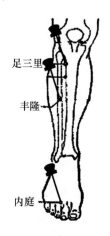

图38－38　从足三里、丰隆、内庭处进针刀

⑤在小腿内侧，胫骨内侧缘后方凹陷处（三阴交穴）定一点，刀口线和人体下肢纵轴平行，针刀体与皮肤平面垂直刺入1cm，刺入纵行剥离2～3下（图38－39）。

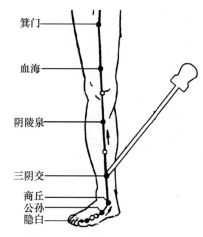

图38－39　从三阴交处进针刀

⑥在足背，在第二、三趾间，趾蹼缘后方赤白肉际处（内庭穴）定一点，刀口线和人体下肢纵轴平行，针刀体与皮肤平面垂直刺入1cm，刺入纵行剥离2～3下（图38－38）。

第三十九章

肛肠科疾病

第一节 痔 疮

【概述】

痔疮又叫痔，是一种常见病，随年龄增长而发病率增高，是齿状线两侧直肠上、下静脉丛曲张而成的静脉团块。常会因反复机械性损伤而出血、栓塞或团块脱出。

【病因病理】

肛管上端和齿状线上下有直肠黏膜下的静脉丛，为平滑肌纤维及弹性结缔组织所包绕，形似海绵状组织块。肛管关闭时，成"Y"形裂隙，而将四周组织分为三个部分。排便时静脉丛内血液充盈，易受粪便挤压与损伤。另外，因直肠静脉无静脉瓣，长期站立或端坐可使直肠静脉回流困难，加之直肠上、下静脉丛壁薄位浅，而容易形成痔。

1. 病因

（1）习惯性便秘 长时间用力排便使直肠上、下静脉丛静脉内压长时间增高，逐渐破坏包绕在其外的平滑肌纤维和弹性结缔组织，使静脉逐渐曲张而成痔。坚硬的粪块反复损伤其表面的黏膜或皮肤，引起微血管破裂出血。

（2）腹内压增高 妊娠、盆腔肿瘤、肝硬化和排便时用力等均可使腹内压增高，影响门静脉和下腔静脉回流，导致直肠上、下静脉丛淤血。

（3）直肠下端和肛管的慢性感染 直肠的局部感染可引起排便次数增加、使静脉本身及周围组织纤维化和失去弹性。

（4）其他 年老体弱或长期疾病引起营养不良，使局部组织萎缩无力，也易引起静脉扩张。长期饮酒及喜食大量辛辣刺激性食物可因局部充血而引发痔。

2. 分类和分期 痔根据其所在部位不同可以分为以下三类。

（1）内痔 是直肠上静脉丛的曲张静脉团块，位于齿状线以上，表面为直肠黏膜所覆盖，常见于左侧、右前及右后三处。按其严重程度可分为3期：第1期，排便时带血，痔块不脱出肛门外，仅肛镜检查可见；第2期，排便时痔块脱出肛门外，便后自行回复；第3期，排便时痔块脱出肛门外，不能自行回复而需用手托回。

（2）外痔 是直肠下静脉丛的曲张静脉团块，位于齿状线以下，表面为肛管皮肤所覆盖。单纯外痔见于肛门周围，常因静脉内血栓形成而突出在外。

（3）混合痔 由于直肠上、下静脉丛互相吻合，互相影响，因而痔块位于齿状线上下，表面同时为直肠黏膜和肛管皮肤所覆盖，成为混合痔。

痔初期以内痔多见。由于静脉曲张不断加重，四周组织不断破坏和萎缩，因而痔块逐渐长大。痔块常由于表面黏膜或皮肤受损而出血、感染或形成血栓。严重者，痔块因脱出肛门外又为痉挛的括约肌所嵌顿，以致瘀血水肿，呈暗紫色甚至坏死。

针刀医学认为多种原因可引起局部慢性软组织损伤，出现四种病理表现（包括粘连、瘢痕、挛缩、堵塞），痔就是堵塞后形成的病理产物。

【临床表现】

1. 排便时出血　内痔或混合痔最常见的症状是血便，其特点是便时无痛、血色鲜红，且为间歇性。出血量一般不大，但有时也可较大，呈喷射状，以致患者严重贫血，但便后血止。便秘、粪便干硬、大便次数增多、饮酒及进食刺激性食物等是痔出血的诱因。

2. 痔块脱出　内痔或混合痔发展到一定程度（第2、3期）即可脱出肛门外。痔块脱出会影响劳动。

3. 疼痛　单纯性内痔无疼痛感，而外痔和混合痔则有疼痛感。痔常因表浅黏膜或皮肤受损后感染或血栓形成，或脱出后嵌顿引起水肿、感染和坏死，而出现疼痛症状。局部疼痛是血栓性外痔的特点。

4. 瘙痒　由于痔块脱出及括约肌松弛，黏液流出肛门外而刺激周围皮肤，引起瘙痒甚至皮肤湿疹。内痔或混合痔脱出时，可在肛门周围见到痔块。血栓性外痔可在肛门周围见一突出的暗紫色长圆形肿块，有时可见出血点。不脱出的痔块需借助指检和肛镜检查方可查到。另外，指检不但可以排除其他病变，且可用来判断肛镜检查是否可以进行。

【诊断要点】

1. 内痔是肛垫（肛管血管垫）的支持结构、血管丛及动、静脉吻合支发生的病理性改变。

2. 外痔是直肠下静脉属支在齿状线远侧表皮下静脉丛的病理性扩张和血栓形成。

3. 混合痔是内痔通过丰富的静脉丛吻合支和相

应部位的外痔静脉丛相互融合。

4. 内痔的临床表现和分度

（1）内痔的主要临床表现是出血和脱出，可伴发血栓、绞窄、嵌顿以及排便困难。

（2）内痔的分度

Ⅰ度：便时带血、滴血或喷射状出血，便后出血可自行停止，无痔脱出。

Ⅱ度：常有便血，排便时有痔脱出，便后可自行还纳。

Ⅲ度：偶有便血，排便或久站、咳嗽、劳累、负重时痔脱出，需用手还纳。

Ⅳ度：偶有便血，痔脱出不能还纳。

5. 外痔的主要临床表现是肛门不适、潮湿不洁、异物感，如发生血栓及皮下血肿有剧痛。

6. 混合痔的主要临床表现是内痔和外痔的症状可同时存在，严重时表现为环状痔脱出。

【针刀治疗】

（一）治疗原则

依据人体弓弦力学系统理论及疾病病理构架的网眼理论，痔疮是由于腰骶部软组织慢性损伤后引起腰骶段脊柱弓弦力学系统力平衡失调，形成网络状病理构架，导致直肠静脉回流障碍所致，通过针刀整体松解腰骶段脊柱弓弦力学系统软组织的粘连和瘢痕及病变静脉团。

（二）操作方法

1. 第一次针刀松解腰骶段脊柱弓弦力学系统软组织的粘连和瘢痕　具体参照骶尾椎损伤综合征的第一次针刀治疗。

2. 第二次针刀松解痔疮部位

（1）体位　膝胸卧位。

（2）体表定位　痔核。

（3）消毒　施术部位用碘伏消毒两遍，然后铺无菌洞巾，使治疗点正对洞巾中间。

（4）麻醉　用1%利多卡因局部浸润麻醉，每个治疗点注药1ml。

（5）刀具　Ⅰ型4号直形针刀。

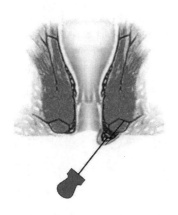

（6）针刀操作　刀口线与直肠纵轴一致，针刀体与皮肤垂直，严格按四步进针刀规程进针刀，针刀经痔核部皮肤、皮下组织，在痔核基底部行通透剥离3刀。如痔核大或脱出者，应进行局部治疗。用针刀在痔核基底部行通透剥离，痔核会自行枯萎、脱落（图39-1）。

图39-1　针刀松解痔疮部位

【针刀术后手法治疗】

针刀术毕，做腰部斜扳手法。

第二节　痔疮手术后肛门直肠狭窄

【概述】

肛门、直肠是具有复杂生理功能的器官。血管、淋巴和神经分布十分丰富，而且与尿道、前列腺、膀胱颈等器官十分密切。肛门直肠狭窄是肛肠手术后较为严重的并发症之一。大多是由于手术损伤肛门组织严重、感染和药物腐蚀、瘢痕增生等原因致肛门直肠软组织弹力降低，并使肛管和直肠的管腔径缩小，造成排便困难，称为肛门直肠狭窄，又因为部位的不同、高低之别分为肛门狭窄和直肠狭窄。

【病因病理】

由于手术时对肛门或肛管皮肤损伤过多，此种多见于环状痔外剥内扎术。因为内痔结扎时分段过少、钳扎过深而造成肛管狭窄。痔环切手术，直肠黏膜脱垂作黏膜环状切除术，易形成环状瘢痕致环状狭窄。因采用内外痔的药物腐蚀疗法损伤组织过多，形成环形或半环形瘢痕而致肛门狭窄、影响排便。采用硬化剂消痔灵行直肠脱垂注射术、痔注射术引起局部感染，广泛坏死容易造成瘢痕挛缩而致直肠狭窄。先天性肛管狭窄、重度肛裂手术时未作处理，术后也易加重狭窄。

【临床表现】

1. 肛门狭窄　肛门狭窄所具有的特殊症状是大便困难，便条变细或呈扁条形。由于排便时通过狭窄处造成损伤，便时、便后均有疼痛和肛门挛缩感觉，排便困难造成排便的恐惧症，而导致习惯性便秘；长期排便困难者还伴有腹胀、恶心、食欲不振、腹痛等全身症状。严重的瘢痕性肛门狭窄因肛门括约肌收缩功能减退，常有分泌物溢出肛门外因而并发湿疹、皮炎。

2. 直肠狭窄　因狭窄程度而不同，多为慢性、进行性排便困难。初起时感觉肛门直肠部坠胀不适，便后感觉粪便排不净，长期大便秘结，并渐加重，便条变细，如服用泻剂，可引起阵发性、更加显著的肠蠕动亢进。直肠狭窄多并发直肠炎而出现里急后重，便次增多，黏液、脓血便等症状。稀便长期外溢，刺激肛门部皮肤湿润发痒。同时出现左下腹部坠胀疼痛，肠内胀气，食欲不振，体重减轻，消瘦等全身症状。

【诊断要点】

1. 肛门狭窄　根据患者主诉，肛门部发生过炎症，做过手术以及注射疗法和外用腐蚀性药物的病史。在结合肛门局部检查所见，肛门或肛管狭小，食指通过困难，有的可摸到坚硬环状狭窄的纤维带和管状狭窄环，肛门处有时可见浅的裂口。但需与肛裂引起括约肌痉挛和老年人肛门梳硬结相鉴别。并根据病情作钡剂灌肠拍片，排除肛管以上的直肠结肠有无病变。

2. 直肠狭窄　根据患者有进行性排便困难的病史和局部检查，容易诊断。

（1）局部检查　指诊，肛门括约肌松弛，向上可触到狭窄，狭窄处有异常紧缩感。直肠壁变硬、无弹力。并可触到狭窄范围、肿物、溃疡等。

（2）结肠镜检查 结肠镜插入肛门即开灯，直视下进镜，遇有阻力，则不能强行插入，以免造成直肠穿孔或破裂，一般在结肠镜下，只能看到狭窄下端，黏膜肥厚、粗糙，如已形成瘢痕，则呈黄白色。

（3）X线检查 钡剂灌肠，环状狭窄显示哑铃状；管状狭窄显示漏斗状；部分狭窄显示残缺不规则的影像。

【针刀治疗】

（一）治疗原则

根据人体软组织损伤病理构架的网眼理论，痔疮术后引起的肛门直肠狭窄是由于手术切口愈合过程中形成的粘连和瘢痕所致，针刀整体松解粘连、瘢痕和挛缩，即可恢复或者改善直肠及肛门的功能。

（二）操作方法

1. 体位 膝胸卧位。

2. 体表定位 以钟表式定点作为进针刀点，以距肛门1cm处，分别在3、6、9、12点处定点（图39-2）。

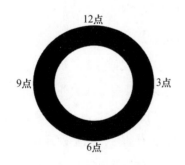

图39-2 肛门钟表式示意图

3. 消毒 施术部位用碘伏消毒两遍，然后铺无菌洞巾，使治疗点正对洞巾中间。

4. 麻醉 1%利多卡因局部退出式麻醉。

5. 刀具 Ⅰ型4号针刀。

6. 针刀操作 见图39-3。

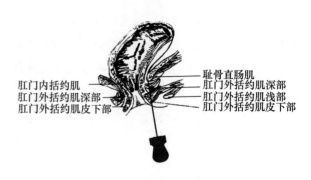

图39-3 肛门处针刀松解示意图

①第1支针刀松解肛门后方（即6点处）软组织的粘连和瘢痕 刀口线与肛门纵轴平行，针刀体与皮肤垂直，在6点处，严格按照四步进针刀规程进针刀，针刀经皮肤、皮下组织、筋膜，到达肛门外括约肌皮下部，然后用提插刀法分别切开部分肛门外括约肌皮下部，肛门外括约肌浅部，肛门外括约肌深部肛门内括约肌及耻骨直肠肌，提插切割3刀，范围不超过1cm。

②第2、3支针刀松解肛门侧方（即3点、9点处）软组织的粘连和瘢痕 针刀操作方法同第1支针刀。

③第4支针刀松解肛门前方（即12点处）软组织的粘连和瘢痕 针刀操作方法与第1支针刀相同。后支针刀松解的软组织没有耻骨直肠肌。

7. 注意事项 针刀不可刺穿直肠壁到达肛管内，以免引起感染，导致肛瘘，针刀术毕，拔出全部针刀，指压止血3分钟，以创可贴覆盖刀口，加强患者排便护理及术后健康教育。

第三节 肛 裂

【概述】

本病是指肛管后正中部（少数在前正中部）由反复损伤和感染引起的皮肤全层裂开，以致形成溃疡，经久不愈，并有典型症状。患者多有长期便秘史，且肛管后正中部位皮肤裂伤多见。

【病因病理】

多数患者由于大便干燥，排便时用力过猛，而引起肛管皮肤出现纵向裂口或椭圆形溃疡，或合并感染的裂口，即肛裂。有少数肛裂患者起始于后正中部位的肛窦炎。反复损伤使肛管裂伤深及全层皮肤，并无法愈合。肛裂形成后必然继发感染，因此更不易愈合。

肛管后正中部位是肛裂的常见部位，因其皮肤较为固定，且有弯曲，易于受损。发生在肛管其他部位的表浅性裂伤很快自愈，且无症状。

肛管反复损伤与感染，使基底变硬，肉芽增生，色灰白，时间较长的可形成一突出肛门外的袋状皮垂，很像外痔，俗称"前哨痔"。肛裂、"前哨痔"和齿线上乳头肥大同时存在时，称为肛裂"三联征"。

针刀医学认为，本病是由于各种原因引起的局部软组织慢性损伤，其病理过程也表现出典型的粘连、瘢痕、挛缩和堵塞。

【临床表现】

肛裂初起时，仅在肛管皮肤上形成一个小的裂隙，裂口表浅，颜色鲜红。继之发展，可以裂到皮下组织，甚或一直裂到肛门括约肌。

1. 疼痛的轻重，肛门裂的大小、深浅，患病时间长短以及因为个人的敏感性不同而有所不同。经常因为排便，而引起阵发性疼痛。

2. 出血只在排便以后，有几滴鲜血滴出，或者在粪便上、便纸上染有少许血液，有时血与黏液混杂在一起。

3. 便秘患者因为恐惧排便时的疼痛不敢大小便而致便秘，又因为便秘使得肛门裂加重，从而形成恶性循环。

4. 瘙痒因为肛门裂有分泌物，刺激肛门部皮肤所致。

【诊断要点】

1. 大便时阵发性肛门疼痛。

2. 大便时出血。

3. 可伴有便秘。

【针刀治疗】

（一）治疗原则

依据人体弓弦力学系统理论肛裂是腰骶段弓弦力学系统力平衡失调，导致内脏弓弦力学系统失去平衡所致。依据疾病病理构架的网眼理论，通过针刀整体松解腰骶段弓弦力学系统相关软组织，同时松解局部病变的粘连瘢痕和挛缩，治愈该病。

（二）操作方法

1. 第一次针刀松解——"口"字形针刀整体松解术 具体参照骶尾椎损伤综合征的第一次针刀治疗。

2. 第二次针刀松解肛门局部的粘连、瘢痕和挛缩

（1）体位 截石位。

（2）体表定位 距肛裂下方1cm。

（3）消毒 施术部位用碘伏消毒两遍，然后铺无菌洞巾，使治疗点正对洞巾中间。

（4）麻醉 用1%利多卡因局部麻醉。

（5）刀具 Ⅰ型4号直形针刀。

（6）针刀操作 见图39-4。

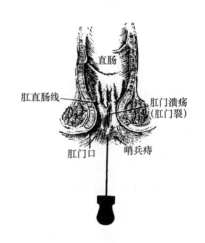

图39-4 肛裂针刀操作

①在定点处进针刀，刀口线方向和直肠纵轴平行，针刀体和皮肤呈90°角，按四步进针刀规程进针刀，针刀经皮肤、皮下组织，当刀下有韧性感时提插切割3刀，范围1cm。

②术毕，拔出针刀，局部压迫止血3分钟后，

创可贴覆盖针眼。

（7）注意事项　针刀操作在局部粘连和瘢痕组织中进行，不能穿过肠壁，进入肛管，以免引起局部感染；每日用1∶5000高锰酸钾液坐浴3次。大便前后再分别增加坐浴1次。

【针刀术后手法治疗】

无须手法治疗。

第四节　肛窦炎及肛乳头炎

【概述】

肛门直肠周围炎症临床常见的有肛窦炎、肛乳头炎、肛门直肠周围脓肿、肛瘘、肛裂、直肠炎等，祖国医学文献中统称为痔瘘、脏毒。

肛窦炎的发生，多因肛窦的口朝上，粪便和杂质很容易积存在窦里，同时也容易被硬的粪便擦伤弄破，致病菌侵入引起肛窦内感染，并沿着肛腺导管或经血管，淋巴管蔓延，引起邻近组织或肛门周围发炎。肛乳头炎的发生，多为肛管处有感染，外伤或刺激所致。由于肛窦的两旁就是肛乳头，所以肛窦发炎后首先是波及肛乳头，引起肛乳头发炎、肿胀、肥大。临床上，肛窦炎常常与肛乳头炎同时发生。本症多见于青壮年，男性多于女性。主要表现为肛内疼痛、异物感等。传统的中医及西医对肛窦炎及肛乳头炎的治疗效果不理想，而针刀治疗该病效果很好。

【病因病理】

1. 肛窦炎病因病理　由于肛窦开口向上，易受粪便污染，损伤而致感染，可导致肛窦炎。肛窦易被粪便堵塞，并且利于细菌侵入和繁殖，引起急性肛窦炎，肛窦水肿，分泌物增多，有的自行消散，有的成为慢性炎症向外扩散，可引起肛周脓肿及瘘管。肛乳头易被慢性炎症刺激或被粪块擦伤，造成感染，引起乳头水肿，纤维组织增生，乳头增大肥厚，可由肛门脱出。

2. 肛乳头炎病因病理　肛乳头炎的发生与肛管处有感染，外伤或刺激等有关，且多合并有肛窦炎。肛窦的解剖特点是底部在下，向上开口于直肠的盲袋。直肠内的粪便和异物容易积存于其中，因而阻塞肛窦口，致使肛腺分泌的黏液引流不畅，引起肛腺感染。肛窦和肛瓣受到感染而产生的炎症刺激，使大便次数增多，这样使已受到感染的肛窦和肛瓣不能得到休息，感染也就不容易控制，形成恶性循环。另外，肛乳头常被粪块擦伤，造成细菌感染，引起炎症、水肿，纤维组织增生。肛窦和肛瓣的炎症，常刺激肛门括约肌，引起括约肌痉挛，使肛门部缺血，这又影响炎症的吸收、消散。由此可见，上述这些情况均与肛窦炎、肛乳头炎的发病过程有密切关系。

肛窦炎和肛乳头炎可直接由肛腺和腺管或间接由淋巴管传播到邻近组织，引起炎症，发生直肠肛管周围脓肿，脓肿破溃或切开后形成肛瘘。如感染的范围较小，只在肛管的黏膜下形成脓肿，破溃后形成肛裂。

【临床表现】

1. 症状　肛窦炎的主要症状是，肛内间歇性疼痛，急性发炎时肛门内有刺痛、灼热感、下坠感排便时疼痛加重，常有少量黏液或鲜血排出，便后可引起肛门括约肌痉挛，持续疼痛数小时，严重时，即使不大便，也常有短时间阵发性刺痛，疼痛可向臀部和股部后侧放射。慢性缓解期，病人无明显症状，仅在排便后感到肛门内有短暂的微痛或不适。

肛乳头肥大的主要症状是平时感到肛门内有异物感，排便时有物脱出肛门外，小的肛乳头便后可自行回纳。大的肛乳头需甩手推回肛内，如不及时复位，可引起肛门水肿、胀痛。肛内指诊检查时，可摸到肿大的肛乳头，质硬，指套无血染。

一般常见症状有肿胀、疼痛、便血、流黏液或脓液、赘生物脱垂、排便不畅等。由于疾病不同、病因不同，疾病的表现症状及程度也各不相同。

2. 体征

（1）肛窦炎　肛门紧缩感，肛窦发炎处有明显压痛、硬结或有凹陷。

（2）肛乳头炎　肛内指诊检查时，可摸到肿大的肛乳头，质硬，指套无血染。

【诊断要点】

1. 肛窦炎患者排便时肛门灼痛。大便排出前，往往有少量黏液流出。指诊时，肛管括约肌紧张，转动手指时有明显触痛。在齿线上可摸到变硬的隆起或下陷，常可摸到肥大的乳头。直肠镜检查可见肛窦及肛瓣充血、水肿，黏膜易出血。轻压肛窦可见黏液或脓液从窦门流出。若用探针检查肛窦盲端，可探入肛窦内较深部位。

肛乳头炎患者肛内常有不适、疼痛或异物感．肛乳头肥大、变硬．呈黄白色或灰白色，圆形或有不规则突起，带蒂，多数为头大蒂细，肥大的肛乳头在排便时可脱出肛门外。

2. 疼痛。肛窦急性发炎时，肛内灼热、疼痛，有下坠感，大便时疼痛加剧，严重者即使不大便，也常有短时间阵发性刺痛，疼痛可向臀部和股部后侧放射。慢性缓解期，几乎无明显症状，仅在排便后肛内有短暂的微痛不适。

3. 黏液便。常有大便带有少量黏液或黏液常在粪便前流出，有时呈血性。

【针刀治疗】

（一）治疗原则

根据软组织损伤病理构架的网眼理论，肛窦炎及肛乳头炎所引起的乳头增生肥大是由于是由于肛门局部的力平衡失调，导致肛乳头处软组织的粘连、瘢痕和挛缩，针刀松解局部的粘连和瘢痕组织，达到治疗目的。针刀治疗只适合慢性肛窦炎及肛乳头炎所引起的乳头增生肥大。

（二）操作方法

1. 体位　仰卧位。

2. 体表定位　肛门外2cm病窦处。

3. 消毒　施术部位用碘伏消毒两遍，然后铺无菌洞巾，使治疗点正对洞巾中间。

4. 麻醉　1%利多卡因局部退出式麻醉。

5. 刀具　选用Ⅰ型4号针刀。

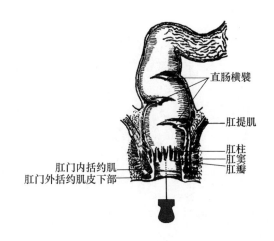

图 39-5　针刀操作示意图

6. 针刀操作　医生右手持针刀手术，左手食指伸入肛门内协助。在定点严格按四步进针刀规程进针刀，刀口线与直肠纵轴平行，针刀体与皮肤垂直，针刀经皮肤、皮下组织，直达肥大增生的乳头内，在此用提插刀法切割3刀，深度不超过1cm（图39-5）。

7. 注意事项　医生左手食指伸入肛门内，配合右手，以确定针刀的走行方向，防止针刀刺穿肠壁，进入肠腔，引起感染，针刀术毕，拔出全部针刀，指压止血3分钟，以创可贴覆盖针眼。注意加强患者术后的排便护理及健康教育。

第五节　直肠脱垂

【概述】

直肠脱垂（图39-6）指肛管、直肠，甚至乙状结肠下端向下移位。只有黏模脱出称不完全脱垂；直肠全层脱出称完全脱垂。如脱出部分在肛管直肠内称为脱垂或内套叠；脱出肛门外称外脱垂。直肠脱垂常见于儿童及老年人，在儿童。直肠脱垂是一种自限性疾病，可在5岁前自愈，故以非手术治疗为主。成人完全性直肠脱垂较严重的。长期脱垂将致阴部神经损伤产生肛门失禁、溃疡、肛周感染、直肠出血。脱垂肠段水肿、狭窄及坏死的危险。

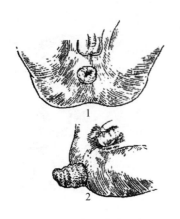

图 39 - 6　直肠脱垂示意图

【病因病理】

直肠脱垂常见于 3 岁以下儿童和 60 岁以上成人。儿童发病与性别无关，成人中女性较常见，占 80% ~ 90%。初起常有便秘、排便无规律，总感觉直肠满胀和排便不净。在排便的时候有肿物脱出，但可自行缩回。时间较久者行走及用力都能脱出，常需要送回。

由于经常脱出而排出黏液污染内裤。肠黏膜受损伤发生溃疡时还可引起出血和腹泻。肛门和直肠感觉较迟钝。肛门以上内脱垂征象常无变化，主要是在排便后感觉未完全排空，总用力才有排空感。脱垂在直肠内反复下降和回缩，引起黏膜充血水肿，常由肛门流出大量黏液和血性物。患者常感盆部和腰骶部坠胀、拖拽，会阴部及股后部钝痛等。直肠脱垂可以是独立疾病，也可与其他盆底异常及糖尿病、脊髓膜膨出、脊柱裂、马尾综合征、椎间盘疾病、脊髓或脑肿瘤和多发性硬化等并存。有一些患者可有产伤或既往有直肠肛管手术史，大便失禁发生率为 28% ~ 88%，15% ~ 65% 的直肠脱垂患者可合并便秘，多数患者需进行钡灌肠或结肠镜检查以排除可能存在的结肠疾病。当考虑有盆底薄弱疾病时，应联合进行直肠、膀胱和小肠造影，以获得更完整的盆底内脏动态影像资料。大便失禁的患者应测直肠压力。早期直肠前壁内脱垂可引起局部黏膜缺血损伤和孤立性溃疡，诱发排便困惑、便秘，排便时紧迫感和排便不净。随征象的加重，引起大便失禁、黏液分泌、直肠出血和肛门瘙痒。因慢性扩张和括约肌拉长，直肠脱垂也可继发大便失禁。试图排空反复用力可使神经下牵拉引起神经传导减慢。

【临床表现】

1. 症状　在排便或其他原因引起腹压增加时，肛门有异物脱出，有坠胀感，同时可伴有便意或有排便不净的感觉，有些可有下腹部胀痛及尿频等症状。初起时可有排便时脱出，便后可自行回纳。发展到后来，脱肛后不能自行回纳复位，需用手托送，才能回纳，有的症状更加严重，不仅在排便时脱出，并在哭喊、喷嚏、负重、行走等按压增加或劳累的情况下，都会脱出，脱出的是直肠或部分乙状结肠，脱出后需卧床休息，用手报送，才能回纳，有的不易回纳，直肠黏膜经常暴露在外，黏膜会干燥、发炎、溃烂和出血（图 39 - 7）。

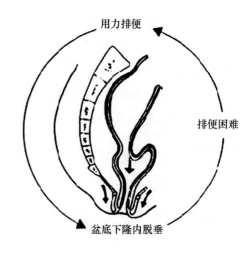

图 39 - 7　下降发生机制

用力排便→盆底下降、内脱垂→排便困难→恶性循环

2. 分类　根据脱垂程度，分不完全性和完全性两种。

（1）部分脱垂（不完全脱垂）　脱出部仅为直肠下端黏膜，故又称黏膜脱垂。脱出长度为 2 ~ 3cm，一般不超过 7cm，黏膜皱襞呈放射状，脱垂部为两层黏膜组成。脱垂的黏膜和肛门之间无沟状隙。

（2）完全脱垂　为直肠的全层脱出，严重者直肠、肛管均可翻出于肛门外。脱出长度常超过10cm，甚至20cm。呈宝塔形，直肠皱襞呈环状排列，肠垂部为两层折叠的肠壁组成，触之较厚，两层肠壁间有腹膜间隙。

（3）影像学检查　直肠脱垂的X线检查。

操作步骤：病人取左侧卧位，头侧稍抬高。为了使直肠黏膜显示清楚，可先用50ml浓厚的硫酸钡混悬剂注入直肠内，然后将硫酸钡糊状物盛入宽头注射器，通过宽短的肛管注入直肠，共300ml，最后注射器内留少量糊状物，当慢慢拔管时不停地推注，使肛管内充以造影剂，便于显示。

当X线检查时，将检查床升至垂直，置特制的容器于床前，病人坐在容器上，右侧靠床面，左侧靠荧光屏，先透视观察定好位，选择摄片条件，主要摄侧位片。于排便前摄片一张，然后在用力排便过程中连续摄片，直到钡剂推空或不能排尽时为止。根据实际情况，一般在排粪过程中，15分钟以内摄8～10张即可供诊断。用有电视装置和100mm卷片设备放大型X线机进行检查更方便，且效果更好。

【诊断要点】

直肠外脱垂诊断不难，病人蹲下做排粪动作，腹部用力，脱垂即可出现。部分脱垂可见球形、红色、表面光滑的肿物，黏膜呈"放射状"皱襞、质软，排便后自行缩回。若为完全性，则脱出较长，脱出物呈宝塔样或球形，表面可见环状的直肠黏膜皱襞。直肠指诊感到括约肌松弛无力。如脱垂内有小肠，有时可听到肠鸣音。

直肠黏膜脱垂需与环状内痔相鉴别。除病史不同外，环状内痔脱垂时，可见到充血肥大的痔块，呈梅花状，易出血，且在痔块之间出现凹陷的正常黏膜。直肠指诊，括约肌收缩有力。而直肠黏膜脱垂则松弛，这是一个重要的鉴别点。

直肠内脱垂诊断较困难，需行排粪造影协助诊断，但当病人诉述直肠壶腹部有阻塞及排粪不全感时应疑本病。

内痔脱出或环痔发作，易与直肠脱垂混淆。痔核脱出为肿胀充血，呈块状、梅花状或环状，或伴有出血点，痔核与痔核之间有凹陷小沟，凹陷处的黏膜组织完全正常，根据痔核与直肠脱垂的其他特征，一般不难鉴别。

【针刀治疗】

（一）治疗原则

根据人体内脏弓弦力学系统及软组织损伤病理构架的网眼理论，小儿直肠脱垂是由于直肠弓弦力学系统力平衡失调所致，针刀整体松解腰骶段脊柱弓弦力学系统以及直肠周围软组织的粘连、瘢痕和挛缩，即可恢复直肠的力学平衡。

（二）操作方法

1. 第一次针刀松解——"口"字形针刀整体松解术　具体参照骶尾椎损伤综合征的第一次针刀治疗。

2. 第二次针刀松解肛门部筋膜及肛门外括约肌的粘连、瘢痕、挛缩和堵塞

（1）体位　仰卧位。

（2）体表定位　以钟表式定点作为进针刀点，距肛门1cm处，分别在3、6、9、12点处定点（图39-2）。

（3）消毒　施术部位用碘伏消毒两遍，然后铺无菌洞巾，使治疗点正对洞巾中间。

（4）麻醉　用1%利多卡因局部浸润麻醉，每个治疗点注药1ml。

（5）刀具　选用Ⅰ型4号针刀。

（6）针刀操作　见图39-8。

① 第1支针刀松解肛门后方（即6点处）筋膜及肛门外括约肌皮下部的粘连和瘢痕。刀口线与肛门纵轴平行，针刀体与皮肤垂直，在6点处进针刀，严格按照四步进针刀规程进针刀，针刀经皮肤、皮下组织，当刀下有韧性感时即到达局部筋膜，提插切割3刀后到达肛门外括约肌皮下部，然后用提插刀法分别切开部分肛门外括约肌皮下部3刀。

② 第2、3支针刀松解肛门侧方（即9点、3点处）软组织的粘连和瘢痕，第4支针刀松解肛门前

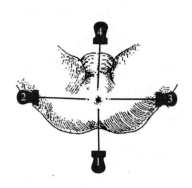

图 39-8　针刀松解示意图

方（即 12 点处）软组织的粘连和瘢痕，针刀操作方法与第 1 支针刀相同。

（7）注意事项　针刀不可刺穿直肠壁到达肛管内，以免引起感染。

第六节　肛门失禁

【概述】

肛门失禁也叫排便失禁，是指肛门失去随意控制排出粪便、液体、气体的功能，是排粪功能紊乱的一种症状，虽不直接致命，但能造成病人身体和精神上的痛苦。肛门失禁分三类：①完全失禁：肛门完全失去控制干粪、稀粪和气体的功能。②不完全失禁：肛门能控制干粪，但不能控制稀粪、黏液和气体。③感觉性失禁：由于肛管上皮缺损或阴部神经损伤，肛门感受器受到破坏，影响肛门括约肌反射作用，不自觉的有少量稀粪、黏液和气体溢出污染内裤。

【病因病理】

肛管直肠自制有赖下列二者的平衡：粪便的稠度及肛管括约肌的张力，但也有例外，如正常括约肌可能对稀便失禁，而受损害的括约肌可能对干粪能自制。在某些情况下如老人及有精神疾病患者，其括约肌自制及粪便稠度都正常，但有肛门失禁而不能自己控制。肛门失禁的原因较多，但手术中损伤为主要原因。

（1）肛门括约肌机能障碍：肛管直肠脱垂，内痔长期反复脱出，致使肛门括约肌松弛扩张，肛门收缩约束无力；或年老体衰，久病体虚肛门括约肌萎缩，失去控制机能，发生肛门失禁。

（2）肛管直肠环或肛门括约肌先天性发育不全。

（3）肛管直肠环损伤：多因肛门直肠手术引起，如肛瘘、肛门直肠周围脓肿，脱肛、外痔等手术时不慎将肛管直肠环切断，使肛门失禁，或肛门感染、外伤、火器伤、烧伤等瘢痕形成，肛门收缩失常。

（4）神经损伤：中枢神经疾病，脊髓神经或阴部神经的损伤，如胸腰椎压缩骨折截瘫、脑血管意外、手术损伤骶神经及阴部神经，使支配肛门的神经失去作用，肛门括约肌不能随意收缩舒张。

（5）皮内感受器损伤：肛管和肛门周围皮内有丰富的神经末梢和感受器，可感觉气体或黏液的刺激，使括约肌收缩阻止其流出。如因痔环切术或直肠拉出手术造成肛管皮肤缺损，或肛门瘙痒症经皮内注射治疗，破坏感受器，可引起肛门失禁。

（6）肛管直肠角破坏：肛门直肠和会阴部手术，切断耻骨直肠肌或肛尾韧带，破坏了肛管和直肠正常生理的弯曲角度，粪便在直肠贮存的容器作用受到严重影响，得不到缓冲和控制而失禁。

【临床表现】

1. 症状

（1）肛门完全失禁　完全不能随意控制排便，排粪便无次数，咳嗽、走路、下蹲、睡觉都有可能粪便或肠液流出，污染衣裤及被褥，肛门周围潮湿、糜烂、瘙痒或肛周皮肤呈湿疹样改变。

（2）肛门不完全失禁　能控制干粪，但稀便、黏液、气体排出不能控制。

（3）肛门感觉性失禁　不流出大量粪便，而是当粪便稀时，在排便前动作稍慢或不自觉有少量粪便溢出，污染衣裤，腹泻时更为显著，常有黏液刺激皮肤。

2. 体征

（1）肛门完全性失禁　诊断较易。视诊见肛门常张开呈圆形，或肛门有畸形，可见缺损，闭合不紧，直肠内排泄物由肛门流出。用手牵开臀部，见肛门松弛或完全张开看到肠腔。肛门指诊见肛门括约肌松弛，无收缩力或仅有轻微收缩力，耻骨直肠肌松弛，肛直角或肛管直肠环不明显，无牵拉反应，咳嗽时无收缩反应。

（2）肛门不完全失禁　肛门闭合不紧，括约肌收缩减弱。若内括约肌有代偿，则不易诊断，有时只能借助于仪器测出。

（3）肛门感觉性失禁　肛门指诊，肛管直肠环和括约肌无异常，但收缩力稍减弱。肛管无皮肤，由黏膜覆盖，或可见黏膜外翻。肛门括约功能测验，平均收缩力低于150mmHg。神经系统损伤或肛管直肠损伤引起的失禁，肛管直肠环完整，但收缩力减弱或完全消失。损伤引起的肛门失禁，肛门部常见瘢痕。若括约肌未受损伤，但被瘢痕包绕，造成肛门功能不良，或因瘢痕牵缩固定，括约肌不能收缩，影响肛门闭合，若肛管直肠环损伤，可摸到断裂或粘连瘢痕。

【诊断要点】

根据患者既往有不能随意控制排便排气的病史，结合局部检查，即可诊断。局部检查：指诊肛门松弛，嘱收缩肛门时括约肌收缩力减弱或完全无收缩功能。指诊检查括约肌，应了解其失去机能的性质，损伤部位和程度。因脊神经的损伤而造成失禁者，肛门外观无改变，括约肌也完整，但无收缩功能；因外伤使括约肌断裂而造成的肛门失禁，可触到括约肌断裂，或裂口处瘢痕，括约肌有活动力但不能收缩肛门；因灼伤等原因使肛门部形成广泛瘢痕，造成肛门失禁者有两种情况：一种是括约肌完整，有收缩力，但因瘢痕粘连和包裹，括约肌的收缩不能使肛门闭合；一种是括约肌与周围组织都成瘢痕，根本无收缩功能；因肛门外某处局部瘢痕牵扯，括约肌收缩时，肛门闭合不严，因脱肛，内痔长期脱出，造成括约肌萎缩者，局部无瘢痕和畸形，只是肛门口稍张开或黏膜外翻。指诊：括约肌收缩无力，肛门功能测定可显示括约肌收缩无力。

【针刀治疗】

（一）治疗原则

依据针刀医学关于人体疾病病理构架的网眼理论，肛门失禁是由于各种因素引起脊柱弓弦力学系统软组织的粘连、瘢痕和挛缩，造成脊柱力平衡失调，导致直肠、乙状结肠位置移位，引起肠的功能紊乱，故整体松解腰骶部弓弦力学系统软组织粘连和瘢痕，间接调节了直肠和乙状结肠的错位，恢复肠道的功能。

（二）操作方法

1. 第一次针刀松解——"口"字形针刀整体松解术　具体参照骶尾椎损伤综合征的第一次针刀治疗。

2. 第二次针刀松解腹白线及腹直肌的粘连和瘢痕

（1）体位　仰卧位。

（2）体表定位　剑突部，脐与剑突连线中点，脐下1cm，旁开2cm，耻骨联合点，两侧耻骨结节。

（3）消毒　施术部位用碘伏消毒两遍，然后铺无菌洞巾，使治疗点正对洞巾中间。

（4）麻醉　1%利多卡因局部退出式麻醉。

（5）刀具　选用Ⅰ型4号针刀。

（6）针刀操作　见图39-9。

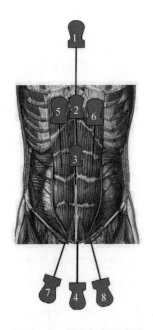

图39-9　针刀松解示意图

① 第1支针刀松解剑突部腹直肌起点的粘连和瘢痕　在剑突部,严格按照四步进针刀规程进针刀,刀口线与脊柱纵轴平行,针刀体与皮肤垂直,针刀经皮肤、皮下组织,直达剑突骨面,刀体向外下移动,当有落空感时,即到剑突边缘,在此用提插刀法切割3刀,深度不超过0.5cm,然后,调转刀口线90°,分别沿剑突两侧及剑突下缘,用提插刀法切割3刀,深度不超过0.5cm。

② 第2支针刀松解腹白线上段的粘连和瘢痕　在脐与剑突连线中点,严格按照四步进针刀规程进针刀,刀口线与脊柱纵轴平行,针刀体与皮肤垂直,针刀经皮肤、皮下组织,当有韧性感时,即达腹白线,提插刀法切割3刀,深度不超过0.5cm,然后,调转刀口线90°,用提插刀法切割3刀,深度不超过0.5cm。

③ 第3支针刀松解腹白线中段的粘连和瘢痕　在脐下1cm,严格按照四步进针刀规程进针刀,针刀操作方法与第1支针刀相同。

④ 第4支针刀松解耻骨联合点腹直肌止点的粘连和瘢痕　在耻骨联合点,严格按照四步进针刀规程进针刀,刀口线与脊柱纵轴平行,针刀体与皮肤垂直,针刀经皮肤、皮下组织,直达耻骨联合处骨面,提插刀法切割3刀,深度不超过0.5cm,然后,调转刀口线90°,用提插刀法切割3刀,深度不超过0.5cm。

⑤ 第5支针刀松解右侧腹直肌腹的粘连和瘢痕　在脐下1cm向右旁开2cm处,严格按照四步进针刀规程进针刀,刀口线与脊柱纵轴平行,针刀体与皮肤垂直,针刀经皮肤、皮下组织,腹直肌肌腹,提插刀法切割3刀,深度不超过0.5cm,然后,调转刀口线90°,用提插刀法切割3刀,深度不超过0.5cm。

⑥ 第6支针刀松解左侧腹直肌腹的粘连和瘢痕　针刀操作方法与第5支针刀相同。

⑦ 第7支针刀松解右侧耻骨结节处腹直肌止点的粘连和瘢痕　在右侧耻骨结节,严格按照四步进针刀规程进针刀,刀口线与脊柱纵轴平行,针刀体与皮肤垂直,针刀经皮肤、皮下组织,直达耻骨结节处骨面,铲剥3刀,深度不超过0.5cm。

⑧ 第8支针刀松解左侧耻骨结节处腹直肌止点的粘连和瘢痕　针刀操作方法与第7支针刀相同。

(7) 注意事项　针刀术毕,拔出全部针刀后,指压止血三分钟,创可贴覆盖针孔。

第七节　会阴下降综合征

【概述】

正常时上端肛管正好在耻骨联合与尾骨连线处,用力排便时肛管不低于该线2cm,若低于2cm时即影响大便的排出,此时称为会阴下降综合征。这是一种盆底疾病,临床上发病率女性多于男性,经产妇多见。可发于任何年龄,但30岁以下者罕见。最早由Parks等(1966)在研究直肠脱垂时提出,是一种盆底肌肉失调性疾病。其后,Henry等人给此综合征提出一简明的定义,即当用力排便时,会阴平面降低超过坐骨结节之下。会阴下降综合征最初为放射学诊断,即在正常时,上端肛管恰在耻骨联合与尾骨连线处,排便时肛管不低于该线2cm,若低于2cm即为会阴下降。目前临床上也用该标准诊断本病。

【病因病理】

排便时久蹲及过多用力,是主要原因。正常情况下,肛管位于坐骨粗隆连线之上,而肛直角联合则刚好位于耻骨联合至尾骨尖连线之下。正常排粪时,肛管的下降不应超过2cm。

长期久蹲过度用力排便,经产妇多次分娩或长期蹲位工作,由于阴道分娩或用力过度紧压肛管时间过长,引起支配盆底肌的阴部神经损伤所致,阴部神经病变导致盆底下降。会阴下降综合征可引起排出道梗阻,而且由于时间太久,阴部神经也可引起肛门外括约肌控制的损害,而发生大便失禁。

另外盆底肌肉功能减弱,使正常肛管直肠角增大,并由直肠前壁传送增高的腹内压而促使前壁黏膜脱垂进入肛管上口。这种前壁黏膜脱垂,可导致排便不尽感，因而患者进一步用力排便，形成恶性循环。

晚期患者有程度不同的粪便失禁和持续性会阴部疼痛，可在坐位时出现后或加剧。Parks 等人认为，这是因为当盆底下降时，会阴部神经及其支配的肛门外括约肌和肛提肌的分支被拉伸所致，神经过度拉伸可使其功能受到严重影响，从而导致盆底肌失神经改变，使盆底肌更加衰弱。

【临床表现】

1. 排便困难为最主要症状　排便时间长、费力、排空不全感。脱垂的前壁黏膜象塞子一样堵塞肛管上端，使粪块不能自由通过。有时病人需在排便时插入手指至肛管内，推开脱垂的黏膜后方能排便。若脱垂的黏膜在便后仍不能缩回，则因持续刺激肛管敏感区而产生直肠胀满感，促使病人上厕所作无效的排便。

2. 便血及排黏液　脱垂的直肠前壁黏膜分泌黏液，若黏膜受伤，可致便血。

3. 会阴部胀痛　久站后可有难以定位的会阴深部不适，平卧或睡眠时减轻。疼痛与排便无明显关系，但有时排便后疼痛加重。

4. 大便失禁　因继发或原发的盆底肌与肛门外括约肌的神经损害，晚期病人可发生大便失禁。

5. 小便失禁及阴道脱垂　部分女性患者可有应激性尿失禁，常伴不同程度的阴道脱垂。

【诊断要点】

1. 症状　排便困难，便意不尽感，排便时间延长，肛门坠胀，便次增多，会阴部疼痛，可伴肛门部分失禁或便血、黏液。女性患者偶尔可见小便失禁。

2. 体征　模拟排便时，会阴呈气球样膨出，肛门下降程度超过 2cm，会阴平面低于坐骨结节平面，可伴肛门黏膜外翻或伴直肠脱垂及直肠前突，直肠指检肛门张力下降。

3. 辅助检查　在静止期的肛管扩张力减退，嘱患者做随意收缩时，肛门收缩力明显减弱。肛管静

息压、最大收缩压均可下降。

【针刀治疗】

（一）治疗原则

针刀医学研究认为会阴下降综合征是由于腰骶段脊柱弓弦力学系统软组织、盆底软组织以及肛门部的软组织粘连和瘢痕导致肛门的功能异常，针刀整体松解上述部位软组织的粘连瘢痕，即可治愈该病。

（二）操作方法

1. 第一次针刀松解——"口"字形针刀整体松解术　具体参照骶尾椎损伤综合征的第一次针刀治疗。

2. 第二次针刀松解盆底韧带筋膜的粘连和瘢痕

（1）体位　截石位。

（2）体表定位　盆底相关部位。

（3）消毒　施术部位用碘伏消毒两遍，然后铺无菌洞巾，使治疗点正对洞巾中间。

（4）麻醉　用 1% 利多卡因局部浸润麻醉，每个治疗点注药 1ml。

（5）刀具　选用 I 型 4 号针刀。

（6）针刀操作　见图 39 - 10。

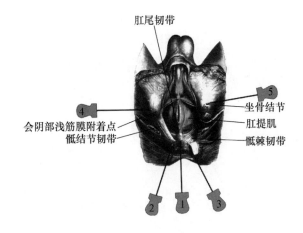

图 39 - 10　针刀松解示意图

① 第 1 支针刀松解肛尾韧带的粘连和瘢痕　在尾骨尖定点，刀口线和脊柱纵轴平行，针刀体和皮肤成 90° 角，针刀经皮肤、皮下组织、筋膜到达尾骨骨面后，纵疏横剥 3 刀，然后针刀体向腹侧倾斜

45°角，刀刃沿尾骨尖前面，铲剥3刀，范围不超过0.5cm。

②第2支针刀松解右侧骶结节韧带骶骨附着点的粘连和瘢痕 在尾骨尖向右后2cm骶骨边缘定点刀口线和脊柱纵轴平行，针刀体和背面成90°角，针刀经皮肤、皮下组织、筋膜到达尾骨骨面后，刀刃沿尾骨前面，铲剥3刀，范围不超过0.5cm。

③第3支针刀松解左侧骶结节韧带骶骨附着点的粘连和瘢痕 针刀操作方法与第2支针刀相同。

④第4支针刀松解右侧骶结节韧带坐骨结节附着点以及会阴浅筋膜在坐骨结节附着点的粘连和瘢痕 在右侧坐骨结节定点，刀口线和脊柱纵轴平行，针刀体和皮肤成90°角，针刀经皮肤、皮下组织、筋膜到达坐骨结节骨面后，纵疏横剥3刀，再铲剥3刀，范围不超过0.5cm。

⑤第5支针刀松解左侧骶结节韧带坐骨结节附着点以及会阴浅筋膜在坐骨结节附着点的粘连和瘢痕 针刀操作方法与第4支针刀相同。

3. 第三次针刀松解肛门周围软组织的粘连和瘢痕

（1）体位 截石位。

（2）体表定位 在6点、12点处定位（图39-11）。

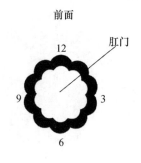

前面

图39-11 肛门部钟表式示意图

（3）消毒 施术部位用碘伏消毒两遍，然后铺无菌洞巾，使治疗点正对洞巾中间。

（4）麻醉 用1%利多卡因局部浸润麻醉，每个治疗点注药1ml。

（5）刀具 选用Ⅰ型4号针刀。

（6）针刀操作 见图39-12。

①第1支针刀松解肛门后侧肛门外括约肌及耻骨直肠肌的粘连和瘢痕 在离肛门正后方边缘1cm处即6点处定位刀口线和肛管纵轴平行，针刀体和皮肤成90°角，针刀经皮肤、皮下组织、筋膜到达肛门外括约肌，提插切割3刀，范围不超过1cm，然后进针刀，穿过肛门外括约肌有落空感后，再进针刀到达耻骨直肠肌，行提插切割3刀，范围不超过0.5cm。

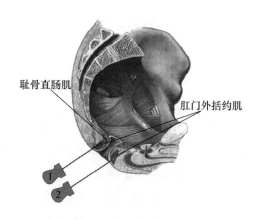

图39-12 针刀松解示意图

②第2支针刀松解肛门前侧肛门外括约肌及耻骨直肠肌的粘连和瘢痕 在离肛门正前方边缘1cm处即12点处定位刀口线和肛管纵轴平行，针刀体和皮肤成90°角，针刀经皮肤、皮下组织、筋膜到达肛门外括约肌，提插切割3刀，范围不超过1cm。

第四十章

皮 肤 病

第一节 头 癣

【概述】

头癣是头皮和毛发的一种皮肤癣菌感染，具有较强的传染性。本病主要发生于少年儿童，少见于成年人。头癣中较常见的有黄癣、白癣和黑点癣。

本病中医称为肥疮（黄癣）、白秃疮（白癣）及秃疮、癞头疮、肥粘疮、蛀发癣等；俗称癞痢头、凿头。

【病因病理】

引起黄癣的病菌是许兰毛癣菌（又称黄癣菌）。

白癣在我国主要由铁锈色小孢子菌引起，其次为羊毛样小孢子菌。黑点癣由紫色毛癣菌及断发毛癣菌引起。

由于直接或间接接触带菌的痂屑、毛发或理发工具，患者枕、帽等均可引起头癣。

中医认为头癣的发生，内因于脾虚胃热，湿热蕴蒸于头部，复感外风挟邪毒侵入，以致气血郁滞，血不荣发，则皮肉、毛发干枯脱落，并认识到此病与传染有关。

【临床表现】

头癣的临床表现见表 40-1。

表 40-1 黄癣、白癣和黑点癣的临床特点

	黄癣	白癣	黑点癣
自觉症状	不明显或微痒	瘙痒	瘙痒
头皮损害	具有黄癣、萎缩性瘢痕、与秃发三大特征，黄癣边缘隆起中央凹陷，有鼠尿臭味	灰白色鳞屑性斑片，如钱币大小，炎症不明显	小点状炎症较轻的鳞屑性斑片，间或呈黑色小点
头发改变	干枯发黄，失去光泽，不折断，有不均匀的脱落，易于拔除	灰白色，失去光泽，距头皮2~4mm处折断，易于拔除	病发露出头皮即行折断，呈黑点状
真菌镜检	发干内菌丝或排列成行的关节孢子	发外多数小圆形孢子，呈镶嵌状不规则排列	发内呈链状排列稍大的小孢子
真菌培养	黄癣菌	小孢子菌	紫色癣菌或断发癣菌
易感人群	农村儿童和成人	城市儿童	城市儿童和成人
病程经过	较慢	开始2~4个月快，以后缓慢，迁延数年	慢性经过，常经年不愈
预后	治疗不及时，可形成萎缩性瘢痕，造成永久性秃发	可自愈，愈后不留瘢痕	青春期可自愈，愈后可留瘢痕

【诊断要点】

1. 黄癣

（1）典型头皮损害为圆形碟状的硫黄色厚痂，中间有数根毛发穿过，嗅之有鼠尿臭味。

（2）病发干枯无泽，易拔出但不易折断。

（3）头部头皮边缘常有约1cm宽的一条正常毛发不被感染。

（4）头痂脱落后遗有萎缩性疤癣，上面残留着稀疏的头发。

（5）病程缠绵，多由儿童时期开始，可持续至成人期。

（6）实验室检查：病发在直接镜检下可见菌丝或孢子。滤过紫外线检查，病灶呈暗绿色荧光。

2. 白癣

（1）本病主要为儿童患病，有很强的传染性。

（2）头皮损害早期呈白色鳞屑斑片，初起为较大圆形母斑，外围为后发的小子斑，愈后不留痕迹。

（3）损害皮损中，毛发干枯断折，参差不齐，易于拔落而不感觉疼痛。

（4）病程缓慢，但至青春期可自愈。

（5）实验室检查：病发在直接镜检下可见菌丝和孢子。滤过紫外线照射下呈亮绿色荧光。

3. 黑点癣

（1）儿童和成人均可发病。

（2）头皮可见散在的黄豆到从杏仁大小的鳞屑性斑片。

（3）病发刚出头皮即折断，因而毛囊口的断发呈黑点状。

（4）病程慢性，少数患者愈后留疤痕。

（5）实验室检查：病发检查可发现发内孢子。

【针刀治疗】

（一）治疗原则

根据针刀医学关于慢性软组织损伤病因病理学理论，针刀主要治疗头癣引起的疤痕。

（二）操作方法

1. 体位 卧位，头偏向对侧。

2. 体表定位 头癣疤痕处。根据疤痕大小，对疤痕小的部位，用二针法，疤痕大的部位用四针法。以下以四针法加以介绍。在疤痕四周与正常皮肤交界处，靠近正常皮肤侧5mm对称性定4个点，作为进针刀点。

3. 消毒 施术部位用碘伏消毒两遍，然后铺无菌洞巾，使治疗点正对洞巾中间。

4. 麻醉 用1%利多卡因局部浸润麻醉，每个治疗点注药1ml。

5. 刀具 使用Ⅰ型4号直形针刀。

6. 针刀操作 即"十"字形针刀操作（图40－1）。

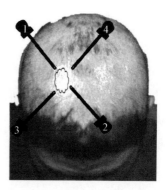

图40－1 "十"字形针刀操作

①第1支针刀从疤痕后外侧进针刀，针刀体与皮肤平面呈90°角，针刀经皮肤达疤痕组织，调转针刀体，使针刀体与疤痕面平行，针刀向疤痕方向提插刀法切割到病变中央。

②第2支针刀从疤痕前内侧进针刀，针刀体与皮肤平面呈90°角，针刀经皮肤达疤痕组织，调转针刀体，使针刀体与疤痕面平行，针刀向疤痕方向提插刀法切割到病变中央。与第1支针刀会师。

③第3支针刀从疤痕前外侧进针刀，针刀体与皮肤平面呈90°角，针刀经皮肤达疤痕组织，调转针刀体，使针刀体与疤痕面平行，针刀向疤痕方向提插刀法切割到病变中央。

④第4支针刀从瘢痕后内侧进针刀，针体与皮肤平面呈90°角，针刀经皮肤达瘢痕组织，调转针刀体，使针刀体与瘢痕面平行，针刀向瘢痕方向提插刀法切割到病变中央。与第3支针刀会师。

【针刀术后手法治疗】

无须手法治疗。

第二节 痤 疮

【概述】

痤疮俗称青春痘、粉刺、暗疮。中医称面疮、酒刺。多发于头面部、颈部、前胸后背等皮脂腺丰富的部位，是皮肤科常见病，多发病。

痤疮是由于体内雄性激素增高，促使皮脂分泌旺盛，毛囊皮脂腺管闭塞，加上细菌侵袭，从而导致痤疮的发生，痤疮的发病与遗传因素、激素分泌、胃肠障碍、使用外搽药物、化妆品使用不当等有关。多数发生于15~30岁。痤疮主要有两种皮损：非炎症性皮损和炎症性皮损。非炎症性皮损即粉刺。依据粉刺是否有开口，又分为黑头粉刺和白头粉刺。炎症性皮损有多种表现：丘疹、脓疱、结节和囊肿。皮损好发于面颊、额部和鼻唇沟，其次是胸部、背部等（图40-2）。

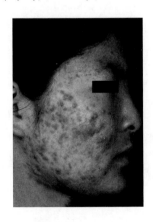

图40-2 痤疮

【病因病理】

痤疮与内分泌有密切的关系，青春期以前极少发病，性功能丧失或减退的人不发病，性功能降低

的人，如应用睾酮可促使胡须的生长和痤疮的发生，用促皮质素或皮质类固醇激素治疗疾病时，常引起痤疮性皮疹。女性在月经前常有痤疮发作，妊娠期痤疮症状减轻等。不论男女都有雄激素和雌激素，分泌性激素的器官在男性为睾丸及肾上腺；在女性是卵巢、胎盘及肾上腺。雄激素和雌激素在男女体内有不同比率，比率的改变可能使痤疮出现。皮脂腺的发育和皮脂的分泌也与雄性激素增加有关，其中以睾酮增加皮脂腺活动性作用最强，孕酮与肾上腺皮质中脱氢表雄酮（DHA）也参与作用，后者在初期痤疮中可能起重要作用。睾酮在皮肤中经5α还原酶作用转化成活性更高的5α双氢睾酮刺激皮脂腺细胞周转和脂类合成，引起皮脂分泌增多，产生又浓又多的皮脂，不能完全排泄出去，渐渐聚积在毛囊口内，同时毛囊导管也在雄激素作用下而过度角化，毛囊壁肥厚、阻止皮脂排泄，毛囊壁上脱落的上皮细胞增多与浓稠的皮脂混合成为干酪状物质，栓塞在毛囊口内形成粉刺，以后暴露在毛囊口外的顶端渐渐干燥，又经过空气的氧化作用、黑色素的沉积、尘埃的污染而变色形成黑头粉刺，毛囊中存在的痤疮棒状杆菌、白色葡萄球菌和卵圆形糠疹芽孢菌，特别是痤疮棒状杆菌含有使皮脂分解的酯酶，毛囊内的皮脂被脂酶分解而产生较多的游离脂肪酸，这些游离的脂肪酸能使毛囊及毛囊周围发生非特殊性炎性反应，当粉刺壁的极微的溃疡及游离脂肪酸进入附近真皮后，再加上黑头粉刺挤压附近的细胞，使它们的抗菌力下降而容易受细菌的感染引起炎症，于是病人发生丘疹、脓疱、硬结、结节及脓肿。近年来有人认为本病与免疫有关。在患者的体液免疫中，血清中人体免疫球蛋白水平增高，并随病情加重而增高，这与痤疮棒状杆菌在患者体内产生抗体，循环抗体到达局部参与早期炎症的致病过程有关。

近期有人证明痤疮的发生与患者体内的微量元素含量有关如：锌低可能会影响维生素A的利用，促使毛囊皮脂腺的角化，铜低会削弱机体对细菌感染的抵抗力，锰升高可使体内脂肪代谢、性激素分泌受到一定影响等，可能与痤疮发病有一定的关系。

此外痤疮发病还与遗传因素有关。除上述因素外，多吃动物脂肪及糖类食物，消化不良或便秘等胃肠障碍，精神紧张，湿热气候等因素对痤疮病人可以有不利的影响。矿物油类的接触或碘化物、溴化物，激素及某些其他药的内服也可加剧痤疮的恶化。

针刀医学认为，痤疮是由于面、颈部弓弦力学系统的力平衡失调，面部的弓弦力学结构出现粘连、瘢痕、挛缩，导致皮肤应力异常，随着病情的发展，面部软组织的粘连瘢痕又引起颈部的弓弦力学系统的粘连和瘢痕，使局部微循环障碍，代谢产物聚集，使皮肤的分泌功能障碍，从而引发临床表现。

【临床表现】

痤疮基本表现为毛囊性丘疹，中央有一黑点，称黑头粉刺；周围色红，挤压有米粒样白色脂栓排出，另有无黑头、成灰白色的小丘疹，称白头粉刺。若发生炎症，粉刺发红，顶部产生小脓疱，此时可影响容貌。破溃痊愈后，可遗留暂时色素沉着或有轻度凹陷的瘢痕，有的形成结节、脓肿、囊肿及瘢痕等多种形态的伤害，甚至破溃后形成多个窦道和瘢痕，严重者呈橘皮脸。临床上常以一两种损害较为明显，往往同时存在油性皮脂溢出而并发头面部脂溢性皮炎，此时面部油腻发亮，还可发生成片的红斑，且覆盖上油性痂皮，常年不愈。发病人群以 15～30 岁为主，因为随着皮肤油脂的减少，青春痘的程度自然减轻。当年龄增长时，皮肤会慢慢由油转干，这也是为什么年纪越大越少长青春痘的原因。发病部位以颜面为多，亦可见于胸背上部及肩胛处，胸前、颈后、臀部等处。可自觉稍有瘙痒或疼痛，病程缠绵，往往此起彼伏，新疹不断继发，有的可迁延数年或 10 余年。

【诊断要点】

本病是一种皮肤科常见病、多发病，不难诊断。为毛囊性丘疹，好发于面颊、额部和鼻唇沟，其次是胸部、背部，眶周皮肤从不累及。开始时患者差不多都有黑头粉刺及油性皮脂溢出，还常有丘疹、结节脓疱、脓肿、窦道或瘢痕，各种损害的大小深浅不等，往往以其中一两种损害为主。病程长，多无自觉症状，如炎症明显时，则可引起疼痛和触疼症状时轻时重。

【针刀治疗】

（一）治疗原则

根据针刀医学对痤疮病因病理的分析，根据慢性软组织损伤病理构架的网眼理论，用针刀调节面、颈部的弓弦力学系统的异常应力，同时对痤疮部的损伤进行直接松解，恢复面部皮肤等软组织的营养，使皮肤恢复正常功能。

（二）操作方法

1. 第一、二次针刀松解　参见黄褐斑的第一、二次针刀治疗。

2. 第三次针刀治疗

（1）体位　仰卧位。

（2）体表定位　面部痤疮。

（3）消毒　施术部位用碘伏消毒两遍，然后铺无菌洞巾，使治疗点正对洞巾中间。

（4）麻醉　用 1% 利多卡因局部浸润麻醉，每个治疗点注药 1ml。

（5）刀具　Ⅰ型弧形针刀。

（6）针刀操作　见图 40-3。

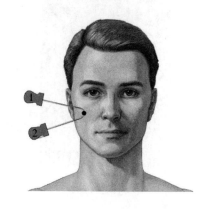

图 40-3　痤疮第三次针刀松解示意图

①第 1 支针刀松解痤疮上部。从痤疮上缘进针刀，刀口线与人体纵轴一致，针刀体与皮肤垂直，

严格按四步进针刀规程进针刀，经皮肤、皮下组织达痤疮，纵疏横剥3刀，再提插切割3刀，应切穿痤疮部的硬结组织，然后调转针刀体90°，使针刀与皮肤平行，向下提插切割痤疮。

②第2支针刀松解痤疮下部。从痤疮下缘进针刀，刀口线与人体纵轴一致，针刀体与皮肤垂直，严格按四步进针刀规程进针刀，经皮肤、皮下组织达痤疮，纵疏横剥3刀，再提插切割3刀，应切穿痤疮部的硬结组织，然后调转针刀体90°，使针刀与皮肤平行，向上提插切割痤疮，与第1支针刀相接。

③术毕，拔出针刀，局部压迫止血3分钟后，创可贴覆盖针眼。

其他痤疮的针刀治疗与第三次针刀治疗方法相同。

【针刀术后手法治疗】

无须手法治疗。

第三节 腋 臭

【概述】

本病俗称狐臭，是身体大汗腺分泌物中含有一种特殊气味的丁异酸戊酯而引起的病症。

【病因病理】

汗液经体表细菌主要是葡萄球菌分解，产生不饱和脂肪酸。由于大汗腺到青春期才开始活动，老年时逐渐退化，故腋臭主要见于青壮年。女性多于男性，与遗传有关。

【临床表现】

腋窝的大汗腺分泌的汗液臭味明显，其汗液可呈黄、绿、红或黑色。

【诊断要点】

1. 主要发生于腋下，出汗多且有臭味。

2. 多有遗传性，夏季加重。

3. 青春期病状加重。

【针刀治疗】

（一）治疗原则

依据人体弓弦力学系统理论及疾病病理构架的网眼理论，腋臭是由于腋部的皮肤汗腺分泌异常物质所致，通过针刀准确松解腋区软组织的粘连和瘢痕，破坏大汗腺的基底部，调节汗腺的分泌功能，达到治疗目的。

（二）操作方法

1. 第一次针刀操作——"十"字针刀操作

（1）体位 仰卧位，肩关节外展90°。

（2）体表定位 腋窝部"十"字定位。

（3）消毒 施术部位用碘伏消毒两遍，然后铺无菌洞巾，使治疗点正对洞巾中间。

（4）麻醉 用1%利多卡因局部浸润麻醉，每个治疗点注药1ml。

（5）刀具 Ⅰ型4号直形针刀。

（6）针刀操作 见图40-4。

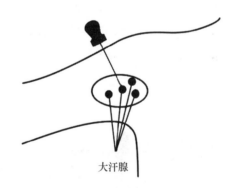

大汗腺

图40-4 "十"字形针刀操作

①第1支针刀从腋窝前侧进针刀，针刀体与皮肤平面呈90°角，按四步操作规程进针刀，经皮肤，达真皮层，调转针刀体，使针刀体与汗腺集中部的皮肤平行，针刀向汗腺集中部真皮层方向切割到病变中央。

②第2支针刀从腋窝后侧进针刀，针刀体与皮肤平面呈90°角，按四步操作规程进针刀，经皮肤，达真皮层，调转针刀体，使针刀体与汗腺集中部的皮肤平行，针刀向前侧（即汗腺集中部）真皮层方

向切割到病变中央。与第1支针刀相接。

③第3支针刀从腋窝远端进针刀，针刀体与皮肤平面呈90°角，按四步操作规程进针刀，经皮肤，达真皮层，调转针刀体，使针刀体与汗腺集中部的皮肤平行，针刀向汗腺集中部真皮层方向切割到病变中央。

④第4支针刀从腋窝近端进针刀，针刀体与皮肤平面呈90°角，按四步操作规程进针刀，经皮肤，达真皮层，调转针刀体，使针刀体与汗腺集中部的皮肤平行，针刀向远端（即汗腺集中部）真皮层方向切割到病变中央。与第3支针刀相接。

⑤术毕，拔出针刀，局部压迫止血3分钟后，创可贴覆盖针眼。

2. 第二次针刀操作——大汗腺松解术

（1）**体位**　仰卧位，肩关节外展90°。

（2）**体表定位**　腋窝汗腺区内找到比正常毛囊大、色素沉着的毛囊孔，一次3~4个治疗点。

（3）**消毒**　施术部位用碘伏消毒两遍，然后铺无菌洞巾，使治疗点正对洞巾中间。

（4）**麻醉**　用1%利多卡因局部浸润麻醉，每个治疗点注药1ml。

（5）**刀具**　Ⅰ型4号直形针刀。

（6）**针刀操作**　见图40-5。

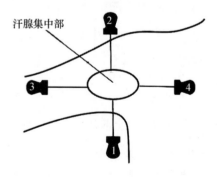

图40-5　针刀松解大汗腺

①在定点处进针刀，按四步操作规程进针刀，经扩大的毛囊孔刺入，达真皮层，提插刀法切割3刀，然后在真皮下做扇形提插刀法切割，范围0.5cm。

②术毕，拔出针刀，局部压迫止血3分钟后，创可贴覆盖针眼。

【针刀术后手法治疗】

针刀治疗结束后，用手指压迫针眼的同时，充分按揉，使之弥散、浸润。

第四节　寻常疣

【概述】

寻常疣是一种常见的病毒性皮肤病，在皮肤表面形成了结节状病理产物，好发于手背、手指、足、甲缘等处。病程缓慢，有时可自愈。

【病因病理】

疣是由人类乳头瘤病毒（HPV）感染所致。

针刀医学认为，该病是由于病毒侵害性损伤皮肤的软组织，在皮肤表面形成了结节状病理产物，皮损为针头至豌豆大，呈灰褐色或正常肤色，顶端可呈乳头样增生，周围无炎症。

【临床表现】

皮损为针头至豌豆大，呈半圆形或多角形隆起，呈灰褐色或正常肤色，顶端可呈乳头样增生，周围无炎症。初发时多为单个，可因自身接种而增多至数个或数十个。一般无自觉症状，偶有压痛，摩擦或撞击时易出血。好发于手背、手指、足、甲缘等处。病程缓慢，有时可自愈。

【诊断要点】

1. 皮损为针头至豌豆大，呈半圆形或多角形隆起，呈灰褐色或正常肤色，顶端可呈乳头样增生，周围无炎症。

2. 初发时多为单个，可因自身接种而增多至数个或数十个。

【针刀治疗】

1. 体位　坐位，患肢置于手术台上。

2. 体表定位　寻常疣。

3. 消毒　施术部位用碘伏消毒两遍，然后铺无菌洞巾，使治疗点正对洞巾中间。

4. 麻醉　1%利多卡因局部麻醉。

5. 刀具　使用Ⅰ型针刀，

6. 针刀操作　见图40-6。

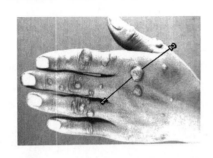

图40-6　寻常疣针刀会师松解术示意图

①第1支针刀从寻常疣的一侧进针刀，针体与皮肤平面呈90°角，针刀经皮肤、皮下组织，沿疣的根部纵疏横剥2~3刀后至疣体中央。

②第2支针刀从寻常疣的对侧进针刀，针体与皮肤平面呈90°角，针刀经皮肤、皮下组织，沿疣的根部纵疏横剥2~3刀后至疣体中央，与第1支针刀会师。

③寻常疣单独一个的，按上法针刀手术治疗，多个群生的只手术治疗大的"母疣"，其余的子疣在"母疣"术后1个月内自行干枯脱落，如有个别不脱落者再行手术治疗1次。

【针刀术后手法治疗】

无须手法治疗。

第五节　神经性皮炎

【概述】

神经性皮炎又名慢性单纯性苔藓，是以阵发性瘙痒和皮肤苔藓样变为特征的慢性炎症性皮肤病。

【病因病理】

本病的病因还不十分清楚，西医学认为，本病与大脑皮层兴奋与抑制过程平衡失调有关。精神因素被认为是主要的诱因，精神紧张、神经衰弱、焦虑都可促使皮损发生或复发。根据临床观察，多数病人伴有头晕、失眠、烦躁易怒、焦虑不安等神经衰弱的症状。如神经衰弱的症状得到改善，神经性皮炎的症状有可能好转。另外，可能也与胃肠道功能障碍和局部刺激有关。

其病理变化为局部反复摩擦，各种原因的瘙痒而经常搔抓，致使皮肤角化过度，棘层肥厚，表皮突延长，也可伴有轻度海绵形成。真皮部毛细血管增多，管壁增厚，血管周围有淋巴细胞浸润，纤维母细胞增生，呈纤维化，重则波及皮下组织。

针刀医学认为，本病是由于各种情绪性损伤、理化及环境性损伤引起皮肤局部的软组织皮肤角化过度，使真皮组织及皮下结缔组织纤维化、局部血液循环障碍，表现为瘢痕、挛缩、堵塞的病理改变。

【临床表现】

本病依其受累范围大小，可分为局限性及播散性。

1. 局限性　多见于青年或中年，常发生于颈侧、项部、背部、肘窝、腰、股内侧、会阴、阴囊等部。初发时局部先有瘙痒，由于搔抓或摩擦等机械性刺激。典型皮损为多数针头或稍大的正常皮色或淡红、褐黄色扁平丘疹，表面光滑或有少量鳞屑。多数丘疹密集成片，形成苔藓样变。患部皮肤干燥，浸润肥厚，脊沟明显，表面可有抓伤、血痂及轻度色素沉着；自觉阵发性瘙痒。

2. 播散性　好发于成人及老年。皮损呈多数苔藓样变，散发全身多处。

本病病程迁延，长期难愈，易于复发，可因搔抓继发毛囊炎、疖及淋巴结炎等。

【诊断要点】

1. 本病中青年多见，好发于颈后两侧、肘膝关节及腰骶部、腘窝、外阴。

2. 自觉阵发性剧烈瘙痒，尤以夜间及安静时为重。本病病程较长，易反复发作。

3. 常先有局部瘙痒，经反复搔抓摩擦后，局部出现粟粒状绿豆大小的圆形或多角形扁平丘疹，呈皮色、淡红或淡褐色，稍有光泽，以后皮疹数量增多且融合成片，成为典型的苔藓样皮损，皮损大小形态不一，四周可有少量散在的扁平丘疹。

【针刀治疗】

1. 体位 根据病情，采取不同的体位。

2. 体表定位 神经性皮炎病变处，相关穴位。

3. 消毒 在施术部位，用碘伏消毒两遍，然后铺无菌洞巾，使治疗点正对洞巾中间。

4. 麻醉 1%利多卡因局部麻醉。

5. 刀具 使用Ⅰ型针刀。

6. 针刀操作——"十"字针刀松解术

（1）病变部位松解，以左膝部神经性皮炎为例（图40-7）。

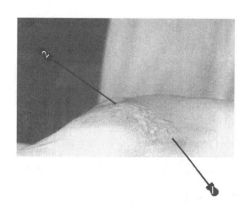

图40-7 左膝神经性皮炎"十字"
针刀松解术示意图

①第1支针刀从病变的一侧进针刀，针体与皮肤平面呈90°角，针刀经皮肤，达真皮层，在真皮层内向病变对侧提插切割刀法切割直至病变中央。

②第2支针刀从病变的对侧进针刀，针体与皮肤平面呈90°角，针刀经皮肤，达真皮层，在真皮层内向病变对侧提插切割刀法切割直至病变中央，与第1支针刀相接。

（2）如属于人体关于单纯性系统功能紊乱者，针刀宜纵行剥离、速度宜快。

①尾骨尖下0.5寸定一点，刀口线与脊柱纵轴平行，针体紧靠尾骨前面，刺入0.8~1.2cm，纵行剥离3刀。

②第二腰椎与第三腰椎棘突连线的中点旁开1寸半定一点，刀口线与脊柱纵轴平行，针刀体与进针部位皮肤平面垂直刺入2cm，纵行剥离3刀。

③人体前正中线、肚脐下3寸处定一点，刀口线与前正中线平行，针刀体与进针部位皮肤平面垂直，刺入1cm，纵行剥离3刀。

④第七颈椎与第一胸椎棘突连线的中点定一点，刀口线与脊柱纵轴平行，针刀体与脊柱下段呈60°角进针刺入1cm，纵行剥离3刀。

⑤下肢的内侧面，内踝的上3寸，在左右各定一点，刀口线与下肢纵轴平行，针刀体与进针部位皮肤平面垂直，刺入2cm，纵行剥离3刀。

【针刀术后手法治疗】

针刀术后无须手法治疗。

第六节 股 癣

【概述】

发生于腹股沟部位的体癣称为股癣。一般好发于男性成年人。夏季多发，冬季减轻。本病在中医学一般称为"阴癣"，又称"臊癣""湿癣"。

皮肤覆盖在人体表面，直接与外部环境接触。成人皮肤面积平均1.6m²，约占人体重的16%。皮肤具有多种感受器和丰富的感觉神经末梢分布，能感觉冷、温、痛、触和压等刺激。在消化、呼吸、泌尿生殖管道的开口处，皮肤与黏膜相连续，在眼睑边缘与结膜相连。皮肤借皮下组织（即浅筋膜）与深部相连。

皮肤分为上皮性的表皮和结缔组织性的真皮两部分。从表皮衍生来的附属器官有毛发、指（趾）甲，其内有大量的血管和神经，真皮内的皮脂腺、汗腺等腺体也属附属器官，真皮内有适应于各种感觉和生理代谢活动的感受器。

【病因病理】

股癣为体癣的一种，只因皮疹发于腹股沟内这一特定部位而称为股癣。其病原菌以表皮癣菌为主，红色毛癣菌、铁锈色小孢子菌等也可引起本病。其致病菌也可因病人直接接触或通过带菌的衣物而传染，也可自身接触传染；潮湿以及皮肤浅表外伤也常是传染本病的有利条件。

【临床表现】

本病好发于夏季，多夏重冬轻或冬天自愈，以男性成年人及肥胖多汗者多见，皮疹和体癣相似，境界明显，边缘隆起，主要在腹股沟与阴囊相接触的大腿根部，严重者可蔓延至臀部，甚则后下背部，两侧基本对称发生，有时皮损向上蔓延可达耻部，甚或下腹部，也可波及阴囊。病人往往自觉瘙痒，患处由于搔抓及摩擦皮疹往往潮湿糜烂，容易引起继发的化脓性感染，日久皮损可以出现苔藓化，与神经性皮炎相似。

【诊断要点】

1. 皮损的特定部位为腹股沟区。

2. 以皮疹有明显的境界，边缘隆起，中央平坦为主要症状。

3. 真菌检查阳性。

4. 可与神经性皮炎相区别，后者以有明显的苔藓化，不发生水疱，有剧痒，无季节性，真菌检查阴性为主要特点。

【针刀治疗】

（一）治疗原则

根据针刀医学关于慢性软组织损伤病因病理学理论，针刀主要治疗股癣引起的瘢痕。

（二）操作方法

1. 体位　卧位。

2. 体表定位　股癣瘢痕处。根据瘢痕大小，对瘢痕小的部位，用"十"字形针刀操作二针法，瘢痕大的部位用四针法。以下以四针法加以介绍。在瘢痕四周与正常皮肤交界处，靠近正常皮肤侧5mm对称性定四个点，作为进针刀点。

3. 消毒　施术部位用碘伏消毒两遍，然后铺无菌洞巾，使治疗点正对洞巾中间。

4. 麻醉　用1%利多卡因局部浸润麻醉，每个治疗点注药1ml。

5. 刀具　使用Ⅰ型4号直形针刀。

6. 针刀操作　"十"字形针刀操作见图40-8。

①第1支针刀从瘢痕外侧进针刀，针体与皮肤平面呈90°角，针刀经皮肤达瘢痕组织，调转针刀体，使针刀体与瘢痕面平行，针刀向瘢痕方向提插刀法切割到病变中央。

②第2支针刀从瘢痕内侧进针刀，针体与皮肤平面呈90°角，针刀经皮肤达瘢痕组织，调转针刀体，使针刀体与瘢痕面平行，针刀向瘢痕方向提插刀法切割到病变中央。与第1支针刀会师。

③第3支针刀从瘢痕远侧进针刀，针体与皮肤平面呈90°角，针刀经皮肤达瘢痕组织，调转针刀体，使针刀体与瘢痕面平行，针刀向瘢痕方向提插刀法切割到病变中央。

④第4支针刀从瘢痕近侧进针刀，针体与皮肤平面呈90°角，针刀经皮肤达瘢痕组织，调转针刀体，使针刀体与瘢痕面平行，针刀向瘢痕方向提插刀法切割到病变中央。与第3支针刀会师。与第3支针刀会师。

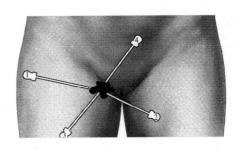

图40-8　"十"字形针刀操作示意图

【针刀术后手法治疗】

无须手法治疗。

第七节　鸡　眼

【概述】

鸡眼是由于足部长期受挤压或摩擦而发生的角质增生性的疾病，好发于手掌及足跖，发于足者，多见于小趾外侧或趾间，为扁平的圆形角质硬物。病变部位皮肤角质层楔状增生变厚，其根深陷，形如鸡眼。

足部皮肤分为上皮性的表皮和结缔组织性的真

皮两部分。从表皮衍生来的附属器官有毛发、指（趾）甲，其内大量的脉管和神经，真皮内的皮脂腺、汗腺等腺体也属附属器官，真皮内有适应于各种感觉和生理代谢活动的感受器。

1. 表皮 表皮属复层鳞状上皮，主要由角膜细胞、黑色素细胞、朗格汉斯细胞及少量淋巴细胞和Merkel细胞组成。表皮根据其细胞的分化特点，由内向外依次分为基底层、棘层、颗粒层、透明层和角质层。基底层借助基底膜带与真皮连接。

2. 真皮 由胶原纤维、弹力纤维、细胞和基质组成，又分为乳头层真皮和网状层皮，层间无明显界限。乳头层内有丰富的毛细血管和毛细淋巴管，并有游离神经末梢和Meissner小体。乳头层下方为网状层，内含较大的血管、淋巴管、神经及皮肤附属器、肌肉等。

3. 皮下组织 皮下组织位于真皮下方，由疏松结缔组织及脂肪小叶组成，又称皮下脂肪层，此层内有汗腺、毛囊、淋巴管及神经等。

【病因病理】

多因穿不合适鞋子长期行走，或因脚骨发育畸形致足底某一点受力不均，长期挤压摩擦所致。皮肤角质增厚，略高于表面，尖端向下深入皮下，行走时由于间接挤压真皮乳头层附近感觉神经末梢而引起疼痛。

针刀医学认为，慢性积累性损伤导致软组织瘢痕增生，挤压神经末梢而引起疼痛。

【临床表现】

鸡眼一般为针头至蚕豆大小、散在皮肉的倒圆锥状角质栓，表面光滑，平皮肤表面或稍隆起，境界清楚，呈淡黄或深黄色，嵌入真皮。由于其尖端压迫神经末梢，故行走时引起疼痛。鸡眼多见于足跖前中部、小趾外侧或拇趾内侧缘，也见于趾背。

【诊断要点】

根据足跖、足趾等受压迫处发生圆锥形的角质栓，并伴压痛，容易诊断。注意与胼胝、跖疣的鉴别诊断。胼胝为扁平片状角质增厚，范围较广，一般不痛。跖疣可散发于足跖各处，不限于受压部位，可多发，损害如黄豆大小，表面角质增厚，用刀削去表面角质层，可见自真皮乳头血管渗出血细胞凝成的小黑点的角质软芯。

【针刀治疗】

（一）治疗原则

依据网眼理论及人体电生理线路系统的理论，通过切开瘢痕，疏通阻塞，解除局部压迫，消除症状。

（二）操作方法

1. 体位 仰卧位。

2. 体表定位 鸡眼。

3. 消毒 施术部位用碘伏消毒两遍，然后铺无菌洞巾，使治疗点正对洞巾中间。

4. 麻醉 1%利多卡因局部麻醉。

5. 刀具 使用I型针刀。

6. 针刀操作 见图40-9。

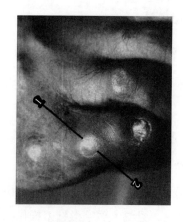

图40-9 鸡眼针刀会师松解术示意图

①第1支针刀从鸡眼的一侧进针刀，针刀体与皮肤平面呈90°角，针刀经皮肤、皮下组织，沿鸡眼的根部纵疏横剥2～3刀后至鸡眼中央。

②第2支针刀从鸡眼的对侧进针刀，针刀体与皮肤平面呈90°角，针刀经皮肤、皮下组织，沿鸡眼的根部纵疏横剥2～3刀后至鸡眼中央，与第1支针刀会师。

③不必把鸡眼剔出，压迫止血，包扎。1 周左右鸡眼自行修平脱落。大多一次治愈，个别 7 日不愈者，再做一次而自愈。

第八节　胼胝

【概述】

胼胝是手掌、足底皮肤角质层局限性片状增厚，中医学也称"胼底"。

【病因病理】

本病好发于手掌、足部的骨突部位，由于长期受压和摩擦所致。针刀医学认识到本病是由于局部慢性积累性损伤导致软组织慢性增生瘢痕、挛缩的病理改变，是人体对异常力学刺激的一种保护性反应。

【临床表现】

手足掌面较大面积受到长时间的机械性挤压摩擦，引起该处皮肤过度角化、角质增生、增厚形成皮肤硬板块，俗称"老茧子"，中心较厚边缘较薄，坚硬的中心皮肤发亮，皮纹消失，边缘皮纹清楚。胼胝与周围界限不清，皮面呈黄色，去除角质后其下皮肤正常不出血。常有疼痛不适感，如在脚掌，走路和跑跳都受限。大多数发生在长期走路而受挤压的前脚掌部位。

【诊断要点】

发生于足跖，蜡黄色、扁平或稍微隆起的局限性角质肥厚性斑块，质硬而稍透明，边界不清，中央较厚，边缘较薄。常对称发生，与职业有关者可见于受压部位。严重时可有压痛。

【针刀治疗】

（一）治疗原则

依据网眼理论及人体电生理线路系统的理论，通过切开瘢痕，疏通阻塞，解除局部压迫，消除症状。

（二）操作方法

1. 体位　仰卧位。

2. 体表定位　胼胝。

3. 消毒　施术部位用碘伏消毒两遍，然后铺无菌洞巾，使治疗点正对洞巾中间。

4. 麻醉　1% 利多卡因局部麻醉。

5. 刀具　使用 I 型针刀。

6. 针刀操作　"十"字形针刀操作见图40 – 10。

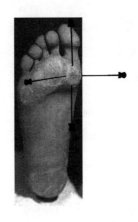

图 40 – 10　胼胝"十"字形针刀操作示意图

①第 1 支针刀从胼胝的一侧进针刀，针刀体与皮肤平面呈 90°角，针刀经皮肤、皮下组织，沿胼胝的根部纵疏横剥 2～3 刀后至胼胝中央。

②第 2 支针刀从胼胝的对侧进针刀，针刀体与皮肤平面呈 90°角，针刀经皮肤、皮下组织，沿胼胝的根部纵疏横剥 2～3 刀后至胼胝中央，与第 1 支针刀会师。

③第 3 支针刀与第 1 支针刀呈 90°角进针刀，针刀体与皮肤平面呈 90°角，针刀经皮肤、皮下组织，沿胼胝的根部纵疏横剥 2～3 刀后至胼胝中央。

④第 4 支针刀在第 3 支针刀的对侧进针刀，针刀体与皮肤平面呈 90°角，针刀经皮肤、皮下组织，沿胼胝的根部纵疏横剥 2～3 刀后至胼胝中央，与第 3 支针刀会师。

【针刀术后手法治疗】

无须手法治疗。

第九节 跖 疣

【概述】

跖疣即发生在足跖部的寻常疣，多见于青壮年。

【病因病理】

本病亦是由人类乳头瘤病毒（HPV）感染所致。

针刀医学认为，该病是由于病毒侵害性损伤皮肤的软组织，在皮肤表面形成了结节状病理产物。

【临床表现】

损害出现于足底前部的受压部位，单发或多发，数目不定，皮疹如米粒至黄豆大小，如以小刀刮去表面角质层，可见乳白色软芯。好发于足跟、跖骨头或趾间受压处。一般多单侧发生，数目多少不定。自觉有明显触压痛。有时可在一较大疣体周围出现数个小的卫星疣，亦可相互聚集或融合成一角质斑块。病程较长，可自然消退。

【诊断要点】

好发于足跖，自觉有明显触压痛，有时可在一较大疣体周围出现数个小的卫星疣。

【针刀治疗】

（一）治疗原则

依据网眼理论及人体电生理线路系统的理论，通过切开瘢痕，疏通阻塞，解除局部压迫，消除症状。

（二）操作方法

1. 体位 仰卧位，踝关节中立位。

2. 体表定位 跖疣。

3. 消毒 施术部位用碘伏消毒两遍，然后铺无菌洞巾，使治疗点正对洞巾中间。

4. 麻醉 1%利多卡因局部麻醉。

5. 刀具 使用I型针刀。

6. 针刀操作——针刀会师松解术 见图40-11。

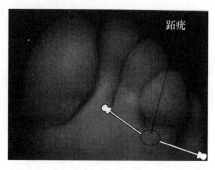

图40-11 跖疣针刀会师松解术示意图

①第1支针刀从跖疣的一侧进针刀，按照四步进针规程进针刀，针体与皮肤平面呈90°角，针刀经皮肤、皮下组织，到跖疣后，调整针刀体，使针刀沿跖疣边缘向疣体中央进针刀，一边进针刀，一边纵疏横剥，直到疣体中央，准备与第2支针刀会师。

②第2支针刀从跖疣的另一侧进针刀，按照四步进针规程进针刀，针体与皮肤平面呈90°角，针刀经皮肤、皮下组织，到跖疣后，调整针刀体，使针刀沿跖疣边缘向疣体中央进针刀，一边进针刀，一边纵疏横剥，直到疣体中央，与第1支针刀会师。

③跖疣为单独一个的，按上法针刀手术治疗，多个群生的只需手术治疗大的"母疣"，其余的子疣在"母疣"术后1个月内自行干枯脱落，如有个别不脱落者再行手术治疗一次。

【针刀术后手法治疗】

无须手法治疗。

第六篇

针刀临证医案精选

第四十一章

慢性软组织损伤性疾病针刀临证医案精选

第一节　胸背部软组织损伤

一、菱形肌损伤

【临证医案精选】

患者：沈某，男，46岁，工人，于2014年4月15日来院就诊。

主诉：右肩背疼痛半年。

现病史：患者自述今年元月打篮球后出现右肩背部疼痛，曾自行使用云南白药喷雾剂外喷而缓解。以后在劳累及受凉后感到背部沉重，痛剧时难以入睡。时有右上肢无力现象。

查体：右肩抗阻力向前上方上举时疼痛加重，右肩胛骨内侧缘压痛明显，$T_1 \sim T_4$棘突压痛明显。

影像学检查：X线检查示胸椎、右肋骨及右肩胛骨未见异常。

诊断：菱形肌损伤。

治疗：第一次针刀松解大、小菱形肌起止点的粘连、瘢痕。在1%利多卡因局部麻醉下，使用Ⅰ型4号针刀分别松解小菱形肌起点处的颈椎棘突，大菱形肌起点上、中、下部的胸椎棘突，肩胛骨内上角及肩胛骨脊柱缘压痛点。术毕采取阻抗扩胸手法3次。3日后，按照胸背部康复操进行康复锻炼，每日2次，连续3日。

2014年4月22日第二次治疗：患者述疼痛减轻，行第二次针刀治疗，松解菱形肌肌腹部的粘连、瘢痕。在1%利多卡因局部麻醉下，使用Ⅰ型4号针刀分别松解双侧菱形肌肌腹部压痛点，术毕采取阻抗扩胸手法3次。3日后，按照胸背部康复操进行康复锻炼，每日2次，连续3日。

2014年4月29日第三次治疗：患者述疼痛减轻，右上肢无力明显改善，能正常入睡，行第三次针刀治疗，松解肩胛提肌止点的粘连、瘢痕。在1%利多卡因局部麻醉下，使用Ⅰ型4号针刀分别松解双侧肩胛骨内上角压痛点，术毕采取阻抗抬肩手法治疗。3日后，按照胸背部康复操进行康复锻炼，每日2次，连续3日。

2014年7月20日第一次随诊，患者诉：右肩背有轻微疼痛，感劳累后加重，功能活动恢复正常。嘱患者依胸背部康复操继续康复锻炼。

2014年9月15日第二次电话随访，患者叙述：右肩背部已无疼痛感，活动自如，已能参加体育活动。

按语：依据针刀医学关于慢性软组织损伤的网眼理论，菱形肌损伤后形成的网状立体病理构架，破坏了肩背部弓弦力学系统，第一次针刀松解肩背部脊-肢弓弦力学单元如大、小菱形肌起止点的粘连、瘢痕，故关节疼痛缓解，功能活动明显改善。第二次针刀治疗在第一次针刀治疗基础上，对肩背部脊-肢弓弦力学单元如大、小菱形肌肌腹的粘连、瘢痕进行松解，第三次针刀治疗在第一、二次针刀治疗基础上，对肩背部脊-肢弓弦力学单元如肩胛提肌止点的粘连、瘢痕进行松解，故功能活动基本恢复正常。术后配合康复锻炼可促进肩关节功能恢复。

该患者因菱形肌损伤后，引起菱形肌起止点粘连、瘢痕和挛缩等，致肩背部脊-肢弓弦力学系统受损，造成背部的动态平衡失调，产生上述临床表现。在慢性期急性发作时，有水肿渗出刺激神经末梢，可使上述临床表现加剧而发病。同时，由于病变侧的粘连、瘢痕，导致病变侧软组织起止点的拉力增大，而对侧则会产生代偿性的张力增加。故依据上述理论及网眼理论，针刀同时松解两侧菱形肌起止点及附近软组织的粘连、瘢痕，使项背部的动态平衡得到恢复，重建生理平衡构架，从而治愈该病。

二、下后锯肌损伤

【临证医案精选】

患者： 夏某某，男，55 岁，退休，于 2013 年 5 月 15 日来院就诊。

主诉： 右胸背疼痛 3 个月。

现病史： 患者今年 2 月 14 日右胸背部被自行车撞击，当时未感不适，2 月 15 日早起漱口时感右肋部剧痛，伴有呼吸困难，经卧床休息 2 日后缓解，以后总觉右胸背疼痛、气短无力，服活血化瘀、行气止痛中成药后症状可减轻，但停药后又复发如故。

查体： 右胸背部肌肉僵硬，第十二胸椎棘突后压痛明显，呼气时疼痛明显加重。

影像学检查： X 线检查示胸腰椎骨质未见明显异常，胸十二椎棘突向右侧偏斜。

诊断： 下后锯肌损伤。

治疗： 在 1% 利多卡因局部麻醉下，使用 I 型 4 号针刀行针刀松解术，松解第十二胸椎棘突右侧及第十二肋下后锯肌止点的压痛点。术毕即令深吸气后憋气 40 秒训练，共 3 次。嘱患者 48 小时后按腹外斜肌损伤康复操主动锻炼。

2013 年 6 月 20 日第一次随诊，患者诉：右肋已无疼痛感，功能活动恢复正常。查体：右胸背部肌肉变软，第十二胸椎棘突后压痛不明显，呼气时疼痛无加重。嘱患者依照胸背部康复操继续康复锻炼。

2013 年 9 月 17 日第二次随诊，患者诉一切正常，可进行任何活动。

按语： 依据针刀医学关于慢性软组织损伤的网眼理论，下后锯肌损伤后，引起粘连、瘢痕和挛缩等，造成下胸上腰部的动态平衡失调，破坏了胸腰段弓弦力学系统，形成网状立体病理构架，产生上述临床表现。用针刀将其粘连松解、瘢痕刮除，使下胸上腰段的动态平衡得到恢复；同时，由于病变侧的粘连、瘢痕，导致病变侧软组织起止点的拉力增加，而对侧则会产生代偿性的张力增加，故应两侧同时做针刀松解，既解决了病变侧的拉力异常，又解决了对侧的张力异常，才能使腰背部的动态平衡得到恢复，从而治愈该病。腰部康复操主动锻炼，可加速消除疼痛，促进功能恢复，而达到快速治愈的目的。

第二节 腰腹部软组织损伤

一、腹外斜肌损伤

【临证医案精选】

患者： 钱某某，男，61 岁，退休，于 2014 年 2 月 15 日来院就诊。

主诉： 左肋部疼痛 1 年。

现病史： 患者 1 年前被自行车撞伤左肋部，因伤势不重，未予以治疗。后逐渐发生左肋部疼痛及挛缩感，坐位时加剧。经各大医院检查无异常。

查体： 左第十肋尖压痛明显，坐位时觉左肋部有挛缩感。B 超检查肝胆肾功能均无异常。

影像学检查：腰椎正侧位片示腰部诸骨未见异常。

诊断：腹外斜肌损伤。

治疗：在1%利多卡因局部麻醉下，使用Ⅰ型4号针刀分别松解左侧肋骨外面及髂峰前、中部压痛点。嘱患者48小时后按腹外斜肌损伤康复操主动锻炼。

2014年2月21日第二次治疗，患者述疼痛减轻，坐位时觉左肋部挛缩感改善，在1%利多卡因局部麻醉下，使用Ⅰ型4号针刀松解腹外斜肌肌腹压痛点。嘱患者48小时后按腹外斜肌损伤康复操主动锻炼。

2014年3月20日第一次随诊，患者诉：左肋有轻微疼痛感，劳累后加重，功能活动恢复正常。嘱患者依腰腹部康复操继续康复锻炼。

2014年9月22日电话随访，患者诉：左肋已无疼痛感，已能参加各种活动。

按语：依据针刀医学关于慢性软组织损伤的网眼理论，认为腹外斜肌损伤后，引起粘连、瘢痕和挛缩等，破坏了肋部弓弦力学系统，造成背部肋部的动态平衡失调，产生上述临床表现。在慢性期急性发作时，有水肿渗出刺激神经末梢，可使上述临床症状加剧。依据上述理论，用针刀将腹外斜肌髂峰前中部及腹外斜肌肌腹部的粘连松解、瘢痕刮除，辅以康复锻炼，使髂峰的动态平衡得到恢复，疾病治愈。

二、腰肋韧带损伤

【临证医案精选】

患者：夏某，男，50岁，工人，于2013年4月16日来院就诊。

主诉：腰痛7日。

现病史：患者7日前搬货物时损伤腰部，当即疼痛难忍，平躺休息缓解。现腰背部疼痛，活动受限，不能前屈，行走时双手扶持腰部，咳嗽时痛剧。

查体：腰部肌肉僵硬如板状，第五腰椎横突外侧缘压痛明显。拾物试验阳性。

影像学检查：腰椎正侧位片示腰椎生理曲度变直，L_2、L_3、L_4、L_5椎体轻度骨质增生。

诊断：腰肋韧带损伤。

治疗：在1%利多卡因局部麻醉下，使用Ⅰ型4号针刀行针刀松解术，松解第十二肋骨内下缘压痛点，髂峰后份压痛点，第五腰椎横突压痛点。术毕行腰椎过伸过屈运动3次。嘱患者48小时后按腰腹部康复操主动锻炼。

2014年5月26日随访，第一次随诊，患者叙述：腰已不痛，功能活动恢复正常。查体：腰部肌肉柔软，第五腰椎横突外侧缘压痛不显。拾物试验阴性。

2014年11月13日电话随访，患者诉一切正常。

按语：依据针刀医学关于慢性软组织损伤的网眼理论，腰肋韧带损伤后，引起粘连、瘢痕和挛缩，形成的网状立体病理构架，造成腰部的动态平衡失调。用针刀将第五腰椎横突外侧缘的髂峰处或第十二肋的粘连松解、瘢痕刮除，从根本上破坏了腰肋韧带损伤的病理构架，使腰部的动态平衡得到恢复。腰腹部康复操主动锻炼重新建立腰部弓弦力学系统，使腰部的动态平衡得到恢复。

三、髂腰韧带损伤

【临证医案精选】

患者：郑某，女，65岁，退休，于2012年8月11日来院就诊。

主诉：腰痛4个月。

现病史：患者于今年4月份发生腰痛，腰部无力，但不能指出具体痛点，自行服药无效而来院就诊。

查体：下腰部肌肉僵硬，屈曲、侧弯、旋转等活动受限，右髂腰角处深压痛明显。

影像学检查：腰椎正侧位片示腰椎骨质未见异常。

诊断：髂腰韧带损伤。

治疗：在1%利多卡因局部麻醉下，使用Ⅰ型3号针刀行针刀松解术，松解右侧L₄、L₅横突，髂嵴后份。术毕令其弯腰深吸气，放松保持3分钟后缓慢扭转腰部3次，同理，再侧弯扭转腰部3次。嘱患者48小时后按腰腹部康复操主动锻炼。

2012年12月20日随访第一次随诊，患者诉：腰部有轻微疼痛感，劳累后加重，功能活动恢复正常。嘱患者依腰部康复操继续康复锻炼。

2013年8月15日第二次随诊，患者诉：腰部无疼痛感，活动自如，已能参加社区活动。

按语： 依据针刀医学关于慢性软组织损伤的网眼理论，髂腰韧带损伤后，引起粘连、瘢痕和挛缩，形成的网状立体病理构架，破坏了腰部弓弦力学系统，造成髂腰的动态平衡失调。髂腰韧带损伤部位主要是髂腰韧带的起止点，用针刀将其粘连松解、瘢痕刮除，使髂腰的动态平衡得到恢复。腰腹部康复操主动锻炼重新建立腰部弓弦力学系统，使腰部的动态平衡得到恢复，疾病得以治愈。

四、腹部条索状瘢痕挛缩

【临证医案精选】

患者： 高某，女，32岁，职员，于2013年6月9日来院就诊。

主诉： 剖腹产手术后4年手术瘢痕明显增生伴痒痛。

现病史： 患者4年前行剖腹产手术后，手术瘢痕明显增生，严重影响腹部皮肤的美观及手感，伴吃辛辣、刺激等食物后瘢痕痒痛。曾多次接受封闭治疗，瘢痕好转后又复发。

查体： 小腹部可见一纵行的条索状瘢痕挛缩，瘢痕长10cm，宽0.8cm，瘢痕明显增生，质地坚硬，瘢痕呈红褐色。触诊：瘢痕与周围组织有广泛的粘连。

诊断： 手术后条索状瘢痕挛缩。

治疗： 在局部麻醉下针刀松解条索状瘢痕挛缩：第1~4支针刀松解瘢痕两侧的粘连点，刀口线与人体纵轴垂直，针刀体与瘢痕呈45°角，从体表定位点进针刀，针刀经刺入表皮后，向瘢痕方向进针刀，用提插刀法切开瘢痕真皮层；第5、6支针刀松解瘢痕两端的粘连点 刀口线与人体纵轴平行，针刀体与瘢痕呈45°角，从体表定位点进针刀，针刀经刺入表皮后，沿瘢痕纵轴方向进针刀，用提插刀法切开瘢痕真皮层。

2013年6月15日二诊：第二次松解重复第一次的操作，只是松解的治疗点与第一次的错开。

2013年7月15日三诊：瘢痕明显变软，变平。

2014年4月13日回访：瘢痕基本平整，瘢痕无复发，也无局部的不适感，瘢痕颜色接近皮肤的颜色。

按语： 条索状瘢痕挛缩的本质是真皮组织的缺损与挛缩，而缺损的皮肤组织量又不是特别多，如果用皮肤组织游离移植的方法或是"Z"字成形术的方法，完全可以矫正条索状瘢痕挛缩，但是必然要遗留明显的瘢痕痕迹。由于瘢痕挛缩是条索状瘢痕内真皮组织的纵向内应力过度增高造成的，其载体是瘢痕内的真皮组织纤维，所以只要用针刀分段切开松解，同时保持表皮的完整和连续性，就可以达到治愈条索状瘢痕挛缩的目的，且不留瘢痕。

第三节 肩部软组织损伤

一、肩关节周围炎

【临证医案精选1】

患者： 杨某某，女，51岁，司机，于2014年1月5日就诊。

主诉： 右肩部疼痛2个月，加重2日。

现病史： 患者2个月前因抬重物后出现右肩部疼痛，经外贴膏药，红花油外擦，热敷等治疗无效。两日前经盲人按摩治疗后疼痛加重，于今日来我院就诊。

查体： 右肩喙突、肱骨小结节、肱骨结节间沟、肱骨头后侧压痛明显，上抬及背伸疼痛加剧，肩关节外展90°，内收30°。

影像学检查：肩关节正位 X 线片示右肩关节诸骨未见异常。

诊断：右侧肩关节周围炎。

治疗：行"C"形针刀松解术，在 1% 利多卡因局部麻醉下应用 I 型 4 号针刀分别松解肱二头肌短头起点、肩胛下肌止点、肱二头肌长头腱结节间沟的骨性纤维管道部、小圆肌止点，术后行针刀手法学的上举外展手法和后身内收手法松解残余粘连。术毕第三天起超短波理疗4天。嘱患者48小时后按肩关节周围炎康复操主动锻炼。

2014 年 7 月 13 日随访，患者关节诸痛消失，已恢复工作。

按语：该患者有典型的肩关节周围炎的临床表现。结合其发病年龄及病后发生发展过程，我们可以明确该患者右肩关节及周围软组织发生了广泛的粘连、瘢痕及保护性痉挛。

依据慢性软组织损伤病理构架的网眼理论，采用"C"形针刀松解术松解发病的关键部位即肱二头肌腱短头的附着点喙突处，肩胛下肌在小结节止点处，肱二头肌腱长头经过结节间沟处，小圆肌的止点，术后手法正骨，进一步松解残余粘连，从而破坏患肩的病理构架，一次治愈。

【临证医案精选2】

患者：周某某，女，61 岁，工人，于 2013 年 8 月 5 日就诊。

主诉：左肩疼痛伴功能障碍 4 个月。

现病史：患者 4 个月前因给女儿带小孩后出现左肩疼痛，自认为是感受风寒以及劳累引起，遂用膏药外贴，热敷。病情逐渐加剧，右肩关节功能受限，穿衣及梳头困难，来院就诊。

查体：患者左肩背部肌肉僵硬，右肩喙突、肱骨小结节及肱骨结节间沟明显压痛，上抬及背伸疼痛加剧，肩关节外展80°、内收15°。

影像学检查：肩关节正位 X 线片示右肩关节诸骨未见异常。

诊断：左侧肩关节周围炎。

治疗：第一次行"C"形针刀松解术，在臂丛麻醉下应用 I 型针刀分别松解肱二头肌短头起点、肩胛下肌止点、肱二头肌长头腱结节间沟的骨性纤维管道部、小圆肌止点，术后行针刀手法学的环转手法松解残余粘连。术毕第三天起超短波理疗4天。嘱患者48小时后依肩关节周围炎康复操主动锻炼。

2013 年 8 月 10 日二诊，患者述疼痛明显减轻，右肩关节活动轻度受限，肩关节外展 110°、内收45°。行第二次针刀治疗，1% 利多卡因局部麻醉下应用 I 型 4 号针刀松解肩关节的硬结及条索。术后行手法正骨，将患肩上举外展和内收，以松解残余粘连。术毕第三天起仍超短波理疗4天。嘱患者48小时后依肩关节周围炎康复操主动锻炼。

2013 年 9 月 10 日随访：肩关节功能活动恢复正常，劳累后仍有轻度不适感。

2014 年 8 月 16 日随访：关节诸痛消失，关节功能恢复正常。

按语：该患者有典型的肩关节周围炎的临床表现。结合其发病年龄及病后发生发展过程，我们可以明确该患者左肩关节及周围软组织发生了广泛的粘连、瘢痕及保护性痉挛。

该病诊断明确，依据慢性软组织损伤病理构架的网眼理论，采用"C"形针刀松解术松解发病的关键部位即肱二头肌腱短头的附着点喙突处、肩胛下肌在小结节止点处，肱二头肌腱长头经过结节间沟处，小圆肌的止点，术后手法松解残余粘连，从而破坏肩周炎的病理构架。第二次针刀松解残余的硬结和条索，即获得良好的效果，术后的超短波理疗又使患部炎症的吸收，加速软组织的修复，促进肩关节功能的恢复。

【临证医案精选3】

患者：吴某某，女，70 岁，退休工人，于 2014 年 3 月 5 日就诊。

主诉：左肩疼痛伴活动受限半年。

现病史：患者半年前因搬家时抬重物扭伤左肩，后出现左肩疼痛，遂用膏药外贴，病情逐渐加剧至活动受限，疼痛剧烈，夜不能寐，左肩关节活动明显受限而就诊。

查体： 患者左肩背部肌肉僵硬，上抬及背伸不能，肩关节外展25°、内收10°、前屈30°、后伸5°。

影像学检查： 肩关节正位X线片示关节间隙较对侧稍窄。

诊断： 左侧肩关节周围炎。

治疗： 第一次行"C"形针刀松解术，在臂丛麻醉下应用Ⅰ型4号针刀分别松解肱二头肌短头起点、肩胛下肌止点、肱二头肌长头腱结节间沟的骨性纤维管道部、小圆肌止点，术后行针刀手法学的环转手法松解残余粘连。术后行肩关节环转手法松解残余粘连。第三天起超短波理疗4天。嘱患者48小时后依肩关节周围炎康复操主动锻炼。

2014年3月10日二诊，患者述疼痛明显减轻，但左肩关节活动仍受限，1%利多卡因局部麻醉下应用Ⅰ型4号针刀行肩关节前、后侧关节囊针刀整体松解，术后处理同前。

2014年4月10日随访：肩关节疼痛明显减轻，但仍有轻度不适感，活动轻度受限。

2015年3月16日随访：肩关节活动幅度明显增大，基本接近正常，诸痛消失。

按语： 结合其发病年龄及病后发生发展过程，该患者有典型的肩关节周围炎的临床表现，并发展到肩关节纤维性强直。

依据慢性软组织损伤病理构架的网眼理论，首先采用"C"形针刀松解术及术后手法松解肩关节的动态弓弦力学单元，第二次针刀松解肩关节静态弓弦力学单元，从而彻底破坏了肩关节的病理构架，获得良好的治疗效果，术后的超短波理疗使患部炎症吸收，加速软组织的修复。

二、肩袖损伤

【临证医案精选】

患者： 李某，男，50岁，工人，于2013年10月13日来院就诊。

主诉： 右肩疼痛4个月。

现病史： 患者于4个月前帮人拆房子后发现右肩部疼痛，当时疼痛剧烈，不能活动，一周后疼痛减轻，在劳累及抬重物后有胀痛感，但不影响工作，故一直未予治疗，此次因劳累后疼痛加剧就诊。

查体： 右肩疼痛弧度为45°～130°，肩关节内外旋时疼痛加重，外展及前举范围小于45°，撞击试验阳性，臂坠落试验阳性，冈上肌、三角肌轻度萎缩。

影像学检查： 肩关节侧斜位片示右肩关节诸骨未见异常。

诊断： 肩袖损伤。

治疗： 第一次针刀松解肩袖止点的粘连瘢痕，在1%利多卡因局部麻醉下，应用Ⅰ型4号针刀，松解肱骨头前、上、后肩袖止点。术毕行上举外展手法，松解残余粘连。嘱患者48小时后按肩袖损伤康复操主动锻炼。

2013年10月20日第二次治疗，患者诉：右肩背疼痛减轻，功能活动有所恢复。查体：外展160°，前举120°。在1%利多卡因局部麻醉下，应用Ⅰ型针刀松解肩部外侧顽固性疼痛点。术毕行上举外展手法，松解残余粘连。嘱患者48小时后按肩袖损伤康复操主动锻炼。

2013年11月18日第一次随诊，患者诉：右肩背有轻微疼痛，感劳累后加重，功能活动恢复正常。嘱患者依肩袖损伤康复操继续康复锻炼。

2014年3月10日电话随访，患者诉一切正常。

按语： 依据肩背部弓弦力学系统，肩袖损伤后形成的网状立体病理构架，第一次针刀松解肩部弓弦力学单元如冈上肌、冈下肌、小圆肌和肩胛下肌止点的粘连、瘢痕，故关节疼痛缓解，功能活动明显改善。第二次针刀治疗在第一次针刀治疗基础上，对肩部外侧顽固性疼痛点进行松解，故功能活动基本恢复正常。

该患者因肩袖损伤后，引起冈上肌、冈下肌、小圆肌和肩胛下肌起止点粘连、瘢痕和挛缩等，致肩背部脊-肢弓弦力学系统受损，造成背部的动态平衡失调，产生上述临床表现。在慢性期急性发作时，有水肿渗出刺激神经末梢，可使上述临床表现加剧而发病。故依据上述理论及网眼理论，针刀松解冈上肌、冈下肌、小圆肌和肩胛下肌起止点粘连、瘢痕及附近软组织的粘连、瘢痕，使肩部的动态平衡得到恢复，从而治愈该病。

三、冈上肌损伤

【临证医案精选】

患者：李某，男，45 岁，工人，于 2012 年 2 月 16 日来院就诊。

主诉：右肩背部疼痛伴抬举受限 6 个月。

现病史：患者 6 个月前因扛重物引起右肩背部疼痛，自行使用热毛巾外敷及按摩导致疼痛加重，抬举受限，后经针刺、超短波及推拿理疗，疼痛有所缓解，但仍有断续胀痛，劳累及受凉后为甚，亦现夜半痛醒现象。

查体：肩胛外上角及冈上肌肌腹处压痛明显，肩关节外展受限，仅能达 70°。

影像学检查：肩关节侧斜位片示右肩关节诸骨未见异常。

诊断：冈上肌损伤。

治疗：在 1% 利多卡因局部定点麻醉下，应用 I 型 4 号针刀，行针刀松解术，松解冈上肌起止点。术毕行肩关节上举外展手法松解残余粘连。患者当即肩关节就能抬起。并予以超短波理疗，每日 1 次，连续 3 日。3 日后依肩部康复操进行康复锻炼 15 日。

2012 年 3 月 12 日第一次随诊，患者诉已无疼痛，肩关节活动正常。查体：肩胛外上角及冈上肌肌腹处压痛不明显，肩关节外展无限制。

2013 年 7 月 10 日电话随访，患者诉一切正常。

按语：依据针刀医学肩背部脊-肢弓弦力学系统损伤的理论和网眼理论，冈上肌损伤后，引起粘连、瘢痕和挛缩，造成肩背部软组织的动态平衡失调，产生肩痛、背痛等临床表现。慢性期急性发作时，病变组织有水肿渗出刺激神经末梢使症状加剧。

该患者因冈上肌损伤后，引起冈上肌起止点粘连、瘢痕和挛缩等，致肩背部脊-肢弓弦力学系统受损，造成背部的动态平衡失调，产生上述临床表现。故依据上述理论及网眼理论，针刀松解冈上肌起止点粘连、瘢痕，使肩背部的动态平衡得到恢复，从而 1 次治愈该病。

四、冈下肌损伤

【临证医案精选】

患者：杨某某，男，56 岁，工人，于 2014 年 3 月 18 日来院就诊。

主诉：左肩背下疼痛 5 个月。

现病史：患者 5 个月前因搬重物，1 周后感左肩背下疼痛，未作处理，休息两日后觉疼痛剧烈，呈钻心样、电击样疼痛，放射至肩峰处，影响睡眠，于是到某骨科医院就诊，诊断为左肩软组织损伤，期间经过推拿、封闭等治疗，病情有所缓解，但劳累及变天后疼痛加剧。此次因受凉导致剧烈疼痛，经人介绍来我院就诊。

查体：上肢活动受限，被动活动左臂可引起冈下窝处痉挛性疼痛。冈下窝处压痛明显。

影像学检查：肩关节侧斜位片示左肩关节诸骨未见异常。

诊断：冈下肌损伤。

治疗：在 1% 利多卡因局部定点麻醉下，应用 I 型 4 号针刀，行针刀松解术，松解冈下肌起止点。针刀术毕行阻力抬肩手法松解残余粘连。并予以超短波理疗，每日 1 次，连续 3 日。3 日后依肩背部康复操进行康复锻炼 15 日。

2014 年 4 月 20 日随诊，患者诉已无疼痛，肩关节活动正常。查体：被动活动冈下肌时无痉挛性疼痛，冈下窝处压痛消失。

2014 年 9 月 15 日电话随访，患者诉一切正常。

按语：依据针刀医学关于慢性软组织损伤的理论，冈下肌损伤后，可引起粘连、瘢痕和挛缩，造成肩背部软组织的动态平衡失调，产生冈下窝钻心样疼痛和肩痛等临床表现。慢性期急性发作时，病变组织有水肿渗出刺激神经末梢使症状加剧。依据上述理论，冈下肌的损伤部位主要是冈下窝及该肌在肱骨大结节上的止点。用针刀将其附着点处的粘连松解、瘢痕刮除，使冈下肌的动态平衡得到恢复。超短波理疗可迅速消除疼痛，促进功能恢复，伤口愈合。肩背部康复操主动锻炼重新建立肩背部脊－肢弓弦力学系统，使肩背部的动态平衡得到恢复而达到快速治愈的目的。

五、小圆肌损伤

【临证医案精选】

患者：刘某某，男，25 岁，运动员，于 2013 年 5 月 19 日来院就诊。

主诉：右肩背部酸痛 3 个月。

现病史：患者 3 个月前因训练扔铁饼时引起肩背部疼痛，不能向右侧侧卧，后经推拿、超短波等理疗，有所缓解，但训练时仍会引起疼痛，故前来我院就诊。

查体：肱骨大结节后方压痛明显，肩关节极度外展时，小圆肌部可触及条索状异物，按之疼痛。

影像学检查：肩关节侧斜位片示右肩关节诸骨未见异常。

诊断：小圆肌损伤。

治疗：在 1% 利多卡因局部定点麻醉下，应用 I 型针刀行针刀松解术，松解小圆肌肌腹和小圆肌止点。针刀术毕行阻抗抬肩手法松解残余粘连。并予以超短波理疗，每日 1 次，连续 3 日。3 日后依肩背部康复操进行康复锻炼 15 日。

2013 年 6 月 25 日第一次随诊，患者诉已无疼痛，肩关节活动正常。查体：肱骨大结节后方压痛不明显，肩关节极度外展时，小圆肌部未触及条索状异物。

2013 年 11 月 8 日电话随访，患者诉一切恢复正常。

按语：小圆肌起于肩胛骨的腋窝缘上 2/3 背面，经肩关节后部，止于肱骨大结节后方，受腋神经支配，其作用是与冈下肌协同使上臂外旋。多由于投掷运动时急性损伤引起。

依据针刀医学关于慢性软组织损伤的理论，小圆肌损伤后，可引起粘连、瘢痕和挛缩，造成肩背部软组织的动态平衡失调，产生肩背痛等临床表现。慢性期急性发作时，病变组织有水肿渗出刺激神经末梢使症状加剧。依据上述理论，用针刀将其附着处及肌腹部的粘连松解、瘢痕刮除，使小圆肌的动态平衡得到恢复。超短波理疗可迅速消除疼痛，促进功能恢复，伤口愈合。肩背部康复操主动锻炼重新建立肩背部脊－肢弓弦力学系统，使肩背部的动态平衡得到恢复而快速治愈本病。

六、肩峰下滑囊炎

【临证医案精选】

患者：杨某，女，40 岁，公务员，于 2012 年 11 月 7 日来院就诊。

主诉：左肩关节疼痛 3 年。

现病史：患者 3 年前发生不明原因左肩关节肿胀疼痛感，自行贴膏药，外擦红花油等治疗，仅能取得一时的疗效，现在自觉肿胀疼痛部位在肩外侧深部，有时向下放射，疼痛日轻夜重，有时半夜痛剧，令人难以入睡。经人介绍来我院就诊。

查体：左肩峰下压痛明显，左上臂外展、外旋、内收时，三角肌疼痛明显加剧。

影像学检查：肩关节侧斜位片示肩关节诸骨未见异常。

诊断：肩峰下滑囊炎。

治疗：在 1% 利多卡因局部定点麻醉下，应用 I 型 4 号针刀，行针刀松解术，松解肩关节外侧肿胀压痛点。针刀术毕手指垂直下压滑囊，使囊内的滑液向四周扩散。48 小时后予以超短波理疗，每日 1 次，连续 3 日。3 日后依肩背部康复操进行康复锻炼 10 日。

2012 年 12 月 7 日第一次随诊，患者诉：左肩已无肿胀疼痛感，功能活动恢复正常。查体：左肩峰下压痛不明显，左上臂外展、外旋、内收时，三角肌无疼痛。嘱患者依肩背部康复操继续康复锻炼

1月。

2013年5月7日电话随访，患者诉已恢复正常。

按语：依据针刀医学关于慢性软组织损伤的理论，肩峰下滑囊损伤后瘢痕堵塞滑囊，造成关节囊代谢障碍而产生上述临床表现。在慢性期急性发作时，有水肿渗出刺激神经末梢，使上述临床表现加剧。依据上述理论，肩峰下滑囊损伤是由囊壁的膜性通道受瘢痕组织堵塞所致。用针刀将滑囊切开，排出囊内液体，即可疏通堵塞，治愈该病。超短波理疗可迅速消除疼痛，促进功能恢复，伤口愈合。肩背部康复操主动锻炼重新建立肩背部脊-肢弓弦力学系统，使肩背部的动态平衡得到恢复而快速治愈本病。

七、三角肌滑囊炎

【临证医案精选】

患者：吴某，男，47岁，按摩师，于2013年10月13日来院就诊。

主诉：右肩酸痛3个月。

现病史：患者自述3个月前因劳累后吹空调引起右肩酸痛，右上肢上举、外展困难，到某医院诊断为肩关节周围炎，嘱热敷及右肩爬墙锻炼无效。现自觉右肩肿胀，右上肢上举外展时可闻及弹响声。

查体：右肩关节下缘三角肌中上部轻度高起，皮肤发亮，可触及硬币大小囊性物，右上肢外展上举60°。

影像学检查：肩关节侧斜位片示右肩关节诸骨未见异常。

诊断：三角肌滑囊炎。

治疗：在1%利多卡因局部定点麻醉下，应用Ⅰ型针刀，行针刀松解术，松解肩关节外侧明显隆起处、三角肌腹部的压痛点。术毕手指垂直下压滑囊，使囊内的滑液向四周扩散。

2013年10月26日第一次随诊，患者诉：左肩已无肿胀疼痛感，功能活动恢复正常。查体：左肩关节下缘三角肌中上部高起消失，皮肤恢复正常，右上肢外展上举正常，嘱患者依肩背部康复操继续康复锻炼15日。

2013年12月26日电话随访，患者诉右肩部疼痛消失，活动恢复正常。

按语：依据针刀医学关于慢性软组织损伤的理论，三角肌滑囊损伤后瘢痕堵塞滑囊，造成关节囊代谢障碍而产生上述临床表现。在慢性期急性发作时，有水肿渗出刺激神经末梢，使上述临床表现加剧。依据上述理论，三角肌滑囊损伤是由囊壁的膜性通道受瘢痕组织堵塞所致。用针刀将滑囊切开，排出囊内液体，即可疏通堵塞，治愈该病。

八、肱二头肌长头腱鞘炎

【临证医案精选】

患者：杨某某，男，27岁，按摩师，于2012年3月7日来院就诊。

主诉：右肩疼痛4月余。

现病史：患者按摩工作1年后右肩疼痛，觉自行按摩及热敷后缓解，在工作劳累后症状逐渐加剧，甚则夜晚难以入睡。因经人介绍得知针刀治疗肩痛有奇效而求诊。

查体：右肩关节前方轻度肿胀，右肩前偏向内下方处压痛明显，自主屈曲时关节后伸、内收、外旋上臂均引起疼痛加剧。

影像学检查：肩关节侧斜位片示右肩关节诸骨未见异常。

诊断：肱二头肌长头腱鞘炎。

治疗：第一次针刀松解肱横韧带处的粘连和瘢痕。在1%利多卡因局部定点麻醉下，应用Ⅰ型4号针刀，行针刀松解术，松解肱骨结节间沟压痛点。3日后依肩背部康复操进行康复锻炼5日。

2012年3月14日二诊：患者述右肩疼痛缓解，查体：右肩关节前方肿胀消失，右肩前偏向内下方肱骨结节间沟处压痛不明显。予以第二次针刀治疗：1%利多卡因局部麻醉下，应用Ⅰ型4号针刀，行针刀松解术，松解喙突的粘连和瘢痕。并予以超短波理疗，每日 1 次，连续 3 日。3 日后依肩背部康复操进行康复锻炼 10 日。

2012 年 4 月 20 日第一次随诊，患者诉：右肩略有疼痛感，功能活动恢复正常。查体：右喙突处及肱骨结节间沟处压痛不明显，上肢上举外展、后伸及旋后功能正常，嘱患者依肩背部康复操继续康复锻炼 10 日。

2012 年 10 月 12 日电话随访，患者诉肩痛消失，恢复正常工作。

按语：该患者因肱二头肌长头肌腱在腱鞘内滑动引起腱鞘损伤后，导致肱横韧带处粘连、瘢痕和挛缩等，致使肩背部脊 - 肢弓弦力学系统受损，造成背部的动态平衡失调，产生上述临床表现。依据肩背部弓弦力学系统，肱二头肌长头腱鞘炎的网状立体病理构架，第一次针刀松解肱横韧带处的粘连和瘢痕故关节疼痛缓解，功能活动明显改善。第二次针刀治疗在第一次针刀治疗基础上，对喙突点的粘连、瘢痕进行松解，故功能活动恢复正常

九、肱二头肌短头肌腱炎

【临证医案精选】

患者：毛某，女，62 岁，工人，2012 年 12 月 17 日来院就诊。

主诉：左肩疼痛半年。

现病史：患者在今年 5 月份帮女儿带小孩一个月后发生左肩部疼痛，在社区医院诊断为左肩关节周围炎，经中药外敷、红外线理疗及局部封闭等治疗，效果均不巩固。现左肩关节僵硬，局部畏寒喜暖，不能提重物及梳头，经人介绍求诊我院。

查体：左喙突处压痛明显，上肢上举外展、后伸及旋后功能均受限。

影像学检查：肩关节侧斜位片示左肩关节诸骨未见异常。

诊断：肱二头肌短头肌腱炎。

治疗：第一次针刀松解肱二头肌短头起点的压痛点—喙突点。在 1% 利多卡因局部定点麻醉下，应用 I 型 4 号针刀，行针刀松解术，松解喙突点。

并予以超短波理疗，每日 1 次，连续 3 日。3 日后依肩背部康复操进行康复锻炼 5 日。

2012 年 12 月 24 日二诊：患者述左肩疼痛缓解，可以梳头，但提重物时感疼痛。予以第二次针刀治疗：1% 利多卡因局部麻醉下，应用 I 型 4 号针刀，行针刀松解术，松解肱骨结节间沟处的压痛点。并予以超短波理疗，每日 1 次，连续 3 日。3 日后依肩背部康复操进行康复锻炼 15 日。

2013 年 1 月 18 日第一次随诊，患者诉：左肩已无疼痛感，功能活动恢复正常。查体：左喙突处压痛不明显，上肢上举外展、后伸及旋后功能正常，嘱患者依胸肩背部康复操继续康复锻炼 15 日。

2013 年 6 月 15 日电话随访，患者诉已恢复正常工作及生活。

按语：该患者因肱二头肌短头肌腱起点损伤后，引起肱二头肌短头肌腱起点粘连、瘢痕和挛缩等，致肩背部脊 - 肢弓弦力学系统受损，造成肩背部的动态平衡失调，产生上述临床表现。依据肩背部弓弦力学系统，肱二头肌短头肌腱起点损伤后形成的网状立体病理构架，第一次针刀松解上肢弓弦力学单元肱二头肌短头起点的压痛点—喙突点的粘连、瘢痕，故关节疼痛缓解，功能活动明显改善。第二次针刀治疗在第一次针刀治疗基础上，对肱骨结节间沟处的压痛点进行松解，故功能活动基本恢复正常。配合超短波理疗可迅速消除疼痛，促进功能恢复，伤口愈合。超短波理疗可迅速消除疼痛，促进功能恢复，伤口愈合。术后康复锻炼可促进肩关节功能恢复。

十、肩峰下撞击综合征

【临证医案精选】

患者：王某某，男，50 岁，健美教练，于 2012 年 2 月 15 日来院就诊。

主诉：右肩疼痛 2 个月。

现病史：患者 2 个月前教学生举杠铃时扭伤肩部，因当时伤情不重，未予治疗，后逐渐发生肩部及上臂外侧疼痛，疼痛为持续性，日轻夜重，甚则

夜不能寐，求诊我院。

查体： 肩峰下压痛及肱骨大结节压痛明显，在肩关节活动时肩峰下可触及捻发感，肩关节外展60°～120°时出现肩峰部疼痛，外展弧度大于120°时右肩疼痛减轻。

影像学检查： 肩关节侧斜位片示，肩峰下骨密度增高，骨赘形成；冈上肌可见钙化影；肱骨大结节可见骨赘形成；肩峰下间隙变小。

诊断： 肩峰下撞击综合征。

治疗： 第一次针刀松解部分肩袖的止点。在1%利多卡因局部定点麻醉下，应用Ⅰ型4号针刀，行针刀松解术，分别松解冈上肌行经路线及止点，冈下肌行经路线及止点的粘连、瘢痕点，肩关节前侧关节囊的粘连和瘢痕。术毕做肩关节上举外展手法松解残余粘连。并予以超短波理疗，每日1次，连续3日。3日后依肩背部康复操进行康复锻炼5日。

2012年2月28日二诊：患者述右肩疼痛缓解，查体：肩峰下压痛及肱骨大结节压痛不明显，在肩关节活动时肩峰下未触及捻发感。予以第二次针刀治疗：1%利多卡因局部麻醉下，应用Ⅰ型4号针刀，行针刀松解术，松解肩部外侧顽固性疼痛点——肩峰部压痛点、肩关节外侧压痛点、三角肌止点压痛点。术毕做肩关节上举外展手法松解残余粘连。3日后依肩背部康复操进行康复锻炼10日。

2012年3月20日第一次随诊，患者诉：右肩略有疼痛感，功能活动恢复正常。查体：肩周压痛不明显，上肢上举外展、后伸及旋后功能正常，外展疼痛弧消失。嘱患者依肩背部康复操继续康复锻炼15日。

2012年7月1日第二次电话随诊，患者诉肩痛消失，恢复正常工作。

按语： 在肩峰下关节内，任何引起肱骨头与喙肩弓反复摩擦、撞击的疾病均可引起肩峰下综合征，如肩峰下滑囊炎、冈上肌腱炎、冈上肌腱钙化、肩袖撕裂、肱二头肌长头腱鞘炎、肱骨大结节骨折等。肩关节过度频繁外展，使肩峰下关节的各种组织反复摩擦和碰撞，尤其是肩峰下滑囊及肩袖组织发生充血、水肿、炎性渗出，此时往往伴有急性肩痛症状。反复的撞击性损害使肩部弓弦力学系统受力异常，肩袖纤维变性，关节囊增厚，导致肩部动静态弓弦力学系统力平衡失调，肱骨头上移，肩峰下间隙变小，肩峰及肱骨大结节骨赘形成。

西医学研究认为，肩峰撞击综合征是中老年人常见病，随着年龄的增长，肩峰下方的骨质增生，导致肩峰下间隙狭窄，当上臂抬到一定程度时，增生的骨质就会和下面的肌腱碰撞，出现肩部的疼痛，其原因除骨质增生的原因外，由于外伤、炎症等原因，肩峰下的软组织增生肥厚也会造成撞击。针刀医学认为，本病是肩部软组织慢性损伤进一步发展的结果，针刀整体松解调节了肩部的弓弦力学系统，恢复了肩部的正常力线，从而治愈该病。

第四节 肘部软组织损伤

一、肱骨外上髁炎

【临证医案精选】

患者： 聂某，女，46岁，乡村教师，于2013年3月15日来院就诊。

主诉： 右肘关节疼痛半年。

现病史： 患者在半年前参加本单位羽毛球比赛后发生右肘关节外侧疼痛，经单位医务室诊断为"网球肘"并行局部封闭治疗，疼痛有所减轻，劳累后又复发，经针刺、理疗无效，慕名来我院就诊。

查体： 右肱骨外上髁压痛明显，右腕关节背伸抗阻试验（＋）。

影像学检查： 右肘关节正侧位片示右肘关节骨质未见异常。

诊断： 肱骨外上髁炎。

治疗： 在1%利多卡因局部麻醉下，使用Ⅰ型4号针刀行针刀松解术，松解肱骨外上髁压痛明显处的粘连、瘢痕。术毕第三天起超短波理疗4天。嘱患者48小时后按上肢康复操主动锻炼。

2013年4月20日第一次随诊，患者诉：右肱骨外上髁略有胀痛，右腕关节背伸抗阻试验疼痛不明显，功能活动恢复正常。

2013年11月25日第二次随诊，患者诉：右肱骨外上髁已无疼痛感，活动自如，已能参加体育活动。

按语：依据针刀医学关于慢性软组织损伤的网眼理论，肱骨外上髁附着的肌腱损伤后，代偿性地自我修复和自我调节，产生局部的粘连、瘢痕和挛缩，形成的网状立体病理构架，破坏了肘关节弓弦力学系统，造成局部的动态平衡失调，产生临床表现。该患者因外伤导致肘关节弓弦力学系统受损，主要是静态弓弦力学单元的粘连瘢痕，肘关节前外侧弓弦结合部周围的肌肉、肌腱、韧带、筋膜等软组织出现粘连、挛缩、瘢痕，从而导致疼痛、功能障碍。用针刀将损伤的肌腱粘连松解、瘢痕刮除，从根本上破坏了肱骨外上髁炎的病理构架，使局部的动态平衡得到恢复，此病可得到治愈。

二、肱骨内上髁炎

【临证医案精选】

患者：张某，女，64岁，退休，于2013年6月14日来院就诊。

主诉：右肘关节内侧疼痛1年余。

现病史：患者于去年6月份发生右肘关节内侧疼痛，经社区门诊诊断为肱骨内上髁炎，并在社区门诊进行封闭治疗，病情未得到明显好转，故来我院就诊。

查体：右肘关节内侧皮肤有如一分钱硬币大发白萎缩，右肱骨内上髁压痛明显，右腕关节屈曲抗阻试验（＋）。

影像学检查：右肘关节正侧位片示右肘关节骨质未见异常。

诊断：肱骨内上髁炎。

治疗：在1%利多卡因局部麻醉下，使用Ⅰ型4号针刀行针刀松解术，松解肱骨内上髁压痛明显处

的粘连、瘢痕。术毕第三天起超短波理疗4天。嘱患者48小时后按上肢康复操主动锻炼。

2013年7月15日随访，患者诉右肱骨内上髁已不痛，右腕关节屈曲抗阻试验疼痛不明显，功能活动恢复正常。

2013年12月15日电话随访，患者诉一切正常。

按语：依据针刀医学关于慢性软组织损伤的网眼理论，肱骨内上髁炎后形成网状立体病理构架，肱骨内上髁附着的肌腱损伤后，引起代偿性的自我修复和自我调节，形成局部的粘连、瘢痕和挛缩，破坏了肘关节弓弦力学系统，造成局部的动态平衡失调，产生临床表现。该患者因外伤导致肘关节弓弦力学系统受损，主要是静态弓弦力学单元的粘连瘢痕，肘关节后内侧弓弦结合部周围的肌肉、肌腱、韧带、筋膜等软组织出现粘连、挛缩、瘢痕，从而导致疼痛、功能障碍。根据慢性软组织损伤病理构架的网眼理论，以针刀松解术将损伤的肌腱粘连松解、瘢痕刮除，从根本上破坏了肱骨内上髁炎的病理构架，使局部的动态平衡得到恢复，此病一次即可得到治愈。

第五节　腕手部软组织损伤

屈指肌腱鞘炎

【临证医案精选】

患者：占某，女，52岁，文员，于2014年4月5日来院就诊。

主诉：右食指疼痛伴屈伸功能障碍2周。

现病史：患者2周前打字时感右食指掌面指横纹处疼痛，未经治疗，现感疼痛加剧，伸屈指困难并有弹响声，不能执筷。

查体：食指掌面横纹处压痛（＋），可触及条索状硬结。

影像学检查：右手X线片示未见异常。

诊断：屈指肌腱鞘炎。

治疗：在1%利多卡因局部麻醉下，使用特制斜面针刀行针刀松解术，松解食指掌指关节掌侧触到串珠状硬结处。术毕掌背屈食指2~3下，食指伸直位固定1周。

2014年5月2日第一次随诊，患者诉：右食指掌侧有轻微疼痛，功能活动恢复正常。

2014年10月15日电话随访，患者诉一切正常。

按语：依据针刀医学关于慢性软组织损伤的理论，屈指肌腱鞘损伤后，引起代偿性的自我修复和自我调节，形成局部的粘连、瘢痕和挛缩，造成局部一个半环状卡压，使掌指关节动态平衡失调，从而引发临床症状。在慢性期急性发作时，病变组织有水肿渗出刺激神经末梢，使上述症状加剧。

该患者因长期劳损导致掌指关节弓弦力学单元受损，主要是静态弓弦力学单元腱鞘纤维环的粘连瘢痕、挛缩从而导致疼痛、功能障碍。以一次针刀松解术切开腱鞘纤维环，从根本上破坏了屈指肌腱鞘炎的病理构架，从而恢复了掌指关节的力学平衡状态，故能最终消除疼痛，使掌指关节活动自如。

第六节 · 髋部慢性软组织损伤

一、股内收肌损伤

【临证医案精选】

患者：陈某某，男，23岁，学生，于2012年4月25日来院就诊。

主诉：左大腿疼痛3周。

现病史：患者在今年4月初参加学校足球比赛时与人相撞，损伤左大腿，第二天左大腿前方青紫，略有肿胀，经校医务室中药外敷及中成药活血化瘀后青紫肿胀消失，仍遗留左大腿前方疼痛，起立时疼痛加剧。

查体：耻骨结节处可触及条索状硬结，抗阻伸膝时疼痛加剧。

影像学检查：X线检查示左膝关节诸骨未见异常。

诊断：股内收肌损伤。

治疗：在1%利多卡因局部麻醉下，使用Ⅰ型4号针刀行针刀松解术，松解耻骨肌起点处、长收肌起点处、短收肌和股薄肌起点处、短收肌止点处、长收肌止点处、大收肌止点处的压痛点。术毕令行抗阻力伸膝运动3次，下蹲、起立运动3次。术毕第三天起超短波理疗7日。嘱患者48小时后按下肢康复操主动锻炼。

2012年7月20日第一次随诊，患者诉：左大腿有轻微疼痛及无力感，劳累后加重，功能活动恢复正常。查体：耻骨结节处未触及条索状硬结，抗阻伸膝时有轻微疼痛，嘱患者依股内收肌损伤康复操继续康复锻炼。

2012年10月15日电话随访，患者诉一切正常，已参加学校足球队训练。

按语：依据针刀医学慢性软组织损伤病因病理学理论和慢性软组织损伤病理构架的网眼理论，该患者因外伤导致膝关节弓弦力学系统受损，主要是静态弓弦力学单元的粘连瘢痕，膝关节弓弦结合部周围的肌肉、肌腱、韧带、筋膜、关节囊等软组织出现广泛粘连、挛缩、瘢痕从而导致疼痛、功能障碍。用针刀松解股内收肌起止点及行经途径中的粘连、瘢痕，使膝部的动态平衡得到恢复。

二、臀中肌损伤

【临证医案精选】

患者：丁某某，女，58岁，职工，于2012年2月17日来院就诊。

主诉：右下肢疼痛麻木3月余。

现病史：患者去年底参加社区文娱活动排练后发生右下肢疼痛麻木，伴见右臀部发冷，经社区医院诊断为坐骨神经痛，行针灸、热敷、超短波理疗及中草药口服等治疗，效果不明显，经人介绍到我院求诊。

查体：右髂嵴外侧处压痛明显，右下肢主动外展运动疼痛加剧。

影像学检查：X 线检查示右髋关节诸骨未见异常。

诊断：臀中肌损伤。

治疗：在 1% 利多卡因局部麻醉下，使用 I 型 3 号针刀行针刀松解术，松解右髂嵴外侧臀中肌起点和股骨大转子。术毕第三天起超短波理疗 7 日。嘱患者 48 小时后按下肢康复操主动锻炼。

2012 年 3 月 20 日第一次随诊，患者诉：右下肢有轻微疼痛感，劳累后加重，功能活动恢复正常。查体：右髂嵴外侧处压痛不明显，右下肢主动外展运动无疼痛。嘱患者依下肢康复操继续康复锻炼。

2012 年 9 月 15 日电话随访，患者诉一切正常。

按语：根据慢性软组织损伤病理构架的网眼理论，该患者因急性损伤失治转化为慢性劳损导致髋关节动静态弓弦力学单元受损，髋关节弓弦结合部周围的肌肉、肌腱、韧带、筋膜、关节囊等软组织出现广泛粘连、挛缩、瘢痕，形成的网状立体病理构架，造成局部的动态平衡失调，从而导致疼痛、功能障碍。针刀松解术以及术后康复锻炼从根本上破坏了臀中肌损伤的病理构架，使臀中肌的动态平衡得到恢复。下肢康复操主动锻炼重新建立髋部弓弦力学系统，使髋部的动态平衡得到恢复，此病得以治愈。

第七节 膝部慢性软组织损伤

一、膝关节外侧副韧带损伤

【临证医案精选】

患者：韩某某，男，40 岁，快递员，于 2013 年 8 月 5 日来院就诊。

主诉：右膝关节外侧疼痛 1 个月。

现病史：患者 1 个月前骑摩托车摔伤，摩托车压住大腿，引起膝关节肿胀、疼痛，经治疗后肿胀消退，但膝关节外侧仍感疼痛。

查体：股骨外髁、腓骨小头上缘、胫骨上端内缘广泛的压痛。

影像学检查：右小腿内收位双膝 X 线正位片：右膝关节未见骨质异常。

诊断：膝关节外侧副韧带损伤。

治疗：在 1% 利多卡因局部麻醉下，使用 I 型 4 号针刀行针刀松解术，松解膝关节外侧副韧带起止点。

2013 年 9 月 10 日第一次随诊，患者诉：右膝关节外侧有轻微疼痛感，劳累后加重，功能活动恢复正常。查体：股骨外髁、腓骨小头上缘、胫骨上端内缘压痛不明显。嘱患者依膝关节外侧副韧带损伤康复操继续康复锻炼。

2014 年 3 月 15 日第二次随诊，患者诉：右膝关节已无疼痛感，活动自如，已能参加体育活动。

按语：该患者因外伤导致膝关节弓弦力学系统受损，主要是静态弓弦力学单元的粘连瘢痕，膝关节外侧弓弦结合部周围的韧带出现粘连、挛缩、瘢痕从而导致疼痛、功能障碍。根据慢性软组织损伤病理构架的网眼理论，以一次针刀松解术以及术后康复锻炼、破坏了膝关节外侧副韧带损伤的病理构架，从而恢复了膝关节的力学平衡状态，故能消除疼痛，使膝关节活动自如。

二、膝关节内侧副韧带损伤

【临证医案精选】

患者：吴某，女，68 岁，退休，于 2013 年 3 月 15 日来院就诊。

主诉：右膝关节内侧疼痛 1 个月。

现病史：患者 1 个月前下公共汽车时踩空导致右小腿外翻扭伤后感右膝关节内侧疼痛，未引起注意，后疼痛加剧，活动后尤甚，故前来就诊。

查体：右腿伸直受限，下蹲困难，股骨内侧髁可摸到小的皮下结节，内侧副韧带分离试验阳性。

影像学检查：X 线片检查示右膝关节诸骨未见异常。

诊断：膝关节内侧副韧带损伤。

治疗：在 1% 利多卡因局部麻醉下，使用 I 型 4

号针刀行针刀松解术，松解膝关节内侧副韧带起止点。

2013 年 6 月 20 日随访，患者诉已经恢复正常。

按语：依据针刀医学慢性软组织损伤病理构架的网眼理论，该患者因外伤导致膝关节弓弦力学系统受损，主要是静态弓弦力学单元的粘连瘢痕，膝关节内侧弓弦结合部周围的韧带出现粘连、挛缩、瘢痕，功能障碍，破坏了膝部弓弦力学系统，形成的网状立体病理构架，用针刀松解内侧副韧带起止点及行经途径中的粘连、瘢痕，使膝部的动态平衡得到恢复，本病可得到根本性治疗。

三、膝关节创伤性滑膜炎

【临证医案精选】

患者：周某某，女，58 岁，工人，于 2014 年 7 月 1 日来院就诊。

主诉：左膝肿痛，行走困难半年余。

现病史：患者半年前因车祸之后发生右膝关节疼痛，未经治疗，现逐渐发展为左膝关节肿大、疼痛，行走困难。

查体：左膝关节外观饱满，双膝眼消失，伸屈困难。左浮髌试验阳性。

影像学检查：左膝关节正侧位 X 线片示左膝关节诸骨未见异常。

诊断：膝关节创伤性滑膜炎。

治疗：第一次治疗：在局部麻醉下运用 I 型 4 号针刀分别松解膝关节内、外侧副韧带起止点及鹅足囊的粘连和瘢痕。术毕患者仰卧屈膝曲髋 90°，在助手双手握住患者股骨下端，医生双手握持患者左踝部相对牵引的情况下，医生内外旋转患者小腿，同时使膝关节尽量屈曲，再缓缓伸直。48 小时后，依膝关节康复操进行康复锻炼 5 日，并予以中药外浴。中药处方：黄芪 60g，当归 20g，白芍 20g，甲珠 20g，威灵仙 150g，白芷 10g，盐附片 20g。将上方浸泡于 4000ml 水中，半小时后煮沸，待温度适中后外洗浴半小时，每日 1 次，连续 3 日。

2014 年 7 月 8 日第二次治疗：在局部麻醉下运用 I 型 4 号针刀松解髌内、外侧支持带及膝关节前侧滑膜的瘢痕和挛缩。术毕手法治疗同前。48 小时后，依膝关节康复操进行康复锻炼 30 日，

2014 年 8 月 8 日第一次随诊，患者诉：左膝关节有轻微疼痛感，劳累后加重，功能活动恢复正常。查体：左膝关节外观正常，左浮髌试验阴性。嘱患者依膝关节创伤性滑膜炎康复操继续康复锻炼。依上方中药洗浴 15 日。

2015 年 1 月 15 日第二次随诊，患者诉：左膝关节已无疼痛感，活动自如，已能参加体育活动。

按语：该患者因长期慢性劳损致膝关节动、静态弓弦力学单元异常，引起关节微小错位，导致膝关节受力不均，关节力平衡失调，而人体为了传导重力，并防止关节相互碰撞，使滑膜产生代偿性的增厚、粘连和挛缩，并分泌大量滑液以保持关节的润滑。过度分泌的滑液不能被及时吸收，潴留在膝部，即形成膝关节创伤性滑膜炎。根据针刀医学关于慢性软组织病因学理论及慢性软组织损伤病理构架的网眼理论，通过两次针刀松解术治疗，第一次针刀松解外侧副韧带起止点及鹅足囊的粘连和瘢痕，故关节疼痛缓解，功能活动明显改善。第二次针刀治疗在第一次针刀治疗基础上，对松解髌内、外侧支持带及膝关节前侧滑膜的粘连瘢痕和挛缩进行松解，故功能活动基本恢复正常。以及手法治疗、中药足浴、康复锻炼从根本上破坏了膝关节创伤性滑膜炎的病理构架，从而恢复了膝关节的力学平衡状态，故能最终消除疼痛，使膝关节活动自如。

四、髌下脂肪垫损伤

【临证医案精选】

患者：王某某，女，65 岁，退休，于 2013 年 3 月 8 日来院就诊。

主诉：左膝下疼痛 2 年。

现病史：患者两年前在上街买菜时左膝撞击在隔离墩上引起膝下剧烈疼痛，休息两日后疼痛缓解，之后时常感左膝疼痛，变天及受凉后可加剧，

起立及行走困难，特别是下楼梯时疼痛更为明显，下蹲及起立时可闻及摩擦音。

查体： 髌下脂肪垫处压痛明显，屈曲膝关节后不能迅速伸直，且引起髌骨下疼痛加剧。

影像学检查： 左膝关节正侧位 X 线片示左膝关节髁间嵴轻微骨质增生，关节间隙变窄。

诊断： 髌下脂肪垫损伤。

治疗： 在 1% 利多卡因局部麻醉下，运用 Ⅰ 型 4 号针刀行针刀松解术，松解髌韧带压痛点，并将髌韧带和脂肪垫剥离开来。术毕即行手法治疗：在医生和助手的协助下，使膝关节尽量屈曲，再缓慢伸直 5 次。第三天起超短波理疗 6 日，48 小时后，依踝关节强直康复操进行康复锻炼 15 日。

2013 年 4 月 10 日第一次随诊，患者诉：左膝关节有轻微疼痛感，劳累后加重，功能活动恢复正常。查体：髌下脂肪垫处压痛不明显，屈曲膝关节后能迅速伸直，且不引起髌骨下疼痛，未闻及摩擦音。嘱患者依髌下脂肪垫损伤康复操继续康复锻炼。

2014 年 4 月 15 日第二次随诊，患者诉：左膝关节已无疼痛感，活动自如。复查左膝关节正侧位 X 线片示：左膝关节髁间嵴轻微骨质增生，关节间隙正常。

按语： 该患者因外伤导致膝关节弓弦力学系统受损，主要是静态弓弦力学单元——髌韧带与髌下脂肪垫——之间的粘连瘢痕而导致膝关节疼痛、功能障碍。依据膝关节弓弦力学系统，髌下脂肪垫损伤后形成的网状立体病理构架，一次针刀松解松解髌韧带压痛点，并将髌韧带和脂肪垫剥离开来，关节疼痛即可缓解，功能活动明显改善。辅以手法治疗、超短波理疗及康复操继续康复锻炼，使膝部的动态平衡得到恢复，故疼痛消失、功能活动恢复正常。

五、鹅足滑囊炎

【临证医案精选】

患者： 郑某某，男，64 岁，职工，于 2013 年 9 月 15 日来院就诊。

主诉： 右膝关节内下方疼痛 1 周。

现病史： 患者 1 周前在单位组织春游爬山后，出现跛行现象，使用热敷及拔火罐治疗，效果不显著，反而有加重趋势，经人介绍到我院就诊。

查体： 膝关节内侧平胫骨结节处肿胀、疼痛，用力屈膝时疼痛加重。被动伸直、外展及外旋膝关节时，局部疼痛加重，皮下可触及波动感。

影像学检查： 右膝关节髁间嵴轻微骨质增生，内侧关节间隙变窄。

诊断： 鹅足滑囊炎。

治疗： 在 1% 利多卡因局部麻醉下，运用 Ⅰ 型 4 号针刀行针刀松解术，松解胫骨上段内侧部鹅足止点。术毕手法弹压膝关节内侧数次。第三日起，超短波理疗 6 日。

2013 年 10 月 10 日第一次随诊，患者诉：右膝关节有轻微疼痛感，劳累后加重，功能活动恢复正常。查体：膝关节内侧平胫骨结节处肿胀、疼痛消失，用力屈膝时无疼痛。被动伸直、外展及外旋膝关节时，局部无疼痛，皮下未触及波动感。嘱患者依鹅足滑囊炎康复操继续康复锻炼。

2014 年 3 月 15 日第二次随诊，患者诉：右膝关节已无疼痛感，活动自如，已能正常工作。复查右膝关节正侧位 X 线片示：右膝关节髁间嵴轻微骨质增生，关节间隙正常。

按语： 该患者因鹅足损伤后，在损伤局部形成瘢痕，同时引起鹅足处滑膜的粘连，导致膝关节弓弦力学系统受损，从而导致右膝疼痛、功能障碍。根据慢性软组织损伤病理构架的网眼理论，进行一次针刀松解术，松解胫骨上段内侧部鹅足止点以及术后手法、超短波理疗和康复锻炼，从根本上破坏了鹅足滑囊炎的病理构架，从而恢复了膝关节的力学平衡状态，使膝关节活动自如。

六、髌下滑囊炎

【临证医案精选】

患者： 李某某，男，21 岁，学生，于 2013 年 8

月10日来院就诊。

主诉： 左膝下隐痛，伸屈功能受限两周。

现病史： 患者两周前因频繁练习举重，引起膝下肿痛不适，不能继续训练，遂来就诊。现左下肢不能完全伸直，走路呈跛行。

查体： 胫骨粗隆及稍上缘压痛明显，髌韧带下方囊样突起，有波动感，伸屈下肢时，疼痛加剧。

影像学检查： 左膝关节正侧位X线片示左膝关节诸骨未见异常。

诊断： 髌下滑囊炎。

治疗： 在1%利多卡因局部麻醉下，运用Ⅰ型4号针刀行针刀松解术，松解左膝关节髌下滑囊压痛点。术毕按压压痛点，破坏滑囊，促进滑囊液的吸收。第三天起超短波理疗6日。

2013年9月10日第一次随诊，患者诉：左膝关节无疼痛感，功能活动恢复正常。查体：胫骨粗隆及稍上缘无压痛，髌韧带下方囊样突起消失。伸屈下肢时，左膝无疼痛。嘱患者依髌下滑囊炎康复操继续康复锻炼15日。

2014年4月12日电话随访，患者诉左膝不痛，已能正常训练。

按语： 该患者因过度运动，导致膝关节静态弓弦力学系统受损，引起髌下滑囊的粘连，导致髌下滑囊滑液的异常渗出从而导致左膝疼痛、功能障碍。根据慢性软组织损伤病理构架的网眼理论，以一次针刀松解术，松解左膝关节髌下滑囊压痛点以及术后手法、超短波理疗和康复锻炼，从根本上破坏了髌下滑囊炎的病理构架，从而恢复了膝关节的力学平衡状态，使膝关节活动自如，治愈本病。

七、胫骨粗隆骨骺炎

【临证医案精选】

患者： 秦某，男，16岁，学生，于2013年3月15日来院就诊。

主诉： 右膝前下方疼痛半年。

现病史： 患者半年前在与同学踢球的过程中，突感右膝关节前下方疼痛，不能用力。休息一日后缓解。之后断续发生右膝前下方疼痛，伴见有小包块逐渐长大。剧烈运动后疼痛加重，休息后疼痛缓解。曾经活络油等外搽无效，现在家长陪同下就诊。

查体： 胫骨上端部有一个如黄豆大小的包块，体表可触及，质地坚硬，按之压痛明显。右膝关节伸直180°，屈曲45°。

影像学检查： 右膝关节正侧位片示胫骨粗隆部撕脱样损伤。

诊断： 胫骨粗隆骨骺炎。

治疗： 在1%利多卡因局部麻醉下，运用Ⅰ型4号针刀行针刀松解术，松解髌韧带起止点。术毕屈膝手法弹压两次。第三天起超短波理疗6日。禁止剧烈运动15日。

2013年4月15日第一次随诊，患者诉：右膝前下方劳累后仍有轻微疼痛感，功能活动正常。查体：膝关节伸直180°，屈曲30°。右膝前下方小包块变软，按之压痛不明显。嘱患者依膝部康复操进行康复锻炼，逐渐加大运动量。

2013年10月15日第二次随诊，患者诉：右膝关节前下方无疼痛，功能活动正常。右膝关节正侧位片示：胫骨粗隆部骨皮质连续。

按语： 依据针刀医学关于慢性软组织损伤的理论，胫骨粗隆骨骺炎是由于髌韧带的强力牵拉，使髌韧带止点应力集中，人体为了对抗这种异常应力，在局部产生硬化、钙化及骨化的代偿过程而引起的疾病。依据上述理论，用针刀松解此处的粘连、瘢痕，使膝部的动态力平衡得到恢复，则可治愈本病。

第八节　踝足部软组织损伤

一、踝关节陈旧性损伤

【临证医案精选】

患者： 钱某某，男，48岁，工人，于2013年3月10日来院就诊。

主诉： 右踝关节疼痛 6 年。

现病史： 患者 6 年前不慎将右踝部扭伤，自行冷敷及红花油推拿后好转，后反复扭伤发作，天气变化及受凉后加剧，保暖及受热可缓解。此次因受凉疼痛加剧遂来我院就诊。

查体： 右踝关节疼痛，略见肿胀，走路跛行，踝周韧带压痛，足内外翻时疼痛加剧。

影像学检查： X 线片检查示右踝关节诸骨未见异常，踝关节关节间隙变窄。

诊断： 踝关节韧带损伤。

治疗： 第一次针刀松解趾长伸肌腱鞘和拇长伸肌腱鞘的粘连瘢痕。在 1% 利多卡因局部麻醉下，使用Ⅰ型 4 号针刀行针刀松解术，分别松解趾长伸肌腱鞘和拇长伸肌腱鞘上下部的粘连瘢痕。72 小时后，依踝关节韧带损伤康复操进行康复锻炼，并以中药足浴。中药处方：黄芪 60g，当归 20g，白芍 20g，甲珠 20g，威灵仙 15g，白芷 10g，盐附片 20g。将上方浸泡于 4000ml 水中，半小时后煮沸，待温度适中后足浴半小时，每日 1 次，连续 7 日。

2013 年 3 月 16 日第二诊，患者诉：右踝关节疼痛有所缓解，功能活动明显改善。予以第二次针刀治疗，松解踝关节伸肌支持带的粘连瘢痕，在 1% 利多卡因局部麻醉下运用Ⅰ型 4 号针刀分别松解伸肌下支持带上部，伸肌下支持带下部的粘连瘢痕。72 小时后，依踝关节韧带损伤康复操进行康复锻炼。

2013 年 3 月 23 日第三诊，患者诉：右踝关节疼痛明显缓解，功能活动持续改善。予以第三次针刀治疗，松解踝关节内侧副韧带的粘连瘢痕，在 1% 利多卡因局部麻醉下运用Ⅰ型 4 号针刀分别松解三角韧带的起点、三角韧带的胫舟部、三角韧带的胫跟部，三角韧带的胫距部的粘连瘢痕。72 小时后，依踝关节韧带损伤康复操进行康复锻炼。

2013 年 3 月 30 日，第四诊，患者诉：右踝关节周围按压疼痛不明显，但针眼及皮肤疼痛，功能活动无障碍。予以第四次针刀治疗，松解踝关节后侧外侧副韧带的粘连瘢痕，在 1% 利多卡因局部麻

醉下运用Ⅰ型 4 号针刀分别松解外侧副韧带的起点、距腓前韧带的止点、跟腓韧带的止点、距腓后韧带的止点的粘连瘢痕。72 小时后，依踝关节韧带损伤康复操进行康复锻炼。

2013 年 6 月 22 日第一次随诊，患者诉：右踝关节有轻微疼痛感，劳累后加重，功能活动恢复正常。查体：外侧韧带无压痛，足内翻时无疼痛。跟骨叩击试验（-）。嘱患者依踝关节韧带损伤康复操继续康复锻炼。

2013 年 9 月 25 日第二次随诊，患者诉：右踝关节已无疼痛感，活动自如，已能参加体育活动。

按语： 该患者因外伤导致踝关节弓弦力学系统受损，主要是静态弓弦力学单元的粘连瘢痕，踝关节弓弦结合部周围的肌肉、肌腱、韧带、筋膜、关节囊等软组织出现广泛粘连、挛缩、瘢痕从而导致疼痛、功能障碍。根据慢性软组织损伤病理构架的网眼理论，通过四次针刀松解术治疗，破坏了踝关节韧带损伤的病理构架，第一次针刀松解趾长伸肌腱鞘和拇长伸肌腱鞘的粘连瘢痕。右踝关节疼痛有所缓解，功能活动明显改善。第二次治疗：针刀松解伸肌支持带的粘连瘢痕。右踝关节疼痛明显缓解，功能活动持续改善。第三次治疗：针刀松解踝关节内侧副韧带的粘连瘢痕。右踝关节周围按压疼痛不明显，功能活动无障碍。第四次治疗：针刀松解踝关节后侧外侧副韧带的粘连瘢痕，功能活动基本恢复正常，以及术后手法、康复锻炼、中药足浴从根本上从而恢复了踝关节的力学平衡状态，故能最终消除疼痛，使踝关节活动自如。

二、慢性跟腱炎

【临证医案精选】

患者： 吴某某，男，43 岁，工人，于 2012 年 1 月 15 日来院就诊。

主诉： 右足跟部疼痛 2 个月。

现病史： 患者两个月前跑步训练时突感右足跟部疼痛，活动后加重，休息后减轻。

查体： 右足跟腱处压痛明显，足背屈时疼痛

加重。

影像学检查：X 线检查显示跟骨后缘高密度影。

诊断：慢性跟腱炎。

治疗：第一次针刀治疗在 1% 利多卡因局部麻醉下运用I型 4 号针刀松解跟腱周围的粘连、瘢痕。72 小时后，依踝关节韧带损伤康复操进行康复锻炼，并予以中药足浴。中药处方：黄芪 60g，当归 20g，白芍 20g，甲珠 20g，威灵仙 15g，白芷 10g，盐附片 20g。将上方浸泡于 4000ml 水中，半小时后煮沸，待温度适中后足浴半小时，每日 1 次，连续 7 日。

2012 年 1 月 25 日第二诊，患者诉：右足跟部疼痛有所缓解，功能活动明显改善。予以第二次针刀治疗，在 1% 利多卡因局部麻醉下运用I型 4 号针刀分别松解腓肠肌内外侧头起点的粘连、瘢痕及腓肠肌与比目鱼肌肌腹之间的粘连、瘢痕。72 小时后，依跟腱损伤康复操进行康复锻炼，并依上方予以中药足浴 7 日。

2012 年 2 月 6 日第三诊，患者诉：右足跟部疼痛明显缓解，功能活动持续改善。予以第三次针刀治疗，在 1% 利多卡因局部麻醉下运用 I 型 4 号针刀分别松解腓肠肌与比目鱼肌内外侧缘之间的纵行粘连、瘢痕。72 小时后，依跟腱损伤康复操进行康复锻炼，并依上方予以中药足浴 7 日。

2012 年 2 月 22 日第一次随诊，患者诉：右足跟部有轻微疼痛感，训练后加重，功能活动恢复正常。查体：跟骨叩击试验（-）。嘱患者依跟腱损伤康复操继续康复锻炼。

2012 年 8 月 25 日第二次随诊，患者诉：右足跟部已无疼痛感，活动自如，已能参加体育活动。

按语：该患者因外伤导致足跟部弓弦力学系统受损，主要是静态弓弦力学单元的粘连、瘢痕，足跟部弓弦结合部周围的肌肉、肌腱、韧带、筋膜、关节囊等软组织出现广泛粘连、挛缩、瘢痕，形成网状立体病理构架。根据慢性软组织损伤病理构架的网眼理论，以上三次针刀松解术应用针刀整体松解、剥离、铲除粘连、挛缩及瘢痕组织，以及术后配合手法将残余的粘连、瘢痕拉开，恢复力平衡和动态平衡，从而达到治疗的目的。

第四十二章

骨关节疾病针刀临证医案精选

第一节 颈椎病

【临证医案精选1】

患者：叶某，女，39岁，出租车司机，于2013年4月13日来院就诊。

主诉：颈项部酸痛不适1年，伴左肩臂放射痛1月。

现病史：患者1年前出现颈部酸痛，经颈椎牵引、局部理疗，症状可缓解，但反复发作。近1个月患者出现左肩臂放射痛，大拇指麻木。经多家医院行牵引、理疗、口服药物等治疗，症状不能缓解。

查体：颈部生理曲度变直，颈肩部肌肉紧张，广泛压痛，臂丛神经牵拉试验阳性，头部叩击试验阳性，双上肢肌力正常，肱二头肌、肱三头肌反射正常，双手霍夫曼征阴性，双侧巴宾斯基征阴性。

影像学检查：颈椎X线片示颈曲变直，余未见明显异常。

诊断：神经根型颈椎病。

治疗：第一次在局部麻醉下行颈椎"T"形针刀松解术。针刀术毕，嘱患者俯卧位，助手牵拉患者肩部作对抗，术者正对头项，左手前臂尺侧压在患者枕部，右手托住患者下颌作屈颈弹压手法，进一步松解颈部的粘连和瘢痕。颈托固定保护。

2013年4月18日二诊：患者述颈项部有轻松感，左肩臂放射痛也减轻大半。予以第二次针刀治疗：松解肩胛提肌止点，斜方肌肌腹的粘连、瘢痕。48小时后颈部予以中频治疗，每次20分钟，每日1次，连续3日。

2013年4月26日三诊：患者述已无左肩臂放射痛，颈部的针眼处稍有不适。嘱予以中频治疗，1次20分钟，每日1次，连续5日；内服活血化瘀通络中药5付，每日1付，水煎分两次服；并依颈部康复操锻炼。

2013年7月20日随访：患者诉一切正常。X线片显示颈部生理曲度恢复。嘱劳逸结合，要坚持颈部康复操锻炼。

2014年6月25日电话随访：患者诉一切很好。

按语：依据针刀医学理论，该病属于针刀医学新分型中动态平衡失调型的项韧带挛缩型颈椎病。按照头颈部弓弦力学系统的解剖结构和项韧带挛缩型颈椎病的网络状立体病理构架，我们设计了"T"形针刀松解术，"T"形横线针刀操作既松解了附着于枕外隆凸的项韧带止点、斜方肌起点粘连和瘢痕，又松解了附着在枕骨上项线周围的头棘肌止点、头半棘肌止点、头最长肌止点以及胸锁乳突肌后侧止点的粘连瘢痕，同时又松解了枕骨下项线周围的椎枕肌的起止点；"T"形竖线针刀操作既松解了颈深筋膜的挛缩瘢痕，又松解了椎枕肌起点、项韧带起点、头夹肌起点、斜方肌起点、颈夹肌等肌肉起点处粘连瘢痕。第一次我们用"T"形针刀松解术，破坏该病的病理构架的关键点。第二次针刀松解颈肩部肌肉的粘连瘢痕处。再加上针刀术后的手法，从根本上破坏了项韧带挛缩型颈椎病的病理构架。术后辅以中频、中药、康复操锻炼帮助人体自我调节，加快排除炎性产物，促进伤口愈合。

综上所述，"T"形针刀整体松解术是针对颈椎病的病理构架进行整体松解，在"T"形针刀术的松解点上，有很多点没有压痛，但它是颈椎病的病理构架，必须松解。所以，"T"形针刀整体松解术是治本，而对压痛点的局部治疗只是治标，容易复发。

【临证医案精选2】

患者：孙某，男，24岁，学生，于2014年9月15日来院就诊。

主诉：头痛、头晕4月余。

现病史：患者因准备高考，过度疲劳和紧张。4个月前开始出现头痛、头晕，颈部僵硬。经针刺、推拿治疗，症状缓解，又投入紧张的备考。没有几天症状又出现，且比上一次更重。如此反复，最终高考失利。后再经牵引、针刺、推拿等治疗效果不佳。现头痛、头晕，枕部不适，伴失眠，心慌。

查体：C_2棘突，上下项线之间压痛明显，椎动脉扭曲试验阳性，颈部肌肉僵硬，双上肢肌力正常，肱二头肌、肱三头肌反射正常，双手霍夫曼征阴性。

影像学检查：颈椎正侧位及开口位X线片未见明显异常。

诊断：椎动脉型颈椎病。

治疗：第一次在局部麻醉下行颈椎小"T"形针刀松解术。针刀术毕，嘱患者俯卧位，助手牵拉患者肩部作对抗，术者正对头项，左手前臂尺侧压在患者枕部，右手托住患者下颌作屈颈弹压手法，进一步松解颈部的粘连和瘢痕。颈托固定保护。

2014年9月22日二诊：患者述头痛、头晕明显减轻，眼睛看东西都明亮一些。唯颈部有些僵硬。予以第二次针刀治疗：松解寰枢椎软组织附着点。即在寰椎横突，寰枢椎关节囊松解头上斜肌起点和头下斜肌止点及寰枢椎关节囊韧带等软组织。48小时后颈部予以中频治疗，每次20分钟，每日1次，连续3日。

2014年9月29日三诊：患者述已无头痛、头晕，颈部的针眼处稍有不适。嘱内服柔筋散5付，每日1付，水煎分两次服。并依颈部康复操锻炼。

2014年11月20日随访：患者诉一切正常。

按语：依据针刀医学理论，该病属于针刀医学新分型动态平衡失调型中的椎枕肌损伤型颈椎病。该患者有典型的椎动脉型颈椎病的临床表现，但颈椎X线却无异常表现，查体发现在椎枕肌起止点有明显压痛，故其临床表现是由于椎枕肌的痉挛、挛缩压迫、刺激了椎动脉的第二段末端和第三段所致。

按照头颈部弓弦力学系统的解剖结构和椎枕肌损伤型颈椎病的网络状立体病理构架，我们设计了小"T"形针刀松解术，第一次我们用小"T"形针刀松解术松解了头后大、小直肌以及头上斜肌等椎枕肌的止点，也松解了项韧带、胸锁乳突肌、头最长肌、头半棘肌的止点，斜方肌的起点等。同时还松解了枕大神经的卡压，所以头痛、头晕的症状明显缓解。第二次针刀对寰椎横突、寰枢椎关节囊进行松解，以松解头上斜肌起点和头下斜肌止点及寰枢椎关节囊韧带等软组织。再加上针刀术后的手法，从根本上破坏了椎枕肌损伤型颈椎病的病理构架，从而治愈该病。

【临证医案精选3】

患者：冯某，男，45岁，工人，于2013年7月15日来院就诊。

主诉：右手内肌肉萎缩伴功能障碍3年。

现病史：患者2010年始无明显诱因出现右手发凉，右上肢不出汗，半年后出现右手大、小鱼际肌、骨间肌萎缩，手指不能主动伸直，右手颤动，不能持物。2012年在同济医院做MRI确诊为脊髓型颈椎病。经过牵引、针灸、理疗、口服药物以及艾灸治疗效果不佳。

查体： 颈部生理曲度变直，颈部肌肉紧张，臂丛神经牵拉试验阳性，右手骨间肌，大、小鱼际肌萎缩，呈"鹰爪手"，不能主动伸直，右上肢肌张力增高，肱二头肌、肱三头肌反射亢进，夹纸试验、拇指内收试验阳性，右手霍夫曼征阳性。

影像学检查： 颈椎 X 线片见颈椎反弓，颈椎椎体骨质增生，无骨质破坏，$C_4 \sim C_6$ 棘突偏歪，$C_4 \sim C_6$ 后缘呈阶梯样。颈椎 MRI 见 $C_3 \sim C_4$、$C_4 \sim C_5$、$C_5 \sim C_6$ 椎间盘突出，硬膜囊受压，$C_5 \sim C_6$ 段脊髓受压，颈椎管狭窄。肌电图见右上肢神经源性病损。头颅 CT 及其他实验室检查均无异常。

诊断： 脊髓型颈椎病。

治疗： 第一次在局部麻醉下行颈椎大"T"形针刀松解术。针刀术毕，嘱患者俯卧位，助手牵拉患者肩部作对抗，术者正对头项，左手前臂尺侧压在患者枕部，右手托住患者下颌作屈颈弹压手法，进一步松解颈部的粘连和瘢痕。颈托固定保护。

2013 年 7 月 21 日二诊：患者述颈项部有轻松感。予以第二次针刀治疗：松解双侧第三至七颈椎横突的粘连和瘢痕。针刀术后用两点一面手法进一步松解横突处的粘连和瘢痕。48 小时后颈部予以中频治疗，1 次 20 分钟，每日 1 次，连续 3；颈椎牵引，牵引重量 15kg，持续 15 分钟，每日 1 次，连续 3 日。

2013 年 7 月 27 日三诊：患者述颈项部轻松，拇指内收力量有增加。第三次针刀治疗：松解关节突韧带和肩胛提肌止点的粘连、瘢痕。针刀术后用屈颈弹压手法进一步松解颈部的粘连和瘢痕。48 小时后颈部予以中频治疗，每次 20 分钟，每日 1 次，连续 3；颈椎牵引，牵引重量 15kg，持续 15 分钟，每日 1 次，连续 3 日。

2013 年 8 月 3 日四诊：患者述颈项部更轻松，症状明显减轻。第四次针刀治疗：松解颈肩部的顽固压痛点和条索瘢痕。48 小时后颈部予以中频治疗，每次 20 分钟，每日 1 次，连续 3；颈椎牵引，牵引重量 15kg，持续 15 分钟，每日 1 次，连续

3 日。

2013 年 8 月 10 日五诊：患者述右手指可以夹得住纸了，可以扫地了。但手指伸直功能改善不多。针刀调节患侧上肢的电生理线路，条索硬结处和萎缩肌肉的肌腹处。48 小时后上肢部予以中频治疗，每次 20 分钟，每日 1 次，连续 3 日。

2013 年 8 月 16 日六诊：患者述右手指有主动伸直的动作，虽然是很小的动作，患者很有信心。嘱颈部、上肢部予以中频治疗，每次 20 分钟，隔日 1 次，连续 10 次；并依颈部、上肢康复操锻炼。

2013 年 12 月 20 日随访：患者诉右手的肌肉明显丰满一些。除了伸指功能恢复得差一些，其他功能都恢复得可以。颈椎 X 线片显示：颈椎反弓明显改善，颈椎椎体骨质增生无变化，$C_4 \sim C_6$ 棘突位于正中线上，$C_4 \sim C_6$ 后缘阶梯样错位消失，颈椎 MRI 示 $C_3 \sim C_4$、$C_4 \sim C_5$、$C_5 \sim C_6$ 椎间盘突出未见明显改善。嘱劳逸结合，要坚持颈部、上肢康复操锻炼。

2014 年 12 月 25 日电话随访：患者诉一切很好。右手的肌肉与左手区别不大了，功能基本恢复，家务都可以自如地完成。

按语： 该患者是典型的脊髓型颈椎病的临床表现，根据患者的临床表现和颈椎 X 线片分析，患者长期积累性损伤，使颈后面及侧面的弓弦力学系统受力异常，如斜方肌、头棘肌、头半棘肌，和侧面如颈长肌、头长肌、前斜角肌、中斜角肌、后斜角肌、肩胛提肌、颈夹肌、髂肋项肌、颈最长肌、头最长肌、头半棘肌、颈半棘肌、多裂肌等软组织的受力异常，在弓弦结合部（软组织的起止点）出现粘连、瘢痕、挛缩，造成局部的应力集中，使钩椎关节移位，引起颈椎序列位置异常、各颈椎间力传导异常、颈椎间盘受力异常，导致椎间盘突出，压迫脊髓，出现脊髓单侧受压的脊髓型颈椎病的表现。

依据针刀医学理论，该病属于针刀医学分型力平衡失调型中的钩椎关节移位型颈椎病。按照头颈部弓弦力学系统的解剖结构和钩椎关节移位型颈椎

病的网络状立体病理构架，我们设计了大"T"形针刀松解术，"T"形横线针刀操作既松解了附着于枕外隆凸的项韧带止点、斜方肌起点粘连瘢痕，又松解了附着在枕骨上项线周围的头棘肌止点、头半棘肌止点、头最长肌止点以及胸锁乳突肌后侧止点的粘连瘢痕，同时又松解了枕骨下项线周围的椎枕肌的起止点；"T"形竖线针刀操作既松解了颈深筋膜的挛缩瘢痕，又松解了椎枕肌起点、项韧带起点、头夹肌起点、斜方肌起点、颈夹肌等肌肉起点处粘连瘢痕。第二次针刀松解双侧第三至七颈椎横突的粘连和瘢痕。第三次针刀松解关节突韧带及肩胛提肌止点的粘连、瘢痕，从根本上破坏了钩椎关节移位型颈椎病的病理构架。第四次针刀松解颈肩部的顽固的压痛点和条索瘢痕。第五次针刀松解上肢的电生理线路、条索硬结处和萎缩肌肉的肌腹处。如此严重的颈椎病也可取得好的疗效。术后辅以中频、中药、康复操锻炼帮助人体自我调节，加快排除炎性产物，促进伤口愈合。

针刀医学通过30多年的临床诊疗实践，治愈了大量的颈椎病患者，提出了颈椎病的发病原因是颈部的动态平衡和力平衡失调，动态平衡失调型是颈椎病的发病初期，力平衡失调型颈椎病是动态平衡失调型颈椎病发展的必然结果。其病理机制都是颈部弓弦力学系统受力异常，引起颈部软组织的粘连、瘢痕、挛缩和堵塞，直接导致颈部神经、血管受压或者引起骨关节的位移而致颈部神经、血管受压引发临床表现。根本病因都是软组织的问题。通过针刀整体松解颈部后面、侧面主要受损部位的弓弦结合部，配合针刀术后手法，解除神经、血管的卡压，为人体自我调节、自我代偿创造了条件，即可治愈本病。

第二节　腰椎间盘突出症

【临证医案精选1】

患者：钱某，男，52岁，工匠，于2012年3月15日来院就诊。

主诉：腰痛、左下肢麻木、疼痛2年余，加重1个月而入院。

现病史：患者2年前无明显原因出现左臀中、股后外侧、小腿后外侧麻木、疼痛，时伴腰痛，走、站、坐卧均困难。腰椎CT：$L_4 \sim L_5$、$L_5 \sim S_1$椎间盘突出，2年间经口服止痛药物、推拿、理疗、牵引等治疗症状反复发作，效果不理想，到骨科医院就诊，医生要求开放式手术治疗，因病人不接受，未做治疗。严重影响病人生活质量，1个月前病情突然加重，慕名到我院就诊。

查体：腰部活动严重受限，后伸10°，脊柱右侧弯10°，$L_4 \sim L_5$、$L_5 \sim S_1$棘间压痛，旁开3cm处均有压痛且向左下肢放射。直腿抬高试验：左侧30°（＋），加强试验阳性。左下肢肌力Ⅲ级，左下肢后外侧感觉迟钝。

影像学检查：腰椎X线片显示腰椎右侧弯，椎体前后缘骨质增生；腰椎CT：$L_4 \sim L_5$、$L_5 \sim S_1$椎间盘向左后突出，硬膜囊受压。

诊断：腰椎间盘突出症。

治疗：第一次在局部麻醉下行腰椎间盘突出症"回"形针刀整体松解术，针刀治疗后，立即做连续提腿复位手法，使其复位。

要求患者6小时内不能翻身，绝对卧床7日。20%甘露醇125ml加地塞米松5mg静滴，每天2次，连用3日。

2012年3月21日二诊：患者述左下肢麻木、疼痛明显减轻，腰部有轻松感。查体：左腿直腿抬高试验60°。予以第二次针刀治疗：松解胸腰结合部和竖脊肌起点的粘连和瘢痕。即分别松解$T_{12} \sim L_1$、$L_1 \sim L_2$、$L_2 \sim L_3$的棘上韧带、棘间韧带，及两侧的关节突韧带和竖脊肌起点。术后行腰椎斜板法。48小时后行俯卧位腰椎牵引治疗，牵引重量30kg，每次15分钟，每日1次，连续3日。

2012年3月28日三诊：已下床活动，患者述两年多来从来没有的轻松。只有环跳、阳陵泉、悬钟穴还有些胀麻。予以第三次针刀治疗，松解坐骨神经行经路线上的粘连和瘢痕。即分别松解梨状肌下孔处、臀横纹处、大腿中段坐骨神经的粘连、瘢痕、挛缩及腓总神经行经路线上的粘连、瘢痕、挛缩。术后内服活血化瘀通络止痛中药5剂，每日1剂，水煎分两次服。嘱患者48小时后，依腰部康复操锻炼。

2012年6月20日随访，患者诉：左下肢麻木、疼痛完全消失。查体：左腿直腿抬高试验90°。

2013年9月15日随访，患者诉一切正常，腰椎X线片显示：腰椎右侧弯消失，腰椎曲度恢复正常，椎体前后缘骨质增生无改变；腰椎CT：$L_4 \sim L_5$、$L_5 \sim S_1$椎间盘向左后突出有所缩小。

按语：根据腰部的弓弦力学系统和腰椎间盘突出形成的立体网络状的病理构架所设计的"回"字形针刀整体松解术，对腰部软组织的关键病变点进行整体治疗，辅以手法进一步松解病变关键点的软组织。既对椎管内神经根周围的粘连和瘢痕松解，也对引起腰部力平衡失调的软组织进行松解。故采用"回"字形针刀整体松解术就能取得明显效果。后又经第二次松解胸腰结合部和竖脊肌起点的粘连和瘢痕，进一步调整腰部的力平衡；第三次针刀治疗，松解坐骨神经行经路线上的粘连和瘢痕。3次治疗就可收功。

【临证医案精选2】

患者：夏某，女，40岁，工人，于2012年7月8日来院就诊。

主诉：腰痛伴右下肢麻木、疼痛半年，加重1个月而入院。

现病史：患者半年前无明显原因出现腰痛，小腿外侧麻木、胀痛，走、站、坐时间稍长症状就加重，经推拿、理疗、牵引等治疗效果不理想，1个月前弯腰拾物时，症状加重，做腰椎CT示：$L_4 \sim L_5$椎间盘轻度膨出，推拿、理疗、牵引无效，慕名到我院就诊。

查体：腰部活动受限，腰肌僵硬。$L_4 \sim L_5$棘间及棘旁开3cm处均有压痛且向右下肢放射。直腿抬高试验：右45°（＋）。膝、踝反射均正常，右小腿外侧感觉稍迟钝。

影像学检查：腰椎X线片显示腰曲变直，余未见明显异常；腰椎CT示$L_4 \sim L_5$椎间盘轻度膨出。

诊断：腰椎间盘突出症。

治疗：第一次在局部麻醉下行腰椎间盘突出症"回"形针刀整体松解术，针刀治疗后，立即做连续提腿复位手法，使其复位。要求患者6小时内不能翻身，绝对卧床7日。20%甘露醇125ml加地塞米松5mg静滴，每天两次，连用3日。

2012年7月15日二诊：患者述右下肢麻木、疼痛明显减轻。查体：右腿直腿抬高试验90°。予以第二次针刀治疗：松解胸腰结合部和竖脊肌起点的粘连和瘢痕。即分别松解$T_{12} \sim L_1$、$L_1 \sim L_2$、$L_2 \sim L_3$的棘上韧带、棘间韧带及两侧的关节突韧带和竖脊肌起点。术后行腰椎斜扳法。48小时后腰部予以超短波治疗，每次20分钟，每日1次，连续3日。

2012年7月22日三诊：已下床活动，活动自如。患者述只有右下肢肌肉有些紧。予以第三次针刀治疗，松解坐骨神经行经路线上的粘连和瘢痕。即分别松解梨状肌下孔处、臀横纹处、大腿中段坐骨神经的粘连、瘢痕、挛缩及腓总神经行经路线上的粘连、瘢痕、挛缩。嘱患者48小时后，依腰部康复操锻炼。

2012年9月20日随访，患者诉：左下肢麻木、疼痛完全消失。

2012年12月15日电话随访，患者诉一切正常。

按语：根据腰部的弓弦力学系统和腰椎间盘突出形成的立体网络状病理构架所设计的"回"形针刀整体松解术，对腰部软组织的关键病变点进行整体治疗，辅以手法进一步松解病变关键点的软组织。既对椎管内神经根的粘连和瘢痕松解，也对引起腰部力平衡失调的软组织进行松解。一次"回"形针刀整体松解就使临床症状明显减轻。后又经第二次松解胸腰结合部和竖脊肌起点的粘连和瘢痕，进一步调整腰部的力平衡；第三次针刀治疗，松解坐骨神经行经路线上的粘连和瘢痕。3次治疗而愈。表明"回"形针刀整体松解的可重复性。更说明了弓弦力学系统和网眼理论经得起临床实践的考验。

该患者的腰椎间盘并没有明显的突出，也没有骨关节的错位，只有腰曲变直，但确有明显的症状。临床上常可见有些患者腰椎间盘突出很大却没有症状，有些腰椎间盘突出很小却症状很重。这些都说明了腰椎间盘突出症是腰部的软组织损伤后所致的一种人体自身代偿性疾病，引起腰椎错位和椎间盘突出的根本原因都是软组织损伤，针刀整体松解腰部软组织的粘连、瘢痕、挛缩和堵塞，让椎间盘承受的压力在人体自身调节范围以内，才是治本之策。

【临证医案精选 3】

患者：张某，男，52 岁，干部，于 2012 年 7 月 8 日来院就诊。

主诉：腰椎间盘突出症手术后右下肢麻木、疼痛 1 年余。

现病史：患者 1 年多前因腰椎间盘突出症致腰痛，右侧坐骨神经痛而做了 $L_4 \sim L_5$ "椎间盘摘除术"，术后腰腿痛症状缓解，但 1 个月后又出现右小腿外侧麻木、胀痛，走、站、坐时间稍长症状就加重，且腰痛比手术前更重。经康复科推拿、理疗、牵引及口服中药效果不明显。

查体：下腰部正中线上可见长 5cm 纵行手术瘢痕，瘢痕处有压痛且向右下肢放射，腰肌僵硬。直腿抬高试验：右 45°（ + ）。膝、踝反射均正常，右小腿外侧感觉稍迟钝。

影像学检查：腰椎 CT 示 $L_4 \sim L_5$ 椎间盘轻度膨出。

诊断：腰椎间盘突出症手术后遗症。

治疗：第一次在局麻下针刀松解手术瘢痕两端和周围的粘连、瘢痕、挛缩和堵塞。术中出现右下肢强烈的酸胀感。术毕患者右下肢有明显的轻松感。要求患者 6 小时内不能翻身，绝对卧床 14 日。20% 甘露醇 125ml 加地塞米松 5mg 静滴，每天 2 次，连用 3 日。

2012 年 7 月 13 日二诊：患者述右下肢的牵扯感减轻，由持续变为间断的。查体：右腿直腿抬高试验 70°。予以第二次针刀治疗：继续松解第一次没有松解到的手术瘢痕两端和周围的粘连、瘢痕、挛缩和堵塞。术后 48 小时后，腰部予以超短波治疗，每次 20 分钟，每日 1 次，连续两日。嘱在床上行直腿抬高锻炼。

2012 年 7 月 18 日三诊：患者述右下肢的麻痛、牵扯感进一步减轻，间隔的时间越来越长。但腰部肌肉僵硬，予以第三次针刀治疗，松解两侧第三、四、五腰椎横突处的粘连、瘢痕、挛缩和堵塞。术后 48 小时后，腰部予以超短波治疗，每次 20 分钟，每日 1 次，连续两日。

2012 年 7 月 23 日四诊：患者述右下肢的麻痛、牵扯感已不明显。但腰部肌肉仍有僵硬，予以第四次针刀治疗，松解胸腰结合部和竖脊肌起点的粘连和瘢痕。即分别松解 $T_{12} \sim L_1$、$L_1 \sim L_2$、$L_2 \sim L_3$ 的棘上韧带、棘间韧带及两侧的关节突韧带和竖脊肌起点。48 小时后行俯卧位腰椎牵引治疗，牵引重量 30kg，每次 15 分钟，每日 1 次，连续 3 日。嘱患者 48 小时后，在床上行腰背肌锻炼。

2012 年 7 月 28 日五诊：已下床活动，活动自如。查体：右腿直腿抬高试验 80°。嘱患者依腰部康复操锻炼。

2012 年 9 月 20 日随访，患者诉劳累后还是有右下肢的不适感。

2013 年 3 月 20 日电话随访，患者诉一切正常。

按语：依据腰部弓弦力学系统的解剖结构，以及腰椎间盘突出症手术后的网络状立体病理构架，第一、二次针刀松解手术瘢痕两端和周围的粘连、瘢痕、挛缩和堵塞。因为开放性手术切口的粘连瘢痕压迫了硬膜囊、神经根及周围组织，引发神经根压迫的临床表现。经过第一、二次的针刀松解，手术瘢痕压迫神经根的症状大为减轻。第三、四次针刀松解对腰部整体病理构架进行松解。故取得了满意的疗效。

第三节 脊柱侧弯

【临证医案精选】

患者：张某，男，20岁，学生，于2013年7月21日来院就诊。

主诉：渐进性脊柱侧弯3年。

现病史：患者3年前不明原因开始出现脊柱胸段右侧弯曲，曾予支具保守治疗，无明显效果，脊柱畸形进行性加重。两年前开始出现右侧背部隆起，形如剃刀。近6个月来，患者发现右侧弯曲加重，同时出现胸闷、活动后呼吸困难。

查体：脊柱向右弯曲，胸廓剃刀背样畸形，左侧塌陷，两肩和骨盆不等高，脊柱棘间、棘旁有广泛的压痛，脊柱活动度明显减小，双下肢感觉、运动、反射基本正常。

影像学检查：X线片示：胸腰椎S侧弯侧旋畸形，$T_5 \sim T_{12}$ Cobb角55°，$L_1 \sim L_5$ Cobb角32°。

诊断：特发性脊柱侧弯。

治疗：第一次在局部麻醉下行颈段大"T"形针刀整体松解术调节颈段部分脊柱弓弦力学系统和脊－肢弓弦力学系统。针刀术后，嘱患者俯卧位，一助手牵拉踝部，术者正对患者头项，右肘关节屈曲并托住患者下颌，左手前臂尺侧压在患者枕骨上，随颈部的活动施按揉法。用力不能过大，以免造成新的损伤。最后，提拿两侧肩部，并从患者肩至前臂反复揉搓几次。术后内服柔筋散5付，日1付，水煎分两次服。48小时后行俯卧位颈椎牵引治疗，牵引重量12kg，每次15分钟，每日1次，连续3日。

2013年7月26日二诊：针刀整体松解胸椎棘突以松解斜方肌起点、上、下后锯肌起点、大小菱形肌起点、背阔肌起点、棘上韧带、棘间韧带，从而达到调节部分胸段脊柱弓弦力学系统和脊－肢弓弦力学系统的目的。针刀术后，嘱患者俯卧位，术者双手叠十字行胸段脊柱弹压、揉搓手法。

2013年8月1日三诊：针刀整体松解下后锯肌起点、背阔肌起点、竖脊肌起点、腰背筋膜止点，棘上韧带、棘间韧带，从而达到调节部分腰段脊柱弓弦力学系统和脊－肢弓弦力学系统的目的。第1～6支针刀松解腰段棘上韧带、棘间韧带；第7～10支针刀松解左侧腰背筋膜浅层在髂嵴后部的止点和髂后上棘的止点；第11～14支针刀松解竖脊肌起点上、下部的粘连瘢痕。针刀术后，嘱患者侧卧位，行腰部斜板手法。术后内服柔筋散五付，日1付，水煎分两次服，连服3日；20%甘露醇125ml＋地塞米松5mg静滴，每天两次，连用3天。48小时后行俯卧位腰椎牵引治疗，牵引重量30kg，每次15分钟，每日1次，连续3日。

2013年8月6日四诊：针刀整体松解颈段关节突韧带。针刀术后，嘱患者俯卧位，一助手牵拉踝部，术者正对患者头项，右肘关节屈曲并托住患者下颌，左手前臂尺侧压在患者枕骨上，随颈部的活动施按揉法。用力不能过大，以免造成新的损伤。最后，提拿两侧肩部，并从患者肩至前臂反复揉搓几次。

2013年8月12日五诊：针刀整体松解上段胸椎（$T_1 \sim T_6$）关节突韧带。针刀术后，嘱患者俯卧位，一助手牵拉双侧腋窝，一助手牵拉双踝部，术者双手十字重叠，从胸1平面开始，逐步向下到胸6作弹压手法。

2013年8月18日六诊：针刀整体松解下段胸椎（$T_7 \sim T_{12}$）关节突韧带。针刀术后，嘱患者俯卧位，一助手牵拉双侧腋窝，一助手牵拉双踝部，术者双手十字重叠，从胸7平面开始，逐步向下到胸12作弹压手法。

2013年8月24日七诊：针刀整体松解腰椎关节突韧带及胸腰筋膜中层在腰椎横突尖部的粘连瘢痕。第1～10支针刀松解$L_1 \sim L_5$双侧关节囊韧带；第11～18支针刀松解胸腰筋膜中层在$L_2 \sim L_5$腰椎横突部的粘连瘢痕。针刀术后，嘱患者俯卧位，一助手牵拉双侧腋窝，一助手牵拉双踝部，术者双手十字重叠，从腰1平面开始，逐步向下到腰5作弹压手法。术后用20%甘露醇125ml＋地塞米松5mg

静滴，每天2次，连用3天；48小时后行俯卧位腰椎牵引治疗，牵引重量30kg，每次15分钟，每日1次，连续3日。

2013年8月30日八诊：针刀整体松解肩胛提肌，大、小菱形肌在肩胛骨的附着处。针刀术后，嘱患者俯卧位，术者双手十字重叠，在背部作弹压手法。

2013年9月8日九诊：针刀整体松解下后锯肌及腰髂肋肌止点的粘连瘢痕。第1～12支针刀松解双侧腰髂肋肌及下后锯肌在肋骨上止点的粘连瘢痕。针刀术后，患者正坐，以右侧为例加以描述。医生以右前臂自前向后插于右侧腋下，以右前臂向上提拉（即拔伸）肩部，将移位的关节和痉挛的肌肉理顺。随后嘱患者用力吸气，医生以左手掌根叩击右胸背侧患处1次。再令患者做深呼吸数次；内服柔筋散5付，日1付，水煎分两次服。

2013年9月15日十诊：针刀松解胸腹壁软组织起止点的粘连瘢痕。针刀主要松解胸锁关节处筋膜、胸部浅筋膜、胸肌筋膜、腹白线。针刀术毕，主动扩胸数次，主动伸腰活动数次。嘱术后3天开始按照脊柱部康复操锻炼，坚持1年。并注意保持正确的站、坐姿，佩带双肩包等，短期内不可从事重体力劳动和激烈的运动，注意不要使腰脊背过度劳损。

术后通过2年的随访，患者出院后3个月胸闷、活动后呼吸困难症状消失，2014年7月拍片显示 $T_5 \sim T_{12}$ Cobb角23°， $L_1 \sim L_5$ Cobb角22°，明显改善，身高增长6cm。随访至今一直保持在这个水平，没有反复。

按语：依据针刀医学慢性软组织损伤病理构架的网眼理论，特发性脊柱侧弯是由于脊柱本身的弓弦力学系统以及脊-肢弓弦力学系统的损伤后，按照斜拉桥原理，引起脊柱在矢状面、冠状面和垂直面上出现复合移位所致。最终引起脊柱曲度的变化，形成脊柱侧弯。

依据弓弦力学系统和网眼理论，通过针刀整体松解脊柱相关的弓弦结合部以调节脊柱弓弦力学系

统以及脊-肢弓弦力学系统。人体有强大的自我修复能力，我们只需要给人体提供一些有利的条件，人体会向着正常方向发展。对于本病有利的条件就是：针对本病的病理构架进行彻底的松解；不良姿势的纠正；针对相关的肌肉进行有效的锻炼；勿使腰背过度劳损。这样人体就可以自己调节了。

第四节　膝关节骨性关节炎

【临证医案精选1——早期无骨质增生】

患者：杨某某，女，52岁，无业，于2013年6月4日来院就诊。

主诉：右膝疼痛1年，加剧1周。

现病史：患者1年前因受凉后导致右臀部疼痛，经锻炼后右臀部疼痛消失，出现右膝部疼痛，伴伸直受限，下蹲困难，曾经针刺、推拿及超短波理疗等治疗，疗效不显，近1周来因行走过多痛剧。

查体：髌骨底部压痛，右膝关节明显肿胀，浮髌试验（-），且仰卧位时右膝关节不能平贴床面。

影像学检查：右膝关节正侧位片示内侧关节间隙稍变窄。

诊断：右膝关节骨性关节炎。

治疗：2013年6月5日第一次治疗：在1%利多卡因局部麻醉下，使用Ⅰ型4号针刀行膝关节前侧针刀整体松解术，分别松解髌上囊、髌下脂肪垫、髌骨内外侧支持带、内外侧髌股韧带。术毕抗阻力主动屈伸运动，以进一步松解粘连，术后患者当即就能作下蹲动作，仰卧位时右膝关节仍不能平贴床面。嘱术后48小时起超短波理疗4日。

2013年6月10日第二次治疗：述第一次治疗后，右膝即感松动，疼痛大减，但第二、三天局部皮肤痛感剧烈，现已不痛。第二次治疗，在1%利多卡因局部麻醉下，使用Ⅰ型4号针刀行膝关节外侧松解术，针刀松解腓侧副韧带起止点。术毕即发现仰卧位时右膝关节能平贴床面。抗生素常规预防感染3日。嘱术后48小时起超短波理疗4日。

2013年6月15日第三次治疗：在1%利多卡因局部麻醉下，使用Ⅰ型4号针刀行膝关节内侧松解术，针刀松解胫侧副韧带起止点、鹅足囊。嘱术后48小时起，环跳、风市、阴市、阳陵泉电针及红外线治疗3次。

2013年7月15日随访：针刀施术部位仍有轻微不适感，嘱毛巾湿热敷治疗，每日1次。

2013年12月20日随访：诸症消失，患膝痊愈。

按语：根据针刀医学理论，膝关节骨性关节炎是由于膝关节弓弦力学系统受损，导致膝关节周围的弓弦结合部的软组织出现广泛的粘连瘢痕和挛缩后，这些病变软组织形成网络状立体病理构架从而引发临床表现。通过对膝关节周围弓弦结合部软组织的整体松解，破坏了疾病的整体病理构架，术后配合手法及针刺治疗，使膝关节力线恢复正常，膝关节的力平衡得到调整，故随访两次患者均反映良好。

【临证医案精选2——中期有骨质增生】

患者：闽某某，女，63岁，退休，于2013年7月15日就诊。

主诉：双膝疼痛11年，加剧伴右膝屈伸受限1个月。

现病史：患者11年前因在工厂上夜班双膝受凉引起疼痛，曾经针刺、推拿、红外线理疗等治疗，疼痛略有缓解。1个月前参加社区活动时扭伤右膝，即感右膝疼痛且屈伸受限，自行贴膏药、热敷、推拿等治疗，疗效不显，求治我院。

查体：双膝关节外形明显肿大，双髌周压痛明显，浮髌试验（－），右膝屈60°，伸0°。

影像学检查：X线片示双膝关节多处骨质增生，内、外侧关间隙均变窄。

诊断：膝骨关节炎。

治疗：2013年7月15日第一次治疗：在1%利多卡因局部麻醉下，使用Ⅰ型4号针刀行膝关节前侧针刀整体松解术，分别松解髌上囊、髌下脂肪垫、髌骨内外侧支持带、内外侧髌股韧带。术毕抗

阻力主动屈伸运动，以进一步松解粘连，术后患者右膝即可屈曲120°，伸直0°，疼痛感减轻。嘱术后48小时起超短波理疗4日。

2013年7月22日第二次治疗：患者述第一次治疗后，右膝即感松动，双膝疼痛大减，但右膝关节屈伸仍受限，活动时有刺痛感。第二次治疗，在1%利多卡因局部麻醉下，使用Ⅰ型4号针刀行膝关节外侧松解术，针刀松解腓侧副韧带起止点。术毕患者诉痛感消失。

2013年7月29日第三次治疗：在1%利多卡因局部麻醉下，使用Ⅰ型4号针刀行膝关节内侧松解术，松解胫侧副韧带起止点、鹅足囊。

2013年8月5日患者述经前三次治疗，诸痛感已消失，关节活动范围无受限，但膝关节前伸时仍隐隐有刺痛感。第四次治疗，在1%利多卡因局部麻醉下，使用Ⅰ型4号针刀行膝关节后侧松解术，松解腓肠肌内外侧头起点。嘱术后48小时起超短波理疗4日。

2013年12月8日随访，诸症消失，已无刺痛感，患膝痊愈。

按语：该患者11年前因在工厂上夜班双膝受凉引起疼痛，为膝关节周围的软组织的积累性损伤表现。膝关节周围的软组织的积累性损伤后，导致膝关节动态平衡失调，附着于胫股关节和髌股关节韧带、肌肉、肌腱以及局部脂肪垫、筋膜之间粘连、瘢痕和挛缩，破坏了膝关节内部的力学平衡，使正常负重力线发生变化，超过人体的自我修复能力后，引起临床表现，即为膝关节骨关节炎。

根据针刀医学理论，该病属于双膝骨关节炎中期，通过膝关节前侧松解术、膝关节外侧松解术、膝关节内侧松解术及膝关节后侧松解术，松解膝关节周围的软组织的广泛粘连、瘢痕和挛缩，破坏其病理构架。术后配合康复理疗，恢复膝关节正常受力线，使膝关节内部的力平衡得到恢复，生理构架得以重建，此病就得到了根本性的治疗。

【临证医案精选3——"O"形腿】

患者：林某，女，43岁，工人，2013年11月

15 日就诊。

主诉： 双膝疼痛反复发作 10 余年，关节变形及功能受限两年。

现病史： 患者出身于农村，年轻时常于冬天进行田间劳作，因而致膝关节疼痛，后到棉纺厂上班，又因宿舍与单位距离较远，常年步行上班，行走过多，致膝关节疼痛反复发作。近两年来发现双膝变形严重，下蹲困难。

查体： 双膝关节外形明显肿大，双髌周压痛明显，浮髌试验（－）。双下肢感觉无明显障碍，膝跳反射均减弱。双膝屈曲角度为 60°，伸直 0°，患者足跟并拢站立时双膝间距 7cm。

影像学检查： X 线片示双膝关节多处骨质增生，内外侧关节间隙均示变窄。

诊断： 双膝骨关节炎。

治疗： 2013 年 11 月 15 日第一次针刀治疗：在 1% 利多卡因局部麻醉下，使用 Ⅰ 型 4 号针刀行膝关节前侧针刀整体松解术，分别松解髌上囊、髌下脂肪垫、髌骨内外侧支持带、内外侧髌股韧带。术毕手法矫正，托板固定 14 日。固定期间，嘱密切观察下肢血液循环情况，防止下肢缺血坏死，加强股四头肌及下肢肌伸缩运动锻炼，加强踝关节功能活动。

2013 年 11 月 22 日第二次治疗：在 1% 利多卡因局部麻醉下，使用 Ⅰ 型 4 号针刀行膝关节外侧松解术，针刀松解腓侧副韧带起止点。术毕手法矫正，托板固定。固定期间，嘱密切观察下肢血液循环情况供应，防止下肢缺血坏死，加强股四头肌及下肢肌伸缩运动锻炼，加强踝关节功能活动。

2013 年 11 月 29 日第三次治疗：患者述疼痛大为减轻，膝关节肿胀消退，双膝屈曲角度为 110°，患者足跟并拢站立时双膝间距消失。在 1% 利多卡因局部麻醉下，使用 Ⅰ 型 4 号针刀行膝关节内侧松解术，针刀松解胫侧副韧带起止点、鹅足囊。术毕手法矫正膝关节内部的力平衡失调。术后停止托板固定。嘱术后 48 小时起超短波理疗 4 日。

2013 年 12 月 5 日第四次治疗：在 1% 利多卡因局部麻醉下，使用 Ⅰ 型 4 号针刀行膝关节后侧松解术，松解腓肠肌内外侧头起点。嘱术后 48 小时起超短波理疗 4 日。

2013 年 12 月 11 日患者述诸痛消失，但膝关节屈伸仍轻度受限，行第五次治疗：在 1% 利多卡因局部麻醉下，使用 Ⅰ 型 4 号针刀行前交叉韧带起点松解术，松解前交叉韧带起点的内外缘。内服中药生脉饮 15 日，每次 10ml，每日两次。

2013 年 12 月 15 日第六次治疗：在 1% 利多卡因局部麻醉下，使用 Ⅰ 型 4 号针刀行后交叉韧带起点松解术，松解后交叉韧带起点的内外缘。术毕患者即能够下蹲，膝关节屈伸已无障碍。

2014 年 1 月 30 日随访：针刀施术部位仍有轻微不适感，嘱毛巾湿热敷治疗，每日 1 次。

2014 年 6 月 28 日随访：诸症消失，患膝痊愈。

按语： 该患者双膝疼痛反复发作 10 余年，继发关节变形及功能受限两年。根据针刀医学理论，根本原因在于膝关节周围软组织的积累性损伤后，导致膝关节弓弦力学系统受损动态平衡失调，附着于胫股关节和髌股关节韧带、肌肉、肌腱，以及局部脂肪垫、筋膜之间粘连、瘢痕和挛缩，破坏了膝关节内部的力学平衡，使正常负重力线发生变化，关节软骨面有效负重面积减少，面积内的骨小梁压力增高，引起骨质增生和微小骨折，进而引起骨质塌陷。当这种力平衡失调超过人体的自我修复后，引起临床表现。

通过对膝关节周围弓弦结合部软组织的整体松解，破坏了疾病的整体病理构架，术后配合手法纠正畸形，并用托板固定，使膝关节力线恢复正常，膝关节的力平衡得到调整，疾病得以治愈。

第五节　髌骨软化症

【临证医案精选】

患者： 贾某，女，54 岁，经理，于 2012 年 3 月 10 日来院就诊。

主诉： 左膝疼痛伴功能障碍 3 年。

现病史：患者 3 年前因车祸致右膝髌骨粉碎性骨折，行右髌骨摘除术后，右膝功能受限，长期依靠左膝用力，继发左膝疼痛，逐渐发展至上下楼或半蹲位时左膝疼痛加重。有时可出现"假交锁"征象，轻微活动髌骨时发出清脆的响声，即可"解锁"。

曾经行推拿、针灸、膝关节关节腔内注射等治疗，效果不明显，经人介绍求治我院。

查体：左髌骨下脂肪垫压痛明显，有"软腿"或"假交锁"征象出现，左髌骨研磨试验阳性。

影像学检查：膝关节正侧位 X 线片示髌骨有脱钙和萎缩现象。

诊断：髌骨软化症。

治疗：在 1% 利多卡因局部麻醉下，行针刀松解术，松解髌上囊、髌下脂肪垫、髌外侧支持带、髌内侧支持带、外侧髌股韧带外上缘、外侧髌股韧带外下缘、内侧髌股韧带内上缘、内侧髌股韧带内下缘周围粘连瘢痕组织。针刀术后立即进行手法治疗。患者仰卧，患肢伸直，医生五指张开抓住患者髌骨，用力沿肢体纵轴滑动髌骨 5 次。然后令患者屈膝屈髋，医生一手拿住患肢踝关节上缘，另一手拇指顶住髌骨上缘，再令患肢伸直，同时医生拇指用力向下推顶髌骨 30 秒，使关节囊、支持韧带进一步松解。48 小时后，依膝关节康复操进行康复锻炼 15 日，并予以中药外浴。中药处方：黄芪 60g，当归 20g，白芍 20g，甲珠 20g，威灵仙 150g，白芷 10g，盐附片 20g。将上方浸泡于 4000ml 水中，半小时后煮沸，待温度适中后外浴半小时，每日 1 次，连续 15 日。

2012 年 3 月 20 日第一次随诊，患者诉：左膝关节有轻微疼痛感，劳累后加重，功能活动恢复正常。查体：左膝关节外观正常，左髌骨下脂肪垫压痛不明显，无"软腿"或"假交锁"征象出现。左髌骨研磨试验阴性。嘱患者依髌骨软化症康复操继续康复锻炼。依上方中药外浴 15 日。

2013 年 2 月 1 日第二次随诊，患者诉：左膝关节已无疼痛感，活动自如，已能正常生活。

按语：依据针刀医学关于慢性软组织损伤的原理及慢性软组织损伤病理构架的网眼理论，髌骨周围软组织损伤后，造成髌骨的动态平衡失调，产生上述临床表现。造成动态平衡失调的三大病理因素是粘连、瘢痕和挛缩，慢性期急性发作时，病变组织有水肿渗出，刺激神经末梢而使症状加剧。依据膝关节弓弦力学系统，髌骨软化症后形成的网状立体病理构架，使用针刀松解松解髌上囊、髌下脂肪垫、髌外侧支持带、髌内侧支持带、外侧髌股韧带外上缘、外侧髌股韧带外下缘、内侧髌股韧带内上缘、内侧髌股韧带内下缘周围粘连瘢痕组织进行整体松解，使髌骨及膝关节的动态平衡得到恢复，故功能活动基本恢复正常。

针刀术后予以手法治疗，能破坏疾病的病理构架，对周围软组织起到松解作用，从而能缩短疗程，减轻患者痛苦，使膝关节尽快恢复动态平衡状态。中药外浴能够舒筋活血、消肿止痛、活血散淤，并通过皮肤将药物传导至经络、筋骨，激发肌体的调节功能，可迅速消除疼痛，促进功能恢复，伤口愈合，而快速达到治愈目的。术后的康复锻炼使左膝的动态平衡状态得以保持，本病即可得到根本的治疗。

第六节　强直性脊柱炎

【临证医案精选 1——以晨僵为主】

患者：陈某，男，30 岁，职员，于 2012 年 6 月 12 日来院就诊。

主诉：腰背部疼痛 3 年余。

现病史：患者于 3 年前因受凉劳累，出现腰部及后背疼痛，以后逐渐加重。活动受限，弯腰困难，躺起不便，躺时间长腰背疼痛加重，起来活动后疼痛略减轻，晨僵明显，直腰时疼痛加重。曾被诊断为腰肌劳损、腰背筋膜炎、腰椎间盘突出症等，经过针灸、理疗、中药、牵引、穴位注射等治疗，无明显效果。于 2012 年 5 月 18 日在武汉某某大医院检查诊断为：强直性脊柱炎，经口服柳氮、甲氨蝶呤、西乐葆等治疗，效果不佳。为进一步治疗，而来我院就诊。

查体：腰背部两侧肌肉僵硬压痛（＋），双骶髂关节压痛（＋），"4"字征阳性，床边试验阳性，双侧骶髂关节压痛，右膝关节疼痛。

辅助检查：HLA－B27 阳性、ESR：80mm/h、CRP＞10mg/L、ASO＞500U/L。

影像学检查：骨盆平片显示：关节间隙未见明显变窄，双侧骶髂关节骨质侵蚀，骨密度增高；胸、腰椎正侧位片显示：胸腰椎轻度退行性改变；CT 示：双侧骶髂关节骨质侵蚀，且侵蚀周围骨质硬化，关节间隙未见明显变窄。

诊断：强直性脊柱炎（早期）。

治疗：第一次在局部麻醉下使用Ⅰ型针刀和特型弧形针刀行针刀整体松解下后锯肌起点、背阔肌起点、竖脊肌起点、腰背筋膜止点、棘上韧带、刺间韧带，从而达到调节部分腰骶段脊柱弓弦力学系统和脊－肢弓弦力学系统的目的。第 1～6 支针刀松解腰段棘上韧带、棘间韧带；第 7～10 支针刀松解腰背筋膜浅层在髂嵴后部的止点和髂后上棘的止点；第 11～14 支针刀松解竖脊肌起点上、下部的粘连瘢痕。针刀术后，嘱患者侧卧位，行腰部斜板手法。应用抗生素静滴 3 日，同时静滴丹参注射液。48 小时后行俯卧位腰椎牵引治疗，牵引重量 50kg，每次 15 分钟，每日 1 次，连续 3 日。

2012 年 6 月 15 日二诊：患者自觉腰骶部疼痛减轻，无发热，仍有颈肩背部感觉酸痛，理疗后症状有所缓解。按计划使用Ⅰ型针刀整体松解所有胸椎棘突以松解斜方肌起点、上、下后锯肌起点、大小菱形肌起点、背阔肌起点、棘上韧带、刺间韧带，从而达到调节部分胸段脊柱弓弦力学系统和脊－肢弓弦力学系统的目的。针刀术后，嘱患者俯卧位，术者双手叠"十"字行胸段脊柱弹压、揉搓手法。48 小时后在床上做被动挺腹屈腰及四肢屈伸手法，下床后在医生的协助下进行腰前屈、后仰、侧弯、旋转等功能训练。

2012 年 6 月 18 日三诊：使用Ⅰ型针刀行颈段

大"T"形针刀整体松解术调节颈段部分脊柱弓弦力学系统和脊－肢弓弦力学系统。针刀术后，嘱患者俯卧位，一助手牵拉踝部，术者正对患者头项，右肘关节屈曲并托住患者下颌，左手前臂尺侧压在患者枕骨上，随颈部的活动施按揉法。用力不能过大，以免造成新的损伤。最后，提拿两侧肩部，并从患者肩至前臂反复揉搓几次。48 小时后行俯卧位颈椎牵引治疗，牵引重量 12kg，每次 15 分钟，每日 1 次，连续 3 日。

2012 年 6 月 21 日四诊：经过三次治疗患者感觉这个脊柱有松动感。针刀整体松解腰椎关节突韧带及胸腰筋膜中层在腰椎横突尖部的粘连瘢痕。第 1～10 支针刀松解 L_1～L_5 双侧关节囊韧带；第 11～18 支针刀松解胸腰筋膜中层在 L_2～L_5 腰椎横突部的粘连瘢痕。针刀术后，嘱患者俯卧位，一助手牵拉双侧腋窝，一助手牵拉双踝部，术者双手"十"字重叠，从腰 1 平面开始，逐步向下到腰 5 作弹压手法。48 小时后行俯卧位腰椎牵引治疗，牵引重量 50kg，每次 15 分钟，每日 1 次，连续 3 日。

2012 年 6 月 24 日五诊：针刀整体松解下段胸椎（T_7～T_{12}）所有关节突韧带。针刀术后，嘱患者俯卧位，一助手牵拉双侧腋窝，一助手牵拉双踝部，术者双手"十"字重叠，从胸 7 平面开始，逐步向下到胸 12 作弹压手法。48 小时后在床上做被动挺腹屈腰及四肢屈伸手法，下床后在医生的协助下进行腰前屈、后仰、侧弯、旋转等功能训练。

2012 年 6 月 27 日六诊：针刀整体松解上段胸椎（T_1～T_6）所有关节突韧带。针刀术后，嘱患者俯卧位，一助手牵拉双侧腋窝，一助手牵拉双踝部，术者双手"十"字重叠，从胸 1 平面开始，逐步向下到胸 6 作弹压手法。

2012 年 7 月 1 日七诊：针刀整体松解颈段所有关节突韧带。针刀术后，嘱患者俯卧位，一助手牵拉踝部，术者正对患者头项，右肘关节屈曲并托住患者下颌，左手前臂尺侧压在患者枕骨上，随颈部的活动施按揉法。用力不能过大，以免造成新的损伤。最后，提拿两侧肩部，并从患者肩至前臂反复揉搓几次。

2012年7月6日八诊：患者感觉脊柱的活动度明显增加，晨僵明显减轻。针刀整体松解下后锯肌及腰髂肋肌止点的粘连瘢痕。第1～12支针刀松解双侧腰髂肋肌及下后锯肌在肋骨上止点的粘连瘢痕。针刀术后，患者正坐，以右侧为例加以描述。医生以右前臂自前向后插于右侧腋下，以右前臂向上提拉（即拔伸）肩部，将移位的关节和痉挛的肌肉理顺。随后嘱患者用力吸气，医生以左手掌根叩击右胸背侧患处1次。再令患者做深呼吸数次。

2012年7月11日九诊：针刀松解胸腹壁软组织起止点的粘连瘢痕。针刀主要松解胸锁关节处筋膜、胸部浅筋膜、胸肌筋膜、腹白线。针刀术毕，主动扩胸数次，主动伸腰活动数次。48小时后在床上做被动挺腹屈腰及四肢屈伸手法，下床后在医生的协助下进行腰前屈、后仰、侧弯、旋转等功能训练。

2012年7月16日十诊：患者述现在整个人变得轻松，早上起床很顺利，没有明显的晨僵感，腰背部及关节疼痛症状消失，平躺睡眠时腰背部无明显疼痛，弯腰活动正常，但脊柱后伸还是受限。嘱中药坚持服用半年，坚持康复锻炼，保持关节功能。

2012年8月23日随访：恢复得很好，出院后症状呈螺旋式好转。6月份查ESR：25mm/h。一直坚持跑步和康复操锻炼。

按语：针刀医学认为强直性脊柱炎是在多种致病因素的作用下，关节周围的软组织及关节囊产生粘连、挛缩、瘢痕，使关节内产生高应力而导致关节内力学平衡失调，关节软骨破坏及在张力的刺激下纤维组织变性，最终产生骨性融合。根据针刀医学中关于软组织损伤动态平衡失调的理论，造成动态平衡失调的三大病理因素是粘连、挛缩和瘢痕，根据网眼理论，应用针刀整体松解粘连挛缩的组织，辅以手法治疗，可重新恢复关节力学平衡状态，从根本上达到治疗目的。与此同时，运用针刀松解关节所带来的创伤小，并且不易造成再次粘连

和瘢痕，可以达到良好的治疗效果。

本例患者属于强直性脊柱炎的早期，是由于在多种致病因素的作用下，导致腰骶部的弓弦力学系统出现异常，特别是静态弓弦力学系统，主要就是关节周围的韧带和关节囊产生粘连、挛缩、瘢痕，使关节内产生高应力而导致关节内力学平衡失调，刺激关节周围的神经末梢，而产生疼痛晨僵。这种高应力越高，产生疼痛晨僵就越重，病情就发作越快。通过针刀对这些关节周围的软组织进行整体松解，使这种高应力消除，疼痛晨僵自然就好转。所以本例患者经过9次治疗，就可达到临床治愈。

【临证医案精选2——颈段强直】

患者：程某，男，40岁，商人，于2013年8月2日来院就诊。

主诉：腰背部疼痛10余年，颈部僵硬伴活动受限1年。

现病史：患者于10余年前无明显诱因出现腰背部疼痛，钝痛伴晨起时僵硬，劳累、受凉时症状明显加重，适当活动后可减轻，在当地医院确诊为强直性脊柱炎，经针灸、推拿及中西药物（具体药物及剂量不详）等治疗，效果不佳。于1年前出现腰背、颈部活动受限，翻身困难，影响睡眠，经当地多家医院治疗，症状无明显改善，为求进一步治疗，来我院就诊。

查体：颈部活动度严重受限，前屈10°、后伸21°，侧屈L25°、R25°，旋转L20°、R25°，胸椎后突加大，腰椎活动度前屈20°、后伸0°，侧屈L5°、R5°，L_1～L_3左侧横突压痛，双侧"4"字试验（+），双侧腹股沟中点下外压痛，四肢肌力、肌张力正常，双侧跟膝腱反射正常，颈胸腰部肌肉僵硬。

辅助检查：HLA－B27阳性，ESR：55mm/h，CRP＞10mg/L。

影像学检查：X线片示双骶髂关节融合，腰椎呈竹节样变，颈椎曲度变直，骨质增生明显。

诊断：强直性脊柱炎。

治疗：2013年8月2日第一次治疗：在局部麻

醉下应用Ⅰ型针刀和Ⅱ型针刀松解颈段（$C_2 \sim C_7$）脊柱项韧带和棘间韧带的粘连及钙化点。术后嘱患者俯卧位，一助手牵拉肩部，术者正对头项，右肘关节屈曲并托住患者下颌，左手前臂尺侧压在病人枕部，随颈部的活动施按揉法。用力不能过大，以免造成新的损伤。最后，提拿两侧肩部，并搓患者肩至前臂反复几次。术后第二天起每天超短波理疗30分钟，坐位颈椎牵引15分钟重量15kg。

2013年8月6日第二次治疗：在局部麻醉下应用Ⅰ型针刀和Ⅱ型针刀松解$C_2 \sim C_7$关节囊韧带的粘连、瘢痕、挛缩及硬化钙化点。术后嘱患者俯卧位，一助手牵拉肩部，术者正对头项，右肘关节屈曲并托住患者下颌，左手前臂尺侧压在病人枕部，随颈部的活动施按揉法。用力不能过大，以免造成新的损伤。最后，提拿两侧肩部，并搓患者肩至前臂反复几次。术后第二天起每天超短波理疗30分钟，坐位颈椎牵引15分钟重量15kg。

2013年8月11日第三次治疗：在X线透视下，应用Ⅰ型针刀和Ⅱ型针刀松解横突间韧带的粘连、瘢痕、挛缩点。术后嘱患者俯卧位，一助手牵拉肩部，术者正对头项，右肘关节屈曲并托住患者下颌，左手前臂尺侧压在病人枕部，随颈部的活动施按揉法。用力不能过大，以免造成新的损伤。最后，提拿两侧肩部，并搓患者肩至前臂反复几次。术后第二天起每天超短波理疗30分钟，坐位颈椎牵引15分钟重量15kg。

2013年8月15日复诊：针刀施术部位仍有轻微不适感，颈部的活动度明显增大：前屈50°、后伸31°、侧屈L35°、R35°、旋转L40°、R45°。

按语：根据针刀医学理论，颈段强直性脊柱炎是由于颈椎弓弦力学系统受损，导致颈椎周围的弓弦结合部的软组织出现广泛的粘连瘢痕和挛缩后，这些病变软组织形成网络状立体病理构架从而引发临床表现。通过对颈椎后方和两侧面弓弦结合部软组织的整体松解，破坏了疾病的病理构架，术后配合手法及理疗，使颈椎力线恢复正常，颈椎的力平衡得到调整，故患者恢复良好。

【临证医案精选3——髋关节强直】

患者：崔某，男，34岁，农民，2013年6月10日来院就诊。

主诉：腰背部疼痛8年余伴髋关节疼痛活动受限1年。

现病史：患者于8年前因受凉潮湿，出现颈部腰部及后背疼痛，以后逐渐加重。活动受限，弯腰及蹲起困难，躺起不便，躺时间长腰背疼痛加重，起来活动后疼痛略减轻。病后曾在湖北的大医院、北京、上海的大医院就诊，诊断为："强直性脊柱炎"。给予"中药、雷公藤、贝速清、尪痹冲剂"等治疗，用药当时症状减轻，停药上症反复。1年前出现双髋部疼痛，屈伸、旋转、内收和外展活动受限制，站立、步行或持重时疼痛加重，髋部呈屈曲挛缩状态，臀部、大腿或小腿肌肉萎缩。拍X线片检查可发现髋关节间隙变窄和模糊，软骨破坏。经出院病人介绍而来我院求治。

查体：胸椎后突加大，腰椎活动度前屈20°、后伸0°，侧屈L10°、R10°、双侧"4"字试验（+），双侧腹股沟中点下外压痛，髋部周围广泛压痛，髋关节活动度屈90°、伸5°、外旋15°、内旋10°、内收10°和外展15°。四肢肌力、肌张力正常，双侧跟膝腱反射正常，颈胸腰部肌肉僵硬。

辅助检查：HLA－B27阳性、ESR：55mm/h、CRP＞10mg/L。

影像学检查：X线片示双骶髂关节融合，腰椎呈竹节样变，髋关节间隙变窄和模糊，软骨破坏。

诊断：强直性脊柱炎。

治疗：2013年6月10日第一次治疗：在硬膜外麻醉下应用使用Ⅰ型和Ⅱ型针刀及特型弧形针刀分别松解缝匠肌起点、股直肌起点、髂股韧带及髋关节前侧关节囊，部分内收肌起点。术后作髋关节"？"和反"？"手法，手法弧度不能过大，要循序渐进，逐渐加大髋关节活动的弧度。针刀闭合性手术后第48~72小时，在医生指导下进行髋关节被动伸屈、内收、外展等功能锻炼。术后2~7日，每日

1次，术后 1~2 周每天 3 次，并在医生指导下逐渐开始髋关节主动屈伸功能锻炼。

2013 年 6 月 16 日第二次针刀治疗：在硬膜外麻醉下，使用Ⅱ型针刀，分别松解臀中肌起点、股方肌起点、髋关节外后侧关节囊。术后处理同第一次。

2013 年 6 月 21 日第三次针刀治疗：在 1% 利多卡因局部麻醉下，使用Ⅰ型和Ⅱ型针刀，松解髂胫束起止点和缝匠肌止点的粘连和瘢痕。术后处理同第一次。

2013 年 6 月 29 日复诊：经过 3 次针刀整体松解，髋关节活动度明显改善屈 120°、伸 10°、外旋 45°、内旋 35°、内收 18°和外展 25°，仍有疼痛，髋关节周围的肌肉力量还比较弱，只能拄双拐棍行走。嘱依髋关节强直康复操加大锻炼量。

2013 年 9 月 6 日随访：髋关节的活动度基本正常，已无疼痛感，能正常生活学习。

按语：依据针刀医学关于髋部弓弦力学系统的解剖结构以及髋关节强直的网状立体病理构架，松解髋部静态弓弦力学单元及髋关节周围浅层皮肤、筋膜、肌肉等软组织的粘连瘢痕及髋关节前方及后方关节囊，故患者髋关节功能明显改善。

针刀术后予以手法和中药，可以起到通经活络，行气止痛之功效，并能对周围软组织起到一定松解作用，从而能缩短疗程，减轻患者痛苦，使髋关节尽快恢复动态平衡状态。

该患者在多种致病因素的作用下，使髋关节弓弦结合部周围的肌肉、肌腱、韧带、筋膜、关节囊等软组织出现广泛粘连、挛缩、瘢痕，使关节内产生高应力而导致关节内力学平衡失调，关节软骨破坏及在张力的刺激下纤维组织变性，最终产生髋关节的骨性病变。根据慢性软组织损伤病理构架的网眼理论，以上三次针刀松解术以及术后手法、康复锻炼从根本上破坏了强直性脊柱炎髋关节病变的病理构架，从而恢复了髋关节的力学平衡状态，故能最终消除疼痛，使髋关节活动自如。

第七节　关节强直

一、肩关节强直

【临证医案精选】

患者：焦某，女，69 岁，退休，于 2013 年 6 月 9 日来院就诊。

主诉：肩部疼痛，活动不利 2 个月。

现病史：患者半年前因左臂尺骨骨折，3 个月后骨折基本愈合，出现肩痛，并向前臂放射疼痛，肩关节功能障碍，经针刺、推拿治疗症状无缓解，二周前诸症加剧，夜间痛甚，夜不得寐。

查体：肩关节前屈 20°，后伸 5°，外展 30°，内旋 20°，外旋 30°，肩峰、喙突处触痛明显。

影像学检查：左肩正侧位 X 线片示肩关节间隙变窄。

诊断：外伤性左肩关节强直。

治疗：第一次针刀松解肩关节前外侧软组织的粘连、瘢痕，在臂丛麻醉下应用针刀分别松解喙突顶点的外 1/3、肩峰下滑囊、结节间沟、三角肌止点的粘连、瘢痕，术后对患者肩关节做对抗牵引，以及轻柔摆动肩关节。

2013 年 6 月 14 日二诊：患者诉肩部疼痛明显好转，肩关节功能有明显恢复。查体：肩关节外展，前屈可达 90°。予以第二次针刀治疗：分别松解肩关节上面、前面及后面关节囊，术后以手法尽量摆动肩关节，然后使肩关节尽量外展。48 小时后肩关节处予以超短波治疗，一次 20 分钟，每日 1 次，连续 3 日。

2013 年 6 月 19 日三诊：患者诉前臂部放射疼痛感消失，夜间已无疼痛感，可安然入睡，但肩背部疼痛。予以第三次针刀治疗，松解冈上肌止点、冈下肌止点、小圆肌止点，以及肩峰、肩关节外侧、后侧的顽固痛点，术后以手法活动肩关节，使肩关节尽量达到正常活动角度，外敷关节强直散，内服活血化瘀通络止痛中药五付，日 1 付，水煎分两次服，连服五日。嘱患者 48 小时后依肩部康复操锻炼。

2013 年 7 月 4 日随访，患者诉：肩关节已无疼痛感，功能活动基本正常，不影响正常生活。查体：肩关节前屈 170°，后伸 40°，外展 170°，内旋、外旋各达 80°。

按语：依据针刀医学关于肩部弓弦力学系统的解剖结构以及肩关节强直的网状立体病理构架，第一次针刀松解肩部动态弓弦力学单元如松解肱二头肌短头起点，肱二头肌长头在结节间沟处的粘连、瘢痕组织，同时疏通肩峰下滑囊，减轻关节压力，故患者疼痛明显缓解。第二、三次针刀松解术在第一次基础上进一步松解肩关节动静态弓弦力学单元如上侧关节囊、前侧关节囊、后侧关节囊、冈上肌止点、冈下肌止点、小圆肌止点及肩关节内侧、外侧、上方顽固痛点。故肩关节功能活动明显改善。

两次松解术中予以超短波治疗可以促进局部血液循环，加快排除炎性产物，促进伤口愈合，缩短疗程。

该患者因外伤致肩关节长时间制动导致肩关节动静态弓弦力学单元受损，肩关节弓弦结合部周围的肌肉、肌腱、韧带、筋膜、关节囊等软组织出现广泛粘连、挛缩、瘢痕从而导致疼痛、功能障碍。根据慢性软组织损伤病理构架的网眼理论，以上三次针刀松解术以及术后手法、康复锻炼从根本上破坏了肩关节强直的病理构架，从而恢复了肩关节的力学平衡状态，故能最终消除疼痛，使肩关节活动自如。

二、肘关节强直

【临证医案精选】

患者：周某，男，20 岁，大学生，2012 年 5 月 10 日来院就诊。

主诉：右肘关节疼痛半年伴活动不利 3 个月。

现病史：患者半年前因长时间作画致右肘关节疼痛，未经治疗，3 个月前疼痛加剧，肘关节活动不利，曾间断进行针刺、推拿、封闭治疗无效，现患者右肘部疼痛剧烈，夜不能寐，肘关节功能伸屈活动基本丧失。

查体：肘关节固定屈曲 20～40° 位，旋前 20°、旋后 25°。

影像学检查：右肘关节 X 线片示右肘关节间隙变窄，关节面毛糙。

诊断：肘关节纤维性强直。

治疗：第一次针刀松解肘关节周围浅层粘连、瘢痕，在臂丛麻醉下应用 Ⅱ 型弧形针刀分别松解肘关节外侧、内侧、前外侧、前内侧、后外侧关节囊、鹰嘴尖部压痛点。术后作肘关节弹拨手法，并用石膏将肘关节固定在手法扳动后的屈曲最大位置 6 小时，然后松开石膏，嘱患者 48 小时后依肘关节强直康复操主动锻炼。其间，密切观察伤肢远端血供，如出现肢端缺血表现，立即松开石膏，将肘关节置于功能位。

2012 年 5 月 16 日第二次针刀治疗：在局部麻醉下，使用 Ⅰ 型针刀和 Ⅰ 型弧形针刀，分别松解桡侧副韧带起、止点，尺侧副韧带起、止点。术后将肘关节屈到最大位置时，再做一次弹拨手法，并用石膏将肘关节固定在手法扳动后的屈曲最大位置 6 小时，然后松开石膏，其间，密切观察伤肢远端血供，如出现肢端缺血表现，立即松开石膏，将肘关节置于功能位。嘱患者 48 小时后按肘关节强直康复操主动锻炼，同时辅以推拿疗法：颈、肩、肘、腕各部施行按揉法 15min，拿法 10min，理筋 15min，每天 1 次，连续 3 天。

2012 年 5 月 22 日第三次针刀治疗：在局部麻醉下，使用 Ⅰ 型针刀和 Ⅰ 型弧形针刀，分别松解肘关节周围的硬结和条索压痛点。48 小时后予以推拿治疗，每日 1 次，连续 15 天。嘱其按肘关节强直康复操坚持锻炼 3 月。

2012 年 6 月 22 日第一次随诊，患者诉：右肘关节功能活动明显改善，已无疼痛感，但仍感右前臂无力，不能正常活动。查体：肘关节屈 120°、旋前 60°、旋后 70°。嘱其内服柔筋散 60 天，依肘关节强直康复操加大锻炼量。

2012年8月25日第二次随诊，患者诉：已无疼痛感，能正常生活学习。查体：肘关节屈130°、旋前80°、旋后85°。复查X线片示：肘关节无异常。

按语： 依据针刀医学关于肘部弓弦力学系统的解剖结构，以及肘关节强直的网状立体病理构架，第一次针刀松解肘部静态弓弦力学单元及肘关节周围浅层皮肤、筋膜、肌肉等软组织的粘连瘢痕，第二、三次针刀松解术在第一次基础上进一步松解肘关节动、静态弓弦力学单元如桡侧副韧带起止点、尺侧副韧带起止点、肘关节前方及后方关节囊，故患者右肘关节功能明显改善。

针刀术后予以推拿治疗，可以起到通经活络、行气止痛之功效，并能对周围软组织起到一定松解作用，从而能缩短疗程，减轻患者痛苦，使肘关节尽快恢复动态平衡状态。

该患者因长期慢性劳损致肘关节动、静态弓弦力学单元受损，肘关节弓弦结合部周围的肌肉、肌腱、韧带、筋膜、关节囊等软组织出现广泛粘连、挛缩、瘢痕从而导致疼痛、功能障碍。根据慢性软组织损伤病理构架的网眼理论，以上三次针刀松解术以及术后手法、康复锻炼从根本上破坏了肘关节强直的病理构架，从而恢复了肘关节的力学平衡状态，故能最终消除疼痛，使肘关节活动自如。

三、桡腕关节强直

【临证医案精选】

患者： 万某，女，74岁，退休，2012年4月5日来院就诊。

主诉： 右手腕关节疼痛伴活动不利半年。

现病史： 患者半年前因跌倒至右桡骨远端骨折，经手法复位夹板固定6周后，骨折愈合，但右手腕部疼痛一直不能缓解，右手时有烧灼感，右手腕活动不利，不能正常生活，经针刺治疗未见缓解。

查体： 右腕关节X线片示右腕关节屈10°、伸15°、尺偏10°、桡偏0°。

影像学检查： 右桡腕关节间隙变窄。

诊断： 外伤性桡腕关节强直。

治疗： 第一次针刀治疗在臂丛麻醉下以Ⅱ型弧形针刀松解腕横韧带远端尺侧、桡侧粘连瘢痕点，前臂掌尺侧筋膜远端、近端粘连瘢痕点，前臂掌桡侧筋膜远端、近端粘连瘢痕点。术后，让患者正坐，前臂于旋前位，手掌朝上，医生双手握患者掌部，右手在桡侧，左手在尺侧，拇指平放于腕关节的背侧，以拇指指端按于腕关节背侧，在拔伸情况下摇晃关节，然后将手腕在拇指按压下背伸至最大限度，随即屈曲，并左右各旋转2～3次。48小时后，依腕关节强直康复操锻炼，并中药熏洗。处方：肉桂6g，白芷6g，生大黄6g，白芍20g，川芎20g，伸筋草30g，透骨草30g。上方浸泡于4000ml水中，半小时后煮沸，待温度适中后熏洗半小时，每日1次，连续3天。

2012年4月11日二诊，患者诉：右腕关节疼痛缓解，功能活动稍有改善。予以第二次针刀治疗，在局部麻醉下以Ⅰ型弧形针刀松解：腕背侧韧带尺侧远端、中部、近端的粘连瘢痕点，腕背韧带桡侧远端、中部、近端的粘连瘢痕点。术后手法同上次。48小时后，依腕关节强直康复操锻炼，并中药熏洗3天。

2012年4月17日三诊，患者诉：活动时仍感右腕关节疼痛，手部已无烧灼感。予以第三次针刀治疗，在局部麻醉下以Ⅰ型直型针刀和弧形针刀松解：桡腕掌侧韧带起点，腕尺侧副韧带起止点，腕桡侧副韧带起点的粘连瘢痕。术后手法同上次。48小时后，依腕关节强直康复操锻炼。

2012年4月23日四诊，患者诉：右腕关节疼痛明显缓解，功能活动改善。予以第四次针刀治疗，在局部麻醉下以Ⅰ型针刀松解：桡腕背侧韧带起点，腕掌背侧韧带起点。术后手法同上次。依腕关节强直康复操锻炼3月。

2013年5月25日第一次随诊，患者诉：右腕活动后有轻微疼痛感，功能活动基本正常。查体：右腕关节背伸40°、掌屈60°、桡偏20°、尺偏20°。

针刺治疗 10 天，取穴：合谷（患）、外关（患）、列缺（患）、后溪（患）、曲池（患）。依腕关节强直康复操加强锻炼。

2013 年 7 月 25 日第二次随诊，患者诉：右腕关节已无疼痛感，活动自如，已能参加体育活动。复查 X 线片，右腕关节正侧位片示：关节间隙正常。

按语：依据腕关节弓弦力学系统，腕关节强直后形成的网状立体病理构架，第一、二次针刀松解腕掌及腕背浅层动、静态弓弦力学单元的粘连瘢痕如腕横韧带远端，前臂掌尺侧筋膜，前臂掌桡侧筋膜，腕背侧韧带的尺侧、桡侧。故关节疼痛缓解，功能活动改善，烧灼感消失。第三、四次针刀治疗在第一、二次针刀治疗基础上，腕关节掌侧及背侧动静态弓弦力学单元的粘连瘢痕如桡腕掌侧韧带起点、腕尺侧副韧带起止点、腕桡侧副韧带起点、桡腕背侧韧带起点，腕掌背侧韧带起点。故功能活动基本恢复正常。

该患者因骨折致腕关节长时间制动导致腕关节动静态弓弦力学单元受损，腕关节弓弦结合部周围的肌肉、肌腱、韧带、筋膜、关节囊等软组织出现广泛粘连、挛缩、瘢痕从而导致疼痛、功能障碍。根据慢性软组织损伤病理构架的网眼理论，以上四次针刀松解术以及术后手法、康复锻炼，从而恢复了踝关节的力学平衡状态，故能最终消除疼痛，使腕关节活动自如。

四、髋关节强直

【临证医案精选】

患者：高某，男，52 岁，农民，于 2013 年 3 月 6 日来院就诊。

主诉：右髋关节疼痛，活动受限 3 个月。

现病史：患者半年前因车祸伤至右髋关节闭合性脱位，经手法复位，石膏固定 6 周后，X 线片显示右髋关节位置正常。但髋关节仍感疼痛，活动不利，拄拐行走。经骨科康复治疗稍有好转。

查体：右侧"4"字试验（+），髋关节超伸检查受限，髋关节伸 5°、屈 45°、外展 0°、内收 10°、内旋 15°、外旋 10°。

影像学检查：髋关节正位片示右髋关节间隙明显变窄。

诊断：外伤性右髋关节强直。

治疗：第一次针刀治疗在硬膜外麻醉下进行。运用Ⅰ型、Ⅱ型弧形针刀，分别松解缝匠肌、股直肌、短收肌、股薄肌、长收肌、耻骨肌起点，髂股韧带及髋关节前侧关节囊，术后患髋做"?"和反"?"运动数次，外敷消肿药物，静滴磷霉素 6g，日 1 次连续 3 天，预防感染，48 小时后予以患侧下肢皮肤牵引，重量 15kg，持续 1 小时，每天 2 次，连续 7 天。

2013 年 3 月 12 日第二诊，患者诉：疼痛明显减轻，功能活动稍有改善。查体："4"字试验（+），髋关节超伸检查受限，髋关节伸 5°、屈 65°、外展 20°、内收 10°、内旋 15°、外旋 20°。予以第二次针刀治疗：在硬膜外麻醉下，运用Ⅱ型直型针刀，松解臀中肌止点，股方肌起点，髋关节后侧、外侧关节囊，术后处理同第一次针刀松解术。

2013 年 3 月 18 日第三诊，患者诉：髋关节功能活动明显改善，但仍不能下蹲、穿袜。查体："4"字试验（+），髋关节超伸检查受限，髋关节伸 10°、屈 95°、外展 30°、内收 35°、内旋 20°、外旋 30°。予以第三次针刀治疗：在局部麻醉下进行，运用Ⅰ型直型针刀，松解髂胫束上段、中段的粘连瘢痕。48 小时后予以患侧下肢皮牵，重 15kg，持续 1 小时，每天两次，连续 15 天，同时予以针刺治疗 15 天，取穴：环跳（患）、秩边（患）、髀关（患）、足三里（患）、膝阳关（患）、绝骨（患），嘱患者依髋关节强直。康复操锻炼。

2013 年 6 月 18 日第一次随诊，患者诉：行走及平卧时已无疼痛感，下蹲时仍感疼痛，活动基本正常，复查右髋关节 X 线片显示关节间隙增宽。嘱患者依康复操加大锻炼量。

2013 年 9 月 18 日第二次随诊，患者诉：已无疼痛感，日常生活未觉不便。查体："4"字试验

（－），髋关节超伸检查正常，髋关节伸15°、屈120°、外展40°、内收40°、内旋40°、外旋40°。复查右髋关节X线片显示关节间隙恢复正常。

按语： 依据髋关节弓弦力学系统，髋关节强直后形成的网状立体病理构架，第一、二次针刀松解髋关节周围动静态弓弦力学单元的粘连瘢痕，如髋关节前侧、后侧、外侧关节囊，髂股韧带，内收肌群起点，以及股直肌、臀中肌、股方肌起点，故关节疼痛明显改善。第三次针刀治疗在第一、二次针刀治疗基础上，对髋关节重要的静态弓弦力学结构——髂胫束进行全面松解，故功能活动明显改善。

该患者因外伤致髋关节长时间制动导致髋关节动静态弓弦力学单元受损，髋关节弓弦结合部周围的肌肉、肌腱、韧带、筋膜、关节囊等软组织出现广泛粘连、挛缩、瘢痕从而导致疼痛、功能障碍。根据慢性软组织损伤病理构架的网眼理论，以上三次针刀松解术以及术后手法、康复锻炼从根本上破坏了髋关节强直的病理构架，从而恢复了髋关节的力学平衡状态，故能最终消除疼痛，使髋关节活动自如。

五、膝关节强直

【临证医案精选】

患者： 张某，女，66岁，农民，于2014年3月5日来院就诊。

主诉： 左膝部肿痛，活动受限2个月。

现病史： 患者半年前因外伤致左股骨髁骨折行"L"形钢板固定，4个月后骨折愈合，但左膝关节出现僵直疼痛，1个月前疼痛加剧并伴膝关节水肿，屈伸不利，行走困难。

查体： 髌骨各方向活动度明显减小，髌周压痛明显，浮髌试验（＋），膝关节屈10°，伸0°。

影像学检查： 左膝关节正侧位X线片示股骨髁间嵴变尖，内侧关节间隙狭窄，膝外翻角：0°。

诊断： 外伤性膝关节强直。

治疗： 第一次针刀松解膝关节前内侧软组织粘连、瘢痕。在1%利多卡因局部麻醉下使用Ⅱ型针刀，松解髌上囊、髌下脂肪垫、髌内侧支持韧带、髌外侧支持韧带及鹅足的附着部。术后扶患者下蹲，膝关节即可屈达40°，静滴磷霉素6g，每日1次，连续3天。

2014年3月11日二诊，患者诉：疼痛明显减轻，水肿消失，功能活动改善。查体：浮髌试验（－），膝关节屈达50°，伸0°。予以第二次针刀治疗，松解股直肌与股中间肌之间的粘连瘢痕以及髂胫束的挛缩。术后施以手法弹压膝关节，静滴磷霉素6g，每日1次，连续3天。48小时后对患侧下肢进行皮肤牵引，重量15kg，时间1小时，每天两次，连续3天。

2014年3月17日三诊，患者诉：仅在膝关节后侧有疼痛感，功能活动明显改善。予以第三次针刀治疗，松解腓肠肌内、外侧头附着部的粘连瘢痕。48小时后继续皮牵连续15天，嘱患者依膝部康复操锻炼。并予以针刺治疗，取穴：血海（患）、膝眼（患）、阳陵泉（患）、昆仑（患）。每日1次，连续15天。

2014年4月2日第一次随诊，患者诉：已可正常行走，上楼时稍感吃力，下蹲时仍有疼痛感。查体：髌骨各方向活动度正常，髌周无压痛，膝关节屈140°，伸0°。继续皮牵并嘱患者依膝部康复操加大锻炼量。并予以针刺治疗，取穴同上，每日1次，连续15天。

2014年8月17日第二次随诊，患者诉：膝部疼痛完全消失，下蹲自如，行走及上下楼正常，左膝关节正侧位X线片示：股骨髁间嵴变尖，关节间隙恢复正常，膝外翻角：10°。

按语： 依据针刀医学关于膝部弓弦力学系统的解剖结构，以及膝关节强直的网状状立体病理构架，第一次针刀松解膝关节静态弓弦力学结构——髌上囊、髌下脂肪垫，膝关节疼痛明显减轻。第二、三次针刀松解术在第一次针刀松解的基础上进一步松解动态弓弦力学单元——股直肌、股中间肌、髂胫束、腓肠肌内外侧头的附着部，故膝关节关节功能活动明显改善。

对患侧膝关节予以皮肤牵引，维持疗效，可使患腿膝外翻角恢复到正常范畴，重建膝关节的力学平衡。中药外敷能够舒筋活血，消肿止痛，并通过皮肤将药物传导至经络、筋骨，激发肌体的调节功能，可迅速消除疼痛，促进伤口愈合。

该患者因外伤致左膝关节长时间制动导致膝关节动态平衡被破坏，其弓弦结合部周围的肌肉、肌腱、韧带、筋膜、关节囊、软骨等组织已产生广泛的粘连、挛缩、瘢痕从而导致疼痛、功能障碍，膝外翻角异常。根据慢性软组织损伤病理构架的网眼理论，以上三次针刀松解术以及术后手法、康复、锻炼从根本上破坏了膝关节强直的病理构架，从而恢复了膝关节的动态力学平衡状态，故能最终消除疼痛，使膝关节活动自如。

六、踝关节强直

【临证医案精选】

患者：李某，男，52岁，清洁工，2013年8月19日来院就诊。

主诉：左踝关节疼痛，活动不利3个月，加重1周。

现病史：患者半年前因外伤至左腓骨远端骨折，石膏固定6周，踝关节制动2个月后愈合，但踝关节疼痛，活动不利，跛行，经康复治疗，稍有好转，1周前无明显诱因，疼痛加剧，夜间痛甚，无法上下楼。

查体：踝关节背屈5°、跖屈10°、跟骨叩击试验（＋）。

影像学检查：左踝关节X线片示腓骨远端骨面毛躁，踝关节关节间隙变窄。

诊断：外伤性左踝关节强直。

治疗：第一次针刀松解三角韧带及周围粘连瘢痕组织：在局部麻醉下运用Ⅱ型弧形针刀、分别松解三角韧带起点的后方、中部、前部及踝关节囊的粘连瘢痕，胫跟韧带行经路线，胫跟韧带前部止点，胫舟韧带止点，跟舟足底韧带止点的粘连瘢痕。术后，在助手协助下进行，踝关节对抗性牵引，使踝关节背屈、跖屈3~5次，后施关节弹压术促使关节恢复到正常角度。48小时后，依踝关节强直康复操进行康复锻炼，并予以中药足浴。中药处方：黄芪60g，当归20g，白芍20g，甲珠20g，威灵仙150g，白芷10g，盐附片20g。将上方浸泡于4000ml水中，半小时后煮沸，待温度适中后足浴半小时，每日1次，连续3天。

2013年8月25日第二诊，患者诉：左踝关节疼痛缓解，功能活动明显改善。查体：背屈10°、跖屈25°。予以第二次针刀治疗，松解踝关节外侧韧带及周围粘连瘢痕组织在局部麻醉下运用专用Ⅰ型弧形针刀和Ⅰ型直型针刀分别松解踝关节前侧、外侧、后侧关节囊的粘连瘢痕，距腓韧带起止点、跟腓韧带起点、距腓后韧带起点的粘连瘢痕。术后在助手协助下进行，踝关节对抗性牵引，使踝关节充分背屈、跖屈3~5次，后施关节弹压术促使关节恢复到正常角度。48小时后，依踝关节强直康复操进行康复锻炼3月。

2013年9月25日第一次随诊，患者诉：左踝关节有轻微疼痛感劳累后加重，功能活动恢复正常。查体：背屈20°、跖屈40°、跟骨叩击试验（－）。嘱患者依踝关节强直康复操继续康复锻炼。

2013年11月25日第二次随诊，患者诉：左踝关节已无疼痛感，活动自如，已能参加体育活动。复查X线片，踝关节正侧位片示：关节面光滑，关节间隙正常。

按语：依据踝关节弓弦力学系统，踝关节强直后形成的网状立体病理构架，第一次针刀松解踝关节内侧静态弓弦力学单元的粘连瘢痕如三角韧带起点的后方、中部、前部及踝关节囊的粘连瘢痕、胫跟韧带行经路线、胫跟韧带前部止点、胫舟韧带止点、跟舟足底韧带止点，故关节疼痛缓解，功能活动明显改善。第二次针刀治疗在第一次针刀治疗基础上，对踝关节外侧静态弓弦力学单元如踝关前、外、后侧关节囊，距腓韧带起止点、跟腓韧带起点、距腓后韧带起点的粘连瘢痕进行松解，故功能活动基本恢复正常。

该患者因外伤致踝关节长时间制动导致踝关节弓弦力学系统受损，主要是静态弓弦力学单元的粘连瘢痕，踝关节弓弦结合部周围的肌肉、肌腱、韧带、筋膜、关节囊等软组织出现广泛粘连、挛缩、瘢痕从而导致疼痛、功能障碍。根据慢性软组织损伤病理构架的网眼理论，以上两次针刀松解术以及术后手法、康复锻炼破坏了踝关节强直的病理构架，从而恢复了踝关节的力学平衡状态，故能最终消除疼痛，使踝关节活动自如。

第八节　类风湿关节炎

【临证医案精选1】

患者： 王某，女，66岁，退休，2012年6月19日来院就诊。

主诉： 双手、双足小关节及踝、膝、腕关节肿胀疼痛半年，加重1周。

现病史： 患者半年前无明显诱因突发双腿膝关节、踝关节、跖趾关节，双手指关节及腕关节游走性疼痛，曾间断进行推拿、熏蒸、封闭、内服中药治疗，未能完全控制病情，时发时止，1周前病情加重，现患者膝、踝、腕、跖趾及指关节肿大，周围皮肤温热、潮红，疼痛剧烈，活动不利，遇寒痛甚，得热则舒，晨起僵硬，不能行走。

查体： 右臂远端近腕处皮下可扪及软性无定形活动小结节，腕关节、掌指关节压痛，双手腕关节及指关节功能障碍，第一、二、三跖趾关节呈对称性梭状肿大，关节的隆突部位出现皮下类风湿结节，浮髌试验（＋），双膝关节功能障碍屈40°伸0°。

影像学检查： X线片示双手普遍骨质疏松，关节骨端显著，近指间关节梭形软组织肿胀，双侧近节指间关节，第一、二、四掌指关节及掌腕关节间隙狭窄，右第二、三指间关节面不光整、毛糙。

诊断： 双手、双足小关节及踝、膝、腕关节类风湿关节炎。

治疗： 第一次针刀治疗：不用麻醉，以Ⅰ型针刀调节相关电生理线路，上肢取双侧阳池、曲池、合谷3个穴位，下肢取双侧阳陵泉、解溪、悬钟3个穴位。48小时后，依类风湿关节炎康复操锻炼，并予以火针治疗1次，取穴：膝眼（双）、阳陵泉（双）、鹤顶（双）、曲池（双）、阳池（双）、八风（双）、八邪（双）。操作：每次选3~5穴，以钨针烧红后迅速刺入穴位立即拔出。

2012年6月25日第二诊，患者诉：双足踝关节及双膝关节肿胀减轻。予以第二次针刀治疗：在局部麻醉下，使用Ⅰ型针刀，松解股直肌与股中间肌下部和中部之间的粘连、瘢痕以及胫侧副韧带起、止点、行经路线中的粘连、瘢痕。术后，患者卧位，以手法弹压下肢，使肌肉韧带松开。48小时后依膝关节类风湿关节炎康复操锻炼，超短波理疗3日。

2012年7月1日第三诊，患者诉：膝关节周围皮温恢复正常但水肿任未消退，功能活动明显改善，但仍感夜间痛甚，晨起双膝僵直不能活动。予以第三次针刀治疗：在局部麻醉下，使用Ⅰ型针刀松解髂胫束浅层附着区前、中、后部的粘连、瘢痕，髂胫束行进路线上段和中段的粘连、瘢痕点以及膝关节前外侧关节囊、膝关节前内侧关节囊、膝关节后侧关节囊。术后，患者卧位，以手法弹压下肢，并用绷带将膝关节固定于屈曲90°位置3小时。48小时后依膝关节类风湿关节炎康复操锻炼，超短波理疗5日。并继续予以火针治疗1次。

2012年7月7日第四诊，患者诉：双膝关节肿胀减退，功能活动好转，疼痛明显减轻。予以第四次针刀治疗：在局部麻醉下，使用Ⅰ型针刀，松解趾长伸肌腱鞘和拇长伸肌腱鞘的粘连、瘢痕以及伸肌下支持带的粘连、瘢痕。术后，在助手协助下进行，踝关节对抗性牵引，使踝关节背屈、跖屈3~5次，后施关节弹压术促使关节恢复到正常角度。48小时后，依踝足部关节类风湿关节炎康复操锻炼，并予以中药足浴。中药处方：当归 30g，白芍 30g，甲珠 20g，威灵仙 150g，盐附片 20g，独活 30g，制草乌 10g，制川乌 10g，蜈蚣 2 条。将上方浸泡于 4000ml 水中，半小时后煮沸，待温度适中后足浴半小时，每日 1 次，连续 3 日。

2012 年 7 月 13 日第五诊，患者诉：双足踝关节及跖趾关节疼痛缓解，功能活动改善，但行走时感疼痛，晨起僵直，活动不利。予以第五次针刀治疗：在局部麻醉下，使用 I 型弧型针刀，松解踝关节囊的粘连、瘢痕以及踝关节骨性强直。术后，在助手协助下进行，踝关节对抗性牵引，使踝关节背屈、跖屈 3~5 次，后施关节弹压术促使关节恢复到正常角度。踝关节功能位石膏托固定 5 日。48 小时后，依踝足部关节类风湿关节炎康复操锻炼，并依上方予以中药足浴，每日 1 次，每次 30 分钟，连续 30 日。

2012 年 7 月 19 日第六诊，患者诉：双足踝关节及跖趾关节疼痛明显缓解。予以第六次针刀治疗：在局部麻醉下，使用 I 型针刀，分别松解腕横韧带近端尺侧的粘连、瘢痕点，前臂掌尺侧筋膜远端的粘连、瘢痕，腕横韧带近端桡侧的粘连、瘢痕点，前臂掌桡侧筋膜远端的粘连、瘢痕，腕背侧韧带尺侧远端及中部的粘连、瘢痕点，腕背侧韧带桡侧远端及中部的粘连、瘢痕点。术后一手握患手，一手固定腕关节近端，做被动屈伸腕关节运动 4~5 次。48 小时后，依指关节强直康复操锻炼，同时继续予以火针治疗 1 次。

2012 年 7 月 25 日第七诊，患者诉：双手腕部功能活动明显改善，水肿减轻，但仍感疼痛夜间痛甚。予以第七次针刀治疗：在局部麻醉下，使用 I 型针刀，分别松解桡腕掌侧韧带起止点、腕尺侧副韧带起止点、桡腕背侧韧带起点、桡掌背侧韧带起点、腕尺侧副韧带走行路线的粘连、瘢痕，术后一手握患指病变关节远端，一手握患指病变关节近端，做被动屈伸运动 2~3 次。48 小时后，依指关节强直康复操锻炼，同时继续予以火针治疗 1 次。

2012 年 8 月 1 日第八诊，患者诉：双手关节仍感疼痛，晨起加重，手指活动受限。予以第八次针刀治疗：在局部麻醉下，使用 I 型及弧形针刀，分别松解掌指关节掌板的粘连、瘢痕，近指间关节掌板的粘连、瘢痕，远指间关节掌板的粘连、瘢痕，掌指关节背侧关节囊的粘连、瘢痕，近节指关节背侧关节囊的粘连、瘢痕，远节指关节背侧关节囊的粘连、瘢痕。术后一手握患指病变关节远端，一手握患指病变关节近端，做被动屈伸运动 2~3 次。48 小时后，依指关节强直康复操锻炼，并予以推拿治疗：以按揉法施于患者颈项、肩、肘、腕掌部 15 分钟，拿法 10 分钟，理筋 15 分钟。每天 1 次，连续 3 日。

2012 年 8 月 7 日第九诊，患者诉：双手腕部及掌指关节疼痛明显改善，手指仍感疼痛，功能活动受限。予以第九次针刀治疗：在局部麻醉下，使用 I 型及弧形针刀，分别松解尺侧矢状束的粘连、瘢痕，中央腱的粘连、瘢痕，桡侧矢状束的粘连、瘢痕，尺侧、中部、桡侧骨间韧带的粘连、瘢痕。术后一手握患指病变关节远端，一手握患指病变关节近端，做被动屈伸运动 2~3 次。48 小时后，依指关节强直康复操锻炼，同时予以推拿治疗，手法同上，每天 1 次，连续 3 日。

2012 年 8 月 13 日第十诊，患者诉：双手掌指关节活动明显改善，仍感疼痛。予以第十次针刀治疗：在局部麻醉下，使用 I 型及弧形针刀，分别松解掌指关节掌板的粘连、瘢痕，掌指关节尺侧、桡侧侧副韧带的粘连、瘢痕。术后，一手握患指病变关节远端，一手握患指病变关节近端，做被动屈伸运动 2~3 次。48 小时后，依指关节强直康复操锻炼，并予以推拿治疗，手法同上，每天 1 次，连续 15 日。同时予以中药离子导入，中药处方：黄芪 60g，当归 20g，白芍 20g，威灵仙 150g，白芷 10g，盐附片 20g。上方浸泡于 1000ml 水中，煎熬成 250ml 药液装瓶备用。取穴：阿是穴（患）、肝俞（双）、肾俞（双），每次 30 分钟，每天 1 次，连续 30 日。

2012 年 9 月 13 日第十一次随诊，患者诉：双腿膝关节、踝关节、跖趾关节、双手指关节及腕关节肿胀基本消失，功能活动明显改善，仍有痛感，夜甚。嘱患者依类风湿关节炎康复操加强锻炼。

2012年12月15日第十二次随诊，患者诉：双手腕、掌指及指关节已可进行正常生活，未见肿胀，踝、膝关节功能仍感受限，不能下蹲，气候改变时仍感疼痛，但可自行缓解。

按语： 根据针刀医学慢性软组织损伤病因病理学理论以及慢性软组织损伤病理构架的网眼理论，类风湿关节炎是由于关节周围软组织慢性损伤后，人体代偿过程中，形成粘连、瘢痕，导致关节囊肿胀、挛缩，限制了关节活动。随着病情发展引起关节周围肌腱韧带起止点的粘连、瘢痕。由于关节周围肌腱韧带起止点的广泛粘连，就会影响到这些肌腱于相连肌腹部及肌肉的另一端也代偿性的发生粘连、瘢痕从而影响到另一个关节，这就是类风湿关节炎多关节损伤的原因，类风湿关节炎多关节损伤是力学传递的结果。依据针刀医学关于弓弦力学系统的解剖结构以及类风湿关节炎的网状立体病理构架，对双膝关节、踝关节、跖趾关节，双手指关节及腕关节动静态力学结构进行全面松解才能达到满意的治疗效果。

本例患者病情严重，关节面已被破坏，针刀松解以后，病人仍可恢复部分膝、踝、跖趾、双手指关节以及腕关节的功能，生活基本能够自理，说明针刀治疗有一定疗效，但远期疗效还需进一步观察。

【临证医案精选2】

患者： 周某，女，68岁，退休，2013年5月10日来院就诊。

主诉： 双手腕关节及指关节疼痛、僵硬，关节肿大6个月。

现病史： 患者在去年冬天接触冷水后发生双手腕关节及指关节疼痛、僵硬，关节肿大，周围皮肤温热、潮红，运动后疼痛加重。晨起关节僵硬，午后减轻，经针刺、内服中药治疗病情反复发作，迁延未愈，生活不能自理。现双手腕、掌指及指关节疼痛，活动不利，遇寒痛甚，得热则舒，夜间加重，夜寐欠安。

查体： 患者右臂远端近腕处皮下可扪及软性无定形活动小结节，腕关节、掌指关节压痛，双手腕关节及指关节功能障碍，右拇指、食指、中指掌侧面感觉减退。

影像学检查： 双手正位片示双手普遍骨质疏松，关节骨端显著。近节指间关节梭形软组织肿胀。双侧近节指间关节，第二、四、五掌指关节及掌腕关节间隙狭窄。右第二至四指间面不光整、毛糙，并见小囊状破坏。

诊断： 双手腕关节类风湿关节炎。

治疗： 第一次针刀治疗：不用麻醉以Ⅰ型针刀调节相关电生理线路，上肢取阳池、曲池、合谷3个穴位，下肢取阳陵泉、解溪、悬钟3个穴位。48小时后，依指关节强直康复操锻炼，同时予以中药离子导入，中药处方：黄芪60g，当归20g，白芍20g，甲珠20g，威灵仙150g，白芷10g，盐附片20g。上方浸泡于1000ml水中，煎熬成250ml药液装瓶备用。取穴：阿是穴（患）、肝俞（双）、肾俞（双），每次30分钟，每天1次，连续3日。

2013年5月16日第二诊，患者诉：双手关节肿胀疼痛稍有减轻，余症未见缓解。予以第二次针刀治疗：在局部麻醉下，使用Ⅰ型针刀，分别松解腕横韧带近端尺侧的粘连和瘢痕点、前臂掌尺侧筋膜远端的粘连和瘢痕、腕横韧带近端桡侧的粘连和瘢痕点、前臂掌桡侧筋膜远端的粘连、瘢痕。术后一手握患手，一手固定腕关节近端，做被动屈伸腕关节运动4~5次。48小时后，依腕关节强直康复操锻炼，同时予以中药离子导入，每次30分钟，每天1次，连续3日。

2013年5月22日第三诊，患者诉：双手腕部肿胀疼痛缓解，功能活动改善。予以第三次针刀治疗：在局部麻醉下，使用Ⅰ型针刀，分别松解腕背侧韧带尺侧远端及中部的粘连、瘢痕点，腕背侧韧带桡侧远端及中部的粘连、瘢痕点。术后一手握患手，一手固定腕关节近端，做被动屈伸腕关节运动

4～5 次。48 小时后，依腕关节强直康复操锻炼，同时予以中药离子导入，每次 30 分钟，每天 1 次，连续 3 日。

2013 年 5 月 28 日第四诊，患者诉：双手腕部功能活动明显改善，水肿减轻，但仍感疼痛，夜间痛甚。予以第四次针刀治疗：在局部麻醉下，使用 I 型针刀，分别松解桡腕掌侧韧带起止点，腕尺侧副韧带起止点。术后一手握患手，一手固定腕关节近端，做被动屈伸腕关节运动 4～5 次。48 小时后，依腕关节强直康复操锻炼，同时予以中药离子导入，每次 30 分钟，每天 1 次，连续 3 日。并予以推拿治疗：以按揉法施于患者颈项、肩、肘、腕掌部 15 分钟，拿法 10 分钟，理筋 15 分钟。每天 1 次，连续 3 日。

2013 年 6 月 3 日第五诊，患者诉：双手功能活动改善，肿胀减轻，但晨起加重，午时缓解，生活仍不能自理。予以第五次针刀治疗：在局部麻醉下，使用 I 型针刀，分别松解桡掌背侧韧带起点，腕尺侧副韧带走行路线的粘连、瘢痕。术后一手握患手，一手固定腕关节近端，做被动屈伸腕关节运动 4～5 次。48 小时后，依腕关节强直康复操锻炼，同时予以中药离子导入，每次 30 分钟，每天 1 次，连续 3 日。并予以推拿治疗，手法同上，每天 1 次，连续 3 日。

2013 年 6 月 9 日第六诊，患者诉：双手腕部功能活动改善，已无肿胀，手指疼痛，活动受限。予以第六次针刀治疗：在局部麻醉下，使用 I 型及弧形针刀，分别松解掌指关节掌板的粘连和瘢痕，近指间关节掌板的粘连和瘢痕，远指间关节掌板的粘连和瘢痕。术后一手握患指病变关节远端，一手握患指病变关节近端，做被动屈伸运动 2～3 次。48 小时后，依腕关节强直康复操锻炼，同时予以中药离子导入，每次 30 分钟，每天 1 次，连续 3 日。并予以推拿治疗，手法同上，每天 1 次，连续 3 日。

2013 年 6 月 16 日第七诊，患者诉：双手未觉发热，但仍感疼痛，晨起加重，手指活动受限。予以第七次针刀治疗：在局部麻醉下，使用 I 型及弧形针刀，分别松解掌指关节背侧关节囊的粘连和瘢痕，近节指关节背侧关节囊的粘连和瘢痕，远节指关节背侧关节囊的粘连和瘢痕。术后一手握患指病变关节远端，一手握患指病变关节近端，做被动屈伸运动 2～3 次。48 小时后，依腕关节强直康复操锻炼，同时予以中药离子导入，每次 30 分钟，每天 1 次，连续 3 日。并予以推拿治疗，手法同上每天 1 次，连续 3 日。

2013 年 6 月 22 日第八诊，患者诉：双手掌指关节肿胀明显改善，手指仍感疼痛，功能活动受限。予以第八次针刀治疗：在局部麻醉下，使用 I 型及弧形针刀，分别松解尺侧矢状束的粘连和瘢痕，中央腱的粘连和瘢痕，桡侧矢状束的粘连和瘢痕，尺侧、中部、桡侧骨间韧带的粘连和瘢痕。术后一手握患指病变关节远端，一手握患指病变关节近端，做被动屈伸运动 2～3 次。48 小时后，依指关节强直康复操锻炼，同时予以中药离子导入，每次 30 分钟，每天 1 次，连续 3 日。并予以推拿治疗，手法同上每天 1 次，连续 3 日。

2013 年 6 月 28 日第九诊，患者诉：双手掌指关节活动明显改善，仍感疼痛。予以第九次针刀治疗：在局部麻醉下，使用 I 型及弧形针刀，分别松解掌指关节掌板的粘连和瘢痕，掌指关节尺侧、桡侧侧副韧带的粘连和瘢痕。术后，一手握患指病变关节远端，一手握患指病变关节近端，做被动屈伸运动 2～3 次。48 小时后，依指关节强直康复操锻炼，同时予以中药离子导入，每次 30 分钟，每天 1 次，连续 15 日。并予以推拿治疗，手法同上每天 1 次，连续 15 日。

2013 年 7 月 28 日第一次随诊，患者诉：双手腕、掌指及指关节功能活动明显改善，仍有痛感，夜甚，生活可基本自理。嘱患者依腕手关节类风湿关节炎康复操加强锻炼。

2013 年 10 月 28 日第二次随诊，患者诉：双手腕、掌指及指关节已可进行正常生活，气候改变时仍感疼痛，但可自行缓解。

按语： 依据针刀医学关于手部弓弦力学系统的

解剖结构以及类风湿关节炎的网状立体病理构架，第一次针刀调节相关电生理线路，第二至六次针刀松解腕部动静态弓弦力学单元故手腕部的疼痛缓解，同时因改善了腕管及腕尺管部的压力使掌指及指关节的水肿得到改善。第七至九次针刀松解术在前六次针刀松解术的基础上进一步松解掌指及指关节的动静态弓弦力学单元，故患者双手功能活动明显改善，肿胀消退，疼痛缓解。

中药离子导入能够舒筋活血，消肿止痛，并通过皮肤将药物传导至经络、筋骨，激发肌体的调节功能，可迅速消除疼痛，促进伤口愈合和功能恢复，而快速达到缩短疗程之目的。

本例患者病情严重，关节面已被破坏，针刀松解以后，病人仍可恢复部分腕、指关节的功能，生活基本能够自理，说明针刀治疗有一定疗效，但远期疗效还需长期观察。

【临证医案精选3】

患者：刘某，男，65 岁，农民，2012 年 11 月 10 日来院就诊。

主诉：双膝关节肿胀疼痛伴活动不利 3 年。

现病史：患者 3 年前无明显诱因下出现双脚足趾节对称性疼痛，未经治疗，后出现膝关节疼痛、僵硬，曾间断进行推拿、熏蒸、封闭治疗疗效不显，现患者双膝关节肿大、疼痛剧烈，周围皮肤温热、潮红，晨起僵硬，不能行走，活动后稍缓解。

查体：双膝关节周围皮肤温热、潮红，关节的隆突部位可扪及软性无定形活动小结节，髌周压痛明显，浮髌试验（＋），双膝关节功能障碍屈 40°、伸 0°。

影像学检查：X 线片示双膝关节胫骨边缘侵蚀，关节间隙变窄，关节周围骨质疏松，软组织肿胀。

诊断：双膝关节类风湿关节炎。

治疗：第一次针刀治疗：不用麻醉以Ⅰ型针刀调节相关电生理线路，上肢取阳池、曲池、合谷 3 个穴位，下肢取阳陵泉、解溪、悬钟 3 个穴位。48 小时后，依膝关节类风湿关节炎康复操锻炼，同时予以中药离子导入，中药处方：黄芪 60g，当归 20g，白芍 20g，甲珠 20g，威灵仙 150g，白芷 10g，盐附片 20g。上方浸泡于 1000ml 水中，煎成 250ml 药液装瓶备用。取穴：阿是穴（患）、血海（双）、梁丘（双），每次 30 分钟，每天 1 次，连续 3 日。

2012 年 11 月 16 日第二诊，患者诉：双膝关节肿胀减轻，余症未见缓解，予以第二次针刀治疗：在局部麻醉下，使用Ⅰ型针刀，松解股直肌与股中间肌下部和中部之间的粘连、瘢痕。术后，患者卧位，以手法弹压下肢，使肌肉韧带松开。48 小时后依膝关节类风湿关节炎康复操锻炼，超短波理疗 3 日，依上方继续予以中药离子导入 3 日。

2012 年 11 月 22 日第三诊，患者诉：双膝关节肿胀疼痛缓解，功能活动改善。予以第三次针刀治疗：在局部麻醉下，使用Ⅰ型针刀，松解胫侧副韧带起、止点以及行进路线中的粘连、瘢痕点。术后，患者卧位，以手法弹压下肢，使肌肉韧带松开。48 小时后依膝关节类风湿关节炎康复操锻炼，超短波理疗 3 日，依上方继续予以中药离子导入 3 日。

2012 年 11 月 28 日第四诊，患者诉：膝关节肿胀消失，功能活动明显改善，但仍感疼痛夜间痛甚，晨起双膝僵直不能活动。予以第四次针刀治疗：在局部麻醉下，使用Ⅰ型针刀松解髂胫束浅层附着区前、中、后部的粘连、瘢痕，髂胫束行进路线上段和中段的粘连、瘢痕点。术后，患者卧位，以手法弹压下肢，使肌肉韧带松开。48 小时后依膝关节类风湿关节炎康复操锻炼，超短波理疗 3 日，依上方继续予以中药离子导入 3 日。

2012 年 12 月 4 日第五诊，患者诉：双膝关节疼痛明显减轻，但仍有膝关节肿胀。予以第五次针刀治疗：在局部麻醉下，使用Ⅰ型针刀，松解膝关节前外侧关节囊、膝关节前内侧关节囊、膝关节后侧关节囊。术后，患者卧位，以手法弹压下肢，并用绷带将膝关节固定于屈曲 90°位置 3 小时。48 小时后依膝关节类风湿关节炎康复操锻炼，超短波理疗 5 日，依上方继续予以中药离子导入 30 日。

2013 年 1 月 4 日第一次随诊，患者诉：双膝关节仅有轻微疼痛感，但晨起仍感僵硬，活动不利。依膝关节类风湿关节炎康复操加大锻炼量。并予以温针灸治疗，取穴：血海（双）、梁丘（双）、膝眼（双）、足三里（双）、阳陵泉（双）、阴陵泉（双）、昆仑（双）。每日 1 次，每次 30 分钟，连续 30 日。

2013 年 5 月 10 日第二次随诊，患者诉：双膝关节已无疼痛感，肿胀消失，能够正常生活，双膝下蹲困难。查体：髌周无压痛，浮髌试验（－），双膝关节屈 100°、伸 0°。

按语：依据针刀医学关于膝关节弓弦力学系统的解剖结构，以及类风湿关节炎的网状立体病理构架，第一次针刀调节相关电生理线路，第二至四次针刀松解膝关节动静态弓弦力学单元，第五次针刀松解在前 4 次针刀松解基础上改善了膝关节关节囊的压力使膝关节水肿得到改善，故患者双膝功能活动明显改善，肿胀消退，疼痛缓解。

中药离子导入能够舒筋活血，消肿止痛，并通过皮肤将药物传导至经络、筋骨，激发肌体的调节功能，可迅速消除疼痛，促进伤口愈合，功能恢复，而快速达到缩短疗程之目的。

本例患者病情严重，关节面已被破坏，针刀松解以后，病人仍可恢复部分腕、指关节的功能，生活基本能够自理，说明针刀治疗有一定疗效，但远期疗效还需长期观察。

【临证医案精选 4】

患者：章某，男，45 岁，工人，2013 年 5 月 10 日来院就诊。

主诉：双足踝关节及跖趾关节肿痛、活动不利 3 个月。

现病史：患者 3 个月前无明显诱因突发双足踝关节及跖趾关节肿痛，曾间断进行推拿、熏蒸、封闭治疗疗效不显，现患者双踝及跖趾关节关节肿大，周围皮肤温热、潮红，疼痛剧烈，夜间加重，遇寒痛甚，得热则舒，晨起僵硬，不能行走，活动后稍缓解。

查体：双足踝关节周围压痛，功能受限，踝关节背屈 15°、跖屈 25°，第二、三、四跖趾关节呈对称性梭状肿大，关节的隆突部位出现皮下类风湿结节。

影像学检查：X 线片示双足第二、三、四跖趾关节踝区边缘侵蚀，关节间隙变窄，关节周围骨质疏松，软组织肿胀。

诊断：双足踝关节及跖趾关节类风湿关节炎。

治疗：第一次针刀治疗：不用麻醉以Ⅰ型针刀调节相关电生理线路，上肢取阳池、曲池、合谷 3 个穴位，下肢取阳陵泉、解溪、悬钟 3 个穴位。48 小时后，依踝足部关节类风湿关节炎康复操锻炼，并予以中药足浴。中药处方：当归 30g，白芍 30g，甲珠 20g，威灵仙 150g，盐附片 20g，独活 30g，制草乌 10g，制川乌 10g，蜈蚣 2 条。将上方浸泡于 4000ml 水中，半小时后煮沸，待温度适中后足浴半小时，每日 1 次，连续 3 日。

2013 年 5 月 16 日第二诊，患者诉：双足踝关节及跖趾关节肿胀减轻。予以第二次针刀治疗：在局部麻醉下，使用Ⅰ型针刀，松解趾长伸肌腱鞘和拇长伸肌腱鞘的粘连、瘢痕。术后，在助手协助下进行，踝关节对抗性牵引，使踝关节背屈、跖屈 3～5 次，后施关节弹压术促使关节恢复到正常角度。48 小时后，依踝足部关节类风湿关节炎康复操锻炼，并依上方予以中药足浴，每日 1 次，每次 30 分钟，连续 3 日。

2013 年 5 月 22 日第三诊，患者诉：双足踝关节及跖趾关节肿胀疼痛缓解，功能活动改善。予以第三次针刀治疗：在局部麻醉下，使用Ⅰ型针刀，松解伸肌下支持带的粘连、瘢痕。术后，在助手协助下进行，踝关节对抗性牵引，使踝关节背屈、跖屈 3～5 次，后施关节弹压术促使关节恢复到正常角度。48 小时后，依踝足部关节类风湿关节炎康复操锻炼，并依上方予以中药足浴，每日 1 次，每次 30 分钟，连续 3 日。

2013 年 5 月 28 日第四诊，患者诉：双足踝关节及跖趾关节皮肤温度恢复正常，但仍有肿胀。予以第四次针刀治疗：在局部麻醉下，使用Ⅰ型弧型针刀，松解踝关节囊的粘连、瘢痕。术后，在助手协助下进行，踝关节对抗性牵引，使踝关节背屈、跖屈3～5次，后施关节弹压术促使关节恢复到正常角度。48小时后，依踝足部关节类风湿关节炎康复操锻炼，并依上方予以中药足浴，每日1次，每次30分钟，连续3日。

2013年6月3日第五诊，患者诉：双足踝关节及跖趾关节肿胀消失，但行走时仍感疼痛，晨起僵直，活动不利。予以第五次针刀治疗：在局部麻醉下，使用Ⅰ型弧型针刀，松解踝关节骨性强直。术后，在助手协助下进行，踝关节对抗性牵引，使踝关节背屈、跖屈3～5次，后施关节弹压术促使关节恢复到正常角度。踝关节功能位石膏托固定5日。48小时后，依踝足部关节类风湿关节炎康复操锻炼，并依上方予以中药足浴，每日1次，每次30分钟，连续30日。

2013年7月4日第一次随诊，患者诉：双足踝关节及跖趾关节仅有轻微疼痛感，功能活动明显改善，但仍感晨起僵直，活动1小时后才能缓解。予以温针治疗，取穴：大椎，肾俞（双），风门（双），丘墟（双），关元。每日1次，每次30分钟，连续30日。口服柔筋散90日。依踝足部关节类风湿关节炎康复操加大锻炼量。

2013年10月10日第二次随诊，患者诉：活动时仍有轻微疼痛感，双足踝关节及跖趾关节活动正常，能正常学习及生活。

按语：依据针刀医学关于踝关节及跖趾关节弓弦力学系统的解剖结构，以及类风湿关节炎的网状立体病理构架，第一次针刀调节相关电生理线路，第二至四次针刀松解踝关节及跖趾关节动静态弓弦力学单元，第五次针刀松解在前四次针刀松解基础上改善了踝关节及跖趾关节关节囊的压力，使踝关节及跖趾关节水肿得到改善，故患者踝关节及跖趾关节功能活动明显改善，肿胀消退，疼痛缓解。

中药离子导入能够舒筋活血，消肿止痛，并通过皮肤将药物传导至经络、筋骨，激发肌体的调节功能，可迅速消除疼痛，促进伤口愈合，功能恢复，而快速达到说缩疗程目的。

本例患者病情严重，关节面已被破坏，针刀松解以后，病人仍可恢复部分腕、指关节的功能，生活基本能够自理，说明针刀治疗有一定疗效，但远期疗效还需长期观察。

第九节　股骨头坏死

【临证医案精选1】

患者： 罗某某，男，42岁，工人，于2013年5月20日来院就诊。

主诉： 腰及左侧臀部疼痛，无力1个月。

现病史： 患者1个月前无明显诱因突发腰及左侧臀部疼痛、无力，时常放射至膝部疼痛，经推拿治疗无明显效果，疼痛持续加剧，休息无缓解，行走活动尚可。

查体： "4"字试验左（+），托马斯试验（+），大转子压痛，髋关节屈120°、伸15°、外展25°、内收40°。

影像学检查： 左髋关节X线正位片示股骨头内出现小囊泡影，周围密度不均，骨小梁结构紊乱。

诊断： 股骨头坏死Ⅱ期（Ficat分期）。

治疗： 第一次针刀松解髋关节前侧关节囊及内收肌起点的粘连、瘢痕组织。在硬膜外麻醉下，应用Ⅱ型弧形针刀，分别松解髋关节髂股韧带及关节前面关节囊、耻骨肌、短收肌、股薄肌起点。术后以手法拔伸牵引髋关节，静滴磷霉素6g，每日1次，连续3天。48小时后在病床上对患侧下肢行皮肤牵引，重量15kg，时间1小时，每天两次，连续3天，针刀术后患肢不负重，持双拐行走3个月。

2013年5月25日第二诊，患者诉：腰、臀部疼痛稍有好转，未感膝部放射痛。予以第二次针刀治疗，在硬膜外麻醉下，应用Ⅱ型弧形针刀分别松解髋关节外侧、后侧关节囊，股二头肌、半腱肌、大收肌起点。静滴磷霉素6g，每日1次，连续3

天。48 小时后在病床上对患侧下肢行皮肤牵引，重量 15kg，时间 1 小时，每天 2 次。同时予以针刺治疗，取穴：环跳（患）、秩边（患）、髀关（患）、膝阳关（患）、绝骨（患）、阳陵泉（患）、三阴交（患），每日 1 次，连续 3 天。

2013 年 5 月 31 日第三诊，患者诉：腰、臀部疼痛明显好转，但活动后臀部疼痛加重。予以第三次针刀松解：在局部麻醉下用 I 型针刀松解臀大肌起点前部、后部，臀中肌起点后、中、前部，缝匠肌起点。48 小时后恢复患侧下肢牵引。同时予以针刺治疗，取穴同上，每日 1 次，连续 3 天。

2013 年 6 月 6 日第四诊，患者诉：腰、臀部已无疼痛感，但不能盘腿，自觉关节僵硬，抬腿不灵活，查体：臀部有硬结及条索。予以第四次针刀治疗：局部麻醉下进行，用 II 型针刀松解臀中肌、臀大肌、缝匠肌止点的硬结挛缩点，48 小时后恢复患侧下肢皮肤牵引。依股骨头坏死康复操坚持康复锻炼。同时予以针刺治疗，取穴同上，每日 1 次，连续一月。

2013 年 8 月 27 日第一次随诊，患者诉：下蹲有轻微疼痛感，仍觉患肢无力。查体："4"字试验（-）、托马斯试验（-），髋关节屈 120°、伸 15°、外展 45°、内收 45°。嘱其停药，弃拐加大患髋关节的运动量。

2013 年 10 月 6 日第二次随诊，患者诉：已无疼痛感，活动自如。X 线片显示：股骨头囊性区明显缩小，原股骨头坏死低密度区内有密集骨小梁生长，嘱其继续锻炼。

2014 年 1 月 6 日第三次随诊，患者诉：诸症已消失，已可以正常工作，并参加体育活动。X 线片复查示：股骨头外形正常，坏死区骨质生长良好，髋关节间隙基本恢复正常。

按语：依据髋部弓弦力学系统的解剖结构，以及股骨头坏死的网状立体病理构架，第一、二次针刀整体松解髋关节动、静态力学结构即髋关节前侧、外侧、后侧关节囊，以及内收肌群起点，减轻关节压力。第三、四次针刀松解，在第一、二次基础上进一步松解髋关节动态力学结构及臀大肌、臀

中肌、缝匠肌的起止点，破坏其病理构架，从而改善髋关节的力学平衡，故患者疼痛消失，功能活动基本恢复正常。

对患侧下肢进行间断皮肤牵引，可以维持针刀术后的关节间隙，从而加快股骨头的自我修复进程，而针刀术后予以针刺治疗，可以起到通经活络，行气止痛之功效，从而加强局部组织的修复能力，使髋关节尽快恢复动态平衡状态。

股骨头坏死病因很多。针刀医学认为，股骨头坏死的基本原因是由于髋关节动静态力学结构受损，破坏了髋关节及其周围组织原有的力学动态平衡，使关节周围的肌肉、肌腱、韧带、筋膜、关节囊等组织产生广泛粘连、挛缩、瘢痕进而引起股骨头产生压力性的骨坏死。根据慢性软组织损伤病理构架的网眼理论，以上四次针刀松解术以及术后康复锻炼从根本上破坏了股骨头坏死的病理构架，从而恢复了髋关节的力学平衡状态，故能消除疼痛，使股骨头恢复正常。

【临证医案精选 2】

患者：陈某，女，38 岁，农民，于 2013 年 9 月 5 日来院就诊。

主诉：左髋及腿部疼痛 1 年，行走不利 1 个月。

现病史：患者 1 年前无明显诱因突发左侧髋及腿部疼痛，曾接受针灸、按摩治疗，症状缓解，后反复发作，1 个月前疼痛加剧，抬腿困难，行走不利，膝关节酸痛，不能穿袜、下蹲。

查体："4"字试验左（+）、托马斯试验（+）、足跟部叩痛（+）、股骨大转子及内收肌止点压痛，髋关节屈 95°、伸 10°、内收 30°、外展 20°。

影像学检查：左髋关节 X 线正位片示股骨头外上区形成三角形死骨区，病变区域凹凸不平，关节间隙变窄。

诊断：股骨头坏死 III 期（Ficat 分期法）。

治疗：第一次针刀松解左髋关节前侧关节囊及内收肌起点的粘连、瘢痕组织：在硬膜外麻醉下进行，应用 II 型弧形针刀，分别松解髋关节髂股韧带

及关节前面关节囊、耻骨肌、短收肌、股薄肌起点，术后以手法拔伸牵引髋关节，48 小时后在病床上对患侧下肢皮肢牵引，重量 15kg，时间 1 小时，每天两次，连续 3 天。

2013 年 9 月 11 日第二诊，患者诉：疼痛稍有好转，行走较前自如，仍感抬腿困难，不能下蹲、穿袜。予以第二次针刀治疗：在硬膜外麻醉下应用 Ⅱ 型弧形针刀，分别松解左髋关节外侧、后侧关节囊，股二头肌、半腱肌、大收肌起点。静滴磷霉素 6g，每日 1 次，连续 3 天，预防感染，48 小时后在病床上对患侧下肢皮肢牵引，重量 15kg，时间 1 小时，每天两次，连续 3 天。

2013 年 9 月 17 日第三诊，患者诉疼痛较前明显好转。予以第三次针刀松解：在局部麻醉下用 Ⅰ 型针刀，分别松解臀大肌前部及后部起点、臀中肌起点、缝匠肌起点，术后继续内服柔金散，静滴磷霉素 6g，每日 1 次，连续 3 天，牵引同前。

2013 年 9 月 23 日第四诊，患者诉腿部疼痛感消失，但髋及膝部行走时仍有疼痛感，可以下蹲、穿袜困难。查体："4" 字试验（＋）、托马斯试验（＋）、足跟部叩痛（＋）、髋关节屈 120°、伸 15°、内收 35°、外展 35°。予以第四次针刀治疗：局部麻醉用 Ⅱ 型针刀，分别松解臀中肌、臀大肌、缝匠肌止点的挛缩点。48 小时后恢复患侧下肢皮牵。依股骨头坏死康复操坚持康复锻炼。

2013 年 12 月 25 日第一次随访，患者诉：平时无明显疼痛感，劳累后及阴雨天仍感疼痛，已可以下蹲、穿袜。嘱其注意休息，避免劳累，依康复操加强锻炼并予以针刺治疗 1 月，取穴：环跳（患）、秩边（患）、髀关（患）、膝阳关（患）、绝骨（患）、阳陵泉（患）、三阴交（患）。

2014 年 5 月 8 日第二次随访，患者已无疼痛感，活动自如。查体："4" 字试验（－）、托马斯试验（－）、足跟部叩痛（－）、髋关节屈 120°、伸 15°、内收 45°、外展 40°。复查 X 线片示：坏死区明显缩小可见骨小梁长入，密度增高，塌陷未见扩大。

2014 年 10 月 28 日第三次随访，患者未诉特殊不适，复查 X 线片示：股骨头形状基本恢复圆形，股骨头坏死区明显缩小，关节间隙正常。

按语：依据针刀医学关于髋部弓弦力学系统的解剖结构，以及股骨头坏死的网状立体病理构架，第一、二次对髋关节动静态力学结构——髋关节前侧、外侧、后侧关节囊，以及内收肌群做整体松解，减轻关节压力，故疼痛明显减轻。第三、四次针刀松解，在第一、二次基础上进一步松解髋关节动态力学结构及臀大肌、臀中肌、缝匠肌的起止点，破坏其病理构架，故患者功能活动得到明显改善。

对患侧下肢定期进行间断皮肤牵引，可以使关节间隙增宽，血液微循环得以恢复，加快股骨头恢复进程。而针刀术后康复期予以针刺治疗，可以起到通经活络，补肝益肾，强筋壮骨之功效，从而加速骨质生长，缩短康复时间。

针刀医学认为，其病因是髋关节动静态力学结构受损，打破了关节及其周围组织原有的动态平衡，使关节周围的肌肉、肌腱、韧带、筋膜、关节囊等组织产生广泛粘连、挛缩、瘢痕进而引起股骨头压力性骨坏死。根据慢性软组织损伤病理构架的网眼理论，以上 4 次针刀松解术以及术后康复锻炼，破坏了股骨头坏死的力学病理构架，从而恢复了髋关节的力学平衡状态，该患者是 Ficat 分期三期的患者，因患者病情较重，经 1 年多的随访，股骨头坏死塌陷区内有大量骨小梁生长，股骨头外形基本恢复圆形，关节间隙正常，说明针刀松解髋关节弓弦力学系统的解剖结构，对股骨头坏死的修复和重建疗效显著。远期疗效有待进一步随访。

【临证医案精选3】

患者：李某，男，59 岁，教师，于 2012 年 4 月 6 日来院就诊。

主诉：右侧髋、腿部疼痛 1 年，不能行走 3 个月。

现病史：患者 1 年前无明显诱因突发右髋及腿部疼痛，未经治疗，时作时止，半个年前于某医院确诊为股骨头坏死，曾服药治疗，未见疗效，半个月前右髋部疼痛加剧，触之痛甚，不能行走。

查体："4"字试验左（＋）、托马斯试验（＋）、足跟部叩痛（＋）、股骨大转子及内收肌止点压痛，右下肢较左下肢短4cm。髋关节屈60°、伸0°、内收20°、外展15°。

影像学检查：右髋关节X线正位片示股骨头变扁，塌陷，破坏区内见片状致密影，其周围见散在小片状致密影，病变周围见环状硬化带，股骨颈变短，髋臼上缘关节面密度增高。

诊断：股骨头坏死Ⅳ期（Ficat分期法）。

治疗：第一次针刀松解髋关节前侧关节囊及内收肌起点的粘连、瘢痕组织：在硬膜外麻醉下进行，应用Ⅱ型弧形针刀，分别松解髋关节髂股韧带及关节前面关节囊、耻骨肌、短收肌、股薄肌起点，术后以手法拔伸牵引髋关节，静滴磷霉素6g，每日1次，连续3天。48小时后在病床上对患侧下肢皮肢牵引，重量15kg，时间1小时，每天两次，连续3天。同时予以中药离子导入，每天1次，连续3天。中药处方：黄芪60g，当归20g，白芍20g，甲珠20g，威灵仙150g，白芷10g，盐附片20g。上方浸泡于1000ml水中，煎熬成250ml药液装瓶备用。取穴：阿是穴（患）、肝俞（双）、肾俞（双），每次30分钟，连续5天。

2012年4月12第二次针刀治疗：在硬膜外麻醉下应用Ⅱ型弧形针刀，分别松解髋关节外侧、后侧关节囊，股二头肌、半腱肌、大收肌起点。静滴磷霉素6g，每日1次，连续3天，预防感染，48小时后在病床上对患侧下肢皮肢牵引，重量15kg，时间1小时，每天两次，连续3天。同时予以中药离子导入，每天1次，连续3天。

2012年4月18日第三次针刀治疗：在局部麻醉下，用I型针刀松解臀大肌前、后部起点，臀中肌起点，缝匠肌起点。48小时后恢复患侧下肢皮肤牵引，同时予以中药离子导入，每天1次，连续3天。

2012年4月24日第四次针刀治疗：局部麻醉，用Ⅱ型针刀松解臀中肌、臀大肌、缝匠肌止点的挛缩点。48小时后恢复患侧下肢皮肢牵引。按股骨头坏死康复操坚持康复锻炼，同时予以中药离子导入，每天1次，连续3天。

2012年4月29日第五次针刀治疗，局部麻醉下应用I型针刀对髋关节及大腿周围软组织的硬结、条索进行全面松解。针刀术后拄拐行走。

2012年7月25日第一次随诊，患者诉：平时拄拐行走无疼痛感，髋关节功能活动基本正常。查体："4"字试验（＋）、托马斯试验（＋）、足跟部叩痛（－）、髋关节屈110°、伸15°、内收20°、外展20°。嘱其继续拄拐行走，按股骨头坏死康复操加大锻炼量。

2012年10月26日第二次随诊，患者诉：已可弃拐跛行，久立久行后仍感疼痛，髋关节活动正常。嘱其注意休息，忌劳累，拄拐行走，并予以针刺治疗，取穴：环跳（患）、秩边（患）、髀关（患）、膝阳关（患）、绝骨（患）、阳陵泉（患）、三阴交（患），每日1次，连续15天。继续依康复操锻炼。

2013年4月10日第三次随诊，患者诉：可跛行，但仍感右腿无力，久行后有轻微疼痛感，髋关节活动正常。复查右髋关节正位X线片示：塌陷区较前减小，破坏区内部分见粗大骨小梁生长。

按语：依据针刀医学关于髋部弓弦力学系统的解剖结构，以及股骨头坏死的网状立体病理构架，第一、二次对髋关节动静态力学结构——髋关节前侧、外侧、后侧关节囊，以及内收肌群做整体松解，减轻关节压力，故疼痛明显减轻。第三、四次针刀松解，在第一、二次基础上进一步松解髋关节动态力学结构及臀大肌、臀中肌、缝匠肌的起止点，破坏其病理构架，故患者功能活动得到明显改善，但因患者病情严重仍感疼痛故予以第五次针刀松解治疗，缓解股骨头周围软组织的压力，减轻疼痛。

中药离子导入能够舒筋活血，消肿止痛，并通过皮肤将药物传导至经络、筋骨，激发肌体的调节功能，可迅速消除疼痛，促进伤口愈合，功能恢复，而快速达到缩短疗程之目的。

第四十三章

神经卡压综合征针刀临证医案精选

第一节　头颈部神经卡压综合征

枕大神经卡压综合征

【临证医案精选】

患者：宋某，男，干部，60 岁，2013 年 5 月 16 日来院就诊。

主诉：头顶及后枕部疼痛 5 年，加重 1 周。

现病史：患者 5 年前无明显诱因突发头顶及后枕部针刺样疼痛，日间缓解夜间痛甚，咳嗽时疼痛加重，经推拿治疗不能缓解，长期服用去痛片，平均每日 1~2 片，近 1 周来，头痛加重，夜不得寐，服用去痛片无效，经朋友介绍来院就诊。

查体：两侧枕外隆凸与乳突连线的内 1/3 处压痛，后枕部感觉减退。

影像学检查：颈部正侧斜位片未见异常。

诊断：双侧枕大神经卡压综合征。

治疗：在局部麻醉下，以 I 型针刀分别松解枕大神经在枕外隆凸与左右侧乳突连线的内 1/3 处穿出皮下处的卡压点。患者俯卧位，一助手牵拉双侧肩部，术者正对头项，右肘关节屈曲并托住患者下颌，左手前臂尺侧压于患者枕骨，拔伸颈部，最后提拿两侧肩部，并搓患者肩至前臂反复几次。48 小时后予以颈椎坐式牵引，20kg 持续 15 分钟，每日 1

次，连续 5 日。同时予以中药离子导入。中药处方：黄芪 60g，当归 20g，白芍 20g，威灵仙 15g，盐附片 20g，白芷 10g，冰片 6g。将上方浸泡于 1000ml 水中，半小时后煎熬成 250ml 药液，瓶装备用。每日 1 次，每次 30 分钟，连续 5 日。嘱患者以枕大神经卡压综合征康复操锻炼。

2013 年 5 月 22 日随诊，患者诉：头痛消失，夜寐可，生活正常。

2013 年 6 月 2 日随诊，头痛明显好转，但有时有头项及前额部的牵拉痛。

2013 年 7 月 25 日随诊，头痛无复发，头项及前额部的牵拉痛消失。

按语：根据针刀医学对神经卡压的分型，枕大神经卡压属于骨纤维管道卡压型。枕大神经为第二颈神经后支，于寰椎后弓与枢椎弓板之间，头下斜肌的下侧穿出，发一细支至头下斜肌，并与第一颈神经后支交通。然后分为内、外侧二支。外侧支支配头长肌、头夹肌、头半棘肌，并与第三颈神经相应的分支连结。内侧支为枕大神经斜向上升经头半棘肌之间，在头半棘肌附着于枕骨处穿过该肌，再穿过斜方肌腱和颈部深筋膜，在上项线下侧，分为几支感觉性终支，此处为枕外隆凸与乳突连线的内 1/3 即枕大神经易卡压处。患者长期伏案工作导致颈部斜方肌和头半棘肌痉挛、颈深筋膜肥厚及炎性渗出，引起枕大神经卡压。针刀松解以及术后康复锻炼从根本上破坏了枕大神经卡压综合征的病理构架，从而恢复了颈部的动态力学平衡状态，故能最终消除疼痛，针刀松解通过松解神经的卡压点，帮助人体进行自我修复和自我调节，完全可以代替开放性手术治疗该病。由于针刀术后需要时间康复，所以，在针刀治疗术后一段时间，一般为 1～3 个月，患者都会有一些残余症状或者局部的牵扯感，这是针刀术后的正常反应，应向患者解释清楚。

中药离子导入能够舒筋活血，消肿止痛，并通过皮肤将药物传导至经络、筋骨，激发肌体的调节功能，可迅速消除疼痛，促进伤口愈合，功能恢复，而快速达到缩短疗程之目的。

第二节　胸背部神经卡压综合征

一、肩胛背神经卡压综合征

【临证医案精选】

患者： 王某，女，40 岁，农民，于 2012 年 3 月 18 日来院就诊。

主诉： 颈、肩、背部酸胀痛半年，加重 1 周。

现病史： 患者半年前无明显诱因突发颈及右肩、背部酸胀不适，未经治疗，时作时止，1 周前因受寒疼痛加重，右肩上抬疼痛加剧，夜间痛甚，得热则舒，遂来我院求诊。

查体： Adson 试验（＋），Roose 试验（＋），T_3、T_4 棘突旁及胸锁乳突肌后缘中点压痛。

影像学检查： 颈部正侧斜位 X 线片示：$C_3 \sim C_6$ 椎体后缘骨质增生。

诊断： 肩胛背神经卡压综合征。

治疗： 在局部麻醉下，以 I 型针刀松解肩胛骨内上角与 C_6 连线中点的压痛处。术后，患者坐位，嘱患者做拥抱动作 2～4 次，以进一步拉开局部的粘连。48 小时后嘱患者依肩胛背神经卡压综合征康复操进行锻炼。并予以中药离子导入，中药处方：黄芪 60g，当归 20g，白芍 20g，老鹳草 50g，乳香 10g，没药 10g。将上方浸泡于 1000ml 水中，半小时后煎熬成 250ml 药液备用。取穴：阿是穴（患），颈百劳（患），肺俞（患），厥阴俞（患），每次 30 分钟，每日 1 次，连续 5 日。

2012 年 3 月 24 日第一次随诊，患者诉：疼痛感明显缓解，但活动后疼痛加重。予以推拿治疗：颈项、肩背部施行按揉法 15 分钟、拿法 10 分钟、理筋 15 分钟，每日 1 次，连续 10 日。同时，予以针刺治疗，取穴：风池（双），天柱（双），完骨（双），颈夹脊（双），大椎，肩中俞（患）。平补平泻，得气后留针 30 分钟，每日 1 次，连续 10 日。嘱患者依肩胛背神经卡压综合征康复操加强锻炼。口服：元胡止痛片，每次 4 片，每日 3 次，连续 10 日。

2012 年 4 月 4 日第二次随诊，患者诉：疼痛消失，活动正常，可参加体力劳动。

按语： 根据闭合性手术理论及网眼理论，肩胛背神经卡压综合征属于软组织卡压。肩胛背神经在距椎间孔边缘 5～8mm 自 C_5 外侧发出后穿过中斜角肌，在中斜角肌内斜行走行 5～30mm，或走行于中斜角肌的表面，距起点约 5mm 处有 2～3 束 2mm 粗的中斜角肌腱性纤维横跨其表面。肩胛背神经起始部在中斜角肌内走行，在入中斜角肌处周围均为腱性或肌性组织。患者由于长期从事体力劳动，颈椎关节频繁的屈伸、旋转活动可使走行于中斜角肌之内的肩胛背神经受到长期慢性刺激与周围组织产生粘连，从而出现神经卡压症状。依据针刀医学慢性软组织损伤病因病理学理论和针刀闭合性手术理论，对肩胛骨内上角与 C_6 连线中点的压痛处及肩胛背神经在菱形肌上缘的粘连和瘢痕进行精确闭合性针刀松解，创伤小、痛苦小，避免了西医开放性神经松解术遗留的手术瘢痕。同时颈部肌群持续痉挛以及患者为缓解疼痛而长期被迫采取强迫体位，使颈椎及其周围肌群产生退行性病变，进一步加重症状，故治疗本病时同时运用针刺推拿疗法处理颈部疾患。

需要注意的是对一部分合并颈椎病患者，在治疗上除针刀松解神经卡压点外，还需要对颈椎病进行整体针刀松解，方显疗效。

二、肋间神经卡压综合征

【临床病案精选】

患者：滑某，女，47岁，工人，2013年8月9号来院就诊。

主诉：左胸部疼痛1年，加重1周。

现病史：患者1年前出现左胸部疼痛，时有从背部向前胸部刀割样放射痛，多以下午及深夜疼痛为甚。往往在天气转冷或工作劳累时加重。曾应用按摩、针灸和理疗等未见明显效果。1周前诸症加重，夜间痛甚，不能入寐，咳嗽及大声说话时痛剧。

查体：患者左侧胸壁第五至九肋面和剑突下压痛，$T_6 \sim T_7$、$T_7 \sim T_8$、$T_8 \sim T_9$棘间隙有明显压痛，第五至八脊神经支配胸壁皮肤区感觉减退。左侧第五至八肋间隙多个Tinel征阳性点。

影像学检查：胸椎、肋骨、心肺X线照片和胸椎CT报告均未见胸椎体、椎管内外病变。

诊断：第六、七、八、九肋间神经卡压综合征。

治疗：在局部麻醉下，以I型针刀分别松解第六、七、八、九肋间Tinel征阳性点。术后，患者坐位深呼吸1~2次。口服抗生素3日预防感染。内服中药：血府逐瘀汤，每日1次，分两次服。48小时后，嘱患者依肋间神经卡压综合征康复操进行锻炼，予以中药离子导入，中药处方：当归20g，白芍20g，威灵仙150g，盐附片20g，冰片6g。将上方浸泡于500ml低度白酒中，每日1次，每次30分钟，连续5日。取穴：阿是穴。

2013年8月15日第一次随诊，患者诉：左胸部疼痛明显缓解，但前胸部仍时感刀割样放射痛，劳累后尤为明显。予以推拿治疗，患者俯卧位予以背部推拿，督脉、膀胱经滚法10分钟、理筋5分钟、擦法10分钟。胸腰椎叠掌按压法、分推按压法整复。每日1次，连续15日。依上方予以中药离子导入，每日1次，连续15日。嘱患者依肋间神经卡压综合征康复操坚持锻炼。

2013年9月1日第二次随诊，患者诉：诸症消失，可正常生活。

按语：根据闭合性手术理论及网眼理论，肋间神经卡压综合征属于骨性纤维卡压，胸神经共有12对，由相应胸段脊髓发出，出椎间孔后分为前支、后支、脊膜返支和灰白交通支。其中，前支中的上11对进入肋间，称为肋间神经，位于肋间内、外侧肌之间，走行在肋间动脉之下。上6对至胸骨侧缘、下5对和肋下神经经肋弓前面至白线附近浅出。患者是由于缺血或挛缩的竖脊肌和肌筋膜牵拉、压迫、粘连而刺激其旁边或中间穿过的肋间神经，在其支配的胸壁区发生刀割样疼痛。对于该病曾以手术切开松解病变肌筋膜疗法，因造成大量正常组织的损伤已基本被淘汰。而依据针刀医学慢性软组织损伤病因病理学理论和针刀闭合性手术理论，对肋间神经卡压点进行精确闭合性针刀松解，避免了西医开刀手术入路对正常组织的巨大伤害，创伤小、风险低，并可一次性解除病变组织对神经的压迫，有效地解除了疼痛。

第三节　肩部神经卡压综合征

一、肩胛上神经卡压综合征

【临证医案精选】

患者：张某，男，工人，34岁。于2012年5月22日来院就诊。

主诉：右肩部后外侧疼痛伴活动不利1个月，加重1周。

现病史：患者3个月前因受寒诱发右肩部疼痛，向颈后、上臂后侧及手部放射痛，活动时加重，夜间痛甚，肩部上抬无力，未经治疗，逐日加重，现疼痛剧烈，严重影响睡眠，肩部活动不利。

查体：肩胛骨牵拉试验（+），上臂交叉试验（+），冈上肌、冈下肌轻度萎缩，肩胛上切迹处压痛。

影像学检查：肩胛骨前后位 X 线片示：未见异常。

诊断：肩胛上神经卡压综合征。

治疗：在局部麻醉下，以 I 型针刀松解肩胛上横韧带、肩胛下横韧带。术后，患者端坐位，医生用手掌压住患者肘关节嘱患者用力抬肩，当抬到最大位置时医生突然放开按压的手掌，使冈下肌最大的收缩，一次即可。48 小时予以中药离子导入。中药处方：黄芪 60g，当归 20g，白芍 20g，老鹳草 50g，乳香 10g，没药 10g。将上方浸泡于 1000ml 水中，半小时后煎成 250ml 药液，装瓶备用。取穴：患侧阿是穴、双侧颈百劳。每次 30 分钟，每日 1 次，连续 5 日。嘱患者依肩胛上神经卡压综合征康复操锻炼。

2012 年 5 月 28 日第一次随诊，患者诉：疼痛感已消失，但肩部上抬仍感无力。予以针刺治疗，取穴：大椎、肩井（患）、天宗（患）、曲池（患），平补平泻，得气后留针 30 分钟，每日 1 次，连续 10 日。依上方予以中药离子导入，每日 1 次，每次 30 分钟，连续 10 日，嘱患者依肩胛上神经卡压综合征康复操加大锻炼量。

2012 年 6 月 8 日第二次随诊，患者诉：无疼痛感，肩部功能活动已正常，未觉特殊不适。

按语：该病是由于上肢不断活动，肩胛骨不断移位而使肩胛骨上神经在肩胛上切迹处受到反复牵拉和摩擦，使神经张力增加，严重者引起该神经在肩胛下横韧带处也受到卡压，导致神经发生损伤、炎性肿胀和卡压。本病初期理疗按摩有效，但晚期肩部酸、胀、疼痛剧烈，西医需要开放性手术切开韧带以解除卡压。开放性手术切口大，而肩胛上、下横韧带只有 5mm 大小，针刀刀刃只有 1mm。也就是说，西医开放性手术用了 10cm 的切口切开了 5mm 的卡压，造成大量正常组织的损伤；而针刀用了 1mm 的针眼到达卡压部位，切开了 5mm 的卡压，消除了临床症状和体征。

根据针刀医学对神经卡压的分型，肩胛上神经卡压综合征属于骨性纤维卡压型。肩胛上神经起源

于臂丛神经上干，其纤维来自 C_4、C_5、C_6，是运动和感觉的混合神经。从上干发出后沿斜方肌和肩胛舌骨肌深面外侧走行，通过肩胛上横韧带下方的肩胛上切迹进入冈上窝。该神经在经过肩胛切迹和肩胛上横韧带所组成的骨－纤维孔较为固定。肩胛上神经在冈上窝发出两根肌支支配冈上肌，然后该神经与肩胛上动脉伴行绕过肩胛冈，穿过肩胛下横韧带到冈下窝。从上可知，肩胛上神经在穿过肩胛上横韧带和肩胛下横韧带时容易受到卡压。故分别松解肩胛上切迹（肩胛上横韧带）和肩胛冈中下外 3cm 处（肩胛下横韧带），可从根本上解除卡压，从而治愈该病。

二、四边孔综合征

【临证医案精选】

患者：陈某，男，51 岁，工人，于 2014 年 1 月 9 日来院就诊。

主诉：右肩关节前侧、外侧疼痛麻木，伴三角肌萎缩半年。

现病史：患者半年开始出现右肩关节外侧和前侧疼痛麻木，上抬困难，无明显诱因。经封闭治疗，效果不佳，逐渐发现右肩萎缩，右肩关节仍外展无力，上举困难，遂来我院求诊。

查体：肩关节外展 20°，前屈 40°，后伸 20°，右三角肌萎缩，右侧肩关节四边孔处有明显压痛，有条索状物，Tinel 征阳性。

影像学检查：颈部正侧斜位及右肩关节正侧位 X 线片示：未见明显异常。

诊断：四边孔综合征。

治疗：在局部麻醉下，以 I 型针刀松解四边孔 Tinel 征阳性点。术后，患者坐位，嘱患者做拥抱动作 2～4 次，以进一步拉开四边孔的粘连。48 小时后嘱患者依四边孔综合征康复操进行锻炼。并予以中药离子导入，中药处方：黄芪 60g，当归 20g，白芍 20g，老鹳草 50g，乳香 10g，没药 10g。将上方浸泡于 1000ml 水中，半小时后煎熬成 250ml 药液备

用。取穴：阿是穴（患），颈百劳（双侧），每次30分钟，每日1次，连续5日。

2014年1月13日第一次随诊，患者诉：疼痛麻木感明显缓解，但仍感上抬外展无力，活动后疼痛加重，三角肌萎缩无恢复。予以推拿治疗：颈项、肩背部施行按揉法15分钟、拿法10分钟、理筋15分钟，每日1次，连续10日。依上方继续予以中药离子导入，每次30分钟，每日1次，连续10日，嘱患者依四边孔综合征康复操加强锻炼。

2014年4月22日第二次随诊，患者诉：右肩部疼痛消失。

2014年8月26日第三次随诊，患者诉：疼痛消失，三角肌萎缩有恢复，肩关节活动范围增大。

2015年6月12日第四次随诊，三角肌萎缩已基本恢复，肩关节活动范围基本正常。

按语：根据闭合性手术理论及网眼理论，四边孔综合征属于软组织卡压。四边孔是由小圆肌、大圆肌、肱三头肌长头及肱骨上段内侧缘构成的四方形的解剖间隙。腋神经由臂丛后束发出后向后斜行与旋肱后动脉一起紧贴四边孔的内上缘穿出该间隙，在三角肌后缘中点紧靠肱骨外科颈后面走行。腋神经分出的肌支，支配三角肌、小圆肌。皮支为臂外侧皮神经，分布于三角肌区域的皮肤。患者因训练损伤大、小圆肌和肱三头肌导致肌纤维肿胀对腋神经摩擦使神经水肿、渗出，久之形成粘连、压迫而产生疼痛、麻木、无力等症状。其根本原因是四边孔周围组织与腋神经的粘连，使腋神经受压。依据针刀医学慢性软组织损伤病因病理学理论和针刀闭合性手术理论，对四边孔Tinel征阳性点及四边孔周围组织的粘连、瘢痕点进行精确闭合性针刀松解，创伤小、痛苦小，避免了开放性神经卡压松解手术所造成的手术瘢痕。同时配合中药离子导入、推拿等疗法，加快了患者康复速度，缩短了疗程，经半年回访无复发，愈后良好。

第四节　肘部神经卡压综合征

一、肘管综合征

【临证医案精选】

患者：赵某某，男，50岁，司机。于2013年6月17日来院就诊。

主诉：右肘及小指、环指麻木、疼痛1个月，加重1周。

现病史：患者1个月前因工作劳累致右肘部及小指、环指疼痛麻木，未经治疗，1周前诸症加重，持物无力，小指及环指感觉减退，肘部牵掣至前臂疼痛，夜间痛甚，晨起减轻。

查体：屈肘试验（＋）、肘部Tinel征（＋）、骨间肌夹纸试验（＋）、小指展肌外展试验（＋）。

影像学检查：右肘部正侧位X线片示右肘关节诸骨未见异常。

诊断：右肘管综合征。

治疗：针刀松解在局部麻醉下进行，分别松解肘管前端尺侧腕屈肌肱骨头的纤维组织、肘管后端尺骨鹰嘴的纤维组织。术后，患者坐位主动屈伸肘关节1~2次。48小时后，依肘管综合征康复操锻炼，并予以中药熏洗。处方：肉桂6g，艾叶30g，白芷6g，生大黄6g，白芍20g，川芎20g，伸筋草30g，透骨草30g，苏木15g。上方浸泡于4000ml水中，半小时后煮沸，待温度适中后熏洗半小时，每日1次，连续5日。

2013年6月23日第一次随诊，患者诉：疼痛消失，但仍感手指活动欠灵活。予以推拿治疗，颈、肩、肘、腕部各施行按揉法15分钟、拿法10分钟、理筋15分钟，每日1次，连续10日，依上方中药熏洗10日。

2013年7月4日第二次随诊，患者诉：无疼痛麻木感，手指活动未觉异常，能够正常工作。

按语：根据针刀医学对神经卡压的分型，肘管综合征属于骨性纤维管道卡压型。肘管是由尺侧腕屈肌的肱骨头、尺骨鹰嘴头之间的纤维性筋膜组织（弓状韧带）和肱骨内上髁髁后沟（尺神经沟）围成的骨性纤维性管鞘。尺神经经肘管自上臂内侧下行至前臂内侧，该神经在尺神经沟内位置表浅，可触及其在沟内的活动。患者因从事驾驶工作，肘部长期处于屈曲位肘管后内侧筋膜组织和弓状韧带长期处于紧张状态，出现粘连、水肿导致肘部尺神经卡压。故依据针刀医学慢性软组织损伤病因病理学理论和针刀闭合性手术理论，通过对肘管前端尺侧腕屈肌肱骨头的纤维组织及弓状韧带的起止点进行闭合性针刀松解，从而扩大肘管容积，故能够一次治愈该病。

中药熏洗能够舒筋活血、消肿止痛、活血散瘀，并通过皮肤将药物传导至经络、筋骨，激发肌体的调节功能，可迅速消除疼痛，促进功能恢复，加快针刀创口的愈合，是一种很好的针刀术后康复疗法。

二、桡管综合征

【临证医案精选】

患者：周某，男，36岁，教师。于2013年4月11日来院就诊。

主诉：右肘及前臂部疼痛3月加重1周。

现病史：患者3月前无明显诱因突发右肘及前臂部疼痛，曾接受封闭治疗，缓解2周后复发，1周前因工作劳累疼痛加重，放射至前臂及虎口部，夜间痛甚，夜寐不安。

查体：前臂旋转抵抗试验（+），抗伸中指试验（+）。肱骨外上髁下方2cm处压痛，肌力正常。

影像学检查：右肘部正侧位X线片示：右肘关节诸骨未见异常。

诊断：右桡管综合征。

治疗：在局部麻醉下，以Ⅰ型针刀松解肱骨外上髁下内2~3cm Tinel征阳性点。术后，患者坐位，做肘关节屈伸、旋转动作2~3次。48小时后，依桡管综合征康复操锻炼，并予以中药熏洗。处方：肉桂6g，艾叶30g，白芷6g，生大黄6g，白芍20g，

川芎20g，伸筋草30g，透骨草30g，苏木15g。上方浸泡于4000ml水中，半小时后煮沸，待温度适中后熏洗半小时，每日1次，连续5日。

2013年4月17日第一次随诊，患者诉：疼痛明显减轻，但工作后仍感肘部隐痛。予以推拿治疗，颈、肩、肘、腕部各施行按揉法15分钟、拿法10分钟、理筋15分钟，每日1次，连续10日，依上方中药熏洗10日。

2013年4月27日第二次随诊，患者诉：疼痛消失，可正常工作。

按语：根据针刀医学对神经卡压的新分型，桡管综合征属于软组织卡压型。桡管并非一个真正的管而是桡神经上臂外侧肌间隔后至其分出骨间背侧神经进入旋后的一段路径，全长约14cm。桡管由肌肉和骨关节构成，其外侧上端为肱桡肌，下端为桡侧腕长伸肌；内侧为肱肌与肱二头肌；前面为上臂深筋膜、肘正中静脉与肘外侧静脉；后面为肱骨下端外侧、肱骨小头、肱桡关节、桡骨头、桡骨颈、环状韧带及肘关节囊前面。桡神经在桡管内发出分支支配肱桡肌与桡侧腕长伸肌，部分发出纤维支配肱肌的下外侧部。患者因工作致前臂重复性慢性损伤，进而使组成桡管的筋膜、肌肉、肌腱出现挛缩、粘连、瘢痕，导致桡神经受压，出现疼痛症状。故依据针刀闭合性手术理论，通过对桡管精确闭合性针刀松解，避免了开放性神经松解术的风险，创伤小、无痛苦、疗程短，经半年回访无复发，愈后良好。

桡管综合征的鉴别诊断很重要。桡管综合征与骨间背神经卡压综合征的鉴别要点是前者没有桡神经深支卡压所引起的肌肉麻痹；而后者则有桡神经支配区域的肌肉萎缩，肌力下降等运动功能障碍。桡管综合征与网球肘的鉴别诊断要点是前者的压痛点在肱骨外上髁内下2~3cm，且Tinel征阳性，后者的压痛点是肱骨外上髁，Tinel征阴性。

三、骨间后神经卡压综合征

【临证医案精选】

患者：李某，女，42岁，文员。于2013年10

月 12 日来院就诊。

主诉：右肘外侧疼痛半年伴右手无力 1 周。

现病史：患者半年前因工作劳累突发右肘外侧隐痛，时感向肩部放射痛，未经治疗，时作时止，1 周前疼痛加剧，右手拇指无力，夜间痛甚，夜寐欠安，遂来我院求诊。

查体：甩水试验（＋）、桡骨头背外侧压痛、拇伸肌肌力 3 级、伸肘时抗阻力旋后，可诱发疼痛。

影像学检查：右肘部正侧位 X 线片示右肘关节诸骨未见异常。

诊断：右骨间背神经卡压综合征。

治疗：在局部麻醉下，以 I 型针刀松解前臂前外侧上 1/3 处 Tinel 征阳性点。术后，患者坐位，做肘关节屈伸、旋转动作 2～3 次。口服元胡止痛片，每次 4 片，每日 3 次，连续 5 日。48 小时后，依骨间背神经卡压综合征康复操锻炼，并予以中药熏洗。处方：肉桂 6g，艾叶 30g，白芷 6g，生大黄 6g，白芍 20g，川芎 20g，伸筋草 30g，透骨草 30g，苏木 15g。上方浸泡于 4000ml 水中，半小时后煮沸，待温度适中后熏洗半小时，每日 1 次，连续 5 日。

2013 年 10 月 18 日第一次随诊，患者诉：疼痛明显减轻，但工作后仍感肘部隐痛。予以推拿治疗，颈、肩、肘、腕部各施行按揉法 15 分钟、拿法 10 分钟、理筋 15 分钟，每日 1 次，连续 10 日，依上方中药熏洗 10 日。口服元胡止痛片，每次 4 片，每日 3 次，连续 10 日。

2013 年 10 月 28 日第二次随诊，患者诉：疼痛消失，可正常工作。

按语：根据针刀医学对神经卡压的分型，骨间背神经卡压综合征属于软组织卡压型。骨间背神经卡压综合征又称旋后圆肌综合征。桡神经在肘关节水平附近分成两支，浅支为感觉支，深支为运动支，称为骨间背神经，其绕过桡骨颈支配拇指及手指伸肌。旋后圆肌的两头在肱骨外上髁的顶部和内侧缘形成一个纤维腱性弓及 Frohse 弓，骨间背神经从该弓底通过，当前臂完全被动旋前时，骨间背

经被覆盖在该弓浅层的桡侧腕短伸肌的锐利腱性组织所压迫，这就是骨间背神经卡压综合征的病因。患者因长期从事电脑操作工作前臂长期的伸屈旋转运动，使 Frohse 弓及桡侧腕短伸肌腱坚强并增厚，使桡神经深支（骨间背神经）受压而产生肘部疼痛、伸拇无力等症状。故依据针刀医学慢性软组织损伤病因病理学理论和针刀闭合性手术理论，通过对前臂外前侧上 1/3 处 Tinel 征阳性点及骨间背神经在旋后肌 Frohse 弓卡压点进行精确闭合性针刀松解，避免了开放性神经松解术的风险，创伤小、无痛苦、疗程短，经 3 月回访无复发，愈后良好。

四、旋前圆肌综合征

【临证医案精选】

患者：陈某，女，65 岁，退休，于 2013 年 4 月 11 日来院求诊。

主诉：左前臂部疼痛伴手掌、手指麻木 1 个月。

现病史：患者 1 个月前因受寒突发左前臂部疼痛，左手掌及左手拇指、食指、中指麻木无力，偶感肘部、上臂部放射痛，运动后疼痛加剧，未经治疗，逐日加重，遂来我院就诊。

查体：左前臂掌侧近 1/3 处 Tinel 征（＋），大鱼际对掌对指肌力减弱，旋前圆肌激发试验（＋）、肱二头肌腱膜激发试验（＋）。

影像学检查：左腕部 X 线片示右腕关节组成诸骨未见异常。

诊断：左旋前圆肌综合征。

治疗：在局部麻醉下，以 I 型针刀分别松解肱二头肌肌腱止点处 Tinel 征阳性点、前臂前侧上方 1/3 处 Tinel 征阳性点、前臂前侧中上 1/3Tinel 征阳性点。术后，患者坐位，做肘关节屈伸、旋转及过伸动作 2～3 次。48 小时后，依旋前圆肌综合征康复操锻炼，并予以中药熏洗。处方：肉桂 6g，艾叶 30g，白芷 6g，生大黄 6g，白芍 20g，川芎 20g，伸筋草 30g，透骨草 30g，苏木 15g。上方浸泡于 4000ml 水中，半小时后煮沸，待温度适中后熏洗半小时，每日 1 次，连续 5 日。

2013年4月16日第一次随诊，患者诉：左手掌及左手拇指、食指、中指麻木感消失，疼痛明显缓解。予以推拿治疗，颈、肩、肘、腕部各施行按揉法15分钟、拿法10分钟、理筋15分钟，每日1次，连续10日，依上方中药熏洗10日。嘱患者依旋前圆肌综合征康复操加强锻炼。

2013年4月26日第二次随诊，患者诉：已无疼痛感，手部活动正常。

按语：根据针刀医学对神经卡压的分型，旋前圆肌综合征属于软组织卡压型。大多数人的旋前圆肌具有尺骨与肱骨两个起点，旋前圆肌的肱骨头与前臂屈肌共同起于肱骨内上髁，尺骨头起自尺骨的冠突远端。正中神经穿过圆肌后再通过指浅肌肌腱纤维弓的深面进入前臂。故肱二头肌止点腱膜处、旋前圆肌肌腹处、指浅屈肌纤维弓处为正中神经走行路径中易于卡压的3个点。患者因前臂慢性损伤致使正中神经周围的肌肉肌腱出现挛缩、粘连，从而产生疼痛、麻木等正中神经卡压症状。依据针刀医学慢性软组织损伤病因病理学理论和针刀闭合性手术理论，通过对肱二头肌腱止点处Tinel征阳性点、前臂前侧上方1/3处Tinel征阳性点、前臂前侧中上1/3处Tinel征阳性点及肱二头肌止点腱膜处的卡压点、旋前圆肌肌腹处的卡压点、指浅屈肌纤维弓处的卡压点进行精确闭合性针刀松解，一次性解除神经卡压。治疗该病针刀松解术相较于外科神经松解术具有创伤小、无痛苦、疗程短的特点，能够取得良好的临床疗效。

五、桡神经浅支卡压综合征

【临证医案精选】

患者：王某，女，36岁，工人。于2012年7月12日来院就诊。

主诉：右手腕及手背部针刺样疼痛1个月。

现病史：患者1个月前因工作致右臂扭伤，出现右手腕及手背部疼痛，经封闭治疗症状改善，但1周后复发，现症见：右手腕及手背部针刺样疼痛，前臂部有烧灼感，持重物时疼痛加重，夜间痛甚，

遂来我院求诊。

查体：前臂中段、肱桡肌肌腹远端Tinel征（＋），桡神经浅支激发试验（＋），腕部压痛。

影像学检查：右肘及腕部正侧位X线片示：右肘关节诸骨未见异常。

诊断：右桡神经感觉支卡压综合征。

治疗：在局部麻醉下，以Ⅰ型针刀松解前臂外侧下1/3 Tinel征阳性点。术后，患者坐位，做腕关节及肘关节屈伸、旋转动作2～3次。并口服元胡止痛片，每次4片，每日3次，连续5日。48小时后，依桡神经感觉支卡压综合征康复操锻炼，并予以中药熏洗。处方：肉桂6g，艾叶30g，白芷6g，生大黄6g，白芍20g，川芎20g，伸筋草30g，透骨草30g，苏木15g。上方浸泡于4000ml水中，半小时后煮沸，待温度适中后熏洗半小时，每日1次，连续5日。

2012年7月18日第一次随诊，患者诉：前臂部烧灼感消失，右手腕及手背部疼痛缓解，但持重物时仍感疼痛。予以推拿治疗，颈、肩、肘、腕部各施行按揉法15分钟、拿法10分钟、理筋15分钟，每日1次，连续10日，依上方中药熏洗10日。

2012年7月29日第二次随诊，患者诉：疼痛消失，可正常工作。

按语：根据针刀医学对神经卡压的分型，桡神经感觉支卡压综合征属于软组织卡压型。桡神经穿过外侧肌间隔后，在肱骨外上髁下1～3cm分为深浅两支，桡神经浅支进入前臂后为肱桡肌所覆盖，沿肱桡肌外侧下行至前臂中1/3穿至皮下，继续下行，支配前臂桡侧及桡侧3个半手指背侧的皮肤感觉。桡神经在进入浅层的部分可有一定的伸缩活动，当腕关节屈曲而前臂旋前和握拳时，桡神经均被拉紧，而当腕背伸而前臂旋后和伸指时，该神经松弛。患者因工作腕关节长期反复活动，致桡神经浅支长期反复受到牵拉，加之外伤使桡神经浅支与两旁的肌腱和深层筋膜粘连，造成右手腕及手背部针刺样疼痛等桡神经感觉支卡压症状。故依据针刀医学慢性软组织损伤病因病

理学理论和针刀闭合性手术理论，通过对前臂外侧下 1/3 处 Tinel 征阳性点及桡神经浅支出筋膜处卡压点进行精确闭合性针刀松解，一次性解除症状。对治疗该病针刀松解术相较于外科神经松解术具有创伤小、无痛苦、疗程短的特点，并同样能够取得良好的临床疗效。

六、前臂内侧皮神经卡压综合征

【临证医案精选】

患者：徐某某，女，49 岁，清洁工，于 2013 年 1 月 8 日来院就诊。

主诉：左前臂内侧及腕尺侧部针刺样疼痛半年。

现病史：患者半年前因工作拉伤右手肘部，出现肘部及前臂内侧针刺样疼痛并放射致腕部，活动后加重，夜间痛甚，经理疗肘部疼痛基本消失，但前臂内侧及手腕部疼痛并未缓解，遂来我院就诊。

查体：左前臂内侧皮肤痛觉过敏，左臂中、下 1/3 交界处的内附近有压痛点 Tinel 征（＋）。

影像学检查：左肘及腕部正侧位 X 线片示：左肘关节诸骨未见异常。

诊断：左前臂内侧皮神经卡压综合征。

治疗：在局部麻醉下，以 I 型针刀松解左上臂内侧中上 1/3Tinel 征阳性点处。术后，患者坐位，做腕关节及肘关节屈伸、旋转动作 2～3 次。口服元胡止痛片，每次 4 片，每日 3 次，连续 5 日。48 小时后，前臂内侧皮神经卡压综合征康复操锻炼，并予以中药熏洗。处方：肉桂 6g，艾叶 30g，白芷 6g，生大黄 6g，白芍 20g，川芎 20g，伸筋草 30g，透骨草 30g，苏木 15g。上方浸泡于 4000ml 水中，半小时后煮沸，待温度适中后熏洗半小时，每日 1 次，连续 5 日。

2013 年 1 月 14 日第一次随诊，患者诉：前臂内侧及手腕部疼痛明显缓解，但劳累后仍感到轻微疼痛。予以针刺治疗，取穴：经渠（患）、列缺（患）、孔最（患）、尺泽（患），以毫针刺入，行泻法，得气后即取针，每日 1 次，连续 10 日，并依

上方中药熏洗 10 日。

2013 年 1 月 25 日第二次随诊，患者诉：疼痛消失，可正常工作、生活。

按语：根据针刀医学对神经卡压的分型，前臂内侧皮神经卡压综合征属于软组织卡压型。前臂内侧皮神经起自臂丛内侧束，首先经过腋动、静脉之间，然后走行于腋静脉内侧，下行入臂与肱静脉伴行，该神经行于臂部深筋膜深面与肱静脉之间。在肘上方穿深筋膜时分为前支和后支，后支再分出数支小分支，跨越肱骨内上髁区支配鹰嘴部。前支支配前臂的前中 1/3 部。患者因拉伤使前臂部深筋膜挛缩，纤维结缔组织增生，瘢痕组织形成，并导致前臂内侧皮神经浅出肘部深筋膜处狭窄，从而引起对前臂内侧皮神经的压迫。故针刀松解前臂内侧皮神经出筋膜点能够一次治愈该病。

第五节　腕手部神经卡压综合征

一、腕尺管综合征

【临证医案精选】

患者：余某某，男，30 岁，超市售货员。于 2015 年 10 月 21 日来院就诊。

主诉：右手小指、无名指麻木无力 1 个月。

现病史：患者 1 个月前因工作劳累致使右手腕部疼痛，小指、无名指麻木无力，有时牵掣至肘部疼痛，夜间加重，夜寐欠安。

查体：右腕尺管区 Tinel 征（＋），右腕尺管处压痛。

影像学检查：腕部正侧位及腕管位 X 线片示：右腕关节诸骨未见异常。

诊断：右腕尺管综合征。

治疗：针刀松解在局部麻醉下进行，以 I 型针刀分别在 Tinel 征阳性点近端 0.5cm 处（尺管入口），Tinel 征阳性点远端 0.5cm 处（尺管出口）松解。术后，患者坐位，将腕关节过度桡偏 1～2 次。48 小时后，依腕尺管综合征康复操锻炼，并予以中药熏洗。

处方：肉桂6g，白芷6g，制乳香、制没药各15g，红花20g，白芍20g，川芎20g，伸筋草30g，透骨草30g。上方浸泡于4000ml水中，半小时后煮沸，待温度适中后熏洗半小时，每日1次，连续5日。

2015年10月27日第一次随诊，患者诉：小指及无名指麻木感消失，腕部仍有疼痛感，劳累后加重。嘱患者依上方继续中药熏洗5日，依腕尺管综合征康复操加大锻炼量。

2015年11月2日第二次随诊，患者诉：已无疼痛麻木感，能够正常生活。

按语：根据针刀医学对神经卡压的分型，腕尺管综合征属于骨性纤维管道卡压型。腕尺管位于小鱼际肌区的近端，豌豆骨和钩骨钩之间的一个狭窄的间隙。近端的入口为三角形，由豌豆骨尺侧、腕掌韧带浅面和腕横韧带后侧的横向面组成。在远端的出口处，有从钩骨钩的顶端发出的腱弓样结构向内侧和近侧跨行至豌豆骨，并加入小鱼际肌的腱性起点中。其管内有尺神经、尺动脉及其伴行静脉以及脂肪组织。值得注意的是，尺神经在腕尺管内分为浅支和深支即运动支和感觉支，故患者可同时出现疼痛麻木症状。患者因工作致使腕部慢性软组织损伤，引起瘢痕和挛缩，使腕尺管容积变小，管腔狭窄，管内血管、神经受到卡压，故出现疼痛、无力、麻木的症状。依据针刀医学慢性软组织损伤病因病理学理论和针刀闭合性手术理论，通过对神经卡压点进行精确闭合性针刀松解，能从根本上解除病因，故能一次治愈。

二、腕管综合征

【临证医案精选】

患者：王某，男，39岁，工人。于2013年3月20日来院就诊。

主诉：右腕部疼痛无力6个月，伴食、中手指掌侧麻木1个月。

现病史：患者6个月前因工作劳累致右腕部疼痛无力，未经治疗逐日加重，1个月前自觉食指及中指麻木，夜间因麻木而醒，得热则舒，夜寐欠安，遂来我院求诊。

查体：单丝检查（＋），Phalen（＋），腕横韧带远端腕部叩击试验（＋）。

影像学检查：右腕关节正侧位X线片示：右腕关节诸骨未见异常。

诊断：右腕管综合征。

治疗：针刀松解在局部麻醉下进行，分别在腕横韧带远端桡侧腕屈肌腱桡侧0.5cm及掌长肌腱尺侧0.5cm定位，以斜面针刀向韧带近端切开0.5cm。术后患者坐位，将腕关节过度背伸1~2次。48小时后，依腕管综合征康复操锻炼，并予以中药熏洗。处方：肉桂6g，白芷6g，生大黄6g，白芍20g，川芎20g，伸筋草30g，透骨草30g。上方浸泡于4000ml水中，半小时后煮沸，待温度适中后熏洗半小时，每日1次，连续5日。

2013年3月26日第一次随诊，患者诉：麻木感消失，腕部仍有轻微疼痛感，劳累后加重。嘱患者依上方继续中药熏洗5日，腕管综合征康复操加大锻炼量。

2013年4月1日第二次随诊，患者已无疼痛麻木感，生活、工作正常，能够参加体育活动。

按语：根据针刀医学对神经卡压的分型，腕管综合征属于骨性纤维管道卡压型，又细分为入口综合征和出口综合征。本例患者属于腕管出口综合征。腕管是由腕横韧带及腕骨形成的一个管道。腕管的桡侧界由轴骨结节、大多角骨和覆盖于桡侧腕屈肌的筋膜隔组成，尺侧界由豌豆骨、三角骨和钩骨钩组成。腕横韧带起自舟状骨结节和多角骨桡侧突起，止于豌豆骨和钩骨钩尺侧。腕管内容物包括屈指浅肌、屈指深肌、拇长屈肌、正中神经。患者因工作致使腕部慢性软组织损伤，引起瘢痕和挛缩，使腕管容积变小，管腔狭窄，腕管内肌腱、筋膜、神经受到卡压故产生疼痛麻木的症状。针刀切开部分腕横韧带远端，可使腕管容积变大解除卡压从而解决上述症状。因腕横韧带较厚，其下腕管内有重要组织和神经，现有针刀不能满足松解术的需要，故在对腕管综合征进行针刀松解时，我们应用了斜面针刀，斜面针刀的优势是松解准确，一刀即可，深度易于掌握，可以减少不必要的损伤。

三、正中神经返支卡压综合征

【临证医案精选】

患者：沈某，男，52岁，农民。于2014年11月21日来院就诊。

主诉：右手动作不灵活，拇、食指对指功能障碍3个月。

现病史：患者3个月前无明显诱因自觉右手活动不灵活，持筷无力，经理疗、内服中药治疗未见缓解，遂来我院求诊。

查体：大鱼际肌轻度萎缩，拇对掌对指功能受限，屈腕试验（－），腕掌部Tinel征（－）。

影像学检查：右腕关节正侧位X线片示：右腕关节诸骨未见异常。

诊断：右正中神经返支卡压综合征。

治疗：针刀松解在局部麻醉下进行，在远侧掌横纹远端2～3cm，腕关节掌侧正中偏外侧进行松解。术后，患者坐位做腕关节背伸活动2～3次。48小时后，依正中神经返支卡压综合征康复操锻炼，并予以中药熏洗。处方：肉桂6g，白芷6g，生大黄6g，白芍20g，川芎20g，伸筋草30g，透骨草30g。上方浸泡于4000ml水中，半小时后煮沸，待温度适中后熏洗1小时，每日1次，连续5日。

2014年11月27日第一次随诊，患者诉：右手功能明显改善。嘱患者依上方继续中药熏洗5日，并予以针刺治疗，取穴：鱼际（患）、大陵（患）、内关（患）、间使（患）。以上诸穴以毫针刺入，平补平泻，得气后留针半小时取针。嘱患者依正中神经返支卡压综合征康复操加大锻炼量。

2014年12月3日第二次随诊，患者右手功能活动正常。

按语：根据针刀医学对神经卡压的分型，正中神经返支卡压综合征属于软组织卡压型。正中神经返支是正中神经干离开腕管后在手掌部所有分支的肌支，在腕横韧带的远侧，由正中神经干或其外侧

发出，一般再分为两个肌支转至鱼际支配拇短展肌及拇短屈肌，其主干长不到1cm，多由掌腱膜的外侧覆盖。该神经偶有自腕管内由正中神经纤维发出后穿腕横韧带而达鱼际肌。正中神经可通过三种形式穿过腕横韧带：韧带外、韧带下和韧带内，主要支配拇短展肌和拇对掌肌。正中神经返支折角过大，解剖位置表浅，患者长期劳动致使腕横韧带劳损或掌腱膜因摩擦增厚而产生卡压症状。故以针刀切开部分腕横韧带和掌腱膜可以取得很好的疗效。西医手术松解需做3.5～4cm长的切口，伤害大，术后遗留终身瘢痕，而针刀术则不然，只需要根据神经卡压部位切开0.5cm左右的组织即可，手术创伤小，安全可靠。正中神经返支综合征早期易与腕管综合征相混淆，其原因是正中神经返支综合征在临床很少见，而其症状及体征和正腕管综合征有相似之处。正中神经返支所支配拇短展肌、拇短屈肌，在此解剖基础上可鉴别诊断腕管综合征。

第六节　髋部神经卡压综合征

一、股外侧皮神经卡压综合征

【临证医案精选】

患者：吴某，男，52岁，农民，2015年3月19号来院就诊。

主诉：左大腿外侧疼痛麻木3个月，加重1周。

现病史：患者1个月前因劳累致左大腿外侧麻木疼痛，曾进行针刺、推拿治疗，疗效不显，1周前因受风寒诸症加剧，左臀部及大腿外侧有针刺样疼痛，皮肤麻木，行走时疼痛加重，不能久立久行，卧床休息后缓解。

查体：髂前上棘内下方压痛，该处Tinel征（＋），股前外侧皮肤感觉减退，后伸髋关节症状加重。

影像学检查：腰椎正侧位、骨盆正位X线片示：未见骨性病变。腰椎MRI报告未见腰椎椎体、椎管内外病变。

诊断：左股外侧皮神经卡压综合征。

治疗：在局部麻醉下，以Ⅰ型针刀松解髂前上棘内下方压痛点。术后患者仰卧位，做髋关节后伸1~2次。48小时后嘱患者依股外侧皮神经卡压综合征康复操进行锻炼，并予以中药离子导入，中药处方：盐附片6g，白芷6g，威灵仙120g，桃仁泥3g，将上方浸泡于500ml低度白酒中备用。取穴：髀关（患）、足五里（患）、阴陵泉（患），每日1次，每次30分钟，连续5日。内服柔筋散每次10g，连续5日。

2015年3月25日第一次随诊，患者诉：左臀部及大腿外侧疼痛消失，但皮肤仍感麻木。予以推拿治疗：腰、臀、腿部施行按揉法5分钟、拿法10分钟、理筋10分钟，每日1次，连续10日。依上方予以中药离子导入，每日1次，连续10日。嘱患者依股外侧皮神经卡压综合征康复操坚持锻炼。内服柔筋散每次10g，连续10日。

2015年4月4日第二次随诊，患者诉：诸症消失，可正常生活。

按语：根据闭合性手术理论及网眼理论，股外侧皮神经卡压综合征属于骨性纤维卡压。股外侧皮神经源于第二、三腰神经，是腰丛分出的感觉神经，其至腰大肌外缘走出后，在髂肌表面、肌筋膜之下走向外下方，在髂前上棘内侧越过旋髂深动、静脉，于腹股沟韧带外端附着点下后方通过，进入大腿，穿过缝匠肌和阔筋膜布于大腿外侧面皮肤，其下端可达膝关节附近。该神经在髂前上棘下穿过腹股沟韧带时，几乎由水平位骤然转变为垂直位下降，故此处为易于卡压点。患者因长期工作劳累，工作体位不当使神经周围的软组织受到持续性牵拉、反复摩擦而损伤，造成组织水肿，日久形成粘连、瘢痕，肌筋膜鞘管增厚，使神经受到卡压，出现疼痛麻木症状。依据针刀医学慢性软组织损伤病因病理学理论和针刀闭合性手术理论，对髂前上棘内下方压痛点及股外侧皮神经出骨盆入股部的卡压点进行精确闭合性针刀松解，一次性解除病变组织对神经的压迫，故取得了良好的临床疗效。

二、臀上皮神经卡压综合征

【临证医案精选】

患者：郑某，男，30岁，农民，于2015年3月5日来院就诊。

主诉：腰及左臀部刺痛3周伴左侧大腿后外侧疼痛1周。

现病史：患者3周前因工作劳累突发腰及左臀部刺痛，经针刺治疗稍有缓解，1周前，因受寒疼痛加剧牵掣至左侧大腿后外侧疼痛，腰部仰俯欠利，行走与坐起时疼痛加剧，遇寒痛甚，得热则舒。

查体：直腿抬高试验左45°、右80°，髂嵴中后份处可扪及2cm"条索样"硬物，"4"字试验（－），L_3左侧横突顶点压痛。

影像学检查：腰椎正侧位、骨盆正位X线片示：未见骨性病变。腰椎MRI报告未见腰椎椎体、椎管内外病变。

诊断：左臀上皮神经卡压综合征。

治疗：在局部麻醉下，以Ⅰ型针刀分别松解L_3横突顶点的粘连瘢痕、髂嵴中后部条索。术后患者仰卧位，屈膝屈髋1~2次。48小时后嘱患者依臀上皮神经卡压综合征康复操进行锻炼。并予以中药外敷。处方：肉桂6g，苏木30g，白芍20g，川芎20g，伸筋草30g，透骨草30g，川牛膝30g，红花15g，当归15g，炮甲珠10g，三棱15g，莪术15g。上方浸泡于4000ml水中，半小时后煮沸，待温度适中后以干毛巾浸湿敷于患处半小时，每日1次，连续5日。内服柔筋散每次10g连续5日。

2015年3月11日第一次随诊，患者诉：腰、臀、腿部疼痛明显缓解，腰部活动仍感不利，下蹲时疼痛加重。予以推拿治疗：腰、臀、腿部施行按揉法5分钟、拿法10分钟、理筋10分钟，每日1次，连续10日。依上方予以中药外敷，每日1次，连续10日。嘱患者依股神经卡压综合征康复操坚持锻炼。内服柔筋散每次10g，连续10日。

2015年3月22日第二次随诊，患者诉：疼痛消失，功能活动正常。

按语： 根据闭合性手术理论及网眼理论，臀上皮神经卡压综合征属于骨纤维管卡压。臀上皮神经起源于 T_{12} 至 L_3 脊神经后外侧支的皮支，臀上皮神经从起始到终止，大部分走行于软组织中，其走行过程分 4 段 6 个固定点。第一段从椎间孔发出后穿过骨纤维孔，称为"出孔点"，在肋骨和横突的背面和上面走行，称为"骨表段"；并被纤维束固定称为"横突点"，该段行程较短，由里向外。第二段走行于竖脊肌内，称为"肌内段"，向下外走行，并与第一段形成约 110° 的钝角，将进入竖脊肌处称为"入肌点"。第三段走行于腰背筋膜浅层深面，称为"筋膜下段"，向下向内走行，与第二段构成约 95° 钝角，其走出竖脊肌的部位称为"出肌点"。第四段为走出深筋膜并穿行于皮下浅筋膜层，称为"皮下段"，此点为"出筋膜点"，皮下段要跨越髂嵴进入臀部，此处称为"入臀点"。其中"横突点"和"入臀点"为易于卡压处。患者因工作劳累，臀上皮神经受到牵拉造成神经水肿粘连而出现卡压。依据针刀医学慢性软组织损伤病因病理学理论和针刀闭合性手术理论，对 L_3 横突顶点和髂嵴中后部压痛点及"横突点"和"入臀点"处的卡压点进行精确闭合性针刀松解，一次性解除病变组织对神经的压迫，故取得了良好的临床疗效。

三、梨状肌综合征

【临证医案精选】

患者： 石某，女，39 岁，营业员，于 2013 年 10 月 11 日来院就诊。

主诉： 左臀部及腿部疼痛 1 个月，伴左腿无力 1 周。

现病史： 患者 1 个月前因公作劳累致左臀部及腿部外侧疼痛，时作时止，经牵引、推拿治疗无明显缓解，1 周前因受凉疼痛加剧，牵掣致大腿侧、小腿后侧及踝部疼痛，活动后加重，左腿无力，不能久立久行，遂来我院就诊。

查体： 直腿抬高试验（＋）、梨状肌试验（＋）、梨状肌部位可扪及条索状物并有压痛，臀部压痛处 Tinel 征（＋）。

影像学检查： 腰椎正侧位 X 线片和腰椎 CT 报告未见腰椎椎体、椎管内外病变。

诊断： 梨状肌综合征。

治疗： 在局部麻醉下，以 Ⅰ 型针刀松解髂后上嵴与尾骨尖连线的中点与股骨大转子连线中内 1/3 的交点处。术后，患者仰卧位，做直腿抬高 2～3 次。48 小时后嘱患者依梨状肌综合征康复操进行锻炼，并予以中药外敷。处方：肉桂 6g，苏木 30g，生大黄 6g，白芍 20g，川芎 20g，伸筋草 30g，透骨草 30g，川牛膝 30g，红花 15g，桃仁 15g，当归 15g，海桐皮 15g。上方浸泡于 4000ml 水中，半小时后煮沸，待温度适中后以干毛巾浸湿敷于患处半小时，每日 1 次，连续 3 日。

2013 年 10 月 16 日第二次随诊，患者诉：左臀部及腿部疼痛明显缓解，但活动后仍感无力，疼痛加重。予以刺血拔罐治疗。取穴：秩边（患）、肾俞（双）、委中（患）。每次取两穴，交替取穴，每穴出血量约 20ml，每隔 3 天 1 次。依上方予以中药外敷，每日 1 次，连续 14 日。嘱患者依梨状肌综合征康复操坚持锻炼。内服柔筋散每次 10g 连续 14 日。

2013 年 10 月 31 日第三次随诊，患者诉：诸症消失，可正常生活。

按语： 根据闭合性手术理论及网眼理论，梨状肌综合征属于软组织卡压。梨状肌起自骶椎前外侧面，向外经坐骨大孔止于股骨大转子上缘后部，属于下肢外旋肌之一。梨状肌将坐骨大孔分位上、下两部分，称为梨状肌上、下孔。坐骨神经为全身最大神经，可分为胫神经和腓总神经两部分，腓总神经起于第四、五腰神经和第一、二骶神经的后股，胫神经起于第四、五腰神经和第一至三骶神经的前股，此两股合并包于一个总的结缔组织鞘内，成为坐骨神经。坐骨神经至梨状肌下孔穿至臀部，位于臀大肌和梨状肌前面，上孖肌、孔内肌、下孖肌和股方肌的后面，向下至大腿。梨状肌是位于臀部深处的一块小肌肉，正常时甚至从体表不能直接触摸到，但由于梨状肌深面有很多神经血管经过，如坐骨神经、会阴部神经和股后皮神经等，如果发生解剖变异，坐骨神经甚至会从梨状肌肌腹中穿过。患者因从事营业员工作，长期站立导致梨状肌慢性劳损使其痉挛、肿大并与周围组织发生粘连，从而出现左臀部及腿部疼痛无力等梨状肌卡压症状。故依据针刀医学慢性软组织损伤病因病理学理论和针刀闭合性手术理论，通过对髂后上嵴与尾骨尖连线的中点与股骨大转子连线的中内 1/3 的交点及坐骨神经在梨状肌下孔的体表投影处进行精确闭合性针刀松解，取得了良好的疗效。

四、股神经卡压综合征

【临证医案精选】

患者：梁某，女，45 岁，医生，于 2015 年 9 月 2 日来院就诊。

主诉：右侧髂窝部疼痛 2 周伴大腿内侧麻木 1 周。

现病史：患者 2 周前爬山后出现右髂窝部疼痛，未经治疗，逐日加重，1 周前出现右大腿内侧和小腿前内侧麻木，右腿上楼无力，患髋不能伸直，行走后疼痛加剧。

查体：膝腱反射减弱，股四头肌肌力 4 级，腹股沟韧带上方压痛，腹股沟韧带中点外下方股神经走行处 Tinel 征（＋）。

影像学检查：腰椎正侧位、骨盆正位 X 线片示：未见骨性病变。腰椎 MRI 报告未见腰椎椎体、椎管内外病变。

诊断：右股神经卡压综合征。

治疗：在局部麻醉下，以 I 型针刀松解腹股沟韧带中点外下 2cm，Tinel 征（＋）点处。术后，患者仰卧位，做髋关节后伸 2～3 次。48 小时后嘱患者依股神经卡压综合征康复操进行锻炼，并予以中药外敷。处方：肉桂 6g，苏木 30g，生大黄 6g，白芍 20g，川芎 20g，伸筋草 30g，透骨草 30g，川牛膝 30g，红花 15g，桃仁 15g，当归 15g，海桐皮 15g。

上方浸泡于 4000ml 水中，半小时后煮沸，待温度适中后以干毛巾浸湿敷于患处半小时，每日 1 次，连续 5 日。

2015 年 9 月 7 日第一次随诊，患者诉：髂窝部疼痛明显好转，劳累后疼痛稍有加重，腿部麻木感消失。予以推拿治疗：腰、臀、腿部施行按揉法 5 分钟、拿法 10 分钟、理筋 10 分钟，每日 1 次，连续 10 日。依上方予以中药外敷，每日 1 次，连续 10 日。嘱患者依股神经卡压综合征康复操坚持锻炼。

2015 年 9 月 18 日第二次随诊，患者诉：诸症消失，可正常生活。

按语：根据闭合性手术理论及网眼理论，股外侧皮神经卡压综合征属于软组织卡压。股神经由腰丛发出后，在腰大肌与髂肌之间下行，并随同髂腰肌经肌腔隙入股部，在股前方分为数支至耻骨肌、缝匠肌、股四头肌及股前区皮肤，其终支为隐神经。髂腰肌为髂腰肌筋膜所包绕，在腹股沟部，其后侧及外侧为髂骨，内侧为髂耻骨梳韧带，前方为腹股沟韧带，筋膜内包有股神经及股外侧皮神经，是一个密闭的腔隙。在腹股沟韧带下方髂腰肌筋膜增厚形成纤维弓，构成致密的鞘管。此处为易于卡压处，患者因爬山致髂腰肌损伤，造成肌筋膜鞘管内水肿出血，致使髂腰肌筋膜下张力增加，压迫其内的股神经而出现疼痛麻木的症状。依据针刀医学慢性软组织损伤病因病理学理论和针刀闭合性手术理论，对腹股沟韧带中点外下 2cm，Tinel 征（＋）点处及股神经在腹股沟韧带处的卡压点进行精确闭合性针刀松解，一次性解除病变组织对神经的压迫，故取得了良好的临床疗效。

第七节　膝部神经卡压综合征

一、腓总神经卡压综合征

【临证医案精选】

患者：李某，男，学生，24 岁。于 2015 年 4

月 2 日来院就诊。

主诉： 右侧小腿酸软无力，足下垂伴小腿外侧及足背麻木 1 个月。

现病史： 患者月前因跳高至膝关节扭伤，经治疗好转，但自觉右侧小腿酸软无力，足下垂，小腿外侧至足背麻木，逐日加重，行走不利。

查体： 右小腿外侧肌肉较健侧轻度萎缩，肌张力正常，腓骨颈部 Tinel 征（＋），拇伸肌力 2 级。

影像学检查： 右膝关节正侧位 X 线片示右膝关节诸骨未见异常。

诊断： 右腓总神经卡压综合征。

治疗： 在局部麻醉下，以 I 型针刀松解右腓管后部卡压点、前部卡压点。术后屈伸膝关节 1～2 次。48 小时后予以温针灸。取穴：阳陵泉（患侧）、阴谷（患侧）、曲泉（患侧）、足三里（患侧），时间每次 30 分钟，每日 1 次，连续 5 日。

2015 年 4 月 8 日第一次随诊，患者诉：右小腿外侧及足背麻木感已消失，仍感右小腿无力，轻微跛行。予以温针灸 15 日，每日 1 次，每次 30 分钟，取穴同上。嘱患者依腓总神经卡压综合征康复操进行锻炼量。

2015 年 4 月 23 日第二次随诊，患者诉：足下垂基本恢复，右小腿诸症已消失，行走正常，可参加体育锻炼。

按语： 根据针刀医学对神经卡压的分型，腓总神经卡压综合征属于骨性纤维卡压型。腓管是指腓骨长肌纤维与腓骨颈所形成的骨纤维管道。腓总神经是由坐骨神经于大腿下 1/3 处分出，经过腘窝外侧沟，然后在腓骨头的后外侧下行，在腓骨头颈交界部与腓骨骨膜相连并入腓管。患者因体育锻炼时膝关节的急性损伤至腓总神经背腓骨长肌纤维弓挤压、摩擦，发生水肿而产生粘连压迫。针刀松解腓骨头颈交界的前方和后方及腓管前后部的卡压点，松解了腓管与腓神经的粘连，扩大了腓管容积，故麻木感消失，肌力恢复正常。

温针灸可温经通络，调和气血，逐寒祛湿，行气止痛。正所谓：药之不及，针之不到，必须灸之。现代医学认为，温针灸能够直达病所，调整患处血浆渗透压，改善患处血液循环，从而营养局部神经，恢复机体功能。故温针灸能促进神经功能的恢复，加快针刀创口的愈合，是一种很好的针刀术后康复疗法。

二、腓浅神经卡压综合征

【临证医案精选】

患者： 曾某，男，42 岁，工人。于 2013 年 3 月 9 日来院就诊。

主诉： 右足背及踝部疼痛 1 年，伴第二、三趾放射痛 1 周。

现病史： 患者半年前因外伤致右小腿中下段疼痛，经治疗有好转，但反复发作，发展到右小腿中下段阵发性钻心样疼痛，曾予以封闭治疗，症状有所缓解，但停用后 2 周症状再度加重。1 周前疼痛加重，不能久立久行，不能入睡，并放射至第二、三趾疼痛。

查体： 右小腿中下段外侧 Tinel 征（＋）。

辅助检查： 踝关节 X 线片示踝关节诸骨无异常。肌电图检查示：腓浅神经感觉传导速度减慢，潜伏期改变。

诊断： 腓浅神经卡压综合征。

治疗： 在局部麻醉下，以 I 型针刀松解腓浅神经出筋膜处卡压点。术后，仰卧位做踝关节内翻、外翻 2～3 次。48 小时后予以温针灸。取穴：阳陵泉（患侧）、足三里（患侧）、三阴交（患侧）、悬钟（患侧）。时间每次 30 分钟，每日 1 次，连续 5 日。嘱患者依腓浅神经卡压综合征康复操锻炼。

2013 年 3 月 15 日随诊，患者诉：右足踝、背及二、三趾部疼痛麻木消失。

按语： 根据针刀医学对神经卡压的分型，腓浅神经卡压综合征属于软组织卡压。腓浅神经来源于腓总神经，绝大部分起始处位于小腿上 1/3 上区腓骨颈处，少数可在上 1/3 中区起始。一般起始后在上 1/3 段行于腓骨长肌深面与腓骨之间，后于上 1/3 下区和中 1/3 上区行于腓骨长、短肌之间，继而行于前肌间隔的外侧深筋膜深面，下行至浅出处，其主干穿出深筋膜处的位置主要位于外踝上方、小腿中 1/3 下区和下 1/3 上区。患者于外伤后，在深筋膜下形成水肿、粘连、瘢痕压迫腓浅神经致使患者右足踝、背及二、三趾部疼痛麻木。针刀于小腿外侧中下 1/3 处 Tinel 征阳性点及腓浅神经出筋膜处卡压点进刀松解，切开此处的粘连、瘢痕松解其对腓浅神经的压迫，故患者疼痛感迅速消失，疗效显著。

温针灸可温经通络，调和气血，逐寒祛湿，行气止痛。正所谓：药之不及，针之不到，必须灸之。现代医学认为，温针灸能够直达病所，调整患处血浆渗透压，改善患处血液循环，从而营养局部神经，恢复机体功能。故温针灸能促进神经功能的恢复，加快针刀创口的愈合，是一种很好的针刀术后康复疗法。

第八节　踝足部神经卡压综合征

一、跗管综合征

【临证医案精选】

患者：柴某，女，商人，60 岁。2015 年 10 月 12 日来院就诊。

主诉：左内踝关节疼痛伴足底麻木半年。

现病史：患者半年前因左踝部扭伤红肿疼痛，经治疗红肿消失但仍有疼痛感，行走后加剧，逐渐出现左足底部麻木，行走不利。

查体：左跟骨叩击试验（＋）、Tinel 征（＋）。

影像学检查：左踝关节正侧位 X 线片示：左踝关节诸骨未见异常。

诊断：跗管综合征。

治疗：在局部麻醉下，以 I 型针刀松解左分裂韧带内踝部起点及止点。48 小时后予以中药离子导入。中药处方：黄芪 60g，当归 20g，白芍 20g，威灵仙 150g，川牛膝 10g，冰片 6g。将上方浸泡于 1000ml 水中，半小时后煎熬成 250ml 药液，瓶装备

用。每日 1 次，每次 30 分钟，连续 5 日。

2015 年 10 月 18 日第一次随诊：患者诉左踝部麻木感消失，仍有轻微疼痛感，劳累后加剧。予以手法治疗：患者仰卧，患肢外旋，医生以一指禅推法或揉法与小腿内后侧，由上而下推、揉至踝部，重点在踝管局部，沿与踝管纵向肌纤维垂直的方向推、揉 5～10 分钟，最后顺肌腱方向用擦法擦 30 次。每日 1 次，连续 5 日。

2015 年 11 月 24 日第二次随诊：患者诉左踝部疼痛麻木感消失，活动自如。

按语：根据针刀医学对神经卡压的分型，跗管综合征属于骨性纤维卡压。跗管是在内踝下侧的一个狭窄的骨性通道，上面有分裂韧带覆盖，下面有跟骨内侧面组成的扁形管腔，中间有胫后动脉，胫后神经，拇长屈肌，趾长屈肌通过，患者因外伤致分裂韧带受损、挛缩使管腔更为狭窄，胫后神经受到卡压，故内踝关节疼痛麻木。针刀松解分裂韧带起至点改善其挛缩扩大了骨性管腔容积故疼痛消失。

针刀术后予以推拿治疗，可以起到通经活络，行气止痛之功效，并能对周围软组织起到一定松解作用，从而能缩短疗程，减轻患者痛苦。

二、Morton 跖骨痛

【临证医案精选】

患者：张某，女，农民，56 岁。2013 年 11 月 12 日来院就诊。

主诉：左足底及足趾疼痛 1 年，加重半个月。

现病史：患者 1 年前无明显诱因突发左足底及第一、二、四足趾疼痛，未经治疗，半个月前疼痛加剧，左足底呈阵发性烧灼样疼痛，数分钟后自行缓解，行走时疼痛加重，遂来我院求诊。

查体：第二至三跖蹼跖面明显压痛，且有硬性条索。

影像学检查：左足 X 线片示：左足第二、三跖骨头变平变宽。

诊断：Morton 跖骨痛。

治疗：在局部麻醉下，以Ⅰ型针刀从跖面切开左足第三、四跖骨间韧带。针刀术后，患者仰卧术者推压左足跖趾关节的跖面，做跖趾关节背伸活动1~2次。48小时后，依Morton跖骨痛康复操进行康复锻炼，并予以中药足浴。中药处方：黄芪60g，当归20g，白芍20g，甲珠20g，威灵仙150g，白芷10g，盐附片20g。将上方浸泡于4000ml水中，半小时后煮沸，待温度适中后足浴半小时，每日1次，连续3日。

2013年11月18日第一次随诊：患者诉左足底部疼痛明显减轻，仅行走时有疼痛感。依上方足浴，每日1次，每次30分钟，连续10日。嘱患者依Morton跖骨痛康复操加大锻炼量。

2013年11月24日第二次随诊：患者诉左足底部疼痛完全消失，活动自如。

按语：根据针刀医学对神经卡压的分型，Morton跖骨痛属于软组织卡压型。Morton跖骨痛是第三、四两跖骨头中间处的趾神经长期受牵扯压迫，而发生局限性疼痛。胫神经于内踝后方穿屈肌支持带深面入足底，分为足底内、外侧神经。足底内侧神经先分出一条趾底固有神经至拇趾内侧缘，然后在跖骨底分出三条趾底总神经，行于足底腱膜与趾短屈肌之间，又各分为两条趾底固有神经。足底外侧神经于第五跖骨底分浅支及深支，浅支分出两条趾底总神经，外侧支分布于小趾外侧缘。内侧支分布于四、五趾相对缘。由足底侧神经发出的第三趾底总神经与由足底外侧神经发出的第四趾底总神经之间存在吻合，由第四跖骨间隙斜向第三跖骨间隙，横在趾短屈肌深面。患者因长期穿高跟鞋，第三、四两跖骨头的中间处的跖骨间韧带长期受到牵扯压迫，出现挛缩、粘连，从而卡压其间的趾神经，故出现疼痛症状。由于西医对本病的病理机制不清楚，故西医用手术方法切除跖骨头，不但没有治愈本病，反而由于切除了跖骨头，损害了足部弓弦力学系统的解剖结构，所以，术后患足的功能明显受限，甚至引起永久性的残疾。针刀闭合性手术在不切除人体组织的前提下，准确松解周围的跖骨间韧带，从根本上解除卡压，一次即愈，无并发症和后遗症。而中药足浴能够舒筋活血、消肿止痛，并通过皮肤将药物传导至经络、筋骨，激发肌体的调节功能，可迅速消除疼痛，促进功能恢复，伤口愈合，达到快速治愈目的。

第四十四章

其他疾病针刀临证医案精选

第一节 内科相关疾病

一、慢性支气管炎

【临证医案精选】

患者：沈某，男，67 岁，退休，于 2015 年 6 月 19 日来院就诊。

主诉：反复咳嗽、咳痰伴喘息 5 年，加重 1 个月。

现病史：患者 5 年前冬天落入水中受凉后，开始出现咳嗽、咳痰，咳厉害了就喘，两个多月后才恢复。以后每年冬天就犯，每次都是中药、西药吃很多，总得 2～3 个月才好。近两年来持续的时间越来越长，从去年冬天到现在就没有彻底好过，1 个月前稍受凉就发作得厉害，至今没有好转。现在症：咳嗽，吐灰白浓痰伴喘息，胸闷，背部怕凉。

查体：T_2～T_5 棘突，棘旁有压痛。在肺底部可听到湿性和干性啰音，偶伴有哮鸣音。

影像学检查：胸片示：见两肺下部纹理增粗。胸椎正侧位片：以 T_3 为顶点轻度侧弯。

诊断：慢性支气管炎。

治疗：第一次局部麻醉下针刀松解 T_2～T_4 棘上韧带、棘间韧带及多裂肌止点和肋横突关节囊韧带的粘连瘢痕。针刀术后用俯卧推压整复手法进行整

复。48 小时后予以中频治疗，每次 20 分钟，每日 1 次，连续 3 日。

2015 年 6 月 23 日二诊：针刀松解 C_7～T_2 棘上韧带、棘间韧带及多裂肌止点和肋横突关节囊韧带的粘连瘢痕。针刀术后用俯卧推压整复手法进行整复。48 小时后予以中频治疗，每次 20 分钟，每日 1 次，连续 3 日。

2015 年 7 月 1 日三诊：经过 2 次针刀治疗咳喘均好转，偶尔有咳嗽。针刀松解 T_4～T_6 棘上韧带、棘间韧带及多裂肌止点和肋横突关节囊韧带的粘连瘢痕。针刀术后用俯卧推压整复手法进行整复。48 小时后予以中频治疗，每次 20 分钟，每日 1 次，连续 3 日。同时服用中药汤剂：山萸肉 10g，熟地 10g，淮山药 10g，泽泻 10g，丹皮 10g，茯苓 10g，紫菀 10g，五味子 5g，枸杞子 10g，杏仁 10g，干姜 10g，细辛 3g，半夏 10g。每日 1 剂，每剂煎两次，共服 10～15 天。

2016 年 3 月 23 日电话随访：中药吃完后就好了，整个冬天都没有患，也没有以前那样怕冷了。

按语：对于慢性支气管炎的病因认识，一直认为是支气管发生感染或非感染性炎症，所以在治疗上主要是采取抗感染、解痉平等对症治疗措施，疗效不够理想。我们针刀医学通过对慢性支气管炎病因、病理的深入研究，并通过大量临床实践验证，认为慢性支气管炎的最根本原因不在于肺脏本身，

而在于控制肺脏的自主神经功能紊乱，因为肺脏的功能活动主要受迷走神经和从脊髓 $T_1 \sim T_5$ 段发出的交感神经支配，当自主神经功能紊乱时，引起内脏功能失调，使肺部的抵抗力下降，此时就会遭受感染或致病因素的侵袭，反复发生侵害，渐渐就形成慢性炎症性病变。

依据弓弦理论和网眼理论，引起自主神经功能紊乱的进一步原因则是由于胸背部的软组织损伤，产生粘连、瘢痕、挛缩、阻塞，造成骨关节的微小错位、卡压、牵拉自主神经而造成的。基于以上的认识，从引起慢性支气管炎的最根本病因入手，采用针刀整体松解胸背部的软组织，来调节自主神经功能紊乱，并配合术后手法和康复手段，以达到治疗的目的。根据我们的临床观察，用针刀疗法治疗慢性支气管炎疗效快、疗程短、不易复发，并有很好的远期效果。

二、支气管哮喘

【临证医案精选】

患者：林某，女，29 岁，售货员，于 2015 年 1 月 9 日来院就诊。

主诉：反复发作哮喘 20 年发作 1 月余。

现病史：患者 9 岁患哮喘，每年秋冬季发作，到夏季缓解，经过多方治疗，效果不明显。1 个多月前又发作，每天起床时即大发作，呼吸困难，张口抬肩，吐大量白泡沫痰，端坐呼吸，面色苍白，口唇及指甲发绀，只能依靠氨茶碱控制，嗅到异味、烟雾刺激、稍微运动即诱发。述上背部常有疼痛不适感，发作时加重。

查体：触诊 $T_1 \sim T_5$ 棘突及两侧压痛，伴有软组织条索样改变。双肺可闻及广泛哮鸣音。

影像学检查：X 线片显示 $T_1 \sim T_2$ 棘突向左偏，$T_3 \sim T_5$ 棘突向右偏，并以 T_2 为顶点轻度侧弯。

诊断：支气管哮喘。

治疗：第一次针刀治疗取大椎穴、肺俞穴、膏肓穴。术后每日清晨饭前服如下食品 30～45 天，即百合干 50g、白果仁（即将银杏外层硬壳剥去）

50g、冰糖 50g，3 种食品放在一起加水炖熟，连汤及该 3 种食品空腹顿服。

2015 年 1 月 13 日二诊：针刀松解 $C_7 \sim T_2$ 棘上韧带、棘间韧带及多裂肌止点和肋横突关节囊韧带的粘连瘢痕。针刀术后用俯卧推压整复手法进行整复。48 小时后予以中频治疗，每次 20 分钟，每日 1 次，连续 3 日。

2015 年 1 月 17 日三诊：针刀松解 $T_3 \sim T_5$ 棘上韧带、棘间韧带及多裂肌止点和肋横突关节囊韧带的粘连瘢痕。针刀术后用俯卧推压整复手法进行整复。48 小时后予以中频治疗，每次 20 分钟，每日 1 次，连续 3 日。

2015 年 1 月 21 日四诊：患者已 3 天完全不喘了。嘱坚持食疗，并按胸背部康复操锻炼。

2015 年 3 月 21 日随访：患者述一直没有患病，感觉体质增强，感冒都没有患过。

按语：根据针刀医学关于脊柱区带病因病理学的新理论，针刀医学认为支气管哮喘是由于有关椎体的移位，软组织损伤变性而牵拉、挤压，导致主要支配肺脏功能活动的迷走神经和胸髓（$T_1 \sim T_5$）侧角发出的交感神经的功能紊乱引起。

根据胸背部弓弦力学系统和网眼理论，我们很容易就可以找到病变关键点，通过三次针刀整体松解，配合适当的手法、理疗、食疗，使损伤变性的软组织重新获得动态平衡，使移位的椎体得以恢复，最终使支配肺功能活动的迷走神经和交感神经的功能恢复，哮喘可以彻底治愈。实践证明：针刀医学对哮喘病发病机制的认识是科学的，疗效满意，值得临床推广应用。

三、阵发性心动过速

【临证医案精选】

患者：杨某，男，25 岁，研究生，于 2012 年 6 月 9 日来院就诊。

主诉：阵发性心悸、心前区不适 3 年。

现病史：患者 3 年前大量运动后出现心悸、心前区不适，伴头颈部发胀、头晕、乏力、出汗。以后时不时地发作，每次于运动、过度疲劳、情绪激动、饮酒时发作。近 2 个月发作频繁，以前 1 个月才发作几次，发作时间只有 1 分钟左右，现在有时一天就发作几次，发作时间也增加到十几分钟。

查体：触诊 $T_4 \sim T_6$ 棘突及两侧压痛，伴有软组织条索样改变。心率：158 次/分。

影像学检查：X 线片显示 T_5 棘突明显向左偏。心电图示：室上性阵发性心动过速。

诊断：阵发性心动过速。

治疗：每次针刀松解 $T_2 \sim T_4$ 棘上韧带、棘间韧带及多裂肌止点和肋横突关节囊韧带的粘连瘢痕。针刀术后用俯卧推压整复手法进行整复。抗生素常规预防感染 3 天。48 小时后予以中频治疗，每次 20 分钟，每日 1 次，连续 3 日。

2012 年 6 月 13 日二诊：针刀松解 $T_5 \sim T_7$ 棘上韧带、棘间韧带及多裂肌止点和肋横突关节囊韧带的粘连瘢痕。针刀术后用俯卧推压整复手法进行整复。48 小时后予以中频治疗，每次 20 分钟，每日 1 次，连续 3 日。

2012 年 6 月 17 日三诊：患者述发病的次数和时间明显减少。针刀调节厥阴俞、心俞、间使穴。嘱术后坚持胸背部康复操锻炼，并用中药巩固治疗：磁石 30g，朱砂 10g，莲子心 60g，柏子仁 50g，火麻仁 30g，炙甘草 10g，松仁 10g，当归 50g，防风 50g，赤芍 50g，龟甲 50g，鳖甲 50g，珍珠母 50g。以上药物研极细末，炼蜜为丸，如黄豆大，分成 100 次服，1 日 2 次。

2013 年 3 月 14 日随访：患者述吃完中药后症状基本消失，已经上班了。

按语：对于阵发性心动过速的病因认识，一直认为是心脏异位起搏点的自律性增高或形成折返激动而致，所以在治疗上主要是采取药物、直流电同步复律等对症治疗措施，疗效不够理想。针刀医学通过对阵发性心动过速病因、病理的深入研究，并通过大量临床实践验证，认为一部分阵发性心动过速的根本原因不在于心脏本身，而在于控制心脏的自主神经功能紊乱，因为心脏的功能活动主要受迷走神经和从脊髓 $T_1 \sim T_8$ 段发出的交感神经支配，当自主神经功能紊乱时，引起心脏的功能紊乱而发作阵发性心动过速。

依据弓弦理论和网眼理论，引起自主神经功能紊乱的进一步原因则是胸背部软组织损伤，产生粘连、瘢痕、挛缩、阻塞，造成骨关节微小错位，卡压、牵拉自主神经而致。基于以上认识，从引起阵发性心动过速的根本病因入手，采用针刀整体松解胸背部的软组织，来调节自主神经功能紊乱，并配合术后手法和康复手段，以达到治疗的目的。

四、窦性心动过缓

【临证医案精选】

患者：高某，女，61 岁，工人，于 2013 年 4 月 12 日来院就诊。

主诉：心慌乏力，头昏，眼花 3 年。

现病史：患者 3 年前出现全身乏力，头昏，眼花。经医院确诊为窦性心动过缓，经过阿托品、麻黄素以及温补心肾阳气的中药治疗，起初效果不错，但吃的时间长了，效果就不明显了。听说针刀很神奇，故来看看。

查体：触诊 $T_5 \sim T_6$ 棘间增宽，棘突及两侧压痛，伴有软组织条索样改变。心率：52 次/分。

影像学检查：X 线片显示 T_5 俯旋移位。心电图示：窦性心动过缓。

诊断：窦性心动过缓。

治疗：每次针刀松解 $T_4 \sim T_6$ 棘上韧带、棘间韧带及多裂肌止点和肋横突关节囊韧带的粘连瘢痕。针刀术后用俯卧推压整复手法进行整复。48 小时后予以中频治疗，每次 20 分钟，每日 1 次，连续 3 日。

2013 年 4 月 16 日二诊：患者述精神不错，心率每分钟 55 次左右。针刀调节厥阴俞、心俞穴位。术后嘱中药巩固治疗：人参 10g，制附片 10g，红花 10g，银花藤 20g，当归 10g，五味子 10g，炙黄芪 30g，桂枝 10g，川芎 10g，炙甘草 6g，水煎服，1 日 1 剂，分 2 次服，服用 20 天。并坚持胸背部康复操锻炼。

2013 年 5 月 14 日随访：患者述吃完中药后就基本没有症状，心率也总在 60 多次，精神很好。

按语： 对于窦性心动过缓的病因认识，一直认为是心脏的窦房结功能不全而致，所以在治疗上主要是针对心脏本身，疗效不够理想。我们针刀医学通过对窦性心动过缓病因、病理的深入研究，并通过大量临床实践验证，认为一部分窦性心动过缓的根本原因不在于心脏本身，而在于控制心脏的自主神经功能紊乱，因为心脏的功能活动主要受迷走神经和从脊髓 $T_1 \sim T_8$ 段发出的交感神经支配，当自主神经功能紊乱时，引起心脏的功能紊乱而发作窦性心动过缓。

依据弓弦理论和网眼理论，引起自主神经功能紊乱的进一步原因则是由于胸背部的软组织损伤，产生粘连、瘢痕、挛缩、阻塞，造成骨关节的微小错位，卡压、牵拉自主神经而造成的。基于以上的认识，从引起窦性心动过缓的根本病因入手，采用针刀整体松解胸背部的软组织，来调节自主神经功能紊乱，并配合术后手法和康复手段，以达到治疗的目的。

五、慢性胃炎

【临证医案精选】

患者： 任某，女，29 岁，公务员，于 2015 年 7 月 9 日来院就诊。

主诉： 上腹部反复疼痛 1 年余。

现病史： 患者自诉 1 年前无明显诱因出现上腹部隐隐作痛，遇劳加重，饥饿时痛甚，食后痛减。伴有胃胀、嘈杂、嗳气，偶有恶心呕吐、口干口苦、有吞咽梗塞感，大便时干时稀，胸闷气短，身困乏力、心烦易躁、发冷。曾在当地医院就诊，被诊断为慢性胃炎，予以中西药物治疗，效果不明显，症状逐渐加重而来求治。

查体： 第六至八胸椎周围软组织有压痛或结节。

影像学检查： 胃镜显示，慢性浅表性胃炎（中

度），伴胆汁反流。胸段正侧位 X 线片示第六、七胸椎棘突向左偏。

诊断： 慢性浅表性胃炎。

治疗： 第一次局部麻醉下针刀松解 $T_6 \sim T_8$ 棘上韧带、棘间韧带及多裂肌止点和肋横突关节囊韧带的粘连瘢痕。针刀术后用俯卧推压整复手法进行整复。48 小时后予以中频治疗，每次 20 分钟，每日 1 次，连续 3 日。

2015 年 7 月 13 日二诊：针刀松解 $T_5 \sim T_8$ 上、下、左、右的阳性点（如压痛、结节、条索等）。针刀术后，在各个进针点处，指压 20 秒钟，以促进局部的微循环。48 小时后颈部予以中频治疗，每次 20 分钟，每日 1 次，连续 3 日。

2015 年 7 月 17 日三诊：经过两次针刀治疗已无上腹部反复疼痛，食欲增加。针刀调节中脘、内关、胃俞、脾俞穴。48 小时后予以中频治疗，每次 20 分钟，每日 1 次，连续 3 日。同时服用中药汤剂：炒蒲黄 10g，五灵脂 10g，香附 10g，乌药 10g，当归 10g，赤芍 12g，甘草 6g，桃仁 10g，陈皮 10g，党参 10g，红花 10g，良姜 6g，红豆蔻 6g。水煎服，每日 1 剂，每剂煎两次，空腹服，连服 10 剂。

2016 年 6 月 23 日电话随访：中药吃完后就好了，一直没有犯病，食欲很好，大便也很规律。

按语： 对于慢性胃炎的病因认识，一直认为是胃因为物理化学因素，细菌感染等外因刺激所致，所以在治疗上主要是采取抗感染、解痉、制酸等对症治疗措施，疗效不够理想。我们针刀医学通过对慢性胃炎病因、病理的深入研究，并通过大量临床实践验证，认为一部分慢性胃炎的根本原因不在于胃本身，而在于控制胃的自主神经功能紊乱，因为胃的功能活动主要受迷走神经和从脊髓 $T_6 \sim T_8$ 段发出的交感神经支配，当自主神经功能紊乱时，引起内脏功能失调，使胃部的抵抗力下降，此时就会遭受感染或物理化学刺激，反复发生侵害，渐渐就形成慢性胃炎。

依据弓弦理论和网眼理论，引起自主神经功能紊乱的进一步原因则是由于胸背部的软组织损伤，产生

粘连、瘢痕、挛缩、阻塞，造成骨关节的微小错位、卡压、牵拉自主神经而造成的。基于以上的认识，从引起慢性胃炎的最根本病因入手，采用针刀整体松解胸背部的软组织，来调节自主神经功能紊乱，并配合术后手法和康复手段，以达到治疗的目的。

六、功能性便秘

【临证医案精选】

患者：雷某，女，21岁，大学生。于2012年9月11日来院就诊。

主诉：便秘4年。

现病史：患者在高中三年级时因学习紧张、生活不规律产生便秘。未经治疗，自行服用蜂蜜水可缓解。在上大学后症状逐渐加重，大便由2~3日一行变为3~5日一行，甚则1周一行。大便干燥，排出不畅，痛苦不堪。饮食尚可，但不敢大量进食。平时可伴见腹胀、恶心、乏力、头昏等症状。

查体：腹部胀痛，可在其左下腹触及粪块和痉挛的结肠。

实验室检查：粪便镜检和粪潜血试验检查均正常。

诊断：便秘。

治疗：2012年9月11日行第一次针刀治疗：患者俯卧位，在1%利多卡因局部麻醉下运用Ⅰ型针刀分别松解上腰段 L_1 ~ L_2 关节突关节韧带的挛缩、粘连和瘢痕。针刀术毕进行手法治疗，腰部针刀术后进行抖牵法。患者俯卧位，腰部肌肉放松，患者双手拉住床头，一助手立于床尾，两手握两踝部牵引，在牵引的基础上，用力上下抖动数下，连续做3~5遍，术者立于患者躯干一侧，双手重叠放于 T_{12} ~ L_1 棘突上，当助手用力牵引时，术者向下弹压1次。48小时后，依腰腹部康复操进行康复锻炼7天，并予以中药7剂内服。中药处方：火麻仁15g，枳壳15g，生大黄10g，杏仁10g，白芍15g，厚朴10g，郁金10g，沙参10g，玉竹15g，麦门冬10g。每日一剂，煎取汁600ml，分三次服用。

2012年9月18日患者诉：第一次针刀治疗后

当天晚上即大便通畅，感到身上前所未有的舒服。续行第二次针刀治疗：患者坐位，在1%利多卡因局部麻醉下运用Ⅰ型针刀调节足三里穴。术后抗生素常规预防感染3天。48小时后，依腰腹部康复操进行康复锻炼15天，并予以上方中药内服7天。

2012年9月25日第一次随诊，患者诉：第二次针刀治疗后便秘完全消失。仍时有乏力、头昏等症状。查体：腹部平软无胀痛，未触及粪块和痉挛的结肠。嘱患者依腰腹部康复操继续康复锻炼。中药麻仁丸内服14天。

2013年3月15日第二次随诊，患者诉：半年来便秘一直未发，饮食恢复正常。腹胀、恶心、乏力、头昏等症状均消失。已经顺利考取研究生。

按语：依据针刀医学的脊柱相关疾病理论及慢性软组织损伤病因病理学理论和软组织损伤病理构架的网眼理论，长期便秘是由于支配胃肠的内脏神经在行经途中被卡压，使肠道长期处于半麻痹状态。依据上述理论，针刀整体松解腰部软组织慢性损伤的粘连、瘢痕，解除被卡压的内脏神经，使肠道尽快恢复动态平衡状态。中药内服润肠泻热、行气通便，配合腰腹部康复操康复锻炼能够强筋健骨，恢复腰部软组织的动态平衡，减轻对内脏神经的影响，此病就得到治愈。

七、慢性前列腺炎

【临证医案精选】

患者：袁某，男，52岁，职工，于2015年12月9日来院就诊。

主诉：反复发作尿频、尿痛4年。

现病史：患者大约4年前出现尿频、尿痛，曾在数家医院诊断为前列腺炎。经过反复治疗，如抗生素注射，尿道微波等治疗后，症状稍有改善，这几年仍反复发作。近半年来患者出现下腹隐痛、肛门坠胀、尿等待、夜尿增多、早泄等症状，经朋友介绍来我院就诊。

查体：肛门指诊双侧前列腺明显增大、压痛、质偏硬，中央沟变浅。

检查：实验室检查：前列腺液常规卵磷脂小体30%，白细胞满视野、红细胞（＋＋）；B超检查：前列腺增大。

诊断：慢性前列腺炎。

治疗：第一次针刀松解中极、三阴交、秩边、水道、天枢、关元、脾俞、血海、行间穴。

2015年12月12日二诊：针刀松解前列腺包膜的挛缩，患者仰卧位，医生左手食指从肛门插入即可触到前列腺，用食指将前列腺推顶至小腹腹壁，用针刀刺穿腹壁，刀口线和腹中线平行，针体和进针部位垂直，刀锋达前列腺表面，纵行切开3～4刀，即是将前列腺表面张力很大的包膜切开，拔出针刀后，用力压迫针孔3～5分钟。术后立即肌注止血敏，术后3天开始按摩前列腺，每周1次，同时服用中药汤剂：丹参10g，赤芍10g，红花10g，桃仁10g，泽兰10g，没药10g，山甲10g，王不留15g，川楝子10g，败酱草15g，蒲公英15g，石韦10g。水煎服，1日1剂，分两次服用，连用20天。

2016年1月5日三诊：患者述已没有明显的不适。嘱每周按摩前列腺4次，并加强身体锻炼，增强体质。

2016年2月6日随访，一切正常。复查前列腺液常规，卵磷脂小体（＋＋＋），白细胞（＋＋＋）/HP，pH7.2。

按语：针刀医学认为慢性前列腺炎是由于前列腺的频繁强烈的收缩，使前列腺及周边的软组织发生疲劳性损伤，大量的瘢痕组织生成，使前列腺增大，增大的前列腺又压迫尿道和输精管，使之狭窄甚至闭塞。当人体抵抗力下降，病菌侵入时，狭窄甚至闭塞的尿道和输精管又成了病菌的温床。人体与病菌反复的交战而致慢性前列腺炎。

所以首先用针刀调节相关的穴位，增强人体和局部的抵抗力，再用针刀松解前列腺的粘连、瘢痕，使狭窄甚至闭塞的尿道和输精管恢复通畅，再加上中药和前列腺按摩，就可以使慢性前列腺炎得以恢复正常。

八、中风后遗症

【临证医案精选】

患者：赵某，男，59岁，农民，于2015年9月13日来院就诊。

主诉：中风后遗右侧偏瘫1年余。

现病史：患者在2015年3月9日患脑出血，经中西医治疗，脱离了生命危险。虽经积极的康复锻炼，但仍后遗右侧痉挛性偏瘫。走起路来，右上肢屈曲、内收，下肢呈直伸位，足内翻。语言低怯无力，诉右侧肢体沉重无力。

查体：右上肢屈曲呈90°、内收，肌力3级，右下肢足内翻40°，偏瘫步态，肌力4级，肌张力亢进，左侧腱反射亢进，巴宾斯基征阳性。

诊断：中风后遗症。

治疗：2015年9月13日初诊：针刀松解胫骨前肌，胫骨后肌起点的粘连瘢痕和踝关节内、外侧关节囊，相关韧带及周围的粘连瘢痕。针刀术毕，做踝关节背伸及跖屈数次。口服补阳还五汤口服液，每次10ml，每日3次，服用1个月。

2015年9月17日二诊：针刀松解腓肠肌内外侧头起点的粘连瘢痕及腓肠肌与比目鱼肌肌腹之间的粘连瘢痕。针刀术毕，做踝关节背伸及跖屈数次。

2015年9月21日三诊：患者通过两次治疗足内翻以得到减轻，自觉下肢沉重感缓解，行走有力。针刀松解肩、肘关节周围挛缩肌肉起止点的粘连瘢痕。包括：喙肱肌起点、胸大肌止点、肩胛下肌止点、肩关节囊、肱桡肌止点、肘关节囊、前臂屈肌起点、旋前圆肌起点。针刀术后被动屈伸肘关节和外展肩关节数次，在屈伸肘关节到达最大位置时，再做一次针刀手法学的弹压手法。24小时后行主动外展肩关节和屈伸肘关节锻炼。

2015年9月25日四诊：经过三次治疗，自觉沉重感缓解，行走有力。让患者自行活动，足内翻＜10°，上肢屈曲＜20°。嘱患者坚持按康复操锻炼。

2016年4月22日随访：经过坚持康复训练，

患者已经可以很正常的行走，手臂活动正常。

按语： 偏瘫患者痉挛期，一般从偏瘫第二周末始，它标志着中枢性偏瘫后的脊髓"休克期"已经过去，但大脑病使皮质高级中枢对脊髓低级中枢的抑制作用及运动功能的控制尚未恢复，表现为肌张力增高，肌肉协调异常的特定模式。在上肢表现为肩部内收肌群、前臂屈肌群、旋前肌肌张力增高，呈屈曲模式；下肢表现为伸肌群、足内旋肌和大腿内收肌群张力增高，呈伸展模式。通过弓弦力学系统分析，其中肩关节内收，前臂屈曲、内收，是通过喙肱肌、胸大肌、肩胛下肌、肱二头肌、肱桡肌、旋前圆肌的挛缩而表现出来的；足内翻是胫骨前肌、胫骨后肌、比目鱼肌、腓肠肌、拇长屈肌、趾长屈肌的挛缩而表现出来的。通过针刀对这些病变关键点的整体松解，达到肢体的力平衡从而治愈本病。所以该患者通过三次治疗而收到了好的疗效就不奇怪了。

另外，脑卒中病人早期阶段麻痹通常是松弛性的，姿势不良可产生畸形，所以脑卒中后摆正下肢的姿势、活动范围练习在恢复的早期阶段就应开始，主要的治疗目标是防止关节出现挛缩。在患者全身情况允许的条件下，尽可能早的站立和行走对防止下肢畸形有极大帮助。

九、带状疱疹后遗神经痛

【临证医案精选】

患者： 徐某，男，70岁，退休，于2015年5月11日来院就诊。

主诉： 右腰腹部带状水疱，伴剧痛1月余。

现病史： 1个月前因郁怒而突起左腰腹部大片水疱，痛如火燎，诊为带状疱疹，经中西医等多方治疗1个多月，患部已结痂，但疼痛仍异常剧烈，痛甚时折腰缩腿，以头撞墙亦不可忍，虽用曲马多等多种止痛药亦不缓解，而来我院就诊。现在症：左腰腹部灼痛剧烈，夜间尤甚，眠差，胃纳少，尿黄。

查体： 右腹至后胸腰结合部呈带状黯红色斑及痂皮。触诊 $T_{12} \sim L_1$ 棘间增宽，棘突及两侧压痛，伴有软组织条索样改变。

影像学检查： 胸腰椎X线片显示 L_1 仰旋移位。

诊断： 带状疱疹后遗神经痛。

治疗： 针刀松解 $T_{12} \sim L_2$ 棘上韧带、棘间韧带及多裂肌止点和肋横突关节囊韧带的粘连、瘢痕。针刀术后用俯卧推压整复手法进行整复。48小时后予以TDP治疗，1次20分钟，每日1次，连续10日。并配合中药汤剂：延胡索10g、乳香10g、没药10g、丹参10g、丹皮10g、板蓝根30g、生地10g、赤芍10g。水煎服，每日1剂，分2次服，连服10日。

2015年5月23日二诊：疼痛明显缓解。嘱按胸腰部康复操坚持锻炼。

2015年6月23日随访，已康复。

按语： 针刀医学认为，水痘－带状疱疹病毒有亲神经和皮肤的特性，易潜伏于人体，如果神经没有受压、牵拉、卡压而损伤，可不发病。这就是"正气存内，邪不可干"。当人体由于长期不正确姿势导致的脊柱疲劳性损伤、积累性损伤、日常生活中的隐蔽性损伤等，使脊柱区带软组织损伤或骨关节移位，造成沿相应节段的感觉神经受压、牵拉、卡压，从而导致该感觉神经的损伤，水痘－带状疱疹病毒就可被激发活化，使受累神经节发炎或坏死，产生神经痛。

通过弓弦力学系统就可以准确地找到病变关键点，对病变关键点的整体松解，再配合中药和红外线治疗帮助人体的恢复，使受压、牵拉、卡压的感觉神经恢复正常，从而治愈该病。

第二节　妇科相关疾病

一、痛经

【临证医案精选】

患者： 陆某，女，22岁，学生，于2014年8月12日来院就诊。

主诉：月经时下腹部绞痛 1 年。

现病史：患者 1 年前因学习紧张每次月经来潮时下腹部绞痛难忍并放射至腰骶部疼痛，恶心欲呕，手足发凉，甚至昏厥，两日后自行缓解，经内服中药治疗好转，近 3 个月再次发作，遂来我院求诊。

查体：妇科检查未发现明显器质性疾病。

影像学检查：子宫双侧附件 B 超未见异常。

诊断：原发性痛经。

治疗：在局部麻醉下以Ⅰ型针刀松解 L_2 ~ L_4 横突尖，腰肋韧带在第十二肋和髂嵴附着部。予以灸法治疗。取穴：肝俞、胆俞、期门、支沟、太冲、三阴交、阳陵泉、膈俞。操作：每次取三穴，用艾条温和灸，每穴施灸 30 分钟，每日一次，连续 5 天。48 小时后予以腰骶部推拿治疗，操作：患者俯卧，医者在腰骶部施以揉法 5 分钟，理筋 5 分钟，擦法 10 分钟侧扳法整复要骶椎，并嘱其依痛经康复操锻炼。

2014 年 8 月 18 日第二诊：不予麻醉，以Ⅰ型针刀分别松解三阴交（双）、关元、肾俞（双）、足三里（双）、气海、归来（双）、肝俞（双）穴处。48 小时后依上法予以腰骶部推拿治疗，并依上方予以灸法治疗，连续 15 天。嘱其依痛经康复操锻炼。

2015 年 2 月 2 日第一次随诊：近半年来月经来潮时未觉疼痛。

按语：针刀医学认为，痛经的主要原因是支配盆腔的骶神经受到卡压，引起人体内生化成分的改变所致。故依据针刀医学关于腰腹部弓弦力学系统的解剖结构，以及痛经的网状立体病理构架，第一次松解腰肋韧带起止点和其在横突部的附着点，并以手法整复腰骶椎小关节，使腰骶部恢复动态平衡，解除骶神经受到的卡压。第二次针刀调节相关穴位，恢复人体内生化成分的正常功能，故痛经可得到解除。

二、慢性盆腔炎

【临证医案精选】

患者：孙某，女，42 岁，干部，于 2015 年 4 月 2 日来院就诊。

主诉：小腹坠胀伴经期延长 1 年。

现病史：患者近一年来时感小腹及腰部坠胀不适，左侧为甚，经期延长淋漓不尽达十余天，易疲劳，周身无力，白带量多，烦躁易怒，睡眠欠佳，遇劳累或月经前后加重，曾在医院进行抗炎治疗，病情好转，月余后复发，遂来我院求诊。

辅助检查：B 超示：子宫后位、均匀性增大，子宫肌层回声均质，内膜线居中，呈线状。双侧附件区未见明显异常。子宫直肠窝可见 26mm × 18mm 不规则液性暗区回声。

查体：输卵管压痛，可触及囊性包块，子宫旁片状增厚压痛。

诊断：慢性盆腔炎。

治疗：在 1% 利多卡因局部麻醉下以Ⅰ型针刀分别松解左、右侧第二、三、四骶后孔并在 T_{12} ~ L_2 病理区带范围内找阳性压痛点、条索结节予以切开、刮碎。术后静滴磷霉素 6g，每日一次，连续 3 天。配合口服中药治疗，处方：当归 10g，赤芍 10g，熟地 10g，阿胶 10g，艾叶 10g，黄柏 6g，酸枣仁 20g。日服 1 付，水煎分两次服，连服 10 日。

2015 年 4 月 13 日第二次针刀治疗，患者诉腰部坠胀感明显缓解，予以第二次针刀治疗，继续在 T_{12} ~ L_2 病理区带范围内找阳性压痛点、条索结节标记后在 1% 利多卡因局部麻醉下以Ⅰ型针刀切开、刮碎。术后静滴磷霉素 6g，每日 1 次，连续 3 天。配合口服中药治疗，处方：当归 10g，赤芍 10g，熟地 10g，川芎 8g，阿胶 10g，艾叶 10g，黄柏 6g，酸枣仁 20g，制香附 9g，川楝子 9g，延胡索 9g，五灵脂 9g，乌药 9g，枳壳 6g，木香 6g，制乳没各 6g，日服 1 付，水煎分两次服，连服 10 日。

2015 年 4 月 24 日第一次复诊，患者诉腰部已无坠胀感，月经正常。口服中药治疗，处方：依上方内服中药，日服 1 付，水煎分两次服，连服 10 日。

2015 年 8 月 24 日第二次复诊，患者诉腰部无坠胀感，月经正常，睡眠尚可。

按语：针刀医学认为，慢性盆腔炎的根本原因是脊柱区带软组织损伤引起脊柱弓弦力学系统的力平衡失调以及电生理系统功能紊乱，该患者通过针刀整体松解骶后孔和脊柱病理区带范围内的阳性压痛点、条索结节调节了力平衡失调，破坏慢性盆腔炎形成的网状立体病理构架，从而达到治愈该病的目的。

三、乳腺囊性增生症

【临证医案精选】

患者：蒋某某，女，42岁，文员，于2012年5月17日来院就诊。

主诉：右侧乳房肿痛1个月。

现病史：患者3个月前于月经前突发右侧乳房胀痛，扪之有硬块，月经后自行缓解，曾内服中药治疗，疗效不显，遂来我院求诊。

查体：患者右侧乳房可扪及数个椭圆形囊性肿块，活动度好，与周围组织分界不清楚。

影像学检查：B超检查示肿块边缘欠清，血流不丰富，提示为乳腺增生。

诊断：乳腺囊性增生症。

治疗：在局部麻醉下，以Ⅰ型针刀分别从12点、6点、9点、3点位置刺破乳腺肿块。予以艾灸治疗，取穴：大椎、肩井（患）、内关（患）、阿是穴。操作：用艾条每次行雀啄灸法20分钟，连续10天。48小时后嘱患者依乳腺囊性增生康复操锻炼。

2012年5月28日第一次随诊：针刀创口已愈合，乳房胀痛明显减轻。予以针刺治疗，取穴：膻中、肝俞、乳根、蠡沟、阿是穴。操作：膻中、肝俞、乳根用泻法，蠡沟穴用补法，得气后，留针30分钟，每日1次，10次1疗程，连续3疗程。

2012年6月28日第二次随诊，患者诉：近1个月来未觉乳房疼痛，右侧乳房肿块消失。

按语：依据针刀医学关于慢性软组织损伤的理论、慢性软组织损伤病理构架的网眼理论，乳腺囊性增生是由于乳腺组织代偿性增生所形成的肿块。针刀治疗是将肿块包膜刺破，使肿块内容物进入组织间隙，人体将其作为异物吸收。同时予以针刺、艾灸治疗以软坚散结，温阳补气，故本病得除。

第三节　儿科相关疾病

一、痉挛性脑瘫

【临证医案精选1】

患者：田某，男，9岁，于2013年7月18日来院就诊。

主诉：左侧肢体畸形、功能障碍9年。

现病史：由于羊水早破，产程过长，出生时缺氧，导致左侧肢体，功能异常，现在症：智力正常，语言表达正常。左侧肢体畸形，功能障碍。

查体：左上肢肌力低，肌张力高，肘关节屈曲，前臂旋前，腕关节下垂，拇指内收。右上肢正常。左下肢膝关节屈曲，马蹄足，内翻畸形。

诊断：痉挛性脑性瘫痪（偏瘫型）。

治疗：这里的治疗主要介绍上肢的治疗过程。

2013年7月18日初诊：针刀松解肘关节周围浅层的粘连瘢痕。针刀术后被动屈伸肘关节数次，在屈伸肘关节到达最大位置时，做弹压手法。24小时后行主动屈伸肘关节锻炼。

2013年7月21日二诊：针刀松解肘关节侧副韧带起止点的粘连瘢痕。针刀术后被动屈伸肘关节数次，在屈伸肘关节到达最大位置时，做弹压手法。24小时后行主动屈伸肘关节锻炼。

2013年7月24日三诊：针刀松解肘关节关节囊的粘连瘢痕。针刀术后被动屈伸肘关节数次，在屈伸肘关节到达最大位置时，做弹压手法。24小时后行主动屈伸肘关节锻炼。

2013年7月27日四诊：针刀松解肘关节周围肌肉之间的粘连瘢痕。针刀术后被动屈伸肘关节数次，在屈伸肘关节到达最大位置时，做弹压手法。24小时后行主动屈伸肘关节锻炼。

2013年7月31日五诊：在X线透视下行针刀松解拇收肌的粘连、瘢痕，然后针刀术后做拇指外展被动活动。24 小时后行主动外展、内收拇指锻炼。

2013 年 8 月 3 日六诊：针刀松解第一背侧骨间肌的粘连瘢痕。针刀术后做拇指外展被动活动。24 小时后行主动外展、内收拇指锻炼。

2013 年 8 月 7 日七诊：患者通过 6 次针刀整体松解治疗，上肢的协调性、灵活性都好转。嘱患儿揉搓药包练习，处方：透骨草 30g，伸筋草 120g，威灵仙 30g，海藻 30g，昆布 30g，水蛭 10g，制川乌 10g，约 1cm×1cm 大小的鹅卵石若干。使用方法：上方中草药粉碎，用棉布分包成直径约 5cm 大小的球形，每包中放 3 个鹅卵石，将药包用凉水浸泡 30 分钟，然后煮沸 30 分钟，稍凉，置药包和药水于大盆中，患者双手放入盆中揉搓药包 30 分钟，每日两次。揉搓时要求尽力按压鹅卵石和翻动药包。结束后行理筋 5 分钟，摩法 15 分钟。坚持练习 3～6 个月。

2013 年 9 月 12 日随访：左侧肢体的功能基本恢复正常，可以正常学习和生活。

按语：目前治疗痉挛性脑瘫的方法主要有康复锻炼和手术方法两种，前一种方法不管是现代康复还是传统康复对畸形的矫正效果有限，且时间漫长；后一种方法主要有肌腱切断术、肌切断术、肌腱转位术、肌腱延长术、中枢神经和周围神经切断术等对畸形的矫正比较明显，但损伤大，恢复时间长，且容易矫枉过正产生大的副作用。与此相比针刀的优势就太明显了。首先，针刀治疗是在不需要切除任何人体组织器官的基础上，协助人体进行自我修复和自我代偿，是一种扶正的治疗方法，充分体现了人体的自我修复和自身调节能力。其次，针刀治疗实现了全身多部位分部治疗的目的，就是针刀可以同时或者分次对不同部位的病变实施准确松解。第三，针刀实现了闭合性手术的目的。针刀很小，针刀体直径 1mm，刀刃只有 1mm，针刀进入人体只有针眼，没有刀口，不需要缝合，从而避免了开放性手术切口本身所引起的粘连和瘢痕。

【临证医案精选 2】

患者：涂某，男，19 岁，学生，于 2014 年 11 月 9 日来院就诊。

主诉：右下肢畸形、功能障碍 18 年。

现病史：患儿系难产，产钳助产，生后被动有哭声，3 岁仍不会独自站立独自行走，5 岁可以扶物走路，走路不稳。由于经济因素没有治疗直到现在。

查体：右下肢肌张力高，右股重度内收、屈膝畸形，扶物才能站立行走，尖足，足轻度内翻，腱反射亢进，走路不稳常跌倒。

诊断：痉挛性脑性瘫痪（右下肢）。

治疗：2014 年 11 月 9 日初诊：在硬膜外麻醉下行右侧髋部内收肌、股薄肌的整体松解，术后患者仰卧位，屈膝，一助手压在双髂前上棘，术者前臂置于小腿上部，做髋关节"？"和反"？"运动数次。术后长腿石膏固定在髋关节外展，膝关节伸直，踝关节 0°位，维持髋关节外展位的横木固定 7 天。

2014 年 11 月 17 日二诊：针刀松解腓肠肌内外侧头起点的粘连瘢痕及鹅足、髂胫束下段的粘连瘢痕。针刀术毕，做髋关节"？"和反"？"被动运动数次，膝关节过伸数次，踝关节背伸及跖屈数次。每天坚持髋关节的主动外展锻炼。

2014 年 11 月 20 日三诊：针刀松解腓肠肌与比目鱼肌内外侧缘之间的纵行粘连瘢痕。针刀术毕，做踝关节背伸及跖屈数次。

2014 年 11 月 23 日四诊：行部分跟腱切断术。针刀术毕，先做踝关节对抗牵引 2～3 分钟，然后做踝关节背伸 2～3 次，踝关节中立位石膏托固定 1 周。

2014 年 12 月 1 日五诊：解除石膏固定后，患者扶立时足跟可以自然着地，针刀松解三角韧带及周围的粘连瘢痕。针刀术后先做踝关节对抗牵引 2～3 分钟，然后做踝关节外翻、外旋运动数次。

2014 年 12 月 4 日六诊：针刀松解踝关节外侧关节囊，相关韧带及周围的粘连瘢痕。针刀术后先做踝关节对抗牵引 2～3 分钟，然后做踝关节外翻、外旋运动数次。

2014 年 12 月 7 日七诊：针刀松解腓骨长肌、腓骨短肌之间的粘连、瘢痕，然后做踝关节内外翻被动活动。

2014年12月10日八诊：针刀整体松解腰段脊柱后面弓弦力学系统，包括下后锯肌起点、背阔肌起点、竖脊肌起点、腰背筋膜止点，棘上韧带、棘间韧带等，从而达到调节部分腰段脊柱弓弦力学系统和脊-肢弓弦力学系统的目的。针刀术后，嘱患者俯卧位，行腰部斜板手法。

2014年12月14日九诊：针刀整体松解腰椎关节突韧带及胸腰筋膜中层在腰椎横突尖部的粘连瘢痕。针刀术后，嘱患者俯卧位，一助手牵拉双侧腋窝，一助手牵拉双踝部，术者双手十字重叠，从腰1平面开始，逐步向下到腰5做弹压手法。

2014年12月17日十诊：患者通过十次治疗，右股内收、屈膝畸形，尖足，足内翻以得到明显矫正，可以很正常的站立，嘱患者进行康复训练，坚持按脑瘫康复操锻炼。

2015年3月22日随访：经过坚持康复训练，患者已经可以独自行走，能上下楼梯、能做蹲起动作。

按语：本例患者是痉挛性脑瘫，右下肢病变。主要表现为股内收畸形，不是单纯的髋关节的问题，而是由于髋关节单关节弓弦力学系统受损以后，髋关节的受力异常，即髋关节不能完成它自身的功能，改变了下肢力线，人体为了适应髋关节的功能（站立行走），通过脊-肢弓弦力学系统，引起脊柱的力学传导异常（腰前倾）和膝关节踝关节的力学传导异常（膝关节屈曲，尖足）来代偿髋关节功能，从而引发这些临床表现。所以治疗也不应该仅仅只对髋部进行治疗。必须治疗膝、踝关节和脊柱的继发性病变，而治疗的关键是帮助人体调节各关节的力学传导、恢复正常的力线。就是通过这种指导思想，通过10次针刀整体松解（包括髋部、踝足部、膝部、脊柱部），2个月的时间就矫正了患儿的畸形，经过1年多的康复锻炼就基本恢复了患肢的正常功能。

二、小儿股骨头骨骺炎

【临证医案精选】

患者：赵某，男，8岁，于2013年7月16日来院就诊。

主诉：右侧髋关节侧间歇性疼痛3年，加重半年。

现病史：患者3年前出现右侧髋关节疼痛，时轻时重，并向膝关节和大腿内侧放射，随活动而加重，休息后缓解。因疼痛不是太厉害，被家长忽视，最近半年来疼痛加重，走路有轻微跛行。在当地医院确诊为小儿股骨头骨骺炎，治疗效果不明显而来我院就诊。

查体：右髋轻度内收，外展明显受限，内收肌痉挛，内旋也受限，但屈伸、内收活动良好，股四头肌萎缩。

影像学检查：髋关节X线片示可见股骨头密度增加，骨骺出现扁平，干骺端增宽，有囊性变，骺板也增宽，股骨头骨骺软骨下方可见线样裂隙。

诊断：小儿股骨头骨骺炎。

治疗：第一次针刀松解髋关节前侧关节囊及内收肌起点的粘连和瘢痕：全麻下应用Ⅱ型弧形针刀分别松解髋关节髂股韧带及髋关节前面关节囊，耻骨肌、长收肌、短收肌、股薄肌起点。针刀术毕，手法拔伸牵引，旋转髋关节2～3次，在病床上进行间断下肢牵引6周，牵引重量30kg，以使关节间隙增宽，血液微循环得以恢复，有利于软骨的生长发育。

2013年7月24日二诊：针刀松解髋关节后外侧关节囊及股二头肌起点的粘连和瘢痕。全麻下应用Ⅱ型弧形针刀分别松解髋关节外侧关节囊、后侧关节囊以及股二头肌坐骨起点。针刀术毕，手法拔伸牵引，旋转髋关节2～3次。

2013年7月28日三诊：针刀松解臀大肌、臀中肌起点处的粘连和瘢痕。局部麻醉下用Ⅰ型防滑针刀松解臀大肌起点前、后部的挛缩点，臀中肌起点前、中、后部的挛缩点。针刀术毕，手法拔伸牵引，旋转髋关节2～3次。口服柔筋散每次5g，每日3次，连用3个月。

2013年10月15日复诊：患者自述疼痛缓解，髋关节活动自如。查体：右髋内收、外展、内旋正常，屈伸自如。嘱患者坚持功能锻炼，口服补肾强骨的中药汤剂，每月服药7天，连续服用1年。

2014年3月15日复诊：患者活动如常人。X线片显示：右髋关节基本正常。

按语：依据针刀医学关于髋部弓弦力学系统的解剖结构，以及小儿股骨头骨骺炎的网状立体病理构架，松解髋部静态弓弦力学单元及髋关节周围浅层皮肤、筋膜、肌肉等软组织的粘连瘢痕，及髋关节前方及后方关节囊，使患者髋关节的血供恢复，股骨头修复加强。

针刀术后予以手法和中药，可以起到通经活络，行气止痛之功效，并能对周围软组织起到一定松解作用，从而能缩短疗程，减轻患者痛苦，使髋关节尽快恢复动态平衡状态。

该患者在多种致病因素的作用下，使髋关节弓弦结合部周围的肌肉、肌腱、韧带、筋膜、关节囊等软组织出现广泛粘连、挛缩、瘢痕，使关节内产生高应力而导致关节内力学平衡失调，关节软骨破坏而致股骨头坏死。根据慢性软组织损伤病理构架的网眼理论，以上三次针刀松解术以及术后手法、康复锻炼从根本上破坏了小儿股骨头骨骺炎的病理构架，从而恢复了髋关节的力学平衡状态，恢复股骨头的血供，故能最终消除疼痛，使髋关节活动自如，股骨头修复如常。

三、小儿膝内翻

【临证医案精选】

患者：夏某，男，8岁，学生，于2012年9月19日来院就诊。

主诉：开始学行走时发现膝内翻，并逐渐加重7年。

现病史：患者11个月学走路时被发现膝内翻，并进行了系统的抗佝偻病治疗无效，膝内翻逐渐加重，现呈明显的O型腿畸形，查血钙、血磷、碱性磷酸酶等均正常。

查体：双下肢明显"O"形腿，膝间距4.0cm。

影像学检查：X线片示膝内翻角10°。

诊断：小儿膝内翻。

治疗：第一次针刀松解膝关节前内侧软组织的粘连、瘢痕：在局部麻醉下行针刀松解髌上囊、髌下脂肪垫、髌内外侧支持带、鹅足。术后行短暂膝关节对抗牵引，以进一步拉开膝部的粘连和挛缩。

2012年9月24日二诊：针刀松解胫侧副韧带的粘连瘢痕，在局部麻醉下松解胫侧副韧带的起止点和行经路线的粘连瘢痕。术后行短暂膝关节对抗牵引，以进一步拉开膝部的粘连和挛缩。72小时后膝部予以中频治疗，1次20分钟，每日1次。

2012年9月28日三诊：经过两次针刀整体松解患者"O"形腿明显好转，膝间距为0。嘱患者加强膝部股四头肌和髋内收肌的锻炼，以加强肌力，增强膝关节的稳定性，防止复发。

2013年7月18日复诊："O"形腿矫正，X线片示膝外翻角5°。

按语：小儿膝内翻产生的原因主要为两类：一为病理性因素如佝偻病；二为生活习惯和不良姿势如下地走路太早。针刀医学认为不管是那种原因造成的膝内翻，最终的原因还是膝关节周围的力平衡失调造成的。即膝关节内侧的软组织拉力增加，而外侧的软组织拉力不足造成。所以通过针刀整体松解膝关节周围的软组织，恢复下肢的正常力线，而达到治愈该病的目的。

根据针刀医学的弓弦理论，仅通过两次针刀整体松解膝关节周围的软组织，就取得了满意的疗效。膝内翻到底是骨头的问题，还是软组织的问题，这值得大家深思。

第四节　五官科疾病

一、眉棱骨痛

【临证医案精选】

患者：向某某，女，52岁，农民，于2015年4月15日来院就诊。

主诉：头部疼痛13余年。

现病史：患者13年以来无明显诱因出现头部疼痛，以眉棱骨为甚，呈间歇性隐痛，常伴有头昏闷的感觉，疼痛与天气变化无明显关系。常自服止痛药（具体不详）。无恶心、呕吐、意识障碍；无胸闷、心慌等症状。近日来上述症状加重，在某某大医院检查头部未见明显异常。行对症处理症状不见缓解，为求进一步治疗来院针刀科。患者精神较差，纳食一般，大小便正常。

查体：脊柱生理弯曲存在，活动自如；左侧眉棱骨部压痛明显，无放射痛，局部无红肿，未触及条索状阳性反应物。

影像学检查：头部CT检查示：未见明显异常。

诊断：眉棱骨痛。

治疗：在0.5%利多卡因局部麻醉下，运用Ⅰ型4号弧形针刀行针刀松解术，在眶上缘正中压痛点，向内2cm处，用弧形的纵疏横剥刀法，松解眶上神经和滑车神经周围的卡压。术毕行手法治疗：行局部指压分拨手法。第三天起超短波理疗6日。

2015年4月22日复诊，患者一般情况好，诉针孔轻微疼痛，眉棱骨痛未再发作。

2015年12月3日随访，患者诉针孔愈合好，眉棱骨疼痛未再发作。

按语：根据针刀医学慢性软组织损伤病理构架的网眼理论，该眉棱骨痛是由于眼眶周围软组织慢性劳损，导致眼眶部弓弦力学系统力平衡失调，眶上神经及滑车上神经周围软组织形成的瘢痕、粘连和挛缩形成了网状立体病理构架，用针刀松解眶上神经及滑车上神经周围软组织，使周围的弓弦力学结构恢复到力的平衡状态中。从而本病得到根本性的治疗。

二、过敏性鼻炎

【临证医案精选】

患者：田某某，女，40岁，农民，于2015年4月15日来院就诊。

主诉：鼻痒、喷嚏数年，加重伴清涕1个月。

现病史：患者数年以来常感鼻腔发痒，喷嚏时作；无头痛、头昏；无恶心、呕吐等症状。近1个月来上述症状加重，并伴有清涕。自服感冒药（具体不详）症状未见好转，在武汉市某某医院五官科检查诊断为"过敏性鼻炎"，经对症处理未见好转，今日来院针刀科。患者精神较差，纳食一般，大小便正常。

查体：鼻腔周围无压痛，鼻腔黏膜水肿明显，局部无充血，鼻腔内分泌物增多。

诊断：过敏性鼻炎。

治疗：在0.5%利多卡因局部麻醉下，运用Ⅰ型4号针刀行针刀松解术，分别在鼻腔内，前发际正中点直上1寸，面部，两眉毛内侧端连线的中点处松解鼻腔内及周围的弓弦结合部。术毕无须行手法治疗。

按语：根据慢性软组织损伤病理构架的网眼理论，该患者因鼻腔部及鼻腔周围弓弦力、结合部周围的肌肉、筋膜等软组织出现广泛的粘连、瘢痕和挛缩形成网状立体病理构架，造成局部的动态平衡失调。针刀松解术从根本上破坏了鼻肌及黏膜形成的病理构架，使鼻部的动态平衡得到恢复，治愈此病。

三、慢性咽炎

【临证医案精选】

患者：闻某，女，35岁，医生，于2014年8月15日来院就诊。

主诉：反复咽部不适3年，加重1周。

现病史：患者近3年以来每次上课后总感咽部不适，自用"金嗓子喉宝"后可稍缓解，工作后常复发。1周前咽部不适加重，并伴有疼痛，在外院行抗炎等对症处理（具体不详），症状不见缓解。为求进一步治疗来院就诊。患者精神尚可，纳食一般，大小便正常。

查体：咽黏膜增厚，弥漫充血，色深红，小血管扩张，咽后壁淋巴滤泡增生、充血、肿胀隆起呈点状分布，两侧咽侧索、咽腭弓等处有充血肥厚

（实际就是咽部软组织损伤后的增生）。

诊断：慢性咽炎。

治疗：在 0.5% 利多卡因局部麻醉下，运用 Ⅰ型 4 号针刀行针刀松解术，分别在颈后部和颈前部弓弦结合部行针刀松解术。针刀术后，嘱患者俯卧位，一助手牵拉肩部，术者正对患者头项，右肘关节屈曲并托住患者下颌，左手前臂尺侧压在患者枕骨，随颈部的活动施按揉法。用力不能过大，以免造成新的损伤。最后，提拿两侧肩部，并从患者肩至前臂反复揉搓几次。

2014 年 8 月 21 日复诊，患者一般情况好，述咽部不适明显减轻，唯颈项部针刀刀口有轻微的疼痛，嘱其口服中药促进损伤软组织的修复。

2015 年 4 月 2 日随访病人，诉咽部不适已经痊愈，几个月来无复发。

按语：本患者是由于咽部和颈部弓弦力学系统的力平衡状态失调，咽部受力不均的状态使动、静态弓弦力学系统的弦长期处于紧张状态之中。受力最大的地方形成劳损并逐渐形成瘢痕、粘连和挛缩，导致久治不愈的慢性咽炎的发生。根据软组织损伤理论，通过针刀松解颈部前后侧的病理构架，使力平衡恢复正常。从根本上解除患者的病因，治愈本病。

四、颞下颌关节紊乱症

【临证医案精选】

患者：祝某，女，49 岁，文员，于 2015 年 3 月 22 日来院就诊。

主诉：开口困难伴左颌面部疼痛 1 月余。

现病史：患者 1 个月前无明显原因出现左颌面部疼痛，并伴有开口困难，当时未予特殊处理，近日来上述症状加重。无畏寒、发热，无恶心、呕吐等症状。为求进一步治疗来院针刀科。患者精神尚可，纳食一般，大小便正常。

查体：左侧颞下颌关节处轻度肿胀，局部皮温不高，压痛明显，无叩击痛及放射痛。左侧髁状突活动减弱，张口活动受限。

诊断：颞下颌关节紊乱症。

治疗：在 0.5% 利多卡因局部麻醉下，运用 Ⅰ型 4 号针刀行针刀松解术，分别在颞下窝处松解颞下颌部弓弦力学系统静态的弦（关节囊及翼棘韧带）和动态的弦咬肌、颞肌、翼内、翼外肌等的弓弦结合部。针刀术后，患者正坐位，术者立于患者后侧，将患者的头部紧贴术者的胸壁，双手四指托住下颌体，双拇指顶在两侧下颌角，拇指先用力向前推压颞下颌关节，然后其余四指用力向后推压颞下颌关节，达到进一步松解病变部位残余的粘连和瘢痕。反复推压 2～3 次。

2015 年 3 月 27 日复诊，患者述张口困难已明显好转，在行张口动作的时候，可见颞下颌关节处疼痛明显，再次用针刀松解颞下颌关节动、静态弓弦结合部（前次的不同部位）。

2015 年 4 月 10 日复诊，患者张口活动正常，未诉颞下颌处疼痛，再次用针刀松解颞下颌关节动、静态弓弦结合部（前次的不同部位）。

按语：患者以张口困难，颞下颌关节压痛明显为主症，其根本病理变化是颞下颌部弓弦力学系统力平衡失调，在其弓弦结合部形成瘢痕、粘连和挛缩。针刀医学以网眼理论和生物力学为基础，通过针刀松解局部的病理构架，从而调节整个弓弦力学系统的力的平衡，从根本上解除其病因，治愈本病。

第五节　美容与整形外科相关疾病

一、斑秃

【临证医案精选】

患者：袁某，男，56 岁，干部，与 2014 年 4 月 2 日来院就诊。

主诉：头顶出现 2cm 大小脱发区 1 周。

现病史：患者 1 周前无明显诱因头顶部出现两个直径 2cm 大小脱发区，未经治疗，现脱发区日益扩大，边界清楚，边缘处常有一些松而易脱的头发，可轻易拔出。

诊断： 斑秃。

治疗： 第一次针刀治疗：在1%利多卡因局部麻醉下，使用Ⅰ型针刀松解颈部动静态弓弦力学系统。术后静滴磷霉素6g，每日1次，连续3天，预防感染。48小时后予以针刺治疗，主穴取：膈俞、肝俞、脾俞、肾俞、太溪、三阴交、血海、足三里、风池、并根据脱发部位配太冲，局部常规消毒，取直径0.35mm不锈钢毫针，进针得气后，行捻转补泻手法，以补法为主，留针30 min，每隔10 min行针1次，隔日1次，连续7次。同时予以中药内服，组方：制首乌30g，菟丝子15g、当归10g、川芎15g、鸡血藤15g、生甘草6g、酸枣仁15g、郁金12g、红花15g、女贞子15g、泽泻15g，水煎服，日服1剂，分2次服，连服2周。

2014年4月10日第二次针刀治疗：在1%利多卡因局部麻醉下，使用专用弧形针刀松解帽状腱膜及头部肌肉的粘连瘢痕。术后静滴磷霉素6g，每日1次，连续3天。48小时后继上方予以针刺治疗，隔日1次，10次为1疗程，连续3个疗程。并在斑秃部予以中药外擦。组方：西洋参20g、川芎20g、川椒20g、田七20g、蛇床子30g、地肤子20g、艾叶50g、苦参20g、何首乌20g、侧柏叶10g、红花30g、丹参30g，粉碎后加入75%乙醇1000ml，浸泡15天后过滤制成酊剂备用，每天于患处涂擦1次，连续1个月。

2014年5月11日复诊，脱发区已长出新发，嘱患者注意休息，忌食辛辣发物。

按语： 斑秃的本质是颈段弓弦力学系统的应力异常后，引起头部的软组织如帽状腱膜以及头部的肌肉应力异常，形成网格状的粘连和瘢痕，这些粘连和瘢痕卡压了行进其间的血管，使头皮的血供减少，引起脱发。故对颈部、帽状腱膜和头颈部肌肉结合部的粘连、瘢痕，再配合针刺、中药内服外擦即可取得良好效果。

二、黄褐斑

【临证医案精选】

患者： 梁某，女，42岁，教师，于2013年10

月15日来院就诊。

主诉： 两侧面颊部出现黄褐色斑1年。

现病史： 患者1年前应工作劳累两侧面颊部出现黄褐色斑，边界较清，形状不规则，在阳光照晒后、月经行经期加深变黑，时感头晕、乏力，月经量少，夜寐欠安，曾面部外敷药物祛斑无效。

诊断： 黄褐斑。

治疗： 第一次针刀治疗：在1%利多卡因局部麻醉下，使用面部专用防滑针刀松解面部动静态弓弦力学系统的粘连、瘢痕和挛缩，以及分别松解额部、双颧部、双颌部软组织的粘连瘢痕和挛缩。术后静滴磷霉素6g，每日1次，连续3天。48小时后予以耳穴贴压，取穴：主穴为内分泌、肺、交感、面颊；配穴：肝、脾、肾、三焦、生殖器、皮质下、神门、小肠、胆。操作：患者耳郭用75%乙醇消毒，在以上穴区内选准敏感点，用0.5cm×0.5cm胶布将王不留行籽贴压于耳穴上，取单侧耳穴，隔天贴换1次，两耳交替使用，连续7次，嘱患者每天按压耳穴3次，每次每穴1分钟左右，按压重量以耐受疼痛为限。

2013年10月23日第二次针刀治疗：在1%利多卡因局部麻醉下，使用防滑针刀，在颈部行大"T"形针刀松解术，松解项韧带的起止点，胸锁乳突肌的后侧止点，头最长肌的止点，头半棘肌的止点，胸锁乳突肌后侧止点，头最长肌止点，斜方肌的起点，头夹肌起点，颈夹肌起点及斜方肌起点。术后静滴磷霉素6g，每日1次，连续3天。48小时后依上方继续予以耳穴贴压治疗，并配合艾灸治疗。主穴取神阙、面部皮损区，配穴取曲池、大椎、血海、三阴交。操作：每次主穴必用，配穴选用2个，交替使用。施灸每穴施灸9分钟，神阙用隔盐灸法每次20分钟，每日1次，连续7次。

2013年10月31日第三次针刀治疗：在1%利多卡因局部麻醉下，使用面部专用防滑针刀松解面部皮下硬结及条索状物。术后静滴磷霉素6g，每日1次，连续3天。48小时后依上方继续予以耳穴贴压治疗，同时予以中药内服，组方：生熟地各15g、女贞子 12g、何首乌 12g、酸枣仁 15g、旱莲草 10g、白芍 10g、当归 10g、阿胶 9g（烊化）、枸杞子 30g、白扁豆 12g、党参 15g、白术 15g、茯苓 15g、桂枝 12g、炙甘草 6g。日服 1 付，水煎分两次服，连服 10 日。

2013 年 11 月 11 日复诊，患者诉近日已无头昏、乏力感，睡眠尚可，面部黄褐斑范围减小，颜色已明显变淡，依上方继续予以中药内服 10 天，同时进行手法、针刺治疗。手法治疗：患者仰卧，以橄榄油均匀涂面，双手拇指横置于患者前额，从中间向两旁竖向交替行抹法 1 分钟左右；双手食、中、无名指，在两颊由内向外环形行抹法 1 分钟左右。用拇指或食、中指指腹反复抹、揉皮损部位；其间采用按法，至皮损局部发红发热为止，双手拇指指腹从内眼角沿鼻翼两侧向下抹 10 遍，再用食指和中指内侧面从鼻根向鼻尖擦 5 遍。用拇指点按攒竹、鱼腰、太阳、头维、睛明、四白、耳门、听宫、听会、迎香、颊车、下关 10 遍；印堂、水沟、承浆 5 遍；用双手食、中、无名指从颊下中央向两侧，再向上抹至两额角，随后拿风池合谷结束治疗。针刺治疗：主穴为面部皮损区，用毫针在皮损区周围进行围刺。配穴为风池、膈俞、肝俞、脾俞、合谷、三阴交、足三里，用补法，得气后留针 30 分钟。每日 1 次，10 次为 1 疗程，疗程间隔两天，连续治疗 3 个疗程。

2013 年 12 月 16 日再次复诊，患者诉面部黄褐斑已完全消退，无头昏、乏力感，睡眠尚可，经量恢复正常。

按语：本例病人通过针刀整体松解头颈部弓弦结合部及弦的行经路线以及弓弦力学系统的辅助装置（皮肤、皮下组织），调节了头颈部弓弦力学系统的力平衡失调，改善了面部的血供，所以收到了明显的疗效。

三、雀斑

【临证医案精选】

患者：张某，女，25 岁，研究生，于 2013 年 9 月 8 日来院就诊。

主诉：两侧面颊及鼻部出现淡褐色斑点 5 年，加重 1 年。

现病史：患者 5 年前无明显诱因两侧面颊部出现淡褐色斑点，近 1 年来斑点颜色逐渐变深，范围扩大，曾外敷内服祛斑药物，疗效不显。

诊断：雀斑。

治疗：第一次针刀治疗：在 1% 利多卡因局部麻醉下，使用面部专用防滑针刀松解面部动静态弓弦力学系统的粘连、瘢痕和挛缩，及分别松解额部、双颧部、双颌部软组织的粘连瘢痕和挛缩。术后静滴磷霉素 6g，每日 1 次，连续 3 天。48 小时后予以艾灸治疗。

主穴取神阙、面部皮损区。配穴取迎香、印堂、神庭、巨髎、合谷、足三里、三阴交。操作：每次主穴必用，配穴选用两个，交替使用。施灸每穴施灸 10 分钟，神阙用隔盐灸法每次 20 分钟，每日 1 次，连续 7 次。同时予以中药内服，组方：水牛角 12g、山药 30g，茯苓、白扁豆、生地、山茱萸、丹皮各 15g，当归、巴戟天、黄柏、知母各 9g，枸杞子 15g、甘草 6g。日服 1 付，水煎分两次服，连服 7 日。

2013 年 9 月 16 日第二次针刀治疗：在 1% 利多卡因局部麻醉下，使用防滑针刀，在颈部行大 "T" 形针刀松解术，松解项韧带的起止点，胸锁乳突肌的后侧止点，头最长肌的止点，头半棘肌的止点，胸锁乳突肌后侧止点，头最长肌止点，斜方肌的起点，头夹肌起点，颈夹肌起点及斜方肌起点。术后静滴磷霉素 6g，每日 1 次，连续 3 天，预防感染。48 小时后依上方继续予以艾灸治疗。同时依上方继续予以中药内服 7 日。

2013 年 9 月 24 日第一次复诊，雀斑颜色已变淡，依上方继续予以艾灸治疗。同时进行针刺治疗。主穴为面部皮损区。配穴：取迎香、印堂、巨髎、合谷、足三里、三阴交。主穴用毫针直接在皮损区进行围刺，根据皮损区的范围大小决定针刺数。配穴选择 6mm 不锈钢毫针，面部穴位进针时，针体与皮肤呈30°角，左手夹持皮下组织，右手快速进针，得气后接上电针治疗仪。频率采用疏密波，电量适度为宜，逐渐递增，每次30min，隔日1次。针刺15次。

2013年10月24日第二次复诊，患者雀斑颜色已明显变淡，依上方继续予以针刺治疗10次，同时进行手法治疗。手法治疗：患者仰卧，医者坐于床头用双拇指揉压承泣穴，而后再用双拇指分推鼻子两侧，用掌跟搓摩面颊使面颊变得红润；以中指点四白穴，大拇指点阳白穴，10秒，随即用大拇指和中指指腹点揉穴位，先顺时针揉30圈，再逆时针揉30圈。然后用中指指腹点揉颧髎穴，此穴点、按、揉三法并用，揉时由慢到快，最后点按头维、太阳、颧髎、外关、合谷、四白穴；医者用左手大拇指点按患者右侧内关，用右手大拇指点按患者左侧的光明穴，然后再点按左侧内关穴和右侧光明穴，点按30秒，两侧时间一样。用两手大拇指揉足三里一分钟左右。做完以上步骤重复至面部发热，面部表皮充血为止。每日1次，连续20次。

2013年11月14日第三次复诊，患者面部雀斑已基本消退。

按语：本例病人通过针刀整体松解头颈部弓弦结合部及弦的行经路线以及弓弦力学系统的辅助装置（皮肤、皮下组织），调节了头颈部弓弦力学系统的力平衡失调，改善了面部皮肤局部微循环，加速局部新陈代谢，恢复面部皮肤软组织的营养，使皮肤营养充足，所以收到了明显的疗效。

四、色素痣

【临证医案精选】

患者：阮某，男，52岁，教师，于2012年8月11日来院就诊。

主诉：左侧额部有一2cm×1cm大小深褐色丘疹。

现病史：患者自幼左侧额部有一褐色丘疹，随着年龄增长面积增大，颜色变深，无痛痒感觉。

诊断：色素痣。

治疗：针刀治疗：在1%利多卡因局部麻醉下，使用面部专用防滑针刀，对色素痣局部进行松解。分别从色素痣上、下、左、右部进针，经皮肤、皮下组织、筋膜达硬结条索，运用"十"字针刀松懈术对色素痣下的硬结条索组织进行彻底松解。术后静滴磷霉素6g，日1次，连续3天。48小时后予以中药熏洗，组方：黄芩15g，荆芥15g，防风15g，苦参30g，当归15g，红花10g，白芷15g，白术15g，茯苓15g，赤小豆15g，五倍子10g，蛇床子15g，冰片10g。粉碎成末混合均匀，加沸水2000ml浸泡，趁热熏蒸伤口20min，每日早晚各1次。连续7天。2012年8月19日第一次复诊，色素痣颜色已明显变淡，局部伤口微肿，依上方继续予以中药熏洗，连续15天。

2012年9月25日复诊，患者面部色素痣已基本消退。

按语：色素痣的本质是弓弦力学系统的力平衡失调，局部的弓弦力学结构出现粘连、瘢痕、挛缩，导致皮肤应力异常，卡压了支配局部的神经和血管，使皮肤营养不足，局部微循环障碍所致。如果运用化学药物腐蚀、液态氮冷冻、电烧、激光气化、手术等方法也可去痣，但都可能留下瘢痕，而用针刀切开松解，同时保持表皮的完整和连续性，只要术者能够熟练掌握针刀操作技巧，则既可以达到去痣的目的，又不留瘢痕，安全可靠。

五、眼袋

【临证医案精选】

患者：赵某，女，65岁，退休，2015年3月11日来院就诊。

主诉：双眼下眼睑浮肿3年，加重6个月。

现病史：患者3年前因工作劳累，睡眠欠佳致双眼下眼睑浮肿，休息后能够缓解，半年前浮肿加重，休息后仍无法缓解，曾自用药物外敷未见疗效，时感疲劳、周身无力，纳差，夜寐欠佳。

诊断：眼袋。

治疗：第一次针刀治疗：在 1% 利多卡因局部麻醉下，使用面部专用防滑针刀松解面部动、静态弓弦力学系统的粘连、瘢痕和挛缩，即分别松解额部的额肌及筋膜、双颞部软组织的粘连、瘢痕和挛缩。术后静滴磷霉素 6g，每日 1 次，连续 3 天，预防感染。48 小时后予以耳穴贴压，取穴：主穴为内分泌、肝、眼、交感、面颊，配穴为耳中、脾、肾、三焦、皮质下、神门、小肠、胃、胆。操作：患者耳郭用 75% 乙醇消毒，在以上穴区内选准敏感点，用 0.5cm×0.5cm 胶布将王不留行籽贴压于耳穴上，取单侧耳穴，隔天贴换 1 次，两耳交替使用，连续 7 次，嘱患者每天按压耳穴 3 次，每次每穴 1 分钟左右，按压重量以耐受疼痛为限。

2015 年 3 月 18 日第二次针刀治疗：在 1% 利多卡因局部麻醉下，使用面部专用防滑针刀松解面部动、静态弓弦力学系统的粘连、瘢痕和挛缩，及眼眶上缘、下缘、外缘、内缘软组织的粘连、瘢痕。术后静滴磷霉素 6g，每日 1 次，连续 3 天。48 小时后以上方予以耳穴贴压治疗。同时予以中药内服，组方：党参 15g，黄芪 15g，防风 15g，当归 15g，白芷 12g，蔓荆子 12g，柴胡 12g，炙甘草 9g，白术 12g，山药 15g，茱萸 12g，熟地 12g，酸枣仁 15g。日服 1 剂，水煎分 2 次服，连服 10 日。

2015 年 4 月 1 日第一次复诊：患者针刀伤口已愈合，眼袋明显好转，饮食尚可，夜寐欠安。继续予以耳穴贴压治疗，10 次为 1 疗程，休息 2 天，连续 3 个疗程。依上方内服中药，日服 1 剂，水煎分 2 次服，连服 10 日。同时予以中药外用熏洗，处方：水牛角 30g，甘菊花 12g，薄荷 6g，生地 15g，夏枯草 15g，三七 9g，绿茶 9g。用法：水煎，先熏后洗，10 次为 1 疗程，休息 2 天，连续 3 个疗程。

2015 年 5 月 8 日第二次复诊：患者眼袋消失，近 1 个月来精神良好，未出现疲劳、无力感，饮食可，睡眠恢复正常。

按语：本例病人通过针刀整体松解头面部动、

静态弓弦力学系统的粘连、瘢痕、挛缩以及眼部周围局部动、静态弓弦力学系统的粘连、瘢痕、挛缩和弓弦力学系统的辅助装置（皮肤、皮下组织），调节了面部部弓弦力学系统的力平衡失调，改善了眼部周围的血供，再配合针刺、中药内服外部熏洗，故能收到明显的疗效。但眼部解剖精细，神经、血管众多，作眼部周围软组织的针刀松解，必须熟悉眼部的精细解剖及神经、血管的走行方向，严格按照针刀操作规程进行松解手术。

六、鼻翼部瘢痕挛缩

【临证医案精选】

患者：易某，男，42 岁，农民，于 2014 年 1 月 15 日来院就诊。

主诉：外伤致鼻部瘢痕挛缩半年。

现病史：患者半年前因鼻部外伤行鼻部缝合等处理，伤口愈合后感鼻部皮肤瘢痕隆起明显，当时未予特殊处理，近日来鼻部瘢痕逐渐增大。无发热、头痛等症状。为求进一步治疗来针刀科就诊。患者精神尚可，纳食一般，大小便正常。

查体：鼻部左侧有一长约 4cm、宽约 0.3cm 的皮肤瘢痕，局部隆起明显，无红肿及压痛。

诊断：鼻翼部瘢痕挛缩。

治疗：在 0.5% 利多卡因局部麻醉下，运用 I 型 4 号针刀分别松解瘢痕的内、外、前、后四个部位。针刀术后，无须手法治疗。

2014 年 1 月 28 日复诊，患者一般情况好，鼻部瘢痕已明显扁平，局部皮肤稍呈暗黄色，局部无压痛。

2014 年 5 月 10 日随访，患者鼻部皮肤已基本正常。

按语：根据针刀医学关于慢性软组织损伤的网眼理论，认为鼻翼部瘢痕挛缩主要是由于外伤后导致静态弓弦力学系统皮肤、筋膜等局部形成瘢痕、粘连和挛缩，使周围软组织的动态平衡失调，导致瘢痕进一步加重。根据上述理论，我们通过针刀松解局部的静态弓弦，恢复局部的动态平衡，从而彻底治愈本病。

七、足拇外翻

【临证医案精选】

患者：江某，女，42岁，快递员，于2015年6月3日来院就诊。

主诉：右足拇趾外翻畸形10余年，加重伴疼痛2年。

现病史：患者从十几岁就开始穿高跟鞋，10余年前就发现右足拇外翻。近两年来经常脚疼，严重时跛行，影响生活和工作。曾经口服多种止痛药，及做"保健足浴"多次，无效。

查体：拇外翻角38°，第一跖骨头内侧突出部分皮肤增厚，红肿，有明显压痛。

影像学检查：X线片显示：右足拇外翻。

诊断：右足拇外翻。

治疗：第一次针刀松解跖趾关节关节囊跖骨头内侧附着处、跖趾关节内侧关节囊行经线路、跖趾关节关节囊趾骨头内侧附着处的粘连瘢痕。

2015年6月12日二诊：针刀松解第一跖趾关节关节囊趾骨头外侧附着处、跖趾关节外侧关节囊行经线路、跖趾关节外侧关节囊跖骨头附着处、拇收肌附着处、外侧籽骨软组织附着处的粘连瘢痕。术后先作跖趾关节对抗牵引1分钟，术者右手拇指顶在第一跖趾关节间隙内侧，左手握拇趾向内摆动数次。

2015年6月20日三诊：针刀松解第一跖趾关节关节囊跖骨头背内侧附着处、跖趾关节关节囊跖骨头背侧中部附着处、跖趾关节关节囊跖骨头背外侧附着处、跖趾关节背侧关节囊行经线路的粘连瘢痕。术后先作跖趾关节对抗牵引1分钟，术者右手拇指顶在第一跖趾关节间隙内侧，左手握拇趾向内摆动数次，拇外翻畸形基本矫正，在第一跖趾关节内侧用小夹板固定72小时。术后48小时可行局部TDP治疗，一次15分钟，每日1次，连续5日。嘱一定要穿宽松的平底鞋。

2015年9月13日复诊：右足拇趾外翻畸形明显改善，量拇外翻角为13°，活动自如，功能正常，已无疼痛。

按语：现代社会十分注重鞋类的外观，特别是女性。女性的鞋子被设计成尖头和高跟以使她们的脚显得更小而腿显得更长。尖头鞋使前足受到内、外侧的挤压，导致拇外翻、锤状趾和拇囊炎的形成。有研究发现88%有足痛的女性穿着比她们的脚平均窄1.2cm的鞋子。穿着比脚平均宽0.5cm鞋子的女性没有足痛症状，畸形也较少。与赤足站立相比，穿高跟鞋增加了前足的压力。1.9cm高跟增加22%前足压力，5cm高跟增加57%压力峰值，8.3cm高跟增加76%压力峰值。

针刀医学认为拇外翻多是由于长期穿高跟鞋、尖头鞋，使足纵弓前部劳损，第一跖趾关节弓弦力学系统紊乱，破坏了第一跖趾关节局部的动态平衡和力学平衡，导致第一跖趾关节的关节囊、韧带，及拇收肌的粘连瘢痕和挛缩所引起的畸形。西医治疗该病主要是通过：骨赘切除软组织切开松解；截骨术；关节融合术。为了松解挛缩的关节囊等软组织，西医不得不切开更大的口，然后可能留下更大的瘢痕；截骨术就更是破坏了第一跖趾关节局部的动态平衡和力学平衡，就如同削足适履，得不偿失。在针刀医学闭合性手术理论、软组织损伤病理构架的网眼理论指导下，应用针刀整体松解、剥离、铲除粘连、挛缩及瘢痕组织，配合手法治疗，纠正畸形，恢复关节的动静态平衡和力平衡。

第六节　皮肤科相关疾病

一、痤疮

【临证医案精选】

患者：甘某，男，23岁，学生，于2013年4月12日来院就诊。

主诉：两侧面颊部出现成片红色丘疹，反复发作2年。

现病史：患者2年前无明显诱因两侧面颊部出现红色丘疹，反复发作，近半年来病情加重，丘疹反复化脓、破溃，范围扩大，曾外敷内服药物，疗效不显。

诊断：痤疮。

治疗：第一次针刀治疗：在1%利多卡因局部麻醉下，使用面部专用防滑针刀松解面部动静态弓弦力学系统的粘连、瘢痕和挛缩，及分别松解额部、双颧部、双颌部软组织的粘连瘢痕和挛缩。术后静滴磷霉素6g，每日1次，连续3天。48小时后予以耳穴贴压，取耳穴肺、内分泌、肾上腺、神门、皮质下、交感、面颊、颈椎、胸椎、大肠穴、肝、肾穴。操作：患者耳郭用75%乙醇消毒，在以上穴区内选准敏感点，用0.5cm×0.5cm胶布将王不留行籽贴压于耳穴上，取单侧耳穴，隔天贴换1次，两耳交替使用，连续7次，嘱患者每天按压耳穴3次，每次每穴1分钟左右，按压力量以耐受疼痛为限。

2013年4月23日第二次针刀治疗：在1%利多卡因局部麻醉下，使用防滑针刀，在颈部行大"T"形针刀松解术，松解项韧带的起止点、胸锁乳突肌的后侧止点、头最长肌的止点、头半棘肌的止点、胸锁乳突肌后侧止点、头最长肌止点、斜方肌的起点、头夹肌起点、颈夹肌起点及斜方肌起点。术后静滴磷霉素6g，每日1次，连续3天。48小时后依上方继续予以耳穴贴压治疗，并配合中药内服治疗，组方：龙胆草10g、金银花15g、连翘10g、皂角刺10g、地丁15g、蒲公英15g、野菊花15g、丹皮12g、海藻10g、昆布10g、三棱10g、莪术10g、生地15g。用法：水煎服，日服1剂，分两次服，连服七天。

2013年4月30日第三次针刀治疗：在1%利多卡因局部麻醉下，使用防滑针刀，运用针刀相接术，对痤疮深部硬结组织进行松解。术后静滴磷霉素6g，每日1次，连续3天，预防感染。48小时后依上方继续予以耳穴贴压治疗，并配合中药内服治疗，组方依上方酌加党参15g，白术12g，炙甘草6g

用法：水煎服，日服1剂，分两次服，连服十天。

2013年5月11日第一次复诊：针刀创口已痊愈，痤疮明显消退，依上方继续予以耳穴贴压治疗10次为一疗程，连续三疗程。同时进行针刺治疗：局部取下关、颊车、四白，轻浅刺激，远端取双侧曲池、合谷、百虫窝、足三里、三阴交，捻转进针，中等刺激，得气后接上电针治疗仪。频率采用疏密波，电量适度为宜，逐渐递增，每次30min，10次为1疗程。连续3个疗程。

2013年6月11日第二次复诊：患者痤疮已基本消失，依上方继续予以耳穴贴压治疗10次一疗程，连续三个疗程。同时予以点刺拔罐放血预防复发。操作：患者坐位，将背部大椎穴处以75%乙醇常规消毒，然后用三棱针点刺出血，再加拔火罐10~20min，使出血2~5ml，1周1次，4次为1疗程。

2013年7月12日第三次复诊，患者面部痤疮消退。

按语：痤疮的本质是由于面、颈部弓弦力学系统的力平衡失调，面部的弓弦力学结构出现粘连、瘢痕、挛缩，导致皮肤应力异常，随着病情的发展，面部软组织的粘连瘢痕又引起颈部的弓弦力学系统的粘连和瘢痕，局部微循环障碍，代谢产物聚集，使皮肤的分泌功能障碍，从而使皮肤出现丘疹、脓疱、结节、囊肿等病理改变。所以只要用针刀切开松解面、颈部弓弦结合部及弦的行经路线以及弓弦力学系统的辅助装置（皮肤、皮下组织），调节了面、颈部弓弦力学系统的力平衡失调，就可以达到目的，且不留瘢痕。

二、鸡眼

【临证医案精选】

患者：胡某，男，65岁，退休，于2012年3月9日来院就诊。

主诉：足跟部一圆锥形角质层增厚伴疼痛2个月。

现病史：患者2个月前因打球被沙粒垫伤足跟，

逐渐在足跟受伤部位出现一粟粒大皮损，初未介意，近来皮损逐渐增大至黄豆粒大小，质地坚硬，行走疼痛。

查体：足跟部见一圆锥形角质层增厚，有角质中心核，尖端深入皮内，基底露于外面。

诊断：鸡眼。

治疗："十"字形针刀松解术治疗：第一支针刀从鸡眼的一侧进针刀，针体与皮肤平面呈90°角，针刀经皮肤、皮下组织，沿鸡眼的根部纵疏横剥2~3刀后至鸡眼中央；另3支针刀分别从第1支针刀的对侧、左侧、右侧进针刀，操作方法同第1支针刀；最后1支针刀在鸡眼中央进针刀，针体与皮肤平面呈90°角，针刀经皮肤、皮下组织刺入鸡眼，纵疏横剥2~3刀，然后提插切割2~3刀。

2012年3月29日回访，患者述术后1周鸡眼自行脱落。

按语：鸡眼多因穿不合适鞋子长期行走，或因脚骨发育畸形致足底受力不均，长期挤压摩擦所致。皮肤角质增厚，略高于表面，尖端向下深入皮下，行走时由于间接挤压真皮乳头层附近感觉神经末梢而引起疼痛。针刀医学认为，鸡眼是由于病变部位软组织慢性积累性损伤导致局部软组织瘢痕增生，挤压神经末梢而引起疼痛。依据闭合性手术的理论及网眼理论，针刀通过破坏病变基底部的血液供应，使病变组织枯萎、吸收，一次就治愈了该病。

三、胼胝

【临证医案精选】

患者：李某，女，38岁，职员，于2012年5月19日来院就诊。

主诉：左前脚掌部局限性角质肥厚性斑块3年，伴疼痛3个月。

现病史：患者3年前由于长期步行比较多，左前脚掌部出现老茧子。3个月前由于步行比较多又出现左前脚掌老茧子处疼痛。听说针刀神奇故来求治。

查体：左足掌跖趾关节，有一3cm×4cm的蜡黄色、稍微隆起的局限性角质肥厚性斑块，质硬而稍透明边界不清，中央较厚、边缘较薄，触之较硬，有压痛。

诊断：胼胝。

治疗："十"字形针刀松解术。第1支针刀从胼胝的一侧进针刀，针体与皮肤平面呈90°角，针刀经皮肤、皮下组织，沿胼胝的底部纵疏横剥2~3刀后至胼胝中央。第2~4支针刀分别从第1支针刀的对侧、左侧、右侧进针刀，操作方法同第1支针刀。第5支针刀在胼胝中央进针刀，针体与皮肤平面呈90°角，针刀经皮肤、皮下组织刺入胼胝，纵疏横剥2~3刀，然后提插切割2~3刀。

2012年6月19日回访，患者述术后1周胼胝自行脱落，现已痊愈。

按语：胼胝是由于皮肤长期受压迫、摩擦发生的硬而平滑的角质增厚，是皮肤对长期机械性摩擦的一种反射性保护性反应，角质层增厚，为一局限性的角质板。呈蜡黄色角质斑片。境界不清，触之较硬。表面皮纹清晰可见，局部汗液分泌减少，感觉迟钝。发病较缓，多无自觉症状。严重者有压痛。针刀医学认为，胼胝是由于病变部位软组织慢性积累性损伤导致局部软组织瘢痕增生，挤压神经末梢而引起疼痛。依据闭合性手术的理论及网眼理论，针刀通过破坏病变基底部的血液供应，使病变组织枯萎、吸收，从而治愈该病。

第七篇

针刀临床研究进展

第四十五章

慢性软组织损伤针刀临床研究进展

第一节　头颈躯干慢性软组织损伤针刀临床研究进展

一、头夹肌损伤临床研究进展

针刀治疗　范胜等[1]运用针刀治疗头夹肌所致肌紧张性偏头痛30例。其中外伤4例，劳损20例，受凉3例，原因不明3例。患者反坐于靠背椅上，屈颈，在压痛点及肌紧张处或软组织异常改变处作标记，常规消毒后，刀口线与肌纤维和血管神经的走向一致，按四步进针规程进针刀，达病灶处时，病人局部或沿神经走行路线或神经支配区域内出现酸、沉、胀等针感后，行纵疏横剥等手法进行松解，完成后出刀，贴创可贴，术后2天加强颈部旋转活动。治疗1~3次后，结果优25例，良4例，无效1例，有效率为97%。随访半年均无复发。作者认为运用针刀治疗头夹肌所致肌紧张性偏头痛，方法简单微创，标本兼治，价廉效佳，值得推广。

王学义等[2]对68例头夹肌劳损患者进行针刀术治疗。患者俯卧位或骑椅坐位，常规消毒皮肤，铺巾，戴手套。①疼痛及压痛点在枕骨上项线单侧或双侧，针身角度与骨面成90°角，直达骨面，先纵行剥离，后横行剥离3~4次，必要时可以与肌纤维呈垂直作"十"字切割2~3刀即可，出针后用纱布或创可贴固定。②疼痛及压痛点在第七颈椎棘突，可在棘突顶及上、下、左、右分别定点，严格无菌操作，针刀快速刺入皮肤，刀口线与肌纤维走行一致，深度达病灶即可，纵行切割2~3刀，然后取大号拔罐器拔罐，可见罐壁可有气雾状，个别患者在针眼处有气泡出现，拔罐5~10min，使之出血5~10ml，起罐后，清理患处，创可贴固定。治疗每周1次，5次为1疗程。7天1次，3次为1疗程，对其疗效进行随访观察，其中治愈62例，好转6例，治愈率91%，总有效率100%。

二、肩胛提肌损伤临床研究进展

1. 针刀治疗　李宏伟等[3]运用针刀治疗肩胛提肌损伤。将118例患者随机分为针刀组78例，针刺组40例。针刀组：患者坐位，双下肢下垂，肩部肌肉放松，在患侧肩胛内上角，C_1~C_4横突后结节处压痛点和肩胛提肌走行区压痛点处，标记消毒后进针。肩胛内上角压痛点：刀口线与肩胛提肌纤维纵轴平行，垂直进针刀至肋骨面，纵剥后倾斜针身使与肩胛骨面呈130°，在肩胛骨边缘骨面纵剥1~2刀后出刀。颈椎横突处压痛点：刀口线和颈椎纵轴平行刺入，达横突尖部时纵疏横剥松解，有硬结可纵切几刀后出刀。1周1次，2次为1疗程。针刀后配合手法牵拉肩胛提肌治疗。针刺组：毫针针刺患侧风池、肩井、天宗、曲垣、肩外俞、曲池、合谷、$C_1 \sim C_4$横突和阿是穴。每日1次,10次为1疗程。结果针刀组总有效率为96.15%,针刺组为87.50%;1次治疗后止痛效果比较,针刀组即效率为76.92%,针刺组为55.00%,针刀组的疗效和即时止痛效果均优于针刺组。

孟羽[4]运用针刀等治疗肩胛提肌损伤,将83例患者随机分成治疗组 - 针刀治疗法33例,对照组A - 注射疗法配合神灯25例,对照组B - 针刺疗法配合神灯25例。以患侧肩胛内侧上部及颈部上段的压痛点为主穴定点。①治疗组:每次取1~2个痛点,先每点注射2~3ml混合液,由地塞米松1.5mg~2.5mg + 1%盐酸利多卡因3ml + 山莨菪碱2mg + 维生素B_{12}100μg组成,数分钟后,再行针刀治疗,按四步进针规程进刀,松解粘连、瘢痕、挛缩。每周1次,3次1疗程。②对照组A:每次选1~2个压痛点,注射混合液,由盐酸泼尼松25mg + 1%盐酸利多卡因3ml + 山莨菪碱2mg + 维生素B_{12}200μg + 当归注射液1ml + 地塞米松2.5ml组成,每穴注射2~3ml,完毕后加照神灯30min,每周1次,3次一疗程。③对照组B:毫针针刺颈、胸华佗夹脊、阿是穴、肩中俞、肩外俞等穴,手法以泻法为主或平补平泻,针后加照神灯30min,每日1次,10次后休息2~3天,20天为1疗程。以上术毕均施予手法操作。1个疗程后,治疗组治愈28例,对照组A治愈10例,对照组B治愈11例。治疗组治愈率显著高于对照组A和对照组B。

雷福侠[5]运用针刀治疗肩胛提肌损伤60例。选择适宜3~4号针刀,①取肩部压痛点,标记消毒麻醉后,针刀刀口线与肩胛提肌纵轴平行,针体与背面呈90°角,在肩胛边缘进针,达肋骨面后先纵剥,再将针身倾斜,使和肩胛骨平面呈130°或和背面呈50°,在肩胛骨边缘骨面上作纵向切开剥离1~2刀,出针。②上颈椎横突尖部进针点,患者坐位低头,标记消毒麻醉后,针刀刀口线和颈椎纵轴平行,进针达横突尖部后,行纵疏横剥松解,刀刃始终在横突尖部骨面上活动。本组病例经1次治愈41例,2次治愈12例,3次治愈5例,2例经3次治疗效果

不佳,放弃治疗。

叶莉[6]采用针刀治疗肩胛提肌损伤81例。其方法为:根据患处的位置不同,嘱病人取相应的体位,患处在肩胛内上角的病人,取俯卧位或坐位微前屈,刀口线与肩胛提肌纵轴平行,针体和肩胛骨面呈90°角刺入肩胛内上角的压痛点,深达骨面后,先纵行剥离,再将针身倾斜,使和肩胛骨平面呈130°或背面50°,刀刃在肩胛骨边缘骨面上作纵向切开剥离1~2刀后出针。患处在$C_4 \sim C_7$横突的病人,取坐位低头,刀口线方向与颈椎纵轴平行,在横突尖端进针直达横突,纵疏横剥松解,刀口线始终在横突尖部骨面上活动。结果:1次治愈61例,有效率为75%;2次治愈19例,有效率为23%;3次以上治愈1例。总有效率为98%。

李宏伟等[7]采用针刀治疗肩胛提肌损伤。定点:取患侧肩胛骨内上角,$C_1 \sim C_4$横突后节结处压痛点和肩胛提肌走行区压痛点,并用龙胆紫做一点状进针标记。操作方法:患者坐位,肩部肌肉放松,双上肢下垂。按针刀四步进针法,如压痛点在肩胛骨内上角的边缘,将刀口线方向与肩胛提肌纤维纵轴平行,垂直皮肤,进针直达肋骨面,先纵行剥离,后将针身倾斜,使其和肩胛骨平面呈130°角,刀刃在肩胛骨边缘骨面上做纵向切开剥离,1~2次即可出针;如压痛点在颈椎横突,在颈椎横突部进针刀,刀口线方向和颈椎纵轴平行刺入,达横突尖部时,先作纵行剥离,再作横行剥离,刀口线始终在横突尖部骨面上活动。有硬结可纵切儿刀后出针。按压5分钟以防出血,创可贴外敷治疗点。术毕,医生一手压住患侧肩部,一手压于患侧枕部,牵拉肩胛提肌1~2次。1周治疗1次,2次为1疗程。结果:78例患者中,治愈60例,显效10例,好转5例,无效3例,总有效率96.15%。

2. 针刀配合封闭治疗 孙运强[8]采用针刀配合封闭治疗肩胛提肌损伤。患者取坐位,首先根据肩胛提肌损伤部位准确选择封闭注射点及针刀剥离点。止点损伤者在肩胛骨内上角压痛点作标记,起

点损伤者，在 $C_1 \sim C_4$ 棘突旁开 15～20mm 或横突末端触到压痛点作标记，先对痛点进行封闭治疗，以 2% 利多卡因 3ml、醋酸曲安奈德 50mg、维生素 B_{12} 1mg 及生理盐水 10ml 混合液为封闭注射液，采取多点损伤多点封闭治疗。封闭完毕以左手触压痛点，右手持针刀垂直皮肤进针，针刀深达骨面，先纵向切割，再横向剥离，尤其对起止点处有粘连、硬结及瘢痕处进行剥离，每周 1 次，4 次为 1 疗程。1 疗程结束后判断疗效。结果：40 例患者中治愈 16 例，显效 14 例，好转 7 例，无效 3 例，总有效率 92.5%。

李文光[9]采用针刀配合封闭治疗肩胛提肌损伤。选用醋酸泼尼松 25mg 混合 1% 盐酸利多卡因 10ml 制成混悬液。每次选 2～3 个痛点，常规消毒铺单，于痛点处用 5 号长针头注射，刺入达横突或肩胛骨面，每点扇形注射 3～4ml 药液。然后行针刀治疗，用 4 号针刀在肩胛骨内上角痛点处，使针体和肩胛骨面成 90° 角刺入，深达骨面，刀口线方向跟肩胛提肌肌纤维方向平行。先纵行剥离，然后将针身倾斜，使跟肩胛骨平面成 130° 角或背面 50° 角，刀刃在肩胛骨边缘骨面上作纵向切开，横向剥离 1～2 次即可出针。在第二至四颈椎横突尖部，进针直达横突，刀口线与颈椎纵轴一致，先纵行剥离，再横向剥离，刀口始终在横突尖部骨面活动，最后在横突尖下方深入 2mm，横向剥离 1～2 次出针。每周 1 次，3 次为 1 疗程。结果：治愈 56 例，好转 10 例，治愈率 84.5%。

3. 针刀结合穴位注射治疗 孟羽[10]采用针刀配合穴位注射治疗肩胛提肌损伤 33 例，疗效颇佳。根据肩胛提肌损伤情况，每次取 1～2 个痛点。治疗前，定点处注射地塞米松 1.5～2.5mg、1% 盐酸利多卡因 3ml、山莨菪碱 2mg、维生素 B_{12}0.1mg 混合液，每点注射 2～3ml，数分钟后，再行针刀治疗。每周 1 次，3 次为 1 疗程。治愈率为 84.5%。

4. 针刀配合艾灸治疗 张云涛等[11]采用针刀配合艾灸治疗肩胛提肌损伤 36 例。止点处行针刀时，患者取坐位靠于椅背，双上肢下垂，肩部肌肉

放松。在肩胛骨内上角及周围压痛点标记，皮肤常规消毒、铺巾、局麻，局麻时可用 5ml 注射器缓慢探及肩胛骨内上角骨面，进针刀时针刀刀口线与肩胛提肌纤维方向一致，针体垂直于皮肤刺入，缓慢进针，刀刃达肩胛骨内上角骨面，先纵疏横剥，后调转刀口紧贴肩胛骨内上角边缘骨面，针身向颈部倾斜 45° 角横行铲剥 3～4 刀，范围不超过 0.5cm，横行铲剥操作时每刀必须达肩胛骨内上角边缘骨面，以避免造成气胸。起点处行针刀时，让患者取俯卧低头位，上胸部垫枕。定位 $C_1 \sim C_4$ 横突部后结节，必须先测量等比例的颈椎正位 X 线片棘突到横突后结节的距离，定位病变颈椎棘突，再按测量的距离旁开，结合压痛点准确定位标记。在颈椎横突后结节点进针刀，刀口线与人体纵轴平行，刺入后直达横突后结节骨面，手法应缓慢匀速，先纵疏横剥，如有硬结可提插切开 2～3 刀，要求每刀必须达横突后结节骨面。操作完后出针，按压 3～5 分钟，再用创可贴外贴。一般治疗 1 次即可，未愈者 7 天后再行第二次治疗，一般不超过 3 次。治疗结束后，36 位患者中痊愈 24 例，显效 6 例，好转 4 例，无效 2 例，总有效率 94.4%。

5. 针刀结合推拿手法治疗 陈红等[12]采用针刀松解配合手法治疗肩胛提肌损伤 30 例。患者取俯卧低头位，用记号笔定位，常规消毒铺巾，用 1% 利多卡因定位。肩胛提肌起点处松解时，取双侧 $C_1 \sim C_4$ 横突后结节，刀口线与颈椎纵轴平行，垂直于皮肤进针刀，针刀经皮肤、皮下组织、筋膜直达横突尖部，纵疏横剥 3 刀。肩胛提肌止点处松解时，取双侧肩胛骨内上角，刀口线与肩胛提肌肌纤维平行，垂直于皮肤进针刀，针刀经皮肤、皮下组织、筋膜直达肩胛内侧角，调转刀口线 90° 角，向肩胛骨内侧骨面铲剥 3 刀。肩胛提肌肌松解时，沿肩胛提肌走路线上寻找 2～3 个压痛点，刀口线与肩胛提肌肌纤维平行，垂直于皮肤进针刀，针刀经皮肤、皮下组织到达肩胛提肌肌腹部，纵疏横剥 3 刀。菱形肌止点处松解时，在肩胛骨脊柱缘定 3～4 个点，刀口线与脊柱纵轴平行垂直于皮肤进针刀，针刀经

皮肤、皮下组织、筋膜直达肩胛骨脊柱缘，调转刀口线90°角，向内沿肩胛骨骨面铲剥3刀。术毕，压迫止血3min，创可贴覆盖针眼。结果：治愈25例，好转4例，无效1例，治愈率83.7%。

三、肋软骨炎临床研究进展

姚晓等[13]采用针刀松解综合疗法治疗顽固性肋软骨炎34例。患者平卧，双手置于枕后，在压痛最敏感处和梭形肿胀隆起处常规消毒铺巾。术者站于患侧，取1号针刀，在病灶最隆起处垂直于皮面进针刀，刀口线与肋骨长轴平行。刀刃直达肋软骨骨膜后行通透剥离5~6刀，抵达肋软骨面。再在肋软骨面上行纵行疏通剥离4~5刀，然后横行疏通剥离2~3刀，将肋软骨骨膜从肋软骨面上剥离开，直至刀下有明显松解感即止，退出针刀。术毕，在针孔注入维生素B_{12}，山莨菪碱，醋酸泼尼松龙混悬液，2%利多卡因，施行局部浸润。疼痛特别严重者，也可行相应的肋间神经阻滞。术后可局部用热水袋热敷，或做中频治疗。同时服用萘普生胶囊、复合维生素B、鱼肝油丸等。治疗2周后，34例患者症状、体征、压痛与肿胀均消失。其中经1次治疗痊愈者28例，占82.5%。经2次治疗痊愈者6例，占17.5%。随访3年无一例复发。该研究从松解减压入手，采用针刀对病灶行松解治疗，创伤小、无痛苦、对病灶松解彻底，可消除病变部位高张力对血管神经的卡压牵拉，同时改善病变组织的血液循环，有利于炎症吸收和组织修复，疗效显著。

四、菱形肌损伤临床研究进展

1. 针刀治疗　吴文彬[14]针刀治疗菱形肌损伤500例。患者取俯卧位于手术台上，两臂自然放于躯体两侧，肌肉放松。在肩胛骨内侧缘与肋骨的交叉部和C_6~T_4棘突旁一侧或两侧选压痛点，用龙胆紫做好标记。皮肤常规消毒，铺消毒巾，术者戴口罩和消毒手套。局麻后按朱氏四步进针刀法刺入，疏通、剥离、切割、松解粘连后出针刀。然后用创

可贴覆盖创口。间隔5~7天做一次，一般1~2次即可治愈。术后，术者用手掌向外侧推肩胛骨内侧缘，用力缓和均匀反复推几次，让病人内收上提肩胛骨，术者站于患侧方握住其同侧腕从上向下外方牵拉，病人则用力拮抗，反复2~3次。因菱形肌损伤后会影响到上后踞肌与肋骨面，其病变部位主要在肌肉起止点，所以针刀治疗重点松解肩胛骨内侧与肋骨交叉部位和C_6~T_4棘突旁点的粘连瘢痕点，疏通粘连、切开瘢痕，恢复菱形肌与上后踞肌的动态平衡，疗效满意。

郑光亮等[15]用刀中刀治疗菱形肌损伤42例。患者多为端坐或俯卧位，显露背部，双上肢自然放置胸腹前或身体两侧，寻找压痛点或敏感区，以龙胆紫做标记。常规消毒病区皮肤，铺巾，戴无菌手套，用2%利多卡因5ml作局部浸润麻醉，按揉局部片刻。将刀中刀的刀口线和肌肉纤维走行一致，与局部皮肤成35°角刺入皮肤，然后针体与皮肤垂直刺入病灶，寻找邻近肋骨表面，在肋骨面上进行铲剥、切割肌纤维和韧带、筋膜4~5次，退刀至肌硬结处进行横行疏通剥离和纵行剥离4~5次，迅速出针，创可贴固定针孔。痊愈34例，显效6例，无效2例，总有效率为95.24%。

陈红等[16]采用针刀治疗菱形肌损伤35例。患者取俯卧位，常规消毒铺巾，1%利多卡因局部麻醉。小菱形肌起点松解时，在颈椎棘突顶部定位，刀口线与脊柱纵轴方向一致，针刀体与皮肤垂直，针刀经皮肤、皮下组织、筋膜直达横突尖部，纵疏横剥3刀，调转刀口线90°，沿棘突根部向下提插切割3刀。大菱形肌起点松解时，在胸椎棘突定点定位，操作方法与小菱形肌止点松解相同。大、小菱形肌止点松解时，在肩胛骨脊柱缘定4~5个点，刀口线与脊柱纵轴方向一致，针刀体与皮肤垂直，针刀经皮肤、皮下组织、筋膜直达肩胛骨脊柱缘，调转刀口线90°，向内铲剥3刀。大、小菱形肌肌腹部松解时，在菱形肌肌腹部定3~4个压痛点，刀口线与肌纤维走形平行，针刀体与皮肤垂直，针刀经皮肤、皮下组织直达大、小菱形肌肌腹，纵疏横

剥 3 刀。肩胛提肌止点处松解时，在肩胛骨内上角定位，刀口线与肩胛提肌肌纤维一致，针刀体与皮肤垂直，针刀经皮肤、皮下组织、筋膜直达肩胛骨内上角，纵疏横剥 3 刀，调转刀口线 90°角向内上角边缘铲剥 3 刀。术毕拔出针刀，局部压迫止血 3min，创可贴覆盖针眼。结果：治愈 29 例，好转 5 例，无效 1 例，治愈率为 82.9%。

2. 针刀结合中药治疗 黄晓春等[17]用针刀配合中药治疗菱形肌损伤 50 例。患者俯卧位，常规消毒，找准菱形肌痛点，沿肋骨在菱形肌上做横行剥离治疗。进针刀时，不可刺入肋间，以防刺伤肋间神经或穿透胸膜。术后用创可贴敷针眼。中药活血舒筋汤加减，每日 1 剂，连服 5 日，10 天后统计疗效。一般针刀 1 次即可。结果：痊愈 30 例，显效 13 例，好转 5 例，无效 2 例，总有效率 96%。

3. 针刀结合经筋刺法治疗 李琦泰等[18]针刀配合经筋疗法治疗菱形肌损伤 22 例。患者俯卧位，充分暴露病位。医者触摸确定肌肉的疼痛硬结处及其同侧的 $C_6 \sim T_5$ 突外侧缘按压，寻找治疗点即菱形肌起点，并用龙胆紫做好记号。常规消毒后，使用刃宽 0.8mm 的一次性针刀，刀口线与脊柱走向一致，快速透皮后缓慢进针，作纵行切割 1 ~ 2 刀，切割时可听见"沙沙"的响声，患者可有酸胀感。操作完毕即出针，按压针孔片刻。每周 1 次，共治疗 3 次。配合经筋疗法，患者采取健侧卧位，患侧肘关节屈曲约 90°，上臂稍后伸，使菱形肌处于放松状态。常规消毒后，采用壮医经筋疗法"固灶行针"法，即用左手拇、食、中指捏拿第一治疗点的筋结点作为腧穴，右手持直径 0.3mm、长 40mm 一次性毫针，以 20° ~ 30°斜向头部或下肢方向刺入所取腧穴。行左右多向刺法，出现肌束抽动后出针。起针后，在治疗点施以火罐拔吸，并留罐 5min，起罐后擦干血迹，消毒，贴创可贴保护针口。每周 1 次，共治疗 3 次。治疗 3 次后统计，治愈 20 例，好转 2 例，总有效率 100%。

五、棘上韧带损伤临床研究进展

1. 针刀治疗 朱志强[19]运用针刀治疗腰段棘上韧带慢性损伤 132 例。方法：患者俯卧，离压痛最近棘突顶上进针刀，刀口线与脊柱纵轴平行，呈 90°深达棘突骨面。将针体倾斜，若痛点在进针点棘突上缘，使针体和下段脊柱成 45°，如果痛点在棘突下缘，使针体和上段脊柱成 45°，再刺入 4mm，横行剥离 1 ~ 2 下，如遇有韧性硬物，则纵行切开。术毕，贴创可贴固定 2 天，嘱患者腰过度屈曲 1 ~ 2 次即可。疗程 1 ~ 3 次，1 周 1 次。治愈 118 例，好转 11 例，无效 3 例，总有效率 97.7%。

张少君等[20]运用针刀治疗慢性棘上韧带损伤 37 例。患者俯卧位，胸下或腹下垫枕，标记压痛点。刀口线与人体纵轴平行，压痛点在棘突顶点者，针体垂直于患处皮肤刺入，达棘突顶部骨面，纵行疏通剥离。压痛点在棘突上、下角者，针与皮肤呈 45°，垂直棘突上、下角骨面，刺入达骨面，纵切 2 ~ 3 刀后，纵行疏通剥离。每周 1 次，3 次 1 疗程。结果：治愈 23 例，有效 13 例，无效 1 例。

2. 针刀结合火罐治疗 傅国彦[21]采用针刀配合易罐治疗棘上韧带损伤 50 例。针刀治疗：患者俯卧床上，术者用拇指找到棘上韧带压痛敏感点，标记并消毒后，用 2% 利多卡因局麻。术者左拇指紧压棘上韧带压痛点，右手以针刀刀口线和棘上韧带长轴平行刺入，当刀口接触骨面或病灶区域，患者可有明显酸胀感觉，此时纵行切开，然后刀口沿棘突两侧骨面行铲剥，再将刀口线旋转 90°垂直棘上韧带横切两刀后出针，棉球压迫片刻后用创可贴粘贴，伤口部垫腰枕平卧观察 0.5h。术后 3 天伤口不能浸水以防感染，无须口服其他药物。多数患者 1 次治愈，未治愈者 5 ~ 6 天后进行第二次治疗，但最多不超过 3 次，3 个月后随访。易罐疗法：患者取俯卧位，充分暴露患处皮肤，消毒后使用易罐扣在棘突的压痛点，检查吸力后，以患者不疼痛、单手不能将易罐取下为宜。共留置易罐 7 个，留置 10min 后起罐，每周 3 次。治疗 3 个月后随访，50 例患者中，治愈 23 例，显效 14 例，好转 11 例，无效 2 例，总有效率 96.00%。

3. 针刀结合封闭治疗 张照庆等[22]针刀结合

病灶注射 42 例。选用 I 型 4 号针刀，药物用 1% 利多卡因 2～3ml 加曲安奈德 40mg。颈部取坐位，胸背和腰部取俯卧位。找准隆起压痛的病变部位给予标记。常规消毒，铺无菌巾，戴手套。病变处局麻后进针刀，刀口线和脊柱纵轴平行，针体和背面成 90°角，达棘突顶部骨面，逐层切入皮肤、皮下、筋膜、棘上韧带，并在棘突上下缘横行剥离 2～3 刀，深达棘突骨膜。然后把配好的药液分别注入棘上韧带周围及切透的骨膜，包扎术口，术毕。1 周后可行第二次治疗。经两次治疗，痊愈 36 例，显效 4 例，好转 1 例，无效 1 例，有效率 97.6%，痊愈率 85.7%。

4. 针刀综合疗法　甘子义等[23]运用液针刀加手法治疗棘上韧带炎 43 例。患者俯卧，在棘突顶部找硬结或压痛点，用龙胆紫做标记。常规消毒，戴无菌手套。医者左手拇指切压痛点，右手持平液针刀于左拇指切压点进针刀，针体与皮肤垂直 90°，刀口线与脊柱纵轴平行，在标记点处刺入直达棘突骨面，行纵行疏剥，然后横行铲剥 3～4 刀。如有硬结，则需切割通透剥离。针感以酸、麻、胀为主。再将配好的混合液即 1% 利多卡因 5ml、维生素 B_{12} 0.5mg、地塞米松 5mg，每个痛点推注 1～2ml。然后加压 3～5min，创可贴覆盖。之后行手法治疗，患者坐方凳上，医者坐其后，用双手拇指探压松解点处，另四指紧贴双侧腰肌加以固定。患者前屈最大限度，再缓慢直腰后伸，同时医者拇指对抗加压推移，使棘上韧带和患部肌肉得到充分舒展和放松，连续屈伸 3～5 次。每周治疗 1 次。43 例患者中，21 例 1 次治愈，17 例 2 次治愈，5 例 3 次治愈。4 例 3 个月后复发，再按上法治疗后痊愈。

六、棘间韧带损伤临床研究进展

1. 针刀治疗　王晓明等[24]采用针刀治疗棘间韧带损伤。患者俯卧位，腹下垫枕，脊柱呈轻度后弓状态。定点：相应棘间隙，可定 1 点至数点。操作：局部消毒，戴无菌手套，采用 0.6mm×80mm I 型针刀自定点处进针，刀口线与脊柱纵轴平行，快速垂直进针，进入皮下后缓慢进针，有落空感后即进入棘间韧带，变换针体方向，使刀锋沿上位棘突下缘和下位棘突上缘及垂直方向纵行切割，松解棘间韧带各 2～3 刀即可。注意以骨面为依托，不可针刺过深，出针后以无菌敷料按压针孔 1～2min，针孔无出血后以创可贴敷盖针孔。每周治疗 1 次，3 次为 1 个疗程，疗程结束 1 周后统计疗效。结果：48 例患者中，痊愈 38 例，显效 9 例，无效 1 例，总有效率 97.9%。

2. 针刀结合圆利针治疗　刘成峰等[25]采用针刀和圆利针治疗棘间韧带损伤 44 例。针刀治疗组嘱患者俯卧，依病灶所在棘间按四步规程进针刀：采用纵行疏通法和横行剥离法为主。5～7 日治疗 1 次，最多不超过 3 次。结果：近期疗效有效率 90.9%，远期疗效为 100.0%。

七、骶棘肌下段损伤临床研究进展

1. 针刀治疗　陈晗[26]采用针刀松解术治疗慢性骶棘肌筋膜炎。患者俯卧位，腹下垫高枕，在 X 线下找到 L_3、L_4、L_5 横突尖部，于横突尖部相应体表做一标记作为进针点；或采用简易定位法，即于平 L_3、L_4、L_5 棘突顶端两侧平开 3cm 处，用龙胆紫标记作为进针点。操作方法：常规消毒，术者洗手戴一次性无菌手套，采用 3 号一次性无菌针刀，右手持针刀从标记点垂直进针，探至横突骨面往外移动落空则为横突尖端，并于横突尖端及上缘切开骶棘肌筋膜 3～5 下，针下有松动感后出针，术后伤口保持清洁 72h。每 5 日治疗 1 次，3 次为 1 疗程。共治 201 例，优 169 例，良 20 例，差 7 例，无效 5 例，优良率 94%。

2. 针刀结合手法治疗　张洪安等[27]采用针刀配合手法治疗骶棘肌下段损伤 134 例。患者俯卧位，腰和脚下垫软枕。在腰部激痛点处，L_1～L_5 关节突和棘突的疼痛点定点。针刀方向与腰骶棘肌纤维方向一致。采用纵行针切、横行针切刀法，伴有局部抽搐反应为针切在激痛点结节，疗效较好。针毕，沿腰骶棘肌纤维方向弹拨。手法治疗：患者取俯卧位，先在患者腰骶段两侧用滚法、一指禅推法、拇指腹揉法放松腰骶部肌肉 10～15min，然后在痉挛的肌肉或条索状结节处做弹拨手法 20～30 次。行腰椎内侧推式矫正手法，以 L_3～L_4 的腰椎关节为例。步骤：①病人左侧在下侧，躺在床上，面向医师，右腿弯曲，将右脚放在左膝上。②医师站在床旁，面向病人。右手触摸 L_3～L_4 的棘间韧带，左手抬起病人的上腿向头部的方向弯曲。当紧张的肌肉到达右手的手指时，即将病人的腿放到床外，表明由下向上已锁定 L_3～L_4 椎体。③换左手触摸 L_2～L_3 的棘间韧带，医师的右手握病人的左臂上拉，使产生旋转，直感到有紧张的肌肉到达左手的手指时即停止旋转表明由上向下已锁定 L_3～L_4 椎体。④医师的左手豆状骨压在 L_4 的椎体的横突上，右手稍微向后再推一推病人的右上肩，到达极限即固定其位置不动。⑤嘱病人做 3 次深呼吸后，医师以左手突然发力，听到"咔嚓"声，表明矫正成功。结果：134 例患者，痊愈 98 例，有效 29 例，无效 7 例，总有效率 94.7%。

八、腰肋韧带损伤临床研究进展

针刀结合伸筋丹治疗 吴文彬[28] 应用针刀配合伸筋丹治疗腰肋韧带损伤 100 例。患者取俯卧位于手术台上，压痛点处用龙胆紫做好标记，常规消毒，在无菌操作指导下，局麻，按朱氏三步进针刀法纵疏横剥，出针。术后用创可贴覆盖创口，一般情况下单侧做两个点，双侧做四个点。①患者第十二肋与肩胛线交叉点内侧 0.5～1cm 处的下缘压痛点。②在髂嵴上缘压痛点处，每隔 5～7 天做 1 次，3 次为 1 个疗程。手法辅助：嘱患者仰卧屈膝屈髋，术者用两手掌部按压膝部向下来回 2～3 次。中成药治疗，伸筋丹口服，每次 5 粒，每日 3 次，连服 24 天。预防感染：术后服盐酸克林霉素胶囊每次 0.3g，每日 3 次，连服 3～5 天。临床治愈 85 例，显效 13 例，无效 2 例总有效率 98%。

九、第三腰椎横突综合征临床研究进展

1. 针刀治疗 王凯等[29] 采用针刀治疗第三腰椎横突综合征 86 例。患者俯卧位，常规消毒，在第三腰椎横突尖部压痛点处，针体与皮肤垂直，刀口线与脊柱纵轴平行进针刀，当针刀到达横突骨面后，先沿横突尖四周切剥，再在横突骨背面横行剥离数下，感到针下有松动感时即出针，压迫针眼片刻，消毒敷料包扎。共治 86 例，治愈 66 例，好转 18 例，未愈 2 例，有效率为 97.67%。

孔祥生等[30] 采用针刀斜刺法治疗第三腰椎横突综合征。第三腰椎棘突旁 2～5cm 处，可触到横突尖端有明显的压痛点或大小不等的结节，标注记号作为施术进针点，碘伏术区无菌消毒，铺无菌洞巾，戴无菌手套，局部注射 0.75% 利多卡因。进针刀手法：术者用右手拇指和食指拿住 3 号针刀针柄，右手中指尖扶针刀体中部控制针刀速度与深度。斜刺要领：针刀穿过皮肤及浅筋膜层后，用右手拇指和食指拿稳针刀柄，右手中指尖顶住进针点的周围皮肤以控制进针深度，针体应保持斜行方向，使针刀刺入到病变的最痛点、条索或硬结上。针刀刺入到病变条索后，局部有轻度酸胀感，轻轻摆动针体，沿着腰 3 横突尖部纵切，大多数患者在数秒钟后就会出现条索软化，压痛点明显消失。原则为痛点消失及硬结、条索基本软化或全部软化。共治 60 例。治疗 2 个疗程。经针刀斜刺法进行第一次治疗，治愈者 51 例，9 例患者接受第二次治疗后，治愈 5 例，显效 3 例，好转 1 例，治愈率为 93.3%。

吴文飞[31] 采用针刀松解术治疗第三腰椎横突综合征。病人俯卧位，在第三腰椎横突的背外侧端，棘旁旁开 2.5～3.0cm 做一标记，戴无菌手套，以标记为中心常规消毒，铺孔巾，选用 0.5% 普鲁卡因或 1% 利多卡因 10ml 局麻。术者右手持针刀，自选定的标记处刺入皮下，调整刀刃与肌纤维走行方向一致后，缓慢向深部刺入，直至腰 3 横突骨膜。先自背正中线侧向外侧铲剥 2～3 下，再使针刀移至横突最外端，贴附横突上下切割附着于此处的筋膜 3～4 下，将针刀移至皮下，用手扪及硬结是否消失，或变小。若消失或变小即出针，否则可按上法

再重复一次。疼痛严重的患者，用1%利多卡因2ml加强的松龙25mg、林可霉素2ml，在剥离处封闭，以消炎和防止再粘连。出针后用创可贴保护刀口，卧床休息2天后下地行走，2周后不愈或无明显好转可再做2次，一般2次即可。结果：30例患者中，痊愈21例，好转8例，无效1例。

2. 水针刀治疗 李晓初[32]用水针刀治疗第三腰椎横突综合征30例。先配制松解液，用10ml空针抽取利多卡因3ml，红花注射液2ml，得保松注射液5mg混合后备用。患者取俯卧位，最好腹部垫一枕头，用拇指在第三腰椎横突尖端寻找阳性结节点即压痛点做好标记，常规消毒后铺无菌洞巾，戴无菌手套。根据患者体质胖瘦情况选择吴氏扁圆刃刀1~2号进针，刀口线方向与脊椎纵轴方向平行刺入皮肤，直达横突尖端，待有酸胀感，回抽无回血，纵行剥离3刀，扇行推割3刀，注入上述松解液4~5ml，快速出针刀，刀口贴上创可贴。然后医者先在治疗部位采用摖法放松周围肌肉5min，然后用双手拇指按压在患侧横突尖端。由外向脊柱方向弹拨松解5次，再由脊柱方向向外弹拨5次，弹拨力度以患者能忍受为度。最后用微波治疗仪照射局部10min。4天治疗1次，3次为1个疗程，不超过2个疗程。治疗结果：痊愈20例，显效5例，好转3例，无效2例，总有效率93%。

3. 针刀结合中药熏蒸治疗 洪康斌[33]采用针刀结合中药熏蒸治疗第三腰椎横突综合征180例，取得较好效果。治疗方法：患者俯卧，腹部垫枕，常规皮肤消毒，在压痛最明显处亦即横突尖部垂直进针刀，刀口线与入体纵轴平行，缓慢进针，突破浅筋膜后直达横突坚硬骨面，即可在骨面上操作，以横突尖为中心做上缘、下缘、外侧缘的弧形切开剥离，再提刀探至横突根部纵行切割几刀，必要时切断部分浅筋膜，针下有松动感出针，外贴创可贴。中药熏蒸：采用大连麦迪科技公司生产的熏蒸治疗仪治疗。治疗前将药袋放入药液缸内，加水适量，启动电源，煮沸后产生含药雾化蒸气，患者仰卧治疗床上，腰部置于相应的活动开口处熏蒸，每次30min，每日1次，7天为1个疗程。结果180例患者中，临床治愈144例，好转30例，无效6例，总有效率96.7%。

徐玉德[34]采用针刀配合中药热敷治疗第三腰椎横突综合征118例。患者取俯卧位，按压寻找压痛最明显处，一般多在骶棘肌外侧边缘，深压可触及一硬结，压痛明显，此处既是腰3横突尖部，定点做标记，常规消毒术区，铺灭菌洞巾、针刀与患者纵轴平行缓缓刺入，感觉针刀刀口与骨面接触时，横行切开2~3cm，退出针刀，无菌敷料覆盖。若局部有活动性肌痉挛结节，可在横突尖部上下端横切1~2刀，以棉球针孔压迫片刻。并以院内制剂通敷合剂，经黄酒、水、醋按比例混液，熬30min后，毛巾包裹敷于腰部。每日1次。每次40min。共治118例，针刀配合中药组59例，治愈率97%；纯针刀组58例，治愈率91%。

4. 针刀结合封闭治疗 陈广语[35]采用针刀加局封治疗第三腰椎横突综合征160例。患者俯卧位，腹部垫高枕，于患侧第三腰椎横突外侧边缘找压痛点，做好标记。常规消毒术部皮肤，铺无菌洞巾，戴无菌手套。于第三腰椎横突尖端，腰大肌外缘压痛明显处垂直进针，针尖抵达横突后，稍向外侧倾斜，使之到达横突的尖端，回吸无血后注入2%利多卡因注射液5ml、曲安奈德注射液3ml混合液，注药时患者有向同侧股外侧及膝部放射麻胀感，即提示封闭部位正确。左手拇指按压在标记点处，右手持针刀，使刀刃和人体纵轴平行，紧贴左手拇指缘，快速垂直刺入直达横突骨面，再移刀锋至横突尖端外缘，行横向剥离。然后将刀刃移到横突上下缘，行横向剥离。最后在横突尖端上缘进行纵向剥离，使横突与周围粘连之筋膜组织之间有松动感后拔出针刀。用无菌敷料压迫片刻后创可贴固定。1次未愈者，5天后再重复治疗1次。术后1周内让患者每天坚持做腰部轻微的屈伸旋转运动，每次2~3min。结果：治愈144例，好转16例。

唐汉武等[36]采用针刀结合局部封闭治疗第三腰椎横突综合征40例。封闭治疗：患者取俯卧位，腹下垫枕，使用 10ml 的注射器抽取封闭液约 5ml。在第三腰椎横突压痛最明显处标记。常规消毒皮肤，将注射器针头更换为 6 号长针头。从上述标记点快速进针，针尖指向腰 3 横突尖部，缓慢向深部刺入至横突尖部，然后分别在横突尖部的上下和外侧缘缓慢注射封闭液，如双侧第三腰椎横突皆有明显压痛，可每侧各注射上述封闭液 2.5ml 即可。针刀治疗：患者取俯卧位，腹下垫枕，在第三腰椎横突压痛最明显处标记，常规消毒皮肤、铺巾，医者戴无菌手套，使用 3 号针刀，刀口平行骶棘肌刺入，直达横突骨面后，左手拇指捏住针体以免进针过深误入腹腔损伤重要脏器。右手操作针柄，使针刀在横突尖部及上、下和外侧缘分行纵向松解、横向剥离至手下有松动感时出针刀，局部条索应重点松解。5～7 日 1 次，3 次 1 个疗程。结果：40 例患者中，治愈 28 例，显效 10 例，有效 2 例。

5. 针刀结合手法 刘积强等[37]采用手法配合针刀治疗第三腰椎横突综合征。治疗组：手法治疗：①放松手法，②双指弹拨法，③肘揉环跳法，④扳法：斜扳、后伸扳法。必要时还可采用晃腰手法使腰部肌肉进一步放松。上述手法每 3 天进行 1 次。针刀治疗：在第三腰椎横突尖部，常规消毒后，以刀口线和人体纵轴线平行刺入，当针刀刀口接触骨面时，用横行剥离法，感觉肌肉和骨尖之间有松动感就可出针，并以无菌棉球或敷料压迫针孔片刻，必要时可用创可贴保护穿刺刀口。注意在针刺时针刀刀口不离开横突尖部骨平面。为防止再度粘连，可嘱病人于针刺 2～5 日后做弯腰屈背活动，但应避免过度或过久的腰部活动，以免加重损伤。对照组：取醋酸曲安奈德注射液 30mg 加 2% 利多卡因 3ml，在腰 3 横突部压痛最明显处，局部常规消毒皮肤后进针，待针尖抵达腰 3 横突部位时应回抽无血后，在腰 3 横突周围充分而缓慢地进行注射。疼痛未完全缓解者 1 周后再次行封闭。共治 110 例，治疗组 68 例，痊愈 41 例，显效 16 例，有效 10 例，无效 1 例，总有效率 98.53%；对照组 42 例，痊愈

12 例，显效 18 例，有效 5 例，无效 7 例，总有效率 83.33%。

6. 针刀结合吡罗昔康贴片 唐茶娣等[38]采用吡罗昔康贴片联合针刀松解治疗第三腰椎横突综合征 452 例。患者俯卧体位，腹下垫一 10～15cm 高软枕。在第三腰椎横突压痛点处及臀部软组织粘连挛缩处，常规消毒，铺巾，用生理盐水 10ml 混合 2% 利多卡因 2ml 进针点局部麻醉并深入腰 3 横突尖周围麻醉，然后用 I 型 4 号 0.8mm 针刀沿竖脊肌纤维走向一致稍向内斜向进针，至腰 3 横突尖骨面，分别在横突尖上下缘、横突尖前面和后面，行横行铲切剥离、纵行疏通和刃剥，感觉针下松动出针。臀部软组织粘连挛缩处沿肌肉走行方向纵行切割数下出针。用干棉球压迫针眼片刻，贴创可贴。患者二天内避免针眼沾水及污染，一天后撕去创可贴，使用韩国 SK 公司生产的吡罗昔康贴片一片贴于针眼处，隔天更换，连续使用三贴。一般每 7 天治疗 1 次，2 次为 1 个疗程。452 例中 289 例患者获得随访，随访时间 6 个月。随访结果：显效 267 例，好转 20 例，无效 2 例，总有效率达 99.3%。

7. 针刀综合疗法 何云清等[39]CT 介入靶位胶原酶注射配合针刀治疗腰椎间盘突出症。CT 介入胶原酶溶盘注射治疗：术前行血常规、凝血三项及心电图常规检查，在腰椎 CT 片确认椎间盘突出位置后用靶针穿刺并注射 0.5～1ml 空气，再每点注入利多卡因 60mg，观察 1～20min。缓慢注入胶原酶 600U～1200U，注射时间 20～30s，拔出靶针，针孔敷创可贴，嘱病人俯卧 6～8h 后改平卧，术后严格观察生命体征并应用抗生素 3 日。针刀治疗：胶原酶溶盘术后 1 周行针刀治疗，让患者俯卧治疗床上，选患椎棘突间、横突、关节突处及沿坐骨神经通路寻找疼痛点作为治疗点，一般选 3～6 个点，做好标记。常规消毒，戴无菌手套，利多卡因局麻。松解棘突间时，刀口线与脊柱纵轴平行刺入，深达棘间韧带；关节突施术时，进针点在棘突最高点旁开 1.5cm 处，以松解关节囊为主，然后上提松解骶棘肌；横突施术时，进针点在脊柱中线旁开 4.5～

5.5cm处，在横突尖部作弧形铲剥。另外在梨状肌，臀中肌，臀上皮神经点，坐骨结节等处寻找阳性点，行常规针刀松解，术后敷创可贴，每周1次。一般3~5次为1个疗程，治疗1~2个疗程。共治264例，183例治愈，72例好转，5例有效，4例无效，有效率98.48%。

马兴业[40]采用注射针刀治疗第三腰椎横突综合征35例。治疗方法：体位：俯卧位，腹下垫枕，使腰椎部轻度后突。定点：取L_2~L_3棘间中点的水平线上距中线约3.5cm向内下按压可触及一骨端，此骨端即为L_3横突尖部，用龙胆紫做标记。消炎镇痛液配制：2%利多卡因2.5ml+曲安奈德15mg+甲钴胺0.5mg+生理盐水共20ml。操作：常规消毒、铺巾，术者戴无菌手套，局麻后，用2号注射针刀经定位点刀口与纵轴平行垂直穿刺进入，当刀锋到达横突骨面后，调整刀锋达横突尖端，此时患者可有明显的沉胀感，回吸无血后注入消炎镇痛液10~15ml。而后在尖端的上、外、下骨缘与软组织的交界处，行切开剥离。切开时，刀口线要紧贴骨端，随骨端的弧度转动，不得离开骨面。切开完成后，再行疏通横剥离即可。出针，以无菌敷贴覆盖。每周治疗1次，最多治疗3次。针刀术后手法：让患者靠墙壁直立，弯腰，当患者不能继续向下弯腰时，医生顺势压住患者背部，弹压一下。接着让患者直立背伸，当不能继续背伸时，顺势使患者背部过伸一下。经最多3次的治疗后，痊愈27例，有效8例，总有效率100%。

孙文山[41]采用针刀火罐配合中药治疗第三腰椎横突综合征。患者取俯卧位，腹下垫枕，于第三腰椎横突末端压痛明显处，消毒铺洞巾，局麻后取3号针刀，刀刃与骶棘肌平行，垂直于皮肤刺入直达腰3横突骨面，在横突末端铲切2~3下，再横向剥离松解2~3次，至手下有松动感后出针。然后于针孔处拔火罐3~5min，拔出少许瘀血，起罐后针孔用创可贴覆盖以预防感染。每周治疗1次，连续治疗2周。口服地龙散，水煎服，日1剂，早晚分服，连续服用2周。结果：200例患者中，治愈132例，

显效53例，有效15例。

王鸿明等[42]采用针刀加松筋法治疗第三腰椎横突综合征142例。患者俯卧位，腹部垫枕，使腰部处于前屈位。平腰2~3棘突间隙，旁开3~4横指，即在骶棘肌外侧缘，重按时压痛明显，或可触及一硬结，即为第三腰椎横突尖部，并做好定点标记。局部常规碘伏消毒，铺无菌孔巾。用0.5%利多卡因注射液5ml。针刀刀口线与人体纵轴线平行刺入，直达骨面，探至横突尖端，紧贴骨面纵行切割腹横筋膜3~5刀，横突尖端上下缘横行铲剥2~3刀，操作时刀口线要紧贴骨端，随骨端的弧度转动，出针。选用朱氏松筋针沿针刀刀口进针在横突尖端彻底松解，直到横突尖端部软组织完全松动为止，完毕出针。治疗结果：针刀及松筋治疗每周1次，一般不超过2次。经治疗的142例中，治愈121例，显效12例，有效9例。

十、髂腰韧带损伤临床研究进展

1. 针刀结合埋线治疗 高军大等[43]采用针刀松解配合埋线治疗髂腰韧带损伤。患者取俯卧位，腹下垫一薄枕。压痛点在L_4~L_5横突处明显者刀口线与入体纵轴平行，缓慢进针探至横突骨面。若为第四腰椎横突，针刀在其下缘探寻至最敏感的酸胀部位，手下有较硬韧的阻力感时，纵疏横剥；若为第五腰椎横突，应使刀口线与腰5横突尖和髂嵴最短距离的连线方向一致，纵行疏通剥离；若髂腰之间软组织变性明显，可将刀口线方向调90°，纵切几刀。压痛点在髂嵴内唇刀口线与横突尖和髂骨压痛处的连线一致，针体约与皮肤呈30°，针尖刺向髂骨压痛处，针刃达髂嵴内唇骨面，纵疏横剥几下出针。若髂嵴较健侧高，针刀操作阻力较大时，可再将刀口线方向旋转90°，即与髂腰韧带的纤维方向垂直，纵切几刀，针下有轻松感后出针。在上述针刀治疗完成后，随即在治疗点，将置有1.5cm长的0~3号医用无菌羊肠线的16号硬脊膜穿刺针，进入针刀治疗时酸胀最明显处，再推针芯将羊肠线进入，缓慢退出针尖，按压针孔，用医用术后贴敷

贴针孔。结果：治疗 50 例，痊愈 35 例，显效 10 例，好转 2 例，无效 3 例，总有效率 94%。

2. 针刀结合推拿治疗 王金来等[44]采用针刀配合叶氏正骨手法治疗髂腰韧带损伤 416 例。先采用叶氏正骨手法：揉背、封腰、放通、扳按、牵抖、侧扳、搓揉、压牵、起伏。再采用针刀治疗：选择明显压痛点，常规消毒，在无菌操作指导下对准压痛点中心进针刀，至深筋膜层后，行多点式松解。完成松解后，用棉球压住进针点，快速出针，持续按压 5min，用无菌敷料覆盖进针点，24 小时保持敷料干燥、清洁即可。患者第一次先接受叶氏正骨手法治疗，再行针刀治疗 1 次。第二次、第三次只接受叶氏正骨手法治疗。治愈 341 例，显效 69 例，好转 6 例。

3. 针刀结合火罐疗法 孙勇等[45]采用针刀配合拔火罐治疗髂腰韧带损伤。患者取俯卧位。首先选取阿是穴即患侧 L_4、L_5 横突压痛处及髂嵴内后缘压痛处。常规消毒皮肤，于上述穴位处分别注射 0.75% 利多卡因 3ml 局部浸润麻醉。然后分别于注射处进针刀，针刀刺至筋膜并行网眼状切开减压。最后以针眼为中心拔火罐，留罐 10min。术后消毒针眼，用无菌贴贴敷 3 天，佩戴腰围 4 周。每周治疗 1 次，2 次为 1 个疗程，共治疗 1 个疗程。结果：42 例患者中，治愈 32 例，显效 7 例，好转 3 例，总有效率 100%。

第二节　上肢慢性软组织损伤针刀临床研究进展

一、肩关节周围炎临床研究进展

1. 针刀为主治疗 孙萍[46]等采用针刀治疗肩周炎。治疗方法：患者患侧上肢保持自然下垂的姿态取坐位，在喙突处、喙肱肌与肱二头肌短头附着点、冈上肌抵止点、肩峰下滑囊、冈下肌与小肌抵止点，实施定位。常规消毒，选择 4 号针刀，垂直于患者的皮肤进刀。分层次地进行剥离与疏通，若患者的肩关节附近未出现其他的压痛点，则可以在肩关节附近实施针刀术，进行适当的治疗。患者在术后须贴 2~3 天的创面贴，且 3 天之内禁水。同时静脉滴注 3~5 天的抗生素，在 1 周后实施复诊检查，若患者没有完全治愈，则即次可完全治愈。在手术治疗之后，患者应多进行相关肩功选择压痛点实施治疗。结果：对 100 例肩周炎患者实施两年的随访，其中 88 例完全治愈，10 例显效，2 例无效，总有效率为 98%。

于蕾[47]等采用"C"形针刀松解术治疗肩周炎与电针治疗肩周炎进行对比观察。方法：共 60 例，针刀组 30 例，电针组 30 例。针刀组：用 2% 利多卡因 20ml 做颈肌间沟麻醉，5~10min 后测试肩部、上臂外侧痛觉反应迟钝或消失，即可行针刀治疗。患者取端坐位，定点，选用 Ⅰ 型 4 号针刀分别松解。先是喙突顶点的外 1/3，针刀体与皮肤垂直，刀口线与肱骨长轴一致，按四步进针规程进针刀，直达喙突定点外 1/3 骨面，纵疏横剥两刀，范围不超过 0.5cm。然后肱骨小结节点，针刀体与皮肤垂直，刀口线与肱骨长轴一致，按四步进针规程进针刀，直达肱骨小结节骨面，纵疏横剥两刀，范围不超过 0.5cm。其次结节间沟，针刀体与皮肤垂直，刀口线与肱骨长轴一致，按四步进针规程进针刀，直达肱骨结节间沟前面的骨面。然后顺结节间沟前壁，向后做弧形铲剥两刀。最后肱骨大结节后下方，针刀体与皮肤垂直，刀口线与肱骨长轴一致，按四步进针规程进针刀，达肱骨大结节后下方的小圆肌止点，用提插刀法提插松解两刀。出针刀后，创可贴覆盖针眼。针刀后手法治疗：患者仰卧位，医生站于患侧，左手按住患肩关节上端，右手托扶患肢肘关节，做肩关节的环转运动。可听到患肩关节有"咔嚓"的撕裂声。以上治疗方法每周 1 次，如未痊愈，1 周后行第二次针刀时，常规麻醉即可。术后嘱病人口服头孢氨苄 0.5g，每日 2 次，连服 3 天，48h 后进行相关肩关节功能锻炼。电针组：操作略。结果：针刀组：治愈 26 例，显效 2 例，好转 2 例，总有效率 93.33%。电针组治愈 16 例，显效 7 例，好转 5 例，无效 2 例，总有效率 76.67%。

张铁英[48]采用针刀疗法治疗本病 159 例，取得较好疗效。患侧肩部充分暴露，取仰卧位，患肢平放治疗床上，在喙突、结节间沟、肱骨大结节压痛最明显处，用龙胆紫作标记，常规消毒后，局部麻醉，右手持针刀在标记处刺入，刀口线与肌纤维走行方向一致，待针下有紧滞感后，行纵行疏通、横行剥离法 2～3 刀，出针。再侧卧治疗床上，患肢屈肘，上臂与身体平行，前臂放于胸前，在肩峰下滑囊、三角肌下滑囊、冈上肌、冈下肌、肱三头肌外侧头压痛最明显处作标记，针法与前述一致。每次治疗选 2～4 点，每周 1 次。4 次 1 疗程，共观察 2 个疗程。治疗 106 例，治愈 86 例，好转 20 例。

于秋深等[49]采用微型针刀松解为主治疗粘连性肩关节周围炎 44 例。患者取仰卧及侧卧位，压痛点定位，以龙胆紫标记喙突外侧压痛点、肱二头肌长头肌腱压痛点、肩峰下压痛点、小圆肌起点处压痛点及冈下肌压痛点。常规碘伏消毒，铺无菌洞巾，用 2% 利多卡因 2.5ml 在各压痛定位点进行局麻。先用破皮器切开皮肤 2mm，松解喙肱韧带，微型针刀自喙突外侧缘逐层进入，获得针刺感应后，刀刃与病变组织纵轴一致，切割喙肱韧带 2 刀，并纵行松解 2～3 刀。肱二头肌长头肌腱松解，微型针刀自肱骨大结节与小结节间逐层进入，获得针刺感应后，刀刃与肱二头肌长头腱鞘方向一致，穿过腱鞘浅层达鞘与腱间隙，纵行切割 2～3 刀，并纵行分离 2～3 刀。肩峰下滑囊松解，微型针刀自肩峰前下方逐层进入三角肌下，获得针刺感应后，刀刃与三角肌纤维方向一致松解肩峰下滑囊 2～3 刀，再抽刀至冈上肌止点松解 2～3 刀。小圆肌松解，微型针刀自肩胛骨腋缘上 2/3 背面起点逐层进入，获得针刺感应后，刀刃与肩胛骨腋缘一致，到肩胛骨后先纵行切割 2～3 刀，再顺小圆肌纤维方向分离松解 2～3 刀。冈下肌松解，微型针刀自冈下窝压痛点处逐层进入至骨面，获得针刺感应后，刀刃与冈下肌纤维方向一致，进行分离松解 2～3 刀。在上述 5 个手术部位分别注入由确炎舒松 10mg、2% 利多卡因

2.5ml、0.9% 氯化钠 7ml 组成的混合注射液共 10ml。用创可贴加压封闭切口。术后配合自主性肩关节功能锻炼。每周 1 次，连续治疗 3 次。结果：44 例患者中，治愈 21 例，显效 15 例，有效 7 例，无效 1 例，总有效率 97.7%。

2. 针刀加其他治疗方法

（1）针刀加针灸治疗 刘文军等[50]采用超微针刀加电针治疗顽固性肩周炎 36 例，取得一定疗效。采用规格为 0.4cm×40cm 的一次性超微针刀。普通电针仪调至疏密波档，定点多为局部压痛点、条索状硬结及相应肌腱、肌肉、韧带起止点，术区常规消毒后，超微针刀刀口线与局部神经、血管分布一致，针体垂直皮肤刺入直达骨面，到达病灶部位后，切开病变组织，纵向疏通阻滞，横向剥离松解粘连，恢复局部组织动态平衡。手法完毕后观察有无渗血，如有渗血局部加压片刻，选择 2～4 组电针接在超微针刀金属末端，电针调至疏密波档，根据患者耐受程度调节大小，留刀 20～25min，拔出针刀，针孔处外贴无菌创可贴，嘱患者 2 天内禁洗澡。每 3 天行 1 次治疗，一般治疗 8 次统计疗效。结果：痊愈 19 例，显效 11 例，好转 5 例，无效 1 例。

万涛[51]采用针刀配合针灸治疗肩周炎 96 例。针刀治疗：取压痛最明显处，一般为冈上肌腱，肱二头肌长、短头肌腱及三角肌前、后缘均可有明显压痛。定位，常规消毒，铺巾，在痛点处加压，使神经、血管避开。右手持 4 号针刀从标记处刀口顺大血管、神经、肌纤维走向垂直于皮肤快速刺入，深达筋膜下，当患者感到局部酸痛、胀痛及术者感刀下有阻力滞刀感明显时行纵行剥离，在肱二头肌长肌起点和喙肱韧带处必要时可横行切割或十字切割，刀下感松动后快速出针，出针后予创可贴覆盖。每次治疗 2 至 4 个点，每周 1 次。针灸治疗：以肩髃、肩前俞、肩后俞、肩髎为主穴针刺，条口透承山、健侧中平穴，同时根据循经部位的疼痛，在阳明经选合谷、曲池，手少阳经选中渚、外关，手太阳经选后溪、天柱。7 天为 1 个疗程。结果：

痊愈 79 例，有效 11 例，好转 5 例，无效 1 例，总有效率 98.96%。

王文慧[52]采用针刀配合温针法治疗肩关节周围炎 48 例。针刀治疗：嘱患者坐于椅上，裸露患侧肩部，稍屈肘 90°，前臂自然放在治疗台上。在喙突、肱骨大、小结节、肩峰下滑囊、冈上肌、冈下肌抵止端、大、小圆肌抵止点、喙肱肌与肱二头肌附着点压痛最明显处用龙胆紫做标记，碘酒、乙醇常规消毒，左手拇、食指固定施术部位，右手持平刃针刀在标记点刺入，刀口线与神经、血管、肌纤维走行方向平行，到达预定位置后，行纵行疏通，横行剥离法 3~4 刀。在肩峰下滑囊处行通透剥离法。每次 3~5 点，7 天 1 次，不愈可进行下一次治疗。针刀术后次日进行温针疗法，用 2 寸毫针，针宜泻法，得气后，将艾条切成 2cm 长的若干段，置于肩周围诸穴针柄上点燃，燃尽 1 段为 1 壮，每穴灸 2~3 壮，留针半小时出针。针刀 1 次，温针灸 6 次为 1 疗程。结果：48 例患者中，痊愈 37 例，显效 10 例，无效 1 例，总有效率 97.9%。

（2）针刀加臭氧治疗　幸波[53]等采用针刀加臭氧治疗难治性肩周炎 180 例。方法：①针刀治疗。定点：于肩峰下、喙突、肱骨大结节、肱骨小结节、结节间沟以及大小圆肌的起止点等适当选取，常规消毒铺巾。取 4 号针刀进针，刀口线与肌腱平行，针刀体与皮肤垂直刺入。直达骨面，做纵行疏通与横行剥离 2~3 刀，待手下有松动感后出针，如果肌束十分紧张、硬韧，可调转刀门线 90°切开剥离数刀，针刀口用无菌敷料覆盖。10 天一次。②臭氧治疗。用一次性注射器抽取浓度为 30μg/ml 的臭氧 10ml，注射至肩关节腔内。注射后行关节周围轻揉 2min，10 天一次。③手法操作。患者卧位患肢外展，先轻拿肩部，放松肩肌。医生将三角肌推向背侧，然后双手拇指从胸大肌腱肱骨附着点开始剥离，将胸大肌从腋窝前缘向肩峰方向推压。再将三角肌推向胸侧。弹拨冈上肌、冈下肌、大圆肌、小圆肌在肱骨大结节处的止腱，将各条肌腱分拨开来，最后双手托扶患肢，嘱患者尽量外展上举患

肢，当达到最大限度不能再上举时，医者双手猛地向上一弹，再放松肩肌，手法结束。治疗结果本组 180 例患者中，治疗 1 次 10 例，治疗 2 次 122 例，治疗 3 次 48 例，均在随访 3 个月后评定疗效，痊愈 128 例，显效 52 例，总有效率 100%。

（3）针刀加神经阻滞治疗　杨光辉等[54]采用臂丛阻滞下针刀电针疗法治疗肩周炎 73 例，疗效显著。嘱患者做上臂上举、外展、后伸、内旋等动作，找出肩部痛点，亚甲兰定位标记，常规肌间沟臂丛神经阻滞，一次注入 0.5% 利多卡因 15ml，待患者疼痛缓解或消失后开始治疗。在标记处常规消毒进针，切口线与肌纤维走向平衡，深度直达骨面，先纵行剥离 2 刀，再横向剥离 2 刀，出针后清除血迹，贴创可贴。4 天治疗 1 次，2 次为 1 个疗程。1 个疗程痊愈 58 例，2 个疗程痊愈 9 例。作者认为，在肌间沟高位臂丛神经阻滞下，使用低浓度局麻药，既能达到肌松无痛，又有利于功能锻炼，在此基础上施行针刀术，直达病灶，将粘连松解，瘢痕剥离，加速病理组织修复，达到治愈疾病目的。本法疗程短，操作方便，实用性强，值得推广。

佟方明[55]采用星状神经节阻滞配合针刀松解治疗肩周炎 35 例，取得肯定效果。患者取仰卧位，头偏健侧后仰，于胸锁关节外二横指可扪及第七颈椎横突，以食指深压，将颈总动脉挤向外侧，与气管分开，用 7 号针垂直刺入直达横突。回吸无血、无气即注射 1% 利多卡因 10ml。数分钟后出现霍纳征为成功的标志。随后进行针刀松解，松解点为喙突、肩峰下、结节间沟、冈上肌、冈下肌、小圆肌附着点等明显痛点。每次选择 2~3 点，常规消毒，术者戴无菌手套，0.5% 利多卡因局麻后将针刀刺入松解点，结合解剖特点及肌纤维走向剥离松解粘连。术毕压迫止血 3~5min。每 3~5 日治疗 1 次，4 次为 1 疗程。治疗期间配合肩关节功能锻炼。结果：优 30 例，良 4 例。

（4）针刀加药物治疗　杨国青[56]等采用针刀配合桃红四物汤加减治疗肩周炎 96 例，疗效显著。

治疗方法：针刀治疗：定点，常规消毒后铺无菌洞巾，用利多卡因5ml局麻后，右手持针刀顺肌纤维方向垂直刺入达筋膜、肌肉或骨膜，深度因部位不同而灵活掌握，进行纵行分离，横行切开，通透剥离，疏通松解。出针后用创可贴封住针孔，每次施术3~4个部位。每7日治疗1次。并鼓励患者加强功能锻炼及自我按摩。同时口服中药。每日1剂，水煎后分2次口服，1周为1疗程。结果：96例患者中治疗次数最多3次，1次均有明显效果，一般2次。其中痊愈68例，好转26例，未愈2例。

覃剑[57]等采用针刀松解配合中药熏蒸治疗肩关节周围粘连80例，疗效满意。患者取坐位，裸露患肩，屈肘90°，前臂自然放在治疗台上。取明显压痛点，常规消毒后局部麻醉。用Ⅰ型4号针刀直刺皮肤达骨面，切割剥离结节、条索状物后，无菌敷贴覆盖。每周1次，共治疗3~4次。在术后第三日开始熏蒸治疗。取羌活、防风、威灵仙、秦艽、木瓜、伸筋草、红花、赤芍、乳没等，置于熏蒸床加热容器中，煎煮加热产生蒸气，控制恒温在40℃左右。让患者仰卧在熏蒸床上熏蒸患肩部，每次40min。同时，要求患者进行功能锻炼。结果80例中，治愈40例，有效39例，无效1例。

（5）针刀加手法治疗　张瑞莲[58]采用臂丛麻醉下针刀和手法松解治疗肩关节周围炎，疗效显著。术前在患者喙突顶点、肱骨小结节、结节间沟、肱骨大结节、肩关节囊及肩峰下滑囊附近进行标记。术时患者取仰卧位，实施患侧臂丛麻醉，麻醉后对患者的肩部进行消毒处理，选取Ⅰ型4号针刀，与皮肤垂直进针，对病灶进行疏通剥离，可视病灶大小切割3~5刀后出针，针孔用创可贴保护。手法松解时，患者取仰卧位，立于床头，一手固定患肩另一手托住肘部，旋转肩关节，使患者关节肌肉放松然后手术者抓住患者患肢前臂，另一手抓住患者肩部，使患者病肢向外伸展90°，再使患者患肢举向头顶，并向创面方向按压，使患者坐立，将病肢向内旋转，实施肩关节松解。在松解过程中往往可听到撕裂声表示患者粘连部位完全松解。手术

后用三角巾使患者病肢吊于胸前，防止患者关节脱位。结果：治愈11例，显效18例，有效6例，无效1例。

张松[59]等采用针刀结合手法治疗肩周炎，疗效佳。方法：将122例患者，分为针刀结合手法组61例及局部注射组61例。对照组在喙突、肩峰下、结节间沟、三角肌附着点、肩胛骨内上角治疗点注射混合液2ml。每10天治疗1次，连续不超过3次。而治疗组应用针刀结合手法治疗。在上述治疗点采取四步进针刀法，采用纵切横剥，切割松解后出针，贴创可贴。嘱患者行肩关节外展、后伸活动，每10天治疗1次，3次为1个疗程。手法治疗在不同的体位采取不同相应手法进行治疗，手法隔日1次，10次为1疗程。结果显示，治疗组疗效明显优于对照组。

王全贵[60]等采用针刀配合手法治疗肩周炎160例。治疗方法：针刀治疗：患者取坐位，患肢下垂，找出敏感压痛点，并用龙胆紫标记，术区常规消毒，铺无菌洞巾，术者戴无菌手套，用1%利多卡因局部麻醉，针刀刀口线与肌纤维走行方向平行刺入，直达骨面，先纵行后横行拨离及切开剥离5~7刀，以感刀下有通透感为宜。出刀后，可使刀口瘀血自然流出数滴，更有利于改善局部微循环，然后纱布敷盖固定。颈型肩周炎除按上述操作外，同时要松解颈椎及相关部位，以减少或消除神经的压迫与刺激；关节型肩周炎需关节内注射冰冻盐水利多卡因液40ml以促进关节内滑膜炎性水肿及致痛物质的吸收。手法治疗：拿揉法、摇转法、扳法、后伸牵拉法。针刀治疗和手法治疗3日1次，5次为1个疗程。患者功能锻炼：一般1日3~5次，锻炼程度以患者能忍耐为限。结果：治愈151例，好转9例，总有率为100%。随访6个月至1年，无复发。

戴政文[61]采用针刀结合手法治疗肩周炎56例。针刀治疗：采用"C"形针刀松解术，从肩胛骨喙突中点横行向外经肱骨结节间沟，再向后最终到达腋窝皱褶上方5cm的连线，从前到后，依次选取喙

突、小结节、肱骨结节间沟及肱骨大结节后下方共4点，分别松解肱二头肌短头起点、肩胛下肌止点、结节间沟的骨纤维管道。并可按"以痛为腧"的原则选取肩周痛点进行松解。针刀治疗每周1次，连续治疗3周。手法治疗：采用滚法、一指禅推法或点穴舒筋法、环转摇肩法、上肢后扳法、外展提抖法缓解肩部软组织的痉挛，松解部分粘连。理筋手法每天1次，每次30min，连续治疗3周。治疗结束后，治愈32例，好转21例，无效3例，总有效率94.6%。

宋海云等[62]采用浮针刀配合手法松解治疗肩周炎。在喙肱肌、肱二头肌短头附着点、冈上肌抵止端、肩峰下、冈下肌、小圆肌的抵止端及肩部压痛点找出针刀进针点并做好标记。常规消毒、铺巾、戴无菌手套，于每个进针点皮下注入2%利多卡因2ml局部麻醉。选择4号针刀，刀口线方向与治疗部位的神经、血管、肌纤维、肌腱韧带走行方向一致，快速垂直刺入皮下后缓慢进针，当患者感到局部酸痛、胀痛或术者手感刀下有阻力，滞感明显时行纵行剥离，必要时可横行切割或十字切割，手感无阻滞，针下有松动感后出针，用消毒敷料按压3~5min，无出血后用创可贴贴敷，术后24h不沾水。每周治疗1次，3次为1个疗程，1个疗程后观察疗效。针刀治疗后的第二天开始行浮针治疗。患者取坐位，充分暴露肩部，找出疼痛点并做好标记，消毒后，选用符氏中号浮针，在距痛点5~10cm处，针体与皮肤呈15°~35°角快速刺入，达皮下疏松结缔组织后，直指痛点推进针体，以进针点为支点，手持针柄做左右均匀摇摆扫散手法运针3~5min，询问患者疼痛改善情况，待疼痛减轻甚至消失后留针40~50min，10min后再次扫散3~5min，留针其间扫散3次左右，疼痛完全消失者取针，效果见佳者取出钢针芯，软套管留置皮下8~24h，隔日治疗1次，3次为1个疗程，3个疗程后观察疗效。针刀或浮针后行疏展理筋法、暴力撕裂法手法治疗。结果：44例患者中，痊愈32例，显效7例，有效5例，

治愈率72.7%。

孙国睿等[63]采用推拿联合针刀疗法治疗肩周炎45例。推拿：使用掌根部或拇指指腹按揉痛点，由轻至重，按揉5min，取天宗穴、肩贞穴、肩髃穴、肩髎穴，每个穴位均点按约1min，握住患肢手部用力抖动，边抖动边进行肩关节屈伸运动，揉搓患侧肩部，关节动摇幅度需由大至小。双手卡住肩部与上肢，使用揉法与搓法梳理筋肉，使用中指、食指与拇指提拿弹拨患者肱二头肌短头腱、长头腱、冈上肌腱，力度需由轻至重，每次推拿约20min，每天1次，7次为1个疗程，连续推拿3个疗程。针刀疗法：在结节间沟处，进针参照针刀四步进针法，但肱二头肌、长头肌腱需同刀口方向保持一致。避开肱二头肌、长头肌腱，至患者结节间沟骨面，略向后退刀，首先采用纵行疏通剥离，然后横行剥离。若出现韧性结节，可对其进行2~3刀的纵向切割。其余部位进针参照针刀四步进针法，局部存在紧张痉挛的软组织需切割4~5刀，骨端、肌腱筋膜感觉松动后出针，刀口使用创可贴进行贴敷，按压5min，每周治疗1次，连续治疗3周。结果：45例患者中，治愈31例，显效11例，无效3例，总有效率93.33%。

（6）针刀加穴位注射治疗　安汝玉[64]采用关节腔冲击注射结合针刀及肩周松解法治疗肩周炎265例。方法：采用门诊病人265例，每周治疗1次。共采用注射液3组。第一组：2%利多卡因4ml、曲安奈德40mg、维生素B_{12}1ml，加0.9%生理盐水至20ml。第二组：参麦注射液5ml加生理盐水至20ml。第三组：地塞米松4mg、2%利多卡因2ml加注射用水至5ml。第一、二组依次快速注入患肩肩关节腔内，第三组肩峰下滑囊、冈上肌、肱二头肌长头腱、喙突等局部痛点注射。运用针刀松解术，对上述各点实施松解粘连术。术后放松肩关节周围肌肉，分次肩周手法全方位松解患肩。结果：47例1次治愈，68例2次治愈，75例3次治愈，31例4次治愈，28例5次治愈。有15例不同程度好转，1例无效。

王泽显[65]等采用针刀加穴位注射为主治疗冻结期肩周炎130例，取得了满意疗效。先进行针刀治疗，于肩峰下滑囊、冈上肌、冈下肌止点、肱二头肌长、短头肌腱、喙突等处寻找明确的压痛点，选择4号针刀，无菌操作，作切割、疏通、剥离等手法。7日为1疗程，连作2个疗程。针刀操作完毕后，即用2%利多卡因3ml、曲安奈德40mg对针刀治疗点呈扇形注射2ml，7日为1疗程，连作2个疗程。术后嘱患者作肩关节功能锻炼，每日1～2次，以外展、前屈、后伸三个动作为主。结果：130例患者中，治愈91例，显效36例，无效3例。

（7）针刀综合治疗 程德良[66]等采用针刀结合推拿及内服川羌活汤治疗肩周炎80例。治疗方法：针刀疗法：在肱二头肌长头腱、喙突、冈上肌、冈下肌、小圆肌等处寻找压痛点，如有压痛点先做好记号，再给予常规消毒。术者戴好无菌手套，针刀穿透皮肤后，在粘连处施以疏通剥离法和横行剥离法，出针后贴上创可贴，1周后如仍有粘连，可再松解1次。推拿疗法：针刀结束后，嘱患者仰卧位，放松，术者站于患侧，医者手握患者上肢，先施以一指禅配合弹拨手法，在三角肌、肱二头肌长头腱及压痛点弹拨，以患者局部酸胀痛能耐受为度，接着医者一手握住患者肩部固定，另一手握住患肢，被动活动肩关节，切勿用暴力，以听到关节囊撕裂声为佳，最后用拿法、牵抖法。推拿治疗隔日1次，7次为1个疗程。中药：方用川羌活汤加减每日1剂，水煎服，服药期间忌饮茶、饮酒，以免影响药效。功能锻炼：指导患者行患肩功能锻炼，如梳头、揽腰、爬墙、划圈等。结果：本组患者治疗时间最长2个月，最短15天，平均26天。中药内服最少14剂，最多30剂。针刀治疗至少1次，最多3次，平均1.6次。手法推拿最短1个疗程，最长5个疗程，平均3个疗程。按上述疗程评定结果：优52例，良15例，好转12例，无效1例。

二、冈下肌损伤临床研究进展

1. 针刀为主治疗 戴朝富[67]采用针刀治疗冈下肌损伤115例。患者取俯伏位或俯卧位，医者先仔细按压，一般在冈下窝天宗穴附近可寻找到压痛点和条索状物。先定好位置，常规消毒后，铺上消毒洞巾，在痛点注入由确炎舒松－A、利多卡因、生理盐水、维生素B_{12}组成的混合液5～10ml。针刀刀口线与冈下肌循行方向一致，平行刺入针刀，如碰到硬性筋束，先横行切开1～2刀，调转刀口线，纵行切开1～2刀，继续深入，待碰到肩胛骨面，先纵行疏通，然后横行剥离，手下感觉粘连松解，即可出针。针孔处覆盖创可贴3天。然后在冈下肌止点肱骨大结节处，即肩部后上方仔细寻找压痛点，针刀刀口线与冈下肌纤维走向平行刺入，针体与上臂约呈135°，先纵行剥离1～2刀，后横行剥离1～2刀，出针。术前准备与术后处理同上。以上治疗一般1次即可，如还有症状，2周后可再做1次，方法同前。结果：痊愈87例，显效28例，无效0例。

2. 针刀结合拔罐治疗 彭祥建[68]等运用针刀加拔罐治疗冈下肌损伤23例，取得了满意疗效。治疗方法：患者取坐位，弯腰，两肘撑在双膝上。在肩背部特别是冈下窝仔细寻找最明显的压痛点或条索状物2～3个作为进针点，用龙胆紫药水标记。局部常规消毒后，按无菌技术要求操作。自治疗点刺入皮肤，刀口线与冈下肌肌纤维平行，深度达骨面。先纵行剥离2～3刀，再横行剥离2～3刀后出针。出针后拔罐30min，起罐后用消毒棉签擦干血迹，敷以创可贴。每周治疗1次，3次为1个疗程。23例患者，均在1个疗程后评定疗效。结果：治愈20例，显效3例，有效率100%。

3. 针刀结合手法治疗 许振南等[69]采用针刀松解术配合手法治疗冈下肌损伤。患者取健侧卧位，术者用拇指按压找准患者冈下肌明显压痛点，用龙胆紫作标记，常规消毒铺巾。压痛点位于冈下窝、肱骨大结节的冈下肌止点，在冈下窝取2～3个进针刀点，在肩部后上方取2个进针刀点，刀口线与冈下肌肌纤维平行，针体垂直于皮肤刺入，深度直达骨面，先纵行剥离，后横行剥离，待刀口下无阻力感后出针。每隔 7 日治疗 1 次，3 次为 1 个疗程。手法治疗：以右侧冈下肌损伤为例。行针刀松解术后，患者改为端坐位，术者立于患者右侧。术者右手握住患者右手腕向健侧偏下方用力牵拉，左手用力按压患侧冈下肌，如此操作 2 ~ 3 次。每隔 7 日治疗 1 次，3 次为 1 个疗程。随访时间 8 ~ 17 个月，本组 63 例患者，治愈 59 例、好转 4 例。

梁恒晔[70]采用针刀配合整脊手法治疗冈下肌损伤 71 例。针刀治疗：冈下窝松解，患者取端坐位，对于冈下窝、肱骨大结节有压痛者，分别在冈下窝、肱骨大结节处痛点定点，针刀体与皮肤垂直，按针刀四步进针规程进针刀，刀口线与冈下肌肌纤维平行刺入，针刀直达骨面，先纵疏横剥至手下有松动感，然后针刀退至肌肉层，再行横向推针 2 ~ 3 刀，最后调转刀口线 90°，在痛性条索状物上推铲 2 ~ 3 刀，范围不超过 1cm。定点后进针前，进针点周围皮肤要严格消毒，无菌操作，出针刀后，创可贴贴敷针眼。整脊手法：以右侧偏歪为例，医者用左手拇指抵住偏歪颈椎棘突右侧，其余四指自然扶患者颈部左侧，医者右手虎口对患者下颌，张开手托住患者头部，嘱患者低头、转颈，将接近极限时，感觉力已经传递至患椎，右手腕部用巧力轻轻一抖，常可闻及小关节复位声并可感觉椎体活动感，同样方法，右手拇指抵住患椎棘突右侧，左手复位，直至完全复位。上述方法治疗，每周 1 次，3 次为 1 个疗程，1 个疗程后评定疗效。所有病例治疗后 3 个月随访，痊愈 64 例，好转 7 例，治愈率 90.14%，总有效率 100%。

4. 针刀综合治疗 刘青峰[71]运用针刀、手法、药物综合治疗冈下肌损伤 62 例，取得较满意疗效。治疗方法：定好治疗点后，术野常规消毒，铺巾。痛点在冈下窝的，找 2 ~ 3 个进针刀点，刀口线与冈下肌纤维走向平行，深度达骨面，针体和肩胛骨平面呈 90°，先纵行剥离，后横行剥离，若粘连严重，适当做切开剥离，粘连广泛的，则做通透剥离。痛点在冈下肌止点肱骨大结节处，在肩部后上方寻找压痛点，取 2 个进针点，两点沿肌纤维走向纵行排

列，两点距离不超过 1cm 左右，一点在肌腱上，一点在冈下肌腱下滑囊，刀口线和冈下肌纤维走向平行刺入，针体与上臂呈 135°。上点先纵行剥离，后横行剥离，下点做切开剥离。如果纯属肌腱损伤，腱下囊未损伤，压痛点局限，下点就不必取。出针后压迫针孔片刻，用创可贴保护创口。术后休息 1 周，术部 5 天内避免沾水，保持干燥，术部 5 天内每日更换创可贴 1 次。手法治疗：在行针刀治疗术后，随即进行患侧上肢上举、内旋、外展、后伸、旋转、对肩等手法治疗数分钟，以使粘连的软组织彻底分离，以助康复。药物治疗：选用消炎镇痛的西药，如芬必得、美洛昔康片、布洛芬片。舒筋活血的中成药，如伤痛跌打片、跌打丸、龙血竭胶囊等后续治疗 2 ~ 3 周。治疗结果：1 次治愈 19 例，2 次治愈 35 例，3 次治愈 8 例。

三、肱二头肌长头腱鞘炎临床研究进展

1. 针刀为主治疗 孙洪望[72]等运用针刀治疗肱二头肌长头腱鞘炎 60 例。治疗方法：经腱鞘注射消炎镇痛液，配方 2% 利多卡因 5ml + 维生素 B_{12} 500μg + 旷得宝松 1ml + NS 3ml，7 天后重复 1 次，2 次治疗不能治愈者改为针刀术。患者取坐位，肩关节外展，肘关节屈曲旋后，按压结节间沟痛点，定点定向 1% 利多卡因局麻，4 号针刀在阻滞点进入，刀口线与肌腱走向平行，提插纵行切割腱鞘，当穿过腱鞘时有落空感，肩关节旋内旋外活动，感觉肌腱阻挡感消失或明显减弱再横行挑拨推动肌腱，手下有松动感后出刀，压迫止血。前臂胸前悬吊制动 24h。1 周后复诊，与术前对比。结果：术后 1 周，优 56 例，良 3 例，无效 1 例。

2. 针刀结合手法治疗 俞茂华等[73]采用针刀治疗肱二头肌长头肌腱炎。患者仰卧，肩关节外展 15 ~ 30°，置于身侧。针刀操作：取肩外侧入路，刀口线与肱二头肌长头腱平行，针体与该平面垂直。刺入结节间沟后先行纵行点切法，再将针体向肩峰力一向倾斜 45°左右，刀口线向内下方推切 3 ~ 4 次。如有韧性结节，可深达骨面，先纵

行剥离再横行针推。所有患者均不用局麻，单纯用针刀治疗。一般治疗 1 次，必要时 1 周后再治疗 1 次。结果：40 例患者中，显效 23 例，有效 14 例，无效 3 例，总有效率 92.5%。

四、肩峰下滑囊炎临床研究进展

1. 针刀为主治疗　高红[74]等采用针刀治疗亚急性期和慢性期肩峰下滑囊炎，疗效确切。治疗方法：亚急性期和慢性期针刀疗法为主。以肩部痛点明显处作为定点，用龙胆紫做好标记，常规消毒铺无菌洞巾，戴无菌手套。患者坐位，患侧上肢下垂。治疗点多在肩峰前下缘和肱骨大结节顶部，即肩峰下滑囊投影区或压痛区。刀口线与三角肌纤维走向一致。进行纵行或横行切割、摆动、推动。术后伤口用创可贴包扎，48 小时后去除。治疗结果：治愈 20 例，显效 12 例，好转 4 例，36 例全部有效。

2. 针刀结合手法　李平[75]采用针刀疗法治疗肩峰下滑囊炎 21 例。患者端坐位，在肩关节外侧明显隆起、三角肌压痛点处及肩峰外缘与肱骨头的间隙处定点，以龙胆紫标记，严格无菌操作，对进针点进行局部麻醉。在肩峰滑囊进针，尽量抽出滑囊液后向囊内注入封闭液 5ml。然后用 I 型 4 号针刀由穿刺点进针，至滑液囊后纵疏横剥 3 刀，然后出针。封闭液针管接长封闭针头，由第二点向内水平刺入，边进针边推注封闭液 10ml，再取 I 型 3 号针刀，向肩峰下间隙刺入，对滑液囊及冈上肌肌腱各纵疏横剥 3 刀，最后出针。出针后，局部压迫 1min，创可贴封盖针眼。针刀术后，术者托患者肘关节做肩关节内收外展、前举后伸、上举、内旋、外旋等活动。针刀治疗，应每周进行 1 次，病愈即停，最多连续治疗 3 次。所有操作均应遵循无菌操作的原则。结果：21 例治疗完成后，治愈 19 例，好转 2 例。

五、三角肌滑囊炎临床研究进展

1. 针刀为主治疗　陈红兵[76]运用针刀治疗三角肌滑囊炎 46 例。治疗方法：患者自然端坐，双手置于大腿上，分别于肩关节三角肌隆起处和肩胛冈区寻找治疗点，通常两个区域内的疼痛点即为治疗点，一般可能有 2~3 处，但治疗时选取其中疼痛最为敏感的 2 点为宜。治疗时用龙胆紫做好标记，碘伏常规消毒，戴一次性无菌帽及口罩、无菌手套，铺无菌洞巾，持针刀刀口线对三角肌区域的痛点要顺着肌纤维走向平行直刺深度约 2cm，切不可深刺至骨面；对肩胛冈区域的痛点宜顺着肌纤维走向平行直刺纵行切开。出针后覆盖无菌小纱布块，再用手指指腹下压滑囊，以挤压囊内滑液，使其病灶隆起处平复或稍凹陷，然后用创可贴贴住针孔。每周 1 次，一般 1~2 次即愈。治疗结果：46 例中，治愈 39 例，好转 6 例，未愈 1 例，总有效率 97.83%。

2. 针刀结合针灸治疗　高红[77]等透刺法配合针刀分期治疗肩峰下滑囊炎 36 例，取得满意疗效。其中亚急性期和慢性期以针刀疗法为主。在肩部痛点明显处，用龙胆紫做好标记，常规消毒皮肤，铺无菌洞巾，戴无菌手套。患者取坐姿，患侧上肢下垂或外层位，手插腰部。治疗点：肩峰前下缘和肱骨大结节顶部，即肩峰下滑囊投影区或压痛区。针刀方法：与三角肌纤维走向一致。层次结构：皮肤、皮下组织、三角肌、肩峰下滑囊，骨面。运针法：纵行或横行切割、摆动、推动。术后伤口用创可贴包扎，48h 后去除。治疗结果：36 例全部有效，其中治愈 20 例，显效 12 例，好转 4 例。

六、肱骨外上髁炎临床研究进展

1. 针刀治疗　薛爱荣[78]采用超微针刀治疗肱骨外上髁炎 98 例的临床研究。该研究分对照组和治疗组，各 98 例。治疗组采用针刀治疗，对照组则选用局部封闭治疗。治疗组：①选点：根据病人疼痛的部位及动作的功能受限情况分析出病变肌肉，端提重物疼痛为肱二头肌损伤，扫地疼痛为肱三头肌损伤，倒开水疼痛为桡侧腕伸肌损伤。②针具：选用 0.5mm 的超微针刀。③操作：病人仰卧并暴露治疗部位，常规消毒，铺巾。针尖朝向肱二头肌，肱三头肌或桡侧腕伸肌的起点、止点或肌腹的结节、条索轻轻切开，进刀深度为 1cm 或 1.5cm。出针刀后用干棉球按压针眼 1~2min 即可。对照组：选用 1% 利多卡因 3ml，醋酸泼尼松龙 2ml 配液进行局部封闭。结果：治疗组 98 例，治愈 55 例，好转 41 例，未愈 2 例，总有效率 97%；而对照组也是 98 例，治愈 47 例，好转 43 例，未愈 8 例，总有效率 91%，治疗组优于对照组。

高丽华[79]采用针刀微创治疗肱骨外上髁炎 138 例临床观察。操作：①患者卧位，屈肘 90°，寻找最敏感的压痛点，用 1% 龙胆紫做好定位标志，局部常规消毒，覆盖无菌洞巾，戴无菌手套，用一次性注射器吸取 0.9% 生理盐水 2ml，2% 利多卡因 1ml 和维生素 B_{12} 0.5ml 以及地塞米松 5mg 作局部麻醉用药。先将针刺入深达肌腱、筋膜层做扇形缓慢注射，出针后，用拇指在局部稍加揉按增强药物扩散疗效。②采用Ⅰ型 4 号针刀，严格按照四步进针规程操作，刀口线与伸腕肌纤维走向一致，平行刺入肱骨外上髁皮下，使针体和皮肤表面垂直，缓慢进针，深达骨面。先行纵行疏通剥离法，再行切开剥离法，然后使针身与皮肤表面呈 45°角，再行横行铲剥法，使刀口紧贴骨面，剥开骨突与周围软组织粘连，接着疏通一下伸腕肌、伸指总肌、旋后肌肌腱后出针。③出针后用无菌纱布压迫针孔，直到不出血为止，最后用创可贴固定。与此同时，沿着肘关节至前臂向下理顺前臂伸肌总腱等伸肌群。184 例肱骨外上髁炎的治疗，分为针刀组加局部用药 138 例，电针组 46 例，两组比较。结果：针刀组 138 例，治愈 115 例，显效 16 例，好转 5 例，无效 2 例，治愈率 83.33%，总有效率为 98.55%。

何华春等[80]采用针刀治疗肱骨外上髁炎。患者取仰卧位，屈肘 90°置于治疗床上，找明显压痛点，用记号笔标记，术区常规皮肤消毒，铺无菌洞巾，于治疗点处皮下注射 0.1% 利多卡因 1.5ml 作局部麻醉。用 4 号针刀，刀口线平行肌纤维方向刺入病灶部位或达骨面，进行纵疏横剥即可出针刀，压迫针眼片刻，贴无菌敷贴，保持局部干燥，48h 勿湿水，防止污染。结果：30 例患者中，治愈 27 例，好转 2 例，无效 1 例，有效率 96.7%。

吴靖等[81]采用针刀松解术治疗肱骨外上髁炎。患者取坐位，将肘关节屈曲 90°平放于治疗桌面上，用记号笔在肱骨外上髁压痛明显处定位，皮肤常规消毒，铺巾，使用Ⅰ型针刀，找到压痛点，针刀刀口线和前臂纵轴方向一致，针刀体与皮肤呈 90°垂直，按照针刀四步进针规程刺入，针刀经皮肤、皮下组织，至肱骨外上髁顶点，先纵疏横剥 2~3 刀，然后向前沿肱骨外上髁前而紧贴骨而铲剥 2~3 刀，范围不超过 0.5cm。再提针刀于皮下，顺前臂肌纤维方向，提插疏通一下伸腕肌、指总伸肌、尺侧腕屈肌之间的粘连，然后出针。针刀术后，患者端坐，医生坐于患者患侧，右手持患侧腕部使患者前臂处于旋后位，左手用屈曲的拇指端压于肱骨外上髁前方，其他四指放于肘关节内侧，医生以右手逐渐屈曲患者肘关节至最大限度，左手拇指用力按压患者肱骨外上前方，然后再伸直肘关节，同时医生左手拇指推至患肢桡骨头前面，沿桡骨头前外缘向后弹拨腕伸肌起点，术后患者有桡侧 3 指麻木感及疼痛减轻的现象。1 周后未痊愈者，可再做第二次治疗。每周 1 次，连续治疗 2 次后评定疗效。结果：30 例患者中，痊愈 25 例，显效 3 例，改善 2 例，治愈率 93.3%。

2. 针刀结合局部药物注射治疗 袁芬等[82]采用局部封闭加针刀治疗肱骨外上髁炎 88 例。将 88 例患者随机分为封闭治疗组及封闭与针刀联合治疗组，每组 44 例。封闭治疗组对患者采用曲安奈德 20mg，0.5% 布比卡因 2ml，维生素 B_{12} 500mg，生理盐水稀释至 6ml 痛点注射。联合治疗组则先痛点封闭注射然后进行针刀治疗。采用Ⅰ型 4 号针刀，使针刀在肱骨外上髁处顺伸腕肌纤维走向垂直进针，先纵向疏通剥离，再切开剥离，并横向剥离，最后疏通伸腕肌、伸指肌总腱，有松动感即出针。治疗结果：结果两组患者性别、年龄无统计学差异。封闭治疗组痊愈26例，显效10例，无效8例；联合治疗组痊愈30例，显效12例，无效2例。封闭治疗组总有效率为82%，联合治疗组总有效率为94%。

3. 针刀结合穴位注射治疗　金晓平[83]采用针刀加穴位注射治疗肱骨外上髁炎88例，疗效显著。①取穴：曲池、合谷、手三里、阿是穴。②操作方法：患者取仰卧位，局部皮肤进行常规消毒，术者戴消毒无菌手套，用2%利多卡因2ml行局部表皮浸润麻醉，选用Ⅰ型4号针刀，严格按四步进针规程进针刀，直刺正经穴位，使其产生酸胀感；肱骨外上髁的阿是穴是针刀主要治疗点，首先将针刀快速直刺入皮肤，缓慢刺达肱骨外上髁疼痛部位，使其产生酸胀感后，调整针刀方向，纵疏横剥2～3刀后出针，最后用消毒干棉球按压针孔5min，防止出血。7天1次，3次为1疗程。③穴位注射：取曲池、阿是穴，将所取穴位常规消毒，用5ml的注射器抽取曲安奈德注射液1ml加2%利多卡因1ml，加1ml的维生素B$_{12}$，快速刺入穴位后，缓慢提插，得气后回抽无血，再将药液缓慢推入穴中，每穴约1.5ml，阿是穴则将药液注向病所。出针后用消毒干棉球按压针孔，7天1次，3次为1疗程。结果：88例患者中痊愈54.54%，显效34.1%，好转11.36%，总有效率99.73%。

任黎栋等[84]采用局部药物注射结合针刀治疗肱骨外上髁炎80例。患者坐位或仰卧位，患肘半屈曲位置，于治疗台上患肘肱骨外髁部找到压痛点并作标记，局部常规PVP消毒术区，铺无菌巾。用曲安奈德20mg注射液2ml＋2%利多卡因注射液4ml＋0.9%氯化钠注射液4ml配成溶液10ml，置于10ml注射器，由标记点垂直进针直达骨膜，针刺至有骨质感后回抽，注药约2ml后将针头稍后退3～4cm，将针尖到达伸肌腱浅、深部，缓慢注药4ml再将针稍退，向四周肌肉作扇形浸润注射、出针后用针刀由出针点刺入，针身与皮肤呈90°，刀口线与伸肌纤维平行。当针刀接触骨面或病灶区域时，患者有明显酸胀感，此时，先纵行切割数刀再横向剥离3～5次，将针身与骨面呈45°，用横行铲剥法，刀口紧贴骨面剥离开骨突周围粘连软组织。最后疏通伸腕肌，伸指肌总腱及旋后肌腱，有松动感后即可拔刀，局部压迫3～5min，无菌敷料包扎1～3天，每周1次，3周为1个疗程、共治疗3个疗程。

4. 针刀结合火针治疗　毛伟欢等[85]用针刀结合火针治疗肱骨外上髁炎73例。患者坐位，肘关节屈曲90°平放于治疗台上或仰卧位，患侧前臂置于胸前。在患侧肘部寻找压痛点，选1个最敏感的痛点用龙胆紫标记，肘部常规消毒，铺无菌巾，用1%利多卡因局部麻醉。用5ml注射器6号注射针头吸取1%利多卡因做局部注射。先把针刺入皮下做全层浸润麻醉，然后将针刺深达肌腱、筋膜层做扇形缓慢的加压注射。出针后用拇指在注射部稍加按摩，使药液向周围弥散以增强疗效。术者用左手拇指按住原部位不动，右手持针刀严格按照四步进针法进针，纵疏横剥切割分离粘连，顺前臂伸肌或屈肌肌腱纵轴作2～3条线状松解。然后取中粗钨合金火针1支在酒精灯上烧红，迅速在针刀孔边刺入患处肱骨外上髁皮下，将针柄捻转后即可出针，反复2～3次，用无菌干棉球压迫针孔。用创可贴覆盖针刀口，然后用无菌纱布固定，2天内不沾水。每7天进行1次治疗，2次为1疗程。治疗73例，12个月后，优58例，良7例，可6例，差2例，优良率为89%。

5. 针刀结合中药治疗　嘉士健[86]采用针刀配合改良七厘散治疗肱骨外上髁炎。患者取坐位或卧位，屈肘90°放于治疗台上，在肱骨外上髁附近寻找敏感的阳性痛点，用龙胆紫标记。患部常规消毒，局部麻醉后铺巾，术者戴手套，以标记点作为进针点，刀口线与伸腕肌肌纤维走向平行，垂直刺入。直达骨面，先用纵行疏通剥离，再切口剥离3～5刀后，刀体呈45°左右，横行铲剥，刀口紧贴骨面剥开骨突周围粘连的软组织，出针。压迫止血，术者一手压迫刀口处，同时握住肘部，另一手握腕部做过度屈伸，外旋肘关节 5~6 次，最后在刀口处贴敷创可贴。每周 1 次，一般 1 次即可，1 周后还有明显症状，再行第二次针刀。患者针刀后第三天，如果刀口干净无红肿现象，取 3~5g 自制七厘散与少量医用凡士林混匀放于肱骨外上髁痛点，用一张麝香壮骨膏贴敷在上面固定。如果对麝香壮骨膏过敏者，用消毒纱布固定。隔日 1 次，5 次 1 个疗程观察。结果：60 例患者中，治愈 58 例，好转 2 例，治愈率 96.7%。

张志刚[87]用针刀结合中药外敷治疗肱骨外上髁炎 95 例。患者取坐位，肘关节屈曲平放于治疗台上，找出肱骨外上髁压痛点，用黑笔做记号，常规消毒皮肤，铺无菌洞巾，用 2% 利多卡因 3ml 作局部浸润麻醉，选用适合的针刀，严格按照四步进针法进针，直达骨面后，先行纵行切开剥离，然后使针刀体与台面呈 45° 角横行划剥，使刀刃紧贴骨面剥开骨突周围组织粘连，可再疏通一下伸腕肌、伸指总肌、旋后肌肌腱，即可出针，再进行术后护理。针刀治疗后 3 天，针口已闭后，开始用舒筋活络、祛瘀止痛中药外敷。药物组成：川芎、桃仁、红花、威灵仙、地龙、炮穿山甲、乳香、没药各 20g，川乌 6g，鸡血藤 15g。上药共研细末，用前以食醋和 50 度白酒各半，调至干湿适中，摊纱布上约 3mm 厚，稍压成饼即可。用法：将药饼置于纱布上，外敷在肱骨外上髁压痛点，以胶布固定，再以热水袋热敷患处 30min，每天 1 次，每次 8 小时，15 天为 1 疗程。结果：治愈 87 例，显效 4 例，好转 2 例，无效 2 例，总有效率 98%。结论：作者认为针刀结合中药外敷治疗肱骨外上髁炎疗效较好，值得推广使用。

6. 针刀配合手法治疗 干志诚[88]采用针刀配合手法治疗肱骨外上髁炎疗效观察。①针刀治疗：患者正坐，将肘关节屈曲 90° 平放在治疗桌上，在肱骨外上髁最敏感的压痛处用龙胆紫定点。戴口罩、帽子和无菌手套，铺无菌洞巾，局部严格消毒后用 1% 利多卡因局部麻醉，采用 I 型 4 号针刀操作。严格按照四步进针规程进针刀，刀口线与腕背

伸肌纤维方向一致，针体垂直于皮肤刺入至骨面，先纵行疏通剥离 2~3 刀，接着向前沿肱骨外上髁前面的骨面紧贴骨面铲剥 2~3 刀，然后提针刀于皮下，顺前臂肌肉纤维方向，向前臂方向提插疏通一下伸腕肌、伸指总肌、旋后肌肌腱之间的粘连，然后出针。出针后用消毒敷料按压针孔 2~3min，防止出血，再贴上创可贴。②手法治疗：针刀术后立即进行手法治疗，患者正坐，术者坐于患者患侧，一手持腕使患者前臂旋后位，另一手用屈曲的拇指端压于肱骨外上髁前方，其他四指放于肘关节内侧，术者一手逐渐屈曲患者肘关节至最大限度，另一手拇指用力按压患者肱骨外上髁前方，然后再伸直肘关节，同时术者手拇指推至患肢桡骨头前面，沿桡骨头前外缘向后弹拨腕伸肌起点，如此反复 20~30 次。10 天治疗 1 次，1 次为 1 个疗程。治疗 46 例，痊愈 43 例，好转 2 例，无效 1 例，有效率 97.8%。

七、肱骨内上髁炎临床研究进展

针刀治疗 云文科等[89]采用针刀疗法治疗肱骨内上髁炎。患侧取伸肘位，利多卡因局部麻醉，常规消毒后，将针刀刀口与屈肌纤维走向平行，垂直于骨面进针直达骨面，2~3 针剥离局部纤维后出针，无菌纱布覆盖针孔后行患肘屈伸数次，术后 24h 内保持局部清洁干燥。间隔 7 日重复治疗 1 次，3 次为 1 个疗程。治疗后达到功能优良 31 例，占总数的 77.5%。

八、桡骨茎突狭窄性腱鞘炎临床研究进展

1. 针刀治疗 张泽等[90]用针刀治疗桡骨茎突狭窄性腱鞘炎，经 1~2 次治疗，86 例疼痛完全消除。针刀治疗：患手轻握拳，腕下垫一薄枕，做拇指外展和背伸动作，摸到桡骨茎突尖部，用记号笔标记，常规消毒，铺无菌洞巾，麻醉后，在标记点处进针刀，刀口线与肌腱走行平行，刀体与皮面垂直，快速刺入皮肤，到达骨面，将腱鞘切开，并行

纵疏横剥，刀下有松动感后出刀按压伤口片刻，无血渗出时，外敷创可贴，令患者作握拳姿势，术者协助做腕过度尺侧屈曲动作，反复 2～3 次，术后伤口禁水 2 天。治疗的 86 例基本消除疼痛，拇指功能恢复正常。

朱泽等[91]采用针刀治疗桡骨茎突狭窄性腱鞘炎 30 例。患者坐位，患手平放手术台上。按压桡骨茎突腱鞘肥厚处或局部疼痛明显处标记，消毒铺巾，利多卡因 1ml 局麻。左手拇指触及标记处，右手持刀自桡骨茎突偏桡侧在茎突的近端垂直进刀，触及桡骨骨质后，稍退刀，调整刀柄与桡骨平行，切割腱鞘 2～3 下，向近端推进切割，然后左右剥离。术后，局部加压包扎，嘱咐病人 1 天内不要沾水，治疗期间减少手腕及拇指的活动。结果：30 例患者中，治愈 25 例，好转 4 例，无效 1 例，治愈率 83%，总有效率 96.6%。

黄彪等[92]采用针刀治疗桡骨茎突狭窄性腱鞘炎 60 例。患者握拳立放于桌面，于腕部下方垫脉枕，选择疼痛最明显的位置进行标记，常规消毒并给予局部麻醉。右手持针刀于标记处上方刺入腱鞘，刀口线平行于前臂纵轴，刀体与皮而垂直，在腱鞘内先纵行后横行各剥离一次，严重者可适度倾斜刀身，自骨而剥离铲起腱鞘，对于有较大硬结者可利用左手对硬结进行固定，针刀稍作提起，于硬结上切割 1～3 刀。嘱患者拇指轻轻做外展、内收、屈曲运动，如活动自如则说明手术成功。出刀后使用酒精棉球对刀口压迫 3～5min，包扎伤口。结果：60 例患者中，显效 31 例，好转 19 例，无效 11 例，总有效率 83.33%。

2. 针刀结合局部药物注射治疗　刘建仁等[93]运用针刀配合局部药物注射治疗桡骨茎突狭窄性腱鞘炎 120 例，取得较好效果。治疗方法：患者坐位，握拳立放于治疗桌上，在腕部放置脉枕，术者先用一手大拇指触压桡骨茎突部压痛最敏感处定点，最痛处用圆珠笔做" ＋ "标记，交叉点即为进针点。另外按压局部疼痛的范围用圆珠笔画一圈，做到心中有数。术者用碘酒常规皮肤消

毒后，戴无菌手套、口罩及帽子，以病灶中心铺盖洞巾。抽吸 2% 的利多卡因 2ml、维生素 B_1 50mg、维生素 B_{12} 500mg 和川芎嗪 40mg，以标记的交叉点处垂直进针，直达骨皮质，稍退针尖，注入部分药液，再做四周浸润性注射，范围以事先确定区域为准。局部镇痛满意后，取一经高温高压消毒后 Ⅰ 型 4 号针刀，一手用一无菌纱布固定针身，将针刀针尖置于标记交叉点处，先纵轴疏通腱鞘 2～3 次，再将腱鞘左右轻轻铲动 2～3 次，当针下有松动感后出针，无菌纱布压迫伤口片刻，待不出血为止，用无菌纱布包扎。术后使患腕、患指被动充分屈伸 3～5 次。嘱患者 3 日内术区不沾水。建议患者 7～10 日后复诊，如未愈，同样方法再治疗 1 次。治疗结果：120 例患者治愈 93 例，占 77.5%；好转 21 例，占 17.5%；未愈 6 例，占 5%，总有效率为 95%。

王颖等[94]采用 Ⅴ 型针刀配合封闭治疗桡骨茎突狭窄性腱鞘炎 50 例。嘱患者握拳尺偏，腕关节下方垫一软枕，手腕正立放于治疗桌上，以患肢桡骨茎突为进针点作标记，碘伏术区常规消毒铺巾。1% 的利多卡因 2ml 行术区皮肤局部浸润麻醉。麻醉生效后，手术者持 Ⅴ 型针刀于进针点和皮肤呈 30°角刺入皮下直达拇长展肌和拇短伸肌位于桡骨茎突的腱鞘，注意不要深至骨面。嘱患者背伸拇指，针尾无摆动情况，若出现针尾摆动情况，提示针刀刺入肌腱，此时需稍稍退针，直至针尾摆动消失，遂沿肌腱走行方向由近向远端作纵向切割，切割时触及腱鞘撕裂感，此操作中一般向前切割 0.5cm 即可，患者拇指背伸自如即可。封闭治疗同上，退针后以无菌纱布压迫伤口 5min 后用创可贴包扎穿刺点。嘱患者 1 周后复诊。术后随访 3～6 个月。结果：50 例患者中，治愈 42 例，好转 6 例，无效 2 例，总有效率 96%。

4. 针刀联合臭氧治疗　向东东等[95]采用针刀联合臭氧治疗桡骨茎突狭窄性腱鞘炎。将患肢微握拳放于治疗台上，腕下垫软枕，桡侧朝上，在桡骨茎突附近压痛最明显处定点，局部用安尔碘消毒 3

遍，铺无菌巾，戴无菌手套，严格无菌操作，1%利多卡因局部浸润麻醉，选用Ⅰ型4号直形针刀，针刀刀口线与桡动脉平行，针体与腕部皮肤垂直刺入，在感觉针下坚韧感后，沿肌腱走行方向由近端向远端作纵向切割，病情严重者可用针刀刺穿腱鞘达骨面，倾斜针体将腱鞘从骨面上剥离铲起，切割时可听到针下有"咔、咔"声响，切割至阻力感消失、针下有松动感、拇指屈伸正常、腕部疼痛明显减轻、无弹响即为松解成功。术毕拔出针刀，于刀口处注入浓度为30mg/L的臭氧5ml，局部用安尔碘消毒后贴敷无菌输液贴。术毕嘱患者将腕部屈伸至最大限度3次。术后3天保持针孔干燥，适当活动。每周治疗1次，3次为1个疗程，术后随访6个月。结果：39例患者中，治愈15例，有效22例，无效2例，总有效率94.9%。

5. 针刀综合治疗 孙彦奇[96]以针刀为主综合治疗桡骨茎突狭窄性腱鞘炎50例，观察临床疗效，效果值得肯定。针刀治疗方法：患者仰卧位，按压桡骨茎突条索状隆起部位寻找压痛点，并用龙胆紫定位，局部皮肤常规消毒，局麻下自定位处进行针刀治疗，按四步规程进刀。刀口线与腱鞘纵轴平行，针体垂直于皮肤刺入腱鞘，纵行切割腱鞘上纤维管2~3刀后出针，改用圆头钳治疗，顺原针孔钳头向上与皮肤成45°角斜刺入狭窄的腱鞘内。当钳头推过压痛点后，停止进钳扩张开钳头的同时缓慢回拉钳身，在回钳的过程中使张开的钳头将狭窄的健鞘扩开，出钳，最后改用圆头针顺原针孔进行纵行疏通剥离，消除其粘连，出针刀。对50例患者综合治疗，结果：1次治愈38例，2次治愈12例，效果满意。

刘瀛等[97]运用针刀松解术治疗桡骨茎突狭窄性腱鞘炎，获得满意效果，疗效高于推拿治疗组。治疗组：患者坐位，握拳将患侧腕部置于治疗台上，用龙胆紫在桡茎突压痛明显出处定位，作为针刀松解术进针点，常规碘伏消毒，铺无菌洞巾，1%利多卡因局部麻醉。术者戴无菌手套，针刀刀口线和桡动脉平行，针刀体与皮肤垂直刺入，感觉刀下有

韧性感，用提插刀法在纤维管鞘上切3刀，然后针刀到达骨面，在腱鞘内纵疏横剥3刀，出针刀后，创可贴覆盖针眼。针刀后进行手法治疗，医者用拇指按揉桡骨茎突部及其上下方，然后一手握住患侧腕部，另一手食指及中指夹持患者拇指，其余手指紧握患者其他四只进行对抗牵引，并使患者腕部向尺侧和掌侧屈曲，同时缓缓旋转推按桡骨茎突，重复操作3~4次。术后嘱患者口服抗生素，早晚各1次，连服3天。对照组：采用推拿治疗。结果治疗组总有效率97.1%，对照组总有效率82.9%。针刀的综合疗法疗效优于推拿治疗。

九、屈指肌腱鞘炎临床研究进展

1. 针刀治疗 杨廉等[98]运用针刀治疗屈指肌腱狭窄症72例，取得了很好的疗效。治疗方法：患者仰卧位，双上肢平放于身体两侧。准确定位肌腱狭窄处，做好标记，然后进行局部消毒，敷孔巾。将2%利多卡因2ml与得宝松1ml两种注射液混合，然后，局部注射1ml。随后用针刀进行治疗，针体垂直手掌面，刀口线与屈指肌腱平行刺入达骨面，做纵行疏通剥离。操作完毕，用止血贴敷盖针孔。全过程一般10~20min。治疗后24h局部不能沾水，以防感染，患指可以自由活动。治疗后3天之内可能有轻度疼痛感，此属正常现象，10天后需再次复诊，了解治疗结果。经过1次治疗患指痊愈68指，经过2次治疗达到痊愈标准9指，仍留部分弹响的1指。

王远军[99]运用针刀疗法治疗屈指肌腱狭窄性腱鞘炎528例，治愈率高且无并发症，复发者较少见。治疗方法：患者取坐位，将患侧手掌心向上平放于治疗台上，医者在患指伸屈活动时找准硬结，或者在指掌侧近端指横纹与掌骨头之间找到压痛点，为进针刀点。用1%的利多卡因1~1.5ml局麻后，选择Ⅰ型4号针刀或自制的斜刃针刀，针体和手掌面呈90°，按四步进针法进针。术者右手常规消毒持针刀，垂直刺入皮肤，刀口线和肌腱走形一致，直达环状韧带，左手将患指充分牵引伸展并固定，使

屈指肌腱充分紧张，沿腱鞘走向由近向远在皮下切开剥离2~3下，再行横行剥离，此时刀下有阻塞感，若阻力消失，患指伸屈自如则松解成功。若阻力消失，仍有弹响，可沿腱鞘方向上下再加剥2~3下，或沿腱鞘方向寻找第二卡压点，直至阻力、弹响完全消失。无菌纱布覆盖刀口，绷带加压包扎，并过度掌屈、背伸多次，使粘连充分松解，抬高患肢，并鼓励患者多做手指充分伸屈活动，防止再度粘连。治疗结果528例患者一次治愈522例，另外6指再次治疗治愈。从上可见，针刀治疗对于屈指肌腱狭窄性腱鞘炎有良好效果。

容英潮等[100]采用针刀微创术治疗屈指肌腱鞘炎29例。患者取卧位，患肘伸直，前臂旋后，掌心向上，拇指外展，掌侧朝上平放于治疗台上。用2%利多卡因注射液1~2ml+强的松龙注射液25~50mg注入阿是穴，药物完全注入腱鞘内，注射出针后以酒精消毒棉球压迫针孔片刻。然后用2%利多卡因0.5~1ml进行局部麻醉，术者右手执一次性针刀，刀口线与拇指屈指肌腱走行方向一致，针刀体垂直于皮肤刺入，通过皮肤达皮下组织有落空感，针体向拇指端倾斜，刀下寻找环形卡压腱鞘近侧后，将针体推入腱鞘，边推边切，切割一针后，略提起针刀后再切割一针，此时呈纵横十字形切口，一次斜行纵行切数处，以拇指活动受限解除为度，如拇指仍然活动受限，可再推切。出针后压迫针孔5~10min，针孔处以创可贴覆盖。结果：29例患者中，显效25例，有效2例，无效2例，总有效率93.1%。

付贤用[101]采用针刀配合封闭治疗屈指肌腱鞘炎60例。封闭治疗：患侧手指掌心向上平放于治疗台上，在患侧手指掌侧掌指横纹中点处常规消毒，用2%盐酸利多卡因注射液2ml、醋酸泼尼松龙注射液25mg、维生素B12注射液0.5mg的混合液，行屈指肌鞘内封闭治疗，注射后按压止血3~5min。针刀治疗：患侧手指掌心向上平放于治疗台上，在患侧手指硬结处或压痛点定点，常规消毒，铺无菌洞巾，戴无菌手套。用Ⅰ型4号针刀，针体和手掌面

呈90°，刀口线与屈指肌肌腱平行刺入，直达骨面。先做切开剥离，再做纵向行剥离术，若有硬结则切开剥离。针刀治疗后过度掌屈背伸手指2~3次，观察患指活动度，活动灵活即针刀治疗成功。按压止血3min，创可贴覆盖。嘱患者施术部位3天不着水，1周内少动患指，1周后适当活动患指。每周治疗1次，2次为1疗程。结果：60例患者中，治愈53例，好转7例，治愈率88.33%。

2. 针刀结合中药治疗 钟伟华[102]采用改良针刀配合中药外洗治疗屈指肌腱鞘炎28例。患者取合适的体位，根据局部痛点定点，予以常规消毒铺巾，采用1%利多卡因局部浸润麻醉。将改良针刀刀尖沿垂直靶点方向刺入，每次每穴切割剥离2~5次即可出针。根据患者解剖学特征分别选用平行剥离组织方向剥离、垂直剥离组织方向剥离，使无一定规律的粘连的组织纤维断离、松解。患者采用改良针刀治疗每周1次，4次为1疗程。根据粘连的程度及粘连组织的走向确定剥离动作，剥离动作幅度不宜过大，以免划伤血管、神经等重要组织。配合中药外洗治疗，中药组方为大钻、宽筋藤、半枫荷、满山香、鸡血藤、海桐皮、鸟不落各50g，每日1剂，水煎后冷却至室温，患指浸泡20~30min/次，每日1次，7次为1疗程。结果：28例患者中，痊愈20例，好转7例，无效1例，总有效率96.43%。

颜慧玫等[103]运用针刀配合中药外洗治疗拇指屈指肌腱鞘炎186例，疗效显著。治疗方法：用紫药水在患肢掌面、掌骨头部结节处或压痛点做一标记，常规消毒后，先取强的松龙0.1ml加2%利多卡因1ml，混匀，痛点局部注射，再用碘伏消毒，用自制针刀在结节处垂直进针，针体和手掌面呈90°，刀口线与屈指肌腱平行，刺入达骨面，做纵行剥离，边剥离边嘱患肢做手指屈伸活动，感到弹响或绷紧感有所缓解即可出针。用止血贴封针刀口，术后1天内不能沾水，第二天配合中药外洗。如需继续治疗，7天后可重复1次，最多不超过3次，术后不使用抗生素。外洗处方：毛

冬青 50g，两面针、钩藤各 30g，黄柏、千年健、威灵仙、苏木、桑枝、红花各 15g。用法：加水 800ml，煎取 400ml，加入食醋 50ml，熏洗，每天 2 次。治疗结果：治愈 153 例，好转 25 例，未愈 8 例，总有效率 95.7%。

3. 针刀结合封闭治疗 谷旸[104]用针刀配合药物注射治疗屈指肌腱狭窄性腱鞘炎 100 例。治疗方法：首先在掌指关节处触及压痛及硬结，用记号笔做好标记，常规消毒皮肤后局部麻醉，选高压消毒 Ⅰ 型平口针刀 6~8cm 长。术者在标记处选择进针刀点刺入皮下，针体垂直于掌面，刀口线与屈指肌腱平行进针刀，达腱鞘后，先做纵向剥离，然后做横行推移。在手术过程中可以听到挑断筋腱的"喳喳"的声音。此时嘱咐患者配合，做手指伸屈活动，如手指屈伸活动正常，弹响或绞锁消失，说明施针已成功，退针刀，然后另取 2% 利多卡因 1ml 加 0.5ml 醋酸强的松龙，在结节近侧肌腱纵轴刺入增厚肌腱与腱鞘之间进行注射治疗。术后用无菌纱布包扎，术后 24 小时后即可做手指屈伸活动练习，促进恢复，防止粘连。注意卫生防止发生感染。本组 100 例治愈 76 例，好转 20 例，另外 4 例因病程较长而改用手术治疗。作者认为针刀配合药物注射可以使局部粘连组织松解并能解除对屈肌腱的卡压，恢复正常解剖关系并且可以改善局部微循环，抑制致痛因子的产生，是一种治疗简单、疗效快的治疗的方法。

十、腕背侧腱鞘囊肿临床研究进展

1. 针刀结合中药外敷治疗 叶有才[105]运用针刀联合中药外用治疗腕背腱鞘囊肿 24 例，治愈率及复发率均明显优于单纯针刀治疗。治疗方法：充分显露囊肿，常规消毒铺巾，戴无菌手套口罩，用 0.5% 利多卡因做囊肿周围皮肤浸润麻醉，左手拇食指固定囊肿，右手持一次性 Ⅰ 型 4 号针刀于囊肿顶端刺入，对囊壁四周进行多向"＋"字切割，充分破坏囊壁，出针刀，挤压囊肿，使囊腔内容物流到周围组织间隙，直至肿物表面完全与皮肤平复为

止。药物治疗：药物制作：徐长卿、五倍子、小茴香、白芷各等份，将上药烘干研末，过 80 目筛为粉，装瓶密封备用。药物外用：针刀治疗结束后，按囊肿面积大小，取适量药末，加少量蜂蜜和 75% 酒精，调成约 0.3cm 厚干湿适中的药膏，覆盖于患处，上敷相应大小敷料，再用绷带加压包扎固定，外敷弹力护腕。隔日换 1 次药，直至囊肿完全消失，一次治疗最多换药 2 次。换药时挤压患部，促使囊内残留液排出囊腔。24 例患者，治愈 22 例，有效 2 例。

2. 针刀结合三棱针点刺治疗 俞杰等[106]运用针刀配合三棱针点刺治疗腕背腱鞘囊肿 21 例，远期疗效满意。治疗方法：三棱针治疗：取患手支沟穴，皮肤常规消毒后，以三棱针快速点刺出血，然后自囊肿沿三焦经经络向支沟穴方向按压，待出血颜色由黯红色转为鲜红时以无菌棉球按压针眼止血。针刀治疗：平卧位，患手手心向下，腕下垫枕头，使腕关节呈极度掌屈位，此时囊肿隆起，取囊肿最高点，避开浅静脉以龙胆紫进行定点，皮肤常规消毒，0.5% 利多卡因皮下局麻后，左手拇、食指固定囊肿，右手持 Ⅰ 型 4 号针刀刺入囊肿，刀口线平行于腕伸肌腱，当刺入囊肿有落空感时，刀口线方向不变将针刀针体向肢体远端倾斜，与皮肤呈 15°~30°，然后向肢体近端纵向疏通剥离 0.5cm 左右；针刀刀口线不变，再以同样的方法分别向肢体远端以及囊肿治疗点的桡侧、尺侧缘疏通剥离囊壁。治疗完毕后缓慢拔出针刀，此时多有透明胶状囊液流出，然后两手持消毒干棉球在治疗点周围挤压囊肿，尽量挤出其中的囊液，无菌纱布覆盖针眼，弹力护腕加压固定腕关节 3 天。1 周后囊肿如仍未完全消失，可同样方法再次针刀治疗。21 例患者经 1~2 次治疗后囊肿均消失，其中 2 例患者治疗后 3 个月内因运动过度囊肿复发，经再次针刀治疗症状消失。所有 21 例患者经 6~18 个月随访无复发，均临床痊愈。

3. 针刀结合封闭治疗 陈建国[107]运用针刀囊周开窗加封闭治疗腱鞘囊肿 88 例，取得令人满意的

治疗效果。治疗方法：标记定位：在囊肿的最高点用龙胆紫标记一"十"字，避开肌腱、血管、神经所在处。局麻及冲洗囊肿内腔：局部常规消毒、铺巾，用5ml注射器抽取1%利多卡因注射液3ml，于"十"字中心点皮肤局麻后垂直刺入囊肿腔内，回抽如囊液较稀全部抽出，如黏稠则换20ml注射器及16号针头，抽取10ml生理盐水从原处进针，向各方向边抽吸边冲洗，尽可能将囊腔内容物抽净。最后根据囊腔大小注入1%利多卡因1~5ml。针刀囊周开窗：取4号针刀，从"十"字中心点进针刀入囊腔中，刀口线与血管肌腱平行，与皮肤约呈15°角，向标定的圆形标志点进针刀，在每一标志点上先在中间部位切1刀，再紧贴其左右各加切1刀，然后左右摆动针刀，进一步扩大切口，制成一窗口，根据囊肿大小共开4~10个窗口。加压封闭及弹力绷带包扎：根据囊肿大小，用20ml注射器抽取醋酸曲安奈德注射液10~30mg，加入1%利多卡因3~10ml，仍从"十"字点进针入囊腔快速加压向囊内注入上述封闭药液。最后用乙醇棉球叠加压于"十"字点，覆以纱布及弹力绷带包扎。术后服用适量消炎镇痛药物，3~5天后去除弹力绷带。如1次未愈，10天后可再治疗1次。结果治愈80例，好转6例，无效2例。

4. 针刀透刺配合埋线治疗　李华等[108]运用针刀透刺配合埋线治疗腱鞘囊肿50例，疗效满意。针刀治疗：在囊肿最高点定点，常规消毒，铺无菌洞巾，用1%利多卡因1~1.5ml局部麻醉。术者左手拇指、食指固定囊肿，右手持4号针刀直刺突破囊壁，摇大针孔，出针。用双手拇食指从四周挤压囊肿，透明黏稠液可从针孔排出。然后在原点斜刺进针刀，向囊肿的四周透刺囊壁各2~3刀。最后提出针刀1mm，垂直向囊肿基底部刺切2~3刀后出针。治疗后用力按压囊内剩余内容物至皮下组织中，肿物可完全与皮肤平复。埋线治疗：针刀治疗后，用12号腰椎穿刺针，退出针芯约3.0cm，根据囊肿大小将医用1~2号羊肠线剪成1.5~2.0cm置于穿刺针内。然后从原针孔刺入囊腔中，将针芯推入，边

推针芯，边退针体，使羊肠线完全置于囊腔内。针孔处贴创可贴。一次治疗有效率达98%，且不易复发。其原因可能是采用针刀透刺后加埋线，可防止囊壁在短期内愈合，且可慢慢软化、分解、液化、吸收。在这一过程中，腱鞘可以自我调整，恢复到正常的生理状态，从而使疾病痊愈而不易复发。

第三节　下肢慢性软组织损伤针刀临床研究进展

一、股内收肌损伤临床研究进展

丁亚山[109]用针刀微创联合针灸理疗治疗股内收肌群慢性损伤综合征效果显著。治疗方法是病人仰卧，屈膝屈髋外展位，在腹股沟韧带下方可触及股动脉搏动，体表红线纵行标记；患侧耻骨外下方深压，寻及病人最痛点，并在体表用蓝色圆点标记作为进针刀点。一般股内收肌群起点处与股动脉标记相距3~5cm。先常规消毒，后铺巾，戴无菌手套，用0.5%~1%利多卡因在蓝色圆点标记处进行局部麻醉后，取7号长穿刺针垂直或向内倾斜穿刺进针，直至到达耻骨骨面处，回抽无血液后呈扇形局部封闭，封闭用药为得保松消炎镇痛合剂即维生素B_{12} 500μg + 2%利多卡因5ml + 得保松1支 + 0.9%生理盐水稀释至20ml。封闭后再按压浸润5~10min，之后用3号针刀沿穿刺途径刺入直达耻骨骨面，严格控制进刀深度以免伤及盆腔脏器及大血管。进刀及行刀方向与内收肌群走行方向一致，在病灶处切割、疏通、剥离8~10刀后出刀。局部按压5~10min，以预防局部血肿硬结。贴无菌敷料，手术完毕。术后第二天休息，如有难以忍受的疼痛，可口服止痛片。术后第三天开始给予针灸理疗的综合治疗，以"阿是穴"为主的四针围刺法。辅穴选血海、阳陵泉、阴陵泉、悬钟、三阴交等，接电针、TDP灯照射，每日1次，每次30min，5~7天为1疗程。58例患者均完成2个疗程，并随访3

个月。经治疗后本组 58 例患者中，无痛 48 例，轻度疼痛 8 例，中度疼痛 2 例，无效 0 例，治愈率 82.76%，有效率 96.55%。仅有 2 例半年后出现反复和反弹，病人自诉有过量运动史，再治疗后仍然取得满意疗效。58 例患者中无一例因针刀微创治疗引起严重并发症、后遗症及药物的不良反应。

二、臀肌挛缩临床研究进展

1. 针刀治疗 谢瑞卿等[110]应用针刀治疗儿童臀肌挛缩症效果显著。手术方法为较小儿童采用基础麻醉后静脉复合全身麻醉，较大儿童采用基础麻醉加连续硬膜外阻滞麻醉。麻醉后再次检查患侧肢体，所有患者屈髋屈膝 90°位时髋关节内收仍然受限。患者侧卧位，术侧在上，对侧肢体伸直在下。术侧大腿内收，屈髋屈膝呈 90°，使臀肌腱和髂胫束紧张，摸清硬化肥厚的腱索并用龙胆紫标记；同时标记出大转子与坐骨结节中间坐骨神经的大致走行方向。常规消毒后铺巾，选用 4 号针刀经病变部位，于硬化腱索的后侧向前推、插、切剥，操作时有韧感并可听见响声，待韧感消失，便立即停止进刀。术中将硬化肥厚的腱索逐层连续切开，面积稍大者，在不同水平进针切割，达到彻底松解挛缩组织的目的。术中需始终注意针刀的方向，以免误伤坐骨神经，边探边切，直到患侧肢体 Ober's 征阴性，中立位髋关节屈曲达到 120°，内收内旋大于 20°，弹响消失。本组 29 例中，优 26 例，良 3 例，总有效率为 89%。

赵香花等[111]用应用针刀闭合型松解术治疗臀肌挛缩症效果显著。治疗方法：首先在臀肌挛缩束带处可定 1～3 个点，用针刀切开剥离，达到松解臀肌瘢痕的目的，松解完毕后，条索、束带状物会有所缩小或消失。臀肌起始部松解点，在髂后上棘与骶结节连线的稍内处可定 1～3 个点，用针刀进行切开剥离，达到松解整个臀大肌起始部的目的。臀肌抵止部松解点，在股骨上 1/3 背侧面及在大转子下方的髂胫束的内侧缘上，定 1～3 个点，用针刀切开剥离至刀下有松动感后出刀，通过松解臀大肌止点

部，来松解整个臀大肌。坐骨结节点，在臀大肌坐骨结节滑囊压痛处定 1 点，用针刀切开滑液囊引流。术后予对抗手法处理，让患者做反复屈膝下蹲和髋、膝关节的内收外展 5～10 次，以进一步松解臀大肌。结果：显示本组 33 例患者中，优 24 例，良 7 例，可 2 例。

2. 针刀结合手法治疗 王映松等[112]用针刀结合手法治疗臀肌挛缩症效果显著。针刀治疗法：本组 26 例患者均采用针刀对双侧臀肌挛缩部位的松解，患者取侧卧位，术侧向上，常规消毒后铺巾，助手一手固定住小腿下端，另一手固定膝关节，在髋关节内收位状态下，反复屈伸髋膝关节，此时术者在大粗隆上方可触及条索状硬性挛缩的臀肌纤维组织，在大粗隆下方可触及条索状硬性挛缩的髂胫束纤维组织左右摆动。对病变组织定位、定点后，助手固定髋膝关节在屈曲 90°位，并内收髋关节。对针刀进针点及要松解的范围内给予局部麻醉，术者用左手拇指触及固定硬性挛缩的纤维组织带，右手持针刀进针直达病变组织，横行扇状反复多次对硬性挛缩的纤维组织带进行松解，松解切割不宜超过病变范围，大部分硬性挛缩的纤维组织被松解切断后，其余少量残留病变纤维组织可通过助手内收髋关节时被拉伸撕裂，在髋关节内收过程中可听到病变纤维组织拉伸的撕裂声，内收角度明显改善，用相同方法松解对侧病变组织，对针眼部给予酒精棉球及创可贴保护。手法康复训练：为了防止松解、拉伸撕裂后的组织粘连和部分筋膜及关节囊挛缩，术后第二天开始进行手法康复训练。第一步，患者取仰卧位，术者一手固定膝关节，另一手固定住小腿下端，对髋关节反复屈伸、内收、过度矫正位，充分伸展挛缩及部分松解不彻底的残留纤维组织。第二步，患者下床站立，双手紧握栏杆，双膝并拢，双足跟着地，行下蹲锻炼。第三步，患者坐于凳子上，一侧大腿交叉置于另一侧大腿中下方之上，双腿交换进行，称二郎腿训练。各种训练方法每日 3 次，每次做 80 个左右，要求患者用一字步行走，卧床时用绷带将双下肢固定在伸直并膝位。疗

效显示本组 26 例，其中疗效为优者 21 例，疗效为良者 4 例，疗效为差者 1 例，总有效率为 96%。

三、臀中肌损伤临床研究进展

1. 针刀治疗　胡桂林[113]采用针刀治疗臀中肌损伤 16 例。其方法为：患者侧卧位，患侧在上，腿屈曲，健侧在下，腿伸直，取臀中肌部位的痛性条索或硬结和压痛点为治疗点，常规消毒后，用 2% 利多卡因 1～2ml 局麻，刀口线与臀中肌纤维方向一致，针体垂直于皮肤，按四步进针规程进针刀，刺入达条索、硬结内时，针下稍有阻力感，病人自觉疼痛或酸胀感，有时可向大腿或小腿放散，纵疏横剥松解，至刀下有松动感即可，术毕用创可贴贴敷针孔。针刀治疗后可配合手法放松，患者仰卧位，令患侧下肢尽量外展，医生双手扶其外侧和踝部与之对抗，然后让患者外旋下肢，医生双手握于踝上，与之对抗，反复操作数次以进一步剥开、松解粘连的组织。结果：治愈 13 例，1 次治愈 10 例，2 次治愈 3 例，治愈率为 81.2%，好转 2 例，无效 1 例，总有效率为 93.75%。

2. 针刀结合推拿治疗　颜大荃等[114]运用针刀配合推拿治疗臀中肌损伤综合征 96 例。针刀治疗：患者侧卧位，患侧在上，腿屈曲，健侧在下，腿伸直。以臀中肌部位的痛性条索处和压痛点为治疗点，标记消毒后，刀口线平行于臀中肌纤维走向，针体垂直于皮肤，按四步进针规程进针刀，达硬结和条索内时，针下稍有阻力感，患者常自觉疼痛或酸胀感，有时可向大腿或小腿放散。行纵切、纵疏几刀松解，待浅层无条索和硬结后，将针刀刺达髂骨面，纵行疏通剥离，松解后出刀，按压针孔，贴敷创可贴。推拿治疗：针刀术后配合推拿手法放松臀部软组织，手法包括掌揉法、"指针"镇痛法、弹拨法、旋按法、肘压理筋法、屈髋拉筋法。以上治疗 1 天 1 次，7 天为 1 疗程。治疗 2 周后，结果：痊愈 64 例，好转 29 例，无效 3 例，痊愈率为 67.8%，总有效率为 96.8%。

3. 针刀结合手法治疗　陈柯等[115]运用手法配合针刀松解术治疗臀中肌损伤及其筋膜损伤 58 例。手法治疗：先沿臀中肌的痛性条索状物自上而下理按 3～5 遍，再在揉按腰部同时点压肾俞、大肠俞等穴，以达到放松腰肌、改善循环、益肾壮腰之目的，然后双手拇指重叠，点按劳损部位及反应物并来回弹拨，同时按压环跳，以达到剥离粘连、解除痉挛的目的，再双掌重叠按揉病位，揉拿下肢，按承扶、委中、承山等穴进行放松，再另患者仰卧，屈膝屈髋，医者一手按患侧膝，一手握踝，使髋内收内旋，小腿外展内旋，然后牵抖下肢，手法完毕。除针刀松解当日，每日 1 次，每次 30min，7 次 1 疗程。针刀松解术：患者俯卧位，在患侧臀中肌寻找有条索或硬结改变处和敏感压痛点作为治疗点，一般取 1～2 点，标记消毒后，取 I 型 2 号针刀，刀口线与臀中肌走向平行进刀，深达骨面后行纵行切割，纵疏横剥等手法进行松解，此时局部有酸胀或酥麻感，并可牵涉至患侧下肢。每周 1 次。平均治疗 1～3 个疗程，随访 2～10 个月，痊愈 40 例，显效 17 例，无效 1 例，总有效率为 98.3%。

王爱峰[116]采用手法配合针刀松解治疗臀中肌损伤 65 例。患者侧卧位，患侧在上，腿屈曲，健侧在下，腿伸直。用 2% 利多卡因 1～2ml 作臀中肌部位痛性条索或硬结和压痛点局麻，刀口线与臀中肌纤维方向一致，针体垂直于皮肤刺入达条索、硬结内，针下稍有阻力感，患者自觉针刀下疼痛或酸胀感，有时可向大腿或小腿放散，先纵行疏通后横行疏通剥离，针刀下有松动感即可。针刀术后采用掌揉法、"指针"镇痛法、旋按法、弹拨法、肘压理筋法、屈髋拉筋法等手法治疗。结果：65 例患者中，治愈 48 例，好转 14 例，无效 3 例。治愈率 73.8%，总有效率 95.4%。

杜引平[117]采用针刀松解加手法治疗慢性臀中肌损伤。患者取俯卧位，医者先在患侧臀中肌附着区用拇指按压，寻找敏感压痛点或有条索、硬结改变处定点。常规消毒，铺小孔巾，医者戴无菌手套，取 I 型 3 号针刀，在标记处使刀口线与臀中肌走行方向平行进针刀深达骨面，稍提针刀 1～2mm，此时即持刀施以纵行切割，纵行摆动及横行摆动等手法，此时局部有酸胀或酥麻感，并可牵涉至患侧下肢。然后出针，按压3min，以创可贴固定。针刀结束后随即施以推拿手法。先在病变局部，用双手拇指垂直于臀中肌及梨状肌走行方向深压弹拨分筋数下，然后再顺肌走行方向疏导理筋数下，最后揉按患臀数下，做梨状肌牵拉试验1～2次即可。以上操作一般为1次，根据需要可作第二次或第三次，每次间隔时间5～7日。86例中，痊愈78例，显效7例，无效1例，总有效率为98.8%。

四、膝关节内侧副韧带损伤临床研究进展

1. 针刀治疗　孙彦奇等[118]运用异形针刀治疗膝关节内侧副韧带损伤150例。治疗方法：患者仰卧位，腘窝下垫一枕头，使膝关节处于半屈外展位，用龙胆紫定位压痛点后局部常规消毒，1%利多卡因注射液2ml浸润麻醉，用平刃针刀在压痛点按压并刺入皮下，刀口线和韧带走向平行，纵行切割剥离2～3刀后出针；然后改用剪针刀沿针孔刺入皮下进入韧带内后扩开剪口，并做平行于韧带的剪切治疗2～3剪后出剪；再用钳针刀沿原针孔刺入，刀口线和韧带走向平行，张开钳口，收紧钳口钳夹部分韧带后，向下按压和提拉韧带3～5次，当钳下逐渐有松动感时出钳针刀；最后再选用圆钝头针沿原针孔钝性刺入韧带下直达骨面，并做扇形钝性剥离治疗，当圆头针下无明显屏障感或听到"嚓嚓"的摩擦音时出针。若患者膝关节伴有积液者，可先将积液抽出，再施以上针刺手术方法治疗，150例患者经1次治疗，大部分患者术后疼痛减轻明显，尤其是有严重关节腔积液者，治疗后积液和疼痛同时消失，术后口服三天抗生素，预防术后感染。治疗效果：痊愈126例，显效15例，无效9例。

弓国华等[119]用针刀刺切、推拉结合治疗膝内侧副韧带损伤150例。治疗方法：患者仰卧位，腘窝下垫一薄枕，使得膝关节处于微屈曲外展位，术者找到压痛点并用龙胆紫标记，局部常规消毒后，

用1%的利多卡因注射液2ml浸润麻醉，术者戴无菌手套，用Ⅰ型4号针刀在压痛点进针刀，压力不减，刀口线沿韧带走向，纵行刺切2～3次后，当针下阻力降低时，将针体放平并深入病变韧带与骨面之间，此时术者用另一只手拇指指腹按压韧带病变处，并吸住针体做平行于韧带方向的来回拖动以松解粘连，待感觉到指下明显松动、阻力降低时出针刀。若患者膝关节伴有积液，可先将积液抽掉，再施以针刀治疗，本次150例患者经1次治疗，大部分患者疼痛明显减轻，尤其是有严重关节腔积液者，治疗后积液和疼痛同时消失。术后常规口服3天抗生素以预防感染。结果：痊愈120例，显效21例，无效9例。

喻积强等[120]采用针刀治疗膝关节内侧副韧带损伤。患者仰卧位，膝部屈曲90°，足平稳放于治疗床上。膝内侧副韧带点，即韧带起止点及其分布区的压痛点，或有条索和结节的部位，可定1～3点；关节间隙压痛点，可定1点；膝内侧副韧带滑囊点，即胫骨结节内侧面压痛点，该处常有轻微肿胀，可定多点。均采用3号针刀。内侧副韧带各压痛点，刀口线与膝关节内侧副韧带的走行方向平行，刀体与皮面垂直，快速刺入皮肤，通过皮下脂肪组织、膝内侧副韧带达骨面，行纵行疏通、横行剥离。如刀下有水肿感的组织，则可纵行切开几刀；关节间隙压痛点，刀口线与内侧副韧带纤维走向平行与肢体纵轴平行，刀体与皮面垂直。快速刺入内侧副韧带，刀锋到达关节间隙上或下的骨面上，行纵疏横剥，然后将刀锋移向关节间隙，进入关节腔；此时，应有明确的落空感，停止进刀。然后，可提起刀锋，并调转刀口线90°，切开关节囊1～2刀。内侧副韧带滑液囊点，刀口线与肢体纵轴平行，刀体与皮面垂直，快速进入滑液囊；纵行切开2～3刀，再行疏通、剥离即可。如积液较多则可有明显的落空感，并可能流出积聚的滑液。结果：痊愈41例，好转8例，无效4例，总有效率92.45%。

王智勇等[121]采用针刀治疗陈旧性膝关节内侧

副韧带损伤21例。患者取仰卧位，患侧膝关节下方垫一枕头，使膝关节稍屈曲，在内侧副韧带处找准压痛点，常规碘酒酒精消毒，用1%利多卡因5ml加曲安奈德40mg作局部浸润麻醉，选用2号一次性针刀垂直进入，刀口线与韧带纵轴平行，当刀口接触骨面时再行纵行切开剥离。如不是韧带附着点处则用横行剥离，刀刃在骨面来回2~5下即可出针，按压出针处不出血为止，碘酒再次消毒局部后贴创可贴一张，休息片刻即可行走，并嘱患者2日内患处不沾水，注意休息。结果：治愈15例，显效4例，有效2例。

2. 针刀结合臭氧治疗 李多默等[122]采用针刀配合臭氧治疗膝关节内侧副韧带损伤。患者仰卧并且将膝关节屈曲60°，在膝内侧副韧带起止点和鹅足囊处找到压痛明显点分别做一标记，施术部位局部用安尔碘常规消毒3遍，然后铺无菌洞巾戴无菌手套，于每个标记点皮下注射0.5%利多卡因各1ml。医者左手拇指、食指固定标记点周围皮肤，右手执刀，用Ⅰ型4号直行针刀分别松解各点，垂直皮肤刺入直达骨面，然后行纵向疏通、横向剥离，刀下有松动感后拔出针刀。治疗后分别于各点注入质量浓度为30mg/L的臭氧2ml，外敷无菌输液贴，嘱患者注意休息，保持针孔干燥2~3日。每周治疗1次，3次为1疗程。结果：57例患者中，痊愈15例，显效33例，有效7例，无效2例，总有效率96.49%。

3. 针刀结合拔罐治疗 黄文学等[123]采用针刀配合拔罐水针治疗膝关节内侧副韧带损伤32例。在膝关节内侧副韧带上找准压痛点，用指甲掐十字做标记，局部皮肤先用75%酒精棉消毒，再用碘伏消毒，后用75%酒精棉脱碘，消毒后用一次性针刀，刀口线与侧副韧带方向平行刺入，当刀口接触骨面时开始剥离，若病灶部位在韧带附着点出，用纵行疏通剥离法，若病灶部位不在韧带附着点出，用横行均剥法，将粘连在骨膜上的韧带剥离，若粘连的范围较大，又有板结的条索状物，则用通透剥离一法，尽可能将条索状物切开。出针后，速用火罐拔

其局部，尽出瘀血，起罐后擦拭按压局部。用曲安奈德40mg，维生素B$_{12}$500μg，利多卡因0.1mg从针刀口处刺入，用苍龟探穴法局封。后用创可贴外敷。按压局部屈伸膝关节数次，已彻底松解残留的部分粘连。两次治疗间隔7日，3次为1疗程。结果：32例患者中，痊愈25例，显效5例，好转2例，无效0例，总有效率93.75%。

4. 针刀结合其他疗法 陈萍[124]运用针刀加局封疗法治疗膝关节内侧副韧带损伤128例。治疗方法：①患者侧卧于治疗床上，患肢在下并使得膝关节稍屈曲，在内侧副韧带上找准压痛点，并做好标记。②常规消毒手术视野皮肤，医者铺无菌洞巾戴无菌手套。③在标记处给予2%利多卡因注射液5ml和醋酸曲安奈德注射液3ml的混合液局部封闭。④将针刀刀口线沿韧带纵轴平行刺入，当刀口接触骨面时开始剥离。如在韧带附着点处，则用纵行疏通剥离法，若不在附着点处，则用横行铲剥法，将韧带从骨面上铲下，当刀下有松动感时即出针刀，用无菌敷料压迫片刻后用创可贴固定，术毕。未愈者5~6天后可按上述方法进行第二次治疗，3次为1疗程。结果：128例患者，疗效优者89例，疗效良者31例，疗效尚可者6例，疗效差者2例，总有效率98.4%。

5. 针刀综合治疗 何联民[125]运用针刀、阻滞、手法综合治疗膝关节内侧副韧带损伤55例。治疗方法：嘱患者仰卧于治疗床上，在其患膝内侧副韧带起、止点或损伤处找准压痛点，并用龙胆紫作标记。局部皮肤常规消毒。选用10ml 7号针头一次性注射器，抽取阻滞液2%盐酸利多卡因5ml，醋酸曲安奈德注射液2ml/20mg、维生素B$_{12}$注射液1ml/500μg，对准标记处快速刺入皮下达骨面，抽无回血后缓慢推注阻滞液每点2~3ml。针刀治疗，将针刀刀口线沿韧带纵轴平行刺入，当刀口接触骨面时开始剥离，如在韧带起、止点处，用纵行疏通剥离法，若不在附着点则用横行铲剥法，将韧带从骨面上铲下，出针后压迫针孔片刻。一周治疗1次，一般治疗1~3次，治疗间歇可配合理疗或局部热敷。

手法治疗，针刀治疗术后，随即进行患膝关节伸屈运动和小腿外展、内旋运动，以使粘连的软组织彻底分离。注意事项：针刀术后应嘱患者适当活动患膝，以增强膝关节功能，改善关节紊乱状态。结果1次治愈25例，2次治愈20例，3次治愈10例。

五、膝关节创伤性滑膜炎临床研究进展

1. 针刀治疗 丁思明等[126]运用针刀治疗膝关节创伤性滑膜炎疗效对照观察120例。将120例膝关节创伤性滑膜炎患者随机分为超短波组和针刀组，每组60例。治疗方法：①针刀松解组：患者仰卧，屈膝，常规无菌消毒，铺洞巾，若膝关节有积液，则在针刀治疗之前，先将关节内积液抽出，然后进行针刀治疗，从髌韧带的两侧中段各选一点，针刀刀口线和髌韧带纵轴平行，针体和髌韧带平面垂直切入，约进入1cm深度之后做切开剥离1~2刀，接着继续深入，直达关节腔前缘，如刀下遇有坚韧软组织，则进行切开松解，针刀达关节腔后，提起针刀至皮下，使之向髌韧带一侧倾斜，使针体和髌韧带平面约呈70°角，再刺入脂肪垫，使之到达关节腔前外侧边缘，在进针途中如遇坚韧物，则一并切开髌周髌上囊膝内外侧副韧带压痛点，出针后，局部创可贴外敷，每周治疗1次，共治疗3次。②超短波治疗组：患者仰卧于治疗床，医师将电极板用纱布固定于患膝关节的两侧，急性期的创伤性滑膜炎患者用无热量，慢性期用无热量到微热量，每次治疗时间为20min，隔日1次，共治疗3周。结果：针刀组治愈32例，好转4例，无效1例，总有效率98%；超短波组治愈13例，显效17例，好转21例，无效9例，总有效率85%。结果表明针刀和超短波都能达到改善局部临床症状的作用，但针刀改善膝关节临床症状的效果优于超短波，且作用时间更持久。

权伍成等[127]采用针刀治疗膝关节创伤性滑膜炎。患者取仰卧位，屈膝90°，足平放于治疗床上。患侧膝关节常规无菌消毒，铺洞巾。从髌韧带的两侧中段各选一点，针刀刀口线和髌韧带纵轴平行，针体和髌韧带平面垂直切入，约1cm深度之后做切开剥离1~2刀，接着继续刺入，直达关节腔前缘，如刀下遇有坚韧软组织则进行切开松解，如无坚韧软组织则让针孔和关节腔串通即可。针刀达关节腔后，提起针刀至皮下，使之向髌韧带一侧倾斜，使针体和髌韧带平面呈70°角，再刺入脂肪垫，使之到达关节腔前外侧边缘，在进针途中如遇坚韧肿物，一并切开。髌周、髌上囊、膝内侧副韧带、膝外侧副韧带压痛点随症松解，出针后，局部创可贴外敷。每周治疗1次，共治疗3周。结果：60例患者中，治愈32例，显效23例，好转4例，无效1例，总有效率98.3%。

向伟明等[128]采用针刀治疗膝关节创伤性滑膜炎。患者仰卧，屈膝90°，足平放于治疗床上。患侧膝关节常规无菌消毒，铺洞巾。从髌韧带的两侧中段各选一点，针刀刀口线和髌韧带纵轴平行，针体和髌韧带平面垂直切入，约1cm深度之后做切开剥离1~2刀，接着继续滑入，直达关节腔前缘，如刀下遇有坚韧软组织则进行切开松解，如无，就让针孔和关节腔串通即可。针刀达关节腔后，提起针刀至皮下，使之向髌韧带一侧倾斜，使针体和髌韧带平面约70°角，再刺入脂肪垫，使之到达关节腔前外侧边缘，在进针途中如遇坚韧肿物，一并切开。髌周、髌上囊、膝内、外侧副韧带压痛点随症松解，出针后，局部创可贴外敷。每周治疗1次，共治疗3次。结果：60例患者中，治愈32例，显效23例，好转4例，无效1例，总有效率98%。

刘英民等[129]采用针刀治疗膝关节创伤性滑膜炎40例。患者均使用Ⅰ型4号针刀进行。从髌骨四周确定治疗点入刀，注意需保持刀口线和髌周切线呈90°，进刀时刀体与髌前皮肤表层保持120°，当刀体与髌骨周缘骨面接触时，变换刀口线使其与髌周切线位平行，随后用2刀左右将髌周筋膜切开，旋转90°后再进行切割。选择侧副韧带进刀，保持刀口线与肢体纵轴平行，使针刀与皮肤表层保持90°，再切入骨面，随后做横向切割和纵向疏通，将刀口线旋转90°进行分离2刀。选择股四头肌下部

入刀，使刀口线和股四头肌纤维保持平行，使针刀与皮肤表层保持90°时在切入骨面，随后做横向切割和纵向疏通，发现骨刺后，可从其横截面切入分离，再进行剔除。选择髌下脂肪垫入刀，将脂肪垫完全分离，调整针刀使其与皮肤表层为45°，刺入刀体直至与髌骨周缘骨面接触，旋转刀口线90°后，将脂肪垫与髌骨下端完全分离。治疗后患者取仰卧位，医生两手分别抓住其膝关节和踝关节下部，充分伸屈膝盖。随后将患者股骨下部固定，医生通过拉住患者的踝关节牵引，以缓解关节附近软组织的僵硬，改善其力学平衡。每周至少进行1次辅助活动，但至多3次。结果：治疗后40例患者最大负重能力显著高于治疗前，足底压力显著高于治疗前，膝关节肿胀、压痛及运动痛比例均显著减少。结论：针刀治疗膝关节创伤性滑膜炎可有效改善患者局部临床症状，提高足底压力和患肢承重能力。

2. 针刀加其他疗法　刘英民等[130]运用针刀加菱形阻滞治疗创伤性膝关节滑膜炎86例。治疗组86例用膝关节菱形阻滞和针刀松解，对照组66例用温针灸。①针刀治疗：患者仰卧位，膝关节屈曲80°，足平稳地放在治疗台上，选取膝关节周围阿是穴为治疗点，各点局麻、菱形阻滞后行针刀松解，刀口线与下肢纵轴平行，刀体与皮肤垂直，按四步规程进针刀，切开囊壁到达骨膜后纵疏横剥3～5刀，术毕出针，创可贴贴敷针眼。②菱形阻滞法：将髌骨尖直下30mm，髌底直上30mm，内、外侧副韧带中点定为进针点，行菱形阻滞。每7～10天1次，治疗1～3次。③温针灸：取内外膝眼，阴、阳陵泉，足三里，鹤顶，血海行温针灸。每日1次，10次为1个疗程。结果：治疗组治愈55例，显效17例，好转11例，无效3例，总有效率96.51%；对照组治愈10例，显效13例，好转23例，无效20例，总有效率69.70%。治疗组的疗效均优于对照组。作者认为针刀能减轻滑膜囊压力、抑制疼痛感受器和改善局部血液循环，从而恢复膝关节的正常功能。

3. 针刀综合治疗　王立新等[131]运用针刀中药康复综合治疗膝关节外伤性滑膜炎62例。观察组62例用针刀中药手法治疗，对照组62例用中药治疗。急性期采用加压抽液冲洗，在无菌情况下操作。7天1次，一般1次治愈，最多不超过3次。抽液完成后立即进行针刀治疗，病人仰卧位，屈膝90°，足平放于治疗床上，从髌韧带的两侧中点各选一点，刀口线与髌韧带纵轴平行，针体垂直髌韧带平面刺入，切开剥离，继续深入达关节腔前缘，遇坚韧软组织行切开松解，针孔与关节腔串通即可。髌周、髌上囊、髌下脂肪垫、内外侧副韧带等处压痛点随症松解。出针后拔罐10min，创可贴外敷，10日治疗1次。中药治疗用黄柏、牛膝、红花、制乳没、泽泻、络石藤、丝瓜络等药水煎服，每日1剂，早晚分服，至关节积液消失。急性期治疗期间患者绝对卧床休息。恢复期针刀治疗以松解粘连为主，选择关节腔及髌骨周围的压痛点作为进针点。中药治疗选择党参、炙黄芪、龟板胶、红花、炒白术等药水煎服，每日1剂，早晚分服至痊愈。并且配合推拿按摩功能锻炼，以点按膝关节周围的穴位为主，同时进行抬腿、屈膝、跪蹲等动作功能锻炼，加快功能恢复。次数由少到多、循序渐进。对照组急性期和恢复期的中药治疗同观察组。治疗7日为1个疗程，休息3天进行下个疗程的治疗。结果：两种疗法的第一疗程治疗效果无差异。第二疗程治疗后观察组治愈47例，显效10例，有效4例，无效1例，总有效率98.39%；对照组治愈30例，显效19例，有效10例，无效3例，总有效率95.16%。两年后随访，观察组的复发率8.51%，对照组的复发率36.67%，观察组的复发率明显低于对照组，表明观察组远期疗效明显优于对照组。作者认为针刀中药康复综合治疗膝关节外伤性滑膜炎能显著改善滑膜的通透性，恢复膝关节的生物力学平衡，疗效显著。

六、髌下脂肪垫损伤临床研究进展

1. 针刀治疗　方勇等[132]运用针刀治疗髌下脂肪垫损伤56例。治疗组采用针刀松解，对照组采用电针＋超短波治疗。方法：①治疗组。患者仰卧位屈曲膝关节，足掌平放在治疗床上。于疼痛较重的一侧膝眼定位，爪切定位，常规消毒，铺无菌洞巾，戴无菌手套，于进针点注入 2% 利多卡因 1ml 后，用 I 型 4 号针刀在髌骨下缘和胫骨粗隆之间的压痛点处进针刀，刀口线和髌韧带的纵轴平行刺入，针体垂直于髌韧带平面，医者觉手下有落空感后先作纵行切开剥离，然后将刀锋提至髌韧带内面脂肪垫的上面，刀口线方向不变，将针体沿刀口线垂直方向倾斜和韧带平面成 15° 角，在髌韧带和脂肪垫之间沿刀口线方向摆动针体，进行剥离。然后将针体向相反方向倾斜和髌韧带平面成 15° 角，重复上述手法，将髌韧带和脂肪垫的另一侧疏通剥离，出针，于针刀进针处注入曲安奈德注射液 1ml，术毕，用无菌敷料压迫针眼止血后，贴创可贴保持干燥。每周 1 次，3 次为 1 疗程。经 1 次治疗痊愈者，不再治疗，未愈者可在 1 周后再治疗 1 次，1 个部位治疗不超过 3 次。②对照组。取犊鼻、阳陵泉、阴陵泉、委中、梁丘、鹤顶、血海、阿是穴 5～6 处。取毫针刺入上述穴位，得气后，针尾连接脉冲针灸治疗仪，频率为 30～40 次/min 的连续波，刺激量以患者能耐受的较大值为度，时间 30min/次，每日 1 次，10 次为 1 疗程。另外对患膝行超短波治疗，应用超短波治疗机，采取电极板对置法，放置于患膝的上下方，开 IV 档，输出电流调至 100mA，治疗时间 15min/次，每日 1 次，10 次为 1 疗程。结果治疗组总有效率 94.6%，对照组 81.3%，治疗组疗效优于对照组。

刘敬林[133]采用针刀治疗髌下脂肪垫损伤。患者仰卧膝关节屈曲，足掌平放在治疗床上。定点，常规消毒，铺无菌洞巾，戴无菌手套，用 I 型 4 号针刀在髌骨下缘和胫骨粗隆之间的压痛点上进针刀，刀口线和髌韧带的纵轴平行刺入，针体和髌韧带平面垂直，深度达髌韧带下方，先做纵行切开剥离，然后将刀锋提至髌韧带内面脂肪垫的上面，刀口线方向不变，将针体沿刀口线方向倾斜和髌韧带平面成 15° 角，在髌韧带和脂肪垫之间沿刀口线方

向摆动针体，进行通透剥离，将髌韧带和脂肪垫的粘连剥离。然后将针体向相反方向倾斜和髌韧带平面成 15° 角，重复上述通透剥离方法，将髌韧带和脂肪垫的另一侧通透剥离，出针。用无菌敷料压迫针眼片刻，贴创可贴保护针眼，术毕。然后过度屈伸膝关节，用双手拇指上下左右推髌韧带，并嘱患者做挺膝锻炼。每周治疗 1 次，3 次为 1 疗程。结果：54 例患者中，治愈 52 例，好转 2 例，治愈率 96.29%。

2. 针刀加其他疗法 周岳松等[134]运用针刀配合手法治疗髌下脂肪垫损伤 117 例。①针刀治疗。患者取仰卧位，膝关节屈曲，足底平放于床上。常规消毒后，髌尖下注射 2% 利多卡因 3ml＋曲安奈德 10mg＋维生素 B_{12} 0.5mg。术者一手将髌骨向下推挤，使髌尖部翘起并固定。用针刀抵住髌骨下缘骨质后，在脂肪垫于髌下缘的附着处纵剥，松解粘连。然后将刀锋提至髌韧带内面脂肪垫上面，将针体沿刀口线垂直方向倾斜和韧带平面成 15° 角，在脂肪垫和髌韧带之间进行剥离，并将针体沿刀口线摆动，分离脂肪垫和髌韧带。然后将针体向相反方向倾斜和髌韧带平面成 15° 角，重复上述手法，将脂肪垫和髌韧带的另一侧分离，术毕出针。按压针孔压迫止血，血止后贴上创可贴。其次在膝眼进针，刀口线和髌韧带纵轴平行刺入，调整方向至髌骨粗糙面，刀口线平贴髌骨粗糙面轻轻切开 3～5 下，出针。每周 1 次，一般治疗 3 次。②推拿治疗：拿法，即患者仰卧位，术者双手分别置于患膝髌骨及股四头肌肌腱联合处反复提拿，以松解粘连、增加股四头肌肌力和髌骨关节面的血供。推法，即医者双手叠掌按于髌骨，向四周推挤髌骨，反复多次，使滑囊畅通，滑液更好地润滑关节。按揉法，即医者一手拇指与食、中指分别置于髌骨两侧，反复按揉髌骨周围组织，使周围韧带、关节囊、滑囊恢复弹性，增加髌股关节的稳定性。拍法，即医者一手置于患髌，另一手握患肢踝部，运动患肢使其屈髋屈膝 90°，伸膝伸髋，膝关节反复屈伸，使髌骨上下滑动，一手持虚掌，拍打髌骨及髌周，反复

多次，以增加血循环。每周治疗3次，一般治疗3～9次。结果117例患者中，治愈85例，显效24例，有效4例，无效4例，总有效率96.6%。

戴朝富[135]运用针刀配合温和灸治疗髌下脂肪垫损伤172例。治疗方法：针刀松解：患者取仰卧位，患肢伸直，寻找压痛点并用龙胆紫作标记。常规消毒铺无菌洞巾，戴无菌手套，用Ⅰ型4号针刀。髌骨尖下缘压痛明显者，用一手手指下压推顶髌骨底，使尖部向上翘，另一手持针刀，刀口线与髌韧带纤维方向平行，向髌骨尖刺入，达骨面后，将刀口线调转90°，使刀刃方向与髌骨内面平行贴骨面刺入，在髌尖后粗面上切割松解，摆动针体，松解髌骨粗面处脂肪垫的变性组织。若髌韧带中点压痛明显，令患者屈膝90°～100°，固定踝关节，刀口线与髌韧带纤维方向一致。针体与皮肤垂直，于压痛点处进针，刺入到髌韧带与脂肪垫交界处，感到针刀下松动后进行纵疏横剥。然后将针体向刀口线垂直的方向倾斜约与髌韧带平面成15°角，刺入髌韧带和脂肪垫间做通透剥离，扇形摆动，使粘连分开；然后将针体向相反方向倾斜和髌韧带平面成15°角。重复上述手法，术毕出针，贴创可贴，保持针眼干燥。每周1次，2次为1疗程。温和灸：患者取坐位，取膝眼、犊鼻和压痛点，采用清艾条，每次用1支，对折后同时点燃两个半支熏灸。手持艾条燃端距皮肤表面2～3cm，以患者耐受为度。每次30min，每日1次，每周5次，10次为1个疗程。结果痊愈69例、显效72例、有效28例、无效3例，总有效率97.7%。

周世民[136]采用针刀结合臭氧治疗髌下脂肪垫劳损。患者取仰卧位，屈曲膝关节70°～80°，使足平稳放于治疗床上，常规消毒，铺无菌洞巾、戴无菌手套，在髌骨下缘和胫骨粗隆之间的压痛点上进针，用1%利多卡因注射液，行表皮及局部组织麻醉，用Ⅰ型4号针刀，严格执行定向、加压分离和刺入的针刀进针原则，使针刀与皮肤垂直，与病变部位肌肉、韧带的纤维方向一致，快速刺入皮肤，通过皮下组织、髌韧带，达髌韧带下与脂肪垫之

间。分别在脂肪垫的正中线上和内外膝眼方向，由上而下纵行切开剥离脂肪垫3～4刀，深度约3cm，务必使髌韧带与脂肪垫组织之间充分松解后出针刀。取臭氧10ml于注射器内，行针刀施术处注射，术毕按压针孔处3～5min，无出血后，施术处消毒后敷以无菌辅料，仰卧位休息30min后离院，嘱患者3～5日内禁浴。每10日治疗1次，2次为1个疗程，共治疗1个疗程。结果：60例患者中，治愈31例，显效22例，好转5例，无效2例，总有效率96.67%。

七、鹅足滑囊炎临床研究进展

1. 针刀结合臭氧治疗　谢建荣等[137]采用针刀配合臭氧治疗鹅足滑囊炎。患者仰卧位，局部常规消毒，用1%利多卡因3～5ml在胫骨内髁痛点垂直进针直达骨表面，然后将针尖后退少许加压注药；随后再用10ml一次性注射器抽取浓度为30μg/ml的臭氧3～5ml注射在痛点局麻处。术者戴手套，用4号针刀刺入到痛点骨面，与软组织走向平行，局部切割2～3刀，对滑囊肿胀者横向穿破多次出针，用手法对局部进行短时按压，将滑液尽量挤出后结束治疗。一般1次即愈，部分患者可能需要间隔1～2周后再治疗1次。结果：30例患者中，痊愈25例，显效2例，有效2例，无效1例，总有效率96.67%。

冀洪伟等[138]采用针刀配合臭氧治疗鹅足滑囊炎25例。患者仰卧于治疗床上，患膝微屈外旋位，在膝关节内侧找到鹅足滑囊区压痛点，用标记笔做标记，术区皮肤常规消毒，铺无菌洞巾，1%利多卡因浸润麻醉，局麻后20ml无菌注射器抽取40%浓度臭氧，于标记点缓慢注射10ml，臭氧注射完毕，严格按照四步进针刀规程行针刀操作，针刀平行胫骨刺入标记点，直达骨面，先纵行剥离2刀后出针刀，用棉球压迫3min，无菌贴贴敷。如效果不明显可再次行针刀松解，2～3次为1个疗程，一般1个疗程即可见明显效果。结果：25例患者中，治愈18例，好转7例。

李振[139]采用针刀配合臭氧治疗鹅足滑囊炎。患者仰卧位于病床上，膝盖下垫软枕，患膝微屈外旋位，在膝关节内侧反复触压，找到明显压痛点，用紫药水做标记，常规消毒，用2%利多卡因针5ml做局部浸润麻醉。术者戴口罩及无菌手套，右手握针刀，刀口线与人体纵轴平行，与皮肤垂直进入，快速进针，缓慢推进直至骨面，做纵行切割，直至刀下有松动感，然后针体倾斜45°，平行于肌腱走行方向，切割3～5刀，再次针体倾斜45°，刀口线与肌腱走行方向平行，做左右横向铲剥3～5刀，出针。按压针孔15min后，用10ml注射器回抽无血后局部注入15μg/ml的臭氧10ml，行局部轻轻拍打5～10下，助臭氧散开。治疗结束后，针孔处贴敷创可贴。根据病情治疗1～3次。结果：60例鹅足滑囊炎患者，痊愈13例，显效38例，有效8例，无效1例。

2. 水针刀疗法 王学昌[140]运用刃针治疗鹅足滑囊炎78例。患者仰卧屈膝，足底平放于床面，髋微外展外旋。找到局部压痛点常规消毒后，用0.7mm刃针垂直于体表作"十"字浅刺，以张力减轻为度。若患者出现针感则疗效更佳。针眼处保持干燥1天。若治疗后关节负重活动时仍有疼痛为松解不彻底，可用上法再行点刺，每周1次。结果痊愈63例，显效9例，好转5例，无效1例，总有效率98.7%。

林进忠[141]采用针刀针剥治疗鹅足腱滑囊炎。患者坐位或仰卧位，在膝内侧找准压痛点，局部皮肤常规消毒、铺巾后，用自制的针刀刀刃与胫骨平行方向进入，深达骨膜时开始纵行或横行剥离5下，出针后用酒精棉球压迫针眼片刻。即可负重行走，7天后不愈再做1次，一般2～3可愈。对于体虚怕痛者，可先用2%利多卡因2ml、强的松龙25mg局部封闭后，再行针剥，效果更佳。用此方法治疗鹅足腱滑囊炎89例，疼痛消失，恢复正常活动62例；偶有疼痛局部无压痛15例；有些改善，劳累后疼痛8例；无效4例。

欧阳齐等[142]用水针刀治疗"鹅足肌腱炎"65例。患者坐位或仰卧位，患膝屈曲外旋外翻放于检查床上，于鹅足肌腱处找到压痛点标记后，常规消毒，用扁圆刃水针刀抽取配成的松解液10ml，针尖顺着肌纤维的方向，针体与皮肤成30°角，从标记点的下方1cm处进针，深达鹅足肌腱与内侧副韧带之间，回抽无血后，边推松解液，边退针至皮下，使局部形成明显肿胀。然后，用水针刀顺着注药方向，刀口线平行于肌纤维进针刀，扇形推铲、切割、剥离增粗挛缩的鹅足肌腱，再用横行铲剥法横向剥离数次，有明显松动感后即可拔刀。局部压迫5～10min，创可贴贴敷1天，没有痊愈者，10天后重复治疗1次。结果：治愈56例，好转9例，总有效率100%。

3. 综合治疗 王剑等[143]采用局部封闭联合针刀和洛芬待因片口服联合中药热敷治疗膝关节鹅足滑囊炎。患者仰卧位，患膝伸直。在鹅足处定位压痛点后，2%碘酊及75%乙醇常规消毒，铺洞巾。0.75%利多卡因注射液局部浸润麻醉后，2%利多卡因注射液5ml＋生理盐水20ml＋曲安奈德注射液1ml注射至滑囊及滑囊下骨膜。然后针刀刀刃与胫骨干平行，纵向锯齿样切割鹅足囊5～8mm。出针后，无菌敷料覆盖针眼，患者卧床休息2h。共治疗1次。结果：45例患者中，治愈16例，好转24例，未愈5例。

黄芳等[144]采用激光针刀、药物注射联合超短波治疗鹅足滑囊炎。患者取坐位或仰卧位，患膝微屈外旋，充分暴露治疗部位。于鹅足滑囊部位寻找压痛点定点，局部皮肤常规消毒后，铺洞巾，2%利多卡因5ml加醋酸曲安奈德5mg注射。医者戴手套，采用Ⅰ型针刀，针刀刀口线与人体纵轴平行、针刀体与皮肤垂直，刺入至骨面进行松解、剥离、提插，手感无阻滞后，出刀压迫针眼片刻。用无菌棉签将伤口瘀血擦拭干净，再将SJ－L型激光针刀刀头从每个针刀眼处插入，激光波长670nm，输出功率80mW，光斑直径1.0mm，并留置激光针刀于各个治疗点进行照射15min左右。术毕，无菌纱布压迫针眼片刻，再用消毒棉球固定，创可贴外敷；

术后 24h 内局部不沾水，24h 后即可去掉外敷创可贴适当活动。每周治疗 1 次，效果不显者，1 周后再行第二次治疗，治疗 4 周后评定疗效。超短波治疗，将一电极置于膝关节鹅足滑囊部位，另一电极与之相对，置于膝关节另一侧面，并使用衬垫物使电极与皮肤之间的间隙保持 2～3cm，并用松紧带固定，输出导线保持平行。治疗完毕，依次将输出按钮归零并关闭电源，取下患者身上的电极和衬垫物。每日 1 次，每次治疗 20min，1 周为 1 个疗程，治疗 4 周后结束。结果：30 例患者中，治愈 20 例，好转 9 例，未愈 1 例，总有效率 97%。

八、踝关节陈旧性损伤临床研究进展

1. 针刀治疗 周朝进等[145]采用针刀整体松解术治疗踝关节陈旧性损伤。根据针刀医学关于疾病病理构架的网眼理论，分 3 次治疗。患者仰卧位，踝关节局部严格消毒后，用 1% 利多卡因局部浸润麻醉，采用 I 型 4 号直形针刀，按四步进针规程进针刀。第一次针刀松解术松解拇长伸肌腱鞘的粘连瘢痕，第二次针刀松解伸肌下支持带的粘连瘢痕，第三次针刀松解踝关节外侧副韧带的粘连瘢痕。每次针刀术毕，拔出针刀，局部压迫止血 3min 后创可贴覆盖。并在助手的协助下行踝关节的对抗性牵引，使关节充分背屈、跖屈 5 次后，施关节弹压术以促使关节恢复到正常角度。每周 1 次，3 次治疗后评定疗效。结果：30 例患者中，治愈 24 例，显效 3 例，有效 2 例，无效 1 例，总有效率 96.7%。

2. 针刀配合针刺治疗 杨春花[146]运用针刀配合针刺治疗陈旧性踝关节扭伤。60 例门诊患者均符合陈旧性踝关节扭伤诊断标准，将其随机分为治疗组和对照组各 30 例。治疗组采用针刺配合针刀治疗。针刺治疗取阳陵泉、解溪、太冲、阿是穴，内踝扭伤另取昆仑、丘墟，外踝扭伤者加取太溪、照海，留针 30min。针刀治疗：外踝扭伤者取侧卧位，患侧在上，充分暴露踝关节外侧面，在腓前韧带上找准压痛点，根据四步进针法，局部皮肤消毒

后，将针刀刀口线和韧带纵轴平行刺入，当刀口接触骨面时开始剥离，如在韧带附着点处则用纵疏横剥法将韧带从骨面上铲下，出针压迫针孔片刻。内踝扭伤者侧卧，患侧在下，充分暴露踝关节内侧面，在内踝三角韧带上找准压痛点，根据四步进针法，局部皮肤消毒，将针刀刀口线和韧带纵轴平行刺入，当刀口接触骨面时开始剥离，采用纵行针切、摆动为主，出针压迫针孔片刻。针刺每日 1 次，针刀每周 1 次，1 周为 1 疗程，治疗 2～3 个疗程。对照组：采用中药熏洗：宽筋藤、钩藤、金银花藤、王不留行各 30g，刘寄奴、防风、大黄各 15g，荆芥 10g。煎水熏洗，每日 1 次，每次 30min，1 周为 1 疗程，治疗 2～3 个疗程。治疗结果：两组总有效率比较，差异具有统计学意义。作者认为针刺治疗可以祛风散寒，疏筋活血，通络止痛。针刀能通过穿刺、切割、剥离等方法，解除组织粘连，降低组织内压，调整骨关节受力平衡，改善局部血液循环，使关节恢复活动功能。通过临床观察，针刺配合针刀治疗疗效明显优于中药熏洗。

九、慢性跟腱炎临床研究进展

1. 针刀治疗 惠升明[147]用针刀治疗跟腱炎。患者俯卧位，定点：跟腱点、跟腱两侧治疗。针刀垂直皮肤，刀口线与跟腱方向绝对平行刺入，到骨面后纵疏横剥。跟腱两侧也是到骨面，有硬结，可以多切至软化。大多治疗 1～3 次，不超过 4 次。一定要到骨面后稍提针刀，再刺切。不要过多损伤骨膜，否则，术后疼痛加重。结果：40 例患者经 1 次治疗后痊愈 24 人，显效 15 人；2 次治疗后 11 人痊愈，5 人无效。

2. 针刀配合封闭治疗 赵永[148]用针刀治疗跟腱炎。患者俯卧位，下肢平伸，踝下方垫枕。找出最敏感的压痛点做标记，常规消毒，注入预先配制的阻滞药液曲安奈德 20～40mg + 维生素 B_{12} 500mg + 维生素 B_1 注射液 100mg + 2% 利多卡因 5ml + 0.9% 氯化钠注射液稀释成 8～20ml。①跟腱腱膜压痛处刀口线与跟腱纤维平行，针体垂直皮肤刺入，刺透

腱膜，纵疏横剥，有硬结集中捣碎；②跟腱止点压痛，刀口线与跟腱纤维一致，针体垂直于压痛皮肤，刺达骨面，纵疏横剥；③压痛处有波动感在跟腱后上角、内侧、外侧倾斜进针刀，达滑囊壁划割几下，使滑囊减压。治疗本病22例，结果治愈18例，好转2例，总有效率98%。

3. 水针刀治疗 徐素军[149]运用水针刀治疗跟腱滑囊炎。治疗方法按水针刀"一明二严三选择"之规程，患者俯卧位，下肢伸直，踝关节前缘垫一枕头，在跟腱有压痛处做标记，取中号水针刀与跟腱长轴一致的方向进针，针刀平面与跟腿的平面相互平行。逐层刺入滑囊，回抽无血，抽取少量滑液，注入松解液胎盘针3ml + 利多卡因5ml，行拉摇摆三通三刀法。割拉三刀，摇摆三刀，滑囊平复后出针刀，术后跖屈背伸，活动踝关节数次。结果73例全部治愈，压痛点肿胀均消失，活动自如。

十、跟痛症临床研究进展

1. 针刀治疗 王新明[150]用针刀治疗跟痛症。将170例患者随机分为观察组与对照组各85例，观察组用针刀松解术。治疗方法，患者俯卧，足跟向上，踝关节前垫一软枕，常规消毒，铺无菌洞巾，选压痛最明显处，标记，常规局麻，针刀与足底的水平面呈60°快速刺入，达骨刺尖部，将附着于其上的韧带和腱膜割切分离3~5次，不可切断全部跖筋膜，出针刀，无菌纱布包扎。术后两天保持局部清洁，术后3日换药，1周后复查，如仍有疼痛再治疗1次，方法同上，术后2周复诊记录治疗情况，6个月及1年后复查。对照组采用常规封闭治疗，体位及准备步骤同观察组，取泼尼松龙混合液1ml + 2%利多卡因1ml，以跟骨压痛最明显部位为中心，常规消毒，于压痛最明显的1~3处快速刺到骨膜下，抽吸无回血后注入药液，无菌纱布包扎，每周1次，连续治疗3次后复查同观察组。通过随访比较2组远期疗效。结果：观察组6个月和1年后总有效率高于对照组，差异有统计学意义。结论：针刀治疗跟痛症，远期疗效满意，方法简便安全，费用低，值得临床推广。

裴久国[151]运用针刀治疗跟痛症。患者仰卧位，选择跟骨结节前下缘、内侧缘压痛点为进针点，常规消毒铺巾，1%利多卡因2ml局部浸润麻醉，刀口线和足纵轴垂直进针，针刀深度直达跖腱膜附着处中央部即跟骨结节前下缘骨面，调转刀口90°切开剥离，三四下即可取针，范围 < 0.5cm。针孔覆盖后，医者适当牵伸跖腱膜，局部按揉，手法结束。术后给予阿莫西林口服，局部微波照射。治疗本病30例，结果25例患者经1次治疗痊愈，3例患者经两次治疗后疼痛缓解，2例患者治疗后无明显缓解，后未继续治疗，有效率98%。

何华春等[152]采用针刀治疗跟痛症。用记号笔在跟骨结节前下缘和内缘痛点标记，0.5%的安多福皮肤常规消毒，铺无菌巾，戴无菌手套。用0.5%利多卡因局部浸润麻醉，每个治疗点注药1ml。松解跟骨结节前下缘跖腱膜的中央部和内侧部，从标记点进针刀，刀口线与跖腱膜方向一致，针刀经皮肤、皮下组织、脂肪垫，达到跟骨结节前下缘，在跖腱膜骨面附着点松解，以手下有松动感为度。术毕，拔出针刀，创可贴覆盖针眼，保持局部干燥清洁48h，预防感染。结果：30例患者中，痊愈25例，好转4例，有效1例，总有效率100%。

侯珺等[153]采用针刀疗法治疗足跟痛45例。患者俯卧，踝关节前缘垫一小枕，足跟朝上，将足垫稳，取患足跟骨结节压痛最明显处为进针点，用龙胆紫标记，常规消毒，铺无菌洞巾，用一次性5ml 6号针管，使针尖与足跟端跟底平面约成60°角，快速刺入皮肤，缓行进针至跟骨结节处，回抽无血后，从3个方向注入2%利多卡因2~5ml。出针后，轻揉此处几秒钟，再用4号或3号针刀，刀口线与足底纵轴垂直，针体和足底的后平面呈60°角，进入深度达骨刺尖部，作横行切开剥离，3~4下即可出针。将针孔覆盖好后，医者一手使患足过度背屈，同时另一手拇指向背方向推顶足弓部像弓弦一样的跖长韧带和跖腱膜膜，这样做2~3次即可。术后创可贴固定，3日内患足避水以防感染。结果：

45 例患者中，治愈 31 例，显效 6 例，好转 5 例，无效 3 例，总有效率为 93.33%。

曹文吉等[154]采用针刀松解术治疗跟痛症 30 例。患者俯卧位，胸前及踝关节前缘各垫一软枕，足跟朝上。在跟骨结节前下缘跖键膜中央处及其内侧缘约 2cm 处定点，常规铺巾，取 1% 利多卡因局部浸润麻醉，医者严格无菌操作，戴无菌手套，用 I 型 4 号直型，垂直于皮肤进针刀，使刀口线与跖腱膜走形一致。直刺达骨面后纵疏横剥 2 刀，以分离跖腱膜与跟骨结节之间的粘连，然后调转刀口线 90°角，提插切割至刀下有松动感为宜，在跟骨骨面上向前下铲拨 2~3 刀。治疗结束后，局部压迫止血 3min，用创可贴敷贴针眼。如 1 次未愈者，1 周后进行第二次治疗，但最多不超过 2 次。结果：30 例患者中，痊愈 19 例，显效 6 例，有效 3 例，无效 2 例，总有效率 93.3%。

2. 针刀配合中药治疗　陈晓英[155]等用针刀联合跟痛汤熏洗治疗跟痛症，将 140 例跟痛症患者采用单盲对照法随机分为 2 组。治疗组 70 例采用针刀联合跟痛汤熏洗治疗。患者俯卧，踝关节前缘垫一软枕，足跟朝上，取足跟跖面压痛最明显处定点，标记。术者戴无菌手套，铺无菌孔巾。2% 利多卡因 3ml 局麻，用 I 型 4 号针刀，从局麻针眼处进针刀，刀口线与足部纵轴方向平行，针刀体与皮肤垂直，进刀至骨结节前，稍退针刀约 0.3cm，纵向切割剥离 2~3 刀，调转刀口线 90°，横向铲剥 2~3 刀，出针刀，按压片刻，以无菌纱布覆盖针眼，将患足过度背屈 4~5 次，术后 2 天内保持皮肤干燥清洁。均只施术 1 次。在针刀术后 2 天后开始跟痛汤熏洗：伸筋草、骨碎补、杜仲、淫羊藿、牛膝、鸡血藤、透骨草、皂角刺各 30g 制乳香、威灵仙、千年健、紫草各 20g 将上药放入布袋内加水 3000ml 浸泡 30min 加热，煮沸后 10min，以干毛巾覆盖足部，置药液上熏蒸，水温下降后泡洗 25min，14 日为 1 个疗程。对照组采用局部封闭治疗。体位定点同针刀治疗，用 5 号针头的 5ml 注射器抽曲安奈德 20mg + 2% 利多卡因 2ml + 注射用水 1ml 在定点常规

注射，封闭治疗 1 次。结果：治疗组总有效率 98.58%，对照组有效率 74.29%，两组总有效率比较差异有统计学意义，治疗组疗效优于对照组。结论：针刀联合跟痛汤熏洗治疗跟痛症疗效显著，且无毒副作用。

3. 针刀配合封闭治疗　于西平[156]等用局部药液注射联合针刀微创的方法治疗骨刺性跟痛症。穴位注射疗法：患者取俯卧位，足跟朝上，明确足底部疼点，标记，常规消毒，戴无菌手套，铺无菌巾，以 6 号注射针在痛点处垂直进针达跟骨时，稍退针，注入复方倍他米松注射液 40mg + 2% 利多卡因 50mg。针刀疗法：体位及准备同前，在压痛最明显处用 1% 利多卡因 2ml 局麻后，用 4 号针刀，与足底水平面呈 60°快速刺入，达骨刺尖部将附着于骨刺部的韧带和腱膜切割分离 3~5 刀，出针刀，贴创可贴，术后以手法对抗牵拉，术后 48h 保持局部清洁干燥，1 周治疗 1 次，连续治疗 3 次。结果：280 例患者中优 267 例，良 8 例，有效 3 例，无效 2 例，总有效率为 99.3%。

4. 水针刀治疗　刘志坚[157]用水针刀疗法治疗跟骨骨质增生。患者俯卧位治疗床上，患足下置于一枕垫，足跟朝上并垫稳，用紫药水在足跟底部最痛点标记定位，常规皮肤消毒铺孔巾，取水针刀具 W 号马蹄形针刀，2% 利多卡因 3ml，骨钦注射液 2ml，胎盘组织液 1ml，将以上药液摇匀，将 W 号水针刀具接套在 20ml 注射器上，在标记处沿肌纤维平行方向刺入，针刀到达骨面回抽无回血则缓慢注入药液，针刀与足跟底的后平面稍加成角，然后横行剥离 3~5 下，针刀有松动感时，推出针刀压迫止血，贴创可贴，红外线照射 15min。治疗效果 48 例中 18 例经过 2 次水针刀疗法，间隔时间为 20 天左右，治愈 16 例，显效 2 例。其中 30 例只作过 1 次水针刀疗法，治愈 24 例，显效 6 例。

5. 水针刀配合注射用骨肽治疗　陈文治等[158]用水针刀配合注射用骨肽治疗跟痛症。治疗方法患者取俯卧位，踝关节前缘垫一软枕，足跟朝上，选压痛最明显的 1~2 点做标识，常规消毒，铺无

菌巾，在进刀处常规局麻，用 2 号马蹄状水针刀在压痛点垂直进针，刀口线与足纵轴方向平行，垂直刺达骨面后稍退针 0.3~0.5cm，待病人有酸胀感后先作纵向切割剥离 2~3 刀，自针刀内芯注入注射用骨肽 2ml 然后再横向铲剥 2~3 刀，出针刀，若有骨刺用 2 号扁圆刃水针刀在骨刺尖部垂直进针，针体和足跟底的后平面呈 60 度角，刀口线与跖长韧带垂直，进针刀深度达骨刺尖部，待患者有酸胀沉感时，抽无回血，自针刀内芯注入注射用骨肽 2ml 然后行提插削啄松解，切割骨刺尖端 3~5 刀，觉针刀下有松动感时出水针刀，大鱼际在术区周围按压，并握空拳在跖筋膜处叩击 3~5 下，使切开剥离的组织分离和松解。治疗结果优 28 例，良 3 例，好转 2 例，无效 2 例，总有效率为 94.2%。

6. 针刀结合针刺治疗 陈来雄[159]采用针刺配合针刀治疗跟痛症。依次针灸阳陵泉、阴陵泉、三阴交、承山、昆仑、太溪、阿是穴，得气后采用平补平泻手法，留针 30min，每隔 10min 按照针刺顺序行针 30s，隔日治疗 1 次。患者取仰卧位，将足跟充分显露出来，根据患者足跟疼痛症状，先在患者足跟跟骨前侧及前内侧疼痛较为明显的地方做标记，常规消毒，取 2ml 浓度为 2% 的利多卡因作局部麻醉，然后针刀与进针处垂直，于标记处进针横向剥离纤维和腱膜，完成剥离拔针刀，在进针口施压 2~3min，用创可贴敷贴针眼。结果：28 例患者中，痊愈 14 例，显效 8 例，有效 6 例。

7. 针刀结合体外冲击波治疗 王少飞等[160]采用针刀配合体外冲击波治疗跟痛症 60 例。患者俯卧位于治疗床上，患踝关节前方垫一硬垫，稳固踝关节，常规消毒，铺巾，用 2% 利多卡因 2ml 在选定压痛点局部浸润麻醉，选用 4 号针刀垂直刺入骨刺尖端，刀口线与趾长韧带垂直，深达骨刺端或跟骨底骨膜，沿肌纤维走行方向纵行剥离 3~4 次，再横行剥离 3~4 次，觉针刀下松动感即可拔出针刀，创可贴贴敷针眼，同时嘱患者仰卧位，医生双手环抱足底前部，嘱患者踝关节做跖屈背伸运动，在背伸

至最大位置时用力将踝关节背伸 1~2 次，术后嘱患者 2 日保持局部清洁。采用体外冲击波疼痛治疗系统治疗，治疗时以足底部疼痛点为中心周围 2cm 范围为治疗区域，根据患者病情严重性不同合理调整电压，始出电压为 3.5~5kV，冲击约 500 次时将工作电压调整到 5~7kV，每个压痛部位冲击次数为 2000~2500 次，冲击频率为 80~110/min，能量密度为 0.23mJ，焦斑大小为 1.5cm。连续治疗 3 次，3 次为 1 疗程。治疗后功能评定，针刀配合体外冲击波明显减轻患者的疼痛、改善患者功能活动。

十一、足背腱鞘囊肿临床研究进展

1. 针刀治疗 郎秋生[161]用针刀治疗腱鞘囊肿。临床 15 例患者，男性 11 例，女性 4 例，最大 53 岁，最小 21 岁，患病最长 6 年，最短 3 个月。全部患者腕部、足背部明显肿胀，肿块，疼痛。治疗方法：将患侧腕部放于治疗桌面上，屈腕在桡骨茎突处寻找压痛点为进刀点，消毒后使刀口线倾斜针体，由下向上刺入压痛点，中心点先行刺入，再横行剥离 2~3 刀，出针刀，无溢血出血后，一手按压手指，使之屈腕明显，另一手由上向下推挤压痛点，使之液体溢出后，用创可贴包扎，双手抓紧手臂外伸 4~5 次后即可，足背部针刀治疗同腕部，休息 1 周后，再行 1 次针刀，方法同上，一般 1 次治愈，2 次针刀很少，术后遵医嘱进行腕足部屈伸锻炼。

2. 针刀配合封闭治疗 陈建国[162]用针刀囊周开窗加封闭治疗腱鞘囊肿。标记囊肿边缘轮廓，避开皮下肌腱、较大血管、神经，据囊肿大小做 4~10 个圆形标志点，在囊肿中央部标一"十"字，常规消毒、铺巾，用 5ml 注射器抽取 1% 利多卡因注射液 3ml，于"十"字中心点局麻，垂直刺入囊肿腔内，回抽若囊液较稀则全部抽出，若黏稠则换 20ml 注射器与 16 号针头，抽取 10ml 生理盐水从原处进针，向各方向边抽吸边冲洗，若遇有间隔刺破后同上述操作，尽可能将囊腔内容物抽净。最后据囊腔大小注入 1% 利多卡因 1~5ml。取 4 号针刀，

从"十"字中心点进针刀入囊腔中，刀口线与皮肤同一平面放平针刀，与皮肤约呈15°角，向标定的圆形标志点进刀，每一标志点上先在中间部位切1刀，再紧贴其左右各加切1刀，左右摆动针刀，进一步扩大切口，制成一窗口，据囊肿大小共开4～10个窗口，据囊肿大小，用20ml注射器抽取醋酸曲安奈德注射液10～30mg＋1%利多卡因3～10ml，仍从"十"字点进针入囊腔快速加压向囊内注入上述封闭药液。最后用3～5个乙醇棉球叠加压于"十"字点，覆以纱布与弹力绷带包扎。术后按医嘱服消炎镇痛药，3～5天后去包扎。结果：治愈80例，好转6例，无效2例。

参考文献

[1] 范胜，陈录平．小针刀治疗头夹肌所致肌紧张性偏头痛的临床分析［J］．微创医学，2009，4（1）：75．

[2] 王学义，刘忠学．针刀治疗头夹肌劳损的体会［J］．科技创新导报，2014，11（31）：215．

[3] 李宏伟，温树辉，吕明，等．运用针刀治疗肩胛提肌损伤的临床研究［J］．中医外治杂志，2012，21（1）：38．

[4] 孟羽．针刀等治疗肩胛提肌损伤83例临床观察［J］．科学之友，2007，17（4B）：133．

[5] 雷福侠．小针刀治疗肩胛提肌损伤60例［J］．陕西中医，2007，28（2）：210．

[6] 叶莉．小针刀治疗肩胛提肌损伤81例［J］．贵阳医学院学报，2006，31（6）：584．

[7] 李宏伟，温树辉，吕明，等．针刀治疗肩胛提肌损伤的临床研究［J］．中医外治杂志，2012，21（1）：38－39．

[8] 孙运强．针刀联合封闭治疗肩胛提肌损伤临床观察［J］．临床军医杂志，2014，42（5）：534－535．

[9] 李文光．针刀配合封闭治疗肩胛提肌损伤临床观察［J］．首都医药，2014，（5）：187－188．

[10] 孟羽．针刀配合穴位注射治疗肩胛提肌损伤33例［J］．江西中医药，2007，38（9）：46．

[11] 张云涛，陈圣堂，朱定弦，等．针刀配合艾灸治疗肩胛提肌损伤临床观察［J］．湖北中医杂志，2015，37（4）：64－65．

[12] 陈红，朱红坤，瞿群威，等．针刀松解配合手法治疗肩胛提肌损伤30例［J］．湖北中医杂志，2015，37（5）：57－58．

[13] 姚晓，姚龙．针刀闭式松解综合疗法治疗顽固性肋软骨炎［J］．实用疼痛学杂志，2007，3（2）：152

[14] 吴文彬．针刀治疗菱形肌损伤的体会［C］．浙江省中医药学会针刀医学分会第四届学术讨论会会议论文集，2008：88．

[15] 郑光亮，韩保国，赵振业．刀中刀治疗菱形肌损伤42例临床观察［C］．中国针灸学会微创针刀专业委员会第二届学术研讨会学术论文集，2010：160．

[16] 陈红，朱红坤，吴群．针刀治疗肩胛提肌损伤的临床研究［J］．湖北中医杂志，2015，37（6）：63－64．

[17] 黄晓春，钟吉富．针刀配合中药治疗菱形肌损伤临床观察［J］．蛇志，2008，20（3）：181．

[18] 李琦泰，黄丽萍．肌肉起止点针刀配合经筋疗法治疗菱形肌损伤22例［J］．针灸临床杂志，2012，28（8）：30．

[19] 朱志强．针刀治疗腰段棘上韧带慢性损伤［J］．科学之友，2007，16（2）：174．

[20] 张少君，骆钧梵，陈竞芬．针刺、刺络拔罐及小针刀治疗慢性棘上韧带损伤的疗效比较［J］．深圳中西医结合杂志，2006，16（2）：109－110．

[21] 傅国彦．小针刀配合易罐治疗棘上韧带损伤临床疗效观察［J］．亚太传统医药，2014，10（6）：86－87．

[22] 张照庆，李玉梅，董军立，等．针刀结合病灶注射治疗棘上韧带损伤疗效观察［J］．中国针灸，2010，针刀专刊：38．

[23] 甘子义，赵丽，范剑非．液针刀加手法治疗棘上韧带炎43例［J］．沈阳部队医药，2010，23（2）：77．

[24] 王晓明，邢煌奎，杨晓霞．腰椎棘间韧带损伤的针刀疗效观察 [J]．中医临床研究，2015，7 (22)：47-48.

[25] 刘成峰，刘婷，巨馨乐．针刀和圆利针治疗棘间韧带损伤89例 [J]．陕西中医学院学报，2010，33 (4)：84-85.

[26] 陈晗．针刀松解术治疗慢性骶棘肌筋膜炎201例 [J]．中国针灸，2010，针刀专刊：16-17.

[27] 张洪安，王明杰，周学龙，等．针刀配合手法治疗骶棘肌下段损伤134例临床报告 [J]．大众科技，2014，16 (177)：99-100.

[28] 吴文彬．应用小针刀配合伸筋丹治疗腰肋韧带损伤 [C]．浙江省中西医结合学会骨伤科专业委员会第十二次学术年会、杭州市中医药协会骨伤科专业委员会第一次学术年会暨继续教育学习班论文汇编，2006：418-420.

[29] 王凯，赵明宇．小针刀治疗第三腰椎横突综合征86例 [J]．河南中医，2012，5，32 (5)：625.

[30] 孔祥生，宋寒冰，姜益常．针刀斜刺法治疗腰三横突综合症临床观察 [J]．针灸临床杂志，2012，28 (1)：36-37.

[31] 吴文飞．针刀松解术治疗第三腰椎横突综合症疗效观察 [J]．求医问药，2012，10 (8)：83.

[32] 李晓初．水针刀治疗第三腰椎横突综合征的临床观察 [J]．辽宁中医杂志，2009，36 (7)：1211.

[33] 洪康斌．针刀结合中药熏蒸治疗第三腰椎横突综合征180例 [J]．江苏中医药，2011，43 (7)：72.

[34] 徐玉德．小针刀配合中药热敷治疗腰3横突综合征临床观察 [J]．甘肃医药，2012，31 (3)：215-216.

[35] 陈广语．小针刀加局封治疗腰三横突综合征160例 [J]．长春中医药大学学报，2010，26 (5)：732-733.

[36] 唐汉武，黄承军，徐敏，等．针刀结合局部封闭治疗第三腰椎横突综合征的病例对照研究 [J]．颈腰痛杂志，2011，32 (6)：477-478.

[37] 刘积强，张双民．手法配合小针刀治疗第三腰椎横突综合症的临床观察 [J]．现代中医药，2010，30 (3)：61-62.

[38] 唐茶娣，姒学东．吡罗昔康贴片联合小针刀松解治疗腰三横突综合征452例报告 [J]．中国疼痛医学杂志，2012，18 (3)：192.

[39] 何云清，徐静，朱宏．CT介入靶位胶原酶注射配合小针刀治疗腰椎间盘突出症临床观察 [J]．中医药临床杂志，2010，22 (2)：160-162.

[40] 马兴业．注射针刀治疗第三腰椎横突综合症35例疗效观察 [J]．中医临床研究，2010，2 (13)：92-93.

[41] 孙文山．针刀火罐配合中药治疗第三腰椎横突综合症 [J]．中国中医骨伤科杂志，2015，23 (3)：59-60.

[42] 王鸿明，王振业，李晓丽，等．针刀加松筋法治疗第三腰椎横突综合症142例 [J]．陕西中医学院学报，2013，36 (6)：91-92.

[43] 高军大，徐创贵．针刀松解配合埋线治疗髂腰韧带损伤50疗效观察 [C]．中华中医药学会针刀医学分会全国第九次针刀医学学术年会会刊，2010：122-123.

[44] 王金来，杜跃，肖树明等．针刀配合叶氏正骨手法治疗髂腰韧带损伤416例 [C]．中华中医药学会针刀医学分会2008年学术会议论文集，2008：212-214.

[45] 孙勇，唐开军．针刀配合拔火罐治疗髂腰韧带损伤 [J]．中医正骨，2012，24 (10)：42-43.

[46] 孙萍，李炳华，于明霞．小针刀治疗肩周炎的临床观察及护理 [J]．中国现代医生，2012，50 (17)：114.

[47] 于蕾，吴绪平．C形针刀松解术治疗肩周炎临床观察 [J]．湖北中医药大学学报，2011，13 (1)：57.

[48] 张铁英．针刀疗法治疗肩周炎159例 [J]．中国中医急症，2007，16 (4)：490.

[49] 于秋深，李劲松，汤文全，等．微型针刀松解为主治疗粘连性肩关节周围炎疗效观察 [J]．上海针灸杂志，2014，33 (4)：346-347.

［50］刘文军，罗川．超微小针刀加电针治疗顽固性肩周炎36例［J］．云南中医中药杂志，2012，33（6）：58.

［51］万涛．针刀配合针灸治疗肩周炎96例［J］．中国中医药，2010，8（18）：256.

［52］王文慧．小针刀配合温针法治疗肩关节周围炎48例［J］．中国中医药现代远程教育，2015，13（2）：77－78.

［53］幸波，翟川江．针刀加臭氧治疗难治性肩周炎180例［J］．中医外治杂志，2010，20（6）：23.

［54］杨光辉，申中秋．臂丛阻滞下针刀电针疗法治疗肩周炎临床研究［J］．中国社区医师，2010，12（248）：149.

［55］佟方明．星状神经节阻滞配合针刀松解治疗肩关节周围炎［J］．科学之友，2007，17（4B）：134.

［56］杨国青，代桂英．小针刀配合桃红四物汤加减治疗肩周炎96例［J］．河北医学，2012，18（8）：1169.

［57］覃剑，魏圣清，张朝阳．针刀松解配合中药熏蒸治疗肩周炎临床观察［J］．湖北中医杂志，2007，29（6）：54.

［58］张瑞莲．臂丛麻醉下针刀和手法松解治疗肩关节周围炎的临床观察［J］．中国现代药物应用，2012，6（4）：63.

［59］张松，杜杰，路爽．针刀结合手法治疗肩周炎的临床分析［J］．临床军医杂志，2011，39（5）：1039.

［60］王全贵，肖德华，赵新等．针刀配合手法治疗肩周炎160例［J］．云南中医中药，2009，30（4）：46.

［61］戴政文．针刀结合手法治疗肩周炎的临床观察［J］．湖北中医药大学学报，2011，13（2）：57－58.

［62］宋海云，何华琼．浮针刀配合手法松解治疗肩周炎临床研究［J］．辽宁中医药大学学报，2015，17（2）：114－115.

［63］孙国睿，丛曰明．推拿联合针刀疗法治疗肩周炎临床研究［J］．亚太传统医药，2015，11（16）：109－110.

［64］安汝玉．关节腔冲击注射结合针刀及肩周松解法治疗肩周炎265例［J］．内蒙古中医药，2012，1：94.

［65］王泽显，张敏，赵军，等．针刀加穴位注射治疗冻结期肩周炎疗效观察［J］．中国中医急症，2007，16（12）：1479.

［66］程德良，郭定聪．小针刀结合推拿及内服川羌活汤治疗肩周炎80例［J］．现代中西医结合杂志，2008，17（19）：2992.

［67］戴朝富．针刀治疗冈下肌损伤115例［J］．针灸临床杂志，2006，22（5）：29－30.

［68］彭祥建，赵友义．小针刀加拔罐治疗冈下肌损伤23例［J］．中国民间疗法，2006，14（8）：57－58.

［69］许振南，吉云萍．小针刀松解术配合手法治疗冈下肌损伤［J］．中医正骨，2014，26（7）：32－33.

［70］梁恒晔．针刀配合整脊手法治疗冈下肌损伤71例报告［J］．中国中医骨伤科杂志，2011，19（9）：66－67.

［71］刘青峰．针刀、手法、药物综合治疗冈下肌损伤62例［J］．中医临床研究，2011，3（4）：54.

［72］孙洪望，孙伟．针刀治疗肱二头肌长头腱鞘炎60例临床观察［J］．颈腰痛杂志，2009，30（1）：88.

［73］俞茂华，汪芳俊，叶扬，等．针刀治疗肱二头肌长头肌腱炎的临床观察［J］．浙江中医杂志，2014，19（11）：836－837.

［74］高红，王昕．透刺法配合小针刀分期治疗肩峰下滑囊炎体会［J］．新疆中医药，2006，24（4）：44

［75］李平．小针刀疗法治疗肩峰下滑囊炎21例疗效观察［J］．青海医药杂志，2014，44（1）：9－10.

［76］陈红兵．小针刀治疗三角肌滑囊炎46例［J］．中国中医急症，2006，15（1）：45.

［77］高红，王昕．透刺法配合小针刀分期治疗肩峰下滑囊炎体会［J］．新疆中医药，2006，24（4）：44－45．

［78］薛爱荣．超微针刀治疗肱骨外上髁炎98例［C］．2012全国第三届骨伤疼痛新疗法学术年会论文集，2012：209－210．

［79］高丽华．针刀微创治疗肱骨外上髁炎138例临床观察［J］．科学之友，2007，17（4B）：136．

［80］何华春，符娜．针刀治疗肱骨外上髁炎的临床疗效观察［J］．中医临床研究，2015，7（7）：29－30．

［81］吴靖，吴绪平，蔡少康，等．针刀松解术治疗肱骨外上髁炎的疗效观察［J］．湖北中医药大学学报，2013，15（6）：60－61．

［82］袁芬，龚园，孙德海，等．局部封闭加小针刀治疗肱骨外上髁炎88例［J］．医学综述，2008，14（7）：1113－1114．

［83］金晓平．小针刀加穴位注射治疗肱骨外上髁炎88例临床观察［J］．浙江中医药大学学报，2012，36（4）：433．

［84］任黎栋，杨冬青，李琴．局部药物注射结合小针刀治疗肱骨外上髁炎80例［J］．中国中医急症，2011，20（4）：646－647．

［85］毛伟欢，孙成长，吴祥宗，等．小针刀结合火针治疗肱骨外上髁炎73例［J］．山东中医杂志，2010，29（2）：108．

［86］嘉士健．针刀配合改良七厘散治疗肱骨外上髁炎临床观察［J］．辽宁中医杂志，2014，41（2）：322－323．

［87］张志刚．小针刀结合中药外敷治疗肱骨外上髁炎95例［J］．光明中医，2011，26，（3）：546．

［88］干志诚．针刀配合手法治疗肱骨外上髁炎疗效观察［J］．甘肃中医学院学报，2010，27（2）：56－57．

［89］云文科，葛茂林，曹磊光，等．体外冲击波与小针刀疗法治疗肱骨内上髁炎疗效比较［J］．武警医学，2015，26（2）：150－151．

［90］张泽，于广彬．针刀治疗桡骨茎突狭窄性腱鞘炎86例［J］．实用中医药杂志，2011，27（9）：621．

［91］朱泽，邱承玺，洪海东，等．小针刀治疗桡骨茎突狭窄性腱鞘炎30例疗效观察［J］．贵阳中医学院学报，2012，34（6）：138－139．

［92］黄彪，陈超鹏，付红亮，等．小针刀和局部封闭治疗桡骨茎突狭窄性腱鞘炎60例［J］．中国中医药现代远程教育，2012，10（10）：49－50．

［93］刘建仁，樊粤光，范光顺．针刀配合局部药物注射治疗桡骨茎突狭窄性腱鞘炎120例［J］．福建中医药，2008，39（4）：24－25．

［94］王颖，张守平，孙莉莉，等．V型小针刀配合封闭治疗桡骨茎突狭窄性腱鞘炎100例疗效对比观察［J］．中国实用医药，2014，9（2）：38－39．

［95］向东东，温新生，李多默，等．针刀联合臭氧治疗桡骨茎突狭窄性腱鞘炎疗效观察［J］．人民军医，2014，57（10）：1078－1079．

［96］孙彦奇．针刀为主综合治疗桡骨茎突狭窄性腱鞘炎50例［J］．中国针灸，2009，增刊：26．

［97］刘瀛，吴绪平．针刀松解术治疗桡骨茎突狭窄性腱鞘炎临床观察［J］．湖北中医杂志，2012，34（6）：60－61．

［98］杨廉，梁秀琼．小针刀治疗屈指肌腱狭窄症72例［J］．中国针灸，2009，29（8）：652．

［99］王远军．针刀疗法治疗屈指肌腱狭窄性腱鞘炎528例［J］．贵阳医学院学报，2012，37（4）：444－445．

［100］容英潮，傅国彦，黄志伟，等．小针刀微创术在治疗屈指肌腱鞘炎中的临床应用［J］．中国医药科学，2012，2（13）：189－190．

［101］付贤用．小针刀配合屈指肌鞘内封闭治疗屈指肌腱鞘炎120例疗效观察［J］．新中医，2013，45（12）：157－158．

［102］钟伟华．改良小针刀配合中药外洗治疗屈指肌腱鞘炎56例的临床观察［J］．内蒙古中医药，2013，（19）：95－96．

［103］颜慧玫，郑海燕，肖敬东，等．小针刀配合中药外洗治疗拇指屈指肌腱腱鞘炎186例［J］．

新中医，2006，38（11）：65-66.

[104] 谷旸．小针刀配合药物注射治疗屈指肌腱狭窄性腱鞘炎100例［J］．中国社区医师·医学专业，2011，13（33）：155.

[105] 叶有才．针刀联合中药外用治疗腕背腱鞘囊肿疗效观察［J］．四川中医，2010，28（11）：125-126.

[106] 俞杰，王少杰．针刀配合三棱针点刺治疗腕背腱鞘囊肿临床观察［J］．辽宁中医杂志，2009，36（11）：1972-1973.

[107] 陈建国．针刀囊周开窗加封闭治疗腱鞘囊周88例［J］．人民军医，2008，51（7）：455.

[108] 李华，文蕾，郑吉琦．针刀透刺配合埋线治疗腱鞘囊肿50例［J］．上海针灸杂志，2011，30（10）：658.

[109] 丁亚山．针刀微创联合针灸理疗治疗股内收肌群慢性损伤综合征58例临床观察［J］．安徽医药，2010，14（12）：1441.

[110] 谢瑞卿，徐向峰，张绍安，等．应用小针刀治疗儿童臀肌挛缩症［J］．中医正骨，2008，20（8）：41.

[111] 赵香花，张菊平，辛　．应用针刀闭合型松解术治疗臀肌挛缩症［J］．中国骨伤，2009，（22）7：517.

[112] 王映松，陈险峰，宋在宇．小针刀结合手法治疗臀肌挛缩症［J］．中华全科医学，2009，7（1）：69.

[113] 胡桂林．小针刀治疗臀中肌损伤16例临床体会［J］．中国乡村医药杂志，2007，14（10）：46.

[114] 颜大荃，冯前．小针刀配合推拿治疗臀中肌损伤综合征96例分析［J］．中国误诊学杂志，2011，11（18）：4449.

[115] 陈柯，程新胜，刘又文．手法配合小针刀松解术治疗臀中肌损伤58例［J］．中国中医骨伤科杂志，2011：19（2）：38.

[116] 王爱峰．手法配合小针刀松解治疗臀中肌损伤65例临床分析［J］．中国实用医药，2012，7（1）：109-110.

[117] 杜引平．针刀松解外加手法治疗慢性臀中肌损伤疗效观察［J］．湖北中医杂志，2015，37（8）：55-56.

[118] 孙彦奇，徐珂民，孙晓昀．异形针刀治疗膝关节内侧副韧带损伤150例［C］．全国第三届骨伤疼痛新疗法学术年会论文集，2012：241.

[119] 弓国华，唐宏．针刀刺切、推拉结合治疗膝内侧副韧带损伤150例［J］．长春中医药大学学报，2009，25（6）：878.

[120] 喻积强，胡军，肖永良．针刀治疗冬训新兵膝关节内侧副韧带损伤的疗效观察［J］．中国中医急症，2013，22（4）：634-635.

[121] 王智勇，陈娟．小针刀治疗陈旧性膝关节内侧副韧带损伤21例疗效观察［J］．中国疗养医学，2012，21（3）：235-236.

[122] 李多默，向东东，丁宇，等．针刀配合臭氧治疗膝关节内侧副韧带损伤的疗效观察［J］．中国中医急症，2014，23（5）：929-930.

[123] 黄文学，蒋超．针刀配合拔罐水针治疗膝关节内侧副韧带损伤32例［J］．中国中医急症，2012，21（6）：978-979.

[124] 陈萍．小针刀加局封疗法治疗膝关节内侧副韧带损伤128例［J］．当代医学，2010，16（36）：53.

[125] 何联民．针刀、阻滞、手法综合治疗膝关节内侧副韧带损伤55例［J］．针灸临床杂志，2007，23（1）：21.

[126] 丁思明，向伟明，张秀芬，等．针刀治疗膝关节创伤性滑膜炎疗效对照观察［J］．现代中西医结合杂志，2012，21（7）：690.

[127] 权伍成，张秀芬，向伟明，等．针刀治疗膝关节创伤性滑膜炎疗效观察［J］．上海针灸杂志，2012，31，（3）：168-169.

[128] 向伟明，丁思明，张秀芬，等．针刀治疗膝关节创伤性滑膜炎的临床研究［J］．针灸临床杂志，2012，28（6）：1-2.

[129] 刘英民，赵雪竹．针刀治疗膝关节创伤性滑膜炎40例疗效分析［J］．海南医学，2015，26

（1）：109 - 110.

[130] 刘英民，赵雪竹，彭永光．小针刀加菱形阻滞治疗创伤性膝关节滑膜炎疗效分析 [J]．中国中医基础医学杂志，2011，17（8）：904.

[131] 王立新，代修勇，郭力军，等．针刀中药康复综合治疗膝关节外伤性滑膜炎疗效观察 [J]．针灸临床杂志，2010，26（10）：14.

[132] 方勇，薛卡明．小针刀治疗髌下脂肪垫损伤56例临床观察 [J]．中国中医骨伤科杂志，2011，19（4）：48.

[133] 刘敬林．针刀治疗髌下脂肪垫损伤的临床疗效观察 [J]．现代诊断与治疗，2014，25（18）：4283.

[134] 周岳松，陈旻．针刀配合手法治疗髌下脂肪垫损伤117例 [J]．上海针灸杂志，2012，31（3）：180.

[135] 戴朝富．针刀配合温和灸治疗髌下脂肪垫损伤172例 [J]．上海针灸杂志，2011，30（1）：44.

[136] 周世民．小针刀结合臭氧治疗髌下脂肪垫劳损120例 [J]．中国老年学杂志，2015，35（10）：2827 - 2828.

[137] 谢建荣，党东旭，顾雪忠．针刀配合臭氧治疗鹅足滑囊炎的临床研究 [J]．光明中医，2015，30（1）：107 - 108.

[138] 冀洪伟，杜红英，姜珊，等．针刀配合臭氧治疗鹅足滑囊炎25例 [J]．长春中医药大学学报，2014，30（1）：138 - 139.

[139] 李振．小针刀配合臭氧治疗鹅足滑囊炎 [J]．中医临床研究，2015，7（30）：37 - 38.

[140] 王学昌．刃针治疗鹅足滑囊炎78例 [J]．江苏中医药，2010，42（7）：69.

[141] 林进忠．小针刀针剥治疗鹅足腱滑囊炎 [J]．中国民族民间医药杂志，2008，15（B12）：18.

[142] 欧阳齐，陈合钦，吴汉卿．水针刀治疗"鹅足肌腱炎"65例临床分析 [C]．全国第三届微创针刀学术年会论文集，2011：179.

[143] 王剑，王庆甫，刘佩婷，等．局部封闭联合小针刀和洛芬待因片口服联合中药热敷治疗膝关节鹅足滑囊炎的疗效比较 [J]．中医正骨，2014，26（6）：28 - 29.

[144] 黄芳，余新华，邹旭丹，等．激光针刀、药物注射联合超短波治疗鹅足滑囊炎的临床研究 [J]．现代中西医结合杂志，2015，24（22）：2425 - 2426.

[145] 周朝进，吴绪平，张平，等．针刀整体松解术治疗踝关节陈旧性损伤临床观察 [J]．湖北中医药大学学报，2014，16（6）：90 - 91.

[146] 杨春花．针刺配合小针刀治疗陈旧性踝关节扭伤30例 [J]．浙江中医杂志，2012，47（3）：198.

[147] 惠升明．针刀治疗跟腱损伤与跟腱周围炎40例 [C]．第十二届全军战伤创伤学术会议论文汇编，2010：24.

[148] 赵永．阻滞加针刀治疗跟腱周围炎 [J]．中国医学杂志，2006，4（10）：622 - 62.

[149] 徐素军．水针刀治疗跟腱滑囊炎 [C]．中国针灸学会微创针刀专业委员会第二届学术研讨会学术论文集，2010：14.

[150] 王新明．小针刀治疗跟痛症85例远期疗效观察 [J]．临床合理用药，2011，4（9B）：22 - 23.

[151] 裴久国．针刀治疗跟痛症30例临床观察 [J]．2011中国针灸学会年会论文集，2011：83 - 85.

[152] 何华春，李莹珣，罗凯新，等．针刀治疗跟痛症的临床疗效观察 [J]．中医临床研究，2013，5（24）：47 - 48.

[153] 侯珺，王斯晗．小针刀疗法治疗足跟痛45例 [J]．陕西中医学院学报，2014，37（3）：56 - 57.

[154] 曹文吉，杨新国，吴松，等．小针刀疗法治疗足跟痛45例 [J]．湖北中医杂志，2015，37（11）：74 - 75.

[155] 陈晓英，杨强，李明波．运用针刀联合跟痛汤熏洗治疗跟痛症的临床观察 [J]．河北中医，2010，32（8）：1131 - 1133.

［156］于西平，李会杰，李特，等．局部药液注射联合针刀微创的方法治疗骨刺性跟痛症 280 例［J］.临床合理用药，2012，5（10A）：2.

［157］刘志坚．水针刀疗法治疗跟骨骨质增生 48 例［C］．全国第三届微创针刀学术年会论文集，2011：188－189.

［158］陈文治，沈庆亮，王慧敏，等．水针刀配合注射用骨肽治疗跟痛症疗效观察［J］.南方医科大学学报，2010，20（8）：1953－1955.

［159］陈来雄．针刺配合小针刀治疗跟痛症的临床观察［J］.中国医学工程，2014，22（6）：44－45.

［160］王少飞，姜劲挺，郑吉元．小针刀配合体外冲击波治疗跟痛症 60 例［J］.中国中医骨伤科杂志，2015，23（9）：53－54.

［161］郎秋生．针刀治疗腱鞘囊肿 15 例［J］.针灸临床杂志，2007，23（9）：37.

［162］陈建国．针刀囊周开窗加封闭治疗腱鞘囊肿 88 例［J］.人民军医，2008，51（7）：455.

第四十六章

骨关节疾病针刀临床研究进展

第一节　头颈躯干骨关节疾病针刀临床研究进展

一、颈椎病临床研究进展

（一）按针刀医学分型

1. 项韧带损伤型　叶有才[1]运用针刀治疗项韧带钙化65例。患者坐于特制治疗椅上，颈部过屈位，使项韧带紧张，参照X线片钙化物位置，以$C_3 \sim C_6$棘突压痛点和C_7棘突尖部为进针点，选用一次性Ⅰ型4号针刀，按针刀闭合性手术四步进针规程垂直刺入皮下。压痛点进针后，将针刀向两侧各平移约0.5cm，刀刃斜向项韧带体对侧由浅入深行纵向通透切割3～5下，横向通透切割2～3下，深度不可超过棘突尖部，项韧带坚韧，切透时有明显突破感。第七颈椎棘突进针后，针刀移到棘突上缘，横向横切3～4下，深度不超过1cm，切割时有突破感即可。术后患者术部垫枕仰卧30min。1次未治愈者，7天后再做一次。结果：1次治愈47例，2次治愈11例，显效6例，好转1例。所有患者随访半年，5例患者因过度劳累或受凉而复发，经再次针刀治疗收效。作者认为针刀疗法对项韧带松解充分，预后较好，疗效满意。

肖荣[2]运用"T"形针刀松解配合手法治疗项韧带挛缩型颈椎病80例。针刀治疗第一次采用大"T"形针刀松解术。取横线为5个点，中点为枕外粗隆，在上项线上向两侧旁开2.5cm为2个点，再向外旁开2.5cm为2个点，分别为项韧带的止点、斜方肌的起点、胸锁乳突肌的后侧止点、头最长肌的止点、头半棘肌的止点。取竖线为5个点，分别为$C_3 \sim C_7$棘突顶点。第二次针刀松解颈肩部肌肉包括冈上肌、冈下肌、小圆肌、大圆肌及肩胛提肌止点。术后轻揉颈部，提拿两侧肩部，从患者肩至前臂反复揉搓。5日为1个疗程，2个疗程后评定疗效。结果：56例痊愈，15例显效，7例有效，无效者2例，痊愈率70%，总有效率达97.5%。

2. 椎枕肌损伤型　葛晓东等[3]运用针刀治疗椎枕肌劳损120例。患者取俯卧头前屈位，下垫薄枕，在枕后结节与乳突连线中点，用拇指尖按压，找出放射性痛点，即进针刀点，枕骨隆突以下备皮，常规消毒后，垂直皮肤进针，朝向头约45°缓慢进针刀1.5～2.5cm达枕骨或出现放射感后将刀身回撤0.5cm，针刀刺及硬结时沿肌纤维方向剥离硬结，采用纵行剥离配合切碎法，松解粘连，用干棉球压迫止血后敷创可贴。每周施行1次，根据病人情况可反复施行2～3次。结果：痊愈者68例，好转者30例，无效者22例。有12例施行2次治疗，随访半年后复发者有17例，本组病例中，总有效率81.7%，疗效不明显18.3%。

3. 寰枢关节移位型　丁力[4]运用针刀松解枢椎加寰枢椎整复术治疗寰枢关节紊乱症。针刀治疗：根据情况选取枕外隆凸两侧上下项线之间的压痛点、颈3棘突、肩胛骨内上角等。常规消毒，用1%利多卡因局部麻醉。刀口线在颈椎与纵轴平行，在枕部与纵轴呈反八字，肩胛骨内上角与纵轴成八字，针体与皮面垂直，进针至骨面，分别松解横突结节、关节囊、棘突两侧、枕外隆凸两侧及肩胛骨内上角。每周1次，一般以3次为1个疗程。手法治疗：患者仰卧，术者矫正手顶于枢椎旁，稳定手扶患者耳后枕骨，将头慢慢前屈，当拉紧的感觉到手指时停止前屈。矫正手将椎体向对侧推，与稳定手形成相对的力使颈椎形成侧弯，感到有阻力时停止，然后将患者头旋转到极限完成锁定，最后矫正手向对侧发力，听到响声时完成。每周1次，一般以3次为1个疗程。治疗结果：28例痊愈，显效26例，有效14例，无效2例，愈显率为77.14%。

4. 钩椎关节移位型　罗建明[5]运用针刀治疗钩椎关节移位型颈椎病500例。患者取骑马式端坐在治疗椅上，低头，充分暴露施术部；在患椎的两侧找准进刀部位用龙胆紫作体表定位，常规消毒皮肤；取4号一次性针刀、查刀口有无卷刃，针体有无锈变及柄体结合部有无松动。进刀时刀口线与棘突纵轴平行，针刀进入皮肤后缓慢达骨面，再左右剥离2~3刀，尔后将刀锋调转与颈椎纵轴平行，进行上下剥离2~3刀，如有挛缩或结节等特行先切开后剥离，至刀下松软为适。出针刀，压迫针孔片刻，待不出血为止，用止血贴贴盖针孔。治疗结果：有效率100%，临床治愈率88%。

（二）按西医学分型

1. 椎动脉型　李国强等[6]应用药针刀治疗颈椎病收到良好疗效。方法：首先找到阳性反应点，在定点处常规消毒用斜刃型药刀穿过痛点，如是软组织行纵切开横行挑拨治疗；如是骨质，顺骨面行纵横而后注入布比卡因2ml、曲安奈得2ml、川芎嗪4ml，结果：98例中，治愈75例，显效15例，有效8例，总有效率100%。

林海瑞[7]采用针刀治疗椎动脉型颈椎病眩晕。患者俯卧位，胸前垫薄枕，使颈椎充分暴露。在双侧C_3~C_7夹脊穴及C_3~C_7棘突上阳性点定点，用龙胆紫作标记，常规消毒铺巾，术者戴无菌手套，1%利多卡因注射液局部浸润麻醉，选用Ⅰ型4号针刀，按照四步进针规程进针刀。在C_3~C_7夹脊穴上快速纵行进针，逐层松解分离，纵行切割3~4刀，摆动1~2下，调转刀口线90°横行切割2~3刀，摆动1~2下，当进针约1.5~3cm左右时，即可触及关节突，可在骨面上、下、前、后铲切，有突破感即停，深不超过0.5cm，上下铲切时必须小心做到边治疗，边问情况，边观察，当感到针刀在骨面上铲剥无阻力时，表明周围粘连的软组织已被铲切干净。在C_3~C_7棘突上松解，术者刺手持针刀，刀口线与人体纵轴一致，刀体向头侧倾斜45°，与棘突呈60°针刀直达棘突顶点骨面，纵疏横剥2~3刀，范围不超过0.5cm，然后退针刀于棘突顶点的上缘将针刀体逐渐向脚侧倾斜，与颈椎棘突走行方向一致，调转刀口线90°，沿棘突上缘向内切2刀，范围不超过0.5cm，出刀后按压局部5~10min，创可贴覆盖，每周1次，3次为1疗程，共治疗2个疗程。结果：80例患者中，治愈56例，显效12例，好转8例，无效4例，总有效率95%。

施俊等[8]采用针刀加牵引治疗椎动脉型颈椎病。针刀共治疗两次，首次治疗1周后行第二次治疗。于针刀治疗当日起即行颈椎牵引治疗，取仰卧位枕颌带牵引，每日牵引1次，牵引时间30min，牵引质量为3~6kg，以患者耐受为宜，牵引角度以患者舒适为宜。针刀治疗术前必须经过严格触诊，以压痛明显处选择2~4个点治疗，按针刀闭合性手术的进针四步骤严格无菌操作，各自进针点按照原则严格操作。常用的进针点有寰枕间隙、寰枕关节关节囊、寰枢棘间韧带、松解寰枢外侧关节关节囊、枕下三角、下项线和上颈部触及的压痛点及硬结处。取仰卧位枕颌带牵引，每日牵引1次，牵引时间30min，牵引质量为3~6kg，以患者耐受为宜，牵引角度以患者舒适为宜。结果：46例患者中，痊愈 16 例，显效 14 例，有效 9 例，无效 7 例，有效率 84.78%。

邵礼晖等[9]采用针刀配合中药药枕治疗椎动脉型颈椎病。患者坐于治疗椅上，双上肢重叠放于椅前靠背枕上，前额置于前臂上，使颈部屈曲，使颈椎充分暴露，术者站在患者身后，根据患者症状、体征以及影像学检查，选择患者病变部位，取病变部位椎体及其上下椎体的棘突处和病变部位的夹脊穴，用标记笔作标记，常规消毒铺巾，戴无菌手套，为 1% 利多卡因注射液局部麻醉，在每个标记点各注射 2ml~3ml 并浸润至皮下，选用 4 号针刀，按照四步进针规程进针刀。分别在夹脊穴、棘突处行针刀松解治疗。出刀后按压局部 5min，用创可贴覆盖，每周 1 次，3 次为 1 疗程，共治疗 2 个疗程。中药药枕治疗取中药荷叶 100g，薄荷 100g，石菖蒲 100g，厚朴 100g，桂枝 100g，川芎 100g，独活 100g，全蝎 60g，地龙 100g，威灵仙 100g，红花 100g，将上述药物干燥、消毒处理后，混合粉碎，装入枕芯中，制成药枕，每晚睡觉时，枕于颈下。1 个月为 1 疗程，共进行 2 疗程。结果：治愈 56 例，好转 27 例，未愈 2 例，治愈率 65.88%，有效率 97.65%。

2. 神经根型 张秀芬[10]提出，结合三步神经定位法能使针刀微创治疗更加精确、疗效迅速，临床上具有推广意义。若患者症状、体征与影像学不符，则以前者为主要定位依据。治疗结果：76 例患者中，1 次治疗后痊愈 8 例，2 次痊愈 34 例，3 次痊愈 22 例。

朱国文等[11]应用针刀闭合松解术配合金葡液注射治疗神经根型颈椎病的疗效比只用针刀松解的疗效高。方法：75 例神经根型颈椎病患者，随机分为两组：观察组 45 例，对照组 30 例，观察组给予针刀闭合松解术加金葡液注射，对照组单用针刀治疗。分别治疗 2 个疗程，随访 3 个月判定疗效；对两组治疗前后症状、体征积分变化及临床疗效进行分析比较。结果：观察组与对照组治疗后症状、体征积分差值比较，有显著性差异，说明观察组对改善症状、体征积分方面优于对照组；观察组和对照组间总体疗效比较，有显著性差异，说明观察组疗效优于对照组。结论：针刀闭合松解术配合金葡液注射治疗神经根型颈椎病比单用针刀治疗疗效确切，并且安全无副作用，可以获得较好临床效果。

3. 脊髓型 姜兴鹏等[12]报告采用针刀治疗脊髓型颈椎病 1 例。方法：在患者 C_3~C_4，C_5~C_6 棘突间两侧旁开 1cm 处，两侧肩井及天宗处有明显压痛点，尤以左侧为甚。给予以上痛点针刀松解，术毕在颈椎施术处拔罐。结果：第一次针刀术毕患者即感觉颤抖消失，麻木、疼痛明显减轻，双下肢力量增加，不需要搀扶就可轻松行走；1 周后行第二次治疗，症状进一步减轻。

二、胸背部强直性脊柱炎临床研究进展

1. 针刀治疗 易秉瑛等[13]运用针刀治疗强直性脊柱炎 376 例。脊柱周围软组织针刀操作。患者取俯卧位，行脊柱对抗牵引。常规从驼峰处开始松解，如驼峰处为 T_{12}~L_{11} 间，则第一次针刀松解 T_{11}~T_{12}，T_{12}~L_1，L_1~L_2 之棘突间及其两旁 2.5~3.0cm 处，三平面共 9 点。第二次松解术则取 T_{10}~T_{11}，T_9~T_{10}，T_8~T_9 三平面之 9 点。第三次松解术定 L_2~L_3，L_3~L_4，L_4~L_5 三平面之点。依次松解完脊柱各节，松解不彻底之节段可以重复松解。用 1~4 号针刀松解棘突间棘上韧带、棘间韧带等组织。用 1~3 号针刀从棘间左右两旁点进针，调整进针方向分别松解横突间软组织、上下关节突关节周围组织，以及骶棘肌等。手术结束后，用创可贴敷盖针眼。再以手法使脊柱前侧软组织松解，使驼背得以矫正。术后配合脊柱对抗牵引和按摩分筋、理筋手法，每日 1 次，每次 30min。10 次为 1 个疗程。再行髋关节周围软组织针刀操作，并以手法协助患者屈髋、伸髋活动，以改善髋关节功能。术后，行患肢牵引，进一步松解髋关节周围的软组织。同时配合进行髋关节功能锻炼、被动锻炼与主动锻炼。全组 376 例，100% 有效。治疗后表现为症状消失或基本消失、驼背明显改善、髋关节、脊柱活动功能

增强。

李连泰等[14]采用针刀治疗强直性脊柱炎30例。口服非甾体类抗炎药+柳氮磺吡啶片+甲氨蝶呤片10mg对症治疗。针刀松解术，每周2次，每次选取2~4个部位，疗程均为2个月。术前签署知情同意书，嘱患者放松，取俯卧位，在腰背部棘突间隙、椎旁压痛处或骶髂关节压痛部位做标记，常规碘伏消毒，铺无菌孔巾，戴无菌手套，取0.5%利多卡因注射液10ml局部浸润麻醉，依不同部位取Ⅰ型3号或4号针刀，在标记处垂直进针，透过皮肤、皮下组织达条索状物部位，进针深度1~2cm，纵行疏通剥离3~5次，横行切割松解4~5次，拔出针刀，以无菌纱布覆盖刀口，并按压1~2min，观察患者有无不良反应，嘱患者刀口处避免污染。针刀闭合松解术每周治疗2次，4周为1个疗程，2个月后观察疗效。嘱患者避风寒潮湿、保持良好的姿势，进行适当的腰背部功能锻炼。治疗2个月后，患者疼痛程度及腰椎活动度明显改善。

2. 针刀结合臭氧治疗　魏汉贤等[15]采用针刀松解术配合臭氧注射治疗强直性脊柱炎36例。患者侧卧于治疗床上，依据患者颈、胸、腰椎及骨盆正侧位片测量，先定棘间点，然后定关节突点定点标记，第一次手术，定点于驼背最高点一排，下次手术，间隔时间3~5天，定点于上次手术的上椎或者下一椎。操作：用碘伏消毒定位皮肤后，手术者戴无菌手套，铺无菌巾，用1%利多卡因2~3ml在各点先行局部注射，浸润麻醉生效后，选用3~4号针刀施术，分别松解棘间点、关节突点、骶髂关节。臭氧治疗在针刀治疗结束后，对各个已行针刀术口再用45μg/ml的医用臭氧3~5ml注射，每侧骶髂关节内注射10~15ml；注射完毕后，术口用无菌输液贴贴敷伤口。取平卧位，对有脊柱强直明显者适度手法松解，忌用暴力，观察病情20~30min后，患者无不适后返回病床，嘱患者注意术口卫生。结果：36例患者中，显效16例，有效19效，无效1例，总有效率达97.2%。

3. 针刀结合中药治疗　周楠等[16]采用针刀疗法配合中药熏蒸治疗强直性脊柱炎20例。患者俯卧于治疗床上，暴露背部，常规消毒，根据患者病情取夹脊穴，间隔取穴，5%利多卡因局部麻醉后，严格按照四步进针法，针刀缓慢探索到达穴位的深层肌肉附着点，得气后在肌肉附着点上进行提插或铲剥，范围半径不超过2mm，如有结节要切开剥离，当术者手下有松动感，患者出现酸胀感，即可出针，针眼处贴敷创可贴。嘱患者术后72h保持皮肤干燥，防止感染。每周1次，4次为1个疗程，疗程间隔半月，连续治疗3个疗程。术后第三日，患者仰卧于熏蒸床特制药垫上，熏蒸颈背腰部等疼痛部位，根据患者耐受力及季节不同设定治疗温度，一般温度为45℃~50℃，以患者耐受为主，每次50min。每日1次，4次为1个疗程，疗程间休息15日，连续治疗3个疗程。结果：20例中，显效11例，有效6例，无效3例，总有效率为85%。

郭效德等[17]采用针刀联合益肾骨痹汤治疗中晚期强直性脊柱炎。常规对症治疗后加用中药益肾骨痹汤，并配合针刀松解治疗。益肾骨痹汤每日1剂，分2次服，4周为1个疗程，中间休息7日，进行第二个疗程。针刀治疗方法：患者俯卧，首先定点从脊部驼背最高点的棘间、横突间，上段棘间、横突间，下段棘间、横突间等点，依次类推，消毒后，先用2%利多卡因加曲安奈德混合液1~2ml局部注射，从定点处进刀，中间切开棘间韧带，两侧刀口线平行于骶棘肌。进针深度达椎板后，先纵行剥离，再横切剥离。针刀移向两横突间，切开横突间肌，若横突处有压痛，针刀移向横突尖缓慢切剥。每次切剥上下各一椎间和横突间肌，直至胸、腰椎被累及之棘间、横突间肌和横突间韧带，靠横突骨质全部切开。术后针眼消毒，以创可贴外敷，每周1次，2个月为1个疗程，共2个疗程。结果：30例患者中，显效23例，有效6例，无效1例，有效率96.7%。

程建明等[18]采用激光针刀配合中药外敷治疗强直性脊柱炎。松解点选取骶髂关节、棘间、棘上、棘旁、上下关节突、髋关节、横突、胸肋关节等部位，每次选取相邻 3~5 个椎体。进针点为棘间及其两旁 2.5~3.0cm 处。患者俯卧充分暴露治疗部位，严格消毒，铺上消毒洞巾，用 2% 利多卡因浸润阻滞麻醉，使用激光针刀采用横向切割、纵向剥离等运针手法依次松解棘间韧带、棘上韧带、横突间软组织、上下关节突关节周围组织以及竖脊肌等，依次松解完脊柱各节，松解不彻底之节段可重复松解。注意避开主要神经及血管，每次松解后采用激光针刀治疗机，激光通过针杆内部的空道从针头端抵达病灶处连续照射 10min，然后快速拔出针刀，用创可贴覆盖创口，防止出血。每 5 日进行 1 次针刀松解术，连续治疗 5 周。采用雷公藤、伸筋草、透骨草各 40g，细辛、川乌、桂枝、红花、荆芥、防风、羌活各 30g，以上各药稍加工后装入 40cm×40cm 布袋内，封口后，用食醋约半斤兑水少许将药袋浸湿，笼屉内蒸约 30min，拿出后置于患者腰背部或臀部，用加热板加热外敷约 1h。每 2 日治疗 1 次，连续治疗 15 次。结果：35 例患者中，显效 20 例，有效 13 例，无效 2 例，总有效率 94.3%。

杜学辉[19]运用激光针刀配合中药熏蒸治疗强直性脊柱炎 60 例。患者取俯卧位，充分暴露患部皮肤。根据患者病变情况，分别标记颈、胸、腰段椎体棘突间及横突间点、骶髂关节压痛点作为进针点。皮肤常规消毒，严格无菌操作，于上述标记点以 1% 利多卡因作局部浸润麻醉。用一次性激光针刀刀具载入半导体激光，刀口线与身体纵轴平行，针刀体与皮肤表面垂直刺入，注意避开局部血管、神经。行纵向切割，横向剥离，松解患部韧带、肌腱及炎性粘连、挛缩的软组织。局部行激光照射 5min 后出针，针眼贴创可贴。术后嘱患者卧床休息 1~2 天。1 周后可行第二次治疗。2 次为 1 个疗程。激光针刀术后第二天可行中药熏蒸治疗。结果：显效 15 例，有效 43 例，无效 2 例，总有效率 96.7%。激光针刀配合中药熏蒸治疗强直性脊柱炎疗效确切，且少有胃肠道反应的副作用，易于被患者接受，值得临床推广应用。

葛恒清[20]运用针刀疗法为主的综合治疗强直性

脊柱炎 500 例。针刀疗法为主的综合治疗，包括针刀松解、减压、剥离术，手法整复术，脊柱及下肢牵引术，按摩、理疗及中西药物治疗等。针刀松解、减压、剥离术的主要部位有脊柱周围软组织，髋关节周围软组织，腹壁软组织松解术、附着点病灶针刀操作等。以脊柱及周围软组织松解、减压、剥离术为例：胸部垫高，俯卧位，保持呼吸通畅。根据影像学表现及脊柱变形情况选定进针部位，一般以脊柱驼峰或僵硬明显处为首选治疗点。如驼峰或脊柱僵硬在 T_{10}~L_1 间，进针点则选 T_9~T_{10}、T_{10}~T_{11}、T_{12}~L_1、L_1~L_2 棘间点及脊柱中点两侧 2~3cm 处的关节突及关节囊点，四个平面共 12 点。按四步进针法进针，突破棘上韧带，进入棘间韧带，先行纵行松解，再沿着棘突上或下缘行横行推切松解 2~3 次，手下有松动时出针。脊柱两侧关节突、关节囊松解时，在进针到达关节突、关节囊时，先纵行松解、减压关节囊及关节突，再沿横突上或下缘横行松解横突间韧带及附着点的病灶组织。第一次松解、减压、剥离后，3~5 天可行第二次治疗，取首选松解之椎体的上或下逐节松解、减压、剥离治疗，松解不到位之节段还可以重复松解治疗。配合手法整复，在脊柱对抗牵引下，医者双手重叠于针刀松解处，令患者深吸气，用按推手法予以整复，使后凸畸形的脊柱得以矫正，僵硬的关节得以松动。术后患者尽量去枕平卧位，并行脊柱持续牵引，重量 20kg。应绝对卧床 3 周左右，在床上做五点及三点投地与四肢功能锻炼。可配合常规活血化瘀、补益肝肾、祛风湿止痹痛药物以促进患者功能的恢复。经过 20 多年针刀治疗 AS 的临床运用，病例达 500 例，均取得理想效果，治愈了大批常规治疗难以取效的患者。

三、脊柱侧弯临床研究进展

张天民等[21]运用针刀整体松解术治疗特发性脊柱侧弯 7 例。采用 I、II 型直形针刀和弧形针刀，以"回"字形针刀整体松解术分次松解腰、胸、颈相关弓弦力学系统的粘连、瘢痕、挛缩，破坏脊柱侧弯网络状的病理构架，然后应用手法进一步松解残余的粘连和瘢痕，配合术后康复达到治疗该病的目的。5～7天治疗1次，共治疗9次。胸腰椎周围软组织针刀操作后平卧硬板床7天，以30～60kg的重量做腰椎间断牵引，每次牵引持续20～30min，每天2次。在医生的指导下，做被动挺腹伸腰及四肢屈伸运动。下床后在医生的指导下进行脊柱的前屈、后伸、侧弯、旋转等功能训练。每天3次，每次30min。7例患者均经9次针刀矫正，术前侧弯Cobb角平均36°，术后平均为18.3°，平均矫正率为49.2%。所有病人随访半年，身高分别增加了2～9cm，平均4.5cm，效果较满意。

万碧江等[22]运用针刀治疗青年特发性脊柱侧弯4例。患者俯卧位，腹部置棉垫，使腰椎前屈缩小，1%利多卡因局部麻醉。第一次针刀整体松解采用"回"字形针刀操作松解L₃、L₄、L₅棘上韧带及棘间韧带。以松解L_3棘上韧带及L_3～L_4棘间韧带为例。第1支针刀松解棘上韧带，于L_3棘突顶点进针刀，刀口线与脊柱纵轴平行，针刀经皮肤、皮下组织，直达棘突骨面，在骨面上纵疏横剥2～3刀，范围不超过1cm，然后贴骨面向棘突两侧分别用提插刀法切割2刀，深度不超过0.5cm。其他棘上韧带和棘间韧带松解方法与此相同。然后针刀松解横突。以L_3横突为例，从L_3棘突上缘中点旁开3cm进针，刀口线与脊柱纵轴平行，针刀到达L_3横突尖，在此用提插刀法切割横突尖的粘连、瘢痕2～3刀，深度不超过0.5cm，以松解竖脊肌、腰方肌及胸腰筋膜在横突尖部的粘连和瘢痕。然后调转刀口线90°，沿L_3横突上下缘用提插刀法切割2～3刀，深度不超过0.5cm，切开横突间韧带。其他横突松解方法与此相同。同法松解黄韧带、神经根管内口、髂腰韧带、竖脊肌起点。术毕，先做腰部对抗牵引及腰椎斜扳手法，然后做双下肢直腿抬高，要求抬腿达到90°。术后绝对卧床7天，抗生素常规预防感染3天。术后48h开始行腰骶部药物离子导入，腰腿部按摩。第二次针刀松解腰背筋膜。第三次松解胸腰结合部的粘连和瘢痕。第四次松解腰椎关节

突关节韧带。第五次松解脊柱胸段弓弦力学系统的粘连瘢痕和挛缩。第六次松解采用后颈部大"T"形针刀操作。第七次松解行钩椎关节移位的针刀操作。第八次松解颈椎横突后结节软组织。第九次松解前胸壁筋膜的粘连瘢痕。术后半年评价临床疗效。本组4例病人均经针刀9次松解治疗及半年后随访，结果治愈3例，显效1例，无1例并发症发生，X线摄片良好。

杜景文[23]采用针刀结合综合康复治疗脊柱侧弯症。患者取俯卧位，依据患者脊柱侧弯病变范围确定定点，常规消毒后，针刀垂直皮肤方向直接切开患者病变部位的皮肤，根据不同的病理原因，我们在治疗时需要采用切、割、剥等不同的方式来分离病变组织，将粘连的组织进行剥离，疏通堵塞，将患者发生病变的僵硬软组织进行松解处理，待术者手下有松动感觉时应该停止分离操作，然后留针，待所有的足位点均完成之后留针时间至1min后再行拔针。同时进行艾条灸，即将艾条点燃之后在督脉穴上进行薰灸和灼烫治疗，将艾条点燃之后燃烧端离皮肤约3cm的位置，每个穴位艾灸时间控制在10min左右，或者直至皮肤颜色发红时停止。由医生采用不同的手法进行骨骼复位治疗，每日1次，30min/次，1个疗程为30日，骨骼复位治疗的过程中需要术者和患者进行有效的沟通和交流，确保复位的准确性。牵引治疗时需要通过X线片详细了解和掌握患者的骨骼形态，牵引治疗的牵引力一般以患者体重的60%为宜，20min/次；矫形器治疗，患者每天佩戴矫形器进行治疗，每日22h，连续佩戴2个月。术后对患者进行康复训练。经治疗后，患者疼痛程度、功能活动均明显改善。结论：采用针刀联合综合康复治疗脊柱侧弯症能够快速缓解患者的疼痛状况，提高生活质量，疗效显著，值得临床推广。

四、腰椎间盘突出症临床研究进展

1. 针刀治疗 何西泉等[24]用针刀治疗腰椎间盘突出症。采用"回"字形针刀松解治疗。俯卧腹

部垫枕位，每次选6～8个治疗点。松解包括棘上韧带点、棘间韧带点、左右 L_3～L_5 腰椎横突点、骶正中嵴上和两侧骶棘肌起点，两侧椎管内口的松解点。常规消毒、铺巾、戴手套，1%利多卡因局部麻醉，每个点剂量小于1ml。按针刀的四步规程作纵疏横剥铲剥分离，出针后以无菌创可贴敷盖，操作时以骨性标志为依据，避免进刀过深伤及重要组织、神经、血管。针刀术后施行弹性牵引法、定位斜扳法、单腿过伸法、直腿弹压法等手法治疗。治疗完毕后严格卧床休息，用弹力腰围保护。5天治疗1次，3次为1疗程，1个疗程后评定疗效。共治100例，治愈80例，好转17例，未愈3例，总有效率97%。

于秀鹏[25]采用针刀治疗腰椎间盘突出症156例。病人俯卧位，检查腰椎压痛点及腰椎间盘突出病变处棘突与棘突之间疼痛点，指压或龙胆紫作标记，常规消毒，针刀在患者椎间隙一侧和上下棘间选三点进针刀，松解3刀，然后松解横突间韧带，针刀进针必须以横突为依据，达到横突骨面，进行剥离和切割，直到韧带完全松解为止。棘突与棘突之间达到黄韧带处为准，然后再选择其他疼痛点及邻近粘连点，直到完全松解为止。出针用创可贴贴针眼。再用手法复位，点秩边、承扶、委中、阳陵泉、昆仑，以达到疏通气血作用，每周1次，一般5次即愈。共治156例，痊愈108例，显效28例，有效14例，无效6例。

王全贵等[26]采用针刀治疗腰椎间盘突出症109例。患者俯卧位，腹部垫薄枕。选择突出椎间盘局部相关软组织治疗点、臀部臀上皮神经走行区、坐骨神经出口、双下肢神经支配区的反应点。3%的碘酒消毒并标记进针点，术区按西医外科手术要求常规消毒、铺巾，医者戴一次性帽子、口罩和无菌手套。选用自制针刀，根据病人情况，分别取以下进针点，刀口线与脊柱纵轴平行，垂直于皮肤快速进针，缓慢探寻深入至施术部位，分别松解棘间隙、棘旁、关节囊、横突、臀部、坐骨神经出口、小腿外侧或后侧。以上进针点出针后均需按压2～

3min，防止出血，无菌纱布或创可贴外敷治疗点，嘱患者适当休养。每3～5天治疗1次，5次为1疗程，1个疗程后进行疗效评价。结果：109例患者，治愈90例，好转15例，无效4例，有效率96.3%。

全科[27]采用针刀治疗腰椎间盘突出症。患者俯卧于治疗床上，腹下垫枕头，充分暴露腰臀腿部，安尔碘皮肤消毒剂常规消毒腰臀腿部皮肤。针刀施术者戴无菌手套。根据问诊时病人主诉的疼痛区域，在下列部位反复触摸、按压，寻找阳性反应点。根据阳性反应点的范围和患者的耐受程度按先上后下的顺序，每次选点5～15个，进针点选定后用龙胆紫做一标记。选用3号或4号针刀，针身与皮面垂直，刀口线和血管神经肌纤维方向一致，首先快速直线进针，然后稍提退针身，轻缓下探刀下阻力感。当遇阻力感后，而患者也无异常感，短促速刺，突破触发点紧绷的筋膜。操作完成后，拔出针刀，用棉签压迫针孔片刻，待不出血为止，臀部还需迅速用无菌纱布压迫片刻严防血肿和感染，并在所有针孔上贴云南白药创可贴。嘱患者卧床休息30min观察病情，无不适后方能离开。每周治疗1次，4周为1疗程，疗程结束后进行疗效分析。结果：30例患者中，治愈19例，好转9例，无效2例，总有效率93.33%。

路飞等[28]采用针刀治疗腰椎间盘突出症96例。采用针刀疗法，操作技术主要包含 L_3 横突尖点松解术和 L_4～L_5 椎间孔外口松解术。每次治疗时，视病况可加选 L_4～L_5 关节突关节点松解术、梨状肌松解术或臀中肌肌筋膜松解术。在针刀操作时，必须注意让针刀不离开骨面，以免损伤神经根或椎间动静脉。每次治疗必选两 L_3 横突和 L_4～L_5 椎间孔外口部位，其他3个部位视病情选择治疗。7次为1疗程，每次间隔3～5日。嘱患者治疗期间注意休息，不长时间坐位或半卧位，低枕睡眠，不做需弯腰的活动或重活。结果：96例患者中，显效84例，有效10例，无效2例，总有效率97.9%。

张立勇等[29]采用超微针刀网点状松解法治疗腰椎间盘突出症。患者取俯卧位，腹部垫枕。用针刀专用定点笔定位病变节段的棘上韧带、病变节段的椎管外口、L_3 及 L_5 两侧横突尖部、髂腰韧带两侧起止点和腰部以及坐骨神经行经路线顽固性深浅筋膜压痛点，每次取 2～3 个点。所选治疗点常规消毒后，医者戴无菌口罩、一次性无菌手套，采用 0.5mm×（50～70）mm 一次性超微针刀，刀刃线与人体纵轴方向一致，分别松解棘上韧带、腰椎横突、椎管外口、髂腰韧带两侧起止点、筋膜压痛点。术后在每个针孔上贴上云南白药创可贴，以防伤口感染。最后嘱患者卧床休息半小时以观察病情，无任何异常反应后方能离开。每隔 4 日治疗 1 次，3 次为 1 个疗程，共治疗 1 个疗程。结果：36 例患者中，治愈 14 例，显效 12 例，有效 9 例，无效 1 例，总有效率 97.2%。

2. 针刀结合臭氧注射治疗 谢添等[30] 采用针刀联合臭氧注射治疗腰椎间盘突出症 31 例。患者俯卧位，结合 CT 片及压痛点选择针刀治疗点。局部皮肤消毒，铺消毒巾，在局麻下从病变间隙棘突之间，作棘上、棘间韧带及黄韧带松解，切开黄韧带时，若有阻力突然消失的感觉，切勿再深刺。然后在病变间隙，棘突连线、棘突中点旁开 3～4cm 处进针刀，作横突间肌、横突间韧带的松解。后再作椎间孔的松解，即在横突间韧带横突间肌松解后，针刀退到横突的皮下浅层，针刀向前、向内 45°，调整方向，刺至上位椎体横突根部，贴横突下缘、椎弓根下缘探至椎间孔骨边缘，不离开骨面，小幅度提插松解椎间孔神经根的上方，将神经根与椎间孔间的软组织粘连疏通剥离，针下有松动感时出针刀。其他有明显压痛和条索状的病变部位，如骶髂韧带、臀中肌、梨状肌、臀上皮神经等亦给予松解。术后针刀口用干纱垫加压，不出血后，创可贴外敷。术后常规用 20% 甘露醇 250ml＋地塞米松 5mg 静脉滴注 3 日，少数患者需要使用抗生素。术后 24～48h 绝对卧床休息，3 日后开始进行腰肌静力锻炼，2 周内休息为主，2 个月内腰围固定，6 个月内禁止负重。治疗组在对照组针刀治疗基础上联合臭氧注射治疗 1 次，患者取俯卧位，局部皮肤消

毒，铺消毒巾，L_4～L_5 椎间隙正中旁开 6～8cm 进针，针与躯干矢状面成 40～45°，而 L_5～S_1 针尾向头侧倾斜 20～30° 进针。针刺入椎间盘的理想位置是正位透视时针尖位于椎间盘正中，侧位透视时针尖位于椎间盘正中且稍偏后。将浓度为 60% 臭氧 10～15ml 缓慢分次注入，拔出穿刺针，外敷创可贴，仰卧休息 4～6h，即可下床活动。共治 31 例，治愈 13 例，好转 17 例，未愈 1 例，总有效率 96.8%。

3. 针刀结合 CT 引导下臭氧消融治疗 李绍军等[31] 在 CT 引导下臭氧消融联合针刀治疗腰椎间盘突出症。患者俯卧，腹下垫枕，在 CT 引导下用 8 号多孔臭氧穿刺针经皮下刺入腰椎间盘，实行盘内及椎旁间隙臭氧注射术，盘内注射 60g/ml 的臭氧 5～30ml，椎间隙注射 35g/ml 的臭氧 10ml 及阻滞液，并以 9 号腰穿针经皮穿刺至相应侧隐窝注射 35g/ml 的臭氧 10ml 及阻滞液 5～10ml。再行针刀松解术，施术时针刀体与腰部皮面垂直，刀口线与脊柱纵轴平行刺入直达小关节骨面后行切开剥离小关节囊 2～3 刀，然后调整针刀至小关节内侧缘，紧贴骨面切开剥离黄韧带 3 刀后出针刀。横突部施术时，针刀体与腰部皮面垂直，刀口线与脊柱纵轴平行刺入直达相应横突骨面后，调整针刀达横突下缘调转刀口线 90°，紧贴横突下缘骨面行切开剥离 3～4 刀后出针刀。创口粘贴，送患者返回病床，术后卧床 6 小时。术后治给予抗生素静滴及功能锻炼。共治 406 例，370 例有效，36 例无效，有效率 82%。

4. 针刀结合穴位埋线治疗 赵黎明[32] 用针刀加穴位埋线治疗腰椎间盘突出症。患者俯卧位，依据 CT、X 线和 MRT 影像检查结果并结合临床体征，在病变部位寻找压痛点或结节等阳性反应点，用龙胆紫做标记作为实施针刀治疗时的切入点；以病灶部位棘突间隙为中心，左右旁开 2.0～3.5cm，垂直上移 1.0～2.0cm，作为埋线切入点。操作：局部消毒，选用 4 号或 3 号针刀，从标记处按针刀疗法的四步进针法进针，使刀口避开重要的神经、血管，刀面与肌纤维方向平行，针刀垂直于皮肤进针。用

针刀松解棘上、棘间韧带和相应的肌肉、韧带筋膜。先纵行切开或剥离，再横行剥离，出针后压迫针孔片刻，以避免针孔出血。休息 5min，观察患者无反应后，在埋线标记处行局部浸润麻醉，将长约 3cm 无菌 2 号铬制肠线若干，分别装入特制的无菌 12 号腰穿针中。从选定的标记处依次垂直进针，进针深度为 5.5～6.0cm，边退针边将肠线植入，酒精棉球压迫片刻，外以创可贴固定。术毕患者卧床休息 10min，观察变化，避免意外发生。环跳穴可埋入肠线 5～8cm。每 3～4 周治疗 1 次，连续治疗 3 次。治疗结果：63 例治愈，36 例好转，3 例未愈，有效率 96.9%。

5. 针刀结合药物治疗 陈浩明[33]用针刀配合手法联合药物治疗腰椎间盘突出症。患者仰卧，若需要可将腹部垫起，根据影像检查显示的病变部位以及疼痛的部位选择施术点。施术前严格消毒，用 1% 利多卡因局麻，按针刀疗法四个步骤进行闭合松解术。①棘突间施术：选择棘突间正中作为入刀点，针刀瞬间刺入棘间达骨面，紧贴骨面松解韧带，出针刀，按压刀口止血处理；②横突间施术：选择后正中线旁开 2.5～3.5cm 处上下横突间作为入刀点，针刀瞬间刺入皮肤达横突骨面，然后紧贴骨面下缘松解韧带，出针刀，按压刀口止血处理；③压痛点施术：选择压痛点作为入刀点，进针刀方向应该与肌肉走向一致，注意避开重要神经和血管。患者每周进行 1 次针刀治疗。配合手法和营养神经和脱水的药物静脉滴注，同时服用活血通络和补肾的中药。治疗本病 54 例，治愈 45 例，显效 4 例，有效 4 例，无效 1 例，总有效率 98.1%。

6. 针刀结合针刺治疗 杨仕彬等[34]采用针刀结合电针治疗腰椎间盘突出症 58 例。①针刀治疗。患者俯卧位，裸露腰部，在病变节段棘突间和棘突旁找敏感压痛点 4～6 个，龙胆紫溶液标记。所选部位常规消毒后铺无菌巾，用 5ml 一次性无菌注射器抽取 2% 盐酸利多卡因注射液 2ml、曲安奈德注射液 2ml，混匀，于所选痛点垂直注射 0.5ml。术者带无菌手套，用一次性针刀顺注药方向刺入，达到棘间

韧带或横突骨面后，先纵向点刺数刀，再横向点刺数刀，呈"十"字刀口将阻力韧带、筋膜及肌纤维顺势切断，以手感无韧性阻力为宜。1 周 1 次，3 次为 1 个疗程，共治疗 1 个疗程。②电针治疗。穴位常规消毒，采用夹持进针法垂直进针，华佗夹脊、气海俞、大肠俞、小肠俞、关元俞、环跳选用 0.3mm×75mm 一次性无菌毫针，迅速刺入皮肤，然后缓慢进针，小幅提插捻转，以患者感觉酸麻胀，并向同侧下肢传导为度；殷门、阴陵泉、风市、足三里、太冲选用 0.3mm×50mm 一次性无菌毫针，迅速刺入皮肤，然后缓慢进针，小幅提插捻转，以患者感觉酸胀麻为度。针刺得气后，接 G6805 电针治疗仪，连续波，频率 10Hz，调节电流至下肢肌肉出现节律性颤动、患者耐受为度，持续 30min。每日 1 次，15 次为 1 个疗程，共治疗 2 个疗程。共治 58 例，优 39 例，良 17 例，差 2 例，优良率 96.55%。

孙彦奇等[35]采用针刀配合圆针治疗腰椎间盘突出症 60 例。嘱患者俯卧位，充分暴露腰臀部皮肤，施术者戴好口罩、帽子。用 5% 碘伏棉签局部常规消毒，局部用 1% 利多卡因 5ml 浸润麻醉，术者戴无菌手套左手拇、示指分开固定于相应的夹脊穴，然后针刀垂直于局部皮肤，刀口线与脊柱平行，当抵达腰背部筋膜时纵行切割 3～5 次后摇大针孔出针刀。圆针顺针孔钝性推过已切开的筋膜，继续推进至上下关节突周围，做钝性推进剥离和按压弹拨治疗，当患者有酸麻重胀感时出针。环跳穴处仍按上述方法操作，关键是当圆针顺针孔钝性推进至坐骨神经时，患者出现触电样剧烈麻胀感并向足趾方向发射时，对坐骨神经进行 1～3 次按压、弹拨治疗，使坐骨神经瞬时发生弹性形变，患者会出现剧烈触电样麻胀感向足趾方向放射。同时产生一种牵拉坐骨神经的力，使坐骨神经牵动经根，使其钝性松解。出针后用无菌敷料包扎针孔。术后嘱咐患者卧硬板床休息 1～3 周，治疗 1 次后统计疗效。结果：60 例患者中，痊愈 40 例，有效 12 例，好转 6 例，无效 2 例，总有效率为 96.7%。

阮班魁[36]采用针刀配合针灸治疗腰椎间盘突出症。患者俯卧位，进针部位常规消毒，用1%利多卡因行局部麻醉，在治疗皮肤部位垂直快速进刀入皮下。于棘突下点位置，沿垂直、斜向下及上45°刺入，刺入距离为10~20mm，纵向切割疏通3~4次。于棘突下旁开点位置，在皮下浅筋膜位置，纵向切割疏通4~6次，后垂直向下刺入2~4cm，于深部组织纵向切割疏通2~3次。于坐骨神经压痛位置，垂直刺入2.0~5.5cm，纵向切割疏通3~4次。疏通操作后拔出针刀，于针刀出口处贴创可贴，每周治疗1次。针灸4个疗程及针刀治疗4次，观察治疗效果。结果：57例患者中，治愈19例，显效24例，有效10例，无效4例，总有效率93%。

7. 针刀结合神经根阻滞治疗 肖新华等[37]采用CT引导下针刀神经根松解联合神经根阻滞治疗腰椎间盘突出症。患者取俯卧位，腹部垫枕，利于穿刺。在体表大体定位后，以预估的穿刺点为中心，放置金属定位标志于腰背部体表。对穿刺部位进行螺旋CT扫描，观察扫描图像，椎间孔内口针刀穿刺取患侧小关节突内缘至椎间孔的最佳入路途径，椎间孔外口针刀穿刺取患侧小关节突外缘至椎间孔的最佳入路途径，记录穿刺点与扫描床的位置，测量穿刺深度和角度。将CT扫描床送至所记录的位置并打开激光灯，使激光束投射于患者的腰部，利用激光束与体表放置的金属定位标志，通过直尺可以测量穿刺最佳路径的皮肤进针点，用标记笔标示，通过量角器确定穿刺针刀的进针角度，随后取走金属定位标志、直尺与量角器。以穿刺点为中心常规消毒铺无菌巾，然后取针刀于局麻下按预定角度及深度缓慢进针，达预测深度后，再次行CT扫描确定针刀到达椎间孔的内外口，如针刀位置不正确，则调整针刀至正确位置再行针刀治疗。使针刀紧贴关节突骨面分别提插切割数刀，将神经根与椎间孔的软组织粘连剥离，有松动感时，调整针刀至靶神经根鞘膜上，点触刺激约10s取出针刀，随后置入20G腰穿针，再行CT扫描，确定针尖位置邻近神经根后停止进针，回抽无脑脊液及血液后，

缓慢向神经根周围注入含2%利多卡因2ml、曲安奈德40mg、维生素B₁₂0.5mg、生理盐水4ml混合液，共约6ml。拔针后用无菌纱布按压针刀口数分钟，止血，贴创可贴。术后患者静卧4~6h，口服抗生素3天以预防感染，可同时配合牵引治疗，嘱患者尽早行腰背肌锻炼。共治86例，治愈率100%。

8. 针刀结合CT介入靶位胶原酶治疗 何云清等[38]采用CT介入靶位胶原酶注射配合针刀治疗腰椎间盘突出症。CT介入胶原酶溶盘注射治疗：术前行血常规、凝血三项及心电图常规检查，通过腰椎CT片确认椎间盘突出位置后用靶针穿刺并注射0.5~1ml空气，再每点注入利多卡因60mg，观察1~20min。缓慢注入胶原酶600~1200U，注射时间20~30s，拔出靶针，针孔敷创可贴，嘱病入俯卧6~8h后改平卧，术后严密观察生命体征并应用抗生素3日。针刀治疗：胶原酶溶盘术后1周行针刀治疗，让患者俯卧治疗床上，选患椎棘突间、横突、关节突处及沿坐骨神经通路寻找疼痛点作为治疗点，一般选3~6个点，做好标记。常规消毒，戴无菌手套，利多卡因局麻。松解棘突间时，刀口线与脊柱纵轴平行刺入，深达棘间韧带；关节突施术时，进针点在棘突最高点旁开1.5cm处，以松解关节囊为主，然后上提松解骶棘肌；横突施术时，进针点在脊柱中线旁开4.5~5.5cm处，在横突尖部作弧形铲剥；另外在梨状肌、臀中肌、臀上皮神经点、坐骨结节等处寻找阳性点，行常规针刀松解，术后敷创可贴，每周1次。一般3~5次为1个疗程，一般治疗1~2个疗程。共治264例，183例治愈，72例好转，5例有效，4例无效，有效率98.48%。

9. 针刀结合封闭治疗 沈健等[39]用针刀疗法结合神经根封闭治疗腰椎间盘突出症。针刀治疗：患者取俯卧位，腹部垫薄枕。平行于患椎棘突中点，旁开后正中线2横指作为进针点，局部标记。常规消毒后用3号针刀与入体矢状面呈45°刺入，刀口线与脊柱纵轴一致，直达横突根部上缘。刀刃稍向前下方深入，在椎间孔外口6点至9点钟位置沿骨缘切割2~4刀。如果椎间盘突出较多，针刀可继续深入切剥3~

4刀。神经根封闭治疗：针刀结束后，在棘突下缘旁开1~1.5cm。用12号长针垂直刺入皮肤，直到接触小关节囊，用针尖刺入触及小关节后，拔出少许，逐渐向小关节内侧，紧贴小关节内壁穿过黄韧带，可感到有一突破感。通过硬脊膜外脊椎管的侧面，到达神经根的周围，回抽无血液及脑脊液时即可进行封闭。封闭用药常为确炎舒松10mg，2%利多卡因2ml，地塞米松5mg，维生素$B_{12}0.5ml$。患者每周行1次针刀治疗+神经根封闭治疗，1个月为1疗程，治疗期间卧床休息为主。200例病例中疗效优128例，良56例，可10例，差6例，总有效率92%。随访3年，结果显示：184例治疗效果优良的患者中10例出现症状反复，复发率5.43%。

10. 针刀综合疗法　邱昌民[40]用针灸推拿结合针刀治疗腰椎间盘突出症。针灸：根据腰椎间盘突出的相应节段选取双侧华佗夹脊、大肠俞、关元俞、上髎、次髎、患肢环跳、秩边、殷门、承山、昆仑及阿是穴针刺。得气后，选取1~2组腰臀部穴位，接电针仪，连续波，频率为10Hz，调节病人可以耐受为度，时间30min。推拿：针灸治疗结束后，腰腿部擦、点、揉、捏、拿、弹拨等手法疏理放松10min后，行腰椎斜扳法。针刀：针灸推拿5天后行针刀，于相应L_4~L_5、L_5~S_1棘间点、横突间点、双横突根部上下缘、腰臀部软组织压痛点，能触及的条索状痛点，选取2~3点。局麻后按四步进针法进针刀，针刀刺到棘突上缘，纵切横剥2~3刀。在横突间肌、横突间韧带进针，术前无菌操作后垂直进针约15mm纵切横剥数刀。神经根出口处进针时在病变椎间隙水平旁开20~30mm处，刺至上位椎体横突根部，针刀达骨面后，贴横突下缘，由外向内切开横突间韧带和横突间肌，针下有松动感出针。L_5~S_1作针刀松解时，于第五腰椎棘突中上1/3处旁开5~10mm定点进针，沿椎间孔外侧骨面行切开剥离，将椎间孔周围的粘连剥开，针下有松动感时出针。术毕，紧压3min，创可贴覆盖。一般间隔7天治疗1次。共治疗42例，复发5例，复发率11.90%与针灸推拿复发率34.37%比，复发率低。

五、手术后复发性腰椎间盘突出症临床研究进展

1. 针刀治疗　董俊峰[41]采用针刀治疗手术后复发性腰椎间盘突出症。取A、B、C点，分别于突出椎间盘同位棘突间旁开0.5cm、1.5cm、3cm~4cm。用龙胆紫标记，术区常规消毒、医者戴一次性帽子、口罩和无菌手套。选用3号针刀，分别对准，刀口线与脊椎纵轴平行，垂直于皮肤快速进针。A点：先到达下关节突骨面，将针刀逐渐移到下关节突内缘贴骨面向深处铲切2~3下，有突破感即可，一般深度不超过0.5cm左右。患者有向下肢放散的酸胀感，若无，可将针刀贴下关节突内缘骨面继续缓慢深入1.5cm，若有触电感则出针停止治疗，若无触电感或放散感，可将针刀向内下方稍作摆动1~2下，幅度不超过0.5cm，出针按压。B点：针刀到达关节突骨面前的最后一个突破感即为切割关节囊的刀感，提插针刀并行"+"切割关节囊，最后将针刀斜向外侧，于关节突的外侧缘铲切2~3下，即可出针。C点：针刀缓慢到达横突骨面后，在横突上缘贴骨面由外向内铲切至横突根部，然后退针刀，再从横突浅层由外向内推铲，最后出针。以上3点出针后均需按压3min，防止出血，无菌纱布或创可贴敷治疗点，嘱患者平卧4~6h。10天治疗1次，3次为1疗程。共治57例，治愈52例，好转5例。

2. 针刀结合中药治疗　吴建红等[42]采用针刀配合中药治疗腰椎间盘突出症术后症状复发80例。患者俯卧位，腹下垫软垫，结合X线及CT和椎旁压痛点，自上而下按压查找压痛点，做标记，同时在残缺棘突的上位棘突和下位棘突各做标记，在棘突旁1.5cm处小关节及3~3.5cm处定位作标记。梨状肌出孔骶骨缘之痛点，下肢大腿后外侧痛点，腓骨小头痛点，小腿后缘痛点处作标记。局部常规消毒，取2%利多卡因以生理盐水稀释后局部痛点注射1~1.5ml，持针刀，刀口与后正中线平行，刀体垂直于皮肤，瞬间刺入切割松解棘间韧带纵向疏

剥后，掉转刀锋将上位棘突下缘和下位棘突上缘附着点，纵切横剥2~3次，创可贴外敷压迫止血。腰椎小关节囊：距棘突正中线1.5cm刀口线同上法。腰椎间孔外口处针刀松解：根据腰椎X线及CT标定病变间隙相应的下位腰椎横突上沿定点的体表投影处，距棘突3~3.5cm处7号穿刺针垂直刺入，触及横突，向内触及上关节突改用针刀平行于上缘向内进针，刀刃平行于上关节突前缘紧贴骨面切割松解1~2次，针刀原位旋转90°平行椎上切迹紧贴骨面切割松解，针刀抵住椎体或触及突出物有涩韧感时，调整针刀至椎间孔的中1/3部，行小幅度松解2~3次，手下有松动感后退出。臀部痛点：针刀刀口线与臀大肌肌纤维纵轴及血管神经平行，到达骨面纵向疏剥。下肢痛点：操作方法同上。中药治疗：采用独活寄生汤加减，水煎服，每天2次，10天为1疗程，连服1~2疗程。共治80例，优60例，良17例，差3例，优良率96.25%。

3. 针刀结合手法 谢清芳等[43]采用针刀配合手法治疗腰椎间盘突出症术后复发50例。患者俯卧位，腹部置棉枕，适用于一般病入。俯卧位，在治疗床上手力牵引3min后进行针刀治疗。体表定位：L_3、L_4、L_5棘突及棘间，L_3、L_4、L_5横突，骶正中棘及骶骨后面，L_3~L_4、L_4~L_5、L_5~S_1黄韧带。1%利多卡因局部麻醉。在定点部位用碘伏消毒3次。在针刀治疗部位铺无菌巾。准备完毕后按照吴氏所述方法操作：①L_3、L_4、L_5棘上及棘间韧带松解；②松解横突及椎间孔外口；③L_4~L_5椎管外孔松解；④针刀通过黄韧带松解神经根管内口；⑤髂腰韧带松解；⑥髂棘肌起点松解。针刀治疗完毕后即刻行手法治疗：①弹性牵引法；②定位斜扳法；③单腿过伸法；④直腿弹压法。治疗完毕后严格卧床休息，弹力腰围保护，腰背肌功能锻炼。

六、腰椎管狭窄症临床研究进展

1. 针刀治疗 马运芳等[44]采用针刀松解黄韧带治疗腰椎管狭窄症。侧隐窝阻滞：患者俯卧，腹部垫枕。借助C臂定位，确定椎间隙病变侧小关节内缘为进针点。消毒后用8~10cm细针垂直皮面快速进针，透皮后稍向外倾斜5°~10°进针，遇到骨质，注入1%的利多卡因1ml。退针至皮下再垂直进针，紧贴小关节内缘进针，一旦阻力消失，停止进针，回抽无血无液，则注入消炎镇痛液10~15ml。针刀切割黄韧带：侧隐窝注射后观察5min，病人无异常反应后行针刀切割黄韧带。一般选取3号针刀，在原侧隐窝阻滞处进针。针刀垂直皮肤快速透皮，针刀达小关节突内侧缘，针刀体稍向外斜，即刃口偏向内侧，继续刺入穿过黄韧带，有落空感后停止进针，表明针刀在此处已切开肥厚的黄韧带。将针刀退出黄韧带，以同样的方法向内侧并排再切两三刀即可。根据双下肢的病变情况，侧隐窝阻滞和针刀松解可一侧实施或同时两侧治疗。共治202例，优98例，良59例，好转38例，无效7例，优良率77.72%，总有效率96.53%。

杨宏斌等[45]采用微创针刀治疗腰椎管狭窄症187例。患者采取俯卧位，腹下垫软枕，根据CT检查及体征检查情况，选定治疗部位，用紫药水棉签做好定点标记，一般每次治疗3~6点为宜。常规消毒后，0.5%利多卡因10ml做局部皮肤浸润麻醉，术者带一次性口罩、帽子及一次性手术手套，选用一次性针刀，在绝对无菌下，按照定点位置，依次行针刀松解椎间孔内外孔、侧隐窝、黄韧带、脊神经触激、小关节囊以及腰骶部处等，针刀内手法，一定稳中求准，手法到位，绝对安全，以防损伤周围的组织。针刀术后行腰椎复位手法治疗。一般7天治疗1次，休息1周后，再做第二次治疗，2次为1个疗程。结果：治愈53例，好转59例，有效24例，有效率72.72%。

2. 针刀结合药物注射治疗 毛伟洪等[46]采用针刀配合骶后孔注射及中药内服治疗腰椎管狭窄症60例。根据临床症状及X线片、CT、MRI报告及体检体表压痛点决定治疗节段、治疗点，用龙胆紫作标记，常规消毒。针刀松解腰骶部、臀部、下肢部，出针刀后，创可贴外敷。以上治疗每周1次，3次为1个疗程。患者俯卧于治疗床上，常规皮肤消毒，用 7 号注射针在髂后上棘内下方 1.3~1.5cm、正中线旁开 2cm 处，垂直刺入，约 2cm 达骨面，调整方向使针感无阻力，有落空感时，再进针 1cm 左右即进入骶后孔，回抽无血液，即可注入所配药液。注药时可稍施压力使其注入，这样可使部分粘连组织在液体冲击下得以分离。注入约 2ml 药液后再作回抽，若仍无血液回流，则将全部药液缓慢注入，约 1min。出针后，创可贴敷贴针孔。休息 20min 无异常现象后可让患者离去。一般每周注射 1 次，3 次为 1 个疗程。2% 利多卡因注射液 2.5ml，曲安奈德 15mg，维生素 B_{12} 注射液 2mg，0.9% 氯化钠注射液 5ml，共约 10ml。每周 1 次，3 次为 1 个疗程。给予服用自拟方，每日 1 剂，水煎分 3 次温服，连服 21 日为 1 疗程。结果：60 例患者中，痊愈 30 例，有效 15 例，好转 10 例，无效 5 例，总有效率 91.7%。

3. 针刀结合射频治疗 余长江等[47]采用腰交感神经节射频热凝结合针刀治疗腰椎管狭窄症。患者取俯卧位，在 C 臂健侧位透视下，用克氏针在患者体表分别平行 L_2 和 L_4 椎体中央画一线，在此线的棘突旁开 8~10cm 处穿刺点。局部常规消毒，铺无菌中单，术者穿手术衣，戴手套，取射频针由穿刺点穿刺达 L_2 椎体前外缘，连接启动射频机调输出达到 2V、2Hz，无臀部及下肢肌肉抽动，由射频针注入 2% 利多卡因 1ml，同时设置射频参数温度 80℃，时间 60s，连续 2 次，共 120s。依此方法行 L_4 对应部位的交感神经节射频热凝。结束后，敷创可贴，平车推入病房。射频热凝治疗后第三天行针刀治疗，患者俯卧位，L_3~S_1 的棘突间定点，L_3~S_1 棘间旁开 2cm 处的各腰椎节段的双侧关节突关节定点，分别以 L_3~L_4、L_4~L_5 棘间旁开约 4cm 处的 L_4、L_5 双侧横突尖部定点；双侧髂骨翼最高点定点。1% 利多卡因局部麻醉，每个治疗点注药 1ml。使用 I 型 3 号、4 号针刀。L_3~S_1 棘间、L_3~S_1 各腰椎节段关节突关节、L_4~L_5 横突及髂骨翼。治疗结束后，拔出全部针刀，碘伏消毒，刀口处创可贴覆盖。上述方法治疗 1 次后 2 周评定疗效。电针治疗，患者俯卧位，取双侧 L_3~L_5 夹脊穴、患侧

秩边、环跳、殷门、委中、昆仑穴。局部常规消毒后，采用 0.35mm×50mm 华佗牌无菌毫针，夹持垂直进针法，得气后，接通 U6805-Ⅱ型电针仪，用连续波，频率 15~30Hz，刺激强度以患者耐受为度。通电 20min，每日 1 次，7 次为 1 个疗程，疗程间隔 2 日。结果：治愈 26 例，显效 13 例，有效 9 例，无效 2 例。

单正斌等[48]对水针刀椎管内外松解治疗腰椎管狭窄症疗效观察。采用水针刀椎管内、外松解三步调衡法治疗 1000 例腰椎间盘突出症及椎管狭窄症患者，先根据 CT、X 线片及椎管挤压实验判断病人属于椎管外为主因压迫神经的症状决定治疗方法。如果是以臀腿部神经根反射症状为主的椎管挤压实验阴性者，则先以针刀松解病变椎体损害节段横突根部及髂腰韧带起始处及臀部的压痛点，解除脊神经后外侧支的压迫症状，针刀手术后病人可有立即减轻的效果。如果是以腰部疼痛为主神经根反射症状性腰突症不明显的椎管挤压实验阴性者，则先行针刀松解 L_3~L_5 横突尖部及髂腰韧带起止点和相应椎体关节突关节处。术后立即用手法纠正骨盆与脊柱的侧弯。如果是有典型间歇性跛行症状，CT 证实压迫硬膜囊或椎管的椎管挤压实验阳性者，则先行上述两种情况进行椎管外松解，解除椎管外骨骼及肌肉组织对脊神经根的压迫症状。再视病人情况在第三次针刀时选择马蹄形水针刀做椎管内椎间盘松解减压术。术后常规去枕平卧 3~6 小时，同时补充生理盐水及抗生素，如有低颅压头痛给予中药或输液对症处理即可。对于单纯性椎间盘突出症 3 次 1 疗程，合并椎管狭窄者 4 次 1 疗程。通过 1~2 疗程的针刀松解治疗，治愈 850 人，显效 100 人，有效 30 人，无效 20 人。

第二节 上肢骨关节疾病针刀 临床研究进展

一、肩关节僵直临床研究进展

针刀为主治疗 吴坛光等[49]采用后侧肩关节囊

松解联合"C"形针刀术式治疗肩关节僵直13例，疗效确切。治疗方法：喙突顶点经肱骨结节沟，到大结节后方2cm，构成一个横"C"形线。用龙胆紫标记该线上的喙突顶点外缘、肱骨小结节、结节间沟和大结节后方2cm四点。用利多卡因阻滞臂丛神经，采用Ⅰ型四号针刀进针，针刀与皮肤垂直，而刀口线与肱骨长轴一致，按针刀手术四步进针规程进针，直达骨面，纵疏横剥，松解粘连瘢痕，出针后，贴创可贴。术毕进行手法松解：患者平卧，医者位于患侧，一手按住肩关节上端，另一手托患肢肘关节，做肩关节旋转运动，可听到患侧肩关节有撕裂声，提示粘连部位已松解。治疗结果：共13例，治愈10例，显效2例，有效1例。

二、肘关节强直临床研究进展

1. 针刀治疗　李树生[50]运用针刀疗法为主治疗肘关节强直30例，治疗效果良好。①采用仰卧位，患肩关节外展90°，局部常规消毒，铺巾。在每个治疗点注射由曲安奈德20mg，2%利多卡因5ml加注射用水至20ml组成的镇痛液3~5ml。②在尺骨鹰嘴上后方，刀口线与尺骨纵轴平行，刺入达骨面，稍提针刀，纵疏横剥3~5刀，以松解肱三头肌止点粘连；在尺骨鹰嘴两侧，刀口线与肱骨纵轴平行，垂直皮肤刺入达骨面，稍提针刀，行切割治疗法，以松为度，针刀体向侧方倾斜与骨面约呈30°，铲剥一侧肘后深筋膜，再将刀口线调转90°，将刀体倾斜和肱骨干约呈30°刺入鹰嘴前缘，把粘连的鹰嘴下滑囊切开，此时针刀在关节囊内切勿粗暴操作，对侧亦同法治疗。③在桡侧腕伸肌和肱桡肌之间进针刀，刀口线与肌腱纤维平行，到达骨面，纵行疏通横行剥离3~5刀，松解桡侧副韧带。④在肱骨内上髁治疗，刀口线与肱骨纵轴平行，在尺侧屈腕肌与指浅屈肌之间进针刀，达骨面纵行疏通横行剥离3~5刀，以松解尺侧副韧带。⑤在肘前横纹上约0.5cm，肱二头肌腱外侧治疗：术者用左手拇指按压软组织，针刀沿甲面刺入，刀口线与肱骨纵轴平行，直达骨面，稍提针刀，切开松解肘前

侧关节囊，以松为度。⑥术毕，创口外敷创可贴3天。治疗后尽力将肘关节屈伸到最大限度，嘱患者多做屈伸锻炼活动，且避免做肘部劳累的工作。治疗后经随访3个月至4年优良率86.7%。优21例，良5例，可4例。

2. 针刀结合手法治疗　戴士良[51]运用针刀与手法治疗外周型肘关节强直62例，效果显著。治疗方法：针刀治疗：选择最容易形成劳损点或慢性损伤性炎症机化粘连点作为针刀施术点。①在肘后尺骨鹰嘴上约1cm处定一点，针体垂直肱骨滑车背面，刀口线与肱三头肌纤维平行刺入，直达骨面，先纵行剥离2~4下，然后将针体倾斜铲剥骨面，在铲起手法同时摆动刀锋进行疏剥，幅度在1cm之内。②在肱骨外上髁下缘约0.5cm处，于桡侧腕伸肌和肱桡肌腱之间选一进针点，刀口线与肌腱纤维平行刺入深约0.5cm，摆动针体，将两肌腱膜疏剥开来，直到针刀下移动无阻为止。③在紧贴尺骨鹰嘴尖上缘，取一点进针，刀口线与肱骨纵轴平行，先纵行剥离2~3下后，然后倾斜针体向侧方与骨面约30°角。铲剥一侧肘后深筋膜，随后再向相反方向倾斜与骨面呈30°角，铲剥另一侧深筋膜至松解开为止，然后将刀口旋转90°与肱骨纵轴垂直，在鹰嘴窝内做切开剥离，将鹰嘴下滑液囊切开。④在肘横纹上约0.5cm正中，术者用左手拇指甲从肱二头肌腱索一侧边缘掐下，在下掐过程中以拇指拨动皮下其他组织，直到将皮肤顶到骨面，右手将针刀平面紧贴拇指甲刺入，纵疏横剥，将肘内侧深筋膜铲起，术毕。手法治疗：针刀松解术毕，立即施行推拿手法。①在肘横纹上缘内侧，肱二头肌腱索处，用拇指和食指从近端向远端提拿肱二头肌腱索。把皮下各种组织的粘连分离开来，用同法提拿肱三头肌腱。②在肱骨外上髁处，沿肱桡肌方向向远端提拿，用手法将桡侧腕长伸肌、腕短伸肌、指伸肌附着点疏剥开来，在肱骨内上髁处用同样手法将旋前圆肌、指浅屈肌、尺侧腕屈肌剥离开来。接着令患者侧卧于治疗床上，患肢内侧朝上，肘尖下垫一小枕，术者左手固定上臂，右手握住腕部，嘱

病人充分放松患肢，稍用力缓缓活动肘关节，以不引起明显疼痛为度，逐渐加大角度，等病人不注意时，突然弹压前臂到伸直，以松解针刀和提拿手法后的残余粘连。弹性夹板固定治疗：在弹压手法成功后，用弹性夹板固定，使屈肌弹性和张力逐渐恢复。嘱患者随时用力做握拳、伸指活动和做肩关节各向活动。1周后视病情去夹板，逐渐做肘关节屈伸运动，屈伸时尽量达到最大限度。以不疲劳为度，直至治愈。药物治疗：术后，即给予患者静滴消炎药物，一般连用3～7天。同时配合内服、外敷活血化瘀、舒筋止痛之类中药，注意创口处不能外敷药物。10～15天为1疗程，一般1～3个疗程即可。治疗结果：1次针刀松解治愈37例，2次针刀松解治愈19例，3次针刀松解治愈6例，共愈59例，好转3例。

3. 针刀综合治疗 郑宏斌[52]运用针刀手法结合熏洗治疗外伤肘关节强直90例，取得很好的疗效。治疗方法：针刀治疗：患者取仰卧位，患肢平放于手术桌上，常规消毒，铺无菌洞巾。在尺骨鹰嘴正上方约1cm处定一点，针刀和肱骨滑车背面呈90°刺入，刀口线和三角肌纤维平行，直达骨面，先纵行剥离1～2次，然后将针体倾斜和骨面形成30°，把三头肌一侧从骨面铲起，同时摆动刀锋进行纵疏横剥术，在1cm范围之内。在肱骨外上髁下缘约0.5cm处进针，达0.5cm，刀口线和肌腱平行，将两肌腱膜疏通剥离开来，以针刀下无阻力为度。手法矫正：针刀手术完毕后立即进行手法治疗。①在肘关节内侧肘横纹上缘，肱二头肌腱索处，术者提拿肱二头肌，用拇指和食指从近端向远端推拿，在推拿过程中，细心剥离皮下各组织的互相粘连。②在肱骨内上髁处用推揉手法将旋前圆肌、指浅屈肌、尺侧腕屈肌剥离开来。③上述手法做完后，将患肢肘部放于治疗台上，在肘尖下放一海绵垫，让患肢内侧朝上，外侧朝下，术者左手压住肱骨干，另一手握住前臂腕下，嘱患者放松，医生稍用力慢慢活动肘关节，以不引起明显疼痛为度，并逐渐加大角度，在此过程中，待病人不注意时，突然弹

压前臂至伸直。当针刀松解和上述手法完成后，肘部的凸者复平、凹者复起，粘连得到完全松解。然后在针刀口处用消毒敷料包扎，3天后开始药物熏疗。中药熏洗：药用制川乌、制草乌等药煎煮熏洗肘关节，并用纱布蘸药液热敷患处，每天2次。治疗结果：本组90例，疗程7～25天，平均12.5天，治疗后痊愈57例，好转28例，总有效率占95%。

陈舒等[53]采用运动疗法联合针刀治疗肘关节强直。针刀松解尺骨鹰嘴尖、肱骨外上髁顶点肱骨内上髁顶点、肘前横纹上0.5cm肱二头肌腱外侧。术毕，针口外敷创可贴3天。手术每周1次。针刀术后，在患部施行关节松动术，一位医者开始在肘关节上端固定，另一医者紧握肘关节下端小范围、有节律缓慢推动肘关节，以肘关节微微酸痛为度，然后逐渐增加关节活动度。患者仰卧主动伸屈肘关节，以肘关节微微疼痛为度。以不同方向抛球。治疗时间总计45min，每日1次。结果：35例患者中，治愈15例，好转19例，无效1例，总有效率97.14%。

三、腕手关节类风湿关节炎临床研究进展

1. 针刀治疗 潘红[54]用针刀治疗类风湿关节炎。于关节周围，内侧、外侧关节间隙等处找到软组织变性如条索状物处，每次选3～5点，常规消毒，治疗点行局麻，利多卡因1～2ml，5min后逐个以4号针刀进行治疗，经治疗点进针直至骨面或至软组织病变处，以切割为主，兼以横行剥离进行松解和疏通，出针后针眼加压1min。刀口用创可贴覆盖。然后用手法放松关节周围软组织，再予以牵引拔伸和被动屈伸活动。每周1次，3次为1个疗程。结果：2个月后总有效率为95.7%，6个月总有效率为91.3%，12个月总有效率为91.3%。

2. 针刀结合中药治疗 张璐方[55]对1例反应性关节炎所导致的腕关节僵直畸形运用针刀治疗，并记录了详细治疗过程。初诊时病人全身大关节非对称性疼痛，无游走性，右下肢跛行，膝、踝、腕

关节红肿热痛、畸形。上下肢大关节皮肤肿胀、苍白、灼热，右膝、踝关节功能稍障碍，左腕关节红肿有压痛，屈曲、背伸障碍，活动受限。现简要摘录针刀治疗腕手部的方法和中药治疗方法。针刀治疗：选取腕关节掌侧、桡侧腕屈肌腱桡侧、尺侧腕屈肌腱尺侧各一点，行针刀松解术。注意避开腕部血管和神经。出针后按压针孔。再选取腕背侧食指固有肌腱的止点、小指固有肌腱的止点各一点，行针刀松解术，术毕医者帮助患者活动腕关节，行屈曲、背伸、旋腕、拔伸等活动，关节活动明显改善。常规嘱服抗生素 2 天。经治疗，患者步态正常。右腕关节畸形消失，功能恢复正常。作者认为，针刀可以治疗关节畸形和僵直。

3. 针刀综合治疗 周乃柏[56]运用针刀三联法治疗类风湿关节炎，疗效比较显著。针刀三联治疗法：针刀治疗：对急性患者，避开血管和神经，刀口线与血管和神经走向平行，用针刀将关节囊切开数点，并用手法先屈伸关节后，再过度屈伸这些关节，使关节囊彻底松开，再将周围的软组织进行松解，松解点以疼痛点为依据，按针刀常规方法进行。并将调节电生理线路，选择各个与关节相关的位点，用针刀纵向剥离。中药内服：以发汗通痹、温经通络、补肾驱寒、活血壮髓和扶正固本法为原则。由于该病属疑难病，需要用药时间较长，而且中药煎服有诸多麻烦及患者服药时困难，经临床反复研究和探索。将蜂房、蕲蛇、全蝎、蜈蚣、青风藤、当归、红花、生地、生黄芪、白芍、老鹳草、茯苓、麻黄、生石膏、蚂蚁、灵仙、寄生、秦艽、牛膝、黄芩、穿山甲、白花蛇等多种中草药浓缩为类风湿蜜丸和类风湿胶囊 1~5 号型号。根据患者具体情况，辩证用药。周氏追风散外敷：配方由通成虎、祖师麻、三分三、生马钱子、雪上一枝蒿等中药配制而成。功能：散寒除湿、祛风通络、止肿止痛。用法：将 30g 追风散放在碗里用鸡蛋清和温水调匀，外敷在患处，再覆盖上薄薄的塑料纸，约 60~90 min 即可，一般会有水泡出现，其中分泌大量的黄色水为佳，用一次性注射器抽出，外涂抗生

素软膏。每隔 10 天贴敷 1 次，分别贴于各大关节肿痛或淋凉处，直至痊愈。

陈伟[57]运用针刀等综合治疗类风湿关节炎，大多都能取得较佳的疗效。针刀治疗，凡在四肢关节周围有肿痛之点，避开神经血管，刀口线与神经血管走向平行，进行纵行和横行松解剥离即可止痛，也使关节活动有所恢复。针刀后被动活动关节。这些肿痛之点，一般都是肌腱、关节囊、滑囊、腱鞘等软组织受损处。西药治疗：水杨酸类等止痛药，青霉胺等阻断病理进程药，激素类等药物。中药治疗：以扶正驱邪为原则，急性期着重消除肿、痛、僵三大症状，患者期在于调整肝脾肾功能。桂枝芍药知母汤，桃仁四物汤等经方辩证加减。特色药物输液治疗：5% 葡萄糖注射液 500ml，加青霉素 800 万单位，静脉滴注，每天输 2 瓶，待急性疼痛缓解后，下午可改输 5% 葡萄糖注射液 500ml，加维生素 C 2g，普鲁卡因 0.5g，静滴也可迅速止痛，其机制可能是药物渗透到肌腱关节，加速其致痛有害物质的排泄有关。针灸治疗：针刺、艾灸、火针、经络电指针、醋疗、刺络放血、熏蒸亦可配合交叉联合应用，另外还可穴注足三里，能提高病人的免疫力。常选黄芪或卡提素注射液，日 1 次或隔日 1 次，两侧穴位交替连用 30 支为 1 疗程，休息 4 个月再重复 1 个疗程。特色口服类风湿散剂：以马钱子、制川乌、风湿草为主，5 天见效，200 袋可稳定病情。作者认为类风湿关节炎为一种全身性免疫功能低下的疾病，故宜采用多方位、多层次、多环节综合措施、综合治疗。大都能取得较好的疗效。

第三节 下肢骨关节疾病针刀临床研究进展

一、弹响髋临床研究进展

1. 针刀治疗 汪学红等[58]用针刀治疗运动损伤性弹响髋 27 例效果显著。治疗方法：针刀术前一

定要做好各项辅助检查，如血常规检查、凝血常规检查、肝肾功能及体温、脉搏、呼吸、血压的检测等，老年患者则一定要检测血糖及心脏功能。术前1天做普鲁卡因和青霉素或先锋霉素过敏试验。患者取侧卧位，健侧肢在下且伸直，患侧肢在上屈膝、屈髋。在髂胫束及大转子区域寻找压痛点及硬结，并用龙胆紫标记。常规消毒后，用2%利多卡因在标记点做皮丘局麻，而后用针刀刺入皮肤深达骨膜或筋膜，臀大肌肌纤维从内上斜向外下，其上半部纤维延伸入髂胫束，而下半部浅层也延伸至髂胫束，深层纤维止于肌骨臀肌粗线，其近侧缘与髂胫束相连。股骨大转子内后方，在臀大肌上半部纤维延伸入髂胫束深层处存在一个与股骨纵轴平行的间隙，可作为松解标志。在其浅面进行臀大肌松解较安全。在病人有明显的酸胀痛感觉的地方用直切和纵切，将髂胫束切开一部分，起到松解的作用，直至松解粘连。拔出针刀后，术者双手交叉位于大粗隆上下方，推剥几下，使松解更彻底，然后令患者屈伸活动髋关节，如仍有弹响，在最紧张处再选一点再在髂胫束上横切几刀，在针刀治疗部位用创可贴包扎，一般1~3次可愈。术后口服阿莫西林消炎3天。治疗结果：27例患者全部治愈，其中22例1次治愈，4例2次治愈，1例3次治愈。

2. 针刀结合封闭治疗　赵挪安等[59]用针刀闭合性松解术治疗弹响髋取得良好效果。治疗方法：患者侧卧位，患肢在上，令患者屈伸髋、屈膝，术者触摸到大转子上方的条索状物后，固定患者体位。用龙胆紫在索状物最高点及其水平位前、后、上、下各1cm处体表皮肤定点，一共5点，碘伏消毒，铺无菌洞巾，每个治疗点用1%利多卡因注射液1ml进行局部麻醉。右手持Ⅰ型4号针刀，刀口线与股骨纵轴平行，针体垂直于体表，刺入皮肤达条索部位，纵行切割3~5刀，纵行疏通剥离。然后刀口线调转90°，横行切割3~5刀，将紧张肥厚的条索状物切断部分，到手下有落空感即可，不一定要刺至骨面。按上述各点依次操作，对紧张挛缩的阔筋膜张肌及髂胫束进行松解，出针后压迫针孔

5min，观察有无出血，创可贴敷盖针孔。然后术者双手交叉位放于大转子上、下方，用力推剥数下，使松解更彻底，再让助手固定患者骨盆，术者内收弹压患肢数下，进一步松解阔筋膜张肌及髂胫束。术后7天再于髂胫束的最紧张处选取3~5个治疗点行下一次针刀闭合性松解术。每次术后常规给予抗生素口服治疗3天预防感染。治疗结果：本病1例患者一共治疗5次而愈。

二、股骨头缺血性坏死临床研究进展

1. 针刀治疗　陈关富等[60]采用针刀治疗股骨头缺血性坏死1162例。针刀排切关节囊3刀，再刺入到股骨头表面，切开2刀，根据病情，可选择配合松解以下部位：①内收肌群起止点；②韧带，如髂股韧带、耻股韧带等；③闭孔神经出口；④隐神经髌下支；⑤髂腰肌止点。在针刀治疗一周后，由理疗科配合手法治疗，按摩和患肢牵引，每天1次，6~8周。患者一律住院治疗8周，前5次针刀治疗间隔15天做1次，两月后改为1月1次。一般Ⅰ期患者针刀治疗6~9次，Ⅱ期患者9~15次。Ⅲ期患者15~20次，Ⅳ期患者20~25次。结果：治愈244例，好转818例，未愈100例，总有效率为91.4%。

吴金玉等[61]针刀松解治疗股骨头缺血性坏死取得良好效果。治疗方法：患者平卧位，膝下垫薄枕使患肢微微屈膝，患肢外展至最大角度，在超声引导下用龙胆紫标记出股动、静脉的走向位置，再用彩超定位髋关节囊的深度，测定关节内积液量，在股动、静脉内侧，患者股骨大转子后上方或腹股沟韧带内侧阳性压痛点处为治疗点；或在股骨大转子与髂前上棘连线的中点处进针，以龙胆紫做好标记，1%碘伏常规消毒进针点周围5cm，再铺以无菌巾或薄膜。建立静脉通路，全身麻醉下予异丙酚1~2mg/kg，用静脉推注。在C型臂X光机定位下，先在腹股沟韧带中点外下2cm处用50ml注射器进针抽吸关节积液，若有回血应马上退出按压至不再出血，以免伤及动、静脉。抽取时纵行或横行穿刺，直至穿进髋关节内囊再缓慢抽吸关节腔积液，

降低囊内压。在抽取完关节积液后再用无菌针刀以股骨大转子后上缘、大转子外侧部和腹股沟韧带内侧压痛点处为穿刺点直刺关节囊松解股骨颈股骨头关节囊，针刀与下肢纵轴平行，针刀体与皮肤呈70°角刺入，直贴骨面，沿肌纤维及血管走行方向平行进刀，纵行方向分离疏通，由内下前方至外后上方，穿过肌肉组织、关节韧带，到达关节囊后再进针刀直达关节腔股骨头下方内侧，紧贴着股骨头内下方，沿股骨头纵轴方向进行密集的切割，后再纵向切割2~3刀，刀下明显松动后即顺原路出刀，压迫止血3min，无出血后敷盖无菌纱布，2天内保持局部干燥。针刀治疗一般为每周治疗1次，每5次为1疗程。结果：55例股骨头缺血患者，治愈10例，好转32例，有效9例，无效4例，总有效率达92.72%。

瞿群威等[62]采用针刀治疗股骨头缺血性坏死60例。分别用针刀进行髋关节腔减压、骨髓腔减压、髋关节周围软组织松解。可根据患者耐受程度每次治疗5~10个部位，同一部位每次须间隔2周，不同部位可间隔5天1次，共治疗5次，之后可根据情况每1~3个月巩固治疗1次。一般Ⅰ~Ⅱ期5~8次，Ⅲ期8~12次，Ⅳ期12~20次。每次针刀治疗结束后均行间断牵引，患者取平卧位，患肢用下肢牵引带固定，外展30遍，接牵引架进行水平牵引，牵引重量15kg，每次2h，每日2次，连续2~6个月。非牵引时应在床上进行髋关节活动度训练，可以举双拐行走活动，但尽量不负重。结果：60例患者中，优29例，良14例，可10例，差7例。优良率71.6%，总有效率88.3%。

吴金玉等[63]采用针刀松解治疗股骨头缺血性坏死。患者取平卧位，膝下垫薄枕使患肢微屈膝，患肢外展至最大角度，在股动、静脉内侧，患者股骨头大转子后上方或腹股沟韧带内侧阳性压痛点处为治疗点，或在股骨大转子与髂前上棘连线的中点处为进针点，以龙胆紫做好标记，1%碘伏常规消毒进针点周围5cm，后铺无菌巾或薄膜。建立静脉通路，全身麻醉下予异丙酚1~2mg/kg，静脉推注。

在C型臂X光机定位下，先在腹股沟韧带中点下外2cm处用50ml注射器进针抽吸关节积液，抽取完关节液后再用无菌针刀以股骨大转子后上缘、大转子外侧部、腹股沟韧带内侧压痛点处为穿刺点直刺关节囊松解股骨颈股骨头关节囊，针刀与下肢纵轴平行，针刀体与皮肤呈70°角刺入，直贴骨面，沿肌纤维及血管走向平行进刀，纵行方向分离疏通，由内下前方至外后上方，穿过肌肉组织、关节韧带，达关节囊再进针刀直达关节腔股骨头下方内侧，紧贴股骨头内下方，沿股骨头纵轴方向进行密集的切割，后再纵向切2~3刀，刀下明显松动后即顺原路出刀，压迫止血3min，无出血后敷盖无菌纱布，2日内保持局部干燥。针刀治疗一般每周治疗1次，5次为1疗程。结果：55例患者中，治愈10例，好转32例，有效9例，无效4例，总有效率92.72%。

2. 针刀结合X线治疗　杜淑芹等[64]用X线监视下针刀治疗早期股骨头缺血坏死取得良好效果。治疗方法：①针刀髋关节腔减压。在X线监视下进行定位，将X线光圈缩小，中心线放置在髋关节处，在髋关节腔的皮肤表面用龙胆紫标记，在龙胆紫标记处，用5号球后注射针管垂直穿刺，回抽无血后，推注消炎镇痛液，由2%利多卡因5ml、维生素B_{12}1mg、维生素$B_6$200mg、生理盐水5ml配制而成。出针后于原穿刺点以2号针刀垂直刺入髋关节腔，针刀刀刃平行于神经、血管束，在X线监视下，将关节腔的后壁切割2~3刀，一般每周1次。②针刀骨髓腔减压。在X线监视下，于股骨大转子下3cm处，用龙胆紫标记，局部麻醉药浸润后水平进1号针刀到达骨面，沿股骨颈中轴线向股骨头矢面刺入，使针刀穿透骨皮质到达骨髓腔，为确保减压效果，针刀应到达股骨头关节面下0.5cm处，并在同一针刀点，于X线监控下，改换位置，向不同方向刺入骨髓腔2~3个洞，一般每周1次，全身用药。在针刀治疗的同时，静脉点滴一定量的抗生素及复方丹参注射液，同时补充钙剂。治疗结果：在46例患者中，治愈31例，显效12例，好转2例，未愈 1 例，总有效率为 97%。

3. 针刀结合中药治疗 聂伯泉等[65]采用髋关节囊三点式松解减压术。①髋关节囊内减压。先仰卧位，取腹股沟韧带中点下外 2cm 处为治疗点，常规皮肤消毒，刀口线与肢体纵轴平行，刀体与皮面垂直刺入，直达骨面，纵行疏通，横行剥离，意在切开髋关节囊放出积液，减低囊内压。再分别取大转子上缘 2cm 处和大转子外侧突出部与髂后下棘的连线中外 1/3 交界处为点，常规消毒，刀口线与肢体纵轴平行，针刀体与皮面外侧呈 70° 角刺入，直达骨面，纵行疏通，横行剥离。②股骨头髓内减压。用 II 型针刀，定点于股骨大转子下 1cm，常规消毒、局部麻醉后切开皮肤、皮下组织，达骨面，再由骨皮质向股骨头方向钻孔到 6cm 深。该术对中早期股骨头坏死可起到髓内减压作用，根据病情轻重程度，疗程安排 3 ~ 10 次。③针刀术后配合口服中药活血通络，补益肝肾，对 81 例中早期患者疗效进行评定。结果：治愈 60 例，良好 18 例，无效 3 例，有效率 96%。

4. 针刀综合治疗 赵国慧等[66]采用"四位一体"综合疗法治疗股骨头缺血坏死 80 例。方法：选择患者侧髋关节的前外侧点、外侧点、大转子上 2cm 处、大转子与髂前上棘连线前后，耻骨梳下缘为进针点，松解髂股韧带、坐骨韧带、耻骨韧带、轮匝韧带、圆韧带等。松解股四头肌，针至骨面，有条索或硬结一并切开剥离，病人有酸麻胀痛感后出针，压迫止血，外敷创可贴。每 6 天 1 次，3 个月 1 疗程，连续 2 ~ 3 个疗程。复方复骨注射液由本院自行组方配制，在患侧髋关节腔内注射，严格消毒，每周 2 次。3 个月 1 疗程，连续 2 ~ 3 疗程。口服中药复骨散焙干共研为末。每次 9g，每日 2 次。3 个月 1 疗程。连用 2 ~ 3 个疗程。采用股骨头坏死治疗仪，调整反射使能量相对聚焦在治疗部位，工作电压 8 ~ 12V，每次治疗数 700 ~ 800 次，每次间隔 7 天，连续治疗 8 周。结果：有效率 96.25%。结论：针刀加关节腔注射及中药内服高聚焦股骨头治疗仪可提高股骨头缺血坏死的临床疗效。

杨敏等[67]以激光针刀微创为主治疗股骨头坏死。仰卧位时在患侧股骨头腹股沟区距股动脉搏动最明显处 2cm 外找敏感压痛点 1 ~ 2 个；侧卧位时在大转子和髂嵴最高点连线中点附近找敏感压痛点 2 ~ 3 个；俯卧位时在尾骨尖和髂前上棘连线中点附近找敏感压痛点 1 ~ 2 个，总压痛点不超过 5 个。常规消毒后铺无菌洞巾，2% 利多卡因每痛点垂直注射 2ml。术者戴无菌手套，针刀顺注药方向刺入关节囊，先纵向点刺数刀，再横向点刺数刀，呈"十"字刀口将阻力韧带、筋膜、肌附着点进行松解，以手感无韧性阻力为宜。通过以一次性光纤针为载体将 He - Ne 激光直接导入病变部位，每一个痛点照射 5min，总时间不超过 30min。辅以中药内服、中药外治、西药治疗等于一体的中西医结合综合治疗股骨头坏死法。结果：本组 278 例中，经 1 年半以上随访，治愈 219 例，显效 37 例，有效 19 例，无效 3 例。

赵家胜等[68]采用针刀减压治疗股骨头缺血性坏死。骨髓腔测压后，在严格无菌操作下，取 1 号针刀在测压穿刺针上下 0.5cm 处各进 1 针，垂直刺达骨面，朝向股骨头方向钻孔，针刀下有突破感后即说明已进入松质骨内，继续进针又出现坚硬抵触感说明已达对侧骨皮质，即可退出针刀，也可在同一进针点处改换不同角度穿刺 2 ~ 3 个孔。该操作在 X 线引导下更安全准确，对于骨皮质特别坚硬、用针刀手动钻孔有困难的患者，也可用克氏针电钻钻穿骨皮质。Ficat I 期一般减压 1 ~ 2 次，Ficat II ~ III 期需 2 ~ 3 次，2 次之间至少间隔 1 个月。结果：20 例患者中痊愈 2 例，显效 6 例，有效 10 例，无效 2 例，总有效率 90.0%。

李瑾琰等[69]采用髓芯减压、针刀松解结合功能锻炼治疗股骨头缺血性坏死。患者行腰麻或者硬膜外麻醉，麻醉成功后患者仰卧位，患侧垫高 15°，常规消毒，铺无菌巾，于患髋大转子下 1.0cm 处向下作 2.0cm 切口，分离肌肉达骨质。进针点在大转子下 2.0 ~ 2.5cm 股骨干侧方中线或稍后，向股骨颈和头的中心钻 1 枚导引针，且深达股骨头关节面下 5mm 处，并用 HS 铰刀扩孔减压，退出铰刀和导引针后，用小刮勺刮除硬化骨质，彻底冲洗创腔，缝合皮肤 1~2 针。2 周左右拆线后行针刀松解和功能锻炼。围绕髋关节范围内的相关软组织，根据解剖学肌肉、韧带的起止点、走向，并结合局部压痛点定点，每次 3~4 个治疗点。常规消毒，铺巾，进行局部麻醉后，选 Ⅰ 型 3 号针刀按针刀四步进针法进行切割，分离松解。病人有酸麻胀痛感后出针，压迫止血，外敷创可贴，6 日 1 次，2 个月为 1 个疗程，连续 2~3 个疗程。针刀治疗 1 周后，每天按摩 1 次，坚持 6~8 周。结果：59 例患者中，治愈 15 例，显效 28 例，好转 11 例，无效 5 例，总有效率 91.5%。

三、膝关节骨性关节炎临床研究进展

1. 针刀治疗　金福兴等[70]运用腰膝同施针刀治疗膝关节骨性关节炎 60 例。治疗组 30 例采用腰膝同施针刀治疗，对照组 30 例采用单纯膝部针刀治疗。①腰部针刀治疗。在腰臀部寻找压痛点或筋结、筋索。首先选择压痛明显的位置，如腰椎棘突旁开 0.5cm、股骨大转子附近的压痛点。明确位置后常规消毒，选择 Ⅰ 型 3 号或 4 号针刀，按四步规程进针刀，由浅筋膜至骨面，在不同层面纵疏横剥、松解粘连。术毕，压迫止血，并用创可贴覆盖。②膝部针刀治疗。在膝关节周围的软组织找到压痛点后，常规消毒，针刀操作同上。均为每 3 天 1 次，4 次为 1 个疗程。结果：治疗组治愈率和总有效率分别为 30.0% 和 93.3%，对照组治愈率和总有效率分别为 23.3% 和 80.0%。结果提示腰膝同施针刀治疗膝骨关节炎的疗效优于单纯膝部针刀治疗。

朱峻松等[71]运用五指定位法针刀整体松解术治疗膝关节骨性关节炎 80 例。观察组 40 例采用针刀治疗，对照组 40 例采用膝关节腔内注射玻璃酸钠注射液治疗。①针刀治疗。患者仰卧位，膝关节屈曲 30°~50°。采用五指定位法，医生立于患者患侧，用同侧手掌心正对患者髌骨中心，五指尽力张开呈

半屈位，掌根正对髌上囊，中指正对髌韧带中部，食指对应内膝眼，无名指对应外膝眼，拇指正对胫侧副韧带起点及股内侧肌扩张部，小指对应腓侧副韧带及髂胫束行经路线，食指下 4cm、后 3cm 为鹅足点。上述 7 点分别标记定位。对粘连轻、病程短、症状较轻者，使用 Ⅰ 型直型针刀；对粘连瘢痕重、病程长、膝关节功能明显受限者，使用 Ⅱ 型直型针刀。在选取的治疗点部位手术区皮肤常规 0.5% 碘伏消毒，铺无菌巾，1% 利多卡因在各治疗点处退出式局部浸润麻醉，每个治疗点注射 1ml。在髌骨周围进针刀时，刀口线与下肢纵轴平行，针刀体与皮肤垂直，严格按针刀四步进针规程进针刀，针刀体经皮肤、皮下组织到达髌骨周边骨面，先纵疏横剥 3 刀，再调转刀口线 90°，在骨面上铲剥 3 刀，范围均不超过 0.5cm，以松解软组织在髌骨附着点的粘连和瘢痕。在侧副韧带进针刀时，刀口线与下肢纵轴平行，针刀体与皮肤垂直，经皮肤、皮下组织达韧带起止点骨面，纵疏横剥 3 刀，范围不超过 0.5cm。在鹅足进针刀时，刀口线与小腿纵轴平行，针刀体与皮肤垂直，经皮肤、皮下组织到达鹅足部骨面，先提插切割 2~3 刀，然后贴骨面分别向上、中、下作扇形铲剥 2~3 刀，范围为 1cm。出针后无菌纱块压迫 3min，创可贴覆盖，保持手术区干燥清洁，并且避免剧烈活动。针刀术后立即行手法治疗，行推移髌骨和过伸过屈膝关节手法，每隔 5 天治疗 1 次，共治疗 3 次。②膝关节腔内注射玻璃酸钠注射液治疗。患者坐位或仰卧位，在严格无菌操作下用 1% 利多卡因 2ml 局麻后，行关节穿刺，有落空感后应回抽无血、推注无阻力，如有关节积液应抽尽并保留针头位置，然后将玻璃酸钠注射液 2ml 一次性推入关节腔内。拔针后穿刺处贴以无菌创可贴，以保护针孔，防止外源性感染。然后缓慢被动活动膝关节数次，使玻璃酸钠均匀分布在关节软骨和滑膜表面，注射每周 1 次，连续 5 次为 1 个疗程。结果：观察组 40 例，治愈 33 例，显效 5 例，有效 1 例，无效 1 例，总有效率 97.50%；对照组 40 例，治愈 25 例，显效 5 例，有效 4 例，无效 6 例，总

有效率85.0%。表明治疗组疗效优于对照组。

陈梅等[72]采用针刀治疗膝关节骨性关节炎60例。患者取仰卧位，膝下稍垫枕，以舒适自然为佳，充分暴露术区。术区常规消毒、铺巾，术者戴一次性帽子、口罩和无菌手套。髌骨下角和胫骨结节连线的中点、内膝眼、外膝眼、髌周支持带、内外侧副韧带、股四头肌下端定点，用龙胆紫作一点状进针标记。分别在上述定点处进针刀，施行针刀松解术。出针刀后无菌纱布或创可贴外敷治疗点，注意按压，防止出血。术后进行屈膝弹压、伸膝弹腿手法。每周治疗1次，2次定为1疗程。术后患者应注意休息，可行膝关节不负重运动，注意保暖。结果：60例患者中，痊愈25例，显效17例，有效16例，无效2例，总有效率96.7%。

2. 针刀加其他疗法

（1）针刀加针刺治疗 方伟等[73]运用浮针配合针刀治疗膝关节骨性关节炎。治疗组40例，应用浮针疗法加针刀疗法；对照组40例，只用针刀疗法。①针刀疗法。患者仰卧位，膝关节屈曲。找到明显压痛点后，标记消毒麻醉，用4号针刀操作，刀口线与治疗部位的神经、血管或肌纤维、肌腱韧带走行一致，四步规程进针刀至病灶部位，松解剥离瘢痕硬结、条索处病灶，有骨刺的部位采用铲磨削平法，待针下出现松动感后出针。每周1次，共3次。②浮针疗法。患者仰卧位，膝下垫高使屈曲约成150°角，找准痛点后标记，在距离痛点6～10cm处作为进针点。常规消毒后，选用直径0.60mm、长32mm中号浮针，与皮肤成15°～25°角透皮进针，达皮下疏松结缔组织后缓慢平行进针到合适的深度，以病人无针感为宜。再以进针点为支点，行扫散法2～4min后，嘱病人活动膝关节适当行走，直到病人症状减轻，活动改善。留针2～3小时，如有条件可留10～12小时，留针期间患者注意适当休息，可正常活动。结果治疗组疗效优于对照组。作者认为浮针配合针刀能更有效地缓解患者膝关节疼痛，消除肿胀，提高临床疗效。且浮针疗法操作简单安全、无痛感，并且远

期疗效显著。

陈晓燕[74]运用针刀配合透刺法治疗退行性膝关节炎80例。治疗组80例采用针刀配合透刺法，对照组只用针刀治疗。①针刀疗法。患者仰卧位屈膝90°，根据X线片，以膝关节边缘增生处为进针刀点，刀口线与增生点的竖轴垂直，在骨尖部松解或采磨削平，锐边磨平后出针，创可贴敷盖针眼。3～5天治疗1次，4次为1疗程。②透刺法。患者仰卧位，取血海、梁丘、内、外膝眼、犊鼻穴，常规消毒后，用28号50mm毫针直刺梁丘穴，得气后提至皮下，呈15°向髌骨外上缘透刺，再取针从血海穴呈15°向髌骨内上缘透刺。取28号20mm针在犊鼻和内膝眼间相互透刺。接上电针仪，采用疏密波，电流强度以病人耐受为度，并使膝关节伸直、下压。留针30min，每日1次，10次1疗程。结果治疗组总有效率为92.5%，对照组总有效率为73.33%，提示针刀配合透刺法效果优于单用针刀法。

（2）针刀加中药内服治疗 张鸿等[75]运用针刀配合补肾活血方治疗膝骨性关节炎160例，治疗组和对照组各80例，随机分组。治疗组采用针刀配合补肾活血方治疗，对照组采用针刀松解术治疗。①针刀松解治疗。患者仰卧或俯卧位于治疗床上，伸膝位或屈膝位，视治疗部位不同而定。压痛部位用龙胆紫作标记。常规消毒铺巾，戴无菌手套，用0.5%利多卡因局麻。用Ⅰ型4号针刀操作。刀口线方向与治疗部位的神经、血管的方向或与肌肉、韧带的纤维走行方向一致刺入病灶处，纵疏横剥，有硬结、条索、滑囊者，可视病灶大小切割3～5刀，术毕出针，创可贴覆盖穿刺点，3日内穿刺点防水。针刀1次治疗2～8个治疗点，每周1次，3次为1个疗程。②内服中药补肾活血方，每日1剂水煎服，20日为1疗程。恢复期嘱咐患者在不负重的情况下，进行膝关节功能锻炼。结果：2个疗程后治疗组总有效率为95.0%，对照组为87.5%。两组比较提示治疗组疗效优于对照组。

龚龙等[76]采用针刀结合中药治疗膝关节骨性

关节炎。患者取卧位，膝关节伸直位，如有屈曲畸形，则在腘窝部垫枕。术者戴无菌手套，患者膝部皮肤常规消毒，铺巾。在膝关节周围选取内侧阿是穴、外侧膝阳关及髌骨内下缘的内膝眼定点，1%利多卡浸润麻醉，针刀刀口线与腱纤维方向平行进刀。以纵行剥离为主，辅以横行剥离，刀下明显松动后即顺原路出刀。敷料包扎，2日内保持术区干燥，避免剧烈活动。依病情治疗2~4次，间隔时间为1周，双膝关节痛者交替治疗。治疗期间配合中药独活寄生汤内服，每日1剂，分2次口服。结果：45例患者，优16例，良17例，中9例，差3例，优良率83.3%。

宋国政[77]采用针刀整体松解术联合中药治疗膝关节骨性关节炎。对患者分别采取前侧入路和后侧入路针刀松解，针刀术后，针孔用无菌创可贴外敷，在治疗床上立即对患膝进行被动对抗牵引、晃膝、旋膝、过伸过屈膝关节达最大角度，尽量矫正膝关节畸形，然后用长托板固定患膝7日。7日后个别痛点不消失者，再进行1次针刀松解，重复操作不超过3次。双侧膝关节患病，交替进行针刀整体松解术。按照中医辨证论治将膝关节骨性关节炎分为气滞血瘀、风寒湿困、湿热痹阻、肝肾亏虚四型，据以上分型辨证施治。结果：148例患者，治愈65例，显效68例，好转13例，无效2例，总有效率98.65%。

（3）针刀加手法　张玉森等[78]运用综合康复疗法治疗膝骨关节炎160例。治疗组采用针刀、手法配合医疗体操相结合的综合康复疗法，对照组只用超短波照射。①针刀治疗。在膝关节边缘有骨质增生或压痛处，选取3~5点作为治疗点，常规消毒铺巾，用10ml注射器抽取2%利多卡因注射液5ml、维生素B_{12}注射液1mg。从治疗点刺入，提插捻转得气，回抽无血后，各点注入混合液2~3ml。再用针刀松解，刀口线垂直骨刺或增生点的竖轴进针刀，在骨刺的尖部行切开松解和铲磨削手法。术毕，出针刀。②手法治疗。在牵引状态下摇晃、旋转膝关节，然后过伸过屈膝关节弹压数下。③医疗体操。

针刀治疗后第三天开始，根据疼痛程度，关节功能而选取髌骨运动、伸膝运动、站立位身体重心转移训练、高抬腿踏步和坐位站立位训练等。训练量以不引起第二天疼痛加剧或肌肉疲劳为指征，并逐渐增加强度。每次针刀治疗间隔10天，3次为1个疗程。超短波照射膝关节15min，每日1次，5次间隔2天，15次为1个疗程。结果治疗组160例，膝关节200个，治愈80个，有效104个，无效16个，总有效率为92%；对照组160例，208个膝关节，治愈16个，有效120个，无效72个，总有效率68.6%。结果提示治疗组疗效明显优于对照组。

王吉春[79]采用针刀配合手法治疗膝关节骨性关节炎497例。针刀治疗：患者仰卧位，屈膝90°，以膝关节边缘增生处为进针刀点。刀口线垂直于骨刺的竖轴，在骨刺的尖部作切开松解铲磨削平，骨刺的锐边磨平后出针。若患肢轻度外翻或内翻，则在膝关节间隙的内侧或外侧选一点，在中间部把该处的侧副韧带切断少许。若膝关节周围有痛点或压痛点，则在痛处进针刀，常规针刀操作，每周1次，3次为1个疗程。手法治疗：针刀术后，嘱患者仰卧，术者一手握住膝关节前方，另一手握住踝关节。先将膝关节被动伸直，继而缓缓被动屈曲，以患者耐受为度。最后，将膝关节在屈曲位被动内旋和外旋3~5次，并逐渐将膝关节伸直。每周2次，1周为1个疗程。结果497例患者中，痊愈373例，好转115例，无效9例，总有效率98.2%。

王军旗等[80]采用超微针刀配合推拿治疗膝关节骨性关节炎56例。患者仰卧在治疗床上，暴露治疗部位，常规消毒，选用0.5mm的超微针刀。将髌骨四周看作一块钟表。上楼疼痛松解10点、11点、1点、2点位的筋膜，下楼疼痛松解4点、5点、7点、8点位的筋膜，内侧疼痛松解2点、3点、4点位的筋膜，外侧疼痛松解8点、9点、10点位的筋膜。轻轻切开，进刀深度1cm，出刀后用干棉球按压针眼1~2min即可。每周治疗1次。针刀术后给予推拿手法治疗，隔日治疗 1 次。以 10 日为 1 个疗程，2 个疗程后判定疗效。结果：56 例患者中，痊愈 22 例，显效 18 例，有效 14 例，无效 2 例，有效率 96.43%。

朱崇安等[81]采用五指定位法针刀松解术配合手法治疗膝关节骨性关节炎。患者仰卧位，膝关节下方置一棉垫，屈曲 60°，双足平放在手术床上。采用五指定位法，五指尽力张开呈半屈位，掌根正对髌上囊，中指正对髌韧带中部，食指对应内膝眼，无名指对应外膝眼，拇指正对胫侧副韧带起点及股内侧肌下段，小指对应腓侧副韧带及髂胫束行经路线，食指下 4cm 内后缘 3cm 为鹅足囊点，用定点笔分别在上述 7 点及高应力点标记定位，第二和第三次重点为髌骨周围功能障碍关键点和高应力点。在上述定点部位进行针刀松解，出刀后用无菌纱布压迫所有刀口 5min，并加压包扎，48 小时内刀口干燥清洁，术前常规查流凝血时间、心电图，忌饮酒，经期不做手术，避免剧烈活动。每周治疗 1 次，共治疗 3 次。针刀术后进行手法治疗，每隔 1 天治疗 1 次，共治疗 3 周后评定疗效。结果：143 例患者中，治愈 110 例，显效 20 例，有效 10 例，无效 3 例，总有效率 97.9%。

（4）针刀加其他疗法　曾立志等[82]运用针刀配合臭氧治疗膝关节骨性关节炎 135 例共 220 个膝关节。患者仰卧位，屈膝 30°，腘窝下垫一软垫。寻找压痛点，每次 2~4 点，并用龙胆紫作标记。常规消毒铺巾，戴无菌手套，于标记处局麻。有关节积液或疑似关节积液者最好于 B 超下进行治疗。于髌骨外上方或内上方肿胀处局麻后行关节积液抽吸，完成后局部保留针头，再行针刀松解。用 I 型 4 号针刀操作，刀口线与肌肉韧带的纤维走行方向一致刺入，纵疏横剥，刀下明显松动后即出针刀。并于针刀松解处给以 2% 利多卡因 2ml、维生素 B_1 100mg、甲钴胺 0.5mg、曲安奈德 10mg 的混合液每点 1~2ml 局部注射。最后用 10ml 注射器抽取浓度为 35mg/ml 的臭氧 10ml 通过留置穿刺针头快速注入滑膜囊内，拔出针头。再与膝关节腔内注入臭氧

10ml，术后用创可贴敷贴针口。注射完毕后，嘱患者放松关节并屈伸活动膝关节数次，此时可听到关节内有气体的响声，结束治疗后嘱患者卧床休息 10min，每周 1 次。臭氧注入前一定要回抽观察有无回血，以免形成空气栓塞。结果临床控制占 37.3%，显效占 41.4%，有效占 15.0%，无效占 6.3%。

卢笛等[83]运用针刀配合透明质酸钠关节内注射治疗膝骨性关节炎疗效显著，针刀组 182 例，SH 注射组 134 例，SH 注射+针刀治疗组 206 例。①针刀疗法。患者仰卧或俯卧位，用 I 型 4 号针刀在髌骨边缘有骨质增生并有压痛的地方定点标记，常规消毒后行局部麻醉，垂直进针刀，松解皮下组织，再进至骨面作铲磨；另在内、外侧副韧带上，股骨内、外侧髁部，"鹅足"部寻找压痛点或条索状物处定点，保持刀口线与纵轴平行，四步规程进针刀，达骨面后有阻挡感时纵疏横剥，再调转刀口线 90°，将硬结或条索状物剥离开后出针。用创可贴覆盖针刀口 3 天，治疗期间限制负重。每次取 4~6 点，每周 1 次，5 次为 1 个疗程。②SH 关节内注射。SH 采用佰备玻璃酸钠注射液。常规消毒后，采用髌骨上内侧或外侧，髌骨下内侧或外侧 4 种入路，刺入关节腔后，回抽无血或抽尽关节积液后，注入施沛特后拔针，用无菌纱布覆盖针眼 24h。注射完毕后，嘱患者活动膝关节，使药液充分散开。每周注射 1 次，5 次为 1 个疗程。③SH 注射+针刀治疗。针刀治疗同时配合 SH 注射，方法均同上，每周 1 次，5 次为 1 个疗程。结果：针刀治疗组总有效 164 例，SH 注射组 118 例，SH 注射+针刀治疗组 199 例。SH 注射+针刀治疗比单用 SH 注射或只用针刀治疗疗效要好。

3. 针刀综合治疗　葛恒君等[84]运用"针刀四联综合疗法"治疗膝关节骨性关节炎 50 例。①针刀治疗。患者取仰卧位，屈膝 30° 左右，腘窝下垫一软枕，在髌周及内侧、外侧副韧带处寻找明显压痛点 2~4 个，标记后常规消毒，每个标记处行局部麻醉。刀口线平行肌纤维方向刺入病灶部位或骨

面，纵疏横剥 3~4 刀，觉刀下松动后即出针刀，压迫针眼片刻。如果痛点靠近髌骨边缘或内缘，先不出针刀，顺着进针刀方向斜刺达髌骨外缘骨面，调转刀口线垂直于外缘，横剥 2~3 刀，然后斜刺入髌骨内下铲切 2~3 刀，有松动感即顺进针刀方向拔出，若病灶处有结节给予切开。最后，针眼处用创可贴敷盖，保持干燥 3 天，避免剧烈活动。②手法治疗。采用按揉痛点、推摩髌骨、弹筋拨络、屈膝伸膝等手法反复多次，以改善膝关节活动。以上手法 2 天 1 次，2 周为 1 个疗程。③中药调理。选用中药熏洗或外敷局部，也可选用抗骨质增生、骨质疏松的中成药或进行辨证内服汤药。④器械及功能锻炼康复治疗。可用超短波、红外线、经络牵引、关节矫形等器械辅助治疗，并且加强对大腿前侧、后侧肌肉的力量锻炼。结果优 40 例，良 5 例，可 4 例，差 1 例，总有效率为 98%。

4. 水针刀治疗　冯大伟[85]运用水针刀配合推拿治疗膝关节骨性关节炎 32 例。①水针刀治疗。选取内外膝眼作为进针点，皮肤常规消毒，戴无菌手套铺无菌洞巾，配制松解液 6~9ml，于进针处垂直进针刀，逐层分解回抽达腔内，无回血及积液则注入 3~5ml 松解液，出针刀，贴创可贴压迫止血。痛点明显者，先进行针刀松解，回抽无血再注入 2~3ml 松解液。②穴位推拿疗法。采用冯氏推拿疗法，并嘱咐患者每天进行 15min 无负重锻炼。结果 32 例，41 只患膝，治愈 38 只，好转 3 只，总有效率 100%。

张新建[86]运用水针刀治疗膝关节骨性关节炎 50 例。①针刀治疗。患者仰卧位，膝关节屈曲 30° 左右，或平放在治疗床上，膝下垫枕。选取内外膝眼、内侧副韧带起止点、髌周压痛点共 5~8 个作为治疗点。局部常规消毒，水针刀平行于局部纵轴，垂直皮肤刺入内外膝眼，刺入关节腔，在内侧髁间棘增生处，回抽注射器无回血、回液后，行扇形推铲 3 刀，注入松解液 3~4ml，注入中度三氧 20ml，出水针刀，按压局部 1min，外贴创可贴；内侧副韧带起止点和髌周压痛点分别注入松解液 2~3ml，其

余治疗点操作同内外膝眼。5~7 天治疗 1 次，一般 3~4 次为 1 疗程。双膝关节患者一般交替治疗。②膝关节腔内注射。对膝关节内有积液者，在严格无菌的条件下，尽可能抽尽积液。针刀术后，在内、外膝眼处进针达关节腔，注射疼痛液。每 5~7 天 1 次，3 次为 1 疗程。③手法治疗。在牵拉状态下，缓慢摇晃、内外旋转、屈伸膝关节数次，最后放松膝关节及周围软组织。结果：治愈 18 例，显效 27 例，有效 5 例，总有效率 100%。

四、髌骨软化症临床研究进展

1. 针刀治疗　周悦[87]运用针刀加手法治疗髌骨软化症 21 例。病人仰卧位，屈膝 90°。选择髌骨周围的痛点和压痛点作为治疗点，常规消毒后，每个点注射地塞米松 5mg、利多卡因 1mg。刀口线与髌韧带纵轴平行，针体垂直刺入，约 1mm 深时纵行切开 1~2 刀，继续深入达关节腔前缘，如刀下有坚韧感则进行切开松解。然后提起针刀至皮下，向髌韧带方向倾斜且使针体与髌韧带平面约成 70°，再刺入脂肪垫到达关节腔前外侧边缘，进针途中如遇硬韧之物一并切开。针刀术后给予手法治疗。患者仰卧位，患腿伸直，医生用手抓握住髌骨，用力上下滑动。然后令病人屈髋屈膝，用拇指顶住髌骨上缘，再令患肢伸直，同时拇指用力向下顶推髌骨。对膝关节屈伸障碍者，用镇定方法，在过伸过屈的位置上停留 30 秒钟。结果优者 14 例，良者 7 例，总有效率 100%。

2. 针刀综合治疗　姚小强等[88]运用压揉股四头肌为主的方法治疗髌骨软化症 140 例。①压揉法。术者双手拇指重叠，轻轻地吸附在皮肤上向后拉，至极限后压紧骨膜向前推，先压揉股四头肌远端，然后压揉股四头肌近端，压揉完毕后，术者一手握患肢踝关节，一手推着髌骨上缘，令患者反复伸膝多次，屈曲困难者被动过伸膝关节数次；再按压髌骨上缘内上方推动髌骨到外下方，按压髌骨外上方推髌骨至内下方的同时作屈曲运动伸直 3~5 次。3 日 1 次，5 次为一个疗程。②针刀疗法。患者仰卧

位，患肢伸直，结合 X 线片及临床症状，确定手术部位，用龙胆紫标记。常规消毒铺无菌洞巾，按照朱汉章教授"四步进针法"在髌周对挛缩、粘连处作疏通剥离，对髌周肌腱与肌腱、肌腱与骨之间的粘连进行纵行剥离 3～5 刀，出针后压迫止血，创可贴贴敷。7 日 1 次，2～53 次为 1 个疗程。③药物治疗。静滴活血化瘀类药物，并且给予滋补肝肾、强筋壮骨的中药制剂和药物熏洗膝部。结果：优 112 例，良 15 例，可 8 例，差 5 例，总优良率 90.71%。作者认为上述三法相配，局部粘连得到松解，疗效显著。

孙中华等[89]运用针刀结合中药内服治疗髌骨软化症 30 例。①针刀治疗。所用针刀是由长 7cm、直径 1.5mm 的克氏针制成，一端制成铲状面刀刃，另一端制成 0.3cm×0.3cm 小柄，与刀刃方向一致，并在此柄处以细银丝缠绕，使用前常规器械消毒。患者仰卧位，患膝伸直，皮肤常规消毒，于髌韧带内侧用 1% 利多卡因 2ml 分别向髌骨内上缘、外上缘及髌韧带外侧局部麻醉。然后一手持针刀自麻醉处刺入皮下，另一手拇、食、中指捏住髌骨并提起，针刀穿过髌韧带，向髌骨外缘切割，彻底松解支持带及滑膜粘连，勿铲到骨面。同法再松解髌骨内上缘，最后上提针刀至皮下，横行向外剥离髌下脂肪垫。剥离完毕后，拔出针刀，用曲安奈德 40mg 分别于针刀剥离处局部封闭，针眼处用创可贴外贴并且保持干燥 3 天，每周 1 次，1 次为 1 个疗程。②中药内服。根据辨证施治而处以活血化瘀、清利湿热等药。每日一剂，水煎分 2 次服，1 周为 1 个疗程。结果 30 例患者痊愈 18 例，显效 9 例，好转 2 例，无效 1 例。总有效率 96.7%。

李国强等[90]采用中药熏蒸结合按摩、针刀治疗髌骨软化症。补骨脂 20g，熟地黄 20g，川续断 30g，淫羊藿 10g，附子 30g，骨碎补 15g，桂枝 30g，赤芍、白芍各 20g，知母 20g，羌活、独活各 20g，防风 20g，麻黄 20g，牛膝 20g，土鳖虫 20g。煎汤熏蒸备用。提捏股四头肌 50 次，点按膝关节周围痛点各 1～3min，搓法以治股四头肌，以内外收肌为治，

以局部有热感为宜。由外向内弹拨髌骨 10 次以纠正髌骨侧倾或半脱位。10 次为 1 个疗程。选膝关节周围痛点 3～4 个，局麻后对痛点进行针刀松解治疗 1～2 次。股四头肌多点间歇等长功能锻炼：髋关节屈曲 90°位，膝关节屈曲 10°、30°、60°、90°、100° 时，进行 5 组屈伸膝关节间歇等长练习，每组抗阻屈、伸各 10 次，每次 10s，收缩间隔 2～5s，每组间隔 30s。10 次为 1 个疗程。治疗结果：经熏蒸、按摩、股四头肌多点间歇等长锻炼 1 个疗程，10 次为 1 个疗程，针刀松解 1～2 次，治愈 78 例，好转 15 例，无效 5 例，总有效率 94.9%。

五、膝关节强直临床研究进展

1. 针刀治疗 尚小可等[91]运用针刀松解治疗膝关节术后纤维性僵直 52 例。选取膝周、髌上囊、髌内外侧支持带及髌下脂肪垫等处 10 个左右的痛点或压痛点，常规消毒铺巾，利多卡因标记点局部麻醉。四步规程进针刀，探及粘连与挛缩带后用针刀切割，到达骨面后行纵行疏通，横行剥离，感觉针下有松动感即出针刀。创可贴敷贴压迫止血，并被动活动膝关节至最大范围，宜轻柔。对于股中间肌与股骨的粘连进行通透剥离，对于股直肌的挛缩行表面剥离。5～7 天后进行第二次针刀松解，同时鼓励患者增强信心，加强股四头肌功能锻炼。结果优 32 例，良 13 例，差 7 例，总有效率 86.5%。作者认为针刀能精确地松解膝周各处的粘连挛缩以恢复膝关节的力学平衡，尤以关节外粘连挛缩疗效更佳。

万明智等[92]采用针刀治疗膝关节强直。患者仰卧位，腘下放置薄枕使下肢平稳，充分暴露膝部。在病变部位触按寻找，取髌周紧张点、髌上囊、髌下脂肪垫及股四头肌的条索、硬结、压痛处取 4～6 点作为进针点用龙胆紫标记，术野按西医外科手术要求常规消毒，术者戴无菌手套，铺无菌巾，局部麻醉，用 4 号针刀于上述治疗点，按针刀闭合性手术的四步进针规程，刀口线与神经、血管、肌纤维方向平行，针刀垂直于皮肤进针，用针

刀闭合松解,手法以横行摆动、纵向切割为主。操作要求轻巧、准确,中病即止,以免引起患者不良反应;注意控制针刀刺入的深度,以免误伤。术毕按压并贴创可贴,术毕被动屈曲膝关节至最大范围,并于术后第三天开始每天被动屈曲膝关节锻炼,7日为1个疗程,一般治疗2~3个疗程。结果:20例患者中,优5人,良4人,好转7人,有效4人。

何金国等[93]采用针刀闭合松解术治疗粘连性膝关节强直30例。患者仰卧于手术台上,采用腰部麻醉或1%利多卡因多点局麻,常规消毒铺无菌巾,腰部麻醉者可上止血带。暴露膝关节,对伸膝装置中股四头肌肌膜间、股中间肌与股骨粘连带、髌骨周围韧带关节囊、髌上囊粘连带、髌下脂肪垫、膝关节前侧关节囊挛缩、膝内外侧副韧带起止点等处粘连进行松解。根据术前标记的定点,反复逐层切割粘连及瘢痕组织,力求全面松解粘连,同时注意应用"纵行疏通,横行剥离"的操作手法,对髌骨活动度较差者,于髌骨两侧缘及上下连接的韧带进行重点剥离松解。局部压迫止血3~5min。松解手术一般7~8日1次,视情况松解1~3次,再次松解为补充松解,再加上前次未松解的粘连点。针刀闭合松解术后用石膏将膝关节固定于屈曲120°位,适当应用活血消肿药物及抗生素。术后次日松开石膏进行膝关节间断主被动功能锻炼,同时作用力下蹲动作,尽可能屈曲膝关节,每天早、中、晚各做下蹲活动10次,辅以CPM机膝关节活动,每日2次,夜间维持石膏固定1周。结果:30例患者中,优19例,良8例,可3例,优良率90%。

2. 针刀结合其他疗法 孙新波[94]运用舒筋活络洗剂配合针刀治疗创伤后膝关节僵直42例。①针刀治疗。熏洗后,取内外膝眼、髌上股直肌附着点、内侧韧带附着点,皮肤常规消毒,按四步规程进针刀,纵行剥离2~4刀。3天1次,3次为1个疗程。②自拟舒筋活络洗剂熏洗。伸筋草、透骨草、路路通、桑枝、木瓜、川乌、草乌、红花、独活、牛膝等药煎水,先熏蒸后擦洗。并活动患侧膝

关节,幅度由小到大,每天早晚各熏洗1次,每次30min,10天为1个疗程。结果:优17例,良18例,可6例,差1例,优良率83.3%。

勾瑞恩等[95]采用针刀松解结合运动疗法治疗膝关节伸直位僵直患者62例。①针刀松解。局麻或硬膜外麻醉,针刀松解髌骨两侧中点、髌骨上缘中点、髌韧带中点、髌骨下1/3处的两侧边缘各取一点用针刀经皮垂直刺入,然后按不同角度,倾斜针体疏通剥离。分别松解股四头肌腱,髌韧带、髌上囊及各滑囊之间粘连,直至通过手法可将膝关节屈至正常角度为止。后行手法松解。②运动疗法。关节松动,患者取卧位,膝微屈,术者以双拇指抵于患者髌骨上、下、左、右边缘,使髌骨向上、下、左、右各个方向滑动;牵伸,患者取俯卧位,于患膝关节屈曲至受限点时,进行无痛性股四头肌等长抗阻收缩,持续5~10s,使肌肉感觉疲劳为度,然后嘱患者放松肌肉,用力屈曲患膝关节至预定的活动范围,休息几秒钟后重复该动作,该训练每日进行3~5次;肌力训练,对患者膝关节伸肌肌群及屈肌肌群进行徒手抗阻训练,或者利用墙壁拉力器、股四头肌训练器给予患者抗阻训练。62例患者经15~30日治疗后,优39例,良18例,中5例,总有效率100%。

杨宗胜等[96]采用针刀配合关节松动术治疗膝关节强直15例。患者仰卧位,膝下垫枕,以感觉舒适为度。1%利多卡因局麻。分别在沿髌骨左右两侧缘中点垂直进针,穿过皮肤,进行切开剥离。在髌骨上缘正中点位置垂直进针,达骨面后将针体倾斜,与股骨干成50°角行切开剥离,刺入髌上囊下面,进行广泛的通透剥离。在髌韧带中点针刀与髌韧带垂直刺入达髌韧带下面,使针体与髌韧带平面约成15°角,将髌韧带和髌下脂肪垫疏剥开来。在髌骨下三分之一处的两侧边缘各取一点,垂直进针达骨面,针体向髌骨外倾斜将翼状皱襞松解。取常见压痛点,如内外侧副韧带附着点行针刀松解。术毕,针口外敷创可贴3天。针刀手术完毕后在手术台上即行膝关节松动术。针刀术后48h开始作蜡疗、中频,按摩治疗及膝关节

股四头肌作业训练，每日1次。结果：优10例，良3例，可2例，优良率87%。

尹玮[97]采用中药配合针刀治疗外伤性膝关节强直。给予中药活血化瘀汤，白芍30g，当归15g，川芎10g，红花10g，桃仁10g，僵蚕10g，白芥子15g，根据病情严重程度进行加减。水煎服，日1剂。同时用艾叶10g，防风10g，羌活10g，透骨草10g，伸筋草10g。水煎熏洗患处，早晚各1次。患者取仰卧位，充分暴露膝部，在髌上囊、髌下脂肪垫及股四头肌的条索、硬结、压痛处取4~6个点作为进针点，并做标记。进行常规消毒后，按照针刀闭合性手术的四步进针规程，用4号针刀以横行摆动、纵向切割为主进行闭合松懈。术后按压、消毒、并贴上创可贴。疗程为1个月，疗程结束后继续功能锻炼，6个月后统计疗效。结果：44例患者中，显效31例，有效11例，无效2例，总有效率95.5%。

3. 针刀综合治疗 段永敏等[98]运用针刀为主综合治疗创伤后粘连性膝关节强直23例。①针刀治疗。皮肤常规消毒，局部麻醉，对于股四头肌和股骨干之间的粘连用2号或3号针刀，于股骨内外两侧进针刀，达股四头肌和股骨干之间，行铲剥切开粘连。对于髌股关节之间的粘连，从髌周选4~6点，用4号或3号针刀，按四步规程进针，刺入关节间隙，切开坚韧的粘连组织，感针下松动后即出针。创可贴贴针眼处压迫止血，必要时可在术后3周内再行针刀松解1~2次。②膝关节松动手法。针刀松解后，弹压膝关节，幅度由小到大重复3次。屈曲固定、CPM功能锻炼及牵引：手法弹压后，用石膏托固定膝关节于最大屈曲位，24h后解除固定，开始用CPM。并指导患者进行关节锻炼及加强股四头肌的功能锻炼。结果痊愈15例，有效6例，无效2例，总有效率91.3%。作者认为粘连性膝关节强直容易导致伸膝装置粘连和膝关节内粘连，针刀能有效地松解以上病变。

4. 水针刀疗法 韩晓鹏[99]运用水针刀治疗创伤性膝关节周围组织粘连5例。①水针刀疗法。按水针刀的操作规程，结合膝关节CR片或MRI所示，

标记内外侧副韧带、髌上囊、髌下囊、半膜肌滑囊处的压痛点。常规消毒后取大号马蹄水针刀，按水针刀进针法刺入骨面，回抽无血后行割拉摇摆三通三刀法，若遇硬结将其切开，然后扇形注入3号松解液，大面积粘连处，用筋骨纵横摇摆三通三刀法，扇形剥离后，于施术处加拔火罐，驱其瘀血。术毕，创可贴贴敷。术后屈伸膝关节数下，每隔10~15日水针刀治疗1次，3次为1个疗程。②关节松动术与中医按摩法。术后即可采用Maltlan日技术，三级与四级手法，以改善关节活动范围；术后第二天，使用中医按摩；术后第三天采用药物辅助治疗，以加强疗效。结果本组5例，痊愈4例，好转1例。

六、膝关节类风湿关节炎临床研究进展

1. 针刀治疗 顾钧青等[100]运用针刀松解术治疗类风湿关节炎引起膝关节病变疗效观察。治疗方法：治疗组患者屈膝60°，在膝关节压痛点处作为进针点，常规消毒后，用1%利多卡因在每个进针点做表皮麻醉，针刀与皮肤平面垂直进针，当针刀刺入皮下有抵触感时先横行剥离2~3次，再纵行提插切割2~3次，以患者有明显酸胀感为宜，接着原位留针15min，出针后用无菌纱布压迫针孔止血并覆盖针孔。每周治疗1次，以3次为1个疗程。对照组口服扶他林25mg，每日3次，3周为1个疗程。1个疗程后两组统一观察结果。观察指标：包括KSS评分标准和不良反应观察，KSS评分标准分为膝关节评分和功能评分。两组均在治疗前和疗程结束后进行评测。两组治疗前后KSS评分结果：在总分比较方面，治疗前与治疗后对照组差异、治疗组差异均具有统计学意义，组间比较差异也具有统计学意义。两组治疗前后功能评分结果在总分比较方面，治疗前与治疗后治疗组组内比较及组间比较差异均具有统计学意义。作者认为针刀除了对于痉挛、瘢痕的软组织进行松解切割，对于缓解关节囊内高压，改变关节周围力线，防止膝关节炎畸形改变有一定的作

用外，还具有针刺本身对类风湿关节炎的免疫功能、微循环、自由基损伤、皮质醇分泌等治疗调节作用机制，故而针刀治疗本病疗效显著。

王海东等[101]运用针刀治疗类风湿关节炎膝关节病变临床体会。以西医确诊为类风湿关节炎且有膝关节病变的患者162例。治疗方法：采用0.25%~0.5%利多卡因退出式局部浸润麻醉法在各压痛点麻醉，接着进针刀，刀口线与大血管、神经干平行，如果局部没有大血管或神经干，应与肌纤维的走形平行，用3号针刀，加压分离，快速刺入皮肤，直达骨面，稍退刀，行纵行疏通、横行剥离，刀下有松动感后出刀。结果：显效101例，有效50例，无效6例，总有效率96.17%。

陈伟[102]对类风湿关节炎的针刀等综合治疗应用。治疗方法：在四肢关节周围的肿痛点，可用针刀根据四步进针规程沿肌腱神经血管平行进针，避开神经血管进行纵行和横行松解剥离，既可止痛，也使关节活动有所恢复。治疗结论：运用针刀在肿痛关节处松解，可疏通气血，解除关节粘连，对恢复关节功能、解除疼痛起到事半功倍的效果。但是类风湿关节炎为一种全身性免疫功能低下的疾病，故采用多方位、多层次、多环节综合措施，应用包括针刀治疗、西药治疗、中药治疗、特色药物输液治疗及针灸治疗可能更有临床效果。作者认为运用针刀在肿痛关节处松解，可疏通气血，解除粘连，对恢复关节功能、解除疼痛起到事半功倍的效果。

2. 针刀结合其他疗法 石湛瑜等[103]运用激光针刀治疗膝关节类风湿关节炎。治疗方法：患者仰卧，膝下垫枕使双膝屈膝。于患膝关节周围寻找压痛点和结节样物。在压痛点做皮肤标记后常规消毒，局部浸润麻醉。按针刀四步规程要求进针，进针后行纵行疏通切割2~3刀后，横行铲削1~2刀。最后用激光照射5min，出针。术后加压包扎关节6小时。6小时后开始进行被动及主动锻炼，24~48小时后在医师的指导和辅助下进行站立行走锻炼。术后定期随访6个月到2年不等，根据有关膝关节术后HSS评分进行评价。结果所有患者术后关节功

能及临床症状均得到改善，肾上腺糖皮质激素、非甾体药物等用量均较手术前减少。术后HSS评分Ⅲ级7例，Ⅳ级38例。作者认为采用激光结合针刀治疗本病，不仅可以剥离粘连，刮除瘢痕，松解肌肉，还可以改善局部血液循环，激活脑内的啡肽系统，修复受损组织，从而改善关节功能，明显改善患膝功能。

七、踝足部类风湿关节炎临床研究进展

1. 针刀治疗 潘红[54]用针刀治疗类风湿关节炎。于关节周围，内侧、外侧关节间隙等处找到软组织变性如条索状物处，每次选3~5点，常规消毒，治疗点局麻，利多卡因1~2ml，5min后逐个以4号针刀进行治疗，经治疗点进针直至骨面或至软组织病变处，以切割为主，兼以横行剥离进行松解和疏通，出针后针眼加压1min。刀口用创可贴覆盖。然后用手法放松关节周围软组织，再予以牵引拔伸和被动屈伸活动。每周1次，3次为1个疗程。结果：2个月后总有效率为95.7%，6个月总有效率91.3%，12个月总有效率为91.3%。

2. 针刀综合治疗 陈伟[104]用针刀等综合治疗类风湿关节炎。针刀治疗凡在四肢关节周围有肿痛之点，均可用针刀沿肌腱、神经、血管平行进针，避开神经血管，进行纵疏横剥离可止痛，也可使关节活动有所恢复。这些肿痛之点，一般都是肌触、关节囊、滑囊、腱鞘等软组织受损处。特色口服类风湿散剂，以马钱子、制川乌、风湿草为主，5天见效，200袋可稳定病情。结论：运用针刀在肿痛关节处松解，可迅速疏通气血，解除粘连，对恢复关节功能、解除疼痛起到事半功倍的效果。在急性、亚急性关节明显肿胀明显、疼痛严重时，可选用1~2种强有力的抗风湿中药可取得良好的效果。

参考文献

[1] 叶有才. 针刀治疗项韧带钙化65例 [J]. 陕西中医，2011. 32（10）：1381.

[2] 肖荣."T"形针刀松解配合手法治疗项韧带挛缩型颈椎病80例[J].内蒙古中医药,2012:153.

[3] 葛晓东,孙建珍,陈兵.针刀治疗椎枕肌劳损120例[J].吉林中医药,2007.27(2):43.

[4] 丁力.针刀松解枢椎加寰枢椎整复术治疗寰枢关节紊乱症168例[J].湖南中医杂志,2010,26(3):55.

[5] 罗建明.针刀治疗钩椎关节移位型颈椎病500例[J].全国微创骨外科手术暨中西医结合骨科学术会议论文集,2005:77-78.

[6] 李国强,刘忠民.药针刀结合按摩治疗椎动脉型颈椎病98例[J].中国民间疗法,2006,14(8):56.

[7] 林海瑞.小针刀治疗椎动脉型颈椎病眩晕的临床观察[J].针灸临床杂志,2012,28(8):33-34.

[8] 施俊,陶律军,梁修龙,等.针刀加牵引治疗椎动脉型颈椎病的临床观察[J].中国中医急症,2015,24(9):1680-1681.

[9] 邵礼晖,潘浩.小针刀配合中药药枕治疗椎动脉型颈椎病临床观察[J].陕西中医学院学报,2015,38(1):52-53.

[10] 张秀芬.针刀三步神经定位治疗神经根型颈椎病的临床研究[J].中国中医骨伤科杂志,2014,12(2):14.

[11] 朱国文,王跃,傅建明.针刀闭合松解术配合金葡液治疗神经根型颈椎病临床研究[J].中国中医骨伤科杂志,2007,15(3):22.

[12] 姜兴鹏,陈伟.针刀治疗脊髓型颈椎病1例报道[J].科学之友,2007,17(4B):281.

[13] 易秉瑛.针刀治疗晚期强直性脊柱炎(AS)376例临床研究报告[J].科学之友,2007,17(4B):151.

[14] 李连泰,丁静,李海然,等.小针刀治疗强直性脊柱炎30例临床观察[J].中国临床医生,2014,42(5):77-78.

[15] 魏汉贤,黄碧青,梁颖霞,等.小针刀松解术配合臭氧注射治疗强直性脊柱炎36例[J].广西中医药,2014,(4):51-52.

[16] 周楠,刘方铭.针刀疗法配合中药熏蒸治疗强直性脊柱炎20例[J].上海针灸杂志,2013,32(2):136.

[17] 郭效德,周莹,蔺波,等.小针刀联合益肾骨痹汤治疗中晚期强直性脊柱炎临床研究[J].河南中医,2014,34(3):447-448.

[18] 程建明,穆敬平,郑苏,等.激光针刀配合中药外敷治疗强直性脊柱炎疗效观察[J].上海针灸杂志,2014,33(11):1038-1039.

[19] 杜学辉.激光针刀配合中药熏蒸治疗强直性脊柱炎60例疗效观察[J].河北中医,2009,31(8):1154.

[20] 葛恒清,唐铭含,杨永权,等.针刀治疗强直性脊柱炎[C].中华中医药学会针刀医学分会全国第九次针刀医学学术年会会刊,2010:226.

[21] 张天民,崔清国,何国兵,等.针刀整体松解术治疗特发性脊柱侧弯7例[J].中国针灸,2010,针刀专刊:71.

[22] 万碧江,张天民,吴绪平.针刀治疗青年特发性脊柱侧弯4例及疗效分析[J].中国针灸,2010,针刀专刊:68.

[23] 杜景文.小针刀结合综合康复治疗对运动员脊柱侧弯症的疗效观察[J].中医临床研究,2015,7(6):122-123.

[24] 何西泉,彭勋超.针刀治疗腰椎间盘突出症观察及护理[J].实用中医药杂志,2012,28(5):392-393.

[25] 于秀鹏.小针刀治疗腰椎间盘突出症156例[J].中国民间疗法,2011,19(11):23-24.

[26] 王全贵,林惜玉,燕新秀,等.针刀与手术治疗腰椎间盘突出症疗效对照观察[J].中国针灸,2011,31(8):743-744.

[27] 全科.小针刀治疗腰椎间盘突出症临床观察[J].长春中医药大学学报,2012,28(3):499-500.

[28] 路飞,叶新苗.针刀治疗腰椎间盘突出症96例[J].长春中医药大学学报,2015,31(2):

383 - 384.

[29] 张立勇，邵湘宁，叶勇，等 . 超微针刀网点状松解法治疗腰椎间盘突出症疗效观察 [J]. 上海针灸杂志，2015，34（1）：51 - 52.

[30] 谢添，谢红，张玉辉 . 针刀联合臭氧注射治疗腰椎间盘突出症 31 例疗效观察 [J]. 中国医药导报，2012，18（3）：83.

[31] 李绍军，谯智泉，黄家福 . CT 引导下臭氧消融联合小针刀治疗腰椎间盘突出症应用研究 [J]. 中国社区医师 · 医学专业，2012，14（11）：211 - 212.

[32] 赵黎明，崔建英 . 小针刀加穴位埋线治疗腰椎间盘突出症 98 例临床观察 [J]. 河北中医，2012，34（6）：878 - 879.

[33] 陈浩明 . 小针刀配合手法联合药物治疗腰椎间盘突出症的疗效研究 [J]. 中国现代医生，2012，50（21）：155 - 156.

[34] 杨仕彬，陈睦虎 . 针刀结合电针治疗腰椎间盘突出症 58 例临床观察 [J]. 河北中医，2012，34（4）：552 - 553.

[35] 孙彦奇，徐珂民，孙晓昀 . 针刀配合圆针治疗腰椎间盘突出症 60 例 [J]. 河南中医，2012，32（3）：355 - 356.

[36] 阮班魁 . 针刀配合针灸治疗腰椎间盘突出症临床研究 [J]. 亚太传统医药，2015，11（2）：82 - 83.

[37] 肖新华，阮宜骏，叶仁群 . CT 引导下针刀神经根松解联合神经根阻滞治疗腰椎间盘突出症 [J]. 临床放射学杂志，2012，31（6）：876 - 878.

[38] 何云清，徐静，朱宏 . CT 介入靶位胶原酶注射配合小针刀治疗腰椎间盘突出症临床观察 [J]. 中医药临床杂志，2010，22（2）：160 - 162.

[39] 沈健，史秋华 . 针刀疗法结合神经根封闭治疗腰椎间盘突出症 200 例 [J]. 实用临床医药杂志，2010，45（11）：832 - 833.

[40] 邱昌民 . 针灸推拿结合小针刀治疗腰椎间盘突出症 45 例 [J]. 浙江中医杂志，2010，45（11）：832 - 833.

[41] 董俊峰 . 针刀治疗手术后复发性腰椎间盘突出症的体会 [J]. 科学之友，2007，17（4B）：183.

[42] 吴建红，林鹏 . 针刀配合中药治疗腰椎间盘突出症术后症状复发 80 例疗效分析 [J]. 浙江中医杂志，2012，47（5）：357 - 358.

[43] 谢清芳，杨林，刘文 . 针刀配合手法治疗腰椎间盘突出症术后复发 50 例疗效分析 [C]. 全国第三届微创针刀学术年会论文集，2011：100 - 102.

[44] 马运芳，华国昌 . 针刀松解黄韧带对腰椎管狭窄症的效果观察 [J]. 中医临床研究，2011，3（22）：78 - 79.

[45] 杨宏斌，赖志刚 . 微创针刀治疗腰椎管狭窄症 187 例临床研究 [J]. 中医临床研究，2012，4（16）：37 - 38.

[46] 毛伟洪，陈奇红 . 小针刀配合骶后孔注射及中药内服治疗腰椎管狭窄症 60 例疗效观察 [J]. 甘肃中医学院学报，2014，31（4）：64 - 65.

[47] 余长江，沈玉杰，谢玲，等 . 腰交感神经节射频热凝结合针刀治疗腰椎管狭窄症 [J]. 中国康复，2013，28（1）：52 - 53.

[48] 单正斌，单兆云，董郓 . 水针刀椎管内外松解治疗腰椎管狭窄症疗效观察 [C]. 中国针灸学会微创针刀专业委员会第二届学术研讨会学术论文集，2010：2.

[49] 吴坛光，李建华，袁浩 . 后侧肩关节囊松解联合"C"型针刀术式治疗肩关节僵直 [C]. 第四届全国微创针刀学术年会暨第五次湖北省针灸学会针刀学术交流会会议论文集，2012：130 - 134.

[50] 李树生 . 针刀疗法为主治疗特殊群体的肘关节强直 [J]. 中国社区医师，2011，（9）：164.

[51] 戴士良 . 针刀与手法治疗外周型肘关节强直的体会 [C]. 全国第七届针刀医学学术交流大会论文集，2006：135.

[52] 郑宏斌 . 针刀手法结合熏洗治疗外伤肘关节强直 90 例 [J]. 四川中医，2006，24（11）：107.

[53] 陈舒，万全庆 . 运动疗法联合针刀治疗创伤后肘关节强直疗效观察 [J]. 浙江中医杂志，2015，

[54] 潘红. 针刀治疗类风湿关节炎疗效观察 [J]. 上海针灸杂志, 2011, 30 (6): 392-394.

[55] 张璐方. 针刀治疗反应性关节炎致腕关节僵直、畸变 1 例 [J]. 光明中医, 2010, 25 (2): 289-290.

[56] 周乃柏. 针刀三联法治疗类风湿性关节炎 [C]. 全国第七届针刀医学学术交流大会论文集, 2006: 298-301.

[57] 陈伟. 类风湿性关节炎的针刀等综合治疗应用 [J]. 科学之友, 2007, 17 (4B): 220-222.

[58] 汪学红, 王海芹. 小针刀治疗运动损伤性弹响髋 27 例 [J]. 中国中医骨伤科杂志, 2010, 18 (12): 53.

[59] 赵挪安, 朱昌荣. 针刀闭合性松解术治疗弹响髋 1 例报道 [J]. 中国医药报道, 2009, 6 (31): 105.

[60] 陈关富, 赖志刚, 翟川江, 等. 针刀治疗缺血性股骨头坏死 1162 例临床报告 [J]. 世界科学技术—中医药现代化, 2006, 8 (4): 116.

[61] 吴金玉, 胡宁, 李艳君. 针刀松解治疗股骨头缺血性坏死的临床效果观察 [J]. 中国现代医药杂志, 2012, 14 (7): 75.

[62] 瞿群威, 吴群. 针刀治疗股骨头缺血性坏死临床观察 [J]. 针灸临床杂志, 2011, 27 (1): 45-46.

[63] 吴金玉, 胡宁, 李艳君. 针刀松解治疗股骨头缺血性坏死的临床效果观察 [J]. 中国现代医药杂志, 2012, 14 (7): 75-76.

[64] 杜淑芹, 闫汝萍, 程宪凤. X 线监视下针刀治疗早期股骨头缺血坏死的护理配合 [J]. 实用医技杂志, 2007, 14 (1): 25.

[65] 聂伯泉, 吴娟航, 沈妮娜. 三点式针刀松解减压配合中药治疗股骨头坏死 81 例 [J]. 科学之友, 2007, 17 (4B): 197.

[66] 赵国慧, 侯庆吉, 赵云超. "四位一体" 综合疗法治疗股骨头缺血坏死 80 例 [J]. 科学之友, 2007, 17 (4B): 196.

[67] 杨敏, 俞凤红. 激光针刀辅以中西医结合综合治疗股骨头坏死的临床观察 [J]. 中国医药导报, 2008, 5 (30): 76.

[68] 赵家胜, 瞿群威, 胡永均, 等. 针刀减压对股骨头缺血性坏死患者骨内压及氧自由基含量的影响 [J]. 上海针灸杂志, 2012, 31 (9): 667-668.

[69] 李瑾琰, 石关桐, 李登晓. 髓芯减压、针刀松解结合功能锻炼治疗股骨头缺血性坏死 [J]. 中医正骨, 2011, 23 (2): 62-63.

[70] 金福兴, 王旭, 张俊. 腰膝同施针刀治疗膝关节骨性关节炎的临床观察 [C]. 中华中医药学会针刀医学分会全国第九次针刀医学学术年会会刊, 2010: 113.

[71] 朱峻松, 吴绪平, 张天民. 五指定位法针刀整体松解治疗膝关节骨性关节炎临床观察 [C]. 中国针灸学会 2011 年会大会论文集之针刀论坛论文集, 2011: 57.

[72] 陈梅, 施晓阳, 顾一煌, 等. 针刀治疗膝关节骨性关节炎 60 例 [J]. 南京中医药大学学报, 2011, 27 (4): 384-385.

[73] 方伟, 赵磊, 方慧, 等. 浮针配合针刀治疗膝关节骨性关节炎 80 例疗效观察 [J]. 中国中医药科技, 2012, 19 (5): 448.

[74] 陈晓燕. 小针刀配合透刺法治疗退行性膝关节炎 80 例 [J]. 中国现代医生, 2009, 47 (27): 14.

[75] 张鸿, 寇久社, 张保平, 等. 针刀配合补肾活血方治疗膝骨性关节炎 160 例 [J]. 现代中医药, 2012, 32 (5): 51.

[76] 龚龙, 郝明, 张立新, 等. 小针刀结合中药治疗膝关节骨性关节炎 120 例临床观察 [J]. 中医临床研究, 2014, 6 (28): 29-30.

[77] 宋国政. 针刀整体松解术联合中药治疗膝关节骨关节炎临床分析 [J]. 光明中医, 2015, 30 (5): 1107-1108.

[78] 张玉森, 张悦, 杨振辉. 综合康复疗法治疗膝骨关节炎 160 例 [J]. 中国临床医生, 2009, 37 (1): 50.

[79] 王吉春．针刀配合手法治疗膝关节骨性关节炎497 例［J］．吉林中医药，2007，27（1）：37.

[80] 王军旗，薛爱荣．超微针刀配合推拿治疗膝关节骨性关节炎 56 例［J］．中医研究，2012，25（9）：52－53.

[81] 朱崇安，曹宏波，范纬泉，等．五指定位法针刀松解术配合手法治疗膝关节骨性关节炎的临床研究［J］．四川中医，2015，33（1）：158－159.

[82] 曾立志，薛伟．针刀配合臭氧治疗膝关节骨性关节炎临床观察［C］．中华中医药学会针刀医学分会 2009 年度学术会议论文集，2009：267.

[83] 卢笛，徐卫星，郭崤峰，等．针刀配合透明质酸钠关节内注射治疗膝骨性关节炎疗效观察［J］．全科医学临床与教育，2010，8（3）：299.

[84] 葛恒君，蒋梅，苗雨丰．"针刀四联综合疗法"治疗膝关节骨性关节炎［J］．中国中医药现代远程教育，2011，9（5）：54.

[85] 冯大伟．水针刀配合推拿治疗膝关节骨性关节炎［C］．第四届全国微创针刀学术年会暨第五次湖北省针灸学会针刀学术交流会会议论文集，2012：293.

[86] 张新建．水针刀治疗膝关节骨性关节炎 50 例疗效观察［C］.2012 全国第三届骨伤疼痛新疗法学术年会论文集，2012：261.

[87] 周悦．针刀加手法治疗髌骨软化症 21 例［C］.中华中医药学会针刀医学分会 2007 年度学术会议论文集，2007：140.

[88] 姚小强，于芳．压揉股四头肌为主治疗髌骨软化症 140 例的临床观察［C］.甘肃省中医药学会 2010 年会员代表大会暨学术年会论文汇编，2010：277.

[89] 孙中华，魏强，邹庆，等．针刀结合中药内服治疗髌骨软化症的疗效观察［J］．科学之友，2007，17（4B）：215.

[90] 李国强，段守峰，杨杰，等．中药熏蒸结合按摩、针刀治疗髌骨软化症的临床研究［J］．中国民间疗法，2012，20（11）：24.

[91] 尚小可，郑君，牛东生．针刀松解治疗膝关节术后纤维性僵直 52 例［J］．宁夏医学杂志，2010，32（9）：812.

[92] 万明智，徐光春，祁本杰．小针刀治疗外伤性膝关节强直［J］．时珍国医国药，2011，22（7）：1797－1798.

[93] 何金国，刘翔飞，吴献民，等．针刀闭合松解术治疗粘连性膝关节强直 30 例疗效观察［J］.临床医药实践，2013，22（12）：907－908.

[94] 孙新波．舒筋活络洗剂配合针刀治疗创伤后膝关节僵直 42 例［J］．河南中医，2012，32（3）：328.

[95] 勾瑞恩，张朋．针刀松解结合运动疗法治疗膝关节伸直位僵直 62 例［J］．河南中医学院学报，2008，23（6）：75.

[96] 杨宗胜，简伟．针刀配合关节松动术治疗膝关节强直 15 例［J］．实用中医药杂志，2011，27（1）：43.

[97] 尹玮．中药配合小针刀治疗外伤性膝关节强直疗效观察［J］.实用中医药杂志，2015，31（9）：802.

[98] 段永敏，于洋．针刀为主综合治疗创伤后粘连性膝关节强直 23 例［J］．深圳中西医结合杂志，2009，19（6）：378.

[99] 韩晓鹏．水针刀治疗创伤性膝关节周围组织粘连 5 例［C］.中国针灸学会微创针刀专业委员会第二届学术研讨会学术论文集，2010：226.

[100] 顾钧青，杨晓凌，陈亮．针刀松解术治疗类风湿关节炎引起膝关节病变疗效观察［J］.上海针灸杂志，2009，28（1）：31.

[101] 王海东，王智明．针刀治疗类风湿关节炎膝关节病变临床体会［J］．中国中医骨伤科杂志，2009，17：159.

[102] 陈伟．类风湿性关节炎的针刀等综合治疗应用［J］．科学之友，2007，17（4B）：220.

[103] 石湛瑜，王熙．激光针刀治疗膝关节类风湿关节炎［J］．湖北中医杂志，2006，28（8）：48.

[104] 陈伟．类风湿性关节炎的针刀等综合治疗应用［C］．第三届国际针刀医学学术交流大会论文集，2007：220－222

第四十七章

神经卡压综合征针刀临床研究进展

第一节　头颈躯干神经卡压综合征针刀临床研究进展

一、枕大神经卡压综合征临床研究进展

1. 针刀治疗　刘婷等[1]运用针刀治疗枕大卡压性头痛患者，采用随机对照法将73例患者分为针刀组38例、温针组35例。①针刀组：患者屈颈侧卧，于枕大神经浅出皮下处压痛点，即枕外隆凸与乳突尖连线的中内1/3交界处定点，如后枕部变性的软组织压痛点明显，亦可作为进针点。消毒后，取 I 型4号针刀，刀口线与神经走向平行，垂直枕骨面，快速刺入皮下，缓慢探索深入达枕骨面，贴骨面纵行切割粘连的肌筋膜3～5下，有松动感后出刀。5天1次，1次为1疗程。②温针组：选四神聪、风池、天柱、率谷、太阳、阿是穴等，常规消毒后，用1.5寸毫针快速进针，得气后平补平泻，于风池和天柱穴的针柄上加艾柱点燃，以局部轻微泛红及患者能耐受为度，余穴每10分钟捻转行针1次，留针30分钟，5日1疗程。两组患者均治疗2疗程。结果：即刻痊愈针刀组23例，温针组10例，愈显率针刀组92.11%，温针组71.43%。1个月后痊愈针刀组22例，温针组9例，愈显率针刀组86.84%，温针组65.71%。半年后痊愈针刀组21

例，温针组5例，愈显率针刀组86.84%，温针组57.14%。针刀组的愈显率均高于温针组，可见针刀治疗比温针治疗枕大神经卡压性头痛的远期效果确切可靠。

刘占平等[2]运用针刀治疗耳枕部神经卡压综合征。将360例患者随机分为针刀治疗组和神经阻滞对照组各180例。①针刀组：患者俯卧位，下颌伸出床缘外尽量内收，充分暴露术野，取酸麻胀痛最明显之敏感点作为相应神经卡压点和针刀治疗点，标记，备皮，常规消毒，铺无菌洞巾，选用 I 型4号针刀，刀口线与神经、血管走向一致，针体垂直颅骨平面或皮肤表面刺入，纵行切开紧张、挛缩、粘连、增厚的筋膜和腱纤维3～5刀，再纵疏横剥，刀下无抵触感后出刀，压迫止血并贴创可贴。治疗时应注意患者反应，如有剧痛、触电或放射感，及时改变刀口位置，以免伤及神经、血管等正常组织。②阻滞组：根据神经卡压的部位分别选玉枕、风池、翳明、天柱、阿是穴或阳性反应点，每点注射2～3ml复方镇痛液由2%利多卡因5ml+维生素B_{12} 500μg+地塞米松5mg+654－2 5mg+5%碳酸氢钠3～5ml组成的复方镇痛液进行神经阻滞术治疗。2组患者均每5～7天治疗1次，1次为1疗程，连续治疗3疗程。结果：即可止痛效果比较，即效针刀组96例，阻滞组46例；总有效率针刀组为93.33%，阻滞组为81.67%。综合疗效比较，痊愈

针刀组 167 例，阻滞组 69 例；无效针刀组 0 例，阻滞组 32 例；总有效率针刀组为 100%，阻滞组为 82.22%；随访 3 个月后，复发率针刀组为 0.56%，阻滞组为 12.22%。作者认为应用针刀松解变性粘连、痉挛或挛缩的软组织，即可立即解除神经、血管的牵拉、挤压或卡压，从而使耳枕部神经卡压综合征的顽固性头痛、麻木等症得以迅速根治，疗效显著，是目前较为理想的治疗方法。

2. 针刀结合推拿治疗　毛长兴等[3]运用颈椎旋扳法配合针刀治疗枕大神经卡压综合征 69 例。先应用颈椎旋扳法调整椎小关节，恢复颈枕部力学平衡后，再配合针刀松解解除枕大神经受压情况。针刀治疗：术前枕颈部备皮，患者反坐于靠背椅上，双手扶椅背，屈颈前额枕于手背上，标记消毒后局麻。①在 C_2 棘突与乳突连线的中点进针刀，刀口线与耳郭根部下段基线平行，即与中轴线下段呈 30° 角斜向外下方，垂直皮面快速刺入皮肤，达枕骨骨面后，提起刀锋，约为刺入深度的一半，呈线状切开浅、深筋膜及肌组织，再纵疏横剥，待刀下有松动感后出刀。②在 C_2 棘突顶端病侧骨缘进针刀，刀口线与躯干纵轴平行，垂直皮面快速刺入皮肤，直达棘突骨面后，调整刀锋至棘突的病侧骨缘，沿骨缘切开头下斜肌腱，纵疏横剥，刀下有松动感后出刀。③在 C_1 横突后结节尖部及下缘进针刀，刀口线与躯干纵轴平行，从 C_1 横突的后外侧垂直皮面爪切进刀，匀速推进达横突后结节尖端骨面后，沿尖端下外侧骨缘切开头下斜肌肌腱，并纵疏横剥，刀下有松动感后出刀。④在 $C_1 \sim C_2$ 棘突间点进针刀，刀口线与躯干纵轴平行，垂直皮面快速刺入皮肤，达第二棘突顶骨面后，调整刀锋至棘突上缘，沿骨面切开棘间韧带，刀下有松动感后出刀。⑤在 $C_1 \sim C_2$ 棘间点外侧 15~23mm 处进针刀。刀口线与躯干纵轴平行，垂直皮面快速刺入皮肤，达关节突骨面后，调转刀口线，寻找到关节突关节间隙后，切开关节突关节囊，出刀。⑥在枕大神经出口点进针刀，刀口线与躯干纵轴平行，垂直皮面快速刺入皮肤，达骨面后，作筋膜切开剥离，刀下有松动感后

出刀。手法治疗：根据临床表现与影像学检查，排除骨质疏松症致密性骨炎及能导致骨质破坏引起的疾病。患者反坐于靠背椅上，双手搭在椅背上。先捏拿上颈部进行放松，同时轻微晃动颈部使手法逐渐深入而充分，再点按弹拨天柱、风池、玉枕等枕后部穴位，接着命患者伏于椅背上，**㨰法**放松颈枕颅顶部，然后坐直施旋扳法与**㨰法**，最后上下揉推颈枕颅顶部并拍击肩背部收尾，3 天 1 次，2 次为 1 疗程，每个疗程间隔 3~4 天。结果：治疗 1~3 次后，治愈 54 例，有效 14 例，无效 1 例，总有效率 98.55%。

二、胸廓出口综合征临床研究进展

1. 针刀治疗　林浩东等[4]运用针刀治疗上干型胸廓出口综合征 11 例。在胸锁乳突肌后缘找到压痛最明显点，8 例在胸锁乳突肌后缘中点附近，2 例偏上方 1.5cm 处，1 例偏下方 2cm 处。标记消毒后局部麻醉，用按四步进针规程进宽 1.5mm 的针刀，达颈椎横突后结节后，做 3~5mm 的小幅度横行切割和挑拨，即作用于前、中斜角肌的腱性起始纤维。全部患者感颈部酸胀，4 例感麻痛至背部，1 例感手部麻痛。切割挑拨时间不超过 1 分钟，出针后按压针孔止血。术后所有患者均无血肿形成，休息 10 分钟后，10 例的症状、肌力和感觉明显好转。1 例变化不明显。1 个月后复查，7 例症状明显好转，偶有不适，肌力也明显好转；3 例肌力感觉均明显好转，但颈部仍存在不适；1 例即术后当时效果不佳者仍无效，给予局封及手术治疗亦效果不佳。其余 10 例 6 个月后随访，6 例症状消失，肌力、感觉正常；2 例好转，2 例无效。4 年后仍有 7 例有效。

2. 针刀结合封闭治疗　孟双全等[5]采用封闭加针刀治疗胸廓出口综合征 18 例。其方法为：在胸锁乳突肌后缘颈椎横突结节处及喙突内下找出压痛点，标记消毒后，先做局部封闭，即痛点注射醋酸曲安奈德及 0.5% 布比卡因各 2ml 配成的混合液。再按四步进针规程，顺肌纤维方向进针刀，抵至颈

椎横突结节及喙突内下后，在局部横行做 2～5cm 的小幅度切割及挑拨松解，出刀后按压，贴创可贴。术中均有强烈酸胀感。每周治疗 1 次，共 1～5 次。所有患者术后即刻都有不同程度的症状缓解，有明显的轻松感，术后 10 分钟检查肌力均较前增加。有 12 例针刺痛觉减退者明显改善，18 例均无血肿形成；5 例出现肩背或患肢的放射性麻木，观察 2 小时后逐渐缓解消失；1 例术中出现头晕、心慌、胸闷等不适，经吸氧及平卧休息数分钟后好转。随访 3 个月至 2 年，优 12 例，良 3 例，可 2 例，差 1 例。

三、胸长神经卡压综合征临床研究进展

李树明等[6]采用针刀治疗心梗后胸长神经卡压综合征 1 例，疗效确切。治疗方法：①以局部压痛点标定进针点，常规消毒铺巾，局部麻醉。患者取俯卧位，松解颈后部时，颈后部针刀与皮肤垂直，刀口线与棘突纵轴线平行，松解 C_5～C_6 棘突间韧带，并逐层松解 C_5～C_6 棘突旁两侧 2cm 左右的软组织，达关节突关节囊；患者改侧卧位，针刀与颈部皮肤垂直，刀口线与颈部纵轴线平行，松解 C_5 横突后结节处中、后斜角肌附着点及其腱性纤维环。术后注意压迫止血，术毕进针处贴创可贴。②术后施行朱氏两点一面手法治疗。经上述治疗 1 次后，症状明显改善，1 周后行第二次治疗后痊愈。

四、肩胛背神经卡压综合征临床研究进展

谢伟等[7]采用针刀治疗肩胛背神经卡压综合征，疗效确切。治疗方法：在肩胛提肌止点处或脊柱缘处找到明显压痛点作为进针点。用注射器抽吸 2% 利多卡因针 3ml + 德宝松针 1ml。局部消毒铺巾，进针，回抽无血时，注射药物局麻，刀口线与肩胛骨缘平行进针，紧贴肩胛骨缘扇形切割，切割时常可听到"嚓嚓"的声音，并有阻力感和挡刀感，切开松解。对胸锁乳突肌后缘中点疼痛明显患者，行中斜角肌松解。患者仰卧位，以胸锁乳突肌后缘中

点压痛点为进针点，刺到横突处回抽无血，注入 2% 利多卡因针 3ml + 德宝松针 1ml，刺入针刀，达到横突骨面后，紧贴骨面松解。起针后用创可贴贴敷，行弹拨理筋手法，并活动肩胛骨 10 余次。治疗结果：治愈 52 例，显效 28 例，好转 6 例，总有效率 100%。

五、肋间神经卡压综合征临床研究进展

姚晓等[8]用针刀闭式松解综合疗法治疗顽固性肋软骨炎 34 例。治疗时患者平卧，双手置于枕后，在压痛最敏感处和梭形肿胀隆起处常规消毒铺巾。术者站在患侧，取 1 号针刀，病灶最隆起处垂直皮面进针刀。刀口线与肋骨长轴平行，刀刃直达肋软骨骨膜后进行通透剥 5～6 刀，抵达肋软骨面。再在肋软骨面上纵行疏通剥离 4～5 刀，然后横行疏通剥离 2～3 刀。将肋软骨鼓膜从肋软骨上剥离开，直至刀下有明显松解感即止，退出针刀。针刀治疗术毕，在手术当时的针孔注入山莨菪碱、维生素 B_{12}、醋酸泼尼松龙混悬液、2% 利多卡因合剂，施行局部浸润。对于疼痛特别严重者，也可行相应的肋间神经阻滞。全组 34 例均痊愈，治疗 2 周后症状、体征、压痛和肿胀均消失。其中 1 次治疗痊愈者 28 例，2 次治疗痊愈者 6 例，34 例患者愈后随访 3 年无一例复发。

第二节　上肢神经卡压综合征针刀临床研究进展

一、肩胛上神经卡压综合征临床研究进展

1. 针刀为主治疗　谢兴生[9]针刀治疗肩胛上神经卡压综合征临床观察。患者取坐位或俯卧位，头部前屈固定于治疗床上，在肩胛上切迹、肩胛冈盂切迹和冈上肌、冈下肌压痛处定点，常规消毒后，选择 4 号针刀，刀口线与肩胛上神经走行方向平行，针体与肩部皮肤约呈 70° 角斜向背部与背部皮肤平行刺入皮下，缓慢进针直达冈上窝骨面，针尖向前

上方移动至肩胛上切迹外侧端，行纵行切开剥离2～3刀，再横行剥离2～3下，松解肩胛上横韧带，针下有松动感后，再退至浅层切开其他条索硬结，冈盂切迹处则松解肩胛下横韧带，拔出针刀，局部压迫片刻防止出血，覆盖创可贴。术毕令患侧手放于对侧肩上，使肘部处于水平位，并向健侧用力牵拉，然后再在局部弹拨推按数下即可。一次未愈，则5天后再作次治疗。针灸组治疗选穴肩井、肩贞、秉风、天宗、肩髃、臂臑、合谷、养老、外关、阿是穴，操作常规消毒，以1寸或1.5寸毫针快速进针，得气后施以泻法，每5分钟行针1次，留针30分钟，每日1次，10次为1个疗程，疗程间休息3天，两个疗程后评定。疗效标准：痊愈：症状体征消失，活动自如，随访3个月未复发；显效症状体征基本消失，工作生活不受影响，劳累或受凉后略有疼痛不适；好转：症状体征明显减轻；无效：症状体征无改善。结果针刀观察组痊愈37例，显效7例，好转4例，愈显率91.7%。针灸对照组痊愈11例，显效15例，好转17例，无效5例，愈显率52.4%。

张歆[10]应用针刀治疗肩胛上神经卡压综合征。患者半卧位，肩部常规消毒铺巾。9号穿刺针由肩峰斜向内侧肩胛骨切迹进入约5cm直至切迹骨质，后退0.5cm寻找酸麻的异感后注入2%的利多卡因4ml后酒精棉球压紧针孔。针刀治疗沿肩峰斜向前内侧刺入，在喙突的内后侧间隙进入5cm，触及肩胛切迹骨质后退0.5cm，手感有索条状韧性组织上进行针刀的切割和挑刺后出针。也可在锁骨外三分之一肩胛切迹压痛最明显处刺入进行针刀治疗。所有病例都在冈下肌压痛处或者肩胛冈内三分之一处进行针刀的疏通剥离治疗。每周1次，3次为1疗程。治疗后疼痛消失，恢复正常工作生活为优；以阴天及劳累后酸疼可以忍受，患肩活动无受限为良；以疼痛症状无改善，肌萎缩无恢复，提肩无力为差。其中1个疗程优12例，良2例，差1例。

唐日强等[11]采用针刀治疗肩胛上神经卡压综合征55例患者取俯卧位，取肩胛冈中点上方1cm，肩胛冈中、外1/3下方定点。在施术部位以碘酒消毒2遍，铺无菌洞巾。1%利多卡因局部浸润麻醉，每个治疗点注药1ml。刀具选择Ⅰ型4号直形针刀。在上述定点部进行针刀松解，术毕，患者坐位，主动耸肩2次。上述治疗若症状改善不明显，间隔7天再针刀治疗及手法治疗1次。两周为1疗程，连续治疗1个疗程。结果：55例患者中，痊愈42例，显效7例，好转3例，无效3例，总有效率94.5%。

2. 针刀结合其他治疗 李多默等[12]采用超声引导下可视针刀治疗肩胛上神经卡压综合征。采用超声引导下针刀闭合性松解术。在受卡压的体表部位确定超声探头的位置及方向，依据相关文献确定肩胛上切迹体表穿刺点和冈盂切迹体表穿刺点。常规皮肤消毒，铺无菌洞巾，使用6号穿刺针从定位点皮肤表面垂直刺入至相应深度，穿刺过程中每治疗点注射0.25%的利多卡因1.5ml，此时患者局部有胀感，但无放射感；退出穿刺针，沿原穿刺通路进Ⅱ型针刀，患者大多有局部重、胀感，如有向上肢放射感则稍微调整进针的方向和深度。针刀紧贴骨面在肩脚上切迹内缘及冈盂切迹外缘，小幅度松解2～3刀。以无菌纱布压迫针孔2min，创可贴贴敷针孔。治疗后6h内限制活动肩关节，3天内避免劳累、禁食辛辣。每周1次，3次为1个疗程。结果：30例患者中，痊愈16例，显效11例，有效2例，无效1例，愈显率90%。

二、四边孔综合征临床研究进展

陶志平[13]用针刀松解术治疗腋神经卡压综合征。治疗方法：俯卧位，患肢稍外展，使术野暴露清楚，或侧卧位，用龙胆紫定位。肩胛骨外缘上2/3处可定1～2点，松解小圆肌起点；肩胛骨下角点可定1点，松解大圆肌的起点；小结节嵴定1～2点，松解大圆肌的止点。按常规局部消毒，铺无菌巾，戴无菌手套、帽子、口罩，用0.75%的利多卡因局麻，用退回式注射局麻药。①肩胛骨外缘点：针刀的刀口线与肩胛骨外缘平行，刀体与皮肤垂直进入，快速刺入皮肤，匀速推进直达骨面，调整刀锋到骨外缘，沿骨缘切开剥离3~4刀，然后纵行疏通，横行剥离，刀下有松动感即出针刀。②肩胛骨下角点：刀口线与肩胛骨下角的外缘平行，刀体与皮肤垂直，快速刺入皮肤，缓缓推进直达骨面，调整刀锋至肩胛下角外缘的骨面切开剥离3~4刀，然后纵行疏通横行剥离，刀下有松动感即出针刀。③肱骨小结节嵴：刀口线与上肢纵轴平行，刀体与皮肤垂直进入缓缓推进针刀直达骨面，然后浮起针刀，缘骨面纵行开切开2~3刀，刀下有松动感后即出针。另：患者仰卧位，患肢屈肘，医生的同侧与患肢手相握，医生用力使肘关伸直，反复伸屈几次即可，在患肢屈肘时可做肩关内外旋转几次即可。结果治愈26例，显效8例，好转2例。

三、肘管综合征临床研究进展

周雅萍等[14]运用针刀配合水针治疗肘管综合征。患者取俯卧位，患者反背或侧卧位使患肢向下。常规消毒铺洞巾，术者戴手套。嘱患者屈肘以暴露肱骨内上髁和尺骨鹰嘴，刀口线与尺神经方向一致，针体垂直于肱骨内上髁的后内方骨面，在敏感压痛点处进针，直达骨面，行纵疏横剥法。然后提起针刀，摸索进针达肘管壁，切开尺侧腕屈肌的弓状结构，同时针刀沿肘管内侧缘向中间平推数下，以将肘管的切口加大，松解尺神经与周围组织的粘连，出针后，过度屈曲肘关节数次。松解后，用注射器吸入强的松龙5mg、1%利多卡因1.5ml、维生素$B_1$5mg和B_{12}0.5mg所配成的注射液，注入肘管内。针刀加水针组治疗24例，治愈15例，有效8例，无效1例。

四、桡管综合征临床研究进展

阮宜骏等[15]采用针刀治疗桡管综合征37例，疗效甚佳。方法：前臂外展，肘关节取伸直位，手心向上。取肱桡关节远端3cm肱骨外上髁与桡骨茎突连线内侧1cm处压痛点为进针点，左手指将桡动静脉、桡神经及其分支向内推开，采用4号针刀，垂直进针，直达骨面。针刀贴骨面顺着肱骨外上髁与桡骨茎突连线呈扇形纵行松解上下2~3cm，左手指横行推移，手下有松动感后出针刀。改变体位，前臂外展肘关节取屈曲位，手背朝上。取肱骨外上髁或肱桡关节压痛点为进针刀点，垂直进针，顺肌纤维纵行松解，至针下松动后出针。术后顺肌纤维方向揉搓3~5分钟，反复屈伸牵拉肘关节。每周治疗1次，3次为1疗程。37例病例，痊愈28例，好转8例，无效1例，总有效率97.3%。

五、腕管综合征临床研究进展

1. 针刀治疗 李乐敬[16]采用针刀治疗腕管综合征60例，治愈率高。针刀治疗方法如下：患者掌心向上，在腕关节下垫一个棉垫，手腕平放于棉垫上，使腕关节处于背伸位。让患者用力握拳屈腕，在腕部掌侧出现3条隆起的肌腱，从桡侧到尺侧分别是桡侧腕屈肌腱、掌长肌腱和尺侧腕屈肌腱。然后以此为标志确定4个点：在患腕远侧腕横纹上的桡侧腕屈肌腱的内侧缘定一点，再沿桡侧腕屈肌腱向远端移动约2.5cm再定一点，在患腕远侧腕横纹尺侧腕屈肌腱的内侧缘定一个点，沿尺侧腕屈肌的内侧缘向远端移动约2.5cm再定一点。这4个点为针刀的进入点。将此四点局麻，然后按进针的四步规程在4点上分别进针刀，刀口线与肌腱走向平行，针刀深度0.5cm左右，同时针体和腕平面成90°角，将针刀沿屈肌腱内侧缘向中间平推数下，以剥离腕横韧带和腕屈肌腱间的粘连，然后出针，分别对4个点进行局部消毒处理。针刀术后，患者取正坐，前臂于旋前位，手背朝上。医生双手握患者掌部，左手在尺侧，右手在桡侧，而拇指平放于腕关节的背侧，以拇指指端按于腕关节背侧，在拔伸情况下摇晃关节，然后，将手腕在拇指按压下背伸至最大限度，随即屈曲，并左右各旋转2~3次。结果显示60例腕管综合征患者，其中1次治愈31例，2次治愈10例，3次治愈9例，4次治愈7例，5次治愈3

例。治愈率100%。

阮宜骏等[15]运用针刀治疗桡管综合征37例，取得了良好的效果。治疗方法：前臂外展关节伸直位，手心朝上。取肱桡关节远端3cm肱骨外上髁与桡骨茎突连线内侧1cm压痛点为穿刺点，左手指将桡动静脉、桡神经及其分支向内推开，取4号针刀，垂直进针，刀口线与重要神经血管平行，直达骨面，可出现局部胀痛或前臂外侧放射痛。针刀贴骨面顺肱骨外上髁与桡管茎突连线呈扇形纵行松解，上下2~3cm。左手指横行推移，手下有松动感后出针刀。改变体位。前臂外展肘关节屈曲位，手背朝上。取肱骨外上髁或肱桡关节压痛点为另一穿刺点，垂直进针，顺肌纤维纵行松解，至针下松动后出针。术后顺肌纤维方向揉搓3~5min，反复屈伸牵拉肘关节。每周治疗1次，3次为1疗程。结果：痊愈28例，好转8例，无效1例，总有效率97.30%。

李有成等[17]采用针刀治疗腕管综合征30例。患者手腕平放于治疗台上，腕关节置于脉枕上。让患者用力握拳屈腕，在腕部掌侧可有3条纵行皮下的隆起，中间为掌长肌腱，桡侧为桡侧腕屈肌腱，尺侧为尺侧腕屈肌腱。在远侧腕横纹尺侧腕屈肌腱的内侧缘，定一进针刀点，沿尺侧腕屈肌的内侧缘向远端移动2.5cm左右再定一点，在远侧腕横纹上的桡侧腕屈肌腱的内侧缘定一点，再沿桡侧腕屈肌腱向远端移动2.5cm左右再定一点，在此4点上分别进针刀，刀口线和肌腱走向平行，针体和腕平面成90°角，沿两侧屈肌腱内侧缘刺入0.5cm左右，应避开尺、桡动静脉和神经，将腕横韧带分别切开2~3mm与此同时，将针刀沿屈肌腱内侧缘向中间平推数下，以剥离腕屈肌腱和腕横韧带间的粘连，应避免损伤正中神经，出针。针刀术后，患者正坐，前臂于旋前位，手背朝上。医生双手握患者掌部，右手在桡侧，左手在尺侧，而拇指平放于腕关节的背侧，以拇指指端按于腕关节背侧，在拔伸情况下摇晃关节，然后，将手腕在拇指按压下背伸至最大限度，随

即屈曲，并左右各旋转2~3次。结果：30例中，1次治愈12例，2次治愈8例，3次治愈7例，4次治愈2例，5次治愈1例，治愈率100%。

胡达望等[18]采用针刀治疗腕管综合征40例。患者卧位或坐位，患手平放于治疗台上，掌心向上，腕关节下垫枕垫，使腕关节呈背屈位。在远侧腕横纹桡侧腕屈肌腱的内侧缘定一进针点，用龙胆紫做好标记。常规消毒、局麻。以进针点为中心常规消毒皮肤，医者戴消毒手套，用戴消毒手套的左手拇指尖按压在进针点的皮肤上，注入以2.0%利多卡因针注射液2ml、0.9%氯化钠注射液2ml混合共4ml局麻药液。取4号无菌针刀，避开正中神经，刀口线与肌腱走向平行，使针体和腕平面成90°角进针，深度约5mm，然后使针体和腕平面成15°角将腕横韧带切开2~5mm，与此同时，将针刀沿腕屈肌腱的内侧缘向中间平推数下，以剥离腕屈肌腱和腕横韧带的粘连，解除正中神经卡压，针下有松动感时即出针。出针后压迫针孔1~2min止血，术者握住患手，旋转和过屈过伸腕关节数次以彻底松解。予创可贴敷贴针孔，忌水洗2天防止感染。结果：20例患者中，痊愈8例，好转11例，无效1例，总有效率95%。

2. 针刀结合局部封闭治疗　吴武军等[19]运用改良针刀手术加腕管阻滞治疗腕管综合征，取得良好效果。治疗方法：改良针刀组：手腕平放于治疗台上，垫枕，辨认掌长肌腱及桡、尺侧腕屈肌腱。于近、远侧掌横纹中点尺侧腕屈肌的内侧缘和桡侧腕屈肌内侧缘各选取一进针点，标记，消毒。用手术刀刺破皮肤层并保持刀口线与上肢长轴平行，向手侧进针达远侧腕横纹水平，刀口线方向不变，用刀在腕横韧带上切2~3个切口，然后退针刀至标记部位，并向肩侧进针至近侧腕横纹水平，再在腕横韧带上切2~3个切口，平推屈肌腱，出针刀。术毕，从任一刀孔向腕管内注射由2%利多卡因1ml、强的松龙25mg、维生素B_{12}500μg组成的混合液。手术结束后行手法治疗，嘱患者腕部休息1周，同时活动手指。如未愈，1

周后行第二次治疗，一般同一部位治疗不逾2次。腕管阻滞治疗组：腕管内注射由2%利多卡因1ml、强的松龙25mg、维生素B₁₂500μg组成的混合液，每周1次，连续3周，3次治疗无效者不再继续行腕管阻滞治疗。改良针刀配合封闭治疗取得较好疗效。临床可以结合应用。

邢建瑞等[20]采用改良针刀腕部微创减压治疗腕管综合征。患者取仰卧位，上臂外展，掌面向上，常规消毒，铺无菌巾以2%利多卡因行局部神经阻滞麻醉，麻醉时注意只进行皮肤、皮下组织浸润，不要将麻药注入腕管，以免将正中神经阻滞。进针点在中掌横纹与远侧掌横纹之间，掌长肌腱尺侧约0.5cm处，该点在距豌豆骨桡侧约1cm纵行线上垂直进针，尖端刃锋与血管神经方向一致，侧面刃锋朝向远侧，针锋穿破皮肤、皮下组织，进入深筋膜时有突破感，然后下压针尾与皮肤呈5°～15°向远侧进针3～4cm，尖端刃锋控制在掌浅弓体表投影的近侧1cm，可以避免损伤掌浅弓掌面刃锋控制在鱼际纹尺侧0.5cm的纵行线上，即为尺神经与正中神经及其分支之间的区域，固定针刀并保持侧面刃锋向上，上下适当活动针刀无放射感，嘱患者屈伸活动手指无障碍，以确保刃锋上无神经和肌腱。然后背伸腕关节，右手持针刀用手腕的力量向掌面切断腕横韧带。此时在腕部皮下可触及刃锋，然后退针至深筋膜下，翻转刃锋，下压针尾与皮肤呈5°～15°向近侧进针2～3cm，向掌面切开深筋膜，拔出针刀最后向腕管内注入得宝松1ml加2%利多卡因3ml，适当加压包扎针孔。术后，60例患者均获得随访，手腕麻木感均明显减轻。

金信良等[21]采用改良针刀法加腕管阻滞治疗腕管综合征16例。采用二点定位法，近端定位点在远侧腕横纹与掌长肌肌腱交点的尺侧旁开0.5cm处，远端定位点在第三至四指蹼纵线的钩骨钩水平交汇点。常规消毒铺巾，先在两个远近定位点连线的腕管内注射2%利多卡因3ml、曲安奈德10mg、维生素B₁₂1ml、生理盐水3ml的混悬液阻滞腕管。

选用Ⅱ型4号针刀，按四步操作规程进针刀。近端点进针方法为：先向手侧进针切割，达豌豆骨水平面，切开腕横韧带2～3刀，范围约1cm，然后退针向肩侧进针，达近侧腕横韧带入口处切割2～3刀。近端点针刀法能有效松解腕管的入口处卡压。远端进针点方法为先向手侧进针切割，切开腕横韧带出口处2～3刀，范围约1cm，然后退针向肩侧进针切割腕横韧带2～3刀，达豌豆骨水平面，与近端进针点交汇。针刀术后，针孔按压3～5min，创可贴外敷，然后进行腕关节松解手法过伸过屈3～5次。术毕，腕关节纱布绷带包扎相对制动，48h不沾水，以防感染。术后3天进行腕关节伸屈康复锻炼。1周后可再次针刀治疗，一般不超过2次。双侧病例交替完成针刀治疗，症状重的一侧先做。结果：16例患者中，痊愈11例，显效2例，好转2例，无效1例，总有效率93.75%。

李勇等[22]采用针刀结合鞘内注射治疗腕管综合征48例疗效观察。鞘内注射：患者坐位，腕部平置于桌面，掌心向上。令患者握拳并屈腕，可见掌长肌腱隆起，穿刺的位于掌长肌腱内侧与远端腕横纹交接处。常规消毒铺孔巾，药用2%利多卡因5ml、甲泼尼龙琥珀酸钠40mg、维生素B₁注射液100mg，维生素B₁₂注射液0.5mg，10ml注射器。穿刺针与前臂轴线平行，斜45°刺入皮肤1～2cm，有突破感即进入腕管内，无神经放射症状方可推药。针刀松解术：局麻下操作，第1支针刀切开部分腕管近端腕横韧带尺侧，在近侧腕横纹尺侧腕屈肌腱的内缘定位，针刀体与皮肤垂直，刀口线与前臂轴线平行进针，穿过皮肤及皮下组织，刀下有韧性感即到达腕横韧带近端尺侧，然后针刀向近端探寻落空感，将针刀倾斜90°，提插刀法向远端切割韧带2～3刀，范围0.5cm。第2支针刀切开部分腕管近端腕横韧带桡侧，在近侧腕横纹桡侧腕屈肌腱的内缘定位，针刀体与皮肤垂直，刀口线与前臂轴线平行进针，穿过皮肤及皮下组织，刀下有韧性感即到达腕横韧带近端尺侧，然后针刀向近端探寻落空感，将针刀倾斜90°，提插刀法向远端切割韧带2～

3 刀，范围 0.5cm。针刀切开部分腕管远端腕横韧带，在 Tinel 征阳性点定位，针刀体与皮肤垂直，刀口线与前臂轴线平行进针，穿过皮肤及皮下组织，刀下有韧性感即到达腕横韧带远端，然后针刀向远端探寻落空感，将针刀倾斜 90°，提插刀法向近端切割韧带 2~3 刀，范围 0.5cm。结果：48 例患者中，痊愈 32 例，显效 14 例，无效 2 例，总有效率 95.8%。

3. 针刀结合中药外洗治疗 莫光德[23]运用针刀松解辅以中药外洗治疗腕管综合征 57 例，获得较满意的效果。针刀治疗：采用四点进针法，先确定患腕远侧腕横纹和桡、尺腕屈肌位置及走向，在远侧腕横纹与桡、尺腕屈肌交叉点之尺、桡侧缘各定一进针点，沿桡、尺屈腕肌走向向远端约 2.5cm 处再各定一点，共四点。用 2% 利多卡因 8ml 加强的松龙 4ml 的混合液，在以上选好的进针点，各点注射 3ml。按针刀操作步骤进行：定点、定向、加压分离、刺入。先近心端两点进针，后远端点进针，近、远两治疗点进针方向分别朝向远、近端。刀口线均和肌腱走向平行，深约 0.5cm，针体与腕平面成约 20°角，刀下触之有坚韧感即为腕管横韧带，纵行切割。操作时应注意避免伤及尺动、静脉，四点切割后应感针下无紧涩阻力感，表明腕横韧带已完全切断。出针刀前将针刀向中间平推数下，解除腕横韧带与屈肌腱之间的粘连。出针后作腕关节过伸过屈数次，针口无菌包扎。必要时 1 周后再行一次。治疗期间注意腕手部的休息。中药外洗：桂枝 10g，刘寄奴 10g，羌活 10g，乳香 10g，没药 10g，红花 10g，威灵仙 15g，透骨草 15g，伸筋草 15g。将上药置入 1000ml 水中浸泡 30min，然后煮沸 20min，待水温合适后，用药水浸洗腕部，边洗边按揉，每天 3 次，共治疗 1 周。中药外洗在针刀治疗 24h 后进行。本组 57 例中，治愈 55 例，其中 7 例经 2 次针刀治疗后治愈，2 例无效，治愈率为 96.5%。

4. 针刀结合激光治疗 向安林等[24]运用激光针刀治疗腕管综合征。治疗方法：患者取坐位，掌心朝上平放于治疗桌上，手下垫一棉垫，使腕关节呈背屈位。有研究表明，手掌部第三指蹼与掌长肌腱尺侧缘的连线上，掌浅弓与屈肌支持带远侧缘之间存在一个能避开重要结构进入腕管的安全区域。因此选择在远侧腕横纹尺侧腕屈肌腱的内侧缘定一进针刀点，沿尺侧腕屈肌腱的内侧缘向远端移动 2.5cm 再定一点；在远侧腕横纹的桡侧腕屈肌腱的内侧缘定一点，沿桡侧腕屈肌腱向远端移动 2.5cm 再定一点。常规消毒、铺无菌巾后，在此四点分进针刀，刀口线均与肌腱平行，针刀体和腕平面垂直，深度 0.5cm 左右，沿两侧屈肌腱内侧缘将腕横韧带分别切开 2~3mm。行横向剥离手法后接通 SJ-L 激光针刀治疗机，激光波长 670nm，输出功率 80mW，光斑直径 1.0mm，每个治疗点连续照射激光 5min，然后快速拔出针刀，用创可贴覆盖创口，稍用力按压防止出血。结果：本组 35 例患者，痊愈 28 例，好转 5 例，无效 2 例，有效率 94.28%。

六、旋前圆肌综合征临床研究进展

王磊等[25]采用水针刀治疗旋前圆肌综合征，疗效显著。治疗方法：按水针刀"一明二严三选择"的操作规程，首先令患者仰卧位或坐位，前臂外旋。根据水针刀平衡三针法定点定位。A 点：肱骨内上髁和尺骨冠突点；B 点：肱骨内上髁和外上髁连线中点向下 3~7.5cm 处寻找敏感点；C 点：旋前圆肌止点，即桡骨外侧面中部的阳性点。皮肤标记治疗点，常规消毒后，避开主要神经、血管，选用扁刃水针刀，垂直进针，进针方向与身体纵轴平行。遇结节瘢痕切开，A 点、C 点，采用水针刀一点三针法，纵行松解 3 刀，旋转注入软损宁松解液 1~2ml，出水针刀，按压针孔 1min 后，贴创可贴。结果：40 例病人中，治愈 32 例，显效 4 例，好转 4 例，总有效率 100%。

第三节 下肢神经卡压综合征针刀临床研究进展

一、股外侧皮神经卡压综合征临床研究进展

1. 针刀治疗 李越[26]采用针刀治疗股外侧皮神经卡压综合征20例，疗效显著可靠。患者仰卧位，患肢外展30°，在髂前上棘内侧1～2cm Tinel征阳性处，垂直于皮肤进针，刀口线与股外侧皮神经走向平行，进针达皮下组织、筋膜。进针到位，当患者酸麻胀感明显时。行"一"字形3～5刀疏通剥离，感刀下阻力感消失后，针体纵行摆动3～5次后出针。出针后按压针孔1～5分钟以后以创可贴外贴。结果：痊愈19例，好转1例，治愈率95%，总有效率100%。

2. 针刀结合封闭治疗 杨小平[27]采用局部封闭疗法的基础上加用针刀松解法治疗股外侧皮神经卡压综合征21例，疗效满意。①卡压点封闭疗法。醋酸强的松龙25mg加2%利多卡因2ml，痛点注射，1周1次，最多5次。②针刀疗法。令患者取仰卧位，患侧上肢上举，暴露患侧腹股沟区。在股外侧皮神经走行部位找到最明显的压痛点或触及一滚动的条索状结节处，确定为进针刀点，并做好标记。常规消毒，术者戴手套，铺无菌洞巾，0.5%利多卡因作局部麻醉，然后将针刀刺入皮下，刀口线与皮神经、肌纤维方向平行进针，缓慢深入，将刀口与皮神经方向平行、针体与髂嵴平面垂直、深度以髂嵴骨面作纵向剥离2～3次，如遇到神经有触电感时，不做剥离，提起针刀或向旁边移开少许至不出现触电感后再继续做纵向剥离，纵行剥离后横向摇摆松解剥离2～3次，剥离结束后出针刀，棉球按压针眼局部2～3分钟止血，刀口处贴敷创可贴，防止湿水，2天后自行解除。每周1次，症状减轻或无效1周后再行针刀治疗1次，3次未愈者，改用其他方法。结果：本组21例病人，经2～5次局部封闭结合1～3次针刀疗法后，治愈17例，有效4例。

3. 针刀结合神经阻滞治疗 刘英民等[28]采用小针刀合神经阻滞治疗股外侧皮神经卡压综合征65例，取得很好的疗效。让病人卧位，取股外侧皮神经骨纤维管卡压处的压痛点，即定点于髂前上棘下、内各20mm以内的压痛点。常规消毒后，以利多卡因5ml、地塞米松注射液3mg、注射用水5ml组成的复合液10ml局部神经阻滞治疗。要求穿刺针入皮后稍稍上下左右变换针尖位置，诱发麻痛后再注入药物，并在筋膜下、髂前上棘、腹股沟韧带附着部内侧下方注入10ml镇痛复合液麻醉后实施针刀松解术，刀口线与肢体纵轴一致，刀体与皮面垂直，快速刺入皮肤达骨面。在腹股沟韧带下的缝匠肌起点的硬韧组织中纵行切开3～5刀，纵行疏通，横行剥离即可，经上法治疗后1周后复诊，未愈者行第二次治疗。结果：经1次治愈42例，显效22例，无效1例，经2次治疗后总治愈61例，显效3例，无效1例。

二、臀上皮神经卡压综合征临床研究进展

1. 针刀治疗 代成章[29]运用针刀治疗臀上皮神经卡压综合征60例。患者俯卧位，充分暴露腰臀部，在患侧腰3横突处、髂嵴中点处各取一点，再于髂嵴中点前后旁开3cm处各取一点，共4个治疗点。常规消毒局麻后，取Ⅳ型3号针刀，在第三腰椎横突尖部治疗时，按四步规程进针刀，刀口线与人体纵轴平行，达骨面时进行横行剥离，感觉肌肉和骨尖之间有松动感即可。在入臀点治疗时，刀口线与臀上皮神经走向平行，刺入皮肤后缓慢进刀，达臀肌筋膜时手下有韧感，并向两侧缓慢滑动，当患者有放射感，针刀稍向里滑0.1～0.2cm进筋膜，纵疏横剥2～3下，以彻底松解狭窄的深筋膜出口，解除卡压。其前后两点操作同入臀点。出刀后外敷创可贴。嘱患者刀口避免沾水，并口服抗生素3天，以防感染。每隔7天治疗1次，连续治疗3次。结果：治愈48例，好转9例，无效3例，总有效率为95%。

庞青民等[30]收集了福建中医学院国医堂针灸科就诊的臀上神经卡压症患者60例,随机分为针刀组和针灸组各30例。①针刀组。患者俯卧位,于股骨大转子与棘角线上点连线距棘角线约47mm处标记臀上神经出梨状肌上孔的体表投影点,常规消毒局麻后,选取改良式的朱氏针刀,刀口角磨成圆弧状,使刀口线与后中线夹角约68°,即与梨状肌纤维走向一致,进针深约26mm达臀上神经出梨状肌上孔处,获得气感或放射感后,调转刀口线与髂嵴平行,顺着梨状肌纤维来回松切数次,再垂直于梨状肌走向横拨数次,以有效松解出梨状肌上孔处粘连的臀上神经、血管,出刀,贴创可贴。隔日治疗1次,3次为1疗程。②针灸组。取患侧环跳、秩边、居髎、委中、阿是穴,用30号2~4寸毫针针刺,得气后行泻法,隔10分钟行针1次,每次留针30分钟,每天1次,10次为1疗程。结果:针刀组治愈6例,显效20例,有效3例,无效1例,总有效率96.6%。针灸组治愈2例,显效13例,有效9例,无效6例,总有效率80.0%。针刀组的临床疗效明显优于针灸组,且针刀组治疗后痛阈值升高显著。

张鹏[31]采用针刀治疗臀上皮神经卡压综合征。病患俯卧位,按解剖测量点数据分别标记进针点,常规消毒铺巾,应用3号针刀,髂嵴处骨纤维管刀刃顺神经走向垂直进针,角度约45°,至针下有明显质感,点刺有麻木酸胀感为度,顺角度进行松解剥离,反复2~3次;脊旁处垂直徐缓进针,至针下明显阻碍及横突上缘,向上轻触有酸胀感,刀刃向外上韧带处横行剥离松解。术毕予以1%利多卡因、曲安奈德、维生素B_1、B_{12}混合液松解处封闭。治疗后有效率是100%,其中随访成功68例,痊愈43例,显效18例,有效7例。

陈新利等[32]采用针刀治疗臀上皮神经卡压综合征79例。患者取俯卧位,在髂嵴中点附近找到压痛点,用指端垂直向下做十字压痕,注意十字压痕的交叉点对准压痛点的中心。常规消毒后,注入复合镇痛液5~8ml,然后按照针刀治疗操作四步规程操作,刀口线与臀上皮神经平行快速刺入皮肤后改为缓慢进针。当针刀抵达臀肌筋膜时术者手下有坚韧感,然后再将针刀向两侧缓慢滑动,当患者感觉到有放射感时,先纵行疏通剥离再横行推移。如果臀部皮下有条索状物时,刀口线与条索或臀上皮神经平行。垂直皮肤刺向条索状物,酸胀明显时切割4~6刀,先纵行疏通剥离再横行推移,以痛性结节消失为止,松解后出针,用无菌棉球或无菌纱布块按住局部3~5min,以防止出血,创可贴外敷即可。3天内勿洗澡,针刀治疗每5~8日1次,1~3次。结果:79例患者中,痊愈70例,显效8例,无效1例,总有效率达98.7%。

胡昭端等[33]采用针刀整体松解术治疗臀上皮神经卡压综合征。针刀组采用针刀整体松解术治疗患者取俯卧位,常规消毒铺巾后,用1%利多卡因局部浸润麻醉,选用Ⅰ型3号直型针刀。第三腰椎横突点松解时,从L_3棘突上缘顶点旁开3cm处进针刀,刀口线与脊柱纵轴平行,针刀经皮肤、皮下组织直达横突骨面,针刀体向外移动至有落空感时,即到达横突尖部,提插切割3刀,以松解臀上皮神经在横突尖部的粘连;臀上皮神经入臀点松解时,在髂嵴中后部压痛点定位,刀口线与脊柱纵轴平行,针刀经皮肤、皮下组织直达髂嵴骨面。针刀体向上移动至有落空感时,即到髂嵴上缘臀上皮神经入臀点处,纵疏横剥3刀,以松解臀上皮神经入臀点处的粘连。术毕压迫止血3min,创可贴覆盖针眼。每周治疗1次,连续治疗2次后评定疗效。结果:30例患者中,治愈23例,好转5例,无效2例,治愈率76.7%,总有效率93.3%。

2. 针刀结合熏蒸治疗　李良平等[34]运用针刀配合熏蒸治疗臀上皮神经卡压综合征。将80例患者随机平均分成观察组和对照组。①针刀治疗。患者俯卧位,充分暴露施术部位,标记腰臀部最敏感的压痛点或条索状硬结处,一般每次3~4点为宜,常规消毒局麻后,取4号针刀进行松解,每点纵行疏通各3~4刀,出刀后按压止血并敷贴创可贴,10天1次,3次为1个疗程。②中药熏蒸。采用中药基础方，炙黄芪45g，乌梢蛇、当归、延胡索、徐长卿、木瓜、伸筋草、片姜黄、补骨脂各20g，丹参、鸡血藤各30g，川芎、红花、牛膝各15g，全蝎10g，蜈蚣3条，加减，患者俯卧位，腰臀部暴露，运用中药熏蒸气对准腰臀部，以雾状喷出为佳。每日1剂，每日1次，每次30分钟，7次为1个疗程。③封闭疗法。无菌条件下于髂嵴压痛处，采用1%利多卡因5ml，醋酸曲安奈德25mg，维生素B$_{12}$250μg配制混合液进行痛点注射。10天注射1次，3次为1个疗程。观察组运用针刀治疗，3天后配合中药熏蒸治疗；对照组给予封闭治疗。治疗1个月后，即时疗效观察组痊愈29例，好转9例，无效2例，有效率为95%；对照组痊愈15例，好转15例，无效10例，有效率为75%。

3. 针刀结合痛点阻滞治疗　陈萍[35]采用针刀加痛点阻滞效法治疗臀上皮神经卡压综合征46例。①痛点阻滞治疗。患者俯卧位，找准病变部位的压痛点并标记，一般在髂后上棘与髂前上棘连线的中1/3处髂嵴上缘。常规消毒后，铺无菌洞巾。垂直标记处皮肤进针，进行从皮下至骨膜的带状浸润，可根据症状适当向疼痛波及的组织做适度浸润阻滞。回抽无血后注入5ml2%利多卡因注射液和3ml醋酸曲安奈德注射液混合液。②针刀治疗。用针刀在髂嵴上缘注射针孔处进针进行闭合性松解，刀口线与臀上皮神经走向一致，快速刺入皮肤后缓慢进针，当达臀肌筋膜时刀下有韧感，患者出现放射感时，针刀稍向里滑动1～2mm进筋膜，纵疏横剥几刀，以彻底松解狭窄的深筋膜出口，解除卡压。术毕，外敷创可贴。3天内刀口不可沾水，以免感染。术后可进行适当的功能锻炼以防止粘连，但要防止过度伸屈造成新的损伤。一般即时效果显著，下床活动症状立即缓解，每次治疗间隔6～7天。结果：痊愈36例，其中1次治愈9例，2次治愈16例，3次治愈11例；显效7例；有效3例。

4. 针刀结合神经阻滞治疗　杜志峰等[36]运用针刀松解联合神经阻滞治疗臀部皮神经卡压征220例，其中臀上皮神经卡压者140例，将其随机分为3组，A组74人，B组64人，C组82人。A组针刀治疗组，应用针刀对神经卡压点进行剥离、疏通，以解除神经卡压；B组神经阻滞治疗组，在神经卡压点注射由2%利多卡因2ml＋注射用水7ml＋曲安奈德10mg配制成的混合液，进行神经阻滞治疗；C组针刀与神经阻滞联合治疗组，先应用针刀松解卡压神经，再进行神经阻滞。结果：A组治愈率，第一次治疗后为27.03%，第二次治疗后为62.96%，第三次治疗后为35.00%，复发率为16.39%。B组治愈率，第一次治疗后为46.88%，第二次治疗后为41.18%，第三次治疗后为13.33%，复发率为50.00%。C组治愈率，第一次治疗后为48.78%，第二次治疗后为71.43%，第三次治疗后为83.33%，复发率为8.11%。联合组效果明显优于其他各治疗组，而且复发率低。

5. 针刀结合注射治疗　张照庆等[37]运用针刀配合病灶注射治疗臀上皮神经卡压症52例。患者俯卧位，常规消毒后，于第三腰椎横突尖部及髂嵴中后部压痛点处进针，达骨面后稍退针，将6ml混合液在上述两点向四周肌肉作扇形缓慢浸润注射进行痛点阻滞。出针后，取I型4号针刀沿神经肌肉纤维走向垂直皮肤刺入，缓慢推进，当有落空感时，即到腰3横突尖部和髂嵴上缘臀上皮神经的入臀点，在横突尖部提插切割2～3刀，入臀点纵疏横剥2～3刀。如遇条索状物，则垂直刺入条索物，切开数刀，纵行疏通剥离，然后将针身大幅度摆动数次，待有松动感后出针，压迫针孔并用创可贴覆盖。少数未愈者，7天后再治疗1次，最多不超过3次。术后抗生素常规预防感染3天。结果：痊愈46例，好转5例，无效1例，有效率达98.1%。

6. 针刀结合手法治疗　周祖刚等[38]采用针刀结合手法及功能训练治疗臀上皮神经卡压综合征54例。患者俯卧位，第三腰椎横突点，髂嵴中后部定点，用2%利多卡因局部麻醉，使用I型针刀。第1支针刀松解腰3横突点的粘连和瘢痕：从腰3棘突中点旁开3cm，在此定位，刀口线与脊柱纵轴平行，针刀经皮肤、皮下组织，直达横突骨面，刀体向外移动,当有落空感时即到达腰 3 横突尖,在此用提插刀法切割横突尖的粘连和瘢痕 2～3 刀,深度不超过 0.5cm,以松解臀上皮神经在横突尖部的粘连和瘢痕。第 2 支针刀松解臀上皮神经入臀点的粘连和瘢痕:在髂嵴中后部压痛点定位。刀口线与脊柱纵轴平行,针刀经皮肤、皮下组织,直达髂骨骨面,刀体向上移动当有落空感时,即到达髂嵴上缘臀上皮神经的入臀点,在此纵疏横剥 2～3 刀,深度不超过 1cm,以松解臀上皮神经入臀点粘连和瘢痕。针刀松解术毕,患者仰卧位,屈膝屈髋 1～2 次。针刀治疗 1 周 1 次,3 次为 1 疗程。针刀术后给予手法治疗,术者先用按揉法、拿法等理筋手法松解患侧腰、臀部软组织 3～5 遍,然后沿髂嵴直下 2～3cm 痛点处用拇指弹拨法垂直方向反复弹拨臀上皮神经 3～5min,随后取侧卧位行腰椎侧扳法,最后取仰卧位行患侧下肢屈膝屈髋外展伸直法 3 遍结束治疗。针刀治疗及手法治疗 1 次,最多治疗 3 次,每次治疗间隔 1 周。经随访 3 个月,有 6 例复发,经手法治疗症状缓解。治愈 44 例,好转 10 例。

7. 针刀综合治疗 白和平等[39]采用一般治疗、神经阻滞及针刀综合治疗臀上皮神经卡压综合征 95 例。①一般治疗。休息,中频治疗,每次 20 分钟;针刺患侧大肠俞、气海俞、秩边、环跳、殷门等穴,1 天 1 次;TDP 灯照射,每次 30 分钟。均 1 天 1 次。②神经阻滞治疗。患者俯卧位,以臀上部压痛最明显处为穿刺点,多位于髂嵴中点下方 2～3cm 处,垂直刺入皮肤,然后针尖朝上逐渐向髂嵴下缘斜刺,由浅入深向皮下及筋膜下肌肉层作扇形浸润注射,一般注入 10～15ml 消炎镇痛液。然后于棘间隙外侧 3～4cm 处确定穿刺点,局麻下垂直刺入达横突或患者有麻电感后,回抽无血注入消炎镇痛液。再在 L_2～L_3、L_4～L_5 横突背侧用同法阻滞 L_2 和 L_3 后外侧支神经。③针刀治疗。患者俯卧位,在臀上皮神经入臀处或髂嵴上缘从上向下寻找条索状物或明显压痛点,取 I 型 4 号针刀,刀口线与臀上皮神经平行,刺破皮肤后缓慢进针刀,到臀筋膜时,手下有韧感,进行纵疏横剥松解。然后沿腰椎旁依

次向下寻找压痛点,依次剥离。结果:痊愈 66 例,显效 20 例,有效 9 例。

三、梨状肌综合征临床研究进展

1. 针刀治疗 周建新[40]用针刀治疗梨状肌综合征疗效显著。患者取侧卧位,健肢在下伸直,患肢在上屈曲,身体略向前倾斜,使患膝着床,于梨状肌体表投影区寻找深压痛点。髂后上棘与骶骨连线中点的上、下约 1.5cm 处各选一点,它们与股骨大转子尖的连线组成的三角形区域,即为梨状肌在体表的投影区。常见压痛点有 4 个:髂后上棘与骶骨尖连线中点,第一点与大转子尖部连线的中内 1/3 段一点,该连线的中外 1/3 段一点,梨状肌在大转子尖部的附着处为一点。进针刀时,刀口线应与坐骨神经的循行方向一致,针体与臀部表面垂直。在第一点进针刀时,针尖刺至骶骨背面时,探其边缘,沿骨边缘继续向下刺入约 0.5cm,达梨状肌肌束,切断部分紧张的肌纤维,再令针体向外侧倾斜,针刀刀刃紧贴骶骨内面刺入 0.3cm 左右,纵行疏通剥离。第二点是最常见的压痛点和治疗点,位于梨状肌中段,多可摸到臀肌深部有条索状肿大硬物,压痛可向下肢放射,针刀刺入后,若患者有刺痛感、电击感,出现避让反应,可能是针尖触及了神经、血管,应迅速上提针刀 1～2mm,向旁边移动 2mm,继续进针,待患者有明显酸胀感时,说明针刀已达梨状肌病变部位,用针刀进行纵疏横剥。在第三点时,即在梨状肌体表投影区的外 1/3 处有压痛,针刀进针后,患者针下有明显酸胀时,针刃多在关节囊部位,纵疏横剥,然后出针。在第四点时,即在梨状肌止腱大转子尖部附着处有压痛时,针体垂直于大转子尖部骨面刺入,并直达骨面,纵疏横剥,必要时,调转刀口线方向,使刀口线与肌腔纤维方向垂直,切断部分肌腱。术后,被动活动髋关节,使之内收、内旋数下。每周 1 次,治疗 3 次后观察疗效。结果:治疗组 60 例中,痊愈 43 例,显效 11 例,好转 6 例,总有效率 100%。

刘占平[41]采用针刀疗法治疗梨状肌损伤综合征

120 例，疗效显著。患者健侧卧位，健侧下肢在下伸直，患侧下肢在上屈曲 40~60°，踝关节置于健侧小腿上，膝关节抵治疗床，取髂后上棘为 A 点，尾骨尖为 B 点，股骨大转子为 C 点，A、B 两点连线的中点为 D 点，C 与 D 的连线即为梨状肌的体表投影。在此投影范围内寻找压痛点、硬结及与梨状肌纤维走行一致的条索状物为进针点，用龙胆紫作标记。术区常规消毒、铺洞巾，医者戴一次性帽子、口罩和无菌手套。根据患者胖瘦选用Ⅳ型 2~3 号针刀，刀口线与坐骨神经走行方向一致，垂直于皮肤快速进针，然后缓慢深入，当针刀下有抵触感、患者有明显酸胀、酸沉或向下肢放散感时，表明针刀已到达梨状肌病灶部位，此时即可纵行切割松解 3~5 刀，以刀下无抵触感为度，然后再将针刀刀口旋转 90°做"十"字形切开松解 2~3 刀，最后再将针刀刀口旋转 90°作纵、横摆动 3~4 下以钝性剥离，彻底松解梨状肌，出针后局部按压 5 分钟以防止出血，无菌纱布或创可贴外敷固定治疗点。1 次不愈者 5~7 天后再做治疗 1 次，2 次为 1 疗程，疗程间休息 3 天。结果：120 例中痊愈 110 例，显效 7 例，好转 2 例，无效 1 例，总有效率 99.17%。

彭勋超等[42]用针刀治疗梨状肌综合征效果显著。针刀治疗：患者俯卧，髂后上棘与尾骨尖连线的中点与股骨大转子连线的中内 1/3 的交点处，为坐骨神经在梨状肌下孔的卡压点。先常规消毒，再局部麻醉，再用 4 号针刀按针刀手术四步操作规程进针刀，针刀体与皮肤垂直，刀口线与下肢纵轴一致，当患者有麻感时，已到坐骨神经在梨状肌下孔的部位，退针刀 2cm，针刀体向外倾斜约 15°，再进针刀，刀下有坚韧感时，以提插刀法向下切割 2~3 刀，范围不超过 1cm。手法治疗：做直腿抬高 2~3 次，令病人伸髋、伸膝的同时做髋关节外旋动作，同时在患者足部予以对抗药物治疗：抗生素常规抗感染 3 天。康复治疗：嘱患者做直腿抬高锻炼，髋关节外旋、内旋、屈曲、内收锻炼，每周 1 次。结果：97 例患者中，治愈 61 例，显效 16 例，好转 19 例，无效 1 例。

王志峰[43]采用针刀治疗梨状肌综合征 55 例。患者取俯卧位，选择进针点，在坐骨结节下缘与髂后上棘连线的 1/3 处，找出压痛点与梨状肌纤维走向保持一致的条索状物后，用龙胆紫进行标注，作为进针点。对术取进行消毒，选取合适针刀，使其垂直于皮肤，确保其切口线与坐骨神经在同一条线上。将针刀快速刺入皮肤，并根据患者实际情况进针，至患者感到明显酸胀，拔出 0.5cm，并向内偏35°后进针 1cm，对患者坐骨神经进行松解和分离，确保患者出现明显酸胀感为止。采用同种方法对外侧进行松解。出针后进行按压，并用纱布进行外敷。每 5 天进行 1 次，2 次 1 疗程，共治疗 2 个疗程。结果：55 例患者中，治愈 35 例，显效 11 例，有效 7 例，无效 2 例，总有效率 96.4%。

2. 针刀结合封闭治疗 高军大等[44]采用局部封闭联合针刀松解治疗梨状肌综合征 168 例取得良好的效果。①局部封闭。以大拇指沿梨状肌走行方向加压，找出疼痛最显著部位并用龙胆紫标记。常规消毒铺巾，戴无菌手套，将得保松 7mg，2% 利多卡因注射液 5ml，654-2 注射液 10mg，弥可保注射液 1mg，维生素 B_6 0.2g 加生理盐水至 20ml 混合，沿标记点选 6 号 10cm 注射针垂直进针至髂骨，退针 0.5cm，得气后且无下肢触电麻木感、回抽无血。将混合液快速注入，通过压力让其渗透至病变周围。②针刀松解。距注射针向外旁开 3cm，向外倾斜 30°。用Ⅰ型 2 号针刀平行梨状肌走行方向向注射针尖方向刺入，无下肢触电麻木且针下有落空感后，退针刀，紧贴骨缘，弧形切割 2~3 刀，刀下有松动感，出针刀。最后自注射针回抽无血、无液后出针。穿刺点创可贴敷贴。每周 1 次，3 次为 1 个疗程。结果：168 例中，治愈 140 例，好转 25 例，未愈 3 例，总有效率 98.2%。

3. 针刀结合中药治疗 王战波[45]采用针刀配合中药治疗梨状肌损伤综合征疗效较佳。患者侧卧位，健肢在下伸直，患肢在上屈曲，身体略向前倾斜，使患膝着床，于梨状肌体表投影区寻找深压痛点，针刀切口应与坐骨神经的循行方向一致，针体与臀部平面垂直。髂后上棘与尾骨连线中点压痛点处，针尖刺至骶骨背面时，探及其边缘，沿骨边缘继续向下刺入约0.5cm，达梨状肌肌束，切断部分紧张的肌纤维，再令针体向外侧倾斜，针刀刃紧贴骶内面刺入0.3cm左右，纵行疏通剥离。梨状肌终端是最常见的压痛点和治疗点，多可摸到臀肌深部有条索肿大硬物，压痛可向下肢放射，针刀刺入皮肤后，摸索进针，若患者有刺痛感、电击感，出现避让反应，可能是针刀触及了神经、血管，应迅速将针刀上提1~2mm，向旁边移动2mm，继续进针，当患者诉有明显酸胀感时，说明针刀已达梨状肌病变部位，先行疏通剥离，后横行摆动，如针下紧涩，绷紧感，可用切开剥离法。梨状肌与髋关节囊接触部位粘连时，即可以在梨状肌体表投影区的外1/3处压痛，针刀摸索进针，患者诉针下酸胀明显时，针刃多在关节囊部位，纵行疏通剥离，横行铲剥、出针。梨状肌肌腱在大转子尖部附着处有压痛时，针体垂直于大转子尖部骨面刺入，直送骨面，纵行疏通剥离，横行摆动针体，必要时，可调转刀口线方向，使切口线与肌腱纤维方向垂直，切断部分肌腱。术后被动活动髋关节，使之内收、内旋几下。配合中药，水煎服1日1次，分两次服下。结果：40例中痊愈32例，有效7例，无效1例，治愈率80%，总有效率97.5%。

周金香等[46]采用扶阳合针刀治疗梨状肌综合征。严格按照扶阳医学的脉、理、法、药择药处方，并严格遵守服药禁忌。基础处方：桂枝、苍术、炙甘草、生姜、小茴香、茯神、羌活、威灵仙、松节、砂仁、全葱、熟附子、川乌等，根据病情脉象进行处方加减。结合常规针刀治疗，定点取髂后上棘为A点，尾骨尖为B点，股骨大转子尖端为C点，AB两点连线的中1/3部分与C点的连线所围成的三角形即为梨状肌的体表投影，在此投影范围内寻找压痛点、硬结及与梨状肌纤维走行一致的条索状物作为进针点，用定点笔进行标记。患者俯卧位，术区常规消毒、铺巾，医者戴好一次性帽子、口罩和无菌手套，选取一次性3号针刀，垂直

于局部皮肤，刀口线与坐骨神经走行一致，令患者咳嗽时快速刺入皮肤达皮下组织层，然后缓慢深入，患者有明显酸胀感时，采用切摆结合法，以针刀下松软为度，术中一定注意避免对神经、血管造成损伤，患者出现非常明显的酸胀感或向下肢的放散感即可，令患者深吸气时出针重压5min避免内出血，外敷创可贴，每7日治疗1次，2次为1个疗程，治疗1个疗程后进行疗效评定。结果：52例患者中，临床治愈43例，好转9例。

4. 针刀结合注射治疗　李裕国等[47]用针刀松解术联合局部注射药物治疗梨状肌综合征效果明显。治疗方法：患者俯卧位，在臀部梨状肌压痛最敏感处为进针点。常规用碘伏消毒，铺无菌巾后，用2%利多卡因局麻，然后取针刀长平铲针沿进针点进入梨状肌后沿梨状肌肌纤维走行方向剥离粘连组织，再沿其肌纤维垂直方向适当分开肌肉与周围组织的粘连，换用钩针沿其梨状肌肌纤维方向彻底分开粘连组织，完毕。再用有孔芯针刀将醋酸泼尼松龙5ml + 2%利多卡因5ml的混合液注入梨状肌卡压神经处后拔针，止血后针眼处贴创可贴，再将患者同侧髋关节过度屈曲，反复5~7次，术后给予口服消炎药。松解1次为1个疗程，连用3~5个疗程。治疗结果：142例患者，治愈89例，有效48例，无效5例；总有效率为96.5%。

程建明等[48]采用骶管阻滞配合针刀治疗梨状肌综合征20例。针刀治疗：针尖垂直于皮肤且刀口线与坐骨神经走行相同，快速刺入皮肤达皮下组织层，然后慢慢探索进针。若患者有刺痛样、电击感时应提针，可能触及血管及神经，另外调换针尖方向继续进针若患者有明显酸胀感或向下肢的放射感时，即可。然后行疏通剥离术出针后按压2min并用无菌纱布或创可贴外敷治疗点。骶管阻滞：嘱患者俯卧，胸部及头部贴卧床面。用左手拇指尖尖腹触摸到两骶骨骨角的中点下约1寸凹陷处，即骶骨裂孔。严格消毒后，利多卡因局部浸润麻醉穿刺针垂直刺进皮肤进针至骶尾韧带，阻力感消失进入骶管腔后将针干向尾侧方向倾倒与皮肤呈30°~45°角继

续进针 2cm 即可。轻轻回抽注射器，无血无脑脊液回流，即可注药。在注药的过程中，随时观察、询问病人的情况防止出现蛛网膜下腔麻醉或者利多卡因中毒等不良反应。注完药观察 10min，无明显不适，可行针刀松解术。治疗完毕，患者回病房休息，患者注意应卧床休息，少活动。卧床时应侧卧病变一侧在下方屈髋屈膝，健侧肢体在上方应伸直。结果：20 例患者中，治愈 13 例，显效 5 例，好转 2 例。

四、股神经卡压综合征临床研究进展

范小涛等[49]通过对股神经解剖结构的了解，对李殿宁教授的有关治疗股神经卡压的针刀治疗点的选择及运针法进行了研究与探讨。李殿宁的针刀松解：患者仰卧位，在腹股沟韧带中点外侧、股神经经腹股沟韧带深面、股神经经腹股沟韧带深面的外侧缘压痛或硬结处定点，常规消毒后，刀口线与髂腰肌和股神经的长轴一致，按四步规程进针刀，经皮肤、皮下组织、髂腰肌达骨面后，进行纵行针切、纵行推动、纵行摆动和小幅度的横行针切松解术，术后辅助弹拨理筋手法及下肢抖法。作者认为，神经卡压部位不止一点，尚有其他潜在性的卡压点，而且是一个三维卡压的概念，神经本身会受到压应力、张应力及因卡压部位的瘢痕纤维化等造成的拉应力影响，并且因为部位不同，受卡压的程度也并不相同，所以对股神经卡压的针刀治疗应进行多点松解，而且对卡压最明显处进行三维空间的透彻松解，而纵行针切、纵行推动、纵行摆动和小幅度的横行抖针只是在一个横向的层面对神经卡压部位的松解。术后适当辅以药物调理，以求标本兼治，不仅近期能收到立竿见影的效果，而且从远期疗效来看，对股神经再次卡压有着很好的预防作用。

五、腓浅神经卡压综合征临床研究进展

夏铂等[50]运用针刀治疗腓浅神经皮支卡压综合

征 30 例。治疗方法：患者仰卧位，膝关节伸直放松，确定痛点并做标记，常规消毒后，使针刀刀口线和胫前肌纤维走向一致刺入皮下，针刀体与手术床面垂直，行纵行疏通剥离 2～3 次，再横行铲剥 2～3 次，剥离粘连筋膜和皮下脂肪。然后用切开剥离法，将刀口刺入该神经的深筋膜下出口处切割以切断卡压于神经之上的横行筋膜纤维，有效松解受卡压的神经。出针后，压迫针孔止血。并局部封闭针孔，盖以无菌纱布胶布固定。7 天治疗 1 次，6 次为 1 个疗程，疗程间休息 7 天。结果 30 例患者中，痊愈 20 例，2 个疗程后症状消失，占 66.7%；有效 7 例，2 个疗程后症状基本消失，但后趾间尚遗留不同程度麻木感，占 23.3%；无效 3 例，2 个疗程后症状无改变，占 10.0%；总有效率 90.0%。随防 1 年复发 3 例。作者认为针刀疗法将针法与刀法融合为一体，再结合现代软组织松解术，能剥离粘连组织，改善局部血液循环，松解痉挛的肌腱及筋膜，从根本上扩大狭窄的出口，解除卡压。该法简便安全，止痛效果显著。

六、跗管综合征临床研究进展

谈湘森等[51]采用针刀配合手法治疗跗管综合征 61 例。患者取患侧卧位，将患足内踝朝上，沙袋垫平稳。在内踝后缘与足跟骨划一直线，分别在内踝与跟骨内侧定位。用 1% 利多卡因局部麻醉。第 1 支针刀切开分裂韧带内踝部的起点：在内踝后缘定位，针刀体与皮肤垂直，刀口线与腓骨纵轴呈 45°角，按针刀手术四步操作规程进针刀，针刀经皮肤、皮下组织、筋膜，直达内踝后缘骨面，沿骨面向下探寻，刀下有坚韧感时，即到达分裂韧带的起点，以提插刀法切割 2～3 刀，范围不超过 0.5cm。第 2 支针刀切开分裂韧带跟骨内侧的止点：在跟骨内侧面定位，针刀体与皮肤垂直，刀口线与下肢纵轴呈 45°角，针刀直达跟骨内侧骨面后，沿骨面探寻，遇坚韧感时，即到达分裂韧带的止点，向上下各铲剥切割 2～3 刀，范围不超过 0.5cm。然后，在分裂韧带起止点之间，选择 2～3 个压痛点，按上述

手法，行纵疏横剥 2～3 刀。针刀术后再行手法外展、外旋踝关节数次，持续 5～10min。结果：61 例患者中，治愈 42 例，好转 17 例，未愈 2 例。

江开春等[52]采用针刀配合中药熏洗治疗跗管综合征。患者患侧卧位，健肢伸直，患肢屈曲向前，充分暴露内踝。定位于内踝后下缘及足跟内后缘压痛点处，一般两端各选两点为进针点。常规消毒，铺无菌巾。取 4 号针刀，沿标定进针点分别刺入，切断部分分裂韧带，再在分裂韧带两端沿韧带内缘用通透剥离法。轻巧操作，避免损伤胫后神经、血管。针刀术后，术者一手握患者足跟，另一手握足掌，用力跖屈、外翻患足数次，以进一步松解粘连。7～10 日治疗 1 次，根据病情治疗 1～4 次。术后次日行中药熏洗，每日 2 次，每次 30min，每剂中药连用 2 日。每次针刀治疗后用药 3 剂。结果：40 例患者中，优 19 例，良 12 例，可 5 例，差 4 例，优良率为 77.5%。

七、摩顿跖痛症临床研究进展

郭永昌[53]用自制针刀治疗摩顿跖痛症。针刀制作：用一直径为 2mm 的克氏针，一端弯成环状作为柄，针体长 5cm，针刀端略弯呈弧形，并使刀刃方向与柄一致，针刀前约 2cm 磨成扁平，磨出约 3mm 的双刃刀，经高温灭菌备用。治疗方法：用肥皂水将足洗净，在足背定痛点，标记，常规消毒，在标记点作局部封闭，达第三跖骨远端外侧骨膜及掌面。自制针刀从标记点垂直皮肤沿第三跖外侧骨皮质进针，并沿骨皮质潜行剥离约 1cm 左右后用手指顶推底侧趾蹼，感觉针尖位置已超过跖骨间韧带后，将针刀向外斜 45°，贴骨皮质切断跖骨间韧带，检查第三至四趾骨头之间已松动即可。用无菌敷料包扎，在足底侧、背侧各置一纱布卷用绷带加压包扎。术后常规服抗生素 3 天，嘱患者 1 天后反方向推分第三至第四趾骨头以防粘连。结果：22 例中 1 次治愈 18 例，3 例症状消失，1 例症状大部分缓解。

李孝林等[54]用针刀松解治疗摩顿跖痛症。在

病变跖骨之间找准压痛点，背侧或跖侧入路均可。常规消毒，铺孔巾，局麻，以 4 号针刀刀口线与足纵轴平行，针刀体与皮面垂直经皮肤、皮下组织至跖骨，再将针刀移至跖间，触及条束状硬结。将刀身向远端倾斜 45°角，紧贴骨皮质缓慢向前推进，逆行切断跖骨间深横韧带至刀下有落空感时调转刀口线 90°，在原硬结处上下 1cm 切开 2～3 刀，并纵疏横剥 2～3 次，出针刀，无菌敷料覆盖。术后常规口服抗生素 2 天，2 周内避免久站、久行、负重。本组 26 足经 1 次治疗，痊愈 20 足，好转 4 足，总有效率达 92.3%，另两足因术后过多行走而缓解不明显，后经保守治疗好转。所有病例随访 6 个月至 2 年无复发。

参考文献

[1] 刘婷，胡荣亮，林乐泓，等．针刀治疗枕大神经卡压性头痛的疗效观察［J］．中国实用医药，2012，7（3）：101.

[2] 刘占平，葛玉枝，康美清．针刀治疗耳枕部神经卡压综合征 180 例疗效观察［J］．新中医，2011，42（11）：91.

[3] 毛长兴，何瑛．颈椎旋扳法配合针刀治疗枕大神经卡压综合征临床体会［J］．中国社区医师·医学专业，2012，14（7）：199.

[4] 林浩东，陈德松，方有生．小针刀治疗上干型胸廓出口综合征［J］．中国骨伤，2006，19（3）：129.

[5] 孟双全，郭自斌，吴威，等．封闭加小针刀治疗胸廓出口综合征 18 例分析［J］．中国误诊学杂志，2010，10（25）：6264.

[6] 李树明，彭勤建，刘苏宁，等．针刀治疗心梗后胸长神经卡压症 1 例［J］．解放军医学杂志，2010，35（12）：1513.

[7] 谢伟，郑建平，郑琦．小针刀治疗肩胛背神经卡压综合征［J］．浙江中西医结合杂志，2012，22（6）：460.

[8] 姚晓，姚龙．针刀闭式松解综合疗法治疗顽固性肋软骨炎［J］．实用疼痛学杂志，2007，3

（2）：152.

［9］谢兴生.针刀治疗肩胛上神经卡压综合征临床观察［J］.按摩与导引，2007，23（7）：20.

［10］张歆.小针刀治疗肩胛上神经卡压综合征［J］.河北北方学院学报（医学版），2006，23（4）：65.

［11］唐日强，陈晓霞.小针刀治疗肩胛上神经卡压综合征55例临床观察［J］.中医药通报，2014，13（6）：46－47.

［12］李多默，向东东，乔晋琳，等.超声引导下可视针刀治疗肩胛上神经卡压综合征效果观察［J］.人民军医，2015，8（1）：416－417.

［13］陶志平.小针刀松解术治疗腋神经卡压综合征36例［J］.实用中医药杂志，2011，27（7）：457.

［14］周雅萍，赵君.小针刀配合水针治疗肘管综合征48例疗效观察［J］.上海针灸杂志，2006，25（3）：21－22.

［15］阮宜骏，王健，罗琼佳.针刀治疗桡管综合征37例［J］.中医外治杂志，2011，21（2）：40－41.

［16］李乐敬.针刀治疗腕管综合征60例疗效观察［J］.中国卫生产业，2011，8（12）：117.

［17］李有成，张智.小针刀治疗腕管综合征30例［J］.现代中西医结合杂志，2011，20（10）：1237.

［18］胡达望，奕召婷，万全庆.针刀治疗腕管综合征40例疗效观察［J］.浙江中医杂志，2014，49（3）：204－205.

［19］吴武军，潘承恩，赵琳等.改良针刀手术加腕管阻滞治疗腕管综合征的临床观察［J］.中西医结合学报，2006，4（1）：23－25.

［20］邢建瑞，杨秀丽，李艳，等.改良小针刀腕部微创减压治疗腕管综合征［J］.实用骨科杂志，2013，19（3）：259－261.

［21］金信良，周强.改良针刀法加腕管阻滞治疗腕管综合征16例［J］.浙江中西医结合杂志，2013，23（4）：291－292.

［22］李勇，李永明，李梅.针刀结合鞘内注射治疗腕管综合征48例疗效观察［J］.内蒙古中医药，2013，（30）：30.

［23］莫光德.小针刀松解辅以中药外洗治疗腕管综合征57例［J］.广西中医药，2011，34（5）：26.

［24］向安林，曹清莲，邓小红.激光针刀治疗腕管综合征的疗效及护理［J］.郧阳医学院学报，2008，27（5）：471－472.

［25］王磊，董焕，李星.水针刀治疗旋前圆肌综合征［C］.2012全国第三届骨伤疼痛新疗法学术年会论文集，2012：216－217.

［26］李越.小针刀治疗股外侧皮神经卡压综合征20例疗效分析［C］.甘肃省中医药学会2010年会员代表大会暨学术年会论文汇编，2010：269.

［27］杨小平.封闭疗法结合小针刀松解治疗股外侧皮神经卡压综合征21例［J］.右江民族医学院学报，2009，31（4）：607.

［28］刘英民，等.小针刀合神经阻滞治疗外侧皮神经卡压综合征65例分析［J］.河北医学，2011，17（7）：954－955.

［29］代成章.针刀治疗臀上皮神经卡压综合征疗效观察［J］.湖北中医杂志，2011，33（2）：65.

［30］庞青民，陈跃，吴炳煌，等.针刀治疗臀上神经卡压症30例［J］.中医杂志，2011，52（增刊）：71.

［31］张鹏.臀上皮神经卡压解剖基础与针刀松解治疗［J］.中医外治杂志，2013，22（6）：22－23.

［32］陈新利，袁国娜.针刀治疗臀上皮神经卡压综合征79例［J］.实用中医药杂志，2014，30（5）：431－432.

［33］胡昭端，吴绪平，张平，等.针刀整体松解术治疗臀上皮神经卡压综合征临床观察［J］.湖北中医杂志，2014，36（06）：62－63.

［34］李良平，孙玉萍.针刀配合熏蒸治疗臀上皮神经卡压综合征［J］.按摩与导引，2008，24（4）：12.

[35] 陈萍. 小针刀加痛点阻滞治疗臀上皮神经卡压综合征 [J]. 中国中医药现代远程教育，2010，8 (18)：257.

[36] 杜志峰，徐山，李海然，等. 小针刀松解联合神经阻滞治疗臀部皮神经卡压征疗效观察[J]. 临床医学工程，2011，18 (2)：235.

[37] 张照庆，董军立，吴曦，等. 针刀配合病灶注射治疗臀上皮神经卡压症 52 例 [C]. 全国第三届微创针刀学术年会论文集，2011：156.

[38] 周祖刚，金荣疆，李泓，等. 针刀结合手法及功能训练治疗臀上皮神经卡压综合征[J]. 光明中医，2013，28 (3)：534 – 535.

[39] 白和平，张彦珂. 综合治疗臀上皮神经卡压综合症 95 例 [J]. 中国社区医师·医学专业，2011，13 (12)：99.

[40] 周建新. 小针刀治疗梨状肌综合征 60 例疗效观察 [J]. 上海针灸杂志，2007，26 (6)：17.

[41] 刘占平. 针刀治疗梨状肌损伤综合征 120 例疗效观察 [J]. 四川中医，2008，26 (9)：105 – 106.

[42] 彭勋超，张立君. 小针刀治疗梨状肌综合症 97 例 [C]. 2009 年重庆市针灸学会学术年会论文集，2009：126.

[43] 王志峰. 针刀治疗梨状肌综合征临床观察[J]. 光明中医，2015，30 (2)：339 – 340.

[44] 高军大，刘桂英，刘永德，王淑珍. 局部封闭加针刀松解治疗梨状肌综合征 168 例 [J]. 医学信息，2006.19 (5)：1081 – 1082.

[45] 王战波. 小针刀配合中药治疗梨状肌损伤综合

征疗效观察 [J]. 浙江中医药大学学报，2008，32 (6)：798 – 799.

[46] 周金香，王文辉，苏淑仪. 扶阳合小针刀治疗梨状肌综合征临床研究 [J]. 世界中西医结合杂志，2015，10 (7)：979 – 980.

[47] 李裕国，周建平. 小针刀松解术联合局部注射药物治疗梨状肌综合征 142 例 [J]. 实用临床医学，2009，10 (9)：44.

[48] 程建明，郑苏，望庐山，等. 骶管阻滞配合小针刀治疗梨状肌综合征 20 例 [J]. 河南中医，2013，33 (12)：2153 – 2154.

[49] 范小涛，李殿宁. 针刀治疗股神经卡压综合征的探讨与分析 [J]. 中医药信息，2010，27 (3)：73.

[50] 夏铂，龚谨. 小针刀治疗腓浅神经皮支卡压综合征 30 例 [J]. 江苏中医药，2011，43 (4)：65.

[51] 谈湘森，田心义，陈守平. 小针刀配合手法治疗跗管综合征 61 例临床分析 [J]. 中医正骨，2013，25 (11)：37 – 39.

[52] 江开春，李武强. 小针刀配合中药熏洗治疗跗管综合征临床研究 [J]. 中医学报，2012，27 (12)：1675 – 1676.

[53] 郭永昌. 自制小针刀治疗摩顿跖痛症 22 例报道 [J]. 中医中药，2007，45 (15)：78.

[54] 李孝林，熊昌源. 小针刀松解治疗摩顿跖痛症的体会 [J]. 中国中医骨伤科杂志，2007，15 (6)：31.

第四十八章

其他疾病针刀临床研究进展

第一节 头颈躯干其他疾病针刀临床研究进展

一、颈源性眩晕临床研究进展

1. 针刀治疗 谭顺斌[1]运用针刀治疗颈源性眩晕。患者俯卧位,暴露颈部。于C_2棘突侧方各定一点,$C_2 \sim C_3$棘间定一点,$C_2 \sim C_3$关节突定一点,项上下线之间反应点各定一点。在C_2棘突侧方操作时,刀口线与肌腱、神经、血管走行平行,刀体与皮而垂直,快速刺入皮下,逐层进入,先刺切2刀,再纵行疏通剥离,横行剥离,在$C_2 \sim C_3$棘间操作时,刀口线与纵轴平行,快速刺入,先刺切2刀,再调转针刀90°,向C_2棘突下缘或C_3棘突上缘切2刀,$C_2 \sim C_3$关节突同C_2棘突侧方操作,刺入切破关节囊,项上下线之间操作时,循按压痛点或反应点,刀口线与纵轴平行,快速刺入鞘帽下,切2刀即出刀,间隔5日1次,4次为1疗程。58例患者中,痊愈10例,显效18例,有效19例,无效11例,总有效率81.03%。

胡心京[2]采用针刀治疗颈源性头晕。让患者呈俯卧位姿势,在胸下垫上适当厚度的枕头,将患者下颌贴紧胸部,将颈枕区充分暴露出来,进行备皮消毒,然后根据患者影像学资料及触诊情况,寰枕筋膜压痛点及变窄椎体间隙旁开1.5cm,处两点定为针刀进针点。寰枕筋膜压痛点处去除毛发,局部常规消毒,2%利多卡因局部浸润麻醉,针刀刀口线与脊柱纵轴平行进针,刺入皮肤约0.2cm~0.6cm,针刀触及硬组织为筋膜,稍用力即可刺入,有突破感,在此层而纵行切开2~4刀,纵行疏通后继续刺入达颅骨骨面,稍退针,先纵行切开、剥离3~5下,再横行剥离2~3下,然后退针到筋膜呈"十"字做纵行剥离2~4刀及做横行切开并剥离2~4刀,出针,干棉球按压片刻。颈椎行左右旋扳,每个进针点注入2%利多卡因2ml+维生素B_{12}1ml+曲安奈德40mg混合液1.5ml,刀口处敷贴创可贴。每周治疗1次,2次为1疗程。结果:第一疗程治愈12例,有效14例,无效39例,总有效率40%;第二疗程治愈38例,有效18例,无效9例,总有效率86.15%。

任昶飞[3]行星状神经节针刀触激术治疗颈源性眩晕患者90例。患者仰卧位,保持枕和背部在同一高度,或将薄枕置于双肩下,使头尽量后仰,以充分暴露颈部,面向上方,颌部抬向前,口微张以减小颈前肌张力。在环状软骨水平,旁开约1.5cm与胸锁关节上2.5cm两线之重叠点为进针点。要求定位时的体位要与施术时的体位一致。左手食指触及C_7横突,下压时将胸锁乳突肌、颈总动脉、颈内动脉推向外侧与气管、食管分开在动脉搏动的内侧以右后垂直进行刀，深达左手按压的横突 2.5～3.5cm，微动针刀体以加强触激，以患者最大耐受为度，但针刀不能离开骨面滑动。伴发颈肩部疼痛者，多为上颈段颈部软组织损伤或劳损，多见于头、颈夹肌，头半棘肌，头后大、小直肌，头上斜肌，头下斜肌，斜方肌及项韧带等损伤，临床检查枕外粗隆外下方、C_1 横突、$C_2 \sim C_3$ 棘突间、肩胛上区压痛、紧张、僵硬。可采用针刀在上述部位进行切割松解粘连挛缩的纤维组织和筋膜以及棘突间的压痛点。结果：患者经针刀治疗后临床治愈 65 例，显效 14 例，好转 9 例，无效 2 例，治愈率为 72.2%，总有效率达 97.8%。

陈霞等[4]采用针刀松解 C_2 棘突项韧带及棘上棘间韧带治疗颈源性头晕患者 20 例。患者端坐于治疗台前，两手掌重叠置于台上，前额置于双手上，使颈部呈前倾 45° 角左右，在 C_2 棘突及侧块痛点用标记笔标记，剃去治疗区毛发，常规消毒，铺巾，施术者站于患者身后，先用 2% 利多卡因注射液、曲安奈德注射液、维生素 B_{12} 注射液配成 4:1:1 的预混液 10ml，在 C_2 棘突、棘间各注射 2ml 预混液，针刀与皮肤垂直纵切进行，到达颈 2 棘突滑而再横切 2～3 下后用手牵引患者颈部几下，使偏移的 C_2 棘突复位。治疗中患者可有局部胀痛，术者手下感到 C_2 棘突韧带已松解，患者疼痛不明显后，出刀压迫止血外贴敷疗即可。如症状缓解不明显者，1 周后可行 2 次治疗。结果：临床治愈 10 例，有效 9 例，无效 1 例，总有效率 95%。

姜益常等[5]采用针刀疗法治疗颈源性眩晕。患者取俯卧位，上胸部垫枕，头低位，颌部近胸前，项部暴露充分。在枕骨下项线、病变椎体椎板旁、关节突关节体表投影点、颈部肌肉压痛点等部位选择性定点，用标记笔标记。常规消毒，铺无菌巾，戴无菌手套，用 1% 利多卡因局部麻醉。选用 4 号针刀，在枕骨下项线刀口线与人体纵轴平行，针刀垂直达枕骨面，行切开剥离 2～3 刀；在病变椎体旁开 1.3cm 处刀口线与人体纵轴平行进针，探及椎板

后刀口线方向改变 90°，上下探及椎板上下缘，松解黄韧带 2～3 刀，继而向外探及关节突关节，松解关节突关节囊 2 刀。对于颈背部肌肉压痛点或有条索状结节处的用针刀垂直肌纤维走行方向行纵行疏通、横向剥离 2～3 刀，出针后压迫止血片刻，无出血后，再次消毒并用无菌敷料覆盖创口。1 周治疗 1 次，2 次为 1 个疗程。结果：40 例患者中，治愈 30 例，显效 5 例，好转 2 例，总有效率 92.5%。

王绪立[6]采用针刀治疗颈源性眩晕。患者取俯卧位，以枕头垫起胸部形成头低位：而后实施消毒铺巾，以 1% 利多卡因注射局麻后，应用 4 号针刀于枕骨下项线刀口线与人体纵轴平行处实施刺入并直达枕骨面，而后实施切开剥离 2～3 刀。同时在颈椎病变关节旁开 1.3cm 处刀口线与人体纵轴平行处刺入，探及椎板将刀口线转角 90 度，于椎板上下缘处实施黄韧带松解，刀数 2～3 刀，并向外探及关节突关节，实施关节突关节囊松解，刀数为 2 刀。若患者颈背部有显著的肌肉压痛点或触及条索状结节，则以针刀垂直肌纤维走向刺入实施纵行疏通及横向剥离，刀数 2～3 刀，拔针及压迫止血，最后消毒并以无菌敷料包扎。每周治疗 1 次，合计治疗 2 次。结果：65 例患者中，彻底缓解 28 例，显著缓解 17 例，有效 13 例，无效 7 例，总有效率 89.23%。

2. 针刀结合手法治疗 罗贵聪等[7]龙氏正骨手法结合针刀治疗颈性眩晕 30 例。患者先行龙氏正骨手法后经行针刀治疗，患者俯卧位，下颌角尽量靠近胸前，头后部充分暴露。在枕骨上下项线间、C_2 关节囊、横突、$C_2 \sim C_3$ 棘间韧带与枕大、小神经或第三枕神经出口处，以及头后椎枕肌群附着点处，找到明显的压痛点。用紫药水定位，常规消毒后，局麻下进针刀，方向沿神经走行方向及肌肉走行方向一致，纵行切割，感到针刀下有松动感即可。尤其注意在 C_2 棘突上下项韧带的治疗，在 C_2 棘突尖的平面，针刀向上将枕大神经与项韧带分离、在 C_2 棘突下方可将第三枕神经与韧带分离、摸清 C_2 棘突，刺入到 C_2 棘突尖，将斜面对准要治疗的面，不要超

过 C₂棘突尖平面切割，分离枕神经和项韧带。如果是眩晕以头转向某一侧较为明显，针刀松解时以病变侧为主。注意切割方向与神经走向平行。每日针刺 1 次，10 次为 1 个疗程，共治疗 2 个疗程。结果：治愈 14 例，显效 9 例，有效 4 例，无效 3 例，总有效率 90%。

3. 针刀结合中药治疗 王全等[8]等采用针刀配合中药导入治疗颈源性眩晕。患者取俯卧位，上胸部垫枕，项部前屈，暴露充分颈项部，在枕骨下项线、病变椎体椎板旁、关节突关节体表投影点、颈部肌肉压痛点等部位选择性定点，用龙胆紫标记。常规消毒，铺无菌巾，戴无菌手套，用 1% 利多卡因局部麻醉。选用 4 号针刀，在枕骨下项线刀口线与人体纵轴平行，针刀垂直达枕骨面，行切开剥离 2 ~ 3 刀。在病变椎体椎旁开 1.3cm 处刀口线与人体纵轴平行进针，探及椎板后刀口线方向改变 90°，上下探及椎板上下缘，松解黄韧带 2 ~ 3 刀，继而向外探及关节突关节，松解关节突关节囊 2 刀。对于颈背部肌肉压痛点或有条索状结节处的针刀垂直肌纤维走行方向行纵行疏通、横向剥离 2 ~ 3 刀，出针后压迫止血片刻，无出血后，再次消毒并用无菌敷料覆盖创口，1 周治疗 1 次，2 次为 1 疗程。针刀治疗完成后第二天进行中药导入治疗，导入时避开针眼。结果：38 例患者中治愈 25 例，显效 9 例，好转 2 例，总有效率 94.73%。

4. 针刀联合针灸治疗 刘安利[9]采用针刺颈夹脊穴联合针刀松解法治疗颈源性眩晕。针刺治疗：主穴取双侧 C₂ ~ C₇夹脊，配穴取双侧天柱、双侧风池及单侧后溪，随证选用：膈俞、大椎、风门、丰隆、足三里、肩外俞、肩中俞、率谷、头维、外关、曲池及肩髃等穴位。患者取俯卧位，充分暴露项部皮肤，消毒后采用 0.3mm × 40mm 无菌毫针快速进针。留针 20 ~ 30min/次，1 次/日，针刺 10 次为 1 个疗程，疗程间休息 3 日，治疗 2 个疗程。针刀松解法：选择并标记双侧 C₂ ~ C₇夹脊穴以及 C₂ ~ C₇棘突上的阳性反应点，6 穴/次。1% 利多卡因注射液进行局部麻醉后，以针刀经 C₂ ~ C₇夹脊穴垂直

于皮肤快速进针，缓慢进针逐层松解和分离，先纵行切割 3 ~ 4 刀后，横向摆动 1 ~ 2 下，然后调整刀口线 90°。进行横行切割剥离 2 ~ 3 刀并摆动 1 ~ 2 下，刺入皮下 1.5 ~ 3.0cm 后对关节突骨面进行铲切。然后进行 C₂ ~ C₇棘突的松解，保持刀口线平行于脊柱纵轴，保持刀体偏向头侧倾斜 45°，并且与棘突呈角 60° 进针，直至针刀刺入棘突的顶骨面，然后进行纵向疏松及横向剥离 2 ~ 3 刀，注意范围 < 0.5cm，退出针刀直至棘突顶部上缘，然后逐渐偏向脚侧，旋转刀口线 90°，向棘突的上缘内侧进行切割 2 刀，切割范围 < 0.5cm，退出针刀，并予以局部按压止血 5 ~ 10min，采用创可贴保护针眼，术后 3 日内禁止洗澡，7 日后重复上述治疗，治疗 3 次为 1 个疗程，治疗 2 个疗程。结果：54 例患者中，治愈 36 例，显效 12 例，有效 3 例，无效 3 例，总有效率 94.4%。

二、颈源性耳鸣临床研究进展

王海东等[10]运用针刀松解枕下三角治疗颈源性耳鸣 40 例。在下项线中内 1/3 左右各 1 点、枢椎棘突 1 ~ 2 点，共 3 ~ 4 点。皮肤常规消毒、戴手套、铺无菌巾，麻醉药物应用 2% 利多卡因，在进针点处每点采用退出式麻醉法注射 0.3 ~ 0.6ml。用针刀在上述定点处刀口线与身体纵轴平行进行松解，采用"针刀逐层切刺法"进行操作。术后嘱患者休息 2 小时观察病情，无不适后方能离开。每周治疗 1 次，连续治疗 3 次。疗程结束后随访 1 个月。治疗期间，停止其他治疗方法。结果：痊愈 7 例，显效 23 例，有效 6 例，无效 4 例，总有效率 90%。

王玉清[11]采用针刀治疗颈源性耳鸣。治疗点选在右侧胸锁乳突肌的上起点和右椎板及横突压痛点等处，手术治疗以后，给病人用了点滋阴清热泻火的中药而归。治疗后的第十天，患者颈部轻松多了，既往的持续性耳鸣、耳痒以及右半侧的头部不适也消失了。与此同时，左侧的耳鸣、耳痒及头部不适却愈加明显了。第二次以相同的方式和方法对她的左侧用针刀治疗。3 天后患者的左侧耳鸣、耳

痒和头部不适也同样消失了。在临床上又以类似的方法治疗了十多例类似的老年患者，疗效都比较理想。

三、过敏性鼻炎临床研究进展

1. 针刀治疗　肖德华[12]运用针刀治疗过敏性鼻炎。患者俯卧位，屈颈。①枕部治疗点：在枕外隆凸旁开1.5～4cm之间，寻找阳性反应点，刀口线与人体纵轴平行，针体与颈部皮肤约成30°，刺向颅底的底枕鳞部，进针角度和深度因人而异。②颈部治疗点：在C_2棘突两侧及关节突关节点进针刀，刀口线与人体纵轴平行，针体与后正中矢状面约成45°。③肩胛内上角点：刀口线与人体颈部纵轴约成45°，针体与皮肤垂直。在以上治疗点快速刺入皮肤后，分层缓慢松解、剥离，进针深度因人而异。④鼻根部治疗点：双内眼角至鼻骨末端连线的中点，向对侧鼻翼方向斜刺，至骨面即可，以出眼泪或眼内湿润为佳。作者按此法治疗了多例有颈部压痛的过敏性鼻炎患者，均获得了显著的效果。

毛树文[13]采用微针刀治疗过敏性鼻炎。定点：后枕部下项线头后小直肌附着点，第二颈椎关节突关节，依据颈部触诊及有关影像学资料确定其他颈椎病变节段，取该节段关节突关节、肺俞穴、迎香穴、四白穴。以上治疗点均取双侧，颈枕部可选取有明确压痛、酸胀感的治疗点4～10个，不必全选。操作：常规消毒、铺洞巾、戴无菌手套。选用0.4mm×30mm针刀，颈枕部治疗点进针刀到骨面，穴位进针刀至有酸胀感，切3刀，出针刀，有出血时按压止血。微针刀治疗组每周治疗1次，共治疗3次。针刺对照组每日治疗1次，连续治疗5次为1个疗程，共3个疗程，疗程之间休息2日。结果：39例患者中，痊愈23例，显效11例，无效5例，总有效率93.5%。

2. 水针刀治疗　郑洪益等[14]采用水针刀松解肺俞穴治疗过敏性鼻炎。首先取双侧肺俞穴，做好标记，严格消毒。肺俞穴注入地塞米松磷酸钠注射液5mg/1ml＋胸腺肽粉针1.6mg＋生理盐水1ml＋2%利

多卡因注射液2ml，合计4ml混合液，然后用I型针刀，向脊柱呈45°角刺入，按局部病理变化，选用纵行剥离、横行疏通、切、割、铲、削等不同方法，直到将肺俞穴处粘连松解、瘢痕刮除、痉挛缓解，完成后即可出针刀，压迫针孔5min后外敷创可贴。每隔5天1次，5次为1疗程。结果：治愈69例，显效28例，无效3例，总有效率97%。

周志华等[15]运用水针刀与针刀松解肺俞穴治疗过敏性鼻炎。消毒后，双侧肺俞穴各注入地塞米松磷酸钠注射液5mg/1ml＋胸腺肽粉针1.6mg＋0.9%生理盐水1ml＋2%利多卡因注射液2ml，合计4ml混合液。取Ⅰ型针刀，向脊柱呈45°角刺入，行纵疏、横剥、切割、铲削等手法，松解粘连、刮除瘢痕、缓解挛缩，完成后出刀。压迫针孔5min后外敷创可贴。每隔5天1次，5次为1疗程。结果治愈率为69%，总有效率为97%。

3. 综合治疗　周志华等[16]对水针刀与电针肺俞穴治疗过敏性鼻炎进行对照研究。首先取双侧肺俞穴，做好标记，严格消毒。地塞米松磷酸钠注射液5mg/1ml＋胸腺肽粉针1.6mg＋0.9%生理盐水1ml＋2%利多卡因注射液2ml，合计4ml混合液，每个肺俞穴注入2ml。然后用Ⅰ型针刀，向脊柱呈45°角刺入，按局部病理变化，选用纵行剥离、横行疏通、切、割、铲、削等不同方法，直到将肺俞穴处粘连松解、瘢痕刮除、痉挛缓解，完成后即可出针刀，压迫针孔5min后外敷创可贴。每隔5天1次，5次为1个疗程，6个月后回访1次，统计疗效及不良反应。结果：水针刀疗法对过敏性鼻炎治愈率达69%，总有效率达97%，其疗效明显优于电针齐刺疗法。

彭杰[17]应用三位一体疗法治疗过敏性鼻炎。治疗方法：患者取俯卧位。按临床症状反应的病变压痛点并结合X线片提示的病变椎体进行定点，选用1%龙胆紫作皮肤标记。对颈部各病变压痛点进行常规消毒后，医者左手拇指抵按病变压痛点，右手持针刀按常规入路方法对病变压痛点进行切割、剥离、松解后出针。出针后不要对针眼进行压迫止

血，集中对各针眼部位进行拔罐，留罐 10min 后取下，用纱布擦去拔出的瘀血，常规消毒后贴上创可贴。然后对患者颈部错位的椎体按手触感及 X 线片提示的相关节段错位方向、程度，用手法进一步复位。治疗期间禁食辛辣、生冷等刺激性食物。上述治疗每 5 天治疗 1 次，3 次为 1 个疗程，一般治疗 1~3 个疗程。结果：治愈 49 例，显效 7 例，好转 2 例，总有效率 100%。

王远庆[18]采用超微针刀、针刺加自血疗法治疗颈源性过敏性鼻炎。针刺蝶腭神经节疗法：取蝶腭穴，体表定位在面颊部下关穴前 1.5cm 处。采用华佗牌无菌针灸针，规格：0.35mm × 75mm。嘱患者保持头部固定不动，医生坐于患者针刺一侧稍后方，局部严格消毒后，于颧骨弓下沿约相当于颞骨颧突和颧骨颞突合缝线部分稍显膨大处下方将针尖先刺进皮肤，再调整针身方向，瞄准前上方蝶腭神经节所在位置徐徐送入，进针约 55mm 时患者可有面部发麻、放电样感觉、喷水或齿痛感，鼻腔通气可不同程度立即改善。手法为点刺，每周 2 次，每次治疗一侧即可，不留针。3 周为 1 疗程。2 个疗程间休息 5 日，连续观察 3 个疗程。自血穴位注射疗法：患者取仰卧位，取双侧曲池、足三里、肺俞穴，常规消毒，无菌操作，采用 10ml 注射器抽取患者肘静脉血 6ml，分别在每穴快速注射 1ml，术毕用无菌干棉球压迫针孔处片刻。每隔 5 日治疗 1 次，3 次为 1 疗程。疗程间休息 5 日，连续观察 3 个疗程。超微针刀松解术选点：所有患者均取站立位，颈椎正侧双斜位、张口位 X 线片，在《针刀医学》"颈椎 X 线片的读片方法"指导下选定治疗点。a 点：枕骨下项线枕外隆凸旁开 1.5~4cm 之间压痛点、结节点。b 点：C_1 横突尖压痛点、结节点。c 点：C_2 棘突旁压痛点、结节点。d 点：C_7 横突尖上方与肩胛内上角之间的筋结点。e 点：C_3 ~ C_6 棘突旁点。f 点：锁骨下窝第一肋间隙近胸骨柄处的筋节点。a、b、c 点为必做，d、e、f 点根据读片结果和筋结点大小选点做之。超微针刀松解术方法：患者取俯卧位，颈前屈，两手叠压置于前额下，暴露治疗部

位，术者站在患者正前方。常规消毒，无菌操作，超微针刀四步进刀法操作。a、b 点治疗时，左手拇指摸准局部筋节点，刀口线与身体纵轴平行，沿左手拇指指甲边缘进刀 0.5cm 呈扇形切割 2~3 刀，当感觉到指下的痉挛结节以缓解或消除时出刀，干棉球按压针眼 1min 即可；c、d、e 点治疗时，刀口线与指下筋节的走行方向平行进行切割、剥离松解，在结节或钙化点上重点松解。f 点治疗时患者取仰卧位，术者站在患者正前方。嘱患者屏住呼吸，进刀深度 0.3~0.5cm。术后每个刀口敷创可贴，超微针刀每隔 5 日治疗 1 次，3 次为 1 疗程。两个疗程间休息 5 日，共观察 3 个疗程。结果：30 例患者中，治愈 25 例，显效 5 例。

四、三叉神经痛临床研究进展

1. 针刀治疗　王全贵等[19]运用针刀治疗三叉神经痛 20 例，18 例病人有"扳机点"。取颈椎患侧压痛点或硬结处，主要是颈枕部，C_1 ~ C_5 棘间横突等部位，及乳突孔、耳屏神经出口、分支走行区、扳机点等部位。常规消毒后，刀刃与疼痛放射线垂直，眶上切迹与眶下孔时，刀刃与眼裂平行，按四步进针规程进针刀，纵疏横剥，逐层深入，以达到骨面和不穿透口腔为度。出针后用手挤出血数滴，消毒针孔后贴创可贴。3 日 1 次，5 次基本可治愈。结果：治愈率达 80%，有效率 100%。

张晓华[20]运用针刀治疗颈源性三叉神经痛 12 例。患者俯卧位，检查颈后压痛点，尤其是肌肉韧带挛缩的痛性结节，定位消毒后，刀口线与局部肌肉和神经走向一致，按四步进针规程进刀，待局部出现酸胀感时，纵疏横剥松解后出针，贴创可贴。经 1 次治疗后，面部疼痛均立即消失或明显减轻；1 例治疗后疼痛症状虽有缓解，但不能停止而且疼痛再度发作。治愈 11 例，治愈率 91.67%。

2. 针刀结合手法治疗　杜宏伟[21]运用水针刀配合手法治疗颈源性三叉神经痛 13 例。让患者反坐于靠背椅上，在颌下垫一枕使头稍屈曲固定头颈部。常规消毒后，取扁圆刃水针刀，在颞骨乳突向

内下各1.5cm纵行进水针刀，边进针边回抽，达C_1横突。在枕腱弓中点纵行进针，逐层切开，每点松解三刀并注射药液利多卡因、维生素B_{12}1000μg各3ml，出针刀，贴创可贴。每周1次，1~3次可治愈。术后配合牵引推拿，采用坐式牵引，牵引重量2~6kg，牵引角度前倾10°~15°，每日1次，每次20min。用拿、揉、按、捏的方法，松弛颈部肌肉，用颈椎侧扳法和旋转复位法校正椎体复位。每日1次，每次牵引15~20min，10日为1疗程。作者认为水针刀能松解剥离病变组织粘连，改善局部的微循环，促进致病物质的吸收，减少无菌性物质释放，抑制渗出粘连瘢痕的无菌性反应，解除了神经的痉挛和血管的收缩，治疗颈源性三叉神经痛有良好的效果。

五、面肌痉挛临床研究进展

1. 针刀治疗 宋金慧等[22]运用"筋结点"针刀松解术治疗面肌痉挛，取得了满意效果。患者仰卧位，寻找有细小米粒样硬结或头发丝状韧性条索即筋结点，多在面部痉挛中心附近，利用针刀医学网眼理论，标记消毒局麻后，按针刀四步进针规程，刀口线与身体纵轴平行，垂直刺入结节点0.5cm左右，纵疏横剥2~3刀松解后出刀。一般筋结点不止1个，往往有数个呈细网状联结，以每周治疗1次，每次松解3个筋结点为宜。

吴佰良[23]采用针刀切断部分面神经末梢的方法治疗面肌痉挛患者56例。患者仰卧位，于患侧眉弓部、眼裂外侧端、颧骨部、下颌骨部取治疗点，均定于骨凸处，视痉挛轻重定点数，需避开动脉。消毒麻醉后进针刀，眉弓部、眼裂外侧端部和颧骨部刀口线与皮纹平行，刀体垂直皮面，下颌骨部刀口线与下颌骨骨膜面平行，快速刺入，至骨面后让刀锋自然浮起，并固定于此位置，调转刀口线，与骨面平行，沿骨面行扇形铲剥松解术，眼裂外侧端点，以定点处为中心，向外上方、外方、外下方进行铲剥松解；颧骨部以定点为中心，向外下方进行松解，出刀，压迫止血。术后，治愈45例，占

80.36%，好转11例，占19.64%，总有效率100%。

陈美仁等[24]运用针刀治疗面肌痉挛。将40例患者随机分为治疗组和对照组各20例。治疗组针刀治疗：a. 面神经干在乳突下与下颌骨髁状突连线中点处，刀口线与身体纵轴平行垂直刺入1~1.5cm，沿面神经干走行纵行剥离2~3刀。b. 眼轮匝肌痉挛重者加以下两点：眉毛正中点和眶下孔凹陷处，眉毛处刀口线与眼轮匝肌纤维平行，刺入后调转刀口，向眉两旁垂直切断部分纤维；眶下孔处刀口线与身体横轴平行，垂直刺入0.2~0.3寸，纵疏横剥2~3刀。c. 面口肌痉挛重者加松解以下两点：双侧鼻翼外缘中点平齐的鼻唇沟向内侧一点，及下颌部下唇侧方，鼻翼外缘处刀口线与鼻翼线平行，向内上方刺入0.5~1寸，纵疏横剥2~3刀；下颌处刀口线与口轮匝肌纤维平行，刺入0.3~0.5寸，调转刀口垂直剥离2~3刀。对照组针灸治疗：取阿是穴、阳陵泉、合谷、太冲、百会、足三里、曲池等，面部穴位浅刺轻刺激，以略有针感为宜，余穴常规针刺，平补平泻，同时配合TDP灯照射局部，10次为1疗程。结果：治疗组治愈率为45%，总有效率为95%，对照组治愈率为15%，总有效率为65%。

来明[25]采用针刀疗法治疗面肌痉挛45例。根据面神经和三叉神经的走向分布规律、面部腧穴和面部痉挛表现确定针刀进针点。眼部痉挛为主选择眼眶周缘和颧弓上。a. 眉内侧点即腧穴攒竹、中间点即腧穴鱼腰、外侧点即腧穴丝竹空，b. 眼裂外侧点3个点即腧穴瞳子髎为中心点上下0.5cm各1个点，颧突3个点即相当面部腧穴颧髎为中心点，左右相距0.5cm各1点，眶下缘中点即腧穴四白上缘。口角痉挛在咬肌前缘处，口轮匝肌处。a. 下颌角前方3个点即腧穴颊车为中心点，左右相距0.5cm各1点。b. 口角口轮匝肌3个点即腧穴地仓为中心点上下0.5cm各1点。c. 唇下口轮匝肌3个点即腧穴承浆中心点，左右相距0.5cm各1点。患者仰卧位，戴无菌手套，用碘伏消毒局部皮肤，对

每个手术点进行局部麻醉后行针刀松解术。选择 4 号针刀。10 日 1 次，3~5 次为 1 疗程。a. 以定点为中心向上、向外或向外上、向外下扇形行松解术。针口线始终与皮纹平行。刀体与皮面垂直，快速刺入皮肤、皮下组织。直达骨面，让刀锋自然浮起，并固定于此位置。调转刀口线 90°，将针柄向尾端倾斜，几于皮面平行，沿骨膜面或向头、向后，或外，或上，或下做扇形铲除 3~5 刀。针刀在手下刀口幅度 0.1~0.3cm。b、c 定点后针刀快速刺入皮肤、皮下组织，平刺 2~3 下，不达骨面。每个手术点出针后要用纱布充分压迫止血，保证不出血，避免有出血瘀斑。结果：45 例患者中，痊愈 20 例，有效 16 例，无效 9 例，总有效率 80%。

2. 针刀结合穴位注射治疗 叶莉[26]运用针刀加穴位注射治疗面肌痉挛 80 例。患者仰卧位，第 1 支取眉毛正中点或眶上缘中点，正对瞳孔处定位，刀口线与眼轮匝肌肌纤维平行进针刀，刺入后调转刀线，先纵疏横剥 2~3 刀，再向眉两旁垂直切断部分肌纤维；第 2 支取眶下孔凹陷处松解，刀口线与身体横轴平行，垂直刺入 0.2~0.3 寸，纵疏横剥 2~3 刀；第 3 支调节口轮匝肌：取鼻翼外缘中点平齐的鼻唇沟向内侧定一点，及下颌部下唇的侧方，颏唇沟中央旁开 1 寸，刀线与口轮匝肌的肌纤维平行刺入 0.3~0.5 寸后，调转刀口垂直剥离 2~3 刀；取耳后凹陷处，刀口线与鼻翼线平行，向内上刺入 0.5~1 寸后纵疏横剥 2~3 刀。病情较重，眼涵泪不出时，取睛明穴直刺 0.2~0.3 寸，出针刀后按压。经 2~3 次治疗后，治愈 40 例，经 7~10 次治疗后，治愈 30 例，经 10~13 次治疗后，治愈 10 例，总有效率为 100%。

申立国等[27]运用针刀疗法结合枝川疗法治疗 1 例右侧面部肌肉痉挛 5 年余的中年男患者。①枝川疗法：患者俯卧，平 C₂ 棘突右侧旁开 2cm 处向下触摸肌硬结，标记消毒后，注射枝川液，针头与肌肉纤维方向平行，于硬结中心垂直进针至 C₂ 横突骨面，退针 0.5cm，注射 1ml，再向左右分别倾斜 45° 各注射 1ml。②针刀疗法：患者俯卧，在上述枝川

注射点按四步规程进针刀至硬结处，纵向疏剥 2~3 刀后出针。再仰卧，取右眼眶下缘中点、右下颌角前上方点、颧骨中央突出点及面部米粒样结节点为进针点，常规消毒后，右眼眶下缘处：刀口线与眶下缘切迹平行，进针至骨面先纵疏 2~3 刀，再左右推针 1~2 次，出针。下颌角处：刀口线与身体纵轴平行，垂直刺入 0.5~1cm，切割 2~3 刀，掉转刀口线 90° 后横切一刀，出针。颧骨处：刀口线与皮纹垂直，垂直刺入达骨面后调转刀口线 90°，横切一刀，出针。面部结节点：刀口线与身体纵轴平行，垂直刺入结节点 0.5cm 左右，纵疏 2~3 刀，出针。术后患者右侧面部肌肉痉挛当即停止。1 周后复诊：面肌痉挛减轻，眨眼、张口等功能恢复正常，双侧面部基本对称，仅情绪激动时，右下眼睑部尚有轻微痉挛。又行右眶下部及颈后针刀法，2 周后电话随访，右面肌痉挛基本消失，面部活动恢复正常。

3. 综合治疗 崔秀芳[28]运用针刀按颈椎病治疗方法施治的同时以针灸行面部敏感点治疗配合痹通药酒综合疗法治疗面肌痉挛 98 例。①针刀治疗：a. 颜面部：患者仰卧或侧卧，患脸在上，寻找 2~3 处敏感点标记消毒后，用小号针刀迅速刺入皮下纵行切割 1~2 下，再调转刀口线与面神经和三叉神经走向垂直横行切割几下，出刀按压并覆盖创可贴。b. 颈部：患者俯卧或端坐低头位，充分暴露施术部位，针对项韧带、项筋膜、椎枕肌、头夹肌和斜方肌上段取相应治疗点，以枕下凹为中心左右旁开 1.5cm、2.5cm 处各一点，共 5 点；寰椎后弓、C₂ 棘突各定 1 点，共 3 点；C₃~C₇ 棘突旁开 2.5cm 处各定 1 点，共 10 点；C₁ 横突各取 1 点，共 2 点。据需要分成 3 次，每次针刀松解治疗 8~10 点。每周 1 次，3 次 1 疗程，每疗程间隔 1 周，最多做 7 个疗程。②针灸治疗：取面部阿是穴配外关、中渚、后溪、阳陵泉、悬钟、足临泣、照海等，主穴用丛刺法，取 5~7 支 1 寸毫针采取密集排针或散刺的形式，浅刺入阿是穴，使针尖方向的皮肤隆起。配穴针刺得气后患侧行泻法、健侧行补法，1 天 1 次，7

次1疗程。③四知堂痹通药酒：a. 内服法：前10天严格按说明书应用，10天后因人而异，每次用量20～25ml，以服后口唇或舌尖稍有麻木为度，每日早晚空腹饮用；b. 外敷法：每日面部针灸后涂抹局部，待完全吸收干燥后再行涂抹，反复5次。结果：痊愈66例，显效98例，好转24例。

六、寻常性痤疮临床研究进展

1. 针刀治疗　樊展等[29]用针刀治疗寻常性痤疮10例。第一次：用7支针刀分别松解面额部、左右额部、左右颧部、左右颌部软组织的粘连瘢痕。刀口线与人体纵轴一致，垂直进针刀至骨面，纵疏横剥2～3刀，然后调转刀口线90°，铲剥2～3刀，范围不超过0.5cm。下颌部针刀的再提至真皮内松解，刀体平行于皮肤，向左、右提插切割2～3刀，范围不超过1cm。第二次：患者俯卧位行颈项部大T形针刀松解术。横线5个点，即枕外粗隆与上项线中点向两侧旁开2.5cm和5cm处，操作时针刀体向脚侧倾斜45°，与枕骨垂直。竖线5个点，即$C_3～C_7$棘突顶点处，操作时针刀体向头侧倾斜45°，与棘突呈60°角，针刀直达棘突顶点骨面。第三次：取肺俞、心俞、胃俞、肾俞，沿人体纵轴方向，按四步进针规程垂直进针刀，达脊椎关节突后进行纵疏、横剥、铲剥等，范围不超过0.5cm。第四次：取两支针刀分别从痤疮上下缘进针，松解痤疮上部和下部，纵疏横剥、提插切割以切穿痤疮部的硬结组织。针刀治疗3次，间隔时间1周。结果：痊愈5例，显效3例，有效2例。

2. 针刀结合整脊治疗　杨来福等[30]运用针刀结合整脊疗法治疗痤疮34例。针刀治疗：在背部寻找阳性反应点或取穴，第一组为大椎、肺俞、心俞、膈俞、脾俞、胃俞，第二组为至阳、肺俞、心俞、膈俞、脾俞、胃俞。每次取1组，两组穴位交替使用。标记消毒后，选用4号针刀沿脊柱平行方向按四步规程进针，手法得气，若遇到条索状物或软组织结节，行纵疏横剥切开松解后出刀。深度一般不超过5cm。每周1次，4次为1疗程，疗程间隔1周。整脊手法治疗：坐位下颈段整脊与俯卧位叠掌推按胸腰椎法。2个疗程治疗后，痊愈17例，显效10例，有效3例，无效4例，总有效率为88.2%。

七、慢性咽炎临床研究进展

1. 针刀为主治疗　周荣珍等[31]运用针刀治疗慢性咽炎43例。患者俯卧位，在第三至五横突及胸背的压痛、硬结、敏感反应点等处确定治疗点。常规消毒、局麻后，用Ⅰ型4号针刀，沿人体纵轴方向，垂直皮肤刺入，在硬结点做纵行疏通剥离，其他点作切开剥离手法。术后贴创可贴。针刀后行手法治疗，用揉、捏、推、按、点穴等手法充分放松背部肌肉韧带，以松解粘连。每周治疗1次，连续6次后观察治疗效果，结果：治愈21例，显效15例，有效6例，无效1例，总有效率97.67%。

陈平等[32]运用针刀治疗慢性咽炎80例。患者仰卧位，选择胸骨舌骨肌的左右胸骨锁骨端的敏感压痛点，局部常规消毒、麻醉后，选择Ⅱ型4号针刀加压刺入，刀口线与胸骨舌骨肌的走行方向一致，纵行疏通切割剥离3～4下后出刀。症状改善不明显者，10天后进行第二次治疗。结果：治愈75例，有效4例，无效1例，总有效率98.75%，其中62例治疗1次，18例治疗2次。

2. 针刀结合放血治疗　刘文娣等[33]采用针刀刺营放血法为主治疗慢性肥厚性咽炎。方法：取76例慢性肥厚性咽炎中医辨证为痰瘀互结患者，随机平均分为针刀刺营放血结合中药吹粉法观察组及微波治疗仪治疗对照组。观察组：患者坐位，头稍后倾并固定，张口，术者用压舌板压定其舌头，暴露口咽部，然后持扁桃体弯刀对准咽后壁的每个增生的淋巴滤泡刺1下，两侧的肥大的咽侧束分上、中、下分别刺3下，再用5寸长毫针对准咽腔红肿患部用丛刺法浅刺5～10下，直刺1分，疾入疾出，微出血为度，局部吹入少许锡类散。每周1次，4次为1疗程。对照组：采用耳鼻咽喉科微波治疗仪治疗，1次未愈者，2周后再做第二次，2次为1疗程。结果：观察组治疗2周愈显率为89.47%，与对照组无显著性差异；观察组治疗 4 周后的愈显率为 97. 37%，与对照组相较有显著性差异。

3. 综合治疗 朴永珍[34]运用水针刀星状神经松解术治疗咽炎 21 例。水针刀治疗：患者俯卧位或坐位，据颈椎 X 线片及临床检查按水针刀微创三针法选取治疗点。A 针：C₇ 棘突高应力点周围。B 针：肩胛骨上缘内侧。C 针：C₃ ~ C₄、C₄ ~ C₅ 横突尖部和关节突、关节囊。常规消毒后，取中号扁圆刃水针刀，按闭合性松解、快速斜形进刀法，进至病灶区纵、横行摆动分离 10s ~ 1min。回抽无血，注入松解液，出刀。每隔 5 日 1 次，4 ~ 5 次为 1 个疗程。星状神经阻滞治疗：患者伸展颈部、轻轻张口、消除肌紧张。在颈 7 横突处左右取 2 个穿刺点，常规消毒后，用长 3. 2cm，7 号的穿刺针进至颈 7 横突基底部，避开血管与气管，针尖应碰到骨质。抽吸无回血后，注入 1% 利多卡因 7ml ~ 10ml。左、右交替每日 1 次，10 次为 1 疗程。结果：16 例痊愈，5 例好转。

八、慢性扁桃体炎临床研究进展

谢强等[35]运用针刀刺营微创疗法治疗慢性扁桃体炎。120 例患者随机分为两组，各 60 例。试验组采用针刀刺营微创疗法治疗，患者取坐位，头稍后倾并固定，张口，术者用压舌板压定其舌部，暴露口咽部，再持 5 寸长毫针对准充血红肿之扁桃体用丛刺法浅刺，先刺肿大最高处，然后围绕其周围刺，每侧刺 5 下，直刺 0. 2cm，疾入疾出，微出血即可。扁桃体隐窝口则用扁桃体手术弯刀向该处点状刺割，每次选取不重复的 5 个隐窝口，每个隐窝口边缘刺 1 下，微出血即可。每日 1 次，7 次为 1 疗程。对照组采用甲硝唑片和利君沙口服治疗，甲硝唑片每次 1 片，利君沙每次 3 片，均每天 3 次，连续服用 7 天为 1 疗程。两组患者均连续治疗 2 个疗程。结果：试验组临床痊愈 21 例，显效 23 例，有效 12 例，无效 4 例，总有效率 93. 3%，对照组临床痊愈 14 例，显效 18 例，有效 20 例，无效 8 例，总有效率 86. 7%，两组有显著性差异。故作者认为

针刀刺营微创疗法具有泄热毒、通经络、畅气血、散结肿、开咽喉之功效，是一种效佳、简便、易行、安全、价廉的治疗技术，值得在临床上推广。

熊国平等[36]用针刀刺营微创疗法治疗急性扁桃体炎 40 例。患者取坐位，头稍后倾并固定，张口，术者左手持压舌板，压其舌头，充分暴露口咽部，右手持 1 号和 2 号针刀或 5 寸长毫针、扁桃体手术弯刀对准红肿之咽窍患处直刺；先刺肿大最高处，然后围绕其周围点状浅刺 1 ~ 2mm，每侧扁桃体丛刺 5 下，扁桃体隐窝口则用扁桃体手术刀向该处作点状刺割，每次选取不同的 3 ~ 5 个隐窝口，每个隐窝口边缘刺割 1 下，微出血即可。再刺咽侧索 2 下，直刺 1mm，淋巴滤泡每个刺 1 下，直刺 1mm，疾入疾出微出血。之后，在咽腔患部喷洒中成药锡类散 3 ~ 5 次，术毕。每日 1 次，5 天为 1 疗程。结果：治愈 32 例，显效 6 例，有效 3 例，无效 1 例，总有效率 97. 5%。

陈强等[37]采用针刀治疗慢性扁桃体炎 43 例。患者取仰卧位，颈下垫枕，头后仰，尽量置于光线充足的地方，张口，用压舌板压住患者舌根，用碘伏消毒后行针刀治疗。以扁桃体肿大的程度为依据，一侧刺五点，先中间直刺，然后上下左右向中心斜刺，十字切开，仔细观察扁桃体性征，对于腺体内有大量脱落上皮细胞、淋巴细胞、白细胞及细菌聚集而形成脓栓，或隐窝口因炎症瘢痕粘连，内容物不能排泄，形成脓栓或囊肿者，针刀要刺入脓栓更深一层，用压舌板挤出脓液，以出现新鲜血液者为佳。让患者漱口、吐出。囊肿进针刀后作十字切开并做引流疏通，也以出血为最佳效果。每周 1 治，3 次为 1 个疗程。结果：痊愈 31 例，显效 10 例，无效 2 例，总有效率 95. 35%。

王亨飞等[38]采用针刀"五点刺法"治疗小儿慢性扁桃体炎 109 例。针刀治疗病人以仰卧位体位为最佳，颈下垫枕，头后仰，尽量置于光线充足的地方、张口，用压舌板压住舌根后，用碘伏消毒后行针刀治疗。每一侧扁桃体均采用"五点刺法"，先中间直刺，然后上下左右向中心斜刺，以扁桃体

肿大的程度决定进针刀的深度，并做"十"字切开，用压舌板挤出脓液，以出现新鲜血液者为最佳效果。让患者漱口、吐出。囊肿进针刀后做"十"字切开并做引流疏通，也以出血为最佳效果。每周1次，3次为1个疗程。结果：痊愈83例，显效20例，无效6例，总有效率94.5%。

九、先天性斜颈临床研究进展

1. 针刀治疗 龙春尧等[39]运用针刀治疗小儿肌性斜颈19例。以患侧胸锁乳突肌胸骨端、锁骨端、肌腹、乳突端为进针点，每次选择2～4个点。患者仰卧位，头稍后仰偏向健侧，嘱患儿家属分别固定头、胸部，常规消毒局麻后，在左手示指、中指的指示下，针刀逐渐切割胸锁乳突肌肌腱或肌束，至完全松解肌张力减低或消失后，出刀，创可贴包扎伤口。术后可配合手法治疗，让患者家属固定患儿肩部，术者用双手捧住患儿头，然后轻轻用力将患儿头推向健侧，感到有阻力后即可放松，重复3～5次。再捧住患儿头，将其颜面部转向患侧，直到有阻力出现，重复操作3～5次。以上侧扳、侧旋手法均需轻柔、缓和，用力循序渐进，逐渐加大颈部活动度，切忌使用暴力，以免造成新的损伤，颈部纵轴上不可有牵引力，防止颈椎关节脱位。每周治疗1次。结果：痊愈12例，好转5例，无效2例，总有效率为89.5%。

洪剑飞等[40]运用经皮针刀治疗斜颈81例，病人患侧胸锁乳突肌有不同程度挛缩呈条索状，与周围组织粘连，颈部深筋膜、颈阔肌也有不同程度挛缩。根据挛缩轻重，松解切断胸锁乳突肌的胸骨头及锁骨头或乳突的附着点。患者仰卧位，颈部适当垫高，头偏向健侧，稍用力。根据患者年龄采用不同麻醉方法，年龄较大且能配合者，采用局麻或臂丛神经阻滞麻醉；年龄小且不能配合者，则采用全身麻醉。找到胸锁乳突肌的乳突止点、胸骨头及锁骨头止点，消毒后进针刀行骨膜下剥离松解，深度不可超过止点的厚度。对挛缩的颈阔肌及颈部深筋膜，在紧张处也做适当松解。注意勿损伤神经、血

管及重要组织。松解后检查畸形是否过度矫正或功能位、解剖位的改善情况。对部分年龄较大的患儿，面部发育不对称，甚至有颈椎旋转畸形者，一般不强求1次完全矫正，可再行2～3次针刀治疗。术后2～3天疼痛消除后，可进行功能锻炼，如颈部伸展练习，向患侧后上方主动运动，以消除粘连。每周治疗2～3次。随访6个月至14年，结果优70例，良6例，差5例，优良率为93.83%。

陈奇才[41]运用针刀治疗小儿肌性斜颈30例。患者仰卧位，头稍后仰旋向健侧，嘱患儿父母分别固定头、胸部，常规消毒铺巾，在局麻下进行。切口选择在患侧胸锁乳突肌胸骨端、锁骨端、肌腹、乳突端，每次选择2～4个点。在左手示指、中指的指示下，按四步进针规程进针刀，逐渐松解挛缩的肌腱或肌束，至肌张力减低或消失为止。每周1次。术后配合推拿治疗，在患侧胸锁乳突肌上来回按摩3～5min，提拿揉捏5～10min后，拇指往复弹拨胸锁乳突肌硬结3～5min，再将患儿平放于医生的膝部，医者一手固定患儿两侧锁骨，另一手托住头部做侧屈运动，使其健侧耳和脸尽量接近健侧肩部，做15次，然后托住患儿头部做旋转运动，使患儿的下颌尽量接近患侧肩峰，做15次。针刀治疗3天后进行，每周2次。嘱患儿父母注意矫正患儿睡姿，使其保持于正中位置。结果：痊愈27例，好转3例，总有效率100%。

2. 水针刀治疗 杜良生等[42]运用水针刀疗法治疗单纯性小儿肌性斜颈42例。选择患侧胸锁乳突肌上的条索形肿物或骨疣样硬块中心为进针点，标记消毒后，覆盖无菌小洞巾，左手夹持治疗部位，右手夹持2号扁圆刃水针刀，刀口线与肌肉纤维神经和血管走向平行，严格按四步进针规程进针刀，回抽无血后，注入利多卡因4ml + 曲安奈德50mg + 川芎嗪注射液2ml + 654-2 10mg + 维生素B_{12}500μg + 维生素$B_1$100mg混合液，然后行纵行切开剥离法和切割肌纤维法，松解后出刀，贴敷创可贴，注意防水。每周1次，3次1疗程。可嘱家属术毕24小时后，对患处热敷及持续反复转头牵拉局

部，同时指导家长如何对患儿护理，纠正不良姿势。病程长，粘连范围广者，在水针刀注入药物松解的同时，可配合加压冲击疗法，注射消毒滤过氧气，每处 30ml，以增加气体松解作用。结果：治愈 30 例，好转 8 例，无效 4 例，总有效率为 90.5%。

3. 针刀结合手法治疗 王智等[43]采用针刀结合推拿治疗小儿斜颈 72 例。针刀治疗：根据胸锁乳突肌的挛缩轻重，选择其胸骨端、锁骨端肌腹、乳突端为进针点，患儿仰卧位，头转向健侧，常规消毒局麻后，术者左手拇食指提起胸锁乳突肌，在起止点处选择 2~4 个点，按四步进针规程进刀，切割松解挛缩的肌纤维，每次切割深度在 2mm 左右，注意不要损伤神经血管及重要组织，至肌张力减低或消失后出刀。每周 1 次。推拿治疗：于针刀治疗 2 天后进行。患儿仰卧位，医生坐于患儿头部一侧，双手捧住患儿头，然后轻轻用力将患儿头推向健侧，使其胸锁乳突肌充分暴露，在患侧胸锁乳突肌处轻柔手法放松后，按揉弹拨胸锁乳突肌的起、止点及肿块 3~5min，再用两手分别固定患侧肩部及患者头部，使头部偏向患侧肩部，之后一手扶住下颌部，另一手托住脑后进行拔伸旋转，颜面肌肉萎缩或偏小者按揉太阳、睛明、下关、颊车、地仓、迎香、风池等穴。每日 1 次，每周 3~4 次，2 周为 1 疗程。结果：痊愈 63 例，显效 9 例。

王映松等[44]运用针刀结合手法治疗小儿先天性肌性斜颈 36 例。患儿仰卧位，头后仰，面向健侧，常规消毒铺巾后局麻，根据胸锁乳突肌的挛缩轻重，松解切断胸锁乳突肌的胸骨头及锁骨头止点，必要时松解切断乳突附着点，术者左手拇、食指卡住提稳胸锁乳突肌起止点的进针处，进针深度不可超过固定的左手手指，并松解切断胸锁乳突肌挛缩张力较大的肌纤维组织，沿附着点骨质表面操作，注意避免损伤神经血管及周围重要组织。术后检查畸形是否过度矫正及功能位、解剖位的改善情况，部分年龄较大患儿，不强求术中一定达到过度矫正，可通过治疗后的手法逐渐矫正。针刀治疗 3 天后进行手法治疗，包括颈肌牵伸、反复过度矫正、

在胸锁乳突肌的起止点反复指推，弹拨分筋，伸展肌肉，消除粘连，矫正畸形，重建力学平衡，每日 2 次，持续 3 个月。结果：治愈 29 例，占 80.6%，显效 7 例，占 19.4%。

十、慢性支气管炎临床研究进展

1. 针刀治疗 高雨[45]运用针刀治疗慢性支气管炎 40 例。从上颈段开始，先松解第一、二颈椎以及后枕部的病变肌群，以解除椎动脉的刺激及卡压，恢复脑供血从而改善呼吸中枢的营养。再行颈神经外孔的松解，使呼吸肌痉挛得到解除。接着松解呼吸肌局部病变，然后松解胸神经卡压点，治疗次数及时间根据病变部位的多少来定，每次治疗以不超过九点为宜。在治疗过程中适当应用抗生素及丹参等活血药物，这样标本兼治使病人快速恢复。40 例病人中治疗次数为 3~12 次不等，两年内有 9 人复发，其中 5 人经过再次治疗后症状消失，其余 4 人经过针刀治疗，症状马上缓解，病程明显缩短。

方海洲等[46]采用针刀整体松解术治疗慢性支气管炎。第一次针刀松解 T_2~T_4 周围的粘连瘢痕：患者俯卧位，肩关节及髂嵴部置棉垫。选取 T_2~T_4 棘突顶点及其左右两侧的肋横突关节共 9 个治疗点，每个治疗点 1% 利多卡因局部麻醉。使用 I 型 4 号针刀，按针刀四步进针规程进针刀，第 1 支针刀松解 T_3 棘突顶点：刀口线与人体纵轴一致，刀体先向头侧倾斜 45°，与胸椎棘突呈 60° 角，针刀经皮肤、皮下组织，直达棘突骨面，纵疏横剥 2~3 刀，范围不超过 0.5cm，然后将针刀体逐渐向脚侧倾斜与胸椎棘突走行方向一致，先沿棘突骨面分别从棘突左、右侧向椎板方向铲剥 2~3 刀，深度达棘突根部。再退针刀到棘突表面，调转刀口线 90°，沿 T_3 棘突上缘骨面向上用提插刀法切割 2~3 刀，范围不超过 0.5cm。第 2 支针刀松解左侧 T_4 肋横突关节囊韧带：刀口线与人体纵轴一致，针刀体与皮肤呈 90° 角，按针刀四步进针规程进针刀，针刀经皮肤、皮下组织、胸腰筋膜浅层、竖脊肌达横突骨面，沿横突骨面向外到横突尖部，纵疏横剥 2~3 刀，范围

不超过2mm。第3支针刀松解 T_4 右侧肋横突关节囊韧带：针刀松解方法同第2支针刀。其余部位的针刀松解参照上述针刀松解方法进行。第二次针刀松解 $C_7 \sim T_2$ 周围的粘连瘢痕：选取 C_7、T_1 棘突顶点及 T_1 的肋横突关节共4个治疗点。针刀操作参照第一次针刀松解方法。第三次针刀松解 $T_4 \sim T_5$、$T_5 \sim T_6$ 周围的粘连瘢痕：选取 T_5、T_6 棘突顶点及其肋横突关节共6个治疗点。针刀操作参照第一次针刀松解方法。第一次针刀治疗后间隔5日行第二次针刀治疗，每次治疗后口服阿莫西林胶囊500mg，每日3次，连续服用3日以预防感染。3次治疗结束后进行疗效。结果：26例患者中，临床控制14例，显效7例，有效3例，无效2例，总有效率92.3%。

2. 针刀结合药物治疗 赵以乔等[47]采用针刀联合金水宝胶囊治疗慢性支气管炎30例。运用Ⅰ型4号针刀对 $C_7 \sim L_5$ 之间肺、脾、肾区、椎体棘突旁开4cm范围内软组织进行切割松解，每周1次。同时内服"金水宝发酵虫草菌粉胶囊"0.33g/粒，空腹温开水吞服，每次5粒，每日2次。1个月为1疗程，连用2个疗程。经针刀联合胶囊治疗，临床治愈16例，显效10例，无效4例，总有效率86.4%。

陈明涛等[48]针运用刀疗法结合痹通药酒治疗慢性支气管炎1例。寻找背部双肺腧穴、、双定喘穴处的硬结压痛点，常规消毒后，针刀刺入到骨面后，纵疏横剥，以患者有酸胀感、医者感针下有松动感为度。针刀治疗结束后胸闷、喉痒、鼻塞的症状明显减轻。术后配合"四知堂痹通药酒"口服，早晚各空腹饮用1次。照方治疗后第三天晚上咳嗽、咯痰次数减少，第五天晚上次数再减少，第七天晚上咳嗽咯痰全消失，10天复诊，患者自述诸症缓解，睡眠香甜，饮食倍增。为防复发，坚持每天早晚复饮药酒以增保健作用。针刀闭合性手术结合有针对性的中医辨证用药，对内科杂病的治疗方面具有广阔前景。

3. 针刀综合治疗 孙堆仓等[49]采用内服外敷针灸及针刀治疗慢性支气管炎486例。治疗时间具体为夏至~秋分，每周治疗1次，每伏第一天各加1次。针刀治疗：在患者的肺俞穴、膏肓俞、膻中穴等处寻找硬结或条索状物，常规消毒后用针刀进行纵横疏通，切割松解，同时注射激素、丹参注射液等混合液，每穴位2ml。穴位分四组，行平补平泻手法，得气即可出针，儿童为穴位点按。针灸治疗的同时配合TDP照射背部，以两侧膀胱经经穴为主。再取双侧肾俞、足三里交替注射人体胎盘组织液，每侧2~4ml。外加药物敷贴，选白芥子、麻黄、甘遂等按一定比例调配成药饼，分别贴于穴位上，针灸处用伤湿止痛膏或胶布固定，局部有烧灼感，一般留药6~8小时。根据具体情况配合中药内服。经治疗，治愈50例，症状全部消失，好转357例，症状减轻，无效79例，症状无改善。总有效率83.7%。可见采用防治结合的综合疗法效果好，操作及设备简单，易于为基层人民所接受。

十一、慢性胃炎临床研究进展

李改兰等[50]采用针刀松解背部反应区治疗慢性胃炎12例。治疗方法：患者取俯卧位，先在背部反应区棘突间隙及棘突两侧触诊、按压，寻找压痛点、结节或条索等阳性反应点，并用定点笔作标记。一般以棘突的两侧多见，有的右侧较著，而对侧较轻，有的反之，有的两侧均显著。此点，称为棘突旁点。棘突间压痛点为棘间点。条索多位于脊柱中线外侧3cm左右，并与脊柱平行。此点称为脊柱侧外点。每次治疗选择6~10个点。术毕压迫创口3~5min，无出血后行创可贴覆盖。而后行手法治疗，使移位的胸椎复位。每次治疗间隔5~7日，3次为1疗程，1~2个疗程为一个阶段，根据胃镜结果，决定是否继续治疗。治疗区常规用碘伏消毒2遍，消毒范围：以治疗区为中心，消毒半径为10cm以上。每一治疗点用细注射针注射局麻镇痛液1.2~1.5ml，总量控制在20ml以内。局麻镇痛液的配伍：2%利多卡因8ml，硫酸庆大霉素8万U，安痛定注射液2ml，维生素 B_2 0.5mg，加盐水或注射用水至20ml。戴无菌手套后进行针刀治疗。左手持一棉球，备按压针刀孔，预防出血。棘突旁点治疗：右手持针刀，沿棘突，刀口线与棘突平衡，针体与皮肤呈90°角，直刺2~3cm，纵行切开3~5刀，将硬化筋膜、结节、条索状反应物切开。棘间点的针刀治疗：右手持针刀，沿棘突，刀口线与棘突平衡，针体与皮肤呈90°角，直刺入皮下，针刀体旋转90°角，与棘突垂直，将棘间韧带切开，以松解棘突间粘连。脊柱外点松解法：右手持针刀，刀口线与脊柱平衡，针刀体与皮肤90°角，直刺入皮下，针刀体旋转90°角，与脊柱垂直，将紧张的筋膜切开，以松解紧张筋膜张力。深部是胸腔，刺入不宜深，以防刺破胸膜，引起气胸。一般慢性胃炎是虚寒性胃炎，必要时辅助中药治疗。结果：12例患者中临床治愈6例，显效6例。

吕小桃等[51]采用针刀治疗慢性胃炎206例。针刀治疗：如属于相应椎体有移位者做如下治疗：根据胸椎正侧位X线片，如在T_6~T_8有任何一个方向的微小移位即在此椎体棘突上和下相邻棘突连线的中点定两点，以此两点作两条与脊柱中线垂直的线，并在此两条线上以上述相邻棘突的中点为起点，向两侧各旁开1.5cm各定两点，在此六点上进针刀，刀口线均和脊柱线平行，针体均垂直于皮肤进针，棘突间的两针刺入后，将针体略向下倾斜，刺入0.3~0.5cm，然后将针刀口线转动90°，沿棘间韧带横切2~3刀即可。脊柱两侧4点刺入深度达肋横突关节囊，沿关节间隙切开数刀即可。如属于脊柱区带的软组织损伤，其范围在T_6~T_8上、下、左、右在触诊有阳性点处进针刀，将根据阳性反应的走向决定刀口线的方向，如有结节、条索务将其切开、刮碎。

马东生等[52]采用针刀松解结合按摩手法及中药治疗慢性顽固性胃炎患者。针刀松解治疗患者俯卧位，胸部垫枕，胸椎6~10，正中及椎旁寻找敏感压痛点、结节、条索。选用1%龙胆紫皮肤标记，对各病变压痛点进行常规皮肤消毒，铺洞巾、戴手套，用4号针刀在定点处垂直刺入，刀口线与脊柱纵轴平行，针刀深入至有病变组织时，进行切割，

剥离松解，出针后，用无菌纱布按压片刻，创可贴覆盖。结果：治愈43例，好转12例，无效2例，总有效率96%。

郭继山等[53]采用针刀疗法治疗浅表性胃炎针刀治疗浅表性胃炎。针刀治疗点实施局麻，手术入路采用"四步进针刀法"，治疗方法运用"针刀手术八法"。间隔5天治疗1次，一般2次为1疗程。结论：针刀疗法治疗浅表性胃炎，易于操作，病人痛苦小，穴位刺激量大，针感维持时间长，具有较理想的疗效，值得推广应用。

洪山贵[54]采用推拿正骨针刀治脊疗法治疗慢性胃炎30例。推拿正骨疗法：放松手法：以掌揉法、拇指揉法交替进行，以患椎为中心，包括其上、下六个椎间以内的软组织，对棘突、横突附着的肌腱疼痛敏感区按法或震法，手法要柔和、轻松。正骨手法：分为快速复位法和缓慢复位法使"定点"与"动点"之间的椎间关节，以多次生理性运动形式在"动中求正"而复位，前后滑脱或错位加牵抖冲压法，纠正T_5~T_8错位，每周2次。针刀疗法：在病变的脊椎旁压痛点处行针刀松解、剥离、切割等手法。结果：痊愈21例，好转6例，无效3例，总有效率达90%。

十二、阵发性心动过速临床研究进展

1. 针刀治疗 杨俊荣[55]采用针刀治疗脊源性心律失常28例。C_2~T_7棘突旁及膻中穴附近压痛点及软组织硬结，常规消毒皮肤，用Ⅰ型4号针刀切开后再纵疏横剥2~3次出针。心俞、厥阴俞、膈俞、内关、足三里，每次取6~8个穴位，用Ⅰ型4号针刀切开；心俞、厥阴俞、膈俞斜向剥向脊柱，纵行疏解，横行剥离，令产生强烈针感，以向胸部放射的针感为最佳。遇到硬结切开。内关、足三里直刺，纵疏横剥2~3次。术后可贴敷贴针孔。针刺完毕后用颈部仰卧位牵扳法矫正颈椎微小错位，恢复正常解剖位置。术者左手托住患者枕部，右手扶下颌做颈前倾牵引，将颈椎小关节锁紧后稳力一扳，即可闻及"咔嚓"声，再向左做同样牵扳1

次。每 7 日 1 次，4 次为 1 疗程。治愈 16 例，有效 10 例，无效 2 例，总有效率 93%。

许毅强[56]采用针刀治疗颈性心律失常 26 例。先在患者颈椎或上胸椎棘突旁或棘突上寻找压痛点及软组织硬节，通常窦性心动过速多见于 $C_1 \sim C_3$ 错位或交感神经节受累，心动过缓多见于 $C_4 \sim C_6$，而室性早搏、房性早搏者常见 $T_3 \sim T_5$，每次选择 2 ~ 4 个压痛点及软组织硬节，常规皮肤消毒，用 I 型 4 号针刀进针深达骨面，进行纵行疏通、剥离、切割，松解局部软组织，术毕用颈部仰卧位牵扳法矫正椎体移位或微小关节错位，恢复正常解剖位置。5 ~ 7 日治疗 1 次，3 次为 1 疗程，治疗 1 个疗程后统计疗效。结果：痊愈 15 例，有效 8 例，无效 3 例，总有效率 88.5%。

许毅强[57]采用针刀针刺法治疗颈性心律失常 56 例。阿是穴、心俞、厥阴俞、内关、足三里。每次取 3 ~ 6 穴，用 I 型 4 号针刀进针，华佗夹脊穴、心俞、厥阴俞斜刺向脊柱，其他穴位直刺，操作中遇到硬结时用提插手法，令患者产生强烈的针感，以向胸部放射的针感为佳，不留针。术毕用颈部仰卧位牵扳法矫正椎体移位或微小关节错位，恢复正常解剖位置。2 ~ 3 日 1 次，7 次为 1 疗程。结果：治愈 18 例，有效 10 例，无效 2 例，总有效率 93.3%。

2. 针刀结合手法治疗 董俊峰[58]采用针刀加手法治疗脊源性心律失常 50 例。按朱汉章教授针刀疗法治疗原则每次在棘突旁或棘突上选择 2 ~ 4 个压痛点及软组织硬节，常规皮肤消毒，用 I 型 4 号针刀按同步针程序深达骨面，纵行疏通、剥离、切割、横行摆动，松解病灶软组织，同时配合手法，患者取仰卧位，术者左手托患者枕部，右手扶下颌做颈前倾牵引，将颈椎关节锁紧后稳力一扳，即可闻及咔嗒声，再向左作同样牵扳 1 次，施手法后患者即感颈、肩、臂松适，自觉心律明显规整。5 日 1 次，6 次 1 疗程。治疗结果：治愈 41 例，有效 8 例，无效 1 例，总有效率为 98%。

十三、慢性前列腺炎临床研究进展

杨忠玉等[59]采用针刀治疗慢性前列腺病 209

例。针刀一般采用中极、关元、水道、三阴交、秩边、脾俞肾俞穴等，双侧治疗。具体操作如下：先在脐下 4 寸、3 寸即中极、关元处进针刀，刀口线与脊柱纵轴平行，针体垂直皮肤进针刀，垂直刺入 0.5 ~ 1cm，纵行缓慢剥离 2 ~ 3 下退出针刀。然后在脾俞穴处进针刀，刀口线与脊柱纵轴平行，针体垂直皮肤进针刀，垂直皮肤刺入 1cm，纵行剥离 2 ~ 3 下退出针刀。再在肾俞穴处进针刀，操作如脾俞穴处。接着在水道穴、秩边穴和三阴交处进针刀，刀口线与肢体纵轴平行，针体垂直皮肤进针刀，垂直皮肤刺入 1 ~ 2cm，纵行剥离 2 ~ 3 下后退出针刀。针刀治疗后根据病人体质及创面大小给抗生素口服治疗 3 天，预防感染。结果：临床治愈 203 例，治愈率 97%。

十四、带状疱疹后遗症临床研究进展

1. 针刀治疗 丁亚山[60]应用局部针刀技术治疗带状疱疹后遗神经痛 30 例。根据患者疼痛部位与病变范围，选择疼痛最明显的表皮为中心，设计多处进针刀点，每点间隔 5 ~ 10cm，作皮肤表面标记。常规消毒铺巾，戴无菌手套，用 0.25% 利多卡因加维生素 B_{12} 500 ~ 1000mg 稀释液，在进针刀点作皮下、浅筋膜下注射做局部麻醉。使用北京华夏针刀医疗器械厂生产的汉章针刀，3 号 0.8mm 或 4 号 1mm 的针刀。当针刀进入皮下后，即横向运刀，在皮内、皮下、浅筋膜内，向外周呈放射状，广泛切割松解，反复几次。运刀时能感到病变区域的皮下纤维结缔组织十分坚韧，有一定阻力，能听到明显的切割声，当进入正常皮肤区域时，感到阻力明显减少。一般 4 号针刀一点一次可松解 30 ~ 50cm² 大小范围，3 号针刀一点一次可松解 80 ~ 100cm² 大小范围。术毕用无菌纱布按压 15 ~ 20min，以防止或减少皮下瘀血。根据病人反应，每隔 5 ~ 7 日可重复治疗，3 ~ 5 次治疗为 1 疗程。本组 30 例患者经过 3 ~ 5 次治疗均获满意疗效，随访 1 年无一例复发。

唐胜修等[61]用火针刀治疗无痛性带状疱疹 7 例。在疱疹皮损局部皮肤常规消毒，针刀前端在酒精灯的火焰尖端烧至发白透亮。对准疱疹红头、水疱等处进行快速点、切操作，在痂皮下积脓处淬、撬，在渗液未干处进行烙抹操作，用消毒棉签吸水、吸脓、挤压脓疱，然后在施术处常规消毒，使皮肤干爽。每日1次，结痂未积脓处不再治疗，嘱患者让痂皮自行脱落，不可揭痂。7例患者全部治愈。

2. 针刀结合药物治疗 王成芳等[62]用针刀加药物治疗带状疱疹。患者取坐位或侧卧位，在疱疹的分布一侧区域相应的神经根节段脊髓旁寻找明显的压痛点，局部皮肤消毒，以左手拇指包裹无菌纱布且按痛点，右手持针刀沿左手拇指甲快速刺入，缓慢斜向脊柱内侧行针，待有酸胀麻感后再疏通两下，留针片刻并缓慢出针不按针孔。再在原针孔内用5号注射针头注入2%利多卡因3ml加地塞米松5mg，出针后按压片刻，使注入的药液均匀地扩散到该处的神经根周围。而后处理沿神经分布成簇的丘疹，如有水泡或脓疱，可用针刀逐一刺破不可漏掉，以酒精棉球轻轻挤压患处，消除其分泌物及脓疱，反复消毒有丘疹的皮肤，最后用20%苯酚液逐一点涂疱疹面，使淡红色丘疹及疱面变成粉白。术毕敷贴无菌纱布，患者刺痛感消失。第二天疱疹面干燥结痂变成暗黑色，5天后脱痂，均一次性治愈。

3. 针刀结合针刺内麻点治疗 唐胜修等[63]运用火针刀技术结合针刺内麻点治疗带状疱疹46例。取内麻点，位于小腿的内侧，内踝上7寸，胫骨后缘约0.5寸处，局部皮肤常规消毒，以直径0.4mm，长50mm，一次性消毒针灸针，与患者皮肤垂直进针37mm，行捻转、提插手法。得气后，接G6805型电针治疗仪，频率120次/min，强度以患者可耐受为宜，时间为15min。火针刀组43例，在疱疹皮损局部常规消毒，针刀前端在酒精灯的火焰尖端烧至发白透亮，对准疱疹红头、水疱等处进行点切操作，在痂皮下积脓处淬、撬，在渗液未干处进行烙抹操作，用消毒棉签吸水、吸脓、挤压脓疱，然后在施术处常规消毒，使皮肤干爽。每日1次，结痂未积脓处不再治疗，嘱患者让痂皮自行脱落，不可

揭痂。运用VAS评估，针刀结合内麻点组优13例，良21例，差12例。患者依从性好，无1例患者出现不能耐受的针刺疼痛而退出观察，且未出现晕针、感觉运动功能丧失等较为严重的针刺、针刀不良反应。引入"针刺内麻点"解决了火针刀治疗带状疱疹中产生的一定程度的痛觉，从临床观察效果来看，确实行之有效。

第二节 上肢其他疾病针刀临床研究进展

一、腋臭临床研究进展

1. 针刀为主治疗 李捷等[64]回顾分析986例针刀腋臭根治术，得出一些临床防治经验。治疗方法：患者仰卧位，屈肘，手臂上抬至头顶，充分暴露腋窝，用美蓝棉签沿腋毛分布区边缘划"◇"线，用2%碘酒+75%酒精消毒手术视野，铺无菌巾。每侧用0.5%利多卡因5ml+肾上腺素0.2ml+0.9%生理盐水10ml，进行局部浸润麻醉，麻醉成功后，取腋后线"◇"型交点后方进针，用针刀锐性拉锯式分离皮肤与皮下组织，周边分离边界达规划手术范围区边缘，充分剥离皮肤与皮下组织；通过微切口置入微型齿形刮匙，刮匙齿牙向皮下真皮层方向，反复搔刮，用来破坏汗腺，并将被破坏组织清除出体外，搔刮后的皮肤能隐现刮匙齿牙，术后皮肤为中厚皮，结束手术，需检查有无活动出血，无活动出血后，沿微切口放置橡皮引流条，术毕切口加压包扎，平均每例手术时间约50min。结果986例均成功，术后无出血和无皮肤坏死，治疗效果可靠。故可以得知，针刀腋臭根治术安全有效，简单实用，且容易掌握。患者易接受。

祝德超[65]采用针刀治疗腋臭23例，疗效显著。方法：患者仰卧，双上肢外展上举抱头，以充分暴露腋部，局部常规消毒铺巾，利多卡因局部浸润麻醉，采用自制"镰刀形"微型刀扎入腋下，在真皮与浅筋膜间行铲、剥、推、拉，直到

皮瓣表面出现淡紫色，其范围以腋毛区边缘外 0.5～1cm 为佳，用 1/1000 新洁尔灭液反复冲洗出腔内脂肪球后，同时注入庆大霉素注射液 8 万 U，再绷带加压包扎，术后双上肢制动 3 天，常规口服抗生素 1 周，以预防感染。治疗结果：痊愈 20 例，显效 3 例。

李捷等[64]采用针刀根治腋臭。患者平卧位，屈肘，手臂上抬至头顶，充分显露腋窝，用美蓝棉签沿腋毛分布区边缘划"O"线，规划手术范围。用 2% 碘酒、75% 酒精消毒术野，铺无菌巾单。每侧用 0.5% 利多卡因 5ml ＋肾上腺素 0.2ml ＋0.9% 生理盐水 10ml 局部皮下浸润麻醉规划术区。麻醉成功后，取腋后线"令"型交点后方进针，用针刀锐性拉锯式分离皮肤与皮下组织，周边分离边界达规划手术范围"令"区边缘，充分剥离皮肤与皮下组织；通过微切口置入微型齿形刮匙，刮匙齿牙向皮下真皮层方向，反复搔刮，破坏汗腺，并将被破坏组织刮出体外，搔刮后的皮肤能隐现刮匙齿牙，术后皮肤为中厚皮，结束手术。检查无活动出血后，沿微切口放置橡皮引流条，术毕。切口加压包扎，平均每例手术时间约 50min。通过 986 例中、重度腋臭患者针刀微切口汗腺刮除的治疗结果分析，临床根治占 64.0%，术后微弱异味残留占 28.0%，术后轻度异味占 28.0%，取得了良好的临床治疗效果。

刘修凯[66]采用针刀结合微创抽吸法治疗腋臭。患者取仰卧位，两上肢处于平伸、外展状态，术区常规备皮、消毒处理标定超腋毛区 1cm 作为术区范围，术区麻醉后，用头宽为 3mm 左右的针刀，由术区的边缘刺入，于真皮、皮下浅层脂肪间层次均匀实施铲除操作，尽可能保证没有空白区，操作 3 遍后应用钝头侧孔吸脂管形成负压，在此层次进行反复抽吸操作吸脂管侧孔应该面向皮肤、皮下交替进行操作 3 遍后对吸出液进行检查如果没有明显的大汗腺组织，术区的残存液体完全挤出采用纱布团覆盖腋窝并包扎。结果：41 例患者中，临床治愈 16 例，有效 21 例，无效 4 例，有效率 90.2%。

尤涛[67]采用针刀治疗腋臭。嘱患者平卧、双上肢外展抱头位对腋部进行充分暴露，常规消毒铺巾然后利用浓度为 0.2% 的利多卡因局部浸润麻醉。用自制镰刀型微型刀扎入腋下于真皮深层及浅筋膜间进行铲、剥、推、拉待皮瓣表面有淡紫色出现后停止，然后利用 1/1000 新洁尔灭液反复冲洗将腔内脂肪球冲洗掉，同时注入 8 万 U 庆大霉素注射液并采用绷带进行加压包扎术后双上肢制动 3 天。并给予患者柴胡清肝利湿汤治疗，每日 1 次，用水煎服，分早晚两次服用，以 3 周为 1 个疗程。结果：46 例患者中，痊愈 40 例，显效 5 例，有效 1 例，无效 0 例，总有效率 46%。

王丹等[68]采用针刀治疗腋臭 35 例。第一次行"十"字针刀松解术。患者仰卧位，肩关节外展 90°，术区备皮，常规消毒铺巾，在腋窝部"十"字定位，标定超腋毛区 1cm 为术区范围。用 1% 利多卡因局部浸润麻醉，每个治疗点注药 1ml。用 I 型 4 号直型针刀分别从腋窝前侧、后侧、远端、近端刺入皮肤，经皮肤达真皮层，调转刀体，使针刀体与汗腺集中部位平行，针刀向汗腺集中部真皮层方向切割到病变中央。术毕，拔出针刀，局部压迫止血 3min 之后，创可贴覆盖针眼。1 周后行第二次行大汗腺松解术。患者仰卧位，肩关节外展 90°，术区备皮，常规消毒铺巾，在腋窝汗腺区内找到比正常毛囊大、色素沉着的毛囊孔，每次 3～4 个治疗点。用 1% 利多卡因局部浸润麻醉，每个治疗点注药 1ml。选用 I 型 4 号直形针刀，在定点处进针刀，经扩大的毛囊孔刺入，达真皮层，提插刀法切割 3 刀，然后在真皮下做扇形提插刀法切割，范围 0.5cm。术毕，拔出针刀，局部压迫止血 3min 之后，创可贴覆盖针眼。每次针刀术后常规抗感染治疗 3 天。如 1 次未愈，1 周后进行第二次治疗，但最多不超过 2 次。1 个月后评定疗效。结果：35 例患者中，治愈 26 例，显效 1 例，有效 6 例，无效 2 例，总有效率 94.29%。

2. 针刀配合药物治疗　钱欣[69]采用针刀疗法配合消痔灵注射治疗腋臭 116 例，疗效显著。治疗方法：患者上肢外展上举抱头，充分暴露病侧腋部，备皮，局部常规消毒铺巾，用2%利多卡因注射液3~5ml局麻；在腋下菱形窝的相邻顶点选两进针刀点，深度在真皮层，呈扇形顺序进行针刀铲割，两点交叉进行，范围覆盖腋毛边缘外约1cm左右。针刀铲割后行精制消痔灵20~30ml均匀注射至手术部位。注射完后充分按揉，使之浸润开。压迫针眼，包扎止血。1周治疗1次，4次为1个疗程。本组116例，经1个疗程治疗后，治愈75例，有效31例，无效10例，总有效率为91.4%。

兰仁平[70]采用缩腺、针刀术根治腋臭320例，疗效显著。方法：患者仰卧位，手臂上举，置于头下，暴露出腋窝，用碘伏消毒局部皮肤。用10ml注射器，抽取精制消痔灵注射液10ml，2%利多卡因5ml+0.04%苯甲醇6ml混合液，自腋毛边缘处取15°角进针，作扇形浸润注射，从而使药液达腋窝汗腺分布区，为防止进入深部组织，术后用拇指和食指反复揉捏，致腋下皮肤发红，使药液分布均匀。再用碘伏消毒腋下皮肤，用2号针刀从腋下、腋毛边缘2cm处进刀，作扇形反复铲刺整个腋毛区数十刀，以听到刮胡须声为度。完备后反复挤压，使瘀血从针刀孔内挤出。然后按压数分钟，涂上碘伏，无须包扎。另侧同样操作。结果：治疗320例，一次性痊愈，无不良反应，无永久硬结，无瘢痕，随访无一例复发，治愈率100%。

二、肱骨髁上骨折临床研究进展

洪流等[71]采用克氏针交叉固定，术后石膏托固定，中药外敷，加针刀治疗30例儿童患者，疗效显著。静脉全麻或臂丛神经阻滞麻醉，排除血管、神经损伤的情况下，上好止血带，采用肘后正中弧形切口，将肱三头肌腱舌形切开，向下翻转，进而暴露骨折端，术中注意保护好尺神经，清除断端间血肿、小骨碎片等组织，骨折复位后用克氏针交叉固定，针尖穿出近端骨皮质，针尾折弯留皮下，部分患儿作尺神经转位，逐层缝合切口，术毕患肢置功

能位用石膏托固定3~4周。解除外固定后，即用中药组方活血散加跌打酒外敷伤肘，同时作肘关节伸屈被动活动和主动活动，加上针刀松解粘连，7~10天为1个疗程。本组病例均获随访，随访时间1~5年。30例骨折病人全部获得愈合，无肘内翻畸形发生，无Volkmann缺血性肌萎缩发生。按Flynn评定标准，优28例，良2例，优良率为100%。

三、肘关节开放性手术后遗症临床研究进展

赵犹太[72]内外结合治疗肘关节术后功能障碍43例。肘关节针刀松解：选择肘部屈伸活动应力集中点，最容易损伤性炎症机化粘连点为针刀施术点进行松解，纵行切开，横行铲剥，起到"内病外治"的分离粘连的闭合手术效应。①在肘后尺骨鹰嘴上约1cm处定一点，针体与肱骨滑车背面呈30°，刀刃与肱三头肌纤维平行刺入，直达骨面，先纵行剥离2~4下，然后将针体倾斜于骨面铲起，在铲起手法同时摆动刀锋进行疏剥，幅度小于1cm。②在肱骨外上髁下缘约0.5cm处，在桡侧腕伸肌和肱桡肌之间选一进针点，刀刃与肌腱纤维平行，深约0.5cm，摆动针体，将两肌腱膜疏剥开来，致针刀下移动无阻力为止。③紧贴尺骨鹰嘴尖上缘，取一点进针，刀刃与肱骨纵轴平行，先纵行剥离2~3下，然后将针体向侧方倾斜，与骨面约呈30°。铲剥一侧肘后深筋膜，随后再向相反方向倾斜，与骨面呈30°，铲剥另一侧深筋膜至松解开为止。接着将刀刃旋转30°与肱骨纵轴垂直，在鹰嘴窝内做切开剥离，将鹰嘴下滑液囊切开。④在肘横纹上约0.5cm正中，术者用左手拇指甲从肱二头肌腱一侧边缘掐下，在下掐过程中以拇指拨动皮下其他组织，一直将皮肤顶到骨面，指下有坚硬感时，右手将针刀平面紧贴拇指甲刺入，纵疏横剥，将肘内侧深筋膜铲起，术毕。针口外敷创可贴3天。手法治疗：肘关节针刀松解后休息15min，做手法治疗。第一步：于肘周施按、揉、擦等手法，并点压合谷、曲池、尺

泽、手三里、养老等穴。第二步：拿捏、弹拨患侧肱二头肌肌腱、肱三头肌肌腱、肱桡肌、尺侧腕屈、腕伸肌、桡侧腕屈肌、腕伸肌、肘肌、旋前圆肌等。第三步：操作者一手按患肘，一手握患肢肘部，行肘关节伸直、屈曲、内旋、外旋等活动，范围由小到大，尽量达到最大活动范围。第四步：再次于患肘及上肢作按揉、搓等手法，结束治疗。隔日手法治疗 1 次，每次 30min，10 次为 1 个疗程。嘱患者每日做患肘功能锻炼 2 次，每次 15min。中药口服、熏洗，自拟荣筋逐痹汤，水煎服，300ml，每日 1 剂，分 2 次服下，连续服药 3 周为 1 个疗程。将药渣加入 1000ml 水中，煮沸至凉温，对肘关节熏洗，同时进行屈伸等功能锻炼，每日 2 次，每次 45min。结果：治疗 43 例，其中优 13 例，良 20 例，可 6 例，差 4 例，总有效率 90.7%。

五、桡骨茎突骨折临床研究进展

赵晶焱等[73]采用针刀经皮撬拨复位夹板外固定治疗儿童桡该类骨折 48 例。患儿取卧位或坐位，患肢屈肘，前臂旋前，手掌朝下。术野皮肤常规消毒，骨断端间隙处血肿内麻醉。术者和助手先对抗牵引矫正骨折侧方移位。在与助手维持牵引下，术者左手拇指压住桡骨远端背侧，其余四指环握掌侧，右手持针刀于骨折间隙凹陷处刺入皮肤，针刀尖顺桡骨远折端斜插入骨折间隙，以桡骨远折端为支点，逐渐用力下压针柄，将桡骨近折端撬起，左拇指紧压桡骨远折端背侧，拨出针刀，骨折复位，针眼处无菌纱布包扎。透视或摄片证实骨折复位满意后，塑形柯雷小夹板前臂中立位外固定，前臂吊带悬吊胸前，做握拳伸指活动。术后 3～4 周解除外固定夹板，给予舒筋活络中药熏洗并加强功能锻炼。本组 48 例均 1 次撬拨整复成功，骨折达解剖复位 37 例，近解剖复位 11 例。针眼处 2～3 日结痂愈合，无局部感染病例。经 4～6 个月随访，前臂外观、旋转功能及腕关节活动均正常，X 线片示骨折已达骨性愈合。

第三节　下肢其他疾病针刀临床研究进展

一、痛风性关节炎临床研究进展

1. 针刀治疗　王德军等[74]运用针刀切除痛风石治疗痛风性关节炎。将符合纳入标准 60 例痛风伴痛风石的患者，随机分为治疗组和对照组，每组 30 例。治疗组：确定痛风石部位，常规消毒，铺无菌敷料，局麻，针刀经皮肤、皮肤下组织，到达痛风石处后，应用自制刮匙刮除痛风石，注意防止损伤痛风石周围的血管、神经、肌腱等，用生理盐水反复冲洗，局部包扎，痛风石送病检科病检，较大的痛风石切除后据具体情况是否缝合皮肤，同时需进行抗感染治疗。对照组口服痛风婷胶囊 3 粒，每 3 天 1 次连续服 28 天。结果与结论：采用针刀切除痛风石，减轻患者的关节疼痛、红肿、活动障碍，降低患者的血尿酸，其综合疗效评价优于对照组，该方法操作简单，创伤较小，行之有效，治疗费用较低，患者易接受，具有良好的社会效益与经济效益，便于推广应用。

李伟青等[75]运用针刀治疗足部急性痛风性关节炎。将 80 位符合标准的痛风患者随机分为两组，对照组 40 例用药物治疗：双氯芬酸钠缓释胶囊，50mg/次，每两天 1 次，疼痛控制后服别嘌呤醇，0.2g/次，每 3 日 1 次。治疗组 40 例用针刀治疗：患者取仰卧，踝关节中立位，取第一跖趾关节平面背、内、外侧共 3 点，常规消毒，局麻，用 I 型 4 号针刀，刀口线与第一跖趾纵轴平行，与皮肤呈 90°角，按针刀四步进针法从定位刺入，刀下有韧性感时，纵横剥离 2～3 刀后向下进刀，直刺到趾骨面，向关节方向铲剥 2～3 刀，出刀，患者休息 2 小时观察病情，无不适后方能离开，每周 2 次。治疗期间两组都进行痛风健康教育，同治疗 14 天，治疗前后做血尿酸测。14 天后比较两组临床疗效及血尿的变化。结果：显示对照组与治疗组有效率分别为

85%和95%，两组比较差异具有显著性（P<0.05）治疗前血尿酸浓度分别为521±57μmol/L、527±60μmol/L，治疗后分别为342±32μmol/L、351±40μmol/L，两组比较，差异无显著性（P>0.05）结论：针刀疗法治疗足部急性痛风性关节炎疗效优于明显优于单纯用药物治疗。

潘乾根[76]用针刀治疗痛风性关节炎。在关节肿胀最明显并触之有波动感的中心定点，常规消毒，常规局麻，Ⅰ型4号针刀垂直刺入皮肤，纵疏横剥，然后左右摆动，拔出针刀后可见到有暗红色的瘀血流出，有时还可见到乳白色的粒状物亦即痛风石随之流出，用真空拔气罐或火罐抽吸，术后注入氟美松针5mg，包扎，若未见缓解则10天后再行1次针刀治疗。结果：显效138例，有效42例，总有效率为100%。

2. 针刀结合药物治疗 罗卫东等[77]运用针刀结合药物治疗急性痛风性关节炎。运用针刀松解肿胀关节囊，口服别嘌呤醇及四妙散加减。治疗方法：常规无菌操作，运用针刀松解肿胀关节囊，挤净积液瘀血，术后注入曲安奈德5mg，贴创可贴，5天后可根据病情再治疗1次。西药：别嘌呤醇0.1g每3天1次口服；中药以四妙散为主方加减，日1剂，水煎服。治愈24例，显效26例，有效4例，无效2例，总有效率96%。结论：针刀为主治疗急性痛风性关节炎疗效显著，值得临床推广应用。

何明奎[78]用针刀治疗急性痛风性关节炎，有效率达88.32%。针刀疗法：患者取仰卧位，治疗部位下垫治疗巾，定位，常规消毒，局麻，用Ⅰ型4号针刀，刺入深至骨面，纵疏横剥，于关节囊处调转90度，横行切关节囊2~3刀，不入关节腔，出针，压迫针眼3min，无菌辅料外敷，卧床休息1~2天，5~7天治疗1次。

王俊杰等[79]用针刀配合药物治疗重症痛风性关节，药物治疗①消炎痛：每次50mg，每3天1次，口服。②秋水仙碱：每次0.5mg，每3天1次，口服。针刀治疗常规皮肤消毒后于受累关节最肿胀处及敏感痛点刺入，纵疏横剥，使局部尽可能分开，

拔出针刀后立即用真空拔罐抽吸，多可抽出暗红色瘀血，7天后根据病情可再次用上述方法行针刀治疗。结果本组疗程最短7天，最长3周。针刀治疗1次、服药7天者20例，针刀治疗2次、服药14天者58例，针刀治疗3次、服药21天12例。按上述标准评定，优69例，良18例，差3例，总有效率96.7%。

刘吉琴等[80]采用针刀结合药物治疗急性痛风性关节炎。药物治疗：给予美洛西康分散片15mg口服，1次/日，持续服用2~3日后逐渐减量；秋水仙碱片0.5mg口服，每1~2h 1次，直至关节症状缓解，或出现腹泻或呕吐时止。10日为1个疗程，连续治疗2个疗程，疗程结束后统计疗效。治疗期间嘱患者注意休息，禁服其他无关药物。针刀治疗：患者选择合适的体位摆放，充分暴露受累关节，寻找关节红肿压痛最明显处并用记号笔做好标记。局部皮肤严格常规消毒后，铺洞巾，于进针点皮下注入0.5%利多卡因注射液行痛点阻滞，每点注射1~2ml，3min后再行针刀松解治疗，以减轻患者痛苦，溶解、稀释局部沉积的尿酸盐。医者戴手套，约5min后，采用Ⅰ型针刀，于定点垂直进入，切开皮肤、皮下组织，皮肤切口的大小应根据痛风石的大小而定，刺入深达痛风石的部位后，调转刀口，并减小切割角度至刀柄与皮肤平面呈45°角左右，在其周围进行通透松解治疗，横向剥离痛风石，并注意痛风石周围的神经、血管、肌腱等，防止发生损伤。出针后让血液及关节液自行流出，再对患部做向心性推揉手法，纵向牵拉和推压关节数次，再用生理盐水反复冲洗数次，外用无菌敷料外敷，术后卧床休息3~6h，适当垫高患肢，5~7日治疗1次。术后24h内局部不沾水，24h后即可去掉外敷创可贴减少活动。结果：36例患者中，优15例，良14例，中6例，差1例，有效率97%。

3. 针刀配合阻滞治疗 赵德民等[81]运用针刀配合阻滞治疗急性痛风性关节炎。总结30例急性痛风性关节炎病例资料，治疗方法：患者仰卧位，患处找波动感最明显处定点，标记，常规消毒，标记

处注入阻滞液1%利多卡因5ml+地塞米松5mg，标记处进针刀，直达骨面，突破关节囊到骨节间隙，切开关节囊通透剥离，出针刀在针眼用小口径真空负压吸引器抽吸，若未愈，5天后再做1次。结果：本组病例一次性治愈28例，局部红肿消失，关节功能正常；2例患者治疗2次后关节功能恢复正常。总有效率达100%。结论：针刀配合阻滞治疗急性痛风性关节炎安全有效，患者满意度高，值得临床推广。

4. 针刀镜治疗 李学勇等[82]采用微创经筋针刀镜治疗痛风性关节炎36例。给予常规药物治疗，美洛昔康7.5mg，每日1次；秋水仙碱0.5mg，每日3次；碳酸氢钠1.0g，每日2次，共计2周。微创针刀镜关节腔置药及经筋刀微创松解。微创经筋针刀镜治疗方法：采用局部浸润麻醉，患者取仰卧位，屈膝，常规膝关节前外、内侧入路，进入关节腔后常规顺序检查关节腔，对滑膜、软骨面、韧带上的白玺状尿酸盐结晶进行充分冲洗及刮匙尽可能刮除，并行关节腔内粘连松解。必要时取滑膜做病理检查。结果：临床治愈28例，好转8例。

二、足拇外翻临床研究进展

裴久国等[83]用针刀治疗拇外翻。仰卧踝关节中立位，常规消毒，1%利多卡因局麻，用Ⅰ型针刀及专用弧形针刀。第一次松解第一跖趾关节内侧的粘连瘢痕。第1支针刀松解跖趾关节关节囊跖骨头内侧附着处的粘连瘢痕：定位，刀口线与足趾纵轴方向平行，针刀体与皮肤呈垂直，按针刀四步进针规程刺入，到第一跖骨头，调转刀口线90°，针刀体向趾骨侧倾斜60°，沿跖骨头弧度，向关节方向铲剥2~3刀，范围小于0.5cm。第2支针刀松解内侧跖趾关节关节囊行经线路的粘连瘢痕：在第一跖趾关节间隙内侧定位，用Ⅰ型4号针刀进针，至刀下有韧性感时继续进针刀1mm，用提插刀法切割2~3刀，纵疏横剥2~3刀，范围<0.5cm。第3支针刀松解跖趾关节关节囊跖骨头内侧附着处的粘连瘢痕：在第一跖趾关节跖骨头内侧定位，用专用弧

形针刀操作同第1支针刀。第二次针刀松解第一跖趾关节外侧的粘连瘢痕。第1、2、3支针刀操作：同第一次松解第1、3支针刀，部位为第一次松解的内侧相对应的外侧。第4支针刀松解拇收肌附着处的粘连瘢痕。在第1支针刀远端0.5cm定位，用Ⅰ型4号针刀进针同上至有韧性感时即达到拇收肌附着处，用提插刀法切割2~3刀，有落空感时停止，纵疏横剥2~3刀，范围小于0.5cm。第5支针刀松解外侧籽骨软组织附着处的粘连瘢痕：在第3支针刀近端0.5cm，用弧形针刀进针同上至直刺到外侧籽骨，沿籽骨四周边缘分别用提插刀法切割2~3刀。第三次针刀松解第一跖趾关节背侧的粘连瘢痕。第2、3、4支针刀操作同第一次松解第1、2、3支针刀，部位为第一次松解的内侧相对应的背侧，第1支针刀松解跖趾关节关节囊跖骨头背侧附着处的粘连瘢痕，在第一跖趾关节跖骨头背内侧定位，用专用弧形针刀进针同上直刺到第一跖骨头背内侧，调转刀口线90°，刀体向跖骨侧倾斜60°，沿跖骨头弧度，向关节方向铲剥2~3刀，范围小于0.5cm。结论：针刀治疗拇指外翻的损伤小、恢复快，避免了现行的中重度患者只能手术治疗的窘迫局面。

高永红等[84]用针刀治疗脚拇趾外翻。在患足第一、二趾基底间皮肤正中定一点为进针点，标记，常规消毒，2%利多卡因局麻。左手从内侧握住脚拇趾并尽力内翻，右手持针刀从标记处刺入直达脚拇趾内收肌，在脚拇趾近节趾骨基底的附着处切断大部分肌腱。针刀再向深部进少许，切开跖趾关节外侧关节囊，左手感到外翻的脚拇趾被逐渐拉成内翻，手术完成。术者右手握住脚拇趾，同时左手扶持足背，对抗牵引，在牵引的同时将脚拇趾逆顺时针旋转4~5次，再对抗牵引，拔伸脚拇趾，突然内收，手法治疗结束。术后用石膏夹板放置在足内侧，前端半管型固定脚拇趾，将脚拇趾固定于轻度内翻伸直位3周。本组36例中27例脚拇趾外翻矫正，9例仍有轻度脚拇趾外翻，但疼痛消失，跖趾关节屈伸功能良好，脚拇趾囊炎及跖骨头部的胼胝自然愈合。

三、踝关节开放性手术后功能障碍临床研究进展

1. 针刀治疗　翟忠信等[85]用针刀治疗开放性手术后遗症。治疗方法为剥离粘连，剥离肌肉、韧带、骨膜、滑膜、关节囊、滑液囊等组织间粘连。对面积广，涉及多种组织的粘连须做全面的切开剥离，通进剥离。应用针刀将疤痕与周围组织的粘连松解开来，使得关节功能障碍得以改善以至完全恢复。延长膜肌、韧带、滑囊、关节囊等的挛缩。许多疾患都有滑液囊、关节囊、筋膜间室及骨髓腔内无菌性炎症的病理过程和腔内压的改变，应用针刀充分进行内引流，达到较彻底的减压。消除高应力点，调整力平衡失调，以彻底消除产生骨刺的病因。明显地影响关节活动的骨刺可予以凿除。针刀可以降低局部组织压力，从而开放关闭的微循环通道，改善新陈代谢，增加局部组织营养，打破病灶的恶性循环，建立起新的血液循环途径。针刀治疗一处疼痛就消失一处，取得了意想不到的效果。作者认为这符合经络理论"不通则痛，通则不痛"的原理。

2. 针刀结合康复锻炼治疗　万明智等[86]用针刀结合康复锻炼治疗膝、关节功能障碍。将膝、踝关节功能障碍60例患者随机分为针刀结合康复锻炼组30例和单纯康复锻炼组30例，观察治疗前后关节功能的改善情况，患者取合适体位，施术部位暴露，触按寻找关节周围紧张点、粘连点，及附着肌肉的条索、硬结、压痛处取4~6点作为进针点标记，常规消毒，术者戴无菌手套，铺无菌巾，局部麻醉，用Ⅰ型和Ⅱ型针刀于治疗点按四步进针规程，刀口线与神经、血管、肌纤维方向平行，针刀垂直于皮肤，用针刀闭合松解，手法以纵疏横剥为主，术毕按压并贴创可贴，被动关节至最大范围，术后第三天每天被动屈伸关节康复锻炼，7天为1疗程，一般治疗2~3个疗程。康复组：每天被动屈伸关节康复锻炼，每天治1次，一般30~40次。结果：针刀结合针刀后的康复锻炼组在关节功能的改善程度及总体临床疗效的显愈率上优于单纯康复锻炼组。结论：针刀结合康复锻炼疗法适合于膝、踝关节功能障碍的治疗。

四、骨折畸形愈合临床研究进展

1. 针刀治疗　吴伟华等[87]用微创运用针刀折骨术治疗四肢骨干陈旧性骨折畸形愈合。方法，本组49例，皆采用微创针刀钻撬折骨，术前读X线片，摸清骨折及骨痂生长处，选择进针点，常规消毒，铺无菌巾，避开血管、神经的一侧，用直径2.5~3.5mm克氏针自制而成的针刀，于进针点处经皮刺入，至离骨折线1~2cm的骨痂处钻孔撬拔，针刀平行于骨干，向对侧钻透撬松骨痂，针刀在皮下滑动至第一孔旁依法钻3~5个骨痂孔，钻孔撬拔，无菌纱块包扎针眼。行闭合手法折骨术方法是一助手固定骨折近端，另一助手固定骨折远端并作相应牵引，术者按骨折移位的方向进行按压折顶，与助手作内外对抗旋转，以撕裂内、外两侧之骨痂，反复多次，随后逐渐加大骨折端前后内外的活动范围，充分松解骨折端的骨痂及软组织粘连，夹板固定。结果：所有病例均随访1~2年，平均1年，参照术后X线片及肢体功能恢复情况制定评定标准，其中优16例，良24例，可9例，差0例。结论为微创针刀折骨术能有效地使骨痂坚硬度降低而易于折断，只要合理选择陈旧性骨折畸形愈合的适应证，就不失为一种简单而有效的临床治疗方法之一，值得临床推广。

2. 针刀综合治疗　林赤等[88]采用针刀折骨手法整复分阶段小夹板固定治疗科雷骨折畸形愈合。患者仰卧位，在臂丛麻下，常规消毒铺巾，伤肢外展45°，在患腕背外侧扣及骨折畸形愈合处纵行切开0.5cm，分离组织至桡骨，用针刀体直径为3mm的Ⅱ型或Ⅲ型针刀闭合穿孔行扇形凿骨，先垂直凿骨，再拔至骨孔口向左右分别凿多条骨道，呈扇形，针尖入至桡骨对侧即可，不要穿越，扇形凿骨术后，前臂旋前，助手双手握住骨折近端，术者双手握住骨折远端，一致行前后端折以折断骨痂，可

听到明显的骨痂断裂声，而后助手固定骨折近端，术者双手紧握骨折远端，在双方对抗牵引下，术者慢慢地旋转骨折远端，在骨折远近段之间形成一种扭转力，以折断残余桥梁骨痂，在扭转过程中，常可听到或感到桥梁骨痂断裂的撕裂声，如此反复扭转，直到断端已明显松动为止，再手法掌屈尺偏以纠正畸形愈合的背桡侧移位，恢复桡骨长度掌倾角和尺偏角。在确定已复位的情况下，维持牵引，外敷驳骨黄水纱块，于断骨远端桡背侧，近端掌侧置棉花垫，胶布固定，先用前臂超肘塑形夹板固定于屈肘90°，腕部掌屈、尺偏位3周，换至腕部塑形夹板固定腕部掌屈尺偏位2周，最后换常规科雷骨折夹板，限制手腕桡偏背伸1周，绷带悬吊于胸前，定期复拍X线片，直到临床愈合后解除夹板固定。配合中药内服外用，分阶段进行功能锻炼。前臂超肘塑形夹板固定期间以活动指间关节、掌指关节和肩关节为主；在腕部塑形夹板固定期间，增加肘部活动；在常规科雷骨折夹板固定期间，增加握拳和松拳动作，以及小云手、大云手锻炼；解除夹板后，在中药熏洗的配合下，进行腕部的各种功能锻炼。结果：30例患者经治疗后评定疗效，优11例，良17例，差2例，优良率为93.3%。

五、鸡眼临床研究进展

1. 针刀治疗 吴健[89]用针刀治疗足底鸡眼，用肥皂水洗足，局部消毒，铺巾，用1%利多卡因1~3ml局麻，戴无菌手套，持针刀从鸡眼侧方刺入鸡眼底部，左右横向剥离2~3次，再从与前进针刀方向垂直的鸡眼外侧进针，与前次剥离方向垂直，在鸡眼底部剥离2~3次，出针后用无菌纱布加压5min后包扎患处，2~3天针眼闭合即可去除包扎敷料。一般只治疗1次。术后可口服抗生素防感染。治疗结果：本组所有患者治疗1~2周鸡眼自行萎缩脱落，伤口无感染、血肿，治愈率100%。

梅斌等[90]采用针刀整体松解术治疗鸡眼。患者仰卧位，在施术部位，用碘伏消毒2遍，然后铺无菌洞巾，使治疗点正对洞巾中间。1%利多卡因局部麻醉，每个治疗点注药。针刀操作：第1支刀从鸡眼的一侧进针，针刀与皮肤平而呈90°角，针刀经皮肤、皮下组织，沿鸡眼的根部纵疏横剥3刀后至鸡眼中央。第2支刀从鸡眼的对侧进针，针刀与皮肤平而呈90°角，针刀经皮肤、皮下组织，沿鸡眼的根部纵疏横剥3刀后至鸡眼中央，与第1支针刀相接；不必把鸡眼剔出，拔出全部针刀，压迫止血，碘伏消毒，刀口处创可贴覆盖。术后给予0.9g克林霉素针2日预防感染。结果：16例患者中，治愈12例，好转3例，无效1例，总有效率93.7%。

2. 针刀综合治疗 李莉莉等[91]用针刀治疗鸡眼。患者取仰卧位，局部消毒，铺巾，1%利多卡因注射液2ml，从鸡眼硬结旁刺入，由浅入深，缓慢注入方法有以下两种：①取鸡眼中央凹陷处为进针刀点，用4号针刀直刺至基底部组织，使针体与皮肤成30°角，刀尖紧贴基底呈潜行铲剥分离。②在鸡眼边缘任一点进针刀，针体与皮肤平面成5°~15°角刺至鸡眼中央基底部，呈米字形放射状重复针刺至另侧边缘，共4~5下，出针，用乙醇棉压迫针孔2~3min，创可贴保护针孔。嘱患者3天内手术部位保持干燥，以上两种方法任选一种，可适用于任何大小和部位的鸡眼。

陈志云[92]采用针刀联合火针治疗鸡眼。患部操作前2日先用温水泡脚，用小刀削去其上角质层。患部碘酒棉球消毒皮肤，75%酒精球脱碘，铺无菌小洞巾，用1%利多卡因1~2ml，从鸡眼硬结旁刺入，由浅入深，缓缓注入作局部浸润麻醉。鸡眼中央凹陷处为进针点，针刀刀口线与脚底纵轴平行，即与足底血管、神经运行方向一致。用针刀垂直于皮肤刺入在鸡眼中央基底部，纵行切割，在同一平面上，切断角质栓后，手下感由坚硬到空虚为止，稍提3~5mm捣刺数下，破坏基底部组织，纵行疏通剥离，横行摆动，出针，压迫止血。针刀操作后，选用特制的火针，在酒精灯上烧红，左手固定患部，右手持针。迅速刺入患部针刀操作进针点至鸡眼基底部组织，然后立即将针拔出，可以在周围再刺入1~3针。每周操作1次，4周为1个疗程。结果：38例患者1次治愈20例，其他患者鸡眼而积大，分别作 2～4 次治疗，可隔 7 日用针刀剥离松解，火针治疗后治愈，随访 30 例半年无复发。

参考文献

[1] 谭顺斌. 电针治疗颈源性眩晕疗效的随机对照研究 [J]. 中医外治杂志 2013，22（6）：30–31.

[2] 胡心京. 小针刀治疗颈源性头晕 65 例疗效观察 [J]. 临床研究，2014，13：77–78.

[3] 任昶飞. 针刀触激星状神经节治疗颈源性眩晕的临床效果 [J]. 中国当代医药，2013，（21）：43–44.

[4] 陈霞，杨谦. 针刀治疗颈源性眩晕的临床疗效观察 [J]. 中国社区医师，2012，14（26）：197–198.

[5] 姜益常，邵佳龙，杨国志，等. 针刀疗法治疗颈源性眩晕的临床疗效研究 [J]. 中医药信息，2012，29（1）：90–92.

[6] 王绪立. 65 例颈源性眩晕患者采用中医针刀治疗的效果研究 [J]. 中医临床研究，2015，7（18）：120–122.

[7] 罗贵聪，段俊峰，李艳武，等. 龙氏正骨手法结合针刀治疗颈性眩晕临床观察 [J]. 中国中医急症，2012，21（3）：485–486.

[8] 王全，姜益常，李远峰. 针刀疗法配合中药导入治疗颈源性眩晕的临床研究 [J]. 中医药信息，2012，29（6）：91–93.

[9] 刘安利. 针刺颈夹脊穴联合小针刀松解法治疗颈源性眩晕的临床研究 [J]. 中医临床研究，2015，7（33）：106–108.

[10] 王海东，李伟青. 针刀松解枕下三角治疗颈源性耳鸣的疗效观察 [J]. 中国社区医师·医学专业 2010，19（12）：130.

[11] 王玉清. 针刀治疗颈源性耳鸣的感悟 [J]. 科学之友，2007，17（4B）：122.

[12] 肖德华. 针刀颈部治疗过敏性鼻炎 [J]. 中国民间疗法，2010，18（5）：9.

[13] 毛树文. 微针刀治疗过敏性鼻炎的临床研究[J].

山东中医杂志，2015，34（7）：524–525.

[14] 郑洪益，周志华，吴洲红，等. 水针刀松解肺俞穴治疗过敏性鼻炎临床观察 [J]. 中国中医药科技，2010，17（6）：545.

[15] 周志华，唐峰，吴洲红，等. 水针刀与针刀松解肺俞穴治疗过敏性鼻炎疗效对比观察 [J]. 中国中医急症，2010，19（1）：56–57.

[16] 周志华，李永堂，吴洲红，等. 水针刀与电针肺俞穴治疗过敏性鼻炎对照研究 [J]. 上海针灸杂志，2010，29（1）：19–20.

[17] 彭杰. 三位一体疗法治疗过敏性鼻炎体会[J]. 现代中西医结合杂志，2006，15（4）：498.

[18] 王远庆. 超微针刀、针刺加自血疗法治疗颈源性过敏性鼻炎疗效观察 [J]. 中国中医急症，2014，23（9）：1702–1704.

[19] 王全贵，林惜玉，燕欣秀，等. 小针刀治疗三叉神经痛 [J]. 中国中医药现代远程教育，2009，7（8）：178.

[20] 张晓华. 小针刀治疗颈源性三叉神经痛 12 例临床观察 [J]. 河北中医，2009，31（3）：425.

[21] 杜宏伟. 水针刀配合手法治疗颈源性三叉神经痛 13 例 [C]. 中国针灸学会微创针刀专业委员会第二届学术研讨会学术论文集，2010：107.

[22] 宋金慧，万全庆. "筋结点"针刀松解术治疗面肌痉挛机理探讨 [J]. 中国中医急症，2012，21（9）：1379.

[23] 吴佰良. 针刀治疗面肌痉挛的临床疗效观察[J]. 当代医学，2010，16（36）：83.

[24] 陈美仁，李强. 针刀治疗面肌痉挛 20 例[J]. 针灸临床杂志，2009，25（9）：34.

[25] 来明. 小针刀疗法治疗面肌痉挛 45 例观察 [J]. 实用中医药杂志，2015，31（3）：236.

[26] 叶莉. 针刀加穴位注射疗面肌痉挛 80 例[J]. 上海针灸杂志，2011，30（9）：27.

[27] 申立国，李晓娟，叶新苗. 针刀疗法结合枝川疗法治疗面肌痉挛 1 例 [J]. 光明中医，2008，23（8）：1184.

[28] 崔秀芳. 针刀针灸配合痹通药酒综合疗法治疗面

肌痉挛 [C]. 第六届针刀国际学术大会论文集汇编，2011：191.

[29] 樊展，吴绪平，张天民. 针刀治疗寻常性痤疮10例 [J]. 中国针灸，2010，30（3）：20.

[30] 杨来福，刘星，王文彪，等. 针刀结合整脊疗法治疗痤疮34例 [J]. 中国针灸，2010，30（3）：243.

[31] 周荣珍，张磊昌，王宝安. 针刀治疗慢性咽炎43例 [J]. 针灸临床杂志，2011，27（7）：18.

[32] 陈平，王海东. 针刀治疗慢性咽炎80例 [J]. 甘肃中医，2008，21（12）：25.

[33] 刘文娣，杨淑荣，谢强. 患部针刀刺营放血法为主治疗慢性肥厚性咽炎38例临床观察 [C]. 江西省中医药学会2011年学术年会论文集，2011，547－551.

[34] 朴永珍. 水针刀星状神经松解术治疗咽炎35例探讨 [C]. 全国第三届微创针刀学术年会论文集，2011：86.

[35] 谢强，陈丹，陶波，等. 针刀刺营微创疗法治疗慢性扁桃体炎60例临床分析 [J]. 中医耳鼻喉科学研究杂志，2009，8（3）：9.

[36] 熊国平，董元凤，黄钦，等. 针刀刺营微创疗法治疗急性扁桃体炎80例 [J]. 光明中医，2010，25（12）：2267－2268.

[37] 陈强，王进吉，王亨飞，等. 小针刀治疗慢性扁桃体炎43例 [J]. 西部中医药，2013，26（4）：71－72.

[38] 王亨飞，陈强，王进吉. 小针刀"五点刺法"治疗小儿慢性扁桃体炎109例临床观察 [J]. 中医临床研究，2013，5（6）：28－29.

[39] 龙春尧，王晓枚，刘萍，等. 小针刀治疗小儿肌性斜颈19例 [C]. 2011中国针灸学会年会论文集，2011：10.

[40] 洪剑飞，夏冰，毕擎，等. 经皮小针刀治疗斜颈81例临床分析 [J]. 中医正骨，2011，23（11）：55.

[41] 陈奇才. 小针刀治疗小儿肌性斜颈30例 [J]. 现代中西医结合杂志，2008，17（17）：2680.

[42] 杜良生，李静，赵传武. 水针刀疗法治疗单纯性小儿肌性斜颈42例 [J]. 针灸临床杂志，2011，27（3）：34.

[43] 王智，李文永. 小针刀结合推拿治疗小儿斜颈体会 [N]. 河北中医药学报，2010，25（2）：29.

[44] 王映松，陈险峰，宋在宇，等. 小针刀结合手法治疗小儿先天性肌性斜颈36例 [J]. 淮海医药，2008，26（6）：526.

[45] 高雨. 慢性支气管炎的病因病理及针刀治疗的研究. 中华中医药学会针刀医学分会2009年度学术会议论文集，2009：263.

[46] 方海洲，祝红梅，石云平，等. 针刀整体松解术治疗慢性支气管炎临床观察 [J]. 湖北中医杂志，2014，36（5）：62－63.

[47] 赵以乔，刘龙忠. 金水宝胶囊联合针刀治疗慢性支气管炎30例临床观察. 遵义医学院学报，2009，32（5）：500.

[48] 陈明涛，吕合群，崔秋凤，等. 针刀疗法结合痹通药酒治疗慢性支气管炎 [J]. 科学之友，2007，17（4B）：274.

[49] 孙堆仓，罗晓峰. 内服外敷针灸及小针刀治疗慢性支气管炎临床观察 [J]. 甘肃省中医药学会2010年会员代表大会暨学术年会论文汇编，2010：243.

[50] 李改兰，王星. 针刀松解背部反应区治疗慢性胃炎疗效观察 [J]. 世界中西医结合杂志，2013，8（10）：1052－1053.

[51] 吕小桃，段文杰. 针刀治疗慢性胃炎206例临床观察 [J]. 中华中医药学会针刀医学分会2009年度学术会议论文集：176－178.

[52] 马东生，苏志林. 针刀综合治疗顽固性胃炎的临床探讨 [J]. 科学之友，2007，17（4B）：229.

[53] 郭继山，宋信亮，类斌，等. 针刀疗法治疗浅表性胃炎的疗效观察 [J]. 全国第七届针刀医学学术交流大会论文集，2006：217－219.

[54] 洪山贵. 推拿正骨针刀治脊疗法治疗慢性胃炎30例 [J]. 中华中医药学会针刀医学分会2008年学术会议论文集，2008：103－104.

[55] 杨俊荣. 小针刀治疗脊源性心律失常 28 例 [J]. 实用中医药杂志, 2013, 29 (8): 673.

[56] 许毅强. 针刀治疗颈性心律失常 26 例 [J]. 中国针灸杂志, 2007, 27 (5): 348.

[57] 许毅强. 针刀针刺法治疗颈性心律失常 56 例 [J]. 上海针灸杂志, 2007, 126 (7): 18.

[58] 董俊峰. 针刀加手法治疗脊源性心律失常 50 例 [C]. 全国第七届针刀医学学术交流大会论文集, 2006: 214-215.

[59] 杨忠玉, 周兆敬, 管莉善. 针刀治疗慢性前列腺病的体会 [C]. 中华中医药学会针刀医学分会 2009 年度学术会议论文集, 2009: 262-263.

[60] 丁亚山. 局部针刀微创治疗带状疱疹后遗神经痛 30 例临床观察 [J]. 罕少疾病杂志, 2010, 17 (2): 21.

[61] 唐胜修, 王小莲, 刘辛, 等. 火针刀治疗无痛性带状疱疹的疗效观察 [J]. 中国民族民间医药杂志, 2011, 18 (1): 146.

[62] 王成芳, 邓辉. 针刀加药物治疗带状疱疹 30 例 [J]. 中国民康医学, 2010, 22 (20): 2605.

[63] 唐胜修, 王小莲, 刘辛. 针刺内麻点在火针刀技术治疗带状疱疹中的应用 [J]. 中国民族民间医药杂志, 2012, 19 (18): 82.

[64] 李捷, 祖存, 鲁进忠等. 基层单位开展小针刀腋臭根治术体会 [J]. 西南国防医药, 2012, 22 (9): 986.

[65] 祝德超. 小针刀与电离子机治疗腋臭疗效比较 [J]. 皮肤保健与美容, 2006, 28 (2): 38.

[66] 刘修凯. 小针刀结合微创抽吸法治疗腋臭 [J]. 内蒙古中医药, 2014, (28): 75.

[67] 尤涛. 小针刀与电离子机治疗腋臭疗效比较 [J]. 内蒙古中医药, 2014, (28): 83.

[68] 王丹, 曹家桃, 杨大业. 针刀治疗腋臭 35 例观察 [J]. 实用中医药杂志, 2015, 31 (9): 847-848.

[69] 钱欣. 针刀疗法配合消痔灵注射治疗腋臭 116 例 [J]. 湖北中医杂志, 2009, 31 (6): 51.

[70] 兰仁平. 缩腺、针刀术根治腋臭临床介绍 [J]. 亚太传统医药, 2007, (4): 63.

[71] 洪流, 贾朝辉. 儿童肱骨髁上骨折治疗体会 [J]. 西部医学, 2008, 20 (11): 6.

[72] 赵犹太. 内外结合治疗肘关节术后功能障碍 43 例 [J]. 中国中医药现代远程教育, 2012, 10 (5): 13-14.

[73] 赵晶焱, 赵来云. 小针刀经皮撬拨复位夹板外固定治疗儿童桡尺骨远端骨折 [J]. 西医结合杂志, 2009, 8 (26): 9.

[74] 王德军, 董清平. 针刀切除痛风石治疗痛风性关节炎的临床研究 [J]. 中医药信息, 2012, 29 (2): 90-92.

[75] 李伟青, 王智明. 针刀治疗足部急性痛风性关节炎疗效观察 [J]. 中国社区医生·医学专业, 2011, (34): 174.

[76] 潘乾根. 针刀治疗痛风性关节炎 180 例疗效观察 [C]. 中华中医药学会针刀医学分会 2008 年学术会议论文集, 2008: 117-118.

[77] 罗卫东, 王建, 金鑫. 针刀结合药物治疗急性痛风性关节炎 56 例 [J]. 中国中医药现代远程教育, 2010, 8 (10): 42-42.

[78] 何明奎. 针刀配合中药内服治疗急性痛风性关节炎 96 例临床观察 [J]. 医学信息, 2010, (12): 3486-3487.

[79] 王俊杰, 王随修, 王向民. 运用药物配合针刀治疗重症痛风性关节炎 [J]. 科学之友, 2007, 17 (4B): 211.

[80] 刘吉琴, 陈雄, 曾玉琴, 等. 针刀结合药物治疗急性痛风性关节炎疗效观察 [J]. 现代中西医结合杂志, 2014, 23 (25): 2755-2757.

[81] 赵德民, 王文涛. 针刀加阻滞治疗急性痛风性关节炎 [J]. 中国医药指南, 2011, 9 (32): 177.

[82] 李学勇, 刘炬, 董亮, 等. 微创经筋针刀镜治疗痛风性关节炎 36 例 [J]. 江西中医药, 2014, 45 (12): 43-44.

[83] 裴久国, 张佳. 浅谈针刀治疗拇外翻 [C]. 全国第三届微创针刀学术年会论文集, 2011: 189-193.

[84] 高永红，王峰，王钦义. 针刀治疗脚拇趾外翻 [J]. 科学之友，2007，17（4B）：265.

[85] 翟忠信，庞继光，李明冬. 小针刀在矫形外科中的治疗作用及优越性的探讨 [C]. 第四届全国针刀医学学术交流大会论文集，1996：14 - 18.

[86] 万明智，祁本杰，等. 针刀结合康复锻炼治疗膝、踝关节功能障碍 30 例 [J]. 江西中医药，2011，（4）：50.

[87] 吴伟华，陈稀露. 微创刀折骨术治疗四肢骨干陈旧性骨折畸形愈合 [J]. 吉林医学，2011，32（19）：3877 - 3878.

[88] 林赤，招仕富，朱一文，等. 小针刀折骨手法整复分阶段小夹板固定治疗科雷氏骨折畸形愈合疗效观察 [J]. 新中医，2015，47（2）：199 - 201.

[89] 吴健. 小针刀治疗足底鸡眼 28 例 [J]. 中医外科杂志，2008，17（6）：38.

[90] 梅斌，吴群，董晓俊. 针刀治疗鸡眼临床观察 [J]. 湖北中医杂志，2015，37（3）：63 - 64.

[91] 李莉莉、江伟、王水勇. 三种方法治疗鸡眼的临床回顾 [J]. 中外医学研究，2011，9（24）：174 - 175.

[92] 陈志云. 小针刀联合火针治疗鸡眼 38 例 [J]. 中国民间疗法，2014，22（09）：27.

本书主要参考书目

1. 朱汉章主编. 针刀医学原理. 北京：人民卫生出版社，2002.

2. 朱汉章主编. 针刀医学（上、下册）. 北京：中国中医药出版社，2003.

3. 朱汉章主编. 针刀医学基础理论. 北京：中国中医药出版社，2007.

4. 朱汉章主编. 针刀刀法手法学. 北京：中国中医药出版社，2007.

5. 吴绪平主编. 针刀医学护理学. 北京：中国中医药出版社，2007.

6. 吴绪平主编. 针刀治疗学. 北京：中国中医药出版社，2007.

7. 吴绪平，张天民主编. 针刀临床治疗学. 北京：中国医药科技出版社，2007.

8. 吴绪平主编. 针刀医学. 北京：中国中医药出版社，2008.

9. 吴绪平，张天民编著. 中国针刀医学大型系列视听教材. 北京：中国中医药出版社，2009.

10. 张天民，王凡主编. 颈椎病针刀治疗与康复. 北京：中国中医药出版社，2010.

11. 彭易雨主编. 肩关节疾病针刀治疗与康复. 北京：中国医药科技出版社，2010.

12. 张照庆主编. 膝关节疾病针刀治疗与康复. 北京：中国医药科技出版社，2010.

13. 雷胜龙主编. 神经卡压综合征针刀治疗与康复. 北京：中国医药科技出版社，2010.

14. 张照庆主编. 常见运动损伤性疾病针刀治疗与康复. 北京：中国医药科技出版社，2010.

15. 张天民主编. 强直性脊柱炎针刀治疗与康复. 北京：中国医药科技出版社，2010.

16. 张天民，章汉平主编. 痉挛性脑瘫针刀治疗与康复. 北京：中国医药科技出版社，2010.

17. 张天民主编. 常见五官科疾病针刀治疗与康复. 北京：中国医药科技出版社，2010.

18. 吴绪平主编. 常见妇儿科疾病针刀治疗与康复. 北京：中国医药科技出版社，2010.

19. 吴绪平主编. 常见内科疾病针刀治疗与康复. 北京：中国医药科技出版社，2010.

20. 吴绪平主编. 股骨头缺血性坏死针刀治疗与康复. 北京：中国医药科技出版社，2010.

21. 吴绪平主编. 关节强直针刀治疗与康复. 北京：中国医药科技出版社，2010.

22. 吴绪平主编. 类风湿性关节炎针刀治疗与康复. 北京：中国医药科技出版社，2010.

23. 张天民，李石良主编. 脊柱侧弯针刀治疗与康复. 北京：中国医药科技出版社，2010.

24. 吴绪平主编. 腰椎间盘突出症针刀治疗与康复. 北京：中国医药科技出版社，2010.

25. 张天民主编. 常见皮肤科与整形外科疾病针刀治疗与康复. 北京：中国医药科技出版社，2010.

26. 吴绪平，张天民主编. 针刀医学临床研究. 北京：中国中医药出版社，2011.

27. 吴绪平，张天民主编. 针刀医学临床诊疗与操作规范. 北京：中国医药科技出版社，2012.

28. 吴绪平，张东友主编. 针刀影像诊断学. 北京：中国中医药出版社，2012.

29. 吴绪平主编. 针刀治疗学. 北京：中国中医药出版社，2012.

30. 张天民主编. 针刀骨伤科学. 北京：中国中医药出版社，2012.

31. 吴绪平，张道敬主编. 针刀脊柱病学. 北京：中国中医药出版社，2012.

32. 梁振声主编. 针刀五官科学. 北京：中国中医

药出版社，2012.

33. 焦祖斌，贺孝胜主编．针刀周围神经病学．北京：中国中医药出版社，2012.

34. 吴绪平主编．针刀美容整形外科学．北京：中国中医药出版社，2012.

35. 张天民主编．针刀肛肠科学．北京：中国中医药出版社，2012.

36. 金福兴，胡元水主编．针刀内科学．北京：中国中医药出版社，2012.

37. 瞿群威，朱少铭主编．头颈部疾病针刀临床诊断与治疗．北京：中国医药科技出版社，2014.

38. 刘宝国，李图钧主编．胸背部疾病针刀临床诊断与治疗．北京：中国医药科技出版社，2014.

39. 姚振江，李图钧主编．髋部疾病针刀临床诊断与治疗．北京：中国医药科技出版社，2014.

40. 彭勋超主编．肩部疾病针刀临床诊断与治疗．北京：中国医药科技出版社，2014.

41. 赵和平，张国印主编．膝部疾病针刀临床诊断

与治疗．北京：中国医药科技出版社，2014.

42. 镇水清主编．踝足部疾病针刀临床诊断与治疗．北京：中国医药科技出版社，2014.

43. 中国针灸学会编．针刀基本技术操作规范．北京：中国中医药出版社，2014.

44. 吴绪平主编．针刀医学．北京：中国中医药出版社，2014.

45. 裴久国，刘再高主编．脊柱相关疾病针刀临床诊断与治疗．北京：中国医药科技出版社，2015.

46. 祝红梅主编．腰腹部疾病针刀临床诊断与治疗．北京：中国医药科技出版社，2015.

47. 裴久国，蔡新霞主编．肘部疾病针刀临床诊断与治疗．北京：中国医药科技出版社，2015.

48. 崔清国主编．腕手部疾病针刀临床诊断与治疗．北京：中国医药科技出版社，2015.

49. 吴绪平主编．针刀医学．北京：中国医药科技出版社，2016.